Medizinische Begutachtung

Grundlagen und Praxis

Herausgegeben von Hans Hermann Marx

6., neubearbeitete und erweiterte Auflage
20 Abbildungen, 62 Tabellen

Bearbeitet von
K. H. Bichler
H. Bilow
G. Brehm
W. Dölle
M. Franke
B. Gramberg-Danielsen
F. Hartmann
G. Hennies
H. Klepzig jun.
H. Landgraf
H. Lange
F. A. Mahlberg
M. Martin
H. H. Marx
W. Niemeyer
R. Penning
H. Piechowiak
J. Rauschke
H. Remschmidt
K. Schimrigk
O. Schrappe
G. Selle
G. Siemon
W. Spann
B. Steinke
P. Stoll
P. Stoll jun.
G. Strohmeyer
H. Thomann
J. Thürauf
W. Trabert
S. Weller
K.-H. Wiedmann

Georg Thieme Verlag Stuttgart · New York 1992

Die Deutsche Bibliothek – CIP-Einheitsaufnahme

Medizinische Begutachtung: Grundlagen und Praxis ; 62 Tabellen / hrsg. von Hans Hermann Marx. Bearb. von K. H. Bichler … – 6., neubearb. und erw. Aufl. – Stuttgart ; New York : Thieme 1992

NE: Marx, Hans Hermann [Hrsg.]; Bichler, Karl Horst

1. Auflage 1967
2. Auflage 1969
   (unter dem Titel „Gutachten-Fibel")
3. Auflage 1977
4. Auflage 1981
5. Auflage 1987

Wichtiger Hinweis:

Wie jede Wissenschaft ist die Medizin ständigen Entwicklungen unterworfen. Forschung und klinische Erfahrung erweitern unsere Erkenntnisse, insbesondere was Behandlung und medikamentöse Therapie anbelangt. Soweit in diesem Werk eine Dosierung oder eine Applikation erwähnt wird, darf der Leser zwar darauf vertrauen, daß Autoren, Herausgeber und Verlag große Sorgfalt darauf verwandt haben, daß diese Angabe dem Wissensstand bei Fertigstellung des Werkes entspricht.

Für Angaben über Dosierungsanweisungen und Applikationsformen kann vom Verlag jedoch keine Gewähr übernommen werden. Jeder Benutzer ist angehalten, durch sorgfältige Prüfung der Beipackzettel der verwendeten Präparate und gegebenenfalls nach Konsultation eines Spezialisten festzustellen, ob die dort gegebene Empfehlung für Dosierungen oder die Beachtung von Kontraindikationen gegenüber der Angabe in diesem Buch abweicht. Eine solche Prüfung ist besonders wichtig bei selten verwendeten Präparaten oder solchen, die neu auf den Markt gebracht worden sind. Jede Dosierung oder Applikation erfolgt auf eigene Gefahr des Benutzers. Autoren und Verlag appellieren an jeden Benutzer, ihm etwa auffallende Ungenauigkeiten dem Verlag mitzuteilen.

Rüdigerstraße 14, D-7000 Stuttgart 30
Printed in Germany
Satz: Gulde Druck GmbH, Tübingen
gesetzt auf: Apple Macintosh IIci
Druck: Gulde Druck GmbH, Tübingen

ISBN 3-13-376006-8 1 2 3 4 5 6

Vorwort zur 6. Auflage

Die Erstellung medizinischer Gutachten zählt nach wie vor zu den ärztlichen Berufspflichten, aber als solche ist sie nicht beliebt. So begegnet man auch immer wieder dem Mißverständnis, hier bewege sich der Arzt nur in abstrakten Räumen, die durch Vorschriften, Zahlen und wenig bekannte Gesetze eingeengt seien. Dabei handelt es sich doch bei jeder Form einer ärztlichen Begutachtung um eine zwischenmenschliche Aufgabe, die ebenso wie in der Praxis auch persönlichkeitsbezogenes Denken und vertrauensvolle Zuwendung erfordert, zugleich bedeutet sie eine Verpflichtung gegenüber unserem Berufsstand ebenso wie gegenüber unserer Gesellschaft als Solidargemeinschaft.

Die Tatsache, daß auch die 5. Auflage unseres Buches nach relativ kurzer Zeit wieder vergriffen war, beweist leider nicht, daß das erstmals vor 25 Jahren gesetzte Ziel erreicht wäre: den Wissensstand auf dem Gesamtgebiet der medizinischen Begutachtung so weit zu verbessern, daß ärztliche Atteste und Gutachten wirklich die jeweilige Aufgabenstellung objektiv brauchbar erfüllen. Die Frage nämlich bleibt offen, wie viele Ärzte noch immer den sogenannten gesunden Menschenverstand und einige allgemeine Fachkenntnisse für ausreichend halten, um gutachterliche Aussagen zu Papier zu bringen, die später im Verfolg einer Antragstellung oder eines Sozialgerichtsverfahrens erhebliche juristische Bedeutung erlangen können. Nicht selten trifft man auch auf Schriftsätze, die ein Fachgutachten sein sollen, die aber eher einer Gefälligkeit als der Sachaufklärung dienlich sind. Weder während des Studiums noch im Rahmen der heute vielfältigen ärztlichen Fortbildungen hat die Sozialmedizin bisher den Stellenwert erlangt, der ihr im Interesse der Allgemeinheit und des einzelnen Patienten zukommt. Deshalb bleibt es jedem Arzt überlassen, wo und wie er die hierfür notwendigen Grundkenntnisse erwirbt. Hierzu möchten wir mit unserer Schrift Hilfestellung leisten, denn – so Goethe (1826) – „der Irrtum wiederholt sich immerfort in der Tat. Deswegen muß man das Wahre unermüdlich in Worten wiederholen."

Auch der erfahrene Gutachter wird sich immer wieder über veränderte Bewertungen von Krankheiten und Schadensfolgen sowie über zahlreiche neue Gesetze und Verordnungen unterrichten lassen müssen; z.B. das im Dezember 1990 in Kraft gesetzte Rechtspflege-Vereinfachungsgesetz, das neue Kinder- und Jugendhilfegesetz, die Novellierung des Schwerbehindertengesetzes, Neufassung der Berufskrankheitenverordnung usw. Schließlich benötigen auch die aus dem Bereich der ehemaligen DDR inzwischen in unsere Gemeinschaft aufgenommenen Kollegen detaillierte und umfassende Informationen über wichtige Bereiche der Sozialmedizin, die ihnen ja in den meisten Punkten (Schwerbehindertengesetz, soziales Entschädigungsrecht, Kostenerstattung usw.) noch unbekannt sind.

Der Gebrauchswert eines solchen Werks bemißt sich nach seiner wissenschaftlichen Aussage, weil ein Fachgutachten mit unbelegten allgemeinen Hinweisen und Mutmaßungen kein Gewicht erhält. Für die Neuauflage wurde deshalb die bisherige Grundkonzeption beibehalten: Ausführliche Darstellung der juristischen und der allgemeinärztlichen Grundlagen für die Gutachtenerstellung; knappe Hinweise zur Symptomatologie von Erkrankungen und Schädigungen in den einzelnen Fachbereichen, unter weitgehendem Verzicht auf Schilderung der Therapie, aber mit Gewicht auf Krankheitsentstehung und -bewertung in den verschiedenen Versicherungszweigen; enge Bezugnahme auf die „Anhaltspunkte für die ärztliche Gutachtertätigkeit"; zahlreiche aktuelle Literaturhinweise für Detailfragen. Ein ausführliches Stichwortverzeichnis ermöglicht es dem Leser, sich aus unterschiedlichen Gesichtswinkeln und an verschiedenen Stellen des Buches über spezielle Sachfragen zu informieren. Dabei sind Überschneidungen der Thematik nicht nur unvermeidlich, sondern im Sinn der Ergänzung und Vertiefung auch erwünscht.

Beim Autorenteam gab es einige Veränderungen, wobei der notwendige Generationswechsel eingeleitet wurde. Gänzlich neu verfaßt wurden die Kapitel Herzkrankheiten, Gefäßkrankheiten, Blutkrankheiten, onkologische Erkrankungen, Begutachtung im Rahmen der Kranken- und Rentenversicherung und bei Soldaten der Bundeswehr sowie Probleme des ärztlichen Behandlungsfehlers. Zu beklagen ist der unerwartete Tod des angesehenen Augenarztes Prof. Thomann, dessen Fachgebiet dankenswerterweise in kurzer Frist durch Prof. Gramberg-Danielsen übernommen wurde.

Alle Kapitel wurden vollständig überarbeitet und auf den neuesten wissenschaftlichen Stand gebracht, womit wir hoffen können, auch mit dieser Auflage wieder einen Beitrag zur Verbesserung und Erleichterung der Gutachtenerstellung zu leisten. Alle Autoren haben sich mit großem Engagement und Fachkompetenz für diese Aufgabe eingesetzt, wofür ihnen der Herausgeber Anerkennung und aufrichtigen Dank schuldet. Der Dank gilt ebenso den bewährten Mitarbeitern und Mitarbeiterinnen des Georg Thieme Verlags in Stuttgart, insbesondere auch Frau Christa Häusser.

Stuttgart, im Frühjahr 1992

Hans Hermann Marx

Vorwort zur 1. Auflage

Die Gutachtenerstellung ist für die meisten Ärzte weniger eine erstrebenswerte Nebentätigkeit als eine zusätzliche Belastung, die eher Mühe und Ärger als Lohn und Anerkennung bringt. Das hat verschiedene Gründe, die sowohl in einem Mangel an Erfahrung oder Geduld zur Bearbeitung spezieller Fragestellungen wie auch darin zu suchen sind, daß die Begegnung des Gutachters mit dem Patienten zwangsläufig nach anderen Regeln verläuft als sonst in der Praxis. Mancher Gutachter erfährt wohl auch Verdruß durch eine ihm sinnlos erscheinende Ausweitung einzelner Gerichtsverfahren oder auch durch unverkennbar einer Gefälligkeit dienende Zeugnisse und Atteste, die eher zu einer Minderung des Ansehens ärztlicher Gutachtertätigkeit, nicht aber zur Erhellung medizinischer Fakten geeignet sind. Da aber medizinische Gutachten auch in Zukunft benötigt werden, um die berechtigte Versorgung von Kranken und Versehrten sicherzustellen, scheint es allgemein wünschenswert, daß mehr Ärzte bessere Gutachten erstellen.

Es ist unverkennbar, daß die hierzu erforderlichen Kenntnisse vielfach nicht in ausreichendem Maß während der Studien- und Ausbildungszeit vermittelt werden und daß auch nur ein geringer Teil der heute erreichbaren Gutachterliteratur über mehr als nur Teilgebiete und wirklich nach dem augenblicklichen Stand unseres Wissens über die Zusammenhänge zu orientieren vermag. Deshalb lag der Entschluß nahe, eine Gutachtenfibel zusammenzustellen, die in gedrängter Form die wichtigsten gesetzlichen und theoretischen Grundlagen sowie moderne Richtlinien für die Praxis der Begutachtung auf allen medizinischen Fachgebieten vermittelt. Dabei war die Überzeugung maßgebend, daß das Ziel einer praktisch brauchbaren Anleitung den Verzicht auf Vollständigkeit in bezug auf manche Einzelheiten und seltenere Erkrankungen möglich macht, wenn für Detailfragen Literaturhinweise gegeben werden.

Wer vieles bringt, wird manchem etwas, er kann aber nicht jedem alles bringen. So erwarten wir Ergänzungswünsche und Kritik, hoffen aber in dem gesteckten Rahmen allen in der Begutachtung tätigen Ärzten eine brauchbare Hilfe zu geben, die dann auch der Versorgung unserer Kranken zugute kommt.

Stuttgart, im Frühjahr 1967

Hans Hermann Marx

Anschriften

Bichler, K. H., Prof. Dr.
Ärztlicher Direktor der Abt. für Urologie
der Eberhard-Karls-Universität,
Calwer Str. 7, 7400 Tübingen

Bilow, H., Dr.
Leitender Arzt der Abteilung für Orthopädie
und Querschnittlähmungen
der Berufsgenossenschaftlichen Unfallklinik
Schnarrenbergstr. 95, 7400 Tübingen

Brehm, G., Prof. Dr.
ehem. Direktor der Hautklinik
des Klinikums der Stadt Ludwigshafen
Weimarer Str. 49, 6700 Ludwigshafen

Dölle, W., Prof. Dr.
Ärztlicher Direktor der Abteilung
Innere Medizin I der Medizinischen Klinik,
Eberhard-Karls-Universität
Otfried-Müller-Str., 7400 Tübingen

Franke, M., Prof. Dr.
ehem. Chefarzt des Staatlichen
Rheumakrankenhauses
Gernsbacher Str. 34, 7570 Baden-Baden

Gramberg-Danielsen, B., Prof. Dr.
ehem. Chefarzt der Augenabteilung
und der zentralen verkehrsophthalmologischen
Untersuchungsstelle im
Allgem. Krankenhaus Hamburg-Altona
Hallerstr. 25, 2000 Hamburg 13

Hartmann, F., Prof. Dr.
Chefarzt der Medizinischen Klinik des
St. Marienkrankenhauses
Richard-Wagner-Str. 14, 6000 Frankfurt/Main 1

Hennies, G.,
ehem. Vizepräsident des Landessozialgerichts
Berlin
Johannesstr. 12a, 1000 Berlin 37

Klepzig jun., H., Priv.-Doz. Dr.
Oberarzt der Abteilung Kardiologie
im Zentrum der Inneren Medizin
Klinikum der J. W. Goethe-Universität
Theodor-Stern-Kai 7, 6000 Frankfurt/Main 70

Landgraf, H., Prof. Dr.
Abteilung für Angiologie im Zentrum
der Inneren Medizin
Klinikum der J. W. Goethe-Universität
Theodor-Stern-Kai 7, 6000 Frankfurt/Main 70

Lange, H., Prof. Dr.
Leiter der Abteilung für Nephrologie
im Zentrum für Innere Medizin
der Philipps-Universität
Baldinger Str., 3550 Marburg/Lahn

Mahlberg, F. A., Oberstarzt Dr.
Bundesministerium der Verteidigung, In San I 5
Postfach 1328, 5300 Bonn

Martin, M., Priv.-Doz. Dr.
Oberarzt der Klinik für Kinder-
und Jugendpsychiatrie
der Philipps-Universität
Hans-Sachs-Str. 6, 3550 Marburg/Lahn

Marx, H. H., Prof. Dr.
ehem. Leitender Arzt der Medizinischen Klinik
und Ärztlicher Direktor
im Diakonissen-Krankenhaus Stuttgart
Robert-Bosch-Str. 6, 7000 Stuttgart 1

Niemeyer, W., Prof. Dr.
ehem. Leiter des Funktionsbereichs Audiologie
im Zentrum für HNO-Heilkunde
der Philipps-Universität Marburg
Süderstr. 26, 2251 Wester-Ohrstedt

Penning, R., Priv.-Doz. Dr.
Institut für Rechtsmedizin
der Universität München
Frauenlobstr. 7a, 8000 München 2

Piechowiak, H., Dr., Internist – Sozialmedizin
Medizinischer Dienst der
Krankenversicherung in Bayern
Margaretenstr. 14a, 8400 Regensburg

Rauschke, J., Prof. Dr. †
ehem. Leiter des Institutes für Rechtsmedizin
am Gesundheitsamt, 7000 Stuttgart

Remschmidt, H., Prof. Dr. Dr.
Direktor der Klinik für Kinder-
und Jugendpsychiatrie der Philipps-Universität
Hans-Sachs-Str. 6, 3550 Marburg/Lahn

Schimrigk, K., Prof. Dr.
Direktor der Universitäts-Nervenklinik-
Neurologie
6650 Homburg/Saar

Schrappe, O., Prof. Dr. †
ehem. Direktor der Universitätsnervenklinik
8700 Würzburg

Selle, G., Prof. Dr. Dr., ehem. Oberarzt der
Klinik für Kiefer- und Gesichtschirurgie
des Katharinenhospitals
Stöckachstr. 31, 7000 Stuttgart 1

Siemon, G., Prof. Dr.
Leitender Arzt des Krankenhauses Donaustauf
Ludwigstr. 68, 8405 Donaustauf

Spann, W., Prof. Dr. Dr. h. c. mult.
ehem. Vorstand des Instituts für Rechtsmedizin
der Universität München
Frauenlobstr. 7a, 8000 München 2

Steinke, B., Priv.-Doz. Dr.
Oberarzt der Abteilung Innere Medizin II
der Medizinischen Klinik,
Eberhard-Karls-Universität
Otfried-Müller-Str., 7400 Tübingen

Stoll, P., Prof. Dr.
ehem. Direktor der Universitätsfrauenklinik
Collini-Center 18/19, 6800 Mannheim

Stoll jun., P., Dr.
Oberarzt der Universitätsfrauenklinik
der Eberhard-Karls-Universität
Schleichstr. 4, 7400 Tübingen

Strohmeyer, G., Prof. Dr.
Direktor der Medizinischen Universitätsklinik
und Poliklinik der Heinrich Heine-Universität
Moorenstr. 5, 4000 Düsseldorf

Thomann, H., Prof. Dr. †
ehem. Chefarzt der Augenklinik
am St.-Josef-Hospital
8580 Hagen 1

Thürauf, J., Prof. Dr.
Leiter des Instituts für Praktische
Arbeitsmedizin, Landesgesundheitsamt
Gewerbeärztlicher Dienst
Elsässer Str. 2 a, 7800 Freiburg i. B.

Trabert, W., Dr.
Oberarzt der Psychiatrischen Universitätsklinik
6650 Homburg/Saar

Weller, S., Prof. Dr. Dr.
Ärztlicher Direktor der
Berufsgenossenschaftlichen Unfallklinik
Schnarrenbergstr. 95, 7400 Tübingen

Wiedmann, K.-H., Prof. Dr.
Chefarzt der Medizinischen Klinik II
im Krankenhaus der Barmherzigen Brüder
Prüfeninger Str. 86, 8400 Regensburg

Abkürzungen

AFG = Arbeitsförderungsgesetz
Ag. = Antigen
Ak. = Antikörper
AKB = Allgemeine Bedingungen für die Kraftfahrtversicherung
ALB = Allg. Versicherungsbedingungen der Kapitalversicherung auf den Todesfall
Amtl. Mitt. = Amtliche Mitteilungen des Reichsversicherungsamts
AOK = Allgemeine Ortskrankenkasse
Arbl Vers. = Arbeitslosenversicherung
AU = Arbeitsunfähigkeit
AUB = Allg. Unfallversicherungsbedingungen
Aufl. = Auflage
AV = Angestelltenversicherung
AVB = Allg. Versicherungsbedingungen der jeweiligen Versicherung
AVG = Angestelltenversicherungsgesetz
Az. = Aktenzeichen
BABl. = Zeitschrift „Bundesarbeitsblatt"
BAG = Bundesarbeitsgericht
BAGE = Entscheidungen des BAG
BAT = Bundesangestellten-Tarifvertrag
BAT = Biologischer Arbeitsstoff – Toleranzwert
BBG = Bundesbeamtengesetz
Bd. = Band
BEG = Bundesentschädigungsgesetz
Beurt. = Beurteilung
BG = Berufsgenossenschaft, Zeitschrift „Die Berufsgenossenschaft"
BGB = Bürgerliches Gesetzbuch
BGBl = Bundesgesetzblatt
BGH = Bundesgerichtshof
BGHSt = Entscheidungen des Bundesgerichtshofs in Strafsachen
BGHZ = Entscheidungen des Bundesgerichtshofs in Zivilsachen
BK = Berufskrankheit
BKV oder BKVO = Berufskrankheiten-Verordnung
BMA = Bundesministerium für Arbeit und Sozialordnung
BSG = Bundessozialgericht
BSGE = Entscheidungen des Bundessozialgerichts
BSHG = Bundessozialhilfegesetz
BT-Drucks = Bundestagsdrucksache
BtG = Betreuungsgesetz
BU = Berufsunfähigkeit
BVBl = Bundesversorgungsblatt
BVerfG = Bundesverfassungsgericht
BVerfGE = Entscheidungen des Bundesverfassungsgerichts
BVerwG = Bundesverwaltungsgericht
BVerwGE = Entscheidungen des Bundesverwaltungsgerichts
BVG = Bundesversorgungsgesetz
DRiZ = Deutsche Richter-Zeitung
DVBl = Deutsches Verwaltungsblatt
EU = Erwerbsunfähigkeit
ff = folgende Seiten
GdB = Grad der Behinderung
GG = Grundgesetz für die Bundesrepublik Deutschland
GOÄ = Gebührenordnung für Ärzte
GRG = Gesundheitsreformgesetz
GRV = gesetzl. Rentenversicherung
GUV = gesetzl. Unfallversicherung
i.S. = im Sinne
Jg. = Jahrgang
JGG = Jugendgerichtsgesetz
JWG = Jugendwohlfahrtgesetz
KJHG = Kinder- und Jugendhilfegesetz
KOV = Kriegsopferversorgung. Zeitschrift „Die Kriegsopferversorgung"
KV = Krankenversicherung
LG = Landgericht

LSG = Landessozialgericht
LVA = Landesversicherungsanstalt
LVersorgA = Landesversorgungsamt
MAK = maximale Arbeitsplatzkonzentration
MBKK = Allg. Versicherungsbedingungen für die Krankheitskosten- und Tagegeldversicherung
MdE = Minderung der Erwerbsfähigkeit
MDK = mediz. Dienst der Krankenversicherung
MedSach = Zeitschrift „Der mediz. Sachverständige"
NJW = Neue Juristische Wochenschrift
OEG = Opferentschädigungsgesetz
OKK = Ortskrankenkasse
OLG = Oberlandesgericht
OVG = Oberverwaltungsgericht
PUV = private Unfallversicherung
RehaAnglG = Gesetz über die Angleichung der Leistungen zur Rehabilitation
RentVers. = Rentenversicherung
RGBl = Reichsgesetzblatt
RKG = Reichsknappschaftgesetz
RV = Rentenversicherung
RVA = Reichsversicherungsamt
RVO = Reichsversicherungsordnung
S. = Seite, Satz
SchwbG = Schwerbehindertengesetz vom 29. 4. 1974
SG = Sozialgericht
SGB I = Sozialgesetzbuch – Erstes Buch – Allgemeiner Teil
SGB IV = Sozialgesetzbuch – Viertes Buch – Gemeinsame Vorschriften
SGB V = Sozialgesetzbuch – Fünftes Buch – Krankenversicherung
SGB VI = Sozialgesetzbuch – Sechstes Buch – Rentenversicherung
SGB X = Sozialgesetzbuch – Zehntes Buch – Verwaltungsverfahren
Sgb, SGb = Sozialgerichtsbarkeit, Zeitschrift „Die Sozialgerichtsbarkeit"
SGG = Sozialgerichtsgesetz
SHTr. = Sozialhilfeträger
SozR = Sozialrecht, Rechtsprechung und Schrifttum, bearbeitet von Richtern des Bundessozialgerichts, abgeschlossen am 31. 12. 1973
SozR 1000 = Sozialrecht, bearbeitet von den Richtern des Bundessozialgerichts, neue Folge, ab 1. 1. 1974 (Zitat nach §§ und Nr. der Entscheidung)
SozSich. = Zeitschrift „Soziale Sicherheit"
SozVers = Zeitschrift „Die Sozialversicherung"
StGB = Strafgesetzbuch
StPO = Strafprozeßordnung
StVG = Straßenverkehrsgesetz
SVG = Soldatenversorgungsgesetz
TRK = technische Richtkonzentration
UV = Unfallversicherung
UVNG = Unfallversicherungsneuregelungsgesetz
UVV = Unfallverhütungsvorschrift
VersorgR = Versorgungsrecht
VersTr. = Versicherungsträger
VGH = Verwaltungsgerichtshof
v.H. = vom Hundert
VO = Verordnung
VTr. = Versicherungsträger
VVG = Versicherungsvertragsgesetz
VwGO = Verwaltungsgerichtsordnung
WDB = Wehrdienstbeschädigung
WHO = Weltgesundheitsorganisation
ZPO = Zivilprozeßordnung
ZSEG = Gesetz über die Entschädigung von Zeugen und Sachverständigen

Inhaltsverzeichnis

1 Die Begutachtung als ärztliche Aufgabe

H. H. Marx

2 Form und Inhalt des medizinischen Gutachtens

H. H. Marx

3 Rechtsgrundlagen der Begutachtung im System der sozialen Sicherung

G. Hennies

4 Rechtsgrundlagen der Begutachtung im Rahmen der Privatversicherungen

G. Hennies

5 Begutachtung im Rahmen der gesetzlichen Kranken-, Renten- und Arbeitslosenversicherung

H. Piechowiak

6 Begutachtung im Schwerbehindertenrecht 132

H. H. Marx

7 Begutachtung im Rahmen des sozialen Entschädigungsrechts und des Opferentschädigungsgesetzes

H. H. Marx

8 Untersuchung und Begutachtung von Soldaten der Bundeswehr

F. A. Mahlberg

9 Begutachtung im Rahmen der gesetzlichen Unfallversicherung (UV) 150

H. H. Marx

10 Begutachtung im Rahmen einer Lebensversicherung 153

H. H. MARX

11 Erkrankungen des Herzens

H. KLEPZIG JUN.

12 Gefäßkrankheiten

H. LANDGRAF

13 Erkrankungen der Lungen und Atemwege

H. H. MARX UND G. SIEMON

14 Berufskrankheiten – exogen verursachte Gesundheitsschäden

J. Thürauf

15 Infektionskrankheiten

H. H. Marx

16 Erkrankungen des Magen-Darm-Kanals

F. Hartmann und W. Dölle

17 Erkrankungen des Pankreas, der Gallenwege und der Leber

W. Dölle und K.-H. Wiedmann

18 Innersekretorische Erkrankungen

G. Strohmeyer

19 Blutkrankheiten

B. Steinke

20 Tumorerkrankungen 362

B. Steinke

21 Erkrankungen des Bewegungsapparates

M. Franke

22 Chirurgische und orthopädische Erkrankungen und Verletzungen

H. Bilow und S. Weller

23 Erkrankungen der Nieren

H. Lange

24 Erkrankungen der Harnwege und des männlichen Genitales

K. H. Bichler

25 Erkrankungen der Augen

B. Gramberg-Danielsen und H. Thomann

26 Zahn-, Mund- und Kiefererkrankungen

G. Selle

27 Erkrankungen von Ohren, Nase und Hals

W. NIEMEYER

28 Hautkrankheiten und Andrologie

G. BREHM

29 Gynäkologische Erkrankungen

P. Stoll und P. Stoll jun.

30 Neurologische und psychiatrische Erkrankungen

K. Schimrigk, W. Trabert und O. Schrappe

31 Begutachtungsfragen bei Kindern und Jugendlichen

H. Remschmidt und M. Martin

32 Rechtsmedizin – Gutachterfragen aus allgemeinärztlicher Sicht

R. Penning, W. Spann und J. Rauschke

33 Der ärztliche Behandlungsfehler

W. Spann und R. Penning

34 Die Entschädigung des Sachverständigen

G. Hennies

1 Die Begutachtung als ärztliche Aufgabe

H. H. Marx

„Wolle nicht immer großmütig sein,
aber gerecht sei immer!“
Mathias Claudius an seinen Sohn

Durch seine Approbation ist der Arzt öffentlich „zur Ausübung der medizinischen Wissenschaft“ bestellt. Von dorther ist er auch verpflichtet, als medizinischer Sachverständiger tätig zu sein, soweit sich ein angefordertes Gutachten auf medizinische Kenntnisse bezieht. Verpflichtungsgründe sind neben der mit der Approbation allgemein übernommenen ärztlichen Aufgabe insonderheit noch die öffentliche Ausübung einer Wissenschaft oder eines Gewerbes, deren Kenntnis Voraussetzung für die Erstattung eines speziellen Gutachtens ist; ferner die öffentliche Bestellung zum Sachverständigen, soweit diese für den Sachbereich erfolgt, dem das geforderte Gutachten zuzuordnen ist, sowie schließlich eine Bereitschaftserklärung des Arztes zur Erstattung von Gutachten allgemeiner oder spezieller Art.

Andererseits sollte man aber die Möglichkeit für den Arzt, einen gerichtlichen Gutachterauftrag abzulehnen, auch erwähnen. Vor allem in denjenigen Fällen, wo sich der zum Gutachter bestellte leitende Klinikarzt durch anderweitige Geschäfte im Rahmen seiner klinischen Tätigkeiten sowie in Forschung und Lehre zur Erfüllung des Auftrags in angemessener Frist außerstande sieht, tut dieser besser daran, den Gutachtenauftrag mit entsprechender Begründung unverzüglich an das Gericht zurückzugeben. Ablehnungsgründe können sich ferner dadurch ergeben, daß sich der Gutachter für befangen oder nicht genügend fachkundig erklärt, auch lassen sich z.B. in einem Strafverfahren Situationen denken, in denen der Gutachter in einen Zwiespalt zur Schweigepflicht seinem Patienten gegenüber gerät. Deshalb muß ein gerichtlicher Gutachtenauftrag auch zeitlich und inhaltlich *zumutbar* sein. So heißt es bereits 1819 im „Handbuch der gerichtlichen Medizin“ (Leipzig) von L. Mende: „Die Anwendung der Natur- und Heilkunde bei der Rechtspflege setzt eine ziemlich weit gediehene Bearbeitung beider, und da sie ohne solche nicht gedacht werden kann, eine bedeutsame Ausbildung der menschlichen Gesellschaft überhaupt voraus.“

Außergerichtliche Gutachten werden im allgemeinen nach Absprache des Auftraggebers (Versicherung, Behörde) mit einem einzelnen Arzt oder einer Klinik erstattet, wobei man zunächst einmal die Verpflichtung zur Begutachtung von einer Auskunftspflicht unterscheiden sollte. Auskunftspflichtig ist der behandelnde Arzt stets in seiner Stellung als Durchgangsarzt sowie gegenüber Berufsgenossenschaften und den gesetzlichen Versicherungsträgern (LVA, BfA) und den Krankenkassen. Keine Verpflichtung zur Erstattung eines ärztlichen Zeugnisses besteht gegenüber einer privaten Lebensversicherung, aber er wird als behandelnder Arzt im allgemeinen im Interesse seines Patienten handeln, wenn dieser von ihm ein solches Zeugnis erbittet. Dabei sollte in jedem Einzelfall zuvor ausdrücklich eine Entbindung von der *ärztlichen Schweigepflicht* eingeholt werden, insbesondere dann, wenn es sich bei dem Krankheitsbild möglicherweise um Unfallfolgen oder um die Einwirkung von Genußgiften, insbesondere Alkohol, handelt. Die üblicherweise von den Krankenkassen und vor allem von den Lebensversicherungen pauschal angebotene Entbindung von der Schweigepflicht ist in einem solchen Zweifelsfall manchmal nicht ausreichend (16).

Zu den wichtigen juristischen Aspekten der Schweigepflicht S.S. 48ff.

Innerhalb kommunaler Behörden und im klinikseigenen Bereich unterliegt die Gutachtenerstellung in manchen Fällen der Verpflichtung zu sog. Amtshilfe.

Hier ist die Handhabung im einzelnen davon abhängig, ob er beamteter oder angestellter Arzt ist und ob die Begutachtung zu seiner Haupt- oder Nebentätigkeit zu rechnen ist.

Schließlich liegt es generell im Interesse des Gutachters, daß er vor Aufnahme der Arbeit überprüft, ob die *Unkostenerstattung bzw. -entschädigung* in befriedigender Weise geklärt ist.

Wegen der grundsätzlichen Bedeutung und der komplizierten Rechtsvorschriften ist auf das gesonderte Kapitel über die Entschädigung von Sachverständigen und Zeugen Seite 722 ff. zu verweisen, das die neueste Gesetzesgrundlage wiedergibt.

Im Mittelpunkt eines Attestes oder Gutachtens steht immer der kranke bzw. hilfesuchende Mensch, der Anspruch auf Zuwendung, bestmögliche Untersuchung und fachkompetente, objektive Beurteilung hat. Deshalb kann das medizinische Gutachten auch kein Selbstzweck sein, sondern es dient einer Behörde oder einem Gericht bei der Aufgabe, darüber eine bindende Feststellung zu treffen, was als *medizinische Wahrheit* anzusehen ist. Daraus folgt, daß das Gutachten in jedem Fall eine *Dienstleistung* darstellt, nicht aber die Gelegenheit zu einer mehr oder minder subjektiven Meinungsäußerung, die von einem scheinbar sozialen Zweckdenken gesteuert wird. Vielmehr wird bei einem objektiv brauchbaren Gutachten unterstellt, daß es auf detaillierter Kenntnis des Gegenstandes, exakten Untersuchungsergebnissen, umfassendem Wissen von den gesetzlichen Grundlagen wie von den derzeit anerkannten wissenschaftlichen Fakten und unabhängigem Urteilsvermögen des Gutachters beruht (8).

Die wichtigsten gesetzlichen Bestimmungen sind im juristischen Kapitel Seite 28 ff zusammengefaßt, worauf zu verweisen ist.

Man kann grundsätzlich darüber streiten, inwieweit es die überwiegend naturwissenschaftlich fundierte Medizin unserer Zeit überhaupt ermöglicht, physikalische oder chemische Untersuchungsergebnisse, medizinische Tatbestände und Erfahrungen als *anerkannte Wahrheit* zu erklären. Man wird mit solchen Feststellungen schon deshalb zurückhaltend sein, weil man sich der Problematik klinischer Meßergebnisse und vor allem unserer weitverbreiteten Unkenntnis über die Entstehung zahlreicher Krankheiten oder Krankheitserscheinungen bewußt bleiben muß. Es ist uns ja nicht einmal möglich, den Begriff „Krankheit" verbindlich zu definieren und den Übergang zwischen Gesundheit und Krankheit im Einzelfall genau abzugrenzen. Als *„krank"* gilt gemeinhin derjenige, der zum Arzt geht. Aber nicht wenige Kranke suchen einen Arzt nicht auf, wie andererseits – im Sinne der heute propagierten Prävention – manch einer nur aus Vorsichtsgründen zum Arzt geht. Die von der Weltgesundheitsorganisation gefundene Definition der Gesundheit als „Zustand vollkommenen körperlichen, seelischen und sozialen Wohlbefindens" ist auch wenig hilfreich. Der Freiburger Internist Wolfgang Gerok hob hervor, daß „an der Definition der WHO hilfreich sei, daß Gesundheit nicht eindimensional, biologisch gesehen wird, sondern soziale und psychische Befindlichkeiten eingeschlossen sind. Dennoch ist diese Definition utopisch und gefährlich: utopisch, weil sie unerfüllbare Erwartungen in menschliches Handeln setzt; gefährlich, weil diese Erwartungen in Anforderungen und Ansprüche umgesetzt werden" (4). Im gleichen Sinn stellte der Tübinger Arzt und Theologe Dietrich Rössler fest, daß die utopische Grenzlinie zwischen Gesundheit und Krankheit dazu führe, daß Fragen der Lebensbewältigung zu Gesundheitsfragen degenerierten und daß die Tendenz, eine falsch verstandene Gesundheit unbegrenzt zur Verfügung zu stellen, jedes vernünftige Maß hinter sich gelassen habe (12).

Der Gutachter wird also mit Beschwerden und Krankheitssymptomen konfrontiert, muß aber auch objektiv brauchbare labortechnische und apparative Untersuchungsbefunde berücksichtigen, deren Wertigkeit und prognostische Bedeutung mit einem absoluten, allgemein verbindlichen Maßstab nicht zu erfassen sind.

Auf die unterschiedliche Aufgabenstellung für den gutachterlich tätigen Arzt wies F. Hartmann hin: „Der Gutachtenauftrag verlangt eine ärztliche Bewertung von Beschwerden, Befunden, Befundmustern, Krankheitsbildern und- verläufen. Der Krankheitswert tritt stärker in den Vordergrund bei der gutachterlichen Urteilsbildung als bei der üblichen ärztlichen Beurteilung, die in eine Therapie einmündet. Er ist dem Betroffenen nur als das Gesamt seines Leidens gegenwärtig. Für den Arzt bildet er sich aus den subjektiven Beschwerden, den Leistungseinbußen und - behinderungen sowie aus den zukünftigen Gefährdungen mit den notwendigen Zwängen von Verzicht und Behandlung. In dieser Breite fängt der Gutachtenauftrag das Problem für den zu Begutachtenden und den Arzt selten ein. Er bezieht sich nicht auf das Gesamt der Lebensvorgänge, nicht auf alles, was man *Lebensqualität* nennt. Jeder Gutachtenauftrag grenzt auf seine Weise die Ansprüche des zu Begutachtenden und die Entfaltungsmöglichkeiten ärztlicher Urteilsbildung ein" (6).

H. E. Bock meinte, Begutachtung sei „kein Legospiel mit genau vorherbestimmten Bausteinen. Die Schwierigkeiten liegen im Subjektiven, denn es sind weitgehend auch Ermessen und Erfahrung, wie man vorgegebene, individuelle, meist naturwissenschaftlich erhobene Daten einordnet und Meßergebnisse, die man auch auf ihre methodische Zuverlässigkeit abzuklopfen hat, bedeutungsentsprechend in der Lebensgeschichte des zu Begutachtenden bewertet" (2).

Dazu gehört für den Gutachter schon wesentlich mehr als der sogenannte gesunde Menschenverstand und einige medizinische Fachkenntnisse. Aber bis heute werden die notwendigen sozialmedizinischen Grundkenntnisse weder im Medizinstudium noch im Rahmen der üblichen Fortbildungsveranstaltungen vermittelt.

Manches muß ein Gutachter allerdings auch einbringen, was mehr als Gesetzeskunde und Lehrbuchwissen umfaßt: Geduld, Fleiß und durch Unabhängigkeit und Fachkompetenz erworbene *ärztliche Autorität.* Ohne dies wird seine Beurteilung anfechtbar bleiben, obwohl kein Gutachter für sich in Anspruch nehmen kann, im Einzelfall die unanfechtbare „medizinische Wahrheit" zu vertreten (13). Deshalb wird in aller Regel für eine solche Beweisführung, z.B. bei Fragen der Kausalität, der höchstmögliche Grad einer *Wahrscheinlichkeit*, also nicht die absolute Sicherheit vorausgesetzt. Zielvorgabe bleibt immer die Erstellung einer *gerechten Beurteilung*! Im Hinblick auf die Relativität menschlichen Erkennens muß man aber einräumen, daß in manchen Fällen auch mit Sachkenntnis Entscheidungen getroffen werden, die von früheren Untersuchungsergebnissen oder Beurteilungen deutlich abweichen und dadurch zu dem Eindruck führen, daß dem *persönlichen Ermessen* des jeweiligen Gutachters ein beliebig weiter Raum verbleibe (8, 15).

Solche Unsicherheiten entstehen vor allem dort, wo der Gutachter sich von einer zu großen *Beweisgenügsamkeit* leiten läßt (17). Man wird dann beim Studium einer solchen Akte zwangsläufig davon beeindruckt, in welch hohem Prozentsatz die Gutachten in ihrem entscheidenden Bereich ausschließlich aus Behauptungen bestehen, aus teilweise sicher zutreffenden, aber eben weitgehend auch gänzlich unbegründeten Behauptungen. Nicht selten liegt es aber auch an dem Gericht oder der Behörde, daß eine Frage aufgeworfen wurde, die der Gutachter guten Gewissens nicht exakt beantworten kann: z.B. die stets unglückliche Ersatzfrage, ob der Patient ohne eine gewisse Schadenseinwirkung wenigstens noch ein Jahr länger gelebt hätte, oder die Frage nach der zeitlichen Belastbarkeit in einem bestimmten Beruf, dessen Einzelheiten dem Gutachter oftmals gar nicht bekannt sind. Die Detailkenntnisse über bestimmte Berufe sind bei vielen Gutachtern unzureichend, die Bedeutung arbeitsmedizinischer Gesichtspunkte wird oftmals ungenügend berücksichtigt (14, 16). Das gilt für jeden behandelnden Arzt, der bei seinen Patienten mögliche *Berufseinflüsse*, z.B. Allergien, Staub- oder Lärmbelästigungen, berücksichtigen und die wichtigen sozialen Sicherungen kennen muß, die in der Berufkrankheitenverordnung (s.S. 243 ff) enthalten sind.

Sieht sich der Gutachter bei einer Fragestellung überfordert, oder handelt es sich um Sachgebiete, auf denen eine einheitliche Lehrmeinung nicht vorliegt bzw. dem Gutachter nicht bekannt ist, so muß dies offen ausgesprochen, nicht aber der Anschein einer gesicherten, eigentlich aber doch rein persönlichen Auffassung erweckt werden. Hier ist dann ein non liquet objektiv brauchbarer als eine zweckgerichtete Argumentation, denn der Gutachter muß stets über den Einzelfall hinaussehen (5).

Besonders schwerwiegend sind Fehlurteile zu betrachten, die einer rein subjektiven Einstellung des Gutachters entstammen. In solchen Fällen finden sich Motive, die erkennen lassen, daß die ärztliche Aufgabe im Sinne eines sozialen oder angeblich „wohlwollenden", aber eben parteilichen Denkens mißverstanden wurde. Solche Ärzte können sich von einem fast biologisch begründeten Zwang zur Parteinahme schlecht lösen, sie unterliegen dabei – wie Bleuler es ausdrückte – ohne es selbst zu bemerken, einem unkritischen Gefühlsdenken oder werden verleitet, dem laienhaften Kausalitätsbedürfnis des Antragstellers zu folgen. Leider handelt es sich hierbei nicht um die wenigen, sozusagen unvermeidlichen schwarzen Schafe, sondern um solche Ärzte, die sich die Folgen ihres Handelns meist gar nicht klarmachen, denen leider auch wesentliche technische, juristische und wissenschaftliche Grundlagen für die Ausstellung eines ärztlichen Zeugnisses fehlen. Manches *aus Gefälligkeit* erstattete, nur scheinbar im Hinblick auf die Konsequenzen bedeutungslose *Attest* muß solchen ärztlichen Fehlleistungen zugerechnet werden (1, 9). Das Kapitel über „Das hausärztliche Attest" (S. 10f.) wird sich ausführlich mit diesem Gegenstand befassen. Dort soll die Problematik auch an Beispielen noch weiter erhellt werden. Die angeblich erforderliche „Gefälligkeit" oder Fürsorge einem Patienten oder seinen Angehörigen gegenüber kann keine Begründung dafür liefern, daß ein testierender Arzt Verordnungen oder Gesetze wissentlich oder fahrlässig übergeht. „Sollten die Entscheidungen, die aufgrund gediegener Gutachten von Sachverständigen gefällt werden, dem sozialen Empfinden nicht entsprechen, so müßten die Gesetze und Bestimmungen über die Entschädigung Verletzter geändert werden. Es geht aber nicht an, daß der Gutachter den Boden der ärztlichen Sachlichkeit verläßt. Ganz abgesehen von der dann entstehenden Unsicherheit und Unzuverlässigkeit, würde damit nur eine notwendige Weiterentwicklung der sozialen Gesetzgebung aufgehalten" (R. Siebek).

Die Tätigkeit als Gutachter ist eine grundsätzlich andere als in der Praxis, wo der Arzt ausschließlich die Klagen und Sorgen seines Patienten anhört und dabei zum Anwalt seiner Interessen wird. Besondere, nicht nur angenehme Erfahrungen haben in dieser Hinsicht die hauptamtlichen Gutachter der Versorgungsbehörden, wenn sie etwa über die Sinnfälligkeit stationärer Heilmaßnahmen, einer Pflegehilfe usw. entscheiden müssen. Die nicht immer sachlich begründeten Anträge dürfen den Gutachter allerdings auch nicht zu einer überwiegend negativen, primär *mißtrauischen Einstellung* führen, die in jedem Antragsteller oder Kläger vor einem Sozialgericht in erster Linie einen Rentenjäger, wenn nicht gar einen Querulanten sieht. Der Gutachter wird sich die Klagen und Beschwerden des Patienten aufmerksam und gelassen anhören und dabei die Vermutung des Patienten berücksichtigen müssen, daß nur eine gewisse Übertreibung, zumindest eine ausführliche Schilderung seiner Beschwerden zum erhofften Versorgungsziel führen kann. Er muß sich aber auch stets darüber im klaren sein, daß er mit seiner Beurteilung eine große Verantwortung für Entscheidungen übernimmt, die den weiteren Berufs- und Lebensweg des Patienten mitbestimmen werden (7).

Besonders verantwortungsvoll und schwierig ist die gutachterliche Tätigkeit im Rahmen der Kriegsopferversorgung oder auch Unfallversicherung, wenn *Zusammenhangsfragen* beurteilt werden müssen. Es ist naheliegend, daß der Patient bei dem heute ausgeprägten Kausalitätsbedürfnis nach einer äußerlichen, möglichst faßbaren Krankheitsursache sucht. Aber man muß sich oftmals wundern, wie leichtfertig auch manche Ärzte ein „post hoc, ergo propter hoc" übernehmen, ohne sich der Mühe einer auch nur annähernden Aufklärung schwieriger Zusammenhangsfragen zu unterziehen. Man müßte doch davon ausgehen dürfen, daß ein Arzt das im Strafrecht übliche „in dubio pro reo" nicht fälschlich, wenn auch nur gedanklich, in ein *„in dubio pro aegroto"* ummünzt. Denn selbstverständlich gibt es eine derartige Beweiserleichterung im Sozialrecht nicht. (3)

Manches Entschädigungs- oder Rentenverfahren wird auch dadurch behindert, daß der Gutachter seinem Auftrag nicht *in angemessener Frist* nachkommt. Dabei geht man im allgemeinen davon aus, daß ein Befundbericht oder Formulargutachten innerhalb von zwei bis drei Wochen, ein freies wissenschaftliches Gutachten innerhalb von spätestens drei Monaten erstellt wird. Entsteht z.B. gegenüber einem Sozialgericht eine noch wesentlich längere Zeitversäumnis, so kann das Gericht eine Ablieferungsfrist und später sogar ein Bußgeld bis zu DM 1000,– festsetzen (17).

Über solche Schwierigkeiten wird vor allem dort geklagt, wo leitende Kliniksärzte Gutachtenaufträge spezieller Art erhalten. Einerseits muß einem Auftraggeber, wobei es sich ja meist um Sozialgerichte handelt, einleuchtend sein, daß solche Ärzte durch vielerlei andere Aufgaben einschließlich Forschung und Lehre so beansprucht sind, daß sie in der oben erwähnten angemessenen Frist von ca. zwei bis drei Monaten einen Gutachtenauftrag so gut wie niemals erfüllen können. Andererseits wird ihr Fachwissen und ihre Kapazität benötigt, um schwierige Fragestellungen in einem manchmal langwierigen Rechtsstreit bearbeiten zu lassen.

Dem Patienten, der ja oft auch als Kläger auftritt, leuchtet dabei nicht ein, warum er sechs Monate oder auch noch wesentlich länger auf das Gutachten einer solchen Kapazität warten muß. Hier gilt es also in erster Linie, bei dem Auftraggeber Verständnis dafür zu erwecken, welche Möglichkeiten der gewünschte Gutachter in objektiver und zeitlicher Hinsicht hat und welche nicht. Wer aber einen Gutachtenauftrag annimmt, darf keinesfalls sechs oder noch mehr Monate verstreichen lassen, bis er, vom Gericht gemahnt, sich dann zu einer Erklärung aufrafft, daß er auch in absehbarer Zeit für die Erstellung des gewünschten Gutachtens keine Möglichkeit sehe. Ein derartiges Verhalten spricht weder für das Einfühlungsvermögen noch für die Fachkompetenz eines solchen Gutachters.

Der ärztliche Gutachter bedarf großen Fingerspitzengefühls, der Behutsamkeit, aber auch der Festigkeit, um den Patienten davon zu überzeugen, daß er in seiner Situation objektiv und sachgerecht beurteilt worden ist. Keinem Gutachter sollte es gleichgültig sein, wie der Patient sein Urteil aufnimmt. Dazu ist es ratsam, daß der Gutachter sich möglichst allgemeinverständlich ausdrückt und sich nicht mehr als im Einzelfall geboten hinter speziellen wissenschaftlichen Lehrmeinungen verschanzt.

So befindet sich der Gutachter schließlich in der schwierigen Situation, daß er in seinen Schlußfolgerungen sowohl den Gesetzen und Verordnungen wie auch der allgemeinen wissenschaftlichen Erfahrung unterworfen ist, dies aber auch noch mit den Interessen und Wünschen einerseits seines Patienten, andererseits (manchmal gegensätzlich) mit den Interessen seines Versicherers in Einklang bringen soll. Zwangsläufig gerät der ärztliche Gutachter damit in den Brennpunkt unterschiedlicher Wünsche und Meinungen, was seine Arbeit wiederum beträchtlich erschwert:

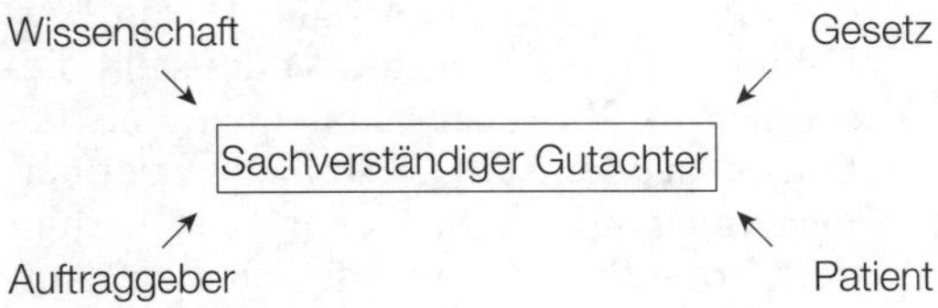

Es dürfen auch Schwierigkeiten nicht übersehen werden, die durch die Auseinandersetzung mit juristischen Definitionen und Fragestellungen entstehen können, wobei der Gutachter manchmal den Eindruck gewinnt, daß Jurist und Arzt verschiedene Sprachen benutzen, obwohl sie sich mit dem gleichen Gegenstand befassen. Es bleibt zu bedauern, daß derzeit noch wenig Bemühungen erkennbar sind, um Aufgaben, Möglichkeiten und Grenzen der einen Seite der anderen besser als bisher verständlich zu machen. Vieles haben Richter und Sachverständige gemeinsam: daß sie zu höchster Objektivität verpflichtet, nur ihrem Gewissen unterworfen und überparteilich tätig sein müssen. „Beide stehen im Licht der Öffentlichkeit und müssen ihre Feststellungen schriftlich absetzen. Beide sind aber auch nicht absolut frei in ihren Entscheidungen. Der Richter muß die Rechtsprechung der Obergerichte berücksichtigen, ein unrichtiges Gutachten muß von einem anderen Sachverständigen evtl. korrigiert werden“ (10, 11, 18).

All dies mag veranschaulichen, daß den vielschichtigen Aufgaben als medizinischer Gutachter nur derjenige Arzt gerecht wird, der neben den erforderlichen wissenschaftlich begründeten Kenntnissen auch ein hohes Maß an äußerer *Unabhängigkeit,* vor allem auch an innerer Wahrhaftigkeit und Autorität besitzt. Es ist kaum möglich, einen Menschen zur Grundeinstellung wirklicher Objektivität zu führen, wenn er nicht die charakterlichen und die fachlichen Voraussetzungen erfüllt.

Abschließend sollen noch einmal die häufigsten Fehler bei der ärztlichen Gutachtertätigkeit zusammengefaßt und ihnen die wichtigsten Regeln in der praktischen Gutachtertätigkeit gegenübergestellt werden.

Häufigste Fehler

1. Zu große Beweisgenügsamkeit:
Die Anamnese ist oberflächlich, subjektive Klagen, Lebensgewohnheiten (Alkohol, Nikotin) werden nicht erfaßt, die Beschwerden nicht objektiviert.

2. Verfehlen des Gutachtenauftrages:
Zweck und Inhalt der Gutachtenerstellung werden nicht genügend berücksichtigt; Auswahl und Umfang der Untersuchungsmethoden entsprechen nicht genau der Fragestellung oder sie werden unnötigerweise wiederholt, obwohl sich die Befunde nicht geändert haben.

3. Anwendung nicht genügend objektiver Untersuchungsmethoden:
Hierzu zählen veraltete oder anfechtbare Untersuchungsverfahren, z.B. Belastungsuntersuchungen zur Erfassung der Leistungsgrenze mittels Kniebeugen („Schellong-Test“) oder andere veraltete angebliche Herzfunktionsprüfungen.

4. Ungenaue Begriffsbildung und -anwendung:
Es werden veraltete Begriffe wie „Invalidität" verwandt oder Arbeits- und Berufsunfähigkeit verwechselt, auch ungenaue Definitionen wie Auslösung oder Verschlimmerung einer Gesundheitsstörung werden angeführt, ohne genügend begründet zu sein.

5. Einseitige Beweisführung „nach Meinung des Hauses":
Untersuchung und Beurteilung werden nicht genügend auf die Beweisaufgaben, sondern vorwiegend auf ein vermutetes oder erwünschtes Ergebnis abgestellt. Die Ergebnisse widersprechen dann im Einzelfall der Lehrmeinung der Schulmedizin, um der persönlichen Ansicht des Gutachters zum Erfolg zu verhelfen.

6. Unzulässige Verallgemeinerungen:
Voreilig werden zeitliche Zusammenhänge (post hoc, ergo procter hoc) als Kausalzusammenhänge übernommen, was zwar für den Laien naheliegend, für den Gutachter aber nicht statthaft ist.

7. In dubio pro aegroto:
Das Gutachten läßt eine unsichere Haltung zwischen menschlichem Begehren und wissenschaftlichen Fakten erkennen. Eine einseitig karitative Einstellung ist unangebracht, da jeder Gutachter auch an die entsprechenden Verordnungen und Gesetze gebunden bleibt. Das „in dubio pro reo" gibt es nur im Strafrecht. Vorsätzlich falsche Zeugnisse sind strafbar.

8. Abfälliges Urteil über Patienten:
Manche Patienten gefährden durch immer neue Schriftsätze während langdauernder Prozesse ihre Glaubwürdigkeit. Trotzdem darf sich der Gutachter nicht vom Unwillen gegenüber diesen Klagen und Beschwerden leiten lassen, wenn er sowohl begründeten Versorgungswünschen wie auch seiner gutachterlichen Aufgabe gerecht werden will.

9. Zu großer Ermessensspielraum:
Während bei der quantitativen Einschätzung einer Leistungsminderung ein gewisser Ermessensspielraum unvermeidbar ist, bleibt in Fragen des ursächlichen Zusammenhangs zwischen einem angeschuldigten Ereignis und nachfolgender Gesundheitsstörung grundsätzlich kein Platz für ärztliches Ermessen, so lange eine allgemeine Lehrmeinung festgestellt werden kann. Überschreitet die Fragestellung an den Gutachter dessen Urteilsvermögen, z.B. bei bestimmten Problemkrankheiten (Karzinom, multiple Sklerose), deren Ursachen wissenschaftlich umstritten sind, so muß dies bei der Beantwortung und im Gesamturteil deutlich zum Ausdruck gebracht werden.

10. Fristversäumnis:
Anfragen von Behörden oder Sozialgerichten erreichen den behandelnden Arzt oder auch einen klinisch tätigen Gutachter nicht selten in einer Situation, in der ihm die Erledigung eher lästig und weniger wichtig erscheint als die Versorgung seiner Patienten. In den meisten Fällen sind gutachterliche Äußerungen jedoch zur Urteilsfindung unerläßlich, weshalb der approbierte Arzt sich nicht allein wegen Zeitmangels dieser Aufgabe entziehen kann. Ein Befundbericht sollte deshalb nach spätestens drei Wochen, ein freies wissenschaftliches Gutachten möglichst nach einem, spätestens innerhalb von drei Monaten fertiggestellt sein.

Allgemeine Regeln für die ärztliche Gutachtertätigkeit

1. Das ärztliche Gutachten dient der Aufgabe, „die medizinische Wahrheit" zu finden. Hierzu muß der Sachverständige in jedem Fall fachkundig, objektiv, unabhängig und erfahren sein. Mittelpunkt der Begutachtung bleibt stets der kranke bzw. hilfesuchende Mensch, der Anspruch auf bestmögliche Untersuchung und Beurteilung hat.
2. Überschreitet ein Gutachtenauftrag oder die Fragestellung die Möglichkeiten bzw. Fähigkeiten des Gutachters oder sieht dieser sich im Prozeßzusammenhang als befangen an oder ist er persönlich an der Fertigstellung in angemessener Frist verhindert, so sollte er unverzüglich dem Auftraggeber mitteilen, daß er den Gutachtenauftrag zurückgeben möchte.
3. Umfang und Inhalt des Gutachtens richten sich nach dem jeweiligen Auftrag und der Fragestellung. Da stets Verwaltungsbehörden in die Bearbeitung eingeschaltet sind und das Gutachten grundsätzlich auch dem Patienten aus Gründen der Rechtsgleichheit zugänglich ist, sind Diagnosen und Schlußfolgerungen allgemeinverständlich zu formulieren.

4. Bei der Befragung und Untersuchung des Kranken muß der Gutachter bemüht sein, den Wahrheitsgehalt der subjektiven Angaben und einen je nach Fragestellung umfassenden aktuellen Befund zu erhalten. Es ist allgemein davon abzuraten, daß der Gutachter Fragen der Rentengewährung und Folgen aus den Untersuchungsergebnissen mit dem Antragsteller diskutiert, zumal die Entscheidung nicht bei ihm, sondern stets bei den jeweiligen Behörden oder Gerichten liegt.
5. Die erhobenen objektiven Befunde sollten unmittelbar bei der Krankenuntersuchung niedergelegt und das Gutachten zu einem Zeitpunkt abgeschlossen werden, an dem der Gutachter noch über eine persönliche Erinnerung an seinen Patienten verfügt. Dies bedeutet, daß möglichst das ganze Gutachten acht Wochen nach der Untersuchung fertiggestellt werden sollte. Bei längerer Frist ist auch nicht auszuschließen, daß sich der Befund in der Zwischenzeit wieder verändert hat, weshalb der Antragsteller Nachuntersuchung verlangen kann.
6. Der Untersuchungsgang ist auf größtmögliche Objektivierung durch Maß und Zahl abzustellen, weshalb auch ein gewisser apparativer Aufwand unvermeidbar ist. Die Untersuchungen sind aber auf die Fragestellungen auszurichten, jede Art von „Schrotschußdiagnostik" ist zu unterlassen.
7. Die Krankheitsbezeichnung muß so genau wie möglich erfolgen. Die erhobenen Befunde dürfen nur derjenigen Dienstelle bzw. dem Arzt übermittelt werden, für die eine Entbindung von der ärztlichen Schweigepflicht gegeben ist.
8. Für die Bewertung der einzelnen Gesundheitsstörungen sind die in den deutschen Lehr- und Handbüchern niedergelegten Anschauungen und Ergebnisse der Schulmedizin maßgebend, nicht aber die persönliche Ansicht des Gutachters. Außerdem muß der approbierte Arzt als Gutachter den neuesten Stand der Gesetze und Verordnungen kennen, die im sozialmedizinischen Bereich maßgeblich sind.
9. Als Grundlage der Gutachtertätigkeit im sozialen Entschädigungsrecht und im Schwerbehindertenrecht gelten die „Anhaltspunkte für die ärztliche Gutachtertätigkeit", letzte Ausgabe 1983, die sowohl über Kausalitätsfragen wie über die Bewertung der Gesundheitsschäden Hinweise liefern.
10. Der Gutachter kann in seiner Schlußfolgerung des Gutachtens nicht ausführen, was er möchte, sondern was sich zwingend und objektiv aus den Befunden ableitet. Alle seine Feststellungen und Folgerungen müssen beweisbar oder wenigstens überwiegend wahrscheinlich sein, unparteiisch und nach bestem ärztlichen Wissen und Gewissen erfolgen..

Literatur

1 Barolin, G. S.: Gutachten und Allgemeinmedizin. Med. Sachverständ. 82 (1986) 44

2 Bock,H.E.: Von den Schwierigkeiten des Gutachters bei der objektiven Beurteilung des Patienten. Med. Sachverständ. 77 (1981) 3

3 Bundesminister für Arbeit und Sozialordnung: Anhaltspunkte für die ärztliche Gutachtertätigkeit. Köllen, Bonn 1983

4 Gerok, W.: Grenzbereiche der gegenwärtigen Medizin. Dtsch. Ges. inn. Med. 85 (1979) 43

5 Großpietzsch, R., M. Ihmann: Sozialmedizinische Begutachtung, Überlegungen zu einem Qualitätssicherungsprogramm. Dtsch. Ärztebl. 86 (1989) B 658

6 Hartmann, F.: Logik der ärztlichen Begutachtung. Med. Mensch Ges. 3 (1978) 220–227

7 Klußmann, R.: Das ärztliche Gespräch in der Begutachtungsmedizin. Med. Sachverständ. 76 (1980) 65–67

8 Marx, H. H.: Begutachtung als ärztliche Aufgabe. In Bichler, K.-H.: Begutachtung und Arztrecht in der Urologie. Springer, Berlin 1986

9 Narr, H.: Die strafrechtliche Beurteilung von Gefälligkeitszeugnissen. Med. Sachverständ. 70 (1974) 61–63

10 Rauschelbach, H. H.: Ärztliche Begutachtung im Spannungsfeld zwischen Medizin, Recht und Auftraggeber. Med. Sachverständ. 75 (1979) 22

11 Rittner, Ch.: Der Richter und der medizinische Sachverständige. Med. Welt (Stuttg.) 22 (1971) 1308–1312

12 Rössler, D.: Der Arzt zwischen Technik und Humanität. Piper, München 1977

13 Schäfer, H.: In: Medizin heute. Piper, München 1963

14 Silomon, H.: Der medizinische Sachverständige in der Sozialversicherung. Med. Sachverständ. 80 (1984) 9

15 Silomon, H.: Der Einzelfall und die Regel. Dtsch. Ärztebl. 84 (1987) 1146

16 Wiesner, S.: Zu den Grenzen der ärztlichen Schweige- und Auskunftspflicht. Med. Sachverständ. 82 (1986) 50

17 Wiester, W.: Über die ärztliche Gutachtertätigkeit im Sozialgerichtsverfahren. Med. Sachverständ. 86 (1990) 106

18 Wilde, K.: Ärztliches Gutachten und richterliche Entscheidung im Licht der Rechtsprechung des Bundessozialgerichts. Med. Sachverständ. 75 (1979) 26

2 Form und Inhalt des medizinischen Gutachtens

H. H. Marx

In diesem Kapitel wird dargestellt, nach welchen Regeln und in welcher Form medizinische Gutachten abzufassen sind. Über die gesetzlichen Pflichten und Rechte des Gutachters informiert das juristische Kapitel S. 28ff. Nachfolgend wird die praktische Ausführung für die unterschiedlichen Begutachtungsformen abgehandelt: Formulargutachten, hausärztliches Attest, Dienstunfähigkeitsbescheinigung, freies, wissenschaftlich begründetes Fachgutachten, Aktengutachten.

Formulargutachten

(8, 14)

Versicherungsanstalten wie auch Unfall- und Lebensversicherungen stützen sich in ihren Feststellungen in der Regel zunächst auf Formulargutachten, vor allem aus Gründen der Zeitersparnis und Vereinheitlichung in den Fragestellungen. Zumal in letzter Zeit wesentlich verbesserte Formulare zum Gebrauch kamen, sind derartige Erhebungen der Vorgeschichte und des aktuellen Befundes für viele Fragestellungen ausreichend. Voraussetzung dazu bleibt allerdings, daß ausführliche Erhebungen zur Krankheitsvorgeschichte, zur Berufstätigkeit und Einzelheiten des Befundes ersichtlich sind. Manchmal fehlt dazu jedoch der notwendige Raum, so daß Ergänzungen auf Zusatzblättern zweckmäßig sind. Deshalb wäre manche Behörde besser beraten, wenn sie weniger auf prägnante Kürze und damit primär auf die Sparsamkeit ihren Gutachtern gegenüber als auf Ausführlichkeit der Anamnese und des Befundes Wert legen würde. Vor allem der Raum für die Vorgeschichte ist auf manchen Formularen ungenügend, wenn man bedenkt, daß zahlreiche versorgungsärztliche Gutachten nicht einmal Angaben über die wichtigsten Lebensgewohnheiten (Alkohol, Nikotin), Medikamente, Unverträglichkeiten usw. enthalten! Zum Befund fehlen in den Formularen manchmal Angaben über wichtige Allgemeinsymptome wie Zyanose, Dyspnoe, Hautkolorit, Husten und Auswurf usw., die dann eingefügt werden müssen. Es muß sichergestellt sein, daß möglichst viele objektive Maße wie Blutdruck, Pulsfrequenz, Brustumfang, Halsumfang aufgeführt werden. Urteile wie „Herz und Lunge o.B." sind unzureichend.

Besondere Sorgfalt ist geboten bei Beantwortung von Anfragen, die die Lebensversicherungen, aber auch Krankenkassen im Hinblick zur Krankheitsvorgeschichte und Krankheitsentwicklung vorlegen. Hier muß der befragte Arzt sich streng an die Fakten halten, d.h. seine Angaben weder nach den Bedürfnissen des Patienten (der den frühzeitigen Krankheitsbeginn möglicherweise nicht korrekt wiedergegeben hat) noch nach dem berechtigten Interesse der Versicherung oder Krankenkasse allein ausrichten. Insbesondere sollte man Zurückhaltung wahren, wenn Einflüsse der Lebensweise, insbesondere des Alkohols, möglich, aber nicht sicher quantitativ abschätzbar sind. Das ärztliche Attest darf nicht verschweigen, was für die Krankheitsbewertung von Belang ist, es soll aber auch dies nur aussagen, was für den Einzelfall erwiesen und im Rahmen des Gutachtenauftrags bedeutsam ist (19). Zur Problematik der Alkoholkrankheit siehe auch Seite 134.

Wo der Arzt Anlaß hat, an dem stillschweigenden Einverständnis des Patienten zu zweifeln, ist er verpflichtet, die ausdrückliche Einwilligung des Patienten einzuholen oder die verlangte Auskunft abzulehnen unter Hinweis darauf, daß der Patient ihn nicht von der *Schweigepflicht* entbinde. Die Krankenkasse bzw. der Versicherer hat dafür zu sorgen, daß die ärztlichen Angaben auf dem Verwaltungsweg nicht in unbefugte Hände kommen können, daß die ärztliche Schweigepflicht also nicht von dieser Seite durchbrochen wird (14, 23, 32).

Hinsichtlich der Notwendigkeit funktioneller und laborchemischer Zusatzuntersuchungen ist auf Seite 17 zu verweisen. Wenn das Formulargutachten auf solche Weise hinsichtlich Anamnese, Befund und Funktionsprüfungen vervollständigt ist, muß es als vollgültiger medizinischer Beweis gewertet werden.

Das hausärztliche Attest

Befundbericht (4, 9, 10, 14, 16, 32)

Die Inanspruchnahme des behandelnden Hausarztes oder Facharztes für die Ausstellung eines Attestes erfolgt in der Regel für eine Behörde oder eine Versicherung. Von einem Gericht wird ein hausärztliches Attest als Privaturkunde nach den Regeln des Urkundenbeweises gewürdigt, in anderen Fällen holen Gericht oder Behörden bei dem behandelnden Arzt einen Befundbericht ein. Dieser stellt dann seinem Wesen nach die schriftliche Vernehmung eines Zeugen dar. In einem Sozialgerichtsverfahren kann auch vom Kläger (gemäß § 109 SGG, s.S. 40f) der Auftrag eines Fachgutachtens durch seinen behandelnden Arzt bzw. durch einen „Arzt besonderen Vertrauens" veranlaßt werden. Bei derartigen Gerichtsverfahren wird der behandelnde Arzt abwägen müssen, ob er sich gänzlich unbefangen fühlt und ob aus einer derartigen Handhabung wirklich Nutzen für den Kläger oder eher Verdruß für alle Beteiligten zu erwarten ist. Denn es ist naheliegend, daß der als Gutachter tätige Arzt, der gleichzeitig behandelnder Arzt des Antragstellers ist, in eine besonders schwierige Situation gerät, wenn er sich hier im Blickpunkt der unterschiedlichen Interessen seitens seines Patienten einerseits, seitens der von diesem beklagten Behörden andererseits sieht. Auf diese Problematik wurde auf Seite 5 näher eingegangen.

Kommt der behandelnde Hausarzt oder Facharzt im allgemeinen selten in die Situation, für seinen Patienten ein freies Gutachten erstatten zu müssen, so wird er um so häufiger mit dem Wunsch seines Patienten oder dessen Familie konfrontiert, ein zweckgerichtetes ärztliches *Attest* auszustellen. Diese Atteste dienen dann meistens dem Ziel, einen materiellen oder anderweitigen persönlichen Vorteil gegenüber einer Behörde oder dem Arbeitgeber zu erzielen. Derartige Möglichkeiten räumt die heutige Sozialgesetzgebung in vielfacher Hinsicht ein, wobei der Mißbrauch durch einzelne nichts an der Tatsache ändert, daß die heute gegebenen zahlreichen Möglichkeiten der Hilfeleistung für Kranke, Beschädigte und Behinderte als sozialer Fortschritt positiv zu werten sind.

Ein aussagefähiges Attest gliedert sich allgemein wie folgt:

z.B. Hausärztliches Attest

zur Vorlage beim Versicherungsträger betr Herrn X. X aus Y, geb. XXX.

Beginn und Dauer der Behandlung, besondere Ereignisse, Unfälle u.ä.

Derzeitiges Beschwerdebild, objektive Befunde (Auszug),

Diagnosen – sachlich begründet!

Laufende Behandlung, Prognose,

Aktuelles Leistungsbild.

Mit dem 1974 in Kraft gesetzten *Schwerbehindertengesetz* (s.S. 76f) ergab sich für viele Hausärzte der Zwang, ihren Patienten Gesundheitsschäden zu testieren, wobei sie durch Erstellung eines „Befundberichtes" in wesentlichem Ausmaß der Versorgungsbehörde behilflich sind, eine objektive Einschätzung der vorliegenden Behinderung festzulegen. Der Hausarzt sollte sich dabei einer prozentualen Bewertung enthalten, jedoch in seinem Bericht deutlich erkennbar machen, inwieweit durch vorliegende Gesundheitsschäden eine Leistungsbeeinträchtigung gegeben ist. Nach den Ursachen dieser Gesundheitsstörungen ist hier nicht gefragt. Es kommt auch weniger darauf an, ob ein Ulcus ventriculi oder duodeni oder eine Gastritis diagnostiziert wurde, sondern für die Höhe des GdB entscheidend ist das Ausmaß der Beeinträchtigung des Kräfte- und Ernährungszustandes und das Ausmaß der Beschwerden. Ganz allgemein sollte bei solchen Befundberichten wie auch bei den Berichten nach Entlassung aus dem Krankenhaus mehr Wert auf eine Funktionsbeschreibung gelegt werden. Dies ist auch für weitere Vergünstigungen von Bedeutung, die Behinderten gewährt werden können, z.B. für die Benutzung von Nahverkehrsmitteln, für die Führung eines Kraftfahrzeugs usw. Auch die lapidare Angabe, der Patient bedürfe der Pflege, genügt nicht. In einem Bericht muß begründet werden, für welche Verrichtungen im Ablauf des täglichen Lebens fremde Hilfe benötigt wird und ob diese Hilfe dauernd vorhanden sein muß (4, 5, 22, 25, 33).

Es kommt auch immer wieder vor, daß Angehörige von *verstorbenen Patienten* den Arzt ersuchen, ihnen eine Bescheinigung über den körperlichen und geistigen Zustand des Patienten in der letzten Zeit vor seinem Tod auszustellen. Beispielsweise soll ein solches Zeugnis darüber Auskunft geben, ob der Verstorbene noch fähig war, Rechtsgeschäfte abzuschließen oder ein Testament zu errichten.

Der Arzt, der einem solchen Verlangen nachkommt, gerät in Konflikt mit der ärztlichen Schweigepflicht (31). Denn die Pflicht zur Wahrung des Berufsgeheimnisses besteht nach dem Tod des Patienten fort (§ 203 Abs. 4 StGB). Eine Entbindung des Arztes von der Schweigepflicht durch die Hinterbliebenen ist nicht möglich. Die Entbindung von der Schweigepflicht ist ein höchstpersönliches Recht, das nicht auf die Erben übergeht (Näheres hierzu S. 48f).

Problematisch wird die Angelegenheit dort, wo der Hausarzt zum Handlanger für eine unredliche Handlungsweise gemacht werden soll, wenn es also um die berüchtigten *„Gefälligkeitszeugnisse"* geht (20). Hier kann man sich manchmal des Eindrucks nicht erwehren, daß manche Ärzte bei dieser Art falsch verstandener Hilfeleistung nicht wissen, wie sehr sie sich und ihrem Berufsstand schaden können. Man muß sich aber stets darüber im klaren sein, daß die wissentlich falsche Ausstellung eines ärztlichen Zeugnisses strafbar ist. Nach § 278 StGB werden „Ärzte und andere approbierte Medizinalpersonen, welche ein unrichtiges Zeugnis über den Gesundheitszustand eines Menschen zum Gebrauch bei einer Behörde oder Versicherungsgesellschaft wider besseres Wissen ausstellen, mit Freiheitsstrafe von 1 Monat bis zu 2 Jahren bestraft". Ein Gesundheitszeugnis ist z.B. auch dann unrichtig, wenn es ohne spezielle körperliche Untersuchung und persönliche Befragung des Patienten erstattet wurde, wobei Ausnahmen die Regel bestätigen. Lt. BGH kann eine regelmäßig unterlassene Untersuchung den Straftatbestand erfüllen; dies ist vor allem dann gegeben, wenn ein unrichtiges Zeugnis zum Gebrauch bei einer Versicherung oder Behörde und dies dann wider besseres Wissen erstattet wird. So wurde von juristischer Seite festgestellt, „ärztliche Gesundheitszeugnisse haben großen Beweiswert und müssen deshalb inhaltlich richtig sein. Gefälligkeitsatteste erfüllen diese Voraussetzung regelmäßig nicht. Die Richtigkeit eines Gesundheitszeugnisses erfordert zutreffende Einzelbefunde und eine richtige Gesamtbeurteilung. Ein Gesundheitszeugnis ist auch dann unrichtig, wenn die Gesamtbeurteilung zutreffend, Einzelbefunde aber unrichtig sind. Ein richtiges Gesundheitszeugnis im Sinne § 278 StGB erfordert regelmäßig eine körperliche Untersuchung oder eine persönliche Befragung des betreffenden Patienten. Ausnahmsweise darf sich der Arzt aber auch auf seine Kenntnis des Patienten oder auf zuverlässige Auskünfte vertrauenswürdiger Personen verlassen" (20).

Die Problematik beginnt bereits mit dem Attest für die Schulbehörde, das der Hausarzt auf telefonische Anforderung einer langjährigen Patientin für deren Tochter erstellt, damit die Familie bereits einige Tage vor dem offiziellen Ferienbeginn der Großstadt entfliehen kann, ohne daß der Hausarzt seine junge Patientin gesehen hätte oder gewichtige Gründe für die Annahme hätte, daß diese unpäßlich sei.

Ebenso zweifelhaft verhält sich derjenige Kollege, der seinem Patienten für 14Tage Arbeitsunfähigkeit bescheinigt, nachdem er von diesem lediglich telefonisch benachrichtigt wurde, daß er stark erkältet sei und wohl etwas Fieber habe. Nicht korrekter handelt derjenige Hausarzt, der eine AU-Bescheinigung für einen Patienten unterschreibt, den nur seine Sprechstundenhilfe kurz zu Gesicht bekommen hat. Er begibt sich dabei auch in das Risiko, daß Krankheitssymptome, die für den Verlauf Bedeutung erlangen können, wie z.B. ein Exanthem, Lippenzyanose, Dyspnoe usw., nicht als solche registriert wurden. Und man muß sich schließlich auch bei den AU-Bescheinigungen oftmals fragen, weshalb ein selbständiger Handwerker oder eine leitende Kraft im Betrieb oder Krankenhaus eine banale Erkältung mit Husten und Schnupfen in 0–3 Tagen hinter sich bringt, während viele Arbeitnehmer in Betrieben und Behörden heute bedenkenlos für 14 Tage krankgeschrieben werden, auch wenn bei der Erkrankung Bedrohliches nicht erkennbar ist. Wenn die Hausärzte in diesen zahlreichen Fällen solidarisch handeln würden, kann auch die Abwanderung eines Patienten zum benachbarten Kollegen nicht als Argument dafür herhalten, daß in solchen Fällen die Gefälligkeit gegenüber dem Patienten oder seinen Angehörigen mehr Gewicht bekommt als die ärztliche Berufspflicht.
Quantitative Wertungen sind allgemein nicht Sache des Hausarztes, weshalb dieser zweckmäßiger verfährt, wenn er von „erheblicher

Leistungsminderung“ oder auch „zwingender Notwendigkeit, zur Vorbeugung weiterer Verschlechterung den Beruf aufzugeben“ spricht. Die Präjudizierung der Begriffe „Berufsunfähigkeit“ und „Erwerbsunfähigkeit“ ist weniger anzuraten, und am besten erspart er sich eine prozentuale Bewertung.

Wenn der Sozialrichter A. HEUER einmal allgemein das hausärztliche Attest als die „Crux der Sozialgerichtsbarkeit“ bezeichnet hat (10), so beruhte dies vermutbar auf der Erfahrung, daß leider nicht selten hausärztliche Äußerungen nach Form und objektivem Gehalt nicht den Standesregeln entsprechen. Dies sei nachfolgend an einigen Beispielen belegt, wenn dabei auch zu betonen ist, daß derartige Fehlleistungen sicherlich nicht für die Hausärzte zu verallgemeinern sind.

Von einer 40jährigen praktischen Ärztin berichtete die Presse im Nov. 1988, daß sie „als Geheimtip“ über Monate hinweg bei Schülerinnen auf deren Wunsch hin bedenkenlos Krankheitsbescheinigungen ausstellte, wenn diese die Schule schwänzen wollten. Das Wartezimmer der Medizinerin war zeitweilig voll von Schülerinnen, bis der Leiter einer Schule Verdacht schöpfte und die Kriminalpolizei einschaltete. Das sich daran anschließende Gerichtsverfahren endete mit einer Verurteilung der Ärztin zu einer Geldstrafe von DM 20000,–.

Ein Beispiel aus einem Sozialgerichtsverfahren:

„Hausärztliche Stellungnahme

Herr W. wird seit 1975 laufend von mir behandelt. Von Anfang an hat er über Kriegsschäden berichtet, die ihn 30 Jahre lang begleitet hätten …

Herr W. ist mehrmals verschüttet gewesen. Einmal ist der Brustkorb komprimiert gewesen, und er hat schaumiges Blut erbrochen. Heute ist bei ihm noch ein Lungenemphysem nachzuweisen.

Bei den Verschüttungen ist er tagelang feuchter Kälte ausgesetzt gewesen, was als Ursache für seine Wirbelsäulenerkrankung anzusehen ist …

Wie ich zu beweisen versucht habe, ist ein Teil dieser Schäden mit Sicherheit auf Kriegseinflüsse zurückzuführen.
Unterschrift Dr. M.“

Dieses Attest ist mit seinen Ausführungen zu Kausalitätsfragen unbrauchbar. Ein Lungenemphysem entsteht niemals durch Verschüttung oder nach Erbrechen von schaumigem Blut. In der Regel entsteht ein Lungenemphysem als Folge einer chronischen Bronchitis, vor allem nach langjährigem Nikotinabusus.

Hinsichtlich der Wirbelsäulenerkrankung sind die Angaben über allgemeine Kälte- und Nässeeinwirkungen während des Krieges, denen ja die meisten Soldaten ausgesetzt waren, nicht geeignet, eine Kausalitätskette zu stützen. Es kann deshalb auch nicht als „Beweis“ angesehen werden, daß ein Teil der genannten Kriegsbeschädigungen „mit Sicherheit auf Kriegseinflüsse“ zurückzuführen ist.

Dies Beispiel mag belegen, wie schwierig und auch verantwortungsreich die Tätigkeit des Hausarztes ist, wenn von ihm gutachterliche Aussagen erwartet werden. Der Hausarzt, der es mit seinen Patienten gut meint und auch das Standesansehen im Auge behält, sollte sich klarmachen, daß in solchen Bescheinigungen oftmals ein Mehr an Wirkung durch ein Weniger an Aussage erzielt wird.

Auszüge aus einem Aktengutachten sind im Hinblick auf eine wissenschaftliche Beweisführung auf Seite 25 wiedergegeben.

Dienstunfähigkeitsbescheinigung
(29)

Je nach Aufgabe und Inhalt wird sie entweder vom behandelnden oder von einem Amtsarzt ausgestellt. Allgemein gelten dafür die gleichen Grundsätze wie für jedes andere hausärztliche Attest.

Dienstunfähigkeit ist ein Begriff, der bei Beamten, Richtern und Soldaten, auch bei Wehr- und Zivildienstleistenden angewendet wird, wobei zwischen vorübergehender und dauernder DU unterschieden wird. Gesetzliche Grundlage hierfür bietet das Beamtenrecht (s. S. 91). Im öffentlichen Tarifrecht wird DU analog zur AU verwendet.

Vorübergehende DU wegen Krankheit liegt vor, wenn der Beamte krankheits- oder unfallbedingt seinen Dienstpflichten nicht nachkommen kann.

Dauernde DU kann Veranlassung sein, einen Beamten auf Lebenszeit in den Ruhestand zu versetzen, wenn er infolge eines körperlichen Gebrechens oder wegen Schwäche seiner körperlichen oder geistigen Kräfte zur Erfüllung seiner Dienstpflichten dauernd unfähig (DU) ist (§ 42 Abs. 1 BGG). Als DU kann der Beamte auch dann angesehen werden, wenn er infolge Erkrankung innerhalb eines Zeitraums von sechs Monaten mehr als drei Monate keinen Dienst getan hat und keine Aussicht besteht, daß er innerhalb weiterer sechs Monate wieder voll einsatzfähig wird.

Für die Feststellung der DU sind nicht nur Merkmale der Person, sondern auch Erfordernisse des Dienstherrn zu berücksichtigen, wenn z.B. die Aufgabenerledigung einer Dienststelle durch gehäufte Fehlzeiten beeinträchtigt ist. In Bereichen besonderer Anforderung an das körperliche Leistungsvermögen (Bundeswehr, Polizei u.a.) sind bestimmte gesundheitliche Voraussetzungen (Tauglichkeit) für das Vorliegen von Dienstfähigkeit verbindlich.

Das Gutachten soll dem Dienstherrn des Beamten als Grundlage für dessen eigene Urteilsbildung über das Vorliegen von DU dienen, weshalb es folgende Informationen enthalten muß:

Relevante Diagnosen, Bericht der Einschränkungen körperlicher und geistiger Kräfte sowie Beschwernisse mit Hinweisen zu voraussichtlicher weiterer Entwicklung; Stellungnahme zur Dienstfähigkeit entsprechend der Fragestellung; Hinweise auf medizinische Behandlungsmöglichkeiten, Rehabilitationsmaßnahmen, Zumutbarkeit risikobehafteter Behandlungen usw.; Stellungnahme zu evtl. anderen dienstlichen Verwendungsmöglichkeiten und Empfehlungen einer Nachuntersuchung nach angemessener Frist, wenn Dauer der DU noch nicht endgültig beurteilt werden kann.

Das freie, wissenschaftlich begründete Fachgutachten

(1, 5, 8, 14, 22, 24, 32, 33)

Unter Gutachten verstehen wir die streng wissenschaftliche Erklärung einer im Auftrag des Gerichtes unternommenen Exploration einer Person oder Sache. Da diese Erklärung den Zweck hat, aus der stattgehabten Untersuchung Schlüsse zu ziehen, welche von der Rechtspflege verwertet werden können, so muß sie geeignet sein, den Richter zu belehren und zu überzeugen, ... und daher in einer mit den gesetzlichen Bestimmungen in Einklang stehenden, dem Bedürfnis der Rechtspflege entgegenkommenden Weise abgefaßt werden.

Zu diesem Behufe ist es unumgänglich notwendig, daß der Gerichtsarzt einer auch dem Laien zugänglichen Sprache sich befleißige, Kunststücke nach Möglichkeit vermeide und den wissenschaftlichen Beweis streng logisch, aber zugleich kurz und bündig, mit Vermeidung eines jeden Schwulstes, durchführe." (Eulenburg'sche Encyclopädie der gesamten Heilkunde aus dem Jahre 1896.) Dem ist auch aus der Sicht des Jahres 1992 nichts hinzuzufügen, was grundsätzliche Bedeutung hätte.

Die sogenannten freien, wissenschaftlich begründeten Fachgutachten werden am häufigsten im Rahmen der Sozialgerichtsbarkeit, aber auch für Versicherungen oder Behörden erstellt.

Vorbereitung

Nach Eingang eines Gutachtenauftrags sollte der Gutachter unverzüglich von der Problematik und den Fragestellungen durch eine zumindest orientierende Akteneinsicht Kenntnis nehmen, denn es ist äußerst mißliebig und für den Antragsteller ebensowenig wie für die zuständige Behörde zumutbar, wenn sich erst nach Wochen der Ablagerung der Akte herausstellt, daß dieser Gutachtenauftrag in der gewünschten Form und an der gewünschten Stelle nicht ausführbar ist. Auch die obenerwähnten Ablehnungsgründe verlieren an Stichhaltigkeit, wenn sie erst nach Wochen des Zuwartens vorgebracht werden. Für die Akteneinsicht muß man sich unvermeidlich Zeit nehmen, bei den meisten Ärzten wird dies wohl eine abendliche Beschäftigung sein. Im allgemeinen ist es dabei dem Gutachter nicht erspart, die gesamte Akte durchzublättern, wobei man zweckmäßigerweise ärztliche Urteile, Atteste, Vorgutachten durch Einlegen sog. Reiter kenntlich macht. Die Anfertigung eines *Aktenauszugs* bleibt im Ermessen des Gutachters, dem Gericht gegenüber ist derselbe jedoch weder erforderlich noch zweckmäßig.

Erst nach dem Aktenstudium kann der Gutachter entscheiden, ob die gewünschte Untersuchung des Antragstellers ambulant oder stationär vorzunehmen ist, was in erster Linie vom Umfang der Fragestellung und den in dieser Hinsicht notwendigen Untersuchungen abhängt. Die meisten freien Gutachten werden heute wohl nach ambulanter Untersuchung erstellt, was allerdings voraussetzt, daß am Untersuchungstag der Patient frühzeitig eintreffen und ohne allzu starke Belastung in den notwendigen Untersuchungsgang eingeschleust werden kann. Bei den meisten endoskopischen Eingriffen, nach Punktionen mit Blutungsgefahr und körperlich belastenden Untersuchungsmethoden, die z.B. Herzrhythmusstörungen provozieren könnten, ist eine 2- bis 3tägige stationäre Beobachtungszeit ergiebiger und daher ratsam.

Das Aktenstudium gibt auch Aufschluß über die Notwendigkeit, ggf. frühzeitig die Ergebnisse anderer Voruntersuchungen, etwa Röntgenbefunde oder Elektrokardiogramme, zum Vergleich beizuziehen. Sodann wird ein vorläufiger *Untersuchungsplan* aufgestellt, evtl. werden ergänzende Untersuchungsverfahren durch andere Institute oder Zusatzbegutachtungen vorbereitet. Sind Zusatzgutachten allerdings vom Auftraggeber nicht vorgesehen, so muß vor Untersuchungsbeginn hierzu die Einwilligung des Auftraggebers schriftlich eingeholt werden. Man darf aber in solchen Fällen nicht die im allgemeinen vorhandene, jedoch nicht selbstverständliche Zustimmungsbereitschaft des Auftraggebers voraussetzen und erst nachträglich mit dem Gutachten eine Erweiterung des Beweisauftrags beantragen.

Bei der Vorplanung soll der Gutachter auch berücksichtigen, ob auf bestimmte Untersuchungen, die in letzter Zeit bereits mehrfach angewandt wurden, *verzichtet* werden kann. Z.B. lassen sich nicht selten bei Magenkranken oder Kranken mit Beschwerden im Bereich der Wirbelsäule oder Gelenke Wiederholungen schon vielfach durchgeführter Röntgenuntersuchungen vermeiden, vor allem dann, wenn diese noch nicht länger als ein Jahr zurückliegen und wesentliche Änderungen des Röntgenbildes nach subjektiven Angaben oder auch allgemeiner Erfahrung nicht zu erwarten sind.

Der geplante Untersuchungstermin wird dem Patienten bzw. Antragsteller wenigstens 14Tage vorher schriftlich mitgeteilt, wobei diesem die Möglichkeit zu einer Terminverlegung eingeräumt werden muß. Folgt der Antragsteller auch einem zweiten Terminvorschlag mit oder ohne Erklärung nicht, so dürfte der Gutachter berechtigt sein, den Auftrag ohne weiteren zeitraubenden Schriftwechsel an den Auftraggeber zurückzuschicken.

Wenn der Patient am Ort der Begutachtung eingetroffen ist, wird der Gutachter umgehend ein orientierendes Gespräch mit ihm führen, bei dem im Hinblick auf die Fragestellung des Gutachtenauftrags die derzeitigen Beschwerden fixiert werden, Zwischenerkrankungen und sonstige Veränderungen des Gutachtengegenstandes zur Sprache kommen und danach ein endgültiger *Untersuchungsplan* aufgestellt wird. Dabei ist es zweckmäßig, den Patienten frühzeitig über Art und Umfang der geplanten Untersuchungen zu informieren, damit Verzögerungen dadurch, daß der Patient nicht zu jeder Art von diagnostischem Eingriff bereit ist, vermieden werden. Im allgemeinen darf man erwarten, daß der seine Interessen verfolgende Antragsteller auch zu den üblichen Routineeingriffen, z.B. einfachen Blutentnahmen aus Venen oder Ohrkapillarblut und auch üblichen Röntgenuntersuchungen des Thorax, des Magens usw. einwilligt. Erklärt er sich aber bereits mit den einfachsten Untersuchungen nicht einverstanden, so kann sich der Zustand der „objektiven Beweislosigkeit“ und damit die Unmöglichkeit ergeben, ein Gutachten zu erstellen. In einem solchen Fall wird der Gutachter die Äußerung des Patienten protokollieren und unterschreiben lassen, die Untersuchung abbrechen und den Gutachtenauftrag unverzüglich mit entsprechender Begründung an den Auftraggeber zurückschicken. Es gilt in solchen Situationen zu bedenken, daß eingreifendere diagnostische Maßnahmen wie alle endoskopischen Untersuchungen, Leberpunktion, Lumbalpunktion, Bronchographie, Angiographie, Zystoskopie, Herzkatheter oder Knochenmarkpunktion in keinem Fall erzwungen werden dürfen. Das Problem sozusagen „duldungspflichtiger“ diagnostischer Eingriffe wurde von juristischer Seite auf S. 32f ausführlich dargelegt. Bei bemühter Kontaktaufnahme gelingt es auch im allgemeinen, den Patienten von der Notwendigkeit und Zweckmäßigkeit eines besonderen Eingriffs im Hinblick auf die Fragestellung und auch auf seine Gesundheit zu überzeugen. Es muß aber unbedingt vermieden werden, daß der Patient sich während des Untersuchungszeitraums unter Druck gesetzt fühlt, z.B. durch die Androhung, im Falle einer Verweigerung eines bestimmten Eingriffs gehe ein Rentenanspruch von vornherein verloren (11, 17).

Gliederung des Gutachtens

Die Gliederung eines freien Gutachtens unterliegt zwar einem Standard, der bereits in einer preußischen Verwaltungsvorschrift aus dem Jahr 1924 niedergelegt wurde, beinhaltet aber auch einen Ermessensspielraum. Dies gilt am ehesten für die Beurteilung, in die z.B. übernommene medizinische Tatbestände und Wertung subjektiver Angaben eingegliedert werden können. Im allgemeinen ist aber folgende Gliederung üblich:

Adresse bzw. Absender des Gutachtens;
Adresse des Auftraggebers;
Ort und Zeit der Untersuchung, Bezug auf den Gutachtenauftrag;
Zusammenfassung der Beweisfragen, sofern es sich um Gerichtsgutachten handelt;
Vorgeschichte des Patienten;
Untersuchungsbefunde:

a) körperliche Untersuchung
b) Laborwerte
c) Weitere spezielle Untersuchungsergebnisse

Beurteilung:
Zusammenfassung wesentlicher medizinischer Tatbestände aus der Vorgeschichte;
Wertung der neu erhobenen Befunde;
Klinische Diagnosen (lateinisch und deutsch);
Sachverständiges Urteil, bezogen auf die Fragestellung, begründet nach geltenden wissenschaftlichen Grundsätzen;
Zusammenfassung und Beantwortung der Einzelfragen.

Für die Erhebung der *Anamnese* und des *Befundes* gelten folgende Richtlinien:

Anamnese

(11, 22)

Die Vorgeschichte umfaßt Angaben über besondere, möglicherweise vererbbare Erkrankungen der Eltern und Geschwister, soweit sie für Zusammenhangsfragen im Rahmen der KOV und der UV maßgeblich sind, weil sich daraus evtl. Hinweise für familiäre Belastung z.B. durch Diabetes, Allergosen, Tuberkulose, Karzinome, Stoffwechselerkrankungen, Steinleiden, Kreislauf- oder Magenleiden ableiten lassen. Im Rahmen der RV interessieren auch Angaben über Krankheiten des Ehepartners, weil sich daraus Anhaltspunkte für die häuslichen Verhältnisse (Berufstätigkeit des Ehepartners, Pflegemöglichkeiten) ergeben.

Die eigene Anamnese beginnt in der Kindheit. Man kann sie entweder in der Ichform wörtlich zur Wiedergabe bringen, oder aber sie wird im Konjunktiv berichtet, um das Subjektive der Angaben des Patienten gegenüber objektiven, aus der Akte ersichtlichen Befunden abgrenzen zu können. Folgende Punkte sind generell von Interesse: Kinderkrankheiten, Schulbesuch, Schulabschluß, sportliche oder sonstige Betätigung, Unfälle und Verletzungen. Ggf. Beginn, Dauer und Art des Kriegsdienstes. Verletzungen, Krankheiten vor, während und nach dem Krieg oder in Gefangenschaft müssen auch im Rahmen der RV genau festgelegt werden; weiterhin alle ernsthaften Erkrankungen, ärztliche Behandlungen, Operationen, Unfälle oder Krankenhausaufenthalte anderer Ursache.

Danach werden die Entwicklung des jetzigen Beschwerde- und Krankheitsbildes, Zeitpunkt und Umstände des Krankheitsbeginns sowie bessernde oder verschlimmernde Einflußfaktoren niedergelegt. Schließlich werden zusammengefaßt die „jetzigen Beschwerden" in der Ichform aufgeschrieben.

Dies ist für alle Rentenverfahren besonders wichtig, weil auf diese Angaben auch die Beurteilung der Berufsfähigkeit und der Grad einer Minderung der Erwerbsfähigkeit bezogen werden müssen.

Ein besonderer Abschnitt umfaßt sodann die *soziale Anamnese* und das persönliche bisherige Berufsbild, Berufsausbildung, sowie die Erwerbstätigkeit in den einzelnen Lebensabschnitten, derzeitige Berufs- und Erwerbstätigkeit, Verdienst oder Renten.

Schließlich folgen die Angaben zur sog. *vegetativen Anamnese*, bei denen man im allgemeinen Erhebungen zu folgenden Punkten anführen wird:

Gewichtsverlauf, Appetit, Durst; Unverträglichkeiten; Stuhlgang, Wasserlassen, Nykturie; Husten, Auswurf; Nachtschweiß, Schlaf; durchschnittlicher Konsum an Koffein, Alkohol und Nikotin, und zwar früher und jetzt; Allergien, Infectio veneris; derzeitige Medikamente; gynäkologische Anamnese (Menarche, Geburten, Menses, Menopause).

Inhalt und Umfang der Anamnese sind für jede Art Gutachten ebenso wie der Befund ein

Gradmesser, an dem sich Sorgfalt und Fleiß des Gutachters ablesen lassen. Deshalb sollte dieser summarische und ungenaue Feststellungen wie z.B. „bisher nicht ernsthaft krank gewesen" oder die Angabe „Nichtraucher" bei einem Bronchitiker, der bis vor 1 Jahr täglich 25 Zigaretten konsumiert hat, vermeiden. Für eine objektive Beurteilung können derartige Fehler und Unterlassungen unter Umständen verhängnisvoll sein.

Bei Gerichtsverfahren kann es zweckmäßig sein, die vollständige Anamnese vom Kläger unterschreiben zu lassen, eine allgemeine Verpflichtung dazu besteht aber nicht.

Untersuchungsbefund

In jedem Fall, also unabhängig von Fragestellung und Umfang des Gutachtens, wird der Patient von Kopf bis Fuß gründlich untersucht und dieser Befund in allen Einzelheiten schriftlich fixiert. Dabei sind verkürzte Befunde wie z.B. „Thorax o.B." nicht angebracht, da sich bei derartig oberflächlichen Angaben wesentliche Veränderungen im Rahmen einer Nachuntersuchung nicht mehr begründen lassen. Der Befund wird meist in Stichworten, ohne längere Sätze, niedergelegt. Wichtig ist dabei die Schilderung des Allgemeineindrucks, während weniger bedeutsam ist, ob die Befunddarstellung in der Richtung von Kopf bis zum Fuß oder aber nach einzelnen Organsystemen gegliedert erfolgt.

Allgemeinzustand

Alter, Körpergröße, Körpergewicht, Konstitutionstyp, Allgemein- und Ernährungszustand. Bewußtseinslage, Sprache, Haltung, Gang, Zyanose, Dyspnoe, Ödeme, Ikterus, Lymphknotenschwellungen. Haut (Behaarung, Temperatur, Verfärbung), Nägel (Uhrglasnägel, Weißnägel, Rillen), Körpertemperatur rektal.

Kopf

Form, Beweglichkeit, Klopf- und Druckempfindlichkeit der Kalotte, Haare. Augen: Lidspalte, Bulbi (Exophthalmus, Konsistenz), Skleren, Konjunktiven, Sehvermögen. Ohren: äußerer Gehörgang, Druckempfindlichkeit, Hörvermögen.

Hals

Umfang, Struma, Halsvenen, Drüsenschwellungen, Lymphknoten, Kehlkopf und Stimme.

Wirbelsäule

Skoliose, Lordose, Kyphose; Beweglichkeit, Stauchungsschmerz, Druck- und Klopfschmerz, Muskulatur.

Thorax

Form und Elastizität, Statik, Brustumfang bei Ein- und Ausatmung, Seitendifferenzen der Beatmung, Deformierungen, Verletzungen. Atemfrequenz in Ruhe, Atemstoß (10 cm vor dem offenen Mund).

Lungen: Intensität der Beatmung, Grenzen vorne und hinten, Atemverschieblichkeit seitendifferent, Klopfschall, Dämpfungsbezirk, Atemgeräusch, Nebengeräusche.

Herz

Sichtbare und fühlbare Pulsationen, Herzspitzenstoß, Herzbuckel, Schwirren, epigastrische Pulsationen, Herzgröße (nach Perkussion). Rhythmus, Extrasystolen; Herztöne, pathologische Geräusche; Blutdruck (an beiden Armen, bei Hypertonie auch in der Kniekehle gemessen, im Sitzen und Stehen), Pulsqualitäten.

Mundhöhle

Foetor ex ore, Lippenfarbe und -beschaffenheit, Herpes, Rhagaden.

Zunge: Feuchtigkeit, Farbe, Belag, Gebiß, Zahnersatz, Kaufähigkeit, Zahnfleisch.

Mundschleimhaut, Gaumenfarbe; Rachen, Tonsillen.

Abdomen

Umfang, Beschaffenheit der Bauchdecken, Abwehrspannung, Meteorismus, Striae, Aszites, Venenzeichnung.

Leber (Größe, Beschaffenheit, Konsistenz, Rand, Oberfläche), Milz (Größe und Konsistenz). Nierenlager beiderseits. Ureterverlauf, Blase. Leiste beiderseits, Brüche, Narben. Äußeres Genitale.

Rektaler Befund

Hämorrhoiden, Fissuren, Fisteln, Sphinktertonus, Schleimhaut, Prostata.

Extremitäten

Form und Beweglichkeit, Haltung und Lage der Glieder und Gelenke, entzündliche Veränderungen, Beschaffenheit der Muskulatur und der Haut, Narben, Deformierungen. Umfänge, Fußform, Krampfadern, Geschwüre der Haut. Beschaffenheit der Hände, Schwielen, grobe Kraft.

Periphere Durchblutung, Arterienpulse, trophische Hautveränderungen.

Nervensystem

Hirnnerven: Riechen, Gesichtsfeld, Pupillenreflexe, Kaumuskulatur, Doppeltsehen, Nystagmus, Stirnrunzeln und Pfeifen, Gleichgewicht, Schlukken, Sprache, Zungenbeweglichkeit. Gang, Tremor. Berührungsempfindlichkeit, Temperaturempfindungen, Zahlenschreiben.

Muskeldehnungsreflexe: Bizeps, Trizeps, Radius-Periost, Patellarsehnen- und Achillessehnenreflexe.

Pathologische Reflexe (Babinski, Oppenheim, Gordon, Rossolimo, Chvostek, Trousseau), Schwitzen, Dermographismus, Fingertremor, Finger-Nase-Versuch, Knie-Hacken-Versuch. Romberg. Sensibilität.

Psyche

Kurze allgemeine Charakterisierung über Stimmungslage, Sensorium, Kontaktfähigkeit und Intelligenz. Familiäres und soziales Umfeld, Pflegebedürftigkeit. Rentenbegehren u.ä.

Je nach Fragestellung und Vorbefunden wird der äußerliche Befund im Regelfall zu ergänzen sein durch Urinstatus, einfache Laborparameter wie Blutsenkung, Elektrolyte, harnpflichtige Substanzen im Blut, Elektrokardiogramm und Röntgenthoraxaufnahme. Stehen z.B. Beschwerden oder Störungen des kardiopulmonalen Systems im Mittelpunkt, so sind ergometrische und funktionsanalytische Untersuchungen angezeigt (6, 11, 12, 22, 25, 30). Technische Einzelheiten s. Seite 202f.

Hinsichtlich der *weiteren Untersuchungsmethoden* ist aber eine kritische Auswahl erforderlich. Nicht das Gutachten ist das beste, das die meisten, sondern dasjenige, das die für den Einzelfall wichtigsten Laborbefunde methodisch einwandfrei wiedergibt. Die Notwendigkeit und der Umfang labortechnischer oder anderweitiger physikalischer Untersuchungen sind schließlich auch von den vorhandenen Möglichkeiten abhängig. Da diese Möglichkeiten aus finanziellen und technischen Gründen bei vielen Dienststellen, Versorgungsämtern usw. begrenzt sind, muß stets abgewogen werden, inwieweit solche Befunde durch Untersuchungen etwa in einer speziell erfahrenen Klinik, einer Fachpraxis oder in einer Laborpraxis ergänzt werden müssen (3).

Für Umfang und Notwendigkeit zusätzlicher Untersuchungsverfahren lassen sich nur wenige allgemeine Richtlinien aufzeigen. Man muß sich aber vor beiden Extremen hüten: alles messen zu wollen, was die diagnostische Apparatur jeweils hergibt – „Schrotschußdiagnostik“ – oder andererseits auf jegliche technische diagnostischen Hilfsmittel zu verzichten, sozusagen allein mit dem „klinischen Blick“ urteilen zu wollen. In allen Fällen ist vom klinischen Bild und der Art der Beschwerden auszugehen, weshalb selbstverständlich die allgemeine Untersuchung von Kopf bis Fuß die Grundlage bildet, alle anderen Untersuchungswerte sind dieser in ihrer Bedeutung nachgeordnet.

Manche Auftraggeber neigen dazu, fachärztliche Untersuchung noch durch *Zusatzgutachten* ergänzen zu lassen. Das gilt z.B. für Beschwerdebilder, bei denen mutmaßlich orthopädische oder psychiatrische Veränderungen von Belang sind. In manchen Fällen sind diese Zusatzgutachten aber entbehrlich, zumal hierdurch Umfang, Dauer und Kosten der gutachterlichen Untersuchung nicht selten über Gebühr erhöht werden. Deshalb sollte möglichst dem Hauptgutachter die Entscheidung überlassen bleiben, ob er solche Zusatzgutachten einholt oder glaubt, darauf verzichten zu können. Sind Zusatzgutachten aber einmal vom Gericht im Beweisbeschluß angeordnet, so ist es nicht ratsam, eine Änderung desselben herbeizuführen. Andererseits kann der Gutachter nicht ohne vorherige Einwilligung des Gerichtes ein Zusatzgutachten veranlassen.

Im Gutachten werden die ergänzenden Untersuchungsergebnisse zweckmäßigerweise nach Organgruppen geordnet. So stellt man z.B. am besten die Befunde des Elektrokardiogramms mit den Ergebnissen der Phonokardiographie, der Ergometrie oder Angiographie zusammen oder Ergebnisse der Gastroskopie mit dem Röntgenbild und der Elektrolytbestimmung. Bei den laborchemischen Untersuchungsverfahren empfiehlt es sich, jeweils die Normalwerte der angewandten Methodik aufzuführen, da diese keineswegs allgemein übereinstimmend sind. Bei speziellen Funktionsprüfungen wie EKG, Ergometrie, Sonographie, Lungenfunktionsprüfungen usw. muß eine Beurteilung eingefügt werden.

Die Bewertung der Röntgenuntersuchungen wird im allgemeinen einem Röntgenfacharzt vorbehalten bleiben müssen.

Im Hinblick auf die Sorgfaltspflichten des Gutachters und die Genauigkeit der Erhebungen und Beurteilung besteht zwischen den verschiedenen Gutachtenformen keinerlei Unterschied. Ein Formulargutachten oder ein hausärztliches Attest erfordern die gleiche Objektivität, wenn auch einen wesentlich geringeren Zeitaufwand als ein freies Fachgutachten. Der mit der Erstellung eines solchen freien Gutachtens beauftragte Arzt sollte sich aber nicht der Ansicht hingeben, daß ihm nun auch die Ausweitung der Untersuchungen und die Ausführlichkeit seiner Argumentation frei überlassen sei. Grundsätzlich ist in jedem Fall eine der Fragestellung angemessene Begrenzung der Untersuchungen und Konzentrierung im Stofflichen erforderlich. Gutachten sind weder literarische Stilübungen noch Aufsätze, was jedoch nicht ausschließt, daß sie in einwandfreiem Deutsch abgefaßt werden. Sowohl der normierte Behördenstil wie auch eine gezierte Redeweise, z.B. „können wir uns in diesem Fall unter Berücksichtigung aller gegebenen Tatbestände leider nicht dazu entschließen, die Meinung des Herrn Vorgutachters zu vertreten ...“ sind nicht angebracht. Die Sätze sollen kurz und übersichtlich sein, auch eine Art Telegrammstil ist anwendbar. Um den objektiven Charakter der Aussage nicht zu verwischen, sollte man Redewendungen mit ausgesprochen subjektivem Grundton wie „nach unserem Dafürhalten“ oder „unseres Erachtens“ vermeiden.

Abkürzungen sind ebenfalls mißverständlich, selbst wenn anzunehmen ist, daß die mit der Gutachtenerstellung befaßten Behörden im allgemeinen wissen, was eine BSG oder der RR ist.

Sie sind allerdings im heutigen klinischen und wissenschaftlichen Sprachgebrauch so umfangreich geworden, daß der wissenschaftlich nicht vorbelastete Leser, also vor allem auch Sozialrichter und Verwaltungsangestellte, häufig nicht mehr in der Lage sind, sich einen Vers aus all diesen Kürzeln zu machen.

Man muß auch berücksichtigen, daß dem Patienten in der Regel Akteneinsicht gewährt werden kann, weshalb der Inhalt möglichst verständlich bleiben muß. Auf die gebräuchlichen Abkürzungen der Laborwerte kann man nicht ganz verzichten, weil dem Laien ja auch die ausführliche Wiedergabe der „Laktatdehydrogenase“ nichts besagt. Der Gutachter sollte aber bedenken, daß allzu gedankenlose Abkürzungen beim unwissenden Leser leicht den Eindruck gewollter Überheblichkeit hinterlassen.

Saubere Maschinenschrift ist vorauszusetzen, wobei der Rand 5 cm nicht zu überschreiten braucht und von unübersichtlicher Überfüllung der Seiten ebenso abgesehen werden sollte wie von übertriebenem Papierverschleiß mit manchmal kaum halbseitiger Beschriftung. Hier sollte man sich nicht dem Verdacht aussetzen, zusätzliche Schreibgebühren erzielen zu wollen. Als Norm gelten pro Seite 30 Zeilen mit jeweils 60 Anschlägen.

Beurteilung

(1, 5, 6, 7, 22, 24, 26)

Dieser Abschnitt des Gutachtens wird mit einer kurzen Zusammenfassung der bisher festgestellten medizinischen Tatbestände beginnen. Eine solche zusammenfassende Betrachtung gutachterlicher Vorbefunde sollte aber im allgemeinen nicht mehr als 1/2 bis 1 Schreibmaschinenseite umfassen. In den allermeisten Fällen unnötig sind sog. *Aktenauszüge*, die dann einige Seiten des Gutachtens ausfüllen, aber weder von den Gerichten noch in Behörden gewünscht und bezahlt werden. Anders ist die Situation in den Aktengutachten, deren Beurteilung allein auf dem Akteninhalt aufgebaut werden muß. Hierüber wird auf Seite 24f gesprochen.

Man wird die Beurteilung je nach Fragestellung damit beginnen, welcher Auftrag dem Gutachten zugrunde liegt. Bei der RV werden der Zeitpunkt des Rentenantrags sowie die wichtigsten Ergebnisse früherer Untersuchungen, auch hausärztliche und klinische Befunde sowie die Stellungnahme der Versorgungsbehörde aufzuführen sein. Steht eine Erstberentung oder eine Rentenerhöhung in Frage, so ist der Vergleich der jetzigen Befunde mit früheren Untersuchungsergebnissen besonders aufschlußreich. In der KOV wird von dem Erstantrag auszugehen sein, wonach auf die in den vergangenen Jahren eingetretenen Veränderungen hinzuweisen ist und schließlich die rechtsverbindlich anerkannten Schädigungsfolgen mit Bemessung der einzelnen MdE aufgeführt werden. Anschließend sind kurz die derzeitigen Beschwerden und die subjektive Begründung einer Verschlimmerung aufzuführen, dann in knapper Zusammenfassung das jetzige Krankheitsbild zu betrachten. Auch hier ist Raumersparnis zweckmäßig, weshalb nicht alle unter Anamnese und Befund aufgezählten Klagen und Untersuchungsergebnisse noch einmal zu nennen sind. Der Abschnitt endet mit der deutlich herausgestellten Aufführung der derzeitigen Diagnosen.

Mit der Aufführung der *Diagnosen* tritt das Gutachten in den entscheidend wichtigen Teil ein. Um so mehr muß man sich wundern, wie oftmals ungenau, geradezu leichtfertig Diagnosen formuliert werden. In jedem Fall steht die Diagnose „im Mittelpunkt aller ärztlichen Urteile. Gerade hier muß die Diagnose kommunikationsfähig und als Entscheidungsgrundlage verwertbar sein. Damit sind untrennbar verbunden: a) klare Definition, b) Allgemeinverständlichkeit, c) ausreichende Trennschärfe, d) überzeugende Begründung, e) Nachprüfbarkeit. Eben diese Postulate führen aber zugleich zu den Grenzen des medizinischen Urteils" (R. Gross [7]). Diese Grenzen möglichst weit zu halten, sie aber auch nicht unsachlich und leichtfertig zu überschreiten, also Wunschdenken und unbewiesene Vermutungen einfließen zu lassen, gehört zu den schwierigsten Aufgaben des Gutachters. Diagnosen müssen auch deshalb überaus sorgfältig begründet sein, weil die Formulierungen häufig gesetzlich bindend in Rentenbescheide übernommen werden, insbesondere im Rahmen der KOV und UV, auch im Schwerbehindertenverfahren. Dabei sind für die Abfassung der Diagnose etwas andere Gesichtspunkte maßgeblich als sonst in Arztbriefen oder Krankenblättern, da ein Rentenanspruch nicht für eine Krankheit, sondern allgemein auch für „Gebrechen, körperliche oder geistige Schwäche" besteht. Trotzdem darf die Diagnose nicht spekulativ abgefaßt, sondern sie muß sachlich begründet sein. Ist eine Gesundheitsstörung nicht bewiesen, aber wahrscheinlich, so muß notfalls der „Verdacht" aufgeführt werden, was aber weitgehend vermieden werden sollte.

In der Diagnose sind nicht nur die ins Auge springenden Hauptkrankheiten, sondern auch Nebenbefunde aufzuführen, allerdings nur insoweit, als diese einen wirklichen Funktionsausfall und Krankheitswert beinhalten. Dabei ist es überflüssig, Zustände zu definieren, die nicht mehr vorhanden und inzwischen bedeutungslos sind, also z.B. einen „Zustand nach Dystrophie", wenn erkennbare Folgen nicht hinterblieben sind. Wo es sich jedoch um die Kenntlichmachung von Operationsfolgen handelt, kann das Anführen einer „Narbe nach ..." oder der „operative Verlust der Gallenblase" angebracht sein. Für die Beurteilung ist es im allgemeinen aber belanglos, ob z.B. ein „Zustand nach Appendektomie" vorliegt. Wenn der Gutachter die Auffassung hat, daß die Krankheit im Augenblick zwar nicht relevant ist, auf längere Sicht aber zur Chronizität neigt, so muß er mit entsprechender Begründung dies auch formulieren, z.B. „chronisch rezidivierende Gallenblasenentzündung bei Verdacht auf Steingallenblase". Der allgemeinen Verständlichkeit wegen verdienen deutsche Sprachausdrücke den Vorzug. Man kann die Aussage durch Einfügung medizinischer Fachausdrücke in Klammern verdeutlichen, z.B. „Bluthochdruckerkrankung ohne Ausgleichstörung des Herzens (essentielle Hypertonie)".

Die Krankheitsbewertung wird dadurch verbessert, daß in die Diagnose ein Urteil über das Ausmaß der Funktionsminderung eingeschlossen wird, z.B. „altersgemäße Verschleißerscheinungen im Bereich der Lendenwirbelsäule" oder „mäßige Krampfadern an beiden Unterschenkeln ohne Ekzem oder Ödembildung". Auch sollte sich der Gutachter bei der Formulierung der Diagnose bemühen, das noch verbliebene Leistungsvermögen sichtbar zu machen, z.B. „Zwerchfellverklebung nach Brustkorbverletzung mit mäßiger Einschränkung der Atemleistungen", wobei hier die Kennzeichnung als „Pleuraschwarte" allein unzureichend wäre. In die Krankheitsbewertung gehen natürlich auch die Ergebnisse detaillierter Funktionsprüfungen ein, ohne die ein objektives Urteil über die verbliebene Leistungsfähigkeit und Belastungsfähigkeit des Antragstellers nicht abgegeben werden kann.

Während auf dem Gebiet der Rentenversicherungen und der Schwerbehindertenbemessung Zusammenhangsfragen nicht von Belang sind, werden vor allem auf den Gebieten der KOV, der Berufsschäden und der UV im Anschluß an die Diagnosen ausführliche Erörterungen zu Fragen der *Kausalität* erforderlich. Es wurde bereits auf den häufig zu beobachtenden Fehler einer zu großen *Beweisgenügsamkeit* hingewiesen, wobei der Gutachter der laienhaften Ansicht folgt, daß zeitliche Zusammenhänge mit ausreichender Wahrscheinlichkeit auch als kausale anzusehen seien. Auf die gesetzlichen Grundlagen der Zusammenhangsbeurteilung wird auf Seite 64 ff ausführlich eingegangen. Die Berücksichtigung dieser Grundlagen ist für die Bewertung von Zusammenhangsfragen ebenso unerläßliche Voraussetzung wie die Kenntnis des modernen, allgemein anerkannten medizinischen Wissensstandes (21, 27, 28). Dabei richtet sich der Umfang einer wissenschaftlichen Erörterung nach der jeweiligen Fragestellung. Sind diese Zusammenhangsfragen umstritten oder werden sie aus neuer Sicht dargestellt, so muß der Gutachter die Quellen seiner Kenntnisse exakt belegen. Am häufigsten sind *Literaturzitate* erforderlich im Rahmen der KOV und BK, manchmal auch der UV. Dabei ist die Aussagefähigkeit einer Beurteilung nicht von der Anzahl der im Text aufgeführten Handbücher oder Autorennamen, sondern von der exakten Auswertung und Darstellung der gegenwärtig anerkannten Lehrmeinung abhängig.

Stellt der gutachtlich tätige Arzt im Rahmen seiner Untersuchungen ein neues, akut behandlungsbedürftiges Leiden fest, so ist er verpflichtet, diese Besonderheit sowohl dem Patienten als auch dessen behandelndem Arzt mitzuteilen. Er kann sich nämlich nicht darauf verlassen, daß die Versorgungsbehörde oder eine andere Dienststelle durch das nach einiger Zeit eingehende Gutachten von diesem behandlungsbedürftigen Krankheitsbild erfährt und das weitere veranlaßt. Im Hinblick auf das Gewicht der *ärztlichen Schweigepflicht* (s.S. 48ff) sollte sich der Gutachter aber vorher der Einwilligung des Patienten versichern.

Die Beurteilung endet mit einer *Zusammenfassung* und konkreten Beantwortung der vom Auftraggeber gestellten Fragen, wozu es meist nicht erforderlich ist, die Fragen im einzelnen noch einmal zu wiederholen, zumal sie zweckmäßigerweise am Anfang des Gutachtens aufgeführt sind. Nicht immer können alle dem Gutachter vorgelegten Fragen vollständig beantwortet werden. Fühlt sich der Gutachter in einzelnen Punkten dieser Fragen sachlich oder menschlich überfordert, so muß er solches klar zum Ausdruck bringen. Das gilt auch für die mancherorts üblich gewordenen Fragen zur Prognose eines Leidens auf längere Sicht, die sich in der Regel mit der wünschenswerten Genauigkeit nicht beantworten lassen, weshalb sich der Gutachter hier auch nicht auf Spekulationen einlassen darf. Im übrigen aber ist eine möglichst vollständige Beantwortung aller Detailfragen erwünscht. Dabei braucht man aber nicht den Ehrgeiz zu haben, mehr zu beantworten als gefragt wurde, also etwa noch auf Zusammenhangsfragen in solchen Fällen einzugehen, wo diese im Rentenverfahren ohne Belang sind.

Das Gutachten muß in jedem Fall vom Gutachter eigenhändig *unterschrieben* werden. Hat dabei der gerichtlich bestellte Hauptgutachter einen Mitarbeiter, z.B. einen Assistenzarzt, zur Ausführung mit herangezogen, so wird auch dieser unterschreiben, verbindlich und rechtserheblich ist aber ausschließlich die Unterschrift des beauftragten Gutachters. Um Mißverständnissen und Zweifeln vorzubeugen, wird der leitende Facharzt einer Klinik das unter seiner Verantwortung und mit seiner persönlichen Mitwirkung erstellte Gutachten in der Regel mit dem Zusatz unterschreiben „nach eigener Untersuchung und Urteilsbildung“. Auf die juristischen Belange dieser Verfahrensseite wird auf Seite 38f näher eingegangen. Es ist eine kaum zu erwähnende Selbstverständlichkeit, daß der Gutachter diese Unterschrift nur dann leisten kann, wenn er den Patienten selbst gründlich untersucht, ein Gespräch in Hinsicht auf seine Beschwerden mit ihm geführt und das gesamte Gutachten durchgelesen und im Hinblick auf seinen Beweiswert mit gebotener Genauigkeit geprüft hat (3, 11, 14, 32).

Über die besonderen Gesichtspunkte, die bei der Gutachtenerstellung und Krankheitsbeurteilung auf den verschiedenen Sachgebieten der RV, KOV, UV und BK zu berücksichtigen sind, ist näheres auf den Seiten 118ff zu finden. Beispiele freier wissenschaftlicher Gutachten finden sich nachstehend sowie auf Seite 25 und 178.

Beispiel eines internistischen wissenschaftlichen Gutachtens im Rahmen der Rentenversicherung

Klinik Datum

Auf Veranlassung des Sozialgerichtes R. vom 13. 7. 1985 Az.: S-III/4712
erstatten wir über
Frau Anna Schmidt
geb. 27. 9. 1927,
aus Neustadt
das nachfolgende

innerfachärztliche
Gutachten

Das Gutachten stützt sich auf die Kenntnis der beigegebenen Aktenunterlagen sowie auf die Ergebnisse einer in der Zeit vom 15. bis 19. 8. 1985 durchgeführten stationären Untersuchung und Beobachtung.

In dem Gutachten soll dazu Stellung genommen werden, welche Krankheiten vorliegen, ob die Klägerin noch in der Lage ist, als Versandarbeiterin, Sortiererin bzw. in Hotel- oder Küchenbetrieben tätig zu sein, wieviel Stunden täglich und unter welchen Bedingungen. Schließlich wird gefragt, seit wann der derzeitige Gesundheitszustand vorliegt.

Vorgeschichte

In der Familie sind erbabhängige Krankheiten oder Stoffwechselkrankheiten nicht bekannt.

Eigene Vorgeschichte: Als Kleinkind habe sie Masern und Keuchhusten gehabt, sonst sei sie in der Jugend stets gesund, in der Schule normal leistungsfähig gewesen.

1956 verheiratete sie sich, 1957 und 1960 hatte sie zwei normale Geburten. Seit 1974 befindet sie sich in der Menopause, die ohne wesentliche Beschwerden eingetreten sei.

Bis 1980 sei sie, abgesehen von gelegentlichen Erkältungen und anderen Kleinigkeiten, im ganzen gesund gewesen. Von da an nahm ihre Leistungsfähigkeit jedoch deutlich ab. Sie hatte vor allem mit häufigen Kopfschmerzen sowie auch Kreuzschmerzen zu tun. Etwa 1982 habe ihr Hausarzt festgestellt, daß der Blutdruck überhöht sei. Außerdem habe sie von dieser Zeit an gelegentlich Gallenbeschwerden gehabt. Die hausärztliche Behandlung habe eine wesentliche Änderung der Beschwerden nicht herbeigeführt. Deshalb habe sie dann auf Anraten des Hausarztes Rentenantrag gestellt. Dieser sei bislang jedoch abschlägig beschieden worden, weshalb sie nunmehr Klage beim Sozialgericht eingereicht hätte.

Soziale Anamnese:

Nach der Schulentlassung arbeitete sie zunächst im elterlichen Haushalt, danach 4 Jahre als Hilfsarbeiterin in einer Zigarrenfabrik, danach in einer Gastwirtschaft. In dieser Zeit habe sie sich versichert. Auch nach ihrer Heirat (1956) habe sie sich weiter versichert, dann aber bald keine geregelte Berufstätigkeit mehr ausgeübt. Als Hausfrau habe sie viel im Haushalt zu tun gehabt, daneben versorgte sie einen Garten und eine kleine Landwirtschaft. Ihr Ehemann ist als Arbeiter in einer Gießerei tätig. Seit 1983 könne sie aber keiner regelmäßigen Berufstätigkeit mehr nachgehen, weil sie zu viele Beschwerden habe.

Jetzige Beschwerden:

„Ich fühle mich meistens recht schlapp und elend, vor allem habe ich oftmals Kopfschmerzen, auch häufig Kreuzschmerzen, so daß ich mich gar nicht bücken kann. Ich habe in den letzten Jahren etwas an Gewicht zugenommen, deshalb fällt mir auch das Treppensteigen und das Heben sehr schwer. Wenn ich mit dem Essen nicht aufpasse, bekomme ich Schmerzen in der Galle. Vor allem vertrag ich keine Hülsenfrüchte und keinen Hefekuchen. Bei längerem Stehen tun mir die Beine weh, sie schwellen auch öfters an und sind dann blau. Mehrfach habe ich bereits ein Geschwür der Haut gehabt, was wohl durch die Krampfadern kommt."

Vegetative Anamnese:

Appetit: nicht besonders stark.

Durst: normal.

Unverträglichkeiten: Hülsenfrüchte, Hefekuchen, Sauerkraut.

Stuhlgang: im allgemeinen regelmäßig, eher verstopft, normale Farbe und Konsistenz.

Wasserlassen: ohne Beschwerden, nachts einmal.

Husten, Auswurf, Nachtschweiß: nicht beobachtet.

Schlaf: wechselnd, meist nicht sehr fest.

Allergie: nicht beobachtet.

Koffein: gelegentlich 1 Tasse Bohnenkaffee.

Alkohol und Nikotin: kein Verbrauch.

Derzeitige Medikamente: Digitalis fürs Herz, Tropfen für die Krampfadern.

Unterschrift der Patientin

Befund

58jährige Patientin von ausgeprägt pyknischem Habitus, in mäßig reduziertem Allgemeinzustand, gutem Ernährungszustand, Körpergröße 167 cm, Gewicht (mit Kleidern, ohne Schuhe) 72 kg. Die Atmung ist in Ruhe nicht, bei Bewegung und beim Ausziehen etwas vermehrt und erschwert, dabei besteht eine geringe Lippenzyanose; kein Ikterus, keine Ödeme; keine generalisierten Lymphknotenschwellungen tastbar. Der Hautturgor ist altersentsprechend herabgesetzt.

Kopf:

Nach allen Seiten ausreichend beweglich, Kalotte nirgends klopf- und druckempfindlich. Nervenaustrittspunkte frei. Sehvermögen durch Lesebrille altersentsprechend ausgeglichen. Hörvermögen nicht auffällig beeinträchtigt.

Hals:

Umfang 34 cm. Keine Struma, keine Drüsenvergrößerungen tastbar. Halsvenen nicht gestaut.

Wirbelsäule:

Mäßig deutliche Kyphose im Brustwirbelsäulenbereich, Elastizität eingeschränkt, bei tiefem Bücken werden Schmerzen im Bereich der oberen Lendenwirbelsäule angegeben. Nirgends sichere Klopfempfindlichkeit. Muskulatur hart angespannt.

Thorax:

Breit und tief, seitengleich, wenig ausgiebig beatmet. Brustumfang 82/85 cm. Lungengrenzen in Höhe des 10. Brustwirbeldornfortsatzes etwas hochstehend, beiderseits um 2 Querfinger verschieblich. Normaler Klopfschall, der basal eher aufgehellt ist, Atemgeräusch leise, einzelne feuchte, nicht klingende Rasselgeräusche, Atemstoß ausreichend kräftig.

Herz: Perkutorisch gering über die Medioklavikularlinie nach links verbreitert. Spitzenstoß in der Medioklavikularlinie. Aktion regelmäßig, Herztöne eher leise, 2. Aortenton etwas betont. Kurzes mittellautes Systolikum mit p.m. über der Spitze. Puls gut gefüllt, mäßig unterdrückbar, nicht schnellend. Blutdruck (an verschiedenen Tagen): 170/100, 165/90, 180/100 mmHg.

Periphere Pulse gut tastbar, normale Durchblutung an Händen und Beinen. Keine trophischen Hautveränderungen.

Mundhöhle:

Zunge feucht: nicht belegt, Mundschleimhaut regelrecht, kein Foetor ex ore. Totalprothese oben mit gutem Sitz, unten ist das Gebiß lückenhaft, teilweise schadhaft. Verminderte Kaufähigkeit des Gebisses. Rachenring reizlos. Tonsillen klein und atrophisch, keine Eiterauflagerungen.

Abdomen:

Bauchdecken ziemlich fettreich, ohne lokale Abwehrspannung, etwas meteoristisch, keine verstärkten Venenzeichnungen, blaßweiße Striae. Leber am Rippenbogen bei Inspiration ohne Auffälligkeit tastbar, Milz nicht tastbar. Nierenlager beiderseits nicht klopfempfindlich, auch Ureterenverlauf und Blasenbereich frei. Leistenkanal beiderseits geschlossen, keine Narben. Äußeres Genitale unauffällig.

Rektal: Geringe Hämorrhoidalbildung, fester Sphinktertonus, glatte Schleimhaut, Ampulle palpatorisch unauffällig.

Extremitäten:

Hände und Arme frei beweglich. In beiden Kniegelenken mäßiges Reiben, keine wesentliche Deformierungen erkennbar. An beiden Beinen bestehen ausgedehnte Krampfadern, dabei ist die Haut livide verfärbt, eine Geschwürsbildung besteht zur Zeit nicht, aber eine deutlich vermehrte Pigmentation, geringe prätibiale Ödeme. Deutliche Senk-Spreiz-Füße, Hände wenig schwielig.

Zentralnervensystem:

Pupillen mittelweit und rund, reagieren prompt auf Licht und Konvergenz, Hirnnerven sämtlich intakt, Gang normal, kein Tremor. Berührungsempfindlichkeit, Knie-Hacken-Versuch und Koordination regelrecht. Alle Muskeldehnungsreflexe sind normal auslösbar. Keinerlei pathologische Reflexe, insbesondere keine Pyramidenzeichen, Hautschrift deutlich vermehrt.

Psyche:

Patientin wirkt leicht depressiv verstimmt, gibt aber sachlich und erschöpfend Auskunft. Sie ist zeitlich und örtlich voll orientiert.

Es folgen dann *weitere klinische Untersuchungsergebnisse* wie z.B.:

Blutsenkungsgeschwindigkeit.
Blutbild.
Elektrophoretisches Eiweißbild.
Urinbefund.
Im Blutserum: Kreatinin, Gesamtcholesterin, Bilirubin, Harnsäure u.a.
Spirographie.
Elektrokardiogramm mit Extremitäten- und Brustwandableitungen in Ruhe wie nach Stufenbelastung (Master-Test).
Blutdruck- und Pulskontrolle in Ruhe (liegend) und nach zweimaligem Treppensteigen, 6 Minuten fortlaufend.
Röntgenbefunde:
Thoraxdurchleuchtung und -aufnahme.
Lendenwirbelsäule und beide Knie in zwei Ebenen.
Oberbauchsonographie.

Beurteilung

Frau Schmidt hat am 20. 7. 1985 erstmals Antrag auf Versichertenrente gestellt. Anläßlich einer vertrauensärztlichen Untersuchung am 26.8. (Blatt 14, 15d,. LVA.A.) wurden folgende Gesundheitsstörungen festgestellt: Leichtes Übergewicht, beginnender Hochdruck mit geringer Herzbeteiligung, Aufbrauchserscheinungen im Bereich der Kniegelenke. Die Patientin wurde noch für fähig gehalten, leichte körperliche Arbeiten halbtags und länger auszuführen. Mit Bescheid vom 20.10.1985 wurde eine Rentengewährung abgelehnt. Gegen diesen Bescheid wurde Klage erhoben, die sich auf eine Bescheinigung des behandelnden Hausarztes stützt (Bl. 3 d. Ger.A.). Hierin führt der behandelnde Hausarzt Dr. Müller aus, daß er die Klägerin wiederholt wegen erheblicher Durchblutungsstörungen und Schmerzen am Herzen, wegen Gallenbeschwerden, Ulcus cruris und allgemeiner Leistungsminderung habe behandeln müssen. Seiner Ansicht nach könne man ihr keine geregelte Arbeit mehr zumuten, da sich dann wahrscheinlich ihr Gesundheitszustand weiter verschlechtern werde.

Die jetzt erstmals durchgeführte stationäre Beobachtung zeigte die Klägerin in einem etwas vorgealterten, mäßig reduzierten Allgemeinzustand. Das Körpergewicht liegt zur Zeit etwa 7kg über der Norm. Die Kranke ist aber noch ausreichend bewegungsfähig, weniger belastungsfähig. Eine entscheidende Leistungsminderung ist durch das Herz gegeben. Der Blutdruck liegt mit Werten um 180/100 mmHg deutlich oberhalb der Altersnorm. Das Herz ist nach den klinischen und röntgenologischen Untersuchungsergebnissen im Sinne einer Linkshypertrophie fehlkonfiguriert, und es fanden sich klinisch wie auch röntgenologisch Anzeichen einer beginnenden Lungenstauung als Folge latenten Linksherzversagens, auch leichte Knöchelödeme. Im EKG bestehen deutliche Anzeichen einer Störung der Erregungsrückbildung über dem linken Herzen.

Die Sonographie ließ mit überwiegender Wahrscheinlichkeit eine Steingallenblase erkennen. Zwar ist der Bilirubinspiegel des Blutes zur Zeit normal, die Leberfunktion ist aber nach den Ergebnissen des elektrophoretischen Eiweißbildes und anderer Leberfunktionsproben eingeschränkt.

Blutbild, Blutsenkungsgeschwindigkeit und Harnbefund lagen im Bereich der Norm, abgesehen von einer Vermehrung der Gallenfarbstoffe und einem insgesamt geringfügigen Harnbefund.

Deutlicher sind die Veränderungen an den Beinen, wobei sowohl erhebliche Verschleißerscheinungen im Bereich der Knie (Arthrosis deformans) erkennbar sind, wie vor allem auch außergewöhnlich stark ausgeprägte Krampfaderbildungen an beiden Beinen. Wenn auch zur Zeit ein Hautgeschwür nicht besteht, so ist glaubhaft, daß die Patientin durch diesen Befund insbesondere bei längerem Stehen stark behindert ist.

Die festgestellten Gesundheitsstörungen haben unterschiedlichen Krankheitswert, sie sind auch teilweise durch entsprechende Behandlung besserungsfähig. Zur operativen Entfernung der Steingallenblase konnte sich die Patientin bisher noch nicht entschließen, da sie keine schwerwiegenden Beschwerden habe. Wegen der Übergewichtigkeit und des Bluthochdrucks ist auch eine vermehrte Operationsgefährdung nicht zu übersehen. Die übrigen Befunde dürften kaum besserungsfähig sein. Es bleibt auch zu berücksichtigen, daß die Patientin durch Hausarbeit oder andere stehende Tätigkeit hinsichtlich der Entwicklung einer Thrombose oder eines Krampfadergeschwürs an den Beinen stärker gefährdet ist.

Im Vergleich zu den Voruntersuchungen ist der Zustand insofern verändert, als jetzt Gallensteine und eine Störung der Leberfunktion nachweisbar sind und sich auch bereits geringe Anzeichen eines latenten Herzversagens eingestellt haben.

Die von der Kammer vorgelegten Fragen sind nach alledem wie folgt zu beantworten:

Zu 1:

Folgende Krankheiten bzw. Gesundheitsstörungen wurden festgestellt:

a) chronischer Bluthochdruck mit beginnender Herzinsuffizienz,
b) Übergewicht,
c) Steingallenblase mit geringfügiger Störung der Leberfunktion,
d) Verschleißerscheinungen im Bereich der Kniegelenke und der Lendenwirbelsäule,
e) ausgeprägte Krampfaderbildung an beiden Beinen mit Neigung zur Geschwürsbildung.

Zu 2:

Nach den vorliegenden Befunden ist die Klägerin nicht mehr in der Lage, einer überwiegend stehenden Berufstätigkeit nachzugehen, insbesondere kann sie nicht mehr als Versandarbeiterin oder Sortiererin oder Kellnerin tätig sein. Es können ihr jetzt nur noch leichte Arbeiten in gedeckten Räumen, überwiegend im Sitzen, z.B. in Küchen- oder Kantinenbetrieben, täglich bis unter halbschichtig, 3–4 Stunden, mit einmaliger Unterbrechung, zugemutet werden.

Die Klägerin ist noch in der Lage, einer Erwerbstätigkeit mit gewisser Regelmäßigkeit nachzugehen.

Zu 3:

Der derzeitige Gesundheitszustand hat sich im Vergleich zur Voruntersuchung durch die vertrauensärztliche Dienststelle besonders durch die Anzeichen einer Herzinsuffizienz und den Nachweis einer Steingallenblase verschlechtert. Es ist anzunehmen, daß der jetzige Zustand seit 1. 1. 1985 besteht.

Aktengutachten

(3, 14, 32)

Die Begutachtung nach Aktenlage stellt immer einen Notbehelf dar, der durch das Fehlen des persönlichen Augenscheins unvermeidlich Unsicherheit bringt. Der Gutachter sieht sich oft in der schwierigen Lage, ein medizinisches Urteil über Tatbestände zu fällen, an deren Erhebung er nicht beteiligt war, deren Wertung manchmal zweifelhaft ist. Eine von früheren Untersuchern zu verantwortende Unterlassung im Rahmen der Erhebungen von Anamnese und Befund oder ein längerdauerndes Zeitintervall seit den letzten maßgeblichen Untersuchungen können so schwerwiegend sein, daß ein Urteil nach Aktenlage nicht gefällt werden kann.

Aktengutachten sind aber dann unvermeidbar, wenn es sich um die Beurteilung von Leiden handelt, die sicher oder mutmaßlich den Tod eines Beschäftigten verursacht oder vorzeitig herbeigeführt haben. Diese Verfahren betreffen in erster Linie die Gebiete der KOV und der UV. Oft geht es dabei um problematische Zusammenhangsfragen, bei denen nachträglich eine Schädigungsfolge als Todesursache verantwortlich gemacht wird. Auch hier wieder muß der Begutachter große Sorgfalt aufwenden und über breitfundierte Fachkenntnisse verfügen.

Ein Aktengutachten kann seinen Zweck nur dann erfüllen, wenn der Gutachter sich Geduld und Zeit nimmt, um die gesamte Akte durchzusehen und auf medizinische Befunde hin zu prüfen, die für die vorgegebene Fragestellung relevant sind. Vor allem in Sozialgerichtsverfahren ergibt sich manchmal dabei auch die Notwendigkeit, weitere Untersuchungsbefunde, z.B. auch Röntgenaufnahmen aus früheren Jahren, beiziehen zu lassen, was am besten durch das Gericht veranlaßt wird. Gerade bei Sozialgerichtsverfahren, wenn sie schon einige Jahre anhängig sind, haben sich häufig mehrere Vorgutachten und Urteile der Vordergerichte angesammelt, weshalb es nicht für jedes neue Aktengutachten notwendig ist, daß alle diese früheren Befunde und Angaben wiederholt und nochmals aufgelistet werden. Hier dient der Gutachter besser der Übersichtlichkeit und Verständlichkeit, wenn er hinsichtlich der Anamnese und der Vorbefunde auf ein oder zwei frühere Gutachten verweist, die den Gegenstand bis zum damaligen Zeitpunkt erschöpfend dargestellt haben. Ihm verbleibt dann jedoch die Schilderung und Bewertung derjenigen Befunde oder Angaben, die nach dem betreffenden Vorgutachten noch hinzugekommen sind.

Die Auseinandersetzung mit früheren Befunden und Gutachten erfordert auch Fingerspitzengefühl, damit es für die letztendlich formulierte Beurteilung und Beantwortung der aufgeworfenen Fragen eine fachlich überzeugende und umfassende Begründung erhält. Dabei mag gelegentlich die Auseinandersetzung mit einem Vorgutachten, das wenig qualifiziert oder in die unerfreuliche Kategorie reiner Gefälligkeitsgutachten einzustufen ist, dazu verleiten, Vorgutachter persönlich zu attackieren, jedoch gehört die Fortsetzung eines wissenschaftlichen Streites auf anderer Ebene nicht in ein Aktengutachten, zumal man den in der Sozialgerichtsbarkeit tätigen Richtern zutrauen darf, daß sie gute, also objektiv begründete, und schlechte, also subjektive, unsachliche Gutachten voneinander unterscheiden können. Trotzdem soll der Gutachter deutlich zum Ausdruck bringen, was er für gut und richtig hält, er muß es nur sachlich begründen und möglichst mit wissenschaftlich anerkannter Literatur belegen können.

Die Gliederung erfolgt entsprechend derjenigen bei stationärer Begutachtung nach folgenden Gesichtspunkten:

Auftrag, vorhandene Unterlagen;
Fragestellungen;
Vorgeschichte nach Auskunft der Akten;
Schilderung der medizinischen Tatbestände;
kritische Wertung der vorhandenen Befundunterlagen, Vorgutachten und Gerichtsurteile;

Beurteilung unter Berücksichtigung der in der Literatur geltenden Lehrmeinung;

Zusammenfassung und Beantwortung der Einzelfragen.

Das Verständnis der Gerichtsbarkeit für den Zeitaufwand und die erforderliche Konzentration wird um so größer sein, je überzeugender das Aktengutachten als Beweismittel zu gewichten ist.

Abschließend folgen Auszüge eines *Aktengutachtens*, das für ein Landessozialgericht erstellt wurde. Dabei soll die Problematik einer wissenschaftlichen Beweisführung verdeutlicht werden.

Innerfachärztliches Gutachten nach Aktenlage

Es soll darüber Beweis erhoben werden, ob es wahrscheinlich ist, daß zwischen dem Tod des E.K. einerseits und der erlittenen Schädigung bzw. den Schädigungsfolgen andererseits ein ursächlicher Zusammenhang bestand.

Zur Vorgeschichte: Der verstorbene Ehemann der Klägerin war am 12. 5. 1924 geboren, bei ihm waren als Kriegsschadensfolgen anerkannt: Teilverlust des rechten Unterschenkels im mittleren Drittel, nicht günstige Narbenverhältnisse, Rest einer Bein- und Beckenvenenthrombose, leichte Rippenzwerchfellverwachsung rechts nach durchgemachter Lungenembolie infolge Stumpfeiterung und nachfolgender Operation; reizlose Narbe an der linken Brustseite. Schädigungsbedingte MdE 70%.

Herr K. ist am 21. 12. 1984 verstorben. Als Todesursache bescheinigte die zuletzt behandelnde Klinik „respiratorische Insuffizienz bei Rechtsherzversagen nach Bronchialkarzinom mit Lebermetastasen".

Die Witwe des Herrn K. klagt auf Gewährung von Hinterbliebenenversorgung, wozu ein Urteil des Vordergerichts dahin erging, daß dieser Versorgungsanspruch zu Recht bestehe. Das Vordergericht hatte sich dabei auf ein innerfachärztliches Gutachten einer Thoraxklinik gestützt, in dem zur Vorgeschichte geschildert wurde, daß Herr K. im März 1944 einen Bruststeckschuß und im September 1944 den Verlust des rechten Fußes durch Minenexplosion erlitt. Im Juli 1960 kam es zur Stumpfeiterung, danach im August zu einer massiven Lungenembolie mit anschließender Infarktpneumonie im rechten Oberfeld. Nach einer später angefertigten Röntgenkontrolle wurde dann ein zentrales Bronchialkarzinom vermutet, von dem allerdings eine Histologie und weitere topographische Zuordnung nicht bekannt ist. Nach Literaturhinweisen könne eine Vernarbung als Folge eines entzündlichen Prozesses wie auch z.B. eine Infarktnarbe als kokarzinogener Faktor angesehen werden, ebenso chronisch entzündliche Veränderungen. Obwohl pathologisch-anatomisch eine örtliche Beziehung zwischen Narbenbildung und Sitz des vermuteten Bronchialkarzinoms nicht belegt war, vermuteten die Vorgutachter eine kausale ätiologische Verbindung zwischen anerkannter Wehrdienstbeschädigung und Bronchialkarzinom, „insbesondere da K. Nichtraucher war". Narbenkarzinome könnten auch als Folge von Lungeninfarkten entstehen, die Beweiskette sei allerdings im vorliegenden Fall nicht lückenlos.

Genaueres Aktenstudium hat dann aber die Bestätigung verschafft, daß in der Vorgeschichte erwähnte bronchitische Beschwerden in kausalem Zusammenhang mit langjährigem Zigarettenkonsum zu sehen waren. Es fand sich nämlich eine Eintragung aus einem Attest, in dem vermerkt war, „5–8 Zigaretten täglich", wobei der Gutachter aus Erfahrung nicht die angegebene Quantität, sondern die Tatsache des regelmäßigen Zigarettenkonsums zu registrieren hat.

Aus den Unterlagen geht weiter hervor, daß der behandelnde Hausarzt den Patienten wohl im Hinblick auf rezidivierendes Nasenbluten und Luftbeschwerden zu einem benachbarten Hals-Nasen-Ohrenarzt schickte. Dieser Arzt stellte dann nachträglich folgendes Attest aus: „Herr K. war erstmalig in meiner Behandlung am 16. 12. 84, wobei bei einer Ausmessung nach Dr. Voll (?) ein Lungenkarzinom rechts festgestellt und durch Röntgenaufnahme bestätigt wurde. Eine durchgemachte Lungenembolie rechts infolge einer Stumpfeiterung ist als Kriegsfolge anerkannt. Die Folge der durchgemachten schweren Verletzungen mit den nachfolgenden Erkrankungen bei einem reduzierten Allgemeinzustand ist ein Hinweis für eine ausgeprägte Immunschwäche. Nach einem Zeitraum von 24 Jahren ist deshalb die Entstehung eines Lungenkrebses auf dem Boden einer vorgeschädigten Lunge nichts Ungewöhnliches. Das Lungen-Ca. als Todesursache ist als Folge der Kriegsbeschädigung mit überwiegender Wahrscheinlichkeit anzunehmen."

Im weiteren Verlauf des Verfahrens vor dem Sozialgericht äußert ein anderer Gutachter, daß zur Bestätigung eines ursächlichen Zusammenhangs der sichere Nachweis eines unmittelbar örtlichen Zusammenhangs zwischen Bildungsort des Tumors und alter Narbenbildung vorauszusetzen sei. Ätiologisch komme der Narbe mit seltenen Ausnahmen lediglich die Bedeutung eines teilursächlichen wesentlichen kokarzinogenen Faktors zu, dessen Bedeutung in der Karzinogenese nicht überbewertet werden sollte. Im vorliegenden Fall seien zwar einige Unsicherheiten vorhanden und eine Obduktion unterblieben, trotzdem könne die Diagnose Narbenkarzinom nach Lungeninfarkt mit hoher Wahrscheinlichkeit gestellt werden. Als Begründung für die Anerkennung eines ursächlichen Zusammenhangs zwischen der Narbe nach Lungenembolien und dem zentralen Bronchialkarzinom gaben die Gutachter an: Es fehlten neben der Infarktnarbe andere wesentliche karzinogene Faktoren; örtliche Zuordnung zu der Narbe und zeitliche Latenz unterstützten diese Stellungnahme. Dagegen war aber bereits die röntgenologisch erfolgte Beschreibung des offensichtlich zentral, also nicht im Bereich der postembolischen Vernarbungen gelegenen Tumors anzuführen, was dann auch seitens der Versorgungsbehörde als Grund einer Ablehnung des ursächlichen Zusammenhangs ins Feld geführt wurde.

In der **Beurteilung** für das LSG wurde u.a. ausgeführt:

Unbestritten ist im vorliegenden Fall, daß Herr K. im Alter von 60 Jahren an einer respiratorischen Insuffizienz bei Rechtsherzversagen nach Bronchialkarzinom mit Lebermetastasen verstorben ist. Streitig ist bisher, ob der Tod in ursächlichem Zusammenhang mit den anerkannten Kriegsschadensfolgen eintrat.

Hinsichtlich der Entstehung des Bronchialkarzinoms gilt heute als wissenschaftlich allgemein anerkannt, daß es sich um ein multifaktorielles, plurikonditionelles Krankheitsgeschehen handelt, dessen Ursache im Einzelfall meist unbekannt ist. Wichtigste Faktoren scheinen die Erbanlage und chronischer Nikotinabusus zu sein. Raucher von mehr als 20 Zigaretten täglich haben ein 20fach erhöhtes Erkrankungsrisiko, bei 10–20 Zigaretten 10fach erhöht. Unbestritten ist ferner, daß die Prozentzahl der Zigarettenraucher unter Karzinomträgern über 90% liegt. Von Nichtrauchern sterben ca. 0,8% am Bronchialkarzinom, von Rauchern ca. 10% (W.T.Ulmer, 1990). J.Kohout wies auf Zusammenhänge zwischen Rauchen, chronischer Bronchitis und dysplastischen Veränderungen des Bronchialepithels hin, wobei offensichtlich auch lokalisierte Narbenprozesse zu beachten sind. Allerdings gehen die Ansichten über die Bedeutung dieses Faktors weit auseinander. Während Ferluga (1979) bei der Resektion von 197 Karzinomfällen in 10,8% diese in einem Narbenbereich lokalisiert fand, sind nach Trendelenburg (1977) Narbenkarzinome zwar histologisch nicht selten nachzuweisen, jedoch erkläre bereits die Kombinationswahrscheinlichkeit von Tuberkulose, Silikose und anderen bronchitischen Veränderungen die Tatsache, daß sie relativ häufig gemeinsam angetroffen werden.

Nach W.Hartung (1977) stellen Narbenkarzinome einen Spezialfall des Lungenkarzinoms dar. „Die Diagnose und entsprechende gutachterliche Bewertung setzen den sicheren Nachweis eines unmittelbaren örtlichen Zusammenhangs zwischen Bildungsort des Tumors und ätiologisch differenzierbarer alter Narbenbildung voraus, zumal es spontan in Tumoren zu Nekrosen mit nachfolgender Bildung von Narben kommen kann. Ätiologisch kommt der Narbe mit seltenen Ausnahmen lediglich die Bedeutung eines teilursächlich wesentlichen kokarzinogenen Faktors zu, dessen Bedeutung in der Karzinogenese insgesamt nicht überbewertet werden sollte."

Hieraus ergibt sich, daß bei einem Raucher mit chronischer Bronchitis in hohem Wahrscheinlichkeitsgrad ein ursächlicher Zusammenhang zwischen Zigarettenkonsum und nachfolgendem Bronchialkarzinom gegeben ist. Demgegenüber ist es sehr viel weniger wahrscheinlich, daß aus Narbenbezirken, die von der überstandenen Lungenembolie herrühren könnten, malignes Wachstum entstanden und auf den Bronchialbaum übergegangen ist. Dies um so weniger, als erneut aktenkundig wurde, daß die peripheren, zwerchfellnahen Verklebungen als Folge früherer Lungenembolien in keinem räumlichen Zusammenhang mit dem zentral im Lungenkern angesiedelten Karzinom stehen konnten. Demgegenüber können der offensichtlich persönlichen Ansicht des HNO-Arztes Dr.K. und des behandelnden Hausarztes Dr.X, daß die durchgemachten schweren Verletzungen eine „ausgeprägte Immunschwäche" bedingt hätten und deshalb das Lungenkarzinom als Kriegsschadensfolge anzunehmen sei, als ernsthafte wissenschaftliche Argumente nicht übernommen werden.

Abschließend ist die vom Senat vorgelegte Beweisfrage wie folgt zu beantworten:

Es ist nicht wahrscheinlich, daß zwischen dem Tod des E.K. einerseits und der erlittenen Schädigung zw. den Kriegsschadensfolgen andererseits ein ursächlicher Zusammenhang bestanden hat."

An diesem Beispiel eines Aktengutachtens sollte aufgezeigt sein, daß zur Beantwortung von Fragen über den ursächlichen Zusammenhang zwischen einer früher erlittenen Kriegsbeschädigung und einer viele Jahre danach aufgetretenen und schließlich tödlichen Erkrankung nicht private Ansichten sondern ausschließlich die gegenwärtig gültige wissenschaftliche Meinung, soweit sie in der Literatur niedergelegt ist, maßgeblich ist. Weiterhin zeigt dies Beispiel, daß jeder Gutachter zu einem exakten Aktenstudium verpflichtet ist und seine Beweisführung nicht nach einem persönlichen Wunschdenken ausrichten darf.

Schließlich soll hier auch noch einmal auf die Wichtigkeit einer *Sektion* in solchen Fällen hingewiesen werden, wo Kriegsschadensfolgen anerkannt sind, die möglicherweise in ursächlichem Zusammenhang mit späteren Krankheiten oder Tod stehen könnten. Hier sollte ein fürsorglicher Hausarzt den Angehörigen eher die Sektion nahelegen als sich für fragwürdige Atteste hergeben, für deren Begründung ihm wahrscheinlich die speziellen Fachkenntnisse über die Zusammenhänge von Krankheitsursachen fehlen. (28)

Literatur

1 Bock, H. E.: Von den Schwierigkeiten des Gutachters bei der objektiven Beurteilung des Patienten. Med. Sachverständ. 77 (1981) 3–5

2 Brenner, G.: Arzt und Recht. Fischer, Stuttgart 1983

3 Friedrichs, H.: Sachverständigenernennung und -gutachten. Wieder ein Lehrstück. Med. Sachverständ. 74 (1978) 2

4 Goetz, E.: Die Mitwirkung der behandelnden Ärzte bei den Aufgaben der Versorgungsverwaltung. Med. Sachverständ. 76 (1980) 48

5 Goetz, E.: Grundlagen der Begutachtung in den Rechtsgebieten der sozialen Sicherung. In: Klinik der Gegenwart, Bd. V, E 63, Urban & Schwarzenberg, München 1983 (S. 102)

6 Gramse, M.: Beurteilung der Leistungsfähigkeit im Erwerbsleben. Med. Sachverständ. 85 (1989) 111

7 Gross, R.: Die Grenzen medizinischer Urteile. Lebensversicher.-Med. 27 (1975) 35

8 Hauffe, R.: Attest – Auskunft – Gutachten. Med. Klin. 63 (1968) 1233

9 Hauffe, R.: Der behandelnde Arzt in der Sozialgerichtsbarkeit. Med. Sachverständ. 60 (1964) 49

10 Heuer, K. H.: Das hausärztliche Attest – eine Crux der Sozialgerichtsbarkeit. Ärztl. Mitt. 46 (1961) 431

11 Jessnitzer, K.: Untersuchungen und Explorationen durch gerichtliche Sachverständige. Med. Sachverständ. 70 (1974) 55–58

12 Kentner, M.: Funktionsprüfungen des kardiopulmonalen Systems und ihre Bedeutung für die sozialmedizinische Begutachtung. Med. Sachverständ. 78 (1982) 46–53

13 Klußmann, R.: Das ärztliche Gespräch in der Begutachtungsmedizin. Med. Sachverständ. 76 (1980) 65

14 Krasney, O. E.: Behandlungs- und Befundberichte sowie Gutachten in der Sozialgerichtsbarkeit. Med. Sachverständ. 76 (1980) 51

15 Marx, H. H.: Begutachtung als ärztliche Aufgabe. In Bichler, K. H.: Begutachtung und Arztrecht in der Urologie. Springer, Berlin 1986

16 Marx, H. H.: Das hausärztliche Attest. Landarzt 44 (1968) 625

17 Möllhoff, G.: Duldungspflicht und Zumutbarkeit bei ärztlicher Begutachtung und Therapie. Arbeitsmed. Sozialmed. Präventivmed. 17 (1982) 5–8

18 Möllhoff, G.: „MdE"-Begriffe – eine Quelle von Querelen. Lebensversicher.-Med. 37 (1985) 32–36

19 Müller, K.: Das Aussageverweigerungsrecht des medizinischen Sachverständigen. Med. Sachverständ. 71 (1975) 52–58

20 Narr, H.: Die strafrechtliche Beurteilung von Gefälligkeitszeugnissen. Med. Sachverständ. 70 (1974) 61–63

21 Plänitz, H.: Der Wandel des Kausalitätsbegriffes in den Naturwissenschaften und die Begutachtung nach dem sozialen Entschädigungsrecht. Med. Sachverständ. 86 (1990) 21

22 Ravens, K. G.: Kritische Wertung medizinischer Befunde für die sozialgerichtliche Begutachtung aus der Sicht des Internisten. Med. Sachverständ. 81 (1985) 73–78

23 Rieger, H. J.: Arztrecht in der Praxis. Dtsch. med. Wschr. 104 (1979) 1552

24 Schaden, H. E.: Grundsätze der Begutachtung und Fehlbeurteilung. Med. Sachverständ. 67 (1971) 1–10

25 Schütz, J.: Sozialmedizinische Beurteilung der Leistungsfähigkeit bei Atemwegserkrankungen. Med. Sachverständ. 81 (1985) 26–32

26 Silomon, H.: Folgen der Verkennung der Grenzen menschlicher Leistungsfähigkeit. Med. Sachverständ. 275 (1979) 90–92

27 Silomon, H.: Der medizinische Sachverständige in der Sozialversicherung. Med. Sachverständ. 80 (1984) 9–11

28 Thierfelder, J.: Zur medizinischen Sachaufklärung bei der Kausalitätsbeurteilung Tod/Schädigungsfolge. Med. Sachverständ. 84 (1988) 192

29 Trittelvitz, E.: Dienstunfähigkeit. Med. Sachverständ. 87 (1991) 3

30 Valentin, H., K. Holzhauser: Funktionsprüfungen von Herz und Kreislauf. Deutscher Ärzteverlag, Köln 1976

31 Wiesner, S.: Zu den Grenzen der ärztlichen Schweige- und Auskunftspflicht. Med. Sachverständ. 82 (1986) 50

32 Wiester, W.: Über die ärztliche Gutachtertätigkeit im Sozialgerichtsverfahren. Med. Sachverständ. 86 (1990) 106

33 Ziegelmayer, W.: Die Stellung des ärztlichen Gutachters im Verfahren der Rentenversicherung und Versorgungsträger. Lebensversicher.-Med. 34 (1982) 114–117

3 Rechtsgrundlagen der Begutachtung im System der sozialen Sicherung

G. Hennies

Das System der sozialen Sicherung hat zum Ziel, weite Schichten der Bevölkerung gegenüber Lebensrisiken, die jeden einzelnen treffen können, in hohem Maße zu sichern. Seine Rechtsquellen sind stark zersplittert. Es besteht die Gefahr, daß der Bürger, der in diesem System Schutz sucht, sich im Dickicht unübersichtlicher, außerdem auch noch schwer verständlicher Regelungen verirrt und nicht die Hilfen findet, die ihm die Sozialgesetze bieten. Der Gesetzgeber hat sich deshalb bemüht, im *Sozialgesetzbuch* das Sozialrecht in sich möglichst widerspruchsfrei und lückenlos zusammenzufassen.

Sozialrechtlich-medizinische Probleme treten vor allem auf in den großen Bereichen

- der Sozialversicherung mit ihren Zweigen der Kranken-, Unfall- und Rentenversicherung,
  der Sicherung vor und bei Arbeitslosigkeit,
  der sozialen Entschädigung in Form des Versorgungsrechts,
  der Rehabilitation einschließlich des Rechts der Schwerbehinderten,
  der Sozialhilfe.

Gesetzlich geregelt sind als *Zweige der Sozialversicherung* die

- Krankenversicherung im Sozialgesetzbuch, V.Buch, – SGB V
- Unfallversicherung in der RVO §§ 537 ff.
- Rentenversicherung, bisher in der RVO §§ 1226 ff., im AVG und im RKG, mit Wirkung vom 1. Januar 1992 zusammengefaßt im Sozialgesetzbuch, VI.Buch, – SGBVI.

In der UV sind außer Arbeitnehmern zahlreiche andere Personengruppen versichert, darunter vom Versicherungsprinzip im herkömmlichen Sinne abweichend, Studenten, Schüler und Kinder in Kindergärten (§ 539 RVO).

Das soziale Entschädigungsrecht erfaßt außer Kriegsopfern mit gemeinsamer Grundlage im BVG

- Soldaten der Bundeswehr
- Zivildienstleistende
- Häftlinge, die aus politischen Gründen außerhalb des früheren Gebietes der Bundesrepublik Deutschland inhaftiert waren
- Opfer von Gewalttaten
- Impfgeschädigte.

In diesem umfassenden System des Schutzes vor den Wechselfällen des Lebens ist Krankheit oder Behinderung Merkmal vielfältiger gesetzlicher Tatbestände, die zu Ansprüchen und Rechten auf bestimmte Sozialleistungen führen. Daher kann bei der Entscheidung im Einzelfall, ob eine bestimmte Sozialleistung zusteht, auf die Mitarbeit medizinischer Sachverständiger nicht verzichtet werden.

Allgemeine Verfahrensgrundsätze

Aufgaben des Sachverständigen

Sachverständigen fehlt die Befugnis, über Ansprüche und Rechte selbst zu entscheiden. Ihre Aufgabe beschränkt sich darauf, der Verwaltung oder im Rechtsstreit dem Richter auf verfahrensrechtlichem Weg zu helfen, die Entscheidung über einen Sozialleistungsanspruch oder ein sonstiges soziales Recht zu finden. Unter Juristen hat sich im Blick auf Gerichtsverfahren eingebürgert, den Sachverständigen „Gehilfen des Richters" zu nennen. Diese Bezeichnung ist nicht wörtlich zu nehmen. Sie führt leicht zu Mißverständnissen, wird auch der wirklichen Stellung des Sachverständigen nicht gerecht; denn der Sachverständige ist mit seinem speziellen Fachwissen dem Richter überlegen. Er versteht etwas von Dingen, die der Richter nicht zutreffend zu beurteilen vermag. Der Richter holt das Gutachten ein, weil er anders seine verfahrensrechtliche Pflicht, den Sachverhalt aufzuklären, nicht hinreichend erfüllen kann. Er ist auf den weiten Gebieten der Medizin nicht fach- und sachkundig, selbst wenn er noch so viele Gutachten gelesen hat. Gutachten werden aber nicht nur in Rechtsstreiten eingeholt. Vielmehr werden sie in weit größerer Anzahl in Verwaltungsverfahren erstattet; die meisten Fälle entwickeln sich gar nicht zum Rechtsstreit vor einem Gericht. Schon im Verwaltungsverfahren sind daher Mediziner mit der gleichen Aufgabe betraut wie im Rechtsstreit gerichtliche Sachverständige. Sie haben die medizinischen Fragen zu beantworten, auf die es zur Entscheidung über einen Leistungsanspruch ankommt. Gleichgültig, wo der medizinische Sachverständige tätig ist, ob im Verwaltungsverfahren oder im Rechtsstreit, seine Aufgabe bleibt immer die gleiche: Er hat medizinischen Laien als fachkundiger Berater zu helfen, Wahrheit zu finden oder ihr möglichst nahe zu kommen. Einbezogen in einen Entscheidungsprozeß hat das Gutachten zur Feststellung von Tatsachen aus dem Bereich der Medizin finale Aufgaben. Der Sachverständige ordnet den medizinischen Tatbestand und macht ihn zur Rechtsanwendung im Einzelfall so transparent wie möglich. Von seiner Funktion her betrachtet, entspricht es seiner Stellung mehr, ihn – je nachdem, ob er im Verwaltungsverfahren oder im Rechtsstreit tätig ist – als *„Helfer“* und *„Berater“ der Verwaltung oder des Gerichts* zu bezeichnen.

Der Inhalt der für das Gerichtsverfahren in §410 ZPO vorgeschriebenen Eidesnorm gilt entsprechend für Verwaltungsverfahren:

Der Sachverständige hat sein Gutachten unparteiisch und nach bestem Wissen und Gewissen zu erstatten.

Auf medizinische Sachverständige übertragen heißt das: nach bestem medizinischen Wissen und ärztlichem Gewissen. Als Mediziner befindet sich der Sachverständige „in einer schwierigen Doppelrolle. Er ist Arzt und Gutachter“ (186). Zwar wird er nicht wie der Arzt unmittelbar am Patienten heilend und helfend tätig, hat aber dennoch typisch ärztliche Aufgaben zu erfüllen. Damit ist freilich nicht das einseitige Engagement gemeint, das für das Verhältnis zwischen behandelndem Arzt und Patienten kennzeichnend ist. Wer dem „Gutachtenpatienten“ ein falsch verstandenes „Wohlwollen“ entgegenbringt mit dem Ziel, ihm zur Rente und sonstigen sozialen Vergünstigung zu verhelfen, verfehlt nicht nur gutachterliche, sondern auch ärztlich-ethische Aufgaben. Es besteht Gefahr, daß er mögliche, im Interesse des Patienten liegende anderweitige Chancen mindert, wenn nicht gar vereitelt, z.B. zu wirkungsvoller Rehabilitation. Für Sachverständige gilt wie für jeden Arzt der Pflichtenkatalog der ärztlichen Berufsordnung. Daraus folgt, daß er sich bemühen muß, Gesundheit zu schützen, keinesfalls aber zu gefährden oder die Gesundung des Patienten zu behindern (186 mit Hinweis auf das Gebot: „primum nil nocere“). Um dieser Doppelfunktion als Arzt und Sachverständiger zu genügen, gehört es zu seiner wichtigsten Aufgabe, medizinisch bedeutsame Sachverhalte und Befunde mit größter Sorgfalt zu erheben, sie unverfälscht zu dokumentieren und in einer klar vom Befundteil getrennten Stellungnahme argumentativ so zu verwerten, daß die Entwicklung, wie er gutachtlich zu seiner Meinung gelangt ist, auch dem verständigen Laien einzuleuchten vermag (186; zur Gutachtertätigkeit als ärztliche Kunst s. S. 47).

Allerdings ist die Gefahr unverkennbar, in die der ärztliche Sachverständige in seiner Doppelfunktion allzu leicht gerät: Ihm wird eine Rolle zugeschoben, die er gesetzlich nicht hat. Wo der Bürger aus Krankheitsgründen eine Sozialleistung beantragt, immer liegt der Gang zu Sachverständigen vor der Entscheidung über den Antrag. In dieser Situation ist es nicht verwunderlich, daß er den Arzt als denjenigen ansieht, dessen Gutachten letzten Endes den Ausschlag für den Erfolg seines Leistungsantrags gibt. Deshalb muß der Sachverständige darauf achten, medizinische und außermedizinische Kompetenzen nicht zu verwischen. Gleichgültig, wer den Gutachtenauftrag erteilt hat, der Sachverständige ist in seiner Funktion immer nur auf das der Sachaufklärung dienende vorbereitende Stadium des Verfahrens beschränkt. Er hat keine Entscheidungskompetenz, sondern trägt mit seinem medizinischen Fachwissen, seinen aus medizinischer Praxis gewonnenen Erfahrungen und seinem fachkundigen Rat dazu bei, daß die Verwaltung oder im Streitfall das Gericht die Entscheidung findet.

Das Gutachten im Verwaltungsverfahren

Wie kein anderes Rechtsgebiet setzt das Recht der sozialen Sicherung gerade innerhalb des Verwaltungsbereichs eine enge Zusammenarbeit mit Medizinern voraus. Als fachkundige Berater der Verwaltung liefern sie in ihren Gutachten die Grundlage für die Entscheidung, die der Versicherungsträger oder die Behörde über bestimmte soziale Rechte und Ansprüche eines Bürgers zu treffen hat. Die Sozialverwaltung bedarf in ganz besonderem Maße des sachverständigen medizinischen Rats (197). Ähnlich wie im Gerichtsverfahren besteht nach §21 des Sozialgesetzbuches – X.Buch – auch im Verwaltungsverfahren eine Pflicht zur Erstattung von Gutachten besonders dann, wenn über Entstehung, Höhe, Entziehung oder Wegfall einer Sozialleistung zu entscheiden ist.

BSG und BVerwG (276, 364) haben klargestellt, daß die Bezeichnung als *Parteigutachten* dem Wesen der Verwaltungsgutachten nicht gerecht wird. Versicherungsträger und Versorgungsbehörden gehören wie alle anderen Verwaltungsbehörden zur vollziehenden Gewalt. Verfassungsrechtlich sind vollziehende Gewalt und Rechtsprechung an Gesetz und Recht gebunden (Art.20 Abs.3 GG). Ebenso wie Gerichte sind Sozialleistungsträger nach § 20 SGB X verpflichtet, den Sachverhalt von Amts wegen zu ermitteln, wenn auch das Verwaltungsverfahren nicht so förmlich verläuft wie das Gerichtsverfahren. Art und Umfang der Ermittlungen werden vielmehr von den Behörden selbst bestimmt (S. 46). Das ändert freilich nichts an ihrer Verpflichtung, ein Höchstmaß an Sorgfalt aufzuwenden und den Sachverhalt in allen für die Entscheidung wesentlichen Fragen aufzuklären, bevor sie ihre Bescheide erlassen. Gutachten dürfen daher im Verwaltungsverfahren nicht „parteiisch" erstattet werden. Einseitige Interessenvertretung verträgt sich nicht mit den Pflichten eines medizinischen Sachverständigen, mit seinem Gutachten zur Aufklärung des Sachverhalts beizutragen.

Das *Verwaltungsgutachten* hat gleiche finale Funktionen zur Sachaufklärung wie das Gerichtsgutachten. Auch gilt für sämtliche bei Sozialleistungsträgern tätigen Ärzte ausnahmslos der allgemeine Grundsatz, „daß sie bei der Wahrnehmung ihrer medizinischen Aufgaben nicht an Weisungen gebunden und nur ihrem ärztlichen Gewissen unterworfen sind" (so wörtlich, bezogen auf den Medizinischen Dienst der Krankenkassen, die amtl. Begründung zum GRG, BT-Drs 11/2237 S.232). Sie sind nicht berechtigt, in die ärztliche Behandlung des Gutachtenpatienten einzugreifen; doch ist es nicht ausgeschlossen, daß ihre gutachtliche Stellungnahme die Behandlung des Arztes beeinflußt.

Ob im Gerichts- oder im Verwaltungsverfahren, hier wie dort beantwortet der Sachverständige die Beweisfragen, die ihm sein Auftraggeber gestellt hat, „nach bestem Wissen und Gewissen". Trotzdem ist kaum zu erwarten, daß ihm ein Rentenbewerber mit besonderem Vertrauen begegnet. Dessen Erwartungen sind in eine bestimmte Richtung gelenkt: Er will den Erfolg seines Rentenantrages erreichen. Mancher Versicherte steht am Beginn eines – vielleicht langen – Rentenkampfes, in dem Gefahr besteht, daß er mehr und mehr den Sinn für Objektivität verliert. Besonders das Verwaltungsgutachten wird der Rentenbewerber in dieser Situation durch eine stark subjektiv gefärbte Brille sehen (121, 207). Der Sachverständige, soll er seiner Aufgabe gerecht werden, muß sich erst bemühen, ein *gewisses Vertrauen* zu erwerben (S. 47). Er ist der einzige im sonst „anonymen" Verwaltungsverfahren, der dem Versicherten persönlich gegenübertritt. Um so mehr ist es Pflicht der Verwaltung, auch nur den Anschein gedrosselter Objektivität und Neutralität zu vermeiden. Sie darf nicht durch ungeschickte Formulierungen den Eindruck erwecken, als sei es der Mediziner, der über Erfolg oder Mißerfolg des Rentenantrags das entscheidende letzte Wort spricht.

Das weit verzweigte System der sozialen Sicherung bringt es mit sich, daß verschiedene Leistungsträger auf den ihnen zugewiesenen Rechtsgebieten den für ihre Entscheidung wesentlichen Sachverhalt mit Hilfe von Gutachten aufklären müssen, z.B. bei Ansprüchen auf Krankengeld die Krankenkasse, auf Rente wegen Erwerbsunfähigkeit, zumindest Berufsunfähigkeit der RV-Träger, wegen Schwerbehinderung das Versorgungsamt, wegen Fragen zur Vermittlungsfähigkeit oder beruflichen Rehabilitation das Arbeitsamt. Mit dem Ziel, Mißverständnisse über Inhalte und Ergebnisse unterschiedlicher Gutachten auszuschalten, vor allem aber *überflüssige Mehrfachuntersuchungen* zu vermeiden, hat der Gesetzgeber eine allerdings nur halbherzige Regelung getroffen. In ziemlich schwer verständlichem Wortlaut schreibt § 96 SGB X als Verhaltensanweisung für Sachverständige im Verwaltungsverfahren vor: *Ärztliche Untersuchungen sollen so vorgenommen und ihre Ergebnisse so festgehalten, folglich Gutachten so gefaßt werden, daß sie auch für einen anderen Leistungsträger verwertbar sind.*

Darüber hinaus fordert der Gesetzgeber die Sozialleistungsträger in § 96 verbindlich auf, durch Vereinbarungen untereinander sicherzustellen, daß Untersuchungen unterbleiben, soweit vertretbare Untersuchungsergebnisse bereits einem anderen Leistungsträger vorliegen. Die Vereinbarungen dürfen sogar soweit reichen, daß Untersuchungen für den einen Leistungsbereich auch für andere mit durchgeführt werden können. Ein Beispiel ist die *Vereinbarung zwischen der Bundesanstalt für Arbeit und den RV-Trägern vom 5.3. 1980*, die bezweckt, unterschiedliche Beurteilungen der Leistungsfähigkeit eines Versicherten möglichst auszuschließen.

Solche Vereinbarungen führen zu keiner umfassenden Zuständigkeit des Leistungsträgers, der die Begutachtung veranlaßt hat. Folglich ist auch der andere Leistungsträger nicht an den Inhalt und die Ergebnisse des medizinischen Gutachtens gebunden; er kann Untersuchungsergebnisse übernehmen, soll dies besonders bei Röntgenbefunden auch möglichst, muß es aber nicht. Es besteht ein unverbindliches Verwertungsgebot, das Leistungsträger nur dazu anhält, untereinander Untersuchungsergebnisse, soweit brauchbar und zweckmäßig, zu berücksichtigen (198).

Sachverständiger – sachverständiger Zeuge

Beweismittel im Gerichtsverfahren sind Zeugen (§§ 373ff. ZPO) und Sachverständige (§§ 402ff.); eine Zwischenstellung nimmt, wie schon der Name sagt, der sachverständige Zeuge ein (§ 414). Rechtlich kurz erläutert, haben beide folgende Aufgaben:

- *Sachverständige* berichten über Erfahrungssätze ihrer Wissenschaft und ziehen daraus Schlußfolgerungen, kurz: sie vermitteln dem Gericht spezielle Sachkunde;
- *sachverständige Zeugen* sagen über Tatsachen oder Zustände aus, zu deren Wahrnehmung eine besondere Sachkunde erforderlich war.

Beide setzen demnach besondere Sachkunde ein, der Unterschied liegt im Inhalt ihrer Aussagen: Der sachverständige Zeuge bekundet Tatsachen, der Sachverständige Erfahrungssätze und daraus gewonnene Schlußfolgerungen (25, S. 7ff., 270; 38, S. 315ff.).

Verfahrensrechtlich werden auf den sachverständigen Zeugen die Vorschrift über den Zeugenbeweis angewendet. Daher kommen die Unterschiede auch in der Eidesformel zum Ausdruck; sie lautet *beim sachverständigen Zeugen*: nach bestem Wissen die reine Wahrheit gesagt und nichts verschwiegen zu haben (§ 392 ZPO), *beim Sachverständigen*: das Gutachten unparteiisch und nach bestem Wissen und Gewissen erstattet zu haben (§ 410 ZPO). Der sachverständige Zeuge ist in seiner verfahrensrechtlichen Stellung kein Sachverständiger, sondern Zeuge; allerdings kann sich beides vermischen.

Typisches Beispiel: Der behandelnde Arzt gibt einen Befundbericht ab. Wird er aufgefordert, außerdem zum Grad der Behinderung oder zur MdE Auskunft zu geben, wird er insoweit zum Sachverständigen. Vergütet wird seine Entschädigung nach der Anlage zu §5 ZSEG, dort als „Zeugnis über einen ärztlichen Befund mit kurzer gutachterlicher Äußerung" bezeichnet. Von dieser speziellen Regelung abgesehen, erhält der sachverständige Zeuge nur als Zeuge eine Entschädigung, nicht nach den für Sachverständige geltenden andersartigen Regeln. *Weiteres Beispiel:* Ein Arzt hat nach einem Unfall Erste Hilfe geleistet und soll nun über die damals vorhandenen Verletzungen aussagen. Er wird als sachverständiger Zeuge vernommen.

Amtsermittlungspflicht

Das Verfahren zur Feststellung des Sachverhalts wird in allen Bereichen des öffentlichen Rechts von der Untersuchungsmaxime (Offizialmaxime) beherrscht: so wie im Rechtsstreit das Sozialgericht und das Verwaltungsgericht sind im Verwaltungsverfahren die Behörden und Versicherungsträger *verpflichtet, den Sachverhalt von Amts wegen zu erforschen.* Diese Amtsermittlungspflicht bedeutet nicht, daß die Stellung des Betroffenen rein passiv ist. Es bestehen vielmehr bestimmte *Mitwirkungspflichten.* Der Antragsteller, Leistungsberechtigte oder im Rechtsstreit der Kläger, hat das Verfahren nach Kräften zu fördern und auch bei der Beweisaufnahme mitzuwirken. Mangelnde Mitwirkung kann für den säumigen Beteiligten unter Umständen ungünstige Rechtsfolgen nach sich ziehen. Zwar entbindet sie die Behörde oder im Streitfall das Gericht nicht von der Aufgabe, den Sachverhalt so weit wie möglich aufzuklären, doch schwebt über den Beteiligten stets das Damoklesschwert der *objektiven Beweislosigkeit.*

Kann ein für die Entscheidung wesentlicher Tatumstand nicht festgestellt werden, obwohl alle Aufklärungs- und Beweismöglichkeiten erschöpft sind, so trägt die Folgen der Beweislosigkeit – *die Beweislast* – derjenige, der ein Recht aus dem unaufklärbaren Sachverhalt herleiten will. Wenn Tatsachen, die zur Begründung des Anspruchs gehören, sich nicht feststellen lassen, wirkt sich das letzten Endes zuungunsten des Antragstellers oder Klägers aus. Greift dagegen die Behörde in einen begründeten Anspruch ein – etwa durch einen Neufeststellungs- oder Entziehungsbescheid –, so gehen Zweifel zu ihren Lasten, z.B. die Ungewißheit, ob eine wesentliche Besserung im Gesundheitszustand des Rentenberechtigten eingetreten ist, ob die Unrichtigkeit eines Bescheides feststeht oder dergl. Welchem Beteiligten, ob dem Kläger oder dem Beklagten, das Risiko der lückenhaften Tatsachenfeststellung aufgebürdet wird, entscheidet im Streitfall allein der Richter; der Sachverständige hat die Lücken nur aufzuzeigen. Der im Strafprozeß herrschende Grundsatz *„in dubio pro reo" oder „in dubio pro aegroto" gilt nicht!* (s.S. 57).

Zumutbare diagnostische Maßnahmen

Für den gesamten *Bereich der Sozialverwaltung* sind die *Mitwirkungspflichten* im Sozialgesetzbuch SGB I – Allgemeiner Teil – vom 11. 12. 1975 (BGBl. I S. 3015) geregelt (§§ 60ff.). Was sich als allgemeine Rechtspraxis durchgesetzt hatte, ist nunmehr mit der den Geboten des Rechtsstaates entsprechenden Klarheit gesetzlich geschriebenes Recht geworden.

§ 62: Wer Sozialleistungen beantragt oder enthält, soll sich auf Verlangen des zuständigen Leistungsträgers ärztlichen und psychologischen Untersuchungsmaßnahmen unterziehen, soweit diese für die Entscheidung über die Leistung erforderlich sind. Unter Umständen besteht eine Pflicht zur Heilbehandlung, wenn zu erwarten ist, daß sie eine Besserung des Gesundheitszustandes herbeiführen oder eine Verschlechterung verhindern wird (§ 63). Eine weitere Vorschrift (§ 64) erstreckt gleiche Grundsätze auf die Teilnahme an berufsfördernden Maßnahmen.

Die Grenzen der Mitwirkungspflichten liegen bei der *Zumutbarkeit und Verhältnismäßigkeit* der vom Leistungsträger vorgesehenen Maßnahme. Der häufig zu hörende Satz, der Gutachtenpatient dürfe „harmlose" Untersuchungen nicht ablehnen, sei aber berechtigt, „schwereren" diagnostischen Eingriffen zu widersprechen, ist in dieser Allgemeinheit nicht richtig. Es gilt der auf Art. 2 Abs. 2 GG beruhende verfassungsrechtliche Grundsatz: Niemand braucht ohne Einwilligung einen Eingriff in seine körperliche Unversehrtheit zu dulden, es sei denn, eine gesetzliche Bestimmung läßt ausdrücklich Ausnahmen zu. Die Verfassung verleiht ganz eindeutig und zweifelsfrei dem *Recht auf körperliche Unversehrtheit* den Rang eines in seinem Wesensgehalt unantastbaren Grundrechts. Diese verfassungsrechtliche Grenze muß eingehalten werden, wenn es darum geht, wie weit die Pflicht eines Antragstellers, Leistungsberechtigten und im Rechtsstreit eines Klägers reicht, nach besten Kräften zur Aufklärung des Sachverhalts beizutragen.

Besonders problematisch sind die Fälle, in denen Rente bezogen und deren Neufeststellung, Entziehung oder Umwandlung erwogen wird, weil sich möglicherweise Verhältnisse, die seinerzeit für die Rentenbewilligung maßgebend gewesen sind, inzwischen wesentlich geändert haben könnten. Anders als bei Antragstellern auf eine Sozialleistung wird in diesen Fällen dem Leistungsberechtigten häufig der eigene Antrieb fehlen, an der Sachaufklärung mitzuwirken; Zweifel am Tatbestand gehen hier aber zu Lasten der Verwaltung.

Die Grenzen der *Mitwirkungspflichten* – darunter auch der Pflicht, sich ärztlich untersuchen zu lassen – steckt § 65 SGB für alle Bereiche der Sozialverwaltung ab. Wie es in der Gesetzessprache etwas umständlich ausgedrückt heißt, endet die Pflicht, wenn „ihre Erfüllung nicht in einem angemessenen Verhältnis zu der in Anspruch genommenen Sozialleistung steht oder dem Betroffenen aus einem wichtigen Grund nicht zugemutet werden kann" oder wenn „der Leistungsträger sich durch einen geringeren Aufwand als der Antragsteller oder Leistungsberechtigte die erforderlichen Kenntnisse beschaffen kann". Es besteht auch das Recht, *Behandlungen und Untersuchungen* abzulehnen, „bei denen im Einzelfall ein Schaden für Leben oder Gesundheit nicht mit hoher Wahrscheinlichkeit ausgeschlossen werden kann, die mit erheblichen Schmerzen verbunden sind oder die einen erheblichen Eingriff in die körperliche Unversehrtheit bedeuten" (hierzu: 168).

Fehlt ein Grund, die Mitwirkung zu verweigern, sind gesetzliche Sanktionen vorgesehen (§§ 66, 67 SGB).

Unter bestimmten Voraussetzungen kann eine Sozialleistung ganz oder teilweise versagt werden, falls die mangelnde Mitwirkung dazu geführt hat, daß die notwendige Sachaufklärung erheblich erschwert oder vereitelt wird; das gilt besonders auch gegenüber Antragstellern und Empfängern von Sozialleistungen wegen Arbeitsunfähigkeit, Gefährdung oder Minderung der Erwerbsfähigkeit oder Arbeitslosigkeit. Das Recht, eine ursprünglich verweigerte Mitwirkung nachzuholen, bleibt jedoch erhalten.

Diese Regelung geht von der Kausalität zwischen der Verletzung von Mitwirkungspflichten und einer vereitelten Sachaufklärung aus. Allein aus der Weigerung des Antragstellers, Leistungsberechtigten oder Klägers, sich ärztlich untersuchen zu lassen, darf die Verwaltung oder das Gericht *nicht voreilig ungünstige Schlüsse* ziehen. Es muß zunächst einmal versucht werden, den Sachverhalt ohne die Untersuchung auf andere Weise zu klären. Aus der Weigerung erwächst kein Rechtsnachteil, falls die bisherigen Untersuchungsergebnisse in ärztlichen Befundberichten, Krankenblättern und bereits vorhandenen Gutachten auch anderer Stellen eine sachgemäße und erschöpfende Beurteilung gestatten, falls also – gestützt auf derartige Unterlagen – ein reines *Aktengutachten* ausreicht.

Kann eine vollständige Klärung nicht ohne ärztliche Untersuchung gelingen, dann tritt die Frage nach der Art und dem Ausmaß der beabsichtigten diagnostischen Maßnahme auf. Wohl kaum jemals wird ein triftiger Grund bestehen, *belanglose Eingriffe* zu diagnostischen Zwecken zu verweigern, z.B. einfache Blutentnahmen. *Welche weiterreichenden Maßnahmen aber zumutbar sind*, wird nicht immer klar abgrenzbar sein. Neue Erkenntnisse und Errungenschaften der Medizin lassen einen Eingriff als zumutbar erscheinen, der es früher nicht war. Außerdem kommen mannigfaltige individuelle Faktoren des einzelnen Falles hinzu, wie der Allgemeinzustand des „Gutachtenpatienten" nach Alter, Konstitution, Disposition und vieles andere mehr. Ein unwandelbares System starrer Regeln kann es daher niemals geben. Rechtlich zeichnen sich die folgenden *Leitlinien* ab (27, 29, 173, 202).

An erster Stelle ist der allgemeine verfassungsrechtliche Grundsatz der *Verhältnismäßigkeit* zwischen Mittel und Zweck zu beachten (261, 263); der beabsichtigte Eingriff muß in einem angemessenen Verhältnis zum Erfolg stehen. Solange das diagnostische Ziel mit einem geringeren Eingriff erreicht werden kann, ist jeder stärkere Eingriff rechtswidrig. Nur was wirklich *notwendig* ist, um einen Verdacht zu bestätigen oder auszuschließen, ist zumutbar. Die diagnostische Maßnahme muß tatsächlich Klärung versprechen und *indiziert* sein; es muß eine gewisse *Aussicht auf Erfolg* bestehen. Untersuchungen im Verwaltungsverfahren wie im Rechtsstreit sind kein Feld, neue, noch ungesicherte Methoden zu erproben. Aber nicht nur in diesem Sinne unnötige, sondern auch schädliche Belastungen des „Gutachtenpatienten" müssen vermieden werden. Der Eingriff darf keine erheblichen *Schmerzen* verursachen und keine erhebliche Verletzung der *körperlichen Unversehrtheit* mit sich bringen. Er muß *gefahrlos* sein, also nach den Regeln der ärztlichen Kunst ohne Nachteil für Leben und Gesundheit vorgenommen werden können. So braucht kein Rentner, nur weil die Verwaltung ihre Leistungspflicht überprüfen will, ein erhöhtes Wagnis oder ein erhebliches Maß an Schmerzen auf sich nehmen. Maßgeblich ist dabei, wie sich nach allgemeinen medizinischen Erfahrungen der geplante Eingriff voraussichtlich auswirken wird.

Welche der mannigfaltigen diagnostischen Maßnahmen sich in diesen Grenzen halten, ist an erster Stelle eine medizinische Frage. Im Schrifttum sind *Einzelheiten dargestellt zur Zumutbarkeit* von röntgendiagnostischen Maßnahmen (30, 95, 251), von ambulanten Eingriffen in der Endoskopie (58), von diagnostischen und therapeutischen Maßnahmen aus der Sicht des endoskopierenden Internisten (22), von operativen Eingriffen aus der Sicht des Chirurgen (1), des Orthopäden (16), des Gynäkologen (6); zur Computer- und Ultraschalltomographie (106, 108, 238); weitere Einzelheiten ausführlicher bei Schönberger/Mehrtens/Valentin (45) und in den Anhaltspunkten 1983 (2, S. 15 zu 9).

Gerade dieser Problemkreis macht besonders deutlich, daß die Begutachtung im Verwaltungs- und im Gerichtsverfahren ärztliche Aufgabe ist. *Ärztliche Aufklärungspflichten* gelten für den Sachverständigen wie für jeden Arzt (168). Einerseits ist es seine Aufgabe, nach Möglichkeit alle notwendigen diagnostischen Untersuchungsmethoden anzuwenden, die ihm zur Verfügung stehen. Auf der anderen Seite wirft der massive Einzug der Medizintechnik in Diagnostik und Therapie noch manche ungelösten Probleme auf, darunter bei dem Riesenangebot an Diagnostik das Problem, wie weit der Sachverständige mit seinen Untersuchungen als Arzt gehen kann (145). Im Zweifel sollte er sich Fragen stellen, wie sie SILOMON (50, S. 27) formuliert hat:

„Wann ist der notwendige Grad von diagnostischer Sicherheit erreicht? Wird er durch weitere Untersuchungen tatsächlich noch erhöht? Steht die Belästigung durch die einzelne Untersuchung, steht deren Wiederholung und deren Menge in ausgewogenem Verhältnis zu dem Nutzen und zu den Kosten? Von wann an werden Untersuchungen etwa nur noch vorrangig unter dem Gesichtspunkt vorgenommen, daß sich der Arzt durch eine Überdiagnostik vor dem Vorwurf mangelnder Gründlichkeit und Sorgfalt beim Untersuchen schützen will, also eine forensische Diagnostik treibt? Die Problematik impliziert aber auch die Frage, ob und inwieweit der Untersuchte verpflichtet ist, Diagnostik in jedem Umfang blindlings zu erdulden – blindlings deshalb, weil er eine eigene rational fundierte Entscheidung dazu aus Mangel an Sachkenntnis nicht treffen kann" (s. auch 37).

Ärztlichem Verantwortungsbewußtsein und ärztlichem Geschick bleibt es überlassen, in gehöriger Weise auf die Entschlüsse des „Gutachtenpatienten" einzuwirken.

Diagnostische Maßnahmen, die über belanglose Routineeingriffe hinausreichen, erfordern ein eingehendes Gespräch wie auch sonst im Verhältnis von Arzt und Patienten. Der „Gutachtenpatient" muß in groben Zügen erfahren, was geplant ist, wie es vermutlich vor sich gehen wird und welche Risiken „typisch" sind. Eingriffe jeder Art dürfen nur nach vorheriger Aufklärung mit *Einwilligung des „Gutachtenpatienten"* vorgenommen werden. Helfen alle Bemühungen des Sachverständigen nicht, ihn von der Notwendigkeit der beabsichtigten diagnostischen Maßnahme zu überzeugen, dann bleibt nichts anderes übrig, als darauf zu verzichten und dies dem Auftraggeber mitzuteilen. Zugleich sollte der Sachverständige erklären, ob aus medizinischer Sicht ein Grund für die Weigerung besteht. Daraus dann die rechtlichen Folgerungen zu ziehen, ist allein Sache des Auftraggebers, also im Verwaltungsverfahren des Leistungsträgers, im Rechtsstreit des Gerichts.

Der gerichtliche Sachverständige

(25, 38)

Anders als dem Zivilprozeß geht dem Rechtsstreit vor den Verwaltungs- und Sozialgerichten ein Verwaltungsverfahren voraus. Schon in diesem Verfahren hatte die Verwaltung den Sachverhalt mit aller Sorgfalt zu erforschen, sind Gutachten erstattet worden, waren Mediziner als fachkundige Berater tätig. Daher ist es auch nicht ausgeschlossen, daß im Rechtsstreit eines mit seinen Ansprüchen abgelehnten Bürgers das im Verwaltungsverfahren erstattete Gutachten die Entscheidungsgrundlage bildet. Die Gerichte sind nicht ohne weiteres verpflichtet, zur Beurteilung der im Verwaltungsgutachten behandelten medizinischen Fragen nochmals Beweis zu erheben (364). Wie allerdings die Praxis zeigt, beauftragen die Richter in den meisten Fällen einen gerichtlichen Sachverständigen (207, 211). Der Grund liegt vor allem darin, daß sie Rechtsschutz in gesetzlich streng geregelten Formen zu gewähren haben (aus der umfangreichen Literatur; 15, 25, 38, 93, 94, 99, 152, 153, 165, 188, 192, 260).

Die Stellung der Verwaltungsbehörde gegenüber dem Rentenbewerber im Verwaltungsverfahren ist *vollkommen anders* als im Prozeß. Den Verlauf des Verwaltungsverfahrens bestimmt die Verwaltung weitgehend selbst. Im Rechtsstreit stehen sich der Rentenbewerber als Kläger und die Verwaltungsbehörde als Beklagte gegenüber. Sie sind Parteien eines Streitfalles, prozessual besteht zwischen ihnen „Waffengleichheit". Der Richter hat jedem Beteiligten, dem erfolglos gebliebenen Rentenbewerber wie der Verwaltungsbehörde, gerecht zu werden. Er darf beim Kläger nicht die Besorgnis aufkommen lassen, die – übrigens wirtschaftlich weitaus stärkere – Verwaltung nehme mit ihren Gutachten vor Gericht eine bevorzugte Stellung ein. Unparteiisch und neutral hat er das Verwaltungsgutachten sowie die Einwendungen und das Gegenvorbringen des Gegners zu würdigen.

In zahlreichen Urteilen hat das BSG immer wieder hervorgehoben, daß das Gericht bei der Antwort auf medizinische Fragen von der Anhörung eines Sachverständigen nur absehen darf, wenn es *die erforderliche Sachkunde selbst besitzt* und darlegt, worauf sie beruht. Das gerichtliche Verfahren leidet an einem wesentlichen Mangel, wenn das Gericht hiergegen verstößt (§ 128 SGG). Richter können als medizinische Laien allein durch Literaturstudium oder das Lesen noch so vieler Gutachten keinen wirklich sachkundigen Einblick gewinnen; sie geraten leicht in Gefahr, angelesenes Wissen zu überschätzen. Der Ausweg, neben die juristischen und die ehrenamtlichen Richter den Sachverständigen auf die Richterbank zu setzen, ist aus vielfältigen, auch verfassungsrechtlichen Gründen versperrt; eine Entwicklung des Verfahrensrechts in dieser Richtung ist nicht wünschenswert (89, 215).

In dieser Lage werden die Richter der Tatsacheninstanzen in zahlreichen Fällen gezwungen sein, von außenstehenden Sachverständigen medizinische Gutachten einzuholen. Im Laufe eines Prozesses kann es unter Umständen sogar zu mehreren Begutachtungen kommen. Keines dieser Gutachten ist jedoch als *„Obergutachten“* zu bezeichnen. Dieser Begriff, der schwer auszurotten zu sein scheint, spiegelt ein falsches Bild vor. Keiner der Sachverständigen ist kraft einer besonders herausgehobenen Stellung anderen übergeordnet; denn verfahrensrechtlich gibt es keine Rangordnung im Sachverständigenbeweis, insbesondere auch kein Obergutachten, das andere Gutachten in ihrem Beweiswert ohne weiteres entkräftet. Das Gericht hat alle Gutachten in gleicher Weise zu würdigen; dabei richtet sich der Beweiswert allein nach ihrer Überzeugungskraft (90).

Der Richter bestellt einen bestimmten Arzt durch Beweisbeschluß zum Sachverständigen. Dessen – und nur dessen – Gutachten ist *Beweismittel im verfahrensrechtlichen Sinn* (§§ 402ff ZPO), das Verwaltungsgutachten ist es nicht. Nur der Sachverständige, den der Richter ausgewählt hat, ist der fachkundige Helfer des Gerichts. Nur der gerichtliche Sachverständige hat im Rechtsstreit eine dem Richter ähnliche, über den streitenden Parteien stehende unabhängige Stellung.

Die *richterähnliche Stellung* kommt in der Bestimmung des § 408 ZPO zum Ausdruck, daß ein Sachverständiger aus den gleichen Gründen, die zur Ablehnung eines Richters berechtigen, abgelehnt werden kann (§ 406 ZPO).

Ein Ablehnungsgrund besteht vor allem wegen Besorgnis der Befangenheit, also dann, wenn ein Grund vorliegt, der – vom Standpunkt der ablehnenden Partei her beurteilt – geeignet ist, Mißtrauen gegen die Unparteilichkeit des Sachverständigen zu rechtfertigen (§ 42 ZPO). Wie bei der Richterablehnung ist es auf den subjektiven Eindruck einer sachgerecht und vernünftig denkenden Prozeßpartei abzustellen. Der mit Erfolg abgelehnte Sachverständige ist zur Erstattung des Gutachtens untauglich.

Ablehnungsgründe sind beispielsweise: Freundschaft oder Feindschaft zu einer Partei, unsachliche oder gar beleidigende Bemerkungen während der Untersuchung oder im Gutachten, frühere Erstattung eines Privatgutachtens in derselben Sache, Angestellten- oder Beamtenverhältnis im gleichen Dienstzweig wie die beklagte Behörde, noch andauernde ärztliche Behandlung des Klägers und Ausstellung eines Attests mit Stellungnahme zum Streitstoff.

Keine Ablehnungsgründe: Mangel an Sachkunde, Fehler bei der Begutachtung, Tätigkeit als Sachverständiger in der vorangegangenen Gerichtsinstanz oder in einem Parallelprozeß, abgeschlossene ärztliche Behandlung, insbesondere in einer Klinik.

Der vom Gericht *zum Sachverständigen bestellte Arzt* ist gesetzlich verpflichtet, das Gutachten zu erstatten. Das Gericht kann ihm zur Erstattung eines schriftlichen Gutachtens eine Frist setzen und, wenn er die Frist versäumt, Ersatz der Kosten und ein Ordnungsgeld bis zu 1000,–DM auferlegen; allerdings muß dies mit einer Nachfrist vorher angedroht werden (§ 411 ZPO).

Dieser *Begutachtungspflicht* kann sich ein Arzt wegen der besonderen Stellung seines Berufes nur schwer entziehen. Er darf allerdings aus den gleichen Gründen wie ein Zeuge sein Gutachten verweigern, z.B. wegen verwandtschaftlicher Beziehungen (§ 383 ZPO) oder auch aus anderen in § 384 ZPO festgelegten sachlichen Gründen. Darüber hinaus ist das Gericht berechtigt, den Sachverständigen aus Zweckmäßigkeitsgründen von seiner Begutachtungspflicht zu entbinden (§ 408 ZPO), etwa weil er wegen seiner beruflichen Tätigkeit überlastet ist oder weil ihm die notwendige spezielle Sachkunde fehlt.

So wird dem Sachverständigen z.B. nicht zugemutet, über der Gutachtertätigkeit seine eigentliche Berufsarbeit zu vernachlässigen. Hinderungsgründe muß er dem Gericht unverzüglich mitteilen, verbunden mit einem Antrag, ihn vom Gutachtenauftrag freizustellen. Gegen einen ablehnenden Beschluß des Gerichts kann er Beschwerde einlegen.

Mit dem Ziel, die Zusammenarbeit zwischen Sachverständigen, Richtern und Prozeßbeteiligten zu verbessern und eine rasche und richtige Erledigung des Rechtsstreits zu fördern, sind durch das sog. *Rechtspflege-Verein-*

fachungsgesetz vom 17.12.1990 (BGBl I S.2847), die Vorschriften der ZPO über den Sachverständigenbeweis mit Wirkung vom 1.4. 1991 ergänzt worden. Dabei hat der Gesetzgeber sich von dem Gedanken leiten lassen, Mängel zu beseitigen, die in der Praxis immer wieder aufgetreten und von Richtern, aber auch aus Kreisen von Sachverständigen beklagt worden sind. Wer sich mit den neuen Vorschriften befaßt, darf zweierlei nicht übersehen: Zu einem großen Teil sind Regelungen in das Gesetz übernommen worden, die auf einer bislang schon praktizierten Verfahrensweise beruhen; es wird also bloß gesetzlich bekräftigt, was einer besonders in der Sozialgerichtsbarkeit weithin üblichen Praxis entspricht. Außerdem darf nicht unbeachtet bleiben, daß das Beweisrecht der ZPO sich auf gerichtliche Sachverständige aller Art erstreckt, also nicht nur auf medizinische.

In einem neu in die ZPO eingefügten **§404a** werden **Aufgaben des Gerichts** gegenüber dem Sachverständigen beschrieben *(Abs.1 bis 5)*:

(1) Das Gericht hat die Tätigkeit des Sachverständigen zu leiten und kann ihm für Art und Umfang seiner Tätigkeit Weisungen erteilen.

Dazu heißt es in der Gesetzesbegründung (BT-Drucks. 11/3621 S.39): Die verbindlichen Anordnungen des Gerichts sollen die Unabhängigkeit und Verantwortlichkeit des Sachverständigen nicht berühren. Der Sinn der Vorschrift liegt vor allem darin, Eigenmächtigkeiten von Sachverständigen auszuschließen, zu denen es hier und da gekommen ist. Schon nach bisherigem Recht muß sich aus dem gerichtlichen Beweisbeschluß das Beweisthema ergeben, d.h.: das für den Sachverständigen „ausschließlich verbindliche Gutachtenthema", das er erschöpfend behandeln muß und nicht überschreiten darf (39, RdNr. 519–524). Soweit im Einzelfall erforderlich, sollte das Gericht den Sachverständigen über die Rechtslage unterrichten, die im Rahmen der Begutachtung von Bedeutung ist; dazu kann vielleicht auch einmal die Erläuterung eines Rechtsbegriffes gehören (38, RdNr. 531). In der Praxis wichtiger ist aber die tatsächliche Seite des Falles: Für den Sachverständigen ist *der vom Gericht bestimmte Sachverhalt verbindlich*; nur diesen Sachverhalt hat er seiner Begutachtung zugrunde zu legen (hierzu ausführlich S. 43ff; vgl. auch Abs. 3 und 4 § 404).

Auch muß der Sachverständige sich an eine gerichtliche Anordnung halten, das Gutachten nur aufgrund einer *ambulanten Untersuchung* des Klägers oder gar nur *nach Aktenlage* zu erstatten. Ist er der Auffassung, auf diese Weise nicht zu hinreichenden Antworten auf die Beweisfragen zu gelangen, so muß er dies dem Gericht mitteilen und z.B. eine *stationäre Untersuchung* anregen. Ähnliches gilt für bestimmte *Untersuchungsmethoden*, die das Gericht angeordnet hat; läßt sich die Methode nicht mit dem vereinbaren, was der Sachverständige für sachgerecht und medizinisch notwendig hält, so muß er das Gericht davon unterrichten und u.U. eine andere als die angeordnete Methode vorschlagen (38, RdNr.532). Einerseits darf das Gericht dem Sachverstä ndigen nicht eine Art und einen Umfang der Begutachtung aufzwingen, die entweder nicht zum erwünschten Erfolg führt oder ärztlichen Grundüberzeugungen widerspricht. Anderseits darf der Sachverständige nicht einfach gerichtlichen Anordnungen und Weisungen zuwiderhandeln. Hier kann nur *vertrauensvolle Zusammenarbeit* helfen. Oft genügt schon ein Telefongespräch. Der letzte Ausweg: den Gutachtenauftrag zurückgeben (153)!

(2) Soweit es die Besonderheit des Falles erfordert, soll das Gericht den Sachverständigen vor Abfassung der Beweisfrage hören, ihn in seine Aufgabe einweisen und ihm auf Verlangen den Auftrag erläutern.

Nach dem klaren Gesetzeswortlaut ist die vorherige Anhörung des Sachverständigen nicht unter allen Umständen vorgesehen, sondern *nur bei Besonderheiten des einzelnen Falles.* Der Zweck der Vorschrift liegt darin, es zu sachdienlichen Beweisfragen kommen zu lassen und, falls erforderlich, sich von Anfang an der fachlichen Hilfe des als Sachverständigen vorgesehenen Arztes zu bedienen, um später bei der Erledigung des Gutachtenauftrages Mehrbelastungen und Verzögerungen zu vermeiden. Häufig werden telefonische Absprachen ausreichen (153).

(3) Bei streitigem Sachverhalt bestimmt das Gericht, welche Tatsachen der Sachverständige der Begutachtung zugrunde legen soll.

(4) Soweit es erforderlich ist, bestimmt das Gericht, in welchem Umfang der Sachverständige zur Aufklärung der Beweisfrage befugt ist, inwieweit er mit den Parteien in Verbindung treten darf und wann er ihnen die Teilnahme an seinen Ermittlungen zu gestatten hat.

Die Bestimmungen stehen mit dem gerichtlichen Weisungsrecht des Abs. 1 in Zusammenhang. Grundsätzlich hat das Gericht dem Sachverständigen den Tatsachenstoff für das Gutachten zu beschaffen, d.h. diejenigen Tatsachen kenntlich zu machen, auf denen das Gutachten aufbauen soll, juristisch *„Anknüpfungstatsachen"* genannt (hierzu ausführlich S. 43). Die Abs. 3 und 4 § 404a entsprechen daher insoweit der bisherigen Praxis. Sie unterstreichen, daß das Gericht nicht versuchen darf, der allein ihm obliegenden Feststellung des Sachverhalts kurzerhand durch Einholung eines Gutachtens auszuweichen. Die neue gesetzliche Vorschrift hindert jedoch nicht, bei noch nicht vollständig geklärtem nichtmedizinischen Sachverhalt das Gutachten alternativ zu der einen oder anderen Variante zu erstatten. Am bisherigen Rechtszustand, daß das Gericht in der Regel die Aufklärung der nichtmedizinischen Tatsachen nicht dem Sachverständigen überlassen darf, ändert sich nichts. Weitere Einzelheiten, wie weit diese Regel reicht und auf welche Ausnahmen Abs. 4 § 404a anwendbar ist: S. 44f.

(5) Weisungen an den Sachverständigen sind den Parteien mitzuteilen. Findet ein besonderer Termin zur Einweisung des Sachverständigen statt, so ist den Parteien die Teilnahme zu gestatten.

Formell wichtig ist Satz 1 über die gerichtliche Mitteilungspflicht; speziell für die in Rechtsbereichen des Sozialrechts tätigen medizinischen Sachverständigen wird Satz 2 kaum Bedeutung erlangen. Daß die Prozeßbeteiligten von Schreiben, die der Einweisung des Sachverständigen in seine Aufgaben dienen, durch Kopien Kenntnis erhalten müssen, ist selbstverständlich.

Der gleichfalls neue **§ 407a ZPO** regelt ausdrücklich **Pflichten des Sachverständigen** so, wie sie schon bislang guter Übung entsprachen *(Abs.1 bis 5)*:

(1) Der Sachverständige hat unverzüglich zu prüfen, ob der Auftrag in sein Fachgebiet fällt und ohne die Hinzuziehung weiterer Sachverständiger erledigt werden kann. Ist das nicht der Fall, so hat der Sachverständige das Gericht unverzüglich zu verständigen.

Sinn der Vorschrift ist es, unnötige Verzögerungen im Verfahrensablauf zu vermeiden. *„Unverzüglich"* verlangt eine Prüfung „ohne schuldhaftes Zögern", sobald der Gutachtenauftrag eingegangen ist. Stellt der Sachverständige fest, daß der Gutachtenauftrag nicht in sein Fachgebiet fällt, muß er wiederum unverzüglich handeln, indem er das Gericht verständigt. Er darf also den Auftrag nicht erst eine geraume Weile liegen lassen, wie es in der bisherigen Praxis leider nicht selten vorgekommen ist. Ein weiterer Sachverständiger darf niemals ohne Genehmigung des Gerichts zugezogen werden (hierzu ausführlicher S. 38ff).

(2) Der Sachverständige ist nicht befugt, den Auftrag auf einen anderen zu übertragen. Soweit er sich der Mitarbeit einer anderen Person bedient, hat er diese namhaft zu machen und den Umfang ihrer Tätigkeit anzugeben, falls es sich nicht um Hilfsdienste von untergeordneter Bedeutung handelt.

Auf Einzelheiten wird ausführlich im Kapitel über die *„persönliche Begutachtungspflicht"* eingegangen (S. 38ff). Die ausdrückliche Gesetzesvorschrift bringt nur insoweit eine neue Regelung, als sie bestimmt, daß der Sachverständige die Mitarbeiter namhaft zu machen und den Umfang ihrer Tätigkeit anzugeben hat – eine Regelung, die zur Offenheit zwingt, sich aber ausdrücklich nicht auf „Hilfsdienste von untergeordneter Bedeutung" bezieht.

(3) Hat der Sachverständige Zweifel an Inhalt und Umfang des Auftrages, so hat er unverzüglich eine Klärung durch das Gericht herbeizuführen. Erwachsen voraussichtlich Kosten, die erkennbar außer Verhältnis zum Wert des Streitgegenstandes stehen oder einen angeforderten Kostenvorschuß erheblich übersteigen, so hat der Sachverständige rechtzeitig hierauf hinzuweisen.

Auf die im Satz 1 der Vorschrift bekräftigte Pflicht ausdrücklich hinzuweisen, hat – wie schon im Abs. 1 – den Sinn, unnötige Verzögerungen im Beweisverfahren auszuschalten. Der Sachverständige sollte sich nicht scheuen, seine Zweifel erkennen zu lassen und auf Klarheit zu drängen. Satz 3 ist in Sozialgerichtsverfahren bei Kostenvorschüssen für Gutachten nach § 109 SGG wichtig (S. 40).

(4) Der Sachverständige hat auf Verlangen des Gerichts die Akten und sonstige für die Begutachtung beigezogene Unterlagen sowie Untersuchungsergebnisse unverzüglich herauszugeben oder mitzuteilen. Kommt er dieser Pflicht nicht nach, so ordnet das Gericht die Herausgabe an.

Diese Bestimmung ist notwendig geworden, weil es in der Praxis vorgekommen ist, daß Sachverständige Akten und sonstige Unterlagen trotz wiederholten Drängens des Gerichts bei sich behalten haben und Versuche, sie freiwillig zur Herausgabe zu bewegen, erfolglos geblieben sind.

Neu ist die Regelung des *Abs. 5 § 407a* ZPO, daß das Gericht den Sachverständigen auf seine Pflichten hinweisen soll. Außerdem ist die Bestimmung über das Kostenrisiko eines säumigen Sachverständigen erweitert worden. Die durch sein Verhalten verursachten Kosten können dem Sachverständigen nach dem *neu gefaßten § 409 Abs. 1* Satz 1 auferlegt werden, wenn er zu einem gerichtlich angeordneten Termin nicht erscheint oder sich weigert, ein Gutachten – und sei es auch nur schriftlich – zu erstatten, obwohl er dazu verpflichtet ist, oder wenn er Akten oder sonstige Unterlagen zurückbehält. Zugleich wird ein Ordnungsgeld gegen ihn festgesetzt.

Aus dem Pflichtenkreis lassen sich als *Grundpflichten* medizinischer Sachverständiger zusammengefaßt die folgenden herausschälen:

- zur Unparteilichkeit (S. 35),
- zur persönlichen Erstattung des Gutachtens im Rahmen des Gutachtenauftrags (S. 38) und dies
- nach bestem medizinischen Wissen und ärztlichem Gewissen (S. 29).

Zur zivilrechtlichen Haftung gerichtlicher Sachverständiger: Wird infolge eines unsachgemäßen Verhaltens bei einer das Gutachten vorbereitenden Untersuchung dem Gutachtenpatienten unmittelbar ein Schaden zugefügt, so ist der Sachverständige bei jedem Grad von Fahrlässigkeit schadensersatzpflichtig. Nach einer Entscheidung des BVerfG (267) ist eine Haftung aber auch in dem Fall nicht ausgeschlossen, daß aufgrund eines falschen Gutachtens zum Nachteil eines Prozeßbeteiligten ein falsches Urteil ergeht. Wegen der Einzelheiten wird besonders auf eine Arbeit von Jessnitzer (141) verwiesen (vgl. auch: 96, 168, 182).

Persönliche Begutachtungspflicht – Hilfskräfte

Die Auswahl des Sachverständigen liegt – mit der einen Ausnahme des § 109 SGG – allein im Ermessen des Gerichts. Sie ist oft schwierig, die Fehlerquellen sind zahlreich. Welcher Arzt zum Sachverständigen bestellt wird, kann schließlich für den Ausgang des Verfahrens von Bedeutung sein. An erster Stelle ist die für die Erstattung des Gutachtens erforderliche *Sachkunde und persönliche Eignung* ausschlaggebend (152).

Als Sachverständiger ist der Mediziner gezwungen, sich auf das Grenzgebiet von Medizin und Sozialrecht zu begeben. Sein Gutachten darf nicht an gesetzlichen Bestimmungen und in der Rechtsprechung erarbeiteten Begriffen vorbeigehen. Daher muß sich der Mediziner wenigstens mit Grundzügen des Sozialrechts vertraut machen. Er muß die Gesetzessprache, die Denk- und Ausdrucksweise des Juristen verstehen lernen (90, 102, 130). Da der Sachverständige in zahlreichen Fällen die Aufgabe hat, in seinem Gutachten Wechselbeziehungen von Krankheit zu sehr differenten Arbeitsbedingungen, Leistungsanforderungen und Arbeitsumwelteinflüssen in einzelnen Berufen oder Tätigkeiten darzustellen, ist eine *arbeitsmedizinische Zusatzausbildung* (219) oder sozialmedizinische Fortbildung wünschenswert.

Was bislang als ungeschriebenes Recht gegolten hat, verbietet nunmehr *§ 407a Abs. 2 ZPO* kurz und bündig (S. 37): *Der Sachverständige darf den Gutachtenauftrag nicht auf einen anderen übertragen.* Auf dem Gebiet des Beweisrechts ist das Gericht an strenge Regeln gebunden. Folglich darf auch der Weg, den Sachverständigen zu bestellen, nicht umgekehrt werden. Als Sachverständigenbeweis wird ein Gutachten nur gewertet, wenn das Gericht seine Auswahl vorher in der gesetzlichen Form getroffen hat (§ 404 ZPO). *Der gerichtliche Beweisbeschluß* muß klar erkennen lassen, welche Person zum Sachverständigen ernannt wird. Dieser Sachverständige – und nur er – hat die Pflicht, das Gutachten vorzubereiten und zu erstatten.

Daher ist das Verfahren, eine *Klinik* mit der Erstattung eines Gutachtens zu beauftragen, ohne den Sachverständigen namentlich zu nennen, rechtlich nicht einwandfrei. Geschieht es trotzdem einmal, so kann damit niemand anderes als der ärztliche Leiter der Klinik gemeint sein..

Richtet sich der Gutachtenauftrag an einen *leitenden Krankenhausarzt*, darf nicht an seiner Stelle ein anderer Arzt handeln, auch nicht der Oberarzt als Stellvertreter. Über die Unsitte, innerhalb der Klinik Gutachten nach eigenem Belieben zu verteilen, ist viel geschrieben worden (z.B. 89, 90, 91, 235). Das Gericht ist gesetzlich nicht ermächtigt, die Erstattung eines Gutachtens durch andere Ärzte als den gerichtlich ernannten Sachverständigen stillschweigend nachträglich zu genehmigen. Es darf den vorgeschriebenen Verfahrensweg, der mit der Ernennung des Sachverständigen beginnt, nicht umkehren (365, 366, 368). Diese Rechtsauffassung, die das BSG in mehreren Urteilen und auch das BVerwG vertreten haben, wird Mediziner überraschen. Es wird ihnen schwer begreiflich erscheinen, warum ein Oberarzt den Chefarzt bei der Erstattung gerichtlicher Gutachten nicht vertreten darf. Unzweifelhaft fällt dem Oberarzt im Krankenhaus die verantwortungsvolle Aufgabe zu, bei der ärztlichen Behandlung der Patienten lebenswichtige Entschlüsse zu fassen und für den verhinderten oder abwesenden Chefarzt selbständig zu handeln, also als dessen Stellvertreter aufzutreten. Prozeßrechtlich kommt es jedoch nicht auf die Rechte und Pflichten des Oberarztes im Krankenhausbetrieb an, sondern allein auf die verfahrensrechtliche Stellung des zum gerichtlichen Sachverständigen ernannten Chefarztes, so wie sie sich aus zwingenden Beweisvorschriften ergibt (§§ 404, 404a, 407a ZPO).

In der Rechtsprechung werden daher verfahrensrechtlich enge, vom BSG gelegentlich sogar zu enge Grenzen gezogen. So hat es ein Gutachten für unverwertbar erklärt, nur weil es unter dem Briefkopf des zum Sachverständigen bestellten Arztes in „Wir"-Form verfaßt und ohne jeden Zusatz mit zwei Unterschriften abgeschlossen worden war (368). Weithin üblich ist ein anderes Verfahren: Das Gutachten, vom Oberarzt oder auch von einem Assistenzarzt vorbereitet, wird am Schluß von dem zum Sachverständigen bestellten Klinikleiter mit dem Vermerk unterzeichnet: *„Einverstanden aufgrund persönlicher Untersuchung und eigener Urteilsbildung"*. Das BSG hat dieses Verfahren nicht beanstandet (361), jedoch nachdrücklich hervorgehoben, daß der Chefarzt kein ordnungsgemäßes Gutachten erstattet, wenn er das von einem anderen Arzt verfaßte und unterzeichnete „Gutachten" lediglich mitunterzeichnet, ohne den im gerichtlichen Beweisbeschluß vorgeschriebenen Vermerk bei seiner Unterschrift anzubringen (368). Der Chefarzt darf lediglich im Stadium der Vorbereitung und bei Abfassung seines schriftlichen Gutachtens wissenschaftliche Mitarbeiter und sonstige Hilfskräfte zu seiner Unterstützung heranziehen, aber nur insoweit, als seine persönliche Verantwortung für das Gutachten uneingeschränkt gewahrt bleibt (s. hierzu im einzelnen die eingehenden Ausführungen zum Begriff der *Hilfskraft*). Im Gutachten muß deutlich gemacht werden, daß der Chefarzt die volle Verantwortung für den gesamten Inhalt übernimmt. Es ist damit sein Gutachten und nicht das des Arztes, der mitunterzeichnet hat; dessen Unterschrift ist prozeßrechtlich überflüssig. Der Chefarzt kann seine alleinige Verantwortung als Sachverständiger durch keinen Vermerk irgendwelcher Art einschränken. Er kann nicht nachträglich erklären, diese oder jene Teile des Gutachtens stammten nicht von ihm, diese oder jene Befunde habe er nicht erhoben, diese oder jene Beurteilung sich nicht zu eigen gemacht (152, 153). Mitarbeiter, die an der Begutachtung mitgewirkt haben, muß er unter den Voraussetzungen des § 407a Abs. 2 ZPO benennen (S. 37).

Wenn der vom Gericht ernannte Sachverständige, beispielsweise ein Klinikleiter, derart überlastet ist, daß seine Arbeitskraft nicht ausreicht, so sollte er unverzüglich nach Eingang des Gutachtenauftrags von der gesetzlichen Möglichkeit Gebrauch machen, sich im Einzelfall davon entbinden zu lassen (§ 408 ZPO; hierzu S. 35). Setzt er sich über die ausdrückliche Vorschrift des § 407a ZPO und die in Rechtsprechung und Schrifttum entwickelten Grundsätze zum Sachverständigenbeweis hinweg, weil sie ihm vielleicht nicht einleuchtend erscheinen, dann bringt er nicht nur das Gericht in die Lage, unter Umständen ein neues Gutachten einholen zu müssen. Er läuft auch Gefahr, *keine Entschädigung* zu erhalten, da ein Anspruch darauf nur zusteht, wenn der Gutachtenauftrag so erfüllt wird, wie er sich aus dem gerichtlichen Beweisbeschluß ergibt.

Die Bestellung zum gerichtlichen Sachverständigen begründet für den Ernannten – und nur für ihn, nicht für andere Personen – besondere *verfahrensrechtliche Pflichten*, denen er bei der Erstattung des Gutachtens unterworfen ist. Das Gericht will seine Antwort zu dem mit seiner Hilfe aufzuklärenden medizinischen Sachverhalt hören, nicht die eines anderen. Es muß darauf bedacht sein, jeden Anschein von „Manipulation" zu vermeiden. Nur der im Beweisbeschluß bezeichnete, namentlich genannte Sachverständige unterliegt der Gutachterpflicht einschließlich der Folgen, falls er säumig ist; nur er kann von den Prozeßbeteiligten abgelehnt werden; nur ihm steht ein Gutachtenverweigerungsrecht zu; nur er ist eidespflichtig. Und nur er, der gerichtliche Sachverständige, hat einen Entschädigungsanspruch nach dem ZSEG (S. 722 ff). Deshalb kann auch nicht eindringlich genug davor gewarnt werden, daß der Sachverständige von sich aus ohne Genehmigung durch das Gericht *„Zusatzgutachten"* einholt oder einen „Hilfssachverständigen" zuzieht. Ist er der Meinung, seine eigene Sachkunde reiche zur erschöpfenden Antwort auf die Beweisfragen nicht aus, dann muß er beim Gericht darauf hinwirken, daß vor Erstattung des Gutachtens ein weiterer Sachverständiger bestellt wird, der diese Sachkunde besitzt. Es müssen *klare Verhältnisse und Verantwortlichkeiten* geschaffen werden.

Eine umstrittene Frage ist es, ob der Sachverständige das Gutachten, besonders wenn schwierige Fragen zu beantworten sind, gemeinsam mit mehreren Ärzten in *Teamarbeit und Arbeitsteilung* erarbeiten darf (91; 25 S.49ff.). Die Aufgliederung und Spezialisierung der Wissensgebiete, zu der es gekommen ist und die immer weiter um sich greift, zwingt häufig zur Teamarbeit. Gesetzlich gibt es keine „Haupt- und Hilfssachverständigen". Die gemeinsame Arbeit mehrerer Sachverständiger verschiedener Fachgebiete ist jedoch nicht ausgeschlossen. Sie läßt sich auf folgenden verfahrensrechtlichen einwandfreien Wegen erreichen: Es wird ein von allen Sachverständigen erarbeitetes, von jedem einzelnen zu verantwortendes zusammenfassendes Gesamtgutachten erstattet. Oder das Gericht ernennt die einzelnen Sachverständigen mit spezieller Sachkunde, aber nur einer von ihnen wertet in seinem eigenen Gutachten die Einzelergebnisse sachkundig und kritisch aus, stellt das so gewonnene Gesamtergebnis dar und trägt dafür dann die allgemeine Verantwortung; dieser Sachverständige muß freilich zur Zusammenfassung der Einzelgutachten hinreichend sachkundig sein. So läßt sich auch eine *„Sachverständigengruppe“* bilden, wenn das Gericht deren Mitglieder jedes einzeln zu Sachverständigen bestellt, deren Tätigkeitsbereich festlegt und, falls sachdienlich, einen Leiter ernennt, u.U. mit der Aufgabe, eine zusammenfassende Schlußbeurteilung abzugeben. Welcher Weg eingeschlagen werden soll, zu solcher Teamarbeit zu gelangen, *hat das Gericht in seinem Beweisbeschluß zu bestimmen.*

Verfahrensrechtlich steht nichts entgegen, daß der Sachverständige bei der *Vorbereitung seines Gutachtens* befähigte Ärzte zu erforderlichen Teilarbeiten heranzieht. Daher ist rechtlich gegen eine *nur interne Teamarbeit* nichts einzuwenden. Aber all die Arbeiten, die der Spezialkenntnisse und der medizinischen Erfahrungen bedürfen, um derentwillen gerade dieser und kein anderer Arzt persönlich zum Sachverständigen bestellt worden ist, hat er selbst auszuführen; dazu gehören vor allem die für das Begutachtungsergebnis ausschlaggebenden Untersuchungen und Beurteilungen (152). *Die intern mitarbeitenden Ärzte* haben nicht die Stellung von Sachverständigen, sondern von „Hilfskräften“.

Hilfskraft kann jede Person – angestellt oder selbständig – sein, die der Sachverständige mit vorbereitenden Arbeiten betraut: die Sekretärin, die Schreibarbeiten ausführt, die medizinisch-technische Assistentin, aber auch andere Ärzte können es sein, besonders Labor- und Röntgenärzte oder der Assistenzarzt, der mit dem Entwurf eines Gutachtens betraut wird, damit er Erfahrungen auf diesem Gebiet sammele. Der Begriff der Hilfskraft wird oft mißverstanden. Wie in der Rechtsprechung und im juristischen Schrifttum immer wieder betont, bringt der Begriff *nicht* zum Ausdruck, daß es sich „um eine weniger qualifizierte Kraft handeln muß, als es der Sachverständige selbst ist“ (so mit vielen Zitaten: 65). Allerdings verlaufen hier *Grenzen, die der Sachverständige nicht überschreiten darf.* Seine Aufgabe ist es, die Hilfskraft je nach Art und Umfang der von ihr zu erledigenden Arbeiten in fachlicher und persönlicher Hinsicht sorgfältig auszuwählen, anzuleiten und ihre Tätigkeit zu überwachen; er allein ist es, den in vollem Umfang die Verantwortung trifft. Er haftet für Fehler der Hilfskraft, die zu Fehlern im Gutachten führen, wie für eigene Fehler. Sofern seine medizinischen Kenntnisse und Erfahrungen zur Erfüllung des Gutachtenauftrages nicht ausreichen, ihm die gehörige Sachkompetenz fehlt, er deshalb nicht mehr imstande ist, die Arbeit der Hilfskraft und deren Ergebnisse auf ihre Richtigkeit zu überprüfen, er also auch die fachliche Verantwortung nicht mehr tragen kann, „hört sein Mitarbeiter auf, Hilfskraft zu sein“ (65). Der gerichtliche Gutachtenauftrag reicht nicht soweit, daß der Sachverständige ihn einfach – sei es vollständig oder für Teilbereiche – an einen anderen Arzt, z.B. eines anderen Fachgebietes, weiterleitet, den er aussucht (§ 407a Abs. 2 ZPO).

Neuerdings ist der Sachverständige gesetzlich verpflichtet, seine *Hilfskräfte namhaft zu machen und den Umfang ihrer Tätigkeit anzugeben*, mit Ausnahme derjenigen, die bloß Dienste „von untergeordneter Bedeutung“ geleistet haben (§ 407a Abs. 2 ZPO; S. 37). Diese Vorschrift mit ihrer Ausnahme ist deswegen zu begrüßen, weil sie der Klarheit dient. Sie begegnet den häufig von Klägern vorgebrachten Bedenken, der Sachverständige habe ihn nicht einmal gesehen, geschweige denn untersucht (153).

Unter *„Hilfsdienste von untergeordneter Bedeutung“* fallen zweifellos Schreibarbeiten. Auch wird man dazu die bloße Anfertigung von Röntgenaufnahmen oder eines EKG, die Durchführung von Laborarbeiten, Untersuchungen von Blut oder Urin, sonstige medizinisch-technische Prüfungen einfacher Art oder Messungen rechnen können. Die medizinische Auswertung der Befunde hingegen ist von weiterreichender Bedeutung wie überhaupt jeder Einsatz ärztlichen Fachwissens bei der Begutachtung eine wichtige Rolle spielt, von einer geringfügigen Mitwirkung abgesehen. Bei Zweifeln, ob es sich um Hilfe von untergeordneter oder stärkerer Bedeutung handelt, ist der Sachverständige gut beraten, wenn er vorsorglich die Hilfskraft namhaft macht und den Umfang ihrer Mitarbeit am Gutachten angibt.

Die persönliche Untersuchung des Klägers durch den Sachverständigen – sei es auch unter tatkräftiger Mitwirkung eines Assistenzarztes – wird in der Regel zu den unverzichtbaren Kernstücken medizinischer Begutachtung gehören. Beherzigenswert ist aber ein Rat von Krasney (153): Sollte einmal ausnahmsweise ein Sachverständiger aus seiner Sicht eine persönliche Untersuchung für überflüssig halten, z.B. bei Kausalitätsfragen, wird es dennoch unerläßlich sein, daß er wenigstens ein Gespräch mit dem Kläger führt, um ihm Gelegenheit zu geben, Bedenken zu äußern und vorzubringen, welche Umstände, welche Untersuchungsergebnisse oder was ihm sonst für die Begutachtung wichtig erscheint.

Gutachten nach §109 SGG

Die einzige Ausnahme von der verfahrensrechtlichen Regel (§ 404 ZPO), daß das Gericht den Sachverständigen auswählt, enthält § 109 SGG. Diese Vorschrift ist eine Besonderheit des sozialgerichtlichen Verfahrens: Das Gericht *muß* auf Antrag des Versicherten, Versorgungsberechtigten oder Hinterbliebenen einen *bestimmten Arzt* gutachtlich hören; es kann den Antrag nur unter eng begrenzten Voraussetzungen ablehnen (§ 109 Abs. 2 SGG). Wenn der Kläger einen bestimmten Arzt benennt, dann ist das Gericht gezwungen, diesem Arzt einen Gutachtenauftrag zu erteilen. Das Gutachten ist *kein* im Auftrag des Klägers erstattetes *Partei- oder Privatgutachten*. Es handelt sich um eine Beweiserhebung durch das Gericht im Sinne der §§ 402ff ZPO genauso, als wenn das Gericht von Amts wegen verfahren wäre. Der Arzt ist als objektiver und unparteiischer gerichtlicher Sachverständiger und nicht im Parteiinteresse des Klägers tätig. Er hat die gleichen Rechte und Pflichten wie jeder andere gerichtliche Sachverständige. Das Gericht hat das nach § 109 SGG erstattete Gutachten mit dem gleichen Beweiswert wie jedes andere zu würdigen (§ 128 SGG). Und doch werden in der Praxis – bewußt oder unbewußt – gewisse Unterschiede gemacht. Das rührt nicht zuletzt daher, daß manches Gutachten den Eindruck erweckt, als meine der nach § 109 SGG bestimmte Arzt, Sachverwalter des Klägers zu sein. *Er ist es nicht!*

§ 109 SGG hat den Zweck, dem Kläger zu ermöglichen, den medizinischen Sachverhalt durch einen *„Arzt seines Vertrauens" objektiv und unparteiisch* beurteilen zu lassen. Der Kläger muß aber in Kauf nehmen, daß sich dieses Recht auch zu seinen Lasten auswirkt; denn das Gericht kann von ihm verlangen, einen *Kostenvorschuß* zu zahlen und letzten Endes die *gesamten Kosten* des Gutachtens zu tragen (104).

Einen Antrag nach § 109 SGG stellen Kläger meist dann, wenn die bisherigen, vom Gericht von Amts wegen eingeholten Gutachten ihre Erwartungen nicht erfüllt haben. Sie sehen in ihrem Antrag die „letzte Rettung". Es ist gewiß nicht selten vorgekommen, daß das beantragte Gutachten eine entscheidende Wende gebracht hat; dann werden auch die Kosten auf die Staatskasse übernommen. Falls aber der nach § 109 SGG benannte Arzt erkennen muß, daß die Sache aussichtslos ist, würde sich der Kläger beträchtliche Kosten ersparen, wenn es gelingen würde, ihm klarzumachen, er möge von seinem Antrag Abstand nehmen. Solche Belehrungen oder Hinweise erfordern freilich Einfühlungsvermögen; aber der nach § 109 SGG als „Arzt des Vertrauens" benannte Sachverständige sollte sie wagen, bevor der Kläger durch ein erneutes Gutachten enttäuscht wird. Gefälligkeitsgutachten sind wertlos, ja können u.U. sogar Schaden anrichten.

Der behandelnde Arzt sollte möglichst nicht zum Sachverständigen bestellt werden, auch nicht nach § 109 SGG. Grundsätzlich vertragen sich die Pflichten als Sachverständiger nicht mit dem besonderen Vertrauensverhältnis, das dem Behandlungsvertrag zwischen dem Arzt und seinem Patienten eigentümlich ist. Aus guten Gründen wird sich der behandelnde Arzt in der subjektiv betonten Stellung eines Sachverwalters seines Patienten und nicht als objektiver Berater des Richters empfinden, ganz besonders dann, wenn er sich bereits in einer Bescheinigung zum Streitstoff geäußert hat. Ein Gutachtenauftrag bringt ihn in einen Konflikt, der es ihm erschwert, die erforderliche Objektivität als Sachverständiger zu wahren. Unter Umständen kann er deshalb auch wegen Besorgnis der Befangenheit abgelehnt werden (390). Solange die Behandlung andauert, sollte daher der Arzt von sich aus bitten, von einem Gutachtenauftrag entbunden zu werden; nach Lage des Falles kann ihm sogar ein gesetzliches Weigerungsrecht zur Seite stehen (§ 408 ZPO).

Parteigutachten

Wie schon der Name sagt, handelt es sich um Gutachten, die nicht aufgrund eines gerichtlichen Beweisbeschlusses, sondern im Auftrag eines Prozeßbeteiligten angefertigt worden sind und dem Gericht vorgelegt werden. Darunter fallen nicht die Verwaltungsgutachten (s.S. 30). Überreicht jedoch im Laufe eines Rechtsstreits die beklagte Verwaltungsbehörde ein schriftliches Gutachten, so ist dies genauso als Parteigutachten zu bezeichnen wie das Gutachten, das sich die Gegenpartei von einem von ihr ausgewählten Sachverständigen beschafft hat. Gleichgültig, von welchem Prozeßbeteiligten eingeholt, sind Partei- oder Privatgutachten als Angriffs- oder Verteidigungsmittel im Prozeß dazu bestimmt, die Entschlüsse des Gerichts in einem für den Auftraggeber günstigen Sinne zu beeinflussen.

Der Gutachter hat keine dem gerichtlichen Sachverständigen vergleichbare Stellung, das Gutachten hat also nicht die Bedeutung des Sachverständigenbeweises im verfahrensrechtlichen Sinne der §§ 402 ff ZPO.

Das Gericht muß aber auch ein Parteigutachten als fachkundige Stellungnahme berücksichtigen und würdigen. Es darf unter Umständen sogar von dem Gutachten eines gerichtlichen Sachverständigen abweichen und ein Parteigutachten zur Grundlage seiner Entscheidung machen. Das wird nur selten vorkommen, jedoch kann ein Parteigutachten dem Prozeß insofern eine Wendung geben, als sich das Gericht mangels eigener Sachkunde nunmehr gezwungen sieht, den Inhalt von einem gerichtlichen Sachverständigen überprüfen zu lassen.

Welchen Einfluß ein Parteigutachten ausübt, hängt von seinem sachlichen Gehalt und seiner Überzeugungskraft, nicht zuletzt auch vom fachlichen Können seines Verfassers ab. Es hat um so mehr Gewicht, je mehr es erkennen läßt, daß der Gutachter sich nicht davon hat leiten lassen, von einer Partei ausgewählt worden zu sein, sondern sich bemüht hat, sein Gutachten objektiv und unparteiisch nach bestem Wissen und Gewissen zu erstatten (276).

Gewisse Gefahren dürfen nicht übersehen werden. Sie liegen vor allem darin, daß der Arzt, an den sich eine Partei wendet, einseitig informiert wird und daher das Gutachten aufgrund eines vielleicht nicht ganz zutreffenden Sachverhalts erstattet. Zurückhaltung bei der Annahme privater Gutachtenaufträge ist daher geboten. *Gefälligkeitsgutachten* haben keinen Wert, werden leicht als das erkannt, was sie sind, verursachen der Partei unnötige Kosten und können sogar, wie schon mancher Fall in der Praxis gezeigt hat, Begehrensvorstellungen erwecken, ja zu Fehlentwicklungen führen. Deshalb kann nicht eindringlich genug vor ihnen gewarnt werden.

Das Gutachten als Aussage vor Gericht

Gutachten sind Beweismittel zur vollständigen Aufklärung des Sachverhalts. Die Tatsachenfeststellung selbst ist allein Sache des Richters. Der Sachverständige macht im Gutachten Aussagen zu dem Beweisthema, das der Richter gestellt hat. Wie jede andere Aussage hat sie der Richter zu würdigen und nicht einfach „unbesehen" in sein Urteil zu übernehmen. Er muß sich darüber klar werden, welchen Wahrheitsgehalt er der Aussage des Sachverständigen beimessen kann.

Der Richter ist nicht dazu berufen, einen *Medizinerstreit* über gegensätzliche Meinungen zu einem in der medizinischen Wissenschaft noch ungeklärten Problem zu entscheiden. Solange eine bestimmte medizinische Auffassung noch nicht genügend gesichert ist, eignet sie sich nicht als Beweisgrundlage. Der Sachverständige hat die Aufgabe, dem Gericht – wie übrigens auch der Verwaltung – die derzeit vorherrschende wissenschaftliche Anschauung darzustellen (158). In diesem Sinne ist der Satz zu verstehen, es komme auf die *Erkenntnisse der Schulmedizin* an. Das freilich hindert den Sachverständigen nicht, falls es der Gutachtenauftrag erfordert, unterschiedliche Meinungen zu dem umstrittenen medizinischen Problem zu erörtern. Sollte nicht klar sein, welche medizinischen Anschauungen sich denn nun eigentlich durchgesetzt haben, bleibt nichts anderes übrig, als den Meinungsstand darzustellen und das Gutachten alternativ zu erstatten. Ähnlich muß sich der Sachverständige verhalten, wenn er sich einer bestimmten medizinischen Schule zugehörig fühlt; das muß er im Gutachten mitteilen und erklären, worin sich die wissenschaftlichen Meinungen unterscheiden.

Eine Beweiswürdigung, so wie sie alle Prozeßordnungen vorschreiben (z. B. § 128 SGG), kann nur gelingen, wenn der Sachverständige die Erfahrungssätze seiner Wissenschaft aufzeigt und seine Schlußfolgerungen in einer für medizinische Laien verständlichen Weise erläutert. Diese Aufgabe wird ihm oft nicht leicht fallen, aber er muß sich darum bemühen; denn der Richter muß in die Lage versetzt werden, den Weg bis zur Schlußbeurteilung im Gutachten möglichst nachzuvollziehen. Er – der Richter, nicht der Sachverständige – hat den konkreten Fall zu entscheiden und sich darüber klarzuwerden, ob ihn das Gutachten überzeugt oder nicht (44, 260).

Als besonders wichtige Teile müssen enthalten sein:

- eine nach Regeln der medizinischen Wissenschaft erhobene, auf das wesentliche konzentrierte und gestraffte Anamnese, in der die nur durch Angaben eines Beteiligten belegten Tatsachen deutlich als solche gekennzeichnet sind (Einzelheiten: MÄURER, 53, S. 142–146),
- die Wiedergabe von Beschwerden, über die der Gutachtenpatient klagt;
- sorgfältig erhobene und dokumentierte Befunde als Ergebnisse der auf das medizinisch Notwendige beschränkten, so schonend wie möglich durchgeführten Untersuchungen;

- die daraus abgeleiteten Diagnosen;
- die auf die Beweisfragen ausgerichtete Beurteilung mit einleitender Epikrise;
- die Antworten auf die Beweisfragen (s. im medizinischen Kapitel S. 18f).

Erwartet wird vom Sachverständigen, daß die Argumentationskette im Gutachten widerspruchsfrei ist und folgende Glieder enthält: richtig wiedergegebene Befunde, zutreffende Tatsachen, eine beides verknüpfende Beurteilung und schlüssige, möglichst vollständige Beweisantworten (259, S. 110). *Die häufigsten Fehler sind:*

- die Tatsachen, auf denen das Gutachten aufbaut, stimmen nicht oder sind nicht hinreichend festgestellt;
- Befunde oder zusammenfassende Beurteilung oder auch beides reichen nicht aus, um den Richter zu überzeugen.

Der *Stil des Gutachtens* muß seinem Zweck angepaßt sein. Es ist unzweckmäßig, das Gutachten durch allzu lange, nicht zur Sache gehörende Anamnesen zu belasten; meist genügt eine Bezugnahme auf Vorgutachten. Zweckmäßig ist es, die Anamnese vom Untersuchten unterschreiben zu lassen, damit spätere Beanstandungen von vornherein vermieden werden. Der Sachverständige sollte sich stets bewußt sein, daß sein Gutachten von Laien gelesen wird, und daß es der Richter um so leichter wird nachvollziehen und verstehen können, je mehr die Diktion dem Zweck entspricht.

Aus einem der wesentlichen Grundsätze des Verfahrensrechts folgt, daß jedes Gutachten allen am Prozeß Beteiligten, also auch dem begutachteten Kläger, bekanntgegeben werden muß. Das Grundgesetz zwingt den Richter, jedem Prozeßbeteiligten ausreichend rechtliches Gehör zu gewähren (Art.103 Abs.1 GG, § 62 SGG). Das heißt: Jeder Beteiligte muß die Möglichkeit erhalten, sich zu dem gesamten der Entscheidung zugrunde liegenden Sachverhalt rechtzeitig zu äußern.

Gelegentlich kommt es vor, daß ein Gutachten – gleiches gilt übrigens auch für Arztberichte – Befunde oder Diagnosen enthält, die dem Untersuchten besser nicht mitgeteilt werden, beispielsweise ein Karzinombefund, von dem der Kranke bislang nichts weiß. Für diese Fälle hält das Gesetz die Möglichkeit offen, zu verhindern, daß der Untersuchte von dem Befund oder der Diagnose etwas erfährt. Nach §120 SGG kann das Gericht aus besonderen Gründen die Einsicht in die Akten oder in Aktenteile sowie die Fertigung oder Erteilung von Auszügen oder Abschriften versagen oder beschränken. Es ist zweckmäßig, daß der Arzt dem Gericht einen entsprechenden Hinweis gibt. Wenn Teile des Gutachtens dem Untersuchten nicht bekannt gegeben werden sollen, muß sich der Sachverständige allerdings der rechtlichen Folgen bewußt sein: diese Teile dürfen nicht der gerichtlichen Entscheidung zugrundegelegt werden. Falls es auf einen bestimmten geheimzuhaltenden Befund entscheidend ankommt, muß in Zusammenarbeit mit dem Richter eine dem Einzelfall angepaßte Lösung gesucht werden.

Grenzen des Gutachtenauftrags

Der Gutachtenauftrag wird durch die Beweisfragen begrenzt. Diese Grenze zu ziehen, ist Aufgabe des Auftraggebers. Er stellt das Beweisthema in Form bestimmter Fragen. Auf seine Fragen erwartet er vom Sachverständigen möglichst genaue Antwort. Daher müssen die *Beweisfragen Leitlinie* für jedes Gutachten sein. Der Sachverständige ist nicht berechtigt, sich selbst die Fragen anders zu stellen, so wie er sie für richtig hält; denn in den Beweisfragen schlägt sich eine juristische Beurteilung des rechtserheblichen Sachverhaltes nieder (jedenfalls sollte es so sein, auch wenn die Praxis manchmal anders aussieht). Beweis erhebt der Richter nur über Tatfragen, die nach seiner Rechtsauffassung aufklärungsbedürftig sind. Schon das Beweisthema ist also Ergebnis einer Rechtsanwendung, die dem Juristen, nicht dem Mediziner obliegt. Das bedeutet freilich nicht, daß die Beweisfragen den Gesichtskreis des Sachverständigen vollkommen einengen, für ihn zur „Scheuklappe" werden. Vielmehr wird der erfahrene Sachverständige, wenn er meint, die Fragen träfen nicht den Kern der Sache, seinen Auftraggeber darauf hinweisen, welche Fragestellung ihm sachdienlicher erscheint. Immer aber bleibt das vom Richter bestimmte Beweisthema die Leitlinie.

Der Sachverständige ist Helfer und Berater, kein Richter. Daher ist es auch nicht seine Aufgabe, in Akten, Vorakten und sonstwo zu erforschen, welcher Sachverhalt rechtserheblich sein könnte. Der Richter hat ihm den gesamten *„außermedizinischen" Tatsachenstoff* zu liefern. Der Sachverständige muß erkennen können, welchen Sachverhalt der Richter für erwiesen hält, welcher also dem Gutachten als Grundlage dienen soll (§ 404a Abs. 3; S. 36, 44). Bei klarem Sachverhalt genügt es selbstverständlich, wenn das Gericht die Akten mit dem gesamten Streit- und Beweisstoff an den

Sachverständigen übersendet, damit er daraus die nötigen Grundlagen für sein Gutachten entnehme. Die gelegentlich vom Kläger bemängelte *Aushändigung von Akten mit Vorgutachten* ist gesetzmäßig, sachgerecht und zur erschöpfenden Beurteilung des Falles notwendig (99, 362).

Der Sachverständige ist zu selbständigen Ermittlungen nicht befugt (44, 164, 188, 192, 213, 260). Er hat nicht den außermedizinischen Tatbestand aufzuklären, juristisch Anknüpfungs- oder auch Anschlußtatsachen genannt. Das sind die Tatsachen, auf denen das Gutachten aufbauen soll. Über diese der Begutachtung vorgegebene tatsächliche Grundlage muß der Sachverständige vom Gericht unterrichtet werden. Er hat nicht die Aufgabe, Urkunden beizuziehen, Zeugen zu vernehmen, die Glaubwürdigkeit von Aussagen zu beurteilen oder sonstwie Beweise selbständig zu erheben (196, 244). Das ist alles Aufgabe des Gerichts, die verfahrensrechtlich nicht auf ihn abgewälzt werden darf!

Bemerkt der Sachverständige *Lücken im außermedizinischen Sachverhalt*, sollte er das Gericht darauf hinweisen, um einen Anstoß für weitere Ermittlungen zu geben. Unter Umständen besteht auch die Möglichkeit, die Beweisfragen alternativ zu beantworten, je nachdem, welcher Sachverhalt sich als richtig herausstellen sollte. Dabei sollte der Sachverständige aber stets bedenken, daß ein Gutachten, dem falsche Tatsachen zugrunde gelegt werden, nur einen sehr eingeschränkten Beweiswert hat und korrigiert oder ergänzt werden muß, vielleicht sogar unbrauchbar ist (259, S. 109).

Bei noch nicht vollständig ermitteltem Sachverhalt kann der Sachverständige zur Klärung dadurch beitragen, daß er aus seiner medizinischen Sicht Hinweise gibt, welche Tatsachen naheliegen könnten und welche nicht oder auf welche es überhaupt nicht ankommt (153). Häufig kann er auch aufgrund seiner Sachkunde beurteilen, welche Beweise noch erhoben werden sollten. Solchen für die weitere Sachaufklärung wertvollen Hinweisen für das Gericht steht *§ 404a Abs. 3 ZPO* trotz seines ziemlich apodiktischen Gesetzeswortlauts bei sinngemäßer Auslegung nicht entgegen, weil es sich um eine Vorschrift handelt, die zügige Sachaufklärung fördern, nicht hemmen soll.

Der neue § 404a Abs. 4 ZPO (S. 36) ändert in vielem nichts an der bisherigen Praxis, sein Wortlaut wirft aber einige Probleme auf. Wie es darin heißt, bestimmt das Gericht, in welchem Umfang der Sachverständige „zur Aufklärung der Beweisfrage" befugt ist.

Nach wie vor kann der Gutachtenauftrag an den Sachverständigen sich darauf erstrecken, zur Klärung des medizinischen Sachverhalts *Röntgenaufnahmen, Krankheitsgeschichten* besonders von Krankenhäusern und sonstige Unterlagen beizuziehen, deren Inhalt für die Begutachtung wichtig sein kann. Zweckmäßiger ist es allerdings, wenn das Gericht solche Unterlagen, einschließlich der Befundberichte behandelnder Ärzte, schon vor Übersendung der Akten an den Sachverständigen beschafft, um ihn nicht unnötig zu belasten, es sei denn, es stellt sich erst während der Begutachtung heraus, daß weitere Unterlagen benötigt werden.

Problematisch ist jedoch, welchen Umfang die Befugnis des Sachverständigen *„zur Aufklärung der Beweisfrage"* erreichen darf.

Vom medizinischen Sachverständigen umfangreiche Ermittlungen auf dem nichtmedizinischen Gebiet der Berufskunde durchführen zu lassen, würde die Kompetenzen bei der Sachaufklärung stark verwischen (S. 45, 86).

Weniger Bedenken bereitet ein *Beispiel aus der UV:* Zweifelsfrei fällt es in die Kompetenz eines fachkundigen Mediziners, als Sachverständiger Antwort zu geben auf die Beweisfrage, „wie – aufgrund des medizinischen Befundes – ein Unfallereignis abgelaufen ist" (entnommen aus 153 S. 453).

Der gesetzliche Zusammenhang des § 404a Abs. 4 ZPO mit Abs. 3 läßt deutlich erkennen, daß dessen Sinn nicht darin liegt, die Aufklärung nichtmedizinischer Tatsachen vom Gericht auf den medizinischen Sachverständigen verlagern zu können. Es kann immer nur um eine „Aufklärung der Beweisfrage" gehen, einer Frage also, die in den Bereich der Medizin fällt. Dieser Bereich gibt den Rahmen ab, in dem sich zur Vorbereitung des Gutachtens die Aufklärung abspielen muß. Auf jeden Fall hat das Gericht aber zu bestimmen, in welchem Umfang der Sachverständige zu solcher Aufklärung befugt sein soll. Fehlt die gerichtliche Bestimmung, darf der Sachverständige keine eigenen Ermittlungen führen; er muß sich auf seine eigentliche Aufgabe beschränken, das von ihm geforderte Gutachten zu erstatten und die Beweisfrage zu beantworten.

Mit seinem weiteren Inhalt bekräftigt § 404a Abs. 4 ZPO die bisherige Praxis, daß es dem Gericht überlassen bleibt zu bestimmen, inwieweit der Sachverständige mit Prozeßbeteiligten in Verbindung treten darf. Damit wird gesetzlich festgelegt, was für medizinische Begutachtungen unerläßlich ist: die Mitwirkung des „Gutachtenpatienten". Im Sozialrecht kommt je nach dem Gutachtenthema der Aufgabe des Sachverständigen besonderes Gewicht zu, eine *den Beweisfragen angepaßte Anamnese* zu erheben, soweit erforderlich, mit einer sachgemäßen *Sozial- und Arbeitsanamnese* verbunden. Diese oft schwierige Aufgabe kann nur bei gehöriger medizinischer Fachkunde gelingen (40 S. 4; 53 S. 153). Juristisch handelt es sich um die Feststellung von sog. *Befundtatsachen*. Darunter versteht der Jurist Wahrnehmungen, die nur der Sachverständige kraft seiner Sachkunde machen kann. Er ist also berechtigt, sich mit dem Ziel zu informieren, die medizinische Grundlage für seine Beurteilung zu schaffen. In diesem Zusammenhang darf er auch Dritte informatorisch anhören. Erfährt er dabei Tatsachen, die über das Medizinische hinausreichen, sog. *Zusatztatsachen*, so hat er eine Zeugenvernehmung durch das Gericht zu veranlassen. Stößt der Sachverständige auf *Widersprüche* gegenüber dem Akteninhalt oder zu früheren Angaben, so hat nicht er den Wahrheitsgehalt der einen oder anderen Erklärung zu überprüfen, hat nicht er Beweise zu würdigen. Es bleibt nichts anderes übrig, als das Gericht zu bitten, die Widersprüche zu klären (363). Überhaupt sollte er, wenn er Mängel am außermedizinischen Sachverhalt aufspürt, die Anregung zu weiteren gerichtlichen Beweiserhebungen geben. Nur durch *vertrauensvolles Zusammenwirken* läßt sich das Ziel der Sachaufklärung erreichen, der Wahrheit möglichst nahe zu kommen. **Die Aufgaben des Richters und des Sachverständigen** hat der BGH (372) – für alle Verfahrensarten gültig – klar umschrieben:

„Der Richter bestimmt aus eigener Verantwortung heraus den Aufgabenbereich des Sachverständigen. Er darf sich die Aufklärung des für den Sachverständigen wichtigen Sachverhalts – der sog. *Anschlußtatsachen* – jedenfalls dann nicht aus der Hand nehmen lassen, wenn es nach Lage der Dinge hierbei auf das Fachwissen des Sachverständigen nicht ankommen kann." Es läßt sich nicht vermeiden, daß die Tätigkeit des Richters und des Sachverständigen gelegentlich übereinandergreifen, weil weder der eine noch der andere „vor Erstattung des Gutachtens immer voraussehen kann, welche Tatsachen der Sachverständige seinem Gutachten zugrunde legen muß" … Nach den Grundlagen unseres Verfahrensrechts sind nur die *Befundtatsachen vom Sachverständigen, alle übrigen Tatsachen aber allein vom Richter zu ermitteln.* Läßt sich vor Erstattung des Gutachtens die Notwendigkeit nicht voraussehen, den außermedizinischen Sachverhalt weiter aufzuklären, „und wendet sich der Sachverständige im Laufe seiner Arbeit nicht an das Gericht oder geht er nicht von den verschiedenen Möglichkeiten der Tatsachenbeurteilung aus, so muß der Richter wenigstens nachträglich die erforderlichen Beweise erheben und den Sachverständigen notfalls zu einer weiteren Stellungnahme veranlassen".

Der Sachverständige muß sich vor allem hüten, die *Grenzen seiner Wissenschaft* zu überschreiten. In der Praxis geschieht es immer wieder, daß von ihm zuviel erwartet oder gar verlangt wird. Meist enthalten die Sozialgesetze *keine rein medizinischen Tatbestände*; es gibt zahlreiche soziologisch-medizinisch-juristische Mischbegriffe, besonders zur Erwerbsfähigkeit. Schon vor Jahrzehnten hat das RVA zunächst in seinem Rundschreiben vom 31. 12. 1901 (387) und dann in seiner grundsätzlichen Entscheidung vom 8. 5. 1905 (388) klar ausgesprochen: *„Gutachten haben den Zweck, daß mit Hilfe der ärztlichen Wissenschaft festgestellt wird, woran der Rentenbewerber leidet, und inwiefern er durch die Leiden am freien Gebrauch seiner körperlichen und geistigen Kräfte gehindert wird. … Die alsdann noch offene Frage, ob die festgestellten Leiden und deren Wirkungen auf den Kräftegebrauch die Fähigkeit zu einem hinreichenden Arbeitsverdienst zulassen, liegt nicht auf ärztlichem Gebiet: Hierüber haben vielmehr die rechtsprechenden Stellen nach ihrer freien richterlichen Überzeugung zu entscheiden."*

Manchmal scheint es so, als gerate dieser deutliche, noch heute aktuelle Hinweis, wie zu verfahren ist, mehr und mehr in Vergessenheit. Häufig wird der Mediziner nach etwas gefragt, worauf er *mit gutem Gewissen* keine Antwort geben kann.

Das Urteil über die Leistungsfähigkeit für bestimmte Berufstätigkeiten setzt voraus, daß der medizinische Sachverständige Merkmale dieses Berufes kennt. Gewiß gibt es Berufe, über die sich jedermann nach seiner Lebenserfahrung ein zutreffendes Bild machen kann. Bei zahlreichen Berufen liegt aber nicht offen zutage, welche körperlichen und geistigen Anforderungen sie stellen, und welche psychischen Belastungen mit ihnen verbunden sind (z.B. Schlosser, Schweißer, Former, Drucker, Arbeitsvorbereiter, Terminverfolger usw.). *Gar zu leicht wird die eigene Lebenserfahrung überschätzt.* Sofern der Sachverständige keine Möglichkeiten sieht, sich zuverlässig Kenntnis von Leistungsanforderungen eines bestimmten Berufes selbst zu verschaffen, bleibt nichts anderes übrig, als die Antwort auf die Beweisfragen zurückzustellen, bis die auf berufskundlichem Gebiet liegenden Tatsachen geklärt sind (s.S. 86). Bei Unklarheiten ist auf jeden Fall Vorsicht geboten, denn: „*Die Berufskunde* ist für den Arzt immer ein schwer zugängliches Gebiet, einmal weil ihm die Anschauung fehlt, zum anderen weil es sehr schwierig ist, die Fülle der heute, gestern und morgen ausgeübten Berufstätigkeiten übersichtlich darzustellen“ (52). Die äußerst kritischen Bemerkungen im Schrifttum zu diesem Problemkreis können nicht ernst genug genommen werden (18, 41, 44, 59, 71, 129, 131, 210, 213).

Sachverständiger für allgemeine Fragen zum Erwerbsleben ist sicher nicht der Mediziner. Zwar läßt der neue § 404a Abs.4 ZPO verfahrensrechtlich für das Gericht die Möglichkeit offen zu bestimmen, daß der Sachverständige „zur Aufklärung der Beweisfrage“, z.B. zu berufskundlichen Ermittlungen, befugt ist (s.S. 44). Doch sollten Gericht und Sachverständiger sich stets im klaren bleiben, wo medizinische Sachkunde endet; Kompetenzen dürfen nicht verwischt werden.

Freilich ist es allgemeiner Brauch, daß der Sachverständige besonders zur Höhe der MdE befragt wird; ähnliches gilt für Fragen nach der Arbeitsunfähigkeit. Für den Verwaltungsbeamten oder den Richter ist es wichtig, hierzu die Meinung des Mediziners zu hören, denn sie bildet eine wertvolle und oft unentbehrliche Grundlage für die Urteilsfindung. Juristen und Mediziner müssen sich nur darüber im klaren sein, daß diesen Aussagen kein unter allen Umständen entscheidendes Gewicht beizumessen ist (s.S. 70ff).

Für **Begutachtungen in Verwaltungsverfahren** gelten all diese Regelungen nur mit gewissen Einschränkungen, weil zu Gerichtsverfahren sehr wesentliche Unterschiede bestehen. Die Vorschriften der ZPO sind nicht anwendbar, die Rechtsgrundlage für Verwaltungsverfahren liegt in den §§ 20, 21 SGBX. Sachverständige sind daher auch keinen derart strikten Regeln wie in Gerichtsverfahren unterworfen (S. 30). Von der Behörde oder dem Versicherungsträger nach pflichtgemäßen Ermessen gestaltet, verläuft das Verfahren weniger förmlich. Besonderheiten des Einzelfalles spielen eine größere Rolle, der Sachverständige ist freier gestellt. Doch ist auch ihm der Tatsachenstoff zu liefern, den er seiner Begutachtung zugrunde zu legen hat. Sachaufklärung zu betreiben, ist gesetzlich Aufgabe der Behörde (§20 Abs.1 SGBX). Der Sachverständige wirkt daran nur in der Stellung eines fachkundigen Helfers und Beraters mit (S. 29). Wie § 21 Abs.1 SGB X formuliert, bedient die Behörde sich des Gutachtens als „Hilfsmittel“ bei der Ermittlung des Sachverhalts.

Findet der Sachverständige Lücken im Tatsachenstoff, steht es ihm frei, den für seine medizinische Beurteilung wesentlichen Sachverhalt zu vervollständigen. Er ist ohne weiteres befugt, sachdienliche Erkundigungen einzuziehen und z.B. zur Klärung berufskundlicher Fragen schriftliche Auskünfte von dazu geeigneten Stellen einzuholen, soweit er dies für zweckmäßig und sinnvoll hält. Bei allem aber muß er darauf achten, weder seine medizinische Fachkompetenz noch den Rahmen seines Gutachtenauftrags zu überschreiten (53 S.138). Insoweit gelten gleiche Regeln wie für gerichtliche Sachverständige, müssen beide auch als Ärzte gleiche Grenzen einhalten.

Auch im Verwaltungsverfahren erstreckt sich der Gutachtenauftrag nicht darauf, aus Akten zusammenzusuchen, auf welche Tatsachen es ankommen könnte, typische Verwaltungsarbeiten zu erledigen, z.B. Beiakten oder sonstige Unterlagen beizuziehen, den Wahrheitsgehalt von Zeugenaussagen zu beurteilen oder gar auf eigene Faust Feststellungen zu nichtmedizinischen Tatsachen zu treffen. Aufgabe der Verwaltung ist es vielmehr, die Sache zur Begutachtung so vorzubereiten, daß sie *gewissermaßen „arztreif“* gemacht wird. Statt sich auf außermedizinische Gebiete zu begeben und dort vielleicht sogar auf Glatteis zu geraten, sollte der Sachverständige sich selbstkritisch fragen, wie weit seine medizinische Sachkunde wohl reicht und wo Grenzen seiner Kompetenz verlaufen.

Non liquet

(208)

Der Jurist, gewohnt, von Rechtsbegriffen und abstrakten Rechtskonstruktionen her zu denken, gerät leicht in Gefahr, die Wirklichkeit des Lebens vom „grünen Tisch“ aus erfassen zu wollen. Für ihn spielt sich das Leben in Normen ab, unter die er den Einzelfall subsumiert. In seinem Bestreben, die Wahrheit für den Einzelfall zu finden, erwartet er eine Antwort auf alle Fragen, die er für rechtserheblich hält. So geschieht es gelegentlich, daß er vom Mediziner etwas verlangt, was ihm unmöglich gegeben werden kann. Diese Spannung läßt sich nur dadurch lösen, daß der Mediziner dem Juristen die Grenzen der medizinischen Erkenntnis aufzeigt. Der medizinische Sachverständige darf sich nicht, nur weil er gefragt wird, eine Antwort abringen, die wissenschaftlich nicht stichhaltig ist. Seiner Aufgabe, die Beweisfragen zu beantworten, darf er sich nicht ohne Not entziehen, er darf aber nicht seine Wissenschaft beugen. Er muß sich unter Umständen zu einem „non liquet" bekennen. Welche rechtlichen Schlußfolgerungen der Jurist dann daraus zieht, ist nicht Sache des Mediziners. Allein der Richter hat den Fall zu entscheiden, nicht der Mediziner (s.S. 57). Wenn der Sachverständige nach gewissenhafter Prüfung erklären muß, daß die Erkenntnisse seiner Wissenschaft zur genauen Antwort auf die Beweisfrage nicht ausreichen, so muß der Richter das hinnehmen. Er hat damit die Grenze seiner Pflicht zur Sachaufklärung erreicht (zur Beweislast s.S. 31).

Erkennt der Sachverständige allerdings, daß er Antwort geben könnte, wenn ihm die Frage anders gestellt wird, so sollte er den Richter darauf hinweisen.

Gutachtertätigkeit als ärztliche Kunst

Es ist sicherlich richtig, daß der medizinische Sachverständige die wesentliche Aufgabe des ärztlichen Berufes, zu helfen und zu heilen, nicht zu erfüllen hat. Mitleid und Hilfsbereitschaft für einen leidenden Menschen treten hinter Objektivität und Unparteilichkeit zurück, die seine Stellung im Rechtsstreit erfordert. Und doch liegen Helfen und Heilen dem medizinischen Sachverständigen nicht völlig fern. Hilfe leistet er aber nicht subjektiv einem Patienten, sondern er leistet sie als objektiver *Berater* der Verwaltung oder des Gerichts. Er hat sein Gutachten nach bestem Wissen und Gewissen unparteiisch zu erstatten.

Die wesentlichen Bausteine für medizinische Beurteilungen über Kausalzusammenhänge, das Ausmaß von Gesundheitsschäden und Leistungseinschränkungen sind die *medizinischen Befunde.* Sie möglichst eingehend zu beschreiben, ist besonders wichtig, weil nur solche Beschreibungen es „erlauben, retrospektiv Befundänderungen zu erfassen und zu analysieren, um dann festzustellen, wann im Laufe von Jahren Änderungen eingetreten sind" (64). Bei allem dürfen Diskrepanzen zwischen subjektivem Beschwerdebild und objektivem Untersuchungsbefund nicht übersehen werden, nicht selten können sie von seelischen Störungen beeinflußt sein (60). Zahlreiche Imponderabilien, Sorgen und Konflikte familiärer und beruflicher Art, konkrete Arbeitsbedingungen, die Sicherheit des Arbeitsplatzes, die Situation des Arbeitsmarktes, Leistungsbereitschaft, Leistungswille, Motivation und viele andere Umstände mehr können eine Rolle spielen. Bei der Begutachtung reichen daher Wissen und Erfahrung nicht aus, vielmehr muß Intuition hinzukommen, wie sie ärztlichem Handeln eigentümlich ist (77).

Wie der Arzt bleibt auch der Sachverständige nicht dabei stehen, Befunde zu erheben, Diagnosen zu stellen und bestimmte Folgerungen zu ziehen. Die Begutachtungskunde ist keine Tochter der Pathologie. Sie ist ein Zweig der Sozialmedizin, die sich mit dem Menschen in der Gemeinschaft beschäftigt. Diese Beschäftigung greift in Menschenleben ein (135). Der Begriff der „Interaktion" in der Arzt-Patienten-Begegnung läßt sich auch auf die Gutachtenmedizin übertragen; denn der Sachverständige wird das Ziel sozialärztlicher Begutachtung schwerlich erreichen, wenn es ihm nicht gelingt, eine produktive Wechselbeziehung zu dem ihm anvertrauten Menschen herzustellen. Als zwischenmenschlicher Auftrag verstanden und praktiziert, muß *personales Denken* verwirklicht, der „Gutachtenpatient" in allen seinen Bezügen gesehen werden (74, 75, 77, 149, 188). Gleichgültig, ob im Verwaltungsverfahren oder im Rechtstreit, muß der Sachverständige sich bemühen, sich in die Situation des Untersuchten hineinzuversetzen. Am Anfang steht die Kunst, einfühlsam im aufmerksamen, ruhigen Gespräch eine vollständige Anamnese zu erheben. Dabei können auch die Umstände, die zum Rentenantrag geführt haben, wichtige Aufschlüsse geben. Im Rahmen des Beweisauftrages hat der Sachverständige die Aufgabe, den Fall gerade *dieses* Menschen mit all seinen Eigenarten objektiv zu beurteilen. Das wird ihm ohne eigenes Engagement nur schwer gelingen. Daher auch spricht SAUER (203) von einer Art „kleinen Versicherungspsychotherapie". Immerhin kann die Aussage des Sachverständigen das weitere Schicksal des Menschen stark beeinflussen. Keinen geringeren Einfluß nimmt die juristische Entscheidung, die auf dem medizinischen Gutachten aufbaut. Sie kann subjektive Beschwerdebilder und Krankheitsempfinden verstärken oder abschwächen, kann den Gesundungswillen fördern oder hemmen, kann Wege zur Heilung oder Besserung aufzeigen oder erschweren, vielleicht sogar verbauen.

Man braucht nicht nur an den weiten Bereich der psychogenen Fehlhaltungen zu denken, sondern auch an die ärztlichen Erfahrungen besonders mit Infarktpatienten, Anfallsleidenden oder Tumorkranken. Sie haben gelehrt, wie sinnvoll eine möglichst aktive Lebensweise ist.

Wer den Einfluß medizinischer Beurteilungen auf das Lebensschicksal von Menschen sieht, wird die Gutachtertätigkeit zur *„ärztlichen Kunst"* rechnen. Der Mediziner leistet auch als unparteiischer, objektiv urteilender Sachverständiger ärztliche Hilfe, wenn er innerhalb der Grenzen des Gutachtenauftrages nach Wegen zum wichtigsten Ziel sucht: den durch Leiden oder Krankheit aus der Bahn geworfenen Menschen wieder in das Gesellschafts- und Arbeitsleben einzugliedern (zur Rehabilitation s.S. 94ff).

Schwierige Probleme wirft die *Begutachtung von Gastarbeitern* auf, die aus anderen Kulturräumen stammen, nur mangelhafte deutsche Sprachkenntnisse besitzen und denen außerdem eine ausreichende Schulbildung fehlt. Speziell zur psychiatrischen Beurteilung sollte möglichst ein Sachverständiger herangezogen werden, der in besonderer Weise sachkundig, möglichst mit der Sprache, mit Lebensbedingungen und kulturellen Verhältnissen vertraut ist. TEUSCH (242) hat in seinem beachtenswerten Beitrag weitere Einzelheiten dargestellt. Zumindest aber muß ein Dolmetscher zur Aufnahme der Anamnese und Schilderung von Krankheitsbeschwerden herangezogen werden. Zur Frage psychogener Symptomkomplexe bei südländischen Arbeitnehmern: 224.

Ärztliche Schweigepflicht

Schon der Eid des Hippokrates fordert von den Ärzten, über alles zu schweigen, was sie bei der Krankenbehandlung sehen oder hören. Durch dieses von altersher bestehende Kernstück ärztlicher Berufsethik wird das besondere Vertrauensverhältnis zwischen Arzt und Patienten geschützt. Das ärztliche Berufsgeheimnis zu wahren, ist aber nicht nur Standes-, sondern auch Rechtspflicht.

Der Patient soll seinem Arzt und dessen Hilfskräften alles anvertrauen können, was zu wissen für seine Behandlung notwendig ist. Er soll sicher sein, daß dritte Personen davon nichts erfahren. Heute, in einer Zeit, in der nicht zuletzt als Folge des umfassenden Systems der sozialen Sicherung mehr als früher fremde Einflüsse von außen in das Vertrauensverhältnis eindringen, ist dessen Schutz nötiger denn je. Besondere Gefahren drohen auch von der sich immer stärker abzeichnenden, die Begutachtungsmedizin umfassenden Entwicklung her, medizinische Daten in Datenverarbeitungsanlagen einzugeben und zum jederzeitigen Abruf bereitzuhalten. Wir müssen erkennen: Das Schweigerecht des Arztes ist in der heutigen Zeit in hohem Maße gefährdet, die Verschwiegenheitspflicht wird oft als lästig und den perfekten Ablauf eines Verwaltungs- oder Gerichtsverfahrens störend empfunden. Die Auffassung, der Richter verfolge ein höherwertiges Rechtsgut, wenn die Aussage des Arztes dazu diene, eine sachgerechte Entscheidung des Prozesses sicherzustellen, ist nicht nur bedenklich (179), sondern widerspricht dem Grundgesetz. Es kann nicht eindringlich genug auf die – den Verfahrensvorschriften gegenüber höherrangigen – verfassungsrechtlichen Grundlagen hingewiesen werden. Dann wird auch deutlich, daß es verfassungswidrig ist, die ärztliche Schweigepflicht unverhältnismäßig stark auszuhöhlen.

Das als unantastbares Grundrecht gewährleistete Persönlichkeitsrecht der Art.1 und 2 GG verbietet es, unbefugt in die jedem Menschen *geschützte Geheimsphäre* einzudringen. Wie das BVerfG (265) klargestellt hat, „verdient ganz allgemein der Wille des einzelnen Achtung, so höchstpersönliche Dinge wie die Beurteilung seines Gesundheitszustandes durch einen Arzt vor fremden Einblicken zu bewahren. Wer sich in ärztliche Behandlung begibt, muß und darf erwarten, daß alles, was der Arzt im Rahmen seiner Berufsausübung über seine gesundheitliche Verfassung erfährt, geheim bleibt und nicht zur Kenntnis Unberufener gelangt." Dieser verfassungsrechtliche Schutz der Privatsphäre ist strafrechtlich durch die §§ 203ff abgesichert.

Danach wird mit Freiheitsstrafe bis zu einem Jahr oder mit Geldstrafe bestraft, „wer unbefugt ein fremdes, namentlich zum persönlichen Lebensbereich gehörendes Geheimnis offenbart, das ihm als Arzt ... anvertraut worden oder sonst bekanntgeworden ist". Außer Ärzten nennt das Gesetz zahlreiche andere Berufe aus dem Kreis der Heilberufe, besonders Zahnärzte, Tierärzte, Apotheker, Kranken- und Kinderkrankenschwestern, Krankenpfleger, medizinisch-technische Assistenten usw. Diesen Berufsgruppen stehen deren „berufsmäßige tätige Gehilfen und die Personen gleich, die bei ihnen zur Vorbereitung auf den Beruf tätig sind“ (§ 203, Abs. 3). Wer unbefugt ein fremdes Geheimnis, zu dessen Geheimhaltung er nach § 203 verpflichtet ist, verwertet, wird mit Freiheitsstrafe bis zu 2Jahren bestraft (§ 204). In all diesen Fällen wird die Tat nur auf Antrag verfolgt (§ 205).

Der Kreis der Schweigepflichtigen reicht weit über den Arzt und seine Hilfskräfte hinaus. Nach §§ 203, 204 StGB unterliegen „Amtsträger“ und „für den öffentlichen Dienst besonders Verpflichtete“ der gleichen Schweigepflicht und daraus folgend, den gleichen Strafvorschriften wie Ärzte.

Wer zu diesem Personenkreis zählt, erläutert § 11 Abs. 1 Nr. 2 bis 4 StGB: Beamte und Richter, also Berufsrichter wie ehrenamtliche Richter, Organe und Mitglieder von Organen der Versicherungsträger und -behörden, deren Angestellte und ehrenamtliche Vertreter, Versicherungsälteste, Schreib- und Bürokräfte; kurzum jeder, der für den öffentlichen Dienst beschäftigt oder für ihn tätig und „auf die gewissenhafte Erfüllung seiner Obliegenheiten aufgrund eines Gesetzes förmlich verpflichtet ist“ (§11 Abs. 1 Nr. 4).

Die berufliche Geheimhaltungspflicht wird durch das *Zeugnisverweigerungsrecht* im Gerichtsverfahren ergänzt (§§ 383 Abs. 1 Nr. 5 ZPO, 53 Abs. 1 Nr. 3 StPO). Wer schweigepflichtig ist, kann grundsätzlich nicht gezwungen werden, über geheimzuhaltende Tatsachen, die ihm in beruflicher Eigenschaft anvertraut oder bekanntgeworden sind, als Zeuge auszusagen.

Schweigerecht und Schweigepflicht dienen dem Schutz des Vertrauensverhältnisses zwischen Arzt und Patienten. Wie in den Gesetzesmaterialien zu §203 StGB betont, ist das geschützte Rechtsgut „der vom Geheimhaltungswillen der Betroffenen getragene persönliche Lebens- und Geheimbereich, der gerade von Trägern solcher sozial bedeutsamen Berufe nicht verletzt werden soll, denen der einzelne sich weitgehend anvertrauen muß und denen die Allgemeinheit besonderes Vertrauen entgegenbringt“. Es geht also an erster Stelle nicht um die ungestörte Ausübung des Arztberufes, sondern um den Schutz der persönlichen Geheimsphäre des einzelnen Menschen. Von daher muß auch die Frage beantwortet werden, in welchen Grenzen der medizinische Sachverständige schweigepflichtig ist.

Die Schweigepflicht des Sachverständigen wird durch den Gutachtenauftrag modifiziert (vgl. für das Gerichtsverfahren: §§ 408, 383 Abs. 1 Nr. 5 ZPO; §§ 76, 53 Abs. 1 Nr. 3 StPO). Auch der im Verwaltungsverfahren tätige Sachverständige unterliegt als Arzt der gleichen Schweigepflicht und der gleichen Strafnorm für den Fall, daß er unbefugt ein fremdes Geheimnis offenbart (§ 203 StGB). Für den *Bereich der Sozialverwaltungen* ist die Pflicht zur Geheimhaltung ausdrücklich im § 35 SGB I gesetzlich geregelt: Jeder Bürger hat Anspruch darauf, „daß Einzelangaben über seine persönlichen und sachlichen Verhältnisse (personenbezogene Daten) von den Leistungsträgern als Sozialgeheimnis gewahrt und nicht unbefugt offenbart werden“. Dieser Geheimnisschutz ist in den §§ 67–77 SGB X im einzelnen ausgestaltet. Personenbezogene Daten, die Stellen der Sozialverwaltung von einem Arzt oder einer Hilfskraft (§ 203 Abs. 1 u. 3 StGB) zugänglich gemacht worden sind, erkennt § 76 SGB X als besonders schutzwürdig an.

Modifizierung der Schweigepflicht des medizinischen Sachverständigen durch den Gutachtenauftrag bedeutet: Der Sachverständige ist berechtigt und verpflichtet, dem Auftraggeber alles zu berichten, was funktionell zur Erfüllung des Gutachtenauftrages gehört. Damit ist zugleich auch die Grenze für den Umfang der Mitteilungspflicht gezogen. Soweit sich die medizinische Aussage streng auf den Gutachtenauftrag bezieht, ist der Sachverständige an keine Schweigepflicht gebunden, sondern im Gerichtsverfahren sogar unter Beugemaßnahmen aussagepflichtig. Sachverständiger ist er aber nur gegenüber dem Auftraggeber, sei es gegenüber einer Verwaltung oder einem Gericht. Dritten gegenüber ist er als Arzt schweigepflichtig; das gilt auch für ein anderes Verfahren als das, in dem das Gutachten erstattet wird (180). Die Schweigepflicht ist also nur für das Verfahren, in dem der Gutachtenauftrag erteilt ist, und nur im Rahmen dieses Auftrages durchbrochen.

Außer dem Auftraggeber, dem gegenüber Offenbarungspflicht besteht, ist der Gutachtenpatient berechtigt, in das Gutachten Einblick zu nehmen. Dieses Recht folgt aus allgemeinen Grundrechten des rechtlichen Gehörs (§ 62 SGG), für Verwaltungsverfahren und anschließende Rechtsstreite rechtlich zusätzlich abgesichert durch § 25 SGB X, § 120 SGG. Das Recht des Verfahrensbeteiligten auf Einsicht in ein über seinen Gesundheitszustand erstattetes Gutachten endet u.U. übrigens nicht unbedingt mit Abschluß des Verwaltungsverfahrens (163, 391).

Zwischen dem Sachverständigen und dem zu Begutachtenden besteht zwar das besondere Vertrauensverhältnis nicht wie zu dem Arzt, in dessen Behandlung sich der Patient freiwillig begeben hat. Der Sachverständige ist nicht Helfer eines Patienten, sondern der Verwaltung, im Rechtsstreit des Gerichts. Aber auch er muß sich als Arzt bemühen, ein gewisses Vertrauensverhältnis herzustellen, weil eine Begutachtung anders nicht gelingen kann. Er muß sich stets im klaren sein, was im einzelnen von seinem Gutachtenauftrag umfaßt wird und was nicht; danach muß er entscheiden, was er seinem Auftraggeber offenbaren und was er verschweigen muß. Aus der umfangreichen Literatur können hier nur einige Beiträge herausgegriffen werden, die auch die rechtlich umstrittenen Fragen deutlich machen (161, 167, 180).

Tatsachen, die dem Sachverständigen nur *anläßlich* der Begutachtung aus der Intimsphäre des Begutachteten bekannt werden und die im Rahmen der Beweisfragen bedeutungslos sind, unterliegen seiner Schweigepflicht. Offenbarungspflichtig ist er auch nur dem Auftraggeber gegenüber. Das bedeutet, daß er in einem anderen Verfahren, in dem gleiche Beweisfragen auftauchen, zur Verschwiegenheit verpflichtet ist (179, 180). Sind allerdings im Verwaltungsverfahren Gutachten erstattet worden, so sind sie im Streitfall dem Gericht zugängig zu machen, weil vom Einverständnis des davon betroffenen Klägers auszugehen ist. *Gerichtliche Gutachten* dürfen ohne Entbindung von der Schweigepflicht an andere Stellen als an Prozeßbeteiligte nicht weitergeleitet werden; das gilt besonders auch für sozialgerichtliche Gutachten.

In einen Konflikt kann der Arzt geraten, der einen seiner *früheren Patienten* begutachten soll, das Gutachten aber ohne Verwertung der bei dieser Behandlung erfahrenen „Geheimnisse" nicht ordnungsgemäß erstatten kann. Ist er in einem solchen Fall nicht von der Schweigepflicht entbunden, muß er die Erstattung des Gutachtens ablehnen; übrigens kann ihn das Gericht schon vorher aus Zweckmäßigkeitsgründen von seinen Pflichten befreien (§ 408 ZPO).

Die folgenden Regeln der ärztlichen Schweigepflicht gelten für den medizinischen Sachverständigen wie für jeden Arzt:

Zur geschützten Geheimsphäre gehört alles, was den Gesundheitszustand betrifft: Krankheitsbefunde und Diagnosen, Erbkrankheiten in der Familie, Berufskrankheiten, bestimmte Lebensgewohnheiten und andere Privatgeheimnisse wie strafbare Handlungen, sittliche Verfehlungen und dergl. Aber nicht nur dies alles, sondern schon die Tatsache, daß ein Arzt aufgesucht worden ist, fällt darunter; von der Schweigepflicht wird also der Name des Patienten umfaßt. Geschützt sind *„fremde Geheimnisse"*. Damit ist klargestellt, daß der Arzt nicht nur Tatsachen des Privatlebens, sondern auch des öffentlichen Lebens geheim zu halten hat, sofern er sie von seinem Patienten bei der Behandlung erfährt; die Geheimhaltungspflicht erstreckt sich schließlich auf Tatsachen aus der Intimsphäre dritter Personen. Der Patient soll die Gewißheit haben, seinem Arzt rückhaltlos alles anvertrauen zu können, ohne befürchten zu müssen, daß es ausgeplaudert wird.

„Offenbart" wird ein Geheimnis, wenn es der Arzt über den Kreis der zum (Mit-)Wissen Befugten hinausgelangen läßt. Eine abstrakte Fallerörterung in Kollegenkreisen „offenbart" noch kein Geheimnis, jedoch ist Vorsicht geboten, da der Übergang von der abstrakten Fallerörterung zur konkreten Darstellung fließend ist. Immerhin besteht die Schweigepflicht des behandelnden Arztes auch gegenüber Kollegen, die der Patient nicht konsultiert hat (110).

Zum Mitwissen befugt ist, wer eine Funktion im Berufskreis des schweigepflichtigen Arztes ausübt. Von der Funktion her ist auch der Kreis der „helfenden Mitwissenden" abzugrenzen. Das sind die Personen, die am ärztlichen Behandlungsgeschehen teilnehmen, namentlich hinzugezogene Ärzte, Krankenschwestern, Pfleger, med.-technische Assistenten u.dgl., nicht jedoch die Krankenhausverwaltung und die Aufsichtsbehörde (157, 392; zum Einsichtsrecht eines Rechnungshofes: 394). Entsprechendes gilt für Begutachtungsfälle.

Das Ausmaß der Befugnis zum Mitwissen ist unterschiedlich, je nachdem, wie weit die Mitwirkung am Behandlungs- oder Begutachtungsgeschehen notwendig ist; so müssen nicht alle Gehilfen des Arztes den gesamten Inhalt aller Krankenunterlagen erfahren. Wer aus dem Kreis der Mitwissenden ausgeschlossen ist, wie z.B. Bedienstete der Krankenhausverwaltung, kann sich nicht darauf berufen, selbst zum Schweigen verpflichtet zu sein; denn für den Geheimnisschutz ist die konkrete ärztliche Funktion entscheidend, die personale Vertrauensbeziehung Patient – Arzt. In dieser Beziehung sind der Arzt, auch das Ärzteteam und deren Hilfskräfte diejenigen, denen persönliche Geheimnisse anvertraut sind; der Patient ist davor geschützt, daß nichts davon über diesen ärztlichen Berufskreis hinaus dringt. Jede unbefugte Einwirkung von außenstehenden Personen und Stellen, die nicht in das ärztliche Behandlungsgeschehen miteinbezogen sind, ist rechtswidrig.

Das Recht zur Offenbarung der dem Arzt anvertrauten oder bekanntgewordenen Geheimnisse kann aus Gesetz, Entbindung von der Schweigepflicht oder übergesetzlichem Notstand folgen.

Probleme treten bei der *Pflicht zur Rechts- und Amtshilfe* auf (§ 5 SGG, §§ 3, 4 SGB X). Diese Vorschriften durchbrechen keine Schweigepflichten, da grundsätzlich der verfassungsrechtlich gesicherte Schutz der persönlichen Geheimsphäre schwerer wiegt als Belange von Verwaltungen oder Gerichten. Es herrscht der Grundsatz, daß das medizinische Gutachten nur in dem Verfahren, für welches es erstattet ist, verwertet und nicht ohne weiteres an irgendwelche Stellen weitergeleitet werden darf, sei es an andere Sozialleistungsträger, sonstige Verwaltungsbehörden oder auch Gerichte. Für Sozialverwaltungen ist der Geheimhaltungsschutz in § 35 SGB I normiert, als **„Sozialgeheimnis“** bezeichnet (61, 100, 198, 253):

(1) Jeder hat Anspruch darauf, daß Einzelangaben über seine persönlichen und sachlichen Verhältnisse (personenbezogene Daten) von den Leistungsträgern als Sozialgeheimnis gewahrt und nicht unbefugt offenbart werden …

(2) Eine Offenbarung ist nur unter den Voraussetzungen der §§ 67–77 SGB X zulässig.

(3) Soweit eine Offenbarung nicht zulässig ist, besteht keine Auskunftspflicht, keine Zeugnispflicht und keine Pflicht zur Vorlegung oder Auslieferung von Schriftstücken, Akten, Dateien und sonstigen Datenträgern.

Sind Sozialleistungsträgern oder sonstigen in § 35 Abs. 1 Satz 2 im einzelnen aufgezählten Stellen von Ärzten oder bestimmten nach §203 Abs. 1 und 3 StGB zur Geheimhaltung verpflichteten Personen, darunter ärztlichen Hilfskräften, medizinische Daten anvertraut worden, greift ein besonderer Geheimnisschutz ein. Für eine Weitergabe solcher als *„hochsensibel“* behandelten Daten sind gesetzlich in *§ 76 Abs. 1 SGB X* die Barrieren erhöht; umfaßt werden davon auch Anamnese-, Befund- und Diagnosedaten behandelnder Ärzte. Die umständliche Gesetzesfassung des § 76 vereinfacht, läuft der Geheimnisschutz darauf hinaus, daß die Regeln der ärztlichen Schweigepflicht, einschließlich der sehr eingeschränkten Befugnis zur Offenbarung, auch für Sozialleistungsträger gelten. Eine Ausnahme macht § 76 Abs. 2 i.V.m. § 69 Abs. 1 Nr. 1 SGB X für Amtshilfe innerhalb der Sozialverwaltungen und dementsprechend für Rechtshilfe gegenüber Gerichten: Geheimnisgeschützte Daten aus den in Leistungsverfahren erstatteten medizinischen Gutachten oder aus ärztlichen Bescheinigungen dürfen *nur zu zwei gesetzlich erlaubten Zwecken* offenbart werden:

- soweit sie eine andere Stelle der Sozialverwaltung erfahren muß, um Aufgaben gesetzmäßig zu erfüllen, besonders einen Leistungsanspruch festzustellen;
- zur Durchführung eines damit zusammenhängenden gerichtlichen Verfahrens einschließlich eines Strafverfahrens.

Den Betroffenen ist aber das Recht eingeräumt, der Offenbarung zu widersprechen.

Sollen medizinische Daten zu anderen Zwecken weitergeleitet werden, dann müssen sich Verwaltungsbehörden und Gerichte, die Einblick in fremde Gutachten zu nehmen wünschen, bemühen, von dem Betroffenen eine Erklärung über die Entbindung von der ärztlichen Schweigepflicht *(Einwilligung)* zu erlangen.

Die §§ 35, 67 bis 77 SGB X wenden sich an die Sozialverwaltungen, nicht an den Arzt. Er muß zum Schutz der persönlichen Geheimsphäre seines Patienten die weiterreichenden speziellen Geheimhaltungspflichten seines ärztlichen Berufes beachten. *Eine Bestimmung, die Ärzte unmittelbar betrifft, ist § 100 SGB X*, anwendbar auf sämtliche unter das Sozialgesetzbuch fallende Rechtsgebiete (vgl. §§ 3 bis 10, 18 bis 29 SGB I). Danach unterliegen Ärzte und Angehörige anderer Heilberufe einer gesetzlich begrenzten *öffentlich-rechtlichen Auskunftspflicht*; entsprechendes gilt für Krankenhäuser sowie für Vorsorge- oder Rehabilitationseinrichtungen. Sie alle sind nach §100 SGB X verpflichtet, den Leistungsträgern auf Verlangen Auskunft zu erteilen, allerdings nur *unter Einschränkungen*,

- soweit es zur Durchführung der gesetzlich übertragenen Aufgaben erforderlich und
- entweder gesetzlich zugelassen ist oder der Betroffene im Einzelfall eingewilligt hat.

Diese Regelung beruht auf dem *Grundgedanken*, daß die Leistungsträger (§ 12 SGB I) ihre Aufgaben nur erfüllen können, wenn sie in der Lage sind, im Einzelfall den Sachverhalt mit dem Ziel aufzuklären, ihre Leistungspflicht nach Art und Umfang festzustellen, also z.B. über den Leistungsantrag eines Versicherten zu entscheiden oder zu überprüfen, ob eine bewilligte Leistung weiter gewährt werden kann. Der Leistungsträger muß an den Arzt herantreten und ihn um Auskunft bitten. Dessen Auskunftspflicht besteht jedoch nicht pauschal für eine Vielzahl von Fällen, nicht für statistische oder ähnliche Zwecke, sondern immer nur für einen einzelnen Verwaltungsvorgang. Zu bestimmen, was im Einzelfall konkret als Auskunft erforderlich ist, fällt in den Verantwortungsbereich des Leistungsträgers – eine problematische Regelung, wenn man bedenkt: Der um Auskunft ersuchte Arzt hat kaum die Möglichkeit, sich klar zu werden, welche seiner Verschwiegenheitspflicht unterworfenen Patientengeheimnisse er als erforderlich weitergeben und welche er zurückhalten muß, weil sie der Leistungsträger zur Entscheidung über seine Leistungspflicht nicht benötigt. Da der Arzt *unnötigem Ersuchen* nicht nachzukommen braucht, muß von dem Leistungsträger erwartet werden, daß er seine Bitte um Auskunft wenigstens kurz begründet. Die gesetzliche Regelung auf eine Kurzformel gebracht, bedeutet: *Soviel Auskunft wie nötig, soviel Schweigen wie möglich* (14, 61).

§ 100 SGB X knüpft die Auskunftspflicht an eine weitere alternative Einschränkung. Die Verschwiegenheitspflicht des Arztes zu durchbrechen, muß entweder *gesetzlich zugelassen* sein oder der Patient muß seine *Einwilligung erklärt* haben.

Unter die *erste Alternative* fallen für den Bereich der *Krankenversicherung* bestimmte Regelungen im Kassenarztrecht (70): §§7 2 Abs. 1 Nr. 9, 82 SGB V, im einzelnen ausgestaltet im Bundesmantelvertrag – Ärzte – (BMV-Ä), insbes. für Verordnung von Krankenhauspflege, Bescheinigung von Arbeitsunfähigkeit bzw. des mutmaßlichen Entbindungstages. Darüber hinaus wird der Kassenarzt verpflichtet, den Krankenkassen auf Verlangen die Auskünfte und Bescheinigungen zu erteilen, die sie zur Durchführung ihrer Aufgaben benötigen; auch bestehen Mitteilungspflichten, wenn der Kassenarzt bei bestimmten Krankheiten die Einleitung von Maßnahmen zur Rehabilitation für angezeigt hält (§ 92 Abs. 2 SGB V). *In der Unfallversicherung* hat der behandelnde Arzt der zuständigen Berufsgenossenschaft Auskunft über die Behandlung und den Zustand des Verletzten nach einem Arbeitsunfall zu geben; Berufskrankheiten hat er anzuzeigen (§§ 1502, 1543d RVO). Entsprechende Mitteilungspflichten hat der Kassenarzt nach dem BMV-Ä gegenüber den Krankenkassen besonders nach Arbeitsunfällen und bei Berufskrankheiten, aber auch nach Gesundheitsschädigungen im Sinne des BVG und bei Impfschäden.

Außerhalb des Sozialgesetzbuches gibt es für den Arzt gesetzliche Auskunftspflichten in §§ 11 bis 13, 27 des Gesetzes zur Bekämpfung von Geschlechtskrankheiten, §§ 3, 4, 6, 69 des Bundesseuchengesetzes, im Personenstandsgesetz § 16ff (Anzeige von Geburten, Totgeburten und in der Geburt gestorbenen Kindern), § 32ff (Anzeige von Sterbefällen), schließlich auch im § 138 StGB (Anzeige über Vorhaben bestimmter besonders schwerer Straftaten). Hier folgt die Offenbarungsbefugnis des Arztes aus bestimmten gesetzlichen Geboten.

Der Sachverständige ist nicht ohne weiteres befugt, den Inhalt seines Gutachtens, etwa bislang unbekannte Krankheitsbefunde, die er festgestellt hat, *dem behandelnden Arzt zu offenbaren*, da Schweigepflicht auch im Verhältnis von Arzt zu Arzt besteht (110). Möchte ein Sachverständiger Befunde oder Krankheitskomplikationen mitteilen, die für die ärztliche Behandlung wichtig sein könnten, bleibt nichts anderes übrig, als den Gutachtenpatienten zu veranlassen, seine Einwilligung zu erteilen. Bei RV-Trägern ist es üblich, eine solche Einwilligung schon in Antragsformulare aufzunehmen (53, S.81). Nur der Medizinische Dienst der Krankenkassen bedarf keiner besonderen Einwilligung, weil er gesetzlich sogar verpflichtet ist, den an der kassen- oder vertragsärztlichen Versorgung teilnehmenden Arzt vom Ergebnis einer Begutachtung und den zugrundeliegenden Befunden zu unterrichten (§ 277 Abs. 1 SGB V).

Solange der Anspruch eines Versicherten aus einem Arbeitsverhältnis auf Fortzahlung von Arbeitsentgelt gegen seinen Arbeitgeber besteht, hat die Krankenkasse (nicht der Medizinische Dienst) diesem gegenüber eine auf das Ergebnis eines Gutachtens zur Arbeitsunfähigkeit beschränkte gesetzliche Mitteilungspflicht (§ 277 Abs. 2 SGB V).

Soweit Auskunftspflichten von Ärzten und Angehörigen anderer Heilberufe (§ 100 SGB X) auf der einen Seite, Mitteilungspflichten des Medizinischen Dienstes oder der Krankenkassen (§ 277 SGB V) auf der anderen Seite reichen, bedarf es daneben keiner Entbindung von der Schweigepflicht. Gesetzliche Auskunftspflichten für Ärzte fehlen jedoch in der Rentenversicherung und in der Krankenversicherung für Ärzte in Krankenhäusern, Vorsorge- und Rehabilitationseinrichtungen, soweit sie von Regelungen des Kassenarztrechts nicht erfaßt sind. Ebenso ist der gerichtliche Sachverständige nicht befugt, dem behandelnden Arzt den Inhalt des Gutachtens vollständig oder auch nur auszugsweise zu offenbaren. Folglich muß strikt darauf geachtet werden, *ob die betroffenen Patienten rechtswirksam ihre Einwilligung erklärt haben.*

Das Sozialgesetzbuch spricht in §§ 67, 100 SGB X von *Einwilligung* und bestimmt, daß sie der *Schriftform* bedarf, soweit nicht wegen besonderer Umstände eine andere Form angemessen ist. In anderen Rechtsbereichen wird der Rechtfertigungsgrund zur Offenbarung ärztlicher Geheimnisse gemeinhin **Entbindung von der Schweigepflicht** genannt (vgl. § 385 Abs. 2 ZPO). Da aber das Bundesdatenschutzgesetz, das sich auch auf Gesundheitsdaten bezieht, in seinem § 3 und die entsprechenden Landesgesetze den gleichen Wortlaut wie §§ 67, 100 SGB X haben, herrschen einheitlich gleiche Regeln: Die Einwilligung ist grundsätzlich nur in schriftlicher Form rechtswirksam. Wegen der hohen Bedeutung, die dem Datenschutz gesetzlich beigemessen wird, muß bei der Prüfung, ob wegen „besonderer Umstände" eine andere Form angemessen ist, ein strenger Maßstab angelegt werden (BT-Drucks. 8/4022, S. 84).

„Konkludente Einwilligungen", also Einwilligungen aufgrund schlüssigen Handelns, sind nicht schlechthin ausgeschlossen, müssen aber den Willen des Betroffenen klar und eindeutig erkennen lassen (Beispiele: Klagen gegen ablehnende Leistungsbescheide, die sich gegen medizinische Beurteilungen in Verwaltungsgutachten richten; Petitionen an den Bundestag oder an ein Landesparlament, die nicht anders als durch Einblick in medizinische Gutachten bearbeitet werden können). Allgemeine, vom konkreten Verwaltungsvorgang oder Gerichtsverfahren gelöste Pauschalermächtigungen oder Blankoeinwilligungen sind unzureichend. Jedoch genügt es, wenn der Patient sich in einem Schreiben ausdrücklich auf die Auskunft namentlich benannter Ärzte beruft.

„Einwilligung" bedeutet *vorher erklärtes* Einverständnis; die nachträgliche Zustimmung genügt nicht.

Geschäftsfähigkeit und Volljährigkeit werden nicht vorausgesetzt; es kommt nur darauf an, ob der Patient die Konsequenzen seiner Einwilligung zu übersehen vermag. Bedenkt man, daß medizinische Eingriffe bei einem Minderjährigen nicht ohne sein Einverständnis vorgenommen werden dürfen, sobald er nach seinem Alter und seiner Entwicklung imstande ist, die Tragweite des Eingriffs zu beurteilen, so kann für Erklärungen über die Entbindung von der ärztlichen Schweigepflicht (Einwilligungen) nichts anderes gelten.

Zur Abgabe der Erklärung ist nur befugt, wer durch die Schweigepflicht geschützt werden soll; das ist derjenige, dessen persönlicher Sphäre die betreffende Tatsache zugeordnet werden muß, aber auch derjenige, der dem Arzt ein „Geheimnis" anvertraut hat (180). Da die Erklärung einen Verzicht auf Geheimhaltung enthält, muß der Patient den Umfang dessen, was geheimzuhalten wäre, kennen, muß also ungefähr und laienhaft wissen, auf was er verzichtet. Deshalb kann sich die Einwilligung immer nur auf vergangene *Behandlungszeiträume* erstrecken; sie kann künftige, bei Abgabe der Erklärung noch ungewisse Behandlungen nicht erfassen, wirkt folglich nicht in die Zukunft. Die übliche formularmäßige Erklärung betrifft auch nicht jedes „Geheimnis", das der Arzt erfahren hat. Der Patient muß vielmehr über das Geheimnis selbst verfügungsberechtigt sein; das ist er nicht bei sog. Drittgeheimnissen.

Beispiel: Der Patient hat seinem Arzt Geheimnisse dritter Personen – z.B. Familienangehöriger – bekanntgegeben, Geheimnisse also, deren Offenbarung er mit seiner Entbindungserklärung gar nicht rechtfertigen kann. Oder umgekehrt, der Arzt hat Erklärungen Dritter zur Vorgeschichte aufgenommen. Oder der Patient ist sich über den Umfang dessen, was der Arzt weiß, nicht im klaren; z.B. der Arzt hat ein Karzinom festgestellt, dem Patienten aber die Diagnose verschwiegen.

Daher muß sich der Arzt *den Umfang der Einwilligung klar vor Augen führen*, bevor er seine Geheimnisse preisgibt; in Zweifelsfällen muß er sich durch Rückfragen Gewißheit verschaffen, z.B. bei dem einen Befundbericht anfordernden Gericht oder bei seinem Patienten. Schmidt (216) vertritt die Auffassung, daß formularmäßige Erklärungen wegen der Vielschichtigkeit der geheimzuhaltenden Tatsachen „nur eine sehr begrenzte Bedeutung" haben. Diese Bedenken werden in bestimmten Fällen zutreffen. In der weit überwiegenden Mehrzahl der Fälle wird aber das, was Versicherungsträger oder Gerichte über den Patienten wissen wollen, von der formularmäßigen Einwilligung gedeckt sein. Oft beruft sich der Patient ja gerade auf das Zeugnis seines behandelnden Arztes. Trotzdem ist die Warnung von LAUFS (31) nur allzu berechtigt: „Formularmäßige Erklärungen vermitteln keinen Freibrief!"

Die *Schweigepflicht nach dem Tode des Patienten* ist im § 203 Abs. 4 StGB gesetzlich geregelt. Danach macht sich auch strafbar, wer „das fremde Geheimnis nach dem Tode des Betroffenen unbefugt offenbart". Falls der Arzt nicht ausdrücklich von der Schweigepflicht entbunden worden war, muß *der mutmaßliche Wille* des Verstorbenen erforscht werden (25, 148). Dieser Wille ist maßgebend dafür, ob das Geheimnis offenbart werden darf oder nicht. Ist nicht festzustellen, was der Verstorbene mutmaßlich wollte, besteht die Schweigepflicht unverändert fort (vgl. hierzu auch die – allerdings noch zum früheren Rechtsstand ergangene – beachtenswerte Entscheidung des Bay. LSG [389], der seinerzeit im Schrifttum hoher Wert beigemessen worden war).

Die nächsten Angehörigen oder die Erben können den Arzt nicht wirksam von seiner Schweigepflicht entbinden, es sei denn, die Umstände lassen auf einen mutmaßlichen Willen des Verstorbenen schließen. *Nach dem Tode des Arztes* geht die Pflicht zur Verschwiegenheit auf alle diejenigen über, die „das Geheimnis von dem Verstorbenen oder aus dessen Nachlaß erlangt" haben (§ 203 Abs. 3 Satz 2 StGB).

Übergesetzlicher Notstand hebt die Pflicht zur Verschwiegenheit auf. Er verlangt eine Güterabwägung. Der Arzt ist berechtigt, die ihm anvertrauten Geheimnisse zu offenbaren, sofern dies ein angemessenes Mittel ist, übergeordnete Interessen anderer oder des Patienten selbst zu wahren. Solche höheren Interessen müssen die Offenbarung in einer *Ausnahmesituation* gebieterisch fordern. Inwieweit in solchen Fällen die Schweigepflicht wegfällt, wird oft schwer zu beantworten sein; den Arzt trifft hier eine besondere Verantwortung. Nach Lage des einzelnen Falles muß erkennbar eine akute Gefahr für den einzelnen oder die Allgemeinheit naheliegen. Diese Grundsätze der *Güterabwägung* gelten nicht nur für den behandelnden Arzt, sondern ebenso für den Sachverständigen, mag er in der Verwaltung oder im Rechtsstreit tätig sein.

Beispiel: Meldung eines schwer epileptischen, uneinsichtigen Kraftfahrers bei der Polizei. Wie der BGH entschieden hat, setzt eine solche Meldung voraus, daß der Arzt vorher den Patienten auf seinen Gesundheitszustand und auf die Gefahren aufmerksam gemacht hat, die beim Steuern eines Kraftfahrzeugs auftreten können; das braucht er allerdings dann nicht, wenn jedes Zureden wegen der Art der Erkrankung oder wegen Uneinsichtigkeit zwecklos erscheint. In Fällen eines übergesetzlichen Notstandes *darf* der Arzt das Geheimnis offenbaren, ist dazu *aber nicht verpflichtet* (167).

Im übrigen darf der Arzt sein Berufsgeheimnis u.U. auch brechen, soweit dies zur *Wahrnehmung eigener berechtigter Interessen* notwendig ist, z.B. in Honorarangelegenheiten oder in einem gegen ihn eingeleiteten Strafverfahren.

Herausgabe von Krankenunterlagen – Datenverarbeitung

Die Frage, ob und unter welchen Umständen Ärzte – besonders in Krankenhäusern – verpflichtet sind, Krankengeschichten und andere Krankenpapiere, Karteikarten, Untersuchungs- und Sektionsberichte, Röntgenaufnahmen u.ä. an Behörden und Gerichte herauszugeben, wirft vielschichtige Probleme auf. Im Verhältnis zum Patienten hat der *BGH in zwei grundlegenden Urteilen* vom 23.11. 1985 (275) über Einsichtsrechte und Herausgabepflichten entschieden. An seine frühere Rechtsprechung anschließend, ist er von einer auf dem Arzt-Patienten-Verhältnis beruhenden vertraglichen Pflicht ausgegangen, Aufzeichnungen über Einzelheiten der Behandlung zu führen. Damit verbunden ist ein Recht des Patienten, in die Krankenunterlagen Einblick zu nehmen, ja sogar deren Herausgabe – zumindest in Form einer Fotokopie – zu verlangen. Wie der BGH betont, darf der Arzt sich dem Verlangen des Patienten, wenn es ernstlich ist, nicht widersetzen. Das Einsichtsrecht erstreckt sich auf „physikalisch-objektivierte Befunde und Berichte über Behandlungsmaßnahmen" und den Behandlungsverlauf. Diesen Anspruch leitet der BGH „aus dem durch grundrechtliche Wertung geprägten Selbstbestimmungsrecht und der personalen Würde des Patienten" her, „die es verbieten, ihm im Rahmen der Behandlung die Rolle eines bloßen Objekts zuzuweisen."

Im Interesse des Selbstbestimmungsrechts nimmt der BGH sogar in Kauf, daß der Patient dadurch eine ungünstige Prognose erfährt, „deren Kenntnis sein Befinden verschlechtern und ihn für die verbleibende Lebenszeit resignieren, ja u.U. die

Gefahr eines körperlichen und seelischen Zusammenbruchs heraufbeschwören könnte". Wie diese Formulierungen zeigen, ist der BGH sehr, aus ärztlicher Sicht sicherlich zu stark zurückhaltend, ein „therapeutisches Privileg" anzuerkennen.

Allerdings ist das *Einsichtsrecht des Patienten nicht unbeschränkt.* Nach Ansicht des BGH darf die Einsicht in Aufzeichnungen verwehrt werden, soweit darin „subjektive Beurteilungselemente" des Arztes enthalten sind. „Außerhalb der somatischen Behandlung, also insbesondere da, wo wie in Psychiatrie und Psychotherapie die für notwendig erachtete Einflußnahme auf die geistig-seelische Person des Patienten den Schwerpunkt der Behandlung bildet", läßt der BGH besonders in seinem zweiten der beiden Urteile (275) ärztliche Vorbehalte gegen eine Einsicht des Patienten in die Krankenunterlagen gelten. Insoweit hält er auch ärztliche Bedenken für berechtigt, „daß eine unbeschränkte Einsicht therapeutisch ungünstige Auswirkungen haben könnte".

Dazu gehören die in Krankenunterlagen gelegentlich enthaltenen *heiklen Daten und Hinweise* – etwa Urteile zur Person oder Verdachtsdiagnosen –, die für die weitere Behandlung nützlich sind, auf deren Eintragung der Arzt aber verzichten würde, wenn er mit ihrer Kenntnisnahme durch den Patienten rechnen müßte (31). Schließlich ist an *Geheimnisse dritter Personen*, besonders von Angehörigen, zu denken, die dem Arzt anvertraut und im Krankenblatt notiert sind (177).

Bedenken gegen das Einsichtsrecht und die Herausgabepflicht, die sich auf solche und ähnliche Gründe stützen, dürfen nicht beiseite geschoben werden. Niemand anderes als der Arzt, in dessen Händen sich die Aufzeichnungen befinden, kennt deren Inhalt und kann beurteilen, ob der Verzicht des Patienten auf Geheimhaltung eine unbeschränkte Preisgabe rechtfertigt. Richtern und Verwaltungsbeamten ist diese nach §203 StGB unerläßliche Prüfung objektiv unmöglich.

Es ist hier kein Platz, zum Einsichtsrecht von Patienten ausführlich Stellung zu nehmen (hierzu die beachtenswerte Schrift: 39). In Prozessen, in denen sich der Arzt und Patient als Parteien eines Streitfalles gegenüberstehen, ist die Situation anders als in einem Verfahren, das den *Anspruch auf eine Sozialleistung* zum Ziel hat: Der Arzt ist Außenstehender und in das Verfahren nicht selbst einbezogen, das Vertrauensverhältnis zum Patienten ist ungetrübt. Diese Situation läßt die Bahn für *Regelungen im guten Einvernehmen* frei. Die Verfahrensvorschriften des § 106 Abs. 3 Nr. 5 SGG, für das Verwaltungsverfahren des § 21 SGB X verschaffen allein noch keine Rechtsgrundlage für eine Herausgabepflicht des Arztes; gegen dessen Willen und ohne Einwilligung des Patienten kann die Herausgabe von Krankenunterlagen nicht erzwungen werden (157). In strafrechtlichen Ermittlungsverfahren und für den Strafprozeß besteht sogar ein Beschlagnahmeverbot für ärztliche Unterlagen über Patienten (§ 97 StPO). Darüberhinaus müssen die Grenzen eingehalten werden, die das Grundgesetz zieht und das *BVerfG* (343) beschrieben hat:

Ärztliche Karteikarten (Krankenblätter) betreffen mit ihren Angaben über Anamnese, Diagnose und therapeutische Maßnahmen ... den privaten Bereich des Patienten. Damit nehmen sie teil an dem Schutz, den das Grundrecht aus Art.2 Abs.1 i.V. mit Art. 1 Abs. 1 GG dem einzelnen vor dem Zugriff der öffentlichen Gewalt gewährt. Insbesondere gilt das für die Erkenntnisse, die der Arzt durch seine berufliche Tätigkeit über den Gesundheitszustand des Patienten gewinnt und schriftlich niederlegt. Krankenunterlagen dürfen also nicht ohne oder gar gegen den Willen des Patienten herausgegeben werden.

Schält man diesen Kern heraus, so zeigt sich, daß es sich an erster Stelle um ein *Problem des ärztlichen Berufsgeheimnisses* handelt. Hat der Patient nicht von der Schweigepflicht entbunden, darf der Arzt selbstverständlich die Krankenunterlagen nicht herausgegeben. So hat das BVerfG auch die Streitfrage geklärt, ob ärztliche Unterlagen in einem gegen den Patienten gerichteten *Strafverfahren beschlagnahmt* werden dürfen (265):

Wird bei einem Arzt die Karteikarte des Beschuldigten ohne oder gegen dessen Willen beschlagnahmt, so liegt darin in aller Regel eine Verletzung des dem Patienten zustehenden Grundrechts auf Achtung seines privaten Bereichs (Art.2 Abs.1 i.V. mit Art.1 Abs.1 GG). Das gilt auch dann, wenn sich die Karteikarte nicht mehr im Besitz des behandelnden Arztes, sondern im Gewahrsam eines Berufskollegen befindet, der Praxis und Patientenkartei seines Vorgängers übernommen hat.

Hat der Patient die schriftliche *Einwilligung zur Herausgabe* ärztlicher Unterlagen an einen Sozialleistungsträger oder ein Gericht erteilt, so darf der Arzt dies auch tun, ohne daß ihm nachträglich Vorwürfe gemacht werden können. Dabei muß jedoch bedacht werden: *Wirk-*

sam kann der Patient auf Geheimhaltung nur verzichten, soweit er über die dem Arzt anvertrauten Geheimnisse verfügen kann; das kann er vor allem nicht über Geheimnisse Dritter.

Hat der Patient seine Einwilligung wirksam erklärt, wird selten Grund bestehen, die Herausgabe von Krankenunterlagen zu verweigern. Wenn ein Arzt aber einmal Bedenken haben sollte, Unterlagen an einen Sozialleistungsträger oder das Gericht zu senden, sollten alle Beteiligten nach einem anderen Weg suchen; dabei bietet es sich vor allem an, den *Sachverständigen als Mittler* einzuschalten.

Weigert sich der Arzt endgültig, Einblick in seine Aufzeichnungen nehmen zu lassen, dann bleibt nur der Ausweg, von ihm einen schriftlichen Befundbericht einzuholen oder ihn mündlich als sachverständigen Zeugen zu vernehmen. Das ist ein umständliches, für alle Beteiligten zeitraubendes, kostspieliges Verfahren, das bei gutem Willen vermeidbar ist. Jedenfalls in der Sozialgerichtsbarkeit hat das von gegenseitigem Verständnis getragene Gespräch der Richter mit Ärzten gute Früchte getragen. Es geschieht kaum noch, daß die Herausgabe der für die Rechtsfindung so wichtigen ärztlichen Unterlagen abgelehnt wird.

Die Entwicklung, medizinische Daten von Patienten in *Datenverarbeitungsanlagen* zu speichern und abrufbereit zu halten, geht an der Gutachtenmedizin nicht vorbei. Nicht nur Krankenblätter, sondern auch Gutachten können dokumentationsgerecht gestaltet und einem Dokumentationssystem eingegeben werden. Auf diese Weise werden ärztliche Unterlagen umfassend archiviert und für ärztliche Zwecke abrufbar. Krankenblatt- und Gutachtenarchive werden zur jederzeit zugänglichen Informationsquelle für Sachverständige und Sozialmediziner, die *Vorteile* sind vielfältig.

Beispiel: Keine überflüssigen Mehrfachuntersuchungen mehr, besonders röntgenologischer Art; Hilfen bei Diagnosen und Differentialdiagnosen, Prävention und Rehabilitation; Erfolgsbeurteilungen von Heilverfahren; Fortschritte in Fragen der Prognose; Fundgrube für sozialmedizinische Erkenntnisse.

Über den Vorteilen dürfen die *Gefahren* nicht übersehen werden. Sie liegen vor allem darin, daß die ärztliche Schweigepflicht leicht durchbrochen werden könnte. Was durch Herausgabe von Krankenunterlagen nicht erzwingbar wäre, ließe sich auf dem Umweg über die Datenverarbeitungsanlage erreichen, wenn keine zuverlässigen Sicherungen eingebaut wären (70). Entscheidend kommt es darauf an, wem welche Informationen unter welchen Umständen und zu welchem Zweck anvertraut werden. Die Weitergabe personenbezogener Daten darf *die ursprüngliche Zweckbindung* der Information nicht sprengen. Hier liegt auch die Schranke für die aus medizinischen Gutachten in eine EDV-Anlage übernommenen Daten.

Die Einwilligung, sich begutachten zu lassen, ist unlösbar mit dem Zweck verknüpft, im Rahmen der notwendigen Sachaufklärung zu ermitteln, ob eine bestimmte Sozialleistung zusteht. Alles, worauf sich die ärztliche Schweigepflicht und der Geheimnisschutz der „hochsensiblen" Daten durch §§ 35 SGB I, 76 SGB X, § 203 StGB erstreckt, setzt daher jeder Weitergabe Grenzen, die nur durchbrochen werden können, soweit auf einer Einwilligung oder einer gesetzlichen Erlaubnis beruhend, das Recht zur Offenbarung personenbezogener Daten reicht (§§ 67, 69 Abs. 1 Nr. 1, 71 Satz 2 SGB X; Einzelheiten hierzu S. 51; zum speziellen Problem „Schweigepflicht und EDV": 72, 236, 257). Grundsätzlich besteht ein Recht jedes einzelnen Bürgers, über die Offenbarung der bei ihm festgestellten gesundheitlichen Verhältnisse und der gutachtlichen Beurteilung seines Gesundheitszustandes selbst zu bestimmen. Das BVerfG spricht im sog. „Volkszählungsurteil" vom 15. 12. 1983 vom verfassungsrechtlich garantierten *„informationellen Selbstbestimmungsrecht"* (269).

Daten in streng anonymisierter Form weiterzuleiten, bestehen hingegen keine Bedenken. Aus dem konkreten persönlichen Zusammenhang herausgelöste Orientierungen „nach Datenlage" bergen freilich gewisse Risiken in sich, besonders sofern wesentliche individuelle Bedingungen unbeachtet bleiben müssen und deshalb bloß Scheinrealitäten bearbeitet werden können.

Die Datenschutzgesetze des Bundes und der Länder haben für Begutachtungen keine zusätzliche Bedeutung.

Grundbegriffe

Unterschiede zwischen medizinischem und juristischem Denken

Die Aufgabe, sachverständiger Helfer und Berater der Verwaltung oder des Gerichts zu sein, kann der Mediziner nur schwer erfüllen, wenn es ihm nicht gelingt, juristischen Gedankengängen zu folgen. Aber auch der Jurist, der sich in die medizinische Denkweise nicht hineinversetzen kann, wird Schwierigkeiten haben, Gutachten richtig zu würdigen. Manches Mißverständnis ließe sich vermeiden, wenn sich Mediziner und Juristen über die Verschiedenheit ihrer Denkweise im klaren wären (20, 130).

Für den Juristen beginnt der Denkansatz, der zur Entscheidung führt, mit der Frage nach dem Rechtssatz. Der Weg zur juristischen Entscheidung ist durch Rechtsnorm vorgezeichnet. Der Jurist sucht die gesetzliche Anspruchsgrundlage, bestimmt den Inhalt der Rechtsbegriffe durch Auslegung, ordnet den Sachverhalt des einzelnen Falles, subsumiert ihn unter die passende abstrakte Norm und gewinnt daraus ein konkretes juristisches Urteil. Sein Denken geht vom allgemeinen ins einzelne, vom abstrakten Gesetz zum konkreten Fall. Es ist ein vorwiegend *deduktives Denken*, von dem er sich leiten läßt.

Die Denkweise des Mediziners ist eher umgekehrt. Der Arzt denkt nicht von einer abstrakten Norm her. Er hat den urtümlichen menschlichen Trieb, zu helfen und zu heilen, zu bewußtem Handeln erhoben. Sein Denken richtet sich darauf, den Menschen, der vor ihm sitzt, so wie er ist, zu begreifen, ihn zu beobachten und zu beurteilen, ein persönliches Vertrauensverhältnis zu ihm zustande zu bringen, aus vielen Einzelheiten die ärztliche Diagnose aufzubauen und zu der gerade für diesen Menschen wirkungsvollen Therapie fortzuschreiten. Anders als der Jurist schließt der Arzt nicht vom allgemeinen ins einzelne, er geht vom Einzelfall aus und bedient sich der *induktiven Methode* (112, 130).

Am klarsten treten die Eigenarten juristischen Denkens in der Arbeitsweise des Richters hervor. Er muß sich über den rechtserheblichen Tatbestand Gewißheit verschaffen. In einem durch Gesetz streng geregelten Beweisverfahren arbeitet er sich an die Wahrheit heran. Und wenn er keine Gewißheit erlangt, so muß er doch entscheiden; für ihn gibt es kein „Non liquet" (zur Beweislosigkeit s.S. 46). Entweder läßt sich der umstrittene Einzelfall unter eine bestimmte gesetzliche Vorschrift subsumieren oder nicht. Dieser Entscheidung kann der Richter niemals ausweichen, er muß den Streit aus der Welt schaffen. Ein derart strenges Entweder-Oder ist dem medizinischen Denken fremd. Den Mediziner hat die Einsicht in das Wesen naturwissenschaftlicher Erfahrungen dazu gebracht, mehr sowohl als auch zu denken. Er bildet sich eine Meinung, die noch nicht endgültig zu sein braucht. Er weiß, daß eine Vielfalt von Symptomen verschieden zusammengeordnet und verschieden gedeutet werden kann. Immer wieder gelangt er an die Grenzen medizinischer Erkenntnisse. Er kennt die Mangelhaftigkeit naturwissenschaftlicher Einsichten, die voreilige Schlüsse, Irrtümer und Irrgänge begünstigt. Als medizinischer Sachverständiger aber ist der Arzt, der die Unsicherheit menschlichen Erkennens in seinem täglichen Handeln erlebt und erfährt, einbezogen in einen Prozeß, der auf möglichst vollkommene Gewißheit aus ist.

Zum Einzelfall und zur Regel in der Begutachtung: 68, 195, 232.

Beweis – Wahrscheinlichkeit – Möglichkeit

Der Sachverständige hilft bei der Feststellung des rechtserheblichen Sachverhalts. Festgestellt ist eine Tatsache, wenn sie bewiesen ist. *Beweis* bedeutet, es muß ein so hoher Grad von Wahrscheinlichkeit erreicht sein, daß er praktisch der Gewißheit gleichkommt. Juristen sprechen – etwas ungenau ausgedrückt – von „an Sicherheit grenzender Wahrscheinlichkeit", verlangen aber keine absolute, jede andere Möglichkeit ausschließende unumstößliche Gewißheit. Was damit gemeint ist, hat der BGH (273) erklärt: „Der Richter darf und muß sich in tatsächlich zweifelhaften Fällen mit einem für das praktische Leben brauchbaren Grad von Gewißheit begnügen, der den Zweifeln Schweigen gebietet, ohne sie völlig auszuschließen."

Diese Erläuterung macht deutlich, daß sich Sprachschwierigkeiten zwischen Medizinern und Juristen niemals ganz beseitigen lassen. Medizinische Aussagen besonders zu Zusammenhangsfragen, über krankheitsbedingte Funktionsverluste und zur Leistungsfähigkeit eines Menschen sind naturgegeben mit mehr oder weniger großen Unsicherheitsfaktoren behaftet (188); oft sind sie Ergebnis empirischer Überlegungen, darauf beruhend, Möglichkeiten und Wahrscheinlichkeiten einzuschätzen, zu werten und abzuwägen. Der Sachverständige muß sich daher hüten, seine Erkenntnisse im Gutachten für sicherer hinzustellen, als sie sein können. Er darf medizinische Zweifel nicht verdecken und im Zweifelsfall nicht einfach auf den Grundsatz „in dubio pro reo“ oder „in dubio pro aegroto“ auszuweichen. Wieweit solche Beweisregeln rechtlich überhaupt anwendbar sind, hat allein der Jurist zu bestimmen (s.S. 32). *Sie gelten niemals für den Sachverständigen.* Es ist nicht seine Aufgabe, Zweifel im Sinne bestimmter Rechtsgrundsätze zu bewerten. Er hat bestehende Zweifel nur *aufzuzeigen*, ihre Bewertung aber dem Juristen zu überlassen.

Immer wieder wird es vorkommen, daß der Grad der Gewißheit, zu dem sich der Mediziner äußern kann, von dem abweicht, den der Jurist zur Beweisführung braucht. Dann muß der Mediziner dem Juristen erklären, daß er nach den Erkenntnissen seiner Wissenschaft nicht geben kann, was von ihm verlangt wird (zum „non liquet“ im einzelnen, s.S. 46). Der Gesetzgeber hat es in der Hand, für bestimmte Tatbestände den Beweis zu erleichtern oder zu verschärfen.

Als *Beweiserleichterung* lassen die Gesetze in einigen Vorschriften Wahrscheinlichkeit genügen, so in § 1 Abs.2 BVG und ähnlich in der Unfallversicherung bei der Frage nach dem ursächlichen Zusammenhang zwischen einem schädigenden Vorgang und einer Gesundheitsstörung. *Wahrscheinlichkeit* bedeutet nach Kant „das Fürwahrhalten aus unzureichenden Gründen, die aber zu den zureichenden ein größeres Verhältnis haben, als die Gründe des Gegenteils“. Was erfahrungsgemäß oft vorkommt, wird auch im Einzelfall wahrscheinlich sein. Je seltener aber auf medizinischem Gebiet ein bestimmter Verlauf beobachtet worden ist, um so weniger wahrscheinlich ist er für den Einzelfall. Gewisse Denk- und Erfahrungsmöglichkeiten begründen noch keine Wahrscheinlichkeit, auch Arbeitshypothesen und theoretische Erklärungsversuche reichen nicht aus. Was nicht ausgeschlossen werden kann, ist darum noch nicht als wahrscheinlich zu bezeichnen. Der Sachverständige muß sich vielmehr bei der Antwort auf die Wahrscheinlichkeitsfrage bewußt sein, daß zum Bereich des bloß Möglichen alles gehört, was nicht absolut unmöglich ist. Möglichkeiten schlagen zur Wahrscheinlichkeit erst um, wenn nach objektiven medizinisch-wissenschaftlichen Erkenntnissen gewichtigere Umstände dafür als dagegen sprechen. Es sind die gesamten Umstände mit besonderer Sorgfalt gegeneinander abzuwägen. Zutreffend hat SCHELLWORTH (210) darauf hingewiesen, daß das Ergebnis dieses Abwägens „die pathogenetischen Erkenntnisse der Pathologie und der Klinik widerspiegeln“ muß. In Härtefällen hat nicht der Mediziner zu helfen, notfalls muß der Gesetzgeber eingreifen.

Dafür ist § 1 Abs.3 S.2 BVG ein Musterbeispiel. Wenn die zur Anerkennung einer Gesundheitsstörung als Folge einer Schädigung erforderliche Wahrscheinlichkeit nur deshalb nicht gegeben ist, weil über die Ursache des festgestellten Leidens in der medizinischen Wissenschaft Ungewißheit besteht, kann mit Zustimmung des zuständigen Bundesministers Versorgung in gleicher Weise wie für Schädigungsfolgen gewährt werden, sogen. „Kannversorgung“.

Krankheitsbegriffe

Die Unterschiede zwischen der medizinischen und juristischen Denkweise werden am Krankheitsbegriff besonders deutlich (als Auswahl aus umfangreichem Schrifttum: 109, 151, 209, 252). Der Jurist, durch seine Ausbildung erzogen, sich um Definitionen zu bemühen, wird vom Mediziner wissen wollen, ob der Zustand, durch den das körperliche, seelisch-geistige, soziale Befinden eines Menschen gestört wird, Krankheit ist. Oft ist diese Frage leicht zu beantworten. Nicht selten aber gerät der Mediziner in Verlegenheit, weil es ihm in der ärztlichen Praxis nicht allzu wichtig erscheint, ob ein Zustand als Krankheit zu bezeichnen ist. Von den Beschwerden des Patienten über sein Befinden ausgehend, kommt es dem Arzt auf die Befunde, die daraus gewonnene Diagnose des Leidens und die für diesen Menschen wirkungsvolle Therapie an. Der Jurist dagegen fragt (209): Wie wirkt sich Krankheit aus? Er sieht „Krankheit“ im Blick auf die Rechtsfolgen, die gesetzlich aus diesem Zustand abzuleiten sind. Für den Arzt mag es noch so wichtig sein, das Leiden genau zu diagnostizieren; er stellt häufig schwierige differentialdiagnostische Erwägungen an. Juristisch ist unter Umständen ein großer Aufwand mit dem Ziel, eine genaue Diagnose zu stellen, nutzlos vertan. Er ist es besonders dann, wenn die Diagnose nicht zum gesetzlichen Tatbestandsmerkmal erhoben ist.

So braucht beispielsweise in der *RentVers.* die Diagnose nicht geklärt zu sein, falls nach den Befunden feststeht, daß sich das Leiden auf die körperliche und geistige Leistungsfähigkeit des Versicherten nicht oder nur geringfügig auswirkt. Im *VersorgR* und ähnlich in der *UV* müssen allerdings Schädigungsfolgen genau bestimmt und von gesundheitlichen Störungen abgegrenzt werden, die mit der Schädigung nicht im ursächlichen Zusammenhang stehen. Jedoch ist auch dort eine genaue Diagnose entbehrlich, sofern der Sachverständige erkennt, daß ein ursächlicher Zusammenhang auf keinen Fall wahrscheinlich ist.

Mancher Gutachterstreit über die Diagnose, viel Mühe, Zeit und Kosten lassen sich vermeiden, wenn Juristen und Mediziner daran denken, daß Krankheit nur eine der Voraussetzungen des Tatbestandes ist, an den das Gesetz Rechtsfolgen knüpft. Ansprüche und Rechte des einzelnen Menschen entstehen erst dann, wenn die weiteren gesetzlichen Voraussetzungen erfüllt sind. Nur so ist der Satz richtig zu verstehen, nicht jede Krankheit im medizinischen Sinn habe rechtlich „Krankheitswert".

Bildlich gesprochen, ordnet der Jurist „Krankheit" in Fächer ein, die das Gesetz für Leistungsansprüche geschaffen hat. Für ihn gibt es Krankheit nur im Rechtssinn, genauer: im Sinne der Vorschrift, aus der sich ein Leistungsanspruch ableitet. Der Rechtsbegriff „Krankheit" unterscheidet sich vom gleichlautenden Begriff im medizinischen Sinne. Wie sich das BVerfG (268) einmal ausgedrückt hat, ist der Jurist „nicht verpflichtet, die Begriffswelt des Arztes zu übernehmen, die teils weiter, teils aber auch enger sein kann, als die juristischen Begriffe, die bei der Gesetzesanwendung allein zugrunde zu legen sind". Rechtlich relevant ist Krankheit immer nur im Sinne einer bestimmten Rechtsvorschrift. Krankheit in diesem Sinne ist ein juristischer Zweckbegriff, abgestellt auf den sozialen Zweck, dem die jeweilige Vorschrift dient. Aus dieser sozialrechtlich finalen Betrachtungsweise gewinnt auch der Rechtsbegriff „Behinderung" seine Konturen (s.S. 61).

Krankheit im Sinne der Krankenversicherung

Zweck der Krankenversicherung ist es, Schutz im Krankheitsfall zu gewähren. Krankheit ist nach herkömmlicher, allgemein üblicher, allerdings nicht ganz erschöpfender Definition ein „regelwidriger Körper- oder Geisteszustand, der ärztlicher Behandlung bedarf und zugleich oder ausschließlich Arbeitsunfähigkeit (S. 82) zur Folge hat". Der sozialrechtliche Krankheitsbegriff ist behandlungs- und bedarfsorientiert (277). Er beschränkt sich nicht nur auf *Funktionsstörungen* im körperlichen oder geistigen Bereich, sondern umfaßt *auch psychische Störungen* und sonstige Zustände seelischen Versagens (10, 83, 151, 325, 349 u.v.a.).

Regelwidrig ist jeder Zustand, der, wie es das BSG ausdrückt, „von der durch das Leitbild des gesunden Menschen geprägten Norm abweicht" (304, 321). Mit dieser sehr unbestimmten, dem Definitionsbedürfnis der Juristen entspringenden Formel werden Mediziner nicht viel anfangen können; sie bietet im Einzelfall nicht mehr als einen Anhalt. Da der Übergang von Gesundheit zur Krankheit fließend ist, bleibt naturnotwendig vieles unsicher. Genaue Grenzen zu ziehen, ist letzten Endes auch nicht nötig, weil Behandlungsbedürftigkeit oder Arbeitsunfähigkeit hinzutreten muß.

Die Frage nach der *Behandlungsbedürftigkeit* ist nicht allein danach zu beantworten, ob das Leiden noch wesentlich zu beeinflussen ist oder nicht; denn auch eine nur auf die Linderung von Beschwerden gerichtete Therapie ist Teil der ärztlichen Versorgung, auf die der Versicherte Anspruch hat. In Fällen, in denen noch keine Funktionsstörungen, Schmerzen oder Beschwerden aufgetreten sind, genügt die Prognose, daß sich unbehandelt der Gesundheitszustand wahrscheinlich verschlechtern würde, und daß einer Verschlimmerung mit der größten Aussicht auf Erfolg am besten durch möglichst frühzeitig einsetzende Behandlung entgegengewirkt werden kann (304, 312, 325). Die sozialgerichtliche Rechtsprechung hat damit Phasen des Frühstadiums einer Gesundheitsstörung in die ärztliche Versorgung der Versicherten einbezogen und sich der *Entwicklung der kurativen zur präventiven Medizin angepaßt.*

Im Grunde genommen hat jeder Patient Anspruch auf eine Behandlung und Versorgung, die alle dem neuesten Stand der medizinischen Wissenschaft entsprechenden Erkenntnisse und Möglichkeiten ausschöpft; dazu gehören auch die Produkte des unablässigen medizinisch-technischen Fortschritts auf sämtlichen Gebieten der ärztlichen Diagnostik und Therapie. Indes stößt dieser Anspruch an zwei Grenzen: zum einen hat die Entwicklung dahin geführt, daß „die Diskrepanz zwischen wissenschaftlich-theoretisch gegebenen und für den einzelnen Patienten tatsächlich praktisch realisierbaren Möglichkeiten immer größer wird" (50, S.80). Außerdem darf rechtlich niemals übersehen werden: Die Leistungsansprüche von Versicherten erstrecken sich nur auf solche Untersuchungs- und Behandlungsmethoden, die nach den Regeln der ärztlichen Kunst ausreichend und zweckmäßig sind und das Maß des Notwendigen nicht überschreiten (§§ 12, 28 SGB V). Ein Behandlungserfolg muß hinreichend wahrscheinlich sein, aber nicht etwa nur in dem Sinne, daß Heilung erreichbar sein muß. Es muß zumindest „begründete Aussicht" auf Besserung oder wenigstens Linderung von Beschwerden bestehen; dazu gehört auch jede zur Lebensverlängerung führende Behandlung (305, 310).

Instruktive Beispiele aus Rechtsprechung und Literatur zum Krankheitsbegriff: angeborene Leiden, Gebrechen von Körperbehinderten (286, 312); chronische Leiden, die für eine gewisse, nicht ganz unerhebliche Zeit günstig beeinflußt werden können, selbst wenn das „Grundleiden" nicht mehr zu heilen oder zu bessern ist (304); Behandlung zur Verlängerung des Lebens, darunter auch Zustände, die künstliche Ernährung erfordern (310); Mongolismus eines Kindes (324); Bazillenausscheider (322); Einschränkung der Zeugungsfähigkeit (304); Organtransplantation – Leistungspflicht auch für den Spender (326); vegetative Dystonie (162, 186); psychogener Symptomenkomplex bei südländischen Arbeitnehmern (224); psychogene sowie neurotische Störungen und Fixierungen, wenn sie der Versicherte aus eigener Kraft nicht überwinden kann und deshalb ärztlicher Hilfe bedarf (301); dementsprechend Alkohol-, Drogen- und Medikamentensucht, die zum Verlust der Selbstkontrolle und zwanghaften Abhängigkeit geführt haben (126, 127, 307); Reparatur einer defekten Prothese (332); Kiefer- oder Zahnstellungsanomalie (325); Fehlen von Zähnen, Zahnlosigkeit (303).

Keine Krankheiten sind: Schönheitsfehler, es sei denn, es handelt sich um schwere Entstellungen mit der Gefahr, seelische Störungen herbeizuführen, also auch keine Leistungspflicht der Krankenkassen für Behandlungen aus bloß kosmetischen Gründen; komplikationslose normale Schwangerschaft und Geburt, dafür sind Mutterschaftshilfe und besondere Leistungen aus der KV vorgesehen (§§ 195–200b RVO i.d.F. des GRG); ärztliche Beratung über Fragen der Empfängnisregelung, legaler Abbruch der Schwangerschaft und legale Sterilisation, gesetzlich als sonstige Hilfen in die Leistungspflicht der Krankenkassen einbezogen (§§ 200e–g RVO). Außerdem sind nicht als Krankheit anerkannt: ein ohne medizinische Indikation herbeigeführter Zustand der Unfruchtbarkeit, daher nach erlaubter Sterilisation keine Leistungspflicht der Krankenkassen für Refertilisierungsoperation (349); ebenfalls keine Leistungspflicht: für heterogene Insemination bei einer Versicherten, deren Ehemann zeugungsunfähig ist; für Transsexualität ohne besondere Spannungszustände und Leidensdruck (350).

Zur Krankheit als Voraussetzung für Arbeitsunfähigkeit: S. 82.

Krankheit im Sinne der Rentenversicherung

Zweck der RV ist es, Schutz zu gewähren für den Fall, daß die Erwerbsfähigkeit bedroht oder beeinträchtigt ist (1236, 1246f RVO, 13, 23f AVG; ab 1.1.1992: §§ 9, 10, 43, 44 SGB VI). Wie in der KV ist an erster Stelle zu prüfen, ob der Versicherte an einem „regelwidrigen Körper- oder Geisteszustand" leidet, insoweit kann auf die Erläuterungen zum Krankheitsbegriff im Sinne der KV verwiesen werden. Ernste und echte Zustände psychischen Versagens sind eingeschlossen, allerdings nicht bloße Krankheitsvorstellungen, Simulationen und Aggravation. Anders als in der KV ist jedoch Behandlungsbedürftigkeit kein ausschlaggebendes Begriffsmerkmal, sondern in der RV muß sich Krankheit auf die Leistungsfähigkeit für Erwerbstätigkeiten auswirken. Sie muß im Blick auf Funktions- und Leistungseinbußen, d.h. deren Dauer und Ausmaß gesehen werden. Folglich genügt es niemals, wenn sich der Sachverständige zur Krankheit und Diagnose äußert; er muß „zugleich ein in sich geschlossenes und überzeugendes Leistungsbild des Versicherten" zeichnen (131). Rechtserheblich ist Krankheit nur als Ursache bedrohter oder herabgesetzter Erwerbsfähigkeit.

Die Rechtsprechung bezieht in den Krankheitsbegriff auch den Zustand eines Versicherten ein, der zwar arbeiten könnte, dem aber durch ein besonders geartetes Leiden der Arbeitsmarkt praktisch verschlossen und der deswegen außerstande ist, eine Erwerbstätigkeit auszuüben; *Beispiele:* Bazillenausscheider (289), ekelerregende oder abstoßende Erkrankungen; Anfallsleiden (359). Es hat sich auch die Erkenntnis durchgesetzt, daß seelisches Kranksein und *neurotisch gestörtes Verhalten* nicht mit schuldhaftem Versagen gleichzusetzen ist und nicht mit dem Vorwurf mangelnder Arbeitswilligkeit behaftet werden darf (73, 97, 174, 240, 241, 301, 355). Das BSG bezeichnet seelische Störungen (neurotische Hemmungen) als Krankheit im Sinne der RV, wenn sie „der Versicherte aus eigener Kraft nicht überwinden kann" (301, 355). Selbst einer unbewußten rententendentiösen Kampfhaltung kann u.U. Krankheitswert zuerkannt werden, falls der

Versicherte zwar ursprünglich, um Rente zu erlangen, Störungen vorgetäuscht hat, sein Verhalten dann aber der willkürlichen, bewußten Einwirkung entglitten ist (301, 355). In jedem Fall muß geprüft werden, ob Simulation oder Aggravation auszuschließen sind und in welchem Ausmaß durch wirklich vorhandene Störungen die Erwerbsfähigkeit herabgesetzt wird. *Drogen- und Trunksucht* können gleichfalls Krankheiten sein und zu Leistungsansprüchen führen, auch wenn noch keine organischen Schäden eingetreten sind (308, seitdem ständige Rechtsprechung).

Zur Klarstellung muß hinzugefügt werden: Dies alles bedeutet nicht, daß wegen neurotischer Störungen oder wegen Sucht Rente zugebilligt werden müsse, im Gegenteil: Vorrang vor Rente hat Rehabilitation (s.S. 94). „Rente ist keine Therapie" (86). Besonders bei neurotischen Rentenbewerbern sollten Verfahren so rasch wie möglich zu Ende geführt werden, da jede Verzögerung, diese Probleme zu erledigen, einen erheblichen antitherapeutischen Effekt hat. Neurosen bedürfen der Behandlung, nicht der Berentung. Ebenso besteht bei Suchtkranken die Gefahr, daß eine Berentung Möglichkeiten zur Hilfe verschüttet, von der Sucht freizukommen (11, 28, 126–130, 175, 176). Solange eine Rehabilitation nicht aussichtslos erscheint, darf Rente nicht gewährt werden.

Zur vegetativen Dystonie: Vorschläge zur Begutachtung (162); zur Leistungsfähigkeit im Erwerbsleben (150); Relevanz für medizinische Rehabilitation (146); in der stationären psychosomatischen Behandlung (183); Symptomenkomplex bei südländischen Arbeitnehmern (224); aus der Sicht des Betriebsarztes (222). Zu bösartigen Geschwulsterkrankungen: 143, 184.

Außer Krankheiten nannte das Gesetz „andere Gebrechen", d.h. Leiden, die auf Dauer „keinen wesentlichen Schwankungen mehr unterworfen sind". *Beispiele:* Langwierige Infektionskrankheiten wie Tuberkulosen; Gliederverluste, Lähmungen, Taubheit, Blindheit. Als „Schwäche der körperlichen und geistigen Kräfte" wurde z.B. verstanden: natürliche Abnutzungserscheinungen infolge Alterns – nicht das Alter allein –, altersbedingt herabgesetztes Denk- und Merkvermögen, gewisse Formen des Schwachsinns, geistige Verkümmerung u.ä.

Diese inzwischen veralteten Rechtsbegriffe werden im RRG 1992 einheitlich durch den *umfassenden Begriff „Behinderung"* ersetzt, ohne daß damit eine Rechtsänderung verbunden ist. „Krankheit oder körperliche geistige oder seelische Behinderung" sind in der RV Grundvoraussetzungen für Leistungen zur Rehabilitation (S. 94ff) oder Rente wegen BU oder EU (S. 84ff).

Behinderung

(48)

Behinderung ist zu einem umfassenden Begriff des Sozialrechts geworden. Für alle unter das Sozialgesetzbuch fallenden Rechtsbereiche bezeichnet § 10 SGB I die „Eingliederung Behinderter" als eines der sozialen Rechte; dementsprechend zählt § 29 die gesetzlich dafür vorgesehenen Leistungen auf.

Nach einer *Definition des BSG* (351) ist Behinderung medizinisch feststellbare „Abweichung von der normalen körperlichen, geistigen oder seelischen Verfassung" vom „Regelzustand", mithin Gesundheitsstörung, gleichgültig welcher Ursache. Insofern gleichen sich die Begriffe Behinderung und Krankheit. Behinderung umfaßt jedoch mehr, nämlich Gebrechen (wie Blindheit, Taubheit, Verlust von Gliedmaßen) und auch die Schwäche der körperlichen und geistigen Kräfte, demnach gesundheitliche Regelwidrigkeiten unabhängig davon, ob sie noch einer Behandlung zugänglich sind. Die Dauer der Gesundheitsstörung ist ein wichtiges, doch kein allein ausschlaggebendes Merkmal; vorübergehende Erkrankungen werden allerdings nicht als Behinderung bezeichnet. Der Begriff wird an erster Stelle durch die *sozialen Zwecke des Rehabiliationsrechts* ausgefüllt. Daher hat ihn das BSG auch final bestimmt und an Rehabilitationszielen gemessen, wie sie § 1 RehaAnglG umreißt: körperlich, geistig oder seelisch Behinderte möglichst auf Dauer in Arbeit, Beruf und Gesellschaft einzugliedern. Folglich gehört es zum wesentlichen Begriffsinhalt, daß Fähigkeiten, am Leben in der Gemeinschaft, insbesondere am Arbeitsleben teilzunehmen, nicht nur vorübergehend beeinträchtigt sind. Die *WHO* leitet Behinderung aus drei miteinander verbundenen, voneinander abhängigen Faktoren ab (5, S.4, 15): dem Gesundheitsschaden (Impairment), der funktionellen Einschränkung (Disability) und der sozialen Beeinträchtigung (Handicap). Als Handicap beschreibt die WHO

- persönliche Folgen, wie Einschränkung der Unabhängigkeit, Beweglichkeit, Freizeitaktivitäten, sozialen Integration, wirtschaftlichen und beruflichen Möglichkeiten usw;
- familiäre Folgen, wie Pflegebedarf, gestörte soziale Beziehungen, wirtschaftliche Belastungen usw;

- gesellschaftliche Folgen, wie Fürsorgebedürftigkeit, gestörte soziale Eingliederung usw.

Rehabilitation umfassend verstanden, sind begrifflich *drohende Behinderungen* eingeschlossen, also diejenigen, deren Eintritt nach ärztlicher Diagnose und Prognose mit Wahrscheinlichkeit zu erwarten ist. Zwischen drohenden und bereits bestehenden Behinderungen lassen sich freilich keine klaren Grenzen ziehen, die Übergänge sind fließend. Ebensowenig sind körperliche, geistige und seelische Behinderungen voneinander abgrenzbar. *Mehrfachbehinderungen* machen deutlich, wie unnütz solche Abgrenzungen auch wären.

Dementsprechend weitgefaßt ist der *Behindertenbegriff*: Behinderte sind Personen, bei denen infolge einer körperlichen Regelwidrigkeit, einer Schwäche ihrer geistigen Kräfte oder seelischer Störungen die Fähigkeit, am Leben in der Gemeinschaft teilzunehmen, nicht nur vorübergehend beeinträchtigt ist oder zu werden droht (vgl. die Definition in §§ 1–3 der Eingliederungshilfe-VO).

Krankheit und Behinderung im Sinne des Sozialhilferechts

Zweck der Sozialhilfe ist es, den Empfänger, soweit irgend möglich, zu befähigen, unabhängig handelnd am Leben in der Gemeinschaft teilzunehmen; daran muß er nach seinen Kräften mitwirken. Tragende Säulen sind die Grundsätze der Individualisierung und des Nachrangs der Sozialhilfe. *Individualisierung* bedeutet, daß Art, Form und Maß sich nach der Besonderheit des Einzelfalles richten; dem einzelnen wird so geholfen, wie es seine besondere Lage erfordert. Sozialhilfe setzt keine Zugehörigkeit zu einem bestimmten Personenkreis voraus, etwa zu den Versicherten oder Kriegsopfern. Sie wird dadurch begrenzt, daß in der Regel bestimmte Einkommens- und Vermögensgrenzen gelten und daß ihre Maßnahmen mit *Nachrang* gewährt werden. Hilfe erhält nur, wer sich selbst nicht helfen kann oder die erforderliche Hilfe nicht von anderen erhält; Verpflichtungen Unterhaltspflichtiger oder anderer Sozialleistungsträger gehen vor. Sozialhilfe füllt also Lücken aus, die im weitgespannten öffentlich-rechtlichen System von Versicherungs- und Versorgungsleistungen offengeblieben sind. In diesen Rahmen gehört auch die vorbeugende Gesundheits- und Krankenhilfe.

Vorbeugende Gesundheitshilfe (§ 36 BSHG) setzt voraus, daß nach ärztlichem Urteil eine Erkrankung oder ein sonstiger Gesundheitsschaden einzutreten droht. Davon werden auch Zustände erfaßt, die auf natürlicher Entwicklung beruhen, wie Wachstums- und Altersbeschwerden. *Krankenhilfe* (§ 37 BSHG) lehnt sich an den Krankheitsbegriff der Krankenversicherung an, es braucht nur Behandlungsbedürftigkeit zu bestehen.

Besondere Bedeutung hat die *Eingliederungshilfe für Behinderte* (§ 39 BSHG). Sie rechnet zum weiten Aufgabenkreis der *Rehabilitation* (S.S. 94ff). Ihr Zweck ist es, den Behinderten in die Gesellschaft – nicht nur in das Arbeitsleben – sozial einzugliedern. Daher wird bei der Eingliederungshilfe weiter gesehen als nur darauf, ob die Kräfte des Behinderten für Erwerbstätigkeiten noch oder nicht mehr verwertbar sind. Welche *Behindertengruppen* erfaßt werden, legt die sog. Eingliederungs-VO im einzelnen fest. Für eine Reihe von Gesundheitsschäden wird darin die unwiderlegbare Vermutung aufgestellt, daß sie eine wesentliche Behinderung zur Folge haben. Bei anderen Gesundheitsschäden muß im Einzelfall medizinisch geklärt sein, daß durch sie die Fähigkeit, in die Gesellschaft eingegliedert zu werden, in erheblichem Umfange beeinträchtigt ist. Schließlich sind Behinderten gleichgestellt alle diejenigen, die *von einer Behinderung bedroht* sind. Einzelheiten können aus der Eingliederungs-VO vom 1. 2. 1975 entnommen werden.

Der Begriff der „Behinderung" i.S. der §§ 39ff BSHG ist dem sozialen Zweck dieser Bestimmung folgend weit gefaßt. Er wird im Blick auf das Ziel gesehen, drohende Behinderungen zu verhüten, vorhandene zu beseitigen oder zu mildern und dadurch den Behinderten die Teilnahme am Leben in der Gemeinschaft zu erleichtern. Behinderungen können nach Lage des einzelnen Falles zugleich auch die Voraussetzung *anderer Krankheitsbegriffe* erfüllen.

So kann eine „Behinderung" im Sinne des SozialhilfeR bei einem Versicherten folgendes sein: Schwerbehinderung, wenn ihr Grad mindestens 50 im Sinne des Schwerbehindertengesetzes erreicht; *Krankheit im Sinne der KV*, wenn sie behandlungsbedürftig ist oder Arbeitsunfähigkeit zur Folge hat, *im Sinne der RV*, wenn durch sie die Erwerbsfähigkeit herabgesetzt wird, *im Sinne der UV*, wenn sie durch einen Arbeitsunfall verursacht worden ist; entsprechendes gilt für das VersorgR. Wie sich hier deutlich zeigt, sind *vielfältige Überschneidungen* denkbar. Die Sozialhilfe greift subsidiär nur ein, soweit die Hilfe nicht auf andere Weise sichergestellt ist.

Gesundheitsschaden im Sinne der Unfallversicherung und Versorgung

Die **Unfallversicherung** erfüllt den Zweck, die gesundheitlichen und wirtschaftlichen Folgen von Arbeitsunfällen, Wegeunfällen oder sonstigen gleichgestellten Versicherungsfällen auszugleichen. Unfall ist ein von außen einwirkendes, gesundheitlich schädigendes, plötzliches, zeitlich begrenztes Ereignis. Es müssen ursächliche Zusammenhänge in einer mehrgliederigen Kausalkette bestehen: zwischen der versicherten Tätigkeit und dem Unfallereignis (sog. *haftungsbegründende Kausalität*), zwischen dem Unfall und dem Gesundheitsschaden (sog. *haftungsausfüllende Kausalität*).

Im Kranken- und Rentenversicherungsrecht sind die *Ursachen einer Krankheit* gleichgültig, im Versorgungs- wie im Unfallversicherungsrecht dagegen entscheidend. Bei der Rechtsauslegung der Begriffe „Gesundheitsschaden", „Körperverletzung" und „Gesundheitsstörung" bestehen jedoch keine wesentlichen Unterschiede. Wie in der Krankenversicherung setzen sie einen *„regelwidrigen Körper- oder Geisteszustand"* voraus. Schädigungs- oder Unfallfolge kann jede Störung der körperlichen oder geistigen Unversehrtheit sein, es sind auch psychische Störungen eingeschlossen; Einzelheiten zur psychischen Kausalität: s.S. 66.

Beide Rechtsgebiete gleichen sich auch darin, daß der Gesundheitsschaden durch ein bestimmtes schädigendes Ereignis verursacht worden sein muß, in der UV durch einen Arbeits- oder Wegeunfall. Ob ein ursächlicher Zusammenhang im Rechtssinn besteht, wird nach der *Kausalitätsnorm der wesentlichen Bedingung* beurteilt (s.S. 64). Ein strenger Beweis ist nicht erforderlich, es genügt die *Wahrscheinlichkeit* (s.S. 57).

Was als Unfall anzusehen ist, hat nicht der Mediziner zu ermitteln. Seine Aufgabe beschränkt sich auf den wichtigen Abschnitt, der in den Bereich der medizinischen Wissenschaft fällt, also auf die *Klärung oft schwieriger medizinischer Fragen* im Rahmen der haftungsausfüllenden Kausalität. Er muß in seinem Gutachten darstellen, in welcher Weise und mit welcher Intensität die verschiedenen Bedingungen beigetragen haben, daß ein Gesundheitsschaden eingetreten, sein Ausbruch beschleunigt oder, falls schon vorher vorhanden, verschlimmert worden ist.

Als Arbeitsunfall gilt auch eine *Berufskrankheit* (§ 551 Abs. 1 RVO). Dabei handelt es sich um Krankheiten, die nach medizinischen Erkenntnissen unter Angehörigen einer bestimmten Berufsgruppe besonders regelmäßig und wesentlich häufiger als unter der übrigen Bevölkerung auftreten. Berufskrankheiten müssen als solche in einer Rechtsverordnung – BKVO – bezeichnet sein (s.S. 243f). Nach dem Sinn dieser Sonderregelung ist es unerheblich, ob die Berufskrankheit Folge eines Arbeitsunfalles ist. Jedoch müssen schädigende Einwirkungen beruflicher Tätigkeit, durch die eine Berufskrankheit verursacht werden kann, feststellbar sein.

Die Anlage zur BKV weist klarstellend bereits in ihren Überschriften über die einzelnen Krankheitsgruppen auf die schädigenden Einwirkungen als Ursache der Krankheiten hin, z.B. chemische Stoffe, physikalische oder gemischt chemisch-physikalische Einwirkungen. Auf Krankheiten, die in der BKV nicht genannt sind, kann diese besondere Form des Versicherungsschutzes nicht ohne weiteres ausgedehnt werden. Andere durch berufliche Tätigkeit erworbene Krankheiten, wie Erkältungen durch Zugluft oder Rheuma durch eine feuchte Arbeitsstelle, fallen nicht darunter. Erfüllt eine Krankheit nicht die besonderen Merkmale einer Berufskrankheit, so muß geprüft werden, ob sie durch einen Arbeitsunfall verursacht worden ist.

Das Berufskrankheitenrecht wird durch Rechtsverordnung nach vorsichtig abgewogener Prüfung des ursächlichen Zusammenhanges mit betrieblichen Einwirkungen immer wieder dem neuesten Stand der medizinischen und technischen Erkenntnisse angepaßt. Dieses Verfahren, das seine Zeit dauert, kann wegen der raschen Entwicklung betrieblicher Arbeitsbedingungen, aber auch nach einem Fortschritt medizinischer Erkenntnisse zu Härten führen. Daher schafft § 551 Abs. 2 RVO eine Ausnahme: Im Einzelfall – und zwar *nur für den Einzelfall* – sind die Versicherungsträger ermächtigt, andere berufsbedingte Erkrankungen wie eine Berufskrankheit zu entschädigen, sofern nach neuen Erkenntnissen die sachlichen Voraussetzungen erfüllt sind, unter denen nach § 551 Abs. 1 Satz 2 Berufskrankheiten anerkannt werden. Eine solche Gleichstellung ist nur gerechtfertigt, wenn inzwischen neue Erkenntnisse über den ursächlichen Zusammenhang einer bestimmten Krankheit mit besonderen betrieblichen Einwirkungen gewonnen worden sind.

Weitere diesen kurzen Überblick ergänzende Einzelheiten über rechtliche und medizinische Grundlagen für Sachverständige in der UV: 45.

Ähnlich wie im Unfallversicherungsrecht kommt es *auch im Versorgungsrecht* auf ursächliche Zusammenhänge an. Der soziale Zweck liegt auf diesem *soziales Entschädigungsrecht* genannten Rechtsgebiet darin, einen sozialen Ausgleich zu schaffen bei Gesundheitsschäden, „für deren Folgen die staatliche Gemeinschaft in Abgeltung eines besonderen Opfers oder aus anderen Gründen nach versorgungsrechtlichen Grundsätzen einsteht" (so wörtlich: § 5 SGB I). Das im BVG geregelte Versorgungsrecht erstreckt sich als „soziale Entschädigung bei Gesundheitsschäden" nicht mehr nur auf Kriegsopfer, Soldaten und ähnliche Personen, sondern bezieht bestimmte haftgeschädigete, besonders aus der ehemaligen DDR, Impfgeschädigte und Opfer von Gewalttaten in seinen Schutz ein. Zur Entschädigung führt ein Gesundheitsschaden dann, wenn es wahrscheinlich ist, daß er mit einem der gesetzlich bezeichneten schädigenden Vorgänge im ursächlichen Zusammenhang steht.

Kausalitätstheorien

Nicht weniger Mißverständnisse als bei Krankheitsbegriffen treten zwischen Medizinern und Juristen bei *Problemen des ursächlichen Zusammenhangs* auf. Mediziner übersehen leicht, daß die in jahrzehntelanger Rechtsprechung gefestigten Kausalitätstheorien nicht nur im medizinisch-juristischen Grenzbereich anzuwenden sind. Allein Sache des Juristen ist es festzulegen, welche Ursachen nach dem Gesetz als rechtlich relevant anzuerkennen sind. Der Mediziner kann aber mit dem Schatz seines Erfahrungsgutes helfen, daß der Jurist mit seinem Ursachenbegriff nicht zu Konstruktionen kommt, die mit der Wirklichkeit des Lebens unvereinbar sind.

Wie der juristische Krankheitsbegriff sind auch die Kausalitätstheorien rein *juristische Zweckschöpfungen* (54, 117). Mit dem Mediziner geht der Jurist von der Ursache im naturwissenschaftlich-philosophischen Sinn aus, von der Conditio sine qua non, *Äquivalenztheorie* genannt: *Ursache ist jeder Umstand, der nicht hinweggedacht werden kann, ohne daß damit der Erfolg entfiele.* Jede Einzelbedingung der Ursache ist gleichwertig. Dieser Kausalbegriff gilt im Strafrecht. Für die Bereiche des Zivil- und des Sozialrechts ist der Kreis der natürlich logischen Ursachen viel zu groß, für jede ihrer Folgen eine Haftung eintreten zu lassen. Der Jurist trifft daher eine Auswahl aus der Fülle der Bedingungen zu dem Zweck, die Haftung zu begrenzen. Wer eine der juristischen Kausalitätstheorien anzuwenden hat, darf den Ausgangspunkt nicht aus den Augen verlieren: die Suche nach einem Korrektiv, das den weiten Kreis der natürlich logischen Ursachen einschränkt (271). Dabei geht es nicht eigentlich um die Frage der Kausalität, sondern um die Ermittlung von Grenzen. Mit Hilfe besonderer Kausalitätstheorien als juristische Zweckschöpfungen wird eine wertende Auswahl der rechtlich relevanten Bedingungen vorgenommen. *Zivilrechtlich* wird auf diese Weise eine Grenze gezogen, bis zu der dem Urheber einer Bedingung die Haftung für ihre Folgen billigerweise zugemutet werden kann. *Sozialrechtlich* wird der Bereich eingesetzt, bis zu dem im sozialen EntschR der Staat mit seinen Leistungen für die Folgen eines schädigenden Vorgangs einsteht, bis zu dem in der UV das versicherte Risiko getragen wird. Daher ist für die juristische Entscheidung „der auszublendende Ausschnitt des Kausalnetzes" ein vollkommen anderer als für die naturwissenschaftlich-medizinische Beurteilung (117).

Im Zivil- und im Sozialrecht haben sich *unterschiedliche Kausalitätstheorien* entwickelt. Beiden Rechtsgebieten ist gemeinsam, daß das Verfahren bei der Kausalitätsprüfung mehrstufig ist. Es ist zunächst festzustellen, ob eine bestimmte Handlung überhaupt eine nicht wegzudenkende Bedingung – Conditio sine qua non – des Erfolges ist und damit ein „natürlicher Kausalzusammenhang" besteht (270). Ist das der Fall, so ist weiter zu prüfen, ob die als ursächlich (im „natürlichen" Sinn) erkannten Bedingungen auch rechtlich relevante Ursachen sind. Die rechtserheblichen Bedingungen werden nach der zivil- und der sozialrechtlichen Kausalitätstheorie verschieden ausgewählt.

Im Zivilrecht herrscht die *Adäquanztheorie.* Ihr Sinn ist es, die logisch vom Erfolg entferntesten Bedingungen auszuschalten, weil die Berücksichtigung auch dieser Bedingungen im Rechtsleben zu Ergebnissen führen würde, die der Billigkeit widersprächen. Ursache ist nur die Bedingung, die mit dem Erfolg, wie er eingetreten ist, in einem adäquaten Zusammenhang steht (271). Die Adäquanz zielt auf die objektive Zurechenbarkeit des Erfolges:

Ein adäquater Zusammenhang liegt nur dann vor, wenn eine Tatsache im allgemeinen und nicht unter besonders eigenartigen, ganz unwahrscheinlichen und nach dem regelmäßigen Verlauf der Dinge außer Betracht zu lassenden Umständen zur Herbeiführung eines Erfolges geeignet war.

Die Theorie der wesentlichen Bedingung gilt auf allen Gebieten der Sozialversicherung und Versorgung, wo von ursächlichem Zusammenhang die Rede ist, aber nicht nur dort, sondern auch auf anderen Gebieten des öffentlichen Rechts. Sie hat den Zweck, Grenzen für die Haftung des Staates oder das Versicherungsrisiko zu ziehen und nach ihnen die rechtlich relevanten Bedingungen zu bestimmen. Im Recht der sozialen Sicherung ist es besonders notwendig, ein Korrektiv zu finden, weil die generelle Voraussehbarkeit des Schadens kein sachgerechtes Abgrenzungsmerkmal und auch die Schuldfrage nicht zu stellen ist. Im Unterschied zum Straf- und Zivilrecht fehlt in aller Regel ein konkreter Urheber des schädigenden Vorgangs. Der Staat haftet für die gesundheitlichen und wirtschaftlichen Folgen von Schädigungen, die im Zusammenhang mit bestimmten Ereignissen, Beschäftigungen oder Tätigkeiten eingetreten sind; dementsprechend tragen in der UV die Berufsgenossenschaften das Risiko von Arbeitsunfällen.

Die einzelnen Glieder der Kausalreihe werden folgendermaßen bewertet und ausgewählt:

Nur solche Ursachen sind als rechtserheblich anzusehen, die wegen ihrer besonderen Beziehungen zum Erfolg zu dessen Eintritt wesentlich mitgewirkt haben. Mehrere Umstände, die zum Erfolg beigetragen haben, sind nur dann nebeneinander stehende Mitursachen, wenn sie in ihrer Bedeutung und Tragweite für den Eintritt des Erfolges annähernd gleichwertig sind. Kommt einem der Umstände gegenüber den anderen eine überragende Bedeutung zu, so ist dieser Umstand allein Ursache im Rechtssinne.

Dieser Kausalitätsbegriff beschränkt sich nicht auf Geschehensabläufe, die sich im Körperlich-Organischen abspielen; er umfaßt auch Vorgänge im Bereich des *Geistig-Seelischen*. Die Wertentscheidung, welche Bedingungen als wesentlich und damit als Ursache oder Mitursache anzusehen sind, richtet sich stets nach den Umständen des Einzelfalls (200, 282, 295, 307).

Es kommt nicht darauf an, *wie stark im Durchschnitt* Menschen belastbar sind oder wie sie normalerweise zu reagieren pflegen. Vielmehr ist von den *individuellen Gegebenheiten* gerade dieses Menschen, von der Struktur seiner Persönlichkeit, seiner körperlichen Widerstandskraft, seiner seelischen Tragfähigkeit, seiner Belastbarkeit und schließlich seinen konkreten Lebensverhältnissen auszugehen. Das gilt gleichermaßen bei Fragen nach den Ursachen körperlicher wie seelischer Gesundheitsstörungen.

Das BSG hat in zahlreichen Urteilen deutlich gemacht, wie die einzelnen Bedingungen, die zu dem Erfolg – d.h. zu Gesundheitsstörungen oder zum Tod – geführt haben, *abgewogen und bewertet werden* (u.a. 287, 354).

Maßgebend ist die *Qualität* der einzelnen Ursachen, nicht dagegen die Quantität oder die zeitliche Reihenfolge des Eintritts der Bedingungen in die Kausalkette. Insbesondere ist eine Bedingung nicht schon deshalb wesentliche Ursache, weil sie als letzte eingetreten ist und den Erfolg sichtbar gemacht hat. Die Wertung von zwei Mitursachen als rechtlich wesentlich setzt auch nicht etwa ein Beteiligungsverhältnis von 50 : 50 voraus; unwesentlich ist eine Mitursache nur dann, wenn sie von der einen oder anderen ganz in den Hintergrund gedrängt wird. Nicht zuletzt ist auch der Schutzzweck der jeweiligen Norm bei der Wertung einzubeziehen, um zu ermitteln, wieweit die Grenzen reichen.

Bei dieser Wertentscheidung vermischen sich, soweit die Ursachen von Gesundheitsstörungen oder des Todes zu klären sind, *medizinische und außermedizinische Fragen.*

Ein Beispiel, wie die einzelnen Bedingungen gegeneinander abzuwägen und zu gewichten sind, liefert das BSG mit folgendem Leitsatz (371): Wenn festgestellt ist, daß als Ursache für einen Unfall und dessen Folgen neben einer nicht betrieblich bedingten Kreislaufhypotonie auch betriebliche Umstände als Ursachen in naturwissenschaftlich-philosophischem Sinn in Betracht kommen, ist unter Berücksichtigung aller Umstände des Einzelfalles die Wertentscheidung zu treffen, ob beide Ursachen etwa im gleichen Maß wesentlich für den Unfall waren und beide Ursachen dann auch als Ursachen im Rechtssinn anzusehen sind. Oder war die Kreislaufhypotonie gegenüber den betriebsbedingten Umständen von so überragender Bedeutung, daß sie im Rechtssinn allein wesentliche Ursache für den Unfall ist, haben also die betriebsbedingten Umstände als unwesentliche Gelegenheitsursache außer Betracht zu bleiben? Bei dieser Wertentscheidung zieht das Gericht die Grenze, bis zu welcher der Versicherungsschutz reichen soll.

Über die medizinische Bedeutung der Mitursachen und ihr Verhältnis zueinander muß die Verwaltung oder im Streitfall das Gericht einen Sachverständigen hören, weil insoweit fundiertes medizinisches Wissen gefragt ist. Der Sachverständige hat in seinem Gutachten darzustellen, welche Bedingungen zu der Gesundheitsstörung oder zum Tod beigetragen haben und welcher qualitative Wert jeder einzelnen von ihnen beigemessen wird.

Gelegenheitsursachen sind unwesentliche Bedingungen (352). Beispiel: eine Krankheitsanlage ist so stark oder so leicht ansprechbar, daß nicht der angeschuldigte Arbeitsunfall, sondern jedes andere alltäglich vorkommende, an sich ungefährliche, ähnlich gelagerte Ereignis zur selben Zeit akute Krankheitserscheinungen ausgelöst hätte. Der Schaden hätte also bei jeder anderen und daher ohne weiteres austauschbaren Gelegenheit eintreten können (376).

Instruktive *Beispiele aus der Rechtsprechung* zur Theorie der wesentlichen Bedingung: Kausalität bei Fahruntüchtigkeit infolge Alkohols (u.a. 327, 332); Unterbrechung des ursächlichen Zusammenhangs, wenn ein Verletzter grobfahrlässig einen erhöhten Gefahrenbereich herbeiführt, z.B. eigenmächtig und gegen ärztlichen Rat in bedrohlichem Gesundheitszustand vernunftwidrig das Krankenhaus verlassen hat (307); psychische Kausalität im Blick auf die Belastbarkeit der Einzelpersönlichkeit (282); neurotische Reaktion, wenn sie sich mit wehrdienstbedingten organischen Störungen vermischt (281).

Neurosen, psychogene Fehlhaltungen und Selbsttötungen werfen besondere Probleme auf. Die Literatur ist sehr umfangreich und fast unübersehbar; daher muß ein Hinweis auf das Literaturverzeichnis genügen, besonders auf eine Arbeit von MÖLLHOFF (170), die klare Leitlinien für Sachverständige, aber auch für Richter und Verwaltungsbeamte enthält. Abgrenzungen sind notwendig zur Skala psychisch-abnormer Verhaltensweisen, die auf materiellen Gewinn zielgerichtet sind, zu Zustandsbildern grober Simulation und Aggravation, zu sog. Rechts-, Sozial- und Situationsneurosen (86, 375). Im EntschR hat der *BGH* (RzW63, 545; 64, 26) die Voraussetzungen klargestellt, unter denen eine „Neurose" als verfolgungsbedingtes Leiden angesehen werden kann: Der Verfolgte muß unter Gewaltmaßnahmen von besonderer Schwere und Dauer – mit Massierung von Schreck- und Angsterlebnissen – in den Tiefenschichten seiner Persönlichkeit getroffen worden sein, so daß es durch die Verfolgung zu einer schweren Persönlichkeitsverbildung, einer „elementaren Umstrukturierung der Persönlichkeit" gekommen ist. Diese *Leitsätze* sind auch auf das VersorgR und die UV zu übertragen. Hier wie dort reichen kurzfristige Schreck- und Angsterlebnisse selbst lebensbedrohlicher Art nicht aus. Vielmehr muß die erlittene Schädigung ein ungewöhnliches Ausmaß erreicht haben, wie vor allem bei KZ-Häftlingen, aber auch bei Gefangenen, „die lange Zeit einem Terror konfrontiert wurden, der auf Sinn- und Wertberaubung der personalen und sozialen Existenz (Annihilierung) ausgerichtet war" (170, auch 189). Ähnliche psychopathologische Zustandsbilder können neben nur kurz dauernden Entwurzelungsreaktionen bei Flüchtlingen auftreten. Zur besonderen Problematik bei der Begutachtung von Vergewaltigungsopfern: 190.

Auf keinen Fall ist der Richter imstande, sich ohne Mithilfe eines fachkundigen Sachverständigen ein verläßliches Urteil zu bilden. Es müssen die Persönlichkeit des Betroffenen und seine Erlebnisse eingehend gewürdigt, seine persönlichen Verhältnisse, seine Entwicklung, sein Lebensweg sowie Dauer und Schwere der erlittenen Schädigung geklärt werden, notfalls unter Mitwirkung des Sachverständigen. An dieser Stelle ist der Rat angebracht, sich als medizinischer Sachverständiger streng an die Rolle als Berater der Verwaltung oder des Gerichts zu halten, klar die Grenzen seines empirischen Wissens aufzuzeigen, sich auch nicht die Verantwortung, die ein anderer zu tragen hat, aufbürden zu lassen (s.S. 43 ff).

Im Falle einer *Selbsttötung* sind wie bei Neurosen auch Vorgänge im Bereich des Psychisch-Geistigen zu würdigen. Indes weist das BSG (346, 386) für die UV darauf hin, daß zum Begriff des Arbeitsunfalles die „Unfreiwilligkeit" gehöre. Selbsttötung aber, auch die nur versuchte, sei „grundsätzlich" nicht unfreiwillig. Von Ausnahmefällen abgesehen, liege mithin gar kein Arbeitsunfall vor. Wie sich auch hier zeigt, muß der Sachverständige aus dem Gutachtenauftrag entnehmen können, welcher Sachverhalt die Grundlage für seine medizinische Beurteilung bilden soll. Mängel im außermedizinischen Sachverhalt zu beheben, ist nicht seine Aufgabe, sondern die seines Auftraggebers, mithin der Verwaltung oder des Gerichts.

Gesundheitsschaden oder Tod als Unfall- oder Schädigungsfolge

Unfall- oder Schädigungsfolgen müssen, soweit medizinisch möglich, mit klaren und vollständigen Krankheitsbezeichnungen von den Leiden abgegrenzt werden, die nicht mit dem schädigenden Vorgang in ursächlichem Zusammenhang stehen. Der Sachverständige sollte daran denken, daß seine Bezeichnung ganz oder teilweise in den Bescheid übernommen werden muß, von dem der Betroffene und andere Stellen Kenntnis erhalten; notfalls sollte eine unverfängliche Formulierung gewählt werden (hierzu im einzelnen z.B.: AHP 1983, [2], S.16).

Zu den bei Fragen des ursächlichen Zusammenhangs abzuwägenden Bedingungen gehören häufig *Konstitution und Anlage* des Betroffenen. Die Begriffe „schicksals-, anlage-, konstitutionell-bedingt" besagen nur, daß der krankhafte Zustand nicht auf exogenen Einflüssen, sondern auf inneren, in der körperlichen Verfassung liegenden Bedingungen beruht. Es empfiehlt sich, diese Begriffe mit Vorsicht zu verwenden, ja möglichst zu vermeiden, weil sie leicht mißverstanden werden.

Eine Anerkennung als Schädigungsfolge im *Sinne der Entstehung* setzt voraus, daß zur Zeit der Schädigung „noch kein dieser Gesundheitsstörung zugehöriges pathologisch-physisches oder psychisches Geschehen vorhanden war" (2, S. 146). Solche Schädigungsfolgen von denen klar zu trennen, die nur i.S. der Verschlimmerung anzuerkennen sind, wird oft nicht einfach sein. Wie das BSG entschieden hat (300), kommt eine *Kausalität im Sinne der Verschlimmerung* nur in Betracht, wenn schon vor dem schädigenden Vorgang physische oder psychische Veränderungen von Krankheitswert vorhanden gewesen sind, die Schädigung also entweder den Zeitpunkt vorverlegt hat, in dem das Leiden sonst in Erscheinung getreten wäre, oder das Leiden schwerer auftreten läßt, als es sonst zu erwarten gewesen wäre.

Einer herkömmlichen Praxis folgend, ist es weithin üblich, verschiedene Arten der Verschlimmerung zu unterscheiden (40, S. 21; 45, S. 276ff):

- *Bei vorübergehender Verschlimmerung* hat das Krankheitsgeschehen durch exogene Einflüsse nur vorübergehend verstärkten Krankheitswert erhalten;
- *bei anhaltend abgrenzbarer Verschlimmerung* haben die exogenen Faktoren zu einem dauernd höheren Krankheitswert geführt;
- *bei richtunggebender Verschlimmerung* hat das Krankheitsgeschehen infolge äußerer Einflüsse einen ganz anderen Verlauf genommen als nach ärztlichen Erfahrungen zu erwarten gewesen wäre.

Rechtlich werden Leiden jedoch nur „im Sinne der Verschlimmerung" anerkannt, ohne die Verschlimmerungsart näher zu bezeichnen. Der Grund liegt darin, daß niemals im voraus bestimmt werden kann, ob spätere Verschlechterungen im Leidenszustand noch mit dem Unfallereignis oder dem sonstigen schädigenden Vorgang im ursächlichen Zusammenhang stehen. Darüber muß nach erneuter Prüfung ohne Bindung entschieden werden, gleichgültig sogar, ob das Leiden im Sinne der Entstehung anerkannt ist oder welche Verschlimmerungsart seinerzeit angenommen worden war (283, 300). Bei dieser Prüfung spielen die Beurteilungen in vorangegangenen Gutachten eine wichtige Rolle.

Bedeutungsvoll ist die Art der Verschlimmerung besonders dafür, den *Anteil der Unfall- oder Schädigungsfolgen an der MdE* zu bestimmen. Sie erleichtert dem Sachverständigen die Schätzung, in welchem Ausmaß der schädigende Vorgang für die MdE als ursächlich in Betracht kommt.

Vorschaden ist eine Gesundheitsstörung, die bereits bei Eintritt des Arbeitsunfalles oder versorgungsrechtlich der Schädigung unabhängig von diesen Ereignissen bestanden hat. Da die Rente einen Ausgleich für das schaffen soll, was sich gegenüber dem Zustand vor dem schädigenden Ereignis geändert hat, übt der Vorschaden einen Einfluß auf die MdE aus. Sie ist höher zu bewerten, weil der Vorgeschädigte in höherem Maße durch die Unfall- oder Schädigungsfolgen betroffen wird als ein Gesunder (s.S. 76). Vorschäden gehören zum ersten Glied der rechtserheblichen Ursachenkette und damit zu den für die Feststellung des Entschädigungsanspruchs maßgebenden tatsächlichen Verhältnissen.

Der **Nachschaden** wird rechtlich anders behandelt. Darunter sind Gesundheitsstörungen zu verstehen, die zeitlich nach dem Unfall oder der Schädigung eingetreten sind und für die das schädigende Ereignis nicht Ursache i.S. der Kausalitätsnorm ist. Nach ständiger, trotz aller Kritik fortgesetzter Rechtsprechung des BSG „erweitern" nachträgliche Ereignisse nicht den unfall- oder schädigungsbedingten Schaden, beeinflussen daher auch nicht die zu entschädigende MdE (s.S. 76) (284, 291, 292, 330, 334, 335, 382). Das BVerwG hat für das Dienstunfallrecht der Beamten ebenso entschieden (278). Zum Unterschied Nachschaden – Folgeschaden: 194.

Am deutlichsten werden die Probleme an Beispielen zum nachträglichen Sehverlust. Dazu erklärt das BSG mit dem Verlust des ersten Auges durch einen Arbeitsunfall sei die versicherungsrechtlich erhebliche Ursachenkette abgeschlossen, sie habe ihr letztes Glied erreicht. Ein später eintretender Nachschaden durch unfallunabhängigen Verlust des zweiten Auges könne daher die Verhältnisse, die für die Feststellung der Unfallentschädigung maßgebend gewesen seien, nicht mehr beeinflussen (291, 292).

Einschränkungen macht das BSG jedoch nur, wenn es darum geht, die MdE im „Regelfall" zu bemessen (§ 581 Abs. 1 RVO, § 30 Abs. 1 BVG). Beim Anspruch in der UV auf Pflege (§ 558 RVO), im VersorgR auf Pflegezulage (§ 35 BVG), höhere MdE wegen beruflichen Schadens (§ 30 Abs. 2) und auf Berufsschadensausgleich (§ 30 Abs. 3–5) erkennt es einen Nachschaden als rechtserheblich an, weil es die Kausalkette insoweit noch nicht als abgeschlossen, sondern um ein weiteres Glied verlängert ansieht. Anders ausgedrückt: Das BSG hält den Nachschaden für ein Zwischenglied in der zur Hilflosigkeit oder zum beruflichen Einkommensausfall führenden Ursachenkette (284, 292, 302, 330, 331, 335).

Das Ergebnis der BSG-Rechtsprechung ist folgendes: Keine Anerkennung des Nachschadens als Schädigungs- oder Unfallfolge und keine Erhöhung der MdE „im Regelfall"; jedoch im Versorgungsrecht Erhöhung der MdE bei besonderem beruflichen Schaden, Berücksichtigung beim Berufsschadensausgleich, bei der Pflegezulage und deren Stufe sowie in der UV beim Anspruch auf Pflege. Dieses Ergebnis und die juristische Begründung dazu wird Medizinern nur schwer einleuchten, ja inkonsequent erscheinen. Besonders bei Erblindungsfällen bleibt zu bedenken, daß schon durch den schädigungsbedingten Verlust des einen Auges eine „Reserve" verlorengegangen und eine Gefährdung eingetreten ist; der schädigungsunabhängige zweite Augenverlust hat etwas völlig Neues zur Folge: den „Verlust des Sehvermögens". Daher läßt sich mit guten Gründen die Auffassung vertreten, der erste Unfall sei wesentliche Bedingung für die Erblindung und damit ursächlich im Rechtssinne. Solche Gedankengänge hat das BSG jedoch abgelehnt. Würde man ihnen folgen, müßte man sie allerdings auch auf andere paarige Organe erstrecken, wie Ohren, Beine, Arme, Nieren und Lungen. Schließlich darf die Frage nicht übersehen werden, wie altersbedingte Veränderungen rechtlich zu behandeln sind. Das BSG findet sich durch den Gesetzgeber bestätigt, der sich erstmalig im Gesetz vom 18.12. 1975 ausdrücklich mit dem Nachschaden befaßt und ihn für den Anspruch auf Berufsschadensausgleich in einem neu eingefügten Abs. 5 des § 30 BVG erläutert hat. Es bleibt ein Unbehagen über eine unbefriedigende, verwickelte und juristischen Laien kaum verständlich zu machende Regelung zurück.

Beim **Folgeschaden** ist die Rechtslage klarer. Darunter werden nachträgliche, in zeitlichem Abstand aufgetretene Gesundheitsstörungen verstanden, bei denen es wahrscheinlich ist, daß die Schädigung oder deren Folgen zur Entstehung wesentlich mitgewirkt haben, also ursächlich sind. Tritt ein solcher Folgeschaden erst lange Zeit nach der Schädigung auf, ist die Bezeichnung als *„Spätschaden"* gebräuchlich geworden. Als weitere Schädigungsfolgen sind derartige Gesundheitsstörungen mit ihrer gesamten MdE zusätzlich zu berücksichtigen (194).

Beispiel: Herzerkrankung als Folge eines Rheumatismus; weitere Beispiele in den Anhaltspunkten 1983 (2, S.150ff., 152).

Mittelbare Schädigungsfolgen sind Gesundheitsstörungen, die nicht unmittelbar durch den schädigenden Vorgang verursacht worden sind, bei denen aber die anerkannte Schädigungs- oder Unfallfolge wesentlich mitgewirkt hat. Sie hat entweder zur Entwicklung eines weiteren Leidens beigetragen oder ist die Ursache für eine gesundheitliche Schädigung, die sonst nicht eingetreten wäre.

Beispiele: Unfall infolge einer Amputation und dadurch verursachter Gesundheitsschaden; Gesundheitsstörungen, hervorgerufen durch Untersuchungen, die die Verwaltung oder das Gericht angeordnet hatte, nach Ansicht des BSG auch im Falle eines ärztlichen Kunstfehlers (290); Infektion im Krankenhaus während Behandlung einer Berufskrankheit. Das BSG hat dazu klargestellt, daß eine mittelbare Unfallfolge nur anerkannt wird, wenn sie auf einen entschädigungspflichtigen Arbeitsunfall zurückgeführt werden kann. Daher steht einem Patienten, der bei der stationären Behandlung durch das Mißlingen eines ärztlichen Eingriffs gesundheitlich geschädigt worden ist, kein Entschädigungsanspruch aus der UV zu (371).

Von den mittelbaren Schädigungsfolgen unterscheiden sich die Schädigungen, die nicht den Beschädigten selbst, sondern einen Dritten getroffen haben. Solche *mittelbaren Schädigungen* begründen keine versorgungs- oder unfallrechtlichen Ansprüche. Allerdings hat das BSG in Fortentwicklung des Versorgungsrechts Ansprüche für Gesundheitsstörungen anerkannt, die durch unmittelbare Kriegseinwirkungen auf den *Nasciturus* verursacht worden sind; Beispiel: Vergewaltigung der Mutter mit nachfolgender Lues, übertragen auf das Kind (294, 298). Entsprechende Rechtsgedanken hatte das BSG auf die UV nicht übertragen. Das BVerfG (267) jedoch hat es für verfassungswidrig erklärt, ein Kind, das vor der Geburt durch eine Berufskrankheit seiner unfallversicherten Mutter geschädigt worden ist, von den Leistungen der UV auszuschließen. *Schockschäden Dritter* können im Falle einer unmittelbaren Schädigung unter bestimmten Voraussetzungen entschädigungspflichtig sein (hierzu im Schrifttum: 63). Das Problem der *Schädigung durch interfamiliäre Infektionen* ähnlich zu lösen, hat das BSG abgelehnt (347).

Der Tod ist Schädigungsfolge, wenn er durch eine schädigungs- oder unfallbedingte Krankheit verursacht worden ist (s. hierzu: 200). Besondere Schwierigkeiten treten auf, falls *kausale Konkurrenzen* mit schädigungs- oder unfallunabhängigen Gesundheitsstörungen bestehen. In solchen Fällen muß geklärt werden, was Todesursache im Rechtssinne ist, ob also das Unfallereignis (die versorgungsrechtliche Schädigung) wesentliche Bedingung des Todes war. Die einzelnen Bedingungen, die zum Tode geführt haben, sind im Rahmen des juristischen Kausalbegriffs so zu bewerten und gegeneinander abzuwägen, wie auch sonst bei Fragen des ursächlichen Zusammenhangs (s.S. 64). Nach der Rechtsprechung ist die Schädigung oder der Unfall aber bereits dann als wesentlich und somit als mitursächlich anzusehen, wenn dadurch der Tod wahrscheinlich um mindestens ein Jahr beschleunigt worden ist. Dieser Begriff der *„Lebensverkürzung um ein Jahr"* wird im Schrifttum viel kritisiert, das BSG hat trotzdem daran festgehalten (352, 376; hierzu im Schrifttum: 40 S.30; 45 S.157; 135, 142).

An einigen Stellen enthält das Gesetz Rechtsvermutungen über den ursächlichen Zusammenhang zwischen Schädigungsfolgen oder bestimmten Berufskrankheiten und Tod (§ 589 Abs. 2 RVO; § 38 Abs.1 S.2 BVG).

Leistungsrechtliche Begriffe

Leistungsfähigkeit – Erwerbsfähigkeit

Die Sozialgesetze knüpfen an den Tatbestand „Krankheit" und „Behinderung" Rechtsfolgen, soweit er sich auf die Fähigkeit auswirkt, Leistung bei Erwerbstätigkeiten zu vollbringen. Es kommt nicht allein darauf an, welche Krankheiten bestehen; vielmehr sind sie zu werten, wie, in welchem Ausmaß und in welchem Schweregrad sie sich bei diesem Menschen auswirken (34, 204). Natürlich ist der Leistungsabfall ebensowenig wie Krankheit exakt meßbar, es vermischen sich somatische, psychische und soziale Bedingungen vielfältiger Art (205). Ein Gutachten, das sich, wie es Holldack einmal ausgedrückt hat, „rein mit der Leistungsfähigkeit des Menschen als abstrahierter Maschine auseinandersetzt", hat keinen Wert (s.S. 47). Will der Sachverständige die individuelle Leistungseinbuße ermitteln, so muß er sich im klaren sein, daß zahlreiche Faktoren eine wichtige Rolle spielen: neben dem objektiven Befund das „Befinden", das subjektive Urteil des Patienten über sich selbst, seine Leistungsbereitschaft, sein Leistungswille und seine Motivation ebenso wie soziale, wirtschaftliche und familiäre Bedingungen (10, 43, 76, 83, 84, 107, 147, 185, 205, 206, 212, 228). Der Sachverständige muß dies alles beachten und herausfinden, in welchem Ausmaß „Leiden" durch „Befunde" erklärt ist. Damit aber ist seine Aufgabe, eine *Leistungsdiagnose* zu stellen, noch nicht erschöpft. Sie bereitet ihm weitere Schwierigkeiten, die ihn bis an die Grenze seiner Wissenschaft und seiner ärztlichen Erfahrungen führen können (8).

Im Sozialrecht ist Leistungsfähigkeit, dem Schutzzweck der Gesetze entsprechend, immer nur im Blick auf *Arbeit als Mittel zum Erwerb* rechtserheblich. Es kommt nicht darauf an, ob der Kranke fähig ist, dies und das zu tun. Die Leistungsfähigkeit ist erwerbsbezogen; sie ist für den Bereich festzustellen, der vom *Rechtsbegriff der Erwerbsfähigkeit* umgrenzt wird. Erwerbsfähigkeit bedeutet – vereinfacht erklärt – *die Fähigkeit, Arbeitskraft im Erwerbsleben wirtschaftlich zu verwerten.* Dieser Begriff überschreitet den „Kompetenzbereich der medizinischen Wissenschaft und der eigentlichen ärztlichen Tätigkeit" (18, 131). Leistungsfähigkeit und Erwerbsfähigkeit sind zwei sich überschneidende Kreise. Die Aussage des Mediziners beschränkt sich auf den Ausschnitt, der die medizinische Wissenschaft berührt; außermedizinische Tatsachen hat nicht der Mediziner zu klären (s.S. 43ff).

Auf medizinischem Gebiet liegen Schwierigkeiten schon darin, daß es keine einwandfreie Methode gibt, die vorhandene Leistungsbreite und Belastbarkeit eines Menschen zu bestimmen und mit einer „Normalleistung" in Vergleich zu setzen. Selbst mit Hilfe technisch hoch entwickelter Untersuchungsmethoden kann das Leistungsbild nach seiner positiven und negativen Seite hin nur aufgehellt, nicht aber exakt dargestellt werden. Bei allem Bemühen um Objektivität werden gutachterliche Beurteilungen sehr wesentlich auch den eigenen subjektiven Kenntnis- und Erkenntnisgrenzen des Sachverständigen entspringen. Von ärztlicher Seite wird daher auf den „beträchtlichen Ermessungsspielraum" und auf „viel Subjektivität" hingewiesen (74), ja sogar von einem „hohen Maß an Willkür" gesprochen (42). Da neben naturwissenschaftlich meßbaren auch rational nicht begründbare Entscheidungen einfließen (258), wird medizinischen Gutachten zum Leistungsbild eines Menschen ein mehr oder weniger großes Maß an Unsicherheit anhaften. Das muß der Jurist wissen und beachten, der Mediziner wiederum darf seine Erkenntnisse nicht für sicherer hinstellen als sie sind.

Rechtlich werden alle diese Schwierigkeiten durch die *Vielfalt verschiedener Begriffe* zur Erwerbsfähigkeit noch vergrößert. Wer als Schwerbehinderter mit einem Grad von 100 anerkannt ist, muß längst nicht berufsunfähig, geschweige denn erwerbsunfähig im Sinne der RentVers sein. Er ist es dann nicht, wenn er Tätigkeiten in seinem bisherigen oder einem anderen sozial zumutbaren Beruf im wesentlichen vollwertig ausführen kann. Ebensowenig sagt die Eigenschaft als Schwerbehinderter etwas über die BU aus. *MdE/GdB und BU sind verschiedene Begriffe mit grundverschiedenem Inhalt*, man kann nicht vom einen zum anderen schließen. Der Grad der Behinderung bietet allenfalls einen gewissen Anhalt insofern, als er medizinische Erwägungen zum Ausmaß der körperlichen oder geistigen Leistungseinbuße erkennen läßt.

Minderung der Erwerbsfähigkeit – Grad der Behinderung

Der Begriff „Minderung der Erwerbsfähigkeit", der im Versorgungs- und Unfallversicherungsrecht gilt, kann leicht zu Mißverständnissen führen; denn „er umfaßt mehr und anderes, als er aussagt, er hat in Wirklichkeit nur eine begrenzte Verbindung zur Einschränkung der Fähigkeit, eine Erwerbstätigkeit auszuüben" (40 S. 35; 193). MdE ist nicht nur auf die Leistungsfähigkeit für Erwerbstätigkeiten bezogen, sondern auch auf Behinderungen, an denen Kinder und alte Menschen leiden, Menschen also, die noch nicht oder nicht mehr im Erwerbsleben stehen (66). Die Anhaltspunkte 1983 (2) zu Nr.18, S. 23 erläutern den Begriff daher: „Die MdE ist ein Maß für die Auswirkungen eines Mangels an funktioneller Intaktheit, für einen Mangel an körperlichem, geistigem oder seelischem Vermögen. Die MdE gibt damit den Grad der Behinderung wieder". Aus diesem Grad kann kein Rückschluß auf die Leistungsfähigkeit im Erwerbsleben gezogen werden. Folglich ist es falsch zu sagen: Wer als Schwerbehinderter mit einem Grad von 70 anerkannt ist, besitze nur noch einen für das Erwerbsleben nutzbaren Leistungsrest von 30 v.H. Um solche Mißverständnisse auszuschließen, hat der Gesetzgeber *für das Schwerbehindertenrecht* den Begriff MdE durch *Grad der Behinderung – GdB* – ersetzt. In der Gesetzesbegründung heißt es dazu (BT-Drucks. 10/3138 S. 14):

> Der mißverständliche und die Einstellung von Schwerbehinderten hemmende Begriff „Minderung der Erwerbsfähigkeit" besagt entgegen seinem Wortsinn nichts über die Leistungsfähigkeit des Behinderten an seinem Arbeitsplatz, sondern ist ein Maß für die Beeinträchtigung körperlicher, geistiger oder seelischer Funktionen mit Auswirkungen in verschiedenen Lebensbereichen. Er soll deshalb durch den Begriff „Grad der Behinderung" ersetzt werden unter Beibehaltung der Kriterien zur Bewertung und Einstufung, die dieselben sind wie im Kriegsopferrecht".

Demnach können die allgemeinen Erläuterungen, wie nach Grundregeln des Versorgungsrechts die MdE im Normalfall festgestellt wird, für das Schwerbehindertenrecht auf den Grad der Behinderung übertragen werden; die Ursache der Behinderung ist jedoch unerheblich. *Wenn also im folgenden von MdE gesprochen wird, ist damit zugleich GdB (Grad der Behinderung) gemeint,* soweit nicht bestimmte Sonderregelungen gelten (z.B. § 30 Abs. 2 BVG: besondere Berücksichtigung des Berufs). Dem Unfallversicherungs- und dem Versorgungsrecht ist gemeinsam, daß nicht die Gesamtheit der Funktionsausfälle und Funktionsbeschränkungen, sondern nur ein kausal bestimmter Anteil berücksichtigt wird; das Ausmaß der Entschädigung richtet sich danach, wie weit die Erwerbsfähigkeit durch Schädigungs- oder Unfallfolgen gemindert wird (s.S. 66). Anders als in der RentVers ist der Grad der MdE Berechnungselement für die Rente. Sie wird schon für eine verhältnismäßig geringfügige MdE gewährt, in der UV ab 20 v.H., im VersorgR ab 25 v.H.

Auf beiden Rechtsgebieten spricht das Gesetz übereinstimmend nicht von geminderter Leistungsfähigkeit oder Behinderungsgraden, sondern von *„Erwerbsfähigkeit"*.

Der Gesetzeswortlaut zeigt, wie weit die *„Gradfrage"* über das medizinisch-wissenschaftliche Gebiet hinausreicht (15, 217). Nach den Vorstellungen des Gesetzgebers sind für die MdE *zwei Faktoren* bestimmend: Das Maß, das der Behinderte aus gesundheitlichen Gründen an funktioneller Intaktheit eingebüßt hat, und der Umfang der dadurch eingetretenen Beeinträchtigung im allgemeinen Erwerbsleben. Das BSG (317, 336, 374) erwartet eine Prüfung, ob und in welcher Weise die Arbeits- und Entfaltungsmöglichkeit des Behinderten eingeengt sei. Im Unterschied zu anderen Begriffen wie Arbeits-, Dienst- und Berufsunfähigkeit werde „der Einfluß körperlicher und geistiger Behinderungen auf das gesamte Arbeits- und Erwerbsvermögen des Menschen erfaßt". Die MdE wird *abstrakt bemessen.* Das bedeutet im wesentlichen zweierlei: Maßstab ist nicht, ob der Beschädigte oder Unfallverletzte tatsächlich eine Einkommenseinbuße erlitten hat. Nicht selten verrichtet er seine früher ausgeübte Beschäftigung weiter und kann auch noch beruflich aufsteigen. Rentenzahlungen und – effektiv – geminderte Erwerbsmöglichkeiten stehen nicht miteinander in Wechselbeziehungen. Zum zweiten sind die Beschädigten oder Verletzten auf den Gesamtbereich des Erwerbslebens zu verweisen.

MdE – so meint von jeher die Rechtsprechung in rechtlich-theoretischen Erörterungen – sei „auf das ganze wirtschaftliche Gebiet sich bietender Arbeitsgelegenheiten", auf den „ganzen Bereich des wirtschaftlichen Lebens" bezogen (vgl. u.a. 372, 374). Dabei räumt das BSG ein, „daß die Vomhundertsätze, mit denen das Ausmaß an jeweiligem Leistungsvermögen gewichtet und gewertet wird, nicht unmittelbar realen Gegebenheiten abgelesen sind; sie gehen nicht auf Analysen des durch die entgangene Erwerbsmöglichkeit individuell oder auch typischerweise entstandenen wirtschaftlichen Schadens zurück, sondern sind abstrakte Setzungen, von denen aus auf die Erwerbsbeeinträchtigung geschlossen wird" (333, 373).

Im Regelfall hält die Praxis sich kaum an den Gesetzeswortlaut und an solche Gesetzesauslegungen zum Begriff MdE; beides hat bei der Rechtsanwendung seine praktische Bedeutung eingebüßt, Verwaltung und Gerichte kümmern sich nur wenig darum. Rechtsnorm und Rechtswirklichkeit klaffen auseinander. Die eigentliche Norm, nach der sich die Höhe der MdE richtet, sind Tabellen, ergänzt durch rechtliche Regeln besonders zur Bildung eines Gesamtgrades bei mehreren Behinderungen. Daher ist es auch dem Gesetzgeber leicht gefallen, für das Schwerbehindertenrecht den mißverständlichen Begriff „MdE" durch „Grad der Behinderung" – GdB – zu ersetzen, ohne die Kriterien zu verändern, die bei Festsetzung der MdE im Regelfall maßgebend sind. Es gelten gleiche Bemessungsgrundlagen (s.S.73).

Die MdE-Tabellen bleiben trotz mancher Kritik unersetzliche Hilfsmittel. Aus ärztlichen Erfahrungen gewonnen, enthalten sie ein System medizinischer Bezugsgrößen, das dazu dient, die festgestellten Gesundheitsstörungen nach Umfang und Schwere einzuordnen, zu gewichten und auch im Verhältnis zu anderen zu werten (237). Ein besseres System, wenigstens innerhalb eines Rechtsbereichs zu einer möglichst gleichmäßigen Beurteilung der MdE zu gelangen, ist noch nicht gefunden. Die Tabellenwerte sind keine statischen Größen, sondern müssen von Zeit zu Zeit überprüft und neuen medizinischen Erkenntnissen angepaßt werden. Leider sind die Maßstäbe im Versorgungswesen, einschließlich des Schwerbehindertenrechts, und in der Unfallversicherung unterschiedlich.

Grundgerüst für die Werte im Versorgungs- und Schwerbehindertenrecht sind die Mindestvomhundertsätze, die in der Verwaltungsvorschrift Nr.4 zu § 30 BVG als allgemeinverbindliche Rechtsnorm angegeben sind. In den Sätzen der auf diesem Grundgerüst aufbauenden ausführlichen Tabelle der „Anhaltspunkte" (2), herausgegeben vom Bundesministerium für Arbeit und Sozialordnung, schlagen sich medizinische und gutachterliche Erfahrungen zahlreicher sachkundiger Ärzte nieder (40, S.42). *Für den Bereich der UV* gibt es nur im versicherungsmedizinischen Schrifttum erarbeitete Tabellen, die bei einzelnen Gesundheitsschäden teilweise abweichende Werte enthalten (Beispiel aus der Rechtsprechung: 526). Wie das BSG zur UV erklärt hat, werden die Tabellenwerte in diesem Rechtsbereich, weil immer wiederkehrend angewendet und von Sachverständigen, Leistungsträgern und Gerichten akzeptiert, als allgemeine „Erfahrungssätze" anerkannt. Sie ebnen den Weg zu einer weitgehenden Gleichbehandlung aller Verletzten ebenso wie aller sonstigen Behinderten und sind daher im Einzelfall zu beachten. Daß diese allgemeinen „Erfahrungssätze", wie das BSG hinzufügt, „in der gesetzlichen Unfallversicherung und dem Versorgungsrecht dennoch nicht in allen Punkten übereinstimmen, ist bekannt und wird hingenommen" (372, 373). Fundstellen für in der UV verbreiteten MdE-Tabellen: S. 74.

Es bleibt wünschenswert, die herkömmlich unterschiedlichen Tabellen für die Gebiete des Versorgungs-, einschließlich des Schwerbehindertenrechts, und des Unfallversicherungsrechts *zu vereinheitlichen.* RAUSCHELBACH hat die für neurologische Begutachtungen wichtigen MdE-Sätze in einer aufschlußreichen Synopse zusammengestellt (40, S.42). Mit Recht wird gegen unterschiedliche Bewertungen der MdE auf beiden Rechtsgebieten für gleiche Gesundheitsschäden Kritik laut (82). Solange die Unterschiede nicht beseitigt sind, sollte der Sachverständige im Einzelfall einen Ausgleich dadurch suchen, daß er seinen Blick auf die jeweils andere Tabelle richtet und auf diese Weise Rahmensätze möglichst einheitlich ausfüllt.

Immerhin hat das BSG mehrmals betont: Bei der Bemessung der MdE gelten in den Bereichen der UV und des Versorgungsrechts *„im allgemeinen gleiche Kriterien*, einen medizinisch oder rechtlich hinreichend fundierten Unterschied gibt es sonach grundsätzlich nicht" (373, 374). *Die MdE-Tabellen* mit ihren Werten für die im einzelnen bezeichneten Gesundheitsschäden sind weder unter allen Umständen verbindlich, noch erschöpfend. Sie können nicht alle nur denkbaren Gesundheitsstörungen erfassen, schaffen bei zahlreichen Behinderungen nur einen mehr oder weniger großen Rahmen und überlassen es ärztlicher Wertung, wie sich mehrere Behinderungen in ihrer Gesamtheit auswirken. Es bleibt daher für eine die besonderen Umstände des Einzelfalles berücksichtigende, auf die individuellen Verhältnisse abgestellte *Schätzung* viel Raum.

Zur Aufgabe des Sachverständigen gehört es, *Funktionsstörungen und Funktionsausfälle in Behinderungs- oder MdE-Grade umzusetzen.* Dabei wird der Hundertsatz geschätzt, den der Beschädigte oder Verletzte an Erwerbsfähigkeit verloren hat. Seine ursprüngliche Erwerbsfähigkeit ist mit Hundert zu setzen. Anders als in der Rentenversicherung wird kein Vergleich zur uneingeschränkten Erwerbsfähigkeit eines gesunden Menschen gezogen, sondern von der individuellen Erwerbsfähigkeit des Betroffenen ausgegangen. So wird in der UV gefragt: *Wieviel vom Hundert hat der Verletzte von seiner Erwerbsfähigkeit, die vor dem Unfall bestand, durch die Unfallfolgen eingebüßt?* Dementsprechend lautet auch die Frage im VersorgR.

Weil jede Schätzung, noch dazu wenn sie derart abstrakt vorgenommen wird, mit Unsicherheitsfaktoren behaftet ist, wird die MdE in *Stufen von 10v.H.* angegeben, weiterreichende Differenzierungen werden in der Regel nicht möglich sein. In der UV allerdings kann die Schätzung auch zu Sätzen von 33 $^1/_3$ oder 66 $^2/_3$ v.H. führen, also zu $^2/_3$ oder $^1/_3$ der vollen Erwerbsfähigkeit. Abweichungen von Graden um 5 v.H. bleiben unberücksichtigt, es sei denn, es geht um die für den Anspruch auf Rente maßgebende Grenze, um die Eigenschaft als Schwerbehinderter, im VersorgR um den Grad von mehr als 90 v.H., der Erwerbsunfähigkeit im Sinne des § 31 Abs. 3 BVG begründet, oder in der UV um angemessene Berücksichtigung des Berufes (336, 383).

MdE ist kein vorübergehender Zustand, sondern *Dauerzustand.* In der UV muß sie über die 13.Woche nach dem Unfall hinaus andauern, damit ein Anspruch auf Verletztenrente entsteht (§580 RVO). Im VersorgR – und damit ebenso im Schwerbehindertenrecht – sind vorübergehende Gesundheitsstörungen nicht zu berücksichtigen; als vorübergehend gilt ein Zeitraum bis zu sechs Monaten (§30 Abs.1 BVG).

Der Sachverständige muß auch Schwankungen im Gesundheitszustand beachten, selbst wenn sie nicht von Dauer sind. Wird der Verlauf eines Leidens über einen längeren Zeitraum hinweg durch sich wiederholende Besserungen und Verschlechterungen des Gesundheitszustandes, durch Schübe und Phasen geprägt, dann können derartige Schwankungen, mögen sie auch nur kurz dauern, sich doch anhaltend auf die Leistungsfähigkeit auswirken und deshalb nicht als nur vorübergehend gewertet werden. Dem durchschnittlichen Ausmaß der Beeinträchtigungen entsprechend, ist in solchen Fällen eine *Durchschnitts-MdE* zu bilden (2, S.25).

Bei Kindern und Jugendlichen wird die MdE nach dem Grad bemessen, der sich bei Erwachsenen mit gleicher Gesundheitsstörung ergibt (vgl. §30 Abs.1 BVG). Ähnlich wie bei Kindern wird auch *bei alten Menschen* davon ausgegangen, daß die MdE eine Regelwidrigkeit gegenüber dem für das Lebensalter typischen Zustand voraussetzt. „All das, was regelhaft ein Kind noch nicht kann oder was regelhaft mit der Alterung nachläßt" (40, S. 37), bleibt unberücksichtigt. Hier zeigt sich sehr deutlich, daß die MdE nicht mehr erwerbsbezogen ist, sondern den Grad der Behinderung, also des Mangels an funktioneller Intaktheit wiedergibt.

Die Anhaltspunkte 1983 (2, S.24) erläutern – auf die UV übertragbar – die folgenden wichtigen Einzelheiten: Als Alterserscheinungen, die unberücksichtigt bleiben müssen, „sind die körperlichen und psychischen Leistungseinschränkungen anzusehen, die sich im Alter physiologisch entwickeln und die für das Alter nach ihrer Art und ihrem Umfang typisch sind. Hierzu gehören die altersbedingte allgemeine Verminderung der körperlichen Leistungsfähigkeit, das altersentsprechende Nachlassen des Gedächtnisses und der geistigen Beweglichkeit und auch die altersspezifischen Einschränkungen der Seh- und Hörfähigkeit. Demgegenüber sind Gesundheitsstörungen, die nicht regelmäßig und nicht nur im höheren Alter beobachtet werden können – beispielsweise Geschwülste, arteriosklerotisch bedingte Organerkrankungen, stärkere, nicht als altersentsprechend beurteilbare Bewegungseinschränkungen durch Arthrosen – keine Alterserscheinungen, auch dann nicht, wenn sie erstmalig im höheren Alter auftreten." Bei alldem können gewisse Abgrenzungsschwierigkeiten auftreten.

Es bedarf keiner weiteren Worte, daß die Feststellung der GdB oder MdE eine *gründliche ärztliche Untersuchung* erfordert. Die auf den Untersuchungsergebnissen beruhende Schätzung muß *für medizinische Laien nachvollziehbar* sein. Das folgt aus der Entscheidungskompetenz der Verwaltung und im Streitfall des Gerichts. Um die dazu *notwendige Plausibilitätskontrolle* zu ermöglichen, darf das Gutachten nicht nur mit Befunden, Diagnosen, einzelnen v.H.-Graden und als Endergebnis mit einer Angabe über den Gesamtgrad versehen sein, vielmehr muß der Sachverständige wenigstens kurz und bündig den Weg beschreiben, wie er zu gerade diesem Grad gelangt ist. Solche Beschreibungen sollten nicht erst in Gerichtsgutachten, sondern müssen schon in den im Verwaltungsverfahren erstatteten Gutachten enthalten sein. Der Sachverständige muß stets daran denken: Nicht er hat verbindlich über die Höhe der MdE zu entscheiden, sondern die Verwaltung oder das Gericht, mag seine Schätzung letzten Endes auch den Ausschlag geben.

Das Schwerbehindertenrecht (S. 76) folgt, auch nachdem an die Stelle der „MdE" der neue Begriff „Grad der Behinderung – GdB –" getreten ist, versorgungsrechtlichen Grundregeln, freilich ohne Beschränkung auf ursächliche Zusammenhänge. § 3 (Schwerbehindertengesetz) erläutert den Begriff der Behinderung und bestimmt:

(1) Behinderung im Sinne dieses Gesetzes ist die Auswirkung einer nicht nur vorübergehenden Funktionsbeeinträchtigung, die auf einem körperlichen, geistigen oder seelischen Zustand beruht, der von dem für das jeweilige Lebensalter typischen Zustand abweicht, sofern die Auswirkung zu einem Grad von wenigstens 20 führt. Als nicht nur vorübergehend gilt ein Zeitraum von mehr als sechs Monaten. Bei mehreren sich gegenseitig beeinflussenden Funktionsbeeinträchtigungen ist deren Gesamtauswirkung maßgeblich.

(2) Die Auswirkung der Funktionsbeeinträchtigung ist als Grad der Behinderung (GdB), nach Zehnergraden abgestuft, von 20 bis 100 festzustellen.

(3) Für den Grad der Behinderung gelten die im Rahmen des § 30 Abs. 1 des Bundesversorgungsgesetzes festgelegten Maßstäbe entsprechend.

Gesamtgrad der Behinderung, Gesamt-MdE

Als allgemein geltende, auf das Unfallversicherungs- und Versorgungsrecht anwendbare Regel schreibt § 3 Schwerbehindertengesetz ausdrücklich vor, daß bei mehreren sich gegenseitig beeinflussenden Funktionsbeeinträchtigungen deren Gesamtauswirkung maßgeblich ist. § 4 Abs. 3 Satz 1 fügt ergänzend hinzu: „Liegen mehrere Funktionsbeeinträchtigungen vor, so ist der Grad der Behinderung nach den Auswirkungen der Funktionsbeeinträchtigungen in ihrer Gesamtheit unter Berücksichtigung ihrer wechselseitigen Beziehungen festzustellen."

Leichtere Gesundheitsstörungen, die isoliert betrachtet, noch nicht den GdB von 20 erreichen, werden dann berücksichtigt, wenn im Zusammenwirken mit anderen Funktionsbeeinträchtigungen dieser Grad überschritten wird; es kommt immer auf die Gesamtauswirkung an (BT-Drucks.10/138 S.16 Nr. 3, S. 17 Nr. 4c).

Das ärztliche Gutachten muß in einer „Gesamtschau" herausarbeiten, ob und wie die einzelnen Behinderungen aufeinander einwirken, in welchem Ausmaß sich Funktionsstörungen wechselseitig verstärken oder auch nicht beeinflussen (343, 384). Aus einer Gesamtwürdigung des Gesundheitszustandes muß der Sachverständige – übrigens ähnlich wie in der RV – ein konkretes Leistungsbild gewinnen und danach eine zusammenfassende Funktionsdiagnose stellen (S. 86). Anders als in der RV jedoch muß er diese Funktionsdiagnose in Behinderungs- oder MdE-Grade umsetzen.

Bei seiner „Gesamtschau" über die festgestellten Gesundheitsschäden muß der Sachverständige darauf achten (40, S.39):

- ob und in welchem Ausmaß die einzelnen Behinderungen sich wechselseitig beeinflussen, ob sie mithin beziehungslos nebeneinander stehen oder nicht;
- ob und in welcher Weise die eine Behinderung sich auf eine andere besonders nachteilig auswirkt (z.B. bei Schäden an paarigen Organen oder an beiden Armen oder Beinen);
- wie weit sich Funktionsstörungen überschneiden und in ihren Auswirkungen insgesamt verstärken oder ob sie voneinander unbeeinflußt bleiben.

Gutachten dürfen sich nicht darauf beschränken, die gewiß unentbehrlichen medizinischen Grundlagen zur Schätzung des Gesamtgrades der Behinderung oder der Gesamt-MdE wiederzugeben. Schon die Verwaltungsgutachten, nicht erst Gerichtsgutachten sollten vielmehr mit einer wenigstens kurz und bündig gefaßten Begründung versehen sein, die den Leser in die Lage versetzt, den Weg zum Gesamtgrad nachzuvollziehen.

Es reicht nicht aus, die jeweiligen Einzelgrade, wie es nicht selten geschieht, einfach nur aufzuzählen und sie ohne weitere Angaben zu einem Gesamtgrad zusammenzufassen. Auch eine bloße Summation von Einzelgraden ist unerlaubt. Auf keinen Fall darf aus dem Blick geraten, was schon die Begriffe „Schwer"-behinderter, „Schwer"-beschädigter, „Schwer"-verletzter aussagen. Daher darf es nicht dazu kommen, durch Überbewertung mehrerer geringfügiger Behinderungen zu einem Grad von 50 oder gar höher zu gelangen.

Je nach den individuellen Verhältnissen kann es sich empfehlen, von der Funktionsstörung auszugehen, die den höchsten Einzel-MdE-Grad bedingt, dann alle weiteren Funktionsstörungen zu werten und zu prüfen, ob und in welchem Umfang sich das Ausmaß der Behinderung insgesamt verstärkt. Dabei muß sorgfältig abgewogen werden, ob die Funktionsausfälle in ihrer Gesamtheit derart sind, daß der GdB-Grad wegen der weiteren Behinderungen erhöht wird (Anhaltspunkte 1983, S.27).

Unfallversicherung

Wie bereits mit Hinweis auf Rechtsprechung des BSG betont (s.S. 71), gibt es bei der Schätzung der MdE weder rechtlich noch medizinisch bedeutsame Unterschiede zum Versorgungsrecht. Nach § 581 Abs. 1 RVO wird die MdE (entsprechend § 30 Abs. 1 Satz 1 BVG) nach dem Ausmaß des durch Arbeitsunfall verursachten gesundheitlichen Schadens und des dadurch eingeschränkten Erwerbsvermögens im Arbeitsleben bemessen. Es herrscht der Grundsatz der sog. „abstrakten Schadensbemessung" (317, 372, 373). Die MdE-Sätze werden aufgrund allgemeiner Erfahrung für gesundheitlich gleich geschädigte Verletzte gleich festgesetzt. Ebenso wird die durch eine Berufskrankheit bedingte MdE bewertet.

Anders jedoch als im Versorgungsrecht bildet für *Verletztenrenten* der UV das Arbeitsentgelt, das der Verletzte während des letzten Jahres vor dem Unfall verdient hat, die Grundlage (§ 581 Abs. 1 RVO). *Vollrente* in Höhe von $^2/_3$ des Jahresarbeitsverdienstes erhält der Verletzte, der seine Erwerbsfähigkeit verloren hat; bei nicht so schwerwiegenden Unfallfolgen wird Teilrente gewährt, die dem Grad der MdE entspricht. Wegen dieser Rentenstruktur ist nach § 581 Abs. 2 RVO der Beruf des Verletzten nicht in der gleichen Weise wie im Versorgungsrecht nach § 30 Abs. .2 BVG zu bewerten.

Sinn des § 581 Abs.2 RVO ist es, unbillige Härten zu vermeiden und sicherzustellen, daß neben der Art der Verletzungsfolgen auch besondere Verhältnisse gewürdigt werden, die im Erwerbsleben Bedeutung haben können (311, ständige Rechtsprechung). Als Umstände, die dazu führen könnten, die der Tabelle nach angemessene MdE bei einem Verletzten aus individuellen Gründen zu erhöhen, sind in Betracht zu ziehen: Lebensalter, Berufsentwicklung und Eigenart des Berufes, beruflich erworbene Spezialkenntnis, Dauer der Berufsausübung, eine dadurch bedingte Entfremdung von anderen, an sich zumutbaren Tätigkeiten, die besonders altersbedingt fehlende Fähigkeit zur Umstellung der Arbeitskraft u.dergl. Es handelt sich vorwiegend um Tatsachen, die nicht auf medizinischem Gebiet liegen, also nicht vom Sachverständigen zu klären sind, sondern ihm von der Verwaltung, im Rechtsstreit vom Gericht vorgegeben werden müssen, falls sich daran medizinische Fragen anknüpfen sollten.

In der UV haben sich zur Bewertung der MdE in Praxis und Rechtsprechung bestimmte Regelsätze herausgebildet. Auch diese *Tabellenwerte* beruhen – wie im Versorgungsrecht – auf medizinischen Erfahrungen. Sie bieten bei typischen Verletzungen einen wichtigen Anhalt, sind aber nicht bindend (vgl. Tabellen S. 403 ff).

Umfassende und auf bestimmte Fachgebiete konzentrierte Tabellen sind außerdem enthalten im:

- A.W. Fischer, R. Herget, J. Mollowitz (Hrsg): Das ärztliche Gutachten im Versicherungswesen, 3. Aufl., Barth, München 1968;
- G. Rompe, A. Erlenkämper: Begutachtung der Haltungs- und Bewegungsorgane, Thieme, Stuttgart 1978;
- G. Mollowitz: Der Unfallmann, 10. Aufl., Barth, Frankfurt/Main 1968;
- J. Probst in: A. Lob (Hrsg): Handbuch der Unfallbegutachtung, 1. Bd., Enke, Stuttgart 1986
- E. Günther, R. Hymen: Unfallbegutachtung, 8. Aufl., De Gruyter, Berlin 1987;
- W. Bereiter-Hahn, H. Schieke, G. Mehrtens: Unfallversicherung, 4. Aufl., Anhang 12, E.Schmidt Verlag, Berlin 1991.

Leider weichen bei einer Anzahl von Leiden die MdE-Sätze der in der UV üblichen Tabellen von den Tabellensätzen der Anhaltspunkte für das Versorgungswesen und das Schwerbehindertenrecht (2) ab, ohne daß hierfür einleuchtende Gründe zu finden sind (s.S. 71). Soweit die Tabellen einen Spielraum lassen, empfiehlt es sich, sie miteinander zu vergleichen und – wenn irgend möglich – eine unterschiedliche Bewertung gleicher Leiden zu vermeiden. Gegen ein solches Vorgehen bestehen keine Bedenken, weil sich auf beiden Rechtsgebieten in den Tabellensätzen medizinische Erfahrungswerte niederschlagen (82, 136).

Wenn *mehrere Leiden Unfallfolgen* sind, wird nach gleichen Regeln wie im Versorgungs- und Schwerbehindertenrecht eine *Gesamt-MdE* gebildet, hier wie dort ist die Gesamtwirkung der einzelnen Leiden maßgebend (s.S. 73).

In der UV gilt eine Besonderheit, falls die Erwerbsfähigkeit des Verletzten infolge *mehrerer Arbeitsunfälle* gemindert ist und die Hundertsätze der durch einzelne Arbeitsunfälle verursachten MdE zusammen wenigstens die Zahl 20 erreichen; dann ist „für jeden, auch einen früheren Arbeitsunfall, Verletztenrente zu gewähren" (§581 Abs.3 RVO). Sinn und Zweck dieser Regelung ist es, Unbilligkeiten zu vermeiden, die sich daraus ergeben könnten, daß Unfallfolgen aus mehreren Unfällen geringfügiger Art, also mit einer MdE um weniger als 20v.H. sich anhäufen. Wie das BSG erklärt, ist für solche Fälle gesetzlich „eine Addition der Hundertsätze der MdE aus den nebeneinander zu bewertenden Schadensfällen vorgesehen, die eben nicht zu einer einheitlichen Gesamtbewertung der Erwerbsminderung führen sollen, sondern nebeneinander bestehen bleiben und u.U. mehrere getrennte Rentenansprüche auslösen" (373). Hier handelt es sich um eine *„Additions-" oder „Summen-"MdE.* Im Unterschied dazu kommt es zur „Gesamt-MdE", wenn durch *einen* Arbeitsunfall mehrere Gesundheitsschäden verursacht worden sind.

Versorgungs- und Schwerbehindertenrecht

Das Rechtsgebiet, das in korrekter Bezeichnung „soziales Entschädigungsrecht" heißt, wird hier von seinem Ursprung her in abgekürzter Form „Versorgungsrecht" genannt, zumal es eine gemeinsame Rechtsgrundlage im BVG hat. Umfaßt werden das Kriegsopfer-, Soldatenversorgungs-, Zivildienst-, Häftlingshilfe-, Impfschädenrecht und das Recht zur Entschädigung für Opfer von Gewalttaten. In all diesen Bereichen wird Versorgung nach Vorschriften des BVG gewährt. Versorgungsrenten sind Pauschalsätze, die grundsätzlich ohne Rücksicht auf Alter oder früheres Arbeitseinkommen des Beschädigten abgestuft nach der schädigungsbedingten Höhe der MdE bemessen werden. Außer den Beeinträchtigungen im allgemeinen Erwerbsleben ist unter bestimmten Voraussetzungen der Beruf zusätzlich zu berücksichtigen (§30 Abs.1 u. 2 BVG). Für erhebliche äußere Körperschäden sind in Verwaltungsvorschriften für die MdE Mindesthundertsätze festgesetzt. Darauf aufbauend, enthalten die „Anhaltspunkte für die ärztliche Gutachtertätigkeit im sozialen Entschädigungsrecht und nach dem Schwerbehindertengesetz" (2) weiterführende Hinweise und Richtlinien. Ohne in die AHP Einblick zu nehmen, kann kein Arzt, der sich gutachtlich betätigt oder auch nur eine Bescheinigung erteilt, eine Aussage zur MdE oder im Schwerbehindertenrecht zum GdB machen.

Die Tabellensätze bilden die Grundlage für eine gerechte, gleichmäßige Bewertung von Parallelfällen (s.S. 71). Sie sind Anhaltswerte, die nach Lage des Falles unter besonderen Umständen über- und auch unterschritten werden können, allerdings nicht unter die in den Verwaltungsvorschriften vorgesehenen Grade. Meint der Sachverständige, sich im Einzelfall nicht an die Tabellensätze halten zu können, weil sie den individuellen Verhältnissen nicht gerecht werden, so muß er das in seinem Gutachten begründen. *„Seelische Begleiterscheinungen und Schmerzen"* werden von den Tabellensätzen umfaßt; sind sie im konkreten Fall außergewöhnlich stark, ist die MdE u.U. höher zu veranschlagen; auch insoweit ist eine Begründung erforderlich.

Im VersorgR – nicht im SchwerbehindR – wird die MdE höher bewertet, wenn der Beschädigte in gesetzlich bestimmter Weise *beruflich besonders betroffen ist* (§30 Abs.2 BVG). Die Anhaltspunkte (2) geben dafür klare Richtlinien (Nr.48 S.152):

Dem medizinischen Sachverständigen müssen die notwendigen Tatsachen (Berufsanamnese, zu berücksichtigender Beruf, Tätigkeitsmerkmale, Arbeitsplatzverhältnisse usw.) bekanntgemacht werden. Erst dann kann er beurteilen, „ob z.B. die Schädigungsfolgen den Beschädigten unfähig machen, einen bestimmten Beruf auszuüben, welche Schwierigkeiten er in dieser Berufstätigkeit durch die Schädigungsfolgen hat und in welchem Maße sie sich auswirken, ob außergewöhnliche Tatkraft und außergewöhnliche Anstrengungen aufzuwenden sind und der Beruf nur unter Gefährdung der Gesundheit ausgeübt werden kann. Ob der Beschädigte beruflich besonders betroffen und in welchem Maß die MdE höher zu bewerten ist, hat nicht der Sachverständige zu entscheiden, sondern die Verwaltung und im Streitfall das Gericht. Jedoch sollte sich der Sachverständige nicht darauf beschränken, Funktionsverluste darzustellen, vielmehr sollte er auch angeben, welche Tätigkeiten der Beschädigte noch verrichten kann, damit die zur Rehabilitation geeigneten arbeits- und berufsfördernden Maßnahmen mit Vorrang eingeleitet werden (§26 BVG).

Im Schwerbehindertenrecht (S. 77) ist es gesetzlich ausgeschlossen, die MdE wegen eines beruflichen Schadens höher zu bewerten. Es wird die Gesamtheit der Funktionsausfälle und Funktionsbeschränkungen beurteilt, also nicht nur ein kausalbestimmter Anteil.

Vor- und Nachschäden
(S. 67)

Im UV- wie im VersorgR herrschen im wesentlichen gleiche Regeln. War die Erwerbsfähigkeit bereits zur Zeit des Arbeitsunfalls oder der Schädigung gemindert, also ein *Vorschaden* vorhanden, so bemißt sich die Rente nur nach der unfall- oder schädigungsbedingten weiteren MdE. Der Vorschaden darf nicht einfach vom Grad der insgesamt bestehenden MdE abgezogen werden. Es ist von der Erwerbsfähigkeit auszugehen, die dem Betroffenen unter Berücksichtigung auch des Vorschadens unmittelbar vor Eintritt des „Zweitschadens" verblieben war; sodann ist festzustellen, welcher Teil dieser vorhanden gewesenen individuellen Erwerbsfähigkeit durch das schädigende Ereignis verlorengegangen ist. Bei der hiernach notwendigen Schätzung, welchen Grad die Gesamtminderung der Erwerbsfähigkeit erreicht, muß – wie auch sonst bei mehreren Leiden – beachtet werden, daß sich ein und dieselbe Gesundheitsstörung verschieden auswirken kann, je nachdem, ob der Betroffene im übrigen gesund oder mit anderen Krankheiten behaftet ist, ob die Schädigung dasselbe Organsystem – dasselbe Glied – oder ein anderes getroffen hat, ob sich die Leiden wechselseitig beeinflussen oder nicht.

Beispiel: Der Verlust eines Auges wird grundsätzlich nach einer MdE um 25 bis 30 v.H. berentet; betrifft dieser Verlust jedoch einen Einäugigen, so ist er nunmehr um 100% erwerbsgemindert (weitere Beispiele: AHP [2] S. 150).

Diese Grundsätze gelten für die Bewertung eines „Zweitschadens" im Sinne des Unfallversicherungs- wie des Versorgungsrechts. Entsprechend werden sie auch im Dienstunfallrecht der Beamten angewendet.

In der UV muß eine Sonderregelung beachtet werden. Ist der Vorschaden so stark, daß der Verletzte infolge unfallunabhängiger Krankheiten schon zur Zeit des Unfalls *völlig erwerbsunfähig* war, so kann die Erwerbsfähigkeit nicht noch weiter gemindert werden. Verletztenrente steht daher nicht zu, selbst wenn der Versicherte durch einen Unfall oder durch eine Berufskrankheit in seiner Gesundheit an sich beeinträchtigt ist; hierzu ausführlicher S. 89 (316, 328).

Der Nachschaden ist nach Ansicht des BSG – im Gegensatz zum Vorschaden – bei Festsetzung der MdE grundsätzlich nicht zu berücksichtigen. Jedoch macht das BSG für das VersorgR eine Ausnahme, wenn der Beschädigte erst durch das Zusammenwirken von Schädigungsfolgen mit später aufgetretenen schädigungsunabhängigen Gesundheitsstörungen in seinem Beruf besonders betroffen ist und Schädigungsfolgen dafür ursächlich sind (hierzu ausführlich S. 67).

Der BGH (RzW 1978, 2337) geht im EntschR einen anderen Weg. Nach seiner Auffassung beeinflußt auch ein Nachschaden den Grad der MdE für einen verfolgungsbedingten Schaden. Die MdE – so meint der BGH – sei für die Zeit der Entschädigung festzusetzen. Zu diesem Zeitpunkt müsse die tatsächliche MdE auch insofern berücksichtigt werden, als sie auf später unabhängig von der Verfolgung eingetretenen Umständen beruhe. Daher müsse zunächst die MdE im ganzen ermittelt und dann durch eine Schätzung festgestellt werden, zu welchem Anteil sie verfolgungsbedingt sei.

Schwerbehinderung
(33)

Das Gesetz über die Beschäftigung Schwerbeschädigter vom 16.6. 1953 beschränkte seinen Schutz auf ganz bestimmte Gruppen von Behinderten, ausgerichtet nach der Ursache, auf der die Behinderung beruhte. An seine Stelle ist das Gesetz zur Sicherung der Eingliederung Schwerbehinderter in Arbeit, Beruf und Gesellschaft (Schwerbehindertengesetz) – SchwbG – vom 29. 4. 1974 –) getreten. Dieses Gesetz ist vom Kausal- zum Finalprinzip übergegangen, hat die Grundstruktur der früheren Rechtsgrundlagen geändert und folgt dem *Gedanken einer umfassenden Rehabilitation.* Mit der Anerkennung als Schwerbehinderter ist der soziale Zweck verbunden, die Eingliederung in Arbeit, Beruf und Gesellschaft zu fördern und zu erleichtern.

Zu diesem Zweck genießt der Schwerbehinderte Vergünstigungen, in neuer Gesetzesfassung *„Nachteilsausgleiche"* vielfältiger Art, besonders Kündigungsschutz, Zusatzurlaub, Steuer- und Fahrpreiserleichterungen, Vorteile in der Kraftfahrzeugversicherung, im Straßenverkehrsrecht, im Fernsprech- und Rundfunkrecht; nach Lage des Falles treten weitere wichtige Eingliederungshilfen hinzu. Schwerbehinderte erhalten auf Antrag schon mit 60 Jahren vorzeitige Altersrente oder Pension.

Durch Gesetz vom 24.7. 1986 (BGBl.I S.1110) ist der Begriff „MdE" durch *„Grad der Behinderung – GdB –"* ersetzt worden, *ohne daß sich damit der bisherige Rechtszustand geändert hat* (s. hierzu eingehend S. 70). Schwerbehinderte im Sinne dieses Gesetzes sind Personen mit einem Grad der Behinderung von wenigstens 50 (§1). § 3 erläutert, angelehnt an die Definition der WHO (s.S. 61), den Begriff des Behinderten (s.S. 73). Damit werden alle schutzbedürftigen Behinderten ohne Rücksicht auf Art und Ursache ihrer Behinderung umfaßt, also auch *Kinder und ältere Menschen* in den gesetzlichen Schutz einbezogen.

Unter Behinderung ist *jeder regelwidrige Zustand*, jede Gesundheitsstörung körperlicher, geistiger oder seelischer Art zu verstehen, gleichgültig welcher Ursache (s.S. 61). Dabei müssen *„ungünstige Persönlichkeitsmerkmale"* ausgeschieden werden, „wie sie in der ganzen Bandbreite menschlicher Besonderheiten vorkommen können, die eine Person als schwierig, lästig, kontaktschwach, unintelligent oder sonstwie lebensuntüchtig erscheinen lassen" (384). Das bedeutet jedoch nicht, daß *seelische Behinderungen* und Neurosen ausgeschlossen sind. Ebenso wie andere psychische Leiden können auch sie zur Schwerbehinderung führen, dann nämlich, wenn sie so beschaffen sind, daß sie der Behinderte bei zumutbarer Anspannung aus eigener Kraft nicht zu überwinden vermag (vgl. zum Krankheitsbegriff S. 59); die Beurteilung von Süchtigen, darunter von Alkoholkranken wirft ähnliche Probleme auf (Anhaltspunkte [2] S.48, 49, 204).

Schwerbehinderte können auch Personen sein, die noch nicht oder nicht mehr im Erwerbsleben stehen, Behinderte von Geburt an, durch Krankheit, Verkehrs- oder auch Haushaltsunfall, durch sonstige Unfälle u.dgl., mag sie ein Verschulden an ihrer Behinderung treffen oder nicht, Voraussetzung ist ein regelwidriger Gesundheitszustand. Bei *behinderten Kindern* wird gefragt: Wie wirken sich die Gesundheitsstörungen behindernd im täglichen Leben – im häuslichen Bereich, in der Schule – und in der körperlichen, geistigen und seelischen Entwicklung im Vergleich zu anderen Kindern aus? Bei *alten Menschen* sind normale *Alterserscheinungen* keine Regelwidrigkeit. Wie im Kapitel „MdE" betont, wird von dem für das Lebensalter typischen Zustand ausgegangen (s.S. 72).

Die beachtlichen Vorteile, die das Schwerbehindertenrecht bietet, dürfen über *Gefahren* nicht hinwegtäuschen, die der Schwerbehindertenstatus nach sich ziehen kann, besonders wenn man an seelische Störungen und an die in der Praxis leider noch immer vorkommende Summation verhältnismäßig geringfügiger Behinderungen zu einem Gesamtgrad von 50 oder höher denkt (35, 172). Es gibt Menschen, bei denen die Gefahr besteht, daß Eigeninitiative und Aktivität fehlgerichtet und gelähmt werden; der „Schwerbehindertenstatus" wird nur als Teilgewinn empfunden, der nun auch zu weiteren Sozialleistungen führen müsse. Damit wird ein eklatanter Widerspruch zu den eigentlichen Zielen des Schwerbehindertenrechts aufgerissen: die Eingliederung behinderter Menschen in Arbeit, Beruf und Gesellschaft zu fördern und zu erleichtern. Es würde dem Gesetzesplan widersprechen, leichtfertig einen Grad von 50 oder gar höher anzusetzen, ohne das Risiko zu bedenken, daß dies dem Behinderten gesundheitlich schaden könnte, weil er sich als Folge davon kränker fühlt, als er in Wirklichkeit ist. Man darf vor der Gefahr, daß der unglücklich gewählte Gesetzesbegriff „Schwer"-behinderung zu Fehlentwicklungen beitragen könnte, nicht die Augen verschließen.

Ist ein Grad der Behinderung von wenigstens 50 erreicht, so wird *die Schutzbedürftigkeit* des Behinderten unwiderlegbar gesetzlich vermutet (§ 1). Personen mit einem Behinderungsgrad von wenigstens 30 können nach § 2 auf ihren Antrag vom Arbeitsamt den Schwerbehinderten gleichgestellt werden, jedoch muß bei ihnen eine besondere Schutzbedürftigkeit nachgewiesen sein. Das ist dann der Fall, wenn sie infolge ihrer Behinderung ohne die Gleichstellung einen geeigneten Arbeitsplatz nicht erlangen oder nicht behalten können. Sinn dieser Regelung ist es, dem Behinderten einen Arbeitsplatz zu sichern oder einer entsprechenden ernstlichen Gefährdung zu begegnen. Hier wird der Rehabilitationszweck des Gesetzes besonders deutlich.

Ob die Voraussetzungen zur Gleichstellung mit Schwerbehinderten erfüllt sind, ist Rechts- und Tatfrage. Dabei ist von der Gesundheitsstörung auszugehen, deren Art und Schwere zu würdigen und der Behinderte in seiner gegenüber einem Gesunden ungünstigeren Konkurrenzsituation am Arbeitsplatz und im Arbeitsleben zu sehen.

Einzelheiten zum Grad der Behinderung sind im vorigen Kapitel ausführlich dargestellt, insbesondere auch dazu, wie bei mehreren Funktionsstörungen der Gesamtgrad festgestellt wird.

Zuständig sind die Versorgungsämter und, soweit medizinische Fragen zu klären sind, die im Rahmen der Versorgungsverwaltung errichteten versorgungsärztlichen Untersuchungsstellen. Eine Feststellung ist vom Versorgungsamt nur dann nicht zu treffen, wenn bereits anderweitig eine entsprechende Verwaltungs- oder Gerichtsentscheidung ergangen ist. Sie gilt zugleich als Feststellung des Grades der Behinderung.

Darunter fallen Entscheidungen von Berufsgenossenschaften, Entschädigungsbehörden, öffentlich-rechtlichen Dienstherren oder auch gerichtliche Urteile, sofern ihnen Bindungs- oder Rechtskraftwirkung zur MdE zukommt (nicht aber Bescheide der Rentenversicherungsträger über BU oder EU, weil sie über die MdE nichts aussagen). Demgegenüber kann wiederum der Behinderte geltend machen, daß er ein berechtigtes Interesse an einer anderen oder weiterreichenden Feststellung habe. Glaubhaft kann ein solches Interesse aus mannigfaltigen Gründen sein, namentlich dann, wenn die Maßstäbe zur Beurteilung der MdE und des Grades der Behinderung verschieden sind (*Beispiel:* BG hat nach unfallrechtlichen Grundsätzen einen geringeren Grad festgesetzt). Oder es sind über die einzelnen Behinderungen von verschiedenen Verwaltungsbehörden Feststellungen getroffen oder zusätzliche Behinderungen noch nicht berücksichtigt worden (*Beispiel:* BG hat unfallbedingte MdE mit 40 v.H. bewertet, Behinderter leidet aber an weiteren Krankheiten, die zu verstärkten Funktionsbeeinträchtigungen geführt haben). In derartigen Fällen muß *ein Gesamtgrad der Behinderung* gebildet werden.

Begutachtungen im Schwerbehindertenrecht erschöpfen sich nicht darin, den Grad der Behinderung (GdB) zu ermitteln. §3 Abs.4 SchwbG macht vielmehr daneben *„weitere gesundheitliche Merkmale“* zur Voraussetzung, bestimmte **„Nachteilsausgleiche“** in Anspruch zu nehmen (wie es nunmehr an Stelle von „Vergünstigungen“ heißt). Dazu gehören namentlich: Freifahrtscheine gegen Wertmarken bei Fahrten im öffentlichen Personenverkehr (§§57, 58 SchwbG), Steuererleichterungen nach dem Einkommensteuergesetz, Parkerleichterungen nach der Allgemeinen Verwaltungsvorschrift zur Straßenverkehrsordnung, Befreiung von der Rundfunkgebührenpflicht. Wegen der Einzelheiten kann hier nur auf die Anhaltspunkte (2) Nr.27 bis 34, S.121ff. verwiesen werden (auch 33 S. 146ff.).

Der wichtigste Nachteilsausgleich ist die unentgeltliche Beförderung im öffentlichen Personenverkehr. Nach der Neufassung des § 57 Abs.1 Satz 1 SchwbG durch das Gesetz vom 18. 7. 1985 (BGBl I S.1516) wird diese Vergünstigung Schwerbehinderten gewährt, „die infolge ihrer Behinderung in ihrer Bewegungsfähigkeit im Straßenverkehr erheblich beeinträchtigt oder hilflos oder gehörlos sind“. Wer in *seiner Bewegungsfähigkeit im Straßenverkehr erheblich beeinträchtigt* ist, erläutert §58: Es ist der Behinderte, der „infolge einer Einschränkung des Gehvermögens, auch durch innere Leiden, oder infolge von Anfällen oder von Störungen der Orientierungsfähigkeit nicht ohne erhebliche Schwierigkeiten oder nicht ohne Gefahren für sich oder andere Wegstrecken im Ortsverkehr zurückzulegen vermag, die üblicherweise noch zu Fuß zurückgelegt werden“ (hierzu ausführlich 40, S. 62; „Anhaltspunkte“ [2] S. 127).

Für die *maßgebende Wegstrecke* zieht das BSG eine Grenze bei 2 km bei einer Dauer des Fußweges von höchstens einer halben Stunde (353). Deshalb kommt es darauf an, ob der Behinderte gesundheitlich imstande ist, ohne erhebliche Schwierigkeiten und ohne Gefahren für sich und andere im Ortsverkehr eine Wegstrecke von mindestens 2 km zusammenhängend zu gehen. Von zweifelsfreien Fällen abgesehen, wird diese Frage nur mit Hilfe eines medizinischen Sachverständigen geklärt werden können. In diesem Ausmaß erheblich Gehbehinderte erhalten einen Schwerbehindertenausweis mit dem Merkzeichen „G“.

Schwerbehinderten mit *„außergewöhnlicher Gehbehinderung“* wird mit Rücksicht auf die besondere Schwere ihrer Behinderung von der zuständigen Straßenverkehrsbehörde eine Ausnahmegenehmigung erteilt, die sie von der Einhaltung einer Reihe von Verkehrsvorschriften befreit; ihnen werden insbesondere bestimmte Parkerleichterungen erteilt. Das hierfür vorgesehene Merkzeichen „a.G.“ erhalten nur die Schwerbehinderten, die sich wegen der Schwere ihres Leidens dauernd nur mit fremder Hilfe oder nur mit großer Anstrengung außerhalb ihres Kraftfahrzeuges bewegen können (AHP [2] S. 129 Nr. 31). Für Sachverständige ist wichtig zu wissen, daß Orientierungsstörungen bei der Fortbewegung (z.B. als Folge eines Mongolismus) nicht ausreichen, weil es allein auf die funktionelle Behinderung beim Gehen abzustellen ist (385; weitere Einzelheiten, z.B. auch bei Blindheit: 21 S. 38ff.; 33 S. 148).

Einzelheiten zu *sonstigen gesundheitlichen Merkmalen* (hier mit Angabe der Fundstellen-Nr. in den AHP): Notwendigkeit ständiger Begleitung Nr. 32; Merkmale für Steuervergünstigungen Nr. 27, 28, 29; Befreiung von der Rundfunkgebührenpflicht Nr.33; zur Benutzung der ersten Wagenklasse mit Fahrausweis für die zweite Klasse Nr. 34. *Merkzeichen* im Schwerbehindertenausweis: „G" = Gehbehinderung (Nr. 30); „aG" = außergewöhnliche Gehbehinderung (Nr. 31); „B" = Begleitung notwendig (Nr. 32); „RF" = Rundfunkgebühren (Nr. 33); „1. Kl." = Benutzung 1.Wagenklasse (Nr. 34); „H" = Hilflosigkeit (Nr. 21, 22); „Blind" = Blindheit und gleichstehende hochgradige Sehbehinderung (Nr. 23).

Schwerverletzung, Schwerstbeschädigung

Schwerverletzter, ein Begriff aus der UV, ist ein durch Arbeitsunfall Verletzter oder Berufskranker, der eine Rente von 50 oder mehr v.H. der Vollrente oder mehrere Verletztenrenten entsprechender Höhe bezieht (§ 583 Abs. 1 RVO). Wenn ein Schwerverletzter infolge des Arbeitsunfalls auf Dauer einer Erwerbstätigkeit nicht mehr nachgehen kann und keine andere Versichertenrente erhält, so erhöht sich seine Verletztenrente um eine Zulage von 10 v.H. und um Kinderzulagen (§§ 582, 583 RVO).

Schwerstbeschädigter ist ein erwerbsunfähiger Beschädigter im Sinne des BVG, d.h. mit einer schädigungsbedingten MdE von mehr als 90 v.H., der durch die anerkannten Schädigungsfolgen außergewöhnlich betroffen ist. Die Schädigungsfolgen werden nach einem durch Verordnung geregelten, auf der MdE aufbauenden, ziemlich verwickelten Punktsystem bewertet. Erreicht der Beschädigte eine bestimmte Punktzahl oder hat er Anspruch auf Pflegezulage mindestens der Stufe III, so erhält er Schwerstbeschädigtenzulage (§ 31 Abs. 5 BVG).

Einzelheiten darzustellen, ist hier kein Raum. In der DVO zu § 31 Abs. 5 BVG werden einige Begriffe medizinischen Inhalts nicht nach medizinischem Sprachgebrauch verwendet. Außerdem gliedert die Punktbewertung den einzelnen Menschen in einer medizinisch-unwissenschaftlichen Weise auf. Der Sinn dieser Regelung liegt darin, der Vielfalt möglicher Kombinationen von Gesundheitsstörungen und deren Auswirkungen gerecht zu werden, die schweren außergewöhnliche Schädigungsfolgen möglichst individuell zu erfassen und demgemäß die Leistungen zu differenzieren (vgl. ausführlich Anhaltspunkte [2] S. 154, Nr. 49).

Hilflosigkeit, Pflegebedürftigkeit

(Siehe auch Seite 128)

Hilflosigkeit als Grund für den Bedarf an Wartung und Pflege hat inzwischen auf den hauptsächlichen Gebieten der sozialen Sicherung eine allerdings unterschiedliche Bedeutung. Im Unfallversicherungs-, Versorgungs- und im Sozialhilferecht herrschen von jeher gleiche Definitionen, gekennzeichnet durch Funktionsdefizite (§§ 558 Abs. 1 RVO, 35 Abs. 1 BVG, 68 Abs. 1, 3 BSHG): *Pflegebedürftig* sind Personen, die so hilflos sind, daß sie für die gewöhnlichen und regelmäßig wiederkehrenden Verrichtungen im Ablauf des täglichen Lebens *in erheblichem Umfang* der Wartung und Pflege dauernd bedürfen. Dieser Begriff wurde ursprünglich auch Vorschlägen zur Absicherung des Risikos von Pflegebedürftigkeit in der Kranken- und Rentenversicherung zugrunde gelegt (KV § 53 Abs.1 SGBV; RV § 177 Nr. 1 SGB VI). Der Gesetzgeber entschloß sich jedoch für die KV zu einem engeren Begriff: Bei sonst unverändertem Wortlaut muß ein Pflegebedarf *„in sehr hohem Maße"* bestehen, gesetzlich „Schwerpflegebedürftigkeit" genannt (§ 53 SGB V). Die Schwelle für den Leistungsbezug ist folglich wesentlich höher als auf den anderen Rechtsgebieten angesetzt; dort wird die Einsatzschwelle für Leistungen durch Hilflosigkeit „in erheblichem Umfang" markiert (139).

Die Erläuterungen zu dem im UV-, Versorgungs- und Sozialhilferecht herrschenden herkömmlichen Begriff der Hilflosigkeit und, daraus abgeleitet, der Pflegebedürftigkeit gleichen sich; sie werden nunmehr auch in der RV gelten: Die Hilfe muß notwendig sein, die bloße Existenz des Verletzten oder Beschädigten zu erhalten, besonders beim An- und Auskleiden, Waschen, Rasieren und bei sonstiger Körperpflege, zur Nahrungsaufnahme, zum Verrichten der Notdurft, auch zur möglichen körperlichen Bewegung und zur notwendigen täglichen Erholung. Diese Voraussetzungen sind nicht erfüllt, wenn die fremde Hilfe lediglich zur Abwehr möglicherweise eintretender Gefahren benötigt wird, wie z.B. bei einem anfallgefährdeten Beschädigten wegen künftig auftretender Anfälle; Pflegegeld oder

Pflegezulage sind keine „Gefährdungszulagen“ (299). Andererseits wird ein körperlich leistungsfähiger Hirnverletzter als hilflos angesehen, der bei zahlreichen Verrichtungen des täglichen Lebens zwar keiner Handreichung bedarf, sie aber infolge seiner Antriebsschwäche, in die er durch unfallbedingte psychische Veränderungen verfallen ist, ohne ständige Überwachung nicht vornimmt. Es genügt übrigens, wenn der Beschädigte bei Verrichtungen des täglichen Lebens in unzumutbarem Ausmaß einer dauernden körperlichen und psychischen Belastung ausgesetzt ist, außergewöhnliche Energie aufwenden, unzumutbare Anstrengungen machen und starke Schmerzen erdulden muß. Der Zustand braucht auch nicht so schwer zu sein, daß Hilfe tatsächlich fortwährend geleistet werden muß; eine Hilfskraft muß aber ständig in Bereitschaft sein. Falls der Beschädigte nur zeitweilig oder zu einzelnen Verrichtungen fremder Hilfe bedarf, ist er nicht als hilflos zu bezeichnen.

Wie diese Erläuterungen zeigen, vermischen sich *außermedizinische und medizinische Tatsachen*. Es müssen eingehende Ermittlungen über das Verhalten des Verletzten und dessen Ursachen geführt werden. Ein großer Teil der Tatfragen darf nicht allein nach ärztlichen Schlußfolgerungen beantwortet werden, vielmehr sind nach der allgemeinen Lebenserfahrung die gesamten Umstände des einzelnen Falles zu würdigen. Der medizinische Sachverständige muß sich hüten, Aufgaben zu übernehmen oder auf sich abwälzen zu lassen, die auch ohne ärztliche Sachkunde erfüllt werden können (360; Einzelheiten, aufgeteilt nach Rechtsgebieten: Schwerpunktheft MedSachverst. Heft 3, 84 (1988) sowie H. 3, 87 (1991) 88–101.

In die *Kompetenz medizinischer Sachverständiger* fällt die Aufgabe, gutachtlich

- Art und Schwere der festgestellten Krankheiten und Behinderungen darzustellen,

daraus abgeleitet im einzelnen

- zu beschreiben, welche Funktionsdefizite bestehen,
- welche Verrichtungen im Ablauf des täglichen Lebens der Behinderte daher nicht mehr auszuführen vermag,
- bei welchen Verrichtungen und in welchen Situationen er Hilfe benötigt,
- wie intensiv diese Hilfe sein muß und für welchen Zeitraum sie voraussichtlich erforderlich sein wird.

Die medizinische Aussage zu diesen Fragen wird es auch ermöglichen, den Grad der Pflegebedürftigkeit einzuschätzen (69, 187, 201).

Bei der Feststellung von **„Schwerpflegebedürftigkeit“** gehört es zur Aufgabe der Krankenkasse, im Streitfall des Richters, aufgrund der medizinischen Aussagen die letzten Endes entscheidende Rechtsfrage zu beantworten, ob die Hilfebedürftigkeit das gesetzlich erforderliche „sehr hohe Maß“ erreicht (78). Die rechtlichen und tatsächlichen Schwierigkeiten dieses, in § 53 Abs. 1 SGB V verwendeten neuen Begriffs versucht der Gesetzgeber auf die Weise zu beheben, daß er Abgrenzungen in Richtlinien und sogar in einer Rechtsverordnung vorsieht.

Die bisher verabschiedeten sehr ausführlichen *„Richtlinien der Spitzenverbände der Krankenkassen über die Abgrenzung des Kreises der schwerpflegebedürftigen Personen“* vom 9. 8. 1989 (BArbBl10/1989 S. 43) wiederzugeben, würde den Rahmen dieses kurzen Überblicks sprengen, der nur einer ersten Orientierung dienen soll. Um so mehr müssen besonders die Sachverständigen, die sich in Gerichtsverfahren zur Schwerpflegebedürftigkeit gutachtlich äußern sollen, auf einen klaren Gutacherauftrag drängen, der sich auf medizinische Fragen beschränkt; dazu müssen ihnen die sog. „Schwerpflegebedürftigkeits-Richtlinien“ zur Verfügung gestellt werden. Im Verwaltungsbereich fällt die Aufgabe, ein Gutachten zu erstatten, an erster Stelle dem Medizinischen Dienst der Krankenkassen zu (§ 275 Abs. 2 Nr. 2 SGB V). Aber auch diese Ärzte müssen sich hüten, auf außermedizinischen Bereichen Aufgaben zu übernehmen, die zu lösen in die Kompetenz der zur Entscheidung berufenen Krankenkasse fällt. Gesetzlich ist ausdrücklich vorgeschrieben, daß die Schwerpflegebedürftigkeit „in der Regel aufgrund einer Untersuchung des Versicherten in seiner häuslichen Umgebung zu prüfen“ ist; auch sollen Möglichkeiten zur Rehabilitation einbezogen werden.

Der Begriff „Pflegebedürftigkeit“ spielt im wesentlichen für folgende Leistungen eine Rolle:

- *in der UV* für ambulante Hauspflege, Heimpflege in stationärer Form und an deren Stelle für Pflegegeld, abgestuft in 6 Kategorien (§ 558 RVO);
- *im Versorgungsrecht* für Pflegezulage in 6 Stufen bei häuslicher Pflege, im Falle von „außergewöhnlicher Pflegebedürftigkeit“ nach Stufe II–VI, und für stationäre Heimpflege (§ 35 BVG); *in der KV* nur bei Schwerpflegebedürftigkeit für begrenzte Leistungen zur häuslichen Pflege (§§ 53–57 SGBV);
- *in der RV* bei versicherungs- und rentenrechtlichen Vergünstigungen für Pflegepersonen (§ 177, § 57 Abs. 2 SGB VI erst mit Wirkung vom 1. 1. 1992);

- *in der Sozialhilfe* nur mit Nachrang, besonders gegenüber Leistungspflichten anderer Sozialleistungsträger, aber dem Leistungsumfang nach am umfassendsten, insbes.: ambulante Haus- und stationäre Heimpflege, Übernahme von angemessenen Aufwendungen für eine Pflegeperson und Beiträgen zu deren Alterssicherung, Pflegegeld in der Höhe gestaffelt je nach Schwere bei außergewöhnlicher Pflegebedürftigkeit (§§ 68, 69 BSHG).

Krankenhausbehandlung – Pflegefall

Krankenhausbehandlung wird gewährt, wenn sie „erforderlich ist, weil das Behandlungsziel nicht durch ambulante Behandlung einschließlich häuslicher Krankenpflege erreicht werden kann" (§ 39 Abs. 1 SGB V). Wie jede Form von Krankenbehandlung unterliegt sie der Grenze, daß sie *das Maß des Notwendigen* nicht überschreiten darf (§§ 12, 27 SGB V): Sie muß notwendig sein, um eine Krankheit zu erkennen, zu heilen, ihre Verschlimmerung zu verhüten oder Krankheitsbeschwerden zu lindern.

Der Leistungsanspruch des Versicherten setzt daher voraus, daß diagnostische oder therapeutische Maßnahmen mit Aussicht auf Erfolg *nur in einem Krankenhaus* und nicht auf andere Weise durchgeführt werden können. Eine Notwendigkeit von Krankenhausbehandlung besteht nicht, wenn die Unterbringung im Krankenhaus allein durch Pflegebedürftigkeit oder aus anderen nichtmedizinischen Gründen veranlaßt ist, wenn der Kranke die erforderliche ärztliche Behandlung ambulant oder in einem Kranken- oder Pflegeheim erhalten könnte, oder wenn er sich nur noch im Krankenhaus befindet, weil er keine andere Bleibe besitzt. Für einen Krankenhausaufenthalt ohne *medizinische* Notwendigkeit, namentlich aus sozialen, familiären oder sonstigen Gründen, z.B. zur Sicherheit für sich selbst und andere, hat die Krankenkasse nicht einzustehen. Auch die Notwendigkeit, dem Kranken Pflege und Betreuung zuteil werden zu lassen, begründet allein keinen Anspruch auf Krankenhauspflege. Diese Grenzen zum sog. Pflegefall zu finden, bereitet oft Schwierigkeiten, besonders bei Alterskranken, psychisch und anderen chronisch Kranken; die Übergänge sind häufig fließend (116, 164, 177, 223, 342, 369).

Der Mediziner muß wissen, daß juristisch nicht ohne weiteres gilt, was medizinisch gemeinhin als Pflegefall bezeichnet wird. Die Krankenkasse ist leistungspflichtig, selbst wenn die Krankheit chronisch, nicht mehr beeinflußbar und der Behandlungserfolg darauf beschränkt ist, Beschwerden zu lindern, vorausgesetzt, Krankenhauspflege ist nach Art und Schwere der Erkrankung notwendig. Es gibt keine Faustregel: Keine Heilung oder Besserung mehr möglich, also Pflegefall. Ob die Krankenanstalt sich der Behandlung eines speziellen Patientenkreises widmet, ist ebenso unerheblich wie deren Bezeichnung. *Institutionell* kommt es darauf an, daß ein Krankenhaus neben einer apparativen Mindestausstattung Möglichkeiten zur Betreuung durch einen jederzeit rufbereiten Arzt und durch geschultes Pflegepersonal bieten muß (§ 107 Abs. 1 SGB V).

Solange aus medizinischen Gründen der Kranke nur mit Hilfe der besonderen Mittel des Krankenhauses behandelt werden kann – und sei es auch bloß zur Linderung von Krankheitsbeschwerden –, darf die Krankenkasse sich ihrer Leistungspflicht nicht entziehen. *Die Verweildauer* im Krankenhaus ist kein gesetzliches Abgrenzungsmerkmal. Jedoch ist die Grenze überschritten, wenn und sobald die Krankheit nach Regeln der ärztlichen Kunst mit Erfolg außerhalb eines Krankenhauses behandelt werden könnte, sei es ambulant oder in einem Kranken- oder Pflegeheim. Dazu hat das BSG entschieden (Urt. v. 20. 3. 1984–88 RK 28/83):

„Die Art der Pflege, deren der Kranke bedarf – nur sog. Grundpflege oder Behandlungspflege, die nur von besonders geschultem Pflegepersonal wie etwa Krankenschwestern geleistet werden kann – ist kein brauchbares Abgrenzungsmerkmal. Auch wenn die notwendige Pflege gewisse therapeutische Leistungen umfaßt, bedeutet das nicht, daß damit bereits Krankenhauspflege notwendig ist. Das ist nur der Fall, wenn solche Maßnahmen nur mit den institutionellen und apparativen Mitteln eines Krankenhauses möglich sind. Dazu gehört insbesondere die ständige Bereitschaft eines Arztes, auch wenn er nicht in jedem Fall selbst unmittelbar eingreifen muß, so doch jedenfalls, um die Maßnahmen des Pflegepersonals ständig sachkundig zu überwachen und fachkundige Anweisungen zu geben. Genügt es dagegen, daß ärztliche Überwachung und Anweisung auch ambulant möglich sind, d.h., wenn es nach der Art des Leidens ausreicht, daß ein Arzt den Zustand des Patienten und die pflegerischen Maßnahmen in mehr oder weniger großen Abständen kontrolliert und den Pflegepersonen fachkundige Anweisungen für die weitere Pflege erteilt, dann ist Krankenhauspflege nicht erforderlich" (vgl. zur therapeutischen Pflege in psychiatrischen Krankenhäusern und zur Aufgabe des Sachverständigen: 177).

Der Sachverständige muß diese Rechtsauslegung beachten, er muß sich bei der Begutachtung von anders lautenden Begriffen des Pflegefalles lösen. Der gesamte Problemkreis wirft viele soziale Fragen auf, die hier nicht erörtert werden können. Zum Begriff „Schwerpflegebedürftigkeit" s.S. 128f.

Arbeitsunfähigkeit

(231)

Der Begriff, im Gesetz (§ 44 SGB V) nicht definiert, hat sich in jahrzehntelanger Rechtsanwendung entwickelt: Arbeitsunfähig ist ein Versicherter, der seiner zuletzt ausgeübten oder einer ähnlichen Erwerbstätigkeit *aus Krankheitsgründen* (s.S. 59) überhaupt nicht oder nur auf die Gefahr hin nachgehen kann, seinen Gesundheitszustand zu verschlimmern (aus der umfangreichen sozialgerichtlichen Rechtsprechung: 305, 320, 337, 348, 401). Zur Feststellung von Arbeitsunfähigkeit muß geklärt werden, welche Tätigkeit der Versicherte zuletzt verrichtet hat, und ob er diese oder eine ähnlich geartete nach seinem derzeitigen Gesundheitszustand noch auszuführen vermag. Rechtlich sind zwei miteinander verknüpfte Fragen zu beantworten: Welche Bedingungen haben im wesentlichen das bisherige Arbeitsverhältnis geprägt? Und welche „ähnlichen, d.h. dem bisherigen Arbeitsverhältnis gleichartige Tätigkeiten" kommen außerdem in Betracht? Demnach ist es nicht schlechthin ausgeschlossen, den Versicherten auf eine andere Berufstätigkeit zu verweisen, die seinen Fähigkeiten und Kräften entspricht; doch darf in dieser Richtung der Verweisungsbereich nicht zu stark ausgeweitet werden. Das BSG spricht im Urteil vom 15. 11. 1984 (348) von einem *„eng begrenzten beruflichen Bezugsfeld"* der zuletzt ausgeübten Tätigkeit.

Hier zeigt sich zugleich, wie weit die Feststellung von AU in außermedizinische Bereiche übergreift. Nach Lage des Falles wird dem Versicherten u.U. die Umsetzung im selben Betrieb, ja sogar ein Wechsel der Arbeitsstelle zugemutet. In der neueren Rechtsprechung haben sich Tendenzen bemerkbar gemacht, den „Verweisungsbereich" auszuweiten (vgl. die beiden BSG-Entscheidungen: 348). Problematisch sind besonders die Fälle langdauernder Erkrankungen.

Bei fortbestehendem Arbeitsverhältnis bleibt die letzte Tätigkeit Bezugspunkt für AU. Ist das Arbeitsverhältnis indes aufgelöst, sollte darauf abgestellt werden, ob es als Folge der Krankheit oder aus anderen Gründen, also krankheitsunabhängig, geendet hat (hierzu: 234, mit weiteren Einzelheiten). Wie nun aber Grenzen für Verweisungen auf andere Tätigkeiten verlaufen, ist keine medizinische Frage. Rechtliche Grenzen zu ziehen, ist Aufgabe der Verwaltung und letzten Endes der Rechtsprechung. Dabei sollten keine unnötigen Unterschiede zum Arbeitsrecht aufgerissen werden.

Im Arbeitsrecht gilt für den Anspruch auf Gehalts- und Lohnfortzahlung der gleiche Begriff der Arbeitsunfähigkeit wie in § 44 SGB V für die KV und übrigens auch für rentenversicherungsrechtliche Regelungen (344). Stärker als das BSG hebt allerdings das BAG zu § 1 des Lohnfortzahlungsgesetzes – LFZG – auf den *Inhalt des Arbeitsvertrages* ab, obwohl es ausdrücklich bemerkt, daß der Begriff kein anderer als der in der Krankenversicherung herrschende sei (279). Nach arbeitsgerichtlicher Rechtsprechung ist ein Arbeitnehmer arbeitsunfähig, „wenn er infolge Krankheit daran gehindert ist, die ihm nach dem Arbeitsvertrag obliegende Tätigkeit zu verrichten, oder wenn er die Tätigkeit nur unter der Gefahr, seinen Zustand in absehbarer naher Zeit zu verschlimmern, fortsetzen kann und deshalb die Arbeit vorzeitig niederlegt". Führt man sich diese arbeitsrechtlich geprägten Gedankengänge vor Augen, sollte die sozialgerichtliche Rechtsprechung mit Verweisungen auf „gleichartige Tätigkeiten" behutsam verfahren, um möglichst keine Kluft zwischen den im Sozialversicherungs- und Arbeitsrecht geltenden Regeln aufzureißen. Unnötige Differenzierungen könnten in diesem die ärztliche Alltagspraxis berührenden Problemkreis nur verwirrend wirken.

Wie aus § 46 Nr. 2 SGB V zu entnehmen, wird Arbeitsunfähigkeit *ärztlich festgestellt.* Rechtlich ist es bedeutungslos, ob der Arzt eine förmliche Bescheinigung erteilt und den Ausdruck „Arbeitsunfähigkeit" gebraucht; es genügt, wenn er bestätigt, daß sein Patient krank ist und deswegen nicht arbeiten kann (305). Gegen die in der Praxis üblichen kurzen ärztlichen Bescheinigungen über „Arbeitsunfähigkeit" ist nichts einzuwenden. Die Annahme des BSG (337) allerdings, die meisten Ärzte seien mit dem Rechtsbegriff der Arbeitsunfähigkeit vertraut, ist wohl doch zu optimistisch.

Der Arzt macht sich über die wirklichen Leistungsanforderungen dieser oder jener Tätigkeit nur wenig Gedanken. Er beurteilt die Krankheit seines Patienten nach Schweregrad und Auswirkungen, wertet die Beschwerden und überlegt – gewissermaßen in einem „Aushandlungsprozeß" mit ihm (84) –, ob es ihm aus gesundheitlichen Gründen zugemutet werden kann oder nicht, daß er zur Arbeit geht (18, 248). Angesichts der *zahlreichen Imponderabilien*, die bei der Feststellung von Arbeitsunfähigkeit mitspielen, hat einmal ein mit Begutachtungsproblemen vertrauter Arzt die in der Routine der Alltagspraxis getroffene ärztliche Entscheidung eher als „Glaubensbekenntnis" denn als wissenschaftliche Diagnose bezeichnet. Aber anders als mit der von behandelnden Ärzten geübten stark vereinfachenden medizinischen Betrachtungsweise könnte das System des Lohnersatzes bei Arbeitsunfähigkeit kaum funktionieren. Das ändert freilich nichts an der Pflicht jedes Arztes, beim Ausstellen der Bescheinigung über Arbeitsunfähigkeit und deren voraussichtliche Dauer besondere Sorgfalt walten zu lassen (231; auch 40 S.71).

„Zur Beseitigung von begründeten Zweifeln an der Arbeitsunfähigkeit" sind die Krankenkassen nach §275 Abs.1 Nr.3b SGB V – auch auf Verlangen des Arbeitgebers – unter bestimmten Voraussetzungen verpflichtet, eine gutachtliche Stellungnahme des Medizinischen Dienstes einzuholen (229, 232). Die mit der Begutachtung beauftragten Mediziner sollten es im Zweifel ablehnen, sich mit Fragen zu befassen, die in den *außermedizinischen Bereich* fallen (s.S. 43). So gehört es nicht zu ihren Aufgaben, bei unklarem Sachverhalt Ermittlungen zu führen, was die maßgebende zuletzt ausgeübte Arbeit ist, welche Leistungsanforderungen sie stellt und welches wohl ähnlich geartete Tätigkeiten sind, auf die der Versicherte verwiesen werden könnte. Dies zu klären, ist Aufgabe der Verwaltung, im Rechtsstreit des Gerichts. Wie notwendig es ist, in Zweifelsfällen die Grenzen der medizinischen und juristischen Kompetenz einzuhalten, zeigen Beispiele aus der Praxis immer wieder sehr deutlich (18).

Arbeitsunfähig ist der Versicherte ohne Rücksicht darauf, ob er durch die Art seiner Krankheit nur vorübergehend gehindert ist, seine bisherige Tätigkeit fortzusetzen oder ob er sie voraussichtlich dauernd nicht mehr ausüben kann (305). Der Maßstab, ob der Versicherte imstande ist, *„seine"* Arbeit zu leisten, unterscheidet die Arbeitsunfähigkeit von der MdE und der BU; es gibt *keine Identität* der Begriffe. Daher ist bei Rentnern, die mit dem Rest ihrer Erwerbsfähigkeit noch Arbeit in abhängiger Stellung verrichtet haben, allein darauf abzustellen, ob sie diese ihre letzte Arbeit leisten können. Hat ein Versicherter eine neue, seiner gesundheitlichen Verfassung angemessene Beschäftigung aufgenommen, so ist die Arbeitsunfähigkeit daran zu messen (297, 320). *Immer also gibt die zuletzt ausgeübte Tätigkeit den Maßstab an.* Diese letzte Tätigkeit bleibt auch dann noch maßgebend, wenn der Versicherte an einer Arbeitserprobung als berufsfördernder Maßnahme teilnimmt (341).

Es gibt keine „teilweise" und keine prozentual bemessene Arbeitsunfähigkeit. Das GRG hat aber in §74 SGB V eine Regelung für *„stufenweise Wiedereingliederung"* eingeführt. Danach soll der behandelnde Arzt auf seiner Bescheinigung über Arbeitsunfähigkeit Art und Umfang möglicher Tätigkeiten angeben, wenn der Patient seine bisherige Tätigkeit inzwischen teilweise verrichten und durch eine stufenweise Wiederaufnahme voraussichtlich besser wieder in das Erwerbsleben eingegliedert werden kann. Von dieser Regelung sollten sich auch Sachverständige bei der Begutachtung leiten lassen (79, 159).

Beispiele: Ein Versicherter, der zur Rehabilitation durch *Arbeits- oder Belastungserprobung* stufenweise, z.B. mit zunächst 4, später 6 Stunden Arbeitszeit, in das Arbeitsleben eingegliedert werden soll, ist während dieser Zeit weiter arbeitsunfähig, vorausgesetzt, daß er gesundheitlich außerstande ist, seine vorherige letzte Tätigkeit auszuüben (341). Nimmt ein z.B. infolge Herzinfarkts arbeitsunfähig gewordener Versicherter auf ärztlichen Rat seine frühere Tätigkeit zwecks allmählicher Rückkehr in den Arbeitsprozeß als Teilzeitbeschäftigung (halbschichtig) wieder auf, dann ist damit seine Arbeitsunfähigkeit nicht beendet. Weitere Beispiele für erfolgreich verlaufene stufenweise Wiederaufnahme der Arbeit: 79.

Bei der Frage nach der Dauer des Krankengeldes taucht das medizinische Problem auf, ob der Versicherte *„wegen derselben Krankheit"* arbeitsunfähig geblieben ist. Es gibt keine Aussteuerung mehr. Nach § 48 Abs. 1 SGB V wird das Krankengeld ohne zeitliche Begrenzung gewährt, „für den Fall der Arbeitsunfähigkeit wegen derselben Krankheit jedoch für höchstens 78Wochen innerhalb von je drei Jahren, gerechnet vom Tag des Beginns der Arbeitsunfähigkeit an". Arbeitsrechtlich spielt der Begriff im Lohnfortzahlungsrecht eine andersartige die Leistungsdauer einschränkende rolle (§1 Abs.1 LFZG) (116, 154, 155).

„Dieselbe Krankheit" bedeutet, sie muß auf dieselbe nicht behobene Krankheitsursache zurückgehen, die zur Arbeitsunfähigkeit geführt hat oder bei Intervallen schon früher geführt hatte (medizinisch wichtige Einzelheiten hierzu: 116). Das Grundleiden muß medizinisch als Einheit gewertet werden können. Eine solche Einheit besteht auch bei wech-

selndem Krankheitsgeschehen, besonders bei chronischen Krankheiten, die sich über Monate und Jahre hinziehen und in zeitlich aufeinanderfolgenden Schüben oder Exazerbationen verlaufen. Tritt zu einem derart einheitlichen Grundleiden während der Arbeitsunfähigkeit eine weitere, also andere Krankheit hinzu, so verlängert sich die Leistungsdauer von Krankengeld nicht, selbst wenn diese Krankheit später allein fortbesteht.

Beruht die Arbeitsunfähigkeit auf derselben Krankheit, so entsteht innerhalb der sog. Blockfristen von je drei Jahren immer wieder aufs Neue ein Anspruch auf Krankengeld für 78 Wochen. Um zu vermeiden, daß Krankengeld in zu vielen Fällen zur Dauerleistung mit rentenähnlichem Charakter wird, sieht nunmehr § 48 Abs. 2 SGB V – abweichend vom früheren Recht – von der zweiten Blockfrist an bestimmte Begrenzungen beim Kreis der langdauernd Arbeitsunfähigen vor.

Arbeitsunfähigkeit spielt noch in einem vollkommen anderen Problemkreis eine Rolle. Gar nicht so selten müssen Krankenkassen sich in der Praxis Klarheit verschaffen, ob wegen eines *mißglückten Arbeitsversuchs* Versicherungspflicht und damit auch eine Leistungspflicht in der Krankenversicherung nicht eingetreten ist.

Die Leistungspflicht der Krankenkasse setzt bei Aufnahme einer versicherungspflichtigen Beschäftigung mit Beginn der Mitgliedschaft auch für die Krankheiten ein, die schon vorher bestanden haben. Einen Ausschluß für „eingebrachte" Leiden gibt es nicht. Wer jedoch so krank ist, daß er die übernommene Arbeit nicht ohne erhebliche Gefährdung seiner Gesundheit leisten kann, ist selbst dann arbeitsunfähig, wenn er bis zum Eintritt schädlicher Folgen einige Tage ohne Beanstandungen gearbeitet hat, aber von vornherein jederzeit damit zu rechnen war, daß die Beschäftigung abgebrochen werden muß (aus der umfangreichen Rechtsprechung: 345). Mit anderen Worten: Ein *mißglückter Arbeitsversuch* liegt vor, wenn die Beschäftigung noch vor Ablauf einer wirtschaftlich ins Gewicht fallenden Zeit wieder aufgegeben wird, weil der Arbeitnehmer von vornherein aus gesundheitlichen Gründen außerstande gewesen ist, die Arbeit zu verrichten, wenn also *schon bei Aufnahme der Beschäftigung Arbeitsunfähigkeit bestanden hat.* Ist der Arbeitnehmer erst nach – und sei es nur kurz nach – diesem für den mißglückten Arbeitsversuch entscheidenden Zeitpunkt arbeitsunfähig geworden, dann hat die Mitgliedschaft bei der Krankenkasse begonnen. Vom Sachverständigen werden also mit rückschauender Betrachtung Aussagen erwartet, die nach Lage des jeweiligen Falles erfahrungsgemäß manchmal einfach, manchmal auch außerordentlich schwierig sind. Er muß sich im klaren sein, zu welcher Aussage er mit gutem Gewissen in der Lage ist. Etwaige Zweifel darf er nicht verschweigen. Sie zu bewerten, fällt in die Kompetenz der Verwaltung oder des Gerichts.

Im Sozialhilferecht, das mit seinen Leistungen nur nachrangig gegenüber anderen Ansprüchen eingreift (s.S. 62), ist der hier behandelte Begriff der Arbeitsunfähigkeit nicht anwendbar. Dort herrscht der Grundsatz, daß jeder Hilfesuchende seine Arbeitskraft zur Beschaffung des Lebensunterhalts für sich und seine unterhaltsberechtigten Angehörigen einsetzen muß. Jedoch darf ihm eine Arbeit nicht zugemutet werden, wenn er körperlich oder geistig dazu nicht in der Lage ist oder wenn ihm die künftige Ausübung seiner bisherigen überwiegenden Tätigkeit wesentlich erschwert würde (§ 18 BSHG).

Art und Ausmaß eines *noch vorhandenen Leistungsvermögens* sind dahin zu beurteilen, wieweit bei dem Hilfesuchenden die Fähigkeit erhalten geblieben ist, sich unter Einsatz eigener körperlicher oder geistiger Kräfte an den Bemühungen um seine Integration oder Reintegration in die Gesellschaft zu beteiligen. Besondere Probleme werfen die *„Arbeitsunwilligen"* auf, namentlich die sog. Asozialen, Kriminellen, Psychopathen, Neurotiker, kurzum die Hilfesuchenden, die nicht arbeiten wollen oder annehmen, es nicht zu können. *Seelische Störungen* müssen ein Ausmaß erreicht haben, daß die aus ihnen erwachsenden Hemmungen auch bei zumutbarer Willensanpassung nicht soweit überwunden werden können, daß der Hilfesuchende imstande ist, einer geregelten Arbeit nachzugehen. Wenn sich ein Hilfesuchender beharrlich weigert, zumutbare Arbeit zu leisten, und trotz Belehrung sein unwirtschaftliches Verhalten fortsetzt, kann *mittelbarer Zwang* ausgeübt, insbesondere die Hilfe bis auf das zum Lebensunterhalt Unerläßliche eingeschränkt werden (§ 25 BSHG). Jedoch berechtigt die Verweigerung von Arbeit nicht, ihn vollständig aus der Obhut zu entlassen, denn Sinn der Sozialhilfe ist es, sich jeder die menschliche Würde bedrohenden Notlage ohne Rücksicht auf deren Ursache anzunehmen. Weitere Einzelheiten hierzu: 171.

Berufsunfähigkeit

In der RentVers. haben die Renten – anders als in der UV – Lohnersatzfunktion. Sie sollen einen Ausgleich dafür schaffen, daß aus gesundheitlichen Gründen die Fähigkeit, durch Arbeit Lohn zu erzielen, herabgesunken oder weggefallen ist. Im Unterschied zum früheren RV-Recht hat der Gesetzgeber mit der Rentenrechtsreform zwei Tatbestände geschaffen: Berufsunfähigkeit (BU) und Erwerbsunfähigkeit (EU). Im Falle der EU wird die Rente nach gleichen Faktoren wie das Altersruhegeld berechnet, sie soll vollständigen Lohnersatz bieten. Die Rente wegen BU ist im Grundsatz um die Hälfte niedriger. Darin zeigt sich ein „Plan des Gesetzgebers": Der nur berufsunfähige Versicherte muß sich mit einem teilweisen Lohnausgleich begnügen, weil seine Erwerbsfähigkeit zwar eine bestimmte Grenze unterschritten hat, er aber immerhin noch soviel an Arbeitskraft besitzt, daß ihm Möglichkeiten geblieben sind, auf dem weiten Bereich des allgemeinen Arbeitsfeldes zusätzlich zu seiner Rente mehr als geringfügige Einkünfte hinzuzuverdienen.

Die Lohnersatzfunktion der Renten bedeutet freilich nicht, daß der einzelne Versicherte tatsächlich eine Einbuße an Lohn erlitten haben muß. Die Renten werden nicht wegen einer krankheitsbedingten Minderung des Arbeitsverdienstes, sondern wegen der Einbuße an Erwerbsfähigkeit gewährt. Sie haben den Zweck, den infolge Minderung oder Verlustes der Erwerbsfähigkeit in der Regel eintretenden Verdienstausfall zu ersetzen. BU und EU dürfen nicht als Grade der MdE gesehen werden. Beide Tatbestände sind vollkommen anders und nicht abstrakt wie die MdE zu bewerten. Auf jenen Rechtsgebieten wird gefragt: *„Was hat der Rentenbewerber an Integrität verloren?"* In der RentVers lautet dagegen die Frage: *„Was kann der Versicherte aufgrund der ihm verbliebenen Kräfte noch leisten?"*

Der Begriff der BU ist in allen Zweigen der RentVers gleich. Die knappschaftliche RentVers kennt als Besonderheit außerdem die *verminderte bergmännische Berufsfähigkeit.* Den Begriff der *Invalidität* gibt es, aus dem Rentenrecht der ehemaligen DDR in Art. 2 § 7 Renten-Überleitungsgesetz übernommen, noch für eine Übergangszeit bis zum 30. 6. 1995 nur in den neuen Bundesländern und in Berlin (Ost). (S. SGb B 38 [1991] 145)

Mit Wirkung vom 1. 1. 1992 § 43 Abs. 2 SGB VI inhaltsgleich mit *§§ 1246 RVO, 23 AVG, 46 RKG:...* (2) *Berufsunfähig* ist ein Versicherter, dessen Erwerbsfähigkeit infolge von Krankheit oder Behinderung auf weniger als die Hälfte derjenigen eines körperlich, geistig und seelisch gesunden Versicherten mit ähnlicher Ausbildung und gleichwertigen Kenntnissen und Fähigkeiten herabgesunken ist. Der Kreis der Tätigkeiten, nach denen die Erwerbsfähigkeit eines Versicherten zu beurteilen ist, umfaßt alle Tätigkeiten, die seinen Kräften und Fähigkeiten entsprechen und ihm unter Berücksichtigung der Dauer und des Umfanges seiner Ausbildung sowie seines bisherigen Berufes und der besonderen Anforderungen seiner bisherigen Berufstätigkeit zugemutet werden können. Zumutbar ist stets eine Tätigkeit, für die der Versicherte durch Leistungen zur beruflichen Rehabilitation mit Erfolg ausgebildet oder umgeschult worden ist.

Wer sich diese gesetzlichen Begriffsbestimmung vor Augen hält, erkennt, daß der Mediziner, begrenzt durch seine Wissenschaft, nur zur *objektiven Leistungsfähigkeit* des Versicherten Aussagen machen kann. Wie vorzugehen ist, um die BU zu klären, hat das BSG klar herausgestellt (280):

Die Fragen, die an den medizinischen Sachverständigen zu stellen sind, hängen von den Ermittlungen über den Berufsweg und die beruflichen Kenntnisse und Fähigkeiten des Versicherten ab. Es ist in der Regel methodisch nicht richtig, medizinische Gutachten einzuholen, bevor diese Ermittlungen abgeschlossen sind. Zunächst muß deshalb die Verwaltung, im Streitfall das Gericht prüfen, welche Ausbildung der Versicherte gehabt, welche Tätigkeit er bisher ausgeübt, welche Kenntnisse und Fähigkeiten er dadurch erworben hat und auf welche Berufe er infolgedessen verwiesen werden darf. Unter Umständen kann es erforderlich werden, zur Klärung dieser Fragen einen berufskundigen Sachverständigen heranzuziehen. Erst wenn das Berufsbild feststeht, ist der Mediziner zu fragen, welche körperlichen und geistigen Kräfte durch Krankheiten oder Gebrechen beeinträchtigt sind, und wie sie sich bei bestimmten Berufstätigkeiten auswirken. Erst dann kann beurteilt werden, wie weit der Versicherte gehindert ist, die ihm zumutbaren Berufe auszuüben.

Die Aufgabe des medizinischen Sachverständigen beschränkt sich darauf, *die gesundheitlichen Verhältnisse beim Versicherten zu klären und ein Leistungsbild zu zeichnen.* Dieses Bild ist freilich unvollkommen, wenn nicht eine *Leistungsprognose* hinzugefügt wird. Sie ist notwendig, weil die Leistungsfähigkeit für eine gewisse Dauer krankheitsbedingt beeinträchtigt sein muß, soll sie zur BU führen.

Es leuchtet ein, daß z.B. für eine infektiöse Erkältungskrankheit, die den Kranken für einige Zeit an das Bett fesselt, die jedoch voraussichtlich bald vorübergehen wird, keine Rente, sondern nur wegen Arbeitsunfähigkeit Krankengeld zusteht. Ähnlich ist die Lage selbst bei länger anhaltenden Krankheiten, die eine klinische Behandlung notwendig machen. Niemand käme auf den Gedanken, für solche vorübergehenden Krankheitszustände Rente zu gewähren.

Der Tatbestand der BU enthält demnach ein ungeschriebenes Merkmal: *es muß sich um einen Dauerzustand handeln.* Der Gesetzestext zur EU (s.S. 89) ist insofern klarer, als darin ausdrücklich bestimmt ist, daß die Erwerbsfähigkeit „auf nicht absehbare Zeit" herabgesetzt sein muß. Das gilt genauso für die BU. Vorübergehende Leistungseinbußen fallen grundsätzlich in den Risikobereich der Krankenversicherung. Läßt sich also die Prognose stellen, daß der Krankheitszustand und die darauf beruhende Leistungseinbuße voraussichtlich bald, d.h. in schätzungsweise weniger als 26 Wochen, behoben oder wesentlich gebessert sein wird, so greift die RentVers nicht mit Rente ein.

Die erste mit Hilfe eines Gutachtens zu klärende Voraussetzung ist rein medizinischer Art: *Es muß eine Krankheit oder Behinderung* feststellbar sein (s.S. 60f).

Im Falle eines *ungeklärten Krebsverdachtes* hat das BSG (309) ausgesprochen, daß eine vorsorgliche Rente nicht zusteht. Solange der Nachweis einer Erkrankung nicht geführt werden kann, trägt der Versicherte die Beweislast. Die Ungewißheit, ob eine Krankheit besteht oder nicht, geht zu seinen Lasten, eine *Verdachtsrente wird nicht gewährt.* Eine andere Frage ist, ob dem Versicherten an Stelle der Rente mit präventiven oder rehabilitativen Mitteln geholfen werden kann (143, 184). In solchen Fällen hat der Sachverständige die medizinische Seite so deutlich wie möglich darzustellen, medizinisch das Für und Wider abzuwägen, auch seine Zweifel nicht zu verschweigen, die Entscheidung über die Berufs- oder Erwerbsunfähigkeit aber allein der Verwaltung und im Rechtsstreit dem Gericht zu überlassen.

Auf eine exakte Krankheitsdiagnose darf der Sachverständige verzichten, wenn medizinisch einwandfrei feststeht, daß der Versicherte zwar an einer Krankheit – wie auch immer man sie bezeichnen mag – leidet, die körperliche oder geistige Leistungsfähigkeit aber kaum beeinträchtigt ist. Nicht so sehr die Krankheitsdiagnose, vielmehr das ärztliche Urteil über Schwere und voraussichtlichen Verlauf des Krankheitszustandes, die *Leistungseinbuße und deren Dauer*, also die *Funktions- und Leistungsdiagnose ist letzten Endes entscheidend.* Im Gutachten ist die krankheitsbedingt eingeschränkte und die verbliebene Leistungsfähigkeit aufzuzeichnen, also darzustellen, was der Versicherte noch an Arbeiten leisten kann und was nicht mehr. Dieses *konkrete Leistungsbild* ist mit seinem Berufsbild in Beziehung zu setzen, d.h. mit dem rechtlich maßgebenden „bisherigen Beruf" oder anderen sozial zumutbaren Berufstätigkeiten.

Die schwierige Aufgabe besteht darin, das vom Sachverständigen medizinisch festgestellte individuelle *Leistungsprofil* auf allgemeine berufliche *Anforderungsprofile* zu übertragen. Wer sich ein Bild über Leistungsanforderungen bei bestimmten Berufstätigkeiten verschaffen möchte, muß die realen Arbeitsbedingungen der heutigen industrialisierten, in unaufhörlich wachsendem Ausmaß rationalisierten und automatisierten Arbeitswelt kennen. Dabei darf vor allem der Wandel von früher vorherrschenden physischen Belastungen zur Inanspruchnahme psychischer und geistiger Funktionen nicht übersehen werden. Körperliche Leistungsfähigkeit ist nicht überflüssig geworden, aber Flexibilität, geistige Beweglichkeit, Konzentrations-, Übersichts- und visuelles Aufnahmevermögen, Fähigkeiten zur kognitiven Verarbeitung, psychische und nervliche Belastbarkeit nebst sonstigen Fähigkeiten ähnlicher Art werden zunehmend wichtiger (138). Bei all dem bewegt der Sachverständige sich in „dem Begutachtungsdreieck": "Medizin – Versicherungskunde – Berufskunde" (204; s. auch 41, 56; zu einzelnen Berufen: 47). In diesem Dreieck vermischen sich medizinische und außermedizinische Aspekte.

Ärzte sind keine Sachverständige für allgemeine Fragen zum Arbeits- und Berufsleben. Sie haben die Aufgabe, die dem „Gutachtenpatienten" gesundheitlich verbliebene Leistungsfähigkeit für Erwerbstätigkeiten zu beurteilen. Rechtlich steht an erster Stelle die Frage, wie weit die Leistungsfähigkeit für Arbeiten im bisherigen Beruf durch Krankheit oder Behinderung beeinträchtigt wird. Ist der Versicherte den Anforderungen dieses Berufs gesundheitlich nicht mehr gewachsen, schließt sich die weitere Rechtsfrage an, auf welche anderen Berufstätigkeiten er sich verweisen lassen muß – eine Frage übrigens, die in der Praxis meist mit der ersten vermischt wird. Die sog. Verweisungstätigkeiten dürfen den Versicherten wissens- und könnensmäßig nicht überfordern, sie müssen ihm außerdem subjektiv zugemutet werden können. Das Problem der subjektiven Zumutbarkeit hat der Jurist anhand bestimmter Rechtsregeln zu lösen, die das BSG in überaus umfangreicher Rechtsprechung mit einem juristisch konstruierten 4-Stufen-Schema für Verweisungsbereiche aufgestellt hat. Der medizinische Sachverständige wird mit dieser Frage nicht befaßt, sein Gutachten muß über die dem Versicherten verbliebenen Kräfte Aufschluß geben, also darüber, für welche Tätigkeiten sein Leistungsvermögen gesundheitlich ausreicht und für welche nicht mehr.

Zum zentralen Inhalt des ärztlichen Gutachtens gehört, abgeleitet aus der Funktionsdiagnose, eine Beschreibung des *Leistungsbildes* nach der positiven und negativen Seite hin. Bei der Aufgabe, das individuelle Leistungsprofil an allgemeinen beruflichen Anforderungsprofilen zu messen, gerät der Sachverständige leicht auf den schwankenden Boden eines Grenzbereichs, auf dem er sich als Arzt kritisch fragen muß, wie weit seine Sachkunde wirklich reicht. Welche Anforderungen bestimmte Berufe stellen, hat nicht er zu ermitteln, sondern die Verwaltung oder das Gericht. Der Sachverständige muß sich hüten, sich auf außermedizinisches Gebiet vorzuwagen oder gar dahin abdrängen zu lassen. Sofern seine medizinische Sachkunde und seine ärztlichen Erfahrungen nicht ausreichen, sollte er seinem Auftraggeber nahelegen, die offenen außermedizinischen Fragen selbst zu klären (s.S. 43).

Wie fließend die Übergänge sind, zeigt sich in der Praxis immer wieder. In vielen Fällen wird der Sachverständige bis an die Grenze seiner Sachkunde als Mediziner geraten, wenn er den Gutachtenauftrag erfüllen will. Ja, es wird ihm immer wieder zugemutet, diese Grenze zu überschreiten und Fragen zu beantworten, auf die er mangels eigener Sachkunde mit gutem Gewissen keine Antwort geben kann (18). Ohne Zweifel überschreiten Fragen z.B. zur Leistungsfähigkeit „unter den Bedingungen des Berufs- und Erwerbslebens“, unter den Arbeitsanforderungen bestimmter Berufe, die dem Sachverständigen unbekannt oder nur vage bekannt sind, ebenso wie zur Wettbewerbsfähigkeit u.ä. den Kompetenzbereich der Medizin. Es gehört auch nicht zur Aufgabe des Sachverständigen, sich das Berufsbild des Versicherten aus dessen Erklärungen und aus Aktenunterlagen selbst zusammenzusuchen. Was auf außermedizinischem Gebiet zu wissen notwendig ist, muß ihm von der Verwaltung oder vom Richter verschafft werden.

Der Große Senat des BSG hat in seinen Entscheidungen vom 11.12. 1969 (314, 315) und 10.12. 1976 (339) wichtige juristische Streitfragen behandelt: Bei der Frage nach der Berufs- und Erwerbsunfähigkeit kommt es nicht nur auf das Ausmaß der Leistungseinbuße an, sondern auch darauf, ob Arbeitsplätze – seien sie frei oder besetzt – vorhanden sind, die der Versicherte mit der ihm verbliebenen Leistungsfähigkeit noch ausfüllen kann; der Arbeitsmarkt darf dem Versicherten nicht praktisch verschlossen sein (sog. *„konkrete Betrachtungsweise“*). Diese Rechtsprechung hat für die besonders problematischen Fälle Bedeutung, in denen der Versicherte nicht die volle übliche Arbeitszeit durchhalten oder, wie es das BSG ausdrückt, nicht mehr „vollschichtig“ tätig sein kann. Auf Teilzeitarbeit darf ein Versicherter nicht verwiesen werden, wenn weder der Rentenversicherungsträger noch das zuständige Arbeitsamt in der Lage ist, ihm innerhalb eines Jahres seit dem Rentenantrag seiner Leistungsfähigkeit entsprechende Arbeitsplätze anzubieten. Dabei werden in der Regel nur Teilzeitarbeitsplätze berücksichtigt, die von der Wohnung des Versicherten aus erreichbar sind.

Diese gleichermaßen für BU und EU geltende Rechtsprechung wirft viele Probleme auf. Um so mehr muß der Sachverständige darauf bedacht sein, sich mit seiner Aussage auf das Gebiet seiner Wissenschaft zu beschränken. Für den Mediziner ist es wichtig zu wissen, daß er sich nicht einfach von der früher weitverbreiteten Faustregel leiten lassen darf: Arbeitszeit von 4 bis 6 Stunden keine BU, von 2 bis 3 Stunden wohl BU, jedoch keine EU. *Diese Faustregel ist falsch!*

Die Arbeitszeit ist ein wesentliches Arbeitsmerkmal; als Auswirkung der BSG-Rechtsprechung ist sie in der Praxis zum wichtigsten Parameter geworden. Wegen des derzeit herrschenden Mangels an Teilzeitarbeitsplätzen kommt daher der gutachtlichen Aussage zur Arbeitszeit ausschlaggebende Bedeutung zu: Versicherte, die aus gesundheitlichen Gründen nur noch *Teilzeitarbeit* leisten können, werden in der Regel *nicht nur berufsunfähig, sondern erwerbsunfähig* sein, sofern sie keinen zumutbaren Arbeitsplatz besitzen.

In solchen Fällen wird allerdings *nur Zeitrente* gewährt, solange sich die Arbeitsmarktlage für Teilzeitbeschäftigungen nicht bessert (§ 102 Abs. 2 SGB VI ab 1. 1. 1992; früher § 1276 RVO/§ 53 AVG; s.S. 91).

Der Sachverständige sollte sich über die rechtlichen Konsequenzen, die aus seiner Aussage gezogen werden, im klaren sein. Er darf sich die Antwort auf die Frage nach der Arbeitszeit nicht leicht zu machen. So manches Gutachten erweckt den Eindruck, der Sachverständige hätte, statt einschränkend zu erklären: „mindestens vier Stunden“, auch sagen können, der Versicherte sei imstande, die volle übliche Arbeitszeit durchzuhalten (220 zur Teilzeitbeschäftigung).

Zu einem juristisch verwertbaren Ergebnis führt die Überlegung: *Welche medizinischen Gründe sprechen eigentlich dagegen, daß der*

Versicherte noch täglich 8 bis 9 Stunden arbeitet? Erst wenn es medizinisch nicht mehr zu verantworten ist, dem Versicherten die volle übliche Arbeitszeit zuzumuten, taucht die weitere Frage auf: *Für welche Arbeitszeit reicht die restliche Leistungsfähigkeit höchstens aus? Wann würde der Versicherte also gesundheitlich überfordert sein?*

Das BSG spricht übrigens von *„halbschichtiger bis untervollschichtiger"* Arbeitszeit – eine Ausdrucksweise, die wohl in knappschaftlichen, kaum aber in anderen Wirtschaftsbereichen und ganz sicher nicht im Kreis von Angestellten gebräuchlich ist. Gemeint ist qualitativ mit

- vollschichtig, wer die Arbeitszeit noch voll,
- halbschichtig bis untervollschichtig, wer mindestens die Hälfte der Arbeitszeit,
- unter halbschichtig, wer nur noch weniger als die Hälfte der Arbeitszeit leisten kann.

Grundsätzlich muß sich der Versicherte auf einen *Arbeitsplatz* verweisen lassen, *den er tatsächlich innehat.* Jedoch bleibt zu prüfen, ob er die Arbeit etwa nur mit einem nicht von ihm zu fordernden Aufwand an Kraft und Energie, unter ständigen Schmerzen oder sonst *„auf Kosten seiner Gesundheit"* leistet. Arbeitseinkünfte, die nur mit dem Risiko eines Gesundheitsschadens erworben werden, sind nicht in Rechnung zu stellen, da das Ausmaß des Kräfteverlustes nicht nach dem wirklich erzielten, sondern dem noch erzielbaren Verdienst gemessen wird (345, 356). Es kommt auf das gesundheitliche „Können" an, d.h. auf die Fähigkeit oder Unfähigkeit, dem Gesundheitszustand entsprechende Tätigkeiten auszuüben.

Reicht die körperliche und geistige Leistungsfähigkeit für *Tätigkeiten mit voller Arbeitszeit* aus, so kann man davon ausgehen, daß ein offener Arbeitsmarkt vorhanden ist, daß es also in hinreichender Zahl – seien es freie oder besetzte – Arbeitsplätze gibt. Anders ist die Sachlage allerdings dann, wenn der Versicherte zwar an sich Vollzeittätigkeiten verrichten könnte, aber nur mit einer aus gesundheitlichen Gründen begrenzten Leistungsfähigkeit, nicht unter den in Betrieben üblichen Arbeitsbedingungen, oder wenn er gesundheitlich außerstande ist, geeignete Arbeitsplätze von seiner Wohnung aus aufzusuchen (357, 377). Dabei kann es sich immer nur um *außergewöhnliche gesundheitliche Einschränkungen* handeln, die dem Versicherten den Zugang zum Arbeitsmarkt verschließen oder stark erschweren (378).

Das BSG spricht von „einer Summierung ungewöhnlicher Leistungseinschränkungen oder einer schweren spezifischen Leistungsbehinderung" (378). Es meint damit namentlich besonders geartete Leiden, die sich so auswirken, daß an sich vorhandene Arbeitskraft nicht nutzbringend verwertet werden kann; auch Funktionsstörungen, die nach Art und Ausmaß zu erheblichen Leistungsverlusten führen, die Einsetzbarkeit bei der Arbeit stark einengen oder in sonstiger Weise Tätigkeiten unter üblichen Arbeitsbedingungen ausschließen. Die Leistungseinschränkungen müssen so schwer sein, daß ernsthafte Zweifel aufkommen, ob der Versicherte mit dem ihm verbliebenen Leistungsvermögen in einem Betrieb einsetzbar ist.

Beispiele: Der Gesundheitszustand führt zu qualitäts- oder quantitätsmäßig stark eingeschränkten Leistungen, *Menge und Güte der Arbeit* sind also gesundheitlich bedingt unzureichend. Oder der Versicherte kann den Arbeitsplatz nur unter Bedingungen ausfüllen, die von den betrieblich üblichen stark abweichen, etwa weil er eine *Diät in geregelten Mahlzeiten* einhalten oder des öfteren erheblich längere als die betriebsüblichen Pausen einschieben muß. Oder der Gesundheitszustand zwingt zu einem *außergewöhnlich häufigen Wechsel von Sitzen und Stehen* oder schließt Tätigkeiten unter bestimmten Haltungsarten aus. Immer aber muß durch solche Einschränkungen die Arbeitskraft in außergewöhnlichem Maße beeinträchtigt sein. Auch *ekelerregende oder ansteckende Krankheiten* können den Zugang zum Arbeitsmarkt versperren, wenn sie sich so auswirken, daß sie den Kontakt zu Arbeitskollegen unzumutbar erscheinen lassen oder ausschließen. Zu besonderen Problemen der *Blindheit*, darunter zur *sog. „mitteIunterstützten Arbeit"*, d.h. zur Hilfe durch andere Personen oder durch sächliche Hilfsmittel, ausführlich: 21, S. 54ff. *Medizinische, berufsfördernde und sonstige Leistungen zur Rehabilitation* haben gesetzlich Vorrang vor Rente. Daher sollte der Sachverständige eine den individuellen Verhältnissen angepaßte rehabiltitive Hilfe, von der er sich Aussicht auf Erfolg verspricht, im Gutachten vorschlagen (S. 94).

Schließlich wird dem Sachverständigen die Frage gestellt, ob der Versicherte gesundheitlich imstande ist, einen *Arbeitsweg* zurückzulegen; denn zur Erwerbsfähigkeit gehört auch die Fähigkeit, irgendeine Arbeitsstätte aufzusuchen, kurz *Wegefähigkeit* genannt (239).

Wenn es der Fall erfordert, muß sich der Sachverständige deshalb damit befassen, ob der Versicherte *öffentliche Verkehrsmittel* benutzen kann und *wie lang der Arbeitsweg* im Rahmen des gesundheitlich Möglichen höchstens sein darf. Es kommt darauf an, ob die Leistungsfähigkeit für eine Wegstrecke zu Fuß bis zu 500 m ausreicht oder nicht, gemessen von der Wohnung bis zum nächsten Haltepunkt eines Verkehrsmittels sowie vom Zielpunkt bis zum Arbeitsplatz und umgekehrt wieder auf dem Heimweg zurück; da der Arbeitsweg nicht schon am Fabriktor oder Betriebseingang endet, wird es Fälle geben, in denen das Betriebsgelände einbezogen werden muß. Kurz gefaßt, läuft die BSG-Rechtsprechung auf die Frage hinaus, ob der Versicherte eine Wegstrecke von mindestens 4 x 500m beschwerdefrei zurücklegen kann (379). Das BSG macht allerdings auf die vorrangige Hilfe durch berufsfördernde Leistungen zur Rehabilitation aufmerksam.

Der Sachverständige hat die Befunde auszuwerten und gegeneinander abzuwägen, die Gesamtpersönlichkeit zu würdigen und Funktionsausfälle aufzuzeigen; er hat zu beschreiben, welchen Anforderungen der Versicherte gewachsen ist, welche Belastungen er auf sich nehmen, welchen Arbeitsweg er zurücklegen, welche Arbeiten er noch leisten kann, welche nicht mehr und welche Arbeitszeit er voraussichtlich durchhalten wird. Ob aus der Antwort des Mediziners auf BU oder EU zu schließen ist, entscheidet die Verwaltung, im Streitfall das Gericht. Auf alle Fälle aber an die Grundregel denken: *Rehabilitation hat Vorrang vor Rente!* (S. 94). Versprechen Leistungen zur Rehabilitation Aussicht auf Erfolg, wäre ein Gutachten unvollständig, wenn es nicht auch entsprechende Vorschläge enthält.

Weitere Einzelheiten zur Leistungsfähigkeit für Erwerbstätigkeiten: 53, S. 152–168; wichtig auch der Katalog von Belastungsfaktoren: 221 mit Mustergutachten; außerdem wegweisend: 107, 144, 147, 174, 185.

Erwerbsunfähigkeit

§§ 1247 RVO, 24 AVG, 47 RKG; mit Wirkung vom 1. 1. 1992 § 44 SGB VI: ... (2) Erwerbsunfähig ist der Versicherte, der wegen Krankheit oder Behinderung auf nicht absehbare Zeit außerstande ist, eine Erwerbstätigkeit in gewisser Regelmäßigkeit auszuüben oder Arbeitsentgelt oder Arbeitseinkommen zu erzielen, das ein Siebtel der monatlichen Bezugsgröße übersteigt. Erwerbsunfähig ist nicht, wer eine selbständige Tätigkeit ausübt.

„Erwerbsunfähigkeit" ist im Rentensystem eigentlich als *zweite Stufe* gedacht, wenn das Ausmaß des Leistungsabfalls zu einer noch stärkeren Beeinträchtigung der Erwerbsfähigkeit geführt hat, als Berufsunfähigkeit voraussetzt. Nach dem Gesetzeswortlaut bestehen zwischen beiden Begriffen deutliche Unterschiede. Daher sollte man meinen, daß die Renten in einer Stufenfolge gewährt werden, die sich am Ausmaß der krankheitsbedingten Leistungseinbuße orientiert, daß EU also erst bei schweren Leistungsminderungen eintritt. So klingen auch ältere Entscheidungen des BSG, wenn sie darauf abstellen, daß der Versicherte zu überhaupt keiner geregelten Erwerbstätigkeit mehr fähig sein dürfe oder höchstens zu einer solchen, aus der er nur geringfügige Einkünfte erzielt. Die neuere Rechtsprechung hat jedoch weiterreichende Gedanken in den Vordergrund gerückt. Ihr kommt es nicht allein auf die gesundheitlichen Möglichkeiten an, Arbeit zu verrichten, sondern außerdem konkret darauf, ob ein der Leistungsfähigkeit des Versicherten entsprechendes Arbeitsfeld vorhanden ist (339). *Was im Kapitel „Berufsunfähigkeit" eingehend behandelt wird, gilt weitgehend auch hier.*

Die Rechtsprechung des BSG (314, 315, 339) hat in ihren praktischen Auswirkungen dahin geführt, daß Versicherte, die aus Krankheitsgründen eine Arbeitszeit von über 4 Stunden (halbschichtig), aber nicht mehr von 8 Stunden (vollschichtig) durchhalten können, Rente wegen EU erhalten, nur weil es wegen der schlechten Lage des Arbeitsmarktes an Teilzeitarbeitsplätzen fehlt. BU wird übersprungen, man spricht vom „Durchschlagen" zur EU-Rente. Gegen diese Entwicklung werden aus sozialmedizinisch-psychologischer Sicht Bedenken erhoben, da sie zur Folge hat, daß verhältnismäßig gering behinderte Versicherte schon in jungen Jahren wegen EU Rente in gleich hoher Stufe erlangen wie schwer leistungsgeschädigte Menschen. Um so kritischer sollte sich der Sachverständige fragen, ob es wirklich aus medizinischen Gründen nicht mehr verantwortet werden kann, den Versicherten vollschichtig arbeiten zu lassen. Ganz besonders dann, wenn der Sachverständige meint, die Leistungsfähigkeit sei unter diese Grenze gesunken, bleibt die wichtige Frage zu beantworten, ob es Möglichkeiten zur Rehabilitation dieses Menschen gibt. Daher sollte er in seinem Gutachten auf rehabilitative Maßnahmen hinweisen, die aussichtsreich erscheinen, denn: *Rehabilitation hat Vorrang vor Rente* (s.S. 94). Solange eine Rehabilitation Aussicht auf Erfolg verspricht, darf der Versicherte nicht zum Rentner und schon gar nicht zum Frührentner gemacht werden.

Mit Erwerbsunfähigkeit im Sinne der RentVers. dürfen nicht andere, leider wörtlich gleich oder ähnlich lautende Begriffe verwechselt werden. In der UV hat sich der Begriff der *„völligen Erwerbsunfähigkeit"* eingebürgert, der dazu dient, einen Leistungsanspruch auszuschließen. Anspruch auf Verletztenrente besteht dann nicht, wenn der Versicherte bereits vor dem Unfall oder der Berufskrankheit durch ein davon unabhängiges Leiden völlig erwerbsunfähig gewesen ist (s.S. 76). An diesen – nicht ausdrücklich im Gesetz enthaltenen, sondern durch Auslegung gewonnenen – Begriff werden strenge Anforderungen gestellt, er ist nur in engen Grenzen wirksam. „Völlig erwerbsunfähig" braucht noch längst nicht zu sein, wer erwerbsunfähig im Sinne des § 1247 RVO, S. 44 SGB VI ist. Worin sich beide Begriffe unterscheiden, hat die Rechtsprechung klar herausgestellt (316, 328).

Im Recht der UV bedeutet völlige EU, daß der Verletzte oder Erkrankte dauernd die Fähigkeit verloren hat, einen irgendwie nennenswerten Verdienst zu erlangen; er muß aus gesundheitlichen Gründen unfähig sein, sich unter Ausnutzung der Arbeitsgelegenheiten, die sich ihm nach seinen gesamten Kenntnissen und körperlichen sowie geistigen Fähigkeiten im ganzen Bereich des wirtschaftlichen Lebens bieten, noch einen Erwerb zu verschaffen. Das entspricht der in der UV herrschenden abstrakten Beurteilung der MdE. Mit anderen Worten: Jedes „Mindestmaß an Arbeitskraft", mit dem noch ein irgendwie nennenswerter Verdienst zu erzielen ist, schließt völlige EU aus.

Der Begriff der EU findet sich in weiteren gesetzlichen Zusammenhängen mit einem grundverschiedenen Inhalt. Von besonderer Bedeutung ist die EU im Sinne des VersorgR.

§ 31 Abs. 3 BVG: *Wer in seiner Erwerbsfähigkeit um mehr als 90 v.H. beeinträchtigt ist, gilt als erwerbsunfähig.*

Diese „Erwerbsunfähigkeit" ist – anders als in der RentVers. – vom Grad der MdE abhängig. Im Einkommensteuerrecht gibt es noch weitere Begriffe, nämlich „völlige Erwerbsunfähigkeit" (§ 10 EStG, so auch § 2 Wohnungsbau-Prämiengesetz, § 1 Bauspar-Prämiengesetz, §2 Vermögensbildungsgesetz) und „dauernde Erwerbsunfähigkeit (§ 32 EStG). Nach den Einkommensteuer-Richtlinien zu § 10 EStG ist der Begriff mit dem der Erwerbsunfähigkeit im Sinne des § 31 Abs. 3 BVG identisch. Der Gesetzgeber sollte sich endlich entschließen, diesen dem Wortlaut nach unnötigen Begriffswirrwarr zu beseitigen.

Verminderte Berufsfähigkeit im Bergbau

§ 45 Abs. 2 RKG; mit Wirkung vom 1. 1. 1992 § 45 Abs. 2 SGB VI: Im Bergbau vermindert berufsfähig sind Versicherte, die wegen Krankheit oder Behinderung nicht imstande sind,

1. die von ihnen bisher ausgeübte knappschaftliche Beschäftigung und
2. eine andere wirtschaftlich im wesentlichen gleichwertige knappschaftliche Beschäftigung, die von Personen mit ähnlicher Ausbildung sowie gleichwertigen Kenntnissen und Fähigkeiten ausgeübt wird,

auszuüben. Nicht im Bergbau vermindert berufsfähig sind Versicherte, die eine im Sinne des S. 1 Nr. 2 wirtschaftlich und qualitativ gleichwertige Beschäftigung außerhalb des Bergbaues ausüben.

Wie bei der BU und EU sind Krankheiten oder Behinderungen die auslösenden Ursachen für verminderte Berufsfähigkeit im Bergbau. Der Gesetzeswortlaut läßt erkennen, wie stark außermedizinische Tatsachen bei der Sachaufklärung eine Rolle spielen. Mit Hilfe medizinischer Sachverständiger muß an erster Stelle die Leistungsfähigkeit des Versicherten für die bisher verrichtete knappschaftliche Arbeit, den sog. Hauptberuf, geklärt werden. Reicht sie dafür nicht mehr aus, bleibt zu prüfen, auf welche andere wirtschaftlich im wesentlichen gleichwertige knappschaftliche Beschäftigung der Versicherte sich mit dem ihm verbliebenen Leistungsvermögen verweisen lassen muß.

Als wirtschaftlich gleichwertig wird eine Lohndifferenz zwischen der Vergütung im Hauptberuf und etwaigen Verweisungstätigkeiten von nicht mehr als 12% angesehen. Die Frage, ob der Versicherte mit der ihm verbliebenen Arbeitskraft Lohn bis zu dieser Grenze zu erzielen vermag oder nicht, führt auf medizinische und außermedizinische Gebiete. Der Mediziner muß darauf achten, seine gutachtliche Aussage auf das Gebiet seiner speziellen Fachkunde zu beschränken, mithin auf medizinisches Gebiet.

Wie im Problemkreis um die BU besteht die hauptsächliche Aufgabe des Sachverständigen darin, in seinem Gutachten ein *positives und negatives Leistungsbild* zu beschreiben, also im einzelnen darzustellen, welche Arbeiten der Versicherte noch leisten kann und welche nicht mehr. Im Unterschied zur BU und EU kommen für die differenzierte Beurteilung der Leistungsfähigkeit aber nur knappschaftliche Beschäftigungen in Betracht. Welche dies sind und welche Arbeitsanforderungen sie stellen, je nach Lage des Einzelfalles insbes. die Schwere der Arbeit, Arbeitsabläufe, Umwelteinflüsse, Arbeitsdauer und Arbeitszeit – dies alles hat im Zweifel nicht der medizinische Sachverständige zu ermitteln. Für die Abgrenzung juristischer und medizinischer Kompetenzen gelten gleiche Regeln, wie sie im Kapitel zur BU behandelt worden sind (s. S. 85–89; weitere Einzelheiten: 53, S. 49 ff., 153).

Zeitrente

Die RentVers kennt zwei Formen von Renten wegen verminderter Erwerbsfähigkeit: Die auf unbestimmte Dauer zugebilligte Rente, die nur nach einer wesentlichen Änderung der Verhältnisse entzogen werden kann (s. S. 92), und die Rente auf Zeit, die mit Ablauf einer bestimmten Frist von selbst wegfällt (§§ 1276 RVO, 53 AVG; mit Wirkung vom 1. 1. 1992 § 102 Abs. 2 SGB VI). Zeitrente ist ein wichtiges Mittel, Versicherte vor einem endgültigen Rentnerdasein zu bewahren und ihre baldige Wiedereingliederung in das Erwerbsleben zu erleichtern. Sie verlangt eine *Prognose,* ob begründete Aussicht besteht, daß die EU, BU oder verminderte bergmännische Berufsfähigkeit in absehbarer Zeit behoben sein kann.

Eine *Prognose,* in welchem Zeitraum die Besserung eines Krankheitszustandes zu erwarten sein wird, kann weder konkret noch exakt sein, da es medizinisch sichere Voraussagen für den Einzelfall niemals geben kann. Ärztliche Prognosen stützen sich vor allem auf die Ergebnisse der medizinischen Statistik, auf Erfahrungswerte über Besserungs- und Heilungsziffern, Überlebenszeiten oder Wiedereingliederungsquoten in das Erwerbsleben. So lassen sich bei vielen Krankheiten allgemeine, natürlich mit vielen Unsicherheitsfaktoren behaftete Prognosen über Besserungsaussichten stellen (227). In solchen Fällen ist an Zeitrente zu denken, besonders wenn die BU oder EU als Erfolg ärztlicher Behandlung ohne weitere Rehabilitationsmaßnahmen voraussichtlich wegfallen wird, oder wenn sie nach durchgeführter Rehabilitation zwar fortbesteht, aber nur noch für eine absehbare Zeit (184). Auch können Zeitrenten zum Krankengeld zeitlich ergänzend hinzutreten, falls dessen Bezugsdauer von 78 Wochen wegen derselben Krankheit nicht ausreicht. Zur Kunst und Treffsicherheit ärztlicher Prognosen vgl. auch 68, 156.

Ein zweiter Tatbestand für Zeitrente ist die Reaktion des Gesetzgebers auf die BSG-Rechtsprechung, die dazu geführt hat, daß nach der derzeitigen Arbeitsmarktlage wegen des Mangels an Teilzeitarbeitsplätzen EU bereits dann besteht, wenn der Versicherte mit der ihm verbliebenen Leistungsfähigkeit nicht mehr die volle übliche Arbeitszeit durchzuhalten vermag (s. S. 87). Zeitrente wird daher auch geleistet, wenn der Rentenanspruch von der jeweiligen Arbeitsmarktlage abhängig ist (§ 102 Abs. 2 Nr. 2 SGB VI). Ob solche Abhängigkeit besteht, ist keine medizinische Frage.

Gesetzlich ist die Bewilligung von Zeitrente bei beiden Tatbeständen ausgeschlossen, wenn der Versicherte im Zeitpunkt des Rentenbeginns *bereits das 58. Lebensjahr vollendet* hat; dann erhält er als Berufs- oder Erwerbsunfähiger auf jeden Fall Rente auf Dauer.

Die Zeitrente beginnt nach bisherigem Recht mit der 27. Woche nach Eintritt der BU oder EU, nach § 101 Abs. 1 SGB VI wird sie nicht vor Beginn des siebten Kalendermonats nach Eintritt der Minderung der Erwerbsfähigkeit geleistet; sie endet mit Ablauf der im Bescheid festgesetzten Frist, ohne daß es einer förmlichen Rentenentziehung bedarf. Die Bezugszeit ist auf längstens drei Jahre nach Rentenbeginn begrenzt und kann auf eine Gesamtdauer von sechs Jahren verlängert werden. Bei der Frage, ob einem Versicherten Zeitrente zugebilligt werden sollte, darf nicht übersehen werden, daß *eine Rehabilitation vorzuziehen ist,* wenn sie nach Lage des Falles erfolgversprechend erscheint. Rehabilitation hat Vorrang vor Rente jeder Art, also auch vor Zeitrente. Dauerrente ist in diesem Leistungssystem erst das letzte Mittel, wenn alle anderen gesetzlichen Möglichkeiten ausgeschöpft sind (s. S. 94; 124, 184, 227).

Dienstunfähigkeit

Dieser Begriff gilt im Beamtenrecht, aber auch für Soldaten (§ 44 Abs. 3, 55 Abs. 2 Soldatengesetz, § 29 Abs. 2 Wehrpflichtgesetz) und für Ersatzdienstpflichtige (§ 30 Abs. 1 Ersatzdienstgesetz).

§ 42 BBG: Dienstunfähig ist ein Beamter, wenn er infolge eines körperlichen Gebrechens oder wegen Schwäche seiner körperlichen oder geistigen Kräfte zur Erfüllung seiner Dienstpflicht dauernd unfähig ist oder infolge Erkrankung innerhalb eines Zeitraumes von sechs Monaten mehr als drei Monate keinen Dienst getan hat und keine Aussicht besteht, daß er innerhalb weiterer sechs Monate wieder voll dienstfähig wird.

Im Gegensatz zur BU fehlen Verweisungsmöglichkeiten auf andere Berufstätigkeiten oder Berufsgruppen, es gibt auch keine besondere Leistungsgrenze. Das entscheidende Merkmal ist die Fähigkeit des Beamten, seine

Dienstpflichten zu erfüllen. Dienstunfähigkeit stellt es nicht auf Erwerbsfähigkeit ab, sondern allein auf die Fähigkeit, ein bestimmtes Amt fachgerecht auszufüllen, also den gesundheitlichen Anforderungen speziell dieses Dienstes gewachsen zu sein (306). Folglich bedeutet Dienstunfähigkeit nicht auch zugleich Berufsunfähigkeit, wenn der in der Rentenversicherung maßgebende Verweisungsbereich (§ 43 Abs. 2 Satz 2 SGB VI) noch nicht erschöpft ist.

Einzelheiten zur Begutachtung, kurz und prägnant gefaßt: 247.

Leistungsfähigkeit im Sinne der Arbeitslosenversicherung

Der Anspruch auf Arbeitslosengeld und Arbeitslosenhilfe hängt u. a. davon ab, ob der Arbeitslose der Arbeitsvermittlung zur Verfügung steht (§§ 100, 103, 105 a, 134 AFG). Durch diese Bestimmung hat der Gesetzgeber die objektive Leistungsfähigkeit des Arbeitslosen zu einem wichtigen Merkmal gemacht. Anders als in den übrigen Zweigen der Sozialversicherung sind die Leistungen nicht daran geknüpft, daß die Erwerbsfähigkeit beeinträchtigt ist, sondern daran, ob die Leistungsfähigkeit des Arbeitslosen noch für zumutbare Erwerbstätigkeiten ausreicht. Das folgt aus dem anders gearteten *Zweck der Arbeitslosenversicherung*, Schutz vor dem Risiko zu gewähren, daß vorhandene Erwerbsfähigkeit mangels Arbeitsmöglichkeiten nicht wirtschaftlich verwertet werden kann (134).

Aus diesem Grund ist es auch unerheblich, in welchem Grad die Erwerbsfähigkeit herabgesunken ist. Entscheidend ist vielmehr, welche Tätigkeiten der Arbeitslose nach seinem Leistungsvermögen auszuüben imstande ist. Er muß, gemessen an seinen bisherigen Beschäftigungen, auch für verwandte und andere zumutbare Tätigkeiten arbeitsbereit sein. Die Grenzen der Zumutbarkeit sind rechtlich anhand der sog. Zumutbarkeits-Anordnung zu ermitteln (vgl. § 103 Abs. 2 AFG). Damit hat sich nicht der Arzt als Sachverständiger zu befassen. Er hat im einzelnen darzustellen, in welchem Ausmaß funktionell die Leistungsfähigkeit gemindert ist, für welche Tätigkeiten sie noch ausreicht und für welche nicht mehr; hierzu gehören auch Angaben aus medizinischer Sicht über Dauer, Lage und Verteilung der Arbeitszeit, die der „Gutachtenpatient" seiner Leistungsfähigkeit entsprechend durchhalten kann. Aufgabe des Sachverständigen ist es also, in seinem Gutachten ähnlich wie in der RV ein positives und negatives Leistungsbild zu zeichnen (s. S. 86). Dieses Leistungsbild muß durch Hinweise auf Möglichkeiten zur Rehabilitation ergänzt werden (256). Eine der wichtigsten Aufgaben der Bundesanstalt für Arbeit mit ihren Dienststellen ist die berufliche Eingliederung körperlich, geistig und seelisch Behinderter entsprechend ihrer Leistungsfähigkeit. Berufsfördernde Leistungen sollten im frühestmöglichen Stadium einsetzen, möglichst bereits im Anfangsstadium; sobald eine Behinderung droht. Daher muß gerade der medizinische Sachverständige besonders wachsam sein und in seinem Gutachten den Anstoß geben, wenn rehabilitative Maßnahmen notwendig erscheinen (s. S. 94ff).

Die Arbeitsämter sind an bestimmte rentenversicherungsrechtliche Entscheidungen gebunden. Ein Arbeitsloser, der nicht berufsunfähig im Sinne der RV ist, wird selbst dann als *verfügbar* behandelt, wenn er wegen eingeschränkter Leistungsfähigkeit nur noch kurzzeitige Beschäftigungen auszuüben vermag. *Erst wenn Berufsunfähigkeit hinzukommt*, wird die gesetzliche Grenze überschritten: Wer nicht mehr als 20 Stunden wöchentlich arbeiten kann oder darf, weil er in seiner Leistungsfähigkeit gemindert *und* nach rentenrechtlichen Vorschriften berufsunfähig ist, steht der Arbeitsvermittlung nicht mehr zur Verfügung (§ 105 a AFG).

Ob Berufsunfähigkeit besteht, hat allein der Träger der Rentenversicherung zu entscheiden; solange seine Entscheidung noch nicht ergangen ist, gilt der Arbeitslose nicht als berufsunfähig. Der erkennbare Wille des Gesetzgebers ist es, ArblVers und RentVers möglichst nahtlos ineinandergreifen zu lassen. Um diesem Willen in der Praxis gerecht zu werden, ist eine enge Zusammenarbeit der auf beiden Rechtsgebieten tätigen Sachverständigen nicht nur ratsam, sondern unerläßlich; u. U. sollte der Medizinische Dienst der Krankenkasse einbezogen werden.

Änderung der Verhältnisse

Sozialleistungen werden durch *Bescheid* festgestellt. Die Bescheide sind Verwaltungsakte, meist mit Dauerwirkung. Sie werden bindend, wenn sie nicht oder erfolglos angefochten worden sind (§ 77 SGG). Bindung und Bestandskraft bedeuten jedoch nicht, daß ein Bescheid unter allen Umständen für alle Zeiten bestehen bleiben muß. Soweit er unrichtig ist, darf er unter den jetzt für sämtliche Zweige des Sozialrechts einheitlichen Voraussetzungen der §§ 44–49 des Sozialgesetzbuches X – Verwaltungsverfahren – vom 18. 8. 1980 (BGBl I

1469) zurückgenommen, widerrufen oder aufgehoben werden. Der medizinische Sachverständige wird sich gelegentlich dazu äußern müssen, ob seinerzeit bei Bewilligung einer Sozialleistung oder im Schwerbehindertenrecht bei Festsetzung des GdB von einem unrichtigen medizinischen Sachverhalt ausgegangen worden ist. Häufiger wird er aber zur Klärung der Frage hinzugezogen werden, ob sich im Laufe der Zeit die bei Erlaß des Bescheides maßgeblichen *tatsächlichen Verhältnisse nachträglich geändert* haben (§ 48 SGB X). Die Änderung kann zugunsten oder zuungunsten des Berechtigten eingetreten sein, kann seinen Gesundheitszustand oder auch andere Umstände betreffen, wie Einkommensverhältnisse, Erwerb neuer Kenntnisse und Fähigkeiten, Umzug vom Lande in die Stadt oder umgekehrt und dgl. Dem Sachverständigen wird vor allem die Frage vorgelegt, ob sich der Gesundheitszustand inzwischen wesentlich gebessert oder verschlechtert hat.

Nur eine Änderung, die *wesentlich* ist, eröffnet die Möglichkeit, je nach ihrem tatsächlichen Umfang die Rente neu festzustellen, umzuwandeln oder zu entziehen. Alles dies ist Tatfrage und manchmal nicht leicht zu entscheiden. Dem Sachverständigen fällt die Aufgabe zu, die Befunde, die der letzten Rentenfeststellung zugrunde lagen, mit den derzeitigen Befunden zu vergleichen. Grundlage für diesen Vergleich sind die Gutachten. Ist ein früheres Gutachten unvollständig oder gar verlorengegangen und läßt sich der damalige Befund auch nicht mehr auf andere Weise klären (z. B. durch Anfrage bei behandelnden Ärzten und Krankenhäusern), so kann die Rentenentziehung oder Neufeststellung unmöglich werden; die Verwaltung trägt die objektive Beweislast (s. S. 31).

Beispiele: Bei der MdE ist eine Änderung um 10 v. H. nach oben oder unten als wesentlich anzusehen, grundsätzlich jedoch nicht um nur 5 v. H. (336, 338, 383). Sind mehrere *Gesundheitsstörungen* als Schädigungsfolgen festgestellt und hat sich nur eine von ihnen verändert, so darf die MdE nur insoweit geändert werden; der übrige Teil muß unverändert bleiben (296). Die Änderung *einzelner Befunde* ist unbeachtlich, wenn der „Leidenszustand“ im ganzen der gleiche geblieben ist (281). *Anpassung und Gewöhnung* an den durch Arbeitsunfall oder versorgungsrechtliche Schädigung beeinflußten Gesundheitszustand wird trotz gleichgebliebener Befunde als wesentliche Änderung der Verhältnisse angesehen; jedoch darf dabei nicht „schablonenhaft“ nach dem Zeitablauf vorgegangen, vielmehr müssen die gesamten Umstände des Falles geprüft werden. Eine wesentliche Änderung kann auch darin liegen, daß eine früher aktive, *zu Rückfällen neigende Krankheit*, z. B. eine Tbc, seit längerer Zeit inaktiv ist. Ähnlich ist die Lage, wenn inzwischen die Gefahr weggefallen ist, daß sich die Krankheit bei weiterer Arbeitsleistung verschlimmern könnte, oder wenn sich ein Leiden entgegen der *Prognose*, die im Zeitpunkt der Rentenbewilligung objektiv gerechtfertigt war, doch nicht progredient entwickelt hat.

Unter *Verschiebung der Wesensgrundlage* eines Leidens wird im Versorgungsrecht wie in der Unfallversicherung folgender Vorgang verstanden: Ein Leidensgrund tritt an die Stelle eines anderen, während das Leidensbild nach außen hin unverändert erscheint, ohne daß ein symptomloses Intervall dazwischenzuliegen braucht (81, 285). *Beispiele:* Organische Verletzungsfolgen heilen im Laufe der Zeit somatisch folgenlos ab, an deren Stelle entwikkelt sich aber eine psychogene Lähmung mit der Folge, daß das Körperglied unbrauchbar bleibt. Oder: Die somatogenen Schadensfolgen klingen zwar nicht völlig ab, werden aber von psychogenen, das Leidensbild wesentlich bestimmende Erscheinungen überlagert. Ob in solchen Vorgängen eine wesentliche Änderung der Verhältnisse liegt, wird oft nicht leicht zu beurteilen sein. Subtile Befunderhebungen und -vergleiche sind notwendig.

Zweifelhaft sind die Fälle der *Verdachtsdiagnose*, weil es eine Rente wegen bloßen Krankheitsverdachts nicht gibt (s. S. 86). Hat ein Versicherungsträger trotzdem Rente bewilligt, dann kann sie nach der Rechtsprechung des BSG nicht entzogen werden, wenn seinerzeit tatsächlich keine Krankheit, sondern nur ein Krankheitsverdacht bestand und dieser Verdacht später weggefallen ist (407, 444).

Noch nicht befriedigend geklärt ist die Frage, ob eine Entziehung der Rente gerechtfertigt ist, wenn im Zeitpunkt der Rentenbewilligung eine Krankheit zwar bestand, aber nicht in der *Schwere*, daß sie den Versicherten berufs- oder erwerbsunfähig machte, und wenn sich diese Krankheit inzwischen wesentlich gebessert hat, ja sogar ausgeheilt ist. Das BSG hält in solchen Fällen eine Entziehung nicht für gerechtfertigt (358). Das inzwischen für den gesamten Bereich des Sozialgesetzbuches vereinheitlichte System der Rücknahme, des Widerrufs und der Aufhebung von Verwaltungsakten (§§ 44 bis 48 SGB X) gibt Anlaß, dieses Problem rechtlich neu zu durchdenken. Die damit zusammenhängenden Rechtsfragen zu beantworten, ist Aufgabe des Juristen und letzten Endes des Gerichts, nicht aber des medizinischen Sachverständigen. Er kann nur Antwort geben auf die in das Gebiet der Medizin fallenden klärungsbedürftigen Fragen, die ihm von der Verwaltung oder vom Gericht präzise gestellt werden müssen.

In solchen und anderen problematischen Fällen muß sich der Sachverständige darauf beschränken, die *rein medizinische Seite* darzustellen. Er muß die Befunde miteinander vergleichen, erklären, welche Auswirkungen sie seinerzeit hatten und derzeit haben, und deutlich machen, welche Änderungen inzwischen eingetreten sind. Welche rechtlichen Folgerungen dann daraus zu ziehen sind, hat allein der Jurist zu entscheiden.

Prävention – Rehabilitation

Im juristischen und medizinischen Sprachgebrauch decken sich die Begriffe nicht. Rechtlich werden unter Rehabilitation alle Maßnahmen verstanden, die darauf gerichtet sind, körperlich, geistig oder seelisch behinderten Menschen zu helfen, ihre Fähigkeiten und Kräfte zu entfalten und einen angemessenen Platz in der Gemeinschaft zu finden; dazu gehört vor allem die dauerhafte Eingliederung in Arbeit und Beruf; einbezogen sind auch Maßnahmen, die einer drohenden Behinderung vorbeugen sollen (so die Erläuterung zum Rehabilitations-Angleichungsgesetz – RehaAnglG –, BT-Drucks 7/1237, S. 49, 54). Diese Definition umfaßt Vorbeugung gegen drohende Behinderung *(Prävention)* ebenso wie erstmalige Eingliederung *(Habilitation)* und Wiedereingliederung *(Rehabilitation)*. Den in der Medizin üblichen Begriff „Prävention" vermeidet das Gesetz. Der Jurist versteht ihn auch anders als der Mediziner, der ihn in sehr umfassender Weise dreifach unterteilt:

Primäre Prävention zielt darauf ab, Gesundheit zu erhalten und der Entstehung von Krankheiten zuvorzukommen, also Krankheitsverhütung zu betreiben.

Sekundäre Prävention hat zum Ziel, Krankheitsprozesse frühzeitig zu erkennen und zu behandeln, insbesondere Risikofaktoren abzubauen, kurz: Früherkennung und Frühbehandlung im Grenzbereich von „noch gesund" und „schon krank".

Tertiäre Prävention bedeutet schließlich, bei bereits manifest gewordener Krankheit den Krankheitsverlauf therapeutisch zu beeinflussen, Rezidiven oder Folgeschäden vorzubeugen, Folgeerscheinungen der Krankheit möglichst gering zu halten, gesundheitsgerechtes Verhalten einzuüben sowie mit chronischen Krankheiten leben zu lernen. Maßnahmen tertiärer Prävention spielen sich aus rechtlicher Sicht eindeutig auf Feldern der Rehabilitation ab.

Ein rechtlicher Anhalt zu Abgrenzungen zwischen Prävention und Rehabilitation findet sich in der Gesetzesbegründung zum Gesundheitsreformgesetz (BT-Drucks 11/2237, S. 197):

- *Prävention*, im SGB V als „Vorsorge" definiert, ist „Vorbeugung und Verhütung drohender Krankheiten",
- *Rehabilitation* bedeutet „Behandlung und Nachbehandlung nach eingetretener Krankheit";

beides beherrscht von dem allgemeinen Grundsatz *Prävention vor Rehabilitation* (7).

Der Gesetzesplan ist eindeutig: Vorsorge im Vorstadium vor Krankheitsentstehung, Rehabilitation im Stadium nach Eintritt von Krankheit. Diese Abgrenzung läßt auch erkennen, warum der Gesetzgeber des GRG den in der Medizin geläufigen, weiterreichenden Fachausdruck „Prävention" vermieden und an dessen Stelle in §§ 20 ff SGB V mehrere Begriffe gesetzt hat: Früherkennung und Verhütung von Krankheit, Gesundheitsförderung, Gesundheitsvorsorge. Für diese Leistungen sind allein Krankenkassen zuständig.

Orientiert man sich an der in der Medizin üblichen Unterteilung, sind besonders die Bereiche der sekundären und der tertiären Prävention nur schwer voneinander abzugrenzen. Wegen der fließenden Übergänge zwischen den einzelnen Stadien sind in der Gesetzeskonzeption Zuständigkeitskonflikte zwischen Krankenkassen und RV-Trägern angelegt, weil in der Praxis sich nicht immer eindeutig beantworten lassen wird, was noch Prävention und was schon Rehabilitation ist (7).

Rehabilitation vor Rente

(12, 32)

§ 7 RehaAnglG bestimmt für alle Versicherungszweige eindeutig: Renten wegen Minderung der Erwerbsfähigkeit oder wegen Erwerbsunfähigkeit sollen erst dann bewilligt werden, wenn zuvor Maßnahmen zur Rehabilitation durchgeführt worden sind oder wenn, insbesondere wegen Art oder Schwere der Behinderung, ein Erfolg solcher Maßnahmen nicht zu erwarten ist. Wird bereits Rente bezogen, soll bei Nachuntersuchungen geprüft werden, ob Reha-Maßnahmen zumutbar oder geeignet sind, die Erwerbsfähigkeit des Behinderten wieder herzustellen oder zu bessern.

Dieser gesetzliche Vorrang der Rehabilitation vor dem Anspruch auf Rente wird im SGB VI (§§ 9, 116) stärker als im bisherigen Recht bekräftigt. Zwar wird in der RV ein Reha-Verfahren in der Regel auf Antrag des Versicherten eingeleitet. Aber auch einen Rentenantrag muß der RV-Träger zum

Anlaß nehmen, zu prüfen, ob Leistungen zur Rehabilitation voraussichtlich erfolgreich sein könnten und anstelle von Rente gewährt werden sollten. Umgekehrt wird ein Reha-Antrag bei Erfolglosigkeit als Rentenantrag behandelt, wenn der Versicherte erwerbs- oder berufsunfähig ist. Diese ineinandergreifende Regelung schützt den Versicherten vor Rechtsverlusten.

In der KV gilt eine entsprechende Grundregel wie die vom Vorrang der Rente; sie lautet:

Rehabilitation vor langdauerndem Krankengeld. Durch das RRG endlich sinnvoller als im bisherigen Recht gefaßt, sind Krankenkassen ermächtigt, Versicherten, deren Erwerbsfähigkeit nach ärztlichem Gutachten erheblich gefährdet oder gemindert ist, eine Frist von zehn Wochen zu setzen, innerhalb der sie einen Antrag auf Maßnahmen zur Rehabilitation zu stellen haben. Kommt der Versicherte dieser Aufforderung nicht fristgerecht nach, entfällt sein Anspruch auf Krankengeld (§ 51 SGB V).

Nach dem *klaren Gesetzesplan* soll „Rentendenken" möglichst im Keim erstickt werden, sofern eine Rehabilitation Erfolg verspricht. Deshalb muß auch der Weg vom Rentenantrag zunächst einmal zu der Frage führen, ob dem durch Krankheit leistungsgeminderten Menschen auf andere Weise als durch Rente geholfen werden kann (122–124). Wie zahlreiche Fälle in der Praxis immer wieder gezeigt haben, stehen Rentenkampf und Rente einer wirkungsvollen Rehabilitation im Wege. Es gibt schlimme Beispiele, in denen ursprünglich vorhandene Aussichten auf eine möglicherweise erfolgreiche Rehabilitation im Laufe lang dauernder Rechtsstreite mehr und mehr verschüttet worden sind. Aufgabe des Arztes, ganz besonders des medizinischen Sachverständigen, ist es, in den zur Rehabilitation geeigneten Fällen zu verhindern, daß es zu einer derart verhängnisvollen Entwicklung kommt. Diese *typisch ärztliche Verantwortung* trifft die im Verwaltungsbereich tätigen Ärzte ebenso wie die gerichtlichen Sachverständigen, vor allem wenn sie dem Behinderten im Anfangsstadium eines Verfahrens begegnen. Aber nicht nur sie, vielmehr alle Ärzte – gleichgültig an welcher Stelle sie arbeiten, besonders die behandelnden Ärzte – müssen sich ihrer *Schlüsselstellung im Rehabilitationsgeschehen* bewußt sein. Sie müssen dafür sorgen, daß eine Rehabilitation, wenn sie aussichtsreich erscheint, dem Gesundheitszustand des Patienten entsprechend so früh wie möglich eingeleitet wird (5, 12, 32, 124, 178, 255).

Selbstverständlich ist jede Rehabilitation an die *Zustimmung des Behinderten* geknüpft. Um diese Zustimmung zu erlangen, sollte der Arzt – sei es der behandelnde Arzt oder der medizinische Sachverständige – im Verwaltungsverfahren oder Rechtsstreit eine seiner wichtigsten Aufgaben darin sehen, psychologisch geschickt auf die Entschlüsse des Behinderten einzuwirken, dabei auch das notwendige Interesse an ernsthafter Mitarbeit zu wekken. Im Leistungssystem der sozialen Sicherung ist der Anspruch auf Rente als Lohnersatz erst *die letzte Rechtsfolge* aus einem krankheitsbedingten Dauerzustand (26, 124, 184).

Während der Dauer der Rehabilitationsmaßnahmen, notfalls auch für eine gewisse Schonzeit, bleibt der Behinderte nicht ohne einen Ausgleich für seinen weggefallenen Arbeitslohn. *Lohnersatz* erhält er aber nicht in Form der Rente, sondern entweder als *Krankengeld*, Versorgungskrankengeld, Verletzungsgeld oder *Übergangsgeld*. Der Anspruch setzt voraus, daß der Behinderte arbeitsunfähig ist oder wegen Teilnahme an Rehabilitationsmaßnahmen keine ganztägige Erwerbsfähigkeit ausüben kann. Diese Leistungen sind ihrem Sinn nach – anders als die Rente – nicht auf Dauer angelegt, sondern schaffen Lohnersatz nur für einen vorübergehenden Zeitraum, der vom Verlauf und Erfolg des Rehabilitationsverfahrens abhängt. Trotzdem sind auch sie dynamisiert, werden also wie die Renten der allgemeinen wirtschaftlichen Entwicklung angepaßt. Einzelheiten sind aus dem Rehabilitations-Angleichungsgesetz zu entnehmen (§§ 13 ff.).

Leistungen und Zuständigkeiten

(5)

Als Leistungen zur Rehabilitation sind in einem umfangreichen Katalog vier Gruppen vorgesehen (im einzelnen aufgezählt in § 29 SGB I; §§ 10–12, 19, 20 RehaAnglG):

- *medizinische Leistungen*
- *berufsfördernde Leistungen,*
- *Leistungen zur allgemeinen sozialen Eingliederung*
- *ergänzende Leistungen.*

Im gegliederten System der sozialen Sicherung sind die Träger der Grundaufgaben, der Kranken-, Renten-, Unfallversicherung, sozialen Entschädigung, Arbeitsförderung und Sozialhilfe, für ihren Bereich zugleich Rehabilitationsträger. Demzufolge richten sich Voraussetzungen, Art und Umfang der Leistungen nach den für den jeweiligen Leistungsträger geltenden Rechtsvorschriften (§ 9 Abs. 1 RehaAnglG). Danach sind die Zuständigkeiten im einzelnen wie folgt verteilt:

- *Krankenkassen:* medizinische und ergänzende Leistungen für Mitglieder und Familienversicherte;
- *Rentenversicherungsträger:* medizinische, berufsfördernde und ergänzende Leistungen für Versicherte bei erheblich gefährdeter oder geminderter Erwerbsfähigkeit;
- *Unfallversicherungsträger:* Leistungen aller vier Gruppen, bei Kindern und Jugendlichen auch schulische Hilfen, nach Arbeitsunfällen einschließlich Wegeunfällen und sonstigen gleichgestellten Tatbeständen für Unfallfolgen und Berufskrankheiten;
- *Versorgungsbehörden:* Leistungen aller vier Gruppen, bei Kindern und Jugendlichen auch schulische Hilfen, nach Kriegs-, Wehr- und Zivildienstbeschädigung sowie nach sonstigen Schädigungen im Sinne des sozialen Entschädigungsrechts, für Impfgeschädigte und für Opfer von Gewalttaten;
- *Bundesanstalt für Arbeit* mit ihren Dienststellen: berufsfördernde Leistungen, jedoch nur mit subsidiärer Leistungspflicht, sofern ein anderer Rehabilitationsträger zuständig ist;
- *Hauptfürsorgestellen und Arbeitsämter:* Arbeitsförderung von Schwerbehinderten durch zusätzliche und nachgehende Hilfen im Arbeitsleben;
- *Sozialhilfeträger:* Leistungen aller vier Gruppen mit dem umfassendsten Katalog von Hilfen, aber nur subsidiär, wenn der Behinderte sich nicht selbst helfen kann und die erforderliche Hilfe auch nicht von anderer Seite, insbesondere nicht von einem anderen Rehabilitationsträger erhält – *Grundsatz des Nachranges.*

Die Nachteile dieses gegliederten Systems zeigen sich besonders an den Nahtstellen der Rehabilitation, wo sich Kompetenzen überschneiden. Die Verteilung von Zuständigkeiten auf verschiedene Rehabilitationsträger läßt sich auch schwer damit in Einklang bringen, daß es aus ärztlicher Sicht keine voneinander abgrenzbare Phasen medizinischer, beruflicher oder sozialer Rehabilitation gibt, sondern immer nur eine individuelle Rehabilitation in einem kontinuierlichen Prozeß, der sich nicht aufspalten läßt; vieles geht ineinander über oder läuft gleichzeitig. Daher ist *Koordination und Kooperation* eines der Kernprobleme, die verschiedenen Stellen sind zu enger Zusammenarbeit verpflichtet (46 S. 623, 648; 124). Auf kaum einem anderen Rechtsgebiet sind Auskunft und Beratung so notwendig wie hier, um dem einzelnen Behinderten zu helfen, sich im gegliederten System zurechtzufinden (gesetzlich geregelt in §§ 14, 15 SGB I, zusätzlich in §§ 3, 5 Abs. 1 RehaAnglG, für Sozialhilfeträger konkretisiert in § 126 BSHG).

Eine wichtige Vorschrift, die der Koordinierung dient und zur Kooperation zwingt, verpflichtet den zuständigen Rehabilitationsträger, in allen geeigneten Fällen, insbesondere wenn das Rehabilitationsverfahren mehrere Maßnahmen umfaßt oder andere Träger und Stellen daran beteiligt sind, so frühzeitig wie möglich einen *Gesamtplan* aufzustellen, der dazu dient, daß das Verfahren nahtlos und zügig abläuft. Der Gesamtplan soll alle Maßnahmen umfassen, die im Einzelfall erforderlich sind, um eine vollständige und dauerhafte Eingliederung des Behinderten zu erreichen. An der Planung wirken der Behinderte, auf sein Verlangen oder soweit erforderlich seine behandelnden Ärzte und alle am Rehabilitationsverfahren beteiligten Stellen beratend mit (§ 5 Abs. 3 RehaAnglG).

Demnach haben schon behandelnde Ärzte die Aufgabe, Aussagen zur Rehabilitationsbedürftigkeit und Rehabilitationsfähigkeit von Patienten mit dauernden Leistungseinbußen zu machen. Von ihnen wird Antwort erwartet auf die Frage: Welche Erfolgsaussichten bestehen, die Belastbarkeit dieses Menschen zu bessern und seine Leistungsfähigkeit zu steigern? Welche gezielten Maßnahmen zur Rehabilitation können und müssen eingesetzt werden?

In der erkennbaren Absicht, dafür zu sorgen, daß Maßnahmen zur Rehabilitation möglichst frühzeitig eingeleitet werden, hat der Gesetzgeber die Krankenkassen ausdrücklich verpflichtet, im Benehmen mit dem behandelnden Arzt eine *gutachtliche Stellungnahme ihres Medizinischen Dienstes* einzuholen (§ 275 Abs. 1 Nr. 2 SGB V). Aber nicht nur Krankenkassen, sondern auch die übrigen Rehabilitationsträger, insbesondere die RV-Träger sind auf die *Hilfe medizinischer Sachverständiger* angewiesen (siehe auch Seite 119ff).

Letzten Endes entscheidet aber über die Einleitung und Durchführung des Rehabilitationsgeschehens die Verwaltung, nicht der Sachverständige. Gleichgültig aber an welcher Stelle der Arzt tätig ist – ob in einer Klinik oder in freier Praxis oder als Sachverständiger für die Verwaltung oder ein Gericht – fällt ihm eine zentrale Funktion zu: *drohende oder be-*

stehende rehabilitationsbedürftige Krankheiten oder Behinderungen rechtzeitig zu erkennen, die im Einzelfall erforderliche rehabilitative Hilfe anzuregen, zu einer möglichst frühzeitigen Einleitung erster Maßnahmen beizutragen und Vorschläge zu unterbreiten, wie das Rehabilitationsgeschehen gestaltet werden könnte.

Besonderheiten der UV

(45, 55, 218)

Oberstes Gebot ist es, Arbeitsunfälle zu verhüten. Daher stehen in der UV Aufgaben der *Prävention* an erster Stelle. Berufsgenossenschaftliche Prävention bedeutet Arbeitssicherheit. Mit dieser Zielvorstellung sind die Arbeitgeber gesetzlich verpflichtet worden, Betriebsärzte und andere Fachkräfte zu bestellen (55). Die zunehmende Bedeutung der *Arbeitsmedizin* mit ihrem Bezug zum Menschen im Arbeitsprozeß, zu seinen körperlichen und psychischen Beanspruchungen und Gefährdungen wird damit offenkundig. Hat sich aber ein Arbeitsunfall ereignet, muß möglichst schnell fachkundige ärztliche Hilfe bereitstehen. Sie setzt schon mit der Ersten Hilfe durch Betriebsärzte und sonstige Helfer in den Betrieben ein. Von außerordentlichem Wert hat sich die Tätigkeit des Durchgangsarztes erwiesen.

Der *Durchgangsarzt* ist ein von der Berufsgenossenschaft bezeichneter Facharzt. Jeder Unfallverletzte – selbst bei scheinbar geringfügiger Verletzung – ist gehalten, sofort nach der Krankmeldung und möglichst vor der Inanspruchnahme eines anderen Arztes den Durchgangsarzt zu Rate zu ziehen. Darauf haben die Krankenkassen hinzuwirken, notfalls durch unverzügliche Benachrichtigung des Durchgangsarztes. Er bestimmt die erforderlichen Maßnahmen. Spezielle fachärztliche Behandlung wird außerdem sichergestellt durch Beratungsarztverfahren, Hals-, Nasen-, Ohren-, Augenfacharztverfahren oder Verletzungsverfahren. So stehen viele Wege offen, daß der Verletzte nach dem Unfall an einen Arzt gelangt, der Erfahrungen und Spezialkenntnisse auf dem Gebiet der Unfallmedizin besitzt und imstande ist, unverzüglich die bestmögliche Heilbehandlung einzuleiten.

Die Vorzüge dieses Unfallheilverfahrens machen sich auch Krankenkassen zunutze, gleichgültig auf welche Weise der Unfall erlitten worden ist, ob bei der Arbeit, auf dem Weg dorthin, auf dem Schulweg, im Haushalt, beim Einkauf, in der Freizeit, beim Spielen oder sonstwo.

Dem Wesen der UV entsprechend sieht die RVO vielfältige Maßnahmen zur Wiederherstellung der Erwerbsfähigkeit, zur Berufshilfe und zur Erleichterung der Verletztenfolgen vor. Auch hier hat *Rehabilitation Vorrang*. Von allen Rehabilitationsträgern besitzen die Berufsgenossenschaften den größten Erfahrungsschatz. Das gilt nicht nur für die Heilbehandlung, sondern ebenso für die Berufshilfe. Ziel dieser Rehabilitation ist es, *mit allen geeigneten Mitteln* die durch den Arbeitsunfall verursachte Körperverletzung oder Gesundheitsstörung und Minderung der Erwerbsfähigkeit zu beseitigen oder zu bessern, ihre Verschlimmerung zu verhüten, die Auswirkungen der Unfallfolgen zu erleichtern und den Verletzten möglichst auf Dauer beruflich einzugliedern.

Über Einzelheiten der Prävention und Rehabilitation in der UV unterrichtet kurz und gestrafft die vom Hauptverband der gewerblichen Berufsgenossenschaften herausgegebene Schrift „... mit allen geeigneten Mitteln" (s. auch 5, 45, 52).

Als ergänzende Leistung während der Maßnahmen zur Rehabilitation wird Verletztengeld und insbesondere während einer Maßnahme der Berufshilfe Übergangsgeld gewährt (§§ 560, 568, 568 a RVO). Dauert die zu entschädigende MdE über die 13. Woche nach dem Arbeitsunfall hinaus an, so steht *Verletztenrente* zu, deren Beginn sich u. a. nach Erfolgsaussichten oder dem Abschluß der Rehabilitation richtet (§§ 580, 581 RVO); zur MdE s. S. 70 ff, 74.

Literatur

Fach- und Handbücher, Monographien, Dissertationen:

1 Anders, A.: Die Zumutbarkeit operativer Eingriffe aus der Sicht des Chirurgen. In Heim, W.: Haftpflichtfragen im ärztlichen Alltag. Deutscher Ärzteverlag, Köln 1980 (S. 113)

2 Anhaltspunkte für die ärztliche Gutachtertätigkeit im sozialen Entschädigungsrecht und nach dem Schwerbehindertengesetz. Bundesminister für Arbeit und Sozialordnung, Bonn 1983

3 Bley, H: Sozialrecht, 6. Aufl. Metzner, Frankfurt/M. 1988

4 Blohmke, M., Chr. von Ferber, K. P. Kisker, H. Schaefer: Handbuch der Sozialmedizin, Bd. I. Enke, Stuttgart 1975

5 Bundesarbeitsgemeinschaft für Rehabilitation: Die Rehabilitation Behinderter – Wegweiser für Ärzte. Ärzte-Verlag, Köln 1984

6 Carsten, P. M.: Die Zumutbarkeit operativer Eingriffe aus der Sicht des Gynäkologen. In Heim, W.: Haftpflichtfragen im ärztlichen Alltag. Deutscher Ärzteverlag, Köln 1980 (S. 113)

7 Ellwanger, E.: Nicht nur Rehabilitation, sondern auch Prävention. In Scholz, J. F.: Rehabilitation als Schlüssel zum Dauerarbeitsplatz. Springer, Berlin 1979 (S. 26)

8 Ellwanger, E.: Der sozialmedizinisch wichtige Begriff der Leistungsfähigkeit. Schr.-Reihe LVA Württ. 2 (1983)

9 Erlenkämper, A.: Sozialrecht für Mediziner. Thieme, Stuttgart 1981

10 von Ferber, Chr., L. von Ferber: Der kranke Mensch in der Gesellschaft. Rowohlt, Reinbek 1978

11 Feuerlein, W.: Alkoholismus – Mißbrauch und Abhängigkeit, 4. Aufl. Thieme, Stuttgart 1989

12 Fichte, W.: Der Vorrang der Rehabilitation im Sozialrechtsverhältnis. Diss., Göttingen 1984

13 Fischwasser, G.: Gesetzgebung und Sozialrecht. In Silomon, H., R. Brennecke, Chr. von Ferber, U. Laaser: Sozialmedizin – Sozialrecht – Gesundheitsökonomie. Springer, Berlin 1986 S. 5

14 Glenewinkel-Baurhenn, U.: Die ärztliche Auskunftspflicht des Kassenarztes im System der gesetzlichen Krankenversicherung. Diss., Kiel 1974

15 Grunwaldt, H. U.: Einzelne Probleme des medizinischen Sachverständigen-Beweises im Sozialgerichts-Verfahren. Diss., Kiel 1974

16 Hanslik, L.: Die Zumutbarkeit operativer Eingriffe aus der Sicht des Orthopäden. In Heim, W.: Haftpflichtfragen im ärztlichen Alltag. Deutscher Ärzteverlag, Köln 1980 (S. 113)

17 Heim, W.: Haftpflichtfragen im ärztlichen Alltag. Deutscher Ärzteverlag, Köln 1980

18 Hennies, G.: Leistungsfähigkeit/Erwerbsfähigkeit – Abgrenzung medizinischer und juristischer Kompetenzen. Schr.-Reihe LVA Württ. 2 (1983)

19 Hennies, G.: Rechtliche Aspekte des technischen Wandels in der Medizin. In Silomon, H.: Technologie in der Medizin. Hippokrates, Stuttgart 1983 (S. 201)

20 Hennies, G.: Die Diskordanz zwischen rechtlichen und medizinischen Normen als Problem für die Sozialgerichtsbarkeit. In Silomon, H., R. Brennecke, Chr. von Ferber, U. Laaser: Sozialmedizin – Sozialrecht – Gesundheitsökonomie. Springer, Berlin 1986 (S. 49)

21 Hennies, G., M. Majerski-Pahlen: Der Blinde im geltenden Recht, 4. Aufl. Gemeinschaft Deutscher Blindenfreunde von 1860, Berlin 1990

22 Henning, H.: Die Zumutbarkeit diagnostischer und therapeutischer Maßnahmen aus der Sicht des endoskopierenden Internisten. In Heim, W.: Haftpflichtfragen im ärztlichen Alltag. Deutscher Ärzteverlag, Köln 1980 (S. 131)

23 Heußner, H.: Bundesdatenschutzgesetz und Sozialversicherung. In: Grundlagen der Sozialversicherung, Festschrift für K. Brackmann. Asgard, Sankt Augustin 1977

24 Hülsmann, P., W. Bärsch: Leistungsdiagnose. In Jochheim, K.-A., J. F. Scholz: Rehabilitation, Bd. I. Thieme, Stuttgart 1975 (S. 38)

25 Jessnitzer, K.: Der gerichtliche Sachverständige, Handbuch für die Praxis, 9. Aufl. Heymanns, Köln 1988

26 Jochheim, K.-A., J. F. Scholz: Rehabilitation, Bd. I. Thieme, Stuttgart 1975

27 Kloppenburg, J.: Duldung und Zumutbarkeit diagnostischer und therapeutischer Maßnahmen im öffentlichen Recht und im Zivilrecht. In Heim, W.: Haftpflichtfragen im ärztlichen Alltag. Deutscher Ärzteverlag, Köln 1980 (S. 81)

28 Krasney, O. E.: Sozialrechtliche Vorschriften bei der Betreuung Suchtkranker, 6. Aufl. Nicol, Kassel 1989

29 Krasney, O. E.: Ausgewählte Probleme zur Zumutbarkeit diagnostischer und therapeutischer Maßnahmen. In Heim, W.: Haftpflichtfragen im ärztlichen Alltag. Deutscher Ärzteverlag, Köln 1980 (S. 145)

30 Lange, S.: Die Zumutbarkeit röntgendiagnostischer Maßnahmen. In Heim, W.: Haftpflichtfragen im ärztlichen Alltag. Deutscher Ärzteverlag, Köln 1980 (S. 139)

31 Laufs, A.: Arztrecht, 4. Aufl., Beck, München 1988

32 Majerski, M.: Das Verhältnis von Rehabilitation und Rente im Leistungsbereich der gesetzlichen Rentenversicherung. Diss., Berlin 1982

33 Majerski-Pahlen, M., R. Pahlen: Mein Recht als Schwerbehinderter, 2. Aufl., Beck, München 1989

34 Marx, H. H.: Kausalitätsfragen und Leistungsbewertung im Rahmen der Begutachtung. Schr.-Reihe LVA Württ. 2 (1983)

35 Möllhoff, G.: Schwerbehindertengesetz im Streit der Meinungen – Ärztliche und rechtliche Aspekte. Schr.-Reihe LVA Württ. 2 (1983)

36 Mrozynski, P.: Rehabilitationsrecht, 2. Aufl. Beck, München 1986

37 von Mühlendahl, K. E.: Ärztliche Überlegungen zur Praktikabilität des Begriffs „medizinische Notwendigkeit". In Silomon, H., R. Brennecke, Chr. von Ferber, U. Laaser: Sozialmedizin – Sozialrecht – Gesundheitsökonomie. Springer, Berlin 1986 (S. 26)

38 Müller, K.: Der Sachverständige im gerichtlichen Verfahren, Handbuch des Sachverständigenbeweises, 3. Aufl. Müller, Heidelberg 1988

39 Peter, I.: Das Recht auf Einsicht in Krankenunterlagen. Heymanns Verlag, Köln 1989

40 Rauschelbach, H.-H., K.-A. Jochheim: Das neurologische Gutachten. Thieme, Stuttgart 1984

41 Rohmert, W., J. Rutenfranz: Arbeitswissenschaftliche Beurteilung der Belastung und Beanspruchung an unterschiedlichen industriellen Arbeitsplätzen. Bundesminister für Arbeit und Sozialordnung, Bonn 1975

42 Schaefer, H., M. Blohmke: Sozialmedizin, 2. Aufl. Thieme, Stuttgart 1978

43 Schaefer, H., O. Novak: Der Begriff der Leistung in medizinischer Sicht. In Blohmke, M., Chr. von Ferber, K. P. Kisker, H. Schaefer: Handbuch der Sozialmedizin, Bd. III. Enke, Stuttgart 1976

44 Schimanski, W.: Beurteilung medizinischer Gutachten – Methoden der Kritik in ärztlichen Verwaltungs- und Gerichtsexpertisen. De Gruyter, Berlin 1976

45 Schönberger, A., G. Mehrtens, H. Valentin: Arbeitsunfall und Berufskrankheit – Rechtliche und medizinische Grundlagen für Gutachter, Sozialverwaltung und Gerichte, 4. Aufl. Schmidt, Berlin 1989

46 Scholz, J. F.: Rehabilitation als Schlüssel zum Dauerarbeitsplatz. Springer, Berlin 1979

47 Scholz, J. F., H. Wittgens: Arbeitsmedizinische Berufskunde. Gentner, Stuttgart 1981

48 Schulin, B.: Soziale Sicherung der Behinderten – Gutachten. Schr.-Reihe dtsch. Sozialgerichtsverband. 20 (1980)

49 Schulin, B.: Zu den Inhalten von Rechtsnormen für die Gewährung medizinischer Leistungen in der Sozialversicherung. In Silomon, H., R. Brennecke, Chr. von Ferber, U. Laaser: Sozialmedizin – Sozialrecht – Gesundheitsökonomie. Springer, Berlin 1986 (S. 13)

50 Silomon, H.: Technologie in der Medizin. Folgen und Probleme. Hippokrates, Stuttgart 1983

51 Silomon, H., R. Brennecke, Chr. von Ferber, U. Laaser: Sozialmedizin – Sozialrecht – Gesundheitsökonomie. Springer, Berlin 1986

52 Valentin, H., G. Lehnert, H. Petry, J. Rutenfranz, K. Stalder, G. Weber, H. Wittgens, H. J. Woitowitz: Arbeitsphysiologie und Arbeitshygiene, Grundlagen für Präventivmedizin und Begutachtung. In Valentin, H., u. a.: Arbeitsmedizin, 3. Aufl., Bd. I. Thieme, Stuttgart 1985

53 Verband Deutscher Rentenversicherungsträger: Leitfaden für die sozialmedizinische Begutachtung in der gesetzlichen Rentenversicherung, 4. Aufl. Fischer, Stuttgart 1986

54 Watermann, F.: Die Ordnungsfunktion von Kausalität und Finalität im Recht. Schmidt, Berlin 1968

55 Watermann, F.: Die gesetzliche UV im Spannungsfeld von Prävention und Finalität. In: Soziale Sicherung durch soziales Recht, Festschrift für H. Peters. Kohlhammer, Stuttgart 1975

56 Zimmermann, L.: Belastungen und Streß bei der Arbeit. In: Humane Arbeit. Rowohlt, Reinbek 1982

Zeitschriften:

57 Ambs-Schulz, M.: Zur Erfolgsbewertung ambulanter Rehabilitation. DRV (1990) 101

58 Andreas, M.: Die Rechtslage bei ambulanten Eingriffen in der Endoskopie. Arztrecht 18 (1983) 182

59 Aschoff, M.: Aufgaben und Tätigkeit des berufskundlichen Gutachters. SGb 34 (1987) 349

60 Bauer, E.: Kritische Wertung medizinischer Befunde für die sozialmedizinische Begutachtung aus der Sicht des Chirurgen. Med. Sachverständ. 81 (1985) 78

61 Baur, F. R.: Schweigepflicht und Offenbarungsbefugnis des Arztes im Rahmen der Mitteilungsvorschriften der RVO. SGb 31 (1984) 150

62 von Bayer, W.: Die Freiheitsfrage in der forensischen Psychiatrie. Nervenarzt 8 (1957) 337

63 Behn, M.: Das Erfordernis der „Unmittelbarkeit" im Sozialrecht, insbes. im Recht der sozialen Entschädigung. ZfS 36 (1982) 317

64 Bernsmeier, A. Kritische Bewertung medizinischer Befunde für die sozialmedizinische Begutachtung aus der Sicht des Internisten. Med. Sachverständ. 81 (1985) 73

65 Bleutge, P.: Die Hilfskräfte des Sachverständigen – Mitarbeiter ohne Verantwortung. NJW 38 (1985) 1185

66 Blickle, R.: Minderung der Erwerbsfähigkeit im Rahmen der Schüler-Unfallversicherung. Med. Sachverständ. 74 (1978) 102

67 Bochnik, H. J., u. a.: Altersveränderungen bei Hirnverletzten – Zur gutachtlichen Unterscheidung von Folge- und Nachschaden. Med. Sachverständ. 82 (1986) 4

68 Bochnik, H. J.: Der einzelne Patient und die Regel – ein Grundproblem der Medizin. Med. Sachverständ. 83 (1987) 5

69 Bode, H.: Die Feststellung der Schwerpflegebedürftigkeit nach § 53 SGB V in der gutachtlichen Praxis. Med. Sachverständ. 86 (1990) 189

70 Borchert, G.: Die ärztliche Schweigepflicht nach Inkrafttreten des Gesundheitsreformgesetzes. Arztrecht 25 (1990) 171

71 Buckup, H.: Kritische Bemerkungen zur Berufskunde in ärztlichen Gutachten. Dtsch. Rent.-Versicher. (1971) 290

72 Bundesärztekammer: Medizin und EDV, ärztliche Schweigepflicht. Dtsch. Ärztebl. 70 (1973) 2799

73 Dietrich, H.: Über krankhafte und nichtkrankhafte Willensschwäche in der Rentenversicherung und im Strafrecht aus der Sicht des Gutachters. Med. Sachverständ. 74 (1978) 90

74 Eggenweiler, P.: Gedanken zur Interaktion in der sozialärztlichen Begutachtung. Soz.-Versicher. 29 (1974) 60
75 Eggenweiler, P.: Über einige prinzipielle Fehler und Gefahren bei der sozialärztlichen Begutachtung. Soz.-Versicher. 31 (1976) 118
76 Eggenweiler, P.: Einige Aspekte zum Leistungsurteil in der sozialärztlichen Begutachtung. Soz.-Versicher. 30 (1975) 118
77 Eggenweiler, P.: Erfahrung und Intuition in der sozialärztlichen Begutachtung. Soz.-Versicher. 39 (1984) 7
78 Eicher, W.: Schwerpflegebedürftigkeit als leistungsauslösendes Moment in der gesetzlichen Krankenversicherung. SGb 37 (1990) 129
79 Eissenhauer, W.: Teilarbeitsfähigkeit und stufenweise Wiederaufnahme der Arbeit bei Leistungsgeminderten – aus sozialmedizinischer Sicht. Med. Sachverständ. 85 (1989) 78
80 Ellwanger, E.: Wandel der Krankheiten – Sozialmedizinische Konsequenzen? DRV (1978) 348; (1979) 120
81 Erlenkämper, A.: Die Verschiebung der Wesensgrundlage eines Leidens im Versorgungsrecht. KOV 12 (1963) 185
82 Erlenkämper, A., G. Rompe: Gleiche MdE-Sätze in der gesetzlichen Unfallversicherung und im sozialen Entschädigungsrecht? Med. Sachverständ. 80 (1984) 112; 81 (1985) 87
83 von Ferber, Chr.: Der kranke Mensch in der sozialen Krankenversicherung. Med. Sachverständ. 64 (1968) 105
84 von Ferber, L.: Die Arbeitsunfähigkeitsdiagnose des niedergelassenen Arztes und ihre Aussagefähigkeit. DOK 62 (1980) 18
85 Fichte, W.: Rehabilitationsvorrang im SGB VI. SGb 37 (1990) 269
86 Foerster, K.: Neurotische Rentenbewerber – eine katamnestische Studie. SGb 30 (1983) 430
87 Foerster, K.: Die Begutachtung neurotischer Störungen im sozialen Entschädigungsrecht. Med. Sachverständ. 86 (1990) 155
88 Friederichs, H.: Die medizinische Begutachtung in der Sackgasse. Med. Sachverständ. 62 (1966) 246
89 Friederichs, H.: Richter und Sachverständiger aus der Sicht der Sozialgerichtsbarkeit. ZZP 83 (1970) 394, 416
90 Friederichs, H.: Persönliche Gutachterpflicht in Kliniken und Obergutachten. DRiZ 49 (1971) 312
91 Friederichs, H.: Sachverständigengruppe und ihr Leiter. JZ (1974) 257
92 Friederichs, H.: Verzögerte Gutachtenablieferung, Gutachtenverweigerung. Med. Sachverständ. 71 (1975) 78
93 Friederichs, H.: Gutachten und die Gesetze. Med. Mensch Ges. 2 (1977) 77
94 Friederichs, H.: Der Beweis durch medizinische Sachverständige im sozialgerichtlichen Verfahren. SGb 26 (1979) 297
95 Frik, W.: Zur Frage der Duldungspflicht von Röntgenuntersuchungen. SGb 26 (1979) 256
96 Gärtner, H.: Arzthaftpflicht und Richterprivileg. Med. Sachverständ. 74 (1978) 78
97 Gephart, W.: Gutachtliche Probleme bei Neurosen und Persönlichkeitsstörungen. Öff. Gesundh.-W. 51 (1989) 516
98 Gercke, W.: Therapeutische Konsequenzen bei Beurteilung der BU und EU. Arbeitsmed. Sozialmed. Präventivmed. 13 (1978) 61
99 Geschwindner, J.: Sachverständigengutachten – mit oder ohne Untersuchung? SGb 30 (1983) 225
100 Gitter, W.: Arzt und Sozialdatenschutz. Mitt. LVA Ober- u. Mittelfranken (1981) 491
101 Gitter, W.: Die Funktion des Sachverständigen im Lichte des materiellen Sozialrechts. SGb 34 (1987) 358
102 Goetz, E.: Die medizinische Begutachtung in der Sackgasse. Med. Sachverständ. 62 (1966) 221
103 Goetz, E.: Der Sachverstand des Arztes bei der Planung und Gesetzgebung in der Gesundheitspolitik. Med. Sachverständ. 80 (1984) 6
104 Gouder, E.: Kostenvorschuß nach § 109 SGG und richterliches Ermessen. SGb 31 (1984) 89
105 Gravenkamp, H.: Die Anamnese in der soz.-medizinischen Begutachtung. Med. Sachverständ. 66 (1970) 90
106 Grahmann, H.: Sozialmedizinische Indikationen der zerebralen Computer-Tomographie. Med. Sachverständ. 79 (1983) 83
107 Gramse, M.: Beurteilung der Leistungsfähigkeit im Erwerbsleben – aus medizinischer Sicht. Med. Sachverständ. 85 (1989) 111
108 Gremmel, H., H. Wendhausen: Computertomographie im Bereich der Wirbelsäule des Brust- und Bauchraumes. Med. Sachverständ. 79 (1983) 78
109 Grömig, U.: Der Wandel des Krankheitsbegriffs in Rechtsprechung und Gesetzgebung. Dtsch. Ärztebl. 71 (1974) 75
110 Grömig, U.: Schweigepflicht der Ärzte untereinander. NJW 23 (1970) 1209
111 Gronwald, S.: Die Mitwirkungspflicht des Leistungsberechtigten nach dem SGB. SGb 36 (1989) 17
112 Gross, R.: Einige logische Grundlagen und Grundfragen der Medizin. Dtsch. Ärztebl. 70 (1973) 2319, 2392, 2462, 2538, 2605
113 Gross, R.: Zur Gewinnung von Erkenntnissen in der Medizin. Dtsch. Ärztebl. 76 (1979) 2571
114 Gross, R.: Gesundheit und Krankheit in ihren verschiedenen Aspekten. Dtsch. Ärztebl. 77 (1980) 1397

115 Großpietzsch, R.: Sozialmedizinische Begutachtung – Überlegungen zu einem Qualitätssicherungsprogramm. Dtsch. Ärztebl. 86 (1989) 660

116 Grundner-Culemann, A. W.: Die Abgrenzung des Behandlungsfalles vom Pflegefall. Med. Sachverständ. 84 (1988) 98 „Dieselbe Krankheit" im Sinne des § 48 SGB V und des § 1 Abs. 1 LFZG – aus der Sicht des ärztlichen Gutachters. Med. Sachverständ. 85 (1989) 193

117 Günther, H.: Ableitung der unterschiedlichen Kausalitätsauffassungen und ihre Korrektive, der „Kausalitätsnormen", aus den Erfordernissen der Praxis. Med. Sachverständ. 62 (1966) 158
Zur Frage der Entbehrlichkeit oder Reformbedürftigkeit des kausalen Denkens in Begutachtungsmedizin, Sozialrecht, Versorgungsrecht und bürgerlichem Recht. Med. Sachverständ. 62 (1966) 173
Hinweise für die Berücksichtigung der verschiedenen „Kausalitätsnormen" in der Begutachtungsmedizin. Med. Sachverständ. 62 (1966) 197

118 Haase, K. P.: Aufgaben und Tätigkeit des medizinischen Sachverständigen aus der Sicht des Juristen. SGb 34 (1987) 363

119 Hartmann, F.: Logik der ärztlichen Begutachtung. Med. Mensch Ges. 3 (1978) 220

120 Hartmann, F.: Kreislauffunktionsprüfung als Gradmesser der Leistungsfähigkeit. Med. Sachverständ. 79 (1983) 103

121 Hauffe, R.: Der medizinische Sachverständige durch die Brille des Klägers gesehen. Med. Sachverständ. 61 (1965) 171

122 Heinze, H.: Rente und Rehabilitation. Med. Sachverständ. 65 (1969) 81

123 Heinze, H.: Erzwungene Rehabilitation? Dtsch. Angest.-Versicher. 32 (1985) 193

124 Hennies, G.: Rehabilitation trotz Rentenantrags? Med. Sachverständ. 65 (1969) 85
Rehabilitation vor Rente. Arbeitsmed. akt., Loseblattwerk 15.2 (1980) 11

125 Hennies, G.: Rechtsprobleme zur „selbstverschuldeten" Krankheit. Med. Sachverständ. 79 (1983) 2; dazu Rauschelbach, H.-H., aus medizinischer Sicht: S. 61

126 Hennies, G.: Rechtsprobleme der Rehabilitation von Alkoholkranken. Med. Sachverständ. 78 (1982) 90

127 Hennies, G.: Die Alkoholkrankheit im Recht der sozialen Sicherung. Arbeitsmed. Sozialmed. Präventivmed. 18 (1983) 247

128 Hennies, G.: Begutachtungsprobleme bei Alkoholismus. Med. Sachverständ. 85 (1989) 104

129 Hennies, G.: Sozialrechtliche Entwicklungstendenzen bei Suchterkrankungen. Med. Sachverständ.286 (1990) 37

130 Hennies, G.: Unterschiede zwischen juristischem und medizinischem Denken. Med. Sachverständ. 64 (1968) 214; Arbeitsmed. akt., Loseblattwerk 15.2 (1980) 1

131 Hennies, G.: Entwicklungstendenzen in der Begutachtung. Med. Sachverständ. 77 (1981) 6

132 Heußner, H.: Automation in der Sozialversicherung – Bedrohung oder Nutzen für den Versicherten? SGb 23 (1976) 245

133 Heußner, H.: Das informationelle Selbstbestimmungsrecht in der Rechtsprechung des BVerfG. SGb 31 (1984) 279

134 Hoeschel, E.: Ärztliche Fragen zur Leistungsfähigkeit i. S. AFG. Z. Allg.-Med. 51 (1975) 61

135 Högenauer, H.: Zur „Lebensverkürzung um ein Jahr". Med. Sachverständ. 79 (1983) 98

136 Holstraeter, R.: Das Problem divergenter MdE-Beurteilungen in der gesetzlichen UV und im sozialen Entschädigungsrecht. Med. Sachverständ. 85 (1989) 86

137 Horney, H. L.: Aufgaben und Tätigkeit des psychologischen Gutachters. SGb 34 (1987) 374

138 Huber, D.: Fragen an den psychiatrischen Rentengutachter. Soz.-Versicher. 39 (1984) 185

139 Igl, G.: Der Begriff der Pflegebedürftigkeit im Recht der sozialen Sicherung. Med. Sachverständ. 84 (1988) 77 und 87 (1991) 88

140 Jessnitzer, K.: Untersuchungen und Explorationen durch Sachverständige. Med. Sachverständ. 70 (1974) 55

141 Jessnitzer, K.: Zur Haftung des Arztes als gerichtlicher Sachverständiger. Med. Sachverständ. 75 (1979) 34

142 von Keitz, W.: Zum Begriff der Lebensverkürzung um wenigstens ein Jahr. KOV 19 (1970) 161

143 Kertzendorf, D., F. Douwes, D. Raue: Sozialmedizinische Beurteilung bösartiger Geschwulstkrankheiten und maligner Systemerkrankungen aus heutiger Sicht. Med. Sachverständ. 78 (1982) 98

144 Kertzendorf, D.: Der Einzelfall und die Regel – in der Begutachtung für die gesetzliche Rentenversicherung. Med. Sachverständ. 83 (1987) 18

145 Kertzendorf, K., Ch. Mäurer: Angemessener und rationeller Umfang der ärztlichen Begutachtung. Med. Sachverständ. 78 (1982) 94

146 Kertzendorf, K.: „Vegetative Dystonie" – Relevanz für die medizinische Rehabilitation. Med. Sachverständ. 85 (1989) 165

147 Kertzendorf, K.: Ärztliche Gutachtertätigkeit in der gesetzlichen Rentenversicherung. Med. Sachverständ. 86 (1990) 111

148 Kierski, W. S.: Patient tot. Dürfen die Angehörigen an die Krankenunterlagen? Kassenarzt 26 (1984) 50

149 Kisker, K. P.: Gutachten und sprachliche Interaktion. Med. Mensch Ges. 2 (1977) 69

150 Klamroth, H. G.: Die Beurteilung der Leistungsfähigkeit im Erwerbsleben bei „vegetativer Dystonie". Med. Sachverständ. 85 (1989) 169

151 Krasney, O. E.: Zum Krankheitsbegriff in der Entwicklung der gesetzlichen Krankenversicherung. Z. Soz.-Reform 22 (1976) 411

152 Krasney, O. E.: Die Sachverständigen-Äußerung im Sozialrecht. Med. Sachverständ. 80 (1984) 12
Bestellung, Gutachtenerstellung und Auswertung des Gutachtens. SGb 34 (1987) 381

153 Krasney, O. E.: Zum Entwurf eines Rechtspflege-Vereinfachungsgesetzes. SGb 36 (1989) 452–455

154 Krasney, O. E.: „Dieselbe Krankheit" im Sinne des § 48 SGB V. Med. Sachverständ. 85 (1989) 188

155 Krauskopf, D., H. Marburger: „Dieselbe Krankheit" im Sinne des § 48 SGB V und § 1 Abs. 1 LFZG – aus der Sicht der Verwaltungspraxis. Med. Sachverständ. 85 (1989) 190

156 von Kress, H.: Die Kunst und Treffsicherheit ärztlicher Prognosen. Med. Sachverständ. 66 (1970) 41

157 Kreuzer, A.: Die Schweigepflicht von Krankenhausärzten gegenüber Aufsichtsbehörden. NJW 28 (1975) 2232

158 Kriele, M.: „Stand der medizinischen Wissenschaft" als Rechtsbegriff. NJW 29 (1976) 355

159 Kruck, P.: Stufenweise Wiedereingliederung ins Erwerbsleben – „Teilarbeitsfähigkeit" – aus juristischer Sicht. Med. Sachverständ. 85 (1989) 76

160 Kruse, W.: Der ärztliche Sachverständige in der Rechtsprechung. Dtsch. Ärztebl. 75 (1978) 2919

161 Kühne, H. H.: Die begrenzte Aussagepflicht ärztlicher Sachverständiger. JZ 36 (1981) 647

162 Lamparter, U., A. E. Meyer: Vegetative Dystonie – Popularität eines Kautschukbegriffs und Vorschläge zur Begutachtung. Med. Sachverständ. 85 (1989) 156

163 Lippert, H. D.: Wem stehen die Ergebnisse eines Sachverständigengutachtens zu? NJW 42 (1989) 2935

164 Lösche, W.: Behandlungsfall oder Pflegefall? Abgrenzung aus juristischer Sicht. Med. Sachverständ. 85 (1989) 90

165 Lüdtke, P. B.: Sachverstand und Entscheidung in der medizinischen Begutachtung. Med. Sachverständ. 76 (1980) 2; Med. Sachverständ. 73 (1977) 39

166 Ludolph, E.: Die Rentenneurose – Mitverantwortung des Arztes. Med. Sachverständ. 80 (1984) 16

167 Maier, L.: Schweige- und Offenbarungspflicht der Sozialversicherungsträger gegenüber Verkehrsbehörden bei kranken kraftfahrenden Versicherten. Dtsch. Angest.-Versicher. 17 (1970) 173

168 von Maydell, B.: Mitwirkungspflichten des Betroffenen sowie Aufklärungspflicht und Haftung des Sachverständigen. SGb 34 (1987) 392

169 Mentzel, R.: Definition der Erwerbsunfähigkeit und medizinische Wirklichkeit. Dtsch. Ärztebl. 75 (1978) 249

170 Möllhoff, G.: Zur versicherungsmedizinischen Bewertung psychoreaktiver Störungen im Geltungsbereich der UV, des BVG, SVG und BSeuchG. Z. Rechtsmed. 75 (1975) 1

171 Möllhoff, G.: Ärztliche Gutachtertätigkeit im Geltungsbereich des BSHG. Z. Soz.-Hilfe 14 (1975) 225

172 Möllhoff, G.: Gefährdung der Rehabilitation im psychischen Bereich durch Anerkennung als schwerbehinderter. Arbeitsmed. Sozialmed. Präventivmed. 14 (1979) 22

173 Möllhoff, G.: Duldungspflicht und Zumutbarkeit bei ärztlicher Begutachtung und Therapie. Arbeitsmed. Sozialmed. Präventivmed. 17 (1982) 5

174 Möllhoff, G.: Auswirkungen psychischer Erkrankungen auf die berufliche Arbeit. Med. Sachverständ. 78 (1982) 115

175 Möllhoff, G.: Klinische und sozialmedizinische Aspekte des Alkoholismus. Arbeitsmed. Sozialmed. Präventivmed. 18 (1983) 242

176 Möllhoff, G.: Drogen- und Medikamentenabusus unter arbeitsmedizinischem Aspekt. Arbeitsmed. Sozialmed. Präventivmed. 21 (1986) 35, 61

177 Möllhoff, G.: Behandlungsfall oder Pflegefall? Der psychiatrische Sachverständige als Berater. Med. Sachverständ. 84 (1988) 101; 85 (1989) 97

178 Mrozynski, P.: Medizinische und soziale Rehabilitation in der psychiatrischen Versorgung. SGb 37 (1990) 16

179 Müller, K.: Schweigepflicht im ärztlichen Standesrecht. MDR 25 (1971) 965

180 Müller, K.: Das Aussageverweigerungsrecht des medizinischen Sachverständigen. Med. Sachverständ. 71 (1975) 52

181 Müller, K.: Die Funktion des Sachverständigen im deutschen Prozeßrecht. SGb 34 (1987) 351

182 Narr, H.: Haftungsfragen des medizinischen Sachverständigen. Med. Sachverständ. 74 (1978) 75

183 Olbricht, I.: Wertigkeit und Therapie der sog. „vegetativen Dystonie" in der stationären psychosomatischen Behandlung. Med. Sachverständ. 85 (1989) 172

184 Ostendorf, P.: Maßstäbe zur Berentung bei bösartigen Geschwulstkrankheiten. Z. Allg.-Med. 61 (1985) 128

185 Pabel, F.: Die Beurteilung der Leistungsfähigkeit in der gesetzlichen Rentenversicherung – aus juristischer Sicht. Med. Sachverständ. 85 (1989) 108

186 Piechowiak, H.: Vegetative Dystonie und Arbeitsunfähigkeit. Med. Sachverständ. 85 (1989) 159

187 Piechowiak, H.: Sozialmedizinische Begutachtung der Schwerpflegebedürftigkeit. SGb 37 (1990) 138

188 Pflanz, M.: Das Gutachten aus der Sicht des Sozialmediziners. Med. Mensch Ges. 2 (1977) 65

189 Plänitz, H.: Zur Begutachtung abnormer Erlebnisreaktionen im sozialen Entschädigungsrecht. Med. Sachverständ. 83 (1987) 37

190 Plänitz, H.: Zur Begutachtung nach dem Opferentschädigungsgesetz unter besonderer Berücksichtigung der Vergewaltigungsopfer. Med. Sachverständ. 85 (1989) 42

191 Prechtel, J.: Zum Problem der Kurbegutachtung im sozEntschR. Med. Sachverständ. 84 (1988) 23

192 Rauschelbach, H. H.: Ärztliche Begutachtung im Spannungsfeld zwischen Medizin, Recht und Auftraggeber. Med. Sachverständ. 75 (1979) 22

193 Rauschelbach, H. H.: Minderung der Erwerbsfähigkeit im Schwerbehindertenrecht. Med. Sachverständ. 74 (1978) 25
Zur Bildung der Gesamt-MdE. Med. Sachverständ. 76 (1980) 90
Ärztliche Aufgaben im Rahmen des Schwerbehindertengesetzes. Z. Allg.-Med. 61 (1985) 122

194 Rauschelbach, H. H.: Späte Folgeschäden bei Kriegsbeschädigten – Abgrenzung gegenüber Nachschäden. Med. Sachverständ. 82 (1986) 2

195 Rauschelbach, H. H.: Der Einzelfall und die Regel in der Begutachtung – Fragen und Gedanken zur Einführung. Med. Sachverständ. 83 (1987) 2
Ärztliche Gutachtertätigkeit im sozialen Entschädigungsrecht. Med. Sachverständ. 86 (1990) 120

196 Reblin, E.: Ärztliche Unterlagen im Sozialrechtsstreit aus der Sicht des Juristen. Med. Sachverständ. 79 (1983) 38; aus medizinischer Sicht: S. 41

197 Richardt, R.: Gutachten und Verwaltung. Med. Mensch Ges. 2 (1977) 73

198 Rische, H.: Zusammenarbeitspflichten und Sozialdatenschutz. DRV (1983) 550

199 Rohde, E. R.: Der medizinische Sachverständige und der Standard der medizinischen Wissenschaft. NJW 41 (1988) 2285

200 Rösner, N.: Der Einzelfall und die Regel – in der Begutachtung im Versorgungswesen. Med. Sachverständ. 83 (1987) 22
Ursächlicher Zusammenhang zwischen Schädigung und Tod. Med. Sachverständ. 84 (1988) 185

201 Rösner, N.: Begutachtung der Hilflosigkeit/Pflegebedürftigkeit im Bereich des sozialen Entschädigungsrechts und des Schwerbehindertengesetzes. Med. Sachverständ. 84 (1988) 88

202 Rüfner, W.: Die Mitwirkungspflichten der Leistungsberechtigten in der Solidargemeinschaft nach §§ 60 ff. SGB-AT. VSSR 5 (1977) 349

203 Sauer, A.: Motivation zum Rentenantrag. Med. Sachverständ. 63 (1967) 98

204 Sauer, A.: Die „Sicherheit“ in der Medizin gegenüber den Anforderungen im Sozialrecht. Med. Sachverständ. 71 (1975) 2

205 Schaefer, H.: Die Leistungsgrenze als allgemeines Problem der Sozialmedizin und der „Frühinvalidisierung“. Med. Sachverständ. 63 (1967) 90

206 Schaefer, H.: Feststellung und Beschreibung von Leistungsvermögen und -einbuße. Öff. Gesundh.-Wes. 36 (1976) 474

207 Schaefer, H.: Das Rentenbegehren vor dem Sozialgericht. Med. Mensch Ges. 4 (1979) 37

208 Schellworth, W.: „Non liquet“. Med. Sachverständ. 51 (1955) 134

209 Schellworth, W.: Zum Krankheitsbegriff in medizinischer und juristischer Sicht. Med. Sachverständ. 52 (1956) 10

210 Schellworth, W.: Wissen und Gewissen als Determinanten medizinischer Begutachtung Med. Sachverständ. 52 (1956) 133

211 Scherer, E., H. van Krüchten: Dauer der Erstattung ärztlicher Gutachten. SGb 25 (1978) 174; Arztrecht 14 (1979) 46

212 Schimanski, W.: Die „objektive“ Beurteilung der Leistungsfähigkeit. Soz.-Versicher. 30 (1975) 142

213 Schimanski, W.: Der Beweiswert von Gutachten. Soz.-Sicherh. 27 (1978) 143. Dialog zwischen Ärzten und Sozialrechtlern. SGb 32 (1985) 64

214 Schimanski, W.: Die Bildung des Gesamt-GdB. Soz.-Versicher 45 (1989) 172

215 Schmidt, E.: Gehört der Sachverständige auf die Richterbank? JZ 16 (1961) 585

216 Schmidt, E.: Ärztliche Schweigepflicht und Zeugnisverweigerungsrecht im Bereich der Sgb. NJW 15 (1962) 1745

217 Schmidt-Klugmann, M.: Stimmt der Begriff der Minderung der Erwerbsfähigkeit? – Eine grundsätzliche Untersuchung. Z. Soz.-Reform 24 (1978) 673

218 Schönberger, A.: Rehabilitation in berufsgenossenschaftlicher Praxis. BG 1988, S. 44

219 Scholz, J. F.: Zur Frage einer arbeitsmedizinischen Zusatzausbildung der Gutachterärzte. Med. Sachverständ. 69 (1973) 22

220 Scholz, J. F.: Teilzeitbeschäftigte in der sozialmedizinischen Begutachtung. Med. Sachverständ. 84 (1988) 44

221 Scholz, J. F.: Katalog der individuellen Belastungsfaktoren einer Arbeitnehmertätigkeit. Das arbeitsmedizinisch fundierte ärztliche Gutachten für die Sozialgerichtsbarkeit mit Mustergutachten. Med. Sachverständ. 84 (1988) 118, 120

222 Scholz, J. F.: Die vegetative Dystonie aus der Sicht eines Betriebsarztes. Med. Sachverständ. 85 (1989) 163
223 Schroeder-Printzen, G.: Behandlungsfall oder Pflegefall? Z. Soz.-Reform 24 (1978) 617
224 Schröder, St., K. L. Täschner: Psychogener Symptomkomplex bei südländischen Rentenbewerbern. Med. Sachverständ. 85 (1989) 174
225 Schulin, B.: Probleme der sozialen Rehabilitation im Sozialversicherungsrecht. ZfS 36 (1982) 349
226 Schuntermann, M. F.: Zum Selektionsproblem in der medizinischen Rehabilitation. DRV (1990) 111
227 Schwarze, F.: Zur „Rente auf Zeit" aus ärztlicher Sicht. Med. Sachverständ. 64 (1968) 129; 66 (1970) 8
228 Silomon, H.: Verkennung der Grenzen menschlicher Leistungsfähigkeit. Med. Sachverständ. 74 (1978) 70; 75 (1979) 90
229 Silomon, H.: Ausmaß und Trend der Arbeitsunfähigkeit – Organisationsformen und Ergebnisse ihrer Kontrolle. Öff. Gesundh.-Wes. 45 (1983) 374
230 Silomon, H.: Der medizinische Sachverständige in der Sozialversicherung. Med. Sachverständ. 80 (1984) 3, 9
231 Silomon, H.: Die Arbeitsunfähigkeit in ihren verschiedenen Aspekten. Dtsch. Ärztebl. 82 (1985) 3253
232 Silomon, H.: Der Einzelfall und die Regel – aus der Sicht des Vertrauensärztlichen Dienstes und der gesetzlichen Krankenversicherung. Med. Sachverständ. 83 (1987) 15
233 Stahl, W.: Probleme und Nutzen elektronischer Verarbeitung von Patienten- und Klientendaten. Soz.-Sicherh. 39 (1990) 208
234 Steinwedel, U.: Die Beurteilung der Arbeitsfähigkeit bei langfristigen Erkrankungen aus juristischer Sicht. Med. Sachverständ. 85 (1989) 73; Soz.-Versicher. 43 (1988) 151
235 Stern, M.: Die Pflicht zur persönlichen Begutachtung durch den beauftragten Klinikdirektor. Med. Sachverständ. 66 (1970) 244
236 Stockhausen, J.: Die Speicherung medizinischer Daten – Gefahren und Schutzmaßnahmen. Dtsch. Ärztebl. 70 (1973) 2597
237 Stoll, M., W. Stoll: Ein Plädoyer für die MdE-Tabellen – Erwiderung zu Schimanski. SGb 31 (1984) 13, 515
238 Struve, C.: Ultraschalltomographie der Oberbauchorgane. Med. Sachverständ. 79 (1983) 88
239 Tejmat, J.: Zur Würdigung der Belastung durch den Weg zur Arbeit. Med. Sachverständ. 73 (1977) 27
240 Teusch, L.: Anspruchsverhalten und Neurose. Z. Soz.-Reform 30 (1984) 745
241 Teusch, L.: Die Rentenneurose. Dtsch. Ärztebl. 82 (1985) 905; Diskussion: S. 2197
242 Teusch, L.: Die psychiatrische Begutachtung von Gastarbeitern. Med. Sachverständ. 81 (1985) 91
243 Teusch, L.: Begutachtung von kranken Gastarbeitern. Dtsch. Ärztebl. 83 (1986) 3616
244 Thermann, M.: Ärztliche Unterlagen im Sozialrechtsstreit aus der Sicht des Mediziners. Med. Sachverständ. 79 (1983) 41; aus juristischer Sicht: S. 38
245 Thierfelder, J.: Zur medizinischen Sachaufklärung bei der Kausalitätsbeurteilung Tod/Schädigungsfolge. Med. Sachverständ. 84 (1988) 192
246 Tölle, R.: Wieviele Menschen sind eigentlich neurotisch? Dtsch. Ärztebl. 82 (1985) 844
247 Trittelvitz, E.: Gutachtertafel 4, 1/91 „Dienstunfähigkeit". Med. Sachverständ. 87 (1991) 3
248 von Troschke, J.: Fehlzeiten als Ausdruck des Krankheitsverhaltens. Med. Mensch Ges. 2 (1977) 97
249 Valentin, H., M. Kentner: Grundsätze arbeitsmedizinischer Begutachtung. Med. Sachverständ. 83 (1987) 54
250 Verband Deutscher Rentenversicherungsträger: Empfehlung für die sozialmedizinische Beurteilung von psychisch Kranken und Behinderten. Sonderdruck aus DRV Heft 4 (1985)
251 Vetter, G.: Zur Frage der Duldungspflicht von Röntgenuntersuchungen. SGb 25 (1978) 223
252 Viefhues, H.: Der medizinische Krankheitsbegriff. Z. Soz.-Reform 22 (1976) 385
253 Wagner, P.: Sozialdatenschutz bei der Weitergabe ärztlicher Unterlagen an Dritte. Mitt. LVA Württ. (1984) 225
254 Wannagat, G.: Der Sachverständige im sozialgerichtlichen Verfahren. SGb 34 (1987) 349
255 Wannenwetsch, E.: Begutachtung von Rehabilitationsfällen. Dtsch. Ärztebl. 74 (1977) 2081
256 Weber, W.: Ärztliche Sachverständigentätigkeit in der Maßnahme zur Berufsfindung und Arbeitserprobung – Grenzen und Möglichkeiten. DRV (1978) 147
257 Weltärztebund: Computer- und Arztgeheimnis. Dtsch. Ärztebl. 70 (1973) 3032
258 Werner, W.: Persönliche Beurteilung eines Krankheitsverlaufs durch Arzt und Patient im Vergleich zu objektiven Meßergebnissen. Med. Sachverständ. 74 (1978) 53

Rechtsprechung

BVerfGE (Band u. Seite)
261 16, 194; 17, 108
262 27, 1; 65, 1 u. 41 ff.
263 27, 211
264 27, 344
265 32, 373
266 34, 205
267 45, 376
268 58, 226
269 65, 1

BGHZ (Band u. Seite)
270 2, 139
271 3, 261
272 37, 390
273 53, 255
274 56, 163
275 85, 327 u. 339 = NJW 1983, 328 u. 330

BVerwGE (Band u. Seite)
276 18, 217
277 30, 62
278 32, 116

BAGE (Band u. Seite)
279 7, 144

BSGE (Band u. Seite)
280 9, 206
281 10, 209
282 11, 50
283 11, 161
284 13, 40
285 13, 89
286 13, 134
287 13, 175
288 13, 230
289 13, 255
290 17, 60
291 17, 99
292 17, 144
293 17, 295
294 18, 55
295 18, 163
296 19, 77
297 19, 179
298 20, 41
299 20, 205
300 21, 75
301 21, 189
302 25, 49
303 25, 116
304 26, 240
305 26, 288
306 27, 10
307 28, 14
308 28, 114
309 28, 137
310 28, 199
311 28, 227
312 30, 151
313 30, 154
314 30, 167
315 30, 192
316 30, 224
317 31, 185
318 31, 233
319 31, 279
320 32, 18
321 32, 245
322 33, 9
323 33, 202
324 34, 172
325 35, 10
326 35, 102
327 35, 216
328 35, 232
329 35, 267
330 36, 285
331 37, 80
332 38, 127
333 40, 120
334 41, 70
335 41, 80
336 41, 99
337 41, 201
338 43, 53
339 43, 75
340 44, 234
341 46, 190; 47, 47
342 47, 83
343 48, 82
344 53, 22
345 54, 148
346 54, 184
347 54, 206
348 57, 227; 61, 66
349 59, 119
350 62, 83
351 62, 209
352 62, 220
353 63, 273

BSG SozR, 1. Folge (Nr. d. Entscheidung u. §)
354 Nr. 6 § 589 RVO
355 Nr. 38 § 1246 RVO
356 Nr. 58 § 1246 RVO
357 Nr. 108 § 1246 RVO
358 Nr. 6, 9, 14, 18 § 1286 RVO
359 Nr. 11 § 46 RKG
360 Nr. 7 § 35 BVG
361 Nr. 7 § 109 SGG
362 Nr. 7 § 118 SGG
363 Nr. 59 § 128 SGG
364 Nr. 66 § 128 SGG
365 Nr. 71 § 128 SGG
366 Nr. 73 § 128 SGG

BSG SozR, 2. Folge (SachgebietsNr. mit § u. Nr. d. Entscheidung)
367 1500 § 128 Nr. 24
368 1500 § 128 Nr. 33
369 2200 § 184 Nr. 11, 15
370 2200 § 539 Nr. 47, 48
371 2200 § 548 Nr. 75
372 2200 § 581 Nr. 6
373 2200 § 581 Nr. 15
374 2200 § 581 Nr. 23
375 2200 § 581 Nr. 26
376 2200 § 589 Nr. 10
377 2200 § 1246 Nr. 19, 22, 30
378 2200 § 1246 Nr. 104, 117, 136
379 2200 § 1247 Nr. 47, 50, 53, 56
380 2600 § 45 Nr. 16
381 3100 § 13 Nr. 13
382 3100 § 31 Nr. 8
383 3100 § 62 Nr. 14
384 3870 § 3 Nr. 4, 5
385 3870 § 3 Nr. 18
386 *BSG SGb* 1990, 496

RVA Amtl. Nachr. (Jahr u. Seite)
387 1902, 178
388 1905, 413

Andere Gerichte
389 Bayer. LSG SGb 1962, 440
390 LSG Berlin MedSach 1963, 211
391 SG Speyer MedSach 1990, 131
392 OVG Lüneburg NJW 1975, 2263
393 OVG Berlin DVBl 1976, 267
394 OVG Lüneburg DVBl 1984, 837

4 Rechtsgrundlagen der Begutachtung im Rahmen der Privatversicherungen

G. Hennies

Die Sicherung gegen Wechselfälle des Lebens ruht in der herkömmlichen deutschen Versicherungsordnung auf zwei selbständigen, sich ergänzenden, unterschiedlich strukturierten Pfeilern: der Sozialversicherung und den Privatversicherungen. Die Sozialversicherung gehört dem öffentlichen Recht an und wird von öffentlich-rechtlichen Sozialleistungsträgern in mittelbarer Staatsverwaltung durchgeführt, Versicherungsverhältnisse werden grundsätzlich durch gesetzlichen Zwang begründet (von freiwilligem Beitritt und freiwilliger Weiterversicherung abgesehen). Privatversicherungen setzen dagegen als Individualversicherung einen freiwilligen Vertragsschluß zwischen dem Versicherungsnehmer und einem Versicherungsunternehmen – dem Versicherer – voraus (wenn es auch hier Zwangs- und Pflichtversicherungsverhältnisse gibt). Die wichtigsten Rechtsgrundlagen sind das *Versicherungsvertragsgesetz – VVG* – und die ergänzend hinzutretenden Versicherungsbedingungen. Die *Allgemeinen Versicherungsbedingungen* tragen als Vertragsbestimmungen, die einer Vielzahl von Versicherungsverträgen zugrundegelegt werden, gesetzesähnliche Züge. Sie gelten allerdings nicht wie Gesetze automatisch für das einzelne Versicherungsverhältnis, sondern müssen ausdrücklich oder stillschweigend vereinbart werden; doch wird der widerspruchslose Abschluß eines Versicherungsvertrages in aller Regel als Einverständnis des Versicherungsnehmers gewertet, selbst wenn er die Versicherungsbedingungen nicht gelesen, ja nicht einmal gekannt hat.

In den Personenversicherungen sind ärztliche Auskünfte und medizinische Gutachten wichtige Beweismittel. Daher soll sich ein kurzer Überblick auf Besonderheiten der Lebens- und Krankenversicherung sowie der Unfall- und Kraftfahrt-Unfallversicherung anschließen, beschränkt auf das, was für Ärzte wichtig ist zu wissen.

Lebensversicherung

Sie schützt gegen das Risiko des Todesfalles. Im Versicherungsfall ist der Versicherer je nach Art der vertraglichen Vereinbarung zur Zahlung eines bestimmten Kapitalbetrages oder einer laufenden Rente an den Bezugsberechtigten verpflichtet. Jedoch lassen sich Rentenversicherungen bei Ablauf kapitalisieren und Kapitalversicherungen verrenten. In der Praxis spielen die Unterschiede zwischen Risikolebensversicherungen und kapitalbildenden Lebensversicherungen eine wichtige Rolle. Bei der Erlebensfallversicherung tritt der Versicherungsfall ein, wenn der Versicherte einen vertraglich bestimmten Zeitpunkt erlebt. Zweck dieser Versicherungsart ist es, Kapital zur eigenen Altersversicherung zur Verfügung zu haben. Die Versicherung ist also mit einem Sparprozeß verbunden. Die *gemischte Versicherung* ist die übliche Art der Lebensversicherung; praktisch verbindet sie einen Sparvertrag mit der Versicherung auf den Todesfall. Versicherungsfall ist alternativ der vorzeitige Tod oder das Erleben eines bestimmten Zeitpunktes. Als *Zusatzversicherung* gibt es die

- Unfallzusatzversicherung, durch die beim Eintritt des Todes infolge Unfalls die vertragsgemäß erhöhte Versicherungssumme ausgezahlt wird;
- Berufsunfähigkeitszusatzversicherung (abgekürzt BUZ genannt), bei der im Falle von BU entweder Rente gezahlt oder der Versicherte von der Prämienzahlung für seine Lebensversicherung befreit wird.

Bei der BUZ wird die Leistung des Versicherers nicht nur bei Unfall, sondern auch bei krankheitsbedingter Berufsunfähigkeit fällig (zum BU-Begriff: S. 112).

Ärztliche Untersuchungen, auch durch Vertrauensärzte, dienen vor allem zur Klärung, ob die Gefahr, die der Versicherer übernehmen soll, durch bestimmte Umstände erheblich erhöht wird. Dazu bestimmt § 16 VVG: „Erheblich sind die Gefahrumstände, die geeignet sind, auf den Entschluß des Versicherers, den Vertrag überhaupt oder zu dem vereinbarten Inhalt abzuschließen, einen Einfluß ausüben." Als derart erhöhte Gefahr „gilt insbesondere eine erhebliche Erkrankung oder Verletzung der zu versichernden Person" (§ 1 Nr. 1 der Allgemeinen Versicherungsbedingungen der Kapitalversicherung auf den Todesfall – ALB). Sind dem Versicherer über einen erheblichen Umstand unrichtige Angaben gemacht worden, kann er von dem Vertrag zurücktreten (§ 17 VVG). Hier zeigt sich, welche Bedeutung die ärztlichen Untersuchungsergebnisse haben.

Macht ein Antragsteller bei der ärztlichen Untersuchung wahre Angaben, erklärt der Vertrauensarzt sie aber für unwesentlich, kann der Versicherer daraus keine Folgerungen ziehen. Anders ist die Sachlage dann, wenn der Antragsteller sich, wie es schon geschehen ist, vom Arzt zu wissentlich falschen Erklärungen im Fragebogen verleiten läßt (Prölss/Martin, zu § 17 VVG, Anm. 8 mit weiteren Einzelheiten). Selbstverständlich muß sich im Untersuchungsergebnis der Gesundheitszustand so widerspiegeln, wie ihn der Arzt festgestellt hat, um dem Versicherer Klarheit über das Versicherungsrisiko zu verschaffen. Nach ausdrücklicher Gesetzesvorschrift (§ 160 VVG) wird allerdings durch eine Vereinbarung, daß derjenige, auf dessen Person eine Versicherung genommen werden soll, sich zuvor einer ärztlichen Untersuchung zu unterwerfen hat, kein Recht des Versicherers begründet, die Vornahme der Untersuchung zu verlangen. Gegen eine Vereinbarung, daß die Versicherung ohne ärztliche Untersuchung gilt, bestehen keine Bedenken. Um so größere Bedeutung haben dann aber wahrheitsgemäße Angaben auf Arztanfragen des Versicherers (s. S. 114).

Bei Zusatzversicherungen werden ärztliche Begutachtungen erforderlich mit dem Ziel, Berufsunfähigkeit oder den ursächlichen Zusammenhang zwischen einem Unfall und dem Tod des Versicherten festzustellen (s. die Begriffserläuterung S. 111 f).

Krankenversicherung

Sie schützt vor Schäden, die dem Versicherten durch eine Krankheit entstehen. Die Hauptleistungspflicht des Versicherers besteht im Ersatz von Aufwendungen für medizinisch notwendige Heilmaßnahmen; maßgebend sind die Versicherungsbedingungen und die im Einzelfall vereinbarten Tarife. Leistungen, die von gesetzlichen Krankenkassen nicht oder nur in geringerer Höhe getragen werden, sind z. B.: Behandlung durch Heilpraktiker, Kosten für Brillengestelle, Zahnprothetik. Nicht ersatzfähig sind Kosten für Pflegepersonal, Nähr- und Stärkungsmittel sowie Aufwendungen zur Beseitigung von Schönheitsfehlern. Auch können durch Versicherungsvertrag bestimmte Arten von Heilbehandlungen ausgeschlossen werden; dazu gehören grundsätzlich Kosten für Kuraufenthalte in Badeorten, Sanatorien oder Heilanstalten, selbst dann, wenn nur diese Art der Behandlung geeignet ist, die Gesundheit des Versicherten wiederherzustellen.

Die Leistungspflicht des Versicherers ist grundsätzlich an den Ablauf von *Wartezeiten* geknüpft (in der Regel drei Monate). Bei Unfällen und beim Übergang aus der gesetzlichen in die private KV gibt es keine Wartezeit.

Außerdem kann auf Wartezeiten, sofern der Tarif es vorsieht, aufgrund besonderer Vereinbarung verzichtet werden, wenn ein ärztliches Zeugnis über den Gesundheitszustand vorgelegt wird (§ 3 der Musterbedingungen des Verbandes der Privaten Krankenversicherung – MBKK 76).

Die Wartezeit wirkt sich auf den *Umfang des Versicherungsschutzes* aus. Sie bedeutet, daß für Versicherungsfälle, die vor ihrem Ablauf eingetreten sind, nicht geleistet wird, da der Versicherungsschutz noch nicht begonnen hat (§ 2 MBKK).

Damit sind die sog. *alten Leiden* (s. S. 110) vom Versicherungsschutz ausgeschlossen, in weit geringerem Umfang als früher zwar. Jedoch fallen sie nach wie vor unter die gesetzliche Anzeigepflicht des Versicherten nach §§ 16 ff. VVG. Der Ausschluß von alten Leiden erstreckt sich auf diejenigen Krankheiten, die vor Abschluß des Versicherungsvertrages und während des Laufes der Wartezeit eingetreten sind. Erkrankungen zwischen Vertragsschluß und Ende der Wartezeit, bei denen die Heilbehandlung in Zeiten nach deren Ablauf fällt, werden aber vom Versicherungsschutz umfaßt. Die Wartezeit bezieht sich nicht auf die Krankheit, sondern den *Versicherungsfall.* Daher sind Maßnahmen zur Heilbehandlung entschädigungspflichtig, wenn die Behandlungsbedürftigkeit erst nach dem Ende der Wartezeit beginnt, gleichgültig, ob das alte Leiden bei Versicherungsbeginn ausgeheilt oder nur nicht behandlungsbedürftig war (so nahezu wörtlich Prölss/Martin zu § 5 MBKK Anm. 1).

Versicherungsfall ist, wie § 1 Nr. 2 erläutert, „die medizinisch notwendige Heilbehandlung einer versicherten Person wegen Krankheit oder Unfallfolgen. Der Versicherungsfall beginnt mit der Heilbehandlung; er endet, wenn nach medizinischem Befund Behandlungsbedürftigkeit nicht mehr besteht" (vgl. weiter § 1 Nr. 2 S. 3, 4).

Als *Zusatzversicherungen* haben insbesondere Bedeutung:

a) *Krankengeldtageversicherung:* Sie bezweckt den Ausgleich eines im Krankheitsfall entstehenden Verdienstausfalles durch Zahlung des vereinbarten Tarifes;

b) *Krankenhauszusatz- und Krankenhaustagegeldversicherung:* Sie erstattet Mehrkosten, die durch privatärztliche Behandlung im Einbett- oder Zweibettzimmer entstehen. Die Tagegeldversicherung deckt zusätzlich krankheitsbedingte Lohn- oder Einkommensausfälle in vereinbarter Höhe ab;

c) *Zuschußversicherung:* Sie gewährt als Ergänzung zu Leistungen der gesetzlichen Krankenversicherung nach Ablauf der sechswöchigen Lohnfortzahlungspflicht des Arbeitgebers den Differenzbetrag zwischen dem Krankengeld und dem gewöhnlichen Nettoeinkommen des Versicherten.

Unfallversicherung

Sie schützt gegen die unterschiedlichen Folgen von Unfallgefahren. Es muß ein ursächlicher Zusammenhang zwischen dem Unfallereignis und dem eingetretenen Schaden bestehen. Die Versicherung kann sowohl gegen Unfälle genommen werden, die dem Versicherten zustoßen, als auch gegen solche, die ein Dritter erleidet; darüber hinaus gibt es Möglichkeiten für Gruppenversicherungen.

Versicherungsschutz setzt an erster Stelle ein:

a) bei Dauerinvalidität, wenn die Invalidität innerhalb Jahresfrist eingetreten ist und spätestens vor Ablauf einer Frist von weiteren drei Monaten ärztlich festgestellt und geltend gemacht worden ist; die Höhe der auszuzahlenden Summe richtet sich nach dem Invaliditätsgrad.

Soweit nicht bereits eine Kranken- oder Lebensversicherung eingreift, kann zusätzlicher Versicherungsschutz vereinbart werden:

b) für Heilungskosten, soweit sie vom Versicherten tatsächlich aufgewendet worden sind;

c) bei vorübergehender Arbeits- oder Erwerbsunfähigkeit in Form eines Tagegeldes für die Zeit der ärztlichen Behandlung, jedoch höchstens für die Dauer eines Jahres seit dem Unfalltag; das Tagegeld ist nach dem Grad abgestuft, in dem die Arbeitsfähigkeit beeinträchtigt ist (es können noch weitere Leistungen vereinbart werden wie Krankenhaustagegeld und Genesungsgeld);

d) bei vorzeitigem Tod des Versicherten, wenn der Tod aufgrund der Folgen sofort oder innerhalb eines Jahres nach dem Unfalltag eingetreten ist.

Kraftfahrtunfallversicherung

Sie schützt in gleichem Umfang wie die Unfallversicherung vor den Folgen von Unfällen, die in ursächlichem Zusammenhang mit dem Lenken, Benutzen, Behandeln, Abstellen sowie Be- und Entladen von Kraftfahrzeugen und Anhängern stehen; Unfälle beim Ein- und Aussteigen sind mitversichert. Die wichtigste Versicherungsart ist die Insassen-Unfallversicherung, durch die alle berechtigten Insassen, auch der Halter und der selbstlenkende Eigentümer eines bestimmten Kraftfahrzeuges, versichert sind, jedoch mit Ausnahme der vom Versicherungsnehmer angestellten Berufsfahrer.

Bei dem sog. Pauschalsystem wird die Versicherungssumme auf die zur Zeit des Unfalls im Kraftfahrzeug befindlichen Insassen verteilt, wobei sich die vereinbarte Versicherungssumme bei zwei oder mehr Insassen um 50% erhöht. Für Omnibusse wird das sog. Platzsystem verwendet. Berufsfahrer können durch eine eigene Insassen-Unfallversicherung versichert sein, entweder unter namentlicher Benennung oder als Fahrer eines bestimmten Kraftfahrzeuges oder im Rahmen einer Versicherung für sämtliche beim Versicherungsnehmer angestellten Berufsfahrer oder aller Fahrzeuge des Betriebs.

Einzelheiten sind in den Allgemeinen Unfallversicherungs-Bedingungen – AUB – und für die Kraftfahrtunfallversicherung in den §§ 16 ff. der Allgemeinen Bedingungen für die Kraftfahrtversicherung – AKB – geregelt.

Die für Begutachtungen wichtigen Begriffe

Die in den Personenversicherungen gebräuchlichen Begriffe haben teilweise den gleichen Wortlaut wie die in der Sozialversicherung üblichen, unterscheiden sich aber in ihrer Bedeutung erheblich. Hier wie dort hängen Leistungspflichten aus der Versicherung von Krankheiten oder Gesundheitsschädigungen und deren Auswirkungen auf die Arbeits- und Erwerbskraft des Versicherten ab. Ähnlich wie in der Sozialversicherung kommt es auf die *Leistungsfähigkeit für Erwerbstätigkeiten* an, ist also mit Hilfe medizinischer Sachverständiger die krankheitsbedingte Einbuße an Kräften zu ermitteln, die zur Arbeit einsetzbar sind (6). Medizinisch treten dabei in beiden Bereichen gleiche Probleme auf, die sich daraus ergeben, daß die Leistungsfähigkeit eines Menschen ebenso wenig exakt meßbar ist wie das Ausmaß von Krankheit (s. S. 69). Auch gleicht sich die oft schwierige Aufgabe, das konkrete Leistungsbild eines Menschen mit seiner positiven und negativen Seite auf Rechtsbegriffe zu übertragen, bei denen der Ausschnitt, der die medizinische Wissenschaft berührt, mehr oder weniger weit abgesteckt ist. Für die *medizinische Beurteilung* ist damit die Stelle erreicht, an der sich Wege gabeln: Der im Bereich der Privatversicherungen tätige Sachverständige muß die Besonderheiten der hier herrschenden speziellen Rechtsbegriffe kennen und beachten.

Krankheit, Gesundheitsschädigung

Für die private Krankenversicherung wird Krankheit definiert als ein nach ärztlichem Urteil anormaler körperlicher oder geistiger Zustand. Dieser Krankheitsbegriff ähnelt dem in der gesetzlichen Krankenversicherung. Er ist objektiv zu verstehen, d. h. er bestimmt sich ausschließlich nach allgemeinen Erkenntnissen der Medizin. Unbeachtlich ist dagegen, ob der Versicherte sich subjektiv in seiner körperlichen oder geistigen Unversehrtheit gestört, ob er sich also bloß krank fühlt.

In der Unfallversicherung muß eine *Gesundheitsschädigung* (oder der Tod) Unfallfolge sein. Die Gesundheitsschädigung setzt eine „Beeinträchtigung der körperlichen Unversehrtheit voraus", verlangt wird demnach eine organische Veränderung in oder am Körper des Unfallversicherten. Folglich ist der Begriff der Gesundheitsschädigung enger als der Krankheitsbegriff im Sinne der Krankenversicherung. Er beschränkt sich in der Regel auf organische Leiden.

Anders als in der gesetzlichen Unfallversicherung bereiten *psychische Krankheiten* als Unfallfolgen in der Privatversicherung rechtlich besondere Schwierigkeiten. Der Grund liegt darin, daß nach § 2 Nr. 3 b AUB „Erkrankungen infolge psychischer Einwirkung" nicht unter den Versicherungsschutz fallen. Außerdem bestimmt § 10 Nr. 5 AUB: Für die Folgen psychischer und nervöser Störungen, die im Anschluß an einen Unfall eintreten, wird eine Entschädigung nur gewährt, wenn und soweit diese Störungen auf eine durch den Unfall verursachte organische Erkrankung des Nervensystems oder eine durch den Unfall neu entstandene Epilepsie zurückzuführen sind. Damit sind Folgen der ohne organische Ursachen entstandenen psychischen Störungen ausgeschlossen. Diese Regelung wirft Probleme rechtlicher und medizinischer Art auf (Einzelheiten: 11, S. 291 ff., 424 ff.).

„Alte Leiden", Vorschaden, Unfall

Vorerkrankungen haben in der Krankenversicherung Bedeutung. Es handelt sich um Krankheiten, die bereits vor Beginn des Versicherungsschutzes oder vor Beendigung der Wartezeit vorhanden waren. Solche „alten Leiden" unterfallen grundsätzlich dem Versicherungsschutz, wenn ihre Behandlungsbedürftigkeit erst nach Versicherungsbeginn eintritt. Wird eine Behandlung während der Wartezeit notwendig, besteht Versicherungsschutz zumindest nach Ablauf der Wartezeit (vgl. S. 108).

In der Unfallversicherung umfaßt der Begriff des *Vorschadens* Gesundheitsschädigungen des Versicherten, die schon vor dem Unfallereignis existierten. Dazu bestimmt § 10 Nr. 4 AUB: Wenn vor Eintritt des Unfalls der Versicherte schon durch Krankheit oder Gebrechen in seiner Arbeitsfähigkeit dauernd behindert war oder Körperteile oder Sinnesorgane ganz oder teilweise verloren oder gebrauchsunfähig gewesen sind, so wird von der nach dem Unfall vorhandenen Gesamtinvalidität ein Abzug gemacht, welcher der schon vorher vorhanden gewesenen Invalidität entspricht. Die Leistungspflicht des Versicherers mindert sich demnach, wenn sich derartige Vorschäden neben dem Unfall auswirken, es sei denn, dieser Anteil beträgt weniger als 25%. Bei höheren Graden ab 25% wird der Vorschaden zum Berechnungselement für den durch Unfallfolgen verursachten Invaliditätsgrad (s. Stichwort „Invalidität"). Insofern besteht ein sehr wesentlicher Unterschied zur gesetzlichen Unfallversicherung (s. S. 67, 76).

Wie der Invaliditätsgrad festgestellt wird, ist in § 8 AUB geregelt. Muß eine *Vorinvalidität* berücksichtigt werden, so ist zunächst der unfallbedingte Anteil der Gesamtinvalidität nach den Bestimmungen des § 8 zu ermitteln; darauf wird die Gesamtinvalidität festgestellt und von ihr die Vorinvalidität abgezogen. Was nach dieser Berechnungsweise als Ergebnis einer Subtraktion erscheint, wird in der Praxis häufig auf einer Schätzung beruhen, in die Erfahrung und Sachkunde des medizinischen Sachverständigen einfließen. Der *Prozentsatz der unfallbedingten Invalidität* „wird nicht mit den Mitteln der Arithmetik gewonnen, sondern aufgrund einer ärztlichen Gesamtschau". Die in § 10 Nr. 4 AUB für diesen Vorgang vorgeschriebene Methode der Subtraktion hat für die praktische Durchführung nur die Bedeutung, das ärztlich ermittelte Ergebnis juristisch nachprüfbar zu machen. Das geschieht, indem der Gutachter veranlaßt wird, „sein Ergebnis (unfallbedingter Invaliditätsgrad) aus seiner Beurteilung der Gesamtinvalidität und der Vorinvalidität zu begründen und einsichtig zu machen" (so wörtlich Wagner, 11, S. 494 ff., wo auch weitere u. U. wichtige Einzelheiten dargestellt sind).

Unfall, erläutert in § 2 Nr. 1 AUB, ist ein plötzlich von außen auf den Körper des Versicherten einwirkendes unfreiwilliges Ereignis, das eine Gesundheitsschädigung oder den Tod verursacht. Wichtigstes Merkmal ist das *„von außen"* auf den Körper einwirkende Ereignis, die Ursache darf also kein bloß innerer Körpervorgang sein. Das äußere Ereignis braucht aber auch nicht so abzulaufen, daß es den Körper des Versicherten unmittelbar in Mitleidenschaft zieht (13).

Beispiel: Beim Bergsteigen verhedderte sich das Kletterseil derart, daß es nicht mehr durch den Haken gezogen werden konnte; dadurch gelang es den Bergsteigern nicht mehr, ihren Abstieg fortzusetzen; einer von ihnen, der Versicherte, starb infolge der Witterungseinflüsse. Hier hat das Unfallereignis selbst – plötzlicher Ausfall des Kletterseils – zwar noch keine Gesundheitsschädigung hervorgerufen; diese steht mit ihm aber in unmittelbarem zeitlichen Kausalzusammenhang (13).

Das Begriffsmerkmal des *„plötzlichen"* Ereignisses zielt also nicht allein auf die zeitliche Dauer, sondern vor allem auf das Moment des Unerwarteten, nicht Vorausgesehenen, Unentrinnbaren.

Ursächlicher Zusammenhang

Im Unterschied zur gesetzlichen Unfallversicherung der RVO wird in der privaten Unfallversicherung die *Adäquanztheorie* angewendet (Einzelheiten über die juristischen Kausalitätstheorien: S. 64 ff). Hier wie dort wird von haftungsbegründender und haftungsausfüllender Kausalität gesprochen. *Haftungsbegründend* setzt die Entschädigungspflicht des Versicherers an erster Stelle Kausalität zwischen einem Unfall und einer äußeren Einwirkung auf den Körper voraus. Feststellungen darüber zu treffen, ist nicht Aufgabe des medizinischen Sachverständigen. Die *haftungsausfüllende* Kausalität betrifft die weitere Frage, ob der Versicherer für Folgen dieses Unfallereignisses (Gesundheitsschädigung, Heilbehandlungskosten, Invalidität oder Tod) einzutreten hat, ob insoweit also ein ursächlicher Zusammenhang besteht. Dabei kommt es auf eine *adäquate Verursachung* an. Ein solcher Kausalzusammenhang wird nicht dadurch ausgeschlossen, daß eine Gefahr sich auf ungewöhnliche Weise verwirklicht (12, 13). Doch scheidet eine Bedingung als Ursache im Sinne der Adäquanztheorie aus, wenn sie für die Entstehung des eingetretenen Schadens gleichgültig ist und ihn nur infolge einer ganz außergewöhnlichen Verkettung von Umständen herbeigeführt hat. Inadäquate Folgen sind besonders diejenigen, die in das *„allgemeine Lebensrisiko"* des Geschädigten fallen. (Über Abgrenzungen bietet die Rechtsprechung reiche Kasuistik; vgl. zur sog. Schutzzwecklehre mit vielen Beispielen: 5.)

Der Inhalt der einzelnen *Begriffe zur Erwerbsfähigkeit* wird durch Auslegung der jeweiligen Versicherungsbedingung sowie nach dem Sinn und Zweck dieser Versicherung bestimmt. Daher können Begriffe trotz gleichen oder ähnlichen Wortlauts unterschiedliche Bedeutung haben.

Arbeitsunfähigkeit

Den Begriff gibt es insbesondere für *Krankentagegeldversicherungen.* Danach besteht Arbeitsunfähigkeit, wenn der Versicherte seine berufliche Tätigkeit nach medizinischen Befunden vorübergehend in keiner Weise ausüben kann, sie tatsächlich nicht ausübt und keiner anderweitigen Erwerbstätigkeit nachgeht (20). Bei Selbständigen sind diese Voraussetzungen erst erfüllt, wenn der Versicherte gesundheitlich auch nicht in der Lage ist, mitarbeitend, leitend oder aufsichtsführend tätig zu sein (15).

Der Nachweis wird durch Vorlage einer ärztlichen Bescheinigung erbracht, in der allgemein „Arbeitsunfähigkeit" festgestellt wird. Zweifel an der Richtigkeit dieser Bescheinigung kann der Versicherer nur in der Weise geltend machen, daß er unverzüglich weitere Nachweise oder die Untersuchung durch einen weiteren Arzt verlangt. Die Versicherungsbedingungen können auch den Versicherten verpflichten, sich auf Verlangen des Versicherers durch einen von diesem beauftragten Arzt untersuchen zu lassen. Dabei wird es von der Rechtsprechung als für den Versicherten zumutbar angesehen, daß er sich erst einmal der Untersuchung stellt. Wie jeder Patient darf er darauf vertrauen, daß der untersuchende Arzt ihn über die für notwendig gehaltenen Untersuchungsmethoden aufklärt und ihn auf etwaige Risiken bestimmter Eingriffe hinweist (ausführlich hierzu: S. 32). Sind keine Gründe ersichtlich, welche die Weigerung des Versicherten entschuldigen könnten, wird der Versicherer von seiner Leistungspflicht frei (15, 19).

In der Unfallversicherung taucht ein anderer Begriff der Arbeitsunfähigkeit auf. Dort werden bestimmte Personen als nicht versicherungsfähig vom Abschluß eines Versicherungsvertrages ausgeschlossen (§ 5 AUB), nämlich: Geisteskranke und Personen, die von schweren Nervenleiden befallen oder dauernd vollständig arbeitsunfähig sind. Das bedeutet, der Unfallversicherer ist berechtigt, denjenigen, der einen Versicherungsvertrag abzuschließen wünscht, eingehend nach seinem Gesundheitszustand zu befragen und den Vertragsschluß von einer ärztlichen Untersuchung abhängig zu machen. *„Vollständige Arbeitsunfähigkeit"* wird dahin definiert, daß der Versicherte infolge Krankheit oder Gebrechen außerstande ist, eine Erwerbstätigkeit auszuüben. Tritt ein solcher Zustand nachträglich ein, dann erlischt der Versicherungsschutz und endet der Vertrag für den Versicherten, sobald er versicherungsunfähig geworden ist.

Bei bestehendem wirksamen Versicherungsvertrag spielt der ganz anders auszulegende Begriff der dauernd beeinträchtigten Arbeitsfähigkeit als *Invalidität* eine maßgebende Rolle; das gilt auch für den in § 20 Nr. 1 AUB geregelten Fall der „dauernden Arbeitsunfähigkeit", mit der gleichfalls Invalidität im Sinne des § 8 II gemeint ist (s. die Erläuterungen unter diesem Stichwort).

Berufsunfähigkeit

(3)

Für den Bereich der *Krankentagegeldversicherungen* hat der BGH (16) den Unterschied zum gleichlautenden Begriff der Sozialversicherung (§ 1246 RVO; § 43 SGB VI) klar herausgestellt. Danach ist berufsunfähig der Versicherte, der im bisher ausgeübten Beruf auf nicht absehbare Zeit mehr als 50% erwerbsunfähig ist. Wie die Erläuterung zeigt, ist nur das Risiko eines voraussichtlich vorübergehenden krankheitsbedingten Verdienstentgangs versichert, nicht das Risiko eines Einkommensausfalls wegen voraussichtlich dauernder Invalidität. Diese Abgrenzung hat der BGH deswegen für sachgerecht gehalten, weil dem Versicherten bei dauernder Invalidität im Regelfall Leistungen aus der gesetzlichen Rentenversicherung wegen Berufs- oder Erwerbsunfähigkeit oder aus Altersgründen zufließen werden, die an die Stelle des früheren Arbeitsverdienstes treten und damit im allgemeinen das Bedürfnis nach einem Ersatz durch Krankentagegeld entfallen lassen.

Einen wiederum anderen Begriff gibt es in *Berufsunfähigkeits-Zusatzversicherungen (BUZ)*. Sinn und Zweck solcher Versicherungen ist es, eine Entschädigung für den Einkommensausfall durch Verlust des erlernten Berufs zu leisten, um zu erreichen, daß dem Versicherten die soziale Stellung möglichst erhalten bleibt. Berufsunfähigkeit ist deshalb an andere Voraussetzungen geknüpft. Sie besteht, wenn der Versicherte infolge Krankheit, Körperverletzung oder Kräfteverfall auf nicht absehbare Zeit außerstande ist, seinen Beruf oder eine ähnlich geartete Tätigkeit auszuüben, die seiner Ausbildung entspricht und gleichartige Fähigkeiten und Kenntnisse verlangt. Die Versicherungsbedingungen können auch eine teilweise Berufsunfähigkeit vorsehen, wenn diese Voraussetzungen ebenfalls auf nicht absehbare Zeit, aber nur in einem bestimmten Grad erfüllt sind, also wenn der Versicherte z. B. außerstande ist, seinen Beruf zu mindestens 50% auszuüben.

Es ist nicht erforderlich, daß die Berufstätigkeit tatsächlich aufgegeben wird. Vielmehr bleibt die Möglichkeit, daß ein Versicherter, der wegen seines Gesundheitszustandes in seinem Beruf eigentlich nicht mehr arbeiten kann, gleichwohl seine Berufstätigkeit unter Einsatz übermäßiger Anstrengungen auf Kosten seiner Gesundheit ganz oder zu mehr als 50% fortsetzt. Das versicherte Risiko erstreckt sich auf den – abstrakten – Verlust der „Berufsfähigkeit", d. h. der Fähigkeit, einen bestimmten oder ähnlich gearteten Beruf auszuüben. Insofern nähern sich die Begriffe der Berufsunfähigkeits-Zusatzversicherung und der gesetzlichen Rentenversicherung an (18).

Invalidität

(3)

Als wichtiger Begriff des Leistungsrechts der privaten *Unfallversicherung* wird Invalidität in § 7 AUB 1988 abweichend vom früheren Recht definiert als „dauernde Beeinträchtigung der körperlichen oder geistigen Leistungsfähigkeit des Versicherten". „Dauernd" ist die Beeinträchtigung dann, wenn sie voraussichtlich länger als drei Jahre nach Abschluß der ärztlichen Behandlung dauern wird, ohne daß ihr Ende mit Sicherheit abzusehen ist. Gleichgültig ist es, welchen Beruf der Versicherte ausübt oder ob er überhaupt eine Beschäftigung hat. Bei vollständiger Invalidität (Ganzinvalidität) zahlt der Versicherer die volle für den Invaliditätsfall versicherte Summe, bei Teilinvalidität den dem Grade der Invalidität entsprechenden Teil.

Der Invaliditätsgrad bestimmt sich nach der sog. *Gliedertaxe* des § 8 II Nr. 2 AUB, § 19 AKB. Bei mehreren unfallbedingten Beeinträchtigungen werden die sich jeweils anteilig ergebenden Invaliditätsgrade addiert, jedoch nie über einen Grad von 100% hinaus. Hier liegt ein sehr wesentlicher Unterschied zu den von der sozialgerichtlichen Rechtsprechung entwickelten Regeln über die Bildung einer Gesamt-MdE für mehrere Behinderungen als Unfallfolgen in der gesetzlichen Unfallversicherung (S. 73).

Die Gliedertaxe enthält eine abstrakte Regelung, bei ihrer Anwendung darf deshalb nicht auf den Beruf abgestellt werden.

Die vollständige *Gebrauchsunfähigkeit* eines Körperteils oder Sinnesorgans bemißt sich nach dem für den Verlust geltenden Satz, bei teilweisem Verlust oder teilweiser Gebrauchsunfähigkeit wird ein entsprechender Teil dieses Satzes angenommen (§ 8 II Nr. 3 AUB). Dabei bedeutet teilweise Gebrauchsunfähigkeit, daß ein Glied oder Sinnesorgan in dem Grade in seiner Gebrauchsfähigkeit beeinträchtigt ist, in dem es seine natürlichen Aufgaben - im ganzen gesehen - nicht mehr zu erfüllen vermag (14).

Läßt sich ein Invaliditätsgrad nach der Gliedertaxe nicht bestimmen, so wird bei seiner Bemessung in Betracht gezogen, inwieweit der Versicherte imstande ist, eine Tätigkeit auszuüben, die seinen Kräften und Fähigkeiten entspricht und die ihm unter billiger Berücksichtigung seiner Ausbildung und seines Berufs zugemutet werden kann (§ 8 Nr. 5).

Diese Bestimmung macht deutlich, wie weit die Ermittlungen *über das Medizinische hinaus* reichen. So muß geklärt werden, wie sich die Beeinträchtigung der Gesundheit auf den vom Versicherten ausgeübten Beruf oder verwandte Berufe auswirkt und ob es ihm zugemutet werden kann, in einen anderen Beruf zu wechseln; u. U. sind dementsprechende Feststellungen eines vorangegangenen sozialgerichtlichen Verfahrens zu berücksichtigen (17). Soweit es um die Berufstätigkeit und den Verweisungsbereich geht, sind Ähnlichkeiten zum Begriff der Berufsunfähigkeit im Sinne der § 1246 RVO § 43 SGB VI unverkennbar (S. 85 ff). Die Beurteilung ist allerdings hier abstrakter als dort; so kommt es nicht darauf an, ob der Versicherte nach der Situation des Arbeitsmarkts Gelegenheit hätte, sich in einem anderen Beruf zu betätigen. Bedenkt man, daß private Unfallversicherungen auch für Hausfrauen und Jugendliche abgeschlossen werden, so wird deutlich, wie weit die Bemessung des Invaliditätsgrades – ähnlich wie des Grades der MdE – in den *Bereich ärztlicher Schätzung* fällt. Trotz aller Unterschiede zwischen den Begriffen Invalidität in der privaten UV, MdE in der gesetzlichen UV und Berufsunfähigkeit in der RV werden die in der Praxis der Sozialgerichtsbarkeit erfahrenen medizinischen Sachverständigen gewisse Orientierungshilfen aus jenen Verfahren übernehmen können (11, S. 478, 483). Bestand schon vor Eintritt des Unfalls eine *Vorinvalidität*, so wird von der danach vorhandenen Gesamtinvalidität ein Abzug gemacht, wie im § 10 Nr. 4 AUB geregelt (hierzu ausführlich unter dem Stichwort „Vorschaden").

Arztanfragen

Jeder Arzt kann in die Lage geraten, einem Versicherer über den Gesundheitszustand seines Patienten eine Auskunft erteilen zu müssen, vor allem über die bei Beginn einer Versicherung bestehenden Krankheiten, in der

Krankenversicherung besonders über diejenigen, die in die Wartezeit fallen (§ 3 MBKK) oder zu Leistungsausschlüssen führen könnten (§ 5 MBKK), oder in der Lebensversicherung über erhebliche Erkrankungen oder Verletzungen, welche das Versicherungsrisiko erhöhen (§ 1 ALB). In der Unfallversicherung muß der Versicherer sich Klarheit verschaffen, ob bestimmte Krankheiten oder Gebrechen die Leistungspflicht einschränken (§ 10 AUB). Außerdem obliegt es dem Versicherungsnehmer, nach Eintritt eines Unfalls auf Verlangen des Versicherers den behandelnden Arzt zu veranlassen, Unfall- und Behandlungsberichte zu erstatten (§ 15 Nr. 5).

Beantwortet der Arzt Anfragen des Versicherers oder gibt er ärztliche Berichte ab, so ist er damit nicht zum Sachverständigen geworden. Er teilt nur mit, welche Krankheiten und Gebrechen er bei seinem Patienten zu dem vom Versicherer bestimmten Zeitpunkt festgestellt hat. Selbstverständlich greifen hier die Regeln über die *ärztliche Schweigepflicht* ein (s. S. 48ff), doch ist der Patient nach den Versicherungsbedingungen dem Versicherer gegenüber verpflichtet, seinen behandelnden Arzt von der Schweigepflicht zu entbinden. Verletzt er diese vertragliche Obliegenheit, so hat das Konsequenzen für seine Leistungsansprüche gegen den Versicherer. Der Arzt aber darf ohne eine wirksame Entbindung von der Schweigepflicht dem Versicherer nichts offenbaren, er macht sich sonst nach § 203 StGB strafbar.

Im juristischen Fachschrifttum wird die Ansicht vertreten, der Arzt sei verpflichtet, dem Versicherer die erforderlichen Auskünfte zu erteilen, „soweit ein Geheimhaltungsinteresse des behandelten Versicherten nicht in Betracht kommt" (11, S. 236). Diese Ansicht läßt sich nicht damit vereinbaren, daß *Geheimnisschutz ein höchstpersönliches Recht* des Patienten ist, das seine verfassungsrechtliche Grundlage in Art. 1 und 2 GG findet. Es geht um den Schutz der persönlichen Geheimsphäre, der nur aus besonderen Gründen durchbrochen werden darf. Wie im Kapitel über die ärztliche Schweigepflicht betont (s. S. 50ff), folgt *das Recht zur Offenbarung* der dem Arzt anvertrauten oder bekanntgewordenen Geheimnisse aus Gesetz, Entbindung von der Schweigepflicht oder übergesetzlichem Notstand. Das Versicherungsvertragsgesetz enthält an keiner Stelle eine Regelung, durch welche die Schweigepflicht aufgehoben oder eingeschränkt wird. Zutreffend schreibt z. B. § 15 Nr. 5 AUB dem Versicherungsnehmer als Obliegenheit vor, seinen behandelnden Arzt „zu veranlassen", bestimmte Berichte zu erstatten. Erfüllt der Versicherungsnehmer diese Obliegenheit nicht, so muß er es in Kauf nehmen, daß der Versicherer von Leistungspflichten frei wird (vgl. § 6 VVG, außerdem z. B. § 17 AUB).

Es bedarf keiner weiteren Worte, daß der Inhalt von Untersuchungs- und Behandlungsberichten den Tatsachen entsprechen muß und darin keine dem Arzt bekannten Vorerkrankungen oder festgestellten pathologischen Befunde verschwiegen werden dürfen. Auch würde der behandelnde Arzt seinem Patienten unnötige Schwierigkeiten bereiten oder ihm gar schaden, wenn er trotz Entbindung von der Schweigepflicht Auskünfte verweigert. Die Interessen seines Patienten wahrt er am besten, wenn er ohne eigene Wertung die Diagnosen weitergibt und die Befunde beschreibt, so wie sie erhoben worden sind. Er sollte sich nicht in Gefahr begeben, sich nach § 278 StGB strafbar zu machen.

Der Arzt als Sachverständiger

(10)

In allen Zweigen der Personenversicherung ist der Versicherer berechtigt, zur Klärung versicherungsrechtlich erheblicher Tatsachen den Versicherungsnehmer von einem Arzt untersuchen zu lassen. So kann dies in der *Lebensversicherung* geschehen, um einen Überblick über das durch bestehende Krankheiten erhöhte Versicherungsrisiko zu erhalten (§ 1 ALB). In der *Krankenversicherung* darf der Versicherer Untersuchungen zur Feststellung des Versicherungsfalles oder seiner Leistungspflicht und ihres Umfangs anordnen (vgl. z. B. § 9 MBKK). In der *Unfallversicherung* ist der Versicherungsnehmer nach § 15 Nr. 6 AUB verpflichtet, sich, sofern dies sein Zustand erlaubt, den vom Versicherer bezeichneten Ärzten zur Untersuchung und Begutachtung zu stellen. Gleichgültig ob der Arzt vom Versicherer oder vom Versicherungsnehmer benannt ist, wird er nicht als Interessenvertreter tätig, sondern auch in seiner Eigenschaft als Vertrauensarzt erstattet er sein Gutachten nach bestem medizinischen Wissen und ärztlichem Gewissen.

Streitigkeiten aus Privatversicherungsverhältnissen werden vor den Zivilgerichten ausgetragen, Rechtsschutz in Angelegenheiten der Sozialversicherung dagegen wird von Sozialgerichten gewährt. Für den Bereich des gerichtlichen Sachverständigenbeweises gleichen sich aber die Verfahrensvorschriften beider Gerichtsbarkeiten, da das SGG auf die ZPO (§§ 402 bis 414) verweist. Deshalb ist auf gerichtliche Sachverständige all das anwendbar, was im Abschnitt „Allgemeine Verfahrensgrundsätze" ausführlich dargestellt worden ist (S. 28ff, 34). Im Privatversicherungsrecht herrschen jedoch wichtige Besonderheiten eines im § 64 VVG und in Versicherungsbedingungen geregelten *Sachverständigenverfahrens.* Diese Vorschriften ändern nichts daran, daß in Gerichtsverfahren das Prozeßrecht der ZPO gilt.

Ärzteausschüsse

In dem für Privatversicherungen – nicht für die Sozialversicherung – *typischen Sachverständigenverfahren* spielen Ärzteausschüsse eine besondere Rolle (10). § 64 VVG sieht ein solches Verfahren vor, wenn nach dem Versicherungsvertrag einzelne Voraussetzungen des Anspruchs aus der Versicherung oder die Höhe des Schadens durch Sachverständige festgestellt werden sollen. Eine spezielle Regelung für die *Unfallversicherung* enthalten die AUB in ihrem § 12: Danach wird für Meinungsverschiedenheiten über Art und Umfang der Unfallfolgen oder darüber, ob und in welchem Umfang der eingetretene Schaden auf den Versicherungsfall zurückzuführen ist, ein Ärzteausschuß gebildet. Der Ausschuß setzt sich aus drei Ärzten zusammen: zu zwei Ärzten, jeweils vom Versicherer und Versicherungsnehmer benannt, gesellt sich ein Obmann, der von den beiden Ärzten gewählt wird, ein auf dem Gebiet der Unfallbegutachtung erfahrener Arzt sein und in keinem Abhängigkeitsverhältnis zu einer der Parteien stehen soll. (Einzelheiten über die Zusammensetzung des Ärzteausschusses, das Verfahren und die Kosten sind für die UV im § 12 AUB geregelt.) Aber auch in anderen Versicherungszweigen können Versicherer und Versicherungsnehmer sich *auf bestimmte Sachverständige einigen* mit der Vereinbarung, deren Gutachten als verbindlich anzuerkennen.

Soweit die Allgemeinen Versicherungsbedingungen keine Regelung enthalten, sind die Sachverständigen in der Gestaltung des Verfahrens frei. Sie sind, auch wenn sie von einer Partei benannt sind, unabhängig und können wegen Befangenheit abgelehnt werden. Ihrer Rechtsstellung nach sind sie keine Schiedsrichter, sondern *Schiedsgutachter*, da sie nicht über Rechtsansprüche des Versicherungsnehmers entscheiden, sondern die Aufgabe haben, versicherungsrechtlich erhebliche Tatsachen zu klären. Ob ein Versicherungsfall eingetreten ist, befindet bei Streit zwischen den Parteien das Gericht und nicht der Sachverständige oder der Ärzteausschuß. Aber z. B. die Zweifelsfrage, ob und in welchem Ausmaß der Versicherungsnehmer an Unfallfolgen leidet und welcher Invaliditätsgrad erreicht ist, gehört vor den Ärzteausschuß. Er hat sämtliche Fragen des Kausalzusammenhangs zu klären, also nicht nur medizinische, sondern auch rechtliche. Medizinische Sachverständige sollten jedoch vorsichtig sein, Rechtsfragen zu beantworten, weil insoweit die medizinische Kompetenz überschritten ist (s. S. 43). Schwierigkeiten liegen darin, daß sich besonders *in der Unfallversicherung* die medizinischen und juristischen Bereiche nicht immer klar voneinander trennen lassen. Die Feststellung von Leistungspflichten des Unfallversicherers setzt voraus, daß ermittelt wird, ob ein ursächlicher Zusammenhang zwischen einer Gesundheitsschädigung oder dem Tod und einem bestimmten Unfallereignis besteht; auch müssen Art und Ausmaß der unfallbedingten Gesundheitsschäden beurteilt und der Invaliditätsgrad bestimmt werden. Zu den Aufgaben des Ärzteausschusses gehört es, medizinisch festgestellte Tatsachen unter die in Versicherungsbedingungen vorgegebenen Begriffe zu subsumieren.

Beispiele, wie in der Unfallversicherung medizinische und juristische Fragen ineinander greifen: Der Ärzteausschuß muß sich damit befassen, ob und inwieweit Gesundheitsschädigung oder Tod versicherungsrechtlich adäquate Folgen des Unfalls sind, ob der Versicherte an psychischen Störungen leidet, auf die sich der Versicherungsschutz nicht erstreckt, welcher Invaliditätsgrad nach der in den Versicherungsbedingungen enthaltenen Tabelle erreicht wird, ob vorübergehende oder dauernde Arbeitsunfähigkeit eingetreten ist u. dgl. Er wendet also nicht nur medizinische Erkenntnismittel an, sondern muß sich mit der juristischen Lehre von der adäquaten Kausalität und mit anderen Rechtsbegriffen, wie Invalidität und Arbeitsunfähigkeit, befassen.

Das Sachverständigenverfahren unterliegt *Rechtsgarantien*, die das VVG in § 64, für die Unfallversicherung in § 184 vorschreibt und von denen nicht abgewichen werden darf. Danach sind die von Sachverständigen, insbesondere vom Ärzteausschuß getroffenen Feststellungen nicht verbindlich, wenn sie *offenbar* von der wirklichen Sachlage *abweichen*. In diesem Fall hat das Zivilgericht über die Schadensfeststellung durch Urteil zu entscheiden. Offenbar sind Fehler, die sich bei der Prüfung des Gutachtens durch unbefangene Sachkundige mit Deutlichkeit ergeben. Sind die Sachverständigen verschiedener Meinung oder weicht ihr Gutachten von anderen ab, so ist damit noch keine „offenbare" Unrichtigkeit bewiesen.

Besonders häufige Fehlerquelle ist die falsche Auslegung von Versicherungsbedingungen durch die Sachverständigen; zu offenbaren Unrichtigkeiten führen ferner folgende Fehler bei der Begutachtung: Die Sachverständigen gehen von einem unzutreffenden Sachverhalt aus, legen ihrem Gutachten falsche Ansichten über Rechtsfragen zugrunde, wenden Regeln der Beweislast nicht richtig an, übersehen die Ergebnisse vorangegangener ärztlicher Begutachtungen oder würdigen sie nicht. Auch dürfen die Sachverständigen nicht den Fehler begehen, die in den Allgemeinen Versicherungsbedingungen vorkommenden Rechtsbegriffe, etwa Arbeitsunfähigkeit, Invalidität oder Berufsunfähigkeit, nach Grundsätzen anzuwenden, wie sie in der Sozialversicherung herrschen. Besonders bei der Bewertung des Invaliditätsgrades, soweit er nicht aus der sog. „Gliedertaxe" von Versicherungsbedingungen ablesbar ist, dürfen nicht ohne weiteres MdE-Grade aus Tabellen der gesetzlichen Unfallversicherung oder des Schwerbehindertenrechts entnommen werden. Schwierigkeiten werden besonders dann auftreten, wenn medizinisch zu beurteilende und rechtliche Tatbestandselemente ineinandergreifen.

Bleiben *zwingende Verfahrensregeln* unbeachtet, so kann ein derart schwerwiegender Mangel zur Folge haben, daß ein Gutachten im Sinne der Allgemeinen Versicherungsbedingungen und des § 64 VVG gar nicht vorliegt (z. B.: Fehlen einer vertraglich vorgeschriebenen Begründung oder von Unterschriften, falsche Besetzung des Ärzteausschusses oder Verletzung von Besetzungsregeln). Ebenso unverbindlich ist das Gutachten, wenn die Sachverständigen ihre Zuständigkeit überschritten haben; das gilt entsprechend für die Tätigkeit des Obmanns innerhalb des Ausschusses, er darf sich nicht einfach über übereinstimmende Feststellungen der anderen Ausschußmitglieder hinwegsetzen. Einstimmigkeit ist allerdings unter den Sachverständigen nicht erforderlich, *Mehrheitsentscheidung* genügt.

Ein bewußt unvollständig gelassenes Gutachten kann von den Sachverständigen (nicht vom Gericht) ergänzt werden. Unbewußte Unvollständigkeit schadet dann, wenn sie sich offenbar erheblich auf das Ergebnis auswirkt. Inhaltlich muß das Gutachten den Leser in die Lage versetzen, die Gedankengänge des Sachverständigen wenigstens nachzuvollziehen. Die Begründung muß so abgefaßt sein, daß sie dem Gericht eine Überprüfung ermöglicht. Weitere Einzelheiten können bei Prölss/Martin, Anm. zu § 64 VVG, und Bruck/Möller, S. 460 ff., nachgelesen werden.

Für den Versicherungsnehmer besteht ein *Wahlrecht* insofern, als es ihm überlassen ist, ob er sich mit dem Versicherer auf ein Sachverständigenverfahren einigt oder ob er gegen ihn Klage erhebt. *Das besondere privatversicherungsrechtliche Sachverständigenverfahren* bietet wegen seiner Schnelligkeit, der geringeren Kosten und der Mitwirkung mehrerer Ärzte in einem Ausschuß gewisse Vorteile. Ist der Versicherungsnehmer nicht bereit, die Klärung von Streitfragen einem Gutachterausschuß oder sonstigen Schiedsgutachtern zu übertragen, so muß er sich im klaren sein, daß er *Rechtsschutz im Zivilprozeß* mit seinen zwingenden Verfahrensvorschriften suchen muß. Im Rechtsstreit gibt es verfahrensrechtlich keine Möglichkeit, einen Ärzteausschuß zum Sachverständigen zu bestellen. Sachverständiger kann bei zweifelhaften medizinischen Fragen immer nur ein bestimmter, vom Gericht ausgewählter Arzt sein (§ 404 ZPO; s. eingehend S. 34 ff, 38 ff).

Probst (7) macht darauf aufmerksam, daß die *Unfallmedizin* – in der gesetzlichen wie in der privaten Unfallversicherung – eine Kontrolle von Behandlungsergebnissen durch nachfolgende Begutachtungen ermöglicht. Auf diese Weise erhält der Arzt Gelegenheit, durch Langzeitkontrollen „Behandlungsergebnisse selbst zu beobachten und daraus Schlüsse für seine eigene Tätigkeit zu ziehen. Die Begutachtungssysteme zu den verschiedenen und durchaus unterschiedlichen Versicherungs-

und Rechtszweigen üben somit unmerklich, aber nachhaltig Einfluß auf die therapeutischen Entschlüsse aus." Vorteile, die daraus entstehen, daß Therapie, Begutachtung, Prognostik und Rehabilitation ineinander greifen, sind unübersehbar. Abschließend hebt PROBST hervor:

„Die Wichtigkeit und Bedeutung einer auf hohem therapeutischem Niveau stehenden Unfallmedizin darf den Blick für die Bedeutung der Begutachtung von Krankheitszuständen und Unfallfolgen nicht verstellen. Wenn letztere häufig nicht die Würdigung erfährt, die ihr zukommt, so ist dies im Hinblick auf die allgemeinen Erkenntnismöglichkeiten, die in der Begutachtung begründet sind, zu bedauern, zumal dieses Feld ärztlicher Tätigkeit dem Arzt unmittelbar reiche Ernte im Sinne der Vermehrung seines Erfahrungsschatzes sichert." Diese Sätze, zur Unfallmedizin gesagt, lassen sich auf *alle Bereiche ärztlicher Begutachtung* übertragen.

Rechtsgrundlagen

VVG	Versicherungsvertragsgesetz
AVB	Allgemeine Versicherungsbedingungen der jeweiligen Versicherung
ALB	Allgemeine Versicherungsbedingungen der Kapitalversicherung auf den Todesfall
	Musterbedingungen für die Großlebensversicherung
MBKK	Allgemeine Versicherungsbedingungen für die Krankheitskosten- und Krankenhaustagegeldversicherung
AUB	Allgemeine Unfallversicherungsbedingungen
AKB	Allgemeine Bedingungen für die Kraftfahrtversicherung

Literatur

1 Fischer, A. W., R. Herget, J. Mollowitz: Das ärztliche Gutachten im Versicherungswesen, 3. Aufl. Barth, München 1968

2 Eichler, H.: Versicherungsrecht, Verlag Versicherungswirtschaft, Karlsruhe 1976

3 Hirschberg, G.: Der Invaliditätsbegriff in der privaten Versicherung gegen Berufsunfähigkeit. Versicherungswirtschaft (1989) 620

4 Hofmann, E.: Privatversicherungsrecht, 2. Aufl. Beck, München 1983

5 Kramer, E. A.: Schutzgesetze und adäquate Kausalität. Juristenzeitung 31 (1976) 338

6 Möller, H.: Versicherungsmedizin und Versicherungsrecht. FS für H. Göbbels. Verlag Versicherungswirtschaft, Karlsruhe 1964

7 Probst, J.: Unfallmedizin und Lebensversicherungsmedizin. Z. Lebensversicherungsmed. 34 (1982) 193

8 Prölss, J., J. Martin: Versicherungsvertragsgesetz mit Erläuterungen z. d. wichtigsten Versicherungsbedingungen, 23. Aufl. Beck, München 1984

9 Raestrup, O.: Leitfaden der Versicherungsmedizin. Verlag Versicherungswirtschaft, Karlsruhe 1980

10 Volze, H.: Das Sachverständigenverfahren. Versicherungsrecht (1989) 233

11 Wagner, K.: In E. Bruck, H. Möller: Kommentar zum Versicherungsvertragsgesetz und z. d. Versicherungsbedingungen, 8. Aufl., 6. Band: Unfallversicherung. de Gruyter, Berlin 1978

Rechtsprechung

Zeitschrift „Versicherungsrecht" (Jahr u. Seite)

12 BGH	1961, 465
13 BGH	1962, 341
14 BGH	1966, 1133
15 OLG Hamm	1976, 554
16 BGH	1980, 1164
17 BGH	1981, 1151
18 OLG Karlsruhe	1983, 281
19 OLG Hamm	1983, 1177
20 OLG Köln	1984, 74

5 Begutachtung im Rahmen der Kranken-, Renten- und Arbeitslosenversicherung

H. Piechowiak

Ärztliche Begutachtung als Dienstleistung

(10, 23, 38, 62)

Alle Begutachtungsanlässe in der Sozialversicherung verlangen von dem eingeschalteten Arzt eine Stellungnahme zum *Vorliegen der medizinischen Voraussetzungen* für die Gewährung einer gesetzlich möglichen Sozialleistung, in der Regel einer Sachleistung oder einer Geldleistung. Wenngleich sich Verwaltungen im Rahmen von Verwaltungsverfahren und Gerichte im Rahmen von Gerichtsverfahren häufig den auf der Basis der erhobenen medizinischen Sachverhalte beruhenden ärztlichen Auffassungen anschließen, haben diese Stellungnahmen für die Auftraggeber *stets* nur *beratenden* Charakter. Es ist grundsätzlich deren Aufgabe, über die Leistungsanträge der Versicherten zu *entscheiden* und diesen die getroffenen Entscheidungen *mitzuteilen.*

Die Tatsache, daß es bei der großen Mehrzahl der gegenwärtigen Begutachtungen für die gesetzliche Krankenversicherung (GKV), die gesetzliche Rentenversicherung (GRV) und die Arbeitsverwaltung (AV) um *medizinisch begründete Aussagen zum Leistungsvermögen eines Versicherten im Erwerbsleben* geht, rechtfertigt es, die „praktischen Hinweise" für diese Sozialversicherungszweige zusammenfassend zu behandeln. Außerdem besteht auch in der Praxis in vielen Fällen ein enger Zusammenhang zwischen Krankheit bzw. Behinderung, Arbeitsunfähigkeit, Verlust des Arbeitsplatzes und Anträgen auf Rente wegen Berufs- bzw. Erwerbsunfähigkeit. Die Begutachtungen stehen allerdings vor dem Hintergrund verschiedener gesetzlicher Vorgaben (20).

Tabelle 5.**1**: Zuständigkeiten in der Sozialversicherung

Sozialversicherungszweig	Träger	wichtigste Begutachtungsanlässe
Gesetzliche Krankenversicherung (GKV) (SGB V)	Krankenkassen (AOK, IKK, BKK; Arbeiter- und Angestellten-Ersatzkassen; Bundesknappschaft; Landwirtschaftliche KKn; See-Krankenkasse)	– Arbeitsunfähigkeit – medizinische Vorsorge- und Reha-Maßnahmen – Schwerpflegebedürftigkeit – Stellungnahmen zu Verordnungen (Heil- und Hilfsmittel; alternative Heilmethoden;Krankenhauspflege; häusliche Krankenpflege usw.)
Gesetzliche Rentenversicherung (GRV) (SGB VI – ab 1992)	LVAen; BfA; Bundesknappschaft; Landwirtschaftliche Alterskassen u. a.	– medizinische Reha-Maßnahmen (meist stationäre Heilverfahren) – Anträge auf BU- oder EU-Rente
Arbeitslosenversicherung (AloV) (AFG)	Bundesanstalt für Arbeit mit Landesarbeitsämtern und Arbeitsämtern	– berufliche Reha-Maßnahmen (Umschulung usw.), auch als berufliche Ersteingliederung Behinderter – Stellungnahmen zur Beendigung von Arbeitsverhältnissen aus gesundheitlichen Gründen

Träger und Begutachtungsanlässe in den Sozialleistungsbereichen

(35, 38)

Tab. 5.1 gibt nebenstehend einen kurzen Überblick über die drei Sozialleistungsbereiche und deren Träger sowie die wichtigsten Begutachtungsanlässe.

Ärztliche Begutachtung und Leistungsfähigkeit im Erwerbsleben – gemeinsame Gesichtspunkte

Grundlagen

Gegenstand der Begutachtung ist der *kranke Mensch*, nicht nur seine Krankheit. Dieser Grundsatz gilt für alle Begutachtungen, in denen der Arzt zur Leistungsfähigkeit eines Versicherten im Erwerbsleben Stellung zu nehmen hat. Damit liegen die Grundlagen der Beurteilung sowohl im medizinischen wie im außermedizinischen Bereich.

Unverzichtbar ist ein solides *medizinisches Grundwissen*, vor allem hinsichtlich der sozialmedizinisch besonders wichtigen Erkrankungen. Genauso unentbehrlich sind in der Praxis aber *arbeitsphysiologische, arbeitspsychologische, arbeitsmedizinische sowie berufskundliche Kenntnisse* (4, 5, 26, 57). U. U. müssen durch Rückfragen in den Betrieben (z. B. über Arbeitsplatzbeschreibungsbögen), bei Berufsberatern oder Arbeitsmedizinern die *konkreten* Anforderungen hinsichtlich der körperlichen, geistigen und seelischen Leistungsfähigkeit am Arbeitsplatz (und auf dem Weg zur Arbeit) bzw. im Beruf geklärt werden, wenngleich diese Klärungen theoretisch in das Aufgabengebiet der Auftraggeber fallen.

Gerade die seelisch-geistige Leistungsfähigkeit hängt u. U. aber auch entscheidend mit biographischen Erlebnissen zusammen, so daß der *allgemeinen Lebenserfahrung* des Gutachters ebenfalls eine große Bedeutung zukommt. Schließlich sind auch kulturelle Einflußfaktoren zu beachten.

Die ärztliche Beurteilung geschieht schließlich immer vor dem Hintergrund bestimmter *Rechtsnormen*, die den gutachterlichen Spielraum mitgestalten bzw. vorgeben. Diese Rahmenbedingungen hat der Gutachter zu kennen und zu respektieren.

Patient und Gutachter in der Sozialversicherung

Die Aufforderung zu einer sozialmedizinischen Begutachtung durch einen Sozialleistungsträger bedeutet für viele Versicherte den ersten Kontakt mit ärztlichen Gutachtern. Dieser Kontakt steht *immer* vor dem Hintergrund einer beantragten (oder bereits gewährten) Sozialleistung, die eine *Erwartungshaltung* begründet und damit sowohl Elemente der Hoffnung auf (Weiter-)Gewährung als auch solche der Angst vor Versagung beinhaltet.

Dieser Situation wird am besten durch größtmögliche Sorgfalt bei Anamnese und Untersuchung Rechnung getragen. Die erste Begutachtung prägt das Bild vom ärztlichen Gutachter und entscheidet indirekt nicht selten über den Fortgang eines Leidens, mitunter sogar über den ganzen weiteren Lebensweg eines Menschen, seine soziale „Karriere“ (46). Es ist die Kunst, aber auch die Crux des sozialmedizinischen Gutachters, verschiedene Zielsetzungen gleichzeitig im Auge behalten zu müssen: a) sich mit Empathie den Nöten des einzelnen Patienten zuzuwenden, b) die Sachverhalte umfassend und sorgfältig zu erheben und zu dokumentieren, c) sowohl den rechtlichen Vorgaben zu entsprechen (was eine Abwehr mißbräuchlicher Inanspruchnahme von Sozialleistungen einschließt) als auch dafür Sorge zu tragen, daß im konkreten Fall kein Schaden verursacht wird, und d) die Empfehlung an die Leistungsträger so einsichtig zu entwickeln und darzustellen, wie es gegenüber Laien erforderlich ist (s. S. 5).

Krankheit und Erwerbstätigkeit

Erwerbstätigkeit im rechtlichen Sinne meint jede auf Gewinn abzielende, entgeltliche und erlaubte Arbeitstätigkeit, mit der ein Arbeitnehmer den Lebensunterhalt für sich und seine Angehörigen deckt. Sofern sie auf Dauer angelegt ist, ist oft auch vom „Beruf“ die Rede, selbst wenn für diese Tätigkeit keine geregelte Ausbildung erforderlich ist bzw. kein anerkanntes „Berufsbild“ existiert.

Fast alle Krankheiten haben Auswirkungen auf die berufliche Leistungsfähigkeit des Menschen. Diese muß vor dem Hintergrund der *konstitutionellen Eigenschaften* (Geschlecht, Körpermaße, Nationalität usw.), der durch Ausbildung, Training und Erfahrung *erworbenen Fähigkeiten* (physisch, psychisch und intellektuell) und vor allem der aktuell (noch) *vorhandenen Fertigkeiten und individuellen Belastungsfaktoren* beurteilt werden (50). Eine dem einzelnen gerecht werdende Begutachtung hat dafür zu sorgen, daß zwischen einer Leistungs*fähigkeit* (zu der natürlich auch die aus gesundheitlichen Gründen eingeschränkte Leistungs*bereitschaft* gehört) und den beruflichen Leistungs*anforderungen* (psychophysische Beanspruchung durch die Arbeit selbst, aber auch durch die klimatischen, thermischen, sozialen und arbeitsorganisatorischen Bedingungen am Arbeitsplatz) eine bestmögliche Übereinstimmung hergestellt wird. Dazu ist neben der i. e. S. medizinischen und sozialen Anamnese (30)

a) die genaue Erhebung des schulischen und beruflichen Werdegangs eines Versicherten und
b) die Klärung seiner aktuellen Belastbarkeit erforderlich.

Zu a): Der Gutachter sollte sich unbedingt darüber informieren, *unter welchen Umständen* in früheren Beschäftigungsverhältnissen gearbeitet wurde, um erstens die arbeitsbedingte Gesamtbelastung eines Versicherten und zweitens eventuelle beruflich bedingte Spätfolgen richtig beurteilen zu können. Sehr aufschlußreich können dabei oftmals auch Informationen über die *Gründe der Beendigung früherer Arbeitsverhältnisse* sein (Wohnortwechsel, Heirat/Scheidung, bessere Verdienstmöglichkeiten, Konfliktsituation am Arbeitsplatz, subjektive Überforderung durch die Arbeit als ganze oder einzelne ihrer Elemente, Erkrankungen, Unfälle usw.).

Zu b): Angesichts der Schwierigkeiten, die gesundheitliche Eignung oder Nichteignung eines Patienten für eine bestimmte Erwerbstätigkeit abzuschätzen, kommt dem Vergleich der beruflich geforderten Arbeitsleistungen, die bekannt sein müssen, mit artverwandten, alltäglich noch möglichen Verrichtungen (in Familie, Haus, Garten und Freizeit) eine wichtige Bedeutung zu.

Die Schwierigkeiten, die mit jeder Prognose über die zukünftige Entwicklung der Leistungsfähigkeit eines Versicherten verbunden sind, lassen sich nur dadurch in einem gewissen Umfang beherrschen, daß sich der Gutachter über die Dynamik der Erkrankung und der Funktionseinbußen in den zurückliegenden Jahren ein Bild zu machen versucht. Von den oftmals zum Begutachtungszeitpunkt erneut angefertigten medizinisch-technischen Befunden ist dagegen – erst recht beim Vorliegen verwertbarer Unterlagen – weit weniger zu erwarten als gemeinhin angenommen wird.

In den meisten Fällen hat der Gutachter auf der Basis von Anamnese und Untersuchung ein *quantitatives* und *qualitatives Leistungsbild* über die vorhandenen Fertigkeiten (sog. *positives Leistungsbild*) und die aus gesundheitlichen Gründen erforderlichen Ausschlüsse (sog. *negatives Leistungsbild*) zu erstellen (17, 32, 35, 39). Daraus muß hervorgehen,

a) *wo, wann und mit wie schwerer körperlicher Arbeit* ein Versicherter eingesetzt werden kann,
b) in *welcher Körperposition* er arbeiten kann,
c) *welche gesundheitlich oder therapeutisch bedingten Einschränkungen* erforderlich sind und
d) *welche sonstigen Bedingungen* gegeben sein oder geschaffen werden müssen, um ihm den Arbeitsplatz zu erhalten oder ihn ins Erwerbsleben zu (re-)integrieren.

Zu a) *Einsatzort:* z. B. im Freien, in geheizten und/oder ungeheizten Werkhallen, in temperierten Räumen.

Einsatzdauer und Einsatzzeiten: vollschichtig – unter Hinweis auf die übliche Wochenstundenzahl – mit/ohne Überstunden, mehr als halbschichtig, unterhalbschichtig; Normalschicht, Früh- und/oder Spätschicht, Nachtschicht, Wochenendarbeit.

Einsatzweise: zeitweise, überwiegend oder dauernd mit körperlich schweren (über 25 kg), mittelschweren (ca. 10–25 kg) oder leichten (bis zu 10 kg) Hebe- und Tragearbeiten bzw. mit welchen seelisch-geistigen Anforderungen.

Zu b) *Körperposition:* zeitweise, überwiegend oder dauernd stehend, gehend, sitzend, vornübergebeugt, mit erhobenen Armen, knieend, bückend, hockend, kletternd, treppensteigend.

Zu c) *Einschränkungen:* vorübergehend (z. B. postoperativ oder während einer Schwangerschaft) oder dauernd hinsichtlich Arbeiten

- unter Zeitdruck (Fließbandarbeit, Akkord, kurztaktige Arbeitsrhythmen),
- in Kälte/Nässe/Hitze oder unter wechselnden klimatischen Bedingungen,
- auf Leitern oder Gerüsten oder an sonstigen risikoreichen Arbeitsplätzen mit Selbst- und/oder Fremdgefährdung,
- mit häufigem Bücken oder in Zwangshaltungen,
- unter einer Vielzahl schädlicher Einflüsse (Lärm, Schmutz, Säuren/Laugen/Lösungsmitteln, Allergenen, Staub/Rauch/Gase/Dämpfe, Erschütterungen/Vibrationen),

– an Einzelarbeitsplätzen oder an Plätzen mit besonderen Anforderungen an die Sinnesorgane (räumliches Sehen, Farbtüchtigkeit, volles Hörvermögen, normales Riechvermögen), die Koordination, die Leistung einzelner Muskelgruppen, die Fingerfeinmotorik, die Konzentration und/oder die Reaktionsgeschwindigkeit, aber auch
– mit besonderen Vorschriften über die erforderliche Arbeitskleidung oder zu sonstigen Arbeitsschutzmaßnahmen, wenn diese aus medizinischen Gründen nicht möglich sind.

Zu d) *Sonstige Bedingungen:* z. B. Arbeiten unter Beaufsichtigung, zusätzliche Pausen, maximal zumutbare Wege zum Arbeitsplatz, bestimmte Kostformen, medizintechnische Hilfsmittel, Atemschutz, Arbeitsschutzkleidung (Helme, Brillen, Hörschutz usw.), technische Arbeitshilfen, Kfz-Hilfen usw.

Wenn ein medizinisches Gutachten – wie leider nicht selten der Fall – nur festhält, daß ein Versicherter „bloß noch mit leichten Arbeiten" beschäftigt werden kann, und dann vielleicht zusätzlich noch etliche Ausschlüsse nennt, durch die Tätigkeiten in ganzen Berufszweigen ausgeschlossen werden, ist das für die Auftraggeber wenig hilfreich. Die wirklich erforderlichen Einschränkungen müssen genannt werden, aber eben nur diese, denn jede medizinisch unnötige Einschränkung reduziert lediglich die Chance der Wiedereingliederung. Außerdem muß deutlich werden, was der Versicherte denn (positiv) noch kann und vielleicht sogar besser als andere (32, 48).

In manchen Fällen kann/muß die Beantwortung der Frage, ob Eignung für einen *bestimmten* Beruf besteht, den Auftraggebern überlassen werden. Dies übersteigt die Kompetenz des *medizinischen* Sachverständigen. Insbesondere bei Berufen, deren Tätigkeitsmerkmale nicht allgemein bekannt sind oder je nach Arbeitsplatz erheblich differieren können, sind die notwendigen Erhebungen zum Anforderungsprofil separat von kompetenter Seite aus zu erheben, bevor der Arzt zur Eignung Stellung nehmen kann.

Alterungseinflüsse, Frauen-/ Teilzeitarbeit, Schichtarbeit

Altersbedingte Leistungseinbußen sind für eine Vielzahl körperlicher Funktionen aus der Arbeitsphysiologie (26, 57) geläufig. Im Vergleich mit der größten körperlichen Leistungsfähigkeit im frühen Erwachsenenalter (25–30 Jahre) zeigt sich im Alter von 60 Jahren bei den meisten Funktionsuntersuchungen des Herz-Kreislauf-Systems, der Atmung und der Muskulatur eine Einbuße um 20–40%. Die geistige Leistungsfähigkeit zeigt zwar ebenfalls altersbedingte Veränderungen, kann aber keineswegs pauschal als Einbuße beschrieben werden. Die Lernfähigkeit bleibt bis ins hohe Alter erhalten. Zwar steigt der Zeitbedarf für eine Lernleistung – vermutlich aufgrund von Leistungseinbußen der Sinnesorgane, Abnahme der Reaktionsgeschwindigkeit, fehlendem Lerntraining usw. – an, aber die Fehlerzahl sinkt jenseits des 40. Lebensjahres deutlich ab. Größere Genauigkeit und Sorgfalt charakterisieren oft die Arbeit der erfahrenen Älteren. Schwierigkeiten bereitet oftmals die Einschätzung des Krankheitswertes einer Minderung der *psychischen Leistungsbereitschaft* in den letzten Jahren des Erwerbslebens. Die korrekte Beurteilung setzt voraus, daß objektiv leistungsmindernde Faktoren (z. B. durch hirnorganische Abbauprozesse) ausgeschlossen werden. Zusatzbegutachtungen durch erfahrene Nervenärzte sollten in solchen Fällen selbstverständlich sein.

Ansonsten ist die Leistungsfähigkeit im Erwerbsleben auch bei Personen im sechsten Lebensjahrzehnt individuell nach denselben Grundsätzen zu beurteilen wie oben dargestellt (S. 119f). Wo angezeigt, sollten alle rehabilitativen Möglichkeiten genutzt werden.

Frauenarbeit ist in den modernen Industriegesellschaften wesentlich häufiger als dies früher der Fall war. Zugleich hat sich das Spektrum der auch von Frauen ausgeübten Berufe erheblich erweitert.

Frauenarbeit ist vor einem doppelten Hintergrund zu betrachten.

a) Die maximale muskuläre Leistungsfähigkeit der Frau ist i. d. R. um 20–30% niedriger anzusetzen als beim Mann. Dies sagt aber nichts aus über die Dauerbelastbarkeit der Frau. Wegen der biologischen und funktionellen Unterschiede (Körpermaße, Muskelmasse, Hormonhaushalt usw.) existieren für Frauen (12, 25, 61) gesetzliche Arbeitsschutzvorschriften, insbesondere für Schwangere und Mütter.
b) Trotz häufiger *Teilzeitarbeit* können die berufsbedingten Belastungen erheblich sein.

Zu a) Frauen verrichten in großem Umfang Arbeiten, die den hausfraulichen Tätigkeiten nahestehen (Kochen, Putzen, Pflege usw.). Manche der von Frauen ausgeübten Tätigkeiten gehen mit beträchtlichen körperlichen Anstrengungen (Arbeiten in Großküchen, Putzen von Schulen oder Werkhallen), monotonen Haltungen (Büro, Bildschirm, Verpackung, Verkauf, Gastronomie, Bügeln), stereotypen Bewegungen (Postverteilung, Montierarbeiten usw.) einher oder werden in Kleinunternehmen erbracht, die arbeitsmedizinisch und ergonomisch nicht optimal betreut sind (12). Die psychische Leistungsfähigkeit der Frau ist sicherlich nicht geringer als die des Mannes, eher höher. Frauen würden zwar mitunter als „klagsam" gelten, so VETTER (61), aber vielleicht sind sie nur mitteilungsfreudiger. Der Krankenstand liegt – entgegen verbreiteter Auffassung – selbst bei Einbeziehung der schwangerschaftsbedingten Fehlzeiten *unter* der der Männer (6, 61).

Zu b) Teilzeitarbeit ist bei Frauen zur Reduzierung der Doppel- bzw. Dreifachbelastung (Haushalt/Beruf/Kinder- und/oder Altenversorgung) besonders weit verbreitet. Sie ermöglicht oft erst den Wiedereinstieg ins Erwerbsleben und gestattet trotz besonderer familiärer Inanspruchnahme ein gewisses Zusatzeinkommen.
Teilzeitarbeitsplätze haben jedoch ihre eigenen Probleme (12, 49): sie existieren überwiegend für weniger qualifizierte Tätigkeiten, werden relativ schlechter bezahlt und begründen geringere Rentenansprüche. Oft wird wegen der geringeren zeitlichen Inanspruchnahme vom Arbeitgeber eine relativ größere Leistung bzw. eine geringere Fehlerquote erwartet, ebenso geringere Fehlzeiten. Die zeitliche Gesamtbelastung kann (z. B. bei langen Arbeitswegen oder ungünstigen Verkehrsanbindungen) an eine Vollzeittätigkeit heranreichen. *Heimarbeiten* (herkömmlicher Art wie Tele-Heimarbeiten) meiden zwar wegebedingte Zusatzbelastungen, bedeuten aber häufig größere soziale Unsicherheit, Isolierung bei der Arbeit und mangelnde Aufstiegschancen. Auch die *fehlende* Trennung von Beruf und Privatleben kann u. U. ein zusätzlicher Belastungsfaktor sein.

Schichtarbeit ist eine Realität des Arbeitslebens, die bei der Leistungsbeurteilung besondere Beachtung verlangt (8, 36, 47).

Bundesweit wird von ca. 20% der Arbeitnehmer irgendeine Form der Schichtarbeit verrichtet, davon ca. 2/3 Spätschicht, 1/3 zusätzlich Nachtschicht (8, 36). In manchen Branchen – bevorzugt in Großbetrieben – kann die Quote der Schichtarbeiter 70% und mehr erreichen. Nach englischen Untersuchungen lehnen 20–30% der Arbeitnehmer jede Form von Schichtarbeit ab, 10% sehen für sich darin gewisse Vorteile und 60–70% akzeptieren Schichtarbeit als mehr oder weniger unbeeinflußbare Realität des Erwerbslebens.

Die wichtigsten gesetzlichen Bestimmungen (Arbeitszeitordnung, Gewerbeordnung, Mutterschutzgesetz, Jugendarbeitsschutzgesetz) zu diesem Thema sollte der in diesem Bereich tätige Gutachter ebenso kennen wie die Auswirkungen der Schichtarbeit auf den Organismus und das Leistungsvermögen.

Für Schichtarbeiter existieren auch zahlreiche tarifvertragliche Sondervereinbarungen über Freischichten und/oder Zusatzurlaub, die bei der Beurteilung der Gesamtbelastung u. U. natürlich ebenfalls berücksichtigt werden müssen.

Folgende psychophysische Belastungen sind zu beachten:
Vegetative Störungen (des Schlafes, des Appetits, der Verdauung, der Ausgeglichenheit usw.) sind – besonders bei Schichtformen mit *Nachtarbeit* – relativ häufige Manifestationen eines ungenügenden Anpassungsvermögens des Organismus an die unphysiologischen Wach- und Arbeitszeiten. Mit Ausnahme der Schlafstörungen finden sich aber gegenüber Tagarbeitern z. T. breite Überlappungen. Eine erhöhte Morbidität oder Mortalität durch Schichtarbeit (außer bei ehemaligen Schichtarbeitern, die vorzeitig ausscheiden mußten) ist aber bisher nicht erwiesen. Bei ansonsten vergleichbaren Arbeitsbedingungen ist Schichtarbeit – vor allem Nachtarbeit – in der Regel als ein zusätzlicher Belastungsfaktor zu werten.

Bei Schichtarbeit – am stärksten bei dauernder *Spätschicht* – leidet insbesondere das familiäre Zusammenleben. Die Möglichkeiten der Freizeitgestaltung und Erholung können erheblich beeinträchtigt sein. Solche Störungen des sozialen Wohlbefindens können langfristig negative Auswirkungen auf die Erwerbsfähigkeit haben (36, 47).

Die Begutachtung der *Schichttauglichkeit* (generell oder einzelner Schichtsysteme) hat neben den medizinisch begründeten Ausschlüssen (u. a. instabiler Diabetes mellitus, behandlungsbedürftige Hyperthyreose, zerebrale Anfallsleiden, Nachtblindheit, Ulkusleiden, Depressionen, Schlafstörungen, funktionelle Kopfschmerzsyndrome) vor allem zu klären, ob einzelne oder gar mehrere weitere „objektive" Erschwernisse bei der speziellen zu verrichtenden Arbeit oder im privaten Bereich bestehen, die schließlich zu einer nicht zumutbaren Gesamtbelastung des Versicherten führen würden.

Ärztliche Begutachtung und Leistungsfähigkeit im Erwerbsleben – spezielle Aspekte

Arbeitsunfähigkeit in der GKV

Der Begriff der „Arbeitsunfähigkeit" (AU) ist *nicht gesetzlich definiert*, sondern durch die Rechtsprechung geprägt worden. Es handelt sich um einen typischen unbestimmten Rechtsbegriff, der aus verschiedenen (medizinischen und nichtmedizinischen) rechtserheblichen Tatbestandsmerkmalen besteht (s. auch S. 82).

Der Arzt und Gutachter hat sich (nur) zum Vorliegen der *medizinischen* Sachverhalte zu äußern.

Nach der *Rechtsprechung* liegt AU vor, wenn ein Versicherter *aus Krankheitsgründen* seine *zuletzt ausgeübte* Erwerbstätigkeit (oder eine ähnlich geartete) überhaupt nicht oder nur mit der Gefahr fortsetzen kann, seinen Gesundheitszustand in absehbarer Zeit zu verschlimmern. Zu berücksichtigen ist stets die *gesamte arbeitsrechtlich geforderte Tätigkeit.* Eine quantitativ oder qualitativ verstandene Teilarbeitsfähigkeit kennt das Sozialrecht ebensowenig wie das Arbeitsrecht; auch bei gestufter Wiedereingliederung (§ 74 SGB V) nach schwerer Krankheit ist deshalb ein Versicherter aus sozialrechtlicher Perspektive so lange weiter arbeitsunfähig, bis er in vollem Umfang seine alte Arbeit wieder aufgenommen hat (vgl. hierzu 15, 27, 31, 56).

Sinn der als Lohnersatzleistungen zu verstehenden Geldleistungen bei Krankheit (Lohnfortzahlung, Krankengeld) ist es, das Arbeits*verhältnis* zu schützen. Von dieser Zielsetzung her ist die Formulierung der „zuletzt ausgeübten Tätigkeit" zu verstehen. Es muß sich dabei nicht notwendigerweise *ausschließlich* um die Tätigkeiten des letzten Arbeits*platzes* handeln, z. B. wenn ein Arbeitnehmer schon normalerweise an verschiedenen Arbeitsplätzen seines Betriebes gearbeitet hatte. Ausschlaggebend ist vielmehr der Inhalt des Arbeits*vertrages.* Dies setzt aber die Kenntnis der *vertraglich geforderten* Arbeitsleistung bzw. Informationen über Umfang und Wahrnehmung des Direktionsrechtes des Arbeitgebers voraus. In Zweifelsfällen muß Klärung durch die Versicherungsträger (Krankenkassen) erfolgen.

Besteht nach Art und Dauer der Erkrankung aber *keine* Rückkehrerwartung mehr, kann logischerweise auch nicht mehr von einem Schutzbedarf des – faktisch – beendeten Arbeitsverhältnisses gesprochen werden. In diesen Fällen sollte rechtlicher Maßstab – ähnlich wie bei rechtlich gekündigtem Arbeitsverhältnis – nur noch indirekt die „zuletzt" ausgeübte Tätigkeit sein, da dann auf Tätigkeiten „verwiesen" werden könnte, die der zuletzt ausgeübten „im wesentlichen" entsprechen (31, 56).

Ist das Arbeitsverhältnis beendet, sind Personen, die zuletzt in einem anerkannten Ausbildungsberuf gearbeitet haben, zunächst allenfalls *innerhalb* dieses Berufsfeldes verweisbar. Bei ungelernter Arbeit ist das Verweisungsspektrum u. U. größer. Es ist rechtlich *nicht von Bedeutung*, ob ein entsprechender Arbeitsplatz nachgewiesen werden kann.

Vom Arzt bzw. dem ärztlichen Gutachter sind folgende Fragen zu klären:

a) Liegt eine Krankheit im Sinne der Krankenversicherung vor?
b) Zu welchen Funktionseinbußen hat diese Krankheit geführt?

Zu a) Krankheit im Sinne der GKV ist ein regelwidriger Körper- oder Geisteszustand, der einer Behandlung bedarf und/oder Arbeitsunfähigkeit zur Folge hat. Behandlungsbedürftigkeit ist also keine *notwendige* Voraussetzung für das Vorliegen von Krankheit, entscheidend ist die Regelwidrigkeit des Zustandes, die AU und/oder Behandlungsbedürftigkeit verursacht. Soziale Gründe einer Arbeitsunfähigkeit (z. B. familiäre Konflikte, Arbeitsplatzverlust, Umzug usw.) sind demzufolge solange keine Krankheiten, wie sie nicht zu funktionalen Einbußen geführt haben. Zu den wirtschaftlichen Aspekten vgl. 16.

Zu b) Die Beschreibung der funktionalen Einbußen ist die Hauptaufgabe des Gutachters.

Die Frage, ob die beschriebenen Funktionseinbußen ein (erneutes) Tätigwerden am letzten Arbeitsplatz ermöglichen, ist streng genommen schon nicht mehr die Aufgabe des ärztlichen Gutachters, auch wenn dies in der Praxis bis heute weithin noch so gehandhabt wird. Es ist eine *Entscheidung der Krankenkassen.*

Bei *bestehendem Arbeits-/Beschäftigungsverhältnis* ist zu klären, ob die krankheitsbedingten Funktionseinbußen von der Art sind, daß sie die Erbringung der zuletzt geforderten Arbeit zulassen oder ob das nicht der Fall ist. In vielen Fällen ist das augenscheinlich, dann erübrigt sich im Rahmen einer Massenverwaltung die detaillierte Beschreibung eines Leistungsbildes.

Bei *nicht-(mehr) bestehendem Beschäftigungsverhältnis* ist dagegen immer ein Leistungsbild zu zeichnen (s. S. 119 ff), sobald feststeht, daß es sich um eine chronische Behinderung handelt, die einerseits durch weitere Behandlungsversuche oder medizinische Reha-Maßnahmen nicht besserbar ist, die andererseits aber nach Art und Umfang aus medizinischer Sicht Rentenleistungen nicht vorstellbar erscheinen läßt, so daß entsprechende Empfehlungen an die Leistungsträger nicht gegeben werden können.

Die Entscheidungen hinsichtlich (weiterer) Arbeitsunfähigkeit oder Verweisbarkeit ans Arbeitsamt sind von den Krankenkassen (oder Gerichten) zu treffen und von diesen den Versicherten mitzuteilen.

Bei den AU-Begutachtungen kommen vermehrt Patienten zur Beobachtung, deren „funktionelle" Erkrankungen durch Einflüsse psychosozialer Art (familiäre und/oder berufliche Konfliktsituationen, Kündigungen, allgemeine Psychasthenie, Persönlichkeitsstörungen, Suchterkrankungen, aber auch mangelnde Mitwirkung am Heilungsverlauf oder Aggravation bei allgemeinen Entlastungswünschen mit sekundärem Krankheitsgewinn) kompliziert sind (19, 29, 40, 51). Wo eine Begutachtung diese Einflüsse – obwohl vorhanden – nicht aufdeckt, ist sie blind; wo sie sie aufdeckt, aber nicht positiv zu beeinflussen vermag (z. B. durch entsprechende Beratung oder weiterführende Therapieempfehlungen im Gutachten), bleibt sie dennoch nutzlos.

Der sozialmedizinische Gutachter für die gesetzliche Krankenversicherung – die „Eingangshalle" der Sozialversicherung mit „Drehscheibenfunktion" (52) – sollte bei medizinisch unklaren Fällen rechtzeitig eine gebietsärztliche Zusatzbegutachtung, evtl. auch stationäre Abklärung, veranlassen, um die Sachverhaltsklärung zügig voranzubringen und um dann *möglichst frühzeitig* geeignete Rehabilitationsmaßnahmen einleiten zu können. Aus therapeutischer und rehabilitativer Perspektive sind die AU-Begutachtungen wesentlich wichtiger als die Rentenbegutachtungen, bei denen oftmals keine „Weichen" mehr gestellt werden können. Es gilt, was mit Blick auf Rentenverfahren wiederholt von erfahrenen Gutachtern empfohlen wurde (14, 33): rasche Abklärung, da jede unnötige Verzögerung das Risiko „antitherapeutischer Effekte" beinhaltet.

Gesundheitlich bedingte Minderungen der Erwerbsfähigkeit als Begutachtungsanlaß der Angestelltenversicherung

Gemeinsamer Hintergrund der (meisten) Begutachtungen für die AV und die GRV sind tatsächliche oder vermutete chronische Behinderungen, die einen Arbeitnehmer entweder an der Erbringung einer *bestimmten* Arbeitsleistung hindern oder bei denen sich die Frage stellt, ob die betreffenden Personen überhaupt (noch) für irgendwelche Tätigkeiten auf dem allgemeinen Arbeitsmarkt einsetzbar sind.

Die Kosten beruflicher Reha-Maßnahmen (ca. 100 000,– DM) werden überwiegend von der Bundesanstalt für Arbeit, daneben von den Unfall- und Rentenversicherungsträgern getragen.

Die folgenden Hinweise berücksichtigen vor allem den häufigsten Fall, nl. Begutachtung von Reha-Anträgen bei Kostenträgerschaft der AV.

Berufsfördernde Maßnahmen dürfen von der *Arbeitsverwaltung* nur finanziert werden, wenn beim Antragsteller eine Behinderung mit besonderen Auswirkungen auf die berufliche Tätigkeit vorliegt. Diese sind im § 2 der sog. Anordnung „Reha" der Bundesanstalt für Arbeit (Satzungsrecht) zusammengestellt.

Danach müssen *als Folge der Behinderung* die Aussichten, „beruflich eingegliedert zu werden oder zu bleiben" a) wesentlich und b) nicht nur vorübergehend gemindert sein.

Die ärztliche Begutachtung soll bei Erwachsenen, die zuvor in einem Ausbildungs- oder Beschäftigungsverhältnis standen, in der Regel zunächst klären, ob überhaupt Zuständigkeit der Bundesanstalt für Arbeit gegeben ist. Es wird deshalb nach dem Vorliegen der medizinischen Voraussetzungen

- für Berufs- bzw. Erwerbsunfähigkeit (bzw. nach der erheblichen Gefährdung der Erwerbsfähigkeit) sowie
- für die Anerkennung eines/r Arbeitsunfalls/Berufskrankheit gefragt.

In diesen Fällen wären ggf. die Rentenversicherungsträger leistungspflichtig, sofern die versicherungsrechtlichen Voraussetzungen erfüllt sind, oder aber die Unfallversicherungsträger.

Ferner soll gesichert sein, daß medizinische Reha-Maßnahmen zur vollständigen Rehabilitation nicht ausreichend sind.

Die Gutachten für die Arbeitsverwaltung sollen sich ferner – im Einzelfall natürlich abhängig vom konkreten Gutachtenauftrag – in der Regel dazu äußern,

- ob bei *Ersteingliederung* eine Ausbildung im Rahmen eines normalen Lehrverhältnisses möglich oder eine solche unter den besonderen Bedingungen eines Berufsbildungswerkes erforderlich ist,
- ob bei *Wiedereingliederung* durch Einhaltung bestimmter Arbeitsumstände bzw. Verwendung bestimmter technischer Hilfen nicht doch ein langfristiges Verbleiben im erlernten bzw. zuletzt ausgeübten Beruf möglich ist,
- ob der Versicherte für die vorgesehene Ausbildung/Umschulung oder den vorgesehenen Beruf gesundheitlich geeignet ist und
- ob ggf. eine Unterbringung in einer Werkstätte für Behinderte angezeigt ist und die dafür geforderten Voraussetzungen (z. B. weitgehende Unabhängigkeit von Pflege) gegeben sind.

In all diesen Fällen sind arbeitsmedizinische – ggf. zusätzlich (vom Psychologen) psychologische – Leistungsbilder zu erstellen (3, 32).

Ähnliches gilt für Begutachtungen von Versicherten, die Qualifizierungs-, Umschulungs- oder Arbeitsbeschaffungsmaßnahmen *abgebrochen* oder ein bestehendes Arbeitsverhältnis *gekündigt* haben und dafür gesundheitliche Gründe geltend machen.

Begutachtung der Berufs- oder Erwerbsunfähigkeit im Rahmen der GRV

(siehe hierzu auch Seite 84 und 89)

Die *Rentenversicherungsträger* haben Begutachtungen zu veranlassen, wenn Versicherte Anträge auf Reha-Maßnahmen oder Berufs- bzw. Erwerbsunfähigkeit stellen bzw. wenn Maßnahmen zur Rehabilitation nicht erfolgreich waren. Hinsichtlich der Erstellung der Gutachten gelten auch hier die auf S. 119ff gemachten Ausführungen.

Die Entscheidung, ob aus den funktionellen Beeinträchtigungen BU oder EU resultiert, ist wiederum Sache der Rentenversicherungsträger (BfA, LVAen, Bundesbahnversicherungsanstalt, Seekasse, Bundesknappschaft) bzw. der Sozialgerichte, da der medizinische Befund grundsätzlich nicht allein maßgebend ist (53).

Für den niedergelassenen Arzt ist wichtig, daß grundsätzlich zuvor alle medizinischen und beruflichen Rehabilitationsmöglichkeiten (soweit vom Alter und Schweregrad der Erkrankung her noch erfolgversprechend) ausgeschöpft sein sollten.

Im Vorfeld von Rentenanträgen und deren Begutachtungen ist es u. U. auch *ärztliche* Aufgabe (wenngleich nicht die des *Gutachters*), einem Versicherten deutlich zu machen, daß die Fortführung dieser oder jener Berufstätigkeit durchaus nicht mit gesundheitlichen Gefahren verbunden ist, sondern ein Leiden auch positiv beeinflussen kann.

Die Frage, wann in der Praxis Ansprüche der Versicherten auf BU- oder EU-Rente gerechtfertigt sein können, ist nicht pauschal und nicht leicht in Kürze zu beantworten. Zunächst sind die gesetzlichen Vorgaben zu beachten: Die Gewährung einer *Berufsunfähigkeitsrente* ist davon abhängig, daß die Erwerbsfähigkeit des Versicherten auf *weniger* als die Hälfte einer gesunden Vergleichsperson *mit ähnlicher Ausbildung und gleichwertigen Fähigkeiten* herabgesunken ist (§ 43 SGB VI).

Kann also z. B. ein gelernter und als solcher vollschichtig tätiger Dachdecker wegen krankheitsbedingter dauerhafter Trittunsicherheit überhaupt nicht mehr seinen Beruf ausüben und kann er durch Reha-Maßnahmen nicht in einen gleichwertigen Beruf umgeschult werden (Reha vor Rente!), der ihm einen vergleichbaren sozialen Status und ein vergleichbares Einkommen sichert, und sind ferner die versicherungsrechtlichen Voraussetzungen für den Rentenbezug erfüllt, kann u. U. eine BU-Rente gewährt werden, wenn aus medizinischer Sicht nur Tätigkeiten möglich sind, deren Annahme für den Betreffenden (nach dem Mehrstufenschema des Bundessozialgerichtes) einen *wesentlichen* sozialen Abstieg bedeuten würde. Die BU-Rente soll eine solche Entwicklung ja gerade ausschließen.

Hat – um ein anderes Beispiel zu wählen – eine Telefonistin einen vollschichtigen Arbeitsplatz, den sie krankheitsbedingt nicht mehr vollschichtig wahrnehmen kann, so wäre sie aber noch *nicht* berufsunfähig (s. Definition „weniger" als die Hälfte), wenn sie die Tätigkeit noch halbschichtig ausüben kann und sie einen entsprechenden Arbeitsplatz innehat.

Kann ein Facharbeiter aus gesundheitlichen Gründen aber nur noch *einfachste* körperliche und geistige Tätigkeiten vollschichtig verrichten, ist der Betreffende in der Regel berufsunfähig. Derartige Tätigkeiten findet man nämlich nur auf der untersten Stufe, und dies wäre dann eben ein unzumutbarer sozialer Abstieg.

Wichtig ist, daß die Feststellung der Berufsunfähigkeit keineswegs daran gebunden ist, daß ein Versicherter die vorgesehene Regelausbildung durchlaufen hat. Entscheidend ist die Stellung des Betreffenden im Erwerbsleben. Kriterium ist oftmals seine tarifliche Einstufung. Hat er z. B. als Vorarbeiter Vorgesetztenfunktion gehabt, so daß er faktisch die Stelle eines Berufserfahrenen einnimmt, mag ihm u. U. auch dann eine BU-Rente gewährt werden, wenn er in diesem Beruf nie einen ordentlichen Lehrabschluß erreicht hatte. In vielen Fällen muß aber von seiten der Verwaltungen, ggf. der Gerichte, geprüft werden, welche von mehreren ausgeübten Tätigkeiten eines Versicherten als dessen Hauptberuf betrachtet werden muß (1, 9, 20).

Erwerbsunfähigkeit liegt vor, wenn ein Versicherter außerstande ist, eine Erwerbstätigkeit in gewisser Regelmäßigkeit auszuüben oder ein Arbeitsentgelt zu erzielen, das ein Siebtel der monatlichen Bezugsgröße übersteigt. In der Regel wird EU angenommen, wenn ein Versicherter weniger als zwei Stunden pro Tag arbeiten kann – ausgenommen bei Selbständigkeit (§ 44 SGB VI). Bei der Beurteilung von EU ist grundsätzlich eine Verweisung auf alle denkbaren Tätigkeiten sozial zumutbar.

Medizinische Rehabilitationsmaßnahmen

Ausgangssituation

Im Mittelpunkt der folgenden Ausführungen stehen die Reha-Maßnahmen der GRV. Die z. T. etwas andersartigen Gesichtspunkte bei der Begutachtung von Kuranträgen anderer Leistungsträger werden hier nicht angesprochen.

Vor Durchführung einer stationären Heilbehandlung durch die GRV wird eine aussagefähige gutachtliche Stellungnahme gefordert (63). Die Begutachtung auf diesem Sektor setzt die Kenntnis der Zielsetzung der Maßnahmen und Informationen über das Rentengeschehen voraus.

Derzeit stellen Erkrankungen des Bewegungsapparates die häufigste Ursache einer Frühberentung dar (21–33% bei Männern/Frauen der AV), gefolgt von Krankheiten des Herz-Kreislaufsystems (14/32%) und psychischen Leiden (10/22%). Das Spektrum der Berentungsleiden zeigt damit erhebliche Umschichtungen gegenüber dem Beginn der 80er Jahre (60), als Herz-/Kreislaufkrankheiten mit über 40% im Vordergrund standen und seelische Störungen in weniger als 8% den Frühberentungen zugrunde lagen. Die Ursachen sind unklar. Die *wesentlichen* Determinanten der Frühberentungsziffern sind rentenrechtliche Maßnahmen, konjunkturbedingte Arbeitsmarktentwicklungen und demographische Veränderungen. Rückschlüsse auf Morbidität und Mortalität in der Bevölkerung sind über die Rentenzugangszahlen nicht möglich (13, 22, 45).

Vor diesem „rentenepidemiologischen" Hintergrund sind die Bemühungen, gemäß dem Leitspruch „Rehabilitation vor Rente" die Frühberentung durch medizinische Maßnahmen der Rehabilitation zu reduzieren bzw. den Rentenfall hinauszuschieben, nüchtern zu sehen. Bei Spätfällen scheint dies definitiv nicht der Fall zu sein (2). Ob dieses Ziel bei globaler Betrachtung – also bei Einbeziehung aller Erkrankungen und der Frührehabilitation – erreicht werden kann, ist umstritten.

Bei Suchterkrankungen erreichen Reha-Maßnahmen offenbar in einem beträchtlichen Umfang das gesetzte Ziel (28, 34), bei anderen Krankheiten (z. B. bösartigen Neubildungen) wird es kontrovers beurteilt (34, 37). An Evaluationskonzepten wird gearbeitet (59).

Die Begutachtung von medizinischen Reha-Maßnahmen steht vor dem Hintergrund einer allgemein akzeptierten Betrachtungsweise. Die Rehabilitation geht (in ihrer angloamerikanischen Theorie) von gesundheitlichen Schäden (impairments) aus, die *Funktionseinbußen* (disabilities) verursachen, die ihrerseits zu Beeinträchtigungen im sozialen Leben (handicaps) führen.

Die rehabilitativen Bemühungen der deutschen Sozialleistungsträger sind mit der in den USA formulierten Reha-Theorie in partieller Übereinstimmung (7). Es fällt das wesentlich breitere Spektrum der in der Bundesrepublik „rehabilitierten" Gesundheitsschäden auf, bei denen von *erheblichen Funktions*beeinträchtigungen nicht immer gesprochen werden kann (z. B. zahlreiche Stoffwechselstörungen, Leberenzymanomalien, Infekte der oberen Luftwege usw.) und bei denen auch die Teilnahme am sozialen oder beruflichen Leben nicht oder fast nicht tangiert ist. „Rehabilitation" in Deutschland ist in einem beträchtlichen Umfang präventiver Art, ohne daß – wie es das RehaAnglG (§ 1 Abs. 2) fordert – aus medizinischer Sicht tatsächlich eine Behinderung in absehbarer Zeit drohen würde. So hatten bei ambulanten Reha-Antragstellern fast 50% überhaupt keine Fehltage wegen des Reha-Leidens in den vorhergehenden drei Jahren (24, 42).

Die Begutachtung des Rehabilitationsbedarfes

Maßgebend für Indikationsstellung und Begutachtung sind die relativ strengen *gesetzlichen Bestimmungen* (§ 10 SGB VI): Die Erwerbsfähigkeit muß wegen Krankheit oder

Behinderung *erheblich* gefährdet oder (bereits) gemindert sein, die Minderung der Erwerbsfähigkeit soll „absehbar“ sein (nach juristischer Auffassung beinhaltet dies einen Zeitraum von ca. drei Jahren) und durch die Leistungen muß „voraussichtlich“ bei Gefährdung die Minderung der Erwerbsfähigkeit abgewendet und bei geminderter Erwerbsfähigkeit diese *wesentlich* gebessert oder wiederhergestellt werden können (s. auch S. 70ff).

Auf die etwas anders formulierten gesetzlichen Bestimmungen für die ambulanten und stationären Vorsorge- und Reha-Maßnahmen (§§ 23, 24 und 40, 41 SGB V) der GKV, die Heilbehandlungen der gesetzlichen Unfallversicherung, die Kurmaßnahmen im sozialen Entschädigungsrecht (§ 10, 11 BVG) und die Beihilfevorschriften für Beamte (§§ 7, 8 BhV) wird hier nicht eingegangen (vgl. 18, 43, 44, 55).

Wichtig ist ferner das Wirtschaftlichkeitsgebot. Ist eine ambulante haus- oder fachärztliche Behandlung „ausreichend“ oder ist primär ein Erholungseffekt beabsichtigt, kommen stationäre Maßnahmen über die Rentenversicherung in der Regel nicht in Betracht.

Die Klinifizierung geringfügiger Beschwerden bzw. die Durchführung von Maßnahmen mit geringer Erfolgsaussicht ist vom Gesetzgeber nicht beabsichtigt.

Aus *ärztlicher Sicht* ist die Berücksichtigung präventivmedizinischer Gesichtspunkte bei *besonderer Risikofaktorenkonstellation* geboten, da in solchen Fällen möglichst frühzeitig interveniert werden sollte. Es kann – auch aus gesundheitspolitischer Perspektive – nicht Sinn der Rehabilitation sein zuzuwarten, bis tatsächlich schwere Gefährdungen oder gar Minderungen der Erwerbsfähigkeit eingetreten sind.

Bei Anschlußheilbehandlungen (AHB) nach schweren Erkrankungen und großen Operationen sind kurze Berichte der Klinikärzte an die Leistungsträger üblich. Hier entfallen ausführliche Begutachtungen.

Bei der Begutachtung aller anderen Heilmaßnahmen, die der Wiederherstellung der Erwerbsfähigkeit dienen, sollte ein ähnliches Leistungsbild gezeichnet werden wie oben (S. 119ff) beschrieben, weil nur dann die funktionellen Beeinträchtigungen hinreichend deutlich werden. Die Formulargutachten verlangen dies bisher allerdings nicht. In der Regel sollen – je nach Auftrag – folgende Fragen geklärt werden:

a) Welche Krankheiten/Behinderungen liegen vor, und zu welchen Funktionseinbußen haben sie geführt?
b) Welche therapeutischen/rehabilitativen Maßnahmen sind bisher mit welchem Erfolg zum Einsatz gekommen?
c) Ist eine Krankenhausbehandlung erforderlich?
d) Ist eine Erholungsmaßnahme ausreichend?
e) Ist aus medizinischer Perspektive einer beruflichen Reha-Maßnahme der Vorzug zu geben?
f) Ist der Patient kur- und reisefähig?
g) Bietet er Gewähr für „kurgerechtes Verhalten“, also für aktive Mitwirkung bei der Erreichung des Reha-Zieles?

Zu a): Es sollte versucht werden, den Schweregrad der funktionellen Einbußen zu beschreiben. Außerdem sollte sich der Gutachter klar dazu äußern, *wie dringlich* die Durchführung der Maßnahme ist (liegt Arbeitsunfähigkeit vor?), *wann* sie optimalerweise durchgeführt werden sollte, *wie lange* sie dauern sollte und ggf. welche von mehreren Erkrankungen primär der Rehabilitation bedarf; es können auch besonders geeignete Kliniken vorgeschlagen werden.

Als allgemein anerkannte Indikationen gelten – neben gravierenden Verletzungsfolgen – vor allem:

- Koronare Herzkrankheit, incl. Z.n. Myokardinfarkt und Z.n. aortokoronarer Bypass-Operation, aber auch die typischen Risikofaktoren,
- zerebrale und periphere arterielle Durchblutungsstörungen, insbesondere Z.n. Apoplex mit Funktionsbeeinträchtigungen, auch postoperativ; daneben fortgeschrittene Formen der venösen Insuffizienz,
- neurologische Funktionseinbußen aus anderen Ursachen (Hirnblutung, Tumor, periphere Nervenaffektionen),
- Bronchial- bzw. Lungenerkrankungen mit Obstruktion (Asthma, Bronchitis, Emphysem) und Z.n. Lungenoperationen,
- chronisch entzündliche Erkrankungen des Darmes und seiner Anhangsgebilde,
- schlecht einstellbarer Diabetes mellitus,
- chronische Krankheiten der Nieren, der ableitenden Harnwege und der weiblichen Genitalorgane, Z.n. größeren Operationen,
- entzündliche und degenerative Erkrankungen des Bewegungsapparates mit Funktionseinbußen, insbes. auch Z.n. größeren chirurgischen/orthopädischen Operationen,
- Abhängigkeitserkrankungen (Alkohol, Drogen, Medikamente),
- Neurosen (nach vorheriger ambulanter psychotherapeutischer Mitbehandlung).

Zu b): Die physikalischen Therapiebemühungen sowie deren Erfolg/Mißerfolg sollten ebenso erfragt werden wie die medikamentösen. Eine adäquate Einschätzung eines chronischen Leidens über den Therapiebedarf ist nur möglich, wenn längere Zeiträume (z. B. die letzten drei Jahre) zugrundegelegt werden.

Zu c): Krankenhausbehandlungen sind erforderlich, wenn der Gesundheitszustand des Patienten den Einsatz der diagnostischen und therapeutischen Mittel einer Klinik verlangt und diese Maßnahmen keinen Aufschub dulden.

Zu d): Die Durchführung von Erholungsmaßnahmen ist grundsätzlich keine Aufgabe der Sozialleistungsträger. Gutachtlich (und juristisch!) ist deshalb (trotz solcher Anfragen an den Gutachter in den Formularen) allerdings auch bis heute ungeklärt, was eine „reine Erholungsmaßnahme" ist bzw. – korrekter – wo die Grenzen zwischen dem Verantwortungsbereich des einzelnen und den Pflichten der Solidargemeinschaften verlaufen.

Zu e): Die Frage des Vorrangs beruflicher Reha-Maßnahmen ist insbesondere bei jüngeren Antragstellern zu prüfen, die noch viele Jahre der Erwerbstätigkeit vor sich haben.

Zu f): Nicht „kurfähig" sind i. d. R. Patienten mit weit fortgeschrittenen Erkrankungen der Lunge oder des Herz-Kreislauf-Systems oder mit akuten Infektionskrankheiten. Selbstverständlich kommen auch keine bewußtlosen Patienten oder reine Pflegefälle für eine Reha-Maßnahme in Frage.

Zu g): Nur wer an seiner Rehabilitation aktiv mitwirken *will* – Ausschluß von Patienten, bei denen keine Mitarbeit (Aufgabe eines Genußmittelkonsums, Reduktion des Körpergewichtes, regelmäßige Gymnastik usw.) erwartet werden kann –, ist für eine Reha-Maßnahme geeignet. Dieser Gesichtspunkt sollte bei der gutachterlichen Urteilsbildung, *insbesondere bei Wiederholungs-Maßnahmen*, berücksichtigt werden. Auch etwaige eigene Bemühungen der Antragsteller, mit ihrem Leiden leben zu lernen, z. B. im Rahmen von Selbsthilfegruppen, können bei der Beantwortung der Frage des Reha-Bedarfes hilfreich sein.

Schwerpflegebedürftigkeit

(s. auch S. 79)

Seit Inkrafttreten des SGB V erbringt die GKV Leistungen (häusliche Pflegehilfe oder Geldleistung) bei Schwerpflegebedürftigkeit (§§ 53, 57 SGB V), wenn Versicherte nach ärztlicher Feststellung so hilflos sind, „daß sie für die gewöhnlichen und regelmäßig wiederkehrenden Verrichtungen im Ablauf des täglichen Lebens auf Dauer in sehr hohem Maße der Hilfe bedürfen".

Verfahren: Die Leistungen werden entweder formlos mit einem freien ärztlichen Attest oder über ein Gutachten des behandelnden Arztes bei der zuständigen Krankenkasse beantragt; diese veranlaßt dann eine Begutachtung durch den Medizinischen Dienst der Krankenversicherung (MDK). In der Regel soll der Versicherte *in seiner häuslichen Umgebung* begutachtet werden.
Da die Sozialhilfe nachrangig leistungspflichtig ist, werden Patienten, die Pflegegeld beziehen, durch die Sozialhilfe-Verwaltungen aufgefordert, bei ihrer Krankenkasse entsprechende Anträge zu stellen. Diese administrativen Hintergründe, die gar nichts über das Vorliegen von Schwerpflegebedürftigkeit i. S. des § 53 SGB V aussagen, sind bei niedergelassenen Ärzten nicht immer bekannt. Trotz dieser amtlichen Aufforderung zur Antragstellung ist also in jedem Einzelfall dennoch zu prüfen, ob Schwerpflegebedürftigkeit gemäß § 53 SGB V vorliegt.
Die gutachtliche Beurteilung im MDK zeigt mit Quoten nicht befürworteter Anträge zwischen 5 und fast 50% (Lit. bei 41) noch beträchtliche Unterschiede, die die derzeit noch bestehende Rechtsunsicherheit widerspiegeln.

Da eine Rechtsprechung zu diesem Leistungssektor bisher nicht existiert, kann sich der Gutachter bisher nur am Gesetzestext, an den Richtlinien der Spitzenverbände der Krankenkassen und einigen juristischen Abhandlungen orientieren (11, 21, 54).

Die Richtlinien der Spitzenverbände zählen zu den „gewöhnlichen und regelmäßig wiederkehrenden Verrichtungen im Ablauf des täglichen Lebens":

a) die Bereiche Mobilität und Motorik,
b) den Hygienebereich,
c) den Bereich der Ernährung und
d) den Bereich der Kommunikation.

Zu a): Hierher gehören das Gehen, Stehen, Treppensteigen, das Hinsetzen und Aufstehen, das Hinlegen und Aufrichten, aber auch sonstige (motorische) Verrichtungen.

Zu b): der Hygienebereich umfaßt das selbständige Waschen, Duschen und/oder Baden, das Zähneputzen und Kämmen, die Benutzung der Toilette, das An- und Auskleiden sowie die Reinigung der Wohnung.

Zu c): Nahrungsbeschaffung (Einkaufen), Nahrungszubereitung und Nahrungsaufnahme.

Zu d): Die Kommunikation beinhaltet das Sprechen, Hören und Sehen.

Zu diesen Bereichen hat der Arzt/Gutachter ein detailliertes Leistungs- bzw. Funktionsbild zu erstellen, den Hilfebedarf zu beschreiben und ggf. der Krankenkasse auch Hinweise zu geben, durch welche Maßnahmen (z. B. Hilfsmittel, medizinische Rehabilitation) der Hilfebedarf verringert werden kann.

Die Ursache der Unfähigkeit zur Verrichtung der genannten Tätigkeiten – motorische (Lähmungen, Arthrosen, allgemeine Schwäche) oder seelisch-geistige (Antriebsstörungen, Desorientiertheit, Demenz) Gründe – ist für die Leistungsgewährung irrelevant.

Vergleichsmaßstab soll der *gleichaltrige* Nichtbehinderte sein, was besonders bei der Begutachtung von Kindern und Greisen zu beachten wäre. Namentlich in sehr hohem Alter mit stets vorhandenen Leistungseinbußen stellt sich aber die Frage, ob der *reale* Hilfebedarf nicht ein besserer Ausgangspunkt der Begutachtung ist als der hypothetische Differenzbetrag (11). Der bloße, aber möglicherweise zeitintensive Betreuungsbedarf zur Abwendung möglicher Gefahrensituationen (z. B. durch Synkopen, in seltenen Phasen mangelnder Orientierung usw.), dessen gutachtliche Behandlung in den Richtlinien der Spitzenverbände leider ausgespart wird, begründet nach bisheriger Rechtslage noch keine Schwerpflegebedürftigkeit.

Die Hilfsbedürftigkeit soll nach den Richtlinien in „nahezu allen Bereichen" und in „sehr hohem Maße" bestehen; die Unfähigkeit zur Ausübung einzelner Verrichtungen (z. B. Schuhe binden, Hemden knöpfen), insbesondere wenn ihnen wirksam begegnet werden kann (durch bandloses Schuhwerk, durch Tragen von T-Shirts oder Pullovern usw.) reicht nicht aus, um Schwerpflegebedürftigkeit zu bejahen. Da die häusliche Pflegehilfe die Pflege des Versicherten nur *ergänzen* soll (§ 55 SGB V), ist in der Regel davon auszugehen, daß der zeitliche Pflegegesamtaufwand für den Hilfsbedürftigen erheblich über 25 Stunden pro Monat (oder einer Stunde pro Tag) liegen muß. Als alleiniges Maß ist der zeitliche Aufwand gleichwohl nicht geeignet. Die Einschätzung verlangt eine Gesamtbetrachtung, in der neben dem Zeitbedarf Art, Anzahl, Intensität sowie physische und psychische Belastungen durch die Pflegeverrichtungen gewertet werden müssen.

Wichtig ist schließlich, daß die zur näheren Erläuterung von Krankheiten bzw. Behinderungen dienenden Adjektiva „schwerkrank", „schwerbehindert" und „schwerpflegebedürftig" unterschiedliche Bedeutungen haben. So ist ein Karzinompatient mit Metastasen stets schwerkrank, aber er wird erst schwerpflegebedürftig im Sinne des Gesetzes, wenn er in den genannten Bereichen auf Dauer in sehr hohem Maß auf Hilfe angewiesen ist. Erst recht läßt weder der Begriff der Schwerbehinderung noch der der Hilflosigkeit im sozialen Entschädigungsrecht („automatisch") einen Rückschluß auf das Vorliegen von Schwerpflegebedürftigkeit zu.

Literatur

1 Adami, M.: Neue Rechtsprechung zur Berufs- und Erwerbsunfähigkeit, Teil I u. II. Soz. Versicher. (1989) Heft 3, 64–68; Heft 4, 90–95

2 Angermann, B.: Ergebnisse nach medizinischen Rehabilitationsmaßnahmen des Jahres 1984, Teil I u. II. Med. Inform. ärztl. Dienst LVA Ober- u. Mittelfranken, April/Juni 1989

3 Benz, M.: Die Entscheidungskriterien des Leistungsträgers bei Maßnahmen der beruflichen Rehabilitation. Wege zur Sozialversicher. 43 (1989) 161–176

4 Brenner, W., H. J. Florian, E. Stollenz, H. Valentin, M. A. Zober: Arbeitsmedizin aktuell, Loseblatt-Sammlung. Fischer, Stuttgart 1979/1990

5 Bundesanstalt für Arbeit: GABI, Grundwerk ausbildungs- und berufskundlicher Informationen. Verlag für Fortbildung und Wissen, Nürnberg, fortlaufend, seit 1985

6 Bundesverband der Betriebskrankenkassen: Krankheitsarten- und Arbeitsunfallstatistik 1988. Essen, 1989

7 Caplan, A. L., D. Callahan, J. Haas: Ethical and policy issues in rehabilitation medicine. Hastings Cent. Rep. 17 (1987) 1–20

8 Ehrenstein, W.: Schichtarbeit. Münch. med. Wschr. 132 (1990) 58–64

9 Eicher, W.: Die Verweisbarkeit von Rentenantragstellern auf andere Tätigkeiten im Rahmen der gesetzlichen Rentenversicherung – Eine Zusammenfassung der BSG-Rechtsprechung. Sozialgerichtsbarkeit (1988) Heft 9, 357–365

10 Eicher, W.: Das medizinische Gutachten im sozialrechtlichen Verfahren. Medizinrecht 7 (1989) 118–122

11 Eicher, W.: Schwerpflegebedürftigkeit als leistungsauslösendes Moment in der gesetzlichen Krankenversicherung. Sozialgerichtsbarkeit 37 (1990) 129–137

12 Ellwanger, K., G. Ott-Gerlach: Frauen im Erwerbsleben: Sozial- und arbeitsmedizinische Aspekte. Kurzfassung eines Forschungsprojektes mit verschiedenen Beiträgen. Öff. Gesundh.-Wes. 50 (1988) Sonderheft 1, 1–77

13 Faßmann, H., M. Kentner, J. Passenberger, R. Wassilewski: Frühinvalidisierung – ein multifaktorielles Geschehen. Zusammenfassender Bericht über eine sozialepidemiologische Untersuchung möglicher Ursachen der Frühberentung in Baden-Württemberg. Öff. Gesundh.-Wes. 47 (1985) 546–550

14 Foerster, K.: Zum Verlauf neurotischer Störungen nach Begutachtungen im Sozialrecht. Med. Sachverständ. 81 (1985) 36–40

15 Gerlach, W.: Die für die Beurteilung der Arbeitsunfähigkeit maßgebende Arbeit. Wege zur Sozialversicher. 42 (1988) 158–166

16 Göschel, G., G. Wolff: Fehlzeiten. Elektrizitätswirtschaft 88 (1989) 689–717

17 Großpietzsch, R., M. Ihmann: Sozialmedizinische Begutachtung. Überlegungen zu einem Qualitätssicherungsprogramm. Dtsch. Ärztebl. 86 (1989) C 584–587

18 Hartmann, J.: Zur Begutachtung der Beihilfefähigkeit von Sanatoriumsbehandlungen und Heilkuren. Med. Sachverständ. 84 (1988) 122–124

19 Häußler, S.: Arbeitsunfähigkeit. Probleme des Kassenarztes bei der Verordnung von Arbeitsruhe wegen Krankheit. Kassenarzt 22 (1982) 5713–5723

20 Hennies, G.: Rechtsgrundlagen der Begutachtung im System der sozialen Sicherung, Wiedergutmachung und Privatversicherung. In Marx, H. H.: Medizinische Begutachtung. Grundlagen und Praxis, 6. Aufl. Thieme, Stuttgart 1992. 28

21 Igl, G.: Die Begriffe „Pflegebedürftigkeit“ und „Schwerpflegebedürftigkeit“. Med. Sachverständ. 87 (1991) 88–92

22 Kentner, M., L. Wolff, D. Weltle: Zur Sozialabhängigkeit der Frührentenstatistik. Öff. Gesundh.-Wes. 52 (1990) 675–680

23 Kertzendorff, K.: Ärztliche Gutachtertätigkeit in der gesetzlichen Rentenversicherung. Med. Sachverständ. 86 (1990) 111–119

24 Kiefer, K. H., H. Piechowiak: Daten zur Lebenssituation von Reha-Antragstellern. Anhaltspunkte für „objektiven“ Reha-Bedarf? Dtsch. Rent.-Versicher. (1991) Heft 2–3, 155–163

25 Konietzko, J.: Die Gefährdung der Frau am Arbeitsplatz. In Konietzko, J., H. Dupuis: Handbuch der Arbeitsmedizin. Ecomed, Landsberg 1989 (S. III - 6.1)

26 Konietzko, J., H. Dupuis: Handbuch der Arbeitsmedizin, Loseblatt-Sammlung. Ecomed, Landsberg 1989

27 Kummer, P.: Die Arbeitsunfähigkeit im Krankenversicherungsrecht. Med. Sachverständ. 82 (1986) 86–89

28 Löffler, H. E., W. Müller-Fahrnow, M. F. Schuntermann, H. G. Dinkloh: Die Rehabilitations-Verlaufsstatistik – Ergebnisse eines Forschungsprojektes zur Epidemiologie in der medizinischen Rehabilitation, Teil I: Die Reha-Wiederholungsquote. Dtsch. Rent.-Versicher. (1988) Heft 12, 696–733

29 Marx, H. H.: „Krankschreiben“ – wen, wann und wie lange? Allgemeinarzt 10 (1988) 744–748

30 Marx, H. H.: Das medizinische Gutachten. In Marx, H. H.: Medizinische Begutachtung, Grundlagen und Praxis, 6. Aufl., Thieme, Stuttgart 1991 (S. 9 ff)

31 May, A.: Die krankheitsbedingte Arbeitsunfähigkeit. Feststellung und Rechtsbegriff. Sozialgerichtsbarkeit 35 (1988) 477–481

32 Mentzel, R.: Besonderheiten und Schwierigkeiten der arbeitsamtsärztlichen Begutachtung. Med. Sachverständ. 83 (1987) 115–119

33 Missler, H.: Degenerative Veränderungen an der Wirbelsäule aus der Sicht der gesetzlichen Krankenversicherung und ihres Medizinischen Dienstes. Med. Sachverständ. 85 (1989) 120–123

34 Müller-Fahrnow, W., H. E. Löffler, M. F. Schuntermann, H. Klosterhuis: Die Rehabilitations-Verlaufsstatistik – Ergebnisse eines Forschungsprojektes zur Epidemiologie in der medizinischen Rehabilitation, Teil II: Die sozialmedizinische Prognose. Dtsch. Rent.-Versicher. (1989) Heft 3, 170–203

35 Müller-Held, W., H. Rebscher, K. Schütgens: Medizinischer Dienst der Krankenversicherung. Asgard, Sankt Augustin 1989/90

36 Münstermann, J., K. Preiser: Schichtarbeit in der Bundesrepublik Deutschland. Forschungsbericht Humanisierung des Arbeitslebens 8. Bundesminister für Arbeit und Soziales, Bonn 1978

37 Neumann, G.: Stationäre Heilbehandlungen wegen bösartiger Neubildungen – eine epidemiologische Studie. Öff. Gesundh.-Wes. 50 (1988) 613–625

38 Nüchtern, E.: Der Arzt als Gutachter. Öff. Gesundh.-Wes. 53 (1991) 1–6

39 Pannen, H. D.: Sozialmedizin in der medizinischen Rehabilitation der Rentenversicherung. Amtl. Mitt. LVA Rheinprovinz (1989) Heft 6, 283–305

40 Piechowiak, H.: Vegetative Dystonie und Arbeitsunfähigkeit. Med. Sachverständ. 85 (1989) 159–162

41 Piechowiak, H.: Probleme der Feststellung der Schwerpflegebedürftigkeit aus medizinischer Sicht. Med. Sachverständ. 87 (1991) 96–101

42 Piechowiak, H., S. Schewe: Reduzieren stationäre Heilverfahren die Arbeitsunfähigkeit? Eine sozialmedizinische Analyse. Münch. med. Wschr. 132 (1990) 113–117

43 Plentz, K., L. Krum: Heilkuren/Sanatoriumsaufenthalt. Das Gesundheitsamt zwischen Anspruch und Wirklichkeit. Öff. Gesundh.-Wes. 51 (1989) 770–773

44 Prechtel, J.: Zum Problem der Kurbegutachtung im sozialen Entschädigungsrecht. Med. Sachverständ. 84 (1988) 23–28

45 Rehfeld, U.: Variable Einflußfaktoren in ihrer Auswirkung auf die Frühinvalidität. Öff. Gesundh.-Wes. 49 (1987) 142–147

46 Ridder, P.: Die Patientenkarriere. Von der Krankheitsgeschichte zur Krankengeschichte. Enke, Stuttgart 1974

47 Rutenfranz, J., P. Knauth: Schichtarbeit und Nachtarbeit. Probleme – Formen – Empfehlungen, 2. Aufl. Bayerisches Staatsministerium für Arbeit und Soziales, München 1987

48 Schian, H.-M.: Rehabilitation im Betrieb. Arbeitsmed. Sozialmed. Präventivmed. 23 (1988) 185–189

49 Scholz, J. F.: Teilzeitbeschäftigte in der sozialmedizinischen Begutachtung. Med. Sachverständ. 84 (1988) 44–46

50 Scholz, J. F.: Katalog der individuellen Belastungsfaktoren einer Arbeitnehmertätigkeit. Med. Sachverständ. 84 (1988) 118–119

51 Silomon, H.: Arbeitsunfähigkeit. In Rauschelbach, H. H., K.-A. Jochheim: Das neurologische Gutachten. Thieme, Stuttgart 1984 (S. 71–87)

52 Silomon, H.: Der Einzelfall und die Regel – aus der Sicht des Vertrauensärztlichen Dienstes und der gesetzlichen Krankenversicherung. Med. Sachverständ. 83 (1987) 15–18

53 Silomon, H.: Welche Rente für welchen Patienten? Was Sie über „Berufsunfähigkeit" wissen sollten. Was Sie über „Erwerbsunfähigkeit" wissen sollten. Allgemeinarzt 10 (1988) 806–809, 892–896, 957–958

54 Spitzenverbände der Krankenkassen: Richtlinien über die Abgrenzung des Kreises der schwerpflegebedürftigen Personen vom 9. 8. 1989. Begutachtungsanleitung Schwerpflegebedürftigkeit (8. 10. 1990). In Müller-Held, W:, H. Rebscher, K. Schütgens: Medizinischer Dienst der Krankenversicherung. Asgard, Sankt Augustin 1989/90 (S. III 5.1/2)

55 Spitzenverbände der Krankenkassen: Gemeinsame Grundsätze für ambulante Vorsorge- und Rehabilitationskuren vom 11. 9. 1989. In Müller-Held, W., H. Rebscher, K. Schütgens: Medizinischer Dienst der Krankenversicherung. Asgard, Sankt Augustin 1989/90 (S. III 4.3)

56 Steinwedel, U.: „Verweisung" bei Arbeitsunfähigkeit. Soz.-Versicher., Juni 1988, 151–157

57 Valentin, H., G. Lehnert, H. Petry, J. Rutenfranz, K. Stalder, G. Weber, H. Wittgens, H. J. Woitowitz: Arbeitsmedizin, 3. Aufl., Bd. I u. II. Thieme, Stuttgart 1985

58 Verband Deutscher Rentenversicherungsträger: Leitfaden für die sozialmedizinische Begutachtung in der gesetzlichen Rentenversicherung, 4. Aufl., Fischer, Stuttgart 1986

59 Verband Deutscher Rentenversicherungsträger: Projektgruppe „Evaluation der Rehabilitation". Entwicklung praktikabler Konzepte zur Beurteilung medizinischer Rehabilitationsmaßnahmen der Rentenversicherungsträger, Frankfurt am Main, Februar 1987

60 Verband Deutscher Rentenversicherungsträger: Statistik: Rentenzugang des Jahres 1989 einschließlich Rentenwegfall/Rentenumwandlung, Frankfurt am Main, April 1990

61 Vetter, L.: Arbeitsmedizinische Probleme bei Frauen in der sozialmedizinischen Begutachtung, Teil I u. II. Öff. Gesundh.-Wes. 47 (1985) 227–231, 258–260

62 Wiester, W.: Über die ärztliche Gutachtertätigkeit im Sozialgerichtsverfahren. Hinweise eines Richters für Ärzte. Med. Sachverständ. 86 (1990) 106–111

63 Wille, G.: Die ärztliche Begutachtung zur Einleitung von medizinischen Rehabilitationsmaßnahmen aus Sicht eines Rentenversicherungsträgers (BfA). Med. Sachverständ. 84 (1988) 29–34

6 Begutachtung im Schwerbehindertenrecht

H. H. Marx

Die gutachterliche Tätigkeit auf diesem Gebiet nimmt vor allem für niedergelassene Ärzte einen relativ breiten Raum ein, denn sie werden häufig von ihren Patienten mit der Bitte konfrontiert, ihnen ein Attest oder ein Gutachten darüber anzufertigen, daß sie „schwerbehindert" seien. Daß dabei viele Patienten überhaupt nicht wissen, was in dem 1974 in Kraft gesetzten, 1986 novellierten „Gesetz zur Sicherung der Eingliederung Schwerbehinderter in Arbeit, Beruf und Gesellschaft" enthalten ist, wird eher zu verstehen sein als die Erfahrungstatsache, daß auch manche in der Praxis tätigen Ärzte nicht genau wissen, was Zweck und Inhalt dieses Gesetzes und damit wichtige Aufgaben des behandelnden Arztes sind. Diesem Mißstand soll hier durch einige praktische Hinweise abgeholfen werden (1, 3, 5, 7). Einzelheiten über die Deutung, begriffliche Definierung, Zielsetzung und Auswirkungen dieses Gesetzes sind außerdem im juristischen Teil dieses Buches (S. 76 ff) niedergelegt.

Für die Schadensbemessung im Rahmen des Schwerbehindertengesetzes und des sozialen Entschädigungsrechts gelten die Schätzwerte, die in den „Anhaltspunkten für die ärztliche Gutachtertätigkeit", Ausgabe von 1983, angegeben sind, solange diese nicht in einer in späteren Jahren zu erwartenden Neuausgabe revidiert sind. Die bei den einzelnen Gesundheitsschäden aufgeführten Zahlen beziehen sich auf die prozentuale Minderung der Erwerbsfähigkeit = MdE, sie gelten gleichlautend – aber ohne Prozent – für den Grad der Behinderung = GdB im Schwerbehindertenrecht.

Die Bewertung einzelner Erkrankungen im Rahmen des SchwbG findet sich im hinteren Teil dieses Buches.

Der offensichtlich für relativ viele Menschen erstrebenswerte Zustand, sich in die Gruppe der sogenannten Schwerbehinderten einreihen zu können, besagt folgendes: „Schwerbehinderte i. S. dieses Gesetzes sind nach § 1 Personen, die körperlich, geistig oder seelisch behindert und infolge ihrer Behinderung in ihrer Erwerbsfähigkeit nicht nur vorübergehend um wenigstens 50% gemindert sind, sofern sie rechtmäßig im Geltungsbereich dieses Gesetzes wohnen, sich gewöhnlich aufhalten oder eine Beschäftigung als Arbeitnehmer ausüben." Selbstverständlich hat das Gesetz demnach nun auch Gültigkeit für die fünf Länder der ehemaligen DDR, wo es ja ein derartiges Gesetz bis zur Wiedervereinigung nicht gegeben hat.

Im einzelnen ist in der Praxis folgendes zu beachten:

Es können nur solche Gesundheitsstörungen angeführt werden, die „nicht nur vorübergehend" bestehen, was im allgemeinen bedeutet, daß der Zeitraum solcher von der Norm abweichender Befunde sechs Monate überschreitet. Dabei ist regelwidrig stets nur derjenige Gesundheitszustand, der von dem für das jeweilige Lebensalter typischen abweicht. Dies bedeutet, daß die normalen Alterserscheinungen, also auch in weitem Umfang die regelmäßigen Verschleißerscheinungen an den Gefäßen oder den Gelenken, keine Behinderung i. S. der gesetzlichen Vorschriften sind und deshalb auch keine besonderen GdB bedingen. Ebensowenig bedeutsam für die Bewertung sind die häufig aufgeführten „Zustände nach", z. B. nach Gallenblasenoperationen, nach Leistenbruch, oder Senk-Spreizfüße, altersentsprechende Venenzeichnungen usw.

Als Grundlage der Bewertungsmaßstäbe gelten die „Anhaltspunkte für die ärztliche Gutachtertätigkeit", letzte Ausgabe 1983 (1, 6). Es sollte aber bedacht werden, daß es sich bei den „Anhaltspunkten" lediglich um Richtlinien mit einem nicht ganz geringen Ermessensspielraum handelt, die weder Gesetzes- noch Verordnungscharakter haben und auch nicht aufgrund einer besonderen gesetzlichen Ermächtigung erlassen worden sind.

Die meisten Mißverständnisse bei Patienten und Ärzten entstehen im Hinblick auf die Bedeutung der quantitativen Wertung körperlicher Behinderung durch den sogenannten Grad der Behinderung = GdB, was früher so wie heute noch im sozialen Entschädigungsrecht als MdE = Minderung der Erwerbsfähigkeit bezeichnet wird (5). Dabei muß man an dieser Stelle noch einmal hervorheben, daß kein direkter qualitativer Bezug zwischen diesen Bewertungskriterien und den für eine Berentung maßgeblichen Zuständen einer Berufs- oder Erwerbsunfähigkeit besteht. Wer also den Grad der Behinderung mit der magischen Zahl 50 erreicht oder überschreitet, wird deshalb nicht automatisch Rente erhalten, wohl aber räumt ihm der Gesetzgeber materielle Vorteile ein, wie z. B. Vergünstigungen hinsichtlich Besteuerung, Urlaub, Sicherstellung des Arbeitsplatzes oder besondere Hilfsmaßnahmen. Differenzen gibt es manchmal zwischen GdB und einer MdE im Rahmen der gesetzlichen Unfallversicherung (UV), die nach anderen Kriterien (s. S. 62f) festgelegt wird.

Nach § 2 SchwbG kann auf Antrag Behinderten, deren GdB unter 50 (aber wenigstens 30) liegt, *Gleichstellung* hinssichtlich Arbeitsplatzsicherung eingeräumt werden (s. S. 77).

Im juristischen Kapitel (s. S. 77) wird auch auf die psychologische Bedeutung einer sogenannten Schwerbehinderung für den Antragsteller hingewiesen, die keineswegs in allen Fällen positiv zu sehen ist. Denn die an sich schon wenig glückliche Formulierung „schwerbehindert", die vom Antragsteller häufig mit „schwerkrank" gleichgesetzt wird, führt in nicht seltenen Fällen dazu, daß die notwendige Eigeninitiative zur Erhaltung der Arbeitsfähigkeit und zur Eingliederung in Beruf und Gesellschaft – was das Gesetz zu fördern vorgibt – im Gegenteil erheblich behindert wird. Deshalb muß der für die Behandlung und ein Attest zuständige Arzt kritisch abwägen, ob den gesetzlich eingeräumten materiellen Vorteilen oder der psychologischen Situation des Antragstellers größeres Gewicht beizumessen ist.

In der Praxis sieht das Verfahren allerdings häufig so aus, daß der behandelnde Hausarzt auf Wunsch seines Patienten, dem er einen Gefallen tun will oder muß, eine ganze Serie von Diagnosen und Beschreibungen vermeintlich krankhafter Zustände zu Papier bringt und diese mit manchmal der eigenen Phantasie entsprungenen Werten eines GdB versieht, damit die zuständige Versorgungsbehörde auch von der Notwendigkeit überzeugt wird, daß eine Schwerbehinderung anzuerkennen sei. Wenn jedoch keine wirklich gravierenden körperlichen oder seelischen Behinderungen vorliegen, wird auf solche Weise oft nur ein langer Weg durch soziale und juristische Instanzen in Gang gesetzt, was erhebliche materielle und ideelle Belastungen nach sich zieht. So kann für den einzelnen Patienten, auf den das Gesetz im positiven Sinn eigentlich ausgerichtet ist, unter Umständen statt Sicherheit und Nutzbarkeit nur Frustration, Enttäuschung und Minderung des Selbstwertgefühls hinterbleiben.

Auf eine besondere Schwierigkeit soll noch eingegangen werden: die *Bewertung von psychisch bedingten Krankheiten* in SchwbG (2, 4) (s. auch S. 61). Selbstverständlich werden auch seelische Gesundheitsstörungen, also Depressionen, Halluzinationen, Orientierungsstörungen usw., quantitativ gewertet, ebenso wie im sozialen Entschädigungsrecht. Hier bedarf es aber einer ganz speziellen Erfahrung und Fingerspitzengefühls, um die richtigen Wertmaßstäbe einzusetzen. Nicht jeder alte Mensch, der häufig stimmungslabil, mutlos oder einsam ist, kann mit der Diagnose „Depression" bzw. „Involutionsdepression" belegt werden.

Auch das sogenannte „Erschöpfungssyndrom", nicht selten im Zusammenhang mit klimakterischen Beschwernissen gedeutet, hat nur selten den Dauercharakter, der für den GdB maßgeblich ist. Andererseits kann nicht übersehen werden, daß es beim Versagen im Berufsleben oder auch im häuslichen Alltag vorzeitige Versagenszustände gibt, wobei besonders Möllhof (Heidelberg 1990) darauf hingewiesen hat, daß diese Syndrome bei den deutschstämmigen Aus- und Übersiedlern häufiger als in der sonstigen Bevölkerung anzutreffen sind. Das sogenannte „Chronic-fatigue-Syndrom" wird wohl in der Mehrzahl der Fälle auf Probleme am Arbeitsplatz, weniger auf somatische Funktionsstörungen zurückzuführen sein. Aber gerade im Organkolorit des fünften und sechsten Lebensjahrzehnts gibt es mancherlei Grenzfälle, für die Umwelt- und Arbeitsweltfaktoren bedeutsam sind, ohne daß man lediglich von einer Art Voralterung sprechen könnte. Durch Heimatverlust, Entbehrung der Bezugssysteme und persönliche Identitätskrisen sind erlebnisreaktive Entwicklungen erkennbar, die dauerhaften Krankheitswert erhalten können.

Ähnliche Schwierigkeiten der Bewertung entstehen vor allem in den Frühstadien der heute zunehmend häufigen *Suchtkrankheiten*, also vor allem Alkohol- und Medikamentenabusus (4). Dabei steht außer Frage, daß organisch fixierte Suchtkrankheiten für den individuellen Grad der Behinderung erhebliches Gewicht haben können.

Die Begutachtung im Schwerbehindertengesetz verlangt die häufig schwierige Feststellung, ob im Einzelfall eine süchtige Abhängigkeit, Mißbrauch oder nur Gewöhnung vorliegt, wozu die Begriffe nicht scharf zu trennen sind. Im Gegensatz zur Kranken- und Rentenversicherung und Justiz spielt die Begutachtung nach dem SchwbG allerdings zahlenmäßig nur eine geringe Rolle. Der Abhängige versucht nämlich, seine Sucht zu kaschieren und stellt deshalb keinen Antrag. Zur Feststellung kommt es dann oftmals eher beiläufig bei Anträgen wegen Leberschaden, Polyneuropathie o. ä. Folgezuständen. Bei *Suchtpatienten* ergibt sich eine maßgebliche Behinderung sowohl aus der Kernstörung der Abhängigkeit – Nichtverfügbarkeit eigener Willensentscheidungen – wie auch aus den zusätzlichen toxischen Folgeschäden des Suchtstoffkonsums, wobei es sich um Organschäden (z. B. Leberschäden, toxische Hirnschäden) oder um suchtbedingte Persönlichkeitsdeformierungen handeln kann. Das Abhängigsein, also die verlorengegangene Kontrolle über den Medikamentengebrauch, bedeutet einen Verlust persönlicher Freiheitsgrade und insofern eine wesentliche Minderung der seelischen Intaktheit und Funktionsfähigkeit. In Analogie zu neurotischen und Persönlichkeitsstörungen sehen die „Anhaltspunkte für die ärztliche Gutachtertätigkeit" bei schwerer Neurose mit sozialen Anpassungsschwierigkeiten einen GdB von mindestens 50 vor, was bei nachgewiesener Abhängigkeit ebenfalls als Minimalsatz vorgegeben ist. Von einer erfolgreichen Entziehungsbehandlung kann frühestens nach zwei Jahren gesprochen werden, weshalb die „Anhaltspunkte" eine für zwei Jahre vorgesehene Heilungsbewährung vorsehen, während denen ein GdB von 30 allein für die Tatsache des Abhängiggewesenseins zuerkannt wird.

Handelt es sich demgegenüber nicht um eine erwiesene Abhängigkeit sondern nur um medikamentösen Mißbrauch, so ist hierfür ein GdB nicht anzusetzen. Das schließt nicht aus, daß in chronischen Fällen von Suchtstoffmißbrauch schwerwiegende körperliche Folgeschäden bestehen und entsprechend zu bewerten sind, noch ehe eine Abhängigkeit eintritt. Auch liegt u. U. in der Zeit des Mißbrauchs eine primär neurotische Persönlichkeitsstörung schwerwiegender Art vor, die ebenfalls zu berücksichtigen ist.

Die Entscheidung über die Bewertung des Einzelfalles liegt immer bei der zuständigen Versorgungsbehörde, also den Versorgungsämtern, bei denen auch der Antrag zu stellen ist. Wegen der hohen Anzahl dieser Anträge und den engen personellen Grenzen dieser Behörden müssen diese sich allerdings im Einzelfall meist auf die exakte Beschreibung des behandelnden Arztes oder auch einer speziellen Klinik verlassen können, da Nachuntersuchungen im Versorgungsamt nicht möglich sind.

Literatur

1 Anhaltspunkte für die ärztliche Gutachtertätigkeit im sozialen Entschädigungsrecht und nach dem Schwerbehindertenrecht. Köllen, Bonn 1983
2 Gephart, W.: Gutachterliche Probleme bei Neurosen und Persönlichkeitsstörungen. Öff. Gesundh.-Wes. 51 (1989) 516
3 Möllhoff, G.: Das novellierte Schwerbehindertengesetz. Öff. Gesundh.-Wes. 50 (1988) 636
4 Plänitz, H.: Begutachtung von Suchtkranken nach dem Schwerbehindertengesetz und im sozialen Entschädigungsrecht. Med. Sachverständ. 86 (1990) 76
5 Rauschelbach, H.-H.: Der Grad der Behinderung (GdB) im novellierten Schwerbehindertengesetz. Med. Sachverständ. 85 (1989) 82
6 Rauschelbach, H.-H., J. Pohlmann: In Rohr, K., H. Sträßer: Handkommentar zum Bundesversorgungsrecht mit Verfahrensrecht. Asgard, Sankt Augustin 1990
7 Schulte, R.-M.: Rechts- und Sozialmedizin für die ärztliche Praxis. Hippokrates, Stuttgart 1990

7 Begutachtung im Rahmen des sozialen Entschädigungsrechts und des Opferentschädigungsgesetzes

H. H. MARX

Die hierfür notwendigen juristischen Grundlagen sind ebenfalls in den „Anhaltspunkten für die ärztliche Gutachtertätigkeit" (1) niedergelegt, außerdem finden sich Hinweise auf dieses Fachgebiet im juristischen Kapitel dieses Buches Seite 75f. Zu beachten ist auch ein neuer Handkommentar (28) zum BVG. Die für das soziale Entschädigungsrecht im einzelnen maßgeblichen Gesetze sind:

1. Das *Bundesversorgungsgesetz (BVG)* in seiner Fassung vom 20. 12. 1950. Hier handelt es sich also um die Versorgung der Teilnehmer des bisher letzten Weltkrieges. Dazu heißt es in § 1 Abs. 1 BVG:
   „Wer durch eine militärische oder militärähnliche Dienstverrichtung oder durch einen Unfall während der Ausübung des militärischen oder militärähnlichen Dienstes oder durch die diesem Dienst eigentümlichen Verhältnisse eine gesundheitliche Schädigung erlitten hat, erhält wegen der gesundheitlichen und wirtschaftlichen Folgen der Schädigung auf Antrag Versorgung" (38).
2. Beschädigte Soldaten der Bundeswehr werden nach dem *Soldatenversorgungsgesetz* vom 5. 3. 1987 versorgt. Darüber wird im einzelnen im nächsten Kapitel berichtet (s. S. 142ff).
3. Eine entsprechende Regelung für beschädigte Zivildienstpflichtige enthält § 47 des *Zivildienstgesetzes* vom 13. 1. 1960.
4. Nach dem *Häftlingshilfegesetz* vom 6. 8. 55 erhalten Personen, die infolge des Gewahrsams eine gesundheitliche Schädigung erlitten haben, wegen der gesundheitlichen und wirtschaftlichen Folgen dieser Schädigung auf Antrag Versorgung in entsprechender Anwendung der Vorschriften des BVG.
5. Nach § 1 Abs. 1 des Gesetzes über die Entschädigung von Opfern von Gewalttaten (*Opferentschädigungsgesetz* = OEG) vom 11. 5. 1976 kann Entschädigung erhalten, wer im Geltungsbereich dieses Gesetzes infolge eines vorsätzlichen, rechtswidrigen tätlichen Angriffs gegen seine oder eine andere Person oder durch dessen rechtmäßige Abwehr eine gesundheitliche Schädigung erlitten hat, wegen der gesundheitlichen und wirtschaftlichen Folgen auf Antrag Versorgung in entsprechender Anwendung der Vorschriften des BVG.
6. Nach § 52 des *Bundesseuchengesetzes* können auf Antrag Personen Entschädigung erhalten, die durch eine gesetzlich vorgeschriebene oder angeordnete oder öffentlich empfohlene Impfung einen Impfschaden erlitten haben.

Kriegsopferversorgung (KOV)

(1, 5, 16, 19, 29, 30, 37)

Für die allgemeine ärztliche Gutachtertätigkeit im Rahmen des sozialen Entschädigungsrechts steht bisher noch die Versorgung der Opfer des letzten Weltkriegs im Vordergrund, obwohl die Zahl der Betroffenen mit zunehmendem Abstand vom Kriegsende 1945 in natürlicher Weise immer geringer wird. Es handelt sich dabei in erster Linie um die Beurteilung behaupteter oder bereits erwiesener Zusammenhänge zwischen kriegsbedingten Ereignissen und nachfolgenden Körperschäden oder Krankheiten sowie um die Festsetzung der durch Kriegseinwirkung bedingten, im Lauf der Jahre oftmals veränderten Minderung der Erwerbsfähigkeit. Auch in diesem Zusammenhang gilt, was bereits zuvor ausgeführt wurde, über die Behinderung i. S. des BVG, wonach „jeder regelwidrige körperliche, geistige und seelische Zustand, der nicht nur vorübergehend zu einer Funktionsbeeinträchtigung führt und eine MdE um wenigstens 10 vom Hundert bedingt, zu bewerten ist." Besonders zu berücksichtigen ist weiterhin im Hinblick auf nicht ganz seltene Neuanträge von Kriegsteilnehmern, die inzwischen in ein hohes Alter eingetreten sind, daß die als Schädigungsfolgen anerkannte MdE stets eine Regelwidrigkeit gegenüber dem für das Lebensalter typischen Zustand voraussetzt (17, 25, 26). Eine weitere Schwierigkeit der Zusammenhangsbeurteilung ist dadurch gegeben, daß die meisten der Kriegsteilnehmer in den jetzt langfristig dazwischenliegenden Jahren andere Krankheiten oder Schädigungen erlitten haben, die keinerlei ursächlichen Zusammenhang mit den kriegsbedingten Einflüssen haben, deshalb als sog. *Nachschaden*, nicht aber als *Folgeschaden* zu beurteilen sind. Auf diese wichtige Unterscheidung und die generelle Bedeutung der Kausalität wurde bereits im juristischen Abschnitt Seite 67 eingegangen, nachfolgend soll dies an einigen praktischen Beispielen noch näher erläutert werden. Im Gegensatz zur Begutachtung im Rahmen des SchwbG steht hier im Vordergrund zunächst die Frage der Kausalität (s. S. 64) (1, 15, 23, 30).

Kausalität

Hier bestehen Probleme vor allem dann, wenn die Erhebungen und der Krankheitsverlauf den Schluß zulassen, daß mehrere Umstände zu einem Erfolg beigetragen haben, daß also neben den schädigungsbedingten Einwirkungen auch schädigungsunabhängige Faktoren wie z. B. Nachkrankheiten, Alterung, Einflüsse der Lebensweise (Nikotin, Alkohol) oder des Berufes wirksam geworden sind. In Zweifelsfällen sollte sich der attestierende Arzt deshalb in seinen Äußerungen zu diesen Zusammenhangsfragen zurückhalten, zumal die Wertung der medizinischen Tatbestände und deren Bedeutung für die Festlegung von Entschädigungsansprüchen nicht seine Aufgabe, sondern diejenige der zuständigen Behörden oder des Sozialgerichtes ist.

Vor allem darf der Gutachter nicht in den für Laien naheliegenden Fehler verfallen, grundsätzlich zeitliche Zusammenhänge auch als kausale anzusehen. Häufig begegnet man ja der Ansicht, daß ein Leiden, das sich in der Nachkriegszeit entwikkelt hat, schon deshalb auf Kriegsereignisse zurückzuführen sei, weil der Patient nachweislich gesund und unbeschädigt in den Krieg gegangen war. Man kann Schädigungsereignisse auch nicht einfach auf irgendwelche nicht näher definierte körperliche Strapazen oder allgemeine Witterungseinflüsse während der Dienstzeit zurückführen. Für den Laien so naheliegende Krankheitsursachen wie Erkältung, Aufregung, Überarbeitung, Ansteckung oder schlechte Verpflegung sind zu allgegenwärtig und deshalb ungeeignet, um als Schädigungsfaktoren Anerkennung zu finden. Das BVG besagt dazu, daß die unmittelbare Kriegseinwirkung nicht die allgemeinen Notstände, denen sich auch die gesamte Bevölkerung nicht entziehen konnte, umfaßt, sondern daß diese eng auszulegen seien. Es müssen demnach präzise Angaben über ein akut wirksames und außergewöhnliches Schädigungsereignis vorliegen und als solche auch in die Akte Eingang finden. Man kann aber keine Kausalzusammenhänge anerkennen, die nur „möglich" sind, denn möglich ist alles, was nicht völlig unmöglich ist, also auch das Unwahrscheinliche. Wenn Zusammenhangsfragen aber auf solch einfache Weise zu klären wären, bedürfte es dazu überhaupt keiner ärztlichen Gutachter mehr.

In den „Anhaltspunkten" heißt es: „Zu den Fakten, die vor der Beurteilung eines ursächlichen Zusammenhangs geklärt sein müssen, gehören der schädigende Vorgang, die gesundheitliche Schädigung und die zu beurteilende Gesundheitsstörung." Die gesundheitliche Schädigung ist die primäre Beeinträchtigung der Gesundheit durch den schädigenden Vorgang, wie z. B. die Verwundung, die Verletzung durch Unfall, die Resistenzminderung durch Belastung. Die verbleibende Gesundheitsstörung ist die *Schädigungsfolge* ... „Zwischen dem schädigenden Vorgang und der Gesundheitsstörung muß eine nicht unterbrochene Kausalkette bestehen, die mit den Erkenntnissen der medizinischen Wissenschaft und den ärztlichen Erfahrungen im Einklang steht. Dabei sind Brückensymptome oft notwendige Bindeglieder. Fehlen Brückensymptome, so ist die Zusammenhangsfrage besonders sorgfältig zu prüfen und die Stellungnahme anhand eindeutiger objektiver Befunde überzeugend wissenschaftlich zu begründen ... Die Fakten, auf die sich die Beurteilung des ursächlichen Zusammenhangs gründen, müssen bewiesen sein. Das bedeutet, daß sie belegt sein müssen oder daß – wenn Belege nicht zu beschaffen sind – zumindest nach den gegebenen Umständen die Überzeugung zu gewinnen ist, daß es so gewesen ist ... Für die Annahme, daß eine Gesundheitsstörung Folge einer Schädigung ist, genügt versorgungsrechtlich die *Wahrscheinlichkeit* des ursächlichen Zusammenhangs. Sie ist gegeben, wenn nach der geltenden medizinisch-wissenschaftlichen Lehrmeinung mehr für als gegen einen ursächlichen Zusammenhang spricht".

„Grundlage für die medizinische Beurteilung sind die von der herrschenden wissenschaftlichen Lehrmeinung vertretenen Erkenntnisse über Ätiologie und Pathogenese. Es genügt nicht, daß ein einzelner Wissenschaftler eine Arbeitshypothese aufgestellt oder einen Erklärungsversuch unternommen hat. Es kommt auch nicht allein auf die subjektive Auffassung des beurteilenden Arztes an (1).

Dies gilt besonders für die behandelnden Ärzte eines Antragstellers bzw. Klägers, wenn sie von den Angehörigen, z. B. in einem Sozialgerichtsverfahren, zu einer Stellungnahme zur Zusammenhangsfrage aufgefordert werden, die dann möglichst „wohlwollend" ausfallen soll. Hier werden dann nicht selten Kausalitätsketten konstruiert, die einer objektiven Beurteilung nicht standhalten können, weil die geschilderten Zusammenhänge allenfalls als möglich, nicht aber als überwiegend oder ausreichend wahrscheinlich anzusehen sind.

Beispiel: Ein 76jähriger Patient verstarb an den Folgen wiederholter Hirnembolien und einer koronaren Herzkrankheit auf dem Boden einer ausgedehnten allgemeinen Arteriosklerose. Als Schädigungsfolgen seit dem zweiten Weltkrieg waren bei ihm anerkannt: „Abgeheilte Verletzung des Bauches, der linken Brustseite und des linken Armes infolge Verwundung, Bauchnarbenbruch erheblichen Grades". Seit 1963 entwickelte sich bei ihm ein Diabetes mellitus mit ungenügend regulierter Stoffwechselentgleisung, den der attestierende Hausarzt ursächlich mit der Bauchwandverletzung in Zusammenhang brachte, obwohl weder klinisch noch sonographisch ein Anhalt dafür gefunden wurde, daß das Pankreas in nennenswerter Weise in Mitleidenschaft gezogen worden wäre. Deshalb konnte auch weder der Diabetes noch die nachfolgende Arteriosklerose mit ihren typischen Gefäßschäden eine Anerkennung als Kriegsbeschädigung finden.

In besondere Beweisnot können Antragsteller kommen, die ihre Anträge verspätet und ohne brauchbare Unterlagen vorbringen, wie dies gelegentlich bei ehemaligen Wehrmachtsangehörigen vorkommt, die heute in Polen oder Rußland leben, wo bisher eine Versorgung für die Kriegsteilnehmer nicht gegeben war. Ergibt sich in einem solchen Verfahren trotz des Bemühens um eine sorgfältige Sachaufklärung kein klares Bild, so kann der Zustand sogenannter „objektiver Beweislosigkeit" gegeben sein, der dann in der Regel zu Ungunsten des Antragstellers gewichtet wird.

Die Anerkennung einer Schädigungsfolge im Sinne der Entstehung setzt also voraus, daß z. Z. der Einwirkung des Schädigungsereignisses noch keine dieser Gesundheitsstörung zugehörigen physischen Veränderungen vorhanden waren. Wo diese aber bereits vorhanden waren, erfolgt die Anerkennung einer Schädigungseinwirkung allenfalls im Sinne der Verschlimmerung. Die Ansichten gehen darüber manchmal auseinander, ob ein Krankheitsgeschehen, das allgemein als anlagebedingt gilt, auch dann als bereits vor der Beschädigung vorhanden anzusehen ist, wenn es dem Krankheitsträger bis dahin noch gar nicht bewußt geworden ist. Man sollte überhaupt mit der Kennzeichnung eines Leidens als *anlagebedingt* recht zurückhaltend sein, weil hier doch manche ätiologischen Fragen noch offen sind und weil der Gutachter auch eine derartige Begründung zur Ablehnung einer Zusammenhangsfrage nicht leichtfertig formulieren darf. Der Antragsteller nimmt ohnehin derartige Behauptungen von anlagebedingter Erkrankung stets mit Skepsis und Widerspruch auf. Andererseits ist natürlich nicht zu bestreiten, daß sich viele Krankheiten ohne jegliche äußere Beeinflussung, also aus der Anlage oder Disposition heraus, entwickeln (6, 8). Das wird z. B. auch heute noch für die meisten der Krebserkrankungen Geltung haben, wohl auch für die Mehrzahl der Herz- und Gefäßerkrankungen. Dagegen haben die Lebensweise, vor allem der Konsum von Genußmitteln (Alkohol, Zigaretten, Ernährung) und manche Medikamente sehr wohl Einfluß auf den späteren Gesundheitszustand, weshalb für die Beantwortung von Kausalitätsfragen stets die Vorbefunde und eine exakte und ausführliche Anamneseerhebung unerläßlich sind.

Die Anerkennung eines sog. *Anlageleidens*, z. B. eines allergischen Bronchialasthmas, kann im Ausnahmefall aber auch einmal im Sinne der Entstehung gerechtfertigt sein, wenn es nämlich erstmals in unmittelbarem Zusammenhang mit einem erwiesenen Schädigungsereignis (Thoraxverletzung oder Unfall) in Erscheinung getreten ist. Deshalb wird sich wohl auf die Dauer auch die Ansicht nicht halten lassen, daß Faktoren, die aus einer klinisch nicht erkennbaren Allergie eine manifeste Krankheit machten, lediglich Verschlimmerungsfaktoren seien, daß die Krankheit objektiv nämlich erst mit der Manifestation der Symptome begonnen habe.

Vielmehr darf man in solchen Ausnahmefällen folgern, daß ein Anlageleiden im Sinne der

Entstehung anzuerkennen ist, wenn das krankhafte Geschehen ohne Mitwirkung der exogenen Faktoren allein aus der Anlage heraus zu diesem Zeitpunkt nicht in Gang gekommen wäre, so daß also die exogenen Faktoren die wesentliche Bedingung des Erfolges waren. Ein Filter in der Anerkennung von Anlageleiden liegt nicht etwa in der Subsumtion unter den Begriff der Verschlimmerung, sondern in der Beurteilung der Bedingungen, unter welchen der ärztliche Sachverständige die äußeren Faktoren als eine wesentliche Mitursache für die Manifestation der Erkrankung ansieht (16).

Dem Gutachter stellt sich in solch schwierigen Fällen die Aufgabe, zu prüfen, unter welchen Umständen das Leiden erstmals manifest geworden ist, wie schwerwiegend die Schädigungseinflüsse nachweislich gewesen sind und auch wie rasch und intensiv sich das Beschwerdebild in unmittelbarem Anschluß daran und in der Folgezeit entwickelt hat. Bei Intervallen von mehr als einigen Monaten nach einem bestimmten, besonders schwerwiegenden Schädigungsereignis ist ein ursächlicher Zusammenhang nur noch selten, wie z. B. bei Endokarditis, Leberzirrhose, Tuberkulose, anzunehmen. Auch Täuschungsversuche, Simulationen oder selbstbeigebrachte Gesundheitsschäden (4, 6, 33, 42) müssen berücksichtigt bzw. ausgeschlossen werden.

Es darf angefügt werden, daß die ins einzelne gehende Beweiswürdigung der Angaben zur Vorgeschichte sowie ggf. die Beiziehung von Belegen und ärztlichen Bescheinigungen (Krankenbuchlager, Krankenkassen, Hausarzt usw.) nicht Aufgabe des ärztlichen Gutachters, sondern der zuständigen Behörde bzw. des SG ist.

In denjenigen Fällen, in denen die zur Anerkennung einer Schädigungsfolge erforderliche Wahrscheinlichkeit des kausalen Zusammenhangs nur deshalb nicht gegeben ist, weil über die Ursache des in Frage stehenden Leidens in der medizinischen Wissenschaft Ungewißheit besteht, hat der Bundesminister für Arbeit und Sozialordnung für eine Reihe von Krankheiten, bei denen eine **Kannversorgung** in Frage kommt und bei denen im Laufe der Jahre ausreichende Erfahrungen dazu gesammelt wurden, unter bestimmten Voraussetzungen eine allgemeine Zustimmung erteilt (32, 41). Es handelt sich dabei u. a. um folgende Leiden: arteriosklerotische Komplikationen, Endangiitis obliterans, Sarkoidose, multiple Sklerose, progressive Muskeldystrophie, Malignome, Hämoblastosen, chronische Polyarthritis, Enteritis regionalis Crohn, Colitis ulcerosa.

Die für eine Zustimmung erforderlichen Voraussetzungen sind in den „Anhaltspunkten" im einzelnen dargelegt (1, 41).

Weitere Krankheiten, für die eine Kannversorgung in Betracht zu ziehen ist, die jedoch der Zustimmung des BMA im Einzelfall bedarf, sind:

Myasthenie, idiopathische Polyneuropathie, Hörsturz, Menière-Krankheit, Arteriitis nodosa, chronische Glomerulonephritis, aseptische Knochen- und Knorpelnekrosen.

Es gilt dabei allerdings zu berücksichtigen, daß nicht jede Ungewißheit über die Ätiologie einer Krankheit die Einbeziehung dieses Leidens in die Kannversorgung rechtfertigt. Als eine der gängigen Voraussetzungen ist zu fordern, daß der Einfluß exogener Faktoren weder wahrscheinlich noch unwahrscheinlich ist. Wichtig ist auch der Hinweis auf eine angemessene zeitliche Verbindung als weitere Voraussetzung eines möglichen kausalen Zusammenhangs zwischen exogener Schädigung und nachfolgendem Krankheitsbild.

Die Festsetzung der schädigungsbedingten *„Erwerbsminderung = MdE"*, die auch hier nicht vom Arzt, sondern von der Versorgungsbehörde vorgenommen wird, ist deshalb für den beschädigten Antragsteller so wichtig, weil sie zur Grundlage von Versorgungsansprüchen (Rente usw., s. S. 63) wird. Auch hier hat die MdE natürlich keine Beziehung zum individuellen Erwerbsleben – auch ein Kriegsrentner mit einer Rente nach einer MdE von 70 oder 100% kann u. U. voll berufstätig sein –, sondern sie entspricht in etwa der gestörten „körperlichen Integrität". Da stets ein gewisser Ermessensspielraum bei Anwendung der in den „Anhaltspunkten" niedergelegten Grundsätze bestehen bleibt, gibt es nicht selten Unstimmigkeiten und Ärger über die von der Behörde festgelegte MdE (3, 20, 27), was dann Anlaß von Sozialgerichtsverfahren werden kann.

Verschlimmerung

(1, 5, 29)

Die Anerkennung eines Tatbestandes, wonach eine Gesundheitsstörung durch kriegsbedingte

Einflüsse zwar nicht verursacht, wohl aber abgegrenzt oder richtunggebend verschlimmert wurde, kann nur in ausgewählten Fällen erfolgen. Keinesfalls aber kann eine Anerkennung im Sinne der Verschlimmerung dort als Ausweg aus einer Situation gebraucht werden, wo die Sachlage unklar oder die Zusammenhänge zwischen angeschuldigtem Schädigungsereignis und einer nachfolgenden Erkrankung unsicher sind. Wenn die Angaben widersprüchlich oder die Unterlagen lückenhaft sind, muß der Gutachter die Grenze seiner Erkenntnisse aufzeigen und feststellen, daß die Zusammenhänge nicht mit ausreichender Wahrscheinlichkeit beurteilt werden können, er kann sich aber nicht auf eine spekulative, zweckgerichtete Argumentation einlassen.

Für die Feststellung einer Verschlimmerung und die ggf. notwendige Erhöhung der schädigungsabhängigen MdE genügen subjektive Angaben über verstärkte Beschwerden, Schmerzen oder allgemeine Leistungsminderung nicht, sondern es muß eine objektiv belegte Befundänderung mit Funktionsminderung oder Veränderung des lokalen Befundes nachweisbar sein. Ist in den für die Feststellung maßgebend gewesenen Verhältnissen, die aus dem letzten gesetzlich bindenden Bescheid zu ersehen sind, eine wesentliche Änderung eingetreten, so kann die Rente erhöht, vermindert oder evtl. auch entzogen werden. Dabei sind geringe oder unsichere Veränderungen ohne Belang, immer muß eine *„wesentliche Veränderung"* gegenüber den Vorbefunden objektiv belegbar sein, ehe die MdE dann in der einen oder anderen Richtung verändert wird. Derartige Änderungen umfassen in der Regel eine Stufe von wenigstens 10%. Weitere Einzelheiten s. S. 67.

Von besonderer Problematik sind solche Verschlimmerungen, die in erster Linie oder ausschließlich durch die fortschreitende allgemeine *Alterung* bedingt sind (17, 18, 26). 1990 lag das Durchschnittsalter der etwa 600 000 Kriegsrentner bereits bei 70 Jahren (29)!

Die physiologische Alterung setzt die Leistungsfähigkeit bei jedem Menschen allmählich herab, deshalb werden auch rein altersabhängige und altersentsprechende Minderungen der Leistungsfähigkeit in der Regel nicht zu einer Erhöhung der schädigungsabhängigen MdE führen können. Hier entstehen allerdings manchmal Problemfälle, wenn z. B. eine in den ersten Nachkriegsjahren funktionell bedeutungslose Pleuraschwarte nach Thoraxverletzung mit zunehmender Alterung zu einem kompensatorischen, sekundär obstruktiven Lungenemphysem mit Minderung der Atemleistung geführt hat. Überhaupt ist das Lungenemphysem ein Beispiel dafür, daß der Gutachter nicht ohne nähere Begründung organische Veränderungen als „typisch altersbedingt" abtun kann. Deshalb muß im Einzelfall geprüft werden, ob die behauptete Leistungsminderung objektiv belegt und ursächlich auf die Weiterentwicklung eines Schädigungsereignisses zurückzuführen ist.

Man muß in anderen Fällen bedenken, daß die Alterung eines Beschädigten, der ein Bein oder ein Auge verloren oder ein rheumatisches Vitium erworben hat, erschwerten Bedingungen im Vergleich zur Durchschnittsbevölkerung unterworfen ist. Gegenüber dem Beschädigten ist es allerdings stets schwierig, deutlich zu machen, inwieweit es sich um den Vorgang einer physiologischen Alterung mit fortschreitenden Lebensjahren oder um den Einfluß von Schädigungsfaktoren handelt.

Ebenso problematisch ist die Wertung von Gesundheitsschäden, die unter „extremen Lebensbedingungen" (z. B. KZ, langjährige Haft) entstanden sind (34, 35, 37).

Probleme entstehen auch dort, wo *„Nachschaden"* und *„Folgeschaden"* nicht exakt *unterschieden* werden. Wie bereits auf Seite 67 näher begründet, handelt es sich beim *Nachschaden* um eine Gesundheitsschädigung, die zeitlich nach der Schädigung eingetreten ist, für die jedoch besagte Schädigung nicht ursächlich wirksam geworden ist. Beim *Folgeschaden* oder auch *Spätschaden* dagegen handelt es sich um eine Gesundheitsschädigung, die ursächlich auf das Schädigungsereignis zurückzuführen ist, die dessen Bewertung also auch nach längerem zeitlichen Abstand noch verändern muß.

Ein besonderes Kapitel stellt die Bewertung von *Suchtkrankheiten* im sozialen Entschädigungsrecht dar (9, 24). Da hier im Gegensatz zum SchwbG stets die Kausalitätsfrage vorab zu klären ist, bestehen erhebliche Zweifel bei der Anerkennung sog. Suchtkrankheiten, weil die Süchtigkeit generell nicht aus einer einzelnen Ursache, sondern multifaktoriell entsteht: Eigenschaften des Suchtstoffes, des sozialen Umfeldes und der psychischen und physischen

Verfassung des betroffenen Menschen vereinigen sich zu einem komplizierten Bedingungsgefüge, in dem sich einzelne Faktoren in vielfältiger Weise gegenseitig beeinflussen. Auf diese einzelnen Faktoren kann hier nicht näher eingegangen werden. Da im schematischen Ablauf der Suchtentstehung neben dem sozialen Umfeld innere Befindlichkeit, vor allem allgemeinmenschliche Konflikte und subjektive Erwartungshaltungen sowie eigenverantwortliche Entscheidungen bedeutsam sind, kann im Umkehrschluß festgestellt werden, daß Schädigungstatbestände des sozialen Entschädigungsrechts im allgemeinen keine ursächliche Bedeutung haben, weshalb eine Sucht als Schädigungsfolge in aller Regel nicht anerkannt wird (24).

Hierbei gibt es jedoch Ausnahmen bei besonderer Konstellation, beispielsweise nach langdauernder Opiatverabfolgung, die zumindest anfänglich in direktem ursächlichem Zusammenhang mit einer Schädigung (Verletzung) angezeigt war. Allerdings bedeutet in solchen Fällen auch das Verlangen, eine Mißbefindlichkeit zu kompensieren, einen im Subjektiven liegenden Faktor, der eine Anerkennung als Schädigungsfolge zumindest zweifelhaft macht. In Einzelfällen wird man aber auch einmal eine durch Kriegsverletzung entstandene schwere hirnorganische Wesensänderung, etwa bei Frontalhirnschädigung, als wesentliche Bedingungen für die Entstehung einer Alkoholabhängigkeit in Betracht ziehen müssen. Insgesamt ergibt sich hier in besonderem Maße die Notwendigkeit einer präzisen Diagnose süchtiger Abhängigkeit und ihrer Begleit- und Folgeerscheinungen, um zu einer zutreffenden Einschätzung der körperlichen und seelischen Funktionsausfälle zu kommen.

Schädigung und Tod

Allgemein ist zu bedenken, daß mit dem Überschreiten der allgemeinen Lebenserwartung und dem Heranrücken an die maximale Lebensgrenze die Wahrscheinlichkeit immer geringer wird, daß der Tod die Folge einer Schädigung ist. Es wird deutlich, daß die überwiegende Zahl der Kriegsbeschädigten heute infolge von Gesundheitsstörungen stirbt, die durch Einflüsse entstanden sind, denen jeder Mensch im Laufe seines Lebens ausgesetzt ist und die keine Schädigungsfolge sind, oder infolge seines Alters (31).

Ein ursächlicher Zusammenhang zwischen Kriegsbeschädigung und Tod ist dann gegeben, wenn die anerkannte Gesundheitsschädigung den Tod verursacht hat. Ist die Schädigung aber nur im Sinne der Verschlimmerung anerkannt, so muß sorgfältig geprüft werden, ob und inwieweit die schädigungsbedingte Verschlimmerung für den Tod ursächlich war. Dabei sind zunächst die Schwere der Funktionsstörung und die Folgen zu berücksichtigen, die durch die Beschädigung verursacht wurden. Die Höhe der als Schädigungsfolge anerkannten MdE gibt nicht allein den Ausschlag, sondern die gesamte Leidensentwicklung, wobei sowohl auf die ersten objektiv nachgewiesenen Auswirkungen der Beschädigung wie schließlich auch auf die tatsächlichen Krankheitsumstände zum Zeitpunkt des Todes Bezug genommen werden muß. Die Anerkennung eines ursächlichen Zusammenhangs zwischen Schädigung und Tod kann also nicht allein davon abhängig sein, ob die MdE zuvor mehr oder weniger als 50% betragen hat. Hilfsweise fragen auch manche Gerichte oder Behörden, ob der Tod insofern als Schädigungsfolge angesehen werden muß, als der Beschädigte ohne die Schädigung mutmaßlich wenigstens noch 1 Jahr länger gelebt hätte. Der Gutachter muß in solchen Fällen dazu eine Meinung finden, ob 1. die Schädigungsfolge am Zustandekommen des Todes an eben diesem Tag wesentlich im Sinn von „mindestens annähernd gleichwertig" mitgewirkt hat und ob 2. der Tod aufgrund von Nichtschädigungsleiden allein absehbar war oder ob die Lebenserwartung noch offen bzw. eingeschränkt gewesen ist (10). Die Beantwortung derart konstruierter Fragen zu verlangen, heißt aber nicht selten, den Gutachter zu überfordern, der dann lieber die Antwort schuldig bleiben sollte.

Zusammenhangsfragen sind immer dann schwerer zu beantworten, wenn der letzte Rentenbescheid oder die letzte versorgungsärztliche Untersuchung mehrere Jahre vor dem Tod lag und wenn von den Angehörigen versäumt wurde, eine *Leichenöffnung* durchführen zu lassen. In solchen Fällen kann der behandelnde Hausarzt für die Angehörigen eine wesentliche Verkürzung und Vereinfachung des nachfolgenden Verfahrens bewirken, indem er ihnen zum rechten Zeitpunkt die Durchführung einer *Autopsie* nahelegt (7,

14). Dies ist um so wichtiger, als die *Beweislast*, wie in anderen Verfahren auch, stets beim Antragsteller, also dem Beschädigten selbst oder seinen Angehörigen, liegt.

Fehlertabellen der ehemaligen deutschen Wehrmacht

Für die Bearbeitung von Zusammenhangsfragen im Rahmen der KOV kommt Unterlagen aus ehemaligen Wehrmachtspapieren, Soldbüchern und Aufzeichnungen, die in den Krankenbuchlagern vorliegen, erheblicher Beweiswert zu. Zur Vereinfachung und Kennzeichnung verschiedener Krankheitszustände und der dadurch bedingten Einschränkung der Einsatzfähigkeit gab es eine sogenannte *„Fehlertabelle" für die gesamte deutsche Wehrmacht*, deren Teil III zwischen 1935 und 1945 Geltung besaß. Einzelne Krankheitserscheinungen wurden je nach Schweregrad und Verlauf im Hinblick auf die Einsatzfähigkeit schematisch eingeordnet. Dabei bedeuteten die Kennzeichnungen durch A und B, daß der Soldat kriegsverwendungsfähig war. Unter Z waren Zustände gekennzeichnet, die zu zeitweiliger Untauglichkeit führten. L war das Kennzeichen für Zustände bedingter Kriegsverwendungsfähigkeit, mit U wurde Arbeitsverwendungsfähigkeit, mit vU Wehruntauglichkeit unterstellt.

Nachstehend sind einige wichtige Fehler aufgeführt:

1. Kleinwuchs
2. Fettleibigkeit
3. Hauterkrankungen
5. gutartige Geschwülste
6. Knochenerkrankungen, Frakturen
8. Muskelrheumatismus
12. Diabetes mellitus
13. Gicht
14. Gelenkrheumatismus,
15. nervöse, psychische Störungen
19. Schädelbruch
23. Augenerkrankungen
25. Sehschwäche
31. Schwerhörigkeit
35. Erkrankung der Tonsillen
39. Zahnschäden
41. Struma
45. Krankheiten und Verletzungen der Wirbelsäule
47. Erkrankungen der Lungen und des Brustfells
48. Allergien
49. Erkrankungen des Herzens und der Gefäße
54. Erkrankungen der Nieren und Harnwege
73. Krampfadern an den Beinen
80. Tropenerkrankungen.

Opferentschädigungsgesetz (OEG)

(13, 22)

Bei Begutachtungen im OEG handelt es sich z. B. um Schädigungsfolgen nach Raufhändel, Rockertum, Raub, Sprengstoffanschlägen, Vergewaltigung und Mißhandlungen. Dabei sind zunächst die körperlichen Schädigungsfolgen genau festzuhalten und nach Schweregrad zu bewerten, wie z. B. Hämatom, Platzwunde, Commotio, Gelenkdistorsion usw., oder höhergradig Kiefer- und Gesichtsfrakturen, Knochenbrüche, Hirnschäden, Schußverletzungen, Schädelverletzungen mit Verlust des Auges usw. Hinzu kommt die schwierige Aufgabe, psychische Schädigungsfolgen besonders zu berücksichtigen. (11). Bei der statistischen Auswertung von 744 Schädigungsopfern zeigte es sich, daß bei höhergradigen Beschädigungen mit einem MdE-Grad von über 25% eine deutliche Korrelation der MdE-Grade bei den körperlichen wie auch bei den kombiniert körperlichen und psychischen Schädigungsfolgen mit der Schwere der Primärverletzung bestand. Die psychischen Schädigungsfolgen in rentenberechtigendem Ausmaß hatten ihren Schwerpunkt bei den Sexualdelikten sowie Raubdelikten ohne Waffenanwendung. Die Feststellung und Bewertung posttraumatischer seelischer Störungen bleibt psychiatrischen Spezialisten vorbehalten. Nach dem gegenwärtigen Stand dieser besonders schwierigen Kausalitätsfragen scheint man eine zeitliche Begrenzung solcher anerkannter Schädigungsfolgen zu bevorzugen (21).

Literatur

1 Anhaltspunkte für die ärztliche Gutachtertätigkeit im Versorgungswesen, Neuausgabe. Köllen, Bonn 1983

2 Ebert, E., H. Kraus, O. Moericke, O. Raestoup: Alkoholismus – Versicherungsmedizinische Praxis. Lebensversicher.-Med. 37 (1985 90–95

3 Erlenkämper, A., G. Rompe: Gleiche MdE-Sätze in der gesetzlichen Unfallversicherung und im sozialen Entschädigungsrecht. Med. Sachverständ. 80 (1984) 112–114
4 Foerster, K.: Die Begutachtung neurotischer Störungen im sozialen Entschädigungsrecht. Med. Sachverständ. 86 (1990) 155
5 Goetz, E.: Grundlage der Begutachtung in den Rechtsgebieten der sozialen Sicherung. Klinik der Gegenwart, Bd. V/E 63. Urban & Schwarzenberg, München 1983 (S. 102)
6 Grosspietzsch, R., S. M. Grosspietzsch, G. Müller: Die gutachterliche Beurteilung von artifiziellen Erkrankungen und Krankheitsverlängerungen. Med. Sachverständ. 81 (1983) 32–35
7 Grundmann, E.: Die Bedeutung der Obduktion für die versorgungsärztliche Begutachtung. Med. Sachverständ. 84 (1988) 195
8 Hennies, G.: Rechtsprobleme zur „Selbstverschuldeten Krankheit". Z. Allg.-Med. 61 (1985) 117–121
9 Hennies, G.: Begutachtungsprobleme bei Alkoholismus. Med. Sachverständ. 84 (1988) 104
10 Högenauer, H.: Zur Lebenszeitverkürzung um 1 Jahr. Med. Sachverständ. 79 (1983) 98–99
11 Högenauer, H.: Ergebnisse der Begutachtung nach dem Opferentschädigungsgesetz. Med. Sachverständ. 86 (1990) 151
12 Höpker, K. W. W.: Spätfolgen extremer Lebensverhältnisse. Springer, Berlin 1974
13 Hoyer, N. K.: Grundzüge des Opferentschädigungsgesetzes. Med. Sachverständ. 86 (1990) 139
14 Jansen, Ch.: Einwilligung in die Sektion. Arzt u. Kr.-Haus 11 (1990) 358
15 Jensen, E.: Begutachtung des ursächlichen Zusammenhangs. Prax. Pneumol. 31 (1977) 174
16 von Keitz, W.: Das Gutachten im Versorgungswesen. Schattauer, Stuttgart 1967
17 Klink, K.: Zur Verschlimmerung anerkannter Gesundheitsstörungen durch fortschreitendes Lebensalter. Med. Sachverständ. 62 (1966) 35
18 Krasney, O. E.: Zur Neufeststellung von Renten wegen wesentlicher Änderung der Verhältnisse. Med. Sachverständ. 71 (1975) 31
19 Marx, H. H.: „Für Volk und Vaterland" – gutachterliche Bewertung von Kriegsschadensfolgen. Allgemeinarzt 17 (1988) 1211
20 Möllhoff, G.: MdE-Begriffe – eine Quelle von Querelen. Lebensversicher.-Med. 37 (1985) 32
21 Plänitz, H.: Zur Begutachtung nach dem Opferentschädigungsgesetz unter besonderer Berücksichtigung der Vergewaltigungsopfer. Med. Sachverständ. 85 (1989) 42
22 Plänitz, H.: Begutachtung nach dem Opferentschädigungsgesetz. Med. Sachverständ. 86 (1990) 154
23 Plänitz, H.: Der Wandel des Kausalitätsbegriffes in den Naturwissenschaften und die Begutachtung nach dem sozialen Entschädigungsrecht. Med. Sachverständ. 86 (1990) 21
24 Plänitz, H.: Begutachtung von Suchtkranken nach dem Schwerbehindertengesetz und im sozialen Entschädigungsrecht. Med. Sachverständ. 86 (1990) 76
25 Platt, D.: Biologische und medizinische Aspekte des Alterns. Arzt. u. Kr.-haus (1983) 190–191
26 Pusch, H. J., F. Longin: Ist das Altern in medizinischer Hinsicht ein Risikofaktor? Münch. med. Wschr. 122 (1980) 281
27 Rauschelbach, H.-H.: Der MdE-Begriff und die W. H. O.-Definition der Behinderung. Med. Sachverständ. 80 (1984) 78–79
28 Rauschelbach, H.-H., Pohlmann: In: Rohr, K., H. Sträßer: Handkommentar zum Bundesversorgungsrecht. Asgard, Sankt Augustin 1990
29 Rauschelbach, H.-H.: Ärztliche Gutachtertätigkeit im sozialen Entschädigungsrecht. Med. Sachverständ. 86 (1990) 120
30 Rösner, N.: Der Einzelfall und die Regel – in der Begutachtung im Versorgungswesen. Med. Sachverständ. 83 (1987) 22
31 Rösner, N.: Ursächlicher Zusammenhang zwischen Schädigung und Tod. Med. Sachverständ. 84 (1988) 188
32 Rösner, N.: Anerkennung von Gesundheitsstörungen nach § 1 Abs. 3 BVG („Kannversorgung"). Med. Sachverständ. 86 (1990) 4
33 Scharfetter, Ch.: Selbstmanipulierte Krankheit. Dtsch. med. Wschr. 110 (1985) 685
34 Schenck, E. G., G. Scheid: Die Folgen extremer Lebensverhältnisse bei Gefangenen und Internierten und ihre Beurteilung. Internist 6 (1965) 276
35 Schenck, E. G.: Extreme Lebensverhältnisse als Risikofaktoren, Bd. IV. Gentner, Stuttgart 1976
36 Schmidt, L.: Dienstunfähigkeit bei Alkoholkrankheit – Unsicherheit bei der Beurteilung Alkoholkranker. Öff. Gesundh.-Wes. 47 (1985) 421–423
37 Schöneberg, G.: Die ärztliche Beurteilung Beschädigter, 4. Aufl. Steinkopff, Darmstadt 1967
38 Schulte, R.-M.: Rechts- und Sozialmedizin für die ärztliche Praxis. Hippokrates, Stuttgart 1990
39 Silomon, H.: Folgen der Verkennung der Grenzen menschlicher Leistungsfähigkeit. Med. Sachverständ. 75 (1979) 90
40 Thierfelder, J.: Zur medizinischen Sachaufklärung bei der Kausalitätsbeurteilung Tod/Schädigung. Med. Sachverständ. 84 (1988) 192
41 Weihrauch, B.: Ungewißheit in der medizinischen Wissenschaft und die „Kannversorgung" im sozialen Entschädigungsrecht. Med. Sachverständ. 81 (1985) 41–43
42 Zastrow, F.: Vorgetäuschte Krankheiten – insbesondere Münchhausen-Syndrom. Versicher.-Med. 41 (1989) 191

8 Untersuchung und Begutachtung von Soldaten der Bundeswehr

F.-A. MAHLBERG

Wehrmedizinische Untersuchungen gliedern sich wie folgt:

- Begutachtung auf Wehrdienstfähigkeit:
- Erstuntersuchung von Wehrpflichtigen im Musterungsverfahren,
- erneute Untersuchung erstuntersuchter Wehrpflichtiger im Musterungsverfahren,
- Überprüfungs- bzw. Verfügbarkeitsuntersuchung ungedienter Wehrpflichtiger (Ersatzreservisten),
- Überprüfungs- bzw. Überprüfungsuntersuchung gedienter Wehrpflichtiger (Reservisten).

Begutachtung auf allgemeine Verwendungsfähigkeit:

- Annahmeuntersuchung bei freiwilligen Bewerbern,
- Einstellungs- und Entlassungsuntersuchung bei Soldaten,
- Untersuchung bei Dienstzeitverlängerung oder Übernahme in das Dienstverhältnis eines Berufssoldaten.

Begutachtung auf spezielle Verwendungsfähigkeit:

- Wehrfliegerverwendungsfähigkeit,
- Taucher-, U-Bootfahrer- und Kampfschwimmerverwendungsfähigkeit,
- Kraftfahrerverwendungsfähigkeit,
- Auslands- und Tropendienstverwendungsfähigkeit.

Begutachtung auf Dienstfähigkeit.

Begutachtung auf Wehrdienstbeschädigung.

Die Begutachtung eines Wehrpflichtigen vor der Ableistung des Grundwehrdienstes und eines Soldaten während seines Dienstverhältnisses sowie eines Reservisten vor Beginn einer Wehrübung muß als ein aufeinander abgestimmtes System betrachtet werden (Abb. 8.**1** bis 8.**3**). Ein als dienst*un*fähig entlassener Soldat sollte nicht wieder wehrdienstfähig werden. Ein in der Musterung als wehrdienst*un*fä-

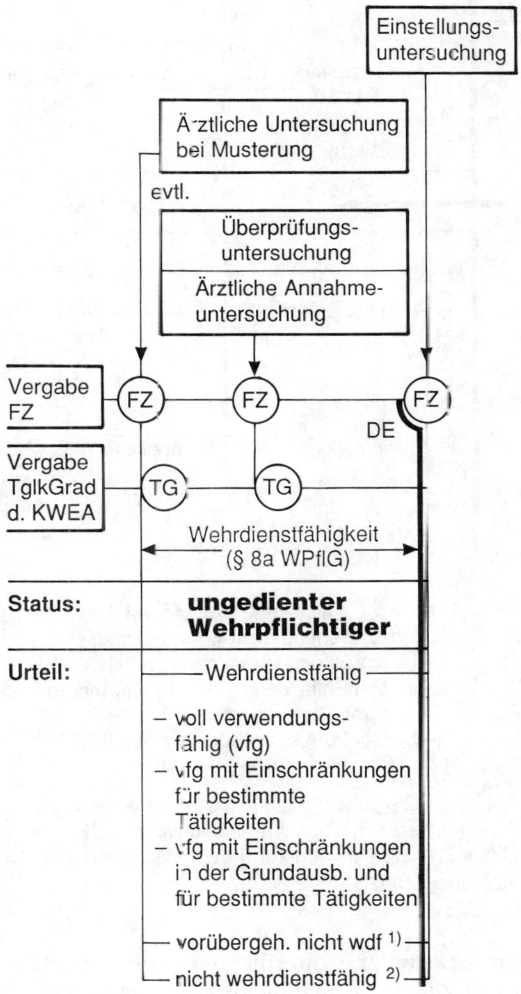

1) Zurückstellung vom Wehrdienst – später Überprüfungsuntersuchung durch KWEA
2) Ausmusterung durch KWEA

Abb. 8.**1** Begutachtung auf Wehrdienstfähigkeit (FZ = Fehlerziffer, TG = Tauglichkeitsgrad, DE = Diensteintritt, wdf = wehrdienstfähig, KWEA = Kreiswehrersatzamt)

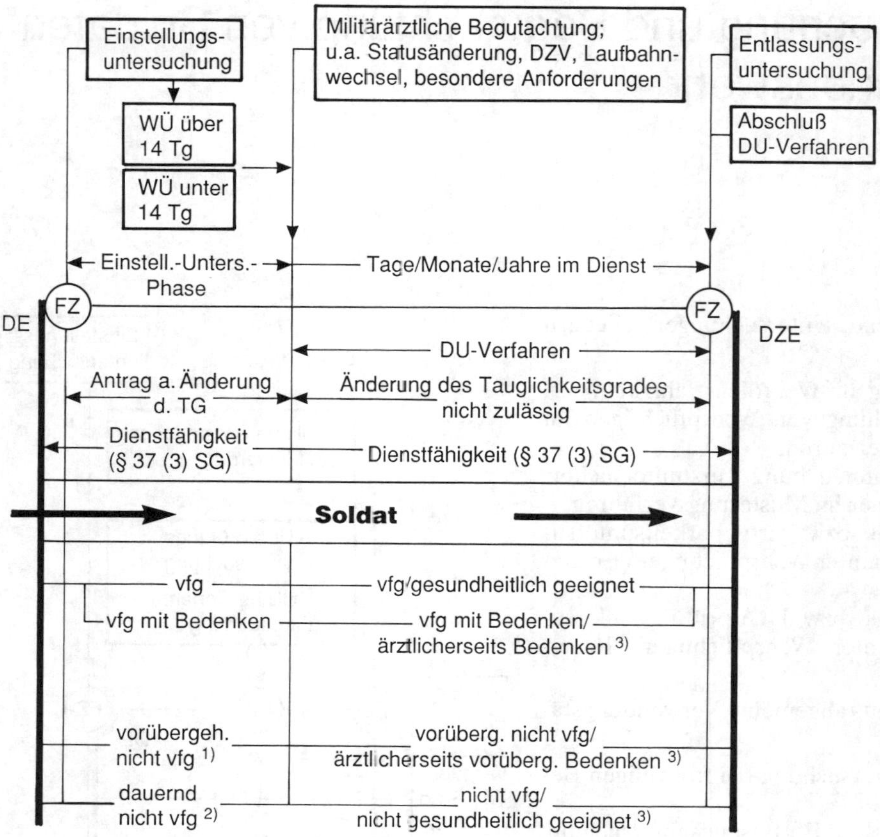

1) sofortige Entlassung - Antrag auf Änderung des Tauglichkeitsgrades in „Vorübergehend nicht wehrdienstfähig"
– Überprüfungsuntersuchung durch KWEA
2) sofortige Entlassung – Antrag auf Änderung des Tauglichkeitsgrades in „nicht wehrdienstfähig"
– Überprüfungsuntersuchung durch KWEA
3) ggf. Einleitung eines DU-Verfahrens

Abb. 8.**2** Begutachtung auf allgemeine Verwendungsfähigkeit
(FZ = Fehlerziffer, TG = Tauglichkeitsgrad, DE = Diensteintritt, DZE = Dienstzeitende, DU = Dienstunfähigkeit, DZV = Dienstzeitverlängerung, WÜ = Wehrübung, SG = Soldatengesetz, vfg = verwendungsfähig, KWEA = Kreiswehrersatzamt)

hig beurteilter Wehrpflichtiger sollte nicht in der ärztlichen Annahmeuntersuchung verwendungsfähig für eine Verpflichtung als Zeitsoldat beurteilt werden.

Diese Grundvoraussetzung wird bei der Definition der wesentlichen Begutachtungsbegriffe, d. h. der Wehrdienstfähigkeit einerseits, der Dienstfähigkeit und der allgemeinen Verwendungsfähigkeit während der Dienstzeit andererseits, noch deutlicher werden.

Wehrdienstfähigkeit (WDF)

In der Bundesrepublik wurde die allgemeine Wehrpflicht im Jahr 1956 eingeführt. Rechtsgrundlagen sind das Grundgesetz sowie das Wehrpflichtgesetz.

Die Wehrpflicht umfaßt nicht nur die Verpflichtung des Bürgers, den Wehrdienst abzuleisten, sondern auch die Pflicht, diejenigen gesetzlichen Vorgaben einzuhalten, die im

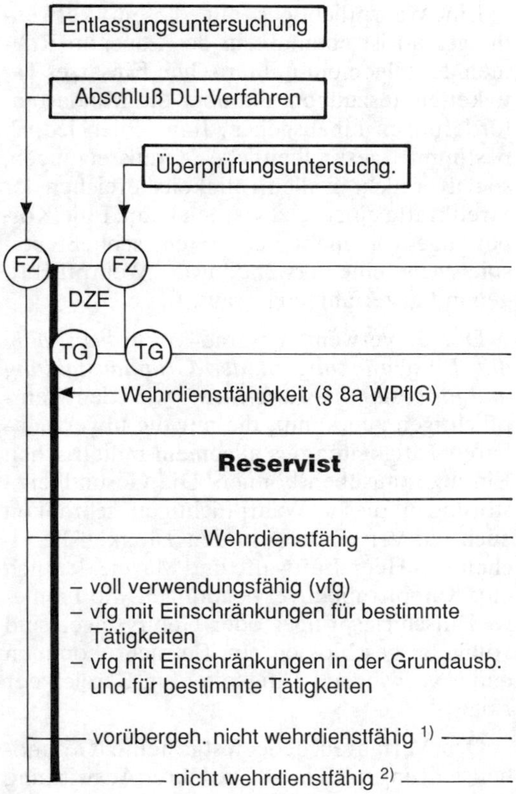

1) Überprüfungsuntersuchung durch KWEA
2) Ausmusterung durch KWEA

Abb. 8.**3** Begutachtung auf Wehrdienstfähigkeit (FZ = Fehlerziffer, TG = Tauglichkeitsgrad, DZE = Dienstzeitende, DU = Dienstunfähigkeit, WpflG = Wehrpflichtgesetz, KWEA = Kreiswehrersatzamt)

Vorfeld erforderlich sind, die Heranziehbarkeit zum Wehrdienst festzustellen. Die Prüfung der Heranziehbarkeit obliegt nach dem Willen des Wehrpflichtgesetzes einer zivilen Verwaltung, die Teil der Bundeswehr ist.

Für den Bereich der personellen Bedarfsdeckung mit Wehrpflichtigen wurden ca. 120 Musterungsbehörden (Kreiswehrersatzämter) errichtet, die flächendeckend über das gesamte Bundesgebiet verteilt sind.

In einer Musterungsbehörde sind in der Regel zwei zivile Ärzte tätig, die pro Tag ca. 25 wehrpflichtige Männer auf ihre geistige und körperliche Tauglichkeit für den Wehrdienst untersuchen. Dabei dürfen jedoch nur solche Untersuchungen vorgenommen werden, die zur Tauglichkeitsbeurteilung notwendig und im Rahmen einer Reihenuntersuchung durchführbar sind.

Der Wehrpflichtige hat diese Untersuchung zu dulden.

Die ärztliche Untersuchung in einer Musterungsbehörde gliedert sich in drei verschiedene Schritte.

Der Wehrpflichtige durchläuft zunächst eine Untersuchungsstation, in der medizinisches Assistenzpersonal die Körpermaße abnimmt und einen Urinstatus mittels 4-fach-Teststreifen auf Eiweiß, Blut, Zucker und Gallenfarbstoffe durchführt.

In einer zweiten Station, Voruntersuchung genannt, wird der Wehrpflichtige einem Arzt vorgestellt.

Dieser hat folgende Untersuchungen durchzuführen:
- Erhebung der gesundheitlichen Vorgeschichte;
- äußere Inspektion;
- Untersuchung der Sehleistung, des räumlichen Sehens sowie des Farbsehvermögens, Dioptriewerte vorhandener Brillen werden bestimmt;
- orientierende Untersuchung des Nervensystems.

In der letzten Untersuchungsstation ist ebenfalls ein Arzt tätig.
Seine Aufgaben sind:
- Prüfung aller bisher erhobenen Befunde,
- Untersuchung von Herz, Kreislauf und Lunge mit Funktionsprüfung,
- Untersuchung des Bewegungsapparates mit Funktionsprüfung.

Ergeben sich im Laufe der ärztlichen Untersuchung Befunde, die mit den zur Verfügung stehenden diagnostischen Hilfsmitteln nicht zweifelsfrei beurteilt werden können, schließt sich eine fachärztliche Abklärung an, die entweder bei einem zivilen Arzt in eigener Praxis oder einem Bundeswehrkrankenhaus durchgeführt werden kann.

Jede der diagnostizierten Gesundheitsstörungen wird nach dem Grad ihrer Auswirkung auf die Wehrdienstfähigkeit gewichtet (Abb. 8.**1** u. 8.**3**).

Eine Gesundheitsstörung schließt die Wehrdienstfähigkeit dann aus *(„nicht wehrdienstfä-*

hig"), wenn der betroffene Wehrpflichtige die von ihm im Rahmen des allgemein-militärischen Einsatzes geforderten Mindestfähigkeiten nicht oder nur mit dem Risiko einer erheblichen Verschlimmerung der Gesundheitsstörung erfüllen kann. Als Mindestanforderungen gelten in der Bundeswehr u. a. die aufgeführten *unverzichtbaren* Tätigkeiten:

- Feuerkampf mit einer Handwaffe bei Tag und Nacht,
- Einsatz der persönlichen ABC-Schutzausrüstung,
- Erste Hilfe im Rahmen der Selbst- und Kameradenhilfe,
- Bewegen im Gelände im Gefechtsdienst und bei anderen Ausbildungsgebieten,
- Tragen der persönlichen Kampfausrüstung,
- Märsche, täglich bis zu 3 km,
- Wohnen in militärischen Gemeinschaftsunterkünften,
- Teilnahme an der Truppenverpflegung.

„Vorübergehend nicht wehrdienstfähig" ist ein Wehrpflichtiger nach ärztlichem Urteil dann, wenn z. B. eine akute Gesundheitsstörung eine oder mehrere dieser o. a. unverzichtbaren Tätigkeiten vorübergehend ausschließt.

In der Gruppe der Wehrpflichtigen, die die Mindestanforderungen eines allgemein-militärischen Einsatzes erfüllen und somit als *„wehrdienstfähig"* bezeichnet werden müssen, wird weiter nach dem Grad der Verwendbarkeit in den verschiedenen Tätigkeitsbereichen der Teilstreitkräfte unterschieden.

Das ärztliche Urteil beschreibt 3 Verwendungsgrade:

1. *wehrdienstfähig und voll verwendungsfähig.*

Ein so beurteilter Wehrpflichtiger erfüllt weit mehr als die Mindestanforderungen des allgemein-militärischen Einsatzes. Er ist z. B. in der Lage, ein Maschinengewehr oder eine Panzerfaust anzuwenden und Märsche in voller Kampfausrüstung durchzuführen. Der Wehrpflichtige bietet auch unter ergonomischen Gesichtspunkten optimale Voraussetzungen und kann daher in allen Tätigkeitsbereichen der Streitkräfte, insbesondere in Kampftruppenverwendungen, uneingeschränkt eingesetzt werden.

Der 2. Verwendungsgrad lautet: *wehrdienstfähig mit Einschränkung für bestimmte Tätigkeit.*

Ein Wehrpflichtiger mit diesem Verwendungsgrad ist ebenfalls in der Lage, im Rahmen des allgemein-militärischen Einsatzes Tätigkeiten auszuüben, die über die Mindestanforderungen hinausgehen. Ihm fehlen jedoch bestimmte gesundheitliche Voraussetzungen, so daß er nicht in allen Tätigkeitsbereichen der Streitkräfte eingesetzt werden kann. Eine Körperlänge von mehr als 195 cm schließt beispielsweise eine Verwendung des Wehrpflichtigen in Panzerfahrzeugen aus.

Der 3. Verwendungsgrad *„wehrdienstfähig mit Einschränkung in der Grundausbildung und für bestimmte Tätigkeiten"* wird den Wehrpflichtigen zuerkannt, die nur die unverzichtbaren Tätigkeiten des allgemein-militärischen Einsatzes ausüben können. Die Gesundheitsstörungen dieser Wehrpflichtigen schränken auch die Verwendung in den Tätigkeitsbereichen von Heer, Luftwaffe und Marine deutlich ein. Kampftruppenverwendungen wie Pioniere, Fallschirmspringer oder Gebirgsjäger sind völlig ausgeschlossen. In Betracht kommen daher vorwiegend Tätigkeiten im Bereich der Logistik.

Das Verfahren, jede festgestellte Gesundheitsstörung nach dem Grad ihrer Auswirkung auf die allgemein-militärischen Mindestanforderungen und darüber hinaus nach dem Grad der Beeinträchtigung der Verwendbarkeit für bestimmte Tätigkeitsbereiche zu beurteilen, ist jedoch für die tägliche Entscheidungspraxis zu aufwendig. Es wurde deshalb ein anderes vereinfachtes Bezugssystem gewählt.

In einer Zentralen Dienstvorschrift der Bundeswehr (ZDv 46/1), vergleichbar einer internen Verwaltungsvorschrift, wurden die Erkrankungen unter Berücksichtigung der Mindestanforderungen gewichtet.

Dabei werden 6 Schweregrade (Gradationen genannt) unterschieden, die durch römische Zahlen codiert werden.

Zusammengefaßt unterscheidet man folgende

Gradation (Schweregrad) einer *Gesundheitsstörung*):

I, II – wehrdienstfähig und voll verwendungsfähig: Verwendung in allen Tätigkeitsbereichen (z. B. Pioniere, Fallschirmspringer, Gebirgshochtruppe).

III – wehrdienstfähig und verwendungsfähig mit Einschränkung für bestimmte Tätigkeitsbereiche: einzelne Verwendungen ausgeschlossen.
IV – wehrdienstfähig und verwendungsfähig mit Einschränkung in der Grundausbildung und für bestimmte Tätigkeiten: Verwendungsbreite erheblich eingeschränkt.
V – vorübergehend nicht wehrdienstfähig.
VI – nicht wehrdienstfähig.

Das ärztliche Endurteil richtet sich nach der höchst graduierten Gesundheitsstörung.

Da neben der Codierung des Schweregrades einer Erkrankung auch das betroffene Organsystem verschlüsselt wird, entsteht bei der ärztlichen Untersuchung ein zahlenmäßig faßbares gesundheitliches Ist-Profil, das zunächst noch ohne datenmaschinelle Hilfe mit den für jeden Tätigkeitsbereich der Teilstreitkräfte erarbeiteten, zahlenmäßigen Soll-Profilen verglichen werden kann.

Die Tätigkeitsbereiche Militärkraftfahrdienst und Feldjägerdienst erhalten in ihrem Soll-Profil neben anderen Codierungen auch die Schlüsselung III 24, sie werden somit für alle Wehrpflichtigen, die diese Farbsehstörung aufweisen, gesperrt.

Das Bezugssystem ist eindeutig und wird in der Bundeswehr einheitlich bei jeder Begutachtung angewandt. Größtmögliche Objektivität der ärztlichen Beurteilung wird darüber hinaus auch durch die Tatsache gewährleistet, daß jeder Wehrpflichtige vor seinem Eintritt in den Wehrdienst von wenigstens zwei Ärzten begutachtet wurde. Rechnet man die Einstellungsuntersuchung durch den Truppenarzt zu Beginn des Wehrdienstes hinzu, so sind sogar drei Ärzte an der endgültigen Tauglichkeitsbeurteilung beteiligt.

Dennoch ist das ärztliche Urteil nicht unanfechtbar. Der Wehrpflichtige, der sich nicht richtig beurteilt glaubt, hat die Möglichkeit, vor Gericht Klage zu erheben und eine richterliche Überprüfung der Tauglichkeitsentscheidung zu erwirken.

Das Urteil des Gerichts ist bindend.

Die für die Beurteilung der Wehrdienstfähigkeit im Sinne des § 8 a WPflG maßgebenden Grundsätze lassen sich wie folgt zusammenfassen:

– Wehrdienstfähig ist ein Wpfl., wenn er unter Berücksichtigung einer ggf. erforderlichen Einschränkung für bestimmte Tätigkeiten oder in der Grundausbildung und für bestimmte Tätigkeiten für die Ableistung des Wehrdienstes körperlich und geistig geeignet ist.
– Nicht wehrdienstfähig ist ein Wpfl. nur dann, wenn es ihm auch unter Berücksichtigung der Einschränkung in der Grundausbildung und für bestimmte Tätigkeiten wegen körperlicher und geistiger Mängel (auf Dauer) schlechthin nicht zuzumuten ist, Wehrdienst zu leisten.

Dabei legen weder die Wehrersatzbehörde noch die ihre Entscheidungen vorbereitenden Ärzte im Musterungsverfahren oder im nachfolgenden Tauglichkeitsüberprüfungsverfahren verbindlich fest, wie der Grundwehrdienst (Ausbildung und sonstiger Dienst) zum gesundheitlichen Schutz des Wpfl. *im einzelnen* auszugestalten ist. Dies ist vielmehr Sache der Truppe und Truppenärzte.

So muß beispielsweise der Truppenarzt schon bei der Einstellungsuntersuchung des Wpfl. die zu dessen Schutz erforderlichen Maßnahmen treffen (Einschränkungen: u. a. Tragen und Heben von Lasten eines festzulegenden Gewichtes, Marsch).

Dienstfähigkeit sowie allgemeine Verwendungsfähigkeit

Der Soldat muß grundsätzlich allen körperlichen Anforderungen genügen, die von ihm in seiner gegenwärtigen Dienststellung und seinen weiteren absehbaren Verwendungen im jeweiligen Dienstgrad gestellt werden. Dabei kommt es nicht darauf an, welche Tätigkeiten tatsächlich überwiegend ausgeübt werden, entscheidend ist vielmehr, ob der Soldat den allgemeinen Belastungen gewachsen ist, die der militärische Dienst im Frieden *und* Verteidigungsfall mit sich bringt.

Die Dienstunfähigkeit ist im Soldatengesetz §§ 44 (3) SG, 55 (2) und Wehrpflichtgesetz 29 (2) festgelegt. Das Verfahren regelt ein besonderer Erlaß (Zentrale Dienstvorschrift 14/5 B 153).

Der Soldat ist dienstunfähig, wenn er infolge eines körperlichen Gebrechens oder wegen Schwäche seiner körperlichen oder geistigen Kräfte zur Erfüllung seiner Dienstpflichten unfähig ist. Dienstunfähigkeit liegt somit vor, wenn der Soldat infolge einer Gesundheitsstörung entweder

a) keinen Dienst leisten kann oder
b) in seiner Leistungsfähigkeit so beeinträchtigt ist, daß er die Anforderungen, die an ihn in seiner gegenwärtigen Dienststellung und in den wesentlichen Dienststellungen seines Dienstgrades gestellt werden, nicht ausreichend erfüllt.

Die Eigenart des soldatischen Dienstes ist durch Zweck und Aufgabe der Bundeswehr geprägt. Zum Wesen der Bundeswehr gehört es, daß sie möglichst zu jeder Zeit nach Maßgabe der ihr zu stellenden Aufgaben einsatzbereit sein soll. Streitkräfte, die die Pflichten und die Dienstfähigkeit der Soldaten allein auf Friedensverhältnisse abstellen, können ihrer Verteidigungsaufgabe nicht gerecht werden. Das militärische Personal – insbesondere der Berufssoldat – muß also im Frieden für den unerwarteten, plötzlichen und sofortigen kriegsmäßigen Verteidigungseinsatz bereit und dienstfähig sein. Davon ist bei der Beurteilung seiner Dienstfähigkeit oder Dienstunfähigkeit auszugehen.

Daraus ergibt sich u. a. folgende Konsequenz:

- In der Regel wird ein Berufssoldat, der seinen Dienst dauerhaft nur mit Einschränkungen, etwa stundenweise oder infolge stets wiederkehrender Erkrankungen nur zeitweise vollschichtig leisten kann, als dienstunfähig anzusehen sein.
- Ein nur innendienstfähiger Offizieranwärter bzw. Unteroffizieranwärter oder junger Offizier ist dienstunfähig.
- Ein älterer nur im Innendienst zu verwendender Unteroffizier ist in der Regel auch dienstunfähig.

Die Entlassungsdienststelle hat im Rahmen des ihr zustehenden Beurteilungsspielraums zu entscheiden, ob sie den Soldaten trotz einer eingeschränkten Verwendungsfähigkeit noch in irgendeiner Weise verwenden kann. Jede größere Dienststelle wird einen gewissen Prozentsatz eingeschränkt verwendungsfähiger Soldaten aufnehmen können („Verkraftungsprozeß"). Die Entscheidung, ob ein Berufssoldat dienstunfähig ist und deshalb in den Ruhestand zu versetzen ist, kann daher nur jeweils im Einzelfall unter Berücksichtigung der gegebenen Umstände getroffen werden.

Die *Gemeinsamkeiten und Unterschiede zwischen Wehrdienstfähigkeit und Dienstfähigkeit* sind offensichtlich:

- Beide Begriffe orientieren sich an den bundeswehreigentümlichen Belastungen im Frieden *und* Verteidigungsfall.
- Die ärztliche Begutachtung dient „vor oder hinter dem Kasernentor" den Musterungsbehörden oder bzw. den personalbearbeitenden Stellen als Entscheidungsgrundlage. Daher ist es bei Soldaten möglich, daß ein nach ärztlichem Urteil eingeschränkt oder nicht verwendungsfähiger Soldat im Einzelfall weiter im Dienst bleiben kann: u. a. ein faktisch einäugiger Stabsarzt ist noch hinreichend dienstlich verwendbar; er kann wesentliche Dienststellungen seines Dienstgrades als Stabsarzt ordnungsgemäß wahrnehmen.
- Die Beurteilung der Wehrdienstfähigkeit (Tauglichkeit) richtet sich nach den Regelungen des Wehrpflichtgesetzes (§ 8 a Wehrpflichtgesetz). Der Begriff der Dienstfähigkeit (allgemeine Verwendungsfähigkeit) ist im Soldatenrecht geregelt und entspricht etwa dem im Beamtenrecht.
- Für die ärztlichen Begutachtungsverfahren enthält die Zentrale Dienstvorschrift 46/1 die wehrmedizinischen Erfahrungsgrundsätze, die eine möglichst gleichwertige Beurteilungspraxis in der Bundeswehr sicherstellen.
- Während der Dienstzeit eines Soldaten ändert sich nicht mehr die Wehrdienstfähigkeit, sondern nur noch die Verwendungsfähigkeit. Wird ein Soldat „nicht verwendungsfähig" innerhalb der Dienstzeit, entscheidet zunächst die personalbearbeitende Stelle des Soldaten über die Dienstfähigkeit (DU-Verfahren).

Nach der Entlassung aus dem Wehrdienst wegen Dienstunfähigkeit prüft die Musterungsbehörde die Wehrdienstfähigkeit und vollzieht grundsätzlich die Ausmusterung.

Begutachtung auf Wehrdienstbeschädigung

Die Versorgung der Bundeswehrsoldaten bei Wehrdienstbeschädigung ist durch die Neufassung des Soldaten-Versorgungsgesetzes (SVG) vom 05. 03. 87 (BGBl. I S. 842/VMBl S. 117) geregelt. Gemäß § 81 ist unter Wehrdienstbeschädigung eine gesundheitliche Schädigung zu verstehen, die ein Soldat durch Dienstverrichtung, durch einen während der Ausübung des Wehrdienstes eingetretenen Unfall oder durch die dem Wehrdienst eigentümlichen Verhältnisse erlitten hat. Laut Ziff. 5 genügt zur Anerkennung einer Gesundheitsstörung als Wehrdienstbeschädigung die Wahrscheinlichkeit des ursächlichen Zusammenhangs. Wenn die Voraussetzungen zur Anerkennung einer Gesundheitsstörung als WDB nur deshalb nicht gegeben sind, weil über die Ursache des festgestellten Leidens in der medizinischen Wissenschaft Ungewißheit besteht, so tritt die sogenannte Kannversorgung in Kraft, bei der mit Zustimmung des Bundesarbeitsministers für Arbeit in bestimmten Fällen eine Gesundheitsstörung als WDB-Folge anerkannt werden kann. (s. S. 138)

Als WDB gelten auch bestimmte gesundheitliche Schädigungen, die der Soldat außerhalb des Dienstes dadurch erlitten hat, daß er angegriffen wird im Hinblick auf pflichtgemäßes dienstliches Verhalten oder wegen seiner Zugehörigkeit zur Bundeswehr. Zum Wehrdienst gehören auch Dienstreisen, Dienstgänge, Dienstwege und die Teilnahme an dienstlichen Veranstaltungen. Soldaten der Bundeswehr erhalten wegen der Folgen einer WDB während ihrer Dienstzeit einen Ausgleich gemäß § 85 des SVG, nach der Beendigung des Dienstverhältnisses gemäß § 80 SVG Versorgung nach dem BVG.

Ehemalige Soldaten, auch Soldaten auf Zeit, erhalten wegen einer Gesundheitsstörung, die bei Beendigung des Wehrdienstes heilbehandlungsbedürftig ist, Leistungen nach dem BVG, und zwar bis zur Dauer von drei Jahren nach Beendigung des Wehrdienstes.

§ 85 des Gesetzes regelt den Ausgleich für eine WDB, § 88 die Beschädigten-Versorgung.

Literatur

1 Mahlberg, F.-A.: Die Entwicklung des Ärztlichen Dienstes im Wehrersatzwesen. Wehrmed. u. Wehrpharm. 10 (1986) 181–184
2 Mahlberg, F.-A.: Musterungsärztlicher Dienst. Wehrausbildung, 32, Beiheft 1 (1989) 71–72
3 Stolze, H.-J.: Taschenbuch für den Sanitäts- und Gesundheitsdienst der Bundeswehr. Beta, Bonn, Bernhard & Graefe, Koblenz 1988

9 Begutachtung im Rahmen der gesetzlichen Unfallversicherung (UV)

H. H. Marx

Die gesetzliche UV hat die Aufgabe, den versicherten Personen für die Folgen von Arbeitsunfällen Schadensersatz zu leisten. Nach § 2 Sozialgesetzbuch, 1. Buch, können dabei von dem Versicherten z. B. in Anspruch genommen werden Maßnahmen zur Verhütung und Hilfe bei Arbeitsunfällen, Heilbehandlung, Berufsförderung und andere Leistungen zur Erhaltung, Besserung und Wiederherstellung der Erwerbstätigkeit, Renten wegen Minderung der Erwerbsfähigkeit, Renten an Hinterbliebene, Haushaltshilfen oder Betriebshilfen für Landwirte. Für diese Aufgaben sind in der allgemeinen UV die gewerblichen Berufsgenossenschaften und ähnliche Hilfseinrichtungen oder die landwirtschaftliche UV zuständig (5, 10, 12, 13).

Die nach Gewerbezweigen gegliederten Berufsgenossenschaften sind Körperschaften des öffentlichen Rechts mit eigener Satzungsbefugnis. Neben ihnen gibt es auch noch andere Träger der gesetzlichen UV, so sind für die Versicherten im öffentlichen Dienst u. a. die Versicherungsträger der öffentlichen Hand zuständig, z. B. Gemeindeunfallversicherungsverbände, Ausführungsbehörden des Bundes, der Länder und der Gemeinden.

Zu dem versicherten Personenkreis zählen solche, die gegen Arbeitsentgelt oder zu ihrer Berufsausbildung beschäftigt sind, Behinderte in entsprechend geschützten Einrichtungen, Landwirte, Hausgewerbetreibende, Beschäftigte in der Kranken- und Kinderpflege usw., freiberufliche Hebammen, Artisten und Seeleute.

Die gesetzlichen Grundlagen für diejenigen Gesundheitsstörungen, die auf Berufseinflüsse zurückzuführen sind und entsprechend entschädigt werden können, finden sich in der Berufskrankheitenverordnung, Fassung vom 1. 4. 1988. Hierüber berichtet das Kapitel der Berufskrankheiten (S. 240 ff) eingehend. Die weiteren juristischen Grundlagen sind im juristischen Kapitel (S. 62 ff) dargestellt. Äußerliche Körperschäden durch Unfälle und Verletzungen sind im chirurgisch-orthopädischen Kapitel (Seite 392 ff) dargestellt (1, 3, 9).

Der Schutz der gesetzlichen UV erstreckt sich nicht nur auf Arbeitsunfälle, sondern auch auf bestimmte Krankheiten, die als *Berufskrankheiten* bezeichnet werden. Dies sind bestimmte arbeitsbedingte Gesundheitsstörungen, die ein Versicherter bei einer vom Versicherungsschutz umfaßten Tätigkeit erleidet. Sie gelten als Arbeitsunfall mit den für den Betroffenen daraus entstehenden Ansprüchen. Ein wesentlicher Unterschied zum Arbeitsunfall besteht darin, daß BK in ihrer überwiegenden Mehrzahl durch länger andauernde oder wiederholte äußere Einwirkungen, weniger durch plötzliche Ereignisse, die den Unfall charakterisieren, verursacht werden (2, 10). Der jeweils behandelnde Arzt ist nach einem Arbeitsunfall ebenso wie bei Verdacht auf eine BK gesetzlich verpflichtet, dem Unfallversicherungsträger auf dessen Verlangen im Einzelfall Auskunft zu erteilen, „soweit es für die Durchführung von dessen Aufgaben erforderlich ist" (§ 1543 RVO). Die Auskunftspflicht erstreckt sich auf die Behandlung und den Zustand des Verletzten, sie gilt auch für Krankenhäuser, Kur- und Spezialkliniken. Das gilt auch für den Fall, daß es nach einem Unfall zu einem Gerichtsverfahren kommt, in dem zur Sachaufklärung ärztliche Unterlagen beigezogen werden müssen. Da es für Gerichtsverfahren generell keine gesetzliche Auskunftspflicht gibt, muß der Patient durch eine schriftliche Erklärung die behandelnden Ärzte von ihrer Schweigepflicht entbinden. Daß der Inhalt solcher ärztlicher Bescheinigungen, wie in allen anderen Fällen auch, nicht von einer Gefälligkeit gegenüber dem verunfallten Patienten geprägt sein darf, wurde bereits an anderer Stelle ausführlich begründet (s. S. 3). Es muß dabei auch vermieden werden, daß der Patient von dem vorrangigen Ziel abgelenkt wird, ihn durch Leistungen zur Rehabilitation in Arbeit,

Beruf und Gesellschaft wieder einzugliedern. Das gesamte Leistungsrecht der Sozialversicherung wird ja von dem Grundsatz beherrscht: „Rehabilitation vor Rente“ (3).

Die jeweiligen Berufsgenossenschaften sind für die Regulierung von Schadensfällen bei Arbeits- und Wegeunfällen zuständig. Für die Entscheidung seitens der BG, ob im Einzelfall Entschädigung für einen solchen Arbeitsunfall geleistet wird, spielen die Angaben des behandelnden Arztes zur Vorgeschichte logischerweise eine bedeutende Rolle, weil nicht jede Art von Erkrankung oder Gesundheitsstörung, die der Versicherte in zeitlichem und dann auch kausalem Zusammenhang mit seiner Berufstätigkeit sieht, die Voraussetzungen für eine Anerkennung als Arbeitsunfall erfüllen (10). Hierzu siehe weiter S. 241.

Für einen *Arbeitsunfall* im Rahmen einer versicherten Tätigkeit ist vorauszusetzen, daß er von außen auf den Menschen einwirkt, als zeitlich begrenztes Ereignis und körperlich schädigend wirksam geworden ist. Dagegen gelten z. B. nicht als Arbeitsunfälle Bandscheibenvorfälle, Hexenschuß, Verhebetrauma, Herzinfarkt (mit Ausnahme bei erwiesener herznaher äußerer Einwirkung), Ischias, Leistenbrüche, Meniskusschädigungen u. a. Eine Krankheit jedoch, die ohnehin ausgebrochen wäre, kann nicht als Arbeitsunfall bezeichnet werden, wenn ein Ereignis von nur untergeordneter Bedeutung ein konstitutionelles Leiden auslöst oder verschlimmert hat, gewissermaßen nur als „letzter Tropfen“. Ebenso scheiden sogenannte „Gelegenheitsursachen“ als Ursachen im Rechtssinn aus, sie sind dann nur unwesentliche Bedingungen. Schulbeispiele hierfür sind, wie bereits erwähnt, Meniskusschaden oder Leistenbrüche.

Allerdings ist die Abgrenzung zwischen einer „wesentlichen Bedingung“ und einer „Gelegenheitsursache“ für die Schadensverursachung manchmal auch recht schwierig. Für Schadensbilder typisch degenerativer Genese (Muskulatur, Bandscheiben u. a.) ist eine Verursachung durch Gewalteinwirkung die Ausnahme, eine Gewalteinwirkung bedarf besonderer Begründung. In der Regel ist das Schadensereignis für eine Strukturveränderung nicht Bedingung im wissenschaftlichen Sinn, vielmehr wird die Krankheit erst durch das Schadensereignis manifestiert. Das Ereignis ist dann *„Gelegenheitsursache“* (7).

Ein Geschehnis aus innerer Ursache, das aus dem Menschen selbst herrührt, wird nicht als Unfall angesehen, wenn das Merkmal des von außen auf den Menschen einwirkenden Ereignisses fehlt. Dies ist vor allem in solchen Fällen von Belang, wo Beschädigte einen Zusammenhang mit der Berufstätigkeit sehen wollen, ohne daß ein solches Ereignis akut aufgetreten und nachgewiesen worden ist. Allerdings kann als Unfall auch ein Ereignis gelten, das sich nicht plötzlich, aber doch in relativ kurzem Zeitraum, längstens aber innerhalb einer Arbeitsschicht abspielt. Eine sich über längere Zeit erstreckende Schädigung kann eine Berufskrankheit (§ 551 RVO) bewirken.

Beim Arbeitsunfall muß ein solcher ursächlicher Zusammenhang zumindest wahrscheinlich sein, ein absolut sicherer Beweis wird nicht gefordert. Die Möglichkeit des ursächlichen Zusammenhangs genügt aber hier ebensowenig wie im sozialen Entschädigungsrecht.

Diese im Vordergrund stehenden Kausalitätsfragen können dem Gutachter große Schwierigkeiten bereiten, vor allem in solchen Fällen, wo bereits ein sogenannter *Vorschaden* bestanden hat, bei dem also am gleichen Organ eine analoge Gesundheitsstörung vor Eintritt des Arbeitsunfalls bzw. des Schädigungsereignisses bestanden hat und als solches nachgewiesen wurde. Demgegenüber handelt es sich bei einem *Nachschaden* um Gesundheitsstörungen, die zeitlich nach dem Unfall oder der Schädigung eingetreten sind und für die das schädigende Ereignis keine Ursache im Sinne der geforderten Kausalitätsnorm ist. Weitere Einzelheiten zu dieser oftmals sehr diffizilen Problematik auf Seite 67. Besondere Probleme der Beurteilung bestehen schließlich dort, wo der Verdacht oder sogar der Beweis dafür vorliegt, daß eine Suchtkrankheit, vor allem eine *Alkoholkrankheit* für den Arbeitsunfall ursächlich oder zumindest teilursächlich gewesen ist. Dies berührt andererseits auch die Frage der *Fahrtauglichkeit*, die ja vor allem in öffentlichen Verkehrsberufen einer engen Kontrolle unterliegt, wobei nicht nur Alkoholismus, sondern auch Erkrankungen des Herz-Kreislauf-Systems und der Lungen von wesentlichem Einfluß sein können. Hier ist auf weiterführende Literatur (4, 6) und auf das Kapitel der Herzkrankheiten (s. S. 176) zu verweisen.

Die Schätzung der unfallabhängigen MdE weist Gemeinsamkeiten, aber auch Unterschiede zu den Bewertungsmaßstäben auf, wie sie in den „Anhaltspunkten" niedergelegt sind. Hier ist aber vor allem auch zu berücksichtigen und zu entscheiden, welche Art Versicherung, ob gesetzlich oder privat, für einen Schaden haftbar gemacht wird. Für die nach einem Arbeitsunfall entstehenden Schäden wird eine Art abstrakter Schadensbemessung praktiziert (s. S. 403ff), wobei wiederum die MdE-Sätze aufgrund allgemeiner Erfahrung tabellarisch niedergelegt sind. Der dabei gelegentlich angewandte Begriff einer sogenannten *„Gliedertaxe"* trägt allerdings eher der reibungslosen behördlichen Abwicklung als der Psyche des Verletzten Rechnung.

Für die Schadensfeststellung und Bewertung sind die von den Berufsgenossenschaften eingesetzten *„Durchgangsärzte"* in erster Linie zuständig.

Die Festsetzung einer unfallbedingten MdE führt zu Schwierigkeiten und Mißverständnissen, wenn z. B. der Vorwurf laut wurde, die von den BG übernommenen MdE-Sätze führten oftmals zur Benachteiligung von Verletzten, weil sie nicht das Ausmaß einer Einschränkung der Erwerbsmöglichkeiten auf dem allgemeinen Arbeitsmarkt berücksichtigten und im übrigen auf der Annahme von Ärzten beruhten, die vom eigentlichen Erwerbsleben wenig Ahnung hätten. Demgegenüber weisen Vertreter der BG darauf hin, daß die MdE kein Wert an sich, sondern ein Faktor für die Bemessung der Entschädigung sei, die selbst abstrakt vorzunehmen sei, sich also nicht nach tatsächlichen Einbußen im Erwerbseinkommen orientieren könne (8).

Allgemein ist behandelnden Ärzten, die auf dem Gebiet der UV über keine spezielle Erfahrung verfügen, davon abzuraten, sich in diese Verfahren mit quantitativen Bewertungsvorschlägen einzuschalten, woraus nicht der Schluß gezogen werden sollte, daß die bei Arbeitsunfällen in der Regel verantwortlichen Berufsgenossenschaften allein berechtigt und in der Lage wären, eine schädigungsbedingte MdE festzusetzen. Für diejenigen Krankheitsfälle, bei denen es sich um die Folgen eines akuten Traumas mit nachfolgendem Körperschaden handelte, werden wohl die Unfallchirurgen die besten Voraussetzungen bringen; für Gesundheitsstörungen, die als Berufsschaden geltend gemacht werden, sollten Arbeitsmediziner bzw. Mitarbeiter des staatlichen gewerbeärztlichen Dienstes zur Entscheidung beigezogen werden (10, 12).

Literatur

1 Fredenhagen, H.: Das ärztliche Gutachten. Leitfaden unter spezieller Berücksichtigung der Traumatologie des Bewegungsapparates. Huber, Bern 1977
2 Hennies, G.: Wenn der Beruf krank macht. Allgemeinarzt (1989) 220
3 Hennies, G.: Wenn Ihr Patient einen Arbeitsunfall hat. Allgemeinarzt (1989) 387
4 Henningshausen, R. H.: Begutachtung der Fahrtauglichkeit. Öff. Gesundh.-Wes. 50 (1988) 635
5 Günther, E., R. Hymmen, W. Izbicki: Unfallbegutachtung, 8. Aufl. De Gruyter, Berlin 1987
6 Lewrenz, H.: Sucht und Fahrtauglichkeit. Med. Sachverständ. 86 (1990) 93
7 Ludolph, E.: Wesentliche Bedingungen und Gelegenheitsursache – Abgrenzungsprobleme aus medizinischer Sicht. Med. Sachverständ. 87 (1991) 44
8 Ricke, W.: Die Minderung der Erwerbsfähigkeit im Unfallversicherungsrecht. Med. Sachverständ. 82 (1986) 96
9 Rompe, G., A. Erlenkämper: Begutachtung der Haltungs- und Bewegungsorgane. Thieme, Stuttgart 1978
10 Schönberger, A., G. Mehrtens, H. Valentin: Arbeitsunfall und Berufskrankheit, rechtliche und medizinische Grundlagen, 4. Aufl. Schmidt, Berlin 1988
11 Schulte, R.-M.: Rechts- und Sozialmedizin für die Ärztliche Praxis. Hippokrates, Stuttgart 1990
12 Valentin, H. u. a.: Arbeitsmedizin, 3. Aufl., Bd. I u. II. Thieme, Stuttgart 1985
13 Viefhues, H., E. Fritze: gesetzliche Unfallversicherung. In Fritze, E.: Die ärztliche Begutachtung, 3. Aufl. Steinkopff, Darmstadt 1989

10 Begutachtung im Rahmen einer Lebensversicherung

H. H. Marx

Eine *Lebensversicherung* bietet bei vorzeitigem Tod des Versicherten Leistungen für Hinterbliebene bzw. im Erlebensfall Leistungen für die eigene Altersversorgung. Die Ungewißheit über die Dauer des menschlichen Lebens stellt den Risikoinhalt einer Lebensversicherung dar. Dabei spielt die Risikoprüfung im allgemeinen wie auch im besonderen Fall verständlicherweise eine wichtige Rolle. Es wird für die Beurteilung des einzelnen Versicherungsantrags zwischen einer klinischen und der versicherungsmedizinischen Risikobeurteilung unterschieden, wobei die für die Versicherung tätigen Fachärzte eine besondere Verantwortung haben. Seitens der Lebensversicherungsmedizin werden die Unterschiede in der Aufgabenstellung wie folgt definiert: ein Unterschied besteht in der Art, wie der beurteilende Arzt seine Rolle auffaßt: der Kliniker (der im Interesse seines Patienten handelt) fühlt sich als Betreuer und Helfer seines Patienten. Der Versicherungsarzt bemüht sich, ein neutraler Gutachter zu sein. Damit ist umschrieben, daß dieser Versicherungsarzt mit seiner Entscheidung zweifellos auch bemüht ist, seine Versicherung vor einem vorhersehbaren Schaden zu bewahren. Weiter besteht ein Unterschied in der Beurteilung: In der klinischen Medizin geht es vor allem um die Therapie und Rehabilitation im Einzelfall. In der Lebensversicherungsmedizin geht es ausschließlich um die langfristige Prognose im Rahmen der Gruppenbeurteilung. Hinsichtlich der Gültigkeitsdauer des Urteils gilt folgendes: In der klinischen Medizin kann das Urteil laufend revidiert werden; in der Versicherungsmedizin muß sich der Arzt zum Zeitpunkt der Antragsprüfung endgültig festlegen (3, 4).

Sollte sich nach Abschluß einer Lebensversicherung beim Todesfall herausstellen, daß *Alkoholismus* ursächlich oder mitursächlich für den Tod des Versicherten war, muß geprüft werden, ob die Trunkenheit bereits vor Abschluß der Versicherung bestanden hat und eventuell ärztlich behandelt, aber verschwiegen wurde (1, 6).

Bekanntlich geht die Rechtsprechung in der Sozialversicherung seit längerer Zeit davon aus, daß die Trunkenheit, die sich im Verlust der Selbstkontrolle und der zwanghaften Abhängigkeit vom Alkohol äußert, eine Krankheit darstellt, wenn sie ohne ärztliche Behandlung nicht mit Aussicht auf Erfolg geheilt, gebessert oder vor Verschlimmerung bewahrt werden kann (Definition des BSG vom 7. 10. 1969). Auch ein Alkoholiker ist natürlich bei Abschluß einer Lebensversicherung zur wahrheitsgemäßen Angabe seiner Krankheit und der behandelnden Ärzte verpflichtet. Dabei stellt sich allerdings die Frage, ob der Antragsteller sich dieser „Krankheit" bewußt war und insofern schuldhaft seine Anzeigepflicht verletzt hat, was hier zweifelhaft sein könnte. Bei Vorliegen objektiver Fakten könnte durch den Kranken eine schuldhafte Verletzung der Anzeigepflicht bestehen, die die Versicherung zum Rücktritt vom Vertrag berechtigt, sofern dieser nicht mehr als 3 Jahre bestanden hat (5).

Zu beachten sind *medizinische Risiken*, die sich aus statistisch erfaßbaren Veränderungen in bezug auf Krankheiten, Anomalien und Lebensgewohnheiten ergeben, die sich nachteilig auf die Lebenserwartung während der Vertragsdauer auswirken können. Daneben gilt hinsichtlich der Risiken das Prinzip, daß alles, was nach den allgemeinen Versicherungsbedingungen nicht ausdrücklich ausgeschlossen wird, gedeckt ist. Damit kommt der Versicherungsnehmer in den Genuß eines weitgehend lückenlosen Versicherungsschutzes. Dies bedeutet jedoch nicht, daß das Versicherungsunternehmen jedes Risiko zu normalen Bedingungen versichern muß. Bei bestimmten Berufen, wie z. B. Untertagearbeiter im Bergbau, Tunnelbau usw., Sprengmeister, Chemiker in Munitionsfabriken, Pilot, Militärflieger, Berufsboxer, Berufstaucher u. a., kann das allgemeine Berufsrisiko einen Berufszuschlag begründen. Es gibt auch eine Kategorie der Alkoholrisiken in der Lebensversicherung, und zwar bei Herstellern von Alkoholgetränken, aber auch bei Berufen wie Gastwirt, Kellner usw. Sonderrisiken können festgehalten werden für berufliche Auslandsreisen, Kraftfahrzeug- oder Strahlenrisiken u. a.

Zur Festlegung der Ausgangssituation werden Gesundheitsfragebogen und ärztliche Zeugnisse benötigt. Ein solches ärztliches Zeugnis stellt dem Inhalt nach kein Gutachten dar, sondern einen *Untersuchungsbericht*. Ergänzend kann ein Hausarztbericht zur Erläuterung der Vorgeschichte angefordert werden. Aus den Verhältnissen des Einzelfalles ergeben sich die Notwendigkeiten von Zusatzuntersuchungen in speziellen medizinischen Disziplinen. In jedem Fall stellt es eine wichtige und vertrauensvolle Aufgabe für den behandelnden bzw. untersuchenden Arzt dar, wenn er einen solchen Befundbericht für eine Lebensversicherung erstellt. Keinesfalls darf das Vertrauensverhältnis zu dem Patienten den behandelnden Arzt veranlassen, pathologische Befunde, aus früherer Zeit ihm bekannte Vorkrankheiten oder derzeit bestehende pathologische Befunde zu verschweigen, um einen Versicherungsabschluß nicht zu verhindern oder zu erschweren. Es ist einleuchtend, daß in solchen Fällen für den Antragsteller wie auch für den testierenden Arzt besondere Ansprüche auf Ehrlichkeit und umfassende Auskunftserteilung gestellt werden. Jeder, der sich auf ungerechtfertigte Weise Versicherungsleistungen verschafft, begeht „Versicherungsbetrug“. Eine solche Gefahr besteht weniger durch absichtliche Herbeiführung des Versicherungsfalles (Selbstbeschädigung, vorgetäuschter Unfall) als zur Herbeiführung der versicherten Berufsunfähigkeit. Auch hier muß für den testierenden Hausarzt an § 278 StGB erinnert werden, wonach „Ärzte, welche ein unrichtiges Zeugnis über den Gesundheitszustand eines Menschen zum Gebrauch bei einer Behörde oder Versicherungsgesellschaft wider besseres Wissen ausstellen, mit Gefängnis von 1 Monat bis zu 2 Jahren bestraft werden“ (2).

Es können – z. B. nach Ablehnung eines vermeintlich begründeten Anspruchs auf Leistung der Versicherung – Umstände eintreten, bei denen sich der Versicherte ein privates Zeugnis mit dem Ziel wünscht, seine Rechte gegenüber dem Versicherungsträger durchzusetzen. Der Wunsch nach einem solchen *Privatgutachten* ist durchaus nicht rechtsfremd, denn jeder Versicherte hat das Recht, sich durch einen neutralen Arzt seines Vertrauens, ggf. auf eigene Kosten untersuchen und begutachten zu lassen. Deshalb besteht auch kein Grund, grundsätzlich solche privaten Gutachten abzulehnen. Allerdings ist der mit Vertrauen ausgestattete Arzt in solchen Fällen gut beraten, wenn er seinen Patienten mit aller Deutlichkeit darauf hinweist, daß auch diese Begutachtung wirklich neutral abgeschlossen werden muß. Stellt sich die Sachlage im Einzelfall, insbesondere im Hinblick auf Zusammenhangsfragen bei fraglichen Unfallfolgen u. ä., jedoch als wenig begründet, für den Versicherten in seinem Sinn also nicht zum Versicherungsschutz wirksam werdenden Tatbestand heraus, so sollte der Patient frühzeitig auf das vermutbar für ihn ungünstige Untersuchungsergebnis verwiesen werden, weil ihm somit möglicherweise Ärger, Unverständnis und auch Kosten erspart werden können. Solche Privatgutachten müssen besonders sorgfältig formuliert werden, damit keinesfalls der Eindruck entsteht, es handele sich um ein parteiisches Gutachten, denn auch hier darf der untersuchende Arzt nicht Partei ergreifen, sondern er bleibt allein seinem ärztlichen Gewissen für eine sachgebundene Beurteilung verhaftet.

Literatur

1 Ebert, E., H. Kraus, O. Moericke, O. Raestrup: Alkoholismus – Versicherungsmedizinische Praxis. Lebensversicher.-Med. 37 (1985) 90
2 Lilie, H.: Haftung für Diagnosefehler. Dtsch. med. Wschr. 110 (1985) 1906
3 Maletz, H., H. Linker: Versicherungsmedizin: Grundlagen und Praxis im Überblick. Dtsch. Ärztebl. 88 (1991) B 511
4 Raestrup, O.: Leitfaden der Versicherungsmedizin. Versicherungswirtschaft, Karlsruhe 1980
5 Scharfetter, Ch.: Selbstmanipulierte Krankheit. Dtsch. med. Wschr. 110 (1985) 685
6 Schmidt, L.: Dienstunfähigkeit bei Alkoholkrankheit – Unsicherheit bei der Beurteilung Alkoholkranker. Öff. Gesundh.-Wes. 47 (1985) 421

11 Erkrankungen des Herzens

H. KLEPZIG JUN.

In diesem Kapitel werden zuerst *anamnestische Angaben* besprochen, die zur Einschätzung der Beschwerden und der Leistungsfähigkeit eines Herzkranken gehören. Im weiteren wird auf alle üblichen *diagnostischen Verfahren* eingegangen, die – je nach Bedarf – im Rahmen einer kardiologischen Begutachtung zur Anwendung kommen. Schließlich folgt eine Einzelbesprechung kardialer Erkrankungen, wobei im Rahmen dieses Buches nur ein kurzer Überblick über pathophysiologische Aspekte gegeben werden kann; bezüglich detaillierter Informationen wird auf Standardlehrbücher verwiesen (16, 79, 85, 108, 123, 163). Die Beurteilung der Leistungsminderung orientiert sich eng an den Empfehlungen, die in den „Anhaltspunkten für die ärztliche Gutachtertätigkeit im sozialen Entschädigungsrecht und nach dem Schwerbehindertengesetz" (7) gegeben werden.

Es wird für die Beurteilung des Einzelfalles vorausgesetzt, daß *extrakardiale Erkrankungen,* die die Herzfunktion beeinflussen oder kardiale Beschwerden imitieren können, ausgeschlossen wurden: hämatologische Erkrankungen führen häufig zur erheblichen Leistungsminderung (eine schwere Anämie kann zum Beispiel Angina pectoris oder sogar einen Herzinfarkt auslösen); Lungenkrankheiten verursachen Belastungs- oder Ruhedyspnoe; orthopädische Erkrankungen lösen häufig Schmerzen im Brustkorb aus; Krankheiten des Magen-Darm-Traktes können zu starken Brust- und Oberbauchbeschwerden führen und so eine Angina pectoris oder gar einen Herzinfarkt vortäuschen; eine Schilddrüsenüberfunktion kann Herzrhythmusstörungen auslösen; seelische Probleme werden nicht selten in die Herzgegend projiziert.

Anamnese

Die Anamnese gibt wesentliche Hinweise auf die *Schwere der* zu beurteilenden *Erkrankung* und die möglichen Ursachen. Von zentraler Bedeutung in der Kardiologie ist die Frage, ob die Beschwerden *durch körperliche Belastungen* ausgelöst werden. Beschwerden des Patienten, die *nur* in Ruhe auftreten und keine Beziehung zu körperlichen Anstrengungen zeigen, sind untypisch und deuten möglicherweise auf extrakardiale Ursachen hin. Lediglich Herzrhythmusstörungen werden gelegentlich vom Patienten vermehrt in Ruhe verspürt und bei Anstrengung nicht bemerkt.

Des weiteren soll die *Art der Beschwerden* präzise beschrieben werden (Luftnot, Herzrhythmusstörungen oder Angina pectoris). Der Patient soll darüber hinaus möglichst genau die *Lokalisation der Beschwerden* schildern. Macht er Angaben wie „genau dieser Punkt tut weh" oder lokalisiert er den Schmerz genau im linken M. pectoralis, so spricht dies gegen eine kardiale Erkrankung als Auslöser der beklagten Beschwerden.

Uncharakteristische Angaben wie „allgemeine Leistungsminderung", „Schwäche", „Antriebslosigkeit", „Müdigkeit", „Erschöpfung", „Ziehen oder Brennen in der Herzgegend" sind ebenfalls aufschlußreich, deuten sie doch auf extrakardiale, möglicherweise auch psychische Probleme hin (91).

Auch die *Schwere der beklagten Leistungsminderung* sollte möglichst genau erfragt werden (Gehen zu ebener Erde? Steigen von wievielen Etagen?). Wichtig ist weiterhin die *Dauer der Beschwerden*: Typische Angina pectoris klingt nach kurzer Ruhepause (maximal 20 Minuten) ab, funktionelle Beschwerden halten oft Stunden oder Tage nach einem vermeintlichen Ereignis an. Bei typischer Angina pectoris führt eine Behandlung mit Nitraten zur raschen Linderung der Symptomatik, funktionelle und die meisten extrakardial bedingten Brustschmerzen werden kaum oder gar nicht beeinflußt.

Um die *Ursachen einer kardialen Erkrankung* aufzuklären, muß nach den üblichen *Risikofaktoren* für eine koronare Herzkrankheit gefragt werden (Rauchen, Bluthochdruck, Diabetes mellitus, Fettstoffwechselerkrankungen). Aufschlußreich können Angaben über Kaffee-, Tee- und Alkoholgenuß sein. Wichtig ist auch die Frage nach Erkrankungen bei Verwandten ersten Grades.

Die *weitere Vorgeschichte* umfaßt Fragen nach häufigen eitrigen Halsentzündungen, rheumatischen Erkrankungen, Nieren- und Schilddrüsenkrankheiten, Venenentzündungen, Operationen, Lungenerkrankungen, Lungenembolien sowie besonderen psychischen Belastungen.

Schließlich soll der Patient alle *Medikamente* benennen, die er einnimmt. Besondere Bedeutung erlangen Nitrate, Betablocker und Kalziumantagonisten (Verbesserung der kardialen Leistungsfähigkeit bei koronarer Herzkrankheit), Diuretika und Abführmittel (falsch-positive ST-Streckensenkungen im EKG durch Hypokaliämie), Antidiabetika (Hypoglykämie-induzierte Hypokaliämie mit entsprechenden EKG-Veränderungen), Digitalis (falsch-positive ST-Streckensenkung im Ruhe- und Belastungs-EKG [bei Digitoxinpräparaten kann die Wirkungsdauer 3 Wochen betragen!]), sowie trizyklische Antidepressiva (gelegentlich ebenfalls Auslösung falsch-positiver ST-Streckenveränderungen [106]). Antihypertensiv wirkende Medikamente normalisieren einen primär erhöhten Blutdruck; umgekehrt kann das plötzliche Auslassen dieser Medikation, zum Beispiel anläßlich der gutachterlichen Untersuchung, zum überschießenden Anstieg des Blutdrucks führen, was die Beurteilung fehlleiten kann. Daher muß jeder Patient angeben, welche Medikamente er in der letzten Zeit und am Tag der Untersuchung eingenommen hat, um die erhobenen Befunde richtig werten zu können.

Körperliche Untersuchung

Allgemeine Hinweise finden sich im Abschnitt „Anamnese und Befund" auf Seite 15ff. Aus kardiologischer Sicht sind folgende Punkte besonders erwähnenswert: Bereits die *Inspektion* gibt wichtigen Aufschluß. Fortgeschrittene Krankheiten verursachen schon beim Entkleiden Schmerzen oder Luftnot; konnatale Vitien werden häufig von Uhrglasnägeln begleitet; eine schwere chronische Herzinsuffizienz führt zur kardialen Kachexie und Zyanose; Beinödeme, gestaute Halsvenen und Aszites weisen auf eine Rechtsherzinsuffizienz hin; eine Facies mitralis begleitet häufig ein schweres Mitralvitium; starke Pulsationen der Schlagadern sind typisch für eine Aorteninsuffizienz. Die *köperliche Untersuchung* umfaßt im besonderen eine sorgfältige Auskultation des Herzens und der Lungen. Die Messung von Blutdruck und Herzfrequenz ist obligat.

Technische Untersuchungsverfahren

Elektrokardiogramm

Das normale, 12 Ableitungen umfassende *Ruhe-EKG*, das in Zweifelsfällen um hohe Brustwandableitungen, rechtspräkordiale und dorsale Ableitungen ergänzt werden muß, gibt Aufschluß über die Erregungsausbreitung und -rückbildung. Seltener werden Herzrhythmusstörungen erfaßt.

Das Ruhe-EKG läßt folgende Aussagen zu (64):

Ein *normales Ruhe-EKG* schließt eine bedeutende Links- und Rechtsherzhypertrophie, eine Ruheischämie, große Herzinfarkte und ständig bestehende Erregungsbildungs- und Erregungsleitungsstörungen aus.

Eine *Linksherzhypertrophie* spricht für eine Druck- und/oder Volumenbelastung des linken Ventrikels, zum Beispiel durch Aortenvitien, Mitralinsuffizienz, arterielle Hypertonie oder Myokardiopathien. Gelegentlich muß an eine konstitutionelle Hypervoltage gedacht werden. Letzterer kommt kein Krankheitswert zu. Das EKG läßt keine verläßliche Quantifizierung der Linksherzbelastung zu.

Eine *Rechtsherzhypertrophie* zeigt eine Druck- und/oder Volumenbelastung der rechten Herzkammer an; sie kommt bei pulmonalen Erkrankungen, Rechtsherzvitien, Shuntvitien in fortgeschrittenen Stadien u. a. vor. Durch das EKG kann keine zuverlässige Quantifizierung der Rechtsherzbelastung erfolgen; wenn im EKG Veränderungen registriert werden, handelt es sich meist um fortgeschrittene bzw. hämodynamisch relevante Erkrankungen.

Herzinfarkte belegen das Vorliegen einer koronaren Herzkrankheit. Mittels QRS- und R-Zacken-Summen-Scores ist in gewissem Umfang eine Quantifizierung der Infarktgröße möglich (107). Kleine Vorderwandinfarkte werden oft besser in hohen Brustwandableitungen erkannt. Kleine Hinterwandinfarkte sind gelegentlich schwer zu diagnostizieren, da ein „Lage-Q" einem Infarkt-O_{III} sehr ähnlich sein kann.

Erregungsrückbildungsstörungen sind häufig unspezifisch. Typische Veränderungen werden bei Herzinfarkt, Myokardischämie, Perikarditis, Elektrolytentgleisungen sowie unter Einfluß von Digitalis und verschiedenen Antidepressiva beobachtet.

Herzrhythmusstörungen werden im normalen Ruhe-EKG nur selten registriert. Aus ihrem Vorliegen kann nicht auf die tatsächliche Häufigkeit der Herzrhythmusstörungen geschlossen werden, da der Beobachtungszeitraum nicht repräsentativ ist.

Erregungsleitungsstörungen (SA- und AV-Blockierungen, Schenkelblöcke) im Ruhe-EKG belegen eine Störung im Erregungsleitungssystem, zum Beispiel auf dem Boden einer koronaren Herzkrankheit oder Myokardiopathie. Es kann jedoch keine Aussage darüber gemacht werden, ob diese Veränderungen immer oder nur intermittierend vorliegen.

Das Ruhe-EKG läßt demgegenüber *keine Aussage* über die *kardiale Leistungsfähigkeit* bzw. Herzinsuffizienz zu.

Bei der EKG-Interpretation muß berücksichtigt werden, daß eine Vielzahl von Medikamenten (s. o.) und einige extrakardiale Erkrankungen Einfluß nehmen. So verursacht gelegentlich eine Pankreatitis ein Infarkt-ähnliches EKG; Erkrankungen des Gehirns, wie zum Beispiel ein apoplektischer Insult, werden häufig von einem bunten Bild von Veränderungen bis hin zum Infarkt-EKG begleitet (33).

24-Stunden-Langzeit-EKG

Ein Langzeit-EKG ist zur Beurteilung der Herzfrequenz im Tagesverlauf und zur Abklärung intermittierend auftretender EKG-Veränderungen erforderlich (supraventrikuläre und ventrikuläre Herzrhythmusstörungen; Erregungsleitungsstörungen). Eine Registrierung über 24 (bis 72) Stunden ist notwendig.

Ventrikuläre Herzrhythmusstörungen werden üblicherweise mittels der Klassifikation von Lown beschrieben, obwohl diese strenggenommen nur für die koronare Herzkrankheit gilt (178):

Lown I	: < 30 monotope Extrasystolen pro Stunde
Lown II	: >30 monotope Extrasystolen pro Stunde
Lown III	: polytope Extrasystolie
Lown IV a	: 2-Ketten
Lown IV b	: ventrikuläre Tachykardien (ab 3-Ketten)
Lown V	: R-auf-T-Phänomen

Die Ergebnisse des Langzeit-EKG dürfen nicht isoliert interpretiert werden; vielmehr müssen weitere funktionelle und morphologische Daten sowie subjektive Angaben des Patienten zur Beurteilung der Relevanz der Resultate herangezogen werden. So kann zum Beispiel eine Bradykardie nicht automatisch als Ursache für Schwindel oder Synkopen angenommen werden: nicht selten ist der Patient zur Zeit dieses Befundes asymptomatisch.

ST-Streckensenkungen im Langzeit-EKG sind nicht spezifisch genug, um als Hinweis auf eine koronare Herzkrankheit gewertet werden zu dürfen (63, 121).

Belastungs-EKG

Die kardiologische Begutachtung erfordert, wenn immer möglich, eine ergometrische Belastung. Bezüglich der Durchführung von Belastungsuntersuchungen wird auf die Literatur verwiesen (88–90, 106, 109, 111). Besonders wichtig ist, daß die augenblickliche Medikation dokumentiert (s. oben) und die Belastung individuell dosiert wird. Die Belastungshöhe soll sich an den Beschwerden des Patienten und den objektiven Befunden orientieren. Ein Abbruch der Belastung beim Erreichen z. B. einer bestimmten Herzfrequenz ist weniger geeignet; dieses Verfahren ist kaum reproduzierbar und kann irreführen, da die Herzfrequenz neben der Konstitution von vielen Faktoren beeinflußt wird (überschießende Frequenz: Trainingsmangel, Mitralvitien, Hyperthyreose, Herzinsuffizienz; verzögerter Frequenzanstieg: gutes Training, koronare Herzkrankheit, Erregungsbildungs- und Leitungsstörungen, negativ-chronotrope Medikamente).

Der Patient muß in jedem Einzelfall vom Untersucher darüber aufgeklärt werden, daß auch ein Belastungs-EKG Risiken beinhaltet (s. auch jur. Kapitel S. 32 ff). Insgesamt ist das Risiko der Untersuchung aber gering (145). Man rechnet je nach Belastungsverfahren in rund 1 : 20 000 bis 1 : 128 000 Fällen mit letalem Ausgang. Die Gefährdung durch die Belastung wird durch Einhalten von Kontraindikationen und obligate Vorsichtsmaßnahmen, wie kontinuierliche Monitorüberwachung und Bereitstellung eines Defibrillators und Notapotheke, wesentlich gesenkt (109). Ein Arzt soll – schon weil sein persönlicher Eindruck bei der Begutachtung wesentlich ist – während der Ergometrie anwesend sein.

Tab. 11.**1** gibt Richtwerte für die Belastbarkeit gesunder Probanden in Watt an. Patienten mit Beschwerden müssen geringer belastet werden, Hochtrainierte oder an starke körperliche Belastungen gewohnte Patienten können höher veranschlagt werden.

Die Beurteilung des Belastungs-EKG muß eine Angabe zu Beschwerden (Dyspnoe, Erschöpfung, Angina pectoris, Beinschmerzen, starker Schweißausbruch) und objektive Befunde (erbrachte Leistung und Dauer in Relation zum Soll, Frequenzverhalten im Vergleich zur Norm [Angaben bei 88], ST-Streckenanalyse, Erregungsbildungs- und Leitungsstörungen) enthalten. Dabei ist das entscheidende diagnostische Kriterium zum objektiven Nachweis einer koronaren Herzkrankheit die ischämische ST-Streckensenkung mit und ohne Angina pectoris; letztere wird mit dem Begriff „stille Ischämie" beschrieben (24–26). Von dieser darf nur gesprochen werden, wenn das Ruhe-EKG in den betroffenen Ableitungen unauffällig ist; anderenfalls muß mit falsch-positiven Befunden gerechnet werden (106, 110). Besondere Vorsicht ist auch bei Frauen im Klimakterium angezeigt, da hier besonders häufig falsch-positive Befunden erhoben werden (179). Formkriterien zur ST-Senkung finden sich zum Beispiel bei Heinecker (64).

Bei manchen Patienten zeigt das EKG im Angina-pectoris-Anfall eine ST-Streckenhebung; diese ist – falls das Ruhe-EKG normal ist – als besonders schwere Myokardischämie zu werten, da sie einer transmuralen Minderdurchblutung des Herzmuskels entspricht.

Echokardiographie

Die Echokardiographie erlaubt eine morphologische und funktionelle Beurteilung des Herzens. Fortentwicklungen wie die CW- (continuous wave-) und gepulste Doppler-Echokardiographie sowie Farbdoppler-Echokardiographie ermöglichen darüber hinaus in vielen Fällen eine Beurteilung des Blutflusses durch die Herzklappen (Quantifizierung von Klappeninsuffizienzen und -stenosen), eine Einschätzung des Pulmonalarteriendrucks sowie eine grobe Schätzung der Schwere von Shuntvitien (17). Damit nimmt die Echokardiographie bei der kardiologischen Begutachtung in vielen Fällen eine Schlüsselstellung ein. In Tab. 11.**2** wird eine Auswahl wichtiger Kriterien angegeben, die für die Interpretation von echokardiographischen Daten benötigt werden. Dabei muß bedacht werden, daß Durchmesserangaben (hier in mm) meist geschlechtsspezifisch sind und nur für den „durchschnittlichen" Menschen gelten; bei kleinen Personen sind bis zu 10% geringere Werte, bei großen bis zu 10% höhere zu veranschlagen. Genaue Angaben finden sich zum Beispiel bei Dickhuth u. Erbel (32, 42).

Unter der Voraussetzung, daß der Patient gut schallbar ist, können diese Werte rasch zur Entscheidungsfindung beitragen. So scheidet ein schweres Mitralvitium bei einem linksatrialen Durchmesser von nicht mehr als 45 mm aus; ein linksventrikulärer enddiastolischer Durchmesser von 70 mm weist auf eine starke Kammerdilatation hin und belegt die hämodynamische Relevanz einer Erkrankung.

Tabelle 11.**1** Richtwerte für die Belastbarkeit gesunder Probanden

Alter	20–29	30–39	40–49	50–59	60–69	über 69 Jahre	
Männer	200	175	150	125	75	50	Watt
Frauen	175	150	125	100	50	50	Watt

Tabelle 11.2 Kriterien für die Interpretation echokardiographischer Daten (Durchmesserangaben in mm)

	normal	leicht	mittel	stark vergrößert bzw. eingeschränkt
linker Vorhof				
Frauen	bis 40	41–45	46–55	>55
Männer	bis 40	41–49	50–59	>60
linker Ventrikel				
Frauen	bis 55	56–60	61–70	>70
Männer	bis 59	60–65	66–75	>75
linksventrikuläre Verkürzungsfraktion	>28%	25–28%	20–25%	<20%
linksventrikuläre Auswurffraktion	>65%	50–65%	40–49%	<40%
rechter Ventrikel*				
Frauen	bis 60	61–70	71–80	>80
Männer	bis 65	66–75	76–85	>85
Interventrikularseptum und linksventrikuläre Hinterwand (enddiastol.)				
Frauen	bis 10	11–12	13–14	>14
Männer	bis 11	12–13	14–15	>15

*: Errechnet aus Summe von präseptalem und präaortalem enddiastolischem Diameter in der langen parasternalen Achse.

Die *Schwere der Klappeninsuffizienz* kann mit der Doppler-Echokardiographie in verschiedene Stadien eingeteilt werden (meist I bisIV) (53, 160, 173). Aorteninsuffizienzen können mit der transthorakalen Farb-Doppler-Echokardiographie verläßlicher beurteilt werden als Mitralinsuffizienzen (160); bei letzterer ist die transösophageale Technik überlegen. Auch die *Quantifizierung von Klappenstenosen* gelingt echokardiographisch recht gut. Am verläßlichsten ist die Umrechnung von Klappengradienten in Klappenöffnungsflächen (cm^2), da hierdurch das Herzzeitvolumen berücksichtigt wird. Dabei gilt folgende Einteilung:

	normal	leicht	mäßig	schwer
Aortenstenose	>1,5	1,0–1,4	0,7–1,0	<0,7
Mitralstenose	>2,5	2,0–2,5	1,0–1,9	<1,0

Röntgenuntersuchung

Die röntgenologische Untersuchung von Herz und Lungen ermöglicht eine nichtinvasive Einschätzung der Schwere einer Herzerkrankung und ihrer Auswirkungen.

Bei Volumenbelastung und zunehmender Myokardinsuffizienz kommt es zu einer Dilatation des Herzens, wobei das Ausmaß der Vergrößerung mit der Schwere der Erkrankung und der Prognose korreliert (112, 157). Die Beurteilung der Herzgröße anhand von Stehaufnahmen ist aufgrund orthostatisch bedingter möglicher Volumenverschiebungen mit Fehlern bis zu 30% behaftet. Besser ist daher die *quantitative Beurteilung der Herzgröße* mittels *Herzvolumen* (47, 86, 87): Die Werte werden auf die Körperoberfläche bezogen. Es gelten folgende Normalwerte:

normal	Männer : bis	800 ml/1,73 m^2
	Frauen : bis	700 ml/1,73 m^2
leicht vergrößert	Männer : bis	900 ml/1,73 m^2
	Frauen : bis	800 ml/1,73 m^2
mäßig vergrößert	Männer : bis	1200 ml/1,73 m^2
	Frauen : bis	1100 ml/1,73 m^2
stark vergrößert	Männer : über	1200 ml/1,73 m^2
	Frauen : über	1100 ml/1,73 m^2

Die Röntgenuntersuchung der Lungen ermöglicht in gewissem Umfang die *Beurteilung der Pulmonalgefäße*. Schwerere Vitien oder Myokardiopathien, die zu Dyspnoe führen, werden von pulmonalen Stauungszeichen begleitet. Umgekehrt kann die Relevanz dieser Erkrankungen in Frage gestellt werden, wenn keinerlei Veränderungen der Lungengefäße erkennbar sind.

Der Nachweis von verkalkten Herzklappen bei der *Durchleuchtung des Herzens* ist bedeutsam, da dies auf erhebliche Umbauprozesse in den Klappen hinweist. Demgegenüber hat der Nachweis von Kalk im Verlauf der Herzkranzgefäße wegen der schlechten Korrelation mit koronarangiographischen Befunden keine Bedeutung.

Nuklearmedizinische Untersuchungen

(3, 18, 71, 72)

Nuklearmedizinische Untersuchungen werden dann eingesetzt, wenn die oben genannten nichtinvasiven Verfahren keine eindeutigen Aussagen zur Diagnose oder Einschätzung der Leistungsfähigkeit eines Patienten zulassen. Es hat sich gezeigt, daß automatisierte Auswerteverfahren den manuellen oder visuellen vor allem in bezug auf die Reproduzierbarkeit, aber auch auf die Befundqualität überlegen sind, so daß diesen Verfahren der Vorzug zu geben ist.

Generell sollen nuklearmedizinische Untersuchungen auch unter ergometrischer Belastung durchgeführt werden. Die Durchführung der Belastung entspricht den im Abschnitt „Belastungs-EKG" gegebenen Empfehlungen. Nuklearmedizinische Verfahren können keine körperliche Belastung ersetzen; das Auftreten einer Ischämie ist Voraussetzung für die Entstehung pathologischer Bewegungs- und Speichermuster. Der häufigste Grund für falsch-negative szintigraphische Befunde ist eine unzureichende Belastung.

Zwei Untersuchungen kommen hauptsächlich zur Anwendung:

Radionuklidventrikulographie: Dieses Verfahren ermöglicht die *Quantifizierung der linksventrikulären Pumpfunktion* in Ruhe und unter fahrradergometrischer Belastung. Hauptkenngröße ist die globale linksventrikuläre Auswurffraktion („ejection fraction", EF). Die Analyse der regionalen Auswurffraktion erlaubt eine noch wesentlich differenziertere Beurteilung (72, 117, 193). Bei der globalen Auswurffraktion gelten die folgenden Beurteilungskriterien:

normale Ruhefunktion	: >49%
leichte Ruheeinschränkung	: 45–49%
mittlere Ruheeinschränkung	: 30–45%
schwere Ruheeinschränkung	: unter 30%
normale Belastungsreaktion	: Gleichbleiben oder Anstieg der Auswurffraktion
leicht eingeschränkte Leistungsreserve	: Abfall um bis zu 5%
mäßig eingeschränkte Leistungsreserve	: Abfall um bis zu 15%
starke Funktionsstörung	: Abfall um mehr als 15%

Die Auswurffraktion dokumentiert – vergleichbar zur Rechtsherzkatheteruntersuchung – nur die Auswirkungen einer Erkrankung und erlaubt keine Krankheitsdiagnose. Eine koronare Herzkrankheit, arterielle Hypertonie oder Myokardiopathie können vergleichbare Befunden ergeben.

Die Radionuklidventrikulographie ermöglicht auch eine *Einschätzung der Schwere von Klappeninsuffizienzen* (105, 113, 124). Die Ergebnisse der nuklearmedizinischen Techniken sind genauer als die der Echokardiographie.

Es gelten folgende Beurteilungskriterien:

leichte Regurgitation:
20–40% des linksventr. Schlagvolumens

mittlere Regurgitation:
41–65% des linksventr. Schlagvolumens

schwere Regurgitation:
> 65% des linksventr. Schlagvolumens

Schließlich läßt sich szintigraphisch die rechtsventrikuläre Auswurffraktion bestimmen, was vor allem bei Patienten mit Cor pulmonale von Bedeutung sein kann (11, 147).

Die *Myokardszintigraphie* ermöglicht die Sichtbarmachung der *Myokardperfusion* und des *Myokardmetabolismus*. Diese Untersuchung wird sinnvollerweise unter Belastung durchgeführt.

Hauptkenngrößen der Myokardszintigraphie sind der unmittelbare Uptake des Radionuklids nach Belastung sowie dessen Rückverteilung (Redistribution) nach 3 bis 4 Stunden (13, 71, 194). Verschiedene Algorithmen werden zur quantitativen Analyse angewandt.

Die Ergebnisse der Myokardszintigraphie unterliegen gewissen Einschränkungen. So sind sie nicht spezifisch für eine bestimmte Krankheit; eine Minderdurchblutung auf zellulärer Ebene kann durch eine koronare Herzkrankheit, aber auch durch eine Myokardhypertrophie bei Vitien oder Myokardiopathien entstehen. Daher kann aus einem pathologischen Myokardszintigramm in keinem Fall ohne weitere Angaben die Diagnose zum Beispiel einer koronaren Mehrgefäßkrankheit gestellt werden. Auch scheint die Lokalisation einer Minderdurchblutung nicht immer verläßlich zu gelingen.

Rechtsherzkatheteruntersuchung

(„Swan-Ganz-Katheter")

Die Rechtsherzkatheteruntersuchung ermöglicht u. a. die Beurteilung der Drücke im kleinen Kreislauf und indirekt im linken Vorhof sowie die Messung des Herzzeitvolumens in Ruhe und unter fahrradergometrischer Belastung. Dieses Verfahren erlaubt somit Rückschlüsse auf die linksventrikuläre Pumpleistung sowie eine Einschätzung des pulmonalen Gefäßwiderstandes. Vergleichbar zum Ruhe-EKG hat auch die Ruhemessung der Daten im kleinen Kreislauf häufig nur eingeschränkte Bedeutung. Stark erhöhte Drücke oder ein in Ruhe bereits eingeschränktes Herzzeitvolumen sind diagnostisch wichtig. Wenn möglich und erforderlich, sollte die Untersuchung um eine Belastung ergänzt werden (Hinweise s. dort).

Tab. 11.**3** gibt die oberen normalen Druckwerte und die zu fordernden Herzzeitvolumina an.

Die erhobenen Daten sind nicht spezifisch für eine bestimmte Erkrankung. Ein pathologischer Druckanstieg im kleinen Kreislauf unter Belastung belegt lediglich eine Ausflußbehinderung aus dem rechten Herzen. Diese kann durch eine Erkrankung im Bereich des linken Herzens oder eine Erkrankung, die die Lungengefäße (mit-)betrifft, bedingt sein.

Die Untersuchung erlaubt jedoch eine Beurteilung der Schwere der Beeinträchtigung. Bewährt hat sich dabei die (hier vereinfacht wiedergegebene) Klassifizierung nach Roskamm u. Reindell (151)

Stadium 1:	Kleinkreislaufdrücke nur unter Belastung erhöht; Herzzeitvolumen unter Belastung normal.
Stadium 2:	Kleinkreislaufdrücke in Ruhe sowie unter Belastung erhöht; Herzzeitvolumen unter Belastung normal.
Stadium 3:	Herzzeitvolumen in Ruhe noch normal; unter Belastung jedoch unzureichender Anstieg.
Stadium 4:	Herzzeitvolumen bereits in Ruhe unzureichend

Tödliche Komplikationen treten bei der Untersuchung nur extrem selten auf; nach Görnandt (51) 1 auf 13 582 Untersuchungen. Periphere Venenentzündungen werden in 1 bis 5% der Fälle beobachtet.

Tabelle 11.**3** Normale Druckwerte und Herzzeitvolumina in Ruhe und während Belastung

Ruhe	Drucke	Mitteldruck in mmHg*
rechter Vorhof		5
rechter Ventrikel	25/5	
Pulmonalarterie	25/15	15
Pulmonalkapillare		10
Herzzeitvolumen	5,0–7,0	l/min*1,73 m^2

Belastung (Watt)	Pulmonalarteriendruck*		Pulmonalkapillardruck*	Herzzeitvolumen in l/min
25	30/18	24	18	7,5–13,0
50	34/18	25	18	9,0–15,0
75	38/19	28	19	11,0–17,0
100	42/21	30	21	12,5–18,5
125	42/22	30	22	14,0–20,0
150	43/33	31	22	15,5–21,5

* systolischer/diastolischer Druck bzw. Mitteldruck

Linksherzkatheteruntersuchung

Eine Linksherzkatheteruntersuchung ist vor allem indiziert zur exakten anatomischen Beurteilung der Schwere von Herzkranzgefäßeinengungen, der Funktion der Herzkammern sowie zur Einschätzung von Herzklappenstenosen und -insuffizienzen. Gegebenenfalls kann sie durch eine Myokardbiopsie ergänzt werden. Die Interpretation der Ergebnisse stützt sich sowohl auf die erhobenen morphologischen Befunde als auch auf funktionelle Daten (Belastungs-EKG). Bezüglich der Beurteilung von Einzelbefunden wird auf die Spezialliteratur verwiesen (z. B. 89; Klappeninsuffizienzen: 6, 9, 74, 78, 168; Kollateralen: 39, 118; Klappenstenosen: 52).

Ventrikelkontraktionsstörungen werden u. a. anhand der linksventrikulären *Auswurffraktion* („ejection fraction", EF) quantifiziert, die ein gutes Maß für die Globalfunktion der Kammer darstellt (s. Abschnitt Nuklearmedizin). Die Normalwerte der angiographisch bestimmten Auswurffraktion liegen höher als die nuklearmedizinisch gemessenen. Die folgenden Werte können zur Beurteilung zugrunde gelegt werden:

normale Kammerfunktion	:	>69%
leichte Ruheeinschränkung	:	50–69%
mittlere Ruheeinschränkung	:	30–49%
schwere Ruheeinschränkung	:	<30%

Obwohl das Risiko der Untersuchung unter klinischen Bedingungen nicht groß ist (Mortalität ca. 0,1% [209]), sollte der Eingriff nur erwogen werden, wenn sich hieraus auch therapeutische Konsequenzen für den Patienten ergeben können.

Allgemeine Beurteilungskriterien

Eine der wichtigsten Fragen an die kardiologische Begutachtung ist die der quantitativen Bewertung der kardialen Leistungsminderung. Die klinische Einteilung der Herzinsuffizienz erfolgt bewährtermaßen nach den Empfehlungen der New York Heart Association (NYHA).

Daran lehnt sich die allgemeine gutachterliche GdB/MdE-Quantifizierung der Herzschäden an (7). Die Leistungsangaben sind auf das mittlere Lebensalter bezogen:

Stadium I :	normale körperliche Leistungsfähigkeit, nur technische Hinweise auf Herzinsuffizienz
Stadium II :	leichte Einschränkung der Leistungsfähigkeit, Spaziergänge bis zu 5 km möglich
Stadium III:	erhebliche Einschränkung der Leistungsfähigkeit, nur noch leichte Belastungen möglich
Stadium IV:	jede körperliche Belastung verursacht Beschwerden, Bettruhe muß eingehalten werden

Herzschäden. „Anhaltspunkte" (7)	GdB/MdE
ohne wesentliche Leistungsbeeinträchtigung selbst bei schwerer körperlicher Belastung, keine Einschränkung der Soll-Leistung bei Ergometer-Belastung	0–10 v. H.
mit Leistungsbeeinträchtigung bei mittel-schweren Belastungen, Beschwerden und Auftreten pathologischer Meßdaten bei Ergometerbelastung mit 75 Watt, wenigstens 3 Minuten	20–40 v. H.
mit Leistungsbeeinträchtigung bereits bei alltäglicher leichter Belastung, Beschwerden und Auftreten pathologischer Meßdaten bei Ergometerbelastung mit 50 Watt, wenigstens 3 Minuten	50–70 v. H.
mit zeitweisen Dekompensationszeichen	80 v. H.
mit Leistungsbeeinträchtigung bereits in Ruhe, langdauernde schwere Dekompensationszeichen	90–100 v. H.

In den folgenden Kapiteln werden spezielle kardiologische Erkrankungen abgehandelt. Auf die einzelnen Schritte der Diagnostik und die Bewertung der erhobenen Befunde wird im einzelnen nicht mehr eingegangen; vielmehr wird auf die entsprechenden Abschnitte im methodischen Teil verwiesen.

Koronare Herzkrankheit

Ätiologie: Die *Entwicklung* der Atherosklerose verläuft über viele Jahre, möglicherweise beginnt sie bereits in der Kindheit oder im Jugendalter (41, 127). Verschiedene *Risikofaktoren* sind bekannt, die das Entstehen der Erkrankung und die Progressionsgeschwindigkeit beeinflussen: Rauchen (auch Passivrauchen), bei Frauen besonders die Kombination von Rauchen und oralen Antikonzeptiva (40, 141), Diabetes mellitus, Hypertonie, familiäre Belastung, angeborene Fettstoffwechselstörungen, Hypothyreose (27). Auch eine Mediastinumbestrahlung wird gelegentlich für die Entstehung einer Koronararterienstenose verantwortlich gemacht (104). Dem Übergewicht allein kommt kein eigenständiges Risiko zu, wohl aber begünstigt es das Auftreten anderer Risikofaktoren. Die Bedeutung einer alleinigen, nichtangeborenen Hyperlipidämie ist z. Z. sehr umstritten (137, 214). Als *Risikoindikator* kann das Vorliegen einer peripheren arteriellen Verschlußkrankheit gesehen werden; so versterben Patienten mit Claudicatio intermittens in bis zu 75% an kardiovaskulären Erkrankungen, in erster Linie einem Myokardinfarkt (149).

Eine Übersicht über koronare *Risikofaktoren am Arbeitsplatz* findet sich bei Kentner (101). Im allgemeinen kommen besonderen Belastungen wie körperlicher Schwerarbeit, Lärm und Streß sowie physikochemischen Noxen nur beim Vorliegen besonderer psychosozialer Faktoren eine Bedeutung zu.

Die Geschwindigkeit der *Krankheitsprogression* ist im Einzelfall nicht vorherzusehen. Bei jüngeren Menschen nimmt die Krankheit häufiger einen ungünstigeren Verlauf als bei älteren. Stenosen unter 50% Reduktion des linearen Gefäßdurchmessers haben im allgemeinen keine *hämodynamische Relevanz*. Koronarspasmen können sich jedoch solchen Einengungen auflagern, so daß auch solche Stenosen in bestimmten Situationen eine koronare Minderdurchblutung auslösen können. Höhergradige Einengungen führen in der Regel unter Belastung zu den Zeichen einer Minderdurchblutung. In fortgeschrittenen Fällen reicht die Durchblutung bereits in Ruhe nicht mehr aus. Morphologischer Endpunkt der Progression ist der *Koronarverschluß*. Dieser kann ohne Zeichen der Minderdurchblutung eintreten; in diesen Fällen kann das verbliebene Koronararteriensystem mit seinen Kollateralen den Verschluß kompensieren. Je nach Ausdehnung der koronaren Herzkrankheit und Geschwindigkeit der Entwicklung können solche Kompensationsmechanismen jedoch fehlen, es kommt zu einer schweren Angina pectoris *(instabile Angina pectoris)* oder zu einem mehr oder weniger großen *Myokardinfarkt*.

Die *Erstmanifestation* der Erkrankung ist sehr variabel. Viele Patienten werden erstmalig unter bestimmten Streßsituationen klinisch auffällig. So kann zum Beispiel ein hochfieberhafter Infekt, eine schwere Operation, eine akute Anämie (Hb < 10 g /dl, zum Beispiel nach Unfällen mit Blutverlust), eine Intoxikation mit Kohlenmonoxid (ab 117 ppm [5, 170]) oder Methämoglobinbildnern, eine Viskositätserhöhung im Blut (zum Beispiel nach starkem Volumenverlust durch Unfälle), eine plötzliche körperliche oder psychische Belastung, eine Stoffwechselentgleisung (Hyperthyreose, Phäochromozytom, Insulinom), ein entgleister Bluthochdruck oder extreme Herzfrequenzveränderung die koronare Herzkrankheit zum ersten Mal manifest werden lassen. Berufliche Einflüsse sind in diesen Fällen dann mitzuberücksichtigen, wenn sie die genannten Mechanismen ausgelöst haben.

Andere Patienten bemerken eine schleichende Verminderung ihrer Leistungsfähigkeit oder werden sich ihrer Behinderung erst bei präziser Befragung bewußt. Schließlich beginnt die Erkrankung bei manchen Patienten ohne erkennbaren Anlaß akut mit plötzlichen heftigen Beschwerden oder einem Myokardinfarkt.

Immer wieder wird die Frage aufgeworfen, ob und inwieweit *chronische Thorax- und Lungenerkrankungen* das Auftreten von Angina-pectoris-Beschwerden bzw. eines Herzinfarktes begünstigen. Im allgemeinen ist nicht mit der Auslösung koronar bedingter Beschwerden bei Patienten mit chronischer Bronchitis, chronischem Asthma bronchiale, Thorax- und Wirbelsäulenerkrankungen, Erkrankungen der Pleura oder des Zwerchfells zu rechnen. Diese Erkrankungen führen eher zu einem Cor pulmonale als zur Auslösung einer Koronarinsuffizienz. Schwere Thorax- und Lungenerkrankungen, die zu einem dauerhaft arteriellen Sauerstoffdruck (pO_2) unter 60 mmHg führen, können jedoch bei entsprechenden *vorbestehenden* Herzkranzgefäßveränderungen eine Koronarinsuffizienz bis hin zum Herzinfarkt auslösen. Unter besonderen Umständen wie gleichzeitiger hypertoner Krise oder akuter Blutungsanämie kann dieser Wert auch 10 mmHg höher liegen.

Prognose: Die 1-Jahres-Mortalität des akuten Myokardinfarktes liegt heute um 20% (55). Die Prognose im chronischen Stadium läßt sich anhand verschiedener Parameter ableiten. Eine Übersicht über das relative Sterblichkeitsrisiko in Prozent in Abhängigkeit von der klinischen Symptomatik sowie elektrokardiographischen Parametern gibt Gubner (56). Patienten ohne erkennbare Risikofaktoren haben nach durchgemachtem Myokardinfarkt eine vergleichbare Prognose wie Patienten mit Risikofaktoren (80). Im allgemeinen erlaubt das Belastungs-EKG bereits eine recht präzise

Einschätzung (115, 157, 186). Liegt einem pathologischen Belastungs-EKG ein normales Koronarangiogramm zugrunde (Syndrom X), so ist die Prognose bei gleichzeitigem Linksschenkelblock eingeschränkt (152); in diesen Fällen dürften am ehesten Myokardiopathien vorliegen. Wertvoll zur Beurteilung der Prognose sind auch linksventrikuläre Funktionsparameter wie nuklearmedizinisch gemessene Auswurffraktion in Ruhe und unter Belastung (154). Kneissl u. Mitarb. konnten gleiches auch für echokardiographische Befunde zeigen: die Mortalität bei Patienten mit normaler linksventrikulärer Kammerfunktion betrug nach rund 3 1/2 Jahren 3,5%; bei mäßiger Einschränkung lag sie bei 10%, bei schwerem Myokardschaden bei 40% (119).

Die Prognose wird bei geeigneter Indikation durch operative Maßnahmen verbessert (19, 81, 82, 190).

Beurteilung: Der *Myokardinfarkt* hat in der Mehrzahl der Fälle eine eindeutige klinische Symptomatik, begleitet von EKG-Veränderungen und später pathologischen Laborwerten. Es ist jedoch wichtig anzumerken, daß

- in rund 30% der Fälle mit klinisch stummen oder atypischen Ereignissen gerechnet werden muß (92);
- EKG-Veränderungen vor allem in den ersten 1–2 Stunden diskret sein können;
- EKG-Veränderungen bei inferioren und dorsalen Infarkten sowie bei vorbestehenden Erregungsausbreitungs- und Rückbildungsstörungen ganz fehlen können;
- bei protrahierten Koronarverschlüssen das EKG bis zu 24 Stunden unauffällig bleiben kann (57);
- mit einem Anstieg herzspezifischer Enzyme erst nach frühestens 4 Stunden gerechnet werden kann.

Chronisches Krankheitsstadium: Subjektive Beschwerden eines Patienten müssen durch objektive Befunde untermauert werden, da zum einen die tatsächliche Schwere der Krankheit nicht mit den Symptomen korrelieren muß und zum anderen auch eine Vielzahl extrakardialer Erkrankungen Brustschmerzen auslösen. Das Verfahren der Wahl zur *Objektivierung* der hämodynamischen Relevanz von Koronarstenosen ist das EKG. Das *Ruhe-EKG* ist – wie oben geschildert – zur Diagnostik eines akuten Myokardinfarktes geeignet. Im Angina pectoris-Anfall lassen sich häufig ebenfalls typische ST-Streckensenkungen oder – was wesentlich schwerer wiegt – ST-Streckenhebungen nachweisen. Solche EKG-Veränderungen treten jedoch nicht obligat auf. In allen anderen Fällen dient ein *Belastungs-EKG* (ST-Senkung oder -Hebung) zum Ischämienachweis. Gelegentlich fehlen typische Beschwerden (24–26, 44, 187), was die prognostische Aussagekraft des EKG jedoch nicht beeinflußt (43, 20). Der Wert einer im Langzeit-EKG diagnostizierten ST-Streckensenkung ist umstritten (s. dort).

Es kommt immer wieder vor, daß das Belastungs-EKG trotz typischer Anamnese und gegebenenfalls Risikofaktorkonstellation keine Ischämie zeigt; auch kann durch Vorveränderungen im Ruhe-EKG die Interpretation von ST-Streckensenkungen unter Belastung unzulässig sein (s. oben). In diesen Fällen erlaubt die Ergometrie lediglich eine Quantifizierung der Leistungsfähigkeit. Der objektive Nachweis einer Myokardischämie sollte dann mit nuklearmedizinischen Verfahren erfolgen.

Unter bestimmten Voraussetzungen – vorzugsweise zur Festlegung des weiteren therapeutischen Vorgehens – wird dem Patienten auch die Durchführung einer Linksherzkatheteruntersuchung vorgeschlagen. Diese Ergebnisse erlauben dann eine weitergehende individuelle Risikoeinschätzung und Beurteilung der koronaren Herzkrankheit.

RV: Vor einer endgültigen Beurteilung der Erwerbsfähigkeit müssen die therapeutischen Möglichkeiten ausgeschöpft sein. Generell gilt der Leitsatz: Rehabilitation geht vor Rente. Die ersten 3 bis 6 Monate nach Myokardinfarkt besteht in der Regel AU. Zeigt sich bei der Nachuntersuchung, daß die Leistungsfähigkeit des Patienten eingeschränkt bleibt, muß BU erwogen werden; unter Umständen ist EU nicht zu umgehen. Besteht Aussicht auf Besserung der Leistungsfähigkeit durch eine geplante Ballondilatation oder Herzoperation, kann eine Rente auf Zeit empfehlenswert sein. Nach solchen Eingriffen steigt die Wiedereingliederungsrate in das Berufsleben. Sie liegt nach transluminaler koronarer Angioplastik deutlich höher als nach Bypass-Operation (82 a, 167 a, 185, 212).

SchwbG: Die Beurteilung des GdB orientiert sich an den Angaben in der Tabelle auf Seite 162 und stützt sich auf morphologische und funktionelle Untersuchungsdaten. Nach Myokardinfarkt erfolgt eine Festsetzung nicht vor Ablauf von 6 Monaten (bis 1 Jahr). Für ein Jahr nach dem Infarktereignis ist zur Heilungsbewährung auch bei relativ geringer Leistungsminderung laut „Anhaltspunkten" MdE/GdB von 50 gerechtfertigt. Bei Patienten mit rascher Stabilisierung und bei Patienten, die schon vor dem Infarkt erheblich leistungseingeschränkt waren, kann diese Frist kürzer angesetzt werden. Große ventrikuläre Aneurysmen sind im Hinblick auf die zusätzliche Gefährdung (Herzrhythmusstörungen, Embolien) nicht niedriger als mit 50 zu bewerten.

Nach einer Operation wird der GdB nicht niedriger als 30 eingestuft. Vergleichbares wird für die transluminale koronare Angioplastik empfohlen, was vor allem mit der Restenosierungsrate von 20 bis 40% in den ersten 4 bis 6 Monaten nach dem Eingriff und der Ausdehnung der Indikation auf immer ältere Patienten und solche mit koronarer Mehrgefäßkrankheit begründet wird. Bei Patienten mit isolierten Koronarstenosen und anhaltend gutem funktionellem Resultat (Belastungs-EKG) oder wahlweise auch gutem angiographischem Langzeitergebnis nach 4 bis 6 Monaten ist ein niedrigerer GdB angezeigt, da nach Ablauf dieser Zeit Restenosierungen außerordentlich unwahrscheinlich sind (206).

KOV: Äußeren Einflüssen kommt bezüglich der Entstehung einer koronaren Herzkrankheit sowie des Auftretens eines Myokardinfarktes nur die Bedeutung einer *Gelegenheitsursache* zu. Nach Kriegsgefangenschaft mit Dystrophie oder Konzentrationslageraufenthalt treten Myokardinfarkte und zerebrale Insulte nach Angaben in der Literatur um 10 bis 14 Jahre früher auf als in der Normalbevölkerung (171).

UV: Unfälle können Myokardinfarkte auslösen (s. auch entsprechender Abschnitt). Grundsätzlich muß aber ein klarer kausaler Zusammenhang zwischen dem schädigenden Ereignis und dem Myokardinfarkt erkennbar sein (s. S. 174). Das Zeitintervall ist individuell zu bewerten. In der Regel wird es nur wenige Stunden betragen; es werden aber auch Spätfolgen diskutiert, wenn im Laufe des Lebens andere Erkrankungen dazugekommen sind, die ihrerseits zu einer Verminderung der Sauerstoffversorgung des Herzens führen (z. B. schwere Lungenkrankheiten). Es brauchen dann im Intervall keine Brückensymptome bestehen. Der Nachweis der Kausalität ist bei Spätfolgen in der Regel jedoch sehr schwierig.

Zwei Schädigungsmechanismen können unterschieden werden:

1. Es liegt eine *direkte, dokumentierte Thoraxschädigung* (zum Beispiel Verkehrsunfall, Verschüttung) vor. In diesen Fällen verursacht das (spitze oder stumpfe) Brusttrauma eine direkte Schädigung des Herzens (z. B. Kranzgefäßriß oder Dissektionen, akuter Gefäßverschluß). Hierdurch kann ein Myokardinfarkt – selbst bei zuvor anatomisch unauffälligem Kranzgefäßsystem – ausgelöst werden (30, 70, 217). Der Myokardinfarkt muß elektrokardiographisch und enzymatisch gesichert sein. Gegebenenfalls sind weitere Untersuchungen zur Infarktgrößenbestimmung erforderlich (Echokardiographie, Nuklearmedizin).
2. Das *Trauma* wirkt *herzfern* ein. Es treten im Krankheitsverlauf jedoch Komplikationen ein, die *im Falle einer vorbestehenden koronaren Herzkrankheit* zum Myokardinfarkt führen (schwere Blutungsanämie; Lungenembolie; schwerer Infekt u. a.). Im Einzelfall kann es schwierig sein zu entscheiden, ob dem Unfall nur der Stellenwert einer *Gelegenheitsursache* zukommt oder die Begleitumstände *tatsächlich ursächlich* anzuschuldigen sind. Wenn die unfallbedingten körperlichen und psychischen Belastungen das „betriebsübliche Maß" überschritten haben, wird man sich für einen begünstigenden Einfluß auf das Entstehen eines Myokardinfarktes aussprechen. Gegebenenfalls kann die Koronarangiographie zur Klärung beitragen (isolierter Gefäßprozeß vs allgemeine Koronarsklerose).

Stirbt der Patient im Zusammenhang mit dem Unfallereignis, so ist eine Sektion unbedingt erforderlich. Unterbleibt die Sektion, liegt die Beweislast eines kausalen Zusammenhanges zwischen Unfall und Tod beim Antragsteller bzw. den Hinterbliebenen.

Vitien

Ätiologie: *Konnatale Vitien* spielen aufgrund ihrer Seltenheit bei der Begutachtung nur eine geringe Rolle.

Herzklappenfehler wurden früher meist durch ein rheumatisches Fieber erworben; heute kann man davon ausgehen, daß bei der Mehrzahl der Erkrankten konnatale Anomalien oder degenerative Klappenprozesse ursächlich sind (164). In diese Gruppe gehört auch das Mitralklappenprolaps-Syndrom. Vorveränderungen an den Herzklappen und Strömungsanomalien im Herzen (Ventrikelseptumdefekt, Ductus Botalli u. a.) prädisponieren zu bakteriellen Endokarditiden (38).

Konnatale und erworbene Vitien können über Jahre oder Jahrzehnte stabil verlaufen, andere führen rasch zu erheblichen Beschwerden und Leistungseinschränkung (58, 105, 116, 114, 156, 172). Plötzliche Belastungen (starke körperliche oder psychische Anstrengungen, Herzrhythmusstörungen, begleitende weitere schwere Allgemeinerkrankungen) können zur akuten Verschlimmerung führen. Der individuelle Verlauf läßt sich in Einzelfällen schlecht vorhersehen. *Akute bakterielle Klappeninfektionen* können zur raschen Zerstörung des Klappenapparates (akute Herzinsuffizienz) sowie zu septischen Embolien führen, so daß oft notfallmäßig operiert werden muß.

Prognose: Patienten mit *konnatalen Vitien* sind nach Totalkorrektur in der Regel wesentlich leistungsgebessert und haben eine deutlich verbesserte Lebensaussicht; voll leistungsfähig werden sie jedoch häufig nicht (96). Die Prognose von Patienten mit *schweren Vitien*, die *nicht einer Operation unterzogen werden*, ist im allgemeinen schlecht. Für Patienten mit *operationsbedürftigen* Aortenvitien wird ohne Operation von manchen Autoren eine mittlere Überlebenszeit von 1,5 Jahren angegeben (58, 156, 203); nach 2 Jahren leben nur noch ca. 50% aller Patienten mit Aortenvitien und 60 bis 70% der mit Mitralvitien; nach 10 Jahren betragen die Raten nur noch 20 bis 30% (59, 60, 156, 210). Prognostisch bedeutsam sind vor allem linksventrikuläre Funktionsparameter. Der *Herzklappenersatz* bei Klappenvitien führt im allgemeinen nach 3 bis 12 Monaten zu einer wesentlichen Besserung der Leistungsfähigkeit (21) und der Prognose (2-Jahres-Überlebensraten bei Aortenvitien 90%, bei Mitralvitien 80%, 10-Jahres-Raten 50 bis 80%) je nach präoperativem Stadium und Klappenvitium (59, 180, 181, 210). Die längerfristige Prognose des operierten Patienten wird vom Fortschreiten der Grundkrankheit sowie der Gefahr einer Kunstklappenendokarditis, embolischer Komplikationen, schwerer Blutungen (unter Antikoagulanzien) und Kunstklappenfehlfunktionen (bei biologischen Herzklappen) bestimmt (2, 15, 48, 67, 76, 144). Grundsätzlich ist der Mitralklappenersatz ungünstiger als der Aortenklappenersatz einzuschätzen (76 a.)

Beurteilung: Gerade bei den Herzklappenfehlern ist es wichtig, neben den subjektiven Angaben des Patienten auch objektive Befunde zur Beurteilung heranzuziehen; vor allem Patienten mit Aortenvitien sind häufig trotz schwerstem Vitium erstaunlich wenig symptomatisch (94, 122, 203). Die Einschätzung muß sich auf elektrokardiographische, röntgenologische, echokardiographische und gegebenenfalls nuklearmedizinische Befunde stützen.

RV: In leichten Fällen kann der Patient mit Herzfehler voll leistungsfähig sein. Mit fortschreitender Krankheit bestimmt die Leistungseinschränkung dann die Berufsfähigkeit. In schweren Fällen besteht BU und EU.

SchwbG: Die *operative Korrektur konnataler Vitien* kann gelegentlich zur vollen Leistungsfähigkeit führen, so zum Beispiel der Verschluß eines Ductus Botalli, eines Vorhof- oder Kammerseptumdefekts. Komplexe und schwere Vitien bedingen meist eine persistierende Leistungseinschränkung mit einem GdB in der Regel zwischen 40 und 70. Nach *operativer Therapie von Vitien* wird die Leistungsfähigkeit ebenfalls meist wesentlich gebessert. Wie bei den konnatalen Vitien wird die volle Belastbarkeit jedoch nur in wenigen Fällen wieder erreicht. Dies beruht vor allem auf postoperativen Problemen (Skelettbeschwerden nach Thorakotomie), dem Restgradienten künstlicher Herzklappen (je nach Größe und Klappentyp zwischen 10 und 50 mmHg bei Aortenklappen und 2 bis 5 mmHg bei Mitralklappen) und der Reversibilität der Lungengefäß- und Myokardveränderungen. In der Regel wird bei gutem postoperativem Verlauf der GdB bei 30 liegen, bei nachgewiesener Funktionsstörung auch darüber. Bei völliger Normalisierung der Belastbarkeit und Hämodynamik, wie dies beim Aortenklappenersatz vorkommt, ist ein GdB von 10 gerechtfertigt (76 a.).

KOV: Ist in Krieg oder Gefangenschaft ein rheumatisches Fieber durchgemacht worden, so ist ein erworbenes Vitium als Schädigungsfolge anzusehen. Rezidiverkrankungen sind häufig und können das vorbestehende Vitium erheblich verschlimmern. Eine Unsicherheit in der Beurteilung besteht, wenn das Vitium nach einem Intervall von 2 bis 5 Jahren nach dem Krieg auftrat, obwohl keine klassische rheumatische Erkrankung vorausging. Begünstigende Einflüsse (extreme Witterungs- und Ernährungsverhältnisse usw.) werden hier dem Patienten in der Regel zugute gehalten. Ist die Erkrankung noch später aufgetreten, so kommt in der Regel keine Anerkennung in Betracht.

UV: Spitze und stumpfe Thoraxtraumen können direkt Herzklappenfehler auslösen, besonders wenn die Klappen vorgeschädigt sind. Im Rahmen von schweren Unfällen sowie Allgemeinerkrankungen mit Bakteriämie können gesunde und ganz besonders vorgeschädigte Herzklappen durch eine bakterielle Endokarditis erkranken (näheres bei 38, 84). In diesem Rahmen können auch Verletzungen bei der Ausübung des Berufs zum Tragen kommen. Die Begutachtung erfolgt nach der hämodynamischen Relevanz des Vitiums. Bezüglich weiterer Einzelheiten wird auf den Abschnitt *„Traumatische Herzschädigung“* verwiesen. (S. 174)

Herzmuskelkrankheiten

Drei prinzipiell verschiedene Formen können unterschieden werden: hypertrophische Myokardiopathie, dilatative Myokardiopathie und restriktive Myokardiopathie. Die letztere ist zu selten, als daß ihr hier Raum gewidmet werden könnte. Sie tritt idiopathisch in bestimmten afrikanischen Endemiegebieten sowie bei Speicherkrankheiten (meist Amyloidose) auf.

Dilatative Myokardiopathie

Ätiologie: Bei dieser Erkrankung steht die primäre Ventrikeldilatation mit nachfolgender Herzinsuffizienz im Vordergrund. Die meisten Patienten mit sogenanntem „unspezifischen Myokardschaden“ gehören in diese Gruppe. Ätiologisch bleiben die meisten Fälle unklar. In Frage kommt u. a. eine *Myokarditis* (bei Diphtherie [toxisch], Scharlach [postrheumatisch], Protozoen, Typhus, Lues, Poliomyelitis, Zytomegalie, Tuberkulose, HIV, Virusgrippe u. a.; insgesamt seltene Erkrankungen) (125, 126). Anzuschuldigen sind auch *toxische Einflüsse*, z. T. mit Expositionsmöglichkeit im Berufsleben: zu nennen sind Medikamente (meist nur in hohen Dosen; u. a. Zytostatika, Katecholamine, Antibiotika, Psychopharmaka), industrielle Produkte (Arsen, Antimon, Blei, Kobalt, Quecksilber, Wismut, Phosphor) und hohe Strahlenbelastung. Gelegentlich kommt es bei Sarkoidose, Hämochromatose, endokrinen Störungen, Vitamin-B_1-Mangel und Kollagenosen zur Myokardbeteiligung. Ein Erbgang ist in einigen Fällen nachgewiesen (54, 68, 101).

Die Klinik ist durch Leistungsminderung, Dyspnoe, pektanginöse Beschwerden und Stauungszeichen im kleinen und großen Kreislauf gekennzeichnet. Akute Kreislaufbelastungen (körperliche Anstrengungen, psychischer Streß, Herzrhythmusstörungen, schwere andere Erkrankungen wie Unfälle) können unerwartet zur plötzlichen Dekompensation führen.

Prognose: Die jährliche Mortalität der dilatativen Myokardiopathie beträgt im Durchschnitt ca. 10% (125). In schweren Fällen sind nach 3 Jahren 97% verstorben (9 a.). Die Prognose hängt entscheidend von der linksventrikulären Kammerfunktion und dem Vorliegen von Herzrhythmusstörungen ab (73, 135). Liegt die nuklearmedizinisch gemessene linksventrikuläre Auswurffraktion über 19%, so ist die 6-Monats-Überlebensrate sehr hoch; bei Werten unter 11% liegt sie nur noch bei 17% (102).

Beurteilung: Die subjektive Symptomatik korreliert oft erstaunlich wenig mit objektiven Befunden. Daher muß die Schwere der Erkrankung mit Ruhe- und Belastungs-EKG, Röntgen- und Echountersuchung sowie gegebenenfalls Radionuklidventrikulographie eingeschätzt werden. Die Beurteilung richtet sich nach den auf Seite 160 und 162 gegebenen Kriterien. Differentialdiagnostisch ist die Abgrenzung einer koronaren Herzkrankheit notwendig, da diese ebenfalls zu einer schweren Herzinsuffizienz führen kann. Gegebenenfalls sollte bei anstehenden Versorgungsansprüchen die Durchführung einer Rechts- und Linksherzkatheteruntersuchung erwogen werden, da die anderen nichtinvasiven Verfahren meist die Differentialdiagnose nicht ermöglichen.

RV: Trotz intensiver medikamentöser Therapie ist in fortgeschrittenen Fällen meist BU oder EU gegeben.

SchwbG: In leichteren Fällen ist der GdB mit 20 bis 40 zu veranschlagen, in schweren Fällen kann er 100 erreichen (s. S. 162)

Hypertrophische Myokardiopathie

Ätiologie: Bei dieser Erkrankung kommt es zu einer Herzmuskelhypertrophie ungeklärter Genese mit und ohne Ausflußbahnobstruktion (hypertrophe obstruktive bzw. nichtobstruktive Myokardiopathie). Die Krankheitserscheinungen werden durch eine gestörte systolische und diastolische Ventrikelfunktion bewirkt. Exogene Noxen, die diese Erkrankung auslösen, wurden im Gegensatz zur dilatativen Myokardiopathie nicht nachgewiesen. Die Erkrankung kann sehr unterschiedlich rasch fortschreiten. Bei älteren Menschen scheint die Progression langsamer zu verlaufen als bei jüngeren (75). Die Patienten fallen klinisch durch Leistungsminderung und Herzrhythmusstörungen auf. In fortgeschrittenen Stadien kann es bis zur Bettlägerigkeit kommen.

Prognose: Die Prognose ist im Einzelfall schwer vorhersehbar. Sie wird im wesentlichen durch das Auftreten maligner Herzrhythmusstörungen, seltener durch eine Herzinsuffizienz bestimmt und ist bei jungen Menschen mit ausgeprägter Hypertrophie am ungünstigsten. Die mittlere 10-Jahres-Mortalität beträgt 15 bis 20% (75, 100).

Beurteilung: Diagnostisch kommt dem EKG (Linksherzhypertrophiezeichen, Belastbarkeit; Herzrhythmusstörungen im Langzeit-EKG) und der Echokardiographie (Messung der Wanddicken, des intraventrikulären Gradienten und des Ausmaßes einer begleitenden Mitralinsuffizienz) entscheidende Bedeutung zu. Ergänzend kann eine Herzkatheteruntersuchung mit Myokardbiopsie eingesetzt werden. Die Beurteilung erfolgt aufgrund der Leistungsfähigkeit und der Herzrhythmusstörungen (S. 162 und 170).

RV: Die Patienten sind über viele Jahre nur leicht bis mäßig behindert, schließlich kann es jedoch zur BU oder EU kommen.

SchwbG: Der GdB orientiert sich an den auf Seite 162 gegebenen Richtlinien. In leichten Fällen wird er zwischen 10 und 30 liegen, er kann jedoch 80 bis 100 erreichen.

Perikarderkrankungen

(176)

Eine akute Perikarditis mit und ohne Perikarderguß kann bei Infektionserkrankungen (zum Beispiel Virusinfekte, Tuberkulose, Protozoen), Kollagenosen und rheumatischem Fieber, Erkrankungen benachbarter Organe (Herzinfarkt, Aortenaneurysma, Pankreatitis, Lungenembolie), Stoffwechselerkrankungen (Niereninsuffizienz, Myxödem, Morbus Addison u. a.), benachbarten Neoplasmen, nach Traumen (spitzes und stumpfes Thoraxtrauma, Bestrahlung) oder Herzoperation und unter manchen Medikamenten auftreten (175). Große Ergüsse, vor allem wenn sie akut entstehen *(Tamponade)*, führen zu einer schweren Einflußstauung und zum Schock.

Rezidivierende Perikarditiden können zur *Pericarditis constrictiva* führen, die dann eine erhebliche Einschränkung der Leistungsfähigkeit des Patienten verursacht.

Beurteilung: Diagnostisch sind vor allem die Echokardiographie, die Computertomographie des Thorax und die Rechtsherzkatheteruntersuchung hilfreich. Vor einer Beurteilung müssen therapeutische Versuche (Wirkung von Medikamenten, gegebenenfalls operative Perikardektomie [8]) abgewartet werden.

Die gutachterliche Beurteilung **(RV)** beruht auf der Leistungseinbuße und Prognose der Grunderkrankung. Im Rahmen des **SchwbG** legt man den GdB aufgrund der Richtlinien auf Seite 162 fest. Ist die mutmaßliche Grundkrankheit (Infektion, durchgemachtes rheumatisches Fieber) als *Schädigungsfolge* anerkannt, so gilt gleiches für die nachfolgende Perikarditis.

Erregungsbildungs- und Leitungsstörungen

Ätiologie und Verlauf: Folgende *Herzrhythmusstörungen* können prinzipiell unterschieden werden:

Tachykardie:	Herzfrequenz über 100/min regelmäßig/unregelmäßig (= Tachyarrhythmia absoluta)
Bradykardie:	Herzfrequenz unter 60/min regelmäßig/unregelmäßig (= Bradyarrhythmia absoluta)
Extrasystolen:	vorzeitig einfallende Herzaktionen einzeln, gehäuft, in Ketten
Ersatzsystolen:	verspätet einfallende Herzaktionen

Herzrhythmusstörungen können *andauernd* oder *intermittierend* bestehen. Nicht selten treten Herzrhythmusstörungen *unter körperlicher Belastung* auf.

Tachykardien und *Extrasystolen* können folgende Ursachen haben:

- beschleunigte Erregungsbildung auf Vorhofebene: supraventrikuläre Extrasystolie/Tachykardien bzw. Vorhofflimmern mit rascher Überleitung auf die Kammern;
- beschleunigte Erregungsbildung auf Kammerebene: ventrikuläre Extrasystolie/Tachykardien;
- kreisende Erregung zwischen Vorhöfen und Kammern („Reentry-Tachykardien"), z. B. bei WPW-Syndrom, LGL-Syndrom (150, 184);
- Trainingsmangel, Streß (132), hyperkinetisches Herzsyndrom (= angeborene, konstitutionelle Tachykardieneigung);
- exogene Noxen: Kaffee, Tee (34, 199), Alkohol, Rauchen, Traumen, Allergien, Medikamente (zum Beispiel Digitalis, Katecholamine, Atropin, Psychopharmaka, Antiarrhythmika [s. u.!] u. a.);
- extrakardiale Krankheiten: Fieber, Hyperthyreose, Phäochromozytom, Anämie, Lungenkrankheiten, Hypokaliämie, Intoxikationen.

Bradykardien können folgende Ursachen haben:

- verlangsamte Erregungsbildung im Sinusknoten (Sinusbradykardie) bzw. Vorhofflimmern mit langsamer Überleitung auf die Kammern (einzelne Pausen bis zu 4 Sekunden [!] sind bei Vorhofflimmern noch als normal anzusehen) (204);
- Überleitungsstörung zwischen Sinusknoten und Vorhof (Sinuatrialer Block, SA-Block) bzw. im AV-Knoten.
- negativ-chronotrope Medikamente (Betablocker, Kalziumantagonisten)
- Körperliches Training

Ein Wechsel zwischen Tachykardie und Bradykardie findet sich beim *Sick-Sinus-Syndrom.*

Zu den Erregungsleitungsstörungen gehören schließlich die *Schenkelblöcke.*

Prognose: *Supraventrikulären Herzrhythmusstörungen* kommt nur in wenigen Fällen eine prognostische Bedeutung zu. Bei vorgeschädigtem Herzen kann die Tachykardie zur akuten Herzinsuffizienz führen. Künstliche Herzklappen verlieren ab einer Herzfrequenz von ca. 140/min ihre mechanische Ventilfunktion, da die Klappendeckel zu träge sind. Auch hier kann es zur akuten Herzinsuffizienz kommen. *Vorhofflimmern* geht statistisch gesehen mit einer Verdoppelung der Gesamt- und kardiovaskulären Mortalität einher; die durchschnittliche Überlebenszeit nach Diagnosestellung betrug bei Kannel u. Mitarb. rund 6 Jahre (93). Lebensgefährlich kann Vorhofflimmern beim WPW-Syndrom werden; Kammertachykardien mit Degeneration zum Kammerflimmern können die Folge sein. *Ventrikuläre Arrhythmien* haben bei ansonsten Gesunden keine prognostische Bedeutung (99). Bei vorgeschädigtem Herzen ist jedoch die prognostische Bedeutung komplexer Arrhythmien (ab Lown IV) belegt. Die Rhythmus-bedingte Mortalität hängt u. a. von der Grunderkrankung (Ventrikelschädigung) und der Schwere der Arrhythmie ab. Bei wiederbelebten Patienten (ohne frischen Myokardinfarkt) beträgt die 1-Jahres-Überlebensrate ca. 75%, die 4-Jahresrate ca. 50% (37, 130). Paare von ventrikulären Extrasystolen haben bei Patienten mit organischer Herzerkrankung eine 1-Jahres-Mortalität von rund 20%, ventrikuläre Tachykardien von 30 bis 40% (192, 200). Es ist zweifelhaft, ob antiarrhythmische Medikamente diese Prognose günstig beeinflussen können. Es gibt sogar Daten, die eine Verschlechterung der Lebenserwartung unter Antiarrhythmika nachweisen (202, 207). Demgegenüber können implantierbare Defibrillatoren bei einem ausgewählten Patientengut die Prognose verbessern; die 1-Jahres-Mortalität durch akute Rhythmusstörungen liegt unter 10%, die 5-Jahres-Mortalität um 20% (133, 213).

Herzschrittmacher verbessern bei Bradykardie-induzierter Herzinsuffizienz nicht nur die

Leistungsfähigkeit des Patienten (49, 216). Sie verbessern auch die Prognose von Patienten mit *absoluter Schrittmacherindikation* (AV-Block II Typ II und *erworbenem* AV-Block III, symptomatischen Bradykardien) (129, 133, 183, 195, 196). Summarisch betrachtet steigert die Schrittmachertherapie in diesen Fällen die 5-Jahres-Überlebensrate von 30 auf 60% (133). Die 1-Jahres-Mortalität beträgt bei Patienten nach einem Adams-Stokes-Anfall 50%, nach entsprechender Schrittmacherversorgung nur noch 10 bis 20%. Hauptsächliche Todesursachen sind Folgen der Progression der Grunderkrankung (Herzinfarkt, Herzinsuffizienz u. a.); aber auch der Schrittmacher selbst kann – wenn auch selten – bedrohliche Komplikationen auslösen (146): Die Prognose von Patienten mit *Präexzitationssyndrom* ist in den meisten Fällen gut (Mortalität ca. 1,5% in 2 1/2 Jahren [155]). Gefährdet sind jedoch Patienten mit intermittierendem Vorhofflimmern und kurzem RR-Intervall. Die Prognose von *Schenkelblökken* wird maßgeblich von der Grundkrankheit beeinflußt. Da dem Rechtsschenkelblock viel seltener als dem Linksschenkelblock eine Herzerkrankung zugrunde liegt, ist im statistischen Mittel seine Prognose besser (166).

Beurteilung: Das Verfahren zur Objektivierung von Erregungsbildungs- und Leitungsstörungen ist die *Langzeitregistrierung* des EKG über 24 Stunden, gegebenenfalls auch länger. Der Patient muß angehalten werden, Mißempfindungen und Beschwerden mit genauer Uhrzeitangabe zu notieren, so daß eine Korrelation mit den erhobenen EKG-Befunden möglich ist. Diskrepanzen sind recht häufig und legen dann eine extrakardiale Genese der Beschwerden des Patienten nahe (1, 208). Manche Arrhythmien werden durch *körperliche Belastung* induziert; dies trifft vor allem für Patienten mit koronarer Herzkrankheit zu (ischämische Rhythmusstörung) (31, 35, 83). In diesen Fällen ergibt auch eine Ergometrie wichtige Informationen.

Supra- und ventrikuläre Herzrhythmusstörungen können alle kardialen Erkrankungen begleiten. Sie sind auch ein häufiger Befund nach spitzen oder stumpfen Thoraxtraumen (189, 211). Von wenigen Ausnahmen abgesehen (Kammerflimmern, AV-Block II Typ Mobitz und AV-Block III) werden sie jedoch *auch bei völlig Herzgesunden* beobachtet (14, 140). Bei diesen haben sie keine hämodynamische Bedeutung. Bei *Herzkranken* können sie jedoch die Auswurfleistung des Herzens während Belastung oder sogar in Ruhe erheblich beeinträchtigen; so muß ab einer Herzfrequenz von 150/min bzw. unter 40/min mit Symptomen bis hin zu Synkopen gerechnet werden. Patienten mit *Präexzitationssyndromen* haben meist nur geringe Symptome im Anfall. Ein *Schenkelblock* allein bereitet keine Beschwerden oder Leistungsminderung (175). Der (inkomplette und komplette) Rechtsschenkelblock wird recht häufig bei völlig Gesunden gesehen und ist wahrscheinlich bei der Mehrzahl der Betroffenen eine angeborene Anomalie (166). Gelegentlich weist er auf eine Rechtsherzbelastung hin. Im Gegensatz dazu deutet der Linksschenkelblock fast immer auf eine organische Herzerkrankung hin (meist koronare Herzkrankheit oder Myokardiopathie). In frühen Stadien braucht diese dem Patienten jedoch noch nicht bewußt sein.

Dem *plötzlichen Herztod* (Tod innerhalb von 10 Minuten nach Eintreten von Symptomen) liegt in aller Regel eine ventrikuläre Herzrhythmusstörung zugrunde. Selten kommt eine Ruptur des Myokards nach Myokardinfarkt in Frage. Eine Übersicht über pathologisch-anatomische Befunde beim plötzlichen Herztod geben HORT u. Mitarb. (77).

Bezüglich der Beurteilung des GdB/MdE von Herzrhythmusstörungen ergeben sich folgende Richtlinien (7):

Herzrhythmusstörungen	GdB/MdE
ohne hämodynamische Auswirkungen	0–10 v. H.
mit leichten hämodynamischen Auswirkungen (geringe Belastungsinsuffizienz) wie bei Vorhofflimmern, häufigen supra- und ventrikulären Extrasystolen, gelegentlichen paroxysmalen Tachykardien	20–40 v. H.
mit schweren hämodynamischen Auswirkungen (Belastungsinsuffizienz) wie ausgeprägte Tachykardie oder Bradykardie sowie gehäuften paroxysmalen Tachykardien	50–80 v. H.
maligne Herzrhythmusstörungen (ventrikuläre Tachykardien, Kammerflattern und -flimmern, Asystolien mit Adam-Stokes-Anfällen	50–80 v. H.
eine über diese Angaben hinausgehende Leistungsbeeinträchtigung kann aus dem Grundleiden resultieren	
Schrittmacherimplantation	30 v. H.
mit Herzinsuffizienz: s. S. 162	
Schenkelblöcke: Beurteilung aufgrund der Leistungsfähigkeit (s. S. 162)	

RV: Herzrhythmusstörungen mit nur geringen hämodynamischen Auswirkungen beeinflussen im allgemeinen nicht die Arbeitsfähigkeit. In schweren Fällen, so zum Beispiel bei Patienten mit paroxysmalen Tachykardien und *vorgeschädigtem Herzen*, kann allerdings BU oder EU eintreten. Bei bradykarden Herzrhythmusstörungen kann die Implantation eines Schrittmachers häufig eine Berentung verhindern. Besonders strenge Maßstäbe hinsichtlich der Berufsfähigkeit sind u. a. bei Piloten, Kraftfahrern und Lokomotivführern sowie bei Patienten in Berufen mit Verletzungsgefahr anzulegen; in diesen Fällen kommt es meist recht früh zur BU. Betreffs *Fahrtauglichkeit* s. Seite 176).

SchwbG: Der GdB orientiert sich an der Grundkrankheit und den oben angegebenen Beurteilungskriterien. Nach Schrittmacherimplantation beträgt der GdB ca. 30. Liegt eine schwere Grundkrankheit vor, so kann der GdB jedoch wesentlich höher liegen (46). Auch sind bei Patienten mit immer wiederkehrenden Schrittmacherdefekten oder Elektrodenproblemen mit entsprechendem häufigen Aggregatwechsel höhere Werte anzunehmen.

UV: Ein stumpfes oder spitzes Thoraxtrauma kann zur Schädigung des Myokards führen. Dies kann sich u. a. in bleibenden Herzrhythmusstörungen äußern. Vor einer gutachterlichen Beurteilung werden analog zum Myokardinfarkt 6 Monate abgewartet, um eine Abheilung kardialer und extrakardialer Unfallfolgen abzuwarten und eine psychische Stabilisierung des Patienten zu ermöglichen. Bezüglich weiterer kardialer Unfallfolgen wird auf den Abschnitt „Trauma" sowie die Ausführungen im Abschnitt „Koronare Herzkrankheit" verwiesen.

Herztransplantation

Bei Patienten mit schwerster, therapierefraktärer Herzinsuffizienz wird heute unter bestimmten Voraussetzungen eine Herztransplantation durchgeführt. Die anschließende gutachterliche Beurteilung stützt sich auf kardiale und extrakardiale Daten. Die *kardialen Aspekte* werden von der körperlichen Leistungsfähigkeit, vom Auftreten von Herzrhythmusstörungen, der Häufigkeit und der Schwere von Abstoßungsreaktionen sowie der Entwicklung einer koronaren Herzkrankheit bestimmt (98, 151, 205). Zentrale Stellung nimmt dabei die Tabelle auf Seite 162 ein, aus der die MdE bzw. der GdB in Abhängigkeit von der ergometrischen Belastbarkeit ablesbar ist. Grundsätzlich ist davon auszugehen, daß ein Herztransplantierter nicht die normale Leistungsfähigkeit wieder erlangen kann, ein entscheidender Mechanismus zur Steigerung des Herzzeitvolumens, nämlich die Steigerung der Herzfrequenz unter Belastung, ist durch die Operation verlorengegangen. *Extrakardiale Erkrankungen*, vor allem rezidivierende Infektionserkrankungen, arterielle Hypertonie sowie Leber- und Nierenveränderungen unter der erforderlichen medikamentösen Therapie können ebenfalls erhebliche Bedeutung gewinnen. Es wird auf die betreffenden Kapitel verwiesen.

Die **Prognose** von Patienten mit dilatativer Myokardiopathie wird durch die Transplantation entscheidend gebessert; die 1-Jahres-Überlebensraten liegen heute bei 80%, die 5-Jahres-Rate bei ca. 70% (69, 95) (ohne Operation nur um 20%, s. Abschnitt Dilatative Myokardiopathie).

Die **Beurteilung** im Rahmen der **RV** stützt sich auf die kardiale Leistungsfähigkeit und extrakardialen Befunde. Eine regelhafte Berentung nach dem Eingriff ist nicht zu rechtfertigen. Das Intervall bis zur ersten Begutachtung bzw. bis zur Überlegung, ob der Patient seine Arbeit wieder aufnehmen kann, ist variabel anzusehen. Kam es zu keiner relevanten Abstoßungsreaktion und traten keine schweren Infektionserkrankungen oder weitere Nebenwirkungen auf, so kann eine Begutachtung nach 6monatiger Heilungsbewährung erfolgen. Häufige Komplikationen führen zu einer Verlängerung dieses Intervalls, nicht selten kann dann erst nach 2 Jahren eine endgültige Beurteilung vorgenommen werden. Während der Zeit der Heilungsbewährung besteht ein GdB/MdE-Grad von 100%. Danach wird in der Regel eine Einstufung mit 60 bis 80% empfohlen. Aufgrund wiederkehrender Abstoßungsreaktionen und der Entwicklung einer koronaren Herzkrankheit sowie einer arteriellen Hypertonie ist aus kardialer Sicht eine Nachbegutachtung in z. B. jährlichen Abständen meist erforderlich.

Arterielle Hypertonie

Entsprechend einer Empfehlung der WHO wird ein arterieller Blutdruck *bis 140/90 mmHg* als *normal* angesehen; *ab 160/95 mmHg* liegen *pathologische Werte* vor, wenn der Wert mehrfach und unter Ruhebedingungen gemessen wurde. Die Krankheitsprävalenz in der Bundesbevölkerung liegt zwischen 10 und 20% und ist alters- und geschlechtsabhängig (97, 143, 197).

Ätiologie: Rund 80% der Erkrankungen sind *essentiell*. Beteiligt sind zweifellos genetische Faktoren; aber auch Umwelteinflüssen wie Streß, Unausgeglichenheit, Überernährung u. a. kann eine Teilbedeutung zukommen. Eine wichtige Rolle spielt der Alkoholkonsum (191, 198), wobei unentschieden ist, ob der Alkohol die Blutdruckerhöhung verursacht oder manche Menschen mit Neigung zu erhöhtem Blutdruck (zum Beispiel streßbedingt) vermehrt Alkohol trinken. Verschiedene Erkrankungen können eine *sekundäre Hypertonie* auslösen: endokrinologische Prozesse (Phäochromozytom, Morbus Conn, Morbus Cushing, Akromegalie, Hyperthyreose), Nierenerkrankungen, Aortenisthmusstenose, Aorteninsuffizienz (nur systolische Blutdruckerhöhung), Bradykardien, Erkrankungen des Zentralnervensystems (Hirndrucksteigerung, Polyneuropathie) u. a. Auch Medikamente sind nicht selten an einer Hypertonie beteiligt: ACTH, Kortikoide, Ovulationshemmer, trizyklische Antidepressiva, katecholaminhaltige Nasentropfen, Carbenoxolon. Die Auslösung einer chronischen Hypertonie durch *Streß* ist nicht belegt, eine Verschlimmerung ist jedoch möglich.

Typischerweise sind sich Hochdruckpatienten ihrer Krankheit oft über viele Jahre nicht bewußt. Schließlich fallen Kopfschmerzen, Nasenbluten und eine Leistungsminderung auf. Bei anderen Patienten manifestiert sich die Hypertonie erstmals mit einer hypertensiven Krise mit Begleiterscheinungen wie Hochdruckenzephalopathie, Lungenödem, Angina pectoris oder disseziierendes Aortenaneurysma. Der Krankheitsverlauf wird entscheidend von der Suffizienz der antihypertensiven Therapie und den Organschäden bestimmt; es kann bis zur Erwerbsunfähigkeit kommen.

Prognose: Die Mortalität von Patienten mit arterieller Hypertonie konnte durch die antihypertensive Medikation um 20% bis 40% gesenkt werden (148). Dies beruht in erster Linie auf einem Rückgang der zerebrovaskulären und nicht der kardiovaskulären Komplikationen (12, 61, 159, 215). Verschiedene Berichte in der Literatur weisen darauf hin, daß die Mortalität bei zu starker Blutdrucksenkung sogar ansteigt (28, 29), was durch einen Anstieg koronarer Ereignisse bei zu niedrigem koronaren Perfusionsdruck (29) und medikationbedingte Stoffwechselveränderungen erklärt werden könnte.

Beurteilung: Eine Hypertonie darf nicht aufgrund einzelner – gar bei einer Begutachtung erhobener – Meßwerte angenommen werden, da die angegebenen Normwerte sich auf den Patienten im Ruhezustand beziehen. Daher sind wiederholte Messungen in jedem Falle angezeigt. Immer wieder wurde diskutiert, ob Belastungsuntersuchungen eine bessere (Früh-)Diagnostik der Hypertonie zulassen (45). Diese Vermutung hat sich jedoch nicht bestätigen lassen (36, 201). Demgegenüber scheint die ambulante, kontinuierliche 24-Stunden-Blutdruckmessung mit einem tragbaren Recorder eine neue, vielversprechende, den bisherigen Verfahren deutlich überlegene Methode zur Beurteilung des tatsächlich im Alltag wirksamen Blutdrucks zu sein (10, 142). Hierfür werden z. Zt. Normwerte entwickelt.

Die Beurteilung muß die *Folgen der Hypertonie* einschließen (Linksherzhypertrophie, koronare Herzkrankheit; Organschäden an Augen, Gefäßsystem und Nieren). Laut „Anhaltspunkte für die ärztliche Gutachtertätigkeit“ (7) kommt dem hohen Blutdruck (RR) folgende MdE bzw. GdB zu:

Arterielle Hypertonie	GdB/MdE
leichte Form RR zeitweilig oder konstant erhöht mit Werten von 160–195/95–105 mmHg; leichte Augenhintergrundsveränderungen (Fundus hypertonicus I); keine Organbeteiligung; keine oder nur leichte Kopfschmerzen	0–10 v. H.
mittelschwere Form RR konstant erhöht mit Werten von 180–230/110–120 mmHg; deutliche Augenhintergrundsveränderungen (Fundus hypertonicus I–II); allenfalls geringe Linksherzhypertrophie des Herzens, keine wesentliche Organbeeinträchtigung; zeitweilig Herz- und/oder Kopfbeschwerden	20–40 v. H.

schwere Form RR konstant erhöht mit Werten von über 220/115 mmHg; schwere Augenhintergrundsveränderungen (Fundus hypertonicus II–III); Beeinträchtigung der Herz-, Nieren- und/oder Hirnfunktion je nach Art und Ausmaß der Organbeteiligung	50–100 v. H.
maligne Form diastolischer RR konstant über 130 mmHg; schwerste Augenhintergrundveränderungen (Fundus hypertonicus III–IV); Organbeteiligung (Herz, Nieren, Gehirn)	100 v. H.

Neben diesen Kriterien gelten die auf Seite 162 genannten Anhaltspunkte bezüglich der allgemeinen Leistungsfähigkeit.

RV: Die Beurteilung hängt von den oben genannten Beurteilungskriterien ab, in schweren Fällen besteht BU oder EU. Bezüglich der Fahrtauglichkeit wird auf den entsprechenden Abschnitt verwiesen. Es wird daran erinnert, daß bei Patienten mit arteriellem Hochdruck, solange noch keine Organschädigung eingetreten ist, durch *stationäre Rehabilitationsmaßnahmen* eine wesentliche Besserung zu erzielen ist. Hier gilt in besonderem Maße der Leitsatz „Rehabilitation vor Rente".

SchwbG: Der GdB richtet sich nach den oben gegebenen Anhaltspunkten zur MdE. Bei einem medikamentös gut eingestellten Hypertoniepatienten ohne Organschäden und ohne bedeutende Leistungsminderung besteht im allgemeinen kein GdB. Bei mäßig schweren Folgekrankheiten wie Linksherzinsuffizienz im Stadium NYHA II wird man nur noch die Verrichtung leichter Arbeiten gestatten. Der GdB liegt dann zwischen 40 und 60.

KOV: Äußeren Einflüssen (Streß, Verletzungen, akute Infektionskrankheiten, extremes Klima oder Ernährungsfaktoren) kommt keine Bedeutung in bezug auf die Entstehung einer chronischen Hypertonie zu, Auswirkungen sind nur vorübergehend anzunehmen. Auch ein Gliedmaßenverlust hat keine Entwicklung eines Hochdrucks zur Folge (s. Anhaltspunkte [7], 23). Bei sekundären Hypertonieformen richtet sich die Zusammenhangsbeurteilung nach dem Grundleiden.

UV: Die Anerkennung richtet sich nach den Ausführungen im Abschnitt KOV. In seltenen Fällen kommt einem Schädel-Hirn-Trauma mit nachgewiesenem persistierenden Schaden eine kausale Bedeutung zu, wenn die Hypertonie erwiesenermaßen in engem zeitlichen Zusammenhang zum Trauma aufgetreten ist.

Arterielle Hypotonie

Ein niedriger Blutdruck gewinnt dann an Bedeutung, wenn er zu Beschwerden führt. Dies kann bei individuell ganz verschiedenen Werten der Fall sein (zwischen 75 und 110 mmHg systolisch). Typische *Symptome* sind Blässe, Ohrensausen, Übelkeit, Schweiß, Kollaps, Kribbeln und Taubheitsgefühl in den Extremitäten usw. Nur in *seltenen* Fällen liegt der chronischen Hypotonie eine *organische Erkrankung* zugrunde (Malignome, chronische Blutungen, schwere Varikosis, Leberzirrhose, Erkrankungen des Nervensystems – auch durch Diabetes mellitus –, Schilddrüsen- und Nebennierenunterfunktion, Systemerkrankungen wie Amyloidose, langes Krankenlager). Auch manche Medikamente sind anzuschuldigen (Betablocker, Kalziumantagonisten, Diuretika, Antihypertonika u. a.). Sonst handelt es sich jedoch um ein konstitutionelles Problem. Der *Krankheitsverlauf* ist dementsprechend in aller Regel gutartig und *beeinflußt nicht die Prognose.*

Beurteilung: Entsprechend dem prinzipiell gutartigen Charakter der Hypotonie wird in den „Anhaltspunkten" nur eine geringe MdE angegeben:

Hypotonie	GdB/MdE
mit leichten Beschwerden	0–10 v. H.
mit häufigen Schwindelerscheinungen und Kollapsneigung	20 v. H.

Eine höhere MdE-Einschätzung kommt nur bei organischen Grunderkrankungen in Betracht und orientiert sich dann an den entsprechenden Befunden.

Alle therapeutischen und Rehabilitationsmaßnahmen müssen ausgenutzt werden. Hierfür sind besonders klinische Einrichtungen geeignet, bei denen die Bewegungstherapie im Mittelpunkt steht.

RV: Bei speziellen Stehberufen , z.B. Kellner, Friseur, Verkäufer, Bäcker, Buffetier,

Chirurg, Büglerin kann es, wenn Therapiemaßnahmen versagen, u. U. zur Berufsunfähigkeit kommen. Nach schweren Erkrankungen ist gegebenenfalls eine Zeitspanne von einigen Monaten zur Heilungsbewährung abzuwarten; solange kann AU bestehen. Bei schweren Grunderkrankungen richtet sich die Beurteilung nach den entsprechenden Befunden.

KOV, UV: Ein kausaler Zusammenhang mit einem schädigenden Ereignis kann nur angenommen werden, wenn eine schwere schädigungsbedingte Erkrankung bzw. eine schwere Verletzung entsprechender Hirnzentren dokumentiert ist.

Traumatische Herzschädigung

(4, 70, 128, 165, 177, 189)
(s. auch Abschnitt „Koronare Herzkrankheit)

Traumatische Herzschäden spielen als Berufserkrankung eine immer größere Rolle. Von einer *Commotio cordis* spricht man bei vorübergehenden, funktionellen Störungen (vor allem Herzrhythmusstörungen und labile EKG-Veränderungen) ohne Enzymerhöhung im Blut. Da sie folgenlos ausheilt, bleibt sie im folgenden unberücksichtigt. Von einer *Contusio* wird demgegenüber bei organischer, bleibender Schädigung gesprochen. In der Literatur finden sich zahlreiche Mitteilungen über Unfallfolgen am Herzen. Spitze und stumpfe Verletzungen des Brustkorbs können gleichermaßen zu Klappenschäden, Durchtrennung von Kranzgefäßen, Auslösung von Herzrhythmusstörungen und Schäden am Erregungsleitungssystem und Arbeitsmyokard führen. Eine Myokardperforation wird nicht überlebt. Schließlich können nach Traumen *Fremdkörper* verbleiben.

Stromunfälle können ebenfalls erhebliche Herzschädigungen bewirken (103, 120). Im Niederspannungsbereich haben maligne Herzrhythmusstörungen (Kammerflimmern [70%] oder Herzstillstand [30%]) die größte Bedeutung. Nur sofort eingeleitete Wiederbelebungsmaßnahmen können das Leben retten. Im Hochspannungsbereich kommen organische Herzschäden hinzu.

Beurteilung: (s. auch Abschnitt UV bei koronarer Herzkrankheit S. 167)

Alle Thoraxtraumen können Herzerkrankungen auslösen sowie vorbestehende Erkrankungen verschlimmern. Darüber hinaus kann davon ausgegangen werden, daß Vorschädigungen des Herzens (z. B. eine koronare Herzkrankheit, Herzklappenfehler) die Verletzungsbereitschaft erhöhen (70). Zur Differenzierung ist daher eine genaue Erhebung von Anamnese und eine Prüfung alter Untersuchungsbefunde erforderlich. Myokardrupturen und Herzrhythmusstörungen zeigen sich in unmittelbarem zeitlichen Zusammenhang zum Trauma, Zeichen der Myokard- und Koronarinsuffizienz auch noch nach jahrelanger Latenz und ohne Brückensymptome. Dies gilt vor allem, wenn weitere Erkrankungen hinzu kommen, die die kardiale Leistung beeinträchtigen. Elektrotraumatische Veränderungen müssen in unmittelbarem zeitlichen Zusammenhang zum Unfallgeschehen stehen.

Die Beurteilung der **RV, SchwbG** und **UV** erfolgt nach den Richtlinien, die bei den speziellen Erkrankungen gegeben werden. Folgenlos eingeheilten *Fremdkörpern* kommt keine Bedeutung zu; ansonsten richtet sich die Beurteilung nach der Leistungsminderung.

Cor pulmonale

(22, 65, 66, 153)

Ätiologie und Verlauf: Unter einem Cor pulmonale versteht man eine Rechtsherzbelastung infolge primärer Erkrankung der Lungen, des Bronchialsystems oder der Lungengefäße, die eine pulmonale Hypertonie nach sich zieht. Unterschieden wird ein akutes von einem chronischen Krankheitsbild.

Das *akute Cor pulmonale* wird entweder durch eine akute Lungengefäßverlegung (Thromboembolie [162]; Fettembolie; Gasembolie) oder eine akute Gefäßkonstriktion bei alveolärer Hypoxie (Asthmaanfall; zentrale oder periphere Atemstörung; erniedrigter pO_2 bei Höhenaufenthalt über 3000 m ü. M., Druckverlust im Flugzeug u. ä.) ausgelöst. *Klinisch* bestehen akute Dyspnoe und Zeichen der Rechtsherzinsuffizienz. *Charakteristische Befunde* sind ein Anstieg der Herzfrequenz, des pulmonalarteriellen Drucks (in schweren Fällen auf bis zu 70 mmHg systolisch) und ein Abfall des Herzzeitvolumens und des arteriellen pO_2 (in schweren Fällen auf unter 60 mmHg). Es besteht eine gute Korrelation dieser Parameter mit der Schwere der Embolisation (138). Häufig kommt es auch zu EKG-Veränderungen; diese lassen jedoch keine genaue Beurteilung der Schwere der Erkrankung zu.

Beim *chronischen Cor pulmonale* findet die Entwicklung langsam statt. Ursächlich sind *primäre vaskuläre Veränderungen*, über die noch wenig bekannt ist (sogenannte primäre pulmonale Hypertonie [50, 188]). Häufiger besteht eine *sekundäre Genese*, so bei rezidivierenden kleinen Lungenembolien, Thorax- und Nervenerkrankungen sowie Strukturveränderungen im Lungenparenchym mit chronischer arterieller Hypoxie (vor allem obstruktive Atemwegserkrankungen, Lungenfibrosen, Pneumokoniosen, Medikamentennebenwirkung bei Bleomycin, Amiodarone, Appetitzügler u. a.). Schließlich ist auch die arterielle Hypoxie als Folge eines chronischen Aufenthalts in großer Höhe zu nennen. Ein schematischer Überblick zur Pathogenese des Cor pulmonale findet sich auf Seite 220. Wie beim akuten Cor pulmonale ist die Dyspnoe ein *Leitsymptom*. Hinzu kommen Zeichen der chronischen Rechtsherzbelastung/-insuffizienz und Herzrhythmusstörungen (134).

Prognose: Die Prognose des Cor pulmonale ist schwer einzuschätzen. Sie hängt von zahlreichen Faktoren wie pulmonalen Drücken, akuten pulmonalen Infektionen, der Grundkrankheit, rheologischen Blutveränderungen u. a. ab. Bei chronisch obstruktiven Lungenerkrankungen mit folgender pulmonaler Druckerhöhung beträgt die jährliche Mortalität *ohne Therapie* um 30% (139). Bei primärer pulmonaler Hypertonie liegen häufig nur 2 bis 4 Jahre zwischen dem Auftreten der ersten Symptome und dem Tod (50). Es gibt jedoch wesentlich günstigere Verlaufsformen.

Beurteilung: Das kardiologisch wichtigste *Untersuchungsverfahren* ist der Rechtsherzkatheter, der eine exakte Beurteilung der Druckbelastung des rechten Herzens und des Herzzeitvolumens ermöglicht (182). Vor allem in frühen Stadien liegen in Ruhe meist nur geringe Veränderungen vor, so daß erst eine Belastungsuntersuchung Aufschluß über die Einschränkung gibt. Bezüglich der Interpretation wird auf Seite 161 verwiesen. Nichtinvasive Untersuchungsverfahren geben häufig indirekte Informationen (131): Im *EKG* stehen Rechtsherzbelastungszeichen wie Achsendrehung auf > +110 Grad, ein S_I-Q_{III}-Typ, großes R in V1, ein Rechtsschenkelblock oder ein P pulmonale im Vordergrund. Ein Echokardiogramm weist auf die rechtsventrikuläre Hypertrophie hin und erlaubt eine Abschätzung des Pulmonalarteriendrucks (einschränkend muß hier jedoch angemerkt werden, daß gerade Patienten mit Lungenerkrankungen häufig schlecht schallbar sind). In einigen Fällen ist die Röntgenaufnahme der Lungen und des Herzens aufschlußreich. Schließlich kommt der Radionuklidventrikulographie diagnostische Bedeutung zu (11); die Einschränkung der rechtsventrikulären Auswurffraktion korreliert in gewissem Umfang mit der Druckbelastung.

Das Cor pulmonale ist in der Mehrzahl der Fälle *Folge einer Lungenerkrankung*. Daher orientiert sich die Begutachtung entscheidend an den Lungenbefunden, d. h. am Ergebnis einer umfassenden Lungenfunktionsanalyse (s. S. 203f). Im allgemeinen erfolgt eine Gesamtbewertung der kardialen und pulmonalen Befunde, eine Einzelbewertung ist nicht zweckmäßig. Zeigen sich im Langzeitverlauf jedoch Zeichen des Rechtsherzversagens, so ist eine zusätzliche Erhöhung einer schädigungsbedingten MdE um 10 bis 20% angezeigt. Beruht das Cor pulmonale auf *pulmonalvaskulären Veränderungen* (z. B. rezidivierenden Lungenembolien), so werden die Belastbarkeit und das Ausmaß der eingetretenen rechtsventrikulären Hypertrophie herangezogen. Im allgemeinen liegt die MdE beim Cor pulmonale ohne Zeichen einer Dekompensation zwischen 60 und 80%, nach Dekompensation zwischen 90 und 100%.

RV: Die Berufsfähigkeit wird aufgrund der Lungenfunktion, der Kleinkreislaufdrücke in Ruhe und unter Belastung sowie der Leistungsfähigkeit unter Ausschöpfung aller therapeutischen Möglichkeiten beurteilt. In die Entscheidung müssen Noxen am Arbeitsplatz (Kälte, Staub, Dämpfe u. a.) und die geforderte körperliche Belastbarkeit einfließen. Bestehen deutliche Zeichen des Cor pulmonale oder ist es zu einer Dekompensation gekommen, so wird in der Regel EU bestehen.

SchwbG: Der GdB orientiert sich an der allgemeinen Leistungsfähigkeit (s. S. 162) und der Grundkrankheit; in den meisten Fällen spielen die Ergebnisse der Lungenfunktion die größte Rolle (s. dort).

KOV, UV: Beruht die pulmonale Hypertonie auf anerkannten Schädigungsereignissen (z. B. Thoraxdeformierungen nach Verletzungen oder schweren Infektionen mit folgenden Pleuraschwarten [z. B. Tbc]; chemische oder physikalische Schädigung der Lungen mit folgender Lungenfibrose; multiple Lungenembolien nach Traumen u. a.), so ist die nachfolgende Rechtsherzbelastung ebenfalls als Schädigungsfolge anzuerkennen und bei der Vergabe der MdE zu berücksichtigen (s. o.). Es kann jedoch schwierig sein, Schädigungsfolgen von schädigungsunabhängigen Folgen zu trennen, da auch Rauchen, rezidivierende Bronchialinfekte sowie eine Vielzahl von weiteren Erkrankungen im Laufe des Lebens zu einer Verschlechterung der Situation führen können. Daher sind zur Bewertung genaue Angaben zur Anamnese, Lebensgewohnheiten, beruflichen Expositionen u. a. erforderlich.

Fahrtauglichkeit

(gemäß Empfehlungen des Bundesministers für Verkehr von 1985)

Die im folgenden wiedergegebene Beurteilung der Fahrtauglichkeit kann nur als allgemeiner Hinweis angesehen werden. Sie ist ein Versuch, die äußersten Grenzen des Tolerierbaren anzugeben. Liegen zusätzliche Erkrankungen neben den angesprochenen vor (zum Beispiel Diabetes mellitus, Übergewicht, Lungenerkrankungen u. a.), ist die Fahrtauglichkeit weiter eingeschränkt.

Bei **kardialen Erkrankungen** besteht Fahruntauglichkeit grundsätzlich bei starker Einschränkung der körperlichen Leistungsfähigkeit (Ruhebeschwerden, NYHA IV), 3 Monate nach frischem Herzinfarkt (bei kompliziertem Verlauf: 6 Monate), bei instabiler Angina pectoris, Endokarditis, bedrohlichen Herzrhythmusstörungen (tachykarde und bradykarde supra- und ventrikuläre Herzrhythmusstörungen mit drohender oder tatsächlicher Beeinträchtigung der Kreislaufleistung). Die Fahrerlaubnis gemäß Klasse 2 und zur Personenbeförderung kann schon nicht gegeben werden, wenn hämodynamisch ungünstige *Herzrhythmusstörungen* (auch nach erfolgreicher Therapie), eine deutliche Ventrikelfunktionsstörung sowie eine Herzinsuffizienz des Stadiums NYHA III vorliegen. Das Führen der Kraftfahrzeuge der Klassen 1 und 3 bis 5 kann in der Regel bei Fehlen von schwerwiegenden Herzrhythmusstörungen und einer Ruheherzinsuffizienz gestattet werden. Nach erfolgreicher Herzoperation kann unter Einhaltung der genannten Kriterien eine Fahrerlaubnis ausgesprochen werden. In jedem Falle sind regelmäßige *Nachuntersuchungen* erforderlich (bei Fahrgastbeförderung in 6 monatlichen, ansonsten in 12- bis 24monatlichen Intervallen).

Eine Einschränkung der Fahrtüchtigkeit ergibt sich auch bei arterieller *Hypertonie.* So sind Patienten mit hypertensiver Krise (plötzlicher Blutdruckanstieg mit Angina pectoris oder zerebralen Begleitsymptomen wie Benommenheit, Kopfschmerzen, Schwindel) und maligner Hypertonie (diastolischer Blutdruck ständig über 130 mmHg und Augenhintergrundveränderungen: Exsudationen, Blutungen oder Papillenödem) grundsätzlich fahruntüchtig. Patienten mit mäßiger bis schwerer Hypertonie (diastolischer Blutdruck über 100 mmHg *mit* Organveränderungen) sind zum Führen der Kraftfahrzeuge Klasse 2 und für die Fahrgastbeförderung ungeeignet. Für die Fahrzeugklassen 1 und 3 bis 5 muß die Fahrerlaubnis an 2jährliche internistische und eventuell neurologische Nachbegutachtungen geknüpft werden. Bei Hypertoniepatienten mit ständiger diastolischer Blutdruckerhöhung über 100 mmHg, aber *ohne* Organveränderungen, ist die Fahrerlaubnis an 3jährliche Nachbegutachtungen zu knüpfen. Vorübergehende Fahruntüchtigkeit kann auch bei Patienten mit neu therapierter Hypertonie (Gefahr zerebraler und kardialer Nebenwirkungen durch Blutdrucksenkung) bestehen. Es können zumindest Auflagen gefordert werden (62).

Fahruntüchtigkeit bei **Hypotonie** besteht dann, wenn hypotoniebedingt anfallsweise Bewußtseinsstörungen auftreten.

Für Piloten und Lokomotivführer gelten wesentlich strengere Bestimmungen (Hinweise z. B. bei 169). Meist ist hier eine invasive Abklärung (Herzkatheter) erforderlich.

Beispiel eines kardiologischen Gutachtens im Rahmen der RV

(verkürzter Auszug)

Das Gutachten soll die Frage beantworten, wie hoch die MdE nach spitzem Herztrauma vor 2 Jahren bei einem 40jährigen Mann einzuschätzen ist.

Anamnese: Neben den „üblichen Kinderkrankheiten" sind keine Vorerkrankungen zu nennen. Der Patient ist Raucher (30 Zigaretten pro Tag seit 20 Jahren), weitere Risikofaktoren liegen nicht vor. Am 1. 5. 1983 wird Herr M. in eine Schlägerei verwickelt. In deren Verlauf erleidet er eine Messerstichwunde, die zur Eröffnung der Pleurahöhle (Hämatothorax) und zu einer Verletzung des Herzens (Durchtrennung der rechten Kranzarterie, Hämoperikard) führt. Durch sofortige operative Maßnahmen gelingt es, das Leben des Patienten zu retten. Dabei muß u. a. die rechte Kranzarterie im mittleren Drittel unterbunden werden, da eine Rekonstruktion nicht gelingt. Nach mehrmonatiger Rekonvaleszenz steht nun die Wiedereingliederung in das Arbeitsleben an.

Subjektiv fühlt Herr M. sich deutlich leistungseingeschränkt und müde. Er kann jedoch beschwerdefrei spazieren gehen und in den Bergen wandern. Er beklagt gelegentliches Schwitzen nachts; sein Appetit ist gut, keine Übelkeit oder Erbrechen. Stuhlgang und Wasserlassen normal. Morgens gelblicher Auswurf und vermehrter Hustenreiz.

Körperlicher Befund: Herr M. ist 172 cm groß und 85 kg schwer. Seine Muskulatur ist kräftig, er hat keine Ödeme, keine Zyanose oder Ikterus. Keine Besonderheiten am Kopf. Die Thoraxform ist unauffällig. Die Lungengrenzen befinden sich bei Th 10. Der Klopfschall ist sonor, die Verschieblichkeit beträgt bei maximaler Inspiration 5 cm. Kein pathologisches Atemgeräusch. Reizlos abgeheilte mediane Sternotomie- und Drainagenarbe unter der linken Mamma. Die Herzaktion beträgt 72 Schläge pro Minute und ist regelmäßig. Es bestehen keine zusätzlichen Herzgeräusche und Herztöne. Der Blutdruck rechts und links beträgt 115/75 mmHg. Das Abdomen zeigt keine Auffälligkeiten. Die Leber stößt bei maximaler Inspiration am Rippenbogen an. Die peripheren Gefäße sind gut tastbar, es liegen keine Stenosegeräusche vor. Das Nervensystem ist ohne Besonderheiten.

EKG: Indifferenztyp. In Ruhe regelmäßiger Sinusrhythmus, Herzfrequenz 68 Schläge pro Minute. PQ-Zeit 0,17 s; QRS 0,08 s; QT_c 0,38 s. Negatives T in III und V1. Regelrechte R-Progression in den Brustwandableitungen.

Beurteilung: Unauffälliges Ruhe-EKG.

Belastungs-EKG an der Kletterstufe mit einer altersentsprechenden Leistung von 150 Watt/1,73 m^2 = 170 Watt absolut: *subjektiv* keine Erschöpfung, keine Angina pectoris, keine Dyspnoe. *Objektiv* normaler Anstieg der Herzfrequenz (Ende der Belastung = 6. Belastungsminute: 155 Schläge pro Minute), am Ende der 5-minütigen Erholungsphase 88 Schläge pro Minute. Keine Herzrhythmusstörungen, keine ST-Streckenveränderungen.

Beurteilung: Unauffälliges Belastungs-EKG.

Echokardiographie: Im eindimensionalen Echokardiogramm zeigen sich normale Diameter der Herzhöhlen: linksventrikulärer enddiastolischer Durchmesser 5,2 cm, endsystolisch 3,1 cm. Verkürzungsfraktion mit 38% ebenfalls normal. Die Durchmesser des linken Vorhofs und der Aorta sind mit 3,9 bzw. 3,3 cm ebenfalls normal. Keine Zeichen der Myokardhypertrophie (Hinterwanddicke 1,0 cm, Septumdicke 1,1 cm). Im zweidimensionalen Echokardiogramm keine Zeichen einer regionalen Kontraktionsstörung, kein Hinweis auf Rechtsherzbelastung.

Beurteilung: normales Echokardiogramm.

Radionuklidventrikulographie: Die globale linksventrikuläre Auswurffraktion beträgt in Ruhe 64% und liegt somit im Normbereich. Regelrechtes sektorales Auswurfprofil. Unter einer ergometrischen Belastung mit 125 Watt über 5 Minuten am Fahrradergometer im Liegen zeigt sich ein regelhafter Anstieg der globalen Auswurffraktion auf 73%, weiterhin keine regionalen Hypo-, A- oder Dyskinesien.

Beurteilung: Normale linksventrikuläre Pumpfunktion in Ruhe und unter Belastung ohne Hinweis auf Kontraktionsstörungen.

Lungenfunktionsprüfung: Sowohl die Vitalkapazität (4,3 l, 90% der Norm) als auch die Sekundenkapazität (3,45 l, Tiffeneau-Index 81%) waren normal. Auch die weiteren Parameter der Lungenfunktion (Atemwegswiderstand, funktionelle Residualkapazität, Diffusionskapazität, Blutgasanalyse) lagen im Normbereich.

Laborwerte waren unauffällig.

Gesamtbeurteilung: Die erhobenen Befunde erbrachten keinen Nachweis einer Funktionsstörung des Herzens. Weder subjektive Beschwerden, noch objektive Befunde lassen auf eine Einschränkung der kardialen Leistungsfähigkeit durch die Unterbrechung der rechten Kranzarterie schließen. Die MdE wird mit 10% angesetzt. Es besteht weder eine Berufs- noch Erwerbsunfähigkeit.

Literatur

Literaturangaben mit Übersichtscharakter oder ausführlichem Literaturverzeichnis sind mit * markiert

1 Abdon, N. J., B. W. Johansson, J. Lessem: Predictive use of routine 24-hour electrocardiography in suspected Adams-Stokes syndrome: comparison with cardiac rhythm during symptoms. Brit. Heart J. 47 (1982) 553–558

2 Acar, J., M. Enriquez-Sarano, E. Farah, R. Kassab, P. Tubiana, V. Roger: Recurrent systemic embolic events with valve prothesis. Europ. Heart J. 5, Suppl. D (1984) 33–38

3 Adam, W. E.: Cardiology. In Pabst, H. W., W. E. Adam, G. Hör, H. Kriegel: Textbook of Nuclear Medicine. Fischer, Stuttgart 1992

4 Aldor, E., O. Brand, H. Heger: Herzkontusionen – ein Krankheitsbild von zunehmender Bedeutung. Med. Welt (Stuttg.) 32 (1981) 189–191

5 Allred, E. N., E. R. Bleecker, B. R. Chaitman, T. E. Dahms, S. O. Gottlieb, J. D. Hackney, M. Pagano, R. H. Selvester, S. M. Walden, J. Warren: Short-term effects of carbon monoxide exposure on the exercise performance of subjects with coronary artery disease. New Engl. J. Med. 321 (1989) 1426–1432

6 Amplatz, K., R. G. Lester, R. Ernst, C. W. Lillehei: Left retrograde cardioangiography: its diagnostic value in acquired and congenital heart disease. Radiology 76 (1961) 393–400

7 Bundesministerium für Arbeit und Sozialordnung: Anhaltspunkte für die ärztliche Gutachtertätigkeit im sozialen Entschädigungsrecht und nach dem Schwerbehindertengesetz. Köllen, Bonn 1983

8 Anyanwu, E., A. J. Kanu, R. Achatzy, F. Essink, U.-St. Müller, E. Most, F. Bender, H. Dittrich: Klinik und Chirurgie der Pericarditis constrictiva. Herz Kreisl. 16 (1984) 387–392

9 Baron, G. M.: Angiocardiographic evaluation of valvular insufficiency. Circulation 43 (1971) 599–605

9 a Bauer, E.: Stufendiagnostik zur Beurteilung des Leistungsvermögens im Hinblick auf Berufs- und Erwerbsfähigkeit. Med. Sachverständ. 87 (1991) 24–28

10 Baumgart, P., R. Reinbach, T. Akbulut, P. Walger, M. V. Thiel, M. Eiff, M. Gerke, K. H. Rahn: Sprechstundenblutdruck, Heimblutdruck, Ergometer-Blutdruck und 24-Stunden-Blutdruck. Korrelation mit echocardiographischen Parametern der Herzmuskelmasse. Dtsch. med. Wschr. 115 (1990) 643–647

11 Berger, H. J., R. A. Matthay, J. Loke, R. C. Marshall, B. L. Zaret: Assessment of cardiac performance with quantitative radionuclide angiography: right ventricular ejection fraction with reference to findings in chronic obstructive pulmonary disease. Amer. J. Cardiol. 41 (1978) 897–905

12 Berglund, G.: Experiences from hypertension trials: effects on stroke and coronary heart disease. Drugs 36, Suppl. 3 (1988) 5–8

13 Berman, D. S., E. V. Garcia, J. Maddahi: Thallium-201 myocardial scintigraphy in the detection and evaluation of coronary artery disease. In Berman, D. S., D. T. Mason: Clinical Nuclear Cardiology. Grune & Stratton, New York 1981 (pp. 49–106)

14 Bjerregaard, P.: Premature beats in healthy subjects 40–79 years of age. Europ. Heart J. 3 (1982) 493–503

15 Blackstone, E. H., J. W. Kirklin: Death and other time-related events after valve replacement. Circulation 72 (1985) 753–767

16* Braunwald, E.: Heart Disease, 2nd ed. Saunders, Philadelphia 1984

17* Bubenheimer, P., G. D. Kneissl: Doppler-Echokardiographie. VCH, Weinheim 1989

18 Büll, U., G. Hör: Klinische Nuklearmedizin, 2. Aufl. VCH, Weinheim 1990 (S. 154–185)

19 Buschhaus, J., E. Scharf, G. Blümchen: Langzeitverlauf konservativ und operativ behandelter intramuraler Herzinfarktpatienten. Versicher.-Med. 42 (1990) 77–79

20 Callaham, P. R., V. F. Froelicher, J. Klein, M. Risch, P. Dubach, R. Friis: Exercise-induced silent ischemia: age, diabetes mellitus, previous myocardial infarction and prognosis. J. Amer. Coll. Cardiol. 14 (1989) 1175–1180

21 Carstens, V., W. Jansen, D. W. Behrenbeck: Die Änderung der körperlichen Belastbarkeit und Hämodynamik nach Herzklappenersatz. Therapiewoche 30 (1980) 2398–2402

22* Carstens, V., D. W. Behrenbeck: Das chronische Cor pulmonale: Pathogenese, Klinik, Diagnostik und Therapie. Therapiewoche 34 (1984) 4778–4790

23 Cimbal, G.: Amputationsfolgen auf innerfachärztlichem Gebiet. Med. Sachverständ. 74 (1978) 9

24 Cohn, P. F.: Severe asymptomatic coronary artery disease: a diagnostic, prognostic and therapeutic puzzle. Amer. J. Med. 62 (1977) 565–568
25 Cohn, P. F.: Silent myocardial ischemia as a manifestation of asymptomatic coronary artery disease: what is appropriate therapy? Amer. J. Cardiol. 56 (1985) 28D–34D
26 Cohn, P. F.: Time for a new approach to management of patients with both symptomatic and asymptomatic episodes of myocardial ischemia. Amer. J. Cardiol. 54 (1984) 1358–1359
27* Cremer, P., R. Muche, B. Kruse-Lösler, D. Seidel: Myokardinfarktrisiko bei 40–60jährigen Männern in Abhängigkeit von potentiellen Risikofaktoren der Atherosklerose. Versicher.-Med. 41 (1989) 154–162
28 Cruickshank, J. M., J. M. Thorp, F. J. Zacharias: Benefits and potential harm of lowering high blood pressure. Lancet 8533 (1987) 581–584
29 Cruickshank, J. M.: Coronary flow reserve and the J curve relation between diastolic blood pressure and myocardial infarction. Brit. med. J. 297 (1988) 1227–1230
30 Degelmann, Th.: Herzinfarkt – Unfallfolge? Med. Sachverständ. 74 (1978) 46
31 Detry, J. M., D. De Jonghe: Exercise testing in the evaluation of ventricular arrhythmias in coronary artery disease. Europ. Heart J. 8, Suppl. D (1987) 55–59
32 Dickhuth, H. H., L. Görnandt: Echokardiographie. In Reindell, H., P. Bubenheimer, H. H. Dickhuth, L. Görnandt: Funktionsdiagnostik des gesunden und kranken Herzens. Thieme, Stuttgart 1988 (S. 27–48)
33* Diederich, K. W., H. Djonlagic, M. Müller-Eschner, J. Dageförde, J. Hoffmann: Neurogene Endstreckenveränderungen im EKG. Med. Klin. 77 (1982) 411–414
34 Dobmeyer, D. J., R. A. Stine, C. V. Leier, R. Greenberg, S. F. Schaal: The arrhythmogenic effects of coffeine in human beings. New Engl. J. Med. 308 (1983) 814–816
35 Drews, S., A. Drews, J. Barmeyer: Herzrhythmusstörungen unter Ergometerbelastung bei männlichen Infarktpatienten im chronischen Infarktstadium. Herz Kreisl. 11 (1981) 519–525
36 Ehrentreich, G., J. Walter, K. H. Wiese: Ist die arterielle Hypertonie besser durch den Belastungs- als durch den Ruhe-Blutdruck zu diagnostizieren? Herz Kreisl. 14 (1982) 389–391
37 Eisenberg, M. S., A. Hallstrom, L. Bergner: Long-term survival after out-of-hospital cardiac arrest. New Engl. J. Med. 306 (1982) 1340–1343
38 Empfehlungen zur Prophylaxe bakterieller Endokarditiden. Z. Kardiol. 76 (1987) 451–453
39 Eng, C., R. E. Patterson, S. F. Horowitz, D. A. Halgash, A. D. Pichard, J. Midwall, M. V. Herman, R. Gorlin: Coronary collateral function during exercise. Circulation 66 (1982) 309–316
40 Engel, H. J., E. Engel, P. Lichtlen: Koronarsklerose und Herzinfarkt bei jungen Frauen. Münch. med. Wschr. 127 (1985) 415–417
41 Enos, W. F., J. C. Beyer, R. H. Holmes: Pathogenesis of coronary disease in American soldiers killed in Korea. J. Amer. med. Ass. 158 (1955) 912
42 Erbel, R., B. Henkel, C. Ostländer, W. Clas, R. Brennecke, J. Meyer: Normalwerte für die zweidimensionale Echokardiographie. Dtsch. med. Wschr. 110 (1985) 123–128
43 Erikssen, J.: Prognostic importance of silent ischemia during long-term follow-up of patients with coronary artery disease. Herz 12 (1987) 359
44 Falcone, C., S. DeServi, E. Poma, C. Campana, A. Scire, C. Montemartini, G. Specchia: Clinical significance of exercise-induced silent myocardial ischemia in patients with coronary artery disease. J. Amer. Coll. Cardiol. 9 (1987) 295–299
45 Franz, I. W., F. Bartels, R. Müller: Normalwerte des Blutdrucks während und nach Ergometrie bei 20–50jährigen männlichen und weiblichen Probanden. Z. Kardiol. 71 (1982) 458–465
46* Friese, G.: Herzschrittmacher-Implantation und MdE. Med. Sachverständ. 78 (1982) 101–102
47 Frisch, P. K., H. Klepzig: Bedeutung und Durchführung von Herzvolumenbestimmungen. In Kaltenbach, M., H. Klepzig: Röntgenologische Herzvolumenbestimmung. Springer, Berlin 1983 (S. 1–8)
48 Gallo, I., B. Ruiz, F. Nistal, C. M. G. Durán: Degeneration in porcine bioprosthetic cardiac valves: incidence of primary tissue failures among 938 bioprotheses at risk. Amer. J. Cardiol. 53 (1984) 1061–1065
49* Gerckens, U., B. Lüderitz: Frequenzadaptive Herzschrittmacher. Dtsch. med. Wschr. 112 (1987) 399–402
50* Goerg, R.: Primäre pulmonale Hypertonie. Pneumologie 43 (1989) 191–199
51 Görnandt, L.: Rechtsherz-Einschwemmkatheteruntersuchung. In Roskamm, H., H. Reindell: Herzkrankheiten. Pathophysiologie – Diagnostik – Therapie, 2. Aufl. Springer, Berlin 1982 (S. 358–365)
52 Gorlin, R., I. K. R. McMillan, W. E. Meed, M. B. Matthews, R. Daley: Dynamics of the circulation in aortic valvular disease. Amer. J. Med. 18 (1955) 855–870
53 Grayburn, P. A., M. D. Smith, R. Handshoe, B. J. Friedman, A. N. De Maria: Detection of aortic insufficiency by standard echocardiography, pulsed Doppler echocardiography, and auscultation. Ann. intern. Med. 104 (1986) 599–605
54 Grötz, J.: Medikamentös-toxisch bedingte Herzmuskelerkrankungen. Dtsch. med. Wschr. 112 (1987) 691–695

55 Gruppo Italiano per lo Studio della Streptochinasi nell' Infarto Miocardico (GISSI): Langzeiteffekte der intravenösen Thrombolyse beim akuten Myokardinfarkt: Abschlußreport der GISSI-Studie. Lancet 1988/II, 21–25
56* Gubner, R. S.: Koronare Herzkrankheit – Prognostische Indikatoren und Lebenserwartung als bestimmende Faktoren für die Versicherbarkeit. Versicher.-Med. 40 (1988) 2–10
57 Gülker, H., F. Bender: Myokardinfarkt und Rhythmusstörungen. In Lawin, P.: Praxis der Intensivbehandlung. Thieme, Stuttgart 1989 (S. 39.1–39.28)
58 Haerten, K., G. Dohn, V. Dohn, L. Seipel, F. Loogen: Natürlicher Verlauf operationswürdiger Aortenklappenvitien bei konservativer Therapie. Z. Kardiol. 69 (1980) 757–762
59 Haerten, K., D. Horstkotte: Die Beeinflussung des Langzeitverlaufs und der Prognose von Mitralklappenfehlern durch operative Maßnahmen. Herz Kreisl. 14 (1982) 475–484
60 Hammermeister, K. E., L. Fisher, W. Kennedy, S. Samuels, H. T. Dodge: Prediction of late survival in patients with mitral valve disease from clinical, hemodynamic, and quantitative angiographic variables. Circulation 57 (1978) 341–349
61 Hansson, L.: The future of pharmacological therapy for risk factor reduction. Drugs 36, Suppl. 3 (1988) 110–114
62 Hartmann, H.: Die Beurteilung der Fahrtauglichkeit bei Herz- und Kreislaufkrankheiten. Ther. Umsch. 31 (1974) 601
63 Hausmann, D., P. Nikutta, W. G. Daniel, C. A. Hartwig, P. Wenzlaff, P. R. Lichtlen: Wertigkeit von Belastungs- und Langzeit-EKG in der Diagnostik der stummen Myokardischämie bei Patienten mit koronarer Herzkrankheit. Z. Kardiol. 77 (1988) 282–290
64* Heinecker, R.: EKG in Klinik und Praxis, 12. Aufl. Thieme, Stuttgart 1986 (S. 270–274)
65 Heinrich, F.: Akutes Cor pulmonale. Diagnostik und Therapie in der Praxis. Therapiewoche 36 (1986) 3233–3241
66 Heinrich, F.: Chronisches Cor pulmonale. Diagnostik und Therapie in der Praxis. Therapiewoche 36 (1986) 3242–3248
67 Hellberg, K.: Probleme und Ergebnisse nach Herzklappenoperation. Dtsch. med. Wschr. 112 (1987) 1790–1796
68 Hery, K.: Kardiomyopathien – Genese und MdE-Bewertung. Med. Sachverständ. 82 (1986) 36–39
69 Hetzer, R., H. Warnecke, S. Schüler, U. Süthoff, K. Wonigkeit, W. Lang, G. Herrmann, A. Hepp, D. Schaps, H. G. Borst: Herztransplantation. Internist 26 (1985) 563–568
70 Hilger, H. H., V. Carstens: Verletzungen des Herzens. In Krayenbühl, H. P., W. Kübler: Kardiologie in Klinik und Praxis. Thieme, Stuttgart 1981 (S. 56.1–56.8)
71* Hör, G., W. D. Bussmann: Kardiovaskuläre Nuklearmedizin. Fischer, Stuttgart 1984
72 Hör, G., R. Standke, F. D. Maul, D. Munz: Äquilibrium-Radionuklid-Ventrikulographie bei koronarer Herzkrankheit. Diagnostik 15 (1982) 116–122
73 Holtz, J.: Lebenserwartung bei Herzinsuffizienz. Lebensversicher.-Med. 38 (1986) 108–113
74 Honey, M., J. H. Gough, S. Katsaros, G. A. H. Miller, V. Thuraisingham: Left ventricular cineangiocardiography in the assessment of mitral regurgitation. Brit. Heart J. 31 (1969) 596–602
75 Hopf, R., M. Kaltenbach: 10-year results and survival of patients with hypertrophic cardiomyopathy treated with calcium antagonists. In Kaltenbach, M., R. Hopf, B. Kunkel: New Aspects of Hypertrophic Cardiomyopathy. Steinkopff, Darmstadt 1988 (pp. 230–242)
76 Horstkotte, D., H. D. Schulte, W. Bircks, F. Loogen: Prothesenendokarditis: Inzidenz, Diagnostik, therapeutische Entscheidungen und Prognose. Schweiz. med. Wschr. 117 (1987) 1671–1678
76 a Horstkotte, D.: Begutachtungsfragen nach Herzklappenersatz. Med. Sachverständ. 87 (1991) 14–22
77* Hort, W., W. Strunk, F. A. O. Eckner, R. H. Kirschner: Pathologisch-anatomische Befunde beim plötzlichen Herztod. Z. Kardiol. 78 (1989) 619–632
78 Hunt, D., W. A. Baxley, J. W. Kennedy, T. P. Judge, J. E. Williams, H. T. Dodge: Quantitative evaluation of cineaortography in the assessment of aortic regurgitation. Amer. J. Cardiol. 31 (1973) 696–700
79* Hurst, J. W.: The Heart, 5th ed. McGraw-Hill, New York 1982
80 Jungmann, H., H. H. Heeren, G. Stein: Zur Prognose von Patienten mit Herzinfarkt ohne nachweisbare Risikofaktoren. Herz Kreisl. 19 (1987) 575–577
81 Kadel, C., J. Richter, H. Klepzig, G. Kober, M. Kaltenbach: Herztod, Myokardinfarkt und pectanginöse Beschwerden bei 837 Patienten 2–9 Jahre nach PTCA. Z. Kardiol. 77, Suppl. 1 (1988) 27 (Abstract)
82 Kadel, C., J. Richter, H. Klepzig, G. Kober, M. Kaltenbach: Langfristiger klinischer Verlauf nach Koronardilatation. Z. Kardiol. 79 (1990) 512–517
82 a Kadel, C., G. Kober: Arbeitsunfähigkeit und ihre Dauer vor und nach Koronardilatation. Med. Sachverständ. 87 (1991) 7–9
83 Kafka, W., H. Petri, W. Rudolph: Bedeutung von Belastungsuntersuchungen bei ventrikulären Rhythmusstörungen. Herz 7 (1982) 140
84* Kaiser, A. B.: Antimicrobial prophylaxis in surgery. New Engl. J. Med. 315 (1986) 1129–1138
85* Kaltenbach, M.: Kardiologie-Informationen, 2. Aufl. Steinkopff, Darmstadt 1990

86 Kaltenbach, M., R. Hopf, G. Kneissl: Herzvolumenbestimmung – obsolet oder aktuell? Herz Kreisl. 21 (1989) 464–467

87* Kaltenbach, M., H. Klepzig: Röntgenologische Herzvolumenbestimmung. Springer, Berlin 1983

88 Kaltenbach, M., H. Klepzig jr.: Praktische Ergometrie mit Leistungen pro Normal-Körperoberfläche, 2. Aufl. Mannheimer Morgen 1989

89* Kaltenbach, M., H. Roskamm: Vom Belastungs-EKG zur Koronarangiographie. Springer, Berlin 1980

90 Kaltenbach, M.: Der Aussagewert von Belastungsprüfungen. Internist 16 (1975) 152

91 Kaltenbach, M.: Extrakardiale Brustschmerzen und Koronarsklerose. Dtsch. med. Wschr. 114 (1989) 1425

92 Kannel, W. B., R. J. Abbott: Incidence and prognosis of unrecognized myocardial infarction: an update on the Framingham study. New Engl. J. Med. 311 (1984) 1144

93 Kannel, W. B., R. D. Abbott, D. D. Savage, P. M. McNamara: Epidemiologic features of chronic atrial fibrillation: the Framingham study. New Engl. J. Med. 306 (1982) 1018–1022

94 Karaian, C. H., B. H. Greenberg, S. H. Rahimtoola: The relationship between functional class and cardiac performance in patients with chronic aortic insufficiency. Chest 88 (1985) 553–557

95 Kaye, M. P.: The registry of the International Society for Heart Transplantation: fourth official report. J. Heart Transplant. 6 (1987) 63–67

96* Keck, E. W.: Angeborene Herzfehler: operiert – geheilt? Herz Kreisl. 16 (1984) 213–218, 269–276

97 Keil, U., A. Remmers, L. Chambless, H. W. Hense, J. Stieber, A. Lauck: Epidemiologie des Bluthochdruckes. Münch. med. Wschr. 128 (1986) 424–429

98 Kemkes, B. M., A. Weiler, C. Kugler, C. Wenke, M. Anthuber, C. Angermann, C. Spes, E. Erdmann: Komplikationen nach orthotroper Herztransplantation – ein Erfahrungsbericht von 100 Transplantationen. Herzmedizin 12 (1989) 6–17

99 Kennedy, H. L., J. A. Whitlock, M. K. Sprague, L. J. Kennedy, T. A. Buckingham, R. J. Goldberg: Long-term follow-up of asymptomatic healthy subjects with frequent and complex ventricular ectopy. New Engl. J. Med. 312 (1985) 193–197

100 Kenny, J., C. McCarthy, S. Blake, P. McCann, T. B. Counihan: Hypertrophic cardiomyopathy, ten years' experience. Irish J. med. Sci. 156 (1987) 56–60

101* Kentner, M.: Koronare Risiken am Arbeitsplatz. Versicher.-Med. 40 (1988) 163–168

102 Keogh, A. M., J. Freund, D. W. Baron, J. B. Hickie: Timing of cardiac transplantation in idiopathic dilated cardiomyopathy. Amer. J. Cardiol. 61 (1988) 418–422

103 Kerber, R. E., S. R. Jensen, J. Grayzel, J. Kennedy, R. Hoyt: Elective cardioversion: influence of paddle-electrode location and size on success rates and energy requirements. New Engl. J. Med. 305 (1981) 658–662

104 Kleikamp, G., U. Schnepper, D. Seifert, R. Körfer: Ostiennahe Koronararterienstenose nach mediastinaler Bestrahlung. Dtsch. med. Wschr. 115 (1990), 501–504

105* Klepzig, jr. H.: Aortenklappeninsuffizienz. Diagnostik, Verlauf, Therapie. Thieme, Stuttgart 1989

106* Klepzig jr., H., M. Kaltenbach: Exercise stress testing in patients with coronary heart disease. In Adam, W. E.: Textbook of Nuclear Medicine Fischer, Stuttgart 1992

107* Klepzig jr., H., G. Kober, P. Satter, M. Kaltenbach: Analysis of 100 emergency aortocoronary bypass operations after percutaneous transluminal coronary angioplasty: which patients are at risk for large infarctions? Europ. Heart J. 12 (1991) 946–951

108* Klepzig, I., H. Klepzig jun.: Herz- und Gefäßkrankheiten, 5. Aufl. Thieme, Stuttgart 1988

109* Klepzig jun. H., G. Kober: Durchführung und Bewertung ergometrischer Untersuchungen. Allgemeinmediziner 12 (1990) 262–268

110 Klepzig jr., H., M. Kaltenbach: Belastungs-EKG bei Zustand nach Myokardinfarkt. Herz u. Gefäße 2 (1982) 230–241

111 Klepzig jr., H., M. Kaltenbach: Stufendiagnostik der koronaren Herzkrankheit. Intern. Welt 8 (1985) 166–171

112 Klepzig jr., H., R. Standke, F. D. Maul, G. Hör, H. E. Riemann, M. Kaltenbach: Vergleich von Herzvolumen und Äquilibrium-Radionuklidventrikulographie bei koronarer Herzkrankheit. In Kaltenbach, M., H. Klepzig: Röntgenologische Herzvolumenbestimmung. Springer, Berlin 1983 (S. 69–75)

113 Klepzig jr., H., R. Standke, T. Nickelsen, B. Kunkel, F. D. Maul, G. Hör, M. Kaltenbach: Combined first-pass- and equilibirum radionuclide ventriculography and comparison with left ventricular/right ventricular stroke count ratio in mitral and aortic regurgitation. Amer. J. Cardiol. 55 (1985) 1048–1053

114 Klepzig jr., H., C. Freundl, M. Kaltenbach, G. Kober: Untersuchung zur Progression der Aortenstenose. Herz Kreisl. 18 (1986) 603–605

115 Klepzig jr., H., H. Klepzig: Prognostische Bedeutung des Belastungs-EKG. Lebensversicher.-Med. 36 (1984) 11–14

116 Klepzig jr., H., R. Standke, R. Baum, B. Kunkel, F. D. Maul, G. Hör, M. Kaltenbach: Verlaufsbeobachtungen bei chronischer Aorteninsuffizienz. Z. Kardiol. 74 (1985) 348–352

117 Klepzig jr., H., R. Standke, R. P. Baum, S. Tezak, D. Mildenberger, F. D. Maul, G. Hör, M. Kaltenbach: Vergleich von Belastungs-EKG und Radionuklid-Ventrikulographie bezüglich des Nachweises einer Myokardischämie bei isolierten Stenosen des Ramus interventricularis anterior. Nucl.-Med. 27 (1988) 57–62
118 Klepzig jr., H., M. Knapp, M. Kaltenbach, G. Kober: Bedeutung der Kollateralen für die Belastbarkeit von Patienten mit koronarer Herzkrankheit. Herz Kreisl. 19 (1987) 393–396
119*Kneissl, G. D., N. Reifart, U. Fritz, W. Baier, M. Kaltenbach: Echokardiographische Funktionsparameter des linken Ventrikels als Prognoseindikator bei der koronaren Herzkrankheit. Versicher.-Med. 42 (1990) 70–76
120 Koeppen, S.: Der elektrische Unfall und seine Folgen. Klinik der Gegenwart, Bd. II. Urban & Schwarzenberg, München 1970 (S. E 247)
121 Kohli, R. S., P. M. M. Cashman, A. Lahiri, E. B. Raftery: The ST segment of the ambulatory electrocardiogram in a normal population. Brit. Heart J. 60 (1988) 4–16
122 Kraus, F., W. Rudolph: Symptoms, exercise capacity and exercise hemodynamics: interrelationships and their role in quantification of the valvular lesion. Herz 9 (1984) 187–199
123*Krayenbühl, H. P., W. Kübler: Kardiologie in Klinik und Praxis. Thieme, Stuttgart 1981
124 Kress, P., H. Geffers, M. Stauch, W. Nechwatal, H. Sigel, F. Bitter, W. E. Adam: Evaluation of aortic and mitral valve regurgitation by radionuclide ventriculography: comparison with the method of Sandler and Dodge. Clin. Cardiol. 4 (1981) 5–10
125 Kuhn, H., R. Becker, J. Fischer, J. M. Curtius, B. Lösse, W. Hort, F. Loogen: Untersuchungen zur Ätiologie, zum Verlauf und Prognose der dilatativen Kardiomyopathie (DCM). Z. Kardiol. 71 (1982) 497–508
126 Kunkel, B., M. Schneider, K. Hübner, M. Kaltenbach: Bioptische und autoptische Häufigkeit der Myokarditis. Z. Kardiol. 74 (1985) 360–368
127 Kupke, I. R.: Die Arteriosklerose als pädiatrisches Problem. Dtsch. Ärztebl. 81 (1984) 2793
128 Lambertz, H., J. Rustige, U. Sechtem, R. v. Essen: Herzschäden infolge stumpfer Gewalt. Dtsch. med. Wschr. 109 (1984) 218
129*Lehmann, H. U.: Prognose von Schrittmacherträgern. Lebensversicher.-Med. 35 (1983) 32–35
130 Lehmann, M. H., R. T. Steinman, C. D. Schuger, K. Jackson: The automatic implantable cardioverter defibrillator as antiarrhythmic treatment modality of choice for survivors of cardiac arrest unrelated to acute myocardial infarction. Amer. J. Cardiol. 62 (1988) 803–805
131*Lenci, G.: Nichtinvasive Methoden zur Frühdiagnose des chronischen Cor pulmonale bei chronisch obstruktiven Atemwegserkrankungen. Pneumologie 44 (1990) 721–730
132 Lown, B., R. A. DeSilva: Roles of psychologic stress and autonomic nervous system changes in provocation of ventricular premature complexes. Amer. J. Cardiol. 41 (1978) 979–985
133*Lüderitz, B.: Schrittmachertherapie im Langzeitverlauf. Z. Kardiol. 79 (1990) 46–53
134 Machraoui, A., D. Schött, W. Martin, T. Lawo, J. Barmeyer, W. T. Ulmer: Ventrikuläre Rhythmusstörungen bei Cor pulmonale. Einfluß der Sauerstoffbehandlung. Dtsch. med. Wschr. 111 (1986) 535–538
135*Maisch, B.: Prognostische Determinanten bei dilatativer Kardiomyopathie. Herz Kreisl. 21 (1989) 304–312
136 Marx, H. H., H. Erwes: Erkrankungen des Herzens und der Gefäße. In Marx, H. H.: Medizinische Begutachtung, 5. Aufl. Thieme, Stuttgart 1987
137*McCormick, J., P. Skrabanek: Koronare Herzkrankheit kann durch Interventionsmaßnahmen in der Bevölkerung nicht verhindert werden. Lancet D 3 (1989) 39–42
138 McIntyre, K. M., A. A. Sasahara: The hemodynamic response to pulmonary embolism in patients without prior cardiopulmonary disease. Amer. J. Cardiol. 28 (1971) 288–294
139 Medical Research Council Working Party: Long term domiciliary oxygen therapy in chronic hypoxic cor pulmonale complicating chronic bronchitis and emphysema. Lancet 1981/I 681–686
140 Meinertz, T., W. Kasper, B. Schmitt, N. Treese, A. Rückel, M. Zehender, T. Hofmann, H. P. Schuster, T. Pop: Herzrhythmusstörungen bei Herzgesunden. Dtsch. med. Wschr. 108 (1983) 527
141 Meyer, K., H. Weidemann, H. J. Kokott, J. Mrazek, V. Rittner: Übergewicht, Rauchen und hormonale Kontrazeption bei Patientinnen nach Herzinfarkt – Aspekte für eine Gesundheitsbildung. Herz Kreisl. 19 (1987) 567–574
142*Meyer-Sabellek, W., M. Anlauf, R. Gotzen, L. Steinfeld: Blood pressure Measurements – New Techniques in Automatic and 24-Hour Indirect Monitoring. Steinkopff, Darmstadt, Springer, New York 1990
143 Middeke, M., M. von Zedtwitz-Arnim, R. Henkel, M. A. Schreiber, U. Keil, B. Krahl, H. Holzgreve, N. Zöllner: Epidemiologie der Hypertonie. Münch. med. Wschr. 128 (1986) 840–843
144 Milano, A., U. Bortolotti, E. Talenti, C. Valfrè, E. Arbustini, M. Valente, A. Mazzucco, V. Gallucci, G. Thiene: Calcific degeneration as the main cause of procine bioprosthetic valve failure. Amer. J. Cardiol. 53 (1984) 1066–1070
145*Mildenberger, D., M. Kaltenbach: Lebensbedrohliche Komplikationen der Ergometrie. Fortschr. Med. 107 (1989) 569–571

146 Mitrovic, V., A. Krämer, H. Neuss, M. Schlepper: Die Leiden des schon älteren Sch. – Schicksal eines Schrittmacher-Trägers. Herz Kreisl. 14 (1982) 497–500
147 Morrison, D., J. Marshall, A. L. Wright, M. Daly, R. Henry: An improved method of right ventricular gated equilibrium blood pool radionuclide ventriculography. Chest 82 (1982) 607–614
148*Moser, M.: Treating hypertension: a review of clinical trials. Amer. J. Med. 81, Suppl. C (1985) 25–32
149 Müller-Bühl, U., C. Diehm, W. Kübler, G. Schettler: Koronare und periphere arterielle Verschlußkrankheit. Gemeinsame Prävalenz und Risikofaktoren. Versicher.-Med. 40 (1988) 161–162
150 Neuss, H.: Präexzitationssyndrome. I. Klinische Bedeutung, Wesen und Formen. Herz Kreisl. 19 (1987) 232
151 O'Neill, B. J., P. W. Pflugfelder, N. R. Singh, A. H. Menkis, F. N. McKenzie, W. J. Kostuk: Frequency of angiographic detection and quantitative assessment of coronary arterial disease one and three years after cardiac transplantation. Amer. J. Cardiol. 63 (1989) 1221–1226
152 Opherk, D., G. Schuler, K. Wetterauer, J. Manthey, F. Schwarz, W. Kübler: Four-year follow-up study in patients with angina pectoris and normal coronary arteriograms („syndrome X"). Circulation 80 (1989) 1610–1616
153*Palevski, H. I., A. P. Fishman: Chronic cor pulmonale: etiology and management. J. Amer. med. Ass. 1263 (1990) 2347–2353
154 Pilote, L., J. Silberberg, R. Lisbona, A. Sniderman: Prognosis in patients with low left ventricular ejection fraction after myocardial infarction: importance of exercise capacity. Circulation 80 (1989) 1636–1641
155 Probst, P., W. Ebm, H. Weber, O. Pachinger, M. Klicpera: Verlaufsuntersuchungen von 64 Patienten mit WPW-Syndrom nach Elektrostimulation. Z. Kardiol. 71 (1982) 421–426
156 Rapaport, E.: Natural history of aortic and mitral valve disease. Amer. J. Cardiol. 35 (1975) 221–227
157 Rautaharju, P. M., R. J. Prineas, W. J. Eifler, C. D. Furberg, J. D. Neaton, R. S. Crow, J. Stamler: Prognostic value of exercise electrocardiogram in men at high risk of future coronary heart disease: multiple risk factor intervention trial experience. J. Amer. Coll. Cardiol. 8 (1986) 1–10
158 Reh, H., K. Haarhoff, S. Honus: Plötzlicher Tod bei Alkohol-Kardiomyopathie. Lebensversicher.-Med. 39 (1987) 89–92
159 Reid, J. L., J. L. Curzio, S. Kennedy, H. L. Elliott: Treatment of high blood pressure: the effect on coronary morbidity and mortality. J. hum. Hypertens. 3, Suppl. 2 (1989) 35–40
160 Reifart, N., D. Kneissl, H. Klepzig, G. Hör: Farbdopplerechokardiographie und Radionuklidventrikulographie bei Aorten- und Mitralinsuffizienz. Z. Kardiol. 77 (1988) 222–226
161 Reindell, H., L. Görnandt, P. Bubenheimer: Das insuffiziente Herz. In Reindell, H., P. Bubenheimer, H.-H. Dickhuth, L. Görnandt: Funktionsdiagnostik des gesunden und kranken Herzens. Thieme, Stuttgart 1988 (S. 149–180)
162*Riedel, M., W. Rudolph: Hämodynamik und Gasaustausch bei akuter Lungenembolie. Herz 14 (1989) 109–114
163*Roskamm, H., H. Reindell: Herzkrankheiten. Pathophysiologie – Diagnostik – Therapie, 2. Aufl. Springer, Berlin 1982
164 Rothlin, M. E.: Erworbene Herzklappenerkrankungen – State of the Art 1985. Z. Kardiol. 75 (1986) 191–195
165 Rothstein, R. J.: Myokard-Kontusion. J. Amer. med. Ass. D 3 (1984) 111–114
166 Rotmann, M., J. H. Triebwasser: A clinical and follow-up study of right and left bundle branch block. Circulation 51 (1975) 477–484
167 Samek, L., P. Betz, C. Droste, H. Roskamm: Relatives Herzvolumen, Rhythmusstörungen und Prognose. In Kaltenbach, M., H. Klepzig: Röntgenologische Herzvolumenbestimmung. Springer, Berlin 1983 (S. 52–55)
167 a Samek, L., H. Roskamm: Begutachtungsproblematik bei operierten Patienten mit koronarer Herzkrankheit. Med. Sachverständ. 287 (1991) 10–13
168 Sandler, H., H. T. Dodge, R. E. Hay, C. E. Rackley: Quantitation of valvular insufficiency in man by angiocardiography. Amer. Heart J. 65 (1963) 501–513
169 Sands jr., M. J.: Aviator medical certification after coronary-artery surgery. New Engl. J. Med. 307 (1982) 52–54
170 Scheidemandel, V.: Kohlenmonoxyd und koronare Herzerkrankung. Herz Kreisl. 6 (1974) 16–17
171 Schenck, E. G., G. Scheid: Die Folgen extremer Lebensverhältnisse bei Gefangenen und Internierten und ihre Beurteilung. Internist 6 (1965) 276–284
172 Schlant, R. C., D. O. Nutter: Heart failure in valvular heart disease. Medicine 50 (1971) 421–451
173 Schlüter, M., A. Hinrichs, J. Schofer, W. Bleifeld: Farbkodierte zweidimensionale Doppler-Echokardiographie. Erste klinische Erfahrungen. Z. Kardiol. 74 (1985) 706–713
174*Schmidt, A. D., B. Kunkel, M. Kaltenbach: Klinik und prognostische Bedeutung der intraventrikulären Reizleitungsstörungen. Lebensversicher.-Med. 31 (1981) 152–157
175*Schneider, W., M. Kaltenbach: Perimyokarditis – Diagnose und Differentialdiagnose. Dtsch. Ärztebl. 79 (1982) 33–44

176 Schölmerich, P.: Erkrankungen des Perikards. In Gross, R., P. Schölmerich: Lehrbuch der Inneren Medizin, 7. Aufl. Schattauer, Stuttgart 1987
177 Schön, H., M. Kuhn, J. Allemann, R. Ratti: Traumatischer Myokardinfarkt. Schweiz. med. Wschr. 116 (1986) 218
178*Schöneberger, A.: Der klinische Stellenwert der Lown-Klassifizierung ventrikulärer Extrasystolen. Inn. Med. 13 (1986) 65–70
179 Schüren, K. P., R. Behrens, R. Schröder: Falschpositives Belastungs-EKG bei organisch gesunden Frauen. Dtsch. med. Wschr. 103 (1978) 816–821
180 Schwarz, F., J. Böttger, K. Ruffmann, H. Scheurlen, M. Olschewski, H. H. Storch, W. Saggau, W. Kübler: Determinanten der Langzeitprognose nach prothetischem Mitralklappenersatz. Z. Kardiol. 75 (1986) 646–649
181 Schwarz, F., J. Ehrmann, M. Olschewski, H. Scheurlen, J. Manthey, H. H. Storch, W. Saggau, W. Kübler: Langzeitprognose medikamentös und chirurgisch behandelter Patienten mit erworbenen Aortenklappenfehlern: Überlebensstatistik und multivariate Cox-Regressionsanalyse. Z. Kardiol. 74 (1985) 598–603
182*Seibold, H., P. Kress, S. Wieshammer: Die Rolle der Einschwemmkatheter-Untersuchung bei pulmonalen Erkrankungen. Herz Kreisl. 22 (1990) 151–154
183 Seipel, L., G. Pietrek, R. Körfer, F. Loogen: Prognose nach Schrittmacherimplantation. Internist 18 (1977) 21–24
184 Senges, J., I. Rizos, R. Jauernig, E. Czygan, W. Lengfelder, J. Brachmann, W. Kübler: Präexzitationssyndrome. Inn. Med. 10 (1983) 178–182
185 Sieber, R., M. E. Rothlin, A. Senning: Berufliche Rehabilitation nach aorto-koronarer Bypass-Operation. Schweiz. med. Wschr. 116 (1986) 838–845
186 Silber, S., A. Vogler, K. Theisen: Stellenwert von Belastungs-EKG und Herz-Szintigraphie zur Diagnostik und prognostischen Beurteilung einer koronaren Herzerkrankung. Bayer. Intern. 4 (1986) 6–16
187*Silber, S., A. Vogler: Die stumme Myokardischämie: Dimensionierung eines Problems. Intensivmedizin 23 (1986) 52–63
188*Sill, V., G. Priester: Primäre pulmonale Hypertonie. Dtsch. med. Wschr. 107 (1982) 83–85
189 Sims, B. A., J. S. Geddes: Traumatic heart block. Brit. Heart J. 31 (1969) 140
190*Sittaro, N. A.: Prognose und Trends in der Bypasschirurgie. Versicher.-Med. 42 (1990) 80–83
191 Söntgerath, Ch., R. Pietsch, G. Landsberg, B. Weißer, H. J. Kramer, R. Düsing: Alkohol und Hypertonie. Herz Kreisl. 19 (1987) 329–333
192 Spielberg, C., E. R. von Leitner, D. Andresen, R. Schröder: Prognostische Bedeutung komplexer tachykarder ventrikulärer Rhythmusstörungen im 24-Stunden-Langzeit-EKG. Z. Kardiol. 71 (1982) 271–277
193 Standke, R., G. Hör, F. D. Maul: Fully automated sectorial equilibrium radionuclide ventriculography; proposal of a method for routine use: exercise and follow-up. Europ. J. nucl. Med. 8 (1983) 77–83
194 Standke, R., G. Hör: Myocardial scintigraphy with 201–T1; I: methology. Nucl.-Med. 26 (1987) 149–154
195*Stangl, K., H. Schüller, H. K. Schulten: Empfehlungen zur Herzschrittmachertherapie. Indikationen, Systemwahl, Nachkontrolle. Herzschrittmacherther. u. Elektrophysiol. 1 (1990) 42–51
196*Stangl, K., A. Wirtzfeld, E. Alt, H. Blömer: 30 Jahre Herzschrittmachertherapie: eine Standortbestimmung. Z. Kardiol. 79 (1990) 383–395
197 Stieber, J., A. Döring, U. Keil: Häufigkeit, Bekanntheits- und Behandlungsgrad der Hypertonie in einer Großstadtbevölkerung. Münch. med. Wschr. 124 (1982) 747–752
198*Sturm, A., H. Pfleiderer: Alkohol und arterielle Hypertonie. Dtsch. med. Wschr. 111 (1986) 1787–1789
199 Sutherland, D. J., D. D. McPherson, K. W. Renton, C. A. Spencer, T. J. Montague: The effect of caffeine on cardiac rate, rhythm, and ventricular repolarization. Chest 87 (1985) 319
200 Swerdlow, C. D., R. A. Winkle, J. W. Mason: Determinants of survival in patients with ventricular tachyarrhythmias. New Engl. J. Med. 308 (1983) 1436–1442
201 Tammen, A. T., A. Feldhoff, M. Schukat, J. Zurmann, G. Blümchen: Tages-Blutdruckverhalten bei Herzpatienten mit Belastungshypertonie (automatische Blutdruck-Langzeitmessung unter stationären und ambulanten Bedingungen). Herz Kreisl. 21 (1989) 368–372
202 The Cardiac Arrhythmia Suppression Trial (CAST) Investigators: Preliminary report: effect of encainide and flecainide on mortality in a randomized trial of arrhythmia suppression after myocardial infarction. New Engl. J. Med. 321 (1989) 406–412
203 Thormann, I., I. Janning, H. Paeprer, H. Schmutzler: Langzeitbeobachtungen bei Patienten mit Mitral- und Aortenklappenfehlern unter konservativer Therapie. Z. Kardiol. 71 (1982) 432–437
204 Uebis, R., V. Fritzsche: Asystolische Pausen beim Vorhofflimmern. Dtsch. med. Wschr. 110 (1985) 1157–1160

205 Uretsky, B. F., S. Murali, P. S. Reddy, B. Rabin, A. Lee, B. P. Griffith, R. L. Hardesty, A. Trento, H. T. Bahson: Development of coronary artery disease in cardiac transplant patients receiving immunosuppressive therapy with cyclosporine and prednisone. Circulation 76 (1987) 827–834

206 Vallbracht, C., S. Hermannsson, G. Kober, M. Kaltenbach: Angiographische und funktionelle Langzeitergebnisse zwei bis acht Jahre nach Koronarangioplastik. Z. Kardiol. 76 (1987) 713–717

207 Velebit, V., P. Podrid, B. Lown, B. H. Cohen, T. B. Graboys: Aggravation and provocation of ventricular antiarrhythmic drugs. Circulation 65 (1982) 886

208 Völker, R., E. Alt, G. Schmidt, A. Wirtzfeld: Korrelation subjektiver Symptome und objektiver Befunde im Langzeit-EKG. Herz Kreisl. 18 (1986) 323

209* Vogel, H., L. Bartsch, W. B. Bleifeld: Komplikationen der Koronarangiographie. Inn. Med. 11 (1984) 15–21

210* Vogel, W., P. Doenecke, L. Bette: Prognoseverbesserung nach prothetischem Herzklappenersatz. Lebensversicher.-Med. 36 (1984) 19–22

211 Wagner, W. L., J. Nitsch, M. Manz, B. Lüderitz: Therapierefraktäre Sinustachykardie nach Polytrauma. Z. Kardiol. 76 (1987) 514–516

212 Walter, P. J.: Return to Work After Coronary Artery Bypass Surgery. Springer, Berlin 1985

213 Winkle, R. A., R. H. Mead, M. A. Ruder, V. A. Gaudiani, N. A. Smith, W. S. Buch, P. Schmidt, T. Shipman: Long-term outcome with the automatic implantable cardioverter-defibrillator. J. Amer. Coll. Cardiol. 13 (1989) 1353–1361

214* Wolfram, G.: Verbesserung der Koronarprognose durch Senkung des LDL-Cholesterins. Versicher.-Med. 42 (1990) 88–91

215 Zanchetti, A.: The risk of hypertension: successes and failures of antihypertensive treatment. J. hum. Hypertens. 3, Suppl. 2 (1989) 27–33

216 Zegelmann, M., P. Satter, J. Kreuzer: Behandlung mit Herzschrittmachern – Heutiger Stand. Versicher.-Med. 40 (1988) 10–14

217 Zimmermann, K. G.: Herzinfarkt als Unfallfolge. Dtsch. med. Wschr. 101 (1976) 1425–1428

12 Gefäßkrankheiten

H. Landgraf

Einleitung

Erkrankungen der peripheren und der zerebralen Gefäße, die in dem folgenden Kapitel abgehandelt werden, haben wegen ihres hohen zahlenmäßigen Anteils an den Erkrankungen des älteren Menschen große Bedeutung für die medizinische Begutachtung. Dies betrifft nicht nur die Erkrankungen peripherer Arterien, die sehr häufig im Rahmen einer generalisierten Arteriosklerose mit einer koronaren Herzerkrankung vergesellschaftet sind (64, 65), sondern auch Erkrankungen der Venen, die bei entsprechender Ausprägung bis zur Berufs- und sogar Erwerbsunfähigkeit führen können.

Im folgenden sollen nach einem allgemeinen Teil, der sich in erster Linie mit Anamnese und heute zur Verfügung stehenden Untersuchungsmethoden befaßt, in einem speziellen Teil die angiologischen Krankheitsbilder abgehandelt werden.

Anamnese

Grundlagen der Befunderhebung und der Gutachtenerstellung werden an anderer Stelle („Das medizinische Gutachten", S. 15 ff) ausführlich abgehandelt. Das vorliegende Kapitel konzentriert sich daher vor allem auf angiologische Gesichtspunkte.

Neben einer unbedingt nötigen ausführlichen Allgemeinanamnese zur Erfassung möglicher Grundkrankheiten bzw. Beteiligung weiterer Organsysteme, ist eine spezielle Anamnese erforderlich, die spezifische Symptome der peripheren arteriellen Verschlußkrankheit der Extremitätenarterien bzw. der extrakraniellen, hirnversorgenden Arterien und/oder der Venen erfaßt. Im einzelnen sind dabei folgende Punkte zu berücksichtigen:

Bei der *chronischen peripheren arteriellen Verschlußkrankheit* ist zu fragen nach dem Beginn der Erkrankung, Art und Lokalisation der Schmerzen (z. B. Wade, Fuß), Zeitpunkt des Auftretens (z. B. bei Belastung oder in Ruhe), Länge der schmerzfreien Gehstrecke, Kältegefühl, Sensibilitätsstörungen usw. Bei Vorliegen trophischer Läsionen Frage nach Traumata (drückende Schuhe, Fußpflege), Dauer des Bestehens der Läsion.

Durchblutungsstörungen des Gehirns erfordern wegen der möglicherweise dringend angezeigten therapeutischen Intervention die anamnestische Erfassung möglicher Symptome im Sinne einer transitorischen ischämischen Attacke (TIA), eines verlängerten neurologischen Defizits (PRIND) oder eines abgelaufenen apoplektischen Insultes. Insbesondere ist dabei auf Symptome im Sinne einer vorübergehenden Blindheit (Amaurosis fugax) oder einer vorübergehenden Lähmung oder Sprachstörung zu achten. Bei abgelaufenem apoplektischem Insult ist das Ausmaß der Restbehinderung von großer Bedeutung (siehe hierzu auch Kapitel „Neurologie").

Bei *Erkrankungen der peripheren Venen* ist nach vorangegangenen Venenentzündungen oder Thrombosen zu fragen, nach (abendlicher oder belastungsbedingter) Schwellneigung, Auftreten von Ulzerationen bei chronischen Stauungszuständen, vorausgegangenen Operationen sowie lokalen Infektionen.

Bei *Erkrankungen der Lymphgefäße* sind wichtig Zeitpunkt und Auftreten der Beschwerden bzw. der Schwellung, Fragen nach Schüben von Lymphangiitis oder Erysipel sowie nach familiärer Belastung.

Im einzelnen sei auf die entsprechenden Lehrbücher verwiesen (25, 38, 51).

Klinische Untersuchung

Neben der Allgemeinuntersuchung, mit der andere Manifestationen möglicherweise bestehender Durchblutungsstörungen, eventuell zugrundeliegende Grundkrankheiten bzw. das Vorliegen von Risikofaktoren festgestellt werden sollen, sind folgende klinische Untersuchungsmethoden bei angiologischen Erkrankungen sinnvoll.

Inspektion

Geachtet werden sollte vor allen Dingen auf die Hautfarbe (Blässe, Röte, Zyanose), auf das Vorliegen von Läsionen bzw. von trophischen Störungen, Ödemen, Pigmentation (Hyper- oder Depigmentation), Muskelatrophie und Venektasien bzw. Varizen.

Palpation

Bei Verdacht auf arterielle Durchblutungsstörungen ist die Palpation der Arterienpulse an den typischen Palpationsstellen von überragender Bedeutung, die bei entsprechender Übung des Untersuchers schon sehr gute Informationen über das Vorliegen bzw. die Lokalisation und eventuell sogar Hinweise auf den Schweregrad der Erkrankung erbringen kann. Daneben ist auch die Hauttemperatur der untersuchten Gliedmaße bei deutlicher Seitendifferenz als entsprechendes Kriterium mitverwendbar. Bei Verdacht auf Thrombose tiefer Venen ist neben der Umfangsmessung beider (!) Extremitäten der Test nach Lowenberg (Aufblasen einer Blutdruckmanschette über den betroffenen Gliedmaßenabschnitten und auf der kontralateralen Seite, Schmerzempfindung ab 100 mmHg ist als pathologisch anzusehen), die Untersuchung der Konsistenz der betroffenen Extremität zur Erfassung eines Ödems wichtig. Natürlich sind auch in diesem Falle die Arterienpulse an den entsprechenden Stellen zu palpieren. Ausdrücklich sei darauf hingewiesen, daß die o. g. Untersuchungen nur unsichere Hinweise auf eine Venenthrombose ergeben und daß der negative Ausfall keinesfalls eine Phlebothrombose ausschließt.

Auskultation

Zu einer vollständigen angiologischen Untersuchung gehört die Auskultation über den typischen Auskultationsstellen (25, 35, 38, 51) der jeweiligen Arterien.

Belastungsuntersuchungen

(25, 35, 38, 51)

Bei nicht stark ausgeprägten Gefäßengen bzw. gut kompensierten Gefäßverschlüssen kann die Blutversorgung der Extremität so gut sein, daß in Ruhe eindeutig pathologische Befunde nicht zu erheben sind. In diesen Fällen ist es sinnvoll, eine Belastungsuntersuchung durchzuführen, bei der der erhöhte Blutbedarf der distal des Strombahnhindernisses gelegenen Muskulatur bestehende Kompensationsmöglichkeiten übersteigt und somit zur Manifestation der Durchblutungsstörungen führt. Beispiel dafür ist die Stenose einer Beckenarterie mit in Ruhe palpablen Pulsen bei normalen Oszillographie- und Doppler-Befunden (s. u.), die sich erst nach Belastung objektivieren läßt.

Zu den wichtigsten Belastungsuntersuchungen zählen die Bestimmung der schmerzfreien Gehstrecke, die Lagerungsprobe nach Ratschow, die Faustschlußprobe, der Allen-Test sowie Kälte- bzw. Wärmeexposition bei funktionellen Gefäßerkrankungen.

Wegen ihrer praktischen Bedeutung sollen die Gehstreckenbestimmung, die Lagerungsprobe nach Ratschow und die Faustschlußprobe näher erläutert werden.

Gehstreckenbestimmung

Bestimmt wird die schmerzfreie Gehstrecke, d. h. die Gehstrecke bis zum ersten Auftreten eines signifikanten Schmerzes. Falls möglich, sollte ein Laufband verwendet werden mit einer Geschwindigkeit von 3,5 km/h und einer Steigerung von 12,5% (alternativ 10%). Falls dies nicht möglich ist, kann die Gehstrecke in der Ebene mit Hilfe eines Metronoms und einer Schrittfrequenz von 120/min (= 2 Schritte/s) bestimmt werden. Selbstverständlich ist bei der Dokumentation dieser Ergebnisse immer die verwendete Methode anzugeben.

Lagerungsprobe nach Ratschow

Der Patient liegt auf dem Rücken und hält mit Unterstützung der Hände beide Beine möglichst senkrecht in die Höhe. In dieser Stellung abwechselnd Dorsal- und Plantarflexion mit einer Frequenz von ca. 30 pro Minute über 1 bis 3 Minuten bzw. bis zum Auftreten von Beschwerden und/oder deutlicher Abblassung eines Fußes; anschließend Aufsetzen des Patienten und Herunterhängenlassen der Beine. Im Normalfall deutliche reaktive Hyperämie mit diffuser Rötung nach etwa 5 bis 10 Sekunden und Füllung der Fußrückenvenen nach etwa 10 bis

15 Sekunden. Im pathologischen Fall deutlich verzögerte Hyperämie und verzögerte Venenfüllung.

Faustschlußprobe

Der Patient hält beide Arme senkrecht über den Kopf und führt kontinuierlich Faustschließen und -öffnen mit einer Frequenz von etwa 60 pro Minute über 2 Minuten durch bei gleichzeitiger arterieller Kompression im Bereich der Handgelenke durch den Untersucher. Im Normalfall nach Lockerung der arteriellen Kompression sofortige Hyperämie, keine Schmerzen, kein minderperfundierter Bezirk. Im pathologischen Fall findet sich eine generalisierte oder lokal begrenzte Abblassung der betroffenen Hand mit einer verzögerten Hyperämie, zusätzlich können Schmerzen auftreten, möglicherweise besteht eine deutliche Seitendifferenz. Zur selektiven Beurteilung der Unterarmarterien dient der Allen-Test, bei dem im Gegensatz zur Faustschlußprobe jeweils nur eine Unterarmarterie komprimiert wird.

Apparative Untersuchungsmethoden

Ultraschallverfahren

Doppler-Sonographie: (27, 62) Nichtdirektionale Doppler-Geräte werden verwendet zur Lokalisation von Gefäßen, bzw. zur Prüfung deren Durchgängigkeit und vor allem zur Bestimmung des systolischen Drucks in den Extremitätenarterien. Bevorzugte Meßpunkte sind dabei A. radialis und ulnaris sowie A. dorsalis pedis und tibialis posterior. Diese Methode ist leicht erlernbar und sollte zur Routinediagnostik der arteriellen Verschlußkrankheit gehören. In den neueren Richtlinien zur Begutachtung im Rahmen des SchwbG sind Doppler-Druckwerte als zusätzliche Kriterien zur schmerzfreien Gehstrecke aufgelistet, wobei betont werden muß, daß immer die Relation zu dem systemischen Blutdruck zu beachten ist und daß *keine* feste Korrelation zu den einzelnen Stadien der peripheren arteriellen Verschlußkrankheit besteht.

Bei unklaren oder fraglichen Befunden ist zusätzlich die Messung der peripheren Drücke nach Belastung sinnvoll. Bei Normalwerten ist so der Ausschluß eines hämodynamisch wirksamen Strombahnhindernisses möglich.

Bei Mönckebergscher Mediasklerose (s. auch S. 190) werden u. U. falsch hohe Werte gemessen, die keinen Rückschluß auf die tatsächlichen arteriellen Drücke zulassen.

Im Bereich des venösen Systems kann damit die Durchgängigkeit im Bereich der V. subclavia, V. axillaris, V. basilica, V. iliaca externa und V. femoralis sowie V. poplitea festgestellt werden. Zusätzlich ist die Untersuchung von Klappeninsuffizienzen im Bereich der Mündung der V. saphena magna und parva sowie der Vv. perforantes möglich.

Bidirektionale Doppler-Sonographiegeräte ermöglichen die Beurteilung von Strömungsrichtung und Strömungsgeschwindigkeit und werden in erster Linie zur Diagnostik von Stenosen und Verschlüssen im Bereich der extrakraniellen hirnversorgenden Gefäße eingesetzt (27, 62). Diese Untersuchung erfordert viel Übung und Erfahrung von seiten des Untersuchers. Sie sollte in allen Fällen bei Verdacht auf Erkrankung der extrakraniellen hirnversorgenden Gefäße als Erstuntersuchung *vor* der Angiographie durchgeführt werden.

Die *B-Bildsonographie* hat ihre Bedeutung vor allem bei der Diagnostik von Aneurysmen, Verschlüssen sowie (ausgeprägter) Wandveränderungen im Bereich der extrakraniellen supraaortalen Gefäße, der Aorta und der Beckenarterien, weniger im Bereich der peripheren Extremitätenarterien.

Die *Duplexsonographie* (15, 31, 33) kombiniert (gepulste) Doppler-Sonographie und B-Bildsonographie und ermöglicht dadurch eine präzisere Aussage über Fließgeschwindigkeiten, Turbulenzen, Wandunregelmäßigkeiten und Stenosen. Die bisher letzte Entwicklung der farbkodierten Duplexsonographie ermöglicht zusätzlich die farbige Darstellung der Strömungsrichtung, wodurch der Untersuchungsablauf rationalisiert werden kann. Diese Methode ist sowohl im arteriellen Bereich bei der AVK als auch im venösen Bereich zur Diagnostik von Venenthrombosen u. a. im Oberschenkelbereich und deren Verlaufskontrolle anwendbar (31).

Oszillographie

(26, 38, 51)

Einfaches und aussagekräftiges Verfahren insbesondere im Hinblick auf Lokalisation und Kompensation einer arteriellen Verschlußkrankheit. Sie wird in der Regel als elektronische Oszillographie durchgeführt. Eine zusätzliche Verbesserung der Aussage im Bereich der Akren ist durch Gabe von Pharmaka (Nitrate) möglich. In der Hand des geübten Untersuchers, insbesondere in Kombination mit der Doppler-Sonographie, ist die Oszillographie eine wertvolle Methode sowohl zur Primärdiagnostik als auch zur Verlaufsbeurteilung der AVK.

Diese Methode ist außerdem indiziert bei Schultergürtelkompressionssyndromen bzw. Kompressionssyndromen der Arterien allgemein, da bei entsprechenden Provokationsstellungen Pulsabschwächung bzw. -ausfall sicher dokumentiert werden kann.

Oszillographie wie auch Doppler-Druckmessung nach Belastung dienen in erster Linie zur Sicherung bzw. zum Ausschluß einer hämodynamisch relevanten Verschlußkrankheit (s. o.), was unter differentialdiagnostischen bzw. Begutachtungsgesichtspunkten besondere Bedeutung erlangt.

Venenverschlußplethysmographie

(26, 38)

Gut reproduzierbare, jedoch von der Durchführung her nicht immer ganz einfache Methode zur Messung des arteriellen Einstroms in die zu untersuchende Extremität. Ruhemessungen sind zur Diagnostik weniger geeignet, Verbesserung der Aussage durch Messung der sogenannten reaktiven Hyperämie nach (in der Regel) dreiminütiger arterieller Sperre.

Phlebodynamometrie

(28, 55)

Die blutige Messung des Venendrucks ist unter Begutachtungsgesichtspunkten sehr wichtig, sie dient in erster Linie zur Verlaufsbeobachtung und zur Beurteilung bei chronisch venöser Insuffizienz bzw. bei postthrombotischem Syndrom. Nach Punktion einer Fußrückenvene und Anschluß an eine Druckmeßvorrichtung Aktivierung der Muskelpumpe durch Zehenstandsübungen; das Ausmaß des Druckabfalls gibt einen guten Hinweis auf die venöse Abflußbehinderung der untersuchten Extremität.

Lichtreflexionsrheographie

(55)

Es handelt sich um ein einfach anwendbares, nichtinvasives Verfahren, bei dem in die Haut eingestrahltes und teilweise von dermalen und subdermalen Venenplexus reflektiertes Infrarotlicht wieder empfangen wird. Damit ist die Entleerung der genannten Venenplexus und ihre Wiederauffüllzeit meßbar. Bei Belastungsmessung im Stehen gute Übereinstimmung mit der Phlebodynamometrie (55).

Radiologische Untersuchungsmethoden

Konventionelle Angiographie arterieller Gefäße

Gute Darstellung praktisch aller zu untersuchenden arteriellen Strombahnabschnitte möglich. Gute morphologische Beurteilung der Gefäße, insbesondere auch gute Beurteilung von Wandveränderungen durch gute Auflösung möglich (Vorteil gegenüber der DSA). Nachteil: invasive Methode durch Einbringen eines Katheters, Aussagen zur Hämodynamik nur mit Einschränkung möglich.

Digitale Subtraktionsangiographie (DSA) arterieller Gefäße

(29, 39)

Als *intravenöse DSA* ambulant durchzuführender Eingriff, mit, gute Herzleistung vorausgesetzt, ausreichend guter Darstellung aller großen Arterien einschließlich der Extremitäten bis etwa Kniegelenks- bzw. Ellenbogengelenkspalt. Nachteil: relativ große Strahlenbelastung und große Kontrastmittelmengen erforderlich. Als *intraarterielle digitale* Subtraktionsangiographie durchgeführt: wesentlich bessere Kontrastierung, gute Darstellung der Peripherie möglich, auch meistens gute Darstellung der Peripherie in poststenotischen bzw. postokklusiven Gebieten. Nachteil: auch hier Kathetereinbringung, jedoch geringere Kontrastmittelmenge als bei i. v. Darstellung.

Phlebographie

Derzeit bestes Verfahren zur Darstellung oberflächlicher wie auch tiefer Venen, derzeit noch Methode der Wahl zur Diagnose akuter tiefer Bein- und Beckenvenenthrombosen bzw. postthrombotischer Veränderungen. Nachteil: nicht duldungspflichtiger Eingriff, Kontrastmittelgabe. Möglicherweise in absehbarer Zeit durch verbesserte Ultraschallverfahren ersetzbar. Auch als digitale Subtraktionsangiographie durchführbar.

Computertomographie

Ergänzendes Verfahren vor allem bei Aneurysmen der thorakalen und abdominalen, z. T. auch der peripheren Arterien, zusätzlich hilfreich bei dilatierender Arteriopathie der unteren Extremitäten. Verfahren der Wahl (neben Nuclearmedizin) zur Differentialdiagnose ischämisch-apoplektischer Insult – zerebrale Blutung.

Nuklearmedizinische Verfahren

(15, 66)

Hier sei unter anderem genannt die Perfusionsszintigraphie zur Diagnose von Perfusionsdefiziten, vor allen Dingen im Bereich der Lunge bei akuten Lungenembolien, sowie als Isotopenphlebographie zum Nachweis von Thrombosen im Bereich der großen stammnahen Venen, aber der Phlebographie bisher noch deutlich unterlegen.

Erkrankungen der Arterien

Arteriosklerose

(1, 13, 17, 18, 21, 22, 42, 43, 45, 46, 47, 48, 52, 58, 61)

Unter dem Überbegriff Arteriosklerose werden alle Krankheiten verstanden, die mit einer Verdickung und Verhärtung der Arterienwand einhergehen. Krankheitswert erhalten diese Veränderungen durch den Elastizitätsverlust und vor allen Dingen die Lumeneinengung des Gefäßes, die mit diesem Prozeß einhergehen können. Die in der Regel progredient verlaufende Erkrankung kann sich an verschiedenen Gefäßgebieten manifestieren, wobei insbesondere die Koronararterien des Herzens, die peripheren Arterien wie auch die Zerebralarterien im Vordergrund stehen. Vor allem die Manifestation an den Koronararterien, die koronare Herzkrankheit, ist verantwortlich für die hohe, mit dieser Krankheit einhergehende Mortalität.

Diese Erkrankungen werden hervorgerufen durch die klinisch wichtigste Unterform der Arteriosklerose, die sogenannte Atherosklerose, Atheromatose oder obliterierende Arteriosklerose. Man unterscheidet drei Phasen, wobei sich in der Frühphase, die schon in jugendlichem Alter auftreten kann, Fettstreifen in den Gefäßen entwickeln, die der Wand flach anliegen und keine wesentliche Einengung der Gefäßlichtung bewirken. Im weiteren Verlauf entwickeln sich fibröse Plaques oder Atherome, die aus Fett- und Bindegewebe bestehen und im Gegensatz zu den Frühveränderungen schon prominent sein können.

Diese Veränderungen, die auch in diesem Stadium bereits verkalken können, werden dann klinisch manifest, wenn sie ulzerieren und sich sekundär Thromben anlagern, ebenso wenn es zu Blutungen in diese Polster kommt, die dann zu einer weiteren Einengung des Gefäßlumens führen.

Die Pathogenese der Arteriosklerose ist, trotz vieler Fortschritte auf Teilgebieten, noch nicht umfassend erforscht; die Darlegung aller möglicher Hypothesen würde im Rahmen dieses Kapitels zu weit führen. Von den heute diskutierten Theorien seien nur die Theorie der Intimaläsion („response to injury hypothesis", 42, 43) und die monoklonale Hypothese (monoclonal hypothesis, 1 a) erwähnt.

Die „Response-to-injury"-Hypothese wurde 1973 von Ross aufgestellt, der darin sowohl die von Virchow als auch von Rokitanski und Duguit aufgestellten Hypothesen mit moderneren Erkenntnissen über die zelluläre molekulare Biologie der Gefäßwand zusammenfaßte. Diese Theorie berücksichtigt viele Aspekte zellulärer Veränderungen im Bereich der Gefäßwand und des Blutes wie auch der bekannten Risikofaktoren der Arteriosklerose.

Die von Benditt u. Benditt ebenfalls 1973 aufgestellte monoklonale Hypothese geht von der Vorstellung aus, daß arteriosklerotische Läsionen eine Art Neubildung darstellen (1 a). Danach ist jede arteriosklerotische Läsion von einer einzigen glatten Muskelzelle abgeleitet, die als Ursprung aller Zellen innerhalb dieser Läsion dient.

Für weitergehende Informationen sei auf die sehr guten Übersichten von Haudenschild (13), Haust (18) sowie Ross (42, 43) verwiesen.

Nicht umstritten ist die wichtige Rolle sogenannter *Risikofaktoren* der Arteriosklerose, bei denen in erster Linie das Zigarettenrauchen, die arterielle Hypertonie, die (familiäre) Hyperlipidämie und der Diabetes mellitus zu nennen sind. Nach Gordon u. Kannel (14) gibt es bestimmte Risikoprofile für die Manifestation der einzelnen Lokalisationen der Arteriosklerose.

Als möglicher diagnostischer Fallstrick sei noch die *Mönckebergsche Mediasklerose* erwähnt (Übersicht siehe bei 2). Bei dieser Erkrankung wird der Kalk nicht in die Intima, sondern ringförmig in die Media eingelagert. Es resultiert das Bild eines gänsegurgelartig verformten Gefäßes, das nicht komprimierbar ist und deswegen falsch hohe Doppler-Drücke ergibt („Pseudohypertonie"). Eine intraluminale Einengung des Gefäßes besteht daher nur, wenn gleichzeitig eine obliterierende Arteriosklerose (s. u.) besteht, sonst ist das Gefäßlumen frei durchgängig.

Die Mediasklerose ist eine häufige Begleiterkrankung bei Diabetes mellitus, betroffen sind meist Unterarm-, Unterschenkel- und Fußarterien.

Die *obliterierende Arteriosklerose* (2, 24, 25, 35, 38, 51) als wichtigste Unterform der Arteriosklerose stellt die zahlenmäßig weitaus häufigste Ursache einer arteriellen Verschlußkrankheit dar. Je nach befallenem Gefäßgebiet und Ausprägung der Erkrankung unterscheiden sich die Symptome ganz beträchtlich. Dabei können Stenosen bzw. Verschlüsse von Arterien über lange Zeit symptomlos bleiben und unter Umständen auch nur zufällig entdeckt werden, jeweils abhängig von der Zeitdauer der Entwicklung dieses Strombahnhindernisses bzw. von der Entwicklung und der Leistungsfähigkeit des jeweiligen Kollateralkreislaufes.

Obliterierende Arteriosklerose der Extremitätenarterien

Diese Erkrankung kann sowohl als chronische periphere arterielle Verschlußkrankheit als auch als akute, bzw. subakute periphere arterielle Verschlußkrankheit, bedingt durch eine Embolie bzw. eine arterielle Thrombose bei bereits bestehender obliterierender Arteriosklerose, auftreten. Die Übergänge dabei können fließend sein, insbesondere bei einer subakut verlaufenden arteriellen Thrombose.

Im Gegensatz dazu wird bei normalen peripheren Arterien eine periphere Embolie, z. B. kardialer Genese, immer ein hochakutes Krankheitsbild im Sinne eines akuten (u. U. kompletten) Ischämiesyndroms verursachen.

Falls bei den akuten Arterienverschlüssen keine rasche Rekanalisation des Gefäßes durch Operation bzw. lokale Lyse mit eventuell anschließender Dilatation möglich sein sollte, kann sich diese Erkrankung im weiteren Verlauf wie eine chronische periphere arterielle Verschlußkrankheit manifestieren. Nach Fontaine werden *vier Stadien* der peripheren arteriellen Verschlußkrankheit klinisch unterschieden: im Stadium I besteht keine klinische Symptomatik, es bestehen aber nachweisbare Arterienverschlüsse und Stenosen. Im Stadium II, das das wohl häufigste Manifestationsstadium der peripheren arteriellen Verschlußkrankheit sein dürfte, besteht eine Belastungsinsuffizienz. Dies bedeutet, daß während einer Belastung Beschwerden in der minderversorgten Muskulatur auftreten. Bei der unteren Extremität entsteht dadurch das typische Bild der *Claudicatio intermittens* bzw. der sogenannten *Schaufensterkrankheit.*

Im Stadium III bestehen Ruheschmerzen, die sich anfangs bei der unteren Extremität im Liegen und nachts am deutlichsten, im späteren Stadium III als Dauerschmerz zeigen. Im Stadium IV ist es zum Gewebeuntergang des schlechtversorgten Gewebes gekommen, es bestehen periphere Nekrosen und/oder Gangrän.

Die wichtigsten Untersuchungsmethoden sind bereits geschildert (s. S. 188).

Am häufigsten betroffen von dieser Erkrankung sind Männer jenseits des 45. Lebensjahres, vor allem Zigarettenraucher. Besonders früh manifestiert sich die arterielle Verschlußkrankheit bei Diabetikern, insbesondere bei schlechter Stoffwechseleinstellung. Die arterielle Verschlußkrankheit bei diesen Patienten weist überproportional häufig Stenosen und Verschlüsse peripherer Arterien (z. B. Unterschenkelarterien, Fußarterien) auf, zusätzlich kann ein ausgeprägter Befall kleiner Arterien bestehen. Die in vielen Lehrbüchern beschriebene Mikroangiopathie bei Diabetes im Sinne einer obliterierenden diabetischen Mikroangiopathie ist umstritten (8).

Für die Diagnostik bzw. Beurteilung im Begutachtungsfall reichen normalerweise ausführliche Anamnese, klinische Untersuchung sowie die Untersuchung mit Doppler- und Oszillogramm aus. Bei speziellen Fragestellungen kann eine Angiographie (s. o.) notwendig werden. Aus medizinisch-therapeutischen Gründen ist eine Angiographie immer indiziert bei Ruheschmerzen sowie bei peripheren Läsionen zur Beurteilung einer möglichen interventionellen Therapie.

Ätiologie: Wie im Kapitel Arteriosklerose beschrieben. Bei Fortbestehen der Risikofaktoren, insbesondere bei fortgesetztem Nikotinabusus, ist mit einer raschen Progredienz der Arteriosklerose und damit auch der peripheren arteriellen Verschlußkrankheit zu rechnen, nach interventionellen Eingriffen mit einem frühen Rezidiv.

Die Prognose dieser Patienten quo ad vitam wird in erster Linie durch die in einem hohen Prozentsatz (63) gleichzeitig vorhandene koronare Herzerkrankung bestimmt, die Mortalität ist deutlich höher als in der Normalbevölkerung (64, 55).

Beurteilung: Vor der endgültigen Bewertung sollte unbedingt eine Beurteilung der therapeutischen Möglichkeiten und gegebenenfalls eine entsprechende Therapie durchgeführt werden. Gerade der wenig gefährdende Eingriff der perkutanen transluminalen Angioplastie wie auch die heute sehr verfeinerten Operationstechniken sollten zunächst ausgeschöpft werden. Weiterhin ist zu erwähnen, daß insbesondere im Stadium der Claudicatio intermittens Diskrepanzen zwischen der angegebenen schmerzfreien Gehstrecke und den objektiven Befunden bestehen können. Die Ursache dafür kann in zusätzlich bestehenden orthopädischen oder neurologischen Erkrankungen, möglicherweise einem ausgeprägten neurogenen Schmerz, unter Umständen aber auch in einem Rentenbegehren liegen.

SchwbG: Nach den „Anhaltspunkten für die ärztliche Gutachtertätigkeit im sozialen Entscheidungsrecht und nach dem Schwerbehindertengesetz" (5) wird anhand der schmerzfreien Gehstrecke differenziert. In den neuesten Anmerkungen (Mai 1990) zu diesen „Anhaltspunkten" werden, einer Empfehlung des Ärztlichen Sachverständigenrates BMA vom 26. 11. 89 folgend, zusätzlich signifikante Doppler-Drücke angegeben. Wegen der grundsätzlichen Bedeutung sind diese Werte im einzelnen wiedergegeben (siehe hierzu auch Abschnitt „Doppler-Sonographie", S. 188). Es sei jedoch darauf hingewiesen, daß bei einer Entscheidung immer der Einzelfall zu berücksichtigen ist.

„Arterielle Verschlußkrankheiten, Arterienverschlüsse an den Beinen

GdB/MdE %

- mit ausreichendem Kollateralkreislauf, Pulsausfall ohne Beschwerden oder mit geringen Beschwerden (Mißempfindungen in Wade oder Fuß bei raschem Gehen) ein- oder beidseitig 0–10
- mit eingeschränktem Kollateralkreislauf (Claudicatio intermittens)
  schmerzfreie Gehstrecke in der Ebene über 1000 m (Doppler-Druck am Fuß im allgemeinen über 100 mmHg) ein- oder beidseitig 20
  schmerzfreie Gehstrecke in der Ebene 300 bis 1000 m (Doppler-Druck am Fuß im allgemeinen 80–100 mmHg) ein- oder beidseitig 30–40
  schmerzfreie Gehstrecke in der Ebene 50 bis 300 m (Doppler-Druck am Fuß im allgemeinen 60–80 mmHg) ein- oder beidseitig 50–60
  schmerzfreie Gehstrecke unter 50 m ohne Ruheschmerz (Doppler-Druck am Fuß im allgemeinen unter 60 mmHg), ein- oder beidseitig 70–80
  schmerzfreie Gehstrecke unter 50 m mit Ruheschmerz – Stadium III – einschl. trophischer Störungen – Stadium IV –
  einseitig 80
  beidseitig 90–100

(Rdschr. BMA vom 2. 3. 1989 – VI a 6 – 55462 5/4 –)

Bei Arterienverschlüssen an den Armen wird die MdE/GdB ebenfalls durch das Ausmaß der Beschwerden und Funktionseinschränkungen, im Vergleich mit anderen Schäden an den Armen, bestimmt (5).

Beurteilung nach gefäßchirurgischen Eingriffen: In den Fällen, in denen arteriell-gefäßchirurgische Eingriffe erfolgreich waren, muß die Beurteilung allein nach den verbliebenen Funktionsstörungen erfolgen. Da nach Ansicht des ärztlichen Sachverständigenbeirats BMA vom 24. 4. 1985 (5) nur selten nach der Operation keine Reststörungen mehr vorliegen, kommt häufig ein GdB/MdE-Grad von wenigstens 20% in Betracht. Bei ausgedehnten Bypass-Operationen ist der GdB analog zu der Beurteilung bei koronarchirurgischen Eingriffen unter zusätzlicher Berücksichtigung der begleitenden Therapie (ständig notwendige Nachbehandlung mit Aggregationshemmern oder Antikoagulanzien) in der Regel nicht niedriger als 30 zu beurteilen. Nach Bypass-Operationen kommt ebenso wie nach Herzoperationen eine Heilungsbewährung nicht in Betracht, da spätestens nach einem halben Jahr das Ausmaß der verbliebenen Funktionsstörungen beurteilt werden kann (ärztlicher Sachverständigenbeirat BMA, 26. 4. 1989) (5).

RV: Bei der Beurteilung einer vorzeitigen Berentung ist bei der peripheren arteriellen Verschlußkrankheit eine Schematisierung nicht möglich. Es ist im Einzelfall immer zu klären, wie sich eine Durchblutungsstörung bei den gegebenen beruflichen Umständen auswirkt und ob eventuell ein Wechsel des Arbeitsplatzes oder auch eine Umschulung möglich ist. Bei Vorliegen einer Claudicatio intermittens ist auch zu berücksichtigen, daß im Sinne eines Trainingseffektes ein Beruf mit einer gewissen Laufleistung sinnvoller sein kann als eine stehende oder sitzende Tätigkeit.

Weiterhin müssen Einwirkungen verschiedener Noxen am Arbeitsplatz berücksichtigt werden; z. B. Vibrationen, Traumata, Kälte, Hypoxie, aber auch chemisch-toxische Noxen, wie Blei, Quecksilber, Cadmium, Kobalt, Kohlenmonoxid, Schwefelwasserstoff oder Schwefelkohlenstoffe. Siehe hierzu auch Kapitel der Berufskrankheiten Seite 242 ff.

Vor einer vorzeitigen Berentung ist in jedem Fall die Möglichkeit einer therapeutischen Intervention (gefäßkonstruktive Maßnahmen, perkutane, transluminale Angioplastie oder intensive konservative Therapie) zu prüfen. Erst danach kann über eine endgültige Berentung entschieden werden.

KOV: Bei der Entwicklung einer Arteriosklerose spielen vor allem Konstitution und Risikofaktoren eine entscheidende Rolle, so daß andere Ursachen mehr in den Hintergrund treten. Die Beurteilung der Wirkung extremer Lebensverhältnisse (Gefangenschaft mit Dystrophie, KZ-Haft) auf die Entstehung bzw. Verschlimmerung einer bereits bestehenden obliterierenden Arteriosklerose sollte daher zurückhaltend erfolgen. Da dieser Punkt jedoch unterschiedlich beurteilt wird (24), kann man im Einzelfall eine Verschlimmerung der KOV diskutieren, insbesondere in Härtefällen.

Andauernde Kälteexposition kann zu lokalen Gewebeschädigungen und zu Schädigungen der betroffenen Gefäße führen, die histologisch einer Thrombangiitis obliterans entsprechen (siehe unter Kälteschäden). Traumatische Schädigung eines Gewebegebietes (stumpfe Gewalt, Quetschung) kann bei arteriosklerotischen Gefäßen z. B. die Entwicklung einer arteriellen Thrombose begünstigen und wäre in diesem Fall als Ursache einer Verschlimmerung anzuerkennen.

Bei der Begutachtung der peripheren arteriellen Verschlußkrankheit in dem oben genannten Zusammenhang sind die epidemiologischen Daten zu berücksichtigen, die von Widmer in der Baseler Studie erhoben wurden. Dabei nimmt in der Altersgruppe der 36- bis 64jährigen innerhalb von 5 Jahren die symptomatische Form der AVK von 1,5 auf 4,5% zu, während die dreimal häufigere asymptomatische Form von 3,5 auf 9,5% der Untersuchten ansteigt. Bei Vorliegen mehrerer Risikofaktoren ist nach 5 Jahren bei zu Anfang gefäßgesunden Männern eine periphere arterielle Verschlußkrankheit 6mal häufiger festzustellen als bei Patienten ohne Risikofaktoren (62).

Letztlich verbleibt also dem Gutachter bei Beurteilung der KOV ein Ermessensspielraum, der neben ausführlicher Anamnese und Befund eine Abwägung der vielen verschiedenen Gesichtspunkte und Argumente bei dieser schwierigen Frage erfordert.

Erkrankungen der Hirnarterien, apoplektischer Insult

(11, 25)

Durchblutungsstörungen des Gehirns können sowohl akut auftreten als auch chronisch sein bzw. als diffuse Zerebralsklerose imponieren. Für die Begutachtung kommt in der Regel nicht der akute apoplektische (ischämische) Insult, sondern dessen Folgestadien bzw. die chronische zerebrale Durchblutungsstörung in Frage.

Grundsätzlich können ein apoplektischer Insult bzw. die genannten chronischen Durchblutungsstörungen des Gehirns auch durch entzündliche Gefäßerkrankungen bedingt sein. Häufiger sind jedoch apoplektische Insulte durch kardiale Embolien und vor allen Dingen durch eine obliterierende Arteriosklerose verursacht. Die Folgestadien eines apoplektischen Insultes bzw. die daraus resultierenden neurologischen Störungen können im Rahmen dieses Kapitels nicht abgehandelt werden. Es soll hier vor allem auf mögliche Ursachen, dabei insbesondere auf gutachterlich wichtige, mögliche Zusammenhänge bei der Entstehung eines apoplektischen Insultes eingegangen werden.

Für die Zerebralsklerose bzw. die obliterierende Arteriosklerose der extrakraniellen hirnversorgenden Gefäße sind, wie bei der Arteriosklerose im allgemeinen schon erwähnt, die bekannten Risikofaktoren (mit) verantwortlich. Möglicherweise spielt hierbei die arterielle Hypertonie eine besondere Rolle (14). Auch wurde die mögliche Rolle oraler Kontrazeptiva bei der Entstehung eines apoplektischen Insultes beschrieben (25).

Die Diagnose des apoplektischen Insultes und die Differentialdiagnose zwischen Blutungen und Infarkt sind heutzutage computertomographisch und mit NMR sehr gut möglich. Ergänzende Untersuchungsmethoden zur Klärung der Ursache sind Doppler-Sonographie, gegebenenfalls Duplex- und farbkodierte Duplexsonographie, Echokardiographie (zum Ausschluß kardialer Thromben) und Angiographie (9, 10, 30, 57, 62).

Falls Traumen als Ursache eines Schlaganfalls vermutet werden, muß ein zeitlicher Zusammenhang gutachterlich darstellbar sein. Dabei ist ein ursächlicher Zusammenhang wahrscheinlich, wenn die Gewalteinwirkung zu Initialsymptomen mit einer Latenz von Stunden bis maximal vier Wochen geführt hat und zusätzlich eine Hirnschädigung z. B. durch Computertomographie, Angiographie oder evtl. EEG nachweisbar ist (30).

Derartige Traumen können als direkte Verletzung einer Arterie zu Intimaeinrissen und intramuralen Blutungen führen. Sowohl intramurale Blutungen als auch eine sekundäre Thrombose können zu einer Lumeneinengung und damit zu einem Arterienverschluß mit nachfolgendem Hirninfarkt führen. Ebenso kann eine sekundär aufgepfropfte Thrombose Quelle von Embolien in weiter distal gelegene Hirngefäße sein. Auch Rotations- oder Schleudertraumen können zu zerebraler Ischämie oder subduralen Hämatomen führen (36, 50), ebenso wie chiropraktische Manipulationen an der Halswirbelsäule (34, 56).

Zerebrale Durchblutungsstörungen bzw. apoplektische Insulte, die erstmals Jahre oder Jahrzehnte nach einem Schädeltrauma auftreten, sind im allgemeinen nicht als Traumafolge anzusehen. Insbesondere das Vorliegen entsprechender Risikofaktoren spricht gegen den Zusammenhang mit dem vorliegenden Trauma, allerdings ohne dies als wesentliche Teilursache sicher auszuschließen. Zumeist jedoch werden eine zerebrale Arteriosklerose oder Spontanblutungen aus Aneurysmen, gegebenenfalls auch andere Grundkrankheiten ursächlich verantwortlich sein. Eine Gehirnerschütterung allein führt in keinem Fall zu einem apoplektischen Insult.

Entzündliche arterielle Gefäßerkrankungen

(2, 19, 25, 60)

In erster Linie zu erwähnen sind hier die Thrombangiitis obliterans, daneben die Riesenzellarteriitis, die Aortoarteriitis Takayasu sowie die Panarteriitis nodosa, die Sklerodermie und andere Kollagenosen.

Der Unterschied zwischen den hier aufgeführten Angiitiden und der obliterierenden Arteriosklerose liegt unter anderem in der Lokalisation der betroffenen Gefäße. Während die obliterierende Arteriosklerose überwiegend an größeren Gefäßen auftritt, führen die genannten Angiitiden zu einem Befall der kleinen und mittelgroßen Gefäße (Ausnahme Aortoarteriitis Takayasu) sowohl der peripheren Extremitäten (vor allem Thrombangiitis obliterans) als auch viszeraler Organe. Bei der Thrombangiitis obliterans und anderen Angiitiden im Rahmen von Kollagenosen wird nicht selten eine Beteiligung kleiner oberflächlicher Venen (z. B. als Phlebitis saltans/migrans bei der Thrombangiitis obliterans) beobachtet.

Diagnose: Die Diagnose einer *Thrombangiitis obliterans* wird klinisch gestellt, nach wie vor ist eine sichere laborchemische oder bioptische Diagnostik nicht möglich. Die *Riesenzellarteriitis*, die in der Regel erst jenseits des 50. Lebensjahres auftritt, kann sowohl als generalisierte Form, aber auch als limitierte Arteriitis der Kopfarterien auftreten. Auch eine Manifestation als sogenannte Polymyalgia rheumatica mit Befall der Arterien des Kopfes sowie der Schulter- und der Beckengürtelmuskulatur ist möglich. Die histologischen Befunde sind dabei ähnlich wie bei der Aortoarteriitis Takayasu, die bevorzugt die Aorta und die supraaortalen Äste befällt. Es handelt sich dabei um eine Entzündung der Media und Adventitia besonders muskulärer Arterien.

Die Diagnose dieser Erkrankung wird aufgrund des klinischen Bildes und durch angiographische und/oder histologische Untersuchungen gesichert.

Bei den anderen genannten systemischen Angiitiden sind zur Diagnostik entsprechende laborchemische, bioptische und angiographische Untersuchungen notwendig.

Die **Ätiologie** der Angiitiden ist im wesentlichen unbekannt, möglicherweise handelt es sich dabei um allergisch-hyperergische Reaktionen. Bei der Thrombangiitis obliterans ist ein enger Zusammenhang mit dem von dem Patienten geübten Nikotinabusus bekannt, über die Pathogenese besteht jedoch nach wie vor Unklarheit.

Beurteilung: Die Thrombangiitis obliterans ist eine in der Regel fortschreitende Erkrankung, die sehr häufig therapeutisch nur wenig beeinflußbar ist, insbesondere dann, wenn weiterhin Nikotinabusus besteht. Diese Erkrankung führt sehr häufig zu multiplen Amputationen, die Prognose quoad vitam ist jedoch im Gegensatz zur obliterierenden Arteriosklerose nicht beeinträchtigt (19). Die Übergänge zu den Formen der obliterierenden Arteriosklerose sind allerdings fließend.

Bei der Riesenzellarteriitis sind vor allem rechtzeitige Diagnose und Beginn der Therapie notwendig, um bei Befall der Art. ophthalmica den Verlust des Augenlichtes zu verhindern. In vielen Fällen ist eine Jahre bis Jahrzehnte dauernde immunsuppressive Therapie erforderlich. Bei Panarteriitis nodosa, Lupus erythematodes, Sklerodermie und anderen mit Arteriitis einhergehenden Kollagenosen ist oft therapeutisch nur eine vorübergehende Beeinflussung möglich. Insbesondere der Befall innerer Organe bestimmt die weitere Prognose des Patienten. In den meisten Fällen wird frühzeitig EU anzuerkennen sein, relativ selten kommt es unter intensiver klinischer Behandlung zur Remission, die die Berufsfähigkeit über Monate oder Jahre weiter erhalten kann.

SchwbG: Die Thrombangiitis obliterans führt durch Befall der kleinen Extremitätenarterien sehr häufig zu Ruheschmerzen und trophischen Störungen an den Akren. Nicht selten werden im Verlaufe der Erkrankung auch größere Arterien befallen, so daß auch hier eine Symptomatik im Sinne einer Claudicatio sowohl der Arme als auch der Beine auftreten kann. Dementsprechend sind die oben genannten Grade der MdE/GdB hier zu berücksichtigen. Ähnliches gilt für die Riesenzellarteriitis, falls es zum Verschluß größerer Arterien (z. B. A. axillaris) gekommen ist.

KOV : Lediglich bei Vorliegen eines engen zeitlichen Zusammenhangs mit schweren Infektionskrankheiten, die als Schädigungsfolge anerkannt sind, können auch entzündlich allergische Gefäßleiden im Sinne der Entstehung anerkannt werden. Eine Thrombangiitis obliterans als Schädigungsfolge im Sinne der Entstehung kann nach Erfrierungen jedoch nicht anerkannt werden, da Erfrierungen lediglich Lokalschäden hinterlassen können (siehe auch unten).

UV: über eine lokale Thrombosierung kann ein vorangehendes Trauma zu einer Verschlechterung einer lokalen Durchblutungsstörung führen.

Aneurysmen

(2, 26)

Aneurysmen können sowohl angeboren als auch erworben sein. Insbesondere eine Hypertonie, eine dilatative Arteriopathie als besondere Verlaufsform einer obliterierenden Arteriosklerose oder – heute seltener – eine Lues, aber auch Traumen oder arterielle Punktionen können Aneurysmen verursachen.

Aneurysmen können lange Zeit symptomlos bleiben und durch vollständige Thrombosierung eine gewisse „Spontanheilung" zeigen. Sowohl bei Aneurysmen an den großen als auch an kleineren peripheren Gefäßen ist die Gefahr der Embolisation zu berücksichtigen.

SchwbG: Der GdB bei Aneurysmen ist abhängig von Sitz und Größe des Aneurysmas und reicht bei Aneurysmen ohne Funktionsstörungen und ohne wesentliche Einschränkung der Belastbarkeit von 0 bis 10 und von 50 bis 100 bei Vorliegen von Funktionsstörungen oder erheblicher Einschränkung der Belastbarkeit. Zu der letzten Gruppe gehören immer die disseziierenden Aneurysmen der Aorta und die großen Aneurysmen der Aorta abdominalis und der großen Beckenarterien (5).

KOV und UV: Traumen (Schußverletzungen) können, wie bereits erwähnt, zur Aneurysmaentstehung großer Gefäße führen, die Entwicklung kann über längere Zeiträume (Monate) verlaufen.

Funktionelle (spastische) Erkrankungen der Arterien

(2, 20, 26, 38, 51)

Zentralnervöse Störungen der Vasomotorik können periphere Vasokonstriktionen auslösen. Zahlenmäßig am wichtigsten ist hier das *primäre Raynaud-Syndrom* zu nennen, bei dem es zu einer kurzdauernden (15 bis 30 Min.), meist symmetrischen Ischämie der Akren, insbesondere der Hände, manchmal aber auch der Füße kommen kann. Der Daumen ist ausgespart, bevorzugt werden junge

Frauen befallen. Auslöser sind Kälte und Nässe, zum Teil aber auch emotionale Reize. Zu erwähnen ist hier noch der *Digitus mortuus,* bei dem ein anfallsweises Blaßwerden einzelner Finger bei allgemeiner vasospastischer Diathese besteht. Davon abzugrenzen ist das *sekundäre Raynaud-Syndrom* als Folge einer Grundkrankheit, bei der organische Gefäßverschlüsse bestehen. Außerdem sollten vasospastische Reaktionen nach Erfrierung, bei Sudeck-Syndrom, bei Therapie mit Betablokkern und bei neurologischen Erkrankungen sowie bei Frühstadien von Ergotismus und von Vibrationstraumen unterschieden werden (26). Den hierbei bestehenden akralen Gefäßverschlüssen kann eine Vasospastik wie bei primärem Raynaud-Syndrom um Jahre bis Jahrzehnte vorausgehen.

Die Ätiologie dieser vasospastischen Durchblutungsstörung ist nicht bekannt, es besteht eine familiäre Häufung, eine erbliche Disposition ist anzunehmen (2, 20).

RV: Funktionelle Durchblutungsstörungen führen im Normalfall nicht zu einer Minderung der Erwerbsfähigkeit, allenfalls ist bei beruflich bedingter Kälteexposition (z. B. Fleischverkäuferin) ein Wechsel des Arbeitsplatzes zu erwägen. Bei durch Vibrationstraumen ausgelösten Vasospasmen (z. B. durch Kettensägen) ist sofort nach Diagnosestellung eine weitere Exposition zu vermeiden. Der Zusammenhang einer derartigen Schädigung mit später auftretenden organischen Gefäßverschlüssen im Bereich der Finger und der Hände ist nachgewiesen und als Berufskrankheit anerkannt („Weißfingerkrankheit" der Waldarbeiter).

KOV: Sowohl Mangelernährung als auch insbesondere anhaltende Kälteexposition sind im Falle eines sekundären Raynaud-Syndroms als verschlimmernde Faktoren anzuerkennen, im Einzelfall kann dies auch für ein primäres Raynaud-Syndrom gelten. Hier liegt die MdE jedoch meist unter 25%. Bei einem sekundären Raynaud-Syndrom mit Befall beider Hände, eventuell auch beider Füße, können jedoch wesentlich höhere MdE/GdB erreicht werden.

UV: Vasospasmen können auch Traumafolge sein. Da es sich zumeist nur um eine vorübergehende Störung der Hautdurchblutung bzw. der Durchblutung der Akren handelt, ist auf jeden Fall ein enger zeitlicher Zusammenhang zwischen Trauma und Symptomatik zu fordern.

Kälteschäden

(3, 26)
Lang dauernde Kälte- und Nässeeinwirkung führt zu direkten Gewebeschäden, die in den Gefäßen thrombotische Verschlüsse kleiner und größerer Arterien sowie Wandveränderungen größerer Arterien bewirken können. Das klinische Bild einer derartig geschädigten Extremität besteht letztendlich immer aus einer vermindert durchbluteten, in der Gefäßregulation gestörten und vermehrt schwitzenden sowie kälteempfindlichen Extremität.

Beurteilung: Die gestörte Vasoregulation sowie die verminderte Durchblutung in der betroffenen Extremität machen diese wesentlich empfindlicher gegen erneute Kälte- bzw. Kälte- und Nässeeinwirkung. Aus diesem Grunde ist eine entsprechende Expositionsprophylaxe dringend zu fordern.

Ein Zusammenhang mit der Entwicklung einer generalisierten Arteriosklerose bzw. der Entwicklung einer Thrombangiitis obliterans besteht nicht. Allerdings kann bei einer durch einen Kälteschaden vorbestehenden peripheren Durchblutungsstörung durch eine neu hinzukommende arterielle Verschlußkrankheit eine zusätzliche Verschlechterung auftreten.

Da bei den zur Diskussion stehenden Kälteschäden (Amputationsfolgen sind hier ausgenommen) die Extremitäten gebrauchsfähig bleiben, wird die MdE in der Regel unter 30% bleiben.

Erkrankungen der Venen

(2, 26, 35, 39, 51)

Varikosis

Varizen oder Krampfadern treten überwiegend an der unteren Extremität auf, vor allem im Gebiet der V. saphena magna und der V. saphena parva. Man unterscheidet primäre und sekundäre Krampfadern, wobei primäre allein durch Konstitution, d. h. aufgrund einer Wandschwäche, entstanden sind. Als sekundäre Varizen werden Varizen im Rahmen eines postthrombotischen Syndroms (s. dort) oder als Folge einer anderen zugrundeliegenden Erkrankung bezeichnet.

Primäre Varizen spielen gutachterlich keine wesentliche Rolle, allerdings kann bei vorbestehender Varikosis ein Unfallereignis im Sinne einer einmaligen Verschlimmerung unter Umständen anerkannt werden.

Phlebothrombose

An der Entstehung einer Venenthrombose sind in der Regel mehrere Faktoren beteiligt: Wandfaktoren (-schäden), hämodynamische Faktoren und Faktoren, die im strömenden Medium, d. h. im Blut selbst, liegen, z. B. eine Polyglobulie oder eine Hyperkoagulabilität.

Da bei Gewebstraumata wie auch bei Knochenbrüchen und bei Operationen eine Veränderung des Gerinnungssystems in Richtung Hyperkoagulabilität resultiert und relativ oft noch eine Immobilisation hinzukommt, ist eine nach diesen Ereignissen entstandene Thrombose gutachterlich leicht zu beurteilen.

Eine Phlebothrombose bleibt jedoch, gerade bei bettlägerigen Patienten, nicht selten inapparent. Die Frage des Zusammenhangs eines nach einer längeren Latenzzeit auftretenden postthrombotischen Syndroms im Sinne der Entstehung als Unfallfolge oder als Folge einer anderen Ursache kann dem Gutachter dann erhebliche Probleme bereiten.

Beurteilung: Abhängig von Ausmaß und Lokalisation der Venenthrombose ist insbesondere bei Phlebothrombosen der unteren Extremitäten mit der Entstehung eines postthrombotischen Syndroms zu rechnen. Zusätzlich ist die Rezidivgefahr bei vorveränderten Venen erheblich vergrößert. Die Gefahr kann allerdings mit konsequenter Antikoagulanzientherapie deutlich vermindert werden, ebenso kann die Entstehung eines postthrombotischen Syndroms durch konsequente Kompressionstherapie zeitlich hinausgeschoben werden.

Die wichtigste Folge einer Thrombose der tiefen Venen, die Lungenembolie und deren weitere Komplikationen, sind im Kapitel Herz- und Kreislaufkrankheiten unter „Cor pulmonale“ abgehandelt (S. 174). Für Zusammenhangsfragen im Sinne der Entstehung ist der bereits oben beschriebene, nicht selten inapparente Verlauf von Thrombosen zu berücksichtigen.

Postthrombotisches Syndrom

Das postthrombotische Syndrom ist definiert als chronisch venöse Insuffizienz bei Zustand nach Phlebothrombose. Die Insuffizienz der tiefen Leitvenen beruht in erster Linie auf einer unvollständigen Rekanalisation bzw. Klappendestruktion nach vorangegangener Thrombose. Die Latenzzeit nach dem akuten Ereignis beträgt in der Regel mehrere Jahre. Für die Ausprägung bzw. den Schweregrad eines postthrombotischen Syndroms ist neben der rechtzeitigen und wirksamen Behandlung vor allem die Lokalisation wichtig. Bei Mehretagenbeteiligung ist ein postthrombotisches Syndrom schon während der ersten fünf Jahre nach dem akuten Ereignis zu erwarten, während Unterschenkelvenenthrombosen erst später zu einer chronisch-venösen Insuffizienz führen. Zu unterscheiden ist dabei die mehr ödematöse Form, die überwiegend bei isolierten Beckenvenenverschlüssen auftritt, während ausgedehnte Unterschenkelvenenverschlüsse sich in erster Linie als trophische ulzeröse Form manifestieren (67).

Für die Beurteilung eines postthrombotischen Syndroms kann die Phlebographie sehr hilfreich sein. Große Bedeutung hat hier auch die Phlebodynamometrie, die als funktionelle Untersuchung eine wesentliche Aussage über die erkrankungsbedingte Beeinträchtigung erlaubt (28).

Gleiche Aussagen sind im Prinzip von der Lichtreflexionsrheographie zu erwarten, die als unblutige und kaum belastende Methode beliebig oft wiederholbar ist (55).

Beurteilung: Ein postthrombotisches Syndrom neigt aufgrund seiner Natur zur Verschlimmerung, wobei die Folgen der Erkrankung durch konsequente Kompressionstherapie gemindert werden können.

SchwbG: Der GdB reicht hier von 0 bei unkomplizierten Krampfadern bis zu 20 bis 40 bei Krampfadern bzw. postthrombotischem Syndrom mit chronisch rezidivierenden Geschwüren, je nach Ausdehnung und Häufigkeit einseitig bzw. bis zu 30 bis 50 bei beidseitigem Befall. Bei postthrombotischen Syndromen, die bedingt sind durch Thrombosen im Bereich der Becken- oder der großen Hohlvene, kommen unter Umständen höhere GdB-Werte in Betracht (5).

RV: In Berufen mit erheblicher Stehbelastung kann bereits ein mäßig ausgeprägtes postthrombotisches Syndrom zur Berufsunfähigkeit bzw. einer MdE von 30–50% führen. Dies ist insbesondere dann der Fall, wenn eine Kompressionsbehandlung nicht möglich sein sollte. Erwerbsunfähigkeit ist dagegen auf besondere Fälle mit ausgeprägtem postthrombotischem Syndrom, evtl. auch mit Befall beider Beine, beschränkt.

UV: Das postthrombotische Syndrom ist als Unfallfolge anzuerkennen, wenn die Kausalitätskette Unfall – Thrombose – postthrombotisches Syndrom auch in zeitlicher Folge gut nachvollziehbar ist. Die Forderung nach leicht nachvollziehbarer zeitlicher Abfolge gilt um so mehr, falls keine manifeste Thrombose nachweisbar sein sollte, ein Unfallereignis mit Gewebsschädigung und Immobilisierung vorliegt und die Entwicklung des postthrombotischen Syndroms in den oben genannten Zeiträumen stattfand. Auch hier sei auf Phlebographie und Phlebodynamometrie als wichtige Untersuchungen verwiesen.

Im Falle eines Traumas, das auf ein postthrombotisch verändertes Bein einwirkt, muß bei einer nachfolgenden erheblichen Dekompensation eine Verschlimmerung als Traumafolge angenommen werden, insbesondere dann, wenn es rasch zur Ausbildung eines venösen Ulkus kommt.

Erkrankungen der Lymphgefäße

Lymphangiitis, Lymphadenitis

(2, 26, 35, 51)

Bei Lymphangiitiden handelt es sich um Entzündungen der Lymphgefäße in engem Zusammenhang mit Wundinfektionen, Verletzungen, Phlegmonen. Dauerhafte Schäden sind nur bei ausgeprägten und anhaltenden Entzündungen zu erwarten (s. u.).

Lymphödem

Das primäre Lymphödem ist eine anlagebedingte Erkrankung, die vor allem Frauen betrifft. Es handelt sich dabei meist um eine Hypoplasie der peripheren Lymphbahnen. Das sekundäre Lymphödem entsteht durch Abflußbehinderung nach Verletzungen, Entzündungen, Operationen oder Bestrahlung von Lymphknoten oder abführenden Lymphbahnen. Klinisch ist das Lymphödem durch ein derbes Ödem, das sich allenfalls im Anfangsstadium, später aber kaum noch eindrücken läßt und nachts nicht mehr abnimmt, gekennzeichnet. Im Extremfall kann es zur sogenannten *Elephantiasis* führen.

Primäre Lymphödeme können durch den Nachweis einer Lymphgefäßmißbildung, z. B. lymphszintigraphisch, gesichert werden, so daß manchmal dafür angeschuldigte Bagatelltraumen als Ursache derselben ausgeschlossen werden können. Bei Vorliegen eines sekundären Lymphödems ist die Beurteilung im Sinne der Entstehung bei entsprechenden Traumen bzw. iatrogenen Einwirkungen leichter möglich.

Beurteilung: Therapeutisch ist allenfalls eine Minderung der Schwellung durch konsequente Kompression zu erreichen. Eine Heilung ist mit heutigen Methoden nicht möglich. Komplizierend kommt nicht selten ein Erysipel hinzu, das seinerseits wieder über eine Entzündung der Lymphbahnen zu einer Verschlechterung des Lymphödems führen kann.

SchwbG: Beim Lymphödem einer Gliedmaße ohne wesentliche Funktionsbehinderung, jedoch mit Erfordernis einer Kompressionsbandage beträgt der GdB 0 bis 10, bei stärkerer Umfangsvermehrung, mittelgradiger Bewegungseinschränkung und Beeinträchtigung der Gelenkfunktion je nach Ausmaß 20 bis 40, bei erheblicher Beeinträchtigung der Gebrauchsfähigkeit der betroffenen Gliedmaße 50 bis 70 und bei Gebrauchsunfähigkeit der ganzen Gliedmaße 80. Gegebenenfalls sind Entstellungen bei sehr ausgeprägten Formen zusätzlich zu berücksichtigen (5).

RV: Bei erheblicher Beeinträchtigung der Gebrauchsfähigkeit der betroffenen Gliedmaße bei Berufen mit Stehbelastung ist Berufsunfähigkeit anzuerkennen, bei entsprechender extremer Ausprägung mit Gebrauchsunfähigkeit einer oder evtl. auch beider unteren Gliedmaßen kann auch Erwerbsunfähigkeit bestehen.

Literatur

1 Assmann, G.: Zur Ätiologie der Atherosklerose. Hämostaseologie 4 (1982) 162–168

1 a Benditt, E. P., J. M. Benditt: Evidence for a monoclonal origin of human atherosclerotic plaques. Proc. nat. Acad. Sci. 70 (1973) 1753

2 *Bollinger, A.: Funktionelle Angiologie. Thieme, Stuttgart 1979

3 Brecht, Th.: Zur Beurteilung der obliterierenden Angiopathie der Extremitäten und der Zusammenhangsfrage bei Kälte- und Traumaeinwirkung. Med. Sachverständ. 62 (1966) 133

4 Bundesarbeitsgemeinschaft für Rehabilitation: Die Rehabilitation Behinderter. Deutscher Ärzteverlag, Köln 1984

5 Bundesminister für Arbeit und Sozialordnung: Anhaltspunkte für die ärztliche Gutachtertätigkeit im sozialen Entschädigungsgesetz und nach dem Schwerbehindertengesetz. Köllen, Bonn 1983

6 Bury, P.: Begutachtung. In Kappert, A.: Lehrbuch und Atlas der Angiologie. Erkrankungen der Arterien, Venen, Kapillaren und Lymphgefäße, 11. Aufl. Huber, Bern 1987

7 Cimbal, G.: Amputationsfolgen auf innerfachärztlichem Gebiet. Med. Sachverständ. 74 (1978) 9

8 Chantelau, E., M. Spraul, M. Schmid: Das Syndrom des diabetischen Fußes. Dtsch. med. Wschr. 114 (1989) 1034–1039

9 Daiss, W., H. C. Diener, A. Thron, M. Rosenberg: Diagnostik extrakranieller Stenosen und Verschlüsse. Dtsch. med. Wschr. 109 (1984) 1595–1599

10 Diener, H. C., H. Seboldt, J. Dichgans, M. Andris, G. Springer, R. Baiker: Stenosen und Verschlüsse der extrakraniellen Arterien. Dtsch. med. Wschr. 108 (1983) 496–500

11 Dorndorf, W.: Schlaganfälle, 2. Aufl. Thieme, Stuttgart 1983

12 Drews, H.: Die Beurteilung der Arteriosklerose und deren Komplikationen im Rahmen des Bundesentschädigungsgesetzes. Med. Sachverständ. 67 (1971) 45

13 Garrison, R., J. Kannel, W. B. Feinleib, W. P. Castelli, P. M. McNamara: Cigarette smoking and HDL-cholesterol. Atherosclerosis 30 (1978) 17

14 Gordon, T., W. B. Kannel: Predisposition to atherosclerosis in the head, heart, and legs. J. Amer. med. Ass. 221 (1972) 661

15 Habscheid, W., W. Becker, M. Höhmann: Diagnostik der tiefen Beinvenenthrombose. Dtsch. med. Wschr. 114 (1989) 837–844

16 Hartmann, H.: Die Beurteilung der Fahrtauglichkeit bei Herz- und Kreislaufkranken. Ther. Umsch. 31 (1974) 601

17 Haudenschild, Ch. C.: Pathogenesis of atherosclerosis: state of the art. Cardiovasc. Drugs Ther. 4 (1990) 993–1004

18 Haust, M. D.: Pathogenesis of atherosclerosis: current status. In Schlierf, G., H. Mörl: Expanding Horizons in Atherosclerosis Research. Springer, Berlin 1987 (p. 3–12)

19 Heidrich, H.: Thrombangiitis obliterans: Morbus Winiwarter-Buerger. Thieme, Stuttgart 1988

20 Heidrich, H.: Raynaud's Phenomenon. TM, Bad Oeynhausen 1979

21 Heyden, S.: Ergebnisse und Konsequenzen der Post-Framingham-Studien. Boehringer, Mannheim 1974

22 Heyden, S.: Streß im Arteriosklerosegeschehen. Internist 19 (1978) 642

23 Hild, R.: Zur Begutachtung der Arteriosklerose als Systemerkrankung des alternden Menschen. Med. Sachverständ. 62 (1966) 241

24 Holtmann, W., G. Berger: Über die Bedeutung des Risikofaktors bei zerebro-vaskulären Prozessen unter Ovulationshemmer-Einnahme. Münch. med. Wschr. 119 (1977) 1557

25 Huston, K. A., G. G. Hunder, R. H. Kennedy, J. R. Elveback: Temporal arteriitis: A 25 year epidemiologic, clinical and pathologic study. Ann. intern. Med. 88 (1978) 162

26 *Kappert, A.: Lehrbuch und Atlas der Angiologie. Huber, Bern 1987

27 *Kriessmann, A., A. Bollinger, H. Keller: Praxis der Doppler-Sonographie, 2. Aufl. Thieme, Stuttgart 1990

28 Kriessmann, A.: Periphere Phlebodynamometrie: Grundlagen, Technik, Leistungsbreite. Vasa, Suppl. 4 (1975) 1

29 Lackner, K., Th. Harder, M. Herber, O. Köster: Gefäßdiagnostik der Extremitäten, konventionelle Angiographie, digitale Subtraktionsangiographie. Dtsch. med. Wschr. 110 (1985) 1130–1131

30 Ladurner, G., W. D. Sager, H. Höfler, B. Gallhofer, H. Lechner: Bedeutung der Computer-Tomographie beim zerebrovaskulären Insult. Fortschr. Med. 38 (1979) 1652

31 Landwehr, P., A. Tschammler, M. Hohmann: Gefäßdiagnostik mit der farbcodierten Duplex-Sonographie. Dtsch. med. Wschr. 115 (1990) 343–351

32 Marshall, M.: Die arbeitsmedizinische Bedeutung der Gefäßerkrankungen. Münch med. Wschr. 124 (1982) 65–68

33 Marshall, M.: Die Duplex-Sonographie zur Beurteilung peripherer Gefäßerkrankungen in der Praxis. Cor Vas. 4 (1990) 162–170

34 Mas, J. L., D. Henin, M. G. Bousser, F. Chain, J. J. Hauer: Dissecting aneurysm of the vertebral artery and cervical manipulation: a case report with autopsy. Neurology 39 (1989) 512–515

35 Mörl, H.: Gefäßkrankheiten in der Praxis. VCH, Weinheim 1984

36 Müller, E.: Kopftrauma und Schlaganfall. Med. Sachverständ. 71 (1975) 66–69
37 Müller, G.: In: Die Prognose der Begutachtung. Schriftenreihe des Bundesministers für Arbeit und Sozialordnung, Bonn 1976
38 *Ratschow, M.: Angiologie, 1. Aufl. Thieme, Stuttgart 1959; Heberer, G., G. Rau, W. Schoop: Angiologie, 2. Aufl. Thieme, Stuttgart 1974
39 Rauber, K., S. Tuengerthal, H. Riemann: Die digitale Subtraktionsangiographie der Arteria pulmonalis. Prax. Pneumol. 37 (1983) 316–321
40 Richter, H.: Die Begutachtung in der Angiologie. In Heberer, G., G. Rau, W. Schoop: Angiologie, 2. Aufl. Thieme, Stuttgart 1974
41 Richter, H.: Gefäßerkrankungen nach extremen Lebensverhältnissen in Kriegsgefangenschaft. Med. Sachverständ. 78 (1982) 6–11
42 Ross, R.: The pathogenesis of atherosclerosis: an update. New Engl. J. Med. 31 (1986) 488–500
43 Ross, R.: The pathogenesis of atherosclerosis. In Braunwald, E.: Heart Disease. A Textbook of Cardiovascular Medicine. Saunders, Philadelphia 1988 (pp. 1135–1153)
44 Schenck, E. G., G. Scheid: Die Folgen extremer Lebensverhältnisse bei Gefangenen und Internierten und ihre Beurteilung. Internist 6 (1965) 309
45 Schettler, G.: Die Ätiologie der Arteriosklerose. Internist 19 (1978) 611
46 Schettler, G.: Zur Pathogenese der Arteriosklerose. Hämostaseologie 4 (1982) 3–8
47 Schettler, G.: Arteriosklerose und Cholesterin – von der Hypothese zu gesicherten Fakten. Med. Welt (Stuttg.) 37 (1986) 142–145
48 Schiele, R.: Erkennung und Bedeutung der Risikofaktoren der Arteriosklerose aus gutachterlicher Sicht. Med. Sachverständ. 78 (1982) 70–73
49 Schlierf, G.: Arteriosklerose – Möglichkeiten für Prophylaxe und Therapie. Internist 19 (1978) 632
50 Schmidt, G.: Zur Biomechanik des Schleudertraumas der Halswirbelsäule. Versicher.-Med. (1989) Heft 4, 121–126
51 *Schoop, W.: Praktische Angiologie, 4. Aufl. Thieme, Stuttgart 1988
52 Schoop, W.: Beziehungen zwischen Risikofaktoren und arteriosklerotischer Wandveränderung. Med. Welt (Stuttg.) 29 (1978) 1139
53 Schoop, W., H. Levy: Lebenserwartung bei Männern mit arterieller Verschlußkrankheit. Lebensversicher.-Med. 34 (1982) 98–102
54 Schütz, R. M.: Zur Lebenserwartung bei arterieller Verschlußkrankheit. Lebensversicher.-Med. 32 (1980) 8–11
55 Seycek, J.: Licht-Reflexions-Rheographie und blutige Venendruckmessung beim Arbeitstest im Stehen. Vasa 18 (1989) 18–23
56 Sherman, D. G., R. G. Heart, J. D. Easton: Neck manipulation and cerebral infarction. Stroke 11 (1980) 131
57 *Simon, A., W. Schoop: Diagnostik in der Kardiologie und Angiologie. Thieme, Stuttgart 1986
58 Stanford, P. A., J. Matter, R. D. Fell, S. Sady: Cigarette smoking, exercise and high density lipoprotein cholesterol. Atherosclerosis 52 (1984) 73–83
59 Tobiasch, V.: Stress – ein Risikofaktor? Lebensversicher.-Med. 36 (1984) 173–177
60 Vorlaender, H. O., H. P. Dienes, W. Schmolke: Entzündliche Gefäßerkrankungen, Klinik, Immunpathologie, Grundzüge der Therapie. Münch. med. Wschr. 119 (1977) 1491
61 Voss, R., I. Müller, S. R. Matthias: Zelluläre Pathogenese der Atherosklerose. Med. Welt (Stuttg.) 39 (1988) 219–224
62 Widder, B.: Doppler- und Duplexsonographie der hirnversorgenden Arterien. Springer, Berlin 1989
63 Widmer, L. K., H. B. Staehelin, C. Nissen, A. da Silva: Venen-, Arterien-Krankheiten, koronare Herzkrankheit bei Berufstätigen, Basler Studie I–III. Huber, Bern 1981
64 Widmer, L. K., L. Biland, A. Delly: Risikoprofil und Morbidität bzw. Mortalität bei peripherer arterieller Verschlußkrankheit. In Trübestein, G.: Konservative Therapie arterieller Durchblutungsstörungen. Thieme, Stuttgart 1986 (S. 513–515)
65 Widmer, L. K., L. Biland, E. Zemp, A. da Silva: Course of occlusive peripheral artery disease in early detected patients. In Maurer, P. C., H. M. Bedur, H. Heidrich, G. Hoffmann, A. Kriessmann, H. Müller-Wiefel, C. Prätorius: What is New in Angiology, Proceedings 14th World Congress International Union of Angiology. Zuckschwerdt, München 1986 (pp. 13–15)
66 Windler, E., G. Witte, E. Grabbe, M. Runge, V. Tilsner: Diagnostik der akuten Lungenembolie. Dtsch. med. Wschr. 108 (1983) 1558–1561
67 Zimmermann, B.: Thromboselokalisation und klinisches Bild des postthrombotischen Syndroms. Phlebol. u. Proktol. 14 (1985) 38–40

13 Erkrankungen der Lungen und Atemwege

H. H. Marx und G. Siemon

Grundlagen der Bewertung

(73, 108, 152)

Zahlreiche Erkrankungen des Respirationstraktes führen vorübergehend oder dauerhaft zu einer Funktionseinbuße, z. B. chronisches Bronchialasthma, chronisch-obstruktive Bronchitis, Lungenemphysem, fibrosierende Lungenerkrankungen, Pneumokoniosen oder Pleuraerkrankungen.

Die gutachterliche Beurteilung hat sich deshalb überwiegend auf das Ergebnis exakter klinischer Untersuchungen unter Einschluß jeweils angemessener Funktionsanalysen (z. B. Lungenfunktionsanalyse, Doppler-Echokardiographie, Rechtsherzkatheterisierung) zu stützen. Eine wesentliche Bedeutung haben dabei Vergleichsuntersuchungen und Verlaufsbeobachtungen. Eine Urteilsfindung ist jedoch auch heute noch erschwert, wenn in früheren Jahren, insbesondere bei Kriegsschadensfolgen, funktionelle Untersuchungen nicht durchgeführt worden oder nicht verwertbar sind.

Begutachtungen chronischer Lungen- und Bronchialerkrankungen, die sich allein auf den Allgemeinbefund, allenfalls auf eine Vitalkapazität mittels eines Trockenspirometers und einen modifizierten „Schellong-Test" stützen, sind nicht mehr brauchbar. Eine weitere Einschränkung der Bewertung ist der Umstand, daß bei einer Vielzahl von Begutachtungen die verwendete Testeinrichtung nicht angegeben wurde und daß sich einheitliche Soll- bzw. Ruhe-Normalwerte bisher nicht überall durchgesetzt haben.

Voraussetzung für eine objektive gutachterliche Bewertung sind stets umfassende Angaben zur *Anamnese*, insbesondere Krankheits- und Berufsanamnese, auch zur Lebensführung (frühere und derzeitige Rauchgewohnheiten, andere Abhängigkeiten wie Alkohol, Medikamente; Tierhaltung u. a.). Schließlich müssen subjektive Beschwerden wie Husten, Auswurf, (Auswurfmenge und -beschaffenheit), Atemnot (unter Ruhe und/oder Belastung, zu bestimmten Tages- oder Jahreszeiten, bei bestimmten Expositionen), bisherige Behandlungen sowie die derzeitige medikamentöse Therapie ersichtlich sein. Allgemeine Richtlinien und Muster zur Anamnese und Befunderhebung finden sich Seite 15ff.

Folgende Untersuchungsverfahren sind für pneumonologische Fragestellungen

a) *unverzichtbar:*

Exakter körperlicher Befund: insbesondere Hautfarbe, Zyanose, Dyspnoe, auch bereits beim An- und Ausziehen (d. h. bei leichter Belastung, insbesondere, wenn sich der Proband unbeobachtet fühlt), Thoraxform und -belüftung (Brustumfang und Atembreite), Zwerchfellverschieblichkeit, Perkussions- und Auskultationsbefund; Herz (Frequenz und Rhythmus), Blutdruck, Lebergröße, -oberfläche und -konsistenz, auch Druckempfindlichkeit, Extremitäten (Varikosis, Ödeme). Sputum (Menge, Beschaffenheit, Keime, z. B. Grampräparat, Bakterienkulturen).

Blutkörperchensenkungsgeschwindigkeit (BKS), Blutbild, Hämatokrit.

Orientierende klinisch-chemische Untersuchungen wie SGPT, Gamma-GT, Kreatinin und Harnsäure, Gesamteiweiß und Elektrophorese.

Urinbefund: Eiweiß- und Zuckerausscheidung, Gallenfarbstoffe, Zellelemente.

Röntgen: Thorax in 2 Ebenen, evtl. Durchleuchtung, Zielaufnahmen und Tomogramme.

EKG, ggf. auch unter Belastung.

Lungenfunktion: (27, 33, 59, 73, 84, 152, 160, 175). Spirometrie: Vitalkapazität, absolute und relative Einsekundenkapazität, Fluß-Volumen-Kurve; evtl. Atemwiderstandswerte, ggf.

vor und nach Broncholyse oder unspezifischer Provokation, auch vor und nach körperlicher Belastung (Beurteilung der unspezifischen Hyperreaktivität) mit gleichzeitiger Beurteilung der Atemform, der Pulsfrequenz und des Blutdrucks.

Blutgasanalyse in Ruhe, ggf. unter Belastung (aus Kapillarblut des hyperämisierten Ohrläppchens: pO_2, pCO_2, pH, Basenüberschuß, Standardbikarbonat)

b) *wünschenswert* (werden bei vielen Begutachtungen vom Auftraggeber bereits regelhaft vorausgesetzt):

Ganzkörperplethysmographie (Resistance, intrathorakales Gasvolumen, ggf. vor und nach Broncholyse oder Provokation – unspezifisch/spezifisch).

Je nach Belastungsfähigkeit *Ergometrie* mit Bestimmung der Herzfrequenz, des Blutdrucks und der Blutgase, evtl. als Spiroergometrie mit Erfassung der Ventilationsgrößen wie Sauerstoffaufnahme ($\mathring{V}O_2$) und CO_2-Abgabe ($\mathring{V}CO_2$), des respiratorischen Quotienten (RQ), Atemäquivalent, Sauerstoffpuls, Kreislaufverhalten.

Ergometrische Verfahren müssen adäquat, objektiv, reproduzierbar und im Stoffwechselgleichgewicht durchgeführt werden (108).

Bestimmung der Diffusionskapazität für CO (CO-Transfer) im Einatemzugverfahren.

Auf die Bestimmung des Atemgrenzwertes kann für gutachterliche Fragen meist verzichtet werden, zumal er von der Kooperation des Probanden abhängig ist. Die Messung der Compliance wäre bei manchen restriktiven Ventilationsstörungen wünschenswert, sie wird nur noch selten eingesetzt.

Sonographische Untersuchungen:

Oberbauchsonographie und Echokardiographie (Doppler-Echokardiographie) zur Beurteilung der Pumpfunktionen der Ventrikel sowie Hinweisen auf eine Rechtsherzbelastung oder eine Rechtsherzinsuffizienz (erweiterte V. cava caudalis, die nicht atemsynchron kollabiert; Leberstauung, Normabweichungen der Oberbauchorgane).

c) *bei besonderer Fragestellung notwendig,* jedoch nicht ohne Risiko und von der Zustimmung des Probanden abhängig:

Rechtsherzkatheterisierung mittels Einschwemm-Methode (41) nach Swan-Ganz mit Registrierung der Pulmonalarteriendrücke, insbesondere zur Ermittlung des Pulmonalarterienmitteldrucks, wenn möglich auch des Pulmonalkapillardrucks (sog. wedge pressure) unter Ruhebedingungen, nach Anheben der Beine und nach 6minütiger Belastung mittels Fahrradergometer (z. B. 50 Watt im Liegen). Ergänzende Methodik zur Bewertung des kardiopulmonalen Systems im kardiologischen Kapitel Seite 157 ff.

d) *weiterführende diagnostische Verfahren:*

Bei unzureichend geklärter Diagnose und bei differentialdiagnostischen Problemen:

Computertomographie, Kernspintomographie; Perfusions- und Ventilationsszintigraphie (15, 84, 175); Bronchoskopie mit Gewebeentnahmen und/oder Bronchiallavage, insbesondere bronchoalveoläre Lavage (besonders bei der Fragestellung „exogen-allergische Alveolitis“, begrenzt bei Vermutungen einer Asbestbelastung [24]); Bronchographie; Langzeit-EKG; Puls-Oxymetrie, Schlafanalysen (Polysomnographie) bei Verdacht auf Schlafapnoesyndrom.

e) *zusätzliche allergologische und klinisch-chemische Untersuchungen* (je nach Fragestellungen [43, 80].

Die Bewertungsgrundlagen im Rahmen des SchwbG und des sozialen Entschädigungsrechts sind in den „Anhaltspunkten für die ärztliche Gutachtertätigkeit Ausgabe 1983“ im einzelnen festgelegt (3). Ihre Aussage kann durch die Anwendung zusätzlicher Untersuchungsmethoden, insbesondere Beurteilungen des Gasaustausches durch die Blutgase unter Ruhe und Belastung und/oder Bestimmung des CO-Transfers, verbessert werden.

Die nachstehend aufgeführten *Bewertungsmaßstäbe für Gesundheitsstörungen bzw. Schädigungen* gelten gleichermaßen für das soziale Entschädigungsrecht und für das SchwbG, z. T. auch für die gesetzliche UV. Sie werden hier als prozentuale „Minderung der Erwerbsfähigkeit“ = MdE in % angegeben. Für Angaben im SchwbG ist aber stets zu berücksichtigen, daß dort nach dem „Grad der Behinderung“ = GdB gefragt und die gleichen Zahlengrößen deshalb ohne % aufgeführt werden.

Funktionelle Bewertung der Krankheiten der Atmungsorgane mit *fortdauernder Einschränkung der Lungenfunktion*

- *geringen Grades,* GdB/MdE
  das gewöhnliche Maß übersteigende Atemnot bei mittelschwerer Belastung, z. B. forsches Gehen (5–6 km/Stunde), mittelschwere körperliche Arbeit; statische und dynamische Meßwerte der Lungenfunktionsprüfung bis zu 1/3 niedriger als die Sollwerte, zusätzlich: normaler Sauerstoffdruck in Ruhe und Belastung: 20–40%
- *mittleren Grades,*
  das gewöhnliche Maß übersteigende Atemnot bei bereits alltäglicher leichter Belastung, z. B. Spazierengehen (3–4 km/Stunde), Treppensteigen bis zu einem Stockwerk, leichte körperliche Arbeit; statische und dynamische Meßwerte der Lungenfunktionsprüfung bis zu 2/3 niedriger als die Sollwerte, zusätzlich: Sauerstoffdruck in Ruhe normal, bei Belastung in 2 Stufen abfallend: 50–70%
- *schweren Grades,*
  Atemnot bereits bei leichtester Belastung oder in Ruhe; statische und dynamische Meßwerte der Lungenfunktionsprüfung um mehr als 2/3 niedriger als die Sollwerte. Zusätzlich: Sauerstoffdruck bereits in Ruhe erniedrigt, bei Belastung (wenn noch zumutbar) nicht ansteigend, sondern weiter abfallend: 80–100%

Die vorstehenden Bewertungssätze gelten für Endzustände bei chronischen Lungenkrankheiten, also z. B. bei Zustand nach Schußverletzung des Thorax, nach Lungenresektionen, Thoraxplastiken oder bei obstruktivem Lungenemphysem, nicht aber für den Verlauf einer akuten Erkrankung wie Pneumonie, Lungentuberkulose, rezidivierendes Bronchialasthma oder eine fortschreitende fibrosierende Alveolitis. Empfehlenswert sind Ergänzungen der Funktionsprüfungen (13) durch eine ergometrische Untersuchung (s. S. 202). Hierzu sind spezielle Voraussetzungen und eine exakte Methodik zu beachten (33, 73, 84, 134, 160, 184). Diese Untersuchungen haben unter klinischen Bedingungen unter ärztlicher Aufsicht zu erfolgen.

Normwerte siehe Tab. 13.**1** und 13.**2**

Tabelle 13.**1** Bewertung von Lungenfunktionseinschränkungen (nach *I. D. Meyer-Erkelenz* u. Mitarb.: Lungenfunktionsdiagnostik in Ruhe – Bezugswerte. Prax. Pneumol. 34 [1980] 76–89)

Methode	Einschränkung	leicht	mittel	schwer
Totalkapazität (TK) bei Restriktion	% Soll	90 bis 70	< 70 bis 50	< 50
Totalkapazität bei Überblähung	% Soll	> 110 bis 120	> 120 bis 140	> 140
Vitalkapazität (VK) bei Obstruktion Sekundenkapazität (Tiffeneau; FEV_1)	% Soll % Soll	90 bis 70	< 70 bis 50	< 50
FEV_1 % VK	% Soll	< 100 bis 90	< 90 bis 70	< 70
Resistance, total (Raw, t)	kPa	0,36 bis 0,6	0,61 bis 0,9	> 0,9
Arterieller Sauerstoffdruck (paO_2) Differenz (D) zwischen Mindestsoll (M)[2] 6,5 kPa	kPa	M bis (M–1/3 D)	M–1/3 D) bis (M–2/3 D)	(M–2/3 D) bis 6,5
paO_2-Richtwerte paO_2-Abfall bei Belastung	mmHg Watt	> 65 80 bis 100	55 bis 65 40 bis 60	< 55 keine Normalisierung einer Ruhehypoxämie
Arterieller Kohlensäuredruck ($paCO_2$)	mmHg	43 bis 48	49 bis 54	> 54
$AaDO_2$[3]: Erhöhung der altersbezogenen Normwerte um:	mmHg	< 5	5 bis 10	> 11,5

Tabelle 13.**1** Fortsetzung

Methode	Einschränkung	leicht	mittel	schwer
DLCO[4]: Einschränkung bei normalem Hb	% Norm	75 bis 60	< 60 bis 50	< 50
Pulmonalarterienmitteldruck (PaP)				
in Ruhe	mmHg	21 bis 30	< 30 bis 40	> 40
n. 50 Watt Belastung	mmHg	30 bis 40	< 40 bis 52	> 52

[1] Lungenfunktionsdiagnostik in Ruhe – Bezugswerte. Prax. Pneumol. 34 (1980) 76–89
[2] Mindestsoll: abhängig von Geschlecht, Alter, Gewicht
[3] alveolo-arterielle Sauerstoffdruck-Differenz
[4] Diffusionskapazität für CO (Transferfaktor)

Tabelle 13.**2** **Normwerte** (27, 59, 134) aus den in der Literatur angegebenen Regressionsgleichungen berechnet, wobei die Abstände von Alter und Körpergröße unter dem Gesichtspunkt der Überschaubarkeit gewählt wurden

Männer – 25 Jahre Körpergröße	160	165	170	175	180	185	190	cm
VC_{insp}	4,41	4,71	5,02	5,32	5,63	5,93	6,24	l
FVC	4,23	4,51	4,80	5,09	5,38	5,67	5,95	l
FEV_{1insp}	3,66	3,88	4,09	4,31	4,52	4,74	4,95	l
FEV_{1insp}/VC_{insp}	83	83	83	83	83	83	83	%
PEF	8,9	9,2	9,5	9,8	10,1	10,4	10,7	l/s
$FEF_{25-75\%}$	4,7	4,8	4,9	5,0	5,1	5,2	5,3	l/s

Männer – 35 Jahre Körpergröße	160	165	170	175	180	185	190	cm
VC_{insp}	4,13	4,43	4,74	5,04	5,35	5,65	5,96	l
FVC	3,97	4,25	4,54	4,83	5,12	5,41	5,69	l
FEV_{1insp}	3,37	3,59	3,80	4,02	4,23	4,45	4,66	l
FEV_{1insp}/VC_{insp}	81	81	81	81	81	81	81	%
PEF	8,5	8,8	9,1	9,4	9,7	10,0	10,3	l/s
$FEF_{25-75\%}$	4,3	4,4	4,5	4,6	4,7	4,8	4,9	l/s

Männer – 45 Jahre Körpergröße	160	165	170	175	180	185	190	cm
VC_{insp}	3,85	4,15	4,46	4,76	5,07	5,38	5,68	l
FVC	3,71	3,99	4,28	4,57	4,86	5,15	5,43	l
FEV_{1insp}	3,08	3,30	3,51	3,73	3,94	4,16	4,37	l
FEV_{1insp}/VC_{insp}	79	79	79	79	79	79	79	%
PEF	8,0	8,3	8,7	9,0	9,3	9,6	9,9	l/s
$FEF_{25-75\%}$	3,9	4,0	4,1	4,2	4,3	4,4	4,5	l/s

Männer – 55 Jahre Körpergröße	160	165	170	175	180	185	190	cm
VC_{insp}	3,57	3,88	4,18	4,49	4,79	5,10	5,40	l
FVC	3,45	3,73	4,02	4,31	4,60	4,89	5,17	l
FEV_{1insp}	2,79	3,01	3,22	3,44	3,65	3,87	4,08	l
FEV_{1insp}/VC_{insp}	77	77	77	77	77	77	77	%
PEF	7,6	7,9	8,2	8,5	8,8	9,1	9,5	l/s
$FEF_{25-75\%}$	3,4	3,5	3,6	3,7	3,8	3,9	4,0	l/s

Tabelle 13.**2** Fortsetzung

Männer – 65 Jahre Körpergröße	160	165	170	175	180	185	190	cm
VC_{insp}	3,29	3,60	3,90	4,21	4,51	4,82	5,12	l
FVC	3,19	3,47	3,76	4,05	4,34	4,63	4,91	l
FEV_{1insp}	2,50	2,72	2,93	3,15	3,36	3,58	3,79	l
FEV_{1insp}/VC_{insp}	75	75	75	75	75	75	75	%
PEF	7,2	7,5	7,8	8,1	8,4	8,7	9,0	l/s
$FEF_{25-75\%}$	3,0	3,1	3,2	3,3	3,4	3,5	3,6	l/s

Frauen – 25 Jahre Körpergröße	150	155	160	165	170	175	180	cm
VC_{insp}	3,11	3,34	3,58	3,81	4,04	4,27	4,51	l
FVC	3,10	3,33	3,55	3,77	3,99	4,21	4,43	l
FEV_{1insp}	2,70	2,90	3,10	3,29	3,49	3,69	3,89	l
FEV_{1insp}/VC_{insp}	84	84	84	84	84	84	84	%
PEF	6,4	6,7	6,9	7,2	7,5	7,8	8,0	l/s
$FEF_{25-75\%}$	3,9	4,0	4,1	4,1	4,2	4,3	4,3	l/s

Frauen – 35 Jahre Körpergröße	150	155	160	165	170	175	180	cm
VC_{insp}	2,87	3,10	3,34	3,57	3,80	4,03	4,27	l
FVC	2,84	3,07	3,29	3,51	3,73	3,95	4,17	l
FEV_{1insp}	2,45	2,65	2,85	3,04	3,24	3,44	3,64	l
FEV_{1insp}/VC_{insp}	82	82	82	82	82	82	82	%
PEF	6,1	6,4	6,6	6,9	7,2	7,5	7,7	l/s
$FEF_{25-75\%}$	3,6	3,7	3,7	3,8	3,9	3,9	4,0	l/s

Frauen – 45 Jahre Körpergröße	150	155	160	165	170	175	180	cm
VC_{insp}	2,63	2,86	3,10	3,33	3,56	3,79	4,03	l
FVC	2,58	2,81	3,03	3,25	3,47	3,69	3,91	l
FEV_{1insp}	2,20	2,40	2,60	2,79	2,99	3,19	3,39	l
FEV_{1insp}/VC_{insp}	81	81	81	81	81	81	81	%
PEF	5,8	6,1	6,3	6,6	6,9	7,2	7,4	l/s
$FEF_{25-75\%}$	3,3	3,3	3,4	3,5	3,5	3,6	3,6	l/s

Frauen – 55 Jahre Körpergröße	150	155	160	165	170	175	180	cm
VC_{insp}	2,39	2,62	2,86	3,09	3,32	3,55	3,79	l
FVC	2,32	2,55	2,77	2,99	3,21	3,43	3,65	l
FEV_{1insp}	1,95	2,15	2,35	2,54	2,74	2,94	3,14	l
FEV_{1insp}/VC_{insp}	79	79	79	79	79	79	79	%
PEF	5,5	5,8	6,0	6,3	6,6	6,9	7,1	l/s
$FEF_{25-75\%}$	2,9	3,0	3,0	3,1	3,2	3,2	3,3	l/s

Frauen – 65 Jahre Körpergröße	150	155	160	165	170	175	180	cm
VC_{insp}	2,15	2,38	2,62	2,85	3,08	3,31	3,55	l
FVC	2,06	2,29	2,51	2,73	2,95	3,17	3,39	l
FEV_{1insp}	1,70	1,90	2,10	2,29	2,49	2,69	2,89	l
FEV_{1insp}/VC_{insp}	77	77	77	77	77	77	77	%
PEF	5,2	5,5	5,7	6,0	6,3	6,6	6,8	l/s
$FEF_{25-75\%}$	2,6	2,6	2,7	2,8	2,8	2,9	3,0	l/s

Asthma bronchiale

(80, 124, 155, 173)

Ätiologie: Das Asthma bronchiale ist eine variable und reversible Atemwegsobstruktion infolge Entzündung und Hyperreaktivität der Atemwege (NOLTE, 1987). Bronchiolenspasmus, Schleimhautödem sowie Hyper- und Dyskrinie führen zu einer Verkleinerung der Atemwegsquerschnitte.

Es handelt sich um ein überwiegend anlagebedingtes Leiden mit Anfallscharakter, das durch exogene oder endogene Faktoren ausgelöst wird, die im häuslichen oder auch beruflichen Milieu wirksam werden, sowohl organischer als auch psychischer und chemisch-physikalischer Natur. Es besteht eine gesteigerte Reaktionsbereitschaft (Hyperreaktivität) auf spezifische (Allergene) oder unspezifische inhalative Reize. Auch intestinal aufgenommene Allergene (Nahrungsmittel, Nahrungsmittelzusatzstoffe, Arzneimittel) können Asthmaanfälle auslösen.

Eine weitgehende Abgrenzung des Asthma bronchiale aus der Vielzahl obstruktiver bronchopulmonaler Erkrankungen ist bei Berücksichtigung folgender Voraussetzungen möglich:

a) anfallsweise auftretende, zur Chronizität neigende Atemnot,
b) erwiesen oder sehr wahrscheinlich allergische bzw. infektallergische Ursache,
c) nachgewiesene unspezifische und/oder spezifische Hyperreaktivität des Bronchialsystems,
d) Besserung der obstruktiven Ventilationsstörung durch Bronchospasmolyse.

Die Krankheitsursache ist im Einzelfall nicht immer exakt erfaßbar, weil die auslösenden Faktoren oft nicht nachweisbar sind oder weil Überlagerungen mehrerer Krankheitsbilder vorliegen, z. B. zusätzliche Bronchitis, kardiale Funktionsstörungen bei älteren Menschen.

1. *Exogen-allergisches Asthma bronchiale* („Extrinsic"-Asthma).

Über das Maß einer *„Anlagebereitschaft"* bestehen keine einheitlichen Ansichten. MAYER u. Mitarb. (110) fanden bei 222 Asthmakranken aus unterschiedlichem Milieu in 40% eine positive Familienanamnese mit „Atemwegssyndromen", was wohl auch nicht exakt definierbar ist; in 26% ihrer Krankheitsfälle ergab sich eine Belastung durch Erkrankung der Eltern; die Landbevölkerung war weniger häufig betroffen, vor allem in der Überempfindlichkeit gegenüber Tierhaaren und Pollen. Die Einwirkung durch Allergene von Haustieren ist trotzdem bedeutsam.

Bei allergologisch positiver Eigen- und Familienanamnese spricht man von *„Atopikern"*. Dabei sind die Atopiegene offensichtlich für die Entwicklung unterschiedlicher atopischer Krankheitsbilder wie allergische Rhinitis, Neurodermitis, Urtikaria und Extrinsic-Asthma maßgeblich. Man vermutet, daß es genetische Einflüsse gibt, die zu Atopien disponieren, aber auch solche, die Organmanifestationen steuern. Eine im Einzelfall nicht immer exakt definierbare Rolle spielt das Immunglobulin E, möglicherweise durch Interaktion zwischen zwei Genarten (44, 52, 133).

Die wichtigsten Allergene werden auf dem Inhalationsweg wirksam. Aber auch Nahrungs- und Arzneimittel-, Parasiten- und Insektenallergene sowie auch Kontaktallergene, die über die Haut resorbiert werden, können hämatogen ein allergisches Bronchialasthma auslösen, wenn auch bei weitem seltener als durch Inhalationsallergene (9, 156). Diese Zusammenhänge werden oft zu spät erkannt. Für die *Diagnostik* ist es grundsätzlich bedeutsam, eine Hyperreaktivität bzw. Hyperreagibilität nachzuweisen. Diese wird meistens durch definierte Inhalation von Acetylcholin, Metacholin oder Histamin, willkürliche Hyperventilation oder Kälteexposition geprüft, auch körperliche Belastungen oder Inhalationen von Wassernebel sind möglich (101, 143). – Dabei kommt der Abkühlung der Atemwege wie auch bei der Kälteexposition die entscheidende Bedeutung zu, wobei entweder steigende Mengen bei konstanter Konzentration (durch Erhöhung der Zahl der Atemzüge) oder stufenweise Erhöhungen der Konzentrationen bei gleichbleibender Zahl von Atemzügen eingesetzt werden. Eine Abnahme der Einsekundenkapazität um 20% des Ausgangswertes oder eine Verdoppelung des bronchialen Strömungswiderstandes bzw. Atemwegswiderstandes gelten als positiv. Die Einschätzung des Grades der Hyperreaktivität hängt von der erforderlichen Gesamtdosis bzw. der Endkonzentration der verwendeten Testsubstanz ab.

Eine spezifische Provokation, d. h. eine Inhalation oder Applikation des vermuteten Allergens, kann bei positivem Ausfall die Verdachtsdiagnose einer allergischen Ursache oder Mitbeteiligung untermauern. Ein negativer Ausfall schließt sie nicht völlig aus. Eine derartige Untersuchung, deren Risiko dem Probanden erklärt werden muß, setzt voraus, daß Möglichkeiten zur Notfalltherapie vorhanden sind. Auch ist wegen möglicher Spätreaktionen eine mehrstündige Überwachung zwingend erforderlich.

Zur sog. „Duldungspflicht" solcher Untersuchungen s.Seite 32.

Die spezielle *allergologische Diagnostik* umfaßt in der Regel folgende Stufen (43, 80):
- detaillierte Anamnese,
- physikalische Diagnostik,
- Lungenfunktionsanalyse, ggf. Protokollierung von Peak-Flow-Werten über mehrere Tage,
- Hauttests (ubiquitäre Allergene wie Hausstaubmilben, Schimmelpilze, Pollen; auch zur Abgrenzung z. B. nicht berufsbedingter Allergene wie Tierhaare oder -epithelien),
- Bestimmung spez. IgEs (RAST, EAST); das Gesamt-IgE ist zu unspezifisch, so daß es zur Diagnosestellung nur selten beitragen kann.
- in Problemfällen spezifische Provokation, möglichst arbeitsplatzbezogen. Bedeutsam sind außer dem definitiven Abfall von FEV_1 und dem Anstieg von Rt folgende Kriterien, die für die exogen-allergische Alveolitis (s. S. 224 ff) Geltung haben:
- VK-Abfall $\geq 20\%$
- TCO-Abfall $\geq 15\%$
- pO_2-Abfall ≥ 7 mmHg

(2 von 3)
- Körpertemperaturanstieg $\geq 1°$ C
- Leukoztenanstieg $\geq 2500/mm^3$
- allgemeine Krankheitssymptome (Gliederschmerzen, Übelkeit, Müdigkeit, Schüttelfrost)

(2 von 3)

2. Das *chemisch/physikalisch-irritative Asthma bronchiale* stellt, evtl. gemeinsam mit dem sog. postinfektiösen Asthma bronchiale eine eigene Krankheitsgruppe dar, die hinsichtlich exogener Verursachung und Symptomatik nicht mehr scharf einzugrenzen, insbesondere nicht immer von der chronisch-obstruktiven Bronchitis (ohne typischen Anfallscharakter) abzugrenzen ist (s. deshalb unter „chronische Bronchitis" S. 214 ff.).

Besondere Bedeutung hat diese Asthmaform bei den Fragen nach berufsbedingten Zusammenhängen (s. unter Berufskrankheit S. 267 ff.).

Allergisches und nichtallergisches Asthma bronchiale bzw. obstruktive Atemwegserkrankung unterscheiden sich darin, daß bei Allergien in der Regel keine oder sehr niedrige Schwellenkonzentrationen erforderlich sind, daß eine asymptomatische Latenzzeit abgelaufen ist und daß die Zahl der Erkrankten unter den Exponierten niedrig ist. Ursachen sind meistens natürlich vorkommende Substanzen pflanzlichen, mikrobiellen oder tierischen Ursprungs, jedoch auch organische und anorganische Verbindungen, die z. T. als Haptene wirken. Nichtallergische Ursachen sind Stäube, Dämpfe, Rauch und Gase mit im allgemeinen konzentrationsabhängiger Irritation und/oder toxischer Schädigung. Die chronisch irritativen Substanzen können neben Entwicklung einer Obstruktion bei niedriger Reizschwelle das Entstehen einer Reflexbronchokonstriktion begünstigen, bei hoher Konzentration auch ein toxisches Lungenödem hervorrufen.

Ein Asthma bronchiale ist als *Berufskrankheit* (37, 177) anzuerkennen, wenn eine berufsbedingte Atemwegsallergie (BK-Nr 4301) vorliegt oder wenn eine berufsbedingte chemische oder physikalische Reizung mit überwiegender Wahrscheinlichkeit anzunehmen ist (BK-Nr. 4302). Hierbei müssen die chemisch-irritativ oder toxisch wirkenden Stoffe zur Unterlassung aller Tätigkeiten gezwungen haben, die für die Entstehung, die Verschlimmerung oder das Wiederaufleben der Krankheit ursächlich waren oder sein können (177).

Die Aufgabe dieser Tätigkeiten ist bindende Voraussetzung zur Anerkennung als Berufskrankheit (s. S. 267).

Schwierig ist im Einzelfall die Unterscheidung und Beurteilung von solchen Patienten, bei denen ein überempfindliches Bronchialsystem vorliegt und deren überempfindliche Rezeptoren auf alle möglichen unspezifischen Reize ansprechen und dabei Asthmaanfälle auslösen können. Diese Überempfindlichkeit kann durch virale Infekte, durch Proteasen, auch durch Histamin u. a. verursacht werden, auch hereditäre Faktoren sind zu berücksichtigen. Solche Patienten dürfen dann unter entsprechender Therapie nur an guttemperierten Arbeitsplätzen, ohne Staub- und Geruchsbelästigung, eingesetzt werden.

Sicherlich gibt es eine größere Anzahl Asthmakranker, deren Krankheit definitionsgemäß nicht als Berufskrankheit anerkannt werden kann (weil es nicht zur Aufgabe jeglicher Berufstätigkeit zwingt), bei denen jedoch die berufsbedingten Verhältnisse am Arbeitsplatz bedeutsam sind. Um *berufliche Einflüsse* auf die Krankheitsentstehung und -entwicklung sicherzustellen, müssen jedoch *folgende Nachweise erbracht sein:*

Allergenkontakt am Arbeitsplatz,

Nachweis spezifischer Antikörper durch Hauttests und/oder serologisch (RAST, EAST), positive Ergebnisse von spezifischen Provokationstesten mittels Atemwiderstandsmessungen oder Ganzkörperplethysmographie,

Ausschluß von außerberuflichen Kontakten mit angeschuldigten Antigenen bzw. Allergenen.

Bei berufsbedingten allergischen Atemwegserkrankungen sind nach Fuchs (39) im Gegensatz zur „spontanen" Allergie in bezug auf die berufliche Verursachung die oft massive Allergenexposition am Arbeitsplatz sowie die häufig anzutreffende aggressive Potenz gewerblicher Allergene als eigentlich gestaltende Faktoren zu berücksichtigen. Eine Frühdiagnostik, möglichst schon im Stadium der Vorboten und sog. Äquivalente (allergische Rhinitis und Konjunktivitis), ist besonders wichtig (38).

Die Problematik des *Bäckerasthmas*, des häufigsten allergischen berufsbedingten Asthma bronchiale, liegt nach Wüthrich (185) darin, daß es keine nichtinvasive Methode mit ausreichender Trennschärfe gibt: Die Bestimmung des spez. IgE ist teuer, normale und pathologische Befunde lassen sich nicht zuverlässig trennen. In 50% der Bäcker mit Mehlallergie liegen positive Hauttests mit berufsfremden Inhalationsallergenen (Hausstaub, Hausstaubmilbe, Pollen) vor, im Vergleich zu 9,2% der Probanden ohne respiratorische Mehlallergie (52). Spez. IgE und inhalative Provokation stimmen in 61 bis 63% in unterschiedlichem Ausmaß bei verschiedenen Allergenen überein.

Ein spezifischer nasaler oder (bei negativem Ausfall) inhalativer Provokationstest ist bei unsicheren Ergebnissen der Anamnese, der Hauttests und des spez. IgE zu empfehlen, besonders bei Einwirkungen von Problemallergenen wie Hausstaub, Hausstaubmilbe und Schimmelsporen. Zu berücksichtigen sind zunehmende Inhalationsallergien gegen kleine Haustiere (Katzen, Meerschweinchen, Goldhamster, Kaninchen, Wellensittiche usw.).

Die vielfältige Reaktionsbereitschaft des Bronchialsystems – auch auf Kälte und Nässe, Haarspray, Küchendünste oder Waschmittel – erschwert die Ursachenfeststellung im Einzelfall.

Andererseits ist festzuhalten, daß physikalische Reize im allgemeinen keine Dauerschäden am Bronchialsystem verursachen, soweit es sich nicht um eine ausgesprochene Toxizität handelt, ähnlich ist es mit den chemisch-irritativen Faktoren. Nur bei langdauernden und wiederholten Einwirkungen, auch in Kombination mit viralen und bakteriellen Entzündungen, sind Dauerschäden möglich.

3. Das *intrinsic, auch infektallergische Asthma* beruht auf einer Überempfindlichkeit der Bronchialschleimhaut gegenüber verschiedenen, chemisch oder bakteriologisch nicht exakt definierbaren Reizen, auch psychische Faktoren können mitwirkend sein. Diese Patienten stellen insgesamt die größte Krankheitsgruppe dar; bei ihnen ist man im Hinblick auf die Krankheitsursachen meist auf Vermutungen angewiesen. Häufig findet man dabei latente Infektionen der Bronchialschleimhaut, auch der Nasennebenhöhlen oder der Tonsillen. Dabei ist eine chronische Sinusitis aber nicht als Ursache des Asthmas anzusehen, sondern eher als anderweitiger Ausdruck der Erkrankungsbereitschaft der Schleimhäute im Bereich der oberen Luftwege.

Häufig besteht eine *Analgetikaintoleranz*, z. B. gegenüber Acetylsalicylsäure oder nichtsteroidalen Antirheumatika (89). Die kutanen Allergietests fallen in der Regel negativ aus, allerdings sind Mischformen möglich. Häufig ist das Gesamt-IgE erhöht, auch finden sich gelegentlich ausgeprägte Erhöhungen der Eosinophilenzahl im Sputum wie im Blut, so daß diese Befunde zur Differentialdiagnose nicht beitragen können. Nach Infekten bleibt eine unspezifische Hyperreaktivität über Wochen bis Monate erhalten, so daß eine exakte Unterscheidung vom sog. postinfektiösen Asthma bronchiale nicht möglich ist.

In nicht seltenen Fällen muß aber die Annahme eines endogenen, infektallergischen

Asthmas als Verlegenheitslösung angesehen werden. Es dürfte jedenfalls nicht sehr viele, wirklich exakt durch Brückensymptome und Befundkontrollen belegte Krankheitsfälle geben, die tatsächlich ursächlich auf einen Infekt der oberen Luftwege zurückgeführt werden müssen (s. unter KOV, S. 210).

Ein ausschließlich *psychogen* entstandenes Bronchialasthma ist nicht erwiesen. Eine traumatische, das Zwischenhirn betreffende Schädigungsursache ist extrem selten, nur im Zusammenhang mit anderen neurologischen Ausfallserscheinungen glaubhaft zu machen (137).

Eine spezifische *Persönlichkeitsstruktur* für psychisch belastete Asthmakranke war nicht erkennbar, wohl aber eine gewisse Neigung, Ängste und neurotische Konfliktsituationen spezifisch abzureagieren, wobei nicht selten eine persönliche Enttäuschung in der Vorgeschichte eine zum Teil unbewußte, archaische Wut ausgelöst hatte (92). Unbestritten ist hingegen, daß sich seelische Einflüsse auf Zeitpunkt, Häufigkeit und Intensität von Asthmaanfällen auswirken können, wie andererseits auch ein chronisches Bronchialasthma das psychische Verhalten beeinflussen kann.

Unter der besonderen Form eines *Anstrengungsasthmas* ist eine Symptomatik zu sehen, die im beschwerdefreien Intervall während oder häufiger nach einer körperlichen Belastung durch einen Asthmaanfall in Erscheinung tritt. Dabei ist die Auslösung eines Anstrengungsasthmas abhängig von Dauer, Stärke und Art der Belastung und der Umgebungstemperatur (101, 146).

Einige Besonderheiten betreffen das Asthma *im Kindesalter*. Hier steht eine Infektanfälligkeit im Vordergrund, vor allem bei Kleinkindern; allergische Reaktionen nehmen um das 5. Lebensjahr zu; häufiger findet man eine Überempfindlichkeit der Bronchialschleimhaut gegenüber Reizstoffen wie Staub, Rauch und Kälte, auch körperliche Belastung führt häufig zur verstärkten Dyspnoe. Ein noch labiles Vegetativum und das seelische Verhalten prägen die sehr unterschiedlichen Krankheitsbilder.

Bei einer *Schwangerschaft* ist das Bronchialasthma ein Zusatzrisiko für Mutter und Kind: Es kann sich sowohl ein vorbestehendes Asthma verschlimmern, auch kann das Asthma der Mutter zur Gefahr für die Sauerstoffversorgung des Kindes werden. Hinsichtlich der medikamentösen Therapie muß das Nutzen-Risiko-Verhältnis besonders sorgfältig abgewogen werden. Der Krankheitsverlauf ist auch von der Einstellung der werdenden Mutter zu ihrem Kind abhängig. Oft beeinflußt eine Schwangerschaft das Asthma bronchiale aber eher günstig. Im allgemeinen lassen sich bei engerer Kooperation von Geburtshelfer, Hausarzt und Patientin sowohl die Schwangerschaft als auch das Asthma bronchiale gut führen.

Nur in extremen Fällen mit Hypoxämie und hohem Steroidbedarf in den ersten drei Schwangerschaftsmonaten ist u. U. ein Schwangerschaftsabbruch indiziert, aber sicher als große Ausnahme zu sehen (6).

Beurteilung: Das klinische Bild ist sehr wechselhaft, deshalb darf man die Patienten nicht nur nach einem symptomarmen Intervall beurteilen. Quantitative Beurteilung umfaßt neben dem klinischen Bild mit Zeichen der Dyspnoe, Zyanose usw. stets eine eingehende Lungenfunktionsprüfung, mindestens mit Spirometrie, möglichst auch mit Blutgasanalysen und atemmechanischer Untersuchung, die nach Gabe eines Bronchospasmolytikums zu wiederholen ist. Eine unspezifische Hyperreagibilität bedingt für sich allein selten eine MdE von 20% oder mehr. Die Berufsfähigkeit ist abhängig von der beruflichen Exposition und körperlichen Anforderungen, von Zahl und Intensität der Anfälle, Alter und Allgemeinzustand. Wirksamkeit der symptomatischen Therapie, Ausprägung von Sekundärfolgen an Herz und Lunge. Bei globaler Dekompensation von Atmung und Kreislauf (Cor pulmonale) besteht EU.

RV: Bei Berufstätigen ist zunächst zu prüfen, ob eine berufliche Einwirkung vorliegt, die ggf. durch Arbeitsplatzwechsel bzw. Allergenkarenz beseitigt werden kann. Am häufigsten von Berufseinflüssen betroffen sind Bäcker, Müller, auch Angehörige chemischer Betriebe mit der Einwirkung von Dämpfen und Säuren. Der Wechsel des Arbeitsplatzes kann aber auch dort anzuraten sein, wo die Vorbedingungen für die Anerkennung einer Berufskrankheit nicht gegeben sind, besonders bei der Einwirkung anderer äußerer Krankheitsfaktoren.

BU ist angezeigt, wenn der Arbeitsplatz unvermeidbar den Einflüssen der Witterung und von Rauch und Staub ausgesetzt ist und wegen verstärkter Dyspnoe mehr als nur leichte Arbeiten nicht mehr geleistet werden können. In den meisten Fällen mit anhaltenden Luftbeschwerden, schlechten Funktionswerten und Zeichen der Rechtsherzüberlastung wird man dann aber EU zusprechen müssen.

Rehabilitation: Die Anwendung stationärer Heilmaßnahmen ist um so mehr erfolgversprechend, je früher sie zur Anwendung kommen und je mehr Kooperationsbereitschaft und auch Arbeitswilligkeit der Patient mitbringt. Erfolgversprechend sind Kuren nur in solchen Häusern, die über spezielle Einrichtungen und Erfahrungen verfügen, wo also mehr aufgewandt wird als Streichmassage und Heublumensäcke. Klimatisch empfiehlt sich am ehesten das Mittelgebirge, bei ausreichender Herzfunktion auch das allergenfreie Hochgebirge, weniger das rauhe Seeklima.

Die Erfolge der Rehabilitation bei chronisch-obstruktiven Atemwegserkrankungen sind schwer zu objektivieren: Beurteilt an der Dauer der Arbeitsfähigkeit oder der Häufigkeit und Dauer stationärer Behandlungen im Jahr vor und im Jahr nach der Heilmaßnahme sind die Ergebnisse zwar signifikant besser, sie sind jedoch insgesamt noch nicht befriedigend. Dabei sollten auch Gesichtspunkte einer Kosten-Nutzen-Relation für unser Gesundheitswesen nicht ganz außer acht bleiben.

Jedoch werden die Indikationsstellungen und die individuellen Notwendigkeiten einer Erkrankung zunehmend stärker berücksichtigt. Eine wesentliche Bedeutung kommt dabei der Patientenschulung zu (130), die zu einer höheren Kooperation seitens des Rehabilitanden und zu einer Verbesserung des Krankheitsverlaufes (gezielter Medikamenteneinsatz, weniger schwere Anfälle, Steigerung der Leistungstoleranz, Akzeptanz der Krankheit) führen kann. Weiterentwicklungen werden durch die im Sozialgesetzbuch 5 angesprochene ambulante Rehabilitation, Rehabilitation am Heimatort, zu erwarten sein.

UV: Ein *Unfallereignis* kann ein Bronchialasthma auslösen, wenn z. B. durch Reizgase, Kesselexplosion o. ä. akut eine nachweisliche Beschädigung des Bronchialsystems eingetreten ist und sich in engem zeitlichen Zusammenhang damit nachfolgend erstmalig Asthmaanfälle eingestellt haben. Es bedarf in solchen Fällen ebenso wie im Rahmen der KOV sorgfältiger Erhebungen und Untersuchungen der körperlichen Disposition, um nach Möglichkeit endogene und exogene Krankheitsfaktoren zu analysieren. Ob und inwieweit die beschuldigten äußeren Faktoren im Sinne der Entstehung oder der Verschlimmerung wirksam geworden sind, muß im Einzelfall entschieden werden.

Eine Krankheitsverursachung durch Schädeltrauma mit Beschädigung der Mittelhirnfunktion und anderen neurologischen Ausfällen ist extrem selten und bedarf fachneurologischer Beurteilung. Ein enger zeitlicher Zusammenhang muß erkennbar sein.

KOV: Die Anerkennung eines Bronchialasthmas als Kriegsschadensfolge kann nur in Ausnahmefällen erfolgen. Dabei sind allgemein gehaltene Angaben über die kriegsbedingte Einwirkung von Kälte- und Nässeschäden, Schlafen im Freien usw. nicht geeignet, eine Verursachung durch Kriegseinflüsse wahrscheinlich zu machen.

Ob und inwieweit schwerwiegende Erkrankungen der Lungen oder des Bronchialsystems im Sinne akuter Infektionen, Pneumonie oder einer Brustkorbverletzung ohne vorangegangene Disposition eine asthmatische Erkrankung verursachen können, bleibt Ermessenssache, stellt doch wohl eine große Ausnahme dar.

Ein enger zeitlicher Zusammenhang zwischen dem akuten Krankheitsereignis und nachfolgenden Atembeschwerden, bis ca. 3 Monate, ist vorauszusetzen. Kann angenommen werden, daß das Krankheitsgeschehen ohne die Mitwirkung erwiesener exogener Faktoren allein aus der Anlage heraus zu dem entsprechenden Zeitpunkt nicht in Gang gekommen wäre, daß also die äußeren Faktoren die wesentliche Bedingung des Erfolges waren, so muß die Anerkennung dieses Anlageleidens konsequenterweise im Sinne der Entstehung erfolgen (72). Voraussetzung bleibt aber, daß vor dem schädigenden Ereignis Anzeichen einer obstruktiven Bronchialerkrankung nicht vorhanden waren und daß das schädigende Ereignis schwerwiegend bzw. die Allergene besonders „aggressiv" waren. Ungeeignet ist die Anerkennung einer Schädigungsfolge im Sinne der *Verschlimmerung* für solche Fälle, in denen die kausalen Zusammenhänge fragwürdig sind. Eine Verschlimmerung ist nur für eine vorbestehende Erkrankung denkbar, muß dann aber z. B. bei langdauernder Haft, Zwangsarbeit in staubiger oder feuchter Umgebung usw. anerkannt werden.

Die MdE richtet sich vor allem nach dem klinischen Bild, also Anzahl und Heftigkeit anfallsweise auftretender Beschwerden, nach dem Ausmaß der Hyperreagibilität und Sensibilität des Bronchialsystems, schließlich nach dem Ergebnis einer umfassenden Lungenfunktionsprüfung, deren Richtlinien in den „Anhaltspunkten“ festgelegt und auf Seite 203f wiedergegeben worden sind (3).

Bronchialkarzinom

(56, 85, 172)

Es gilt beim Mann jenseits des 45. Lebensjahres als häufigste Krebstodesursache, mit besonders ungünstiger Prognose in Abhängigkeit vom histologischen Aufbau, Sitz und Ausdehnung des Tumors und Zeitpunkt der Diagnosestellung (141).

Die Überlebenszeit fünf Jahre nach Diagnosestellung liegt zur Zeit insgesamt bei 11%, dabei beträgt die Überlebenszeit median, also für den Einzelfall, weniger als ein Jahr. Während die Erkrankungszahlen für Männer zur Zeit stagnieren, nehmen sie bei Frauen in auffälliger Weise zu. Man schätzt, daß bis 1996 40–50% der Erkrankungen Frauen betreffen könnten. Trotzdem bleibt bei diesen auch weiterhin der Brustkrebs die dominierende Krebserkrankung (1, 70).

Auf den Abschnitt „Tumorerkrankungen“, Seite 362ff, ist zu verweisen. Dort auch weitere Angaben zur Ätiologie und Pathogenese.

Ätiologie: Im allgemeinen handelt es sich um ein multifaktorielles, plurikonditionelles Krankheitsgeschehen, die Ursache des Einzelfalls ist meist unbekannt. Wichtigste Faktoren scheinen die Erbanlage und chronischer Nikotinabusus zu sein. Raucher von mehr als 20 Zigaretten täglich haben ein 20fach erhöhtes Erkrankungsrisiko, bei 10–20 Zigaretten 10fach erhöht (125, 172).

Unbestritten ist, daß die Prozentzahl der Zigarettenraucher unter den Karzinomträgern über 90% liegt, wobei der Anteil weiblicher Patienten offensichtlich deutlich zunimmt. Wo Nichtraucher vom Karzinom betroffen waren, lag der prozentuale Anteil der Frauen wesentlich höher als in dem Raucherkollektiv (1, 148).

Sichere kausale Zusammenhänge wurden auch mit radioaktiven Substanzen, vor allem Uran und Chromaten, beobachtet: Schneeberger und Joachimsthaler Lungenkrebs. Andere Untersuchungen weisen auf Zusammenhänge zwischen Rauchen, chronischer Bronchitis und dysplastischen Veränderungen des Bronchialepithels mit dem Bronchialkarzinom hin, wobei offensichtlich lokalisierte Narbenprozesse bedeutsam sind (120). FERLUGA fand bei Resektion von 185 Karzinomfällen in 10,8% diese in einem Narbenbereich lokalisiert, davon 30% tuberkulöser Natur (21, 34, 82).

Nach TRENDELENBURG sind *Narbenkarzinome* zwar histologisch nicht selten nachgewiesen, vermutungsweise als Folge unspezifischer, tuberkulöser, silikotischer oder anderer Veränderungen, jedoch erklärt bereits die Kombinationswahrscheinlichkeit dieser Krankheiten die Tatsache, daß sie relativ häufig gemeinsam angetroffen werden. Auch die veränderte statistische Lebenserwartung spiele eine Rolle (53, 172).

Nicht ganz einheitlich werden die Zusammenhangsfragen zwischen *Silikose und Bronchialkarzinom* gewertet, nachdem mehrere Arbeitsgruppen unabhängig voneinander festgestellt haben, daß das Lungenkarzinom bei Silikose nicht häufiger auftritt als in vergleichbaren silikosefreien Altersgruppen (16, 85, 121).

Nach neueren Erhebungen von MÜLLER u. RIEPERT fand sich bei 34 Obduktionen von Bronchialkarzinomen bei vorbestehender Anthrakosilikose stets eine scharfe Grenze zwischen zentraler Schwielenzone und tumorös infiltriertem Granulationsgewebe. Danach schließen die Untersucher die Entstehung eines Narbenkarzinoms aus einem voll entwikkelten silikotischen Granulom aus (121).

Das Bronchialkarzinom des Gaswerks- und Kokereiarbeiters scheint ursächlich verknüpft zu sein mit dem hohen Benzopyrengehalt der Schwelprodukte von Steinkohle. Bei den statistischen Vergleichen sind aber wie andernorts auch stets die Rauchgewohnheiten zu berücksichtigen.

Tabelle 13.**3** Berufliche Inhalationsnoxen, die Bronchialkarzinome und bösartige Erkrankungen der oberen Atemwege auslösen können (11)

Berufkrankheitenliste Nr.	Substanz	Risikofaktor
1103	Chrom (Cr-VI-Salze)	4-20
1108	Arsen	2,3-8
1302	Dichlordiäthylsulfid (LOST)	37
1302	Dichlordimethyläther	100
2402	ionisierende Strahlen	10-38
4101/02	Silikose-Schwielen	?
4104	Asbest (in Verbindung mit Asbeststaublungen- oder Pleuraerkrankung)	14-132
4109	Nickel oder seine Verbindungen	10,5
4110	Kokereirohgase	
4203	Stäube von Eichen und Buchenholz	500

Unter den *Karzinogenen* spielen die polyzyklischen und aromatischen Kohlenwasserstoffe eine besondere Rolle. Sie sind auch in kondensiertem Rauch aus kohlebeheizten Zimmeröfen und in den Abgasen von Kraftfahrzeugen mit Otto-Motoren enthalten, und es konnte gezeigt werden, daß diese Substanzen auf der Rückenhaut bestimmter Mäusepopulationen dosisabhängig Karzinome erzeugten. Daß aber allgemein die Liste derjenigen Substanzen, die als karzinogen anzusehen sind (Tab. 13.**3**), noch sehr viel größer ist, kann einer Übersicht auf Seite 364 entnommen werden.

Wenn auch allgemein das berufliche Risiko des heute lebenden Menschen nicht der entscheidende Faktor einer Krebsentstehung sein dürfte, so muß man es doch als erwiesen ansehen, daß eine überproportionale Sterblichkeit an Lungenkrebs, auch unabhängig vom Zigarettenrauchen, mit bestimmter *beruflicher Exposition* gegen eine Reihe von Substanzen vergesellschaftet ist. Unter den Substanzen, die beim Menschen erfahrungsgemäß bösartige Geschwülste zu verursachen vermögen, finden sich vor allem Arsen, Asbest (5), Asphalt, 4-Aminodiphenyl, Benzidin und seine Salze, Benzol, Chromat, Nickel und allgemein Ruß oder Teer.

Für die wichtige Beurteilung der Zusammenhangsfrage zwischen *Asbestexposition* und Lungenkrebs wird nach der neuen Berufskrankheitenverordnung nicht mehr der Nachweis einer Lungenasbestose gefordert. Es müssen jedoch sonstige Folgen einer Asbestexposition (z. B. Pleuraplaques, lineare Verkalkungen der Pleura diaphragmatica) nachweisbar sein. Dabei wirken Asbestfasern und Tabakrauchbestandteile auf die Entstehung eines Lungenkrebses gemeinsam stark begünstigend. Asbestbelastungen bei Nichtrauchern führen nicht häufiger zu Bronchialkarzinomen als bei der Durchschnittsbevölkerung. Steigender Tabakkonsum führt bei Asbestexposition (auch zurückliegend) zu fast exponentiellem Anstieg des Lungenkrebsrisikos, weit über das der nicht asbestbelasteten Raucher hinaus (87).

Bisher nur im Tierversuch eindeutig kanzerogen zeigten sich u. a. Äthylenamin, Beryllium, Dimethylsulfat, Hydrazin, Kobalt und Vinylchlorid.

Wo am Arbeitsplatz Kontakte mit solchen Chemikalien bestehen, muß eine exakte Prüfung der Frage erfolgen, ob es sich um eine berufsbedingte Einwirkung handeln könnte.

Extrem selten ist eine Krebsentstehung am Ort einer äußerlichen *Verletzung*. Einzelfälle, bei denen der Ort des Traumas zugleich Sitz des Tumors war, sind auch nach einer Latenzzeit von durchschnittlich 22 Jahren (bis zu 48 Jahren) noch anerkannt worden. Dagegen scheint die Fremdkörpereinwirkung von Geschossen für die Tumorgenese nicht von wesentlicher Bedeutung zu sein, vielmehr ein histologischer Umbau im Bereich der Verwundung. Als Kriterium zur Beurteilung eines Kausalzusammenhangs zwischen Trauma und Tumor wird im allgemeinen vorausgesetzt, daß es sich um ein erwiesenes und ausreichend schweres Trauma, ebenso um einen zweifelsfrei verifizierten Tumor (mit Histologie) handelt, daß ein enger regionaler Zusammenhang zwischen Trauma und Tumor, dagegen eine ausreichend lange Latenzzeit und Brückensymptome nachgewiesen sind. Dabei liegt die Latenzzeit nicht unter 20 Jahren, im Mittel bei 29 Jahren.

Bei *gutartigen Tumoren* der Lunge, des Bronchialsystems und des Mediastinums (Bronchialadenome, Fibrome, Lipome, neurogene Tumoren, Teratome, Karzinoide u. a.) richtet sich die Beurteilung nach Ausdehnung und Sitz, Funktionseinbuße sowie den Möglichkeiten und Folgen einer operativen Entfernung.

Die Prognose ist insgesamt relativ gut, von den Operierten können etwa 85% wieder erwerbsfähig werden (45).

Ätiologische Zusammenhänge mit äußeren Faktoren sind nicht anzunehmen.

Beurteilung: Die Beurteilung richtet sich nach histologischem Aufbau der Geschwulst, Allgemeinzustand, Krankheitsdauer, Ausdehnung und evtl. Metastasierung sowie der Wirkung therapeutischer Maßnahmen (Operation, Bestrahlung, Chemotherapie). Eine Lungenfunktionsprüfung kann zweckmäßig sein, besonders zur Beurteilung des Gasaustausches nach Bestrahlung (Strahlenpneumonitis) oder nach einer intensiven Chemotherapie mit fibroseinduzierenden Zytostatika. Die Prognose hängt von der Tumorgröße und -lokalisation, somit in erster Linie von der Operabilität ab. Kurative Bestrahlungen haben nur begrenzte Erfolge, jedoch eine bessere Prognose als der Spontanverlauf. Kranke mit kleinzelligen Bronchialkarzinomen weisen die schlechteste Prognose mit sehr geringer Lebenserwartung (von im Mittel 10 bis 11 Monaten nach Diagnosestellung, auch bei Ansprechen einer Chemotherapie) auf. Nach 5 Jahren leben nur noch einzelne dieser Patienten.

SchwbG: Hier wird ein Bronchialkarzinom im allgemeinen Bewertung eines Behinderungsgrades auslösen, die je nach Allgemeinzustand, Beschwernissen und therapeutischer Chance zwischen 80 und 100 anzusetzen ist.

Laut „Anhaltspunkten" ist nach Entfernung eines malignen Bronchial- oder Lungentumors in den ersten fünf Jahren eine Heilungsbewährung abzuwarten. GdB während dieser Zeit wenigstens 80, bei Einschränkung der Lungenfunktion mittleren bis schweren Grades 90–100.

RV: Bei rechtzeitig operiertem (lobektomiertem) und wirksam bestrahltem Lokalbefund, gutem Allgemeinzustand und ungestörter Lungen- und Kreislauffunktion kann Arbeitsfähigkeit fortbestehen. Im Anschluß an eine klinische Behandlung wird häufig Rente wegen EU auf Zeit zu gewähren sein, bei sichtbarer Metastasierung und nach Pneumektomie (wegen der zu erwartenden Entwicklung eines Cor pulmonale) ist EU auf Dauer gegeben. Berufseigentümliche Faktoren (Teer, Asbest usw.) müssen berücksichtigt werden. Meldung an die zuständige Berufsgenossenschaft und den Landesgewerbearzt bei jedem Verdachtsfall.

Für **KOV** ist nur dann ein Zusammenhang zu prüfen, wenn z. B. in Gefangenschaft eine besondere berufliche Exposition bestanden hat.

Dabei ist gelegentlich die Kausalität durch eine exogene Noxe zu beurteilen. Relativ eindeutig liegen die Verhältnisse dort, wo Kriegsgefangene radioaktiven Substanzen oder Asbest exponiert waren. Nach vernarbter Lungentuberkulose entscheiden Lokalisation und Lebensgewohnheiten (Rauchen) über einen Zusammenhang.

Bronchiektasen

(86)

Es handelt sich um definitive, irreversible Erweiterungen der Bronchien mit akuter und chronischer Entzündung im Bereich der Bronchialwand und des umgebenden Lungengewebes (WHO).

Sie sind manchmal angeboren oder entstehen durch eine angeborene Störung wie das Karthagener-Syndrom oder das Syndrom der immobilen Zilien (47). Oft sind sie erworben, z. B. nach Keuchhusten, Bronchitis, Pleuraschwarten, Abszedierung oder Verletzung im Bereich der Lungen; auch bei $^1/_3$ der Emphysemkranken lassen sich Bronchiektasen nachweisen. Chemisch-irritative Einflüsse können verschlimmernd wirken. Chronische Pneumonien sind öfter Folge als Ursache. Einheitliche Angaben über die Häufigkeit angeborener Formen liegen nicht vor. Die Diagnose setzt den typischen klinischen Befund („stehender Katarrh" nach Brauer), dreischichtiges

Sputum, im Regelfall auch Bronchographie voraus. Uhrglasnägel und Trommelschlegelfinger sind nicht obligat; ein Amyloid ist selten, bei Verdacht (Harnbefund) ist die Diagnose aus Leber- und Nierenfunktion sowie ggf. durch Rektumbiopsie zu sichern. Bei den angeborenen Bronchiektasen liegen selten isolierte Veränderungen vor. Mittels Computertomographie lassen sich geringfügige Veränderungen (Wandverdickungen, umgebende Entzündungen) nachweisen, die weder auf konventionellen Röntgenaufnahmen, noch auf Tomogrammen, noch mittels Bronchographie dargestellt werden können.

KV: Keinesfalls sind Bronchiektasen stets „anlagebedingt". Sie bilden sich bevorzugt in engem lokalem Zusammenhang mit Narben oder Schwielen nach Verletzung der Lungen oder Pleura aus und müssen dann – auch bei häufig jahrelanger Latenz – im Sinne der Entstehung anerkannt werden.

Die Prognose ist durch wirksame antibiotische und physikalische Therapie in den letzten Jahren verbessert worden. Für den Krankheitsverlauf bedeutsam sind die begleitende chronische Bronchitis und das eventuell resultierende chronische Cor pulmonale.

Bei umschriebener Bronchiektasie kann eine Lungenresektion zur definitiven Heilung führen.

MdE und Beurteilung der Erwerbsfähigkeit richten sich nach der Ausdehnung des Befundes, wobei jeweils die Lungen- und Kreislauffunktion mit zu prüfen ist. Bei Jugendlichen und einseitigem Befund ist Heilung durch Resektion möglich. Bei massivem Auswurf ist eine Berufstätigkeit in der Öffentlichkeit (Kellner, Schaffner, Friseur usw.) in Frage gestellt.

Chronische Bronchitis

(95, 105, 161, 179)

Die Nomenklatur ist uneinheitlich, synonym werden gebraucht: bronchitisches Syndrom, spastische Bronchitis, Emphysembronchitis, obstruktives Atemwegsyndrom u. a. Ihre Chronizität und die funktionellen Auswirkungen lassen sie von der für Versorgungsfälle unbedeutenden akuten Bronchitis, die meist auf eine Virusinfektion zurückgeht, abtrennen. Definitionsgemäß handelt es sich um eine Erkrankung der Bronchien, bei der während wenigstens 3 Monaten von zwei aufeinanderfolgenden Jahren Husten und Auswurf bestehen. Frühzeitig kommt es zur Belastungsdyspnoe.

Wenn nicht Husten und Auswurf, sondern eine spastische Ruhedyspnoe – ohne Anfallscharakter – im Mittelpunkt des Beschwerdebildes stehen, spricht man auch von einer *„small airway disease" (SAD)*. Sie ist in den kleinsten Bronchiolen mit einem Durchmesser von 2 mm lokalisiert.

Bei der *„small airways disease"* (40) handelt es sich nach dem Konzept einer Montrealer Arbeitsgruppe vorwiegend um Veränderungen im Frühstadium einer chronisch bronchitischen Erkrankung, die auf die kleinsten Atemwege beschränkt ist. Ein funktioneller Nachweis ist möglich durch die Fluß-Volumen-Kurve mit verschiedener Dichte von Gasen. Analoge atemmechanische Veränderungen zeigen Personen mit Risikofaktoren wie Inhalationsrauchen sowie starker Umweltverschmutzung bei beruflicher Exposition (154).

Aus funktionellen und morphologischen Gründen blieb dieser Begriff aber nicht unwidersprochen. Als Begleitkrankheit bei anderen Lungenerkrankungen sei der Begriff von zweifelhaftem Wert, bei isoliertem Auftreten als selbständige Krankheit dem präzisen Begriff der Bronchiolitis unterlegen, als Frühstadium der chronischen Atemwegsobstruktion, also der chronisch obstruktiven Bronchitis und des Emphysems, unbewiesen (113).

Für die Krankheitsentwicklung der chronischen Bronchitis sind außerdem bedeutsam rezidivierende Infekte der Bronchien, Bronchopneumonien, ferner Störungen der Lungenbelüftung durch Einschränkung der Zwerchfell- und Pleurafunktion, Störungen der Thoraxstatik (Skoliose, insbesondere Kyphoskoliose), sowie Zweitkrankheiten der Lungen wie Tuberkulose, Silikose oder Sarkoidose. Bronchiektasen sind meist sekundär entstanden.

Funktionell ähnliche Veränderungen bewirkt das *„irritable Bronchialsystem"*, auch hier fehlt eine exakte nosologische Abgrenzung von der chronischen Bronchitis. Ursächliche Mechanismen sind nicht bekannt. Die Bronchialobstruktion wird vermutlich gesteigert durch minimale Dosen von Proteasen, Histamin, Serotonin, Prostaglandine sowie auch Allergenen. Lokale Reizareale unterhalten die obstruktive Funktionsstörung. Ähnliche Veränderungen findet man auch bei Lungenembolie und bei Linksherzinsuffizienz, reflektorisch ausgelöst (176).

Ätiologie: Stets wird ein *Ursachenbündel* wirksam. Dabei kann man von einer gewissen Disposition (Bindegewebsschwäche) ausgehen, die im Einzelfall allerdings morphologisch schwer zu belegen ist. Weitere sichere Einflußfaktoren sind die Gewebealterung und äußere Noxen, vor allem der *chronische Nikotinabusus des Zigarettenrauchers* (118, 166).

Die pathogene Auswirkung anhaltend starken Zigarettenrauches gehört zu den wenigen Dingen, die in der medizinischen Wissenschaft unbestritten sind (23, 105, 120). Experimentell wurde eine dosisabhängige Symptomatik mit Hypersekretion, Hustenneigung, gehäuften Bronchialinfekten, Verschiebungen des Blutspiegels für Triglyzeride und Cortisol sowie ein erhöhter Kohlenmonoxidgehalt im Blut nachgewiesen. Nach den Untersuchungen von G. Fruhmann ist der schädigende Einfluß von regelmäßigem Tabakgenuß jedoch höher einzuschätzen als die langwährende Einwirkung erhöhter Staubkonzentrationen am Arbeitsplatz (35, 102). Trotzdem sind die Einflüsse der Umweltverschmutzung zunehmend bedeutsam für die allgemeine Krankheitsentwicklung. Dies wird in umfangreichen Untersuchungen belegt (28, 161, 162). Unabhängig von spezieller, staubbelasteter Berufstätigkeit werden allerdings die in den 60er Jahren noch viel stärkeren Einwirkungen durch Umweltverschmutzung in Westeuropa heute als geringer wirksam für eine Krankheitsförderung bei der Allgemeinbevölkerung angesehen.

Unklar ist auch, inwieweit die heute intensiv diskutierten Gifte wie Dioxine und Fumarane, die vor allem bei der Müllbeseitigung auftreten (bei der Verbrennung, wenn die erforderlichen Temperaturen nicht eingehalten werden, sowie als Bestandteil von Deponiegasen) bei Langzeitbelastungen, auch in sehr niedrigen Konzentrationen, in synergetischer Weise zu Schäden am menschlichen und tierischen Organismus führen können.

Wenn auch kein Zweifel besteht, daß chronische Staubbelastung gesundheitsschädigend wirksam sein kann, so liegt die Schwierigkeit doch darin, daß man keinen allgemein verbindlichen Schwellenwert einer Staubkonzentration festlegen kann, der im Einzelfall krankmachend wirksam wird, zumal meist mit einer Kombinationswirkung verschiedener Faktoren zu rechnen ist. Ein Grenzwert für kurzzeitige Staubbelastung wird heute mit 0,65 g/m^3, die tolerierbare Langzeiteinwirkung mit 0,35 g/m^3 angegeben. Für zahlreiche Chemikalien wurden die maximal tolerierbaren Stoffkonzentrationen am Arbeitsplatz (MAK) festgelegt (4, 118).

Hervorzuheben ist aber, daß Rauchen von mehr als 10 g Tabak pro Tag eine eindeutig noch stärkere Auswirkung zeigt und daß schließlich auch das Lebensalter von wesentlichem Einfluß auf die Krankheitsentwicklung ist. Dagegen spielen Faktoren wie Klima, Luftdruck usw. in den Steinkohlebetrieben keine nachweisbare Rolle.

Husten und Auswurf treten, wie arbeitsmedizinische epidemiologische Studien gezeigt haben, mit zunehmender Staubexposition häufiger auf (35), jedoch keine überzufällige Häufung obstruktiver Ventilationsstörungen. Damit ist die gutachtliche Beurteilung erschwert.

Eindeutig ist die Häufung einer Bronchialobstruktion in Abhängigkeit vom Tabakkonsum, was den Einfluß des Lebensalters noch übertrifft.

Auch in der *Landwirtschaft* wurde festgestellt, daß z. B. Berufstätige in Futtermischereien einer hohen Staubexposition unterliegen. Dieser Staub enthält neben organischen Bestandteilen verschiedene Mineralkomponenten sowie bakterielle und mykotische Mikroorganismen. Man fand bei solchen Berufstätigen chronische Bronchitiden überdurchschnittlich häufig, wobei die Einflüsse von Alter und Rauchen ausgeschlossen wurden. Als chemische Noxen spielen hier Mineraldünger, Desinfektionsmittel und Pestizide eine Rolle.

Beurteilung: Sie richtet sich nach dem klinischen Bild (Husten, Auswurf, Dyspnoe in Ruhe oder erst nach Belastung), muß aber in jedem Fall durch eine eingehende Lungenfunktionsprüfung quantifiziert werden (s. S. 203f) In die Beurteilung gehen Befunde ein, die auf gleichzeitig vorliegende Bronchiektasen oder ein sekundäres Lungenemphysem hinweisen. Besondere Beachtung gilt dem Nachweis eines beginnenden, manifesten oder gar dekompensierten chronischen Cor pulmonale.

RV und UV: Besondere Beachtung ist den *Berufseinflüssen* zu widmen, wie im einzelnen ausgeführt. Bei objektiv nachweisbarer Funktionseinschränkung mit Minderung der Atemreserven besteht BU für alle Tätigkeiten in staubreicher Umgebung oder unter Witterungseinflüssen, z. B. in Bergbau, Hüttenbetrieb, Steinbruch, Straßenbau, Landwirtschaft, Sägewerk oder Zementfabrik. Bei globaler Dekompensation der Atmung (alveolare Minderbelüftung) und des Herzens ist EU auf Dauer gegeben.

MdE auf dem allgemeinen Arbeitsmarkt je nach Funktionseinbuße 30–60%, solange nicht mehr als eine chronische Bronchitis ohne/mit Emphysem vorliegt. Bewertungsmaßstäbe s. Seite 203.

In der UV kann eine chronische Bronchitis durch ein Thoraxtrauma, Rippenfrakturen, Zwerchfelladhäsion, Wirbelsäulenbeschädigung verschlimmert werden, wenn sie als vorbestehend nachgewiesen ist. Eine Begünstigung der Krankheitsentwicklung zur chronischen Bronchitis durch ein Thoraxtrauma ist nur dort anzunehmen, wo andere Kausalfaktoren bis zum Unfallzeitpunkt nicht in Erscheinung getreten sind.

KOV: Auch hier sind allgemeine Angaben über *Kälte- und Nässeschäden* usw. nicht geeignet, einen Zusammenhang mit Kriegseinflüssen wahrscheinlich zu machen, soweit es sich nicht um besonders ungünstige Lebensumstände (KZ, Kriegsgefangenschaft usw.) handelt. Voraussetzung ist der Nachweis eines engen zeitlichen Zusammenhangs, wonach also bronchitische Beschwerden bereits nach Rückkehr aus Gefangenschaft manifest waren. Liegen jedoch Jahre zwischen dem Zeitpunkt der Rückkehr aus der Gefangenschaft oder Haft und der Manifestation bronchitischer Beschwerden, muß angenommen werden, daß die übrigen Kausalfaktoren wie fortschreitende Alterung, Lebensgewohnheiten, vor allem Zigarettenkonsum usw., die entscheidenden Faktoren waren, so daß den Einflüssen der Haft oder anderer Kriegsereignisse eine abgrenzbare Wirkung nicht mehr zugerechnet werden kann. Andererseits kann bei Vorbestehen einer chronischen Bronchitis durch ungünstige Lebensumstände wie Haft, KZ usw. eine abgrenzbare Verschlimmerung eintreten. Unterernährung allein erklärt einen kausalen Zusammenhang nicht. Eine Verschlimmerung durch Kriegseinflüsse ist nur dann anzunehmen, wenn eine bereits zu Kriegsbeginn vorliegende chronische Bronchitis unmittelbar nach Rückkehr eine deutlich ungünstige Wendung genommen hat. In vielen Fällen handelt es sich aber bei Kriegsteilnehmern um einen mit fortschreitendem Lebensalter typischen Krankheitsablauf, bei dem sich allmählich unter den Einflüssen der Alterung und des persönlichen und beruflichen Alltags verstärkte Beschwerden eingestellt haben.

Rehabilitation: Hier bestehen in den Frühstadien der Krankheit Chancen, durch Wechsel der Lebensgewohnheiten und/oder des Arbeitsplatzes das Fortschreiten der Erkrankung zu verhindern oder doch zu verzögern. Stationäre Heilmaßnahmen sind unter der Voraussetzung sinnvoll, daß der Patient sich vollständiger Nikotinkarenz befleißigt. Ein staubfreier Arbeitsplatz muß in jedem Fall gewährleistet sein. Ggf. ist Umschulung erforderlich.

Lungenabszeß, Lungenempyem

(109)

Beide sind gefürchtete Komplikationen einer langdauernden Pneumonie bei Kranken mit geschwächtem Allgemeinzustand, z. B. Hunger- oder Alterskachexie, Diabetes, Tuberkulose, Pleuritis oder nach Spontanpneumothorax. Meist verursachen sie langdauernde AU, aber nur im Zusammenhang mit einem anderen organischen Grundleiden Berentung. Berufliche Einflüsse (Infektionen, Tuberkulose, Thoraxtraumen) müssen ggf. berücksichtigt werden.

Progressive Lungendystrophie

(94)

Darunter versteht man allgemein eine prognostisch ungünstige, besonders ausgeprägte Form des bullösen Emphysems. Dabei entstehen riesige Blasen durch Bronchialobstruktion, Schädigung des Lungenparenchyms oder durch Kombination von beiden. Das klinische Erscheinungsbild hängt von der Ätiologie ab: die Veränderungen können weitgehend symptomlos bleiben, aber auch eindrucksvolle Symptome mit vor allem bei Belastung verstärkter

Luftnot verursachen. Röntgenologisch stellt sich diese bullöse Form des Emphysems in Form von nebeneinander bestehenden Anteilen mit verminderter Strahlendurchlässigkeit und dünnwandigen Blasen dar. Fortschreitender Substanzverlust der Lungen führt evtl. frühzeitig zu therapeutisch schwer beeinflußbarer respiratorischer Insuffizienz. Eine Besserung ist manchmal durch chirurgische Therapie (Segment- oder Lobektomie, Entfernung einzelner Blasen) zu erzielen.

Beurteilung: Nach Funktionsverlust ist frühzeitige Berentung häufig unvermeidlich. Prognostische Bewertung, insbesondere berufliche Belastbarkeit erfolgt wie bei anderen Formen des Lungenemphysems.

Lungenemphysem

(19, 54, 55, 58, 103, 105, 179)

Nach der Definition der WHO handelt es sich beim Emphysem um ein Lungenleiden mit irreversibler Dilatation der distalen, den Bronchioli terminales anhängenden Lufträume mit der Zerstörung ihrer Wände. Pathologisch-anatomisch unterscheidet man hauptsächlich: *zentrilobuläres* (azinäres) Emphysem, das bevorzugt in den zentralen Partien der Lobuli bzw. Azini lokalisiert, aber klinisch weniger charakteristisch ist als das *panlobuläre* Emphysem in diffuser Anordnung; schließlich das *bullöse Emphysem* mit blasigen Hohlräumen von wenigstens 1 cm Durchmesser.

Zwischen chronischer Bronchitis und Lungenemphysem gibt es fließende Übergänge, wobei sich die Definition vor allem nach der Auswirkung des *destruktiven* Krankheitselementes mit *irreversibler Zerstörung* kleinster Bauelemente und nachfolgender Überblähung (Thoraxstarre und -weite, Zwerchfelltiefstand, erhöhtes intrathorakales Gasvolumen) richtet. Beim Anfallsasthma hingegen entsteht die Überblähung funktionell (Spasmen, Schleim) und ist zumindest teilweise reversibel. Die Unterschiede sollen durch Abb. 13.1 verdeutlicht werden:

Nach Giese und Hartung unterscheidet man für *klinische Belange* folgende irreversible Emphysemformen:

1. Primäres, senil-atrophisches oder *Altersemphysem.*

   Dies ist die Folge der physiologischen Gewebealterung, die zur Strukturüberdehnung führt, jedoch solange keine klinisch bedeutsamen Atembeschwerden hervorruft, wie Komplikationen durch Bronchialinfekte, Herzinsuffizienz usw. nicht vorliegen. Funktionell ist das intrathorakale Gasvolumen erhöht, der Bronchialwiderstand liegt im altersentsprechenden Normbereich, ebenso die Blutgase, es führt deshalb auch nicht zum chronischen Cor pulmonale.

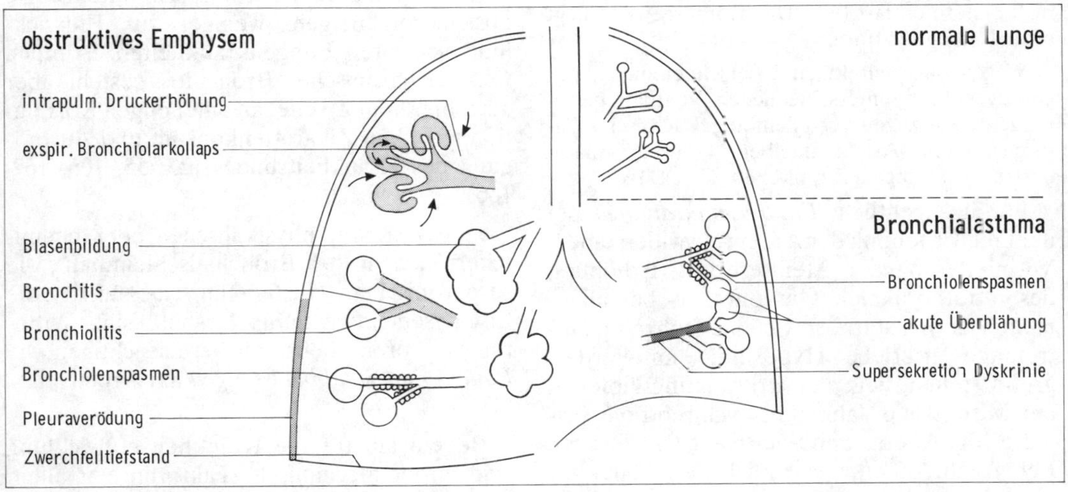

Abb 13.1 Skizze zur anatomischen und funktionellen Differenzierung zwischen obstruktivem Lungenemphysem und Bronchialasthma (aus H. H. Marx: Lungenemphysem und Bronchitis. Thieme, Stuttgart 1963)

2. Sekundäres Lungenemphysem, nämlich

a) obstruktives, auch bronchiolostenotisches Emphysem, vor allem bei chronischer Bronchitis;

b) Narbenemphysem, vor allem bei Lungenfibrosen, Silikose usw.;

c) Überdehnungsemphysem bei Thoraxdeformitäten oder nach Lungenresektion (kompensatorisches E.).

Unter rein klinisch-funktionellen Gesichtspunkten werden mancherorts zwei Grundtypen des Emphysems unterschieden (19):

Der sog. emphysematöse Typ *(pink puffer)*, bei dem die verminderte Retraktionskraft des Lungengewebes und eine verminderte Sekundenkapazität infolge eines Bronchiolarkollapses im Vordergrund stehen. Die Atemwegswiderstände sind bei Spontanatmung nicht wesentlich erhöht, Hauptbefund ist eine schon bei leichter Arbeit sich verstärkende arterielle Hypoxämie, während Zeichen der Kohlensäureretention fehlen. Das Körpergewicht nimmt mit der Krankheitsdauer ab, womit in Einklang steht, daß eine statistische Korrelation zwischen einer verminderten Diffusionskapazität für CO und dem prozentualen Untergewicht gefunden wurde (126).

Bei dem sog. bronchitischen Typ *(blue bloater)* steht die während In- und Exspiration erhebliche Obstruktion der kleinen Luftwege, die medikamentös nur teilweise reversibel ist, im Vordergrund. Gasanalytisch besteht eine Globalinsuffizienz mit Hypoxämie und vor allem in fortgeschrittenen Stadien ausgeprägter Hyperkapnie. Dementsprechend entwickelt sich auch frühzeitig eine pulmonale Hypertonie, die sich vor allem unter Belastung verstärkt; hierdurch ist auch eine wesentlich schlechtere Prognose erklärt (62). Das Körpergewicht liegt oftmals über der Norm.

Wegen der vielfältigen Überschneidungen der pathogenetisch unterschiedlichen Ventilationsstörungen bevorzugen vor allem angelsächsische Autoren als eine Art Sammelbegriff die „chronisch obstruktive Lungenerkrankung“ (COLD).

Für die eigentliche *Emphysemkrankheit*, bei der eine Erhöhung der Atemwegswiderstände, Verminderung der Atemreserven, Erhöhung des intrathorakalen Gasvolumens bei allgemeiner Thoraxstarre sowie eine frühzeitig eintretende arterielle Hypoxämie im Vordergrund stehen, liegt der Erkrankungsgipfel in der Mitte des 6. Jahrzehnts, während das primäre sog. Altersemphysem nicht vor dem 65. Lebensjahr, oft erst wesentlich später oder gar nicht, in Erscheinung tritt.

Die allgemeine und häufige Schwierigkeit, eine Art *Alterungsfaktor* für die Krankheitsentwicklung abzugrenzen, besteht beim Lungenemphysem in besonderem Maße (178). Lungen- und Bronchialsystem sind, wie andere Organe auch, einer allgemeinen Alterung unterworfen, was an diesem Organ zu lokaler Überblähung mit Reduktion der feingeweblichen Gliederung, nachfolgend Vermehrung des intrathorakalen Gasvolumens (Residualvolumen) und Neigung zu Verteilungsstörungen, schließlich auch zur Erhöhung des Strömungswiderstandes und leichter Minderung des arteriellen Sauerstoffdrucks führen kann. Dagegen entwickelt sich beim unkomplizierten Altersemphysem niemals eine pulmonale Hypertonie (62, 106), auch keine Hyperkapnie. Bei Männern findet man ein Lungenemphysem wesentlich häufiger als bei Frauen; bislang betrug das Verhältnis etwa 9 : 1, jedoch dürfte sich dies bei Fortführung derzeitiger Rauchgewohnheiten bald zu Ungunsten der Frauen verändern.

Ätiologie: Das obstruktive Emphysem ist ein multifaktorielles Krankheitsgeschehen. Konstitutionelle Faktoren sind bedeutsam, wenn auch kaum quantifizierbar. So findet man vor allem unter den prognostisch ungünstigeren Krankheitsfällen häufiger Hinweise auf eine Bindegewebsschwäche, was aber auch eher eine klinische Realität, weniger einen nosologisch exakten Begriff darstellt. In manchen Fällen konnte durch Nachweis des Alpha-l-Proteaseninhibitormangels eine *Erbanlage* festgestellt werden, weil solche homozygoten Patienten häufiger zur Entwicklung eines Emphysems in jungen Jahren tendieren (2, 68). Man hat angenommen, daß Heterozygote in geringerem Ausmaß zur Atemwegsobstruktion neigen, weniger zur Entwicklung schwerer Lungenkrankheiten. Ähnlich wie bei chronischer Bronchitis besteht aber auch hier kein Zweifel an einer engen Korrelation zwischen Zigarettenkonsum und Ausprägung des Krankheitsbildes (23, 55, 105, 162, 166).

Jede Art von physikalischer oder chemischer Reizung der Bronchialschleimhaut, die zu chronischem Husten führt, begünstigt die Emphysementwicklung. Deshalb sind Witterungsfaktoren ebenso zu berücksichtigen wie *Rauch- und Staubbelastungen* am Arbeitsplatz (4).

Bedeutsam für die Krankheitsentwicklung sind ferner mechanische Faktoren, vor allem Verklebungen der *Pleura* und/oder des Zwerchfells, wodurch vor allem das einseitige, *kompensatorische Emphysem* begünstigt wird, das sekundär obstruktiv werden kann. Eine Rundrückenbildung ist meist Folge, selten Ursache des Emphysems. Anders ist es bei der schweren Deformierung einer Kyphoskoliose, die ein Dehnungsemphysem nach sich zieht. Häufig geht das Lungenemphysem aus der jahrelangen Entwicklung einer chronischen Bronchitis mit immer wieder rezidivierenden Bronchialinfekten hervor. Dabei können auch allergische Faktoren mitwirken, weniger exakt abgrenzbar sind hormonelle und psychische Einflußfaktoren. Bronchiektasen, die man bei etwa einem Drittel der Emphysempatienten nachweisen kann, sind eher Begleiterscheinung als ein ätiologischer Faktor. Alte, indurierte Spitzenherde bei inaktiver, klinisch ausgeheilter Lungentuberkulose haben generell keine Auswirkung auf die Krankheitsentwicklung eines Emphysems. Anders zu beurteilen ist die Einwirkung solcher Veränderungen an Pleura, Zwerchfell oder Wirbelsäule, die die Thoraxstatik und damit die Lungenbelüftung nachhaltig beeinträchtigen, ihnen kommt dann wesentliche Bedeutung für die ein- oder beidseitige Emphysementwicklung zu (104). Zur Pathogenese siehe Abb. 13.**2**.

Beurteilung: Das klinische Bild ist sehr unterschiedlich, oftmals fällt das Emphysem dem Untersucher zunächst nicht auf, wenn eine Ruhedyspnoe, im Gegensatz zum Asthmatiker fehlt. Bei der äußeren Untersuchung gilt es weniger, einen sog. „Faßthorax" aufzufinden, als die Starre des Brustkorbs mit tiefstehendem, minderverschieblichem Zwerchfell, hypersonorem Klopfschall, leisem Atemgeräusch, evtl. bronchitischen Nebengeräuschen festzustellen. Der leicht prüfbare Atemstoß zeigt sich immer abgeschwächt, was sich quantitativ durch Messung der Sekundenkapazität fixieren läßt. Ergänzend müssen eingehende funktionelle Prüfungen der Lungen- und Kreislauffunktion erfolgen, wobei jedoch ein pathognomonisches Funktionsmuster nicht zu erwarten ist, da sich die verschiedensten Formen von Ventilations-, Perfusions-, Diffusions- und Verteilungsstörungen entwickeln können. Spirographische und atemmechanische Untersuchungen (im Bodyplethysmographen) haben besonderes Gewicht, da die unter Belastung zunehmende Dyspnoe am besten durch die Resistance bzw. den Atemgrenzwert verdeutlicht wird. Das Ausmaß der Bronchialobstruktion sollte vor und nach Anwendung eines inhalativen Bronchospasmolytikums kontrolliert werden.

Das Thoraxröntgenbild ist differentialdiagnostisch wichtig, funktionell ist es weniger von Bedeutung, da es keine exakte Aussage über Anatomie und Funktion der Lungen zuläßt (65). Die sich vielfältig überschneidenden pathogenetischen Faktoren, die in Abb. 13.**2** dargestellt sind, führen bei fortschreitendem Verlauf über die Reduktion der Ventilationsleistung hinaus zur Inhomogenität der alveolären Ventilation und damit zur arteriellen Hypoxie. Diese korreliert statistisch signifikant zur Hyperkapnie und zur pulmonalen Hypertonie, was sich vor allem unter ergometrischer Belastung prüfen läßt. Eine differenzierte Leistungsbewertung setzt deshalb die Bestimmung der arteriellen Blutgase in Ruhe und unter Belastung voraus und sollte zur Beantwortung der entscheidenden Frage, ob sich ein Cor pulmonale entwickelt hat, eine möglichst exakte kardiologische Diagnostik mittels EKG, Dopplerechokardiographie, Oberbauchsonographie und ggf. Rechtsherzkatheter einschließen (41, 96, 145). Einzelheiten hierzu im kardiologischen Kapitel Seite 161.

Das linke Herz wird durch die Erkrankung des Lungenparenchyms bzw. Pulmonalkreislaufs im allgemeinen nicht in Mitleidenschaft gezogen (127). Steht in Frage, ob z. B. ein Myokardinfarkt durch die chronisch-obstruktive Lungenerkrankung verursacht oder verschlimmert worden ist, so müssen eingehende, meist invasive Untersuchungsmethoden angewandt werden, um das Vorliegen einer koronaren Herzkrankheit zu bestätigen oder auszuschließen. Langjährig wirksamer und objektiv nachgewiesener Sauerstoffmangel kann die Entwicklung zum Cor pulmonale begünstigen, bei dem die chronische Hypoxämie wichtigster ätiologischer Faktor ist (41, 62, 165). Weitere Einzelheiten im Abschnitt über das chronische Cor pulmonale Seite 174f.

SchwbG: Für die quantitative Bewertung der Lungenfunktionsstörung durch das Emphysem gelten die Grundsätze, die in den „Anhaltspunkten" niedergelegt und auf Seite 203 wiedergegeben sind.

Die hier angegebenen Prozentsätze für die MdE bzw. die Bewertung des Grades der Behinderung (GdB) schließen im allgemeinen die Auswirkung der Funktionsstörung auf das rechte Herz ein, so daß eine zusätzliche Be-

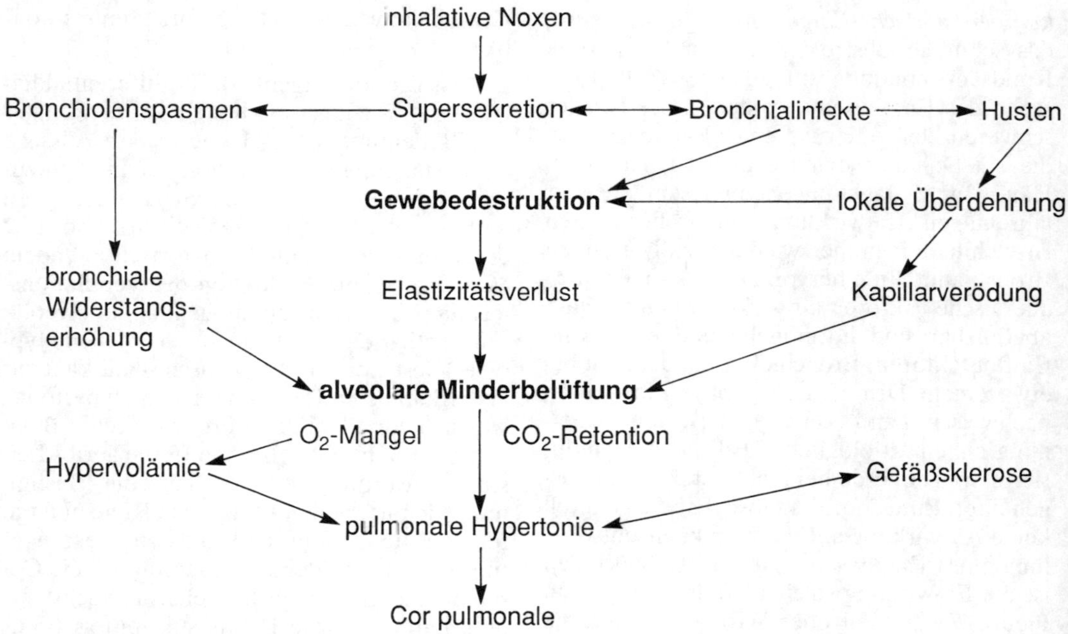

Abb 13.**2** Zur Pathogenese des chronischen Cor pulmonale

wertung wegen pulmonaler Hypertonie oder Rechtsherzinsuffizienz nur im Endstadium denkbar ist.

RV: Ebenso wie bei chronischer Bronchitis ist die Erwerbsfähigkeit im Hinblick auf die berufliche Staubexposition, Witterungseinflüsse und allgemein auf das Ausmaß körperlicher Belastung abzustimmen. Bei Nachweis eines funktionell bedeutsamen Emphysems können nur noch leichte körperliche Arbeiten, überwiegend in gedeckten Räumen und unabhängig von Witterungseinflüssen, durchgeführt werden.

Deshalb ist in vielen solcher belastenden Berufe bei Nachweis eines Lungenemphysems BU nicht zu umgehen. Bei Anzeichen einer globalen Dekompensation der Atmung bzw. eines chronischen Cor pulmonale ist EU auf Dauer gegeben.

Was die beruflichen Einflüsse, insbesondere Staubexposition bei Bergleuten und anderen Berufen anlangt, so ist auf das Kapitel der Berufskrankheiten zu verweisen (S. 266). Eine besondere Problematik stellt das bei Staublungen häufige Begleitemphysem (Narbenemphysem) dar, das im Zusammenhang mit einer Silikose beurteilt werden muß. Ebensowenig wie die chronische Bronchitis ist das Lungenemphysem bisher in die Berufskrankheitenverordnung aufgenommen worden.

Eine Berufstätigkeit als Musikinstrument- oder Glasbläser ist im allgemeinen nicht geeignet, die Ausprägung oder Verschlimmerung eines Emphysems zu verursachen (63, 71).

KOV: Während wie bei chronischer Bronchitis allgemeine Angaben über Kälte- und Nässeschäden einen Zusammenhang mit Kriegseinflüssen nicht wahrscheinlich machen können, sind die funktionsmindernde Wirkung eines Lungenschusses, Verletzung oder Verklebung der Pleura, des Zwerchfells oder der Wirbelsäule kausal von Bedeutung. Eine einseitig gefesselte Lunge begünstigt die Entwicklung eines *kompensatorischen Emphysems*, das sekundär obstruktiv werden und dadurch Ursache einer Leistungsverminderung werden kann.

In der Regel wird es sich aber bei Kriegsteilnehmern, ohne Beschädigungen oder Verletzungen der Lungen oder des Thorax, um Verläufe handeln, die sich schicksalsmäßig mit fortschreitendem Lebensalter verschlimmern.

Auch hier ist chronischer Nikotinabusus meistens für die Krankheitsentwicklung bedeutsamer als nicht näher definierte Kriegseinflüsse.

Rehabilitation: Wenn sich bereits ein substantielles Emphysem mit klinischer Symptomatik ausgebildet hat, sind Kurmaßnahmen weniger erfolgversprechend als eine intensive klinische Behandlung mit dem Ziel, Komplikationen (Infektionen, Polyglobulie, Neigung zur Dekompensation des Cor pulmonale) zu bekämpfen. Ob in ausgewählten Fällen durch Substitution von $Alpha_1$-PI die Progredienz eines Emphysems bei hereditärem homozygotem $Alpha_1$-PI-Mangel aufgehoben werden kann, ist noch nicht erwiesen (88).

Fibrosierende Lungenkrankheiten (Lungenfibrosen, interstitielle Lungenerkrankungen)

(25, 61, 115, 169)

Nomenklatur und Einteilung auf diesem Krankheitsgebiet sind uneinheitlich. Es handelt sich um eine ätiologisch sehr verschieden zusammengesetzte Krankheitsgruppe. Gemeinsam ist eine bindegewebige Durchsetzung des Lungenparenchyms mit Entwicklung einer unterschiedlich ausgeprägten restriktiven Ventilationsstörung sowie einer Diffusionsstörung. Das Interstitium reagiert auf unterschiedlichste Noxen weitgehend uniform mit einer Entzündung, teils mehr exsudativ, teils mehr proliferativ. Histologisch finden sich Granulome, Mesenchymknospen und eine Verdickung des Interstitiums (Fibrose) (77).

Die exogen allergische Alveolitis wird wegen ihrer Bedeutung als Berufskrankheit gesondert abgehandelt (s. S. 223f, 264f).

In Anlehnung an HERZOG (61) empfiehlt sich eine Einteilung der fibrosierenden Lungenkrankheiten in zwei Gruppen:

I Lungenfibrosen mit bekannter Ätiologie:

1. Pneumokoniosen (Quarz, Silikate, Kohle, Asbest, Hartmetalle)
2. Reizgase (Stickoxid, Schwefeldioxid, Chlorgas)
3. Viruspneumonien
4. exogen-allergische Alveolitis (Farmerlunge, Taubenzüchterkrankheit usw. ([Tab. 13.**4**])
5. Medikamente,
6. Bestrahlung,
7. Lungenvenenobliteration,
8. chronisches Lungenödem,
9. Metalldämpfe (Quecksilber, Cadmium)

II Lungenfibrosen mit unbekannter Ätiologie:

1. Hamman-Rich-Syndrom
2. eosinophiles Granulom (u. a. Histiocytosis X)
3. Sarkoidose
4. Mukoviszidose
5. chronische interstitielle Pneumonien
6. tuberöse Sklerose
7. Kollagenosen (Sklerodermie, Rheumalunge, Sjögren-Syndrom, Erythematcdes)

Die Diagnostik der Fibrosen konnte durch Verfeinerung der Röntgensystematik (nahauflösendes CT) verbessert werden, auch durch die Anwendung der bronchoalveolären Lavage (24, 26). Möglich ist jetzt auch eine spezielle Verarbeitung des Materials nach transbronchialer oder auch offener Lungenbiopsie. Durch die Bestimmung von Subpopulationen der alveolären Lymphozyten mit Markierung monoklonaler Antikörper und Ermittlung des Verhältnisses von T-Helfer- zu T-Suppressorzellen wurden neue diagnostische Dimensionen erschlossen. Die Erniedrigung eines Quotienten aus CD 4/CD 8 ist für eine exogen-allergische Alveolitis, eine Erhöhung dieses Quotienten für eine Sarkoidose hinweisend. Dies ist sowohl für therapeutische Konsequenzen wie auch für die gutachterliche Beurteilung bedeutsam.

Mittels energiedispersiver Röntgenmikroanalyse (K. MORGENROTH) lassen sich Art und Menge verschiedenster (berufsbedingter) Staubbestandteile, die zu einer fibrosierenden Lungenerkrankung geführt haben, mit hoher Spezifität erfassen (119).

Es ist zu erwarten, daß mit zunehmender Verbesserung der Diagnostik die Zahl der Fibrosen unbekannter Ätiologie zurückgehen wird (114, 115).

Beurteilung: Eine zuverlässige Beurteilung der Krankheit ist nur durch Verlaufsbeobachtungen möglich. Aus einer einmaligen Befunderhebung wird eine Prognosebeurteilung kaum gelingen. Die zuverlässigsten Beurteilungskriterien sowohl für die aktuelle Funktionsbeurteilung als auch für die Progression oder den Behandlungserfolg sind die Bestimmung der CO-Diffusionskapazität und Blutgasanalysen unter Ruhe und definierter Belastung. Statische und dynamische Lungenvolumina sind wenig aussagefähig. Bedeutsam für die Verlaufsbeurteilung sind außerdem wiederholte Untersuchungen der bronchoalveolären Lavage, sie sind jedoch aufwendig und belastend.

Die Prognose der verschiedenartigen Lungenfibrosen ist so unterschiedlich wie ihre Ätiologie, eine Expositionsprophylaxe ist anzustreben. Der Verlauf ist abhängig von der Histologie, von Alter, Klinik, Symptomatik, Funktion und Therapieerfolg. Am ungünstigsten ist die *idiopathische Lungenfibrose* zu beurteilen, die mittlere Überlebenszeit liegt zwischen drei und sechs Jahren. Gutartig verläuft im allgemeinen aber die Sarkoidose, ebenso eine Vogelzüchterlunge. Bei Farmerlungen wurde eine Letalität bis zu 17% festgestellt. Bei der exogen-allergischen Alveolitis ist die Prognose um so besser, je sicherer die Ursache erfaßt und je konsequenter eine Allergenkarenz praktiziert wird (25).

Gutachterlich bedeutsam sind in erster Linie die durch **Berufseinflüsse** verursachten Lungenfibrosen, vor allem die *Pneumokoniosen*.

Hierüber liegt ein umfangreiches Schrifttum vor (149, 171). Einzelheiten sind im Kapitel der Berufskrankheiten Seite 262 zu finden. Offensichtlich kommen aber auch immer wieder Krankheitsverläufe vor, bei denen die *berufsbedingte Ursache* nicht eindeutig oder überhaupt nicht aufgeklärt wird.

Manche Lungenkrankheiten können nach langzeitiger Inhalation organischer Stäube auftreten, ohne daß an Zusammenhänge gedacht wird, z. B. bei Pankreatin oder Begleitstoffen in der Nahrungsmittelindustrie. Neue Fertigungsverfahren können zu neuen Krankheiten führen, wie z. B. die Exposition durch Platinsalze. Isocyanate können beispielsweise ein IgE-vermitteltes Asthma bronchiale, eine chemisch-irritative obstruktive Atemwegserkrankung oder eine fibrosierende Lungenkrankheit hervorrufen (11).

Expositionsbezogene inhalative Provokationsproben mit den angeschuldigten Substanzen gewinnen zunehmend an Bedeutung. Sie sind aber durch Risiken belastet (s. S. 207).

Hartmetallfibrosen scheinen häufiger zu sein als bisher angenommen. In zahlreichen Kleinbetrieben (auch Zahnlabors) werden Hartmetalle bearbeitet. Mit einer hohen Dunkelziffer ist zu rechnen. Der nachweisbaren Manifestation geht ein meist mehrmonatiger Reizhusten voraus. Eine manifeste Erkrankung hat eine zweifelhafte Prognose; schon der Verdacht auf eine solche Fibrose muß Anlaß zu sofortigem Arbeitsplatzwechsel sein (51, 57, 83).

Auch aus der Gruppe der Kollagenosen führen gelegentlich Erkrankungen wie Sklerodermie und Erythematodes, seltener auch die rheumatoide Arthritis, zu fibrotischen Lungengerüstveränderungen (116).

Schließlich können sich Lungenfibrosen nach längeren pulmonalen Infektionen als sog. *chronische Pneumonie* (109, 157), auch als Stauungspneumonie, nach langdauernden Virusinfektionen oder auf dem Weg über eine sog. akute diffuse Alveolitis entwickeln.

Von den Lungenfibrosen mit *unbekannter Ätiologie* hat die Sarkoidose die größte Verbreitung. Sie wird auf Seite 230 dargestellt.

Das *Hamman-Rich-Syndrom* ist als eigenständiges Krankheitsbild umstritten, vielleicht eine besondere Verlaufsform der Sarkoidose oder eines großbullösen Emphysems, seine Prognose ist ungünstig. Durch frühzeitigen, auffälligen Substanzverlust kann sich eine schwere, therapeutisch kaum zugängliche respiratorische Insuffizienz entwikkeln.

Die *Mukoviszidose* (32, 132), auch zystische Fibrose genannt, verläuft oft schon im Kindesalter letal, sie ist eine autosomal rezessive Erbkrankheit mit allerdings unterschiedlicher Penetranz des Gendefekts. Heterozygotbetroffene haben ein erträgliches Leben, während Homozygotbetroffene eine schlechtere Prognose haben sollen. Die Diagnose wird meist bereits beim Neugeborenen gestellt, bei dem eine erhöhte Viskosität des exogenen Drüsenschleims, vorwiegend des Pankreas und der Bronchien auffällt, wodurch die Ausführungsgänge des Pankreas und der Bronchien verlegt sind. Beim Säugling findet man Entwicklungsstörungen, Fettstühle und chronischen Husten. Die Diagnose wird durch die Bestimmung von Natrium- und Chloridgehalt im Speichel oder Schweiß (Schweißtest) gesichert.

Die **Prognose** hängt hauptsächlich von den Lungenkomplikationen ab. Bei kontinuierlicher Betreuung einschließlich physikalischer Therapiemaßnahmen (früher Klopfmassage, heute autogene Drainage) und adäquater medikamentöser Unterstützung mit Mukolytika, Pankreasfermenten sowie rechtzeitiger Antibiotikagabe bei Infekten werden über 20% der erkrankten Kinder älter als 18 Jahre, manche noch wesentlich älter. Dabei treten nicht selten psychosoziale Probleme hinsichtlich Partnerschaft, Berufsfindung und finanzieller Belastung auf.

Problematisch ist die Behandlung der in der Mehrzahl der Fälle nach einiger Zeit auftretenden Pseudomonasinfektionen. An weiteren Komplikationen treten Hämoptoe, Pneumonien und Herzbelastung, schließlich ein Diabetes mellitus auf. Lebensbegrenzend sind die respiratorische Insuffizienz und das Cor pulmonale. Vereinzelt wurden inzwischen erfolgreich Lungentransplantationen durchgeführt, sicher problematisch wegen der zumeist ungünstigen Infektsituation einer Mukoviszidose im Endstadium.

Bei der *alveolaren Proteinose* besteht eine krankhafte Störung von Regelmechanismen nicht näher bekannter Ätiologie. Man findet histologisch eine rezidivierende oder progressive Anhäufung von phosphorlipoidhaltigem Material in den Alveolen, wobei entzündliche Reaktionen fehlen. Männer mit Staubexposition werden häufiger betroffen, symptomatisch bestehen Dyspnoe, Husten und Gewichtsverlust, schließlich entwickelt sich eine therapierefraktäre kardiorespiratorische Insuffizienz (76).

RV und SchwbG: Die Bewertung richtet sich nach dem Ergebnis der Funktionsprüfung des kardiopulmonalen Systems.

Exogen-allergische Alveolitis

(11, 36, 81, 114, 123)

Organische Stäube tierischer oder pflanzlicher Herkunft sind in der Lage, allergische Reaktionen (sog. Typ-III-Reaktionen) im Lungenparenchym mit Entwicklung einer Fibrose bei fortdauernder Exposition hervorzurufen. Bei Exposition einiger anorganischer Substanzen, z. B. Isocyanaten, sind gleiche Krankheitsbilder beobachtet worden. Zwischenzeitlich sind über 100 derartige Inhalationsallergene beschrieben worden, deren wichtigste in Tab. 13.4 aufgeführt sind. Bedeutsam sind vor allem berufsbedingte Expositionen, die zur Anerkennung einer BK nach Nr. 4201 führen können.

Tabelle 13.**4** Berufsbedingte exogen-allergische Alveolitiden

Krankheit	Antigene	Antigenreservoir, Exposition
Farmerlunge	thermophile Aktinomyzeten, Aspergillen	Heustaub
Vogelhalterlunge	(Glyko-)Proteine	staubförmige Absonderungen und Exkremente von Tauben, Ziervögeln
Befeuchterlunge	verschiedene Schimmelpilze und Bakterien	kontaminierte Klimaanlagen, Luftbefeuchter
Bagassose	Thermoactinomyces sacchari	schimmelige Bagasse (Zuckerrohrfasern)
Malzarbeiterlunge	Aspergillus clavatus, Mucor mucedo	schimmelige Gerste
Pilzarbeiterlunge	thermophile Aktinomyzeten	Pferdekompost, Speisepilze
Pilzsporen-Alveolitis	Speisepilzsporen	Austernseitlinge u. a.
Käsewascherlunge	Penicillium casei u. glaucum	Schimmel auf Käselaiben
Obstbauerlunge	Penicillium sp., Aspergillus sp.	Schimmel in Lagerhallen
Spätleselunge	Botrytis cinerea	Schimmel auf Weinstock und Reben
Suberose	Penicillium frequentans	schimmeliger Korbstaub
Sequoiose	Aureobasidium, Graphia u. a.	Sägemehl des Mammutbaums
Holz-, Papierarbeiterlunge	Schimmelpilze	schimmeliges Sägemehl, Papierstaub
Ahornrindenschäler-Krankheit	Cryptostoma corticale	verschimmelte Baumrinde, Papierstaub
Kornkäferlunge	Sitophilus granarius	verunreinigte Getreide und Mehle
Perlmutt-Alveolitis	Proteine der Muschelschale	Muschelstaub (Schmuckindustrie)
Isozyanat-Alveolitis	MDI, HDI, TDI und Derivate	Schaumstoffherstellung, Lackierarbeiten u. a.

MDI = Diphenylmethadiisozyanat
HDI = Hexamethylendiisozyanat
TDI = Toluylendiisozyanat

Anamnestische Hinweise, typische klinische und funktionsanalytische Befunde, immunologische Tests, besonders die bronchoalveoläre Lavage mit Untersuchung der Subpopulationen der T-Lymphozyten untermauern die Diagnose (144). Pathologisch-anatomisch finden sich typische, jedoch keine für eine exogen-allergische Alveolitis beweisende Befunde.

Beweisend für die Diagnose ist ein positiv ausfallender spezifischer Provokationstest.

Abzugrenzen ist diese Krankheitsgruppe von fibrosierenden Alveolitiden ohne exogen-allergische Ursache, die von einigen Autoren als „endogene" Alveolitis bezeichnet werden (s. S. 221: Fibrosen ungeklärter Ätiologie). Dazu dienen serologische Nachweise von Rheumafaktoren, Autoantikörpern, Hämagglutinationstests, Bestimmung der Angiotensinkonvertase (bei Sarkoidose) wie andere Zellmuster bei der bronchoalveolären Lavage.

Typisch ist in der Mehrzahl der Fälle eine schubweise verlaufende Erkrankung mit Dyspnoe, Fieber und Schüttelfrost wenige Stunden nach Exposition, in 76% Zeichen einer restriktiven Ventilationsstörung mit Beeinträchtigung des Gasaustausches (Herabsetzung der CO-Diffusionskapazität). Eine normale Lungenfunktion und ein unauffälliges Thoraxröntgenbild schließen aber eine exogen-allergische Alveolitis nicht aus (11).

Diese typischen Befunde und Reaktionen erlauben unter den kontrollierten Bedingungen einer spezifischen Provokation, die im einzelnen Seite 207 beschrieben ist, die Diagnose einer exogen-allergischen Alveolitis.

Häufigste beobachtete Allergene sind Bakterien, wie thermophile Aktinomyzeten und Schimmelpilze wie Aspergillen, aber auch eine Vielzahl anderer Allergene können derartige Krankheitsbilder hervorrufen.

Thermophile Aktinomyzeten sind in der Regel für die sog. *Farmerlunge* verantwortlich zu machen. Sie entwickeln sich in schimmeligem Heu oder Getreide. Auch die *Bagassose*, eine bei der Zuckerrohrgewinnung zu beobachtende Krankheit, und das *Befeuchterfieber*, besonders im Druckereigewerbe auftretend, aber auch gelegentlich in vollklimatisierten Großraumbüros mit unzureichender Filterung nachweisbar, werden durch thermophile Aktinomyzeten hervorgerufen (10). Eine sog. *Waschmittellunge*, beobachtet bei der Herstellung von Detergenzien in der Waschmittelindustrie, ist auf die Entwicklung proteolytischer Enzyme von Bacillus subtilis zurückzuführen. *Malzarbeiterlungen* werden durch Pilze verursacht, ebenso die *Ahornschälerkrankheit*, eine Paprikaspalterlunge und die *Käsewäscherkrankheit. Allergische Alveolitiden* wurden durch Vogeleiweiß nach Umgang mit Tauben, Hühnern, Enten, Gänsen, Papageien und Wellensittichen beobachtet.

Bei der *Taubenzüchterlunge* handelt es sich um nichtasthmatische pulmonale Reaktionen auf Vogeleiweiß, verursacht durch die Inhalation von Kot, Gefieder und Hautabschürfungen bei verschiedenen Geflügelarten, speziell bei Taubenhaltern. Hier ist das Beschwerdebild gänzlich unterschiedlich. Vermutlich wissen auch viele Taubenhalter gar nichts von ihrer Gesundheitsbelastung, wenn sie z. B. 6–8 Stunden nach Reinigen eines Taubenschlags Husten, Fieber, Schwitzen, Myalgien, manchmal Atemnot empfinden und es dann als „Grippe" deklarieren. Zum Ursachennachweis müssen die Symptome bei einem Expositionstest ggf. am Arbeitsplatz oder als inhalative Belastung mit verdünntem Vogelserum reproduzierbar sein. Entwickelt sich ein subchronisches Krankheitsbild mit ständigem Krankheitsgefühl, Leistungsminderung, Ruhedyspnoe, Zyanose, Reizhusten, so ist dies als Zeichen irreversibler Parenchymveränderungen durch Lungenfibrose zu deuten (31).

Die Pilzarbeiterlungenkrankheit ist eine exogene allergische Alveolitis, deren Antigen in dem feinen Staub vorkommt, der in der 3. Phase des kommerziellen Pilzwachstums entsteht. Inhalationssymptome sind Husten, Fieber, Erbrechen, Thoraxschmerz, epigastritische Beschwerden, manchmal auch Gelenkschmerzen. Uncharakteristische Röntgenbefunde finden sich nur in ca. 30% der Fälle. Die akute Krankheitsphase dauert 10 Tage bis 6 Wochen nach Ende der Exposition (168).

Nach unbeabsichtigter Inhalation von Lederspray wurde ein unterschiedlich schweres Krankheitsbild im Sinne einer Alveolitis mit restriktiver Ventilationsstörung und Diffusionsstörung wiederholt beobachtet. Bei nicht sofort eingeleiteter Kortikoidtherapie kann sich daraus eine definitive Lungenfibrose entwickeln (147).

Aber auch *medikamentös* können chronische Alveolitiden bzw. Lungenfibrosen verursacht werden, wobei man mit dem zunehmenden Einsatz von Pharmaka schätzt, daß bereits 5% aller hospitalisierten Patienten heute mit Medikamentenschäden belastet sind (112). Bronchopneumonische Reaktionen auf Medikamente sind u. a. beschrieben worden nach Antibiotika, Sulfonamiden, jodhaltigen Medikamenten, Antiseren, Lokalanästhetika, Betarezeptorenblockern, am häufigsten wohl nach Nitrofuran (182). Ausgeprägte, auch röntgenologisch auffällige fibrotische Veränderungen kann das Zytostatikum Bleomycin verursachen, aber auch andere Zytostatika wie Cyclophosphamid sind mit solchen Nebenwirkungen belastet (22). Bekannt sind die granulomatösen Veränderungen, die einzelne Appetitzügler (Menocil) verursacht haben. Sehr selten geworden ist die meist tödlich verlaufende *Paraquat*-Lunge. Sie ist Folge einer Vergiftung mit dem Herbizid Paraquat, der Tod erfolgt in Anurie und respiratorischer Insuffizienz, Todesursache ist eine selektive Zerstörung der Alveolarwand durch Paraquat, das kontinuierlich aktivierten aggressiven Sauerstoff zu binden scheint. Die Folge ist eine totale Hypoxidose. Nur wenn diese Phase überlebt wird, kommt es zur Reparation mit dem Bild einer Fibrose und Adenomatose (131).

Grundsätzlich muß man bedenken, daß die verschiedensten Gase, Dämpfe und Aerosole, auch Paraffinöl, Ammoniak, Zinkchlorid wie auch Röntgenstrahlung eine Fibroseentwicklung begünstigen können.

Bei der sog. idiopathischen fibrosierenden Alveolitis ist die Ätiologie unbekannt, jedenfalls nicht entzündlicher Art, man vermutet eine Störung des Kollagenstoffwechsels, das klinische Bild ist uncharakteristisch. Die Diagnose ergibt sich (als Verdacht?) nach Röntgenbild, Lungenfunktion, möglichst bronchioalveolärer Lavage und Histologie.

Beurteilung: Sie richtet sich nach dem einzelnen Krankheitsbild, seiner Ursache, Verlauf und therapeutischen Möglichkeiten. Entscheidend ist in den fortgeschrittenen Stadien die *Funktion der Lunge und des Herzens*, die in Zeitabständen regelmäßig überprüft werden müssen, da die meisten dieser Krankheiten progredient verlaufen. Deshalb gibt es keine objektive Beurteilung ohne exakte Lungenfunktionsprüfung mit Ergometrie, auch im Rahmen des *SchwbG*.

RV: Bei gegebener berufsbedingter Exposition und typischem Krankheitsbild, ggf. positivem Ausfall der spezifischen Provokation, kann eine BK-Nr. 4201 anerkannt werden. Im Gegensatz zur BK-Nr. 4301 (durch allergisierende Stoffe verursachte obstruktive Atemwegserkrankung) gilt hier eine Aufgabe der beruflichen Tätigkeit nicht als Voraussetzung für die Anerkennung. Die Höhe der MdE richtet sich nach dem Ausmaß der Funktionseinschränkung, wobei wegen der jahreszeitlichen Schwankungen der Krankheitsaktivität mit Zunahme der Beschwerden und der Funktionseinschränkungen in der kalten Jahreszeit empfohlen wird, die gutachtlichen Bewertungen anhand von Untersuchungsergebnissen der Wintermonate vorzunehmen.

KOV und UV: Außer den genannten beruflichen Einflüssen ist nicht mit der Einwirkung traumatischer oder klimatischer Faktoren zu rechnen.

Rehabilitation: Stationäre Heilmaßnahmen sind nur unter klinischen Bedingungen erfolgversprechend, manche Lungenfibrosen sprechen auf Kortikoide an, Dauerheilungen sind dadurch jedoch nicht zu erzielen.

Auf die besondere Stellung der Pneumokoniosen, insbesondere Silikose, Sarkoidose und der Tuberkulose wird nochmals verwiesen.

Mykosen

(79, 138, 181)

Lungenmykosen treten niemals beim gesunden Individuum, sondern nur bei vorgeschädigtem Organismus auf, z. B. bei konsumierenden Grundkrankheiten wie Malignome, Hämoblastosen, Tuberkulosen, chronische Infekte sowie bei Diabetes, nach Polychemotherapie und Intensivpflegemaßnahmen, Ausnahmen sind akute Aspergillosen durch Inhalation mit allergischer Komponente. Da es sich meist um prognostisch ungünstige, komplexe Krankheitsbilder handelt, ist eine exakte Diagnostik erforderlich. Dabei sind führend Anamnese und Laboruntersuchungen, die die Klinik bestätigen müssen. An den Pilznachweis müssen strenge Kriterien gestellt werden, das Untersuchungsmaterial (Sputum, Bronchialsekret, bronchoalveoläre Lavage, transbronchiale Biopsie, Pleurapunktat) muß rasch fachkundig bearbeitet werden (184).

Die Diagnostik wird dadurch erschwert, daß die in Europa vorkommenden Erreger von Lungenmykosen fast ausschließlich der Gruppe der sog. Opportunisten angehören, also Mikroorganismen sind, die auch beim Gesunden im Sputum vorkommen, aber nur bei geschädigter Abwehr eine Infektion verursachen. Hierzu gehören die Sproßpilze mit Ausnahme von Candida neoformans. Infolgedessen ist ein einzelner mikroskopischer oder auch kultureller Nachweis – anders als z. B. bei der Tuberkulose – kein Nachweis für eine Infektion. Deshalb müssen zur Bewertung eines Pilznachweises zusätzliche Parameter herangezogen werden: Zytologie, Art und Menge der bakteriellen Begleitflora, Serologie.

Nachfolgend werden nur einige ausgewählte Mykosen angesprochen.

Die wichtigsten der europäischen, ubiquitär vorkommenden Lungenmykosen entstehen durch Candida albicans (Soor); seltener sind die Kryptokokkose sowie die Aspergillose durch Fadenpilze (158).

Soor wird häufig im Sputum, auch im Duodenalsaft oder im Harn nachgewiesen, womit seine Pathogenität im Einzelfall aber noch fraglich bleibt. Bei generalisierter Mykose können sich die Lungenmetastasen durch Pilzseptikämie bilden, wodurch die Prognose erheblich verschlechtert wird. Die therapeutischen Möglichkeiten sind heute verbessert.

Die Prognose dieser meistens sekundären Erkrankung wird entscheidend vom Verlauf des Grundleidens bestimmt.

Aspergillen können das Krankheitsbild einer generalisierten bronchopulmonalen Aspergillose hervorrufen mit allergischem Krankheitsbild, ähnlich einer Typ-III-Allergie, oder ein oder mehrere lokalisierte Myzetome („Aspergillome") in vorbestehenden Höhlen (mit höhlenförmigen Residuen abgeheilte Tuberkulose, zystische Lungenspitzenveränderungen bei Morbus Bechterew) bilden, gelegentlich auch primär in absterbendem Lungengewebe entstehen. Der Verlauf ist schleichend, schwere, tödliche Lungenblutungen können auftreten, die Therapie ist problematisch, nach Möglichkeit operativ (75).

Histoplasmose und Kokzidioidomykose kommen zwar in Mitteleuropa kaum vor, jedoch wurden bei Bundeswehrpiloten, die im Südwesten der USA eingesetzt waren, in 5,3% eine positive Kokzidioidin-Reaktion, in 3,7% ein positiver Histoplasminhauttest nachgewiesen. In solchen Fällen sind Serologie und Erregernachweis zu kontrollieren, da es bei geschwächter Immunabwehr zu einer Reaktivierung älterer Herde kommen kann (46).

Die Lungenform einer *Kryptokokkose* beginnt wie eine Grippe mit Husten, Auswurf und Pleuraschmerzen und uncharakteristischem Röntgenbefund, pneumonischen Infiltraten oder Rundherden mit schlechter Rückbildungstendenz; Pilznachweis im Sputum oder Bronchialsekret, erhärtet durch Agglutinationstest und/oder Lungenbiopsie. Gelegentlich wird die Diagnose wegen eines fehldiagnostizierten Bronchialkarzinoms erst nach Thorakotomie gestellt (164).

Bei der *Aktinomykose* (Strahlenpilz) handelt es sich im engeren Sinn eigentlich nicht um Pilze, denn der Erreger nimmt eine Zwischenstellung zwischen Bakterien und Pilzen ein, ist z. B. den Mykobakterien nahe verwandt. Sie entsteht meist aerogen oder wird sekundär verschleppt. In ca. $^1/_4$ der Fälle besteht eine pulmonale Beteiligung, Krankheitsbeginn dann als schwere Bronchitis. Die Ausbreitung erfolgt deszendierend von der Mundhöhle aus, aber auch hämatogen (64).

Die Diagnose wird durch den Nachweis typischer Drusen im Ausstrich gesichert. Antibiotische Behandlung ist möglich, der Verlauf jedoch unsicher, vor allem bei ausgedehnter Fibrosierung und Proliferation, gelegentlicher Fistelbildung, Pleurabeteiligung oder Einschmelzung. Bleibende Funktionsverluste der Lunge sind möglich.

Die **Beurteilung** der Mykosen richtet sich nach klinischem Verlauf, mikroskopischem und kulturellem Pilznachweis, ggf. Bestimmung der Antikörpertiter im Serum, nach röntgenologisch nachgewiesener Ausdehnung sowie verbleibender Funktion von Atmung und Kreislauf.

Störungen der Atmungsregulation

Pickwick-Syndrom

(Atmungsinsuffizienz bei Fettsucht) (42)

In Fällen extremer Fettsucht, besonders bei jugendlichem oder mittlerem Lebensalter, entwickelt sich gelegentlich als Folge einer Stoffwechselstörung und gestörten Atemmechanik (durch das hochgedrängte, wenig bewegliche Zwerchfell) eine chronische Atmungsinsuffizienz mit Zeichen der alveolaren Minderbelüftung (pO_2 erniedrigt, pCO_2 erhöht). Man vermutet kausale Zusammenhänge zum extrathorakalen Schlaf-Apnoe-Syndrom, wobei die obligate Hypoxie in den Apnoephasen zur chronischen zentralen Hypoventilation mit periodischer Atmung führt (109). Dabei spielt die Fettsucht die Rolle eines „manifestierenden" oder „komplizierenden" Faktors, wobei für die Beurteilung metabolische, mechanische, atemregulatorische und schließlich auch psychische Ursachen mit unterschiedlicher Dominanz zu berücksichtigen sind.

Die bereits von Ch. Dickens beschriebene abnorme Schläfrigkeit dieser Kranken bei jedweder Gelegenheit ist ebenso wie die Gasaustauschstörung durch konsequente Gewichtsreduzierung reversibel.

Schlafapnoesyndrom

(48, 128, 129)

Schlafbezogene Atmungsstörungen haben unterschiedliche Ursachen und, je nach Schweregrad, auch eine unterschiedliche klinische Bedeutung.

Beim Schlafapnoesyndrom scheint eine zentrale Fehlsteuerung mit phasenweisem Sistieren der Atmung die primäre Störung zu sein. Bei Häufung und Intensität gewinnen diese Atempausen klinische Bedeutung (129). Unterschieden werden die zentrale, die obstruktive und die gemischte Form der Schlafapnoe.

Die Schlafapnoe führt infolge der zum Teil hochgradigen Hypoxämien zu Belastungen der Herz- und Kreislauftätigkeit (auch pulmonale Hypertonie, reaktive Polyglobulie) und zu psychomentalen Symptomen mit Tagesschläfrigkeit, Herabsetzung der Vigilanz. Bei folgenden Befunden ist nach einem Schlafapnoesyndrom zu fahnden:

a) innere Medizin/Allgemeinmedizin/Pneumologie:
- essentielle Hypertonie
- Belastungsdyspnoe und anderweitig nicht erklärbare myokardiale Insuffizienz
- nächtliche Herzrhythmusstörungen
- Übergewicht
- Polyglobulie
- retrosternales Druckgefühl ohne Hinweis auf koronare Herzkrankheit
- anderweitig nicht erklärbare Myogelosen im Nacken- und Rückenbereich

b) Neurologie/Psychiatrie/Allgemeinmedizin:
- reduzierte Schlaflatenz
- intellektueller Leistungsverfall
- Konzentrationsstörungen
- Abgeschlagenheit
- Persönlichkeitsveränderungen
- Depression
- nächtlicher und morgendlicher Kopfschmerz

c) HNO und Allgemeinmedizin:
- lautes und unregelmäßiges Schnarchen

Die Diagnostik erfordert ein kombiniertes ambulantes und stationäres Stufenprogramm mit Pulsoxymetrie und Schlafanalyse (129).

Beurteilung: Die Beurteilung richtet sich nach der vorliegenden Grundkrankheit. Ein voll ausgebildetes, nicht therapiertes oder therapierbares Schlafapnoesyndrom bedeutet eine schwere Beeinträchtigung des Leistungsvermögens. Tätigkeiten, die ein hohes Konzentrationsvermögen erfordern, z. B. als Kraftfahrer, sind nicht zumutbar oder zu gestatten. Unter einer entsprechenden Verhaltensanpassung (Gewichtsreduktion, Alkoholkarenz) und medikamentöser oder apparativer Therapieunterstützung (CPAP-Beatmung) ist in der Regel keine Erwerbsunfähigkeit gegeben, Berufsunfähigkeit in Sonderfällen.

Pleuraerkrankungen

(45, 104, 159)

Bei Ergußbildung ist serologische und röntgenologische Untersuchung zur Klärung der oft schwierigen Differentialdiagnose erforderlich. Spezifisches Gewicht und Eiweißgehalt des Punktates geben wichtige Hinweise. Transsudate sind im allgemeinen kardial bedingt, sie haben bei älteren Patienten eine große Häufigkeit. Hämorrhagischer Erguß ist stets auf malignen Tumor, primär oder sekundär der Pleura angelagert, verdächtig, muß aber erst durch Zytologie oder Histologie (Pleurabiopsie, Thorakoskopie, ggf. Thorakotomie) bewiesen werden. Die Pleuritis sicca ist meistens ein Durchgangsstadium bei einer Infektion (Virus, Begleitreaktion bei Pneumonie oder spezifisch), die entweder folgenlos ausheilt oder in eine Ergußbildung übergeht.

Die *Pleuritis exsudativa* kann durch Tuberkulose, Viren, Bakterien, Tumoren, Lungeninfarkte, Autoaggressionserkrankung, Traumen oder Pankreatitis verursacht sein.

Altersabhängig ergeben sich erhebliche Unterschiede für die Ursachen des Pleuraergusses. Bis zum 30. Lebensjahr führt weiterhin die spezifische Genese, daneben kommen unspezifisch pneumonische, kardiale und maligne Ursachen vor. Im höheren Lebensalter nimmt die Zahl spezifischer Ursachen für Ergüsse ab, die malignen Ursachen nehmen zu. Allein aus dem Lebensalter kann man aber nicht auf die Ursache schließen, so daß eine diagnostische Klärung (zytologisch/histologisch/bakteriologisch) vordringlich ist.

Falls das mikroskopische und kulturelle Ergebnis des Pleurapunktates diagnostisch im Stich läßt, kann evtl. das Ergebnis einer Leberbiopsie weiterhelfen, da es sich im Fall einer Tuberkulose meist um eine hämatogene Streuung handelt.

Primäre Pleuratumoren sind selten. Man unterscheidet lokalisiert wachsende, meist benigne, von diffus wachsenden, meist malignen Pleuramesotheliomen. Das diffus wachsende Pleuramesotheliom überwiegt mit 75% der Fälle gegenüber dem solitären oder lokalisiert wachsenden Pleuramesotheliom (25%). Zu beachten ist die Beziehung zwischen Asbestexposition und nachfolgendem Pleuramesotheliom (siehe Berufskrankheiten) (78).

Sekundär metastatische Pleuratumoren sind häufig und können hämatogen, lymphogen oder per continuitatem entstehen. Hinter einem malignen Pleuraerguß verbergen sich meist sekundäre Pleuratumoren, am häufigsten ausgehend vom Bronchialkarzinom, Mammakarzinom, malignen Lymphomen und Hypernephrom.

Die Prognose ist in allen Fällen relativ schlecht, auch beim gegenwärtigen Stand therapeutischer Möglichkeiten.

Als *Dauerschäden nach Pleuraerkrankungen* wurden beschrieben: serofibrinöser Späterguß, Spätempyem, Druckerscheinungen mit Perforation in die Lunge oder Brustwand; anatomische Veränderungen an Wirbelsäule und Zwerchfell, Fesselung der Lunge, Bronchiektasen und Atelektasen; restriktive, teilweise sekundär obstruktive Ventilationsstörungen sowie Zirkulationsstörungen (107).

Beurteilung: Abhängig von der Krankheitsursache. Eine tuberkulöse Pleuritis wird wie jede andere Organtuberkulose behandelt, die Prognose ist günstig, jedoch sind funktionelle Auswirkung durch Pleuraverschwielung, kompensatorisches Emphysem auf längere Sicht zu berücksichtigen und zu prüfen. Hat sich bei mehr als nur geringfügiger Pleuraverschwielung und Zwerchfelladhäsion nach Jahren ein sekundär obstruktives Emphysem entwickelt, so mögen hierzu Alterungs- und auch allgemeine konstitutionelle Faktoren wirksam geworden sein, die Folgen der eingeschränkten Zwerchfellverschieblichkeit einer Seite müssen jedoch bei der Begünstigung zur Emphysementwicklung berücksichtigt werden.

RV: Bei bekannter Infektionsquelle müssen Berufszusammenhänge geprüft werden. Berentung auf dem allgemeinen Arbeitsmarkt nur bei schwerer Defektheilung.

KOV: Bei tuberkulöser Pleuritis erfolgt die Bewertung in Analogie zu anderen Organtuberkulosen (s. S. 280 ff.). Verletzungen des Brustkorbs, der Pleura, der Lungen, Schußverletzungen usw. müssen mit allen funktionellen Spätfolgen geprüft und ggf. anerkannt werden. Auf die Abgrenzung sog. Alterungsfaktoren darf dabei nicht zuviel Gewicht gelegt werden.

UV: Komplikationen wie Seropneumothorax, Verkalkung (Pleuritis calcarea), Emphysembildung müssen gesondert berücksichtigt werden. Bei langbestehendem Pleuraempyem muß auf sekundäre Amyloidose geprüft werden (Rektumbiopsie). Eingehende Lungenfunktionsprüfung, meist einschließlich Ergometrie, ist erforderlich.

Pneumonien

(32, 49, 60, 99, 167)

Sie werden durch Bakterien, Viren (oder beide) oder Pilze verursacht. Das Spektrum der Erreger ist breit und wechselhaft, abhängig vor allem auch von einer ambulanten oder klinischen Verursachung. Während bei den ambulant erworbenen Pneumonien weiterhin die Pneumokokken mit einem Anteil von über 70% führend sind, spielen bei den klinisch erworbenen, auch Sekundärpneumonien, die gramnegativen Bakterien eine größere Rolle. Unter dem Begriff der sog. *atypischen Pneumonien* werden heute vor allem Mykoplasma-Pneumonien, Ornithose/Psittakose, Q-Fieber und Viruspneumonien zusammengefaßt. Mykoplasmapneumonien sind offensichtlich bis zum 30. Lebensjahr ausgesprochen häufig, sie haben aber ebenso wie die Ornithose wegen der guten therapeutischen Zugänglichkeit durch Antibiotika eine günstige Prognose (60).

Bei Grippeinfektion sind Lungenkomplikationen verhältnismäßig häufig, vor allem werden ältere Personen und Patienten mit Einschränkung der Lungenfunktion gefährdet, desgleichen Herzkranke.

Beurteilung: Insgesamt kann man bei den heute bestehenden therapeutischen Möglichkeiten damit rechnen, daß die meisten Pneumonien nach 2–6 Wochen folgenlos ausheilen. Bei Beteiligung der Pleura können Pleuraschwielen mit funktioneller Einbuße hinterbleiben. Unter ungünstigen Bedingungen (schlechter Ernährungszustand, Haft, KZ, konsumierende Erkrankungen, Diabetes, hohes Alter) ist mit Komplikationen durch Empyem- oder Abszeßbildung, auch Bronchiektasen zu rechnen. Muß das akute Krankheitsgeschehen auf ein nachgewiesenes Schädigungsereignis bezogen werden, so sind auch die Folgeerscheinungen schädigungsabhängig, sofern der zeitliche Zusammenhang gegeben und eine Funktionseinbuße objektiv nachweisbar ist. Das gilt auch für Folgeerscheinungen an Herz und Kreislauf (Myokarditis), die sich gelegentlich nach Viruspneumonien, insbesondere Influenza, einstellen.

Zunehmende Bedeutung gewinnt in Mitteleuropa die *„Legionärskrankheit"* (90, 98), die erstmals 1976 in Philadelphia beobachtet wurde, eine schwer verlaufende Pneumonieform, die von Legionella pneumophila verursacht wird. Die Diagnose wird durch den indirekten Immunfluoreszenztest bei vierfachem Anstieg auf mindestens 1 : 128 gesichert; Erregernachweis ist im Urin methodisch möglich Abgesehen von endemischem Befall sind in erster Linie Patienten mit schwerer Grundkrankheit befallen, wie Diabetes, Herzinsuffizienz, Leberzirrhose oder respiratorische Insuffizienz. Es besteht ein rasch progredienter, schwerer Krankheitsverlauf mit hohen Temperaturen, Myalgien, Kopfschmerz, Leukozytose, Diarrhoe, auffällig häufig kommt es zum sekundären Nierenversagen. Die Prognose ist zweifelhaft, da nur eine früh einsetzende antibiotische Therapie unter intensivmedizinischen Bedingungen erfolgversprechend ist.

Eine hohe Letalität besteht bei der *Pneumocystis-carinii-Pneumonie* (früher interstitielle plasmazelluläre P.), die heute nicht nur bei Kleinkindern, sondern zunehmend bei Erwachsenen auftritt, und zwar als gefährliche opportunistische Pneumonie bei Prädisposition durch chronische Infektionen wie Tuberkulose, Malaria, Immunsuppression, zytostatische Therapie, vor allem beim erworbenen *Immunmangelsyndrom AIDS* als lebensbedrohliche Komplikation gefürchtet (170).

Chronische Pneumonien bedürfen stets einer besonders sorgfältigen differentialdiagnostischen Abklärung. Sie können auf dem Boden von Bronchiektasen oder einer chronischen Bronchitis, einem obstruktiven Lungenemphysem, vor allem auch bei Bronchialkarzinom entstehen. Gelegentlich liegen auch rezidivierende Lungenembolien ursächlich vor.

Unter einer *„Pneumonitis"* versteht man ein ebenfalls nicht scharf abgegrenztes Krankheitsbild, das durch chronisch entzündliche Veränderungen im Alveolarbereich mit Neigung zur Induration und Fibrosierung gekennzeichnet ist. Geläufig ist der Begriff der „Strahlenpneumonitis" nach Strahlentherapie, z. B. beim Bronchialkarzinom. Gelegentlich wurden auch Lungenveränderungen infolge von Aspiration von Mineralöl publiziert, meist bei Kraftfahrern, die unvorsichtig Öl aspiriert hatten (8). Es entwickelte sich ein chronisch fibrosierender, granulomatöser Prozeß mit schlechter Rückbildungstendenz, histologische Untersuchungen sind dringlich. Manche Autoren weisen auch auf die Gefahr einer Aspiration nach ölhaltigen Nasentropfen, Paraffinöl (besonders bei Kindern) hin. Durch unsachgemäßes Füttern von Alten und Hinfälligen, Aspiration von pflanzlichen Fremdkörpern wurde eine „Asylpneumonitis" beschrieben (157). Über die Alveolitis und Lungenfibrosen s. S. 221 ff.

Bei der *pulmonalen Histiozytose* (Histiocytosis X), die zu den Systemerkrankungen (wie das eosinophile Granulom) gerechnet wird, handelt es sich um ein Krankheitsbild unbekannter Ätiologie mit unterschiedlichem Verlauf, mit granulomatöser Proliferation und Langhans-Zellen einhergehend. Klinisch findet sich eine Belastungsatemnot, in Spätstadien das Bild eines obstruktiven Emphysems. Ausheilungen kommen vor, aber auch eine Progression bis zum Cor pulmonale. Die Diagnose wird histologisch gestellt. Elektronenoptisch finden sich typische Veränderungen, sog. X-bodies. In mittels bronchoalveolärer Lavage gewonnenen Zellen aus dem Alveolarraum lassen sich (mit monoklonalen Antikörpern) CD-1-positive Zellen nachweisen, die die Diagnose sichern (186).

Beurteilung: Bei chronischer Pneumonie bzw. Pneumonitis ist mit andauernder Leistungseinschränkung zu rechnen (abhängig von röntgenologischer Ausdehnung und Funktionsstörung), die evtl. Berentung erforderlich macht.

Pneumokoniosen

(58, 135, 149, 171)

Pneumokoniosen haben infolge der meist beruflich entstandenen Lungenveränderungen besondere sozialmedizinische Bedeutung.

Übersiedler mit früherer Tätigkeit im Steinkohlenbergbau in Polen, dem früheren Oberschlesien, aber auch aus dem Uranbergbau, hier vergesellschaftet mit malignen Tumoren, verursachen gutachtliche Beurteilungen, die wegen der unterschiedlichen Rechtsprechungen in den verschiedenen Ländern oft angefochten werden.

Auf die ausführliche Darstellung im Kapitel „Berufskrankheiten" wird verwiesen (S. 262 ff.).

Andere anorganische Stäube, wie Asbest, Aluminium, Hartmetalle, gewinnen an Bedeutung, wobei wegen der langen Latenz eine berufsbedingte Exposition nicht immer zu sichern ist (57).

Dabei treten Jahre nach Asbestexposition, insbesondere im Zusammenhang mit Tabakkonsum gehäuft Bronchialkarzinome, aber auch maligne Erkrankungen der Pleura oder des Peritoneums (Pleuramesotheliom) auf (18, 56). Auf die Darstellung einzelner Pneumokoniosen unter dem Aspekt der Lungenfibrosen auf S. 221 ff wird verwiesen.

Rückwirkungen auf andere Organe haben sich, außer in Endstadien mit schwerer Hypoxämie und Entwicklung eines Cor pulmonale, nicht nachweisen lassen. So treten koronare Herzkrankheit und Herzinfarkt bei Silikosekranken nicht häufiger als bei der Durchschnittsbevölkerung auf (20, 97, 140).

Sarkoidose

(Morbus Besnier-Boeck-Schaumann)
(29, 30, 100, 136)

Ätiologie: Sie ist im einzelnen noch nicht geklärt. Die früher verbreitete Annahme, daß es sich um eine besondere Verlaufsform einer nicht ansteckenden Tuberkulose handelt, ist widerlegt. Dagegen sprechen auch nicht Beobachtungen von Sarkoidosen, die sich nach oder gleichzeitig mit einer aktiven Tuberkulose entwickelt hatten.

Die Erkrankung ist durch diffuse Granulombildungen charakterisiert, welche im respiratorischen Bereich ihren Ursprung nehmen, jedoch auch Leber, Haut, Herz, Augen und andere Organe befallen können. Die Diagnose erfordert den systemischen Nachweis von Granulomen bei Fehlen irgendeiner bekannten Ursache. Für die Verlaufsbeurteilung erweist sich auch der Befund eines erhöhten Spiegels des Serumangiotensin-converting-Enzyms (S-ACE) als nützlich; damit läßt sich die Sarkoidose von anderen Granulomatosen, z. B. von der histologisch ähnlichen Berylliumkrankheit, unterscheiden. Man kann sich dann die Sarkoidose als eine durch lymphogene und hämatogene Ausbreitung von Immunkomplexen verursachte Granulomatose vorstellen, die wahrscheinlich inhalativ verursacht wird. Dabei bleibt offen, warum die Granulome trotz fehlenden Nachweises eines ursächlichen Agens persistieren.

Am häufigsten trifft die Erkrankung das dritte Lebensjahrzehnt, Frauen in der Mehrzahl. Symptomatologie und Verlauf sind abhängig von Ausdehnung und Progredienz der granulomatösen Veränderungen, aber auch vom extrapulmonalen Organbefall. Als Gradmesser sind wiederholte Kontrollen des ACE-Spiegels sinnvoll, auch wenn eine enge Korrelation zum Röntgenbild nicht besteht (136). Bei chronischem Verlauf geht man davon aus, daß die mediastinalen Lymphknoten in 100%, Lungen- und Bronchialschleimhaut in 60–80%, Leber und Milz 50–70%, Haut und periphere Lymphknoten 30–50%, Herz und Augen 10–20%, Skelett und Niere in ca. 20% betroffen sind (29, 93). Die kardiale Beteiligung ist dabei relativ schwierig nachweisbar, hier sind Standard-EKG, HIS-Bündel-EKG wie auch biphasisches Gallium-Myokardszintigramm einzusetzen (139, 150, 151).

Die Diagnose gründet sich in erster Linie auf röntgenologische Veränderungen, die meistens zufällig im Rahmen von Röntgenuntersuchungen aus anderer Ursache entdeckt werden. In der akuten Phase können ein Erythema nodosum und Gelenkschmerzen auftreten. Bestätigt werden muß die Diagnose durch Histologie (Zytologie) und klinischen Verlauf. Dabei können transkarinale Biopsien der Hiluslymphknoten, Bronchialschleimhautbioptate sowie Lungenparenchym mittels transbronchialer Biopsie gewonnen werden, und durch eine gleichzeitige bronchoalveoläre Lavage kann die Diagnose mit hoher Wahrscheinlichkeit gesichert werden: In der Regel liegt bei einer aktiven Sarkoidose eine begleitende lymphozytäre Alveolitis vor, auch wenn die Lungenperipherie röntgenologisch unauffällig erscheint. Die Bestimmung der Subpopulationen der T-Zellen ergibt einen hohen Anteil an T-Helferzellen (CD4/CD8-Quotient), der ein gutes differentialdiagnostisches Kriterium zur exogen-allergischen Alveolitis ist. Eine Mediastinoskopie ist im allgemeinen entbehrlich, gelegentlich wird eine Leberbiopsie durchgeführt. Die Tuberkulinreaktion ist fast immer herabgesetzt, ist jedoch als differentialdiagnostisches Kriterium nicht zuverlässig zu verwerten. Der Kveim-Test ist nicht mehr verfügbar.

Beurteilung: Bei akutem Verlauf (Löfgren-Syndrom) ist eine antiphlogistische Behandlung, u. U. der kurzzeitige Einsatz von Steroiden, erforderlich. Bei chronischem Verlauf sind die Beschwerden in den Stadien I, vor allem bei ausschließlich drüsiger Lokalisation am Hilus, gering oder gänzlich fehlend. In den Stadien II b oder III bei netzförmiger Verteilung resultieren überwiegend restriktive Lungenfunktionsstörungen; besonders eingeschränkt sind die Diffusionskapazität, pO_2 unter Belastung und Vitalkapazität. Es kommen auch gemischte Funktionsstörungen mit Obstruktion vor. Die Auswirkung auf das Herz muß ebenfalls berücksichtigt werden, was sich in Arrhythmien, Blockbildern u. a. äußern kann. Auch größere Myokardnarben und Papillarmuskelschäden wurden beobachtet.

Durch Steroide lassen sich die röntgenologischen Veränderungen besser beeinflussen als die Funktionseinschränkungen.

Beurteilung laut AHP:	GdB/MdE
Vergrößerung der thorakalen Lymphknoten	
ohne klinische Symptomatik, ohne Funktionseinschränkung	0%
mit klinischer Symptomatik und/ oder Funktionseinschränkung	20–40%
Lungenparenchymbefall	
ohne klinische Symptomatik, ohne Funktionseinschränkung	0%
mit klinischer Symptomatik je nach Funktionseinschränkung	20–60%
Ausgedehntes Narbenstadium je nach Funktionseinschränkung	50–100%

Andere Organmanifestationen sind ggf. zusätzlich zu berücksichtigen.

RV und UV: Wegen der relativ guten Prognose wird Berentung im allgemeinen nicht erforderlich sein, evtl. vorübergehende AU. Fortdauernde Kortikoidtherapie schließt die Wiederaufnahme der Berufstätigkeit nicht aus. Monatelange stationäre *Heilverfahren* sind nicht angezeigt, ebensowenig Schwangerschaftsabbruch, da sich gezeigt hat, daß während der Schwangerschaft mit einer Progredienz der Erkrankung selten zu rechnen ist. Auch besondere berufliche Rehabilitationsmaßnahmen sind nicht erforderlich. Eine Anerkennung als Berufskrankheit ist beim gegenwärtigen Stand der Erkenntnisse nicht zu vertreten, zumal auch verstärkte Exposition gegenüber Tuberkulose (in Heilberufen) eine unmittelbare Gefährdung durch Sarkoidose nicht begründet. Schwerwiegende Funktionsstörungen, die BU oder EU verursachen, sind selten.

KOV: Laut „Anhaltspunkten" sprechen alle wissenschaftlichen Erfahrungen dafür, daß für die Manifestation und den Verlauf der Krankheit einfache körperliche Belastungen (auch mit Resistenzminderung) keine ursächliche Bedeutung erlangen können.

Eine relevante Ungewißheit besteht nur noch hinsichtlich der Auswirkung extremer und langdauernder Belastungen, wie sie etwa unter Gefangenschafts- oder Internierungseinflüssen vorkommen. „Haben solche Umstände als Schädigungstatbestände vorgelegen, sind die Voraussetzungen für eine „Kannversorgung" (s. S. 138) als gegeben anzusehen, wenn die ersten Symptome der Sarkoidose während der Einwirkung der genannten Faktoren oder längstens sechs Monate danach aufgetreten sind".

Mit solchen Tatbeständen ist heute kaum mehr zu rechnen, weshalb allgemein die Regel gilt, daß äußere Faktoren nicht von meßbarem und dauerhaftem Einfluß auf die Krankheitsentwicklung einer Sarkoidose sind.

Pneumothorax

(12, 74)

Er kann idiopathisch (z. B. bei bullösem Emphysem, bei akuter Tuberkulose oder Silikose) oder symptomatisch bei entzündlichen Erkrankungen (z. B. als Folge einer Kavernenperforation, bei Bronchialkarzinom oder abszedierender Pneumonie) auftreten, aber auch ohne anatomische Besonderheit. Jugendliche und mittlere Lebensalter sind häufiger betroffen, Männer bevorzugt. Wegen manchmal anfangs geringfügiger Beschwerden wird die frühzeitige Diagnose nicht selten versäumt. Die Rezidivneigung ist auffällig groß, zwischen 30% und 45%.

Der erste Spontanpneumothorax sollte konservativ (u. U. mit Drainage) behandelt werden. Das Rezidiv auf der gleichen Seite innerhalb eines Jahres nach erstem Auftreten bedeutet in aller Regel eine Indikation zum chirurgischen Vorgehen. Bei einem Rezidiv nach längerem zeitlichen Intervall oder auf der anderen Seite ist die Indikation zum Eingriff relativ. Man muß jedoch von einem sog. „blasigen Syndrom" ausgehen, so daß die Indikation zur Operation großzügig gestellt werden kann.

Beurteilung: Auf längere Sicht ist die Prognose relativ gut, auch nach operativer Therapie sind wesentliche funktionelle Einbußen selten. Für die Bewertung sind nicht unmittelbare, postoperativ erhobene Befunde maßgeblich, sondern die Ergebnisse einer umfassenden Lungenfunktionsprüfung, die 6 bis 12 Monate nach der Erkrankung in den meisten Fällen nennenswerte Funktionseinbußen nicht erkennen läßt. In jedem Fall ist jedoch die berufsbedingte Belastung zu berücksichtigen. Stärkere körperliche Belastungen sollten anfangs gemieden werden. Bei körperlich anstrengenden Berufen kann vorübergehend BU bestehen, auch wenn das funktionelle Ergebnis befriedigend ist.

UV: Der *traumatische* Pneumothorax ist Folge eines erheblichen Thoraxtraumas oder einer Pleuraverletzung nach Unfall oder anderweitiger äußerer Gewalteinwirkung. Prognose anfangs unsicher. Berentung in der UV abhängig vom funktionellen Endergebnis.

Thoraxverletzung und -deformierung

(67, 69, 107, 163, 174)

Angeborene oder erworbene Verkrümmung der Wirbelsäule, insbesondere Skoliose und Kyphoskoliose, auch Trichterbrust oder Ankylosierung der Wirbelgelenke bei Morbus Bechterew, beeinträchtigen stets durch Änderung der Statik, der Dehnungsfähigkeit und Elastizität der Lungen deren Funktion erheblich. Bei *Trichterbrust* kann durch frühzeitige Operation eine Verbesserung der Arbeitskapazität erreicht werden, die Operationsletalität ist relativ gering (66). Bei skoliotischer Thoraxdeformität wurden restriktive Ventilationsstörungen nachgewiesen, deren Ausmaß vom Schweregrad der Deformität abhängt. Man fand eine negative Korrelation zwischen dem Skoliosewinkel und der Vitalkapazität; war diese um mehr als 50% der Norm eingeschränkt, so zeigten sich auch Hypoxämie und vor allem auch pulmonale Hypertonie (117). Rechtsherzüberlastung ist vor allem bei *Kyphoskoliose* nicht selten, obwohl subjektive Beschwerden sehr unterschiedlich angegeben werden, oftmals erst bei Belastung.

Stabilisierende Eingriffe an der Wirbelsäule können die Progredienz der Deformierung verhindern, Aufrichtungen der Wirbelsäule führen zu Verbesserungen der Lungenfunktion, d. h. des Gasaustausches, da funktionelle Inhomogenitäten der Perfusion wie der Ventilation vermindert werden können.

Nach *Thoraxtraumen* kann man damit rechnen, daß Rippenbrüche in 3–6 Wochen, Sternumfrakturen in 4–6 Wochen ausgeheilt sind, jedoch sind Störungen des Gasaustausches manchmal noch über viele Wochen nach stumpfem Thoraxtrauma nachweisbar. Auch eine durch die Verletzung notwendig gewordene Thorakotomie kann Nachwirkungen auf die Atemfunktion haben, nicht nur dann, wenn durch die Durchtrennung der Thoraxwand die Statik gestört wird; dabei steigt die elastische Atemarbeit zunächst an, dann fällt sie über Monate langsam ab. Dieser Prozeß ist erst nach 12–18 Monaten annähernd abgeschlossen. Insgesamt empfehlen Thoraxchirurgen nach diesen Erfahrungen, eine endgültige Begutachtung nach Thoraxtraumen erst nach einem Abstand von 1 Jahr vornehmen zu lassen

(163). Für die Objektivierung der funktionellen Spätschäden ist neben einer Spiroergometrie und atemmechanischen Analyse eine Lungenszintigraphie von besonderer Wichtigkeit.

Dekortikationen führen nur selten zu einer Funktionsverbesserung. Die funktionelle Beeinträchtigung wird daher nur selten als Indikation dienen. Im Wachstumsalter können jedoch durch Pleuraschwarten Thoraxdeformierungen entstehen.

Die häufigsten Verletzungsfolgen am Thorax, die zu einer respiratorischen Insuffizienz führen, sind Instabilität der Thoraxwand nach Rippenfrakturen, ferner Hämatothorax, Pneumothorax, Emphysem als Folge von Verletzungen der Trachea, der Bronchien oder des Lungenparenchyms. Lungenkontusionen sind schwerwiegende Verletzungsfolgen, die zu erheblichen Diffusionsstörungen führen und mit hoher Letalität einhergehen.

Man beobachtet vor allem Belüftungs- und Gasaustauschstörungen wechselnden Ausmaßes nach Rippenserienfrakturen, wobei die Funktionsstörung nicht sicher von Stärke und Lokalisation einer Pleuraschwarte abhängig ist. Operativ versorgte Zwerchfellrupturen bedingen, sofern sie ohne größere Schwartenbildung ausheilen, besonders beim jungen Menschen keine wesentliche Funktionseinbuße. Nach penetrierenden Thoraxverletzungen ist die pulmonale Leistungsminderung abhängig vom Ausmaß der Parenchymläsion bzw. -resektion sowie der Pleuraverschwartung.

Folgen einer lokalen Pleuraverletzung oder -verklebung werden subjektiv gelegentlich auch überbewertet. Witterungsabhängige Schmerzen im Bereich von Pleuraschwielen kommen 1–2 Jahre nach dem Schädigungsereignis vor, sind als Dauerbeschwerden jedoch nicht wahrscheinlich, weshalb sich die Festsetzung der MdE an dem Ergebnis einer objektiven Lungenfunktionsprüfung orientieren muß.

Bei langjährigem Zeitabstand von einer Thoraxverletzung wird die Beurteilung durch die zunehmende Alterung erschwert. Läßt sich röntgenologisch und funktionell nachweisen, daß die Zwerchfell- und Pleurafunktion geschädigt wurde, so kann man eine später deutlichere Einschränkung der Funktion nicht allein auf die Umstände einer physiologischen Alterung beziehen, sondern das Schädigungsereignis muß – wie bei Pleuritis exsudativa – mindestens als verschlimmernd berücksichtigt werden. Auch Komplikationen im Vernarbungsbereich, wie z. B. Bronchiektasen, mediastinale oder epikardiale Verschwielungen, gelegentlich auch Schädigung des N. phrenicus, die zu Zwerchfellparese führt, sind zu berücksichtigen. Bei einseitigen Thoraxverletzungen ist auf die Entwicklung eines kompensatorischen Emphysems der Gegenseite zu achten.

Handelt es sich bei Schußverletzungen um einen glatten Weichteildurchschuß der Lungen, so sind die funktionellen Folgen meist verhältnismäßig gering, auch dann, wenn ein Splitter oder Geschoß reizlos im Lungengewebe eingeheilt ist. Zu beachten sind aber die nicht ganz seltenen Komplikationen durch Irritation des Fremdkörpers, die zur Blutung führen können, sowie die Bildung sekundärer Bronchiektasen oder einer Abszedierung (91, 174).

Beurteilung: Nach den „Anhaltspunkten für die ärztliche Gutachtertätigkeit" (1983) werden im Rahmen des **SchwbG** und der **KOV** folgende Bewertungsrichtsätze für Thoraxverletzungen vorgeschlagen:

	GdB/MdE
Brüche und Defekte der Knochen des Brustkorbs (Rippen, Brustbein, Schlüsselbein, Schulterblatt)	
ohne Funktionsstörung verheilt, je nach Ausdehnung des Defektes	0–10%
Rippendefekte mit Brustfellschwarten ohne wesentliche Funktionsstörung	10%
bei sehr ausgedehnten Defekten einschl. entstellender Wirkung	20%
Brustfellverwachsungen und -schwarten ohne wesentliche Funktionsstörung	0–10%
Fremdkörper im Lungengewebe oder in der Brustkorbwand reaktionslos eingeheilt	0%

Die Lebenserwartung nach *Lungenresektionen* wird entscheidend von der Grundkrankheit bestimmt. Da es sich heute bei der überwiegenden Zahl thoraxchirurgischer Eingriffe um Tumorchirurgie handelt, bestimmen Art und Ausdehnung des Tumors den Verlauf. Bei Operationen aus nichtmaligner Ursache (benigne Rundherde wie Hamartochondrome, Tuberkulome) hängt die Lebenserwartung von dem Ausmaß der Resektion ab. Auch pulmonale, kardiale, mediastinale oder gastrointestinale Komplikationen sind möglich (50).

Aus den anatomischen Veränderungen und ihren funktionellen Folgen ergibt sich, daß nach Lobektomie die Erwerbsfähigkeit in der Regel erhalten bleibt, daß aber etwa 10 Jahre danach in 20% ein Cor pulmonale entsteht, wenn die übrige Lunge vorgeschädigt war. Pneumonektomierte können keine körperlich belastende Arbeit verrichten; in ca. 60% entsteht ein chronisches Cor pulmonale. Wenn nicht die Grundkrankheit oder eine andere Todesursache die Lebenserwartung beeinflußt, dann mit hoher Wahrscheinlichkeit der resektionsbedingte Herzschaden.

Waben- oder Zystenlunge

(180)

Hierbei handelt es sich um meist multiple, seltener auch solitäre Zysten, unter Umständen auch in Form der kleinzystischen Degeneration, die öfters angeboren, seltener erworben sind, z. B. als Folge von Tuberkulose, Sarkoidose, in Verbindung mit Bronchiektasen, Mukoviszidose oder bullösem Emphysem. Obwohl Beschwerden in den Anfangsstadien manchmal relativ gering sind, ist die Prognose ungünstig.

Beurteilung: Abhängig von der Lungenfunktion und dem Verlauf sowie ggf. Komplikationen (Spontanpneumothorax, Pneumonien). Auf die Möglichkeit einer Berufsbelastung, Einwirkung ätzender Säuren oder anderer chemischer Substanzen ist zu achten.

Respiratorische Insuffizienz

(32, 106)

Man versteht darunter verschiedenartig verursachte Krankheitsbilder, die zu Störungen des Gasaustausches führen, wobei sich frühzeitig Sauerstoffmangel, in den Spät- und Folgestadien zusätzlich eine Hyperkapnie entwickeln. Die Atemreserven sind vermindert, die Ventilationsstörung kann überwiegend restriktiv oder obstruktiv oder auch von beiden Formen gemischt sein. Häufig besteht eine Zyanose, in Abhängigkeit von der absoluten Menge an reduziertem Hämoglobin. Eine *Dyspnoe* ist Zeichen der erschwerten Atmung, die auch als Atemnot empfunden wird und durch eine Störung der Atemmechanik = Erhöhung der Atemarbeit verursacht wird. Sie wird in Ruhe nur teilweise, öfters bei Belastung beobachtet. Zwischen der Ausprägung einer Dyspnoe und einer Gasaustauschstörung besteht in vielen Fällen keine feste Beziehung, z. B. nicht beim Bronchialasthma, bei dem die Blutgasverhältnisse lange Zeit der Norm entsprechen können.

Akut entsteht eine respiratorische Insuffizienz z. B. durch Spontanpneumothorax, ausgedehnte Pneumonien, auch nach Thoraxtraumen, Zwerchfellverletzung oder Linksherzversagen. Die Bewertung erfolgt stets im Zusammenhang mit der Grundkrankheit.

Unter dem Begriff *Schocklunge* oder *„akutes Atemnotsyndrom des Erwachsenen“* (7, 182, 183, 184) faßt man ein sehr komplexes Krankheitsbild zusammen, das durch einen primären Schaden der Alveolarwand entsteht, vermittelt durch Toxine, membrantoxische Enzyme und Mediatoren, mit einer Permeabilitätsstörung sowie Störung des oberflächenaktiven Systems der Lungen. Voraus geht meist ein septischer Krankheitsprozeß, der die insgesamt schlechte Prognose mitbestimmt. Kennzeichnend sind hochgradige Gasaustauschstörungen mit erheblicher alveoloarterieller Sauerstoffdifferenz, Kreislaufschock und sekundärem Nierenversagen. Wird die akute Krankheitsphase durch intensivmedizinischen Einsatz überlebt, so ist die Prognose hinsichtlich verbleibender Lungenfunktionsstörungen relativ günstig (142).

Eine *chronisch respiratorische Insuffizienz* verläuft lange Zeit symptomarm, z. B. beim unkomplizierten obstruktiven Lungenemphysem, auch bei manchen Formen von chronischer Bronchitis im Spätstadium, bei restriktiven Ventilationsstörungen durch Sarkoidose, Silikose oder Lungenfibrose. Funktionell ungünstiger und symptomatisch eindrucksvoller sind Mischformen, z. B. beim Zusammentreffen von chronischer Bronchitis mit einer Staublunge oder einem Lungenemphysem oder beidem. Schwerste Formen von chronisch respiratorischer Insuffizienz können sich im späten Stadium des obstruktiven Emphysems mit chronischem Cor pulmonale entwickeln, aber auch bei Bronchial- und Lungentumoren im Folgestadium.

Beurteilung: Stets nach Lungenfunktionsprüfung einschließlich Blutgasanalysen. Bei chronisch alveolarer Minderbelüftung besteht EU auf Dauer. Die langfristige Prognose kann durch Anwendung von O_2-Konzentratoren und anderen apparativen Atemhilfen, auch nach Selbstbeatmung (ISB) nachweislich verbessert werden.

Literatur

Literatur mit Übersichtcharakter ist mit * ausgezeichnet.

1 Abel, U.: Über die zukünftige Entwicklung der Bronchialkrebsmortalität in der BRD. Öff. Gesundh.-Wes. 47 (1985) 1–5

2 Aigner, K.: Vererbung und Umwelt in der Pneumologie. Atemw.- u. Lungenkr. 9 (1983) 87–88

3 Anhaltspunkte für die ärztliche Gutachtertätigkeit im Versorgungswesen, Ausgabe 1983. Köllen, Bonn 1983

4 Antweiler, H.: Einwirkung und Grenzwerte gasförmiger Luftverunreinigungen. Öff. Gesundh.-Wes. 37 (1975) 513–519

5 von Arnim, H. H.: Asbestose, Bronchialkarzinom und Lungentuberkulose. Prax. Pneumol. 27 (1973) 353

6 Backofen, H.: Asthma und Schwangerschaft. Schweiz. med. Wschr. 114 (1984) 369–373

7 Barckow, D., Th. Schirop: Klinik und Prognose des akuten Lungenversagens. Atemw.- u. Lungenkr. 13 (1987) 527

8 Barzo, P., I. Gyulai, J. Schnitzler: Lungenveränderung infolge Aspiration von Mineralölen. Prax. Pneumol. 27 (1973) 216–225

9 Baur, X., H. Dewair, G. Fruhmann: Diagnose des Isocyanat-bedingten Asthma bronchiale. Atemw.- u. Lungenkr. 8 (1982) 176–178

10 Baur, X., G. Fruhmann, H. Prelicz: Die Befeuchterlunge – eine Berufskrankheit? Arbeitsmed. Sozialmed. Präventivmed. 19 (1984) 35–38

11 Baur, X.: Berufsbedingte bronchopulmonale Erkrankungen. In Fabel, H.: Pneumologie. Urban & Schwarzenberg, München 1989

12 Benusiglio, L., Ch. Fontolliet: Pneumothorax spontane et insufficance respiratoire. Schweiz. med. Wschr. 115 (1985) 659–664

13 Berg, A., E. Jakob, M. Lehmann, H. H. Dickhuth, G. Huber, J. Keul: Aktuelle Aspekte der modernen Ergometrie. Pneumologie 44 (1990) 2–13

14 Blaha, H., u. Dold: Iatrogene Lungenveränderungen. Prax. Pneumol 27 (1973) 718

15 Blaha, H.: Das Computertomogramm in der pneumologischen Begutachtung. Lebensversicher.-Med. 38 (1986) 156–161

16 Böhm, E.: Zusammentreffen von Bronchialcarcinom und Anthrakosilikose der Lungen. Med. Klin. 73 (1978) 659

17 Bortsch-Galetke, E., E. Stresemann: Richtlinien zur Bemessung der MdE bei berufsbedingten Atemwegserkrankungen. Arbeitsmed. Sozialmed. Präventivmed. 20 (1985) 180–182

18 Brockmann, M., K. Rasche: Asbestose und Rheumalunge. Dtsch. med. Wschr. 112 (1987) 1661–1665

19 Bühlmann, A. A.: Das Lungenemphysem. Schweiz. med. Wschr. 108 (1978) 254

20 Bühlmann, A. A.: Linksherzinsuffizienz und Koronarinsuffizienz bei Pneumokoniosen. Die Situation in der Schweiz. Prax. Pneumol. 34 (1980) 319

21 von Bültzingslöwen, F.: Zusammenhang zwischen Bronchialkarzinom und vernarbenden Lungenerkrankungen. Med. Sachverständ. 84 (1988) 154

22 Burkhardt, A., J. O. Gebbers, W. J. Höltje: Die Bleomycin-Lunge. Dtsch. med. Wschr 102 (1977) 281

23 Burrows, B., M. D. Lebowitz, R. A. Barbee, R. J. Knudsen, M. Halonen: Interactions of smoking and immunologic factors in relation to airways obstruction. Chest 87 (1984) 657

24 Costabel, U., H. Matthys: Die klinische Bedeutung der bronchoalveolären Lavage. Dtsch. Ärztebl. 82 (1985) 3693–3700

25 Costabel, U., H. Matthys: Die Langzeitprognose der Lungenfibrosen. Lebensversicher.-Med. 36 (1984) 71–73

26 Costabel, U.: Fibrosierende Alveolitis – Lungenfibrose: Labormethoden und bronchoalveoläre Lavage. Atemw.- u. Lungenkr. 14 (1988) 185–190

27 Cotes, J. E.: Lung Function, 3rd ed. Blackwell, Oxford 1975

28 Dalquen, P.: Lunge und Umwelt. Schweiz. Rdschr. Med. Prax. 72 (1983) 1049–1053

29 Dieckmann, B.: Begutachtung der Sarkoidose. Prax. Klin. Pneumol. 37 (1983) 139–143

30 Endres, P.: Sarkoidose. Prax. Klin. Pneumol. 38 (1984) 43–46

31 Fabel, H.: Alveolitis und interstitielle Lungenerkrankungen durch organische Stäube und Pharmaka. Verh. dtsch. Ges. inn. Med. 81 (1975) 375

32 *Fabel, H.: Pneumologie, Bd. II. Innere Medizin der Gegenwart. Urban & Schwarzenberg, München 1989

33 *Ferlinz, R., D. Nolte: Lungenfunktionskurs, Theorie und Praxis. Klin. Wschr. 68, Suppl. 19 (1990) 116

34 Ferluga, D., Th. Rott, M. Rutar-Zupanic: Narbencarcinome der Lungen und Tumorlets. Prax. Pneumol. 33 (1979) 510

35 Fruhmann, G., H. Specht, R. Prochazka: Chronische Bronchitis und Staubkonzentration am Arbeitsplatz. Münch. med. Wschr. 118 (1976) 209

36 Fruhmann, G.: Exogen allergische Alveolitis. Prax. Klin. Pneumol. 39 (1985) 715

37 Fruhmann, G.: Beruflich bedingtes Asthma bronchiale. Dtsch. med. Wschr. 114 (1989) 306–311

38 Fuchs, E.: Obstruktive Atemwegserkrankungen durch gewerbliche Allergene. Prax. Pneumol. 33 (1979) 1089

39 Fuchs, E., C. Thiel: Asthma bronchiale durch perorale Allergenzufuhr. Atemw.- u. Lungenkr. 11 (1985) 474–478

40 Fulmer, J. D., W. C. Roberts: Small airways and interstitial pulmonary disease. Chest 77 (1980) 470

41 Gassner, A., H. Tizek, L. Friedrich, M. Pichler: Pulmonale Hypertonie und chronische obstruktive Ventilationsstörung – Korrelation hämodynamischer Befunde mit der Lungenfunktion. Schweiz. med. Wschr. 115 (1985) 266–272

42 Geisler, L.: Pickwick-Syndrom. Atemw.- u. Lungenkr. 10 (1984) 642

43 Geisler, L. (Deutsche Liga zur Bekämpfung der Atemwegserkrankungen e. V.): Empfehlungen zur Allergiediagnostik bei Atemwegserkrankungen in der Praxis. Dtsch. med. Wschr. 112 (1987) 1550–1554

44 Gonsior, E., G. Schultze-Werninghaus: Diagnostik und Therapie des exogen-allergischen Asthma bronchiale. Internist 21 (1980) 75

45 Greschuchna, D., I. Martinez: Prognose und berufliche Rehabilitation operierter benigner Lungen- und Pleuratumoren. Prax. Klin. Pneumol. 37 (1983) 931–933

46 Grouls, V., K. Weigel, G. Apel: Kccidioidomykose und Verwendung im Flugdienst. Med. Mschr. 11 (1974) 20

47 Gsell, O.: Pulmonale und respiratorische Syndrome, Teil 1. Prax. Klin. Pneumol. 41 (1987) 955–965

48 Guilleminault, C., A. Tilkian, W. C. Dement: The sleep apnoe syndrome. Amer. Rev. Med. 27 (1986) 464–484

49 Haas, S.: Die Parasitosen der Lunge. Atemw.- u. Lungenkr. 11 (1985) 45–49

50 Hartel, W., H. W. Volk: Lungenresektion: Akute und chronische Folgen. Dtsch. Ärztebl. 83 (1985) 3257–3262

51 Hartmann, A. L., B. Wüthrich, G. Bolognini: Berufsbedingte Lungenkrankheiten bei der Hartmetallproduktion und -bearbeitung. Schweiz. med. Wschr. 112 (1982) 1137–1141

52 Hartmann, A. L., B. Wüthrich, R. Deflorin-Stolz, U. Helfenstein: Atopie – Screening: Prick-Multitest, Gesamt-IgE oder RAST? Schweiz. med. Wschr. 115 (1985) 466–475

53 Hartung, W.: Gesichtspunkte für die Begutachtung des Narbenkarzinoms der Lunge. Prax. Pneumol. 31 (1977) 160

54 Hartung, W.: Gesichtspunkte für die Begutachtung des Lungenemphysems. Prax. Pneumol. 33 (1979) 91

55 Hartung, W.: Gutachterliche Fragen bei Lungenemphysem. Lebensversicher.-Med. 36 (1984) 110–114

56 Hartung, M., H. Valentin: Die bösartigen Erkrankungen der Atemwege und ihre berufliche Verursachung. Atemw.- u. Lungenkr. 14 (1988) 156–159

57 Hartung, M.: Ätiologie, Pathogenese und Klinik der Hartmetallfibrose der Lunge. Pneumologie 44 (1990) 949–54

58 Hartung, W.: Lungenemphysem, Morphologie, Pathogenese, funktionelle Bedeutung. Springer, Berlin 1964

59 Heise, D., G. W. Sybrecht: Funktionsprüfungen – Einsatz und Aussagefähigkeit der Meßmethoden. Atemw.- u. Lungenkrh. 14 (1988) 515–520

60 Hennemann, H. H.: Atypische Pneumonie mit positiver Kälteagglutination. Dtsch. med. Wschr. 102 (1977) 125

61 Herzog, H.: Erkrankungen der Lunge und der Pleura. In Gross, R., P. Schölmerich: Lehrbuch der inneren Medizin. Schattauer, Stuttgart 1977

62 Herzog, H., C. Kopp, A. Perruchoud: Lungenzirkulation beim Emphysem. Schweiz. med. Wschr. 108 (1978) 273

63 Herzog, H.: Sind Blasinstrumente für Jugendliche schädlich? Dtsch. med. Wschr. 107 (1982) 436–437

64 Heyenga, H., H. Morr: Aktinomykose der Lunge. Prax. Klin. Pneumol. 37 (1983) 1064–1072

65 Hoffarth, H. P., S. Schlösser, V. Wiebe: Vergleich röntgen- und lungenfunktionsanalytischer Routinediagnostik des Lungenemphysems. Atemw.- u. Lungenkr. 10 (1984) 414–420

66 Hümmer, H. P., G. H. Willital: Prognose bei Trichterbrust. Lebensversicher.-Med. 35 (1983) 111

67 Hüttemann, U.: Abgrenzung von Lungenfunktionsschäden. H. Unfallheil. 121 (1975) 286

68 Hutchinson, D. C.: Alpha$_1$-Antitrypsin-Mangel und Entstehung eines Lungenemphysems. Atemw.- u. Lungenkr. 4 (1978) 122

69 Huth, Ch., H. E. Hoffmeister: Die Begutachtung von Unfallschäden am Thorax. Med. Sachverständ. 77 (1981) 17–19

70 Jahn, I., K.-H. Jöckel, W. Ahrens, K. Drescher, K.-M. Müller, K.-H. Witzko: Ergebnisse der Epidemiologie des Lungenkrebses bei Frauen. Pneumologie 44 (1990) 14–23

71 Kahle, S.: Gibt es ein berufsbedingtes Emphysem des Musikbläsers? In Holstein, E.: Lunge und Beruf. Barth, Leipzig 1962

72 von Keitz, W.: Das Gutachten im Versorgungswesen. Schattauer, Stuttgart 1967

73 Kentner, M.: Funktionsprüfungen des kardiopulmonalen Systems und ihre Bedeutung für die sozialmedizinische Begutachtung. Med. Sachverständ. 78 (1982) 46–53
74 Keßler, W., N. Day: Klinik und Therapie des Spontanpneumothorax. Prax. Klin. Pneumol. 38 (1984) 523–533
75 Ketterl, R., D. Mack: Aspergillome der Lunge. Prax. Klin. Pneumol. 38 (1984) 88–92
76 Kissler, W.: Die Alveolarproteinose als krankhafte Störung von Regelmechanismen der Lunge. Prax. Klin. Pneumol. 37 (1983) 845–846
77 Kißler, W., G. Rühl, K. Morgenroth: Morphologie der fibrosierenden Alveolitis – Lungenfibrose. Atemw.- u. Lungenkr. 14 (1988) 165–167
78 Kleckow, M., J. Vogt-Moykopf: Klinische Aspekte und therapeutische Überlegungen zum malignen Pleuramesotheliom. Krankenhausarzt 58 (1985) 783–788
79 Knoblauch, A., T. Wegmann: Klinik der Mykosen innerer Organe. Atemw.- u. Lungenkr. 11 (1985) 1–2
80 König, W., A. Bohn, P. Pfeiffer, W. Schönfeld, K. Theobald: Immunologische Grundlagen der klinischen Allergie. Atemw.- u. Lungenkr. 11 (1985) 450–459
81 König, G., X. Baur, R. Rienmüller, G. Fruhmann: Exogen-allergische Alveolitis: Symptome und Befundkonstellation von Farmer-, Befeuchter- und Vogelhalterlunge. Prax. Klin. Pneumol. 39 (1985) 79–84
82 Kohout, J.: Bronchuskarzinom und Lungentuberkulose. Prax. Pneumol. 31 (1977) 671
83 Konietzko, H., R. Fleischmann, G. Reill, U. Reinhard: Lungenfibrosen bei der Bearbeitung von Hartmetallen. Dtsch. med. Wschr. 105 (1980) 120
84 Konietzko, N.: Lungenfunktionsprüfung einschließlich Nuklearmedizin. Prax. Klin. Pneumol. 39 (1985) 518–521
85 Konietzko, N.: Begutachtung der Tumoren der Atmungsorgane. In Trendelenburg, F.: Handbuch der inneren Medizin, 5. Aufl., Bd. IV/4. Springer, Berlin 1985
86 Konietzko, N.: Bronchiektasie, Klinik und Therapie. Atemw.- u. Lungenkr. 11 (1985) 412–417
87 Konietzko, N., A. Dittmann, E. Hain, T. Koehler, U. Seysen: Bericht über die Arbeitstagung „Asbestose-Begutachtung" am 13. 6. 87. Prax. Klin. Pneumol. 42 (1988) 438
88 Konietzko, N., V. Schulz, G. Eckert: Die Progredienz des Lungenemphysems bei schwerem $Alpha_1$-PI-Mangel. Med. Klin. 83 (1988) 1–6
89 Konietzko, N.: Klinik und Funktionsstörungen bei Nebenwirkungen von Medikamenten auf die Lunge. Pneumologie 44 (1990) 173
90 Krech, T., P. Naumann: Pneumonien durch Legionellen – Pathogenese, Epidemiologie, Klinik. Internist 26 (1985) 321–327
91 Kropp, R.: Intrapulmonal persistierende Geschosse und Geschoßsplitter. Pneumologie 43 (1989) 481–485
92 Kuhn, H.: Psychosomatische Erkenntnisse zur Entstehung und zur Heilung des Asthma bronchiale. Atemw.- u. Lungenkr. 11 (1985) 503–512
93 Kummer, F., H. Klech: Die Sarkoidose als Multiorganerkrankung. Pneumologie 44 (1990) 158
94 Kuntz, H. D: Progressive Lungendystrophie (bullöses Lungenemphysem). Ätiologie und Verlauf. Atemw.- u. Lungenkr. 4 (1978) 129
95 Lauber, B.: Häufigkeit und sozialmedizinische Bedeutung chronisch obstruktiver Atemwegserkrankungen in der Bundesrepublik Deutschland. Pneumologie 43 (1989) 10–19
96 Lenci, G.: Nichtinvasive Methoden zur Frühdiagnose des chronischen Cor pulmonale bei chronisch obstruktiven Atemwegserkrankungen. Pneumologie 44 (1990) 721
97 Lindars, D. C., G. B. Rooke, A. N. Dempsey, F. G. Ward: Pneumoconioses and death from coronary heart disease. J. Pathol. Bacteriol. 108 (1972) 249
98 Lode, H., H. Schäfer, G. Ruckdeschel: Legionärskrankheit. Dtsch. med. Wschr. 107 (1982) 326–331
99 Lode, H., G. Höffken, B. Kemmerich: Bakterielle Pneumonien. Internist 26 (1985) 311–320
100 Magnussen, H.: Epidemiologie der Sarkoidose. Prax. Klin. Pneumol. 37 (1983) 517–518
101 Magnussen, H.: Das anstrengungsinduzierbare Asthma bronchiale. Med. Klin. 81 (1986) 256–260
102 Magnussen, H.: Chronische Atemwegserkrankungen. Umwelt- oder berufsbedingt? Öff. Gesundh.-Wes. 51 (1989) 500
103 Marx, H. H.: Lungenemphysem und Bronchitis. Pathophysiologie, Klinik, Therapie. Thieme, Stuttgart 1963
104 Marx, H. H.: Über die funktionelle und klinische Bedeutung von Pleuraverschwielungen. Prax. Pneumol. 19 (1965) 661
105 Marx, H. H.: Die Emphysembronchitis. Mißverständnisse, Erkenntnisse und Erfordernisse. Dtsch. med. Wschr. 96 (1971) 833
106 Marx, H. H.: Die chronisch respiratorische Insuffizienz. Pathophysiologie, Klinik, Therapie. Prax. Pneumol. 28 (1974) 1060
107 Marx, H. H.: Spätschäden von Lungenerkrankungen und -verletzungen. Med. Sachverständ. 71 (1975) 19
108 Marx, H. H.: Praxis der Begutachtung am Beispiel ausgewählter Lungenerkrankungen. Med. Sachverständ. 77 (1981) 13–17
109 *Matthys, H.: Pneumologie. Springer, Berlin 1982
110 Mayer, K. H., K. Waibel, L. Leitner: Asthma und Allergie – eine Familienkrankheit? Atemw.- u. Lungenkr. 10 (1984) 587–590

111 Mayer, K. H., P. Schebelig: Analgetika-Asthma. Atemw.- u. Lungenkr. 9 (1983) 454–456

112 Medici, T. C., A. Fontana: Medikamentöse Lungenerkrankungen. Schweiz. med. Wschr. 107 (1977) 162

113 Medici, T. C.: „Small airways disease": Fakten oder Fiktion? Schweiz. med. Wschr. 115 (1985) 592–596

114 Meier-Sydow, J., M. Amthor, H. Hauk, H. Kronenberger, S. Tuengerthal: Die Diagnostik interstitieller Lungenerkrankungen. Internist 21 (1980) 65

115 Meier-Sydow, J.: Klassifikation und Synopsis der Bronchiolitis und der Atemwegserkrankungen bei Alveolitis und Fibrose. Atemw.- u. Lungenkr. 15 (1989) 273–276

116 Meier-Sydow, J.: Lungenbeteiligung bei Kollagenosen. Pneumologie 44 (1990) 127

117 Meister, R., J. Heine: Die skoliotische Thoraxdeformität und ihre Auswirkung auf die Lungenfunktion. Prax. Pneumol. 29 (1975) 219

118 Meister, R.: Allgemeine Umweltnoxen und Passivrauchen. Pneumologie 44 (1990) 378

119 Morgenroth, K., S. Philippau: Nachweis von Arbeitsstoffen im Lungengewebe. In Konietzko, N.: Lunge und Arbeitswelt. Springer, Berlin 1990

120 Müller, K. M., G. Müller: Präneoplasien des Bronchialsystems bei Rauchern und Nichtrauchern. Münch. med. Wschr. 122, Suppl. 1 (1980) 14

121 Müller, K. M., Th. Riepert: Tumorausbreitung in Lungen mit vorbestehender Anthrakosilikose. Atemw.- u. Lungenkr. 11 (1985) 247–250

122 Müller, W., H. Uhl, H. Steppling, J. Lorenz, R. Rubin, V. Schulz: ACE-Spiegel in Korrelation zum klinischen Verlauf der Sarkoidose. Prax. Klin. Pneumol. 37 (1983) 553–556

123 Müller-Wening, D., K. Maier: Probleme der Begutachtung bei exogen-allergischen Alveolitiden. Atemw.- u. Lungenkr. 9 (1983) 448–453

124 *Nolte, D.: Asthma, das Krankheitsbild, der Asthmapatient, die Therapie. 5. Aufl. Urban & Schwarzenberg, München 1991

125 Nowak, D., H. Magnussen, H. W. Rüdiger: Exposition und Disposition in der Genese des Bronchialkarzinoms. Pneumologie 43 (1989) 135–146

126 Openbries, D. R., M. M. Irvin, R. M. Rogers, G. P. Gottlieb: Nutritional status and lung function in patients with emphysema and chronic bronchitis. Chest 80 (1983) 17

127 Oversohl, K.: Die Auswirkung von chronischen Lungenerkrankungen auf das linke Herz. Prax. Pneumol. 32 (1978) 484

128 Peter, J. H.: Die Erfassung der Schlafapnoe in der Inneren Medizin. Thieme, Stuttgart 1987

129 Peter, J.-H., Th. Poszus, H. Becker, H. von Wichert: Schlafbezogene Atmungsstörungen – Schlafapnoe. Dtsch. Ärztebl. 86 (1989)

130 Petro, W.: Patientenschulung. Dustri, München 1989

131 Poche, R.: Pathogenese der Paraquatlunge. Pneumologie 150 (1974) 181

132 Posselt, H. G., S. W. Bender: Zur Situation der Mukoviszidose in der BRD. Atemw.- u. Lungenkr. 10 (1984) 345–350

133 Propping, P., V. Voigtländer: Was ist gesichert in der Genetik der Atopien? Allergologie 6 (1983) 160–168

134 Quanger, Ph.: Standardized lung function testing. Bull. Europ. Physiopathol. resp. 19, Suppl. 5 (1983)

135 Reichel, G.: Die Bedeutung der beruflichen Staubbelastung unter Tage für die Entwicklung der obstruktiven Atemwegserkrankungen. Atemw.- u. Lungenkr. 14 (1988) 471–475

136 Reusch, G.: Klinik der Sarkoidose. Internist 23 (1982) 314–324

137 Richter, R., St. Arens: Zur Psychosomatik des allergischen Asthma bronchiale. Med. Klin. 84 (1989) 52–57

138 Rieth, H.: Systematik der Mykosen und Labormethoden. Atemw.- u. Lungenkr. 5 (1979) 53

139 Roberts, W. C., H. A. McAllister, V. Ferrans: Sarcoidosis and heart. Amer. J. Med. 63 (1977) 86

140 Rosenkranz, K. H.: Auswirkungen chronischer Lungenkrankheiten auf Entstehung und Verlauf von Herzinfarkten. Med. Klin. 62 (1967) 127

141 Rosenthal, R., A. Doermer: Der Spontanverlauf des Bronchialkarzinoms. Versicher.-Med. 41 (1989) 149–150

142 Rühle, K. H., A. Schuster, W. Vogel: Spätuntersuchungen der Lungenfunktion bei Patienten mit Schocklunge. Prax. Klin. Pneumol. 37 (1983) 173–178

143 Russi, E.: Bestimmung der bronchialen Reaktivität in der Diagnostik des Asthma bronchiale. Schweiz. med. Wschr. 115 (1985) 597–601

144 Rust, M., G. Schultze-Werninghaus, J. Meier-Sydow: Bronchoalveolar lavage as tool to assess an inhalative provocation in extrinsic allergic alveolitis. Prax. Klin. Pneumol. 40 (1986) 229–232

145 Scherrer, M., Ch. Keller, M. Bachofen: Arterieller CO_2- und O_2-Partialdruck in Ruhe und während der Arbeit bei Lungenemphysem. Schweiz. med. Wschr. 107 (1977) 1072

146 Scherrer, M., M. Geiger, K. Kyd: Anstrengungsinduziertes Asthma und arterielle Hypoxämie. Schweiz. med. Wschr. 112 (1982) 1695–1702

147 Schicht, R., A. Hartjen, V. Sill: Alveolitis nach Lederspray-Inhalation. Dtsch. med. Wschr. 107 (1984) 688–691

148 Schmidt, F.: Gefahren durch Rauchen und Passivrauchen. Onkologie 11 (1988) 250–253

149 Schött, D.: Silikose – Klinik, Funktion, Prävention. Atemw.- u. Lungenkr. 11 (1985) 241–246
150 Schofer, J., M. Runge, D. Manthey, H. Pantlen, R. Montz: Kardiale Beteiligung bei der Sarkoidose. Dtsch. med. Wschr. 107 (1982) 1050–1053
151 Schubotz, R.: Extrapulmonale Manifestation der Sarkoidose. Prax. Klin. Pneumol. 37 (1983) 295–300
152 Schütz, J.: Sozialmedizinische Beurteilung der Leistungsfähigkeit bei Atemwegserkrankungen. Med. Sachverständ. 81 (1985) 26–30
153 Schulz, V.: Obstruktive Atemwegserkrankungen und kleiner Kreislauf. Prax. Pneumol. 34 (1980) 332
154 Schulz, V.: Small airways disease. Ursachen und Diagnostik. Prax. Klin. Pneumol. 37 (1983) 657–663
155 Schulze-Werninghaus, G.: Das exogen-allergische Asthma bronchiale: Pathophysiologie, Diagnose; Therapie. Allergologie 8 (1985) 186–194
156 Schulze-Werninghaus, G.: Inhalative Provokationsproben mit Pharmaka und Allergenen – Techniken und Nutzen. Atemw.- u. Lungenkr. 11 (1985) 530–558
157 Schwartz, Ph.: Asylpneumonitis. Prax. Pneumol. 29 (1975) 433–442
158 Schwesinger, G., R. Hampel, H. Bernhardt: Zur Problematik der Lungenaspergillose. Z. ges. inn. Med. 38 (1983) 53–55
159 Seidel, H.: Klinik der Pleuraerkrankungen. Prax. Pneumol. 26 (1972) 612
160 Siemon, G.: Lungenfunktionsparameter als Kriterien für die gutachtliche Bewertung der Leistungsfähigkeit. Med. Sachverständ. 84 (1988) 149
161 Smidt, U.: Bronchitis und Staubbelastung am Arbeitsplatz. Prax. Pneumol. 29 (1975) 412–418
162 Smidt, U.: Die Bedeutung exogener Faktoren in der Emphysempathogenese. Atemw.- u. Lungenkr. 10 (1984) 620–622
163 Sommerwerck, D.: Begutachtung von verbleibenden Schäden nach Thoraxverletzungen. Prax. Pneumol. 31 (1977) 239
164 Spickard, A.: Diagnosis and treatment of cryptococcal diseases. Sth. med. J. 66 (1973) 26
165 Staudinger, H., V. Sill: Chronisches Cor pulmonale. Dtsch. Ärztebl. 87 (1990) 33–38
166 Steppling, H., R. Ferlinz: Chronische Bronchitis und obstruktives Emphysem. Ätiologie, Diagnose, Therapie. Atemw.- u. Lungenkr. 14 (1988) 461
167 Stille, W.: Pneumonien heute. Prax. Pneumol. 33 (1979) 133
168 Stolz, J. L., P. H. Arger, J. M. Benson: Mushroom workers lung disease. Radiologie 119 (1976) 61
169 Stransz, J., O. Schweiger: Die interstitiellen Lungenerkrankungen. Prax. Klin. Pneumol. 39 (1985) 320–323
170 Szabados, A., G. Schierz, F. Deinhardt: Die Pneumocystis-carinii-Pneumonie. Internist 26 (1985) 335–340
171 Trendelenburg, F.: Pneumokoniosen durch organische und nichtorganische Stäube (außer Silikose und Asbestose). Prax. Klin. Pneumol. 39 (1985) 698–702
172 *Trendelenburg, F.: Handbuch der inneren Medizin, 5. Aufl., Bd. IV/4: Tumoren der Atmungsorgane und des Mediastinums. Springer, Berlin 1985
173 Ukena, D., G. Sybrecht: Neue Aspekte in der Pathogenese des Asthma bronchiale. Med. Klin. 83 (1988) 147–148
174 Ullisch, B., G. Siemon: Chronische Bronchitis als Spätfolge von Thoraxverletzungen. Med. Sachverständ. 84 (1988) 150–153
175 *Ulmer, W. T., G. Reichel, D. Nolte, M. S. Islam: Die Lungenfunktion. Physiologie und Pathophysiologie, Methodik, 4. Aufl. Thieme, Stuttgart 1986
176 Ulmer, W. T.: Das irritable Bronchialsystem. Prax. Klin. Pneumol. 37 (1983) 638–643
177 Ulmer, W. T.: Asthma bronchiale als Berufskrankheit. Dtsch. med. Wschr. 109 (1984) 1005
178 Ulmer, W. T.: Lunge und Alter. Internist 25 (1984) 456–462
179 *Ulmer, W. T.: Handbuch der inneren Medizin, 5. Aufl., Bd. IV/2: Bronchitis, Asthma, Emphysem. Springer, Berlin 1979
180 Vogt-Moykopf, I., D. Krumhaar, W. Ch. Hecker: Kongenitale zystische Lungenkrankheiten. Münch. med. Wschr. 108 (1966) 414
181 Wegmann, T.: Pilzpneumonien. Internist 26 (1985) 328–334
182 a von Wichert, P., K. Lanser: Akutes Atemnot-Syndrom des Erwachsenen. Intensivmedizin 20 (1983) 129–133
182 b Wießmann, K. J., A. Vosberg: Lungenerkrankungen nach langzeitiger Inhalation organischer Stäube bei Beschäftigten einer Arzneimittelfirma. Dtsch. med. Wschr. 106 (1981) 431–436
183 *Wolff, G., R. Keller, P. M. Suter: Akutes Atemnotsyndrom des Erwachsenen. Springer, Berlin 1980
184 Worth, H.: Diagnostik der akuten und chronischen respiratorischen Insuffizienz mittels Blutgasanalyse. Atemw.- u. Lungenkr. 14 (1988) 521–526
185 Wüthrich, B., E. Kooper: Bedeutung des RAST in der spezifischen Diagnostik des atopischen Asthma bronchiale. Dtsch. med. Wschr. 103 (1978) 603
186 Zeidler, D.: Die pulmonale Histiozytose. Prax. Klin. Pneumol. 37 (1983) 608–610

14 Berufskrankheiten – exogen verursachte Gesundheitsschäden

J. R. THÜRAUF

Vorbemerkung

Die Begriffe *„Arbeitsbedingte Gesundheitsschäden"*, *„Berufskrankheiten"* (BKen) und *„Umwelterkrankungen"* sollte jeder Arzt exakt auseinanderhalten, zumal für die beiden letztgenannten unterschiedliche *Meldeverfahren* bestehen: Im begründeten Verdachtsfall ist eine BK gemäß § 5 Berufskrankheitenverordnung (BKVO) anzuzeigen (vgl. S. 247). Nach § 16 e Abs. 2 des am 1. 8. 1990 in Kraft getretenen Chemikaliengesetzes besteht eine Meldepflicht für alle stoffbezogenen Erkrankungen und gesundheitliche Schäden, die zurückgeführt werden auf Chemikalien oder Zubereitungen in Haushalt, Freizeit, Berufsleben und Umwelt.

Als „Mitteilungen bei Vergiftungen" sind die ausgefüllten Vordrucke zu senden an das Bundesgesundheitsamt, Max-von-Pettenkofer-Institut, Dokumentations- und Bewertungsstelle für Vergiftungen, Postfach 33 00 13, 1000 Berlin 33 (vgl. Dt. Ärztebl. 87, H. 36, B-1839, vom 6. 9. 1990).

Exogen verursachte Gesundheitsschäden, die ein Versicherter durch chemische, physikalische oder biologisch-infektiöse Einwirkungen bei seiner beruflichen Tätigkeit erleidet, können als *BKen* anerkannt und entschädigt werden (vgl. BK-Liste, S. 242 ff).

Im Gegensatz zur betrieblichen Prävention, die generell *arbeitsbedingte Gesundheitsschäden* durch Maßnahmen des technischen, medizinischen und sozialen Arbeitsschutzes zu verhüten bestrebt ist, umfaßt die Entschädigung durch die Unfallversicherungsträger speziell Arbeitsunfälle und Berufskrankheiten.

Umweltkrankheiten werden bislang mehr in den Medien vorgestellt als in der medizinischen Fachliteratur systematisch abgehandelt (vgl. Presseberichte über Arsen-, Blei-, Cadmium-, Dioxin-, Holzschutzmittel-, PCP-Schäden usw.). Nachdem die Umweltmedizin bislang keine etablierte medizinische Fachdisziplin ist und entsprechende komplette Darstellungen fehlen, gestaltet sich die Informationsbeschaffung für den Arzt im Bedarfsfall relativ aufwendig und problematisch. Aus praktischen Gründen erfolgt deshalb in diesem Kapitel der kurze Hinweis auf jene Erkrankungen, die durch Noxen verursacht sind, welche in der Arbeitsmedizin bereits langjährig bekannt und als BKen etabliert sind. Bekanntlich enthält die aktuelle BK-Liste vom 1. 4. 1988 u. a. 26 Chemikalien(-gruppen), die auch als Umweltschadstoffe bekannt geworden sind (z. B. Arsen, Blei, Cadmium, „Dioxine", „Lösemittel" usw.).

Die Aufklärung und Verhütung von exogen verursachten Gesundheitsschäden haben in der Arbeitsmedizin eine lange Tradition, sind systematisiert, institutionalisiert und sozialrechtlich präzise geregelt. Arbeitsmedizinische Erkenntnisse und Erfahrungen sind oft von großem Wert, auch bei umweltmedizinischen Fragestellungen. Die anfängliche Verdachtsdiagnose sollte stets vom Arzt in eine ätiopathogenetisch abgesicherte Diagnose überführt werden, um dem Patienten zu helfen und weiteren Schaden zu verhüten – entsprechend dem Ablauf in dem BK-Verfahren.

Berufskrankheiten und gesetzliche Unfallversicherung (UV)

(10, 12, 20, 29 f., 42 f., 52, 67, 70, 91, 98, 101, 107 f., 111, 140, 160, 172, 177)

Aufgaben und Leistungen der UV

Das 3. Buch der Reichsversicherungsordnung (RVO) ist durch Artikel I des Unfallversicherungs-Neuregelungsgesetzes (UVNG) im Jahre 1963 neu gefaßt worden. Der Aufgabenbereich der UV ist in § 537 RVO wie folgt festgelegt:

1. Arbeitsunfälle zu verhüten,
2. nach Eintritt eines Arbeitsunfalles den Verletzten, seine Angehörigen und seine Hinterbliebenen zu entschädigen:
   a) durch Wiederherstellung der Erwerbsfähigkeit des Verletzten, durch Arbeits- und Berufsförderung (Berufshilfe) und durch Erleichterung der Verletzungsfolgen,
   b) durch Leistungen in Geld an den Verletzten, seine Angehörigen und seine Hinterbliebenen.

Von den insgesamt 96 Trägern der gesetzlichen Unfallversicherung sind die 36 gewerblichen Berufsgenossenschaften (BG) in einem Hauptverband (Adresse: Postfach 2052 in 5205 St. Augustin 2). zusammengeschlossen (68).

In den neuen Bundesländern ist die berufsgenossenschaftliche Präsenz durch den Einigungsvertrag geregelt.

Definition der Berufskrankheit

Gemäß § 551, Absatz 1 RVO, gilt auch eine Berufskrankheit (BK) als Arbeitsunfall. BKen sind demzufolge Krankheiten, welche die Bundesregierung durch Rechtsverordnung mit Zustimmung des Bundesrates bezeichnet und die ein Versicherter bei einer der in den §§ 539, 540 und 543 bis 545 genannten Tätigkeiten erleidet. Die Bundesregierung wird ermächtigt, in der Rechtsverordnung solche Krankheiten zu bezeichnen, die nach den Erkenntnissen der medizinischen Wissenschaft durch besondere Einwirkungen verursacht sind, denen bestimmte Personengruppen durch ihre Arbeit in erheblich höherem Grade als die übrige Bevölkerung ausgesetzt sind. Sie kann dabei bestimmen, daß die Krankheiten nur dann Berufskrankheiten sind, wenn sie durch die Arbeit in bestimmten Unternehmen verursacht worden sind.

Nach § 545 RVO werden BKen im Gegensatz zu Arbeitsunfällen (Definition s. S. 63) durch länger dauernde (d. h. über eine Arbeitsschicht anhaltende) und wiederholte schädliche Einwirkungen am Arbeitsplatz verursacht.

Um auch andere, nicht in der Berufskrankheiten-Verordnung (BKVO) aufgeführte Krankheiten im Bedarfsfalle wie BKen entschädigen zu können, enthält § 551, *Absatz 2* RVO die sogenannte *Generalklausel*. Hiernach sollen die Träger der Unfallversicherung im Einzelfalle eine Krankheit, auch wenn sie nicht in der Rechtsverordnung bezeichnet ist oder die dort bestimmten Voraussetzungen nicht vorliegen, wie eine BK entschädigen, sofern nach „neuen Erkenntnissen" die übrigen Voraussetzungen des Absatzes 1 erfüllt sind.

„Neue Erkenntnisse" sind gesicherte arbeitsmedizinische Erfahrungen seit dem Inkrafttreten der derzeit gültigen BKVO. Eine berufliche Verursachung nach § 551, Abs. 2 RVO ist nur dann wahrscheinlich, wenn die angeschuldigten tätigkeitsbezogenen Noxen bzw. Einwirkungen zweifelsfrei erwiesen und ursächlich wesentlich sind (i. S. der Theorie der wesentlichen Bedingung s. S. 245). Insbesondere ist festzustellen, daß Rentenversicherung oder Krankenversicherung – jedenfalls nicht die Unfallversicherung – für gesundheitliche Schäden aufzukommen haben, die durch Alterung, Verschleiß, Anlagemängel, Konstitution, Disposition, „Schicksal" oder sonstige Einflußgrößen entstehen. Wurde eine Erkrankung, die nicht in der BKVO aufgeführt ist, berufsbedingt richtungsgebend verschlimmert, so kann § 551, Abs. 2 RVO nicht zum Tragen kommen. Darüber hinaus ist die Entschädigung einer Verschlimmerung eines anlagebedingten Leidens nach § 551, Abs. 2 RVO wie eine BK nur dann möglich, wenn die berufliche Noxe auch zur Entstehung des Leidens geführt haben könnte. Im Zeitraum vom 14. 8. 1963 bis zum 31. 12. 1985 wurden nach § 551, Abs. 2 RVO insgesamt 2210 Fälle angezeigt und 181 entschädigt (67).

Diese Sollvorschrift räumt dem UV-Träger einen – wenn auch begrenzten – Beurteilungsspielraum ein. Der UV-Träger kann aber trotz Vorliegens dieser Voraussetzungen unter bestimmten Umständen – in sogenannten atypischen Fällen, die er darzutun und zu beweisen hat – die Anerkennung ablehnen. Andererseits soll er in individuell besonders gelagerten Fällen Entschädigung gewähren.

Der § 551, *Abs. 4* RVO schafft die Voraussetzungen zur Regelung durch Rechtsverordnung im Hinblick auf das Verfahren der Anzeige von Berufskrankheiten, die Mitwirkung der für den medizinischen Arbeitsschutz zuständigen Stellen, die Gebühren sowie Art und Höhe besonderer Leistungen zur Verhütung, Abwehr der Verschlimmerung oder des Wiederauflebens einer Berufskrankheit.

Berufskrankheiten-Verordnung vom 22.3.1988

(10)

Der Erlaß der BKV stützt sich auf § 551, Absatz 1 und 4 RVO sowie auf § 840 RVO. In *§ 1* erfolgt nochmals die Definition der BKen (vgl. § 551, Absatz 1 RVO). In *§ 3* ist der Träger der Unfallversicherung zur Prävention des Entstehens, des Wiederauflebens oder der Verschlimmerung von BKen aufgefordert. Muß der Versicherte die gefährdende Tätigkeit einstellen, da die Gefahr für ihn nicht zu beseitigen ist, so hat ihm der Träger der UV zum Ausgleich hierdurch verursachter Minderung des Verdienstes oder sonstiger wirtschaftlicher Nachteile eine Übergangsleistung zu gewähren, längstens für die Dauer von 5 Jahren. Eine eventuell bestehende Rente wegen Minderung der Erwerbsfähigkeit ist neben der Übergangsleistung zu gewähren. Die weiteren Paragraphen der BKVO regeln das Verfahren zur *Anzeige* und *Entschädigung* von BKen, worauf noch näher eingegangen wird (vgl. S. 247 ff).

In der *Anlage 1* zur BKVO sind 59 BKen listenmäßig aufgeführt. Die Krankheiten werden nach einem übersichtlichen 4 stelligen Dezimalsystem numeriert. Die Einteilung der Liste erfolgt übersichtlich in Gruppen, die sich ergeben nach den ursächlichen Einwirkungen (z. B. chemisch oder physikalisch) bzw. nach der Lokalisation des Gesundheitsschadens (z. B. Atemtrakt oder Haut).

Die derzeit gültige Liste ist in Tab. 14.**1** abgedruckt (10, 30).

Tabelle 14.**1** Liste der 59 Berufskrankheiten gemäß Anlage 1 zur Berufskrankheiten-Verordnung (gültig ab 1. 4. 1988)

Nr.	Krankheiten
1	**Durch chemische Einwirkungen verursachte Krankheiten**
11	**Metalle und Metalloide**
11 01	Erkrankungen durch Blei oder seine Verbindungen
11 02	Erkrankungen durch Quecksilber oder seine Verbindungen
11 03	Erkrankungen durch Chrom oder seine Verbindungen
11 04	Erkrankungen durch Cadmium oder seine Verbindungen
11 05	Erkrankungen durch Mangan oder seine Verbindungen
11 06	Erkrankungen durch Thallium oder seine Verbindungen
11 07	Erkrankungen durch Vanadium oder seine Verbindungen
11 08	Erkrankungen durch Arsen oder seine Verbindungen
11 09	Erkrankungen durch Phosphor oder seine anorganischen Verbindungen
11 10	Erkrankungen durch Beryllium oder seine Verbindungen
12	**Erstickungsgase**
12 01	Erkrankungen durch Kohlenmonoxid
12 02	Erkrankungen durch Schwefelwasserstoff
13	**Lösemittel, Schädlingsbekämpfungsmittel (Pestizide) und sonstige chemische Stoffe**
13 01	Schleimhautveränderungen, Krebs oder andere Neubildungen der Harnwege durch aromatische Amine
13 02	Erkrankungen durch Halogenkohlenwasserstoffe
13 03	Erkrankungen durch Benzol oder seine Homologe
13 04	Erkrankungen durch Nitro- oder Aminoverbindungen des Benzols oder seiner Homologe oder ihrer Abkömmlinge
13 05	Erkrankungen durch Schwefelkohlenstoff
13 06	Erkrankungen durch Methylalkohol (Methanol)
13 07	Erkrankungen durch organische Phosphorverbindungen
13 08	Erkrankungen durch Fluor oder seine Verbindungen
13 09	Erkrankungen durch Salpetersäureester
13 10	Erkrankungen durch halogenierte Alkyl-, Aryl- oder Alkylaryloxide
13 11	Erkrankungen durch halogenierte Alkyl-, Aryl- oder Alkylarylsulfide
13 12	Erkrankungen der Zähne durch Säuren
13 13	Hornhautschädigungen des Auges durch Benzochinon
Zu den Nummern 11 01 bis 11 10, 12 01 und 12 02, 13 03 bis 13 09: Ausgenommen sind Hauterkrankungen. Diese gelten als Krankheiten im Sinne dieser Anlage nur insoweit, als sie Erscheinungen einer Allgemeinerkrankung sind, die durch Aufnahme der schädigenden Stoffe in den Körper verursacht werden, oder gemäß Nummer 51 01 zu entschädigen sind.	
13 14	Erkrankungen durch para-tertiär-Butylphenol

Tabelle 14.1 Fortsetzung

Nr.	Krankheiten
2	**Durch physikalische Einwirkungen verursachte Krankheiten**
21	**Mechanische Einwirkungen**
21 01	Erkrankungen der Sehnenscheiden oder des Sehnengleitgewebes sowie der Sehnen- oder Muskelansätze, die zur Unterlassung aller Tätigkeiten gezwungen haben, die für die Entstehung, die Verschlimmerung oder das Wiederaufleben der Krankheit ursächlich waren oder sein können
21 02	Meniskusschäden nach mehrjährigen, andauernden oder häufig wiederkehrenden, die Kniegelenke überdurchschnittlich belastenden Tätigkeiten
21 03	Erkrankungen durch Erschütterung bei Arbeit mit Druckluftwerkzeugen oder gleichartig wirkenden Werkzeugen oder Maschinen
21 04	Vibrationsbedingte Durchblutungsstörungen an den Händen, die zur Unterlassung aller Tätigkeiten gezwungen haben, die für die Entstehung, die Verschlimmerung oder das Wiederaufleben der Krankheit ursächlich waren oder sein können
21 05	Chronische Erkrankungen der Schleimbeutel durch ständigen Druck
21 06	Drucklähmungen der Nerven
21 07	Abrißbrüche der Wirbelfortsätze
22	**Druckluft**
22 01	Erkrankungen durch Arbeit in Druckluft
23	**Lärm**
23 01	Lärmschwerhörigkeit
24	**Strahlen**
24 01	Grauer Star durch Wärmestrahlung
24 02	Erkrankungen durch ionisierende Strahlen
3	**Durch Infektionserreger oder Parasiten verursachte Krankheiten sowie Tropenkrank-heiten**
31 01	Infektionskrankheiten, wenn der Versicherte im Gesundheitsdienst, in der Wohlfahrtspflege oder in einem Laboratorium tätig oder durch eine andere Tätigkeit der Infektionsgefahr in ähnlichem Maße besonders ausgesetzt war
31 02	Von Tieren auf Menschen übertragbare Krankheiten
31 03	Wurmkrankheiten der Bergleute, verursacht durch Ankylostoma duodenale oder Strongyloides stercoralis
31 04	Tropenkrankheiten, Fleckfieber
4	**Erkrankungen der Atemwege und der Lungen, des Rippenfells und Bauchfells**
41	**Erkrankungen durch anorganische Stäube**
41 01	Quarzstaublungenerkrankung (Silikose)
41 02	Quarzstaublungenerkrankung in Verbindung mit aktiver Lungentuberkulose (Siliko-Tuberkulose)
41 03	Asbeststaublungenerkrankung (Asbestose) oder durch Asbeststaub verursachte Erkrankungen der Pleura
41 04	Lungenkrebs in Verbindung mit Asbeststaublungenerkrankungen (Asbestose) oder mit durch Asbeststaub verursachter Erkrankung der Pleura
41 05	Durch Asbest verursachtes Mesotheliom des Rippenfells und des Bauchfells
41 06	Erkrankungen der tieferen Atemwege und der Lungen durch Aluminium oder seine Verbindungen
41 07	Erkrankungen an Lungenfibrose durch Metallstäube bei der Herstellung oder Verarbeitung von Hartmetallen
41 08	Erkrankungen der tieferen Atemwege und der Lungen durch Thomasmehl (Thomasphosphat)
41 09	Bösartige Neubildungen der Atemwege und der Lungen durch Nickel oder seine Verbindungen
41 10	Bösartige Neubildungen der Atemwege und der Lungen durch Kokereirohgase
42	**Erkrankungen durch organische Stäube**
42 01	Exogen-allergische Alveolitis
42 02	Erkrankungen der tieferen Atemwege und Lungen durch Rohbaumwoll-, Rohflachs- oder Rohhanfstaub (Byssinose)
42 03	Adenokarzinome der Nasenhaupt- und Nasennebenhöhlen durch Stäube von Eichen- oder Buchenholz
43	**Obstruktive Atemwegserkrankungen**
43 01	Durch allergisierende Stoffe verursachte obstruktive Atemwegserkrankungen (einschließlich Rhinopathie), die zur Unterlassung aller Tätigkeiten gezwungen haben, die für die Entstehung, die Verschlimmerung oder das Wiederaufleben der Krankheit ursächlich waren oder sein können
43 02	Durch chemisch-irritativ oder toxisch wirkende Stoffe verursachte obstruktive Atemwegserkrankungen, die zur Unterlassung aller Tätigkeiten gezwungen haben, die für die Entstehung, die Verschlimmerung oder das Wiederaufleben der Krankheit ursächlich waren oder sein können

Tabelle 14.1 Fortsetzung

Nr.	Krankheiten	Nr.	Krankheiten
5	**Hautkrankheiten**	51 02	Hautkrebs oder zur Krebsbildung neigende Hautveränderungen durch Ruß, Rohparaffin, Teer, Anthrazen, Pech oder ähnliche Stoffe
51 01	Schwere oder wiederholt rückfällige Hauterkrankungen, die zur Unterlassung aller Tätigkeiten gezwungen haben, die für die Entstehung, die Verschlimmerung oder das Wiederaufleben der Krankheit ursächlich waren oder sein können	**6**	**Krankheiten sonstiger Ursache**
		61 01	Augenzittern der Bergleute

Die statistischen Angaben zur *Häufigkeit* der einzelnen BKen zeigen deren praktische Bedeutung bei gutachterlichen Fragestellungen. Die Übersicht in Tab. 14.**2** nennt für die wichtigsten BKen-Gruppen den prozentualen Anteil am Gesamtaufkommen (im Jahr 1989).

Tabelle 14.**2** Häufigkeit der wichtigsten BK-Gruppen

Gruppe	Fälle (%)	
Einwirkungen	angezeigt	erstmals entschädigt
– chemisch	5	3
– physikalisch	31	37
– biologisch-infektiös	5	6
Zielorgan		
– Atemtrakt	24	39
– Haut	35	15
Summe (%)	100	100
(N)	52321	4385

Generell lassen sich folgende Aussagen hierzu machen:

- BKen infolge *chemischer* Einwirkungen werden relativ selten angezeigt und entschädigt. Als Grund dafür können mehrere Tatbestände genannt werden, z. B. ein breit angelegtes System der technischen, medizinischen und sozialen Prävention sowie die oftmals bestehende Reversibilität der krankhaften Veränderungen, so daß rehabilitative Maßnahmen häufiger sind als Rentenbezüge.
- Bei den BKen durch *physikalische* Einwirkungen sind hohe Schallpegel die Hauptursache (63% der angezeigten und 74% der erstmals entschädigten Fälle beziehen sich auf Lärmschwerhörigkeit).
- Bei den BKen infolge *biologisch-infektiöser* Einwirkungen erscheinen die Anteile der angezeigten und erstmals entschädigten Fälle ausgewogen. Als Gründe hierfür können u. a. genannt werden der vergleichsweise große Anteil von ärztlichen Anzeigen mit hoher Bestätigungsquote und BKen-Bezeichnungen, die klare medizinische Diagnosen beinhalten – ohne zusätzliche sozialrechtliche Konditionen (z. B. Tätigkeitsaufgabe oder Krankheitsattribute – wie chronisch, schwer oder rückfällig – als „verlängerte Tatbestände").
- BKen des *Atemtraktes* und der *Haut* nehmen zahlenmäßig Spitzenstellungen ein.

Wichtige Rechtsbegriffe der gesetzlichen Unfallversicherung

(20, 42 f., 98, 108)

Die Kenntnis und Anwendung der folgenden Begriffe sind unabdingbare Voraussetzung für die Abgabe gutachterlicher Stellungnahmen im arbeits- und sozialmedizinischen Bereich (vgl. juristisches Kapitel S. 63). Insbesondere müssen hier im Zusammenhang mit der Begutachtung von BKen folgende Rechtsbegriffe genannt werden:

- *Arbeitsunfähigkeit (§ 182 RVO)* (vgl. S. 82, 119)
- *Berufsunfähigkeit (§ 1246 RVO)* (vgl. S. 84, 125)
- *Kausalitätslehre der gesetzlichen UV, wesentliche (Teil-)Ursache* (vgl. S. 62, 64)

Die Prüfung zur Anerkennung einer Erkrankung als BK erfolgt im Rahmen der doppelten (haftungs*begründenden* und haftungs*ausfüllenden*) Kausalität. Hierzu sind mehrere

Beweise zu erbringen, wobei auch sogenannte Vorbehalte der BK-Liste beachtet werden müssen. Diese „Listen-Vorbehalte" beziehen sich teils auf die Tätigkeit (z. B. „Unterlassung aller Tätigkeiten ..."), teils auf die Einwirkung (z. B. „mehrjährig" oder „überdurchschnittlich belastend"), teils auf die Erkrankung (z. B. „chronisch" bzw. „schwer oder wiederholt rückfällig").

Die Anforderungen zur Anerkennung einer BK beinhalten drei *Vollbeweise*, die sich erstrecken auf a) die versicherte Tätigkeit, b) die schädigenden Einwirkungen und c) den Gesundheitsschaden (eine Listen-BK oder eine Erkrankung nach § 551, Abs. 2 RVO). Zusätzlich sind zwei *Wahrscheinlichkeitsbeweise* zu erbringen für die haftungsbegründende Kausalität, den ursächlichen Zusammenhang zwischen a) und b), sowie für die haftungsausfüllende Kausalität, den ursächlichen Zusammenhang zwischen b) und c) (vgl. S. 66). Die Frage der haftungsbegründenden Kausalität ist vom Versicherungsträger bzw. Juristen zu klären, vom ärztlichen Gutachter wird eine Stellungnahme insbesondere zur haftungsausfüllenden Kausalität verlangt. Hinsichtlich der Kausalitätsnorm der wesentlichen Bedingung s. S. 64 ff.

Bei Krankheiten multikausaler Genese stehen verschiedene konkurrierende Ursachen nebeneinander. Bei BKen können diese teils tätigkeitsbezogen, teils berufsfremd sein i. S. einer konkurrierenden Kausalität. In der gesetzlichen UV ist allein die wesentliche (Teil-)Ursache rechtserheblich, welche wegen ihrer besonderen Beziehungen zum Erfolg (d. h. BK) zu dessen Eintritt wesentlich mitgewirkt hat. Mehrere „annähernd gleichwertige" Ursachen erfordern vom Gutachter eine besonders sorgfältige Prüfung, denn „annähernd gleichwertig" bedeutet keine quantitative Größe: auch die prozentual geringer zu bewertende Bedingung kann doch für den Erfolg (d. h. BK) von erheblicher qualitativer Bedeutung und damit rechtlich wesentlich sein – sei es i. S. der Entstehung oder der Verschlimmerung (162).

Für eine Entschädigung als BK nach § 551 Abs. 2 RVO müssen im Einzelfall folgende Bedingungen erfüllt sein:

- Der Erkrankte muß einer Personengruppe angehören, die durch ihre Arbeit in erheblich höherem Grade als die übrige Bevölkerung „besonderen Einwirkungen" ausgesetzt ist.
- Die besonderen Einwirkungen müssen nach den Erkenntnissen der medizinischen Wissenschaft generell geeignet sein, eine bestimmte Erkrankung zu verursachen, und diese Geeignetheit muß anhand einer Fülle gleichartiger Gesundheitsbeeinträchtigungen und einer langfristigen zeitlichen Überwachung derartiger Krankheitsbilder nachgewiesen sein.
- Diese Erkenntnisse müssen neu sein, d. h. a) bei der letzten Fassung der BKV noch nicht vorhanden gewesen sein oder b) zwar bestanden haben, dem Verordnungsgeber aber nicht bekannt gewesen sein oder c) bekannt gewesen, aber sich im Zusammenhang mit weiteren, nachträglich gewonnenen Erkenntnissen zur „Berufskrankheiten-Reife" verdichtet haben oder d) zwar bekannt gewesen, aber nicht erkennbar geprüft worden sind.
- Der ursächliche Zusammenhang zwischen der Krankheit und der gefährdenden Tätigkeit muß im konkreten Fall mit hinreichender Wahrscheinlichkeit nachgewiesen werden.

Diese anspruchsvolle Beweisführung sowie die unterschiedlich fundierten Begründungen von BK-Anzeigen, ferner effektive präventive Maßnahmen (z. B. gem. § 3 BKVO) und nur vorübergehend aufgetretene, d. h. reversible Gesundheitsschäden führen zu relativ hohen Ablehnungsquoten bei Entschädigungen in Form von Verletzten- bzw. Hinterbliebenenrenten (ca. 90%). Diese Sachverhalte ergeben sich aus dem Vergleich der Zahlen zwischen den angezeigten und den dem Grunde nach anerkannten bzw. erstmals entschädigten Erkrankungsfällen (s. S. 244).

Minderung der Erwerbsfähigkeit

MdE (§ 581 RVO)

Insbesondere gilt es hier, den zivilrechtlichen Terminus der „Erwerbsminderung" (konkreter Verlust an Erwerb bzw. nachgewiesener Vermögensschaden) von der „Minderung der Erwerbsfähigkeit" (abstrakte Beeinträchtigung der Fähigkeit zum Erwerb) klar abzugrenzen. Bei der Bemessung der BK-bedingten MdE ist stets von der individuellen Erwerbsfähigkeit des Erkrankten unmittelbar vor dem Beginn der BK auszugehen. Es ist zu prüfen, welche Arbeiten der Erkrankte seinen Kenntnissen und Fähigkeiten entsprechend (Berücksichtigung von Ausbildung und Beruf) vor dem Eintritt der Schädigung verrichten konnte und zu welchen er nach Eintritt des Versicherungsfalles noch fähig ist. Für die Schätzung der MdE sind auch alle sonstigen körperlichen und geistigen Fähigkeiten des Verletzten zu beachten, die dessen berufliche Verwendbarkeit steigern. Ferner sind im Einzelfall Alter, Geschlecht, sonstige sundheitliche Vorschäden, Konstitution und charakterliche Qualitäten (Arbeitswille, Zuverlässigkeit) zu würdigen. Eine MdE ist nur dann gegeben, wenn der Erkrankte weder im Unfallbetrieb noch sonst auf dem allgemeinen Arbeitsmarkt (synonym gebrauchte Begriffe: allgemeines Arbeitsfeld, Gesamtgebiet des Erwerbslebens) den Verdienst erzielen kann, den er vor Eintritt des Versicherungsfalles hatte. Zur Rentengewährung in der gesetzlichen UV ist im allgemeinen eine BK-bedingte MdE von mindestens 20% erforderlich. Bei Bestehen einer sog. Stützrente kann bereits eine MdE von 10% zur Rentenzahlung führen (vgl. hierzu S. 70ff).

Wegen „besonderer beruflicher Betroffenheit“ kann im begründeten Einzelfall die BK-bedingte MdE um ca. 10% erhöht werden.

Der Beginn einer den Rentenanspruch begründenden MdE kann auch Tatbestandsmerkmal einer Berufskrankheit sein, z. B. bei der Lärmschwerhörigkeit, wo Merkmale einer Krankheit i. S. der gesetzlichen Krankenversicherung fehlen können (z. B. Arbeitsunfähigkeit oder Behandlungsbedürftigkeit). Eine BK kann auch als eine solche anerkannt werden *(„dem Grunde nach“)*, ohne ein Leistungsfall zu sein (MdE: 20% bzw. 10% bei Stützrente). Diese Feststellung gilt generell mit Ausnahme der Silikose (87).

Rechtsvermutung des § 589, Abs. 2 RVO

Stellt eine anerkannte BK eine medizinisch wesentliche Mitursache für den Tod eines Versicherten dar oder haben ihre Folgen die Überlebensdauer mit Wahrscheinlichkeit um mindestens 1 Jahr verkürzt bzw. den Tod um diese Zeitspanne vorverlegt, so ist der Träger der Unfallversicherung nach Maßgabe des § 589 RVO zu Leistungen verpflichtet (Sterbegeld, Überführungskosten, gegebenenfalls Hinterbliebenenrente usw.). Für die arbeitsmedizinische Begutachtungspraxis ist in diesem Zusammenhang die Kenntnis der Sonderregelung für einzelne Berufskrankheiten in § 589 Absatz 2 RVO von Bedeutung. Er lautet:

„Dem Tod durch Arbeitsunfall steht der Tod eines Versicherten gleich, dessen Erwerbsfähigkeit durch die Folgen einer Berufskrankheit unter Berücksichtigung der Nummern 4101, 4102, 4103 oder 4104 (4105) … um 50 oder mehr vom Hundert gemindert war. Dies gilt nicht, wenn offenkundig ist, daß der Tod mit der Berufskrankheit nicht in ursächlichem Zusammenhang steht. Leichenausgrabungen zum Zwecke einer solchen Feststellung dürfen nicht gefordert werden.“

Hieraus ergibt sich von Rechts wegen die Vermutung, daß der Tod eines Versicherten mit einer MdE von 50% und darüber durch die genannten BKen (Asbestose, Asbestose in Verbindung mit Lungenkrebs, Mesotheliom, Silikose und Silikose in Verbindung mit aktiver Lungentuberkulose) wesentlich verursacht ist. Voraussetzung ist, daß zu Lebzeiten des Versicherten eine MdE von 50% oder darüber durch bindenden Bescheid festgestellt war. Diese gesetzliche Rechtsvermutung gilt dann nicht, wenn offenkundig ist, daß der Tod mit der BK nicht in Zusammenhang steht (z. B. tödliche Verletzung bei Messerstecherei, Verkehrsunfall).

Verschlimmerung

Hinsichtlich der einzelnen Arten von Verschlimmerung vgl. S. 67. Eine BK kann auch dann vorliegen, wenn ein anlagebedingtes Leiden durch eine berufsbedingte Schädigung wesentlich verschlimmert worden ist oder wenigstens um 1 Jahr vorher manifest wurde (rechtliche Gleichsetzung der Entstehung mit einer wesentlichen Verschlimmerung). War die Erwerbsfähigkeit *vor* Eintritt der beruflichen Schädigung durch ein vorbestehendes Leiden nicht meßbar gemindert, so ist der Gesamtzustand zu entschädigen. Wird eine Gesundheitsschädigung als BK-Folge im Sinne der Entstehung anerkannt, so sind in der Regel auch die späteren Verschlimmerungen vom Unfallversicherungsträger zu entschädigen. War aber durch ein vorheriges Leiden die Erwerbsfähigkeit bereits meßbar gemindert, so ist nicht die Gesamteinwirkung auf die Erwerbsfähigkeit, sondern nur die durch die berufsbedingte Verschlimmerung verursachte Steigerung des Grades der Erwerbsunfähigkeit (d. h. der Verschlimmerungsanteil) zu entschädigen. Hierbei stellt sich für den ärztlichen Gutachter oft die Frage, ob die weiteren Verschlimmerungen noch Folge der Berufskrankheit sind oder ob sie mehr dem schicksalshaften Verlauf des Grundleidens entsprechen.

Völlige Erwerbsunfähigkeit

An diesen Begriff werden entschieden strengere Maßstäbe als vergleichsweise an die „Erwerbsunfähigkeit" der Rentenversicherung angelegt. Völlige EU im Sinne der gesetzlichen UV bedeutet, daß der Erkrankte dauernd unfähig ist, unter Ausnutzung aller Arbeitsmöglichkeiten, die sich ihm aufgrund seiner körperlichen und geistigen Fähigkeiten auf dem allgemeinen Arbeitsmarkt bieten, noch irgend einen nennenswerten Verdienst zu erzielen. Z. B. muß ein Erkrankter, der wegen „völliger EU" Leistungen aus der gesetzlichen Rentenversicherung bezieht, noch lange nicht völlig erwerbsunfähig im Sinne der gesetzlichen UV sein. Ist der Kranke bereits vor Beginn der BK aus BK-unabhängiger Ursache dauernd völlig erwerbsunfähig im Sinne der UV, kann eine MdE nicht mehr eintreten bzw. können keine Leistungen mehr aus der UV gewährt werden. Gelegentlich ist es nicht einfach, bei bereits bestehenden gesundheitlichen *Vorschäden* die BK-bedingte MdE abzuschätzen. Zur Berücksichtigung von Vorschäden bei der rangmäßigen Beurteilung einer BK-bedingten MdE ist die Verwendung eines Diagramms vorgeschlagen worden (177). Hierbei sollen jedoch nur Anhaltspunkte für die Begutachtung geliefert werden, eine schematische Anwendung ist zu vermeiden.

Verfahren zur Entschädigung von Berufskrankheiten

(s. Tab. 14.**3**)

Gemäß § 5 der BKV hat jeder Arzt oder Zahnarzt die BK-*Anzeige* zu erstatten – und zwar bei dem begründeten Verdacht des Vorliegens einer BK. Unverzüglich ist dem Träger der UV (zuständige BG für den Bereich des Versicherten) oder der für den medizinischen Arbeitsschutz zuständigen Stelle (Staatlicher Gewerbearzt) die Formularanzeige zuzusenden.

In den neuen Bundesländern erfolgt derzeit die Zuordnung zu dem jeweiligen Unfallversicherungsträger, gewerbeärztliche Dienststellen befinden sich u. a. in Schwerin, Potsdam, Magdeburg, Gera, Halle/Saale, Leipzig.

Bei Todesfällen oder Massenerkrankungen soll der zuständige Unfallversicherungsträger sofort telegraphisch oder fernmündlich benachrichtigt werden. Zu melden sind die in der Anlage 1 der BKV (S. 242f) aufgeführten Berufskrankheiten, wenn sie nach ärztlicher Prüfung durch die berufliche Tätigkeit verursacht wurden. Die Anzeige ist auch zu erstatten, wenn die Berufskrankheit durch plötzliche Einwirkung (Unfall mit einem „Listenstoff", z. B. Intoxikation durch Lösemittel) verursacht worden ist.

Die ärztliche Anzeige einer BK hat auf dem Formularvordruck (Anl. 3 der BKV) zu erfolgen. Auch der Unternehmer ist verpflichtet, die in seinem Betrieb auftretende BK zu melden. Entsprechend ist das Verfahren der Anzeige einer Krankheit, die nicht in der BK-Liste aufgeführt ist, aber wegen des ursächlichen Zusammenhangs mit der beruflichen Tätigkeit gemäß § 551 Abs. 2 RVO wie eine BK entschädigt werden soll.

Nach der Anzeige der BK wird vom zuständigen Unfallversicherungsträger das *Feststellungsverfahren* eingeleitet. Mit dem Einverständnis des Versicherten werden insbesondere Auskünfte über Vorerkrankungen eingeholt. Entsprechende Informationen ergeben sich anhand von Aufzeichnungen der Krankenkassen oder behandelnder Ärzte. Je nach Sachlage sind ferner anzufordern ein Bericht des für den Betrieb zuständigen technischen *Aufsichtsdienstes* der Berufsgenossenschaft über Art und Umfang der gefährdenden beruflichen Einwirkungen sowie das Vorhandensein von Arbeitsschutzvorrichtungen. Von Interesse sind weiterhin das Auftreten ähnlicher Erkrankungen bei anderen Betriebsangehörigen, Art und Zusammensetzung des als gesundheitsschädlich angeschuldigten Arbeitsstoffes sowie MAK-(TRK-)Wert-Messungen, ferner Ergebnisse arbeitsmedizinischer Vorsorgeuntersuchungen (36, 65).

Anschließend sind die Unfallakten dem Staatlichen *Gewerbearzt* vorzulegen, der zu entscheiden hat, ob aus arbeitsmedizinischer Sicht die Voraussetzungen zur Anerkennung einer (entschädigungspflichtigen) BK gegeben sind. Hierzu kann er den Versicherten entweder selbst untersuchen oder eine ärztliche Un-

Tabelle 14.3 Berufskrankheitenverfahren

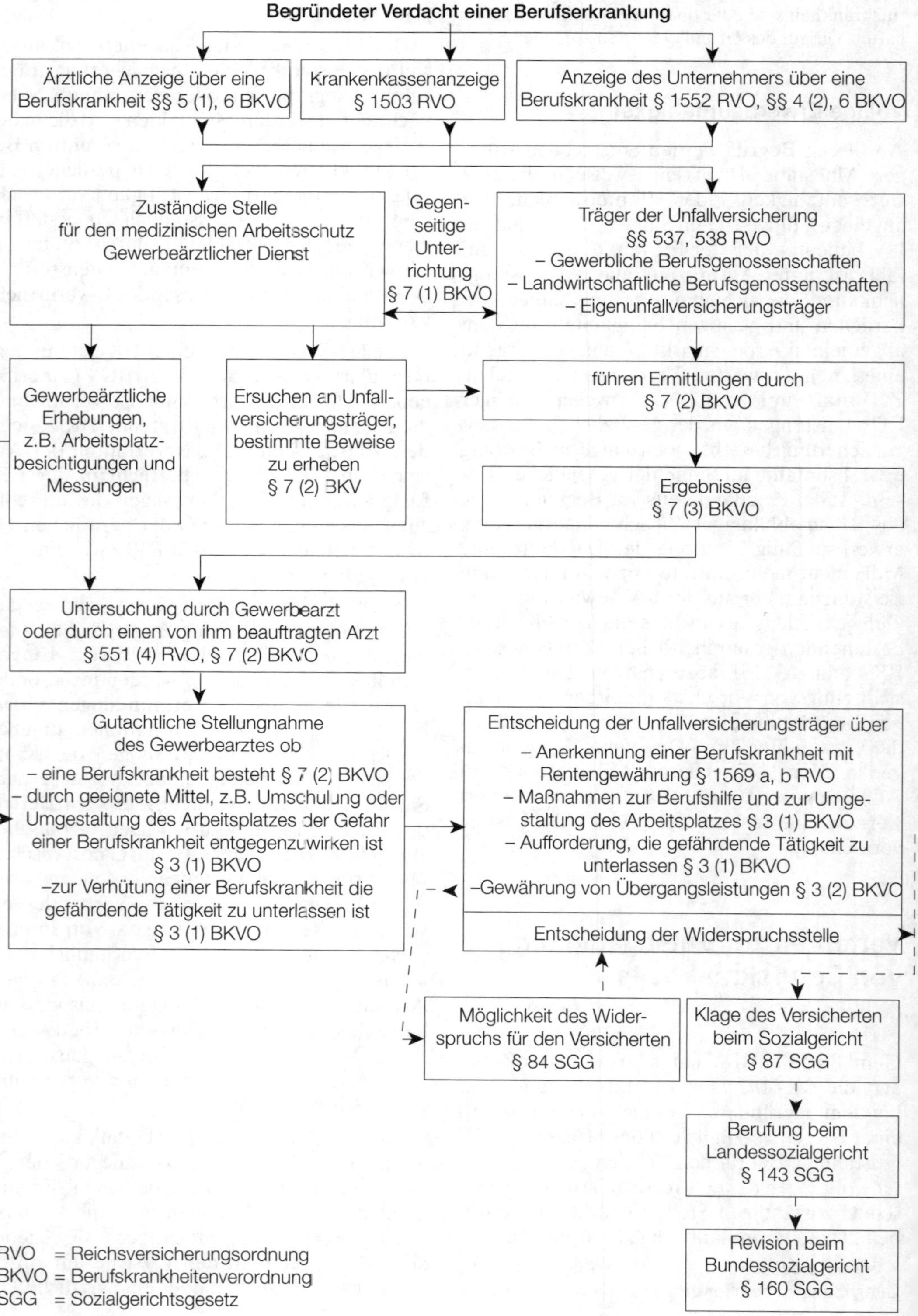

RVO = Reichsversicherungsordnung
BKVO = Berufskrankheitenverordnung
SGG = Sozialgerichtsgesetz

tersuchung bzw. eine arbeitsmedizinische Begutachtung veranlassen. Nach Vorliegen der Untersuchungsbefunde hat der Gewerbearzt eine abschließende Stellungnahme zu geben hinsichtlich des Vorliegens einer entschädigungspflichtigen BK. Die Nichtanhörung des Staatlichen Gewerbearztes vor Erteilung eines berufsgenossenschaftlichen Bescheides stellt einen wesentlichen Mangel des Verfahrens dar. Zudem hat der Unfallversicherungsträger ärztliche Gutachten, die nach der Abgabe der gewerbeärztlichen Stellungnahme erstellt wurden, dem Staatlichen Gewerbearzt zur Kenntnis zu geben.

Nunmehr kann sich der *Rentenausschuß* mit dem Fall befassen. Dieses Gremium setzt sich zusammen aus dem Geschäftsführer der jeweiligen Berufsgenossenschaft, Vertreter der Arbeitgeber und -nehmer. Meist wird dessen Urteil dem des Staatlichen Gewerbearztes entsprechen. Andernfalls hat er weitere medizinische Stellungnahmen einzuholen. Von der Berufsgenossenschaft wird schließlich dem Versicherten ein formeller rechtsmittelfähiger *Bescheid* erteilt über Anerkennung oder Ablehnung einer (ggf. entschädigungspflichtigen) BK. Bei der Anerkennung als BK wird eine vorläufige Rente für die Dauer von 2 Jahren gewährt, danach eine Dauerrente festgesetzt. Die vorläufige Rente kann jederzeit geändert werden, wenn sich die MdE innerhalb von 2 Jahren um mindestens 10% ändert (d. h. wesentlich im Sinne der *Besserung* oder *Verschlimmerung*). Die Dauerrente kann nur dann im Abstand von mindestens 1 Jahr geändert werden, wenn die Folgen der BK sich wesentlich gebessert oder verschlimmert haben. Ist der Versicherte mit dem Inhalt des berufsgenossenschaftlichen Rentenbescheides nicht einverstanden, so kann er innerhalb einer Frist Widerspruch einlegen sowie kostenlos die Klage im Rahmen der Sozialgerichtsbarkeit einreichen.

Aufgaben des arbeitsmedizinischen Gutachters

Im Rahmen der arbeitsmedizinischen Begutachtung werden an den ärztlichen Sachverständigen im wesentlichen folgende Fragen zur Beantwortung gerichtet:

1. Besteht zwischen der Erkrankung des Versicherten und seiner beruflichen Tätigkeit ein ursächlicher Zusammenhang?
2. Wie hoch wird die gegenwärtige Minderung der Erwerbsfähigkeit eingeschätzt?
3. Beginn der Entschädigungspflicht?
4. Welche BK-*unabhängigen* Krankheitserscheinungen bestehen bei dem Versicherten?
5. Sind besondere Fürsorgemaßnahmen von seiten des Unfallversicherungsträgers angezeigt?
6. Kann der Versicherte seine bisherige Tätigkeit weiter ausführen? Wenn nein, zu welchen Verrichtungen ist er noch befähigt?
7. Termin für eine Nachuntersuchung?

Zu 1: Für die Bejahung des ursächlichen Zusammenhanges zwischen einer Erkrankung und der beruflichen Tätigkeit – im Sinne der Entstehung einer BK – sind folgende Voraussetzungen erforderlich (108, 162):

a) Ausschluß der Erkrankung vor Beginn der als ursächlich angeschuldigten beruflichen Beschäftigung.
b) Klinische Sicherung der Krankheitsdiagnose unter besonderer Berücksichtigung differentialdiagnostischer Aspekte.
c) Beweise eines örtlichen und zeitlichen Zusammenhanges zwischen Schädigung und Krankheitsentwicklung, eventuell mit Brückensymptomen.
d) Nachweis der adäquaten Berufsschädlichkeit.

Der Ausschluß der Existenz einer Erkrankung vor Beginn der beruflichen Beschäftigung läßt sich anhand von Krankenkassenunterlagen und sonstigen beigezogenen ärztlichen Befundberichten meist nachweisen. Hat die zu begutachtende Krankheit schon vor Beginn der als ursächlich angeschuldigten Berufsarbeit bestanden, so ist die Frage der Verschlimmerung zu prüfen (108, 177; s. S. 246f).

Die Diagnosesicherung hat mit modernen Methoden der klinischen Diagnostik zu erfolgen. Verweigert der zu Begutachtende einfachste, zumutbare diagnostische Eingriffe, so geht eine etwaig daraus resultierende Unsicherheit zu seinen Lasten (108, 110). Dasselbe gilt für die Verweigerung von Sektionen zur Feststellung der Todesursache durch Angehörige. Liegt kein Sektionsprotokoll vor, so ist eine gutachterliche Stellungnahme zur Zusammenhangsfrage oft nicht möglich. Eine Ausnahme besteht hier nur, wenn die Rechtsvermutung des § 589, Abs. 2 RVO zum Tragen kommt (s. S. 246).

Zum Beweis des örtlichen Zusammenhanges dient die besonders sorgfältig aufzunehmende *Arbeitsplatzanamnese* (Expositionsart und -dauer, Umfang der Beschäftigung). Hierzu sind auch Angaben des Technischen Aufsichtsdienstes der Berufsgenossenschaft heranzuziehen (Konzentrationsmessungen der inkriminierten Noxe am Arbeitsplatz, Vorhandensein von wirksamen Arbeitsschutzvorrichtungen). Bestehen dann noch Unklarheiten, so sollte der arbeitsmedizinische Gutachter nach Möglichkeit eine persönliche Arbeitsplatzbesichtigung vornehmen, um sich an Ort und Stelle einen Überblick über die Expositionsverhältnisse zu verschaffen. Dies geschieht am besten nach Rücksprache mit dem zuständigen Staatlichen Gewerbearzt, der berechtigt ist, jederzeit die Arbeitsverhältnisse in einem Betrieb zu überprüfen. Bei der kritischen Würdigung der Frage des zeitlichen Zusammenhanges sind insbesondere in der einschlägigen Fachliteratur mitgeteilte Latenzzeiten für das Auftreten gewisser Krankheitsbilder zu beachten.

Der Begriff *„adäquate Berufsschädlichkeit"* beinhaltet die Tatsache, daß gleichgelagerte Krankheitsfälle an entsprechenden Arbeitsplätzen gehäuft zur Beobachtung kommen (verifizierbar mit epidemiologischen Methoden), in der Fachliteratur publiziert und diskutiert werden und schließlich zu neuen Erkenntnissen führen. Diese arbeitsmedizinischen Kenntnisse wurden vom Gesetzgeber beim Erlaß der BKVO berücksichtigt. Von der krankheitsverursachenden beruflichen Noxe ist also zu fordern, daß sie einen „Listenstoff" darstellt, d. h. daß sie in der Anlage 1 zur BKVO enthalten ist (s. S. 242). Dies stellt eine wichtige Voraussetzung zur Anerkennung eines durch diese Noxe verursachten Leidens als BK dar. Darüber hinaus ist in diesem Zusammenhang der § 551, Absatz 2 RVO, die sogenannte Generalklausel, zu berücksichtigen (vgl. S. 245).

Die Prüfung des ursächlichen Zusammenhanges muß eine klausale Verknüpfung mit dem Grad der Wahrscheinlichkeit ergeben, um versicherungsrechtlich relevant zu sein. Die bloße Möglichkeit reicht nicht aus (Vgl. S. 245).

Zu 2: Hinsichtlich der ärztlichen Einschätzung der MdE wird auf S. 246 verwiesen. Der Gutachter setzt die MdE nicht fest, sondern kann sie dem Auftraggeber (Berufsgenossenschaft, Gewerbearzt, Sozialgericht) lediglich vorschlagen, aufgrund der objektivierten und quantifizierten Funktionsausfälle (27, 78).

Zu 3: Der Beginn der Entschädigungspflicht einer BK ist geregelt in Analogie zu den Vorschriften für Arbeitsunfälle (§ 551 Abs. 3 RVO). Als Zeitpunkt des Arbeitsunfalles gilt der Beginn der Krankheit im Sinne der Krankenversicherung oder – wenn dies für den Versicherten günstiger ist – der Beginn der MdE. In der Praxis wird oft als Beginn der Entschädigungspflicht das Datum der ärztlichen Anzeige über eine BK vorgeschlagen. Ist aktenkundig, daß die BK schon vorher ein entschädigungspflichtiges Ausmaß erreichte, so ist dieser Termin zu berücksichtigen. Wenn klinische Funktionseinbußen von entschädigungspflichtigem Ausmaß erstmals vom Gutachter selbst objektiviert werden, so legt man den Beginn der Entschädigungspflicht zweckmäßigerweise auf das Datum der Begutachtung.

Zu 4: Auch BKen-*un*abhängige Krankheitserscheinungen sind komplett in den Gutachten aufzuzählen. Dies dient der Abgrenzung eventuell später geltend gemachter Ansprüche oder Verschlimmerungsanträge.

Zu 5: Die im Gutachten zu benennenden besonderen Fürsorgemaßnahmen des Unfallversicherungsträgers ergeben sich aus § 537 RVO (s. S. 241) sowie § 3 BKV.

Hierunter fallen die Zahlung von Übergangsleistungen (Ausgleich der Erwerbsminderung bei Einstellung der gefährdenden Tätigkeit aus Gründen der Prävention) sowie die Übernahme von Kosten für Berufsförderung, Umschulung und Rehabilitationsmaßnahmen durch die BG. Ist die BK und ihre Folgen nicht auszuheilen, so kann der Gutachter die Gewährung eines berufsgenossenschaftlichen Heilverfahrens zur Linderung der Beschwerden des Versicherten vorschlagen (z. B. bei Pneumokoniosen).

Zu 6: In der gutachterlichen Stellungnahme müssen Angaben enthalten sein zu der Fähigkeit des Versicherten, seine bisherige Tätigkeit weiter auszuüben – unter Berücksichtigung seiner körperlichen und geistigen Fähigkeiten. Es ist zweckmäßig, diejenigen Arbeitsplätze einzeln aufzuführen, an denen der Versicherte nicht mehr eingesetzt werden sollte, damit keine Verschlimmerung der BK eintritt. Daher ist vom Gutachter sorgfältig abzuwägen, welche materiellen, sozialen und auch psychischen Folgen der Rat, den bisherigen Beruf aufzugeben, bzw. der Verlust des bisherigen Arbeitsplatzes samt den in langen Jahren innerbetrieblich erworbenen Privilegien für den zu Begutachtenden im einzelnen haben kann. Weniger belastend erweist sich oft ein innerbetrieblicher Arbeitsplatzwechsel.

Zu 7: Der Termin für eine Nachuntersuchung wird im Anschluß an die Erstbegutachtung innerhalb von 2 Jahren liegen, da nach diesem Zeitpunkt eine Dauerrente in Höhe der vorläufigen Rente zu gewähren ist, falls innerhalb dieses Zeitraumes keine wesentliche Besserung der BK-Folgen eingetreten ist. Beträgt die MdE bereits bei der Erstfestsetzung 50% oder mehr, beginnt schon nach Ablauf eines Jahres die Zahlung der Dauerrente. Ist der Gutachter der Ansicht, daß die von ihm geschätzte MdE z. B. nur für den Zeitraum eines halben Jahres besteht, so kann er bereits nach 6 Monaten eine Nachbegutachtung anregen. Bezieht der Versicherte bereits Dauerrente und ist aus arbeitsmedizinischer Sicht eine Progredienz des Leidens anzunehmen, so sollte eine routinemäßige Nachuntersuchung nach Ablauf von 2 oder 3 Jahren erfolgen. Wenn sich die BK mit ihren Folgen rapide verschlechtert, können der Versicherte oder der behandelnde Hausarzt beim Versicherungsträger jederzeit eine vorgezogene Nachuntersuchung beantragen.

Ausgewählte Berufskrankheiten

Entsprechend der Gliederung der BKen-Liste (s. S. 242ff) werden die Erkrankungen gruppenweise – nach Einwirkungen bzw. Organmanifestationen – alphabetisch vorgestellt. Die arbeitsmedizinischen Informationen werden abschließend ergänzt durch Verweise auf die entsprechenden (organbezogenen) Kapitel in diesem Werk sowie durch kurze Hinweise auf umweltmedizinische Aspekte.

Stichwortartig sind Gefahrenquellen, Symptomatik der akuten und chronischen Schädigung, Diagnose sowie Beurteilung aufgeführt. Bezüglich weiterer Einzelheiten wird auf die einschlägigen Lehrbücher der Arbeitsmedizin sowie auf die zitierte Literatur verwiesen (23, 48, 76, 108, 162).

Berufskrankheiten durch chemische Einwirkungen

(23, 33, 46, 52, 59, 65, 86, 100, 135)

Erkrankungen durch Arsen oder seine Verbindungen (BK-Nr. 11 08)

(35 f., 52, 59, 71, 108, 135, 162, 178 f.)

Gefahrenquellen: Gewinnung und Verarbeitung arsenhaltiger Mineralien; Herstellung von Arsen und seinen Verbindungen; Rösten von arsenhaltigem Schwefelkies; Herstellung und Verwendung arsenhaltiger Pigmente, Farben, Schmelzglasuren und Gemenge (Glasindustrie); Verarbeiten, Färben und Konservieren von Fellen und Pelzwerk (Gerbereien, Kürschnereien); Herstellung und Verwendung arsenhaltiger Pestizide und Insektizide (im deutschen Weinbau seit 1942 gesetzlich verboten).

Symptome: *Akut:* Gastrointestinale Form: Erbrechen; Magen-, Darmkoliken; Diarrhöen. Zerebrospinale Form: Zephalgien, Bewußtseinsstörungen, Krampfanfälle.

Chronisch: Lokale kontaktbedingte Dermatosen (Ekzem, Ätzgeschwür, Follikulitis), Reizwirkungen auf Augen- und Schleimhäute, Nasenseptumperforation. Generalisierte Hauterscheinungen: Plantare und volare Hyperkeratosen, Melanosen, Morbus-Bowen-Herde, Basaliome und spinozelluläre Karzinome. Neoplasien im Bereich innerer Organe: Kehlkopf, Bronchien, Magen, Pankreas und Leber sowie Leberzirrhosen, Polyneuritiden, periphere Durchblutungsstörungen sowie Störung der Hämatopoese.

Die Einwirkung geringer Mengen *Arsenwasserstoff* führt bereits zu Zeephalgien, gastrointestinalen Beschwerden, Rotfärbung des Urins, hämolytischem Ikterus, neurologischen Ausfällen. Inhalation größerer Dosen führt zu Dyspnoe, Zyanose, Hämolyse, Nierenversagen. Die Existenz einer chronischen Intoxikation ist umstritten.

Arsentrichlorid wirkt lokal ätzend auf Haut und Schleimhäute.

Diagnose: *Akut:* Nachweis von Arsen im Blut, Stuhl, Urin und Erbrochenem.

Chronisch: Arsenbestimmung in den Haaren, Nägeln und Urin. Hierbei ist zu beachten, daß Krebserkrankungen an Haut und inneren Organen erst nach Latenzzeiten von 5–20 Jahren und mehr auftreten. Dann gelingt der Nachweis erhöhter Arsenspiegel in organischem Material nicht mehr. AsH_3 läßt sich in Luft mit Prüfröhrchen erfassen, ggf. Beachtung der Grenzwerte und des berufsgenossenschaftlichen Grundsatzes G 16 (36, 40).

Beurteilung: Die akute Intoxikation klingt in der Regel folgenlos ab. Lediglich bei Aufnahme größerer Mengen AsH_3 können nach Abklingen der akuten Vergiftungssymptomatik Leberzellschäden, Ikterus, Anämie, renale Funktionsausfälle und Neuritiden bestehen bleiben. Die chronische Vergiftung mit anorganischem Arsen ist nach einer durchschnittlichen Latenzzeit von 20 Jahren durch das Auftreten von Präkanzerosen und Karzinomen im Hautbereich sowie Neoplasien an inneren Organen gekennzeichnet. Bei arsenexponierten Winzern werden Karzinome von Kehlkopf, Lunge, Magen, Pankreas (S. 268) sowie Leberzirrhosen und -sarkome als BK anerkannt, insbesondere, wenn zusätzlich arsentypische Hautveränderungen vorliegen. Ob hierbei das Arsen nur durch Spritztätigkeit in den Weinbergen (was nach Ansicht namhafter Gutachter nicht zur chronischen Intoxikation ausreicht) oder durch den außerberuflichen Genuß von arsenhaltigem Haustrunk jahrelang inkorporiert wurde, ist nach der Rechtsprechung nicht erheblich. Anamnestisch sollte stets die Applikation arsenhaltiger Medikamente zur Therapie von Dermatosen oder zur Luesbehandlung ausgeschlossen werden.

Erkrankungen durch Benzol oder seine Homologe (BK-Nr. 13 03)

(36, 46, 65, 71, 135, 162)

Gefahrenquellen: *Benzol:* Herstellung durch Katalyse oder Destillation; Beimischung zu Treibstoffen; Ausgangsmaterial für chemische Synthesen; Lösemittel für Kautschuk; Extraktionsmittel.

Die wichtigsten hier zu nennenden Benzolhomologe sind Toluol oder Xylol.

Toluol: Gewinnung durch Destillation; Zwischenprodukt für organochemische Synthesen; Flugbenzinzusatz; Löse- und Verdünnungsmittel für Lacke, Harze, Klebstoffe und Druckfarben.

Xylol: Zusatz für Vergaserkraftstoffe; Lösemittel für Kautschuk, Harze, Fette und Öle.

Symptome: *Benzol: Akut:* Erregungszustände, narkotische Wirkung (Benzolrausch).

Chronisch: Uncharakteristische Beschwerden im Bereich des Magen-Darm-Traktes, Zephalgien, Schwindel; schwere Schädigung des erythro-, leuko- und thrombopoetischen Systems bis zur Panmyelophthise oder zur malignen Entartung in Form von Leukämie.

Toluol: Akut: Intensive narkotische Wirkung bis zur zentralen Atemlähmung.

Chronisch: Reizwirkung auf Schleimhäute des Respirationstraktes und des Magens, Dermatitiden, neurologische und psychiatrische Krankheitsbilder, Schädigung der Leukopoese, nicht der Erythropoese.

Xylol: Akut: Größere narkotische Wirkung als Benzol und Toluol, neurologische Ausfälle.

Chronisch: Wie Toluol, insgesamt noch ausgeprägtere Reizwirkung.

Diagnose: Nachweis am Arbeitsplatz durch Raumluftanalysen (Gasspürgerät mit Prüfröhrchen, Infrarotspektroskopie, Gaschromatographie), Konzentrationsmessung in der Ausatemluft nach Schichtende (Infrarotspektroskopie, Gaschromatographie), Bestimmung des Schadstoffspiegels im Blut gegen Arbeitsende (Gaschromatographie), Nachweis der Metaboliten im Urin, der unmittelbar nach Arbeitsende gelassen wird: Phenol (für Benzol – teilweise umstritten –), Hippursäure (für Toluol), m- oder p-Methylhippursäure (für m- oder p-Xylol). Beachtung des BAT-Wertes und berufsgenossenschaftlichen Grundsatzes G 8 (36, 65, 115).

Hämatologische und im Einzelfall neurologisch-psychiatrische Zusatzuntersuchung.

Beurteilung: Akute Intoxikationen durch Benzol und seine Homologe klingen in der Regel ohne Folgeerscheinungen ab. Dabei können Schäden des hämatopoetischen Systems erst jahrelang nach stattgehabter, wiederholter Benzolexposition auftreten, auch Spätrezidive sind möglich. Hierbei ist gegebenenfalls die Einnahme von knochenmarktoxischen Medikamenten zu beachten. Schäden der Hämatopoese durch chronische Exposition gegenüber Toluol oder Xylol konnten bisher nicht überzeugend nachgewiesen werden. Chronische Intoxikationen mit Benzolhomologen klingen nach Expositionsende meist folgenlos ab. Deshalb ist die Zusammenhangsfrage zwischen bereits zurückliegender Exposition gegenüber Toluol und Xylol und bestehender chronischer Gastritis, rezidivierenden Ulcera ventriculi und duodeni sowie Magenkarzinom in Sinne der Entstehung in der Regel abzulehnen. Eine Verschlimmerung ist zu diskutieren. Chronisch obstruktive Bronchitiden, Karzinome des Kehlkopfes und der Bronchien können ebenfalls nicht als Folge der Inhalation von Benzol, Toluol oder Xylol anerkannt werden.

Erkrankungen durch Blei oder seine Verbindungen (BK-Nr. 11 01)

(36, 65, 71, 99, 135, 162)

Gefahrenquellen: Gewinnung und Verarbeitung von Bleierzen; Bleilöten, -sägen, -fräsen, -polieren, -schleifen; Schneidbrennen von Bleimetall; Akkumulatorenherstellung; Herstellen und Entfernen bleihaltiger Farben; Anrichten von Bleiglasgemenge in der keramischen und Glasindustrie; Bleialkyle (*organische* Bleiverbindungen) als Antiklopfmittel in Vergaserkraftstoffen.

Symptome: *Akut:* Störungen im Magen-Darm-Kanal sowie der Leber- und Nierenfunktion.

Chronisch: Es werden 4 Stadien unterschieden, wobei jedoch fließende Übergänge bestehen:

a) Klinisch stummes Stadium (Störung der Hb-Synthese, erhöhte Bleikonzentration im Blut und Urin, Mehrausscheidung der Deltaaminolävulinsäure (δ-ALA) und von Porphyrinen).
b) Präsaturnismus – kritisches Anfangsstadium (neurovegetative Symptome, Magen-Darm-Störungen, sogenanntes Bleikolorit).
c) Saturnismus – ausgeprägte Bleikrankheit (abdominelle Koliken – sogenannte Bleikoliken –, Lähmung peripherer Nerven, insbesondere Radialisparese mit Fallhand, akute Enzephalopathie).
d) Spätkrankheit (Schrumpfniere z.T. mit Rindenadenomen, Hypertonie, chronische Enzephalopathie, „Bleigicht“).

Die klinischen Stadien c) und d) gelangen wegen der heutigen betriebshygienischen Bedingungen und arbeitsmedizinischen Vorsorgeuntersuchungen (G 2ff., 65) kaum noch zur Beobachtung. Abzugrenzen ist hier die Symptomatik durch Vergiftung mit *organischen* Bleiverbindungen (Bleitetraäthyl und -methyl). Hierauf soll jedoch nicht näher eingegangen werden. Im Vordergrund stehen Störungen des ZNS und der adrenokortikalen Funktion.

Diagnose: Nachweis erhöhter Bleikonzentrationen im Blut (sog. Bleilast), Urin und Stuhl (mittels Atomabsorptionsspektrometrie). Gesteigerte Ausscheidung der δ-ALA (Aussage über den Grad der Angiftung des Organismus) und der Totalporphyrine im Urin, Aktivitätshemmung der Deltaaminolävulinsäure-Dehydratase (δ-ALA-D) im Blut als Ausdruck der gestörten Hämsynthese, vgl. BAT-Werte (36, 71). Anstieg der Urinbleikonzentration nach metalldekorporierender Medikation von D-Penicillamin als Hinweis auf im Organismus vermehrt eingelagerte Bleimengen. Hämatologische Untersuchung (peripheres Blutbild, Beckenkammpunktion) zum Nachweis der Hämoglobinsynthesestörung. Basophil getüpfelte Erythrozyten finden sich erst im fortgeschrittenen Krankheitsstadium, ihr Nachweis ist somit zur Frühdiagnose nicht geeignet. Neurologisch-psychiatrische Zusatzuntersuchung zur Erfassung bleibedingter Nerven- oder Gehirnschädigungen.

Beurteilung: Die Stadien a) und b), mit denen es der Gutachter heute überwiegend zu tun hat, klingen nach Expositionsende folgenlos ab. Eine vorübergehend bestehende MdE richtet sich nach der Ausprägung der überwiegend neuro-vegetativen Symptome, den hämatologischen Befunden sowie den laborchemischen Untersuchungsresultaten. Nervenlähmungen sowie gegebenenfalls enzephalopathische Zustände bedürfen der neurologisch-psychiatrischen Zusatzbegutachtung. Differentialdiagnostisch ist stets das Vorliegen einer Porphyrie auszuschließen.

Unter den heutigen Arbeitsbedingungen ließ sich ein kanzerogenes, teratogenes bzw. mutagenes Potential des Bleis nicht nachweisen (36, 162).

Erkrankungen durch Halogenkohlenwasserstoffe (BK-Nr. 13 02)

(2, 24 f. 28, 36, 59, 71, 86, 104, 108, 127, 135, 137 f., 147 f., 150 ff., 162)

Gefahrenquellen: Verwendung als Extraktions-, Reinigungs-, Entfettungs-, Verdünnungs-, Treib-, Feuerlösch-, Kühl-, Schädlingsbekämpfungs-, Desinfektions- und Narkosemittel; Ausgangs- oder Zwischenmaterial für zahlreiche chemische Synthesen. Aus der Vielzahl der hierunter fallenden Arbeitsstoffe sollen wegen ihrer besonders häufigen Verwendung die gesättigten Halogenkohlenwasserstoffe: Methylchlorid, Tetrachlormethan (Tetrachlorkohlenstoff), Tetrachlorethan und die ungesättigten Halogenkohlenwasserstoffe: Trichlorethen („Tri"), Tetrachlorethen („Per"), Vinylchlorid näher besprochen werden.

Symptome: *Akut:* Zentrale und periphere neurologische Ausfallserscheinungen, narkotische Wirkung, psychotische Zustandsbilder, konjunktivale sowie respiratorische Reizwirkungen (Bronchitis, Pneumonie, Lungenödem), gastrointestinale Störungen, akute toxische Hepatose sowie Nierenversagen, passagere kardiotoxische Wirkung.

Chronisch: Neurovegetative Störungen, neurologisch-psychiatrische Krankheitsbilder, Leber- und Nierenschädigungen (sog. hepatorenales Syndrom), Suchterscheinungen (insbesondere Trichlorethen), Dermatosen (entfettende Wirkung). Zusätzlich bei Vinylchlorid: Akroosteolysen, Raynaud-Syndrom, sklerodermieartige Hautveränderungen, Splenomegalie, Thrombozytopenie, portale Fibrose der Leber (zum Teil mit Ösophagusvarizen), Hämangiosarkome der Leber.

Diagnose: Bestimmung der Konzentration am Arbeitsplatz (Gasspürgerät mit Prüfröhrchen, Infrarotspektroskopie) und in der Ausatemluft sofort nach Expositionsende (Infrarotspektroskopie, Gaschromatographie). Nachweis von Metaboliten im Urin: Trichloressigsäure bzw. Trichloräthanol (für Tri- und Tetrachlorethen), Leberdiagnostik (Enzymmuster, Leberbiopsie, Laparoskopie). Nierendiagnostik. Neurologisch-psychiatrische Untersuchung (insbesondere EEG/NLG). Elektrokardiogramm. Zusätzlich bei Vinylchlorid: Peripheres Blutbild mit Thrombozytenzählung, gegebenenfalls Knochenmarksanalyse, Röntgenaufnahme beider Hände einschließlich der Handwurzelknochen bei horizontal gestreckten Unterarmen, Kältetest (5 Min. Wasser unter 15° C), gesteigerte Koproporphyrin- und δ-ALA-Ausscheidung im Urin, Leber- und Milzszintigraphie.

Beurteilung: Bei akuten Intoxikationen ist oft ein symptomfreies Intervall von mehreren Tagen zu berücksichtigen. Zur Abgrenzung nicht berufsbedingter Leberschäden durch exogene und endogene Faktoren sind insbesondere Adipositas, Hyperlipidämie, Alkoholabusus, Diabetes mellitus, Gicht sowie Infektionen und medikamentöse Schäden zu berücksichtigen. Im Falle der akuten Intoxikation ist für Tri- und Tetrachlorethen mit einer lebertoxischen Wirkung zu rechnen. Funktionseinschränkungen der Leber als Folge einer langjährigen Tetrachlorethenexposition konnten nicht gesichert werden. Auch die Existenz einer chronischen Tetrachlormethanintoxikation ist umstritten. Cholestatische Veränderungen scheinen bei Tetrachlormethan, Tri- und Tetrachlorethen nicht vorzukommen. Nierenfunktionsstörungen treten meist im Rahmen des sogenannten hepatorenalen Syndroms hinzu, insbesondere bei akuter Intoxikation. Bleibende Niereninsuffizienzen als Folge chronischer Intoxikation finden sich selten. Passagere toxische Myokardschäden und kardiale Rhythmusstörungen durch akute Intoxikationen mit Halogenkohlenwasserstoffen sind mehrfach beschrieben worden. Bleibende Schädigungen des Herzmuskels sind jedoch nicht wahrscheinlich (127). Gegebenenfalls ist eine dermatologische und neurologisch-psychiatrische Zusatzbegutachtung erforderlich. Der Zusammenhang zwischen chronischen Atemwegserkrankungen und langjähriger Inhalation der genannten Halogenkohlenwasserstoffe ist im Sinne der Entstehung abzulehnen, da eine gehäufte Bronchitismorbidität an solchen Arbeitsplätzen bisher statistisch nicht nachgewiesen werden konnte. Die Frage der Verschlimmerung ist zu diskutieren, wenn der Nachweis einer bronchialen Hyperreagibilität gegenüber diesen Substanzen geführt werden kann (BK 4301 bzw. 4302, s. S. 266 ff; 151).

Erkrankungen durch Kohlenmonoxid

(BK-Nr. 12 01) (1, 36, 59, 65, 73, 124, 133, 135, 162, 185)

Gefahrenquellen: Heizanlagen, Raffinerien, Kokereien, Hüttenwerke, Rauchgase und Explosionsschwaden, Bestandteil von Kfz-Auspuffgasen (Garagen, verkehrsreiche Straßen), Gärkeller von Brauereien, Tabakrauch.

Symptome: Die folgenden Prozentangaben können nur als grobe Richtwerte dienen (Abhängigkeit von der individuellen O_2-Mangeltoleranz und Schwere der körperlichen Arbeit).

Akut: 2,5 bis 7,5% CO-Hb: Keine Beschwerden bei gesunden Personen. 7,5 bis 15% CO-Hb: Minderung akustischer, visueller und psychomotorischer Leistungen. 15–30% CO-Hb: Stirnkopfschmerzen, Schwindel, Nausea, Seh-, Hör- und allgemeine Koordinationsstörungen, 30–50% CO-Hb für einige Stunden: Angina pectoris, Dyspnoe, interstitielles Lungenödem, Bewußtlosigkeit. Über 60% CO-Hb: Tod.

Chronisch: Die Existenz einer chronischen CO-Intoxikation als eigenständiges Krankheitsbild mit umschriebenen Organschädigungen ist meist umstritten. Anhaltende uncharakteristische Beschwerdebilder an entsprechenden Arbeitsplätzen sind als Folge rezidivierender subakuter Intoxikationen zu werten.

Diagnose: Messung der CO-Konzentration am Arbeitsplatz (Gasspürgerät mit Prüfröhrchen, Gaschromatographie, Infrarotspektroskopie). Analyse endexspiratorischer Luftproben (Gaschromatographie, Infrarotspektroskopie). Bestimmung der CO-Hb-Konzentration mittels Blutentnahme durch eine Kalziumoxalat-Venüle sofort nach Exposition (Gaschromatographie). Ruhe- und gegebenenfalls Belastungselektrokardiogramm. Beachtung der Grenzwerte und Grundsätze (G 7; 65). Neurologisch-psychiatrische und HNO-fachärztliche Untersuchung (Innenohrschäden).

Beurteilung: Große Bedeutung besitzt der im Blut nachgewiesene CO-Hb-Spiegel. Die akute, kurzdauernde CO-Intoxikation (etwa bis 40% Hb-CO) klingt in der Regel beim Gesunden folgenlos ab. Polyneuritiden, Epilepsie, Hypertonie und Arteriosklerose können nicht als berufsbedingte Folgekrankheiten anerkannt werden. Anders hingegen sind die CO-bedingten Rückwirkungen auf Arbeiter mit bereits bestehenden Herzkrankheiten, Koronarinsuffizienz, Anämie oder respiratorischer Insuffizienz (chronische Bronchitis, Lungenemphysem) zu beurteilen. Hier sind bereits niedrige CO-Hb-Konzentrationen ausreichend, um hypoxiebedingte Dauer- oder Spätschäden zu verursachen (z. B. Myokardinfarkt, Gehörschäden, neurologisch-psychiatrische Krankheitsbilder). Auch rezidivierende subakute CO-Intoxikationen klingen beim Gesunden in der Regel folgenlos ab. Die atherogene Wirkung von Kohlenmonoxid konnte bisher nur im Tierversuch nachgewiesen werden. Auch Untersuchungen an langjährig CO-exponierten Arbeitern ergaben keinen Hinweis auf ein gehäuftes Vorkommen von Koronarsklerose. Bei kardial oder zerebral vorgeschädigten Personen muß allerdings eine CO-bedingte Verschlimmerung dieser Leiden diskutiert werden. Stets sind differentialdiagnostisch zu berücksichtigen: Residuen nach Enzephalitis und Commotio cerebri, Intoxikationen durch Alkohol und Schlafmittel sowie starkes Tabakrauchen (CO-Hb-Konzentrationen bis zu 15%).

Umweltkrankheiten: Die vorherigen Abschnitte über zahlenmäßig bedeutsame BKen infolge chemischer Einwirkungen werden abschließend ergänzt durch einen Hinweis auf umweltrelevante Chemikalien. *Umweltkrankheiten* können auch durch Noxen verursacht werden, die in der BK-Liste aufgeführt sind, wobei kontaminierte Nahrungsmittel und/oder Atemluft und somit orale bzw. inhalative Aufnahmewege bedeutsam sind. Falls sich anamnestisch entsprechende Hinweise und Untersuchungsbefunde ergeben, kann die Analyse der inneren Belastung des Organismus durch die Schadstoffe (oder deren Metabolite) zur weiteren Aufklärung des Krankheitsbildes beitragen. In Tab. 14.**4** sind die oberen Normgrenzen umweltrelevanter Chemikalien aufgelistet. Diese Werte sind ein Ausdruck der z. Z. üblichen Belastung durch die Umwelt und der Schutzbedürfnisse von Risikopersonen in der Gesamtbevölkerung. Deshalb liegen sie unterhalb der entsprechenden BAT-Werte (36).

„Hintergrundbelastung" durch polychlorierte Dioxine/Furane: Als unerwünschte Nebenprodukte und Verunreinigungen entstehen diese lipophilen Substanzen bei natürlichen und chemischen Vorgängen. Es sind bei den Dioxinen 75 Isomere bekannt, bei den Fura-

Tabelle 14.4 Obere Normwertgrenzen von umweltrelevanten Substanzen in biologischem Material (nach K. H. Schaller 1991) (↑ = verstärkt)

Schadstoffe	µg/l
Arsen (Urin)	< 15
Benzol (Blut)	< 0,7
Blei (Blut	< 200
Cadmium (Blut, Tabakrauchen ↑)	< 1
(Urin, Tabakrauchen ↑)	< 1
Chlorbenzole (CB), Mono-, Di-, Tri-, Tetra-CB (Cl-phenole, Urin):	< 1
Chlorphenole (CP): Mono-CP (Urin)	< 8
Di-CP (Urin)	< 35
Tri-CP (Urin)	< 10
Tetra-CP (Urin)	< 25
Chrom (Urin)	< 1,5
DDE (DDT-Metabolit, Serum, Plasma):	< 12
Dioxine (s. Tab. 14.**5**)	
Ethylbenzol (Blut)	< 0,2
Fluorid (Urin, beachte: mg/K Kreatinin,	< 1
Hexachlorbenzol (HCB, Plasma)	< 4
Hexachlorcyclohexan (HCH, Plasma):	
α-HCH Plasma	< 1
β-HCH Plasma	< 1
γ-HCH Plasma)	< 1
Kohlenmonoxid (CO-Hb, Blut, beachte: %, Tabakrauchen ↑)	< 1%
Nickel (Urin)	< 2,5
PAH (Polycyclische Aromaten; Hydroxypyren, Urin)	< 0,2
PCB (Polychlorierte Biphenyle, Plasma, Serum)	< 10
PCP (Pentachlorphenol, Urin)	< 10
(Plasma, Serum)	< 20
Quecksilber (Urin)	< 3
TCDD (s. Tab. 14.**5**)	
Tetrachlorethen (Blut)	< 1
Thallium (Urin)	< 1
Toluol (Blut)	< 0,2
1,1,1-Trichlorethan (Blut)	< 1,3
Trichlorethen (Blut)	< 0,3
m-Xylol (Blut)	< 0,3

nen 135. Unter den Dioxinen ist das 2,3,7,8-TCDD die am häufigsten untersuchte und die am meisten toxische Verbindung. Es wurde bekannt als „Seveso-Dioxin". Vereinfacht, verkürzt und inkorrekt wird oft allgemein von „Dioxinen" gesprochen. Im allgemeinen weisen die weniger toxischen, höher chlorierten Verbindungen auch höhere „Normalwerte" auf. Diese ergeben sich durch die tägliche Aufnahme mit der Nahrung und Atemluft (Abgase, Zigarettenrauch).

Die *Übersicht* in Tab. 14.**5** zeigt die Konzentrationen von PCDD/F (pg/g) in Humanfett, wobei die Ergebnisse mit den Blutanalysen gut korrelieren (r = 0,98); (7, 122).

Tabelle 14.5 Konzentrationen von PCDD/F (pg/g) im Humanfett (nach H. Beck 1989)

Substanz	x̄	Bereich
2,3,7,8-Tetra-CDD	5	<1 – 20
1,2,3,7,8-Penta-CDD	20	5 – 63
Summe tox. Hexa-CDD	121	46 – 308
1,2,3,4,6,7,8-Hepta-CDD	124	37 – 300
Octa-CDD	633	212 – 1289
2,3,7,8-Tetra-CDF	3	1 – 12
Summe tox. Penta-CDF	47	6 – 190
Summe tox. Hexa-CDF	45	12 – 134
Summe tox. Hepta-CDF	21	1 – 60
Octa-CDF	4	0,2 – 24
Summe tox. PCDD	903	309 – 1843
Summe tox. PCDF	119	30 – 374

Berufskrankheiten durch physikalische Einwirkungen

(8 f., 34, 40, 52, 54 f., 58, 74, 84 f., 93, 96 f., 125, 145, 157, 165)

Nach der Häufigkeit nimmt die Lärmschwerhörigkeit (BK-Nr. 23 01) die Spitzenposition ein, s. S. 244 sowie Kapitel HNO-Erkrankungen S. 520 ff; (4, 44, 66).

Erkrankungen an Sehnenscheiden (BK-Nr. 21 01), Meniskusschäden (BK-Nr. 21 02), Erkrankungen durch Erschütterung (BK-Nr. 21 03, Schleimbeutelerkrankungen (BK-Nr. 21 05), Drucklähmungen der Nerven (BK-Nr. 21 06), Abrißbrüche der Wirbelfortsätze (BK-Nr. 21 07) und Erkrankungen durch Arbeit in Druckluft (BK-Nr. 22 01) können als „Orthopädische" BKen zusammengefaßt werden. Unter diesem übergeordneten Begriff sind folgende generellen Aussagen zu treffen:

- Als gesundheitsschädigende Einwirkungen sind physikalische, insbesondere mechanische Kräfte und Druckluft ursächlich. Es handelt sich um oftmals lang andauernde, uniforme Belastungen

- Am Ort der schädigenden Einwirkung treten meist auch die krankhaften Veränderungen auf.
- Beschwerdesymptomatik und Krankheitsbefunde manifestieren sich an Stütz- und Halteapparat.

Berufsbedingte Strahlenschäden werden wegen der besonderen Aufmerksamkeit, die sie finden, im folgenden Abschnitt dargestellt.

Erkrankungen durch ionisierende Strahlen (BK-Nr. 24 02)

(21, 45, 74, 90, 108, 119, 165)

Gefahrenquellen: (Nuklear-)medizinische Diagnostik und Therapie; Herstellung, Prüfung und Wartung von Röntgenanlagen; Werkstoffprüfung, Konservierung und Sterilisation, gesamte Reaktortechnologie, Uranbergbau.

Symptome: *Akute* Strahlenbelastung: zunächst uncharakteristische Beschwerden („Strahlenkater"). Lokale Haut- und Schleimhautschäden. Nach intensitätsabhängigem Intervall Fieber, Magen-Darm-Störungen, hämatologische Erkrankungen.

Chronische Strahlenschäden: Degeneration des Gefäßbindegewebes (Atrophie, Ulzeration, Hautkrebse). Leukosen, Panmyelopathien, Karzinome der Lungen, Knochentumoren, Schädigung der Keimdrüsen, Hypothyreose. Auch teratogene Wirkungen sind möglich.

Diagnose: Beachtung uncharakteristischer Störungen des Allgemeinbefindens. Blut- und Urinstatus. Hautveränderungen: Erytheme, Atrophien, Teleangiektasien, Hyperkeratosen, Ulzera. Probeexzisionen, gegebenenfalls auch angiologische Untersuchung. Chromosomenaberrationsanalyse in peripheren Blutlymphozyten als „biologische Dosimetrie". Auswertung der physikalischen Orts- und Personendosimetrie. Bei Inkorporation von radioaktivem Material Bodycounting. Aktivitätsanalysen im Blut.

Beurteilung: Neben den Ergebnissen der physikalischen Orts- und Personendosimetrie dient zur Abschätzung der Größenordnung einer tatsächlich stattgehabten Strahlenbelastung auch die „biologische Reaktion". Stets ist die Angabe der erhaltenen Dosis erforderlich: allein die Feststellung, daß die Person strahlenexponiert war, genügt nicht. Entsprechend den Strahlenschutzvorschriften untersuchen sog. ermächtigte Ärzte die beruflich exponierten Personen.

Bei Blutbildveränderungen und Strahlenexposition muß auch daran gedacht werden, daß diese u. U. medikamentös bedingt sein könnten. Der Schaden soll nach Lokalisation, Form und Zeitablauf mit der Strahleneinwirkung korrespondieren. Dosisleistung, Einwirkungsdauer, Fläche und Volumen des durchstrahlten Körpergewebes sind zu berücksichtigen. Bei Inkorporationen gilt es, Organselektivität, physikalische und biologische Halbwertszeiten zu beachten. Die geltend gemachte Schädigung muß auch durch Strahlen ausgelöst werden können. Hierzu soll die ermittelte Dosis ausreichend sein. Ergibt sich, daß die erhaltene Dosis nur selten diese Erkrankung auslösen kann, ist die Wahrscheinlichkeit auch bei extremer individueller Sensibilität nicht so hoch, daß eine Anerkennung als BK möglich ist. In Grenzfällen bei kleinen Dosiswerten mit ihren meist unspezifischen Effekten muß bei der Risikoabschätzung die große Reparationsfähigkeit des Organismus berücksichtigt werden. Unterhalb folgender Schwellendosen sind biologische Strahlenschäden praktisch nicht zu erwarten: Ovariensterilität 1000 rd, Dermatitis und Katarakt 1500 rd, für Knochenmarkaplasie 2000 rd, für Testessterilität 3000 rd, für Hypothyreose 6000 rd. [100 rd $\triangleq$ Gy(J/kg)].

Die bisherigen Ausführungen über BKen infolge physikalischer Einwirkungen werden abschließend ergänzt durch Hinweise auf Gesundheitsschäden durch die *Einwirkungen von Elektrizität, elektrische und magnetische Felder sowie LASER* (vgl. VBG 93). Bei den vergleichsweise selten auftretenden, hierdurch verursachten Körperschäden handelt es sich meist um die Folgen von Unfallereignissen. Einzelheiten sind im Bedarfsfall der Fachliteratur zu entnehmen (8 f., 34, 84 f., 108).

Berufskrankheiten durch biologisch-infektiöse Einwirkungen

(52, 65, 108, 162, 166)

Infektionskrankheiten (BK-Nr. 31 01), Zooanthroponosen (BK-Nr. 31 02), Wurmkrankheiten (BK-Nr. 31 03) sowie Tropenkrankheiten

(BK-Nr. 31 04) können als BKen anerkannt und entschädigt werden. Der Gutachter hat hierbei insbesondere zu beachten die (außer)beruflichen Infektionsrisiken, Inkubationszeiten und „Listenvorbehalte".

Hinsichtlich der Krankheitsbilder und ihrer Diagnostik wird auf das Kapitel Infektionskrankheiten verwiesen (s. S. 276 ff).

Berufskrankheiten an Zielorganen (Atemtrakt, Haut, Augen, Zähne)

(23, 52, 62, 65, 108, 162, 180)

Noxen mit reizender, sensibilisierender, fibrogener oder kanzerogener Potenz können bei beruflichen Tätigkeiten den Organismus insbesondere an seinen äußeren oder inneren Oberflächen schädigen.

Als BKen sind besonders bedeutsam die Erkrankungen des Atemtraktes durch inhalierte (an-)organische Stäube sowie die obstruktiven Atemwegserkrankungen durch allergisierende bzw. chemisch-irritativ oder toxisch wirkende Stoffe. Die wichtigsten Erkrankungen dieser BKen-Gruppe werden vorgestellt.

Bezüglich der Hauterkrankungen als BKen wird auf das entsprechende Kapitel verwiesen, s. S. 545 f, (17 f., 41, 94, 114).

Asbestfaserstaubinhalationsfolgen

Asbeststaublungenerkrankung (Asbestose) oder durch Asbeststaub verursachte Erkrankungen der Pleura (BK-Nr. 41 03).

Lungenkrebs in Verbindung mit Asbeststaublungenerkrankungen (Asbestose) oder mit durch Asbeststaub verursachter Erkrankung der Pleura (BK-Nr. 41 04).

Durch Asbest verursachtes Mesotheliom des Rippenfells und des Bauchfells (BK-Nr. 41 05; **künftig Ergänzung „und des Perikards"**) (15, 23, 56 f., 60, 75, 78, 89, 103, 120 f., 123, 131 f., 146, 154 f., 162 f., 169, 171, 173 ff., 181 f.).

Gefahrenquellen: Gewinnung, Transport und Aufbereitung von Asbestmineralien. Textil-(asbesthaltige Garne, Gewebe, Seile), Asbestzement-(Platten, Rohre), Papierindustrie (Asbestpappen). Herstellung und Bearbeitung von Brems- und Kupplungsbelägen. Füllstoff für Gummireifen und Kunstharzpreßmassen. Isolierungen für Wärme-, Schall- und Feuerschutz und deren Entsorgung.

Symptome: Initiale Belastungs-, dann auch Ruhedyspnoe, Reizhusten, Auswurf (grauschleimig oder zäh) und Brustschmerzen. Als sekundär hinzutretende Komplikationen sind zu nennen: chronisch-obstruktive Atemwegserkrankungen, Pleuraverdickungen und -ergüsse, hyaline oder verkalkende Plaques im Bereich von Pleura-, Zwerchfell und Perikard; Bronchiektasen, Bronchopneumonien, pulmonale Hypertonie und Rechtsherzbelastung (Cor pulmonale), Bronchialkarzinome, Mesotheliome des Rippen- und Bauchfells. Im Hautbereich treten gelegentlich sogenannte Asbestwarzen auf (Handinnen- und Fußflächen).

Diagnose: *Klinische Beschwerdetrias:* Reizhusten, Dyspnoe, Auswurf. Typischer Auskultationsbefund: feinblasige RGs (sog. Knisterrasseln) in laterobasalen Lungenpartien. *Röntgenbild:* Die Diagnose Asbestose wird bei Nachweis entsprechender Asbeststaubexposition aus dem Thoraxröntgenbild in Hartstrahltechnik gestellt. Anfänglich zeigen sich feine, unregelmäßige oder lineare Schatten als Ausdruck diffus fibrotischer Veränderungen. Für die ausgeprägte Asbestose gelten als pathognomisch eine diffuse Fibrose der Mittel- und Unterfelder und im Kontrast dazu die emphysembedingte Strahlentransparenz der Oberfelder. Die Konturen von Herz und Zwerchfell können ausgefasert und unscharf sein. Ferner finden sich gehäuft Pleuraverdikkungen, -ergüsse und -plaques. Differentialdiagnostisch sind – besonders im Initialstadium – Lungenkrankheiten mit ähnlichen radiologischen Erscheinungsbildern abzugrenzen: akute Silikosen, Kieselgur-, Aluminium- oder Berylliumlungen sowie Lungenfibrosen anderer Ätiologie. Die radiologische Einteilung in die Schweregrade I–III nach Saupe ist überholt. Die moderne qualitative und quantitative Deskription der röntgenologischen Veränderungen erfolgt gemäß der ILO-1980-Klassifikation für Staublungenbefunde (Tab. 14.**6** und 14.**7**). Dieses Röntgenbefundschema ist für alle Pneumokoniosen brauchbar. Es wird deshalb bei den berufsgenossenschaftlichen Vorsorgeuntersuchungen von staubgefährdeten Arbeitnehmern in Form eines EDV-gerechten Vordruckes benutzt (65). Um die Beurteilung

Tabelle 14.6 Internationale Staublungen-Klassifikationen (ILO 1980/Deutsche Version/Schema nach THÜRAUF (1991)

Bildgüte	[+] = gut	[±] = annehmbar	[±] = mangelhaft	[u] = unbrauchbar	
Schatten	**Streuung** 12-Stufen-Skala (vgl. Standardfilme)	0/– **0/0** 0/1	1/0 **1/1** 1/2	2/1 **2/2** 2/3	3/2 **3/3** 3/+
	Verbreitung *(Lungenfelder)*	**r**echts **o**ben = [RO LO] = **l**inks **o**ben **r**echts **m**itte = [RM LM] = **l**inks **m**itte **r**echts **u**nten = [RU LU] = **l**inks **u**nten			
	Größe *klein* Form: rundlich (Durchmesser)	[p] = ● 1,5 mm	[q] = ● 1,5–3 mm	[r] = ● 3–10 mm	
	unregelmäßig (Breite)	[s] = 1,5 mm	[t] = 1,5–3 mm	[u] = 3–10 mm	
	gemischt (z. B.)	[p/s]	[q/t]	[r/t]	
	groß	[A] = 1–5 cm Ø(+Ø)	[B] = 5 cm – [RO]	[C] = > [RO]	
	Typ:	[wd] = ● scharf begrenzt	[id] = unscharf begrenzt		
Pleuraverdickung (hyalin)	**diffus (seitl. Brustwand)** Verbreitung	[0] = fehlt; < 1	[1] = < ¼ der lateralen Brustwand		
		[2] = ¼–½ der lateralen Brustwand	[3] = > ½ der lateralen Brustwand		
	Dicke	[a] = < 5 mm	[b] = 5–10 mm	[c] = > 10 mm	
	Lokalisation	[R] = rechtsseitig	[L] = linksseitig		
	Plaques Verbreitung	[0] = fehlt; < 1	[1] < 2 cm max. Länge		
		[2] 2–10 cm max. Länge	[3] > 10 cm max. Länge		
	Dicke	[a] = < 5 mm	[b] = 5–10 mm	[c] = > 10 mm	
	Lokalisation (Brustwand/Zwerchfell)	[R] = rechtsseitig	[L] = linksseitig		
Kostophrenischer Winkel	Adhärenz	[R] = rechtsseitig	[L] = linksseitig		
Pleura-verkalkung	**Ausdehnung** (Durchmesser)	[0] = fehlt; < 1	[1] = < 2 cm Ø (+Ø)	[2] = 2–10 cm Ø	[3] > 10 cm Ø
	Lokalisation (Brustwand/Zwerchfell/Sonst.)	[R] = rechtsseitig	[L] = linksseitig		

Symbole

ax = Konfluenz kleiner Schatten
bu = bullöses Emphysem
ca = Cancer der Lunge
cn = Kalzifikation in kleinen Schatten
co = Cor, Größe/Formveränderungen
cp = Cor pulmonale
cv = Kaverne
di = Distorsion (Verziehung)
ef = Effusion (Pleuraerguß)
em = Emphysem
es = Eierschalenhilus (Verkalkungen)
fr = Fraktur der Rippe(n)
hi = Hilus/Mediastinal-Lymphknoten-vergrößerung
ho = Honigwabenlunge
idd = Zwerchfellunschärfe (> ⅓ Zwerchfellhälfte)
idh = Herzkonturunschärfe (> ⅓ li. Herzrand)
kl = Kerley-Linien (basal, perihilär)
me = Mesotheliom der Pleura
od = sonstige Auffälligkeiten/Erkrankungen (ergänzende Bemerkungen angeben!)
pl = Pleuraverdickung (interlobär/mediastinal)
px = Pneumothorax
rp = rheumatoide Pneumokoniose (Caplan-Syndrom)
tba = Tuberkulose, aktiv
tbu = Tuberkulose, inaktiv

Abb. 1 EDV-gerechter Vordruck der ILO-1980-Klassifikation für die arbeitsmedizinischen Vorsorgeuntersuchungen staubgefährdeter Arbeitnehmer

Tabelle 14.7 EDV-gerechter Vordruck der ILO-1980-Klassifikation für die arbeitsmedizinischen Vorsorgeuntersuchungen staubgefährdeter Arbeitnehmer (Vergl. 65, 144)

RÖNTGENBEFUND nach der ILO Klassifikation 1980/Bundesrepublik (gem. Nr. 3.2.1/4.3 der Grundsätze G1.1 bzw. G1.2 sowie Nr. 5 G1.2)

Bildgüte		+	101	±	102	±	103	u	104				
Lunge – **Kleine Schatten** Rundliche Form	Größe: p / q / r	Streuung								Felder			
		0/–	211	1/0	214	2/1	217	3/2	220	RO	231	LO	234
		0/0	212	1/1	215	2/2	218	3/3	221	RM	232	LM	235
	201 / 202 / 203	0/1	213	1/2	216	2/3	219	3/+	222	RU	233	LU	236
Unregelmäßige Form	Größe: s / t / u	0/–	251	1/0	254	2/1	257	3/2	260	RO	271	LO	274
		0/0	252	1/1	255	2/2	258	3/3	261	RM	272	LM	275
	241 / 242 / 243	0/1	253	1/2	256	2/3	259	3/+	262	RU	273	LU	276
Gemischte Formen		0/–	281	1/0	284	2/1	287	3/2	290	RO	294	LO	297
		0/0	282	1/1	285	2/2	288	3/3	291	RM	295	LM	298
	206 / 207	0/1	283	1/2	286	2/3	289	3/+	292	RU	296	LU	299
Große Schatten		o. B.	301	Größe: A	302	Typ: wd	311			RO	321	LO	324
				B	303	id	312			RM	322	LM	325
				C	304					RU	323	LU	326
Pleura – **Pleuraverdickung** diffus seitl. Brustwand		o. B.	401	Verbreitung: 1	404	Dicke: a	421			RO	411	LO	412
				2	402	b	422			RM	413	LM	414
				3	403	c	423			RU	415	LU	416
Adhärenz des kostophrenischen Winkels		o. B.	431							Seite: R	432	L	433
Pleuraverdickung umschrieben (Plaques)		o. B.	450	1	451	a	461	Lokalisation					
				2	452	b	462	Zwerchfell		R	471	L	472
				3	453	c	463	Brustwand		R	473	L	474
Pleuraverkalkung		o. B.	501	1	541			Zwerchfell		R	511	L	512
				2	542			Brustwand		R	521	L	522
				3	543			Sonstige		R	531	L	532

Symbole

keine	801
ax	802
bu	803
ca	804
cn	805
co	806
cp	807
cv	808
di	809
ef	810
em	811
es	812
fr	823
hi	813
ho	814
idd	824
idh	825
kl	815
me	822
od	816
pi	826
px	818
rp	819
tba	820
tbu	821

Für Vorsorgeuntersuchungen quarzstaubgefährdeter Personen sind nur die gekennzeichneten Felder relevant.

ERGÄNZENDE BEFUNDE (in begründeten Fällen gem. Nr. 3.2.1/4.3 der Grundsätze G1.1 bzw. G1.2 sowie Nr. 5 G1.2) zu erleichtern, existieren Standardfilmsätze der ILO-1980-Klassifikation, die beim Internationalen Arbeitsamt in Genf oder von den BGen zu beziehen sind (75, 144).

Lungenfunktionsanalyse: Die Asbestlungenfibrose ist pathophysiologisch durch das Vorliegen einer primär restriktiven Ventilationsstörung gekennzeichnet. Diese tritt oft noch vor dem Sichtbarwerden röntgenmorphologischer Korrelate in Erscheinung. Im fortgeschrittenen Asbestosestadium treten hinzu: Gasaustauschstörungen, obstruktive Ventilationsstörungen, ventilatorische Verteilungsstörungen, Zunahme des Residualvolumens im Sinne einer Lungenüberblähung. *Elektrokardiogramm und Herzkatheter:* Elektrokardiographische Hinweise auf eine Rechtsherzbelastung können vorhanden sein, sind aber keineswegs obligat und darüber hinaus unspezifisch. Bedeutsamer ist der Nachweis von Druckerhöhungen unter Belastung im kleinen Kreislauf, oft erster Hinweis auf eine beginnende kardiale Schädigung.

Sputum: Asbestkörperchen (Produkt zellulärer Abwehrmechanismen) erlauben den Nachweis wiederholter Asbeststaubexposition. Sie sind aber nicht beweisend für das Vorliegen einer Asbestose. In Zweifelsfällen ist die Diagnose histologisch durch Lungenpunktion oder transbronchiale Biopsie zu sichern.

Mesotheliom: Pleura-, Aszitespunktion; Pleurabiopsie; Thorakotomie, Laparoskopie; Histologie, Zytologie.

Beurteilung: Die Asbeststaublungenfibrose stellt ein Krankheitsbild dar, das sowohl während der Exposition als auch nach Expositionsende auftreten bzw. langsam progredient sein kann. Bereits nach Asbeststaubexposition von weniger als einem Jahr sind Asbestosen bei langen Latenzzeiten nachgewiesen worden. Erhebungen in der Asbesttextilindustrie haben ergeben, daß die Expositionsdauer bis zum Auftreten einer entschädigungspflichtigen Asbestose bei etwa 10 Jahren liegt. Die TRK-Werte (s. S. 268) und der berufsgenossenschaftliche Grundsatz G 1.2 sind zu beachten (36, 65).

Die Schweregrade klinischer, radiologischer und funktionsanalytischer Befunde korrelieren meist nicht miteinander. Die Einschätzung der MdE richtet sich ausschließlich nach dem Ausmaß der asbestosebedingten kardiopulmonalen Funktionseinbuße (78). Diese ist durch Ruhe- und Ergospirographie, Blutgasanalysen, Registrierung von EKG, Puls und Blutdruck sowie gegebenenfalls durch Herzkathetermessungen in Ruhe, während und nach körperlicher Belastung zu objektivieren. In der Regel sind auch die oben erwähnten *Komplikationen* (chronisch-obstruktive Atemwegserkrankungen usw.) einer fortgeschrittenen Asbeststaublungenfibrose als berufsbedingt entschädigungspflichtig, es sei denn, daß sie schon vor Aufnahme der asbeststaubgefährdeten Tätigkeit bestanden haben. Dann wäre die Frage der Verschlimmerung zu prüfen. Verkalkungsprozesse der Pleura weisen keine signifikante Verschlechterung der Lungenfunktion im Vergleich zu Asbestosen ohne pleurale Kalkplaques auf (173, 175).

Lungenkrebse (besser: Bronchialkarzinome) werden als BK nach Nr. 41 04 anerkannt, wenn radiologisch und klinisch eine Asbestose pulmonal und/oder pleural objektiviert werden kann. Eine Anerkennung ist weiterhin möglich bei folgenden Befundkonstellationen: Bronchialkarzinom bei Minimalasbestose, dem histologischen Nachweis von eiweißumhüllten Asbestkörperchen im Lungengewebe, Bronchialkarzinom mit Pleurafibrose, -plaques oder -erguß sowie Bronchialkarzinom mit vermehrtem Nachweis von Asbestnadeln. Demzufolge kann keine Anerkennung eines Bronchialkrebses als BK erfolgen bei Fehlen einer Minimalasbestose oder einer pulmonalen bzw. pleuralen Asbestose oder nicht vermehrtem Nachweis von Asbestnadeln in der Lunge.

Umstritten ist eine Entschädigung „wie eine BK" bei anzunehmender massiver Exposition ohne eine weitere Organmanifestation bei unterbliebener Obduktion (56, 171).

Mesotheliome des Rippen-, Bauchfells und Perikards sind seltene Tumoren, bei denen generell eine BK-Anzeige zu erfolgen hat. Sie werden nach Nr. 41 05 anerkannt, falls röntgenologisch und klinisch eindeutig eine Asbestlungenfibrose nachweisbar ist. Gelingt dies nicht, so kann dennoch eine BK Nr. 41 05 vorliegen, wenn

a) röntgenologisch hyaline oder verkalkte Pleuraplaques bestehen,
b) eine als Einwirkung zu wertende Art und Dauer der Asbeststaubexposition samt entsprechender Latenzzeit gegeben ist oder entsprechende Staubmeßergebnisse vorliegen,

c) pathologisch-anatomisch neben dem Mesotheliom eine sogenannte Minimalasbestose oder ein wesentlich erhöhter Anteil nadelförmiger Asbestpartikel im Lungenstaub gesichert werden kann.

Hat ein Versicherter zu Lebzeiten gemäß bindendem Bescheid wegen einer Asbestose eine Unfallrente von 50% oder mehr erhalten, so gilt im Falle des Ablebens die Rechtsvermutung des § 589, Absatz 2 RVO (vgl. S. 246), es sei denn, der Tod steht offenkundig in keinem Zusammenhang mit der BK.

Silikose

Quarzstaublungenerkrankung (Silikose) (BK-Nr. 41 01)
(11, 13 f., 15, 22, 92, 108, 112, 129 f., 134, 136, 139, 144, 154 f., 163)
Siehe auch Seite 230

Gefahrenquellen: Bergbau, Stein- und Bauindustrie, keramische Industrie, Gießerei- und Metallindustrie, Ofensetzen.

Symptome: Belastungs-, dann Ruhedyspnoe; Bronchitis mit Husten und Auswurf. Als sekundär hinzutretende Komplikationen sind zu nennen: chronisch obstruktive Atemwegserkrankungen, Lungenemphysem, Cor pulmonale, Lungentuberkulose.

Diagnose: Die Silikose wird durch Einatmung von lungengängigen Stäuben verursacht, deren silikogene Wirkung auf ihrem Gehalt an freier Kieselsäure SiO_2 (Quarz, Cristobalit, Tridymit) beruht. Die MAK-Werte sind zu beachten (36, 65).

Klinische Beschwerdetrias: Husten, Auswurf, Dyspnoe, bisweilen Hämoptysen oder Spontanpneumothorax. Zusätzlich physikalischer Befund, hypersonorer Klopfschall, Atemnebengeräusche.

Röntgenbild: Die Diagnose „Silikose" wird beim Nachweis entsprechender Exposition gegenüber silikogenem Staub aus dem Röntgenbild gestellt. Zu Beginn findet sich eine vermehrte netzförmige Lungenzeichnung als Ausdruck einer interstitiellen Fibrose. Später treten knötchenförmige Fibrosierungen (Granulome) hinzu, die zuerst als feinfleckige Tüpfelung und dann als langsam größer werdende rundliche Verschattungen imponieren. Die reine Quarzstaubsilikose zeigt sich radiologisch als sog. „Schrotkornlunge" (scharf abgegrenzte Granulome), während die quarzarmen Mischstaubsilikosen weichere, nicht scharf begrenzte Schattenflecke aufweisen („Schneegestöberlunge"). Bevorzugt werden die Lungenmittelfelder und beide Lungenmäntel befallen. In fortgeschrittenen Stadien finden sich dann silikotische Schwielen, die sich meist in den Oberfeldern ausbilden. Ferner ist der Silikosebefall der Hiluslymphknoten zu erwähnen („Eierschalensilikose"). (Vergl. G 1.1 [65] und S. 259)

Differentialdiagnostisch sind bei kleineren Verschattungen zu beachten: interstitielle Lungenprozesse, Miliartuberkulose, miliare Lungenkarzinose, Sarkoidose (11, 26, 77, 92, 182 f.). Liegen großfleckige Verschattungen vor, so sind Tuberkulose, Mykosen, Lungenmetastasen und bronchopneumonische Infiltrate abzugrenzen. In Zweifelsfällen ist die Diagnose durch Lungenpunktion oder transbronchiale Biopsie zu sichern. Die moderne qualitative und quantitative Deskription der röntgenologischen Veränderungen erfolgt gemäß der ILO-1980-Klassifikation für Staublungenbefunde. Vergl. hierzu Tab. 14.**6**, 14.**7**.

Lungenfunktionsanalyse: Restriktive oder/ und obstruktive Ventilationsstörung, Gasaustauschstörungen, ventilatorische Verteilungsstörungen, Lungenüberblähung.

EKG und Herzkatheter: Elektrokardiographie und Echokardiographie als Hinweise auf eine Rechtsherzbelastung sind wünschenswert. Nachweis von Druckerhöhung im kleinen Kreislauf auch bei körperlicher Belastung, oft als erster Hinweis auf eine beginnende kardiale Schädigung.

Beurteilung: Die Silikose stellt im allgemeinen ein langsam, progredient verlaufendes Krankheitsbild dar, die Manifestation erfolgt durchschnittlich nach 15jähriger Exposition. Daneben existiert das sehr seltene Krankheitsbild der sogenannten akuten Silikose, das nach nur wenigen Jahren mit massivster Quarzstaubexposition auftritt. Die Quarzstaublungenerkrankung kann auch erst nach Expositionsende auftreten bzw. progredient sein. Die Diskrepanz zwischen subjektivem Beschwerdebild, röntgenmorphologischen Staublungenveränderungen und dem Ergebnis kardiopulmonaler Funktionsprüfungen ist oft erheblich. Die Einschätzung der MdE erfolgt ausschließlich nach dem Ausmaß der silikosebedingten kardiopulmonalen Funktionseinbuße. Diese ist durch Ruhe- und Ergospirographie, Blutgasanalyse, Registrierung von EKG, Puls und Blutdruck, sowie gegebenenfalls durch Echokardiographie und/oder Herzkathetermessungen in Ruhe, während und nach körperlicher Belastung zu objektivieren (78).

An Komplikationen sind zunächst *chronisch obstruktive Atemwegserkrankungen* zu nennen. Epidemiologische Untersuchungen haben eindeutig ergeben, daß Bergleute statistisch *nicht* häufiger als Arbeiter in anderen Industriezweigen an chronisch obstruktiver Bronchitis erkranken. Somit kann bei beginnenden und leichtgradigen Silikosen kein versicherungsrechtlich relevanter Zusammenhang zwischen der BK und einer etwaig bestehenden chronisch obstruktiven Bronchitis gesehen werden. Eine kausale Verknüpfung zwischen Silikose und chronisch obstruktiver Bronchitis ist erst dann anzunehmen, wenn der silikotische Prozeß zu ausgedehnten Schwielen, Deformierungen, Schrumpfungen und Verziehungen des Bronchialsystems geführt hat. Dies begünstigt nicht nur das Angehen bronchitischer Infekte, sondern beeinträchtigt auch deren Therapie.

Bei der gutachterlichen Behandlung der Zusammenhangsfragen zwischen Silikose und *Lungenemphysem* sind insbesondere vier röntgenologische Erscheinungen als Silikosefolge aufzufassen (23, 162 f.):

a) das umschriebene perinodöse Emphysem bei Schrumpfung silikotischer Schwielen,
b) das kompensatorische oder vikariierende Emphysem bei fortgeschrittener schwerer Silikose,
c) die Silikose mit extremer Bevorzugung der Hili und allgemeinem kompensatorischen Lungenemphysem,
d) das perinoduläre Emphysem bei feinfleckiger Silikose.

Ein *Herzinfarkt* kann auch bei fortgeschrittener Silikose nicht als unmittelbare Krankheitsfolge anerkannt werden. Hierfür sind die bekannten koronaren Risikofaktoren als vorrangig zu berücksichtigen. Ob eine bestehende Silikose eine wesentliche Teilursache beim tödlichen Ausgang eines Myokardinfarktes gewesen ist, oder ob sie den Tod um ein Jahr vorverlegt hat, muß im Einzelfall entschieden werden. Besonders wertvoll ist hier das Vorliegen von Blutgasanalysen in Ruhe und/oder Belastung zu Lebzeiten des Versicherten. Im übrigen sind die Bestimmungen des § 589, Abs. 2 RVO zu beachten. Siehe auch S. 162.

Bei Obduktionen hat sich ein statistisch hochsignifikanter Zusammenhang zwischen Silikose und *Cor pulmonale* gezeigt. Dagegen konnte keine Abhängigkeit des morphologisch festgestellten Cor pulmonale vom Schweregrad der Silikose objektiviert werden (22).

Bronchialkarzinome kommen im Gegensatz zur Asbestose bei Silikosen verschiedenster beruflicher Provenienz nicht gehäuft zur Beobachtung. Ein Bronchialkarzinom kann somit in der überwiegenden Anzahl der Fälle nicht als silikosebedingt anerkannt werden, auch nicht auf dem Boden einer gleichzeitig bestehenden chronischen Bronchitis (Plattenepithelmetaplasie, Präkanzerose). Nach dem gegenwärtigen Stand der Silikoseforschung ist ein ursächlicher Zusammenhang zwischen Lungenkrebs und Staublungenerkrankung nur dann zu bejahen, wenn sich das Karzinom in einem von einer großen silikotischen Schwiele eingeschlossenen Bronchus, an der Wand einer silikotischen Zerfallshöhle oder in silikotischen Schwielen und dem durch diese strukturdeformierten Lungengewebe entwickelt hat. Zur Objektivierung der lokalen Syntropie zwischen Krebsentwicklung und silikotischen Lungenveränderungen ist regelmäßig eine Sektion erforderlich. Die Wahrscheinlichkeit einer solchen Krebsentstehung ist mit 1 : 1500 anzunehmen (13, 112, 129 f.). Extrem selten sind silikotische Narbenkarzinome des *Ösophagus* (14).

Silikotuberkulose

Quarzstaublungenerkrankung in Verbindung mit aktiver Lungentuberkulose (Silikotuberkulose) (BK-Nr. 41 02)
(23, 154, 162)

Gefahrenquellen: Die Morbidität von Silikosekranken an Tuberkulose ist wesentlich größer als bei der übrigen Durchschnittsbevölkerung.

Symptome und Diagnose: Vgl. dazu S. 262f.

Beurteilung: Die Silikose muß röntgenologisch oder bioptisch, die Tuberkulose klinisch, gegebenenfalls bakteriologisch gesichert sein. Eine BK nach Nr. 41 02 der BKVO liegt nur so lange vor, als Aktivitätszeichen der Tuberkulose nachweisbar sind. Ist die begleitende Tuberkulose inaktiv, erfolgt die Entschädigung gemäß Nr. 41 01 der BKVO. Röntgenologisch ist die Kombination beider Krankheitsbilder oft nicht klar abzugrenzen, so daß häufig Verlaufsbeobachtungen erforderlich sind, um eine Aussage über den Aktivitätsgrad machen zu können. Die Einschätzung der MdE richtet sich im wesentlichen nach Art, Ausmaß und Aktivität der Lungentuberkulose und ihrer Folgen (s. hierzu S. 280f; 78).

Ist der tuberkulöse Begleitprozeß dagegen inaktiv, so gelten die Kriterien zur Einschätzung der silikosebedingten MdE. Eine Miliartuberkulose, die von einem extrapulmonalen Streuherd ausgeht, kann bei dem gleichzeitigen Vorliegen einer Silikose nicht als Silikotuberkulose im Sinne der Nr. 41 02 der BKVO anerkannt werden.

Entwickelt sich im Kavernensystem einer Silikotuberkulose ein *Bronchialkarzinom*, so ist der Kausalzusammenhang als wahrscheinlich zu erachten. Der Nachweis der lokalen Syntropie muß durch eine Obduktion erbracht werden.

Exogen-allergische Alveolitis

(BK-Nr. 42 01) (Siehe auch Seite 223f)
(3, 47, 49, 51, 79 f., 88, 141, 154, 162)

Gefahrenquellen: Inhalation schimmliger Rückstände von Heu, Stroh und Korn kann bei Arbeiten in der Landwirtschaft zur *„Farmer-Lunge“* führen. Staub bei der Geflügelhaltung oder Verarbeitung von Federn kann die *„Vogelhalter-Lunge“* hervorrufen. Durch kontaminierte Klimaanlagen verunreinigte Luft in Arbeitsräumen ist die Ursache der *„Befeuchter-Lunge“*.

Als weitere Gefahrenquellen sind zu nennen: Die Züchtung von Speisepilzen *„Pilzarbeiter-Lunge“*, Malzgewinnung bei älteren Brauereiverfahren *„Malzarbeiter-Lunge“*, die Herstellung und Lagerung von Käse, Schälarbeiten an Holzstämmen, Schleifen von Perlmutt, Lagerung von Obst, Verwendung von Isocyanaten, Einsatz von Phthalsäure- und Trimellithanhydrid zur Produktion von Epoxidharzen und als Weichmacher. Auch das Rösten von Kaffee und die Verarbeitung von Tabakblättern kann eine Gefährdung darstellen. Mit der Entdeckung weiterer gefährdender Stäube ist zu rechnen.

Symptome: Der Erkrankung liegt eine exogen-allergische Alveolitis zugrunde. Sie wird hervorgerufen durch die Inhalation von Sporen, Schimmelpilzen, Proteinen von Insekten, Schalentieren, usw. Es können akute, subakute und chronische Krankheitsverläufe auftreten. Im typischen Fall tritt mehrere Stunden nach einer massiven Staubeinwirkung das klinische Bild einer Pneumonie auf. Nach protrahierter Allergenzufuhr finden sich mehr subakute bzw. chronische Krankheitserscheinungen. Atemnot, Husten, Fieber, Schüttelfrost und Krankheitsgefühl sind festzustellen. Radiologisch finden sich im akuten Stadium Zeichen eines interstitiellen und alveolären Ödems, auch zur Konfluenz neigende Fleckschatten, bevorzugt hilusnah und basal. Danach entwickeln sich miliare oder mikronoduläre Verschattungen mit dichter Streuung. Die interstitielle Lungenfibrose ist der irreversible Endzustand des Krankheitsbildes, ggf. begleitet von zystischen Strukturen mit zirrhotischen und emphysematösen Veränderungen. Als Komplikationen sind darüber hinaus zu nennen chronisch obstruktive Atemwegserkrankungen, Gasaustauschstörungen und Cor pulmonale.

Diagnose: Typisch ist das Beschwerdebild bei entsprechender Arbeitsplatzanamnese. Primär liegt eine restriktive Ventilationsstörung vor, eventuell verminderte Diffusionskapazität, sekundär obstruktive Ventilationsstörung, verifizierbar durch die kardiopulmonale Funktionsprüfung (Ergospirometrie). Bei den Laboranalysen findet sich eine Erhöhung der γ-Globuline. Im Serum können IgG-Antikörper mit immunologischen Methoden (Doppelimmundiffusion nach Ouchterlony, ELISA, Radioimmunoassays, Immunoblot-Verfahren) häufig nachgewiesen werden, z. B. gegen Schimmelpilze oder Extrakte aus arbeitsplatzbezogenen Materialien.

Diese sind jedoch für die Diagnose nur bedingt aussagekräftig, weil deren Nachweis auch häufig bei gesunden exponierten Personen gelingt. Andererseits kann eine exogen-allergische Alveolitis auch ohne Bildung von IgG-Antikörpern entstehen durch direkte Antigenwirkung. Die bronchoalveoläre Lavage zeigt oft eine Vermehrung der Lymphozyten mit einer Erhöhung der T-Suppressorzellen. Die akute Phase wird bestimmt von einer Granulozytose.

Beurteilung: Nach einmaliger Exposition ist mit folgenloser Ausheilung zu rechnen. Die einzelnen Krankheitsschübe können komplikationslos ausheilen oder zu fortschreitender Fibrosierung führen. Je öfter eine akute allergische Alveolitis abläuft, desto progredienter ist die interstitielle Lungenfibrose, schließlich auch nach erfolgter Allergenkarenz. Chronisch-obstruktive Atemwegserkrankungen und deren Folgen sind als Komplikationen anzuerkennen. Differentialdiagnostisch abzugrenzen sind insbesondere das allergische Asthma bronchiale, die Sarkoidose, die idiopathische fibrosierende Alveolitis sowie Lungenfibrosen anderer Genese.

Die MdE richtet sich nach dem Ausmaß der pulmokardialen Funktionseinbuße (78). Bezüglich weiterer Einzelheiten s. S. 203.

Byssinose

Erkrankungen der tieferen Luftwege und der Lungen durch Rohbaumwoll-, Rohflachs- oder Rohhanfstaub (Byssinose) (BK-Nr. 42 02) (23, 48 f., 154, 162)

Gefahrenquellen: Tätigkeit in Misch-, Batteur- und Kardenräumen zur Aufbereitung und Verarbeitung von Rohbaumwolle bzw. Flachs. Auch die Zubereitung von verrotteten Hanfpflanzen kann eine Gefährdung darstellen. Beim Umgang mit gereinigten Pflanzenfasern ist das Risiko relativ gering, sehr selten tritt die Byssinose auch in Spinnereiräumen auf. Beim Umgang mit gereinigten Fasern scheint die Gefährdung dagegen nur gering zu sein.

Symptome: Nach den gegenwärtigen Erkenntnissen wird das byssinosetypische Beschwerdebild durch Histaminliberatoren hervorgerufen, die in den pflanzlichen Verunreinigungen der Rohbaumwolle bzw. des Rohflachses enthalten sind.

Stadium I: Beklemmungsgefühl im Brustkorb, Abgeschlagenheit, Dyspnoe, trockener Reizhusten bei Wiederaufnahme der Arbeit nach einem Wochenende (sog. „Montagssymptomatik") oder mindestens 36stündiger Expositionskarenz. Abklingen der Beschwerden im Laufe desselben Arbeitstages. Diese treten dann bis zur nächsten Unterbrechung der Exposition nicht mehr auf.

Stadium II: Fortbestehen der „Montagssymptomatik" über mehrere Arbeitstage hin. Abklingen erst zum Wochenende bei Wegfall der Exposition. Die Stadien I und II sind reversibel.

Stadium III: Nach Ablauf von 10 oder mehr Expositionsjahren kann es zur Ausprägung chronisch-obstruktiver Atemwegserkrankungen samt ihrer Komplikationen kommen.

Diagnose: Gezielte Arbeitsplatzanamnese zur Sicherung des Vorliegens einer charakteristischen „Montagssymptomatik". Nachweis entsprechender Staubkonzentration am Arbeitsplatz. Prüfung der kardiopulmonalen Funktionsbreite (insbesondere im Stadium III). Kaum geeignet zur Diagnose der Byssinose sind inhalative Provokationsteste, Hauttestung sowie Nachweis präzipitierender Antikörper. Radiologisch läßt sich bei baumwollstaubexponierten Arbeitern eine vermehrte Zeichnung beider Lungenunterfelder nachweisen. Bei Byssinosekranken liegen häufiger verdichtete Hilusschatten vor.

Beurteilung: Der Nachweis entsprechender Staubexposition sowie der typischen „Montagssymptomatik" ist erforderlich. Stadium I und II bedingen in der Regel keine MdE, sie sind nach Wegfall der Exposition reversibel. Beim Vorliegen chronisch-obstruktiver Atemwegserkrankungen (Stadium III) samt ihrer möglichen Komplikationen richtet sich die MdE nach dem Ausmaß der kardiopulmonalen Funktionseinbuße (78).

Differentialdiagnostisch abzugrenzen ist das allergische Asthma bronchiale gegenüber Baumwoll- bzw. Flachsstaub mit anfallsartigen Luftmangelzuständen, ferner die unspezifische bronchiale Hyperreagibilität. Hier fehlt das typische montägliche Beschwerdebild.

Allergische Atemwegsobstuktion

Durch allergisierende Stoffe verursachte obstruktive Atemwegserkrankungen (einschließlich Rhinopathie), die zur Unterlassung aller Tätigkeiten gezwungen haben, die für die Entstehung, die Verschlimmerung oder das Wiederaufleben der Krankheit ursächlich waren oder sein können (BK-Nr. 43 01) (5 f., 19, 39, 50, 65, 69, 81, 83, 95, 109, 118, 142 f., 162, 168, 170, 176)

Gefahrenquellen: Einwirkung beruflicher Inhalationsallergene: Tierhaare, Federn, Baumwolle, diverse Mehl- und Getreidesorten, Polster, Pilzsporen, Blüten, Hölzer, Drogen und Medikamente, Kosmetika, Futtermittel, Rohkaffee, Waschmittelenzyme, Rizinusbohnen, Rohseiden, Gummiarabikum.

Symptome: Als initiale allergische Schockfragmente, die oft jahrelang auf die „obere Etage" des Respirationstraktes begrenzt sind, werden beobachtet: Fließschnupfen, salvenartige Niesanfälle, Konjunktivitis, Sinusitis, Rhinitis. Nach Eintritt des „Etagenwechsels": Laryngitis, Tracheitis, Bronchitis, Bronchiolitis, Bronchialasthma. Charakteristisch ist hier die asthmatische Dyspnoe, die entweder akuten Anfallscharakter haben kann (bis zum schweren Status asthmaticus) oder periodisch bzw. dauernd auftritt. Husten und Auswurf sind Ausdruck einer allergischen Bronchitis. Als Komplikationen des allergischen Bronchialasthmas sind zu nennen: Verbreiterung des Allergenspektrums; sekundäre, gesteigerte, unspezifische bronchiale Hyperreagibilität; obstruktive Atemwegserkrankungen, Lungenemphysem; Cor pulmonale.

Diagnose: Typisches Anamnese- und Beschwerdebild, gezielte arbeitsmedizinische Exploration unter allergologischen Aspekten. Genaue Kenntnis des als ursächlich angeschuldigten beruflichen Allergens. Inhalativer Provokationstest mit einzelnen Arbeitsstoffen (nativ oder als Allergenextrakt) unter ganzkörperplethysmographischer Kontrolle. Metacholinprovokation und Inhalation von inerten Stäuben zum Nachweis der gesteigerten unspezifischen bronchomotorischen Hyperreagibilität. Broncholysetest, Epi- und/oder Intrakutan- sowie Schleimhauttestung mit den entsprechenden Allergenen. Bestimmung spezifischer IgE-Antikörper (RIST, RAST). Lungenfunktionsanalyse, EKG und ggf. Herzkatheter. Differentialdiagnostisch ist vom allergischen Asthma bronchiale stets die allergische Alveolitis abzugrenzen. Weiterhin s. S. 264.

Beurteilung: Besonders zu berücksichtigen sind anamnestische Angaben über früher gehäufte bronchitische Infekte, Nasennebenhöhlenerkrankungen, stationäre Heilverfahren sowie spezifische Hyposensibilisierungen. Bedeutsam ist auch der funktionsmindernde Einfluß des Zigarettenrauchens. Bei der inhalativen Provokationstestung unter ganzkörperplethysmographischer Kontrolle sind der rasche Anstieg von normalen Ausgangswerten und die oft stundenlang anhaltende Überhöhung der totalen Resistance R_r, die Zunahme des endexspiratorischen thorakalen Gasvolumens TGV als Hinweis auf die akute Lungenüberblähung sowie die Abnahme der spezifischen Conductance typisch für das Vorliegen eines allergischen Asthma bronchiale. Hiervon abzugrenzen ist die unspezifische bronchiale Hyperreagibilität, die zwar ebenfalls zur mäßigen Bronchokonstriktion führt, bei der aber das Zeitverhalten des TGV_e keine Anhebung der Atemmittellage erkennen läßt. Zur Differentialdiagnose siehe andernorts(143, 162, 170). Der berufsgenossenschaftliche Grundsatz G 23 enthält u. a. standardisierte Tests zur Lungenfunktion (65).

Bei der inhalativen Allergentestung ist zu beachten, daß es in Einzelfällen erst mehrere Stunden nach Provokationsende zum Anstieg des Bronchialwiderstandes kommen kann. Auch Tagesschwankungen der Bronchialobstruktion sind zu berücksichtigen (Maximum in den frühen Morgenstunden). Die Wertigkeit von Hauttestungen wird unterschiedlich eingeschätzt. Ein positiver Hauttest ist keinesfalls beweisend für das Vorliegen einer Atemwegsallergie, ebenso nicht ein hoher IgE-Spiegel im Serum. Dagegen gilt die Bestimmung spezifischer Antikörper als Hinweis auf ein allergisches Berufsasthma (RIST, RAST).

Bei fortgeschrittenen Krankheitsbildern kann es zum Verlust klinischer und allergologischer Asthmakriterien kommen. Jedoch ist bei fortgeschrittenen obstruktiven Atemwegserkrankungen mit entsprechender kardiopulmonaler Funktionseinbuße eine inhalative Provokationstestung kontraindiziert, da ein möglicher zusätzlicher Anstieg der Bronchialobstruktion zu ernsten Zwischenfällen führen kann. Eine gutachterliche Beweisführung ist dann oft nicht mehr möglich.

Die Höhe der MdE richtet sich stets nach dem Ausmaß der kardiopulmonalen Funktionseinbuße (27, 78; s. S. 203).

Chemisch-irritativ oder toxisch verursachte obstruktive Atemwegserkrankungen

Durch chemisch-irritativ oder toxisch wirkende Stoffe verursachte obstruktive Atemwegserkrankungen, die zur Unterlassung aller Tätigkeiten gezwungen haben, die für die Entstehung, die Verschlimmerung oder das Wieder-

aufleben der Krankheit ursächlich waren oder sein können (BK-Nr. 43 02) (23, 37 ff., 50, 128, 143, 151, 162)

Gefahrenquellen: Exposition gegenüber chemisch-irritativen bzw. toxischen Substanzen: Bestimmte Isozyanate, Reizgase (z. B. Ammoniak, Nitrosegase, Chlorgas und -verbindungen, Zinknebel, Formaldehyd, Schwefeldioxid), Lösemitteldämpfe, Metallstäube und -rauche.

Symptome: *Akute* Intoxikation: Reizhusten, schaumiger, unter Umständen blutiger Auswurf, Dyspnoe, Lungenödem.

Chronische chemisch-irritative Einwirkung: Allmähliches Auftreten von Atemnot, Husten und Auswurf, meist ohne Anfallscharakter. Entwicklung eines „überempfindlichen Bronchialsystems" mit schleichendem Übergang in obstruktive Atemwegserkrankungen. Lungenemphysem, Cor pulmonale. Als Spätfolge nach akuter bzw. chronischer Schadstoffinhalation sind *Lungenfibrosen* zu beobachten.

Diagnose: Typisches anamnestisches Beschwerdebild. Bestimmung der Schadstoffkonzentration am Arbeitsplatz (Vergleich mit MAK-Werten) (36). Lungenfunktionsanalyse mittels Ganzkörperplethysmographie, Thoraxaufnahme, Blutgasanalyse, Elektrokardiogramm, gegebenenfalls Pulmonialisdruckmessung. Metacholintest zum Nachweis eines „überempfindlichen Bronchialsystems" (unspezifische bronchiale Hyperreagibilität).

Inhalative Expositionsversuche sind in der Regel wegen der Toxizität dieser Substanzen (z. B. bestimmte Isozyanate) ärztlicherseits nicht vertretbar. Solche Untersuchungen sind nur dann praktikabel, wenn gemäß den toxikologischen Daten mit sicher nicht gesundheitsschädigenden Konzentrationen getestet wird. Nach Möglichkeit sind hier realistische Expositionsversuche am Arbeitsplatz anzustreben.

Beurteilung: Die akute bzw. chronische Intoxikation mit chemisch-irritativ oder toxisch wirkenden Stoffen kann nach Wegfall der Exposition folgenlos abklingen.

Insbesondere sind hier die akuten *Reizgasintoxikationen* innerhalb einer Arbeitsschicht zu nennen. Beim weitaus größten Teil bilden sich die akuten Krankheitserscheinungen rasch zurück und hinterlassen keine Residuen. Bei narbiger Abheilung mit irreversibler Schädigung des bronchialen Flimmerepithels ist dagegen mit rezidivierenden Bronchitiden zu rechnen. Weiter kann es bei längerer Exposition allmählich zur Manifestation eines „überempfindlichen Bronchialsystems" kommen. Beides führt unter Umständen dann zu entschädigungspflichtigen *obstruktiven Atemwegserkrankungen.* Ein nach mehreren Tagen bis zu 2–3 Wochen nach schweren Intoxikationen eintretendes *Lungenödem* ist als Komplikation anzuerkennen. Als Spätfolge muß das Auftreten von *Lungenfibrosen* erwähnt werden. Diese lassen sich radiologisch sowie lungenfunktionsanalytisch durch eine verminderte Lungencompliance und eine gesteigerte Atemarbeit objektivieren.

Erkrankungsfälle, die sowohl den Tatbestand eines Arbeitsunfalles als auch einer BK erfüllen, sind stets als BK anzuzeigen.

Die Höhe der MdE richtet sich immer nach dem Ausmaß der kardiopulmonalen Funktionseinbuße (78). Bei der Begutachtung wird man, falls Expositionsteste nicht vertretbar sind, auf Konzentrationsmessungen am Arbeitsplatz sowie den Nachweis der bronchialen Schädlichkeit der inkriminierten Noxe und den klinischen Verlauf angewiesen sein. Ferner dürfen außerberufliche Ursachen nicht überwiegen (z. B. starker Tabakkonsum). Stets ist hier die Frage der Verschlimmerung der bereits vor Beginn der gefährdenden Tätigkeit bestehenden bronchitischen Beschwerden zu prüfen.

Eine chronisch-obstruktive Bronchitis und/ oder unspezifische bronchiale Hyperreagibilität aus nicht beruflicher Ursache mit nicht wahrscheinlich anhaltend abgrenzbarer oder richtungsgebender Verschlimmerung durch chemisch-irritativ oder toxisch wirkende Arbeitsstoffe kann nicht als BK nach Nr. 43 02 anerkannt werden.

Umweltkrankheiten: Die obigen Ausführungen über die zahlenmäßig bedeutsamen BKen im Bereich des Atemtraktes und der Haut sind abschließend zu ergänzen durch einen differentialdiagnostisch bedeutsamen Hinweis auf umweltrelevante Noxen. *Umwelterkrankungen* der Atemwege werden durch natürliche Verunreinigungen (z. B. Pollen) oder immissionsbelastete Atemluft verursacht. Hierbei stehen Abgase und Smog im Vordergrund (z. B. SO_2, NO_x, O_3, Stäube). *Hauterkrankungen*, überwiegend allergischer Genese, werden oftmals durch Schmuck oder Kosmetika hervorgerufen. Insbesondere bei einer Allergie gegenüber Chrom, Kobalt oder Nickel ist der (außer-)berufliche Kontakt genau abzuklären.

In diesem Zusammenhang wird nochmals auf eine wesentliche Voraussetzung zur Anerkennung als BK hingewiesen: Die gesundheitsschädigende Einwirkung (z.B. Allergen, Schadstoff usw.) hat a) ausschließlich oder b) überwiegend bei der versicherten Tätigkeit vorzukommen. Der Nachweis sowohl bei versicherten als auch bei unversicherten Tätigkeiten erfordert die sorgfältige Prüfung des Gutachters.

Aus Gründen der Vollständigkeit sind als speziell genannte *Zielorgane einer BK* noch zu nennen:

- **Augen** („Hornhautschädigungen" durch Benzochinon, BK-Nr. 13 13).
  Tätigkeitsbedingte Schäden an den Augen sind überwiegend durch Unfallereignisse verursacht (vgl. S. 454 f; 108, 162).
- **Zähne** („Bäckerkaries", BK-Nr. 13 12).
  Auch eine verstärkte Zahnabrasion durch Quarzstaub kann u. U. wie eine BK entschädigt werden. Weitere Einzelheiten sind ersichtlich aus dem entsprechenden Kapitel (s. S. 495; 53, 108, 162).

Berufskrebse

(16, 23, 56, 63 f., 72, 82, 102, 105 f., 113, 115 ff., 126, 129 f., 149, 153, 156, 158 f., 161, 164, 174)

Berufskrebse sind maligne Erkrankungen, verursacht durch kanzerogene Einwirkungen am Arbeitsplatz, welche die zur Anerkennung als BK erforderlichen Kriterien (vgl. § 551 RVO, S. 241) erfüllen. In der BKen-Liste ist das Kriterium Kanzerogenität bzw. Malignität kein Ordnungsprinzip, so daß die systematische Erfassung aufwendig ist (31 f.).

Während der Jahre 1978 bis 1989 sind insgesamt 2821 Berufskrebse im Bereich der gewerblichen Berufsgenossenschaften anerkannt worden, entsprechend durchschnittlich 17% aller Anerkennungen der jeweils betroffenen BKen. Die Häufigkeitsquote der Malignome innerhalb der einzelnen BKen variiert dabei zwischen 100% (z. B. BK-Nr. 41 04 f.) und 0,7% (BK-Nr. 41 01).

Aus Gründen der Übersichtlichkeit werden die für die Begutachtung bedeutsamen Berufskrebse in Tab. 14.8 aufgeführt. Hierbei sind angegeben die BKen-Bezeichnungen in Kurzform mit Kanzerogen und ggf. Organbezug, sowie die BK-Nr. und die Fallzahl der anerkannten Berufskrebse im Zeitraum 1978/1989.

Tabelle 14.8 Berufskrebse – anerkannte Fälle (1978/1989)

Berufskrankheit, Kurzbezeichnung	BK-Nr.	N
Aromatische Amine/Harnwege	(13 01) :	249
Arsen	(11 08) :	43
Asbestose/Lungenkrebs	(41 04) :	621
Asbestose-verursachtes Mesotheliom	(41 05) :	1389
Benzol (Homologe)	(13 03) :	66
Buchen-, Eichenholz/ Adenokarzinome der Nase	(42 03) :	74
Chrom	(11 03) :	64
Halogenierte Alkyl-, Aryl-Oxide	(13 10) :	12
Halogenierte Kohlenwasserstoffe	(13 02) :	27
Kokereirohgase/Atemwege, Lungen	(41 10) :	20
Nickel/Atemwege, Lungen	(41 09) :	3
Ruß, Rohparaffin, Teer, Anthrazen, Pech o. ä./Hautkrebs	(51 02) :	51
Silikose	(41 01) :	69
Silikotuberkulose	(41 02) :	12
Strahlen, ionisierende	(24 02) :	73
§ 551 (2) RVO	(–) :	48)

Kanzerogene Arbeitsstoffe werden in verschiedenen Listen aufgeführt:

- BKen-Liste (d. h. „Listen-Stoffe", z. B. Arsen: BK-Nr. 11 08, s. S. 242 ff).
- MAK-BAT-TRK-Werte-Liste* (TRK-Werte für ca. 20 Substanz(grupp)en (36)
  Abschnitt III: A: Eindeutig als krebserzeugend ausgewiesene Arbeitsstoffe, A1: Erfahrungsgemäß humankanzerogen (z. B. Arsen, ca. 20 Substanz(grupp)en), A2: Tierexperimentell kanzerogen (z. B. PCP, über 70 Substanz(grupp)en), B: Stoffe mit begründetem Verdacht auf krebserzeugendes Potential (z. B. Formaldehyd, ca. 60 Substanz(grupp)en).

* MAK: Maximale Arbeitsplatz-Konzentration,
TRK: Technische Richt-Konzentration,
BAT: Biologischer Arbeitsstoff-Toleranzwert (vgl. 36).

- Gefahrstoffverordnung (Anhang II, über 50 Substanz(grupp)en).
  Für die sachgerechte Begutachtung von Berufskrebsen können Kriterienkataloge zweckmäßig sein. Die folgenden Aspekte sollten in jedem Begutachtungsfall berücksichtigt werden:
- Das angeschuldigte Kanzerogen muß im Arbeitsbereich des Versicherten vorhanden (gewesen) sein – i. S. einer Einwirkung. Der Nachweis sollte möglichst quantitativ geführt werden (z. B. TRK-Werte).
- Die Kanzerogenität des Arbeitsstoffes sollte auch epidemiologisch erwiesen sein bei entsprechend belasteten Kollektiven; der Zusammenhang zwischen kanzerogenem Arbeitsstoff und maligner Erkrankung muß zumindest wahrscheinlich sein.
- Lokale und zeitliche Aspekte sind zu beachten:
- Die Expositionszeiten müssen überprüft werden anhand von Erfahrungswerten, ebenso die Latenzzeiten.
- Als Indizien für den Kanzerogenkontakt sind auch andere, u. U. typische Krankheits- oder Expositionszeichen zu beachten („Brückensymptome“).
- Lokalisation und Histologie des Tumors sollten den arbeitsmedizinischen Erfahrungen entsprechen.
- Die komplexen Abläufe bei malignen Erkrankungen fordern die Berücksichtigung tumorfördernder außerberuflicher Faktoren (z. B. Alkohol-, Tabakkonsum usw.).
- Eine Anerkennung als Berufskrebs setzt voraus, daß tätigkeitsbezogene kanzerogene Einwirkungen zumindest als wesentliche (Teil-)Ursache wahrscheinlich gemacht werden können (s. S. 245).

Die Diskussion über Berufskrebse ist derzeit nicht abgeschlossen, weitere Untersuchungsergebnisse sind zu erwarten. Es werden valide, biostatistisch abgesicherte Studien durch den Datenschutz erschwert. Der weitere Aufbau von Krebsregistern ist auch aus arbeitsmedizinischen Gründen zu befürworten. Soweit „neue Erkenntnisse“ vorliegen, ist nach § 551 Abs. 2 RVO zu verfahren (s. S. 245). Zur allgemeinen Bewertung von Tumorleiden s. S. 363f.

Herzinfarkt und Beruf

(61, 162)

Als Hauptursache des Myokardinfarkts ist die Koronararteriensklerose anzusehen, deren ursächliche Risikofaktoren hinreichend bekannt sind. Dabei ist zu berücksichtigen, daß bei schwerer Koronarstenose oft unauffällige Ruhe-EKGs sowie subjektive Beschwerdefreiheit bestehen können. Eine Koronarsklerose und ein daraus resultierender Myokardinfarkt werden somit in der Regel keine direkte Folge einer BK oder eines Arbeitsunfalles sein. Der beruflichen Verursachung kommt deshalb ggf. nur die Bedeutung einer wesentlichen Teilursache zu, die unfallversicherungsrechtlich jedoch im Einzelfall relevant sein kann.

Bei der weiten Verbreitung von koronarer Herzkrankheit und Myokardinfarkten tritt zwangsläufig gelegentlich das Infarktereignis während einer versicherten beruflichen Tätigkeit auf. Um dennoch den Myokardinfarkt als Unfallfolge bzw. beruflich verursacht anzuerkennen, sind folgende Kriterien zu erfüllen:

a) Vorliegen einer schweren körperlichen Überlastung (gänzlich ungewohnte akute Anstrengung, schwere Arbeit unter ausnahmsweise extrem ungünstigen körperlichen Situationen verrichtet, außergewöhnliche Anstrengung im Hinblick auf Alter und Leistungsvermögen).
b) Eintreten einer extremen psychischen Überforderung (akute Existenzbedrohung des Individuums, Not, Entsetzen, Schockerlebnis).

Das angeschuldigte Berufsereignis muß also im Einzelfall so gravierend sein, daß ihm der Rang einer wesentlichen Mitursache zukommt. Die Zusammenhangsbeurteilung wird dabei durch eine autoptisch oder angiographisch nachgewiesene Koronararteriensklerose bzw. -stenose erleichtert.

Je später das Infarktereignis dem akuten psychophysischen Überlastungssyndrom folgt, um so weniger wahrscheinlich wird der Zusammenhang, wobei ein Zeitintervall von Stunden noch nicht dagegen spricht.

Kapitel „Myokardinfarkt“ s. S. 162ff.

Literatur

1 Anderson, E. W., R. J. Andelmann, J. M. Strauch, N. J. Fortuin, J. H. Knelson: Effect of low-level carbon monoxide exposure on onset and duration of angina pectoris. Ann. intern. Med. 79 (1973) 46

2 Angerer, P., R. Kessel, H. Römmelt, H. Marstaller, A. Bahemann-Hoffmeister: Die Wirkung von Lösemittelgemischen auf Nervensystem und Herzfunktion von Bodenlegern. Verh. dtsch. Ges. Arbeitsmed. 30 (1990) 309–313

3 Bahemann-Hoffmeister, A., X. Baur, H. Römmelt, G. Fruhmann: Exogen-allergische Alveolitis durch Isocyanat-Exposition in der Kernmacherei (cold-box-Verfahren) und an anderen Arbeitsplätzen. Verh. dtsch. Ges. Arbeitsmed. 29 (1989) 567

4 Baldus, S., H. Wittgens: Zur Ermittlung des Hörverlustes und der MdE bei Lärmschwerhörigkeit. Arbeitsmed. Sozialmed. Präventivmed. 25 (1990) 562–563

5 Baur, X.: Charakterisierung beruflicher Inhalationsallergene. Allergologie 11 (1988) 446

6 Baur, X., W. Weiss, W. Sauer, G. Fruhmann, K. W. Kimm, W. T. Ulmer, V. A. Mezger, H.-J. Woitowitz, F. K. Steurich: Backhilfsmittel als Mitursache des Bäckerasthmas. Dtsch. med. Wschr. 113 (1988) 1275

7 Beck, H., K. Eckart, W. Mather, I. Witthowski: Levels of PCDD and PCDF in adipose tissue of occupationally exposed workers. Chemosphere 18 (1989) 507–516

8 Bernhardt, J. H.: Strahlengefahren durch Bildschirmarbeit? Bundesgesundheitsblatt 29 (1986) 153–154

9 Bernhardt, J. H.: Zur Gefährdung des Menschen durch Mikro- und Radiowellen. Arbeitsmed. Sozialmed. Präventivmed. 16 (1981) 33–36

10 Berufskrankheiten-Verordnung (7.) vom 20. 6. 1968: BGBl. I. S. 721, zuletzt geändert mit VO vom 22. 3. 1988: BGBl. I. S. 400

11 Birke, R., D. Szakowski, G. Lehnert: Klinische und funktionsanalytische Befunde bei Zahntechnikern. Verh. dtsch. Ges. Arbeitsmed. 25 (1985) 589–593

12 Blome, I.: Das Berufskrankheitenrecht unter Berücksichtigung der Berufskrankheiten-Verordnungen. Rückblick – Aktueller Stand – Ausblick/Offene Fragen, Teil 1 u. 2. BG Heft 2 u. 3 (1989) 85–92; 148–155

13 Böhm, E.: Zusammentreffen von Silikose und Bronchialkarzinom. Med. Klin. 73 (1978) 659

14 Böhm, E., F. Löbbecke: Ein silikotisches Narbenkarzinom des Oesophagus. Prax. Pneumol. 33 (1979) 241

15 Bohlig, H., E. Hain, H. Valentin, H.-J. Woitowitz: Die Weiterentwicklung der Internationalen Staublungenklassifikation und ihre Konsequenzen für die Vorsorgeuntersuchung staubgefährdeter Arbeitnehmer. Prax. Klin. Pneumol. 35 (1981) 1134 f.

16 Bolm-Audorff, U., C. Vogel, H. Ziegler, C. Stegmaier, R. Fehr, H.-J. Woitowitz: Tumorhäufigkeit bei Beschäftigten in Holzberufen: Ergebnisse einer Auswertung zweier Krebsregister. Verh. dtsch. Ges. Arbeitsmed. 25 (1985) 553–557

17 Borelli, S., J. Rakoski: Probleme der Begutachtung von Kontaktekzemen. Arbeitsmed. Sozialmed. Präventivmed. 19 (1984) 214–216

18 Borelli, S.: Dermatologischer Noxenkatalog. Springer, Berlin 1988

19 Borsch-Galetke, E., E. Stresemann: Richtlinien zur Begutachtung der BK Nr. 43 01. Arbeitsmed. Sozialmed. Präventivmed. 24 (1989) 146–147

20 Brackmann, K.: Handbuch der Sozialversicherung, Loseblattsammlung, 10. Aufl. Asgard, Bad Godesberg 1984 ff.

21 Braun, H., H.-A. Ladner, J. Mehl, O. Messerschmidt, G. Möhrle, F.-E. Stieve: Der ermächtigte Arzt im Sinne der Strahlenschutzgesetzgebung. Strahlenschutz in Forschung und Praxis, Bd. XV. Thieme, Stuttgart 1976

22 Breinig, H., A. Minderjahn: Lungenemphysem – Silikose – Cor pulmonale: Ergebnisse statistischer Untersuchungen. Pneumonologie 150 (1974) 37–47

23 Brenner, W., H. J. Florian, E. Stollenz, H. Valentin, A. Zober: Arbeitsmedizin aktuell, Loseblattsammlung. Fischer, Stuttgart 1978 ff.

24 Buchter, A., M. Weber, Th. Gheorghiu, W. Feaux de Lacroix, H. M. Bolt: Kriterien zur Abgrenzung schadstoffbedingter Leberschäden. Verh. dtsch. Ges. Arbeitsmed. 23 (1983) 423–426

25 Buchter, A., M. Roloff-Woltersdorf, E. Gibbels, W. Blumenthal: Objektivierbarkeit und Zuordnung leichter encephalo- und polyneuropathischer Beschwerden. Verh. dtsch. Ges. Arbeitsmed. 24 (1984) 123–125

26 Buchter, A., H. Peter: Kunststoffbedingte Lungenerkrankungen. Atemw.- u. Lungenkr. 10 (1984) 212–214

27 Buchter, A., W. Waters, U. Mödder: Arbeitsmedizinisch-klinische Begutachtung unter Einschluß der Ventilations-Perfusions-Szintigraphie der Lungen. Verh. dtsch. Ges. Arbeitsmed. 24 (1984) 127–130

28 Buchter, A.: Prinzipien und Strategien der arbeitsmedizinischen Diagnostik. Therapiewoche 37 (1987) 4737–4740

29 Bundesregierung: Berufskrankheitenverordnung, Anspruch und Wirklichkeit (Drucksache 11/6445, Antwort vom 14. 2. 1990). Arbeitsmed. Sozialmed. Präventivmed. 25 (1990) 551–561
30 Bundesregierung: Unfallverhütungsbericht. Bundesministerium für Arbeit und Sozialordnung. Bonn 1990
31 Butz, M.: Die Belastung der Berufe durch Berufskrankheiten. Schriftenreihe. Hauptverband der gewerblichen Berufsgenossenschaften, Bonn 1986
32 Butz, M.: Beruflich verursachte Krebserkrankungen. Eine Darstellung der im Zeitraum 1978–1989 anerkannten Fälle, 3. Aufl. Schriftenreihe. Hauptverband der gewerblichen Berufsgenossenschaften, Sankt Augustin 1990
33 Chemikalien-Gesetz vom 16. 9. 1980: BGBl. I S. 1718, neu gefaßt am 14. 3. 1990: BGBl. I. S. 521, vgl. dazu Dtsch. Ärztebl. 87 (1990) 1840 u. 1872–1874
34 David, E., J. Reißenweber: Die Wirkung elektrischer und magnetischer Felder auf den Menschen. Dtsch. Ärztebl. 87 (1990) C-2016–2017
35 Denk, R., H. Holzmann, H.-J. Lange, D. Greve: Über Arsenspätschäden bei obduzierten Moselwinzern. Med. Welt (Stuttg.) (1969) 557
36 Deutsche Forschungsgemeinschaft: Maximale Arbeitsplatzkonzentrationen und Biologische Arbeitsstofftoleranzwerte. VCH, Weinheim 1991 (alljährlich neu erscheinend)
37 Diller, W. F.: Pulmonale Spätfolgen nach Phosgenvergiftung bzw. inhalationstoxischem Lungenödem. Zbl. Arbeitsmed. 29 (1979) 5
38 Diller, W. F.: Inhalative Reizstoffvergiftungen. 8.3:1–14; zit. nach Brenner, W., u. Mitarb. 1978 ff. (23)
39 Diller, W. F.: Das Spektrum der Diisocyanatbedingten Broncho-Pneumopathien. Zbl. Arbeitsmed. 35 (1985) 66–69
40 Dupuis, H., G. Zerlett: Beanspruchung des Menschen durch mechanische Schwingungen. Forschungsbericht Ganzkörperschwingungen. Schriftenreihe. Hauptverband der gewerblichen Berufsgenossenschaften, Sankt Augustin 1984
41 Eck, E.: Hauterkrankungen als Berufskrankheiten, Theorie und Praxis – Hautarztverfahren, § 3 und Nr. 51 01 der BeKV. Akt. Dermatol. 15 (1989) 352–356
42 Elster, W., H. Stutzky, E. Hamacher: Berufskrankheitenrecht. Kommentar zum Recht der Berufskrankheiten. Asgard, Sankt Augustin 1984
43 Erlenkämper, A.: Sozialrecht. Heymanns, Köln 1988
44 Feldmann, H.: Das Gutachten des Hals-Nasen-Ohren-Arztes, 2. Aufl. Thieme, Stuttgart 1984
45 Fliedner, T. M.: Medizinische Aspekte des Strahlenunfalls. Verh. dtsch. Ges. Arbeitsmed. 25 (1985) 17–28
46 Fodor, G. G.: Schädliche Dämpfe. VDI-Verlag, Düsseldorf 1972
47 Fruhmann, G.: Berufsbedingte exogen-allergische Alveolitiden. Arbeitsmed. Sozialmed. Präventivmed. 23 (1988) 109–114
48 Fruhmann, G.: Erkrankungen durch organische Stäube: Byssinose. In Konietzko, J., H. Dupuis: Handbuch der Arbeitsmedizin, Arbeitsphysiologie, Arbeitspathologie, Prävention. Ecomed, Landsberg 1988 (2. IV-5.3.1)
49 Fruhmann, G.: Erkrankungen der Lunge (10). Pneumokoniosen durch organisches Material. Dtsch. Ärztebl. 85 (1988) 3170
50 Fruhmann, G.: Beruflich bedingtes Asthma bronchiale. Dtsch. med. Wschr. 114 (1989) 306
51 Fruhmann, G.: Arbeitsbedingte Erkrankungen der Atemwege. Arbeitsmed. Sozialmed. Präventivmed. 23 (1988) 146
52 Giesen, T., G. Zerlett: Berufskrankheiten und medizinischer Arbeitsschutz, Loseblattsammlung, 8. Aufl. Kohlhammer, Stuttgart 1988 ff.
53 Giesen, T.: Erhöhte Zahnabrasionen durch Quarzstaub, als Berufskrankheit empfohlen. Zbl. Arbeitsmed. 39 (1989) 66–67
54 Giesen, T.: Begutachtung physikalisch bedingter Berufskrankheiten unter Berücksichtigung der „Öffnungsklausel". Zbl. Arbeitsmed. 40 (1990) 34–38
55 Gruber, E., R. Kessel, M. Holbach: Untersuchungen zur Latenz und Inzidenz druckluftbedingter Skelettveränderungen. Verh. dtsch. Ges. Arbeitsmed. 30 (1990) 119–122
56 Hain, E.: Neuere Erkenntnisse bei berufsbedingten Erkrankungen der Atmungsorgane und ihre gutachterlichen Konsequenzen. Prax. Klin. Pneumol. 39 (1985) 707–708
57 Hain, E., A. Calaviezos, A. Dittmar, S. Schug, U. Seysen: Asbestose – Klinik und Lungenfunktion. Atemw.- u. Lungenkr. 11 (1985) 285–290
58 Hamacher, E.: Die Berufskrankheit „Meniskusschäden" (BK-Nr. 21 02). Arbeitsmed. Sozialmed. Präventivmed. 23 (1988) 115–117
59 Hamilton, A., H. Hardy: Industrial Toxicology, 4th ed. Wright, Boston 1983
60 Hartmann, W.: Begutachtung von asbestbedingten Lungenschäden. Versicher.-Med. 42 (1990) 49
61 Hartung, M., M. Kentner, H. Raithel: Zur Frage des Ursachenzusammenhangs zwischen Myokardinfarkt und Beruf. Arbeitsmed. Sozialmed. Präventivmed. 14 (1979) 240–244
62 Hartung, M.: Ätiologie, Pathogenese und Klinik der Hartmetallfibrose der Lunge. Pneumologie 44 (1990) 49–54
63 Hartung, M.: Hinweise für die MdE-Einschätzung bei berufsbedingtem Nasenkrebs. Med. Sachverständ. 86 (1990) 173–176

64 Hartung, M., H. Valentin: Die bösartigen Erkrankungen der Atemwege und ihre berufliche Verursachung. Atemw.- u. Lungenkr. 14 (1988) 156–159

65 Hauptverband der gewerblichen Berufsgenossenschaften: Berufsgenossenschaftliche Grundsätze für arbeitsmedizinische Vorsorgeuntersuchungen. Gentner, Stuttgart 1975 ff.

66 – Berufliche Lärmschwerhörigkeit – Fragen der Begutachtung nach dem Königsteiner Merkblatt. Hauptverband der gewerblichen Berufsgenossenschaften, Bonn 1980

67 – Erfahrungen mit der Anwendung von § 551 Abs. 2 RVO bei beruflichen Erkrankungen. Schriftenreihe. Hauptverband der gewerblichen Berufsgenossenschaften, St. Augustin 1989

68 – Übersicht über die Geschäfts- und Rechnungsergebnisse der gewerblichen Berufsgenossenschaften im Jahre 1989. Hauptverband der gewerblichen Berufsgenossenschaften, Sankt Augustin 1990

69 Hausen, B. M.: Allergiepflanzen, Pflanzenallergene. Ecomed, Landsberg 1988

70 Hennies, G.: Minderung der Erwerbsfähigkeit – Grad der Behinderung. Zbl. Arbeitsmed. 40 (1990) 166–170

71 Henschler, D.: Gesundheitsschädliche Arbeitsstoffe – Toxikologisch-arbeitsmedizinische Begründungen von MAK-Werten. VCH, Weinheim 1979 ff.

72 Holz-Berufsgenossenschaft: Nasenkrebs bei Beschäftigten in der Holzwirtschaft (Fachgespräch Holzstaub). Stuttgart 1989

73 Holzhauser, K. P., K.-H. Schaller: Arbeitsmedizinische Untersuchungen bei Schornsteinfegern – Gefährdung am Arbeitsplatz und berufsbedingte Gesundheitsschäden. Arbeit und Gesundheit, Heft 91. Thieme, Stuttgart 1977

74 ICRP-Veröffentlichung: Grundsätze und allgemeine Verfahren bei Strahlenexposition in beruflichen Notfall- und Unfallsituationen, Heft 28. Fischer, Stuttgart 1980

75 International Labour Office (ILO): Guidelines for the use of ILO international classification of radiographs of pneumoconioses. Occup. Safety Hlth. Ser. 2 (1980) (Übersetzung in: 23)

76 Jansen, G., J. Haas: Kompendium der Arbeitsmedizin, 2. Aufl. TÜV-Rheinland, Köln 1991

77 Kammler, E., W. T. Ulmer: Gibt es eine PVC-Lunge? Röntgenologische Veränderungen und Lungenfunktion. Verh. dtsch. Ges. Arbeitsmed. 20 (1980) 333–341

78 Kentner, M., H. Valentin: Kardiopulmonale Insuffizienzkriterien. Zbl. Arbeitsmed. 32 (1982) 268–282

79 Kentner, M., M. Hartung: Beruflich verursachte exogen-allergische Alveolitiden – Probleme der Diagnostik und Begutachtung. Zbl. Arbeitsmed. 33 (1983) 102–115

80 Kentner, M., H. Valentin: Berufsbedingte exogen-allergische Alveolitiden. Arbeitsmed. akt. 8.5 (1985) 57–74

81 Kentner, M., H. Valentin: Bronchialasthma als Berufskrankheit. Allergologie 9 (1986) 102–110

82 Kentner, M., H. Valentin: Abschätzung und Regulierung kanzerogener Risiken in der Arbeitswelt. Zur Diskussion über Häufigkeit, Aufdekkung und Prävention der Berufskrebse in den Wissenschaftsmagazinen „Natur" und „Science". Arbeitsmed. Sozialmed. Präventivmed. 19 (1984) 205–209

83 Kentner, M., H. Valentin: Atemtrakt allergisierende Substanzen in der Arbeitswelt. Arbeitsmed. akt. 8.2 (1986) 193–209

84 Kieback, D.: Die Wirkung elektromagnetischer Felder auf den Menschen. In: Jahrbuch Elektrotechnik '90. VDE-Verlag, Berlin 1989 (S. 281–310)

85 Kieback, D.: Wirkungen elektromagnetischer Felder auf den Menschen. Wiss. u. Umwelt 1 (1990) 11–24

86 Klimmer, O. R.: Pflanzenschutz- und Schädlingsbekämpfungsmittel, Abriß einer Toxikologie und Therapie von Vergiftungen. Hundt, Hattingen 1989

87 Koch, B.: Neueste Rechtssprechung des Bundessozialgerichts zum Begriff des Versicherungsfalles. BG (1990) 749–752

88 König, G., X. Baur, J. Albrecht, A. Fateh-Moghadam, R. Rienmüller, G. Fruhmann: Exogenallergische Alveolitis-Symptome und Befundkonstellationen von Farmer-, Befeuchter- und Vogelhalterlunge im Frühstadium. Prax. Klin. Pneumol. 39 (1985) 79–84

89 Konietzko, N., et al.: Bericht über die Arbeitstagung: Asbestose-Begutachtung im Unfallkrankenhaus Hamburg-Lohbrügge am 13. 6. 1987. Prax. Klin. Pneumol. 42 (1988) 438–441

90 Kramer, R., G. Zerlett: Deutsches Strahlenschutzrecht, Bd. I–III. 3. Aufl., Kohlhammer, Köln 1991

91 Krasney, O. E.: Die Kausalgrundsätze des geltenden Berufskrankheitenrechts. In: Kolloquium der Süddeutschen Eisen- und Stahl-Berufsgenossenschaft, Mainz. Schmidt, Mainz 1988

92 Kronenberger, H., J. Jäger, J. Meier-Sydow, K. Morgenroth, M. Schneider: Zeitliche Beanspruchung von Zahntechnikern bei der Ausübung berufstypischer Techniken und ihre Bedeutung für die inhalative Belastung im Dentallabor. Prax. Klin. Pneumol. 39 (1985) 684–686

93 Krüger, W.: Verschleißkrankheiten der Wirbelsäule als Berufskrankheit. Studie zu Rechtsgrundlagen, Begutachtung und Epidemiologie in der ehemaligen DDR. Arbeitsmed. Sozialmed. Präventivmed. 26 (1991) 9–12

94 Kühl, M., F. Klaschka: Berufsdermatosen. Urban & Schwarzenberg, München 1990

95 Kurvits, J.: Neue Berufsallergene im RAST. Allergologie 14 (1991) 42–50

96 Laarmann, A.: Berufskrankheiten nach mechanischen Einwirkungen, 2. Aufl. Enke, Stuttgart 1977

97 Ladner, H.-A., Chr. Reiners, W. Börner, J. Schütz: 25 Jahre medizinischer Strahlenschutz. Strahlenschutz in Forschung und Praxis, Bd. XXVI. Thieme, Stuttgart 1985

98 Lauterbach, H., F. Watermann: Gesetzliche Unfallversicherung, Loseblattsammlung. Kohlhammer, Stuttgart 1988 ff.

99 Lehnert, G.: Der Blutbleispiegel und seine Bedeutung für die Pathogenese und Prävention der beruflich bedingten Bleivergiftung. Gentner, Stuttgart 1968

100 Lehnert, G.: Das Konzept der BAT-Werte für gesundheitsgefährdende Arbeitsstoffe. Verh. dtsch. Ges. Arbeitsmed. 25 (1985) 123–130

101 Leichsenring, C., O. Petermann. Ermittlungs- und Beweisschwierigkeiten bei Berufskrankheiten. Berufsgenossenschaft (1989) 517–521

102 Letzel, S., M. Hartung, W. Ziesche: Das Krebsrisiko bei Gießereiarbeitern – eine Literaturstudie. Arbeitsmed. Sozialmed. Präventivmed. 24 (1989) 256–259

103 Lindemann, L., A. Akkoclu, W. Petro, N. Konietzko: Korrelation von Röntgenbefund und Lungenfunktion bei Lungenasbestose. Prax. Klin. Pneumol. 39 (1985) 695

104 Lorenz, H., E. Weber, A. Omlor, G. Walter, A. Haas, F. Steigerwald, A. Buchter: Nachweis von Hirnschädigungen durch Tetrachlorethen. Zbl. Arbeitsmed. 40 (1990) 355–364

105 Lüthmann, F., K. Norpoth: Berechnungen zur Expositionszeit, zur Latenzzeit und zum Diagnosealter bei beruflichen Krebserkrankungen durch Asbest, Holzstaub, Chromate und aromatische Amine. Verhandlungsbericht der Jahrestagung 1988 der Deutschen Gesellschaft für Arbeitsmedizin, Düsseldorf. Gentner, Stuttgart 29 (1989) 241–244

106 Manz, A.: Karzinome der Atemwege nach beruflicher Teerexposition; eine dringend zu schließende Lücke in der Berufskrankheitenverordnung. Zbl. Arbeitsmed. 32 (1982) 118–127

107 Mehrtens, G.: Die Anwendung des § 551 Abs. 2 RVO nach der herrschenden Rechtsprechung. In: Kolloquium der Süddeutschen Eisen- und Stahl-Berufsgenossenschaft. Schmidt, Mainz 1988

108 Mehrtens, G., H. Valentin, A. Schönberger: Arbeitsunfall und Berufskrankheit. Rechtliche und medizinische Grundlagen, 4. Schmidt, Berlin 1988

109 Merget, R., G. Schultze-Werninghaus, W. Zachgo, G. Zerfass: Platinsalzallergie – Vergleich von In-vitro- und In-vivo-Testverfahren. Prax. Klin. Pneumol. 39 (1985) 953–954

110 Möllhoff, G.: Duldungspflicht und Zumutbarkeit bei ärztlicher Begutachtung und Therapie. Arbeitsmed. Sozialmed. Präventivmed. 17 (1982) 5–8

111 Mollowitz, G. G.: Der Unfallmann, 10. Aufl. Springer, Berlin 1986

112 Müller, K.-M., I. Lieberg, F. Wohlberedt: Wandel im Spektrum der Silikosebegutachtung. Prax. Klin. Pneumol. 39 (1985) 677–678

113 Myslak, Z. W., H. M. Bolt: Die berufliche Exposition gegenüber Azofarbstoffen und Harnblasenkarzinom – Risiko. Zbl. Arbeitsmed. 38 (1988) 310–321

114 Nauroth, E.: Hautarztbericht, Berufskrankheitenanzeige, Begutachtung – einige verwaltungsmäßig juristische Aspekte. Akt. Dermatol. 15 (1989) 346–351

115 Neumann, H.-G.: Systemische Kanzerogenese durch Arylamine. Arbeitsmed. Sozialmed. Präventivmed. 25 (1990) 154–157

116 Norpoth, K.: Die Problematik biologischer Toleranzwerte für krebsauslösende Arbeitsstoffe. Verh. dtsch. Ges. Arbeitsmed. 25 (1985) 131–140

117 Norpoth, K.: Systemische Kanzerogenese durch polyzyklische aromatische Kohlenwasserstoffe. Arbeitsmed. Sozialmed. Präventivmed 25 (1990) 59–64

118 Nowack, D., G. Rack, D. Kirsten, H. Magnussen: Asthma bronchiale gegen Vorratsmilben – beruflich oder schicksalhaft? Allergologie 14 (1991) 81

119 Oster, H.: Zur Strahlengefährdung durch Kerntechnik. Arbeitsmed. Sozialmed. Präventivmed. 16 (1981) 65–70

120 Otto, H., H. Bohlig: Morphologie und Röntgenologie der Asbestose. Radiologe 25 (1985) 9–21

121 Otto, H.: Zur Morphologie der Asbestose und ihrer Risiken. Atemw.- u. Lungenkr. 11 (1985) 229–232

122 Päpke, O., M. Ball, Z. A. Lis, K. Scheunert: PCDD/PCDF in whole blood samples of unexposed persons. Chemosphere 19 (1989) 1–6, 941–948

123 Paur, R., H.-J. Woitowitz, K. Rödelsperger, H. Jahn: Pleuramesotheliom nach Asbeststaubgefährdung bei Bremsreparaturen im Kfz-Handwerk: Kasuistische Beobachtungen. Prax. Klin. Pneumol. 39 (1985) 362–366

124 Petry, H.: Kohlenmonoxidvergiftung. Arbeitsmed. Sozialmed. Präventivmed. 14 (1979) 300

125 Pressel, G.: Die BK 21 02 „Meniskusschaden“ nach der Neuregelung. Hinweise für die Begutachtung. Arbeitsmed. Sozialmed. Präventivmed. 23 (1988) 303–308

126 Raithel, H. J.: Untersuchung zur Belastung und Beanspruchung von 837 beruflich Nickel-exponierten Personen. Schriftenreihe. Hauptverband der gewerblichen Berufsgenossenschaften, Sankt Augustin 1987
127 Ravens, K. G., H. Steer, R. Wronski, C. Pape: Passagere Myokardschädigung durch Halogen-Kohlenwasserstoffe. Dtsch. med. Wschr. 99 (1974) 1364
128 Reichel, G.: Diagnostik und Beurteilung berufsbedingter obstruktiver Atemwegserkrankungen aus toxischer oder chemisch-irritativer Ursache. Arbeitsmed. Sozialmed. Präventivmed. 13 (1978) 270
129 Reitemeyer, E., E. Böhm, K. Müller: Silikose und Bronchialkarzinom – Pathologische Anatomie und gutachterliche Problematik. Prax. Klin. Pneumol. 39 (1985) 679–680
130 Riepert, T., K.-M. Müller: Tumorausbreitung in Lungen mit Silikose. Verh. dtsch. Ges. Pathol. 68 (1984) 407
131 Rödelsperger, K., H.-J. Woitowitz, J. Manke, B. Brückel, T. Giesen: Probleme des Asbestfaser-Nachweises im Lungenstaub. Atemw.- u. Lungenkr. 11 (1985) 236–238
132 Rödelsperger, K., B. Brückel, H.-J. Woitowitz: Aktinolith-Tremolit-Fasern in Gesteinsproben eines Grabbo-Steinbruchs und in der Lunge eines Mesotheliom-Patienten, Verh. dtsch. Ges. Arbeitsmed. 30 (1990) 83–87
133 Rosenmann, K.-D.: Cardiovascular disease and environmental exposure. Brit. J. industr. Med. 36 (1979) 85
134 Rühl, R., M. Schmücker, O. W. Flörke: Silikose durch nichtkristalline Kieselsäure? Arbeitsmed. Sozialmed. Präventivmed. 25 (1990) 8–15
135 Schaller, K. H., G. Triebig, H. Valentin: Praktische Hinweise für die Durchführung arbeitsmedizinisch-toxikologischer Untersuchungen. Arbeitsmed. akt. G. Fischer, Stuttg. 9.1 (1988) 50–70
136 Schiele, R.: Polyneuropathie: berufsbedingt? Ärztl. Mh. 36 (1986) 36–37
137 Schiele, R., A. Hanslik, D. Weltle: Progressive Sklerodermie und berufliche Quarzstaubexposition. Arbeitsmed. Sozialmed. Präventivmed. 25 (1990) 252–258
138 Schmeißer, W., H. Malchow: Gewerbliche Leberschäden. Med. Klin. 72 (1977) 1906
139 Schött, D.: Silikose-Klinik, Funktion, Prävention. Atemw.- u. Lungenkr. 11 (1985) 241–246
140 Seidler, F.: Zu den rechtlichen und arbeitsmedizinischen Möglichkeiten, Beweisschwierigkeiten zu überwinden. In: Kolloquium der Süddeutschen Eisen- und Stahl-Berufsgenossenschaft, Mainz. Schmidt, Mainz 1988
141 Sennekamp, H. J.: Exogen-allergische Alveolitis. In Konietzko, J., H. Dupuis: Handbuch der Arbeitsmedizin. Ecomed, Landsberg 1989
142 Spallek, M.: Asthma bronchiale durch Kühlschmiermittel – Aerosole. Arbeitsmed. Sozialmed. Präventivmed. 24 (1989) 59–61
143 Thürauf, J.: Untersuchungen zur Symptomatik und Diagnostik von berufsbedingten obstruktiven Atemwegserkrankungen. Forschungsbericht. Hauptverband der gewerblichen Berufsgenossenschaften, Bonn 1982
144 Thürauf, J.: Die ILO-Klassifikation von Pneumokoniosen. Arbeitsmed. Sozialmed. Präventivmed. 19 (1984)
145 Thürauf, J.: Begutachtung im Rahmen der Feststellung von Berufskrankheiten. In: Praktische Orthopädie, Bd. XVIII: Orthopädie und Arbeit. Stork, Bruchsal 1987 (S. 173–181)
146 Trendelenburg, F.: Pneumokoniosen durch organische und nichtorganische Stäube (außer Silikose und Asbestose). Prax. Klin. Pneumol. 39 (1985) 698–702
147 Triebig, G.: Arbeitsstoffbedingte Nervenerkrankungen – Aspekte der Begutachtung. Arbeitsmed. Sozialmed. Präventivmed. 19 (1984) 29–34
148 Triebig, G.: Gesundheitsgefährdungen durch organische Lösemittel. Arbeitsmed. akt. 8.6 (1986 33–53)
149 Triebig, G.: Harnwegstumoren bei Malern als Berufskrankheit 13 01? Verh. dtsch. Ges. Arbeitsmed. 29 (1989) 671–675
150 Triebig, G.: Toxische Enzephalopathie als Berufskrankheit. Dtsch. med. Wschr. 115 (1990) 1287–1290
151 Triebig, G.: Kriterien zur Beurteilung einer Berufskrankheit 43 02, verursacht durch organische Lösungsmittel, anhand von 3 Fallbeispielen. Verh. dtsch. Ges. Arbeitsmed. 30 (1990) 69
152 Triebig, G.: Nephrogene Beanspruchungsreaktionen durch organische Lösungsmittel: Aktueller arbeitsmedizinischer Kenntnisstand. Vortrag auf dem 1. Tübinger arbeitsmedizinischen Symposium, 15.–16. 2. 1991 (im Druck)
153 Turhan, U., C. Wollburg, J. Angerer, D. Szadkowski: Der Nickelgehalt der menschlichen Lungen und seine Bedeutung für die Beurteilung berufsbedingter Bronchialkarzinome. Arbeitsmed. Sozialmed. Präventivmed. 20 (1985) 277–281
154 Ulmer, W. T., G. Reichel: Pneumokoniosen. In: Handbuch der inneren Medizin, Bd. IV/1. Springer, Berlin 1976
155 Ulmer, W. T.: Begutachtung in der Pneumonologie: Silikose. Prax. Klin. Pneumol. 39 (1985) 674–676
156 Valentin, H.: Berufskrebse. In Hornbostel, H., W. Kaufmann, W. Siegenthaler: Innere Medizin in Praxis und Klinik, 4. Aufl., Bd. IV. Thieme, Stuttgart 1992

157 Valentin, H., M. Hartung, M. Kentner: Vibrationen und körperliche Schwerarbeit als Ursache von Wirbelsäulen-Veränderungen und Rückenschmerzen – kritische Anmerkungen zur Begutachtung. Zbl. Arbeitsmed. 36 (1986) 160–166

158 Valentin, H., M. Hartung, H. J. Raithel: Krebserkrankung und berufliche Tätigkeit. In: Kolloquium der Süddeutschen Eisen- und Stahl-Berufsgenossenschaft, Mainz. Schmidt, Mainz 1988

159 Valentin, H., M. Kentner: Anhaltspunkte zur Bewertung und Begutachtung bösartiger Erkrankungen in der Arbeitswelt. Arbeitsmed. akt. 8.5 (1987) 99–112

160 Valentin, H., M. Kentner: Grundsätze arbeitsmedizinischer Begutachtung. Med. Sachverständ. 83 (1987) 54–59

161 Valentin, H., M. Kentner: Abschätzung des Krebsrisikos beim Menschen. Auszugsweise Zusammenstellung der für Prävention und Begutachtung relevanten Aussagen aus den IARC-Monographien, Loseblattsammlung. Fischer, Stuttgart 1988

162 Valentin, H., G. Lehnert, H. Petry, J. Rutenfranz, K. Stalder, G. Weber, H. Wittgens, H.-J. Woitowitz: Arbeitsmedizin, 3. Aufl., Bd. I u. II. Thieme, Stuttgart 1985

163 Valentin, H., J. Thürauf: Erkrankungen der Lunge durch Staub (Pneumokoniosen). In Hornbostel, H., W. Kaufmann, W. Siegenthaler: Innere Medizin in Praxis und Klinik, 4. Aufl., Bd. III. Thieme, Stuttgart 1991

164 Valentin, H., G. Triebig: Einige allgemeine Literaturhinweise zur Begutachtung bösartiger Erkrankungen durch Arbeit und Beruf. Arbeitsmed. akt., Loseblattsammlung 11 (1989) 0.2, 31–35

165 Vogl, Th., J. Lissner: Wirkungen ionisierender Strahlung auf den menschlichen Organismus – Klinische Befunde. Dtsch. Ärztebl. 82 (1985) 1169–1182

166 von Petersdorf, U.: AIDS am Arbeitsplatz. Zbl. Arbeitsmed. 39 (1989) 62–66

167 Waga, N.-C., K. Ruppe, G. Lorenz: Gesundheitliche Risiken durch künstliche Mineralfasern – Übersicht. Zbl. Arbeitsmed. 40 (1990) 101–111

168 Wettengel, R.: Neuere Erkenntnisse bei berufsbedingten Erkrankungen der Atmungsorgane und ihre gutachterlichen Konsequenzen (§ 551 RVO, Abs. 2): Allergisches Asthma bronchiale. Prax. Klin. Pneumol. 39 (1985) 709–712

169 Woitowitz, H.-J.: Arbeitsmedizinisch-epidemiologische Untersuchungen zu den unmittelbaren Gesundheitsgefahren durch Asbest. Arbeit und Gesundheit, Heft 86. Thieme, Stuttgart 1972

170 Woitowitz, H.-J.: Berufsasthma. Atemw. u. Lungenkr. 11 (1985) 493–499

171 Woitowitz, H.-J.: Die Begutachtung von Asbestinhalationsschäden. Prax. Klin. Pneumol. 39 (1985) 691–694

172 Woitowitz, H.-J.: Aufforderungen an die arbeitsmedizinische Begutachtung von Berufskrankheiten. Med. Sachverständ. 85 (1989) 197–206

173 Woitowitz, H.-J., H.-J. Lange, U. Bolm-Audorff, K. Ulm, H.-J. Elliehausen: Pleura-Asbestose – Klinik und Epidemiologie. Atemw. u. Lungenkr. 11 (1985) 291–296

174 Woitowitz, H,-J , R. Paur, G. Breuer, K. Rödelsperger: Das Mesotheliom. Ein Signaltumor der beruflichen Asbeststaubgefährdung. Dtsch. med. Wschr. 109 (1984) 363–368

175 Woitowitz, H.-J., G. Schäcke, R. H. Woitowitz: Zu den Auswirkungen von Pleuraverkalkungen bei Chrysotil-Asbestarbeitern auf die Lungenfunktion. Med. Welt (Stuttg.) 22 (1971) 931

176 Woitowitz, H.-J., A. Sost: Erkrankungen durch Isocyanate. Zbl. Arbeitsmed. 38 (1988) 274–278

177 Woitowitz, H.-J., J. Thürauf: Vorschaden und MdE bei Berufskrankheiten. In: Schriftenreihe Berufskrankheiten in der keramischen und Glas-Industrie, Würzburg 1974 (S. 7-36)

178 Wolf, R.: Zur Frage berufsbedingter Arsenschäden bei Winzern. Berufsdermatosen 22 (1974) 34

179 Wolf, R., P. Zierz: Zum Problem der Begutachtung berufsbedingter Arsenschäden bei Winzern. Berufsdermatosen 22 (1974) 168

180 Worth, G., H. Worth: Berufsbedingte Lungenfibrosen. 8.2. 99–120; zit. nach Brenner, W., u. Mitarb. 1978 ff. (23)

181 Worth, H., G. Worth: Funktionsanalytische und röntgenologische Parameter im Längsschnitt bei Patienten mit Asbestose. Prax. Klin. Pneumol. 39 (1985) 696–697

182 Zober, A.: Arbeitsmedizinische Untersuchungen zur inhalativen Belastung von Lichtbogenschmelzschweißern. Verlag neue Wissenschaft, Bremerhaven 1982

183 Zober, A.: Zur Begutachtung von Atemwegs- und Lungenerkrankungen bei Schweißern. Arbeitsmed. Sozialmed. Präventivmed. 21 (1986) 89–92

184 Zober, A.: Der Schweißerarbeitsplatz. In Konietzko, J., H. Dupuis: Handbuch der Arbeitsmedizin. Ecomed, Landsberg 1989

185 Zorn, H.: Die chronische Kohlenmonoxidvergiftung. Med. Klin. 70 (1975) 441

15 Infektionskrankheiten

H. H. Marx

Nachfolgend werden Hinweise zu einigen Infektionskrankheiten gegeben, soweit sie in Europa vorkommen und bei einer Begutachtung angesprochen werden können. Dabei sind im engeren Rahmen diejenigen Krankheiten besonders wichtig, die in der Bundesrepublik gemäß Seuchengesetz einer *Meldepflicht* unterliegen (Tab. 15.1)

Bis vor einigen Jahren spielen unter den Infektionskrankheiten die klassischen Geschlechtskrankheiten Gonorrhoe und Lues, weiterhin die infektiöse Enteritis, Tuberkulose und Virushepatitis eine führende Rolle. In den letzten Jahren hat sich die Situation insofern wesentlich geändert, als diese Zahlen infolge effektiver Therapie bzw. Prophylaxe deutlich zurückgegangen sind, die Pocken sogar völlig ausgerottet werden konnten, jetzt aber mit der weltweit verbreiteten und rasant zahlenmäßig zunehmenden Erkrankung an AIDS eine ganz neue Bedrohung der Menschheit erwachsen ist. Andere Veränderungen des Erreger- und Patientenspektrums entstehen durch die Einschleppung von Infektionskrankheiten aus den Tropen, die uns sowohl der Massentourismus wie auch der Einsatz technischer Arbeitskräfte deutscher Firmen in tropischen Regionen gebracht hat. Offensichtlich ist die Zahl von Ingenieuren und Technikern, die im Auftrag ihrer europäischen Firma für Monate oder Jahre in tropische oder subtropische Länder mit besonders großer Infektionsgefährdung geschickt werden, noch immer im Zunehmen. Deshalb gilt es bei Erkrankungen von solchen Rückkehrern aus den Tropen stets auch zu prüfen, ob erworbene Infektionen auf Berufseinflüsse zurückzuführen sind, denn es werden ja als solche u. a. Krankheiten anerkannt, die durch Infektionserreger oder Parasiten unter entsprechender Exposition im Ausland erworben wurden. Das gilt nicht mehr nur für Angestellte im Gesundheitsdienst, Wohlfahrtspflege oder in Laboratorien (BK-Nr. 31 01), sondern auch für Tropenkrankheiten und Fleckfieber (BK-Nr. 31 04). So sind jetzt auch solche beruflichen Tätigkeiten geschützt, wenn der Beschäftigte dabei einer Infektionsgefahr in ähnlichem Maß besonders ausgesetzt ist. Deshalb werden auch arbeitsmedizinische Vorsorgeuntersuchungen bei Arbeitsaufenthalt im Ausland mit einer Untersuchung vor Antritt und einer Rückkehruntersuchung nach Abschluß des Auslandsaufenthaltes durchgeführt (4, 29, 30).

Eine *Infektionskrankheit* ist im einzelnen als *berufsbedingt* anzusehen, wenn folgende Voraussetzungen erfüllt sind: 1. Die Infektionsquelle mit dem entsprechenden Erreger muß mindestens mit Wahrscheinlichkeit im Bereich der Berufstätigkeit gelegen sein. 2. Die Berufstätigkeit muß mit Wahrscheinlichkeit mit besonderer, über das verkehrsübliche Maß hinausgehender Infektionsgefahr verbunden sein, und zwar speziell hinsichtlich der vorliegenden Infektionskrankheit. Die Annahme eines ursächlichen Zusammenhangs zwischen der Infektionskrankheit und der beruflichen Beschäftigung verlangt nicht in jedem Fall den Nachweis der tatsächlichen Infektionsquelle. 3. Der zeitliche Zusammenhang zwischen der Gefährdung im Beruf und dem Auftreten der Infektionskrankheit muß zu der jeweiligen Inkubationszeit passen. 4. Der Befund in Zusammenhang mit der Infektionskrankheit muß für eine Neuansteckung während der Berufstätigkeit sprechen (23).

Im übrigen wird auf das Kapitel über Berufskrankheiten Seite 250f verwiesen.

Bei der gutachterlichen Beurteilung einzelner Krankheitsbilder bzw. deren Folgezuständen sollte nicht außer acht gelassen werden, unter welchen allgemeinen körperlichen und auch seelischen Belastungen der Betroffene zum Zeitpunkt der Infektion gestanden hat. Dies gilt besonders für die verschiedenen Ver-

Tabelle 15.**1** Meldepflichtige Krankheiten

Gemäß Bundes-Seuchengesetz vom 18. Dezember 1979 (BGBl. I S. 2262)
ist

1. krank eine Person, die an einer übertragbaren Krankheit erkrankt ist,
krankheitsverdächtig eine Person, bei der Erscheinungen bestehen, welche das Vorliegen einer bestimmten übertragbaren Krankheit vermuten lassen,
ansteckungsverdächtig eine Person, von der anzunehmen ist, daß sie Erreger einer übertragbaren Krankheit (Krankheitserreger) aufgenommen hat, ohne krank, krankheitsverdächtig oder Ausscheider zu sein,
Ausscheider eine Person, die Krankheitserreger ausscheidet, ohne krank oder krankheitsverdächtig zu sein,
ausscheidungsverdächtig eine Person, von der anzunehmen ist, daß sie Krankheitserreger ausscheidet, ohne krank oder krankheitsverdächtig zu sein.

2. Meldepflichtig
jeder Fall eines **Krankheitsverdachts,** einer **Erkrankung** sowie der **Tod** an

Botulismus Cholera, Enteritis infectiosa a) Salmonellose, b) übrige Formen einschließlich mikrobiell bedingter Lebensmittelvergiftung, Fleckfieber, Lepra,	Milzbrand, Ornithose. Paratyphus A, B, und C, Pest Pocken, Poliomyelitis, Rückfallfieber Shigellenruhr,	Tollwut (als Verdacht einer Erkrankung gilt eine Verletzung durch ein tollwutkrankes oder tollwutverdächtiges Tier sowie die Berührung eines solchen Tieres oder Tierkörpers) Tularämie, Typhus abdominalis, virusbedingtem hämorrhagischem Fieber.

jeder Fall einer **Erkrankung** und eines **Todes** an

angeborener a) Zytomegalie, b) Listeriose, c) Lues, d) Toxoplasmose, e) Rötelnembryopathie, Brucellose, Diphtherie, Gelbfieber, Leptospirose a) Weilsche Krankheit, b) übrige Formen,	Malaria, Meningitis/Enzephalitis a) Meningokokken-Meningitis, b) andere bakterielle Meningitiden, c) Virus-Meningoenzephalitis, d) übrige Formen, Q-Fieber, Rotz, Trachom, Trichinose,	Tuberkulose (aktive Form) a) der Atmungsorgane b) der übrigen Organe, Virushepatitis a) Hepatitis A, b) Hepatitis B, c) Hepatitis C oder nicht bestimmbare übrige Formen, anaerober Wundinfektion a) Gasbrand/Gasödem, b) Tetanus.

jeder **Todesfall** an Influenza (Virusgrippe), Keuchhusten, Masern, Puerperalsepsis, Scharlach.	jeder **Ausscheider** von Choleravibrionen, Salmonellen a) Salmonella typhi, b) Salmonella paratyphi A, B und C, Shigellen.

folgungstatbestände, z. T. auch für Kriegsteilnehmer (1).

Die Diagnose setzt den bakteriologischen Nachweis bzw. die serologische Bestätigung voraus. Dabei ist die Virusdiagnostik allerdings technisch wesentlich aufwendiger als die bakteriologische Routine. Während die Virusisolierung nur in Einzelfällen in Frage kommt, stützt man sich diagnostisch heute vor allem auf serologische Methoden wie die KBR und den Hämagglutinationshemmtest, der eine exakte, wenn auch relativ späte Diagnose erwarten läßt. Es muß im Einzelfall entschieden werden, welcher diagnostisch-technische Aufwand gerechtfertigt ist (34).

Die nachfolgende Darstellung kann nur einer Auswahl von Infektionskrankheiten gerecht werden, ergänzende Hinweise und detaillierte Angaben zur Epidemiologie, Klinik und Diagnostik müssen andernorts entnommen werden (2, 23, 30, 35, 59). Die Infektionen der Lungen ausschließlich Lungentuberkulose sind im Kapitel der Lungenkrankheiten S. 225, 228f dargestellt.

Tuberkulose

(9, 12, 21, 36)

Bei der Begutachtung dieser Krankheit ist zu berücksichtigen, daß sich die seuchenhygienische Situation wesentlich geändert hat, nachdem der Durchseuchungsgrad der deutschen Bevölkerung mit Tuberkulose als Folge der weitgehend effizienten Chemotherapie, Rehabilitation und Überwachung stark zurückgegangen ist. Dies wird durch Ergebnisse der Tuberkulinempfindlichkeit bei Schulkindern und Rekruten der Bundeswehr bestätigt, die zu fast 80% noch negativ reagiert haben. Eine behandlungsbedürftige Tuberkulose ist heute im Regelfall nach etwa 1 Jahr ausgeheilt. Danach ist für die gutachterliche Beurteilung einer etwa verbleibenden Erwerbsminderung nicht mehr eine irgendwie anzusetzende Heilbewährung oder Schonzeit von Bedeutung, sondern allein die objektive Messung von funktionellen Folgeschäden an Atmung und Kreislauf. Hierin liegt eine entscheidende Änderung in der Beurteilung gegenüber einer Zeit vor der Chemotherapie, wo die Tuberkulose noch allein mit Pneumothorax oder operativen Methoden behandelt werden mußte. Dieser insgesamt verbesserten Situation der Prognose sollte heute noch deutlicher Rechnung getragen werden.

Lungentuberkulose

(43, 58, 60, 68)

Ätiologie: In der Regel wird die Lungentuberkulose durch Tröpfcheninfektion übertragen, wobei man vermutet, daß die Erstinfektion heute häufig erst nach dem 30. Lebensjahr, bevorzugt am Arbeitsplatz, erfolgt. Die Ansteckungsquelle ist in den seltensten Fällen festzustellen. Für die Zusammenhangsbewertung sind Erkrankungsfälle innerhalb der Familie, die eigene Konstitution sowie der Allgemeinzustand mit Vor- und Zweitkrankheiten (Diabetes, Karzinom, chronische Bronchitis usw.) zu berücksichtigen. Eine sichere Diagnosestellung erfolgt durch Bakteriennachweis im Sputum, Magensaft oder nach Kultur bzw. Tierversuch. Die intrakutane Tuberkulinprobe ist hilfreich, jedoch nicht allein entscheidend. Sie ist nicht zwingend vorgeschrieben, bei den gefährdeten Pflegeberufen aber bei exakter Methodik für die Verlaufsbeurteilung hilfreich (61). Das gleiche gilt für das Thoraxröntgenbild und die klinischen Befunde (BSG, Blutbild, Elektrophorese usw.).

Für die Bewertung des Verlaufs und der Zusammenhangsfrage sind folgende Definitionen bedeutsam:

Eine *Primärinfektion* liegt vor, wenn eine bei vergleichbarer Technik bis dahin negativ ausgefallene Tuberkulinprobe bei erneuter Prüfung positiv wird und keine Anzeichen einer bereits früher abgelaufenen Infektion vorliegen (Kalkherde). Hinweise liefern in erster Linie Erkrankungen an Pleuritis exsudativa oder ein Erythema nodosum. Leider liegen für die Verlaufsbeurteilung verwertbare Tuberkulintestungen häufig nicht vor, weshalb die Verlaufsbeobachtung von Röntgenbefunden an Gewicht gewinnt.

Das Alter *röntgenologischer Erstmanifestation* bei Erwachsenen kann nach BLOEDNER wie folgt abgeschätzt werden (9):

a) nach 1 Woche lassen sich Herde nach bronchogener Streuung nachweisen, ausgenommen bei Primärtuberkulose;
b) 14 Tage nach dem letzten normalen Röntgenbild können Herde nach hämatogener Streuung einschließlich Miliartuberkulose erkannt werden;
c) Rundherde und Infiltrate bis zu einer Größe von 2 x 2 cm können 4 Wochen nach dem letzten normalen Röntgenbild beobachtet werden.

In der *Synopsis von Röntgen und Tuberkulintestung* ergeben sich als Richtpunkte folgende zeitliche Zusammenhänge:

a) von der Erstinfektion bis zur röntgenologischen Erstmanifestation des Primärkomplexes: 3–6 Wochen
b) von der Infektion bis zur Konversion des Tuberkulintestes: 4–8 Wochen
c) von der Infektion bis zu ersten klinischen Erscheinungen: ca. 10 Wochen

d) von der Infektion bis zur Lymphknotenperforation als Folge langsam progressiver Entwicklung eines Primärkomplexes: bis zu 2 Jahren
e) von der Erstinfektion bis zur Lymphknotenperforation als Folge einer späteren Exazerbation: 2 Jahre und länger

Die bei fehlenden Ergebnissen einer Tuberkulintestung schwierige Frage, ob eine Erstinfektion vorausgegangen war, muß im Einzelfall abgewogen werden, zumal klinische Erscheinungen wie subfebrile Temperaturen, Mattigkeit, Husten, Auswurf usw. auch bei röntgenologisch positiven Krankheitsverläufen fehlen können. Als Anhaltspunkte für frühe Erstinfektion zu werten sind verdichtete Lungenwurzeln, kalkdichte Herdschatten und pleuritische Residuen (61).

Als wichtigste röntgenologische und klinische Manifestation einer *späten Primärinfektion* ist auch heute noch die *Pleuritis exsudativa* anzusehen. Sie tritt am häufigsten im 2. Halbjahr nach der Infektion, manchmal auch nur 4 Monate danach auf. Die postprimären ersten pulmonalen Manifestationen anderer Art lassen sich röntgenologisch meist zwischen dem 2. und 5. Jahr nach der Pleuritis, manchmal aber auch erst 10 Jahre danach feststellen. Diese Latenzen müssen z. B. bei der Beurteilung eines Zusammenhangs zwischen einer im Krieg erworbenen Pleuritis exsudativa und einer später nachfolgenden exazerbierten Lungentuberkulose berücksichtigt werden.

Von *Reinfektion* spricht man, wenn es bei bereits erloschener Tuberkulinallergie zu einer erneuten Infektion kommt. Es entwickelt sich dann ein klinisches und röntgenologisches Erscheinungsbild wie bei Primärinfektion, trotz vorhandener Residuen einer bereits abgelaufenen Primärinfektion. Will man bei einer Begutachtung eine Reinfektion annehmen, so muß bei den röntgenologisch nachgewiesenen Residuen einer abgelaufenen Lungentuberkulose der Nachweis des Erlöschens der Allergie erbracht werden. Der zeitliche Zusammenhang zwischen Exposition und klinisch-röntgenologischer Manifestation entspricht dann dem einer Primärtuberkulose.

Unter *Superinfektion* verstehen wir eine erneute Infektion bei noch bestehender Tuberkulinallergie. Eine frische Herdsetzung kann nach endogener Aktivierung durch *Exazerbation* kleinster Herde erfolgen. Beide Formen – Superinfektion und Exazerbation nach endogener Aktivierung – stellen auch heute noch das Gros der Erstmanifestation einer Erwachsenentuberkulose dar. In der Mehrzahl der Fälle dürfte es sich um endogene Reaktivierungen handeln, exogene Superinfektionen sind jedoch nicht auszuschließen. Beide genannten Formen sind röntgenologisch nicht voneinander zu unterscheiden. Es gibt nur einen Hinweis auf das Vorliegen einer Superinfektion, nämlich das Resistenzverhalten der Keime. So spricht es für eine Superinfektion, wenn der frisch erkrankt Exponierte Kontakt mit Tuberkulösen hatte, die bereits antituberkulös behandelt waren, und bei ihm nach der Erstmanifestation dann Mykobakterien gezüchtet wurden, die bereits primär eine Resistenz gegen Antituberkulotika erkennen ließen.

Die Abschätzung des *Alters tuberkulöser Befunde* bleibt also stets problematisch, es müssen alle Umstände wie Expositionszeit, klinische Erscheinungen, familiäre Disposition, Lebensverhältnisse, Ernährungszustand usw. berücksichtigt werden. Eine Inaktivität der Tuberkulose kann allgemein unterstellt werden, wenn klinische und röntgenologische Krankheitszeichen wenigstens 2 Jahre keine Aktivität und keine Veränderungstendenz haben erkennen lassen. Auch hierbei sind die Lebensumstände, konsequente Therapie, soziale Situation des Einzelfalls zu beachten. Die Rezidivquote liegt heute allgemein bei normalem Therapieverhalten unter 1%. Häufigste Rezidivursachen sind Therapiefehler mit oder ohne Alkohol, psychosoziales Fehlverhalten, Diabetes, Nikotinabusus, Gravidität, Magenerkrankungen oder fortgeschrittenes Alter.

Beurteilung: Unabhängig von dem einzelnen Versicherungsfall und der Krankheitsursache ist festzuhalten, daß die Bewertung einer verbleibenden MdE eine nicht nur vorübergehende Gesundheitsstörung voraussetzt, sondern daß diese sich jeweils für einen Zeitraum von mehr als 6 Monaten ergibt. Nach Abschluß des akuten, behandlungsbedürftigen Krankheitszustandes richtet sich die Bewertung ausschließlich nach den funktionellen Einbußen, die mittels Lungenfunktionsprüfung exakt festgestellt und auch wiederholt kontrolliert werden müssen (43).

Die gutachterliche Festlegung einer durch Lungen-Tb verursachten Erwerbsminderung (MdE) wird im allgemeinen erst nach Wiedereintritt der Arbeitsfähigkeit relevant. Deshalb ergibt sich der entscheidende Bewertungsmaßstab aus der Funktionseinbuße, die die Tuberkulose als *Dauerschaden* verursacht hat. Maßstab hierfür sind die Grundsätze, die in den „Anhaltspunkten für die Gutachtertätigkeit" niedergelegt und auf Seite 203 ausführlich wiedergegeben sind. Hierauf ist zu verweisen.

In den „Anhaltspunkten" sind daneben aber auch Maßstäbe für die MdE bzw. GdB niedergelegt, die die verschiedenen Verlaufs- und Behandlungsstadien einer Lungen-Tb betreffen. Daraus ergibt sich für die

Lungentuberkulose	GdB/MdE
a) *behandlungsbedürftig, ansteckungsfähig*	100%
Behandlungsbedürftig- und Ansteckungsfähigkeit kann nur berücksichtigt werden, wenn sie nicht nur vorübergehend ist.	
b) *behandlungsbedürftig, nicht ansteckungsfähig* (geschlossen)	50%
Als nicht ansteckungsfähig ist eine Lungentuberkulose zu betrachten, wenn drei negative Kulturen im Abstand von je einem Monat vorliegen, sonst bei negativem Befund 12 Monate nach dem letzten Bakteriennachweis.	
Nach komplikationslosem Verlauf und Entlassung mit Chemotherapie kann die MdE nach den ersten drei Monaten herabgesetzt werden auf	10–30%
Für die Periode nach fortgesetzter ambulanter Chemotherapie bei fehlender Funktionsstörung gelten heute im allgemeinen	20%
c) *Nicht mehr behandlungsbedürftig* ohne Einschränkung der Lungenfunktion	0%
Bei funktionellen Folgezuständen, z. B. Pleuraschwielen, Narben, Rechtsherzbelastung, entsprechend höhere Wertung nach dem Ergebnis einer Lungen- und Kreislauffunktionsprüfung.	

Besonders nach tuberkulöser Pleuritis, die nicht selten durch restriktive Funktionseinschränkung zu dauerhafter Leistungsminderung führt, sind exakte und später auch wiederholte Funktionsprüfungen erforderlich.

Das Ergebnis einer kardiopulmonalen Funktionsprüfung bestimmt die Bewertung im weiteren Verlauf. Hier ist auf die Richtlinien zu verweisen, die auf Seite 203 zur Bewertung von Lungenfunktionsstörungen gegeben wurden (3).

Bei dieser Durchschnittsbewertung darf nicht übersehen werden, daß es auch heute noch Ausnahmefälle mit ungünstiger Prognose gibt. F. Räntsch hat festgestellt, daß auch diese Schwerkranken nicht mehr in jungen Jahren sterben, sondern im Mittel ein Lebensalter von 63 Jahren (zwischen 1969 und 1973) erreicht haben. Trotz der allgemein verbesserten Prognose starben von dieser Krankheitsgruppe noch immer 56% an den Folgen ihrer Lungentuberkulose, in erster Linie am chronischen Cor pulmonale. Dies stellt die wichtigste Komplikation dar, die bei der Bewertung stets zu berücksichtigen ist. Vorsichtig zu beurteilen sind auch Tuberkuloseverläufe, die mit Silikose vergesellschaftet sind, also die *Silikotuberkulose*. Es gibt Hinweise dafür, wonach bei diesen Krankheitsfällen die Chemotherapie wesentlich weniger wirksam und dadurch der Krankheitsverlauf erheblich verzögert ist.

Epidemiologische Daten, besonders aus den USA, belegen neuerdings eine gehäufte *Koinzidenz von HIV-Infektionen und Tuberkulose* (21). Bei HIV-Patienten tritt die Tuberkulose häufig in Form atypischer Lungeninfiltrate oder einer disseminierten, kleinfleckigen Aussaat auf. Einschmelzungen fehlen (51, 60). Gehäuft sind extrapulmonale Manifestationen. Die Diagnosestellung ist nicht selten schwierig. Bei unklaren Befunden bei HIV-Infektionen ist an eine Tuberkulose zu denken, zumal von der WHO bis zum Jahr 2000 mit einer Zunahme auf 14 Millionen HIV-infizierte Menschen gerechnet wird (67). Therapeutisch bietet die Tuberkulose heute keine Probleme.

Tuberkulose heute: In seltenen Fällen kommen *Lungentuberkulose und Bronchial- bzw. Lungenkarzinom* nebeneinander vor, häufiger geht die Tuberkulose voraus, selten an gleicher Stelle (39). Eine Koinzidenz von Tuberkulose und Lungenkarzinom im gleichen Lappen fand Gutowski mit 60%, das Zeitintervall betrug 7–9 Jahre. Ein direkter kausaler Zusammenhang ist nur dort wahrscheinlich, wo sich aus einer vorher exakt lokalisierten Narbe an gleicher Stelle ein Karzinom entwickelt, was histologisch nachzuweisen ist (39). Häufiger ist es vermutlich der umgekehrte Verlauf, daß sich nämlich bei Schwächung der Immunitätslage durch eine konsumierende Erkrankung (= Karzinom) eine

Lungentuberkulose reaktiviert hat. Daraus folgt, daß ein Lungenkarzinom nur dann kausal auf eine Tuberkulose zurückgeführt werden kann, wenn nachweislich eine exakte Übereinstimmung in der Lokalisation und ein Zeitintervall von ca. 3–9 Jahren vorliegen (66).

Ein *Magenleiden* kann durch Chemotherapie allenfalls vorübergehend verschlimmert werden. Myokardinfarkt, Hypertonie und Gefäßkrankheiten treten bei Tuberkulosekranken nicht häufiger auf als bei der Durchschnittsbevölkerung, auch hier besteht also keine kausale Abhängigkeit (57).

Eine *Schwangerschaft* bei akuter Lungentuberkulose bedeutet heute im allgemeinen keine wesentliche Gefährdung mehr, vorausgesetzt, daß eine fachgerechte Chemotherapie praktiziert wird. Vorübergehende Verschlimmerungen sind am ehesten post partum möglich, besonders sorgfältige Krankenführung ist nötig. Eine Indikation zur Interruptio ist heute deshalb nur noch bei besonders großen Defekten oder Resistenz gegen die übliche Chemotherapie oder deren Unverträglichkeit gegeben.

RV.: Unter der modernen Chemotherapie kann heute im allgemeinen eine Entseuchung nach ca. 2 Monaten, eine Stabilisierung nach 2–3 Monaten erreicht werden. Für die Hospitalisierung werden heute durchschnittlich 2 Monate für ausreichend angesehen. Der Behandlungseffekt kann eingeschränkt werden durch Diabetes, Lebererkrankungen, Arteriosklerose und vor allem – leider heute nicht selten – durch Alkoholismus, so daß desolate Verläufe eine längere stationäre Behandlung benötigen. In der Regel wird man heute einen Patienten mit Lungentuberkulose nach spätestens 4 Monaten in ambulante chemotherapeutische Weiterbehandlung und Kontrolle entlassen. In der Mehrzahl der Fälle von offener Tuberkulose kann nach 6 Monaten eine Berufstätigkeit wieder zugemutet werden. Damit wird also der früher weitverbreitete *Schonungsgedanke* für Tuberkulosekranke nicht mehr wie bisher aufrechterhalten. Auch eine längerdauernde Art „Heilbewährung" wird als überholt angesehen. Nach Abschluß der Therapie, Rückbildung der Röntgenbefunde und konstant negativem Bakterienbefund sollte der Patient als gesund und arbeitsfähig betrachtet werden; er muß natürlich in Kontrolle bleiben. Für eine automatische Frührente besteht kein Anlaß. Natürlich muß immer im Einzelfall entschieden werden. Berentung ist erst dann angezeigt, wenn alle Rehabilitationsmöglichkeiten ausgeschöpft wurden; deshalb ist die Berentung wegen Tuberkulose heute selten geworden. Erwerbsunfähigkeit wegen Tb ist gegeben bei chronisch persistierender Kaverne mit Ausscheidung von Bakterien, wiederholter Reaktivierung und allgemein schlechter Prognose mit Einschränkung der Atemleistung infolge ausgedehnter narbiger Restherde, Pleuraschwielen oder nach operativen Eingriffen; ferner bei Zweiterkrankungen, die zu einer weiteren erheblichen Einschränkung der Leistungsfähigkeit führen, z. B. Herzinsuffizienz, Tumoren, Diabetes oder Arteriosklerose.

Rehabilitation: *Berufsfördernde Maßnahmen* sind heute nur noch in ausgewählten Fällen erforderlich, z. B. aus funktionellen Gründen bei Defektheilung, bei echten staubbelasteten Berufen wegen möglicher Begleiterkrankungen, z. B. bronchitischem Syndrom, bei besonders ungünstigen Arbeitsbedingungen wie Wechselschicht, Nachtschicht, Überstunden oder Umwelteinflüssen und Funktionsverlusten nach extrapulmonaler Tuberkulose. Nach residuenloser Ausheilung und normaler Funktion steht jedoch einer Wiederaufnahme des Berufs nichts mehr im Wege, eine langdauernde nachträgliche AU „aus Schonungsgründen" ist nicht gerechtfertigt.

Berufliche Umschulung wird nur dort in Frage kommen, wo der Ausgangsbefund besonders schwerwiegend war, nach Operationen, erheblichen Funktionseinbußen oder bei körperlich besonders belastenden Berufen.

In der *Berufskrankheitenverordnung* sind unter Nr. 31 01 Infektionskrankheiten aufgeführt, soweit sie in Krankenhäusern, Heil- und Pflegeanstalten sowie Laboratorien usw. erworben wurden. Die Zahl der berufsbedingt an Lungentuberkulose Erkrankten ist weiter rückläufig (10, 25, 44, 62).

Trotzdem besteht unverändert die Verpflichtung zur regelmäßigen Überwachung des exponierten Personenkreises im Gesundheitswesen, was von Amts wegen zu überprüfen ist. Zur Klärung der Zusammenhangsfrage sind jeweils Röntgenkontrollen unverzichtbar, aber auch die Tuberkulintestung ist vor Berufsaufnahme und als Verlaufskriterium erwünscht. Von daher wird der Wert einer BCG-Impfung in ihrer Nützlichkeit kontrovers beurteilt und auch von der Berufsgenossenschaft nicht mehr gefordert (44, 64).

Zur Prüfung der *beruflichen Verursachung* hat H. J. Brandt vorgeschlagen, zwischen regelmäßigem und nur gelegentlichem berufsbedingten Umgang mit Tuberkelbakterien zu unterscheiden. Bei Angestellten mit verstärkter Tb-Exposition – in Infektionsabteilungen, Tb-Laboratorien und Pathologien – war die Krankheitsinzidenz zehnmal höher als bei der übrigen Bevölkerung, während Beschäftigte mit nur gelegentlichem Tb-Umgang keine signifikant höhere Infektionsgefährdung erkennen ließen. Auch hier erwies sich die Verlaufskontrolle mittels Tuberkulintestung als nützlich, wobei falsch negative Stempelteste, die auch in ca. 30% vorkommen, nach Mendel-Mantoux bis 100 TE-GT ergänzt werden sollten (10).

Zur Entscheidung solcher Zusammenhangsfragen müssen alle früheren Röntgenbefunde beigezogen werden, um die Frage beantworten zu können, ob eine berufsbedingte Superinfektion oder sogar Erstinfektion vorliegt. Ein Zusammenhang ist gegeben, wenn es sich um eine nachweislich frische Tuberkulose bei einem Berufstätigen handelt, der bei der Einstellung gesund war, wenn die berufsbedingte Ansteckung zweifelsfrei und mehr als nur geringfügig wirksam war und wenn der zeitliche Zusammenhang zwischen Ansteckungsgefährdung und nachfolgender Erkrankung (etwa 6 Wochen bis ca. 18 Monate nach der Infektion) gegeben ist.

Haben auch außerberufliche Noxen zur Krankheitsentwicklung beigetragen, so gilt die Kausalitätsnorm für die Anerkennung als erfüllt, wenn die berufliche Beschäftigung eine medizinisch wesentliche und somit auch rechtlich erhebliche Mitursache der Erkrankung war, sei es im Sinne der Entstehung oder der Verschlimmerung. Zum Personenkreis, der von einer Tuberkuloseinfektion betroffen werden kann, zählen vor allem Ärzte, Krankenschwestern und -pfleger, medizinisch-technische Assistentinnen, Heilgymnastinnen, Stationshilfen, Raumpflegerinnen, Tierpfleger, Laborhilfen u. ä. Demgegenüber bringt es das Risiko des Alltags mit sich, daß Berufsgruppen mit starkem Publikumsverkehr wie Schalterbeamte, Schaffner, Hotelangestellte usw. nicht unter den geschützten Personenkreis fallen. Trotzdem kann auch hier einmal eine tuberkulöse Infektion als *Arbeitsunfall* anerkannt werden, wobei auf die allgemeinen Voraussetzungen (s. S. 247 ff) zu verweisen ist. Für die Anerkennung ist dann zu fordern, daß die Infektion bei der versicherten Tätigkeit erfolgte, daß der Infizierte vorher nachweislich nicht an einer Tuberkulose erkrankt war, daß die Infektionsquelle und der Infektionsvorgang bekannt sind, daß vor allem außerberufliche Infektionsmöglichkeiten im Familien- und Bekanntenkreis auszuschließen sind. Durch ein *lokales Trauma* auf Thorax oder Lunge wird eine Tuberkulose nicht verursacht, in seltenen Fällen wohl einmal reaktiviert. Ein derartiger traumatischer Zusammenhang ist dann zu bestätigen, wenn zuvor sicher keine aktive tuberkulöse Erkrankung bestanden hat, wenn der Ort des Traumas mit dem der tuberkulösen Affektion zusammenfällt (nicht nur Seitengleichheit), wenn die Verletzung der Lunge erheblich war und wenn ein zeitlicher Zusammenhang zwischen etwa 1 Woche und 4 Monaten besteht.

Im *Versorgungswesen*, insbesondere im Rahmen des Schwerbehindertengesetzes, spielt die Tuberkulose bei der Festsetzung des GdB eine Rolle, wobei zu beachten ist, daß sich hier der Begriff der MdE nicht auf Auswirkungen einer Behinderung im allgemeinen Erwerbsleben bezieht, sondern ein Maß für die Auswirkung des Mangels an funktioneller Intaktheit, also an körperlichem, geistigem und seelischem Vermögen darstellt, so daß also die Berufstätigkeit keine Rolle spielt. Auch sog. Alterserscheinungen schlagen dabei nicht besonders zu Buche. Hinsichtlich der Bewertung in den einzelnen Krankheitsstadien ist auf Seite 280 zu verweisen.

KOV: Die Entstehung oder Verschlimmerung einer Lungentuberkulose durch wehrdiensteigentümliche Einflüsse ist möglich:

a) durch Dienstverrichtung unter erhöhter Infektionsgefahr (Sanitätspersonal);
b) durch einen Unfall im Dienst (posttraumatisch);
c) unter Einwirkung der dem Kriegsdienst eigentümlichen besonderen Verhältnisse, insbesondere durch außergewöhnliche körperliche Belastungen, Schwächung der körperlichen Widerstandsfähigkeit oder nach einer Vorkrankheit (Pneumonie);
d) unter Einwirkung besonders schwerwiegender Umstände während Inhaftierung, insbesondere auch nach Kriegsgefangenschaft, Flucht oder Vertreibung, Unterernährung, Strafarbeiten usw.

Die Beantwortung der Zusammenhangsfragen wird häufig durch das *Zeitintervall* zwischen Ende der kriegseigentümlichen Einflüsse und Erstmanifestation der Lungentuberkulose erschwert.

Im allgemeinen kann man rechnen, daß ein Zusammenhang bei einem Zeitintervall bis zu 1 Jahr gegeben ist, wenn die Entlassung in gutem Kräftezustand erfolgte und Brückensymptome vorhanden sind. Bestanden während des Krieges oder der Inhaftierung aber starke körperliche Belastungen, insbesondere erhebliche Ernährungsschäden, Dystrophie usw., so ist das Intervall auf 2, ggf. bis zu 3 Jahren auszudehnen. Sind solche besonderen Umstände nachgewiesen und wird die Erkrankung innerhalb des üblichen Zeitintervalls manifest, so muß eine Anerkennung als Schädigungsfolge im Sinne der Entstehung erfolgen.

Nach heutigen Erkenntnissen über die Stabilisierung des Krankheitsprozesses sind sicherlich viele Bewertungen alter, seit Jahren inaktiver Tuberkulosefälle noch wesentlich zu hoch bemessen. Es ist nicht gerechtfertigt, wegen der vagen Möglichkeit einer Reaktivierung eine dauerhafte MdE dort anzuerkennen, wo seit Jahren weder eine Aktivität noch eine meßbare Funktionseinbuße durch die Lungentuberkulose vorliegt.

Schwieriger ist die Beurteilung dann, wenn *größere Zeitabschnitte* zwischen wehrdienstlichen Einflüssen und Erkrankung bestehen. Hat z. B. vordienstlich eine tuberkulöse Infektion stattgefunden und muß angenommen werden, daß sie biologisch nicht ausgeheilt war, so ist eine durch den Wehrdienst verursachte Exazerbation nur in besonderem Fall, eine Superinfektion bei erwiesener starker Exposition als Schädigungsfolge i. S. der Verschlimmerung anzusehen. Superinfektionen sind allerdings manchmal schwierig von einer Exazerbation abzugrenzen, wozu es differenter klinischer und röntgenologischer Beweismittel bedarf. Ist eine Pleuritis exsudativa als Schädigungsfolge anerkannt, folgen ihr dann nach längerem zeitlichen Abstand anderweitige Organmanifestationen einer Tuberkulose, so sind in der Regel auch diese als Schädigungsfolge anzusehen, wobei jedoch geprüft werden muß, inwieweit neue Noxen für das Auftreten einer tuberkulösen Erkrankung maßgeblich gewesen sind. Der Zusammenhang ist besonders dann wahrscheinlich, wenn die Widerstandskraft noch durch Schädigungsfolgen erheblich herabgesetzt war. Dabei ist besonders der Einfluß einer Dystrophie zu prüfen, da auch während der Reparationsphase derselben noch mit der erhöhten Infektionsanfälligkeit gerechnet werden muß.

Es ist im allgemeinen abernicht damit zu rechnen, daß eine Lungentuberkulose durch eine *Schußverletzung* verursacht wird. Man müßte in einem Einzelfall davon ausgehen, daß durch Traumaeinwirkung eine erhebliche Resistenzschwächung aufgetreten ist bzw. daß auf traumatischem Wege eine Aktivierung eines Herdgeschehens eingetreten ist. Die sorgfältigen und umfassenden Untersuchungen von Räntsch (53) haben zu der Erkenntnis geführt, daß Entstehung und Reaktivierung einer Lungentuberkulose als direkte Lungenschußfolge in keinem Fall von 115 metatraumatischen Erkrankungen einwandfrei bewiesen werden konnte. Da der Reaktivierung in der Regel ein Ursachenbündel zugrunde liegt, muß allerdings im Einzelfall auch dem Lungenschuß und seinen unspezifischen Folgen für die Entstehung oder Verschlimmerung einer Tuberkulose die Rolle einer neben anderen Umständen wesentlichen Mitursache zuerkannt werden. Dabei kommt der allgemeinen Resistenzminderung durch die Verwundung und ihre Folgen bei erhöhtem Infektionsrisiko im Wehrdienst und Lazarett in einem Maße Bedeutung zu, wie es in der Regel bei einem Arbeits- oder Verkehrsunfall mit Auswirkung auf den Brustkorb nur äußerst selten in ähnlicher Weise angetroffen wird.

Eine mittelbare Verschlimmerung der Tuberkulose durch solche Verwundungsfolgen sollte nur dann unterstellt werden, wenn die Erkrankung im Zeitalter der Chemotherapie einen abnorm ungünstigen Verlauf erkennen läßt.

Besonders sorgfältig sind im Einzelfall fragliche Zusammenhänge zwischen *Tuberkulose und chronischer Bronchitis*, sekundärem Emphysem und Bronchiektasen zu prüfen. Nicht jede einer aktiven Tuberkulose nachfolgende chronische Bronchitis kann als Schädigungsfolge bezeichnet werden, schon gar nicht dann, wenn Hinweise auf chronischen Nikotinabusus bestehen. Andererseits sind mechanische Änderungen der Thoraxstatik durch Lappenresektion, Pneumothorax, Zwerchfellparese und andere Eingriffe am Thorax durchaus geeignet, eine u. U. beträchtliche Funktionseinbuße zu bewirken.

Ein anderes Problem ist der fragliche kausale Zusammenhang zwischen einer *antituberkulären Chemotherapie und nachfolgender Leberzellschädigung*. Derartige unterschiedlich bedeutsame funktionelle oder auch morphologische Leberschädigungen treten in Abhängigkeit vor allem von Lebervorkrankheiten, konstitutionellen Gegebenheiten, Lebensalter, Geschlecht, Dosis, Behandlungsdauer und

Kombination der verabreichten Tuberkulosemittel in etwa 1 bis 5% der Krankheitsfälle auf. Man muß dabei mit dosisabhängigen toxischen Veränderungen durch INH, Rifampicin, immunallergischen Reaktionen bei PAS, INH, Ethionamid, Protionamid sowie metabolischen Interaktionen oder pharmakokinetischen Variationen des Arzneimittelstoffwechsels rechnen. Die Prognose ist im allgemeinen gut, da bei fehlender Vorschädigung die Leberveränderungen nach Absetzen der Chemotherapeutika meist rasch abklingen. Nur vereinzelt wurden Verläufe mit massiven Leberzellnekrosen oder nach langfristiger Behandlung postnekrotische Leberzirrhosen beschrieben (50).

Nach alledem sind fortdauernde Leberzellschädigungen nach langfristiger Tuberkulosebehandlung zu den seltenen Ausnahmen zu zählen, weshalb bei Prüfung der Zusammenhangsfragen besonders sorgfältige Erhebungen zur Vorgeschichte notwendig sind.

Die vom Tier auf den Menschen übertragene Tuberkulose hat gutachterlich nur noch geringe Bedeutung. Seit Ausrottung der *Rindertuberkulose* werden kaum noch frisch aufgetretene bovine Erkrankungen beim Menschen gefunden. Statt dessen sind gelegentlich noch bei älteren Menschen vor Jahren entstandene Tuberkulosen oder Exazerbationen zu beurteilen, deren Infektion bereits Jahrzehnte zurückliegt, wenn sie mit einer früheren Tätigkeit in der Landwirtschaft, Fleischerei oder im tierärztlichen Bereich in Zusammenhang gebracht wird. Unfallrechtlich stellt sich dann die Frage, ob die Infektion vielleicht auch schon in der Kindheit erfolgte. JENTGENS sah bei seinen Erhebungen vereinzelt Gefahrenquellen in zoologischen Gärten, im Zirkus sowie in Forschungsinstituten der Human- und Veterinärmedizin (37).

Nichttuberkulöse, auch *atypisch* oder ubiquitär, im Angelsächsischen MOTT (mycobacterias other than tuberculosis) bezeichnete *Mykobakteriosen* (52) sind nicht von Mensch zu Mensch übertragbar. Der Nachweis gelingt mit zunehmender Empfindlichkeit bakteriologischer Untersuchungsmethoden häufiger. Wahrscheinlich nimmt auch die Zahl der Erreger zu bei einer Vielzahl verschiedener Arten mit etwas unterschiedlicher Pathogenität. Klinisch am bedeutsamsten ist der M.-avium-intracellulare-Komplex. Von einer Mykobakteriose von Krankheitswert ist auszugehen, wenn ein typischer röntgenologischer Befund vorliegt und mehrmals der gleiche Erreger mit dem gleichen Resistenzspektrum gefunden worden ist. Die Therapie ist wegen der zumeist vorliegenden Mehrfachresistenz schwierig und langwierig. Eine „echte“ Zunahme dieser Mykobakteriosen ist bei dem erworbenen Immundefektsyndrom *(AIDS)* als opportunistische Infektion zu beobachten (21, 51, 60).

Organtuberkulosen

(11, 18, 38, 56, 61)

Extrapulmonale Tuberkulosen müssen stets auf ihren Zusammenhang mit einer evtl. vorausgegangenen Lungentuberkulose überprüft werden. Sie haben eine sehr unterschiedliche Entwicklungsdauer, die im Einzelfall schwer abzuschätzen ist, was die Beurteilung kausaler Zusammenhänge erschwert. Jedes Organ besitzt eine für die Tuberkulose typische Latenz- oder Entwicklungszeit, jedoch bestehen dabei individuell erhebliche Unterschiede, die auch durch äußere Einflüsse noch verändert werden. Dabei sind Latenzzeiten zwischen 1 und 30 Jahren beobachtet worden. Man muß auch bedenken, daß der Zeitpunkt der hämatogenen Streuung von einem Krankheitsherd aus nicht identisch ist mit dem Auftreten der ersten Krankheitszeichen bzw. dem klinisch-röntgenologischen Infektionsnachweis.

Die auch heute noch wichtige *Urogenitaltuberkulose* verläuft manchmal 4 Jahre symptomlos, später verursacht sie lediglich allgemeine und Miktionsbeschwerden. Für die Diagnostik ist die sonographische Untersuchung der Nieren aussagefähiger und ökonomischer als aufwendige Röntgenuntersuchungen (65). Die Latenzzeiten nach einer Lungentuberkulose sind sehr unterschiedlich: in 13% sofort an eine tuberkulöse Ersterkrankung anschließend, in 35% innerhalb 10 Jahren, in 76% innerhalb 20 Jahren und in 92% innerhalb der ersten 30 Jahre; Häufigkeitsgipfel zwischen 13 und 15 Jahren nach der Ersterkrankung, am ehesten im 2. Dezennium. Auch die Befunde sind anfangs spärlich: Leukozyten und Erythrozyten im Harn, im späteren Stadium typische röntgenologische Veränderungen; Sicherung der Diagnose durch Bakteriennachweis. Wichtig ist die Frage, ob Nebenhoden und Prostata betroffen sind. Einzelheiten im Kapitel der Urologie S. 441 f.

Extrapulmonale Manifestationen der Tuberkulose werden bei etwa 2,5% aller Obduktionen gefunden. Dabei dominieren die Knochentuberkulose speziell der Wirbelsäule und die Tuberkulose der männlichen Geschlechtsorgane. Auffällig ist die Häufung ausgedehnter Lymphknotenprozesse oder deren Residuen, was als Hinweis auf die Bedeutung der Hiluslymphknotentuberkulose für die zur extrapulmonalen Tuberkulose führenden submiliaren Streuprozesse aufgefaßt wird. Auch für die *Skelettuberkulosen* (54) werden unterschiedliche Latenzzeiten angegeben (Merkblatt des Dtsch. Zentralkomitees zur Bekämpfung der Tuberkulose): Erkrankungen der Hände und Füße, der großen Gelenke, serösen Häute in der Regel 3 Monate; der Wirbel 6–24 Monate. Ausgangspunkt kann auch eine Pleuritis exsudativa sein.

Für die Tuberkulose des Zentralnervensystems, der Augen, der Genitalien (11, 38), Bauchfell und Darm liegen allgemein verwertbare Angaben über die Latenzzeiten nicht vor.

RV: Die Organtuberkulosen bedürfen ebenso wie die Lungentuberkulose langdauernder, konsequenter medikamentöser Behandlung. Die Prognose hat sich aber auch hier unter der Einwirkung der tuberkulostatischen Therapie gebessert, deshalb ist AU unterschiedlich nach Lokalisation und Verlauf. Dauerberentungen sind selten, sie richten sich ggf. nach dem Funktionsausfall des betroffenen Organs.

KOV: Für die Zusammenhangsfragen sind alle Faktoren zu beachten, die die Widerstandskraft des Organismus verminderten, also insbesondere Kriegsgefangenschaft, KZ usw. Wurde die tuberkulöse Ersterkrankung als Schädigungsfolge anerkannt, so sind auch andere Organtuberkulosen im gleichen Sinn zu bewerten. Die Prognose ist abhängig von der konsequenten Therapie.

AIDS

(2, 15, 27, 31)

Die erworbene Immunabwehrschwäche (acquired immune deficiency syndrome) ist eine höchst aktuelle Infektionskrankheit, von der eine weltweite Ausbreitung, eine Pandemie eingesetzt hat. Erreger ist ein lymphotropes Retrovirus, das anfangs als Lymphadenopathie-assoziiertes Virus (LAV), heute als Human-Immundefect-Virus (HIV) bekannt ist. Das Virus gilt als sehr empfindlich auf schädigende Umwelteinflüsse, weshalb zu seiner Abtötung allgemein die üblichen Desinfektionsmittel ausreichend sind. Ein Reservoir des HIV besteht offensichtlich bei wildlebenden Affen (Meerkatzen) in Zentralafrika, wo die AIDS-Erkrankung in der Bevölkerung auch endemisch besteht, ohne daß sie anfangs als solche erkannt wurde. Dabei wurde hervorgehoben, daß bei der dortigen Bevölkerung die Homosexualität unter Männern fast unbekannt ist. Vermutlich wurde das HIV dann von Negersklaven aus Zentralafrika nach Haiti eingeschleppt, von wo es durch den intensiven Tourismus von Homosexuellen in die USA eingeschleppt wurde, von dort kam es dann ab 1981 zu der explosionsartigen Ausbreitung von AIDS.

Der Erreger wird von Mensch zu Mensch übertragen, hauptsächlich beim Geschlechtsverkehr von einem kranken auf einen gesunden Sexualpartner, wobei eine offene Verletzung beim Empfänger Voraussetzung der Infektion ist. Man vermutet, daß eine hohe Infektionsdosis, also mehrfacher Intimkontakt für eine Ansteckung nötig ist. Im übrigen ist AIDS eine zyklische Infektionskrankheit, weshalb damit gerechnet werden muß, daß das Blut von AIDS-Kranken stets infektiös ist. Da der Erreger im Generalisationsstadium im Blut kreist, kann er in alle Körpergegenden eindringen und von dort ausgeschieden werden, z. B. mit dem Sperma des Patienten, das nachweislich stark virushaltig ist, während Tränenflüssigkeit, Speichel, Urin und Kot nur als gering infektiös anzusehen ist. Man vermutet, daß 88% aller AIDS-Kranken durch Geschlechtsverkehr infiziert werden (31). Bei den Risikogruppen schwanken die Angaben beträchtlich, die zweifelsfrei größte ist die homosexueller und bisexueller Männer (72–80%), weiterhin sind besonders betroffen Drogenabhängige (ca. 10%), Hämophile und Transfusionsempfänger (ca. 8%), Sexualpartner der vorgenannten Gruppen sowie nicht näher analysierte Übertragungswege. Nicht zu vergessen sind auch Neugeborene von HIV-infizierten Müttern.

Für eine indirekte Virusübertragung sind demnach folgende *Personengruppen beson-*

ders gefährdet: Empfänger von Bluttransfusionen, Bluter, die mit Blutderivaten behandelt werden, Drogenabhängige sowie Neugeborene von AIDS-kranken Müttern, die pränatal auf dem Blutweg infiziert wurden. Dabei ist die Übertragungsmöglichkeit durch die heute übliche Überwachung der Blutspender, die als HIV-positiv ausgeschieden werden, in gewissem Umfang vermindert worden. Die auffällige Koinzidenz von AIDS und *Lungentuberkulose* wurde bereits erwähnt (21, 41, 51).

Daß AIDS bis heute bei uns nicht nach dem Seuchengesetz meldepflichtig ist, mag sozialpolitisch und auch menschlich-psychologisch verständlich sein, aus seuchenhygienischen und ärztlichen Gründen ist dies jedoch im Sinne der Vorbeugung und der statistischen Kontrolle dieser weltweiten Seuche zu bedauern.

Die Inkubationszeit kann wenige Monate bis zu vielen, ca. 8 Jahren dauern.

Man unterscheidet heute meist folgende **Verlaufsformen:** *Lymphoadenopathie-Syndrom (LAS)* mit generalisierten Lymphknotenschwellungen, Leistungsminderung, Gewichtsverlust, Fieber und Durchfällen. Erregernachweis fehlt. Es müssen wenigstens eines oder mehrere dieser allgemeinen Symptome sowie eine mindestens drei Monate anhaltende Lymphknotenschwellung und ein Defekt der zellulären Immunität serologisch nachweisbar sein. Die Krankheit kann auf dieser Stufe stehenbleiben, aber auch in das Vollbild von AIDS übergehen.

Ein ARD = AIDS-related disease oder ARC = AIDS-related complex liegt vor, wenn opportunistische Infektionen, insbesondere durch Viren (Herpes, Zytomegalie), Protozoen oder Pilze oder bestimmte Bakterien hinzutreten, wobei diese Infektionen jede für sich behandelbar sind.

AIDS liegt schließlich vor, wenn schwere opportunistische Infektionen (Pneumocystis-carinii-Pneumonie) und/oder ein Kaposi-Sarkom bestehen und entsprechende serologische Konstellationen mit niedrigen T-Helferzellen sowie hohe Werte für Immunglobuline IgG und IgH vorliegen.

Die Diagnose wird durch den Nachweis der HIV-Antikörper mit Hilfe des ELISA-Tests erbracht, sie muß aber durch einen weiteren Western-Blot-Test bestätigt werden (28). Virusnachweis ist heute in Spezialinstituten ebenfalls möglich. Die Diagnostik ist zu ergänzen durch eingehende klinische Untersuchung mit besonderer Beachtung des Lymphknotensystems, Blutbild, Blutsenkung, Leberfunktionsproben und Immunglobuline.

Die Therapie gegen AIDS ist bislang in ausreichendem Maß nur gegen die Komplikationen möglich, mit der Entwicklung besserer Therapien und auch mit der Prophylaxe durch Impfung kann aber gerechnet werden. Bisher gibt es aber noch keine wirksame aktive Schutzimpfung gegen AIDS.

Zur **Vorbeugung** weiterer Ausbreitung ist frühzeitige und detaillierte Information der infizierten Personen besonders wichtig. Diese dürfen kein Blut, Samen, Organe oder anderes Gewebe spenden, sie müssen in jedem Fall behandelnde Ärzte und Zahnärzte über Verdachtsmomente und vorliegende Untersuchungsbefunde informieren. Hinzu kommt eine Belehrung über ihre Lebensweise, die ihnen vor allem im partnerschaftlichen Umgang Pflichten auferlegt und es auch ratsam erscheinen läßt, daß sie nicht mit anderen Personen gemeinsam Geräte wie Rasierapparate oder Zahnbürste benutzen. Das Risiko für die im Gesundheitsdienst tätigen Personen scheint sowohl in der Klinik wie auch in der Praxis nicht sehr hoch zu sein, denn die Zahl der für die gefährdete Berufsgruppe gemeldeten Infektionen ist bislang noch sehr gering. Trotzdem müssen sich vor allem die operativen und diagnostisch aktiven Berufsgruppen auf die latente, nicht zu bagatellisierende Infektionsgefahr einstellen. Demgegenüber dürfte das Risiko für den reinen Pflegedienst geringer sein, sofern die üblichen hygienischen Maßnahmen i. S. der Vorbeugung (Gummihandschuhe, Vorsicht bei Hautdefekten usw.) beachtet werden.

Bei Erkrankung einer *im Gesundheitsdienst tätigen Person* ist es vor allem wichtig, daß die Ansteckungsquelle im Einzelfall nachgewiesen wird, damit die Erkrankung als Berufsschaden anerkannt werden kann. Dabei ist zu berücksichtigen, daß es wie bei Hepatitis B keine aerogene Übertragung gibt, daß aber Gewebe, Blut und Körperflüssigkeiten der Infizierten als infektiös gelten müssen. Deshalb sind bei der Pflege von AIDS-Kranken dieselben Schutzmaßnahmen zu berücksichtigen wie etwa bei Hepatitisinfektionen, also Verhinderung von Hautkontakten mit Blut, bluthaltigen Exkreten, Vorsicht bei serologischen und klinisch-chemischen Untersuchungen, kein Mundpipettieren (26).

Beurteilung: Laut Kommentar zu den „Anhaltspunkten für die ärztliche Gutachtertätigkeit" ist „allein die Tatsache einer HIV-Infektion ohne klinische Symptomatik keine Rechtfertigung für die Annahme eines GdB bzw. MdE-Grades von wenigstens 10. Dies wurde neuerdings vom ärztlichen Sachverständigenbeirat bestätigt. Im übrigen gelten derzeit folgende Bewertungen im Versorgungsrecht hinsichtlich des GdB bzw. MdE (20):

Lymphoadenopathie-Syndrom	
keine oder nur geringe Leistungseinschränkung	30–40%
stärkere Leistungseinschränkung	50
AIDS-related-complex (ARC)	50–80%
AIDS	100%

Außergewöhnliche seelische Begleiterscheinungen sollen ggf. gesondert berücksichtigt werden.

Für den Straftatbestand einer *Vergewaltigung* (s. S. 674f) mit der Gefahr einer Infizierung stellte das gleiche Gremium fest, daß in einem solchen Fall nicht die u. U. zeitaufwendige verwaltungsseitige Aufklärung des Sachverhaltes abgewartet werden dürfe. Vielmehr sei dann, wenn die Verwaltungsbehörde von einer Vergewaltigung Kenntnis erlange, sofort der leitende Arzt zu verständigen, der umgehend die Durchführung eines AIDS-Tests veranlassen sollte. Entsprechend sollte auch im Hinblick auf Geschlechtskrankheiten verfahren werden.

Angina

(akute Tonsillitis)

Ätiologie: Die klassische Angina lacunaris, die durch starke Halsschmerzen, Schwellung und Vereiterung der Gaumenmandeln, hohes Fieber charakterisiert ist, wird durch Streptokokken verursacht, die auf Penizillin empfindlich sind. Man muß im Einzelfall eine Virusinfektion ausschließen, bei der die Tonsillen im allgemeinen nicht mit Eiterstippchen belegt, sondern Rachen und Gaumen flammend rot verfärbt sind. Besonders schwere Verlaufsformen sind die Angina necroticans bzw. gangraenosa oder phlegmonosa. Differentialdiagnostisch abzugrenzen ist eine Angina Plaut-Vincenti und ein Pfeiffersches Drüsenfieber (infektiöse Mononukleose). Die Bedeutung der Erkrankung liegt in den nicht seltenen *Komplikationen* durch Otitis media, nachfolgender Herdnephritis oder auch diffuser Glomerulonephritis, seltener auch bakterieller Endokarditis bzw. Endocarditis lenta.

KOV: Die Krankheit ist während des Wehrdienstes verhältnismäßig häufig, sie wird durch die Bedingungen des militärischen Lebens (erhöhte Infektionsgefahr durch Gemeinschaftsunterkünfte, Witterungseinwirkungen, körperliche Strapazen) begünstigt. Unter kriegsbedingten Verhältnissen können alle Einflüsse, die die körperliche Widerstandskraft reduzieren, wie Hunger, Verwundung, Erfrierung, Haft usw. einen krankheitsbegünstigenden Einfluß gewinnen. Unter solchen Umständen sind deshalb auch nachfolgende Organkrankheiten an Herz oder Nieren als Schädigungsfolgen anzusehen.

Morbus Bang

Erreger ist die Brucella abortus Bang, die überall dort vorkommt, wo Rinder gehalten werden; sie kann auch von Ziege und Schaf übertragen werden, im allgemeinen durch Nahrungsmittel (Milch) von infizierten Tieren. Tiere sind häufiger befallen, aber nur selten krank (Verkalbung). Eintrittpforte für den Menschen sind unbekleidete Haut, auch Konjunktiven, Magen-Darm-Kanal, selten Luftwege. Gefährdet sind in erster Linie Tierpfleger und Tierärzte.

Die Inkubationszeit beträgt 5 bis 28 Tage, Diagnose durch KBR. Prognose abhängig von früher und gezielter Therapie.

Komplikationen: Dauerschäden können das Herz als Myo- oder Endokarditis befallen, ferner Hoden- und Eierstockentzündungen, Myositis bzw. Osteomyelitis, Arthritis, Neuralgien, Harnwegsinfektionen, Thrombosen, Milz- und Leberschädigung.

Bilharziose, Schistosomiasis

(14, 70)

Verursacher ist eine der vier humanpathogenen Spezies von Schistosoma. Nach Befall mit *Schistosoma haematobium* kann es zur chronischen Urogenitalbilharziose kommen, wobei die Eier drei bis sechs Monate nach der Infektion im Blasengewebe auftreten und im Urin nachgewiesen werden können. Sie kommt hauptsächlich in Ägypten vor, wird gelegentlich auch durch Touristen nach Deutschland eingeschleppt.

Nach Befall mit *Schistosoma mansoni* kommt es zu chronischer Darmbilharziose, die besonders den unteren Dickdarm befällt. Klagen über Diarrhö und Obstipation, Leibschmerzen, Übelkeit sind die Folge. Es kann sich auch eine erhebliche chronische Kolitis entwickeln. Mehr den Dünndarm befällt *Schistosoma japonicum.* Beide letztgenannten Spezies von Schistosoma können auch eine hepatolienale Bilharziose hervorrufen, auch als Banti-Syndrom oder ägyptische Splenomegalie bezeichnet. Hier entstehen schwerwiegende Organfolgen an Leber, Muskulatur und Beeinträchtigung des Allgemeinzustandes.

Eine Übertragung der Bilharziose in Deutschland ist nicht möglich, da die entsprechenden Schnecken als Zwischenwirte und das für sie notwendige Habitat nicht vorhanden sind. Beweisend für eine Infektion mit Schistosoma ist nur der Eiernachweis. Zur Immundiagnostik eignen sich aber auch Komplementbindungsreaktion, indirekte Hämagglutination und Immunfluoreszenz. Die Prognose bei rechtzeitiger Diagnostik ist durch eine neue chemische Entwicklung von Praziquantel verbessert, das gegen diese Parasiten voll wirksam sein soll. Die schlechteste Prognose haben Infektionen mit Schistosoma japonicum.

Botulismus

Es handelt sich um eine Intoxikation durch die von Clostridium botulinum gebildeten Neurotoxine, die ihre Wirkung im Zentralnervensystem entfalten, indem sie an den Synapsen der Nervenendplatten ansetzen und irreversibel das cholinergische System lähmen und somit die Freisetzung des Acetylcholins verhindern. Der Krankheitsprozeß entwickelt sich innerhalb von Stunden oder wenigen Tagen. Muskelschwäche bei erhaltenen Reflexen, dann zunehmend ausgebreitete Paresen mit z. T. schwerwiegenden bulbär-nervösen Störungen, Akkommodationsschwäche, Doppeltsehen, Lähmung des Akustikus und Fazialis, Störungen der Blasen- und Mastdarmfunktion. Gefahr der Bulbärparalyse.

Die Krankheit kann durch verdorbenes Fleisch, schlecht konservierte Wurst, Schinken usw. verursacht werden, was unter kriegsbedingten Verhältnissen, aber auch heute noch gelegentlich vorkommt.

Die Rekonvaleszenz erstreckt sich über Monate, häufigste Komplikationen sind Aspirationspneumonien und Herzrhythmusstörungen.

Cholera

Sie wird durch Choleravibrionen verursacht, ist in tropischen Gebieten, vor allem in Indien, neuerdings auch in Südamerika endemisch, kommt aber bei schlechten hygienischen Bedingungen und als Folge des modernen Tourismus gelegentlich auch in Europa vor. Infektionsquelle ist der erkrankte Mensch oder auch der nicht erkrankte Vibrionenausscheider. Orale Übertragung von Mensch zu Mensch oder häufiger durch Trinkwasser und infizierte Nahrungsmittel.

Inkubationszeit wenige Stunden bis zu vier Tagen. Es kommt zu schweren, reiswasserähnlichen Durchfällen mit bedrohlichem Flüssigkeitsverlust, Muskelkrämpfen und drohendem Kreislaufkollaps, soweit keine effiziente Behandlung einsetzt. Die Erreger können mikroskopisch und kulturell im Stuhl nachgewiesen werden, im Serum wird nach ca. fünf Tagen die Agglutinationsreaktion positiv. Gefürchtet sind Mischinfektionen mit Salmonellen und Shigellen. Die parenterale Impfprophylaxe ist begrenzt wirksam, wird aber nicht immer gut vertragen.

Die Prognose bleibt in den Tropen unsicher, allgemein ist sie abhängig von rechtzeitiger Therapie und Pflege.

Diphtherie

Erreger ist das Corynebacterium diphtheriae, das nach Methylenblaufärbung auf dem Objektträger oder durch Kultur nachgewiesen wird. Die Übertragung erfolgt vor allem durch Tröpfcheninfektion von Kranken, gesunde Zwischenträger können aber hinzutreten. Inkubationszeit 3 bis 5 Tage. In Kriegszeiten war die Diphtherie eine häufige Infektionskrankheit, inzwischen hat sie an Bedeutung verloren, sie tritt aber auch jetzt noch gelegentlich endemisch auf. Obwohl die Prognose durch die Behandlung mit Antitoxin und Penizillin wesentlich günstiger wurde, werden auch heute noch gelegentlich Todesfälle beobachtet.

Gefürchtet sind die Komplikationen bei toxischer Diphtherie: Kreislaufschäden durch Versagen des Vasomotorenzentrums und der peripheren Gefäßinnervation, evtl. akuter Vasomotorenkollaps. Am Herzen werden das Muskelparenchym, das Reizleitungssystem und der Nervus vagus in Mitleidenschaft gezogen. Primär kommt es zur toxischen Myokardschädigung, sekundär zur Myokarditis. Neurologische Komplikationen entsprechend einer Polyneuritis bzw. Polyradikuloneuritis mit Guillain-Barré-Syndrom, auch Lähmungen anderer Nervenregionen können bis zum 50. Krankheitstag noch auftreten. In den meisten Fällen, insbesondere nach frühzeitiger Antitoxingabe, ist die Rückbildungstendenz gut, dauerhaft hinterbleibende Schäden der Herzmuskelleistung mit pathologischen EKG-Befunden oder Rhythmusstörungen kommen in seltenen Fällen vor. Manchmal klagen solche Patienten noch monatelang nach der akuten Infektion über unbestimmte anginöse Herzbeschwerden, Herzklopfen und Leistungsminderung. Auch Nierenparenchymschädigungen sind gelegentlich beobachtet worden, aber kein Vitium cordis.

Fleckfieber

(45)

Erreger ist die Rickettsia prowazeki, die durch Kleiderläuse übertragen wird. Die Laus infiziert sich durch Stiche am Fleckfieberkranken und infiziert dann mit ihrem Kot einen anderen. Unter natürlichen Verhältnissen gibt es keine Übertragung von Rickettsien von Mensch zu Mensch, weshalb das Fleckfieber nur dort auftritt, wo sich bei mangelhafter Hygiene Kleiderläuse halten können. Deshalb ist die Entlausung die sicherste Prophylaxe. Diagnose durch KBR oder Weil-Felix-Agglutination, die vom 8. bis 10. Krankheitstag an positiv ist. Die Inkubationszeit beträgt 10–14 Tage.

Die Seuche ist in Kriegszeiten, besonders in Rußland und im asiatischen Raum, vielfach aufgetreten. Der meist schwere Krankheitsverlauf wurde darauf zurückgeführt, daß in unseren Breiten eine stumme Feiung gegen diese Krankheit nicht stattfindet. Krankheitsverlauf und Schweregrad sind sehr unterschiedlich.

Erkrankungsbeginn mit Fieber und Beeinträchtigung des Allgemeinzustandes, danach Exanthem am Stamm und nicht selten zerebrale Symptome: Apathie, Somnolenz, auch Delirien kommen vor sowie Schwerhörigkeit bis zur Ertaubung, Schädigung des N. opticus bis zur Erblindung, Tremor, Athetose, Trismus. Dabei bestehen häufig Tachykardie und Hypotonie. Bei Überstehen der Krankheit ist die Rekonvaleszenz außerordentlich lang, es bleiben jedoch nur selten Restschäden bestehen. Die Letalität wird sehr unterschiedlich angegeben, bei über 40jährigen soll sie 50% erreicht haben, meist in der zweiten oder dritten Woche durch kardiale oder pulmonale Komplikationen. Besondere Gefahren drohen durch die Fleckfieber-Pneumonie, die von Pleuritis und Empyem begleitet sein kann, sowie durch eine *Enzephalitis*, die allerdings eine relativ gute Ausheilungstendenz besitzt. Das neurologische Erscheinungsbild ist dabei vielgestaltig und vor allem dann schwer zu deuten, wenn eine Latenz von Monaten oder gar Jahren zwischen der akuten Erkrankung und nachfolgend auftretenden neurologischen Krankheitszeichen besteht. Klinisch manifeste, dauerhafte Rückenmarkschädigungen sind nicht zu erwarten. Andererseits treten nervöse und psychotische Krankheitsbilder auf, die als Spätfolge einer schwelenden Fleckfieber-Enzephalitis gedeutet wurden. Möglicherweise handelt es sich dabei um Folgen zerebraler Thrombosen bzw. Thrombophlebitiden, die auch an den Extremitäten beobachtet wurden, die auch zu Gehörschädigungen, Optikusatrophie, Sprachstörungen und Gangstörungen führen können. Lang anhaltende vegetative Dysregulationen nach Fleckfieber werden nicht selten beobachtet. Weniger häufig sind nachfolgende Nephritis, Myokarditis und Otitis media. Für die Anerkennung einer Herzmuskelschädigung als Fleckfieberfolge muß man neben dem erwiesenen Fleckfieber auch fordern, daß schon zur Zeit des Fleckfiebers Zeichen der Herzschädigung nachweisbar waren, daß diese also nicht erst mehrere Jahre danach, d. h. ohne Brückensymptome, auftraten (3).

Spätrückfälle mit meist leichtem Verlauf noch nach vielen Jahren in Form der Brill-Zinsserschen Krankheit wurden auch in Deutschland beobachtet. Es ist dann vor allem mit zentral-nervösen bzw. vegetativ-nervösen Störungen, auch Paresen zu rechnen, auch entzündliche Gefäßschäden wurden beschrieben, ein negativer Einfluß auf die systemische Arteriosklerose ist jedoch nicht erwiesen. Die Zusammenhangsfrage ist auch unter Einbeziehung der Weil-Felix-Reaktion und der KBR in den Spätstadien oftmals schwierig zu beantworten.

Virusgrippe, Influenza

Die sog. echte Grippe wird durch das Influenzavirus übertragen, von dem man die 3 Typen A, B und C serologisch und epidemiologisch unterscheidet. Sie tritt in verschiedenen Formen auf: weltweit als Pandemie, bevorzugt im Winter, und örtlich begrenzt als Epidemie und schließlich vereinzelt endemisch mit Streufällen. Inkubationszeit 1 bis 3 Tage.

Im akuten Krankheitsstadium besteht bei vorgeschädigtem Herzen oder eingreifender Zweitkrankheit die Gefahr des Herz- oder Kreislaufversagens, insbesondere bei der (hämorrhagischen) Grippepneumonie. Die Rekonvaleszenz ist häufig verzögert (2 bis 6 Wochen) und durch erhebliche Kreislaufregulationsstörungen belastet. Als Spätfolge ist vor allem eine Myokarditis zu beachten, die jedoch meist gutartig verläuft, in der Regel nach 1 bis 4 Monaten folgenlos ausheilt, nur selten zur Dekompensation führt. Bei der Frage nach dauerhaften Folgeschäden am Herzen *(sog. Herzmuskelschaden im EKG)* müssen andere Ursachen (rheumatische Karditis, Hypertonie, Koronarsklerose) ausgeschlossen werden. Enzephalitis und Meningitis als Grippefolge sind sehr selten. Häufiger, aber harmloser sind persistierende Neigung zu Bronchitis mit Supersekretion und Husten, ohne Anzeichen der Obstruktion.

Hepatitis

Die Besonderheiten der akuten und chronischen Virushepatitis werden im Kapitel der Lebererkrankungen S. 320ff ausführlich dargestellt.

Herpes simplex

Grundlage des rezidivierenden *Herpes simplex* ist die latente, persistierende Virusinfektion im Ganglion. Das Ausmaß der Besiedlung der Ganglien, die auf neuralem Weg erfolgt, wird durch die Virusvermehrung auf der Schleimhaut bestimmt, das endogene Rezidiv wird durch Nervenirritation ausgelöst. Dabei muß man sich klarmachen, daß das Ganglion für die Viruswanderung in den sensiblen Nervenfasern keine anatomische Grenze ist. Lokale Immunmechanismen sind dafür verantwortlich, daß exogene Reinfekte in derselben Körperregion nur selten zu einer Superinfektion der Ganglien führen (55).

Im Hinblick auf die latente Varizella-Zoster-Virusinfektion bestehen sowohl Parallelen wie auch Differenzen.

Herpes zoster
(55)

Erreger ist das gleiche Virus, das auch Windpocken verursacht. Übertragung erfolgt von Mensch zu Mensch direkt oder durch Tröpfcheninfektion, also über die Schleimhäute des Nasen-Rachen-Raums. Inkubationszeit wenige Tage bis 3 Wochen.

Das neurotrope Virus kann selbständig auftreten, verursacht dann segmental angeordnete Zosterbläschen, die langsam und häufig über Wochen schmerzhaft ausheilen. Begünstigt wird die Ausbreitung durch primär konsumierende Erkrankungen, z. B. Lymphogranulom, Leukämie, selten nach Traumen in den entsprechenden neuralen Ausbreitungsbezirken. Derartige Vorschädigungen des Organismus müssen jedoch für die Krankheitsbewertung berücksichtigt werden.

Gefürchtet sind Zoster oticus (Otalgien, Drehschwindel, akustische Störungen) und vor allem verschiedene Formen von Zoster ophthalmicus. Dieser kann durch Hornhautnarben oder Sekundärglaukom zu dauerhafter Schädigung der Sehleistung führen; auch Augenmuskellähmungen kommen vor, seltener Meningoenzephalitis und Nephritis. Im übrigen entsprechen Veränderungen im Bereich der inneren Organe stets dem Innervationsbezirk von Rückenmarks- und Hirnnerven. Generalisation des Zoster kommt in zwei bis fünf Prozent der Fälle vor, besonders bei schwerer Grundkrankheit und Zusammenbruch genereller Abwehrleistungen. Die Neuralgien der einfachen Verlaufsform können einige Wochen oder gar mehrere Monate anhalten und in dieser Zeit die Leistungsfähigkeit erheblich einschränken.

Leptospirosen

(40)

Man kennt etwa 40 verschiedene Typen unterschiedlicher Bedeutung, die entweder direkt durch erkrankte Tiere (Nager, Hunde, Schweine) oder indirekt durch deren Ausscheidungen im Wasser oder mit verunreinigten Nahrungsmitteln übertragen werden. Sie sind für viele Tierarten pathogen und führen auch am Menschen zu Erkrankungen der Leber, Nieren und Meningen.

Die *Weilsche Erkrankung* (Leptospirosis icterohaemorrhagica) kommt in allen Erdteilen vor. Sie wird vor allem von Ratten übertragen, die bis zu 85% dieser Erreger ausscheiden; diese können dann beim Baden usw. mit dem Wasser durch Haut und Schleimhäute eindringen. Dabei sind besonders betroffen Kanalarbeiter, Landwirte, auch Laboranten, Tierwärter, Fischer. Inkubationszeit 7 bis 14 (2 bis 20) Tage. Nachweis durch KBR oder Kultur. Die Prognose ist anfangs unsicher. Komplikationen werden verursacht vor allem durch Leberschäden, die selten auch in Form einer fulminanten Hepatitis verlaufen können, meist jedoch eine zwar verzögerte, jedoch günstige Rückbildungstendenz haben. Ferner treten hämorrhagische Nephritis mit langdauernder Eiweiß- und Zylinderausscheidung, noch seltener Endokarditis, Meningitis, Iridozyklitis mit Glaskörpertrübung, Netzhautblutungen, Uveitis oder auch Beteiligung des Zentralnervensystems auf. Auch hierbei gibt es bleibende Restzustände.

Das sog. *Feldfieber* wird durch Leptospirosis grippotyphosa verursacht, von der Feldmaus übertragen, verläuft meist leichter als die Weilsche Erkrankung und betrifft in erster Linie Feldarbeiter

Lyme-Krankheit (Borreliose)

(2)

Die als Erreger erkannten Borrelien werden durch Zeckenbiß übertragen. Die Krankheit tritt deshalb in der Regel im Sommer oder Frühherbst, bevorzugt in ländlichen, waldreichen Gegenden auf, und zwar 3–20 Tage nach einem Zeckenbiß. Es entstehen bald danach verschiedene Hautveränderungen, Erythema chroncium, dazu arthritische und vor allem neurologische Veränderungen, seltener kardiale Reizleitungsstörungen, im EKG findet man dann Zeichen der Myoperikarditis. Bei den schwerwiegenden neurologischen Veränderungen, die frühzeitig oder erst innerhalb von 6 Wochen auftreten, handelt es sich um Kopfschmerzen, Nackensteifigkeit und Lichtscheu als Zeichen einer Meningitis. Andere Verläufe zeigen eher das Bild einer Enzephalitis, Hirnnervenstörungen, meist mit Beteiligung des Fazialis oder Nervus III, IV und VIII, Radikuloneuritis mit motorischen und sensorischen Störungen in der überwiegend oberen Körperhälfte. Bei den Gelenkbeteiligungen handelt es sich meistens um die großen Gelenke. Die neurologischen Symptome können auch noch nach einer Latenz von 3–6 Monaten nach Rückbildung des Erythems auftreten. Betroffen sind vor allem Landwirte, Waldarbeiter, Förster. Diagnose serologisch durch Immunfluoreszenz-Antikörpertest. Die Prognose ist von frühzeitiger, hochdosierter Antibiotikatherapie abhängig. Impfung wird besonders für die gefährdeten Berufsgruppen empfohlen.

Malaria

(4, 13, 46, 47)

Sie ist eine Infektionskrankheit, die durch Protozoen verursacht wird. Dabei werden die Plasmodien durch die Anophelesmücken nach einem Generationswechsel übertragen. Andere Übertragungen sind Inokulation durch Bluttransfusion, Organtransplantation, Stich mit infizierten Injektionsnadeln, maternofoetale Transfusion während der Geburt und vertikale Transmission während der Schwangerschaft. Malaria kommt nur dort vor, wo die Anophelesmücke gedeiht, d. h. in Sumpfgegenden mit einer Temperatur von ca. 10–20° C. Heute ist sie nur noch in den feuchtwarmen Gebieten der Tropen und Subtropen endemisch, nachdem letzte endemische Herde in Europa saniert wurden. Die Bemühungen der WHO, die Malaria ganz auszurotten, sind nach Anfangserfolgen fehlgeschlagen, weil sich Mückenstämme entwickelt haben, die gegenüber den üblichen Pestiziden resistent geworden sind. Verursacht durch den Massentourismus und die häufige Beschäftigung von technischem Personal in den Tropen, auch durch unzuverlässige Chemoprophylaxe, sind auch in Deutschland heute Malariaerkrankungen nicht mehr selten.

Die Inkubationszeit beträgt bei Malaria tertiana 10–20 Tage, bei Malaria quartana 20–40 Tage und bei Malaria tropica 8–20 Tage.

Die Diagnose wird durch den Parasitennachweis im Blut geführt. Bei spärlichem Befall, in der Frühphase der Erkrankung oder unter unzureichender Behandlung, kann der Nachweis erschwert sein. Bei Malariaverdacht muß das Anreicherungsverfahren, sog. dicker Tropfen, eventuell mehrfach wiederholt werden. Seltener werden die Parasiten im Knochenmark nachgewiesen. Neuere immundiagnostische Verfahren sind die Immunfluoreszenz sowie der Enzymimmuntest.

Das klinische Erscheinungsbild ist unterschiedlich. Die schwerste Form, *Malaria tropica*, führt unbehandelt häufig zum Tode, sie geht mit einem anfänglich 48stündigen, meist aber täglichen Fieberrhythmus einher, aber auch unter dem Bild einer Kontinua. Schüttelfrost, stärkste Kopfschmerzen, Kreuzschmerzen, gastrointestinale Symptome mit Durchfall, Übelkeit, Erbrechen, Leberbeteiligung mit Ikterus, Nierenschädigung bis zur Niereninsuffizienz mit Anurie. Vorübergehende Myokardschädigungen, intrazerebrale Schädigungen bis zum Koma, auch Lungenschädigungen können differentialdiagnostisch eine ganze Reihe anderer Erkrankungen vortäuschen, z. B. Typhus, Rickettsiose, Meningoenzephalitis u. a. Als Folge der Organschädigungen kann es zu Tachykardie, Atmungsinsuffizienz, Koma, Koordinationsstörungen, Sehstörungen, Anurie, Ikterus und Durchfällen kommen; Leber und Milz sind meist vergrößert.

Das klinische Bild bei *Malaria tertiana* oder *quartana* verläuft insgesamt meist milder, schwere Organschädigungen treten, wenn überhaupt, erst nach längerem Verlauf auf. Der Fieberrhythmus ist hier meist typisch, bei der Tertiana alle 48 Stunden, bei Quartana alle 72 Stunden.

Spätrezidive können bei Malaria tertiana nach 8–10 Monaten, bei Malaria quartana sogar noch nach Jahren auftrete, was dann differentialdiagnostisch erhebliche Probleme aufwirft. Bei der Tropica kommen Spätrezidive nicht vor, weil es hier keine exoerythrozytäre Formen gibt, weshalb die Infektion spätestens ein Jahr nach Beginn erlischt.

Beurteilung: Die Schwere der Erkrankung hängt von der Art des Erregers und von der Effizienz der Therapie ab. Deshalb ist die Prognose in den ersten sechs Monaten noch nicht sicher festzulegen. Zu berücksichtigen ist aber auch, daß sich in zunehmendem Maße Resistenzen gegen die vorhandenen Medikamente entwickelt haben, so daß auch bei rechtzeitig einsetzender und ordnungsgemäß fortgeführter Prophylaxe Erkrankungen mit entsprechenden Organfolgen nicht sicher auszuschließen sind. Die dadurch wieder wachsende Ausbreitung wird durch zunehmende Resistenz der Plasmodien gegen die verwendeten Malariamedikamente eher erleichtert. So sterben in jedem Jahr noch Hunderttausende von Kindern an einer Malaria tropica allein in Afrika.

KOV: Insgesamt sind Spätfolgen nach einer Malaria selten, treten am ehesten bei der Malaria tropica auf. Neuritiden mit guter Heilungstendenz, zerebrale Störungen, Sehstörungen durch Hornhautnarben nach Herpes corneae bei Tertiana, Herzmuskelschädigung, Nierenschädigung und selten hämolytische Anämien können als Schädigungsfolgen in Betracht kommen. Mit der Entstehung oder Verschlimmerung einer Leberzirrhose oder eines Diabetes durch die Malaria ist nicht zu rechnen.

Masern

Sie sind auf der ganzen Welt verbreitet durch ein stark infektiöses Virus. In den meisten Ländern besteht eine hohe Durchseuchungsimmunität, Inkubationszeit ca. 10–14 Tage. Diagnose am sichersten durch KBR.

Prognose bei Kindern gut, bei Erwachsenen manchmal schwere Verläufe. Komplikationen: Otitis media, Pseudokrupp, Bronchiolitis und die besonders gefürchtete Enzephalitis, Pneumonie oder Pleuritis, Augenschäden. Resistenzminderung gegenüber anderen Infektionen, z. B. Tuberkulose, wurde beobachtet.

Maul- und Klauenseuche

Eine Viruserkrankung der Wiederkäuer (Rinder, Schafe, Ziegen) und Schweine. Übertragung auf den Menschen kann durch Bläscheninhalt und Speichel der erkrankten Tiere oder durch Trinken von roher Milch infizierter Tiere erfolgen.

Komplikationen gibt es selten durch bakterielle Superinfektionen, die zu Lymphangitiden, gelegentlich zu schweren schleimig-blutigen Enteritiden und entzündlichen Myokardläsionen führen können. Inkubationszeit 4 bis 8 Tage. Tierpfleger, Melker und Milchhändler sind gefährdet. Prognose günstig.

Meningitis, Meningoenzephalitis

(22)

Die epidemische Genickstarre tritt zwar nur selten epidemisch auf, sie wird aber von zahlreichen Erregern verursacht und hat auch heute noch eine unsichere Prognose. Allerdings haben durch Chemotherapie und Tuberkulostatika diese Krankheiten insgesamt eine bessere Prognose als früher. Inkubation 1 bis 10 Tage, je nach Erreger.

Bei *bakterieller Meningitis* ist es häufig nicht möglich, den Eintritt der Erreger, vor allem Meningokokken, auch Pneumokokken, Staphylokokken u. a., zu rekonstruieren. Zu beachten sind stets traumatische bzw. operative Einflüsse, z. B. nach Eröffnung der Nasennebenhöhlen, komplizierte Schädelverletzungen, aber auch als Folge einer bakteriellen Sepsis, die ihren Ausgang organfern haben kann. Wir beobachteten eine eitrige Meningitis nach Vereiterung beider durch Kortikoidinjektionen behandelter Kniegelenke, kompliziert durch eine chronische Lymphadenose. Unter konsequenter, genügend langer Therapie heilen bakterielle Meningitiden meist aus.

Die Symptomatologie ist anfangs mit Fieber, Kopfschmerz, Erbrechen und Meningismus typisch. Drohende Komplikationen als Folge hämatogener Streuung können Konjunktivitis, Otitis media, Sinusitis, Arthritiden und Hämorrhagien sein. Bedrohlich nach Meningitis sind massives Hirnödem oder Enzephalitis. Letalität bis zu 10%.

Restbeschwerden mit Kopfschmerzen, Parästhesien usw. können wochen- bis monatelang bestehen bleiben, AU mindestens wochen-, auch monatelang. Spätausscheidungen und auch Rezidive wurden noch nach monatelanger Latenz beobachtet. Bei *tuberkulöser Meningitis* ist die Prognose etwas schlechter, hier dauert die Behandlung natürlich wesentlich länger. Folgeschäden sind häufiger.

Virusbedingte Meningitiden, häufiger Meningoenzephalitiden, können durch Poliomyelitis, Coxsackie, Echo-Viren, Herpes, auch durch Rickettsiosen verursacht werden. Vor allem die Herpesinfektionen haben noch eine ungünstige Prognose.

Günstiger verlaufen allgemein Infektionen mit Arbo-Virus und CEE-Virus (Frühsommer-Enzephalitis), hier ist die Letalität geringer. Sie können schwere motorische Hirnnervenstörungen mit bulbären Symptomen bis zu motorischen Paresen nach sich ziehen, ihre Behandlung kann nur symptomatisch erfolgen, Restschäden sind häufiger.

Beurteilung: Über die Auswirkung von Spät- und Dauerschäden kann man meist erst 3 Monate nach Erkrankungsbeginn eine Aussage machen. Die Bewertung einzelner Symptome obliegt dann einem Fachneurologen, wobei nicht nur motorische Ausfälle, sondern auch subjektive Beschwernisse (Neigung zu Kopfschmerzen, Konzentrationsschwäche, vegetative Störungen) zu berücksichtigen sind.

RV: Berufe mit starker nervlicher Anspannung, Arbeit im Akkord, unter Lärmeinwirkung, Hitze, Staub usw. sind dann nicht mehr zumutbar, wenn die Meningitis nicht folgenlos ausgeheilt ist. Frühberentungen sind selten, Berufswechsel muß erwogen werden.

KOV und UV: Es gilt im Einzelfall abzuwägen, ob äußerliche Gewalteinwirkung, Infektion durch die Umgebung oder Minderung der körperlichen Abwehrkräfte durch außergewöhnliche Strapazen (Kriegseinsatz, Wehrdienst, Haft usw.) die Krankheitsentstehung oder Krankheitsentwicklung wesentlich beeinflußt haben. Wiederholte Nachuntersuchungen sind erforderlich, da Befundsänderungen in beide Richtungen auch noch nach Jahren möglich sind.

Infektiöse Mononukleose, Pfeiffersches Drüsenfieber

Eine heute weltweit verbreitete Infektion durch das Epstein-Barr-Virus, übertragen durch Tröpfcheninfektion von Mensch zu Mensch. Inkubationszeit 5–12 Tage. Häufig langsam protrahierter Verlauf mit Fieber, Tonsillitis, Konjunktivitis, generalisierter Lymphdrüsenschwellung, seltener Milz- und Leberschwellung, manchmal nicht juckendes Exanthem. Die vorübergehend pathologischen Leberfunktionen haben ebenso wie EKG-Veränderungen allgemein eine gute Prognose. Diagnose durch typisches Blutbild, Paul-Bunnell-Reaktion, heute modifiziert nach Wöllner, und KBR bei ansteigendem Titer. Prognose insgesamt günstig, selten Spätschäden am Zentralnervensystem in Form von Meningoenzephalitis oder Polyradikuloneuritis sowie vorübergehende Blutungsneigung.

Mumps, Parotitis

Diese auch als Ziegenpeter bezeichnete, virusbedingte Infektionskrankheit ist keineswegs nur eine harmlose Kinderkrankheit. Sie befällt in ca. 75% das männliche Geschlecht, 90% aller Infektionen ereignen sich bis zum 15. Lebensjahr. In 2–10% aller Erkrankungen wird eine Beteiligung des ZNS beobachtet, die sich als Meningitis oder Meningoenzephalitis, auch mit nachfolgender Taubheit manifestieren kann. Die Inkubationszeit beträgt im Mittel 18 (2–35) Tage. Diagnose durch KBR. In 7–8% der Erkrankungen kommt es zu einer Pankreatitis, im Erwachsenenalter ist in 20–40% mit einer Orchitis zu rechnen. Diese Orchitis oder auch selten eine Oophoritis spielen für die Sterilität im Erwachsenenalter eine bedeutsame Rolle, ebenso ist Mumps für eine einseitige Taubheit als Ursache zu berücksichtigen. Bei Beteiligung des ZNS in Form einer klinisch manifesten Mumpsmeningoenzephalitis gibt es fließende Übergänge von der einfachen Liquorzellvermehrung ohne klinische Symptome über die seröse Meningitis und die Meningoenzephalitis bis zum Vollbild der schweren Enzephalitis. Eine Liquorzellerhöhung ohne klinische Symptomatik findet man bei bis zu 62% der Mumpserkrankungen. Krampfleiden, neurologisch-psychiatrische Erkrankungen sowie zerebrale Vorschäden anderer Genese haben keinen disponierenden Einfluß auf die Entstehung. Leitsymptome der Meningoenzephalitis sind wie auch sonst Nakkensteife, Erbrechen, Kopfschmerzen sowie die Zeichen nach Kernig und Brudzinski. Seltene Spätfolgen sind Insulinmangeldiabetes, Thrombozytopenie, Myokarditis und Nephritis.

Keuchhusten, Pertussis

Diese bei Kindern häufige Virusinfektion wird von Mensch zu Mensch durch Tröpfcheninfektion übertragen. Inkubationszeit 7 bis 14 Tage. In den meisten Fällen heilt die Erkrankung folgenlos aus, sie stellt aber eine zumindest passagere Belastung dar, wobei psychische Faktoren bei Kleinkindern mitwirkend sein können. Spätschäden am ZNS sind selten, gelegentlich muß man aber berücksichtigen, daß Keuchhusten der Wegbereiter für spätere Bronchiektasie sein kann.

Zu beachten sind bakterielle Mischinfektionen, als relativ seltene Komplikationen Otitis media und Enzephalopathien. Bei den seltener betroffenen Erwachsenen verlaufen viele Fälle abortiv.

Mykosen
(69)

Mit der Weiterentwicklung der Medizin sind neue Krankheitsbilder entstanden, zu denen die iatrogene systemische Mykose zählt, die seit den Fortschritten der Intensivmedizin und der Polychemotherapie maligner Erkrankungen gehäuft beobachtet wird. Diese Systemmykosen werden durch ubiquitär vorkommende Pilze verursacht, und zwar durch Sproß- oder Hefepilze (Candida-torulopsis-Arten), Kryptokokkus und Schimmelpilze (Aspergillus geotrichen). Von über tausend bekannten Pilzen sind aber nur wenige Spezies klinisch bedeutsam.

Die Manifestation einer Systemmykose erfolgt nie beim gesunden Individuum, nur bei vorgeschädigtem Organismus, z. B. bei konsumierenden Erkrankungen wie Malignome, Hämoblastosen, chronische Infekte, vor allem Tuberkulose. Bei Erhebung der Anamnese müssen deshalb sämtliche pathogenetischen Möglichkeiten berücksichtigt werden. Sie umfassen vor allem folgende therapeutische Maßnahmen: Zytostatika und Röntgentherapie, Immunsuppressiva, Kortikosteroide, Breitbandantibiotika, Intensivpflegemaßnahmen, große chirurgische Eingriffe; des weiteren Stoffwechselkrankheiten, vor allem Diabetes mellitus und Alkoholismus.

Die Diagnose gründet sich auf direkte mikroskopische Untersuchungen des Primärpräparates, kulturelle Untersuchungen zur Erregeridentifizierung und Keimzahlbestimmungen sowie auf die bei Systembefall immer wichtige Serologie.

Da sich die therapeutischen Möglichkeiten verbessert haben, ist die Prognose allgemein relativ günstig, sie kann aber nur in Zusammenhang mit der Grundkrankheit, Konstitution und Alter festgelegt werden.

Die speziell die Lungen befallenden Mykosen sind im Kapitel der Lungenkrankheiten Seite 225f aufgeführt.

Soor

Es ist wohl die beim Menschen am häufigsten vorkommende Mykose, verursacht durch den Hefepilz Candica albicans, der bei Gesunden als harmloser Saprophyt Haut und Schleimhäute besetzt, bei stark verminderter Widerstandskraft durch konsumierende Erkrankungen zu schweren Infektionen führen kann. Der Pilz breitet sich vor allem nach langfristigem Einsatz von Breitspektrumantibiotika, die die physiologische Flora vernichten, über Schleimhäute, Ösophagus, Darm, Harnblase und vor allem auch am Genitaltrakt aus und führt zu heftigen lokalen Reizerscheinungen. Bei sehr geschwächten Patienten kann es zu generalisierter Candidiasis (Sepsis) kommen. Zur Behandlung stehen heute wirksame Medikamente zu lokaler und systemischer Anwendung zur Verfügung, so daß mit Spätschäden nicht zu rechnen ist.

Ornithose, Psittakose

(7)

Sie wird durch ein Bakterium der heute als Chlamydien bezeichneten Gruppe verursacht, ist weltweit verbreitet und wird durch die Exkrete von Vögeln aerogen, meist durch aufgewirbelten Staub übertragen. Gefährdet sind vor allem Halter von infizierten Papageien, Wellensittichen, auch Tauben, Kanarienvögeln sowie Tierpfleger und Veterinäre. Übertragungen von Mensch zu Mensch sind selten. 80% der Infektionen in Deutschland gehen von Papageien, vorwiegend Wellensittichen aus, sogenannte Psittakose. Inkubationszeit 7–14 Tage. Das Krankheitsbild verläuft in der Regel als zentrale Pneumonie, wird gelegentlich als Virusgrippe mißdeutet, durch bakterielle Superinfektionen kompliziert. Toxische Gefäßschädigungen, auch Myokarditis und Herzinsuffizienz, sind vor allem bei älteren, vorgeschädigten Menschen beschrieben. Bei frühzeitig und konsequent durchgeführter Antibiotikatherapie mit Tetrazyklinen ist die Prognose jedoch günstig.

Pocken, Variola

Diese heute überwundene Virusinfektion wurde durch Tröpfchen- bzw. Schmierinfektion übertragen. Inkubationszeit 10 bis 15 (15 bis 21) Tage. Spätfolgen sind Narben im Gesicht und auf der Kornea, auch Herzmuskelschäden, Hörschwierigkeiten, Folgen einer Enzephalomyelitis oder auch von Sekundärinfektionen. 1980 konnt die WHO die Welt für pockenfrei erklären.

Poliomyelitis, Kinderlähmung

Durch die segensreiche Wirkung der Schluckimpfung ist diese Erkrankung selten geworden, sie ist aber leider noch nicht besiegt, zumal es auch in Deutschland noch immer Impflücken gibt. Es ist auch nicht zu übersehen, daß die Poliomyelitis heute noch in tropischen Entwicklungsländern eine vorwiegend endemische Seuche ist, dort jedoch überwiegend subklinisch ohne Lähmungserscheinungen verläuft. Bei dem Virus unterscheidet man die Typen I–III, wobei keine Kreuzimmunität entsteht. Die Übertragung erfolgt durch Tröpfchen- und Schmierinfektionen von Patienten, weshalb Personen in der Krankenpflege besonders gefährdet sind. Inkubationszeit 7–14 Tage, Krankheitsverlauf mehrgipflig, katarrhalisches Vorstadium, danach können bis zum 12. Krankheitstag schlaffe, seitendifferente motorische Lähmungen auftreten, deren Verlauf unterschiedlich progredient ist. Rückbildungstendenz therapeutisch nicht beeinflußbar. Perakute Krankheitsbilder können unter dem Bild der *Landry-Paralyse* in wenigen Tagen zum Tode führen. Gefürchtet sind Bulbärsymptome, Schluck- und Atemlähmungen. Die Diagnose ergibt sich durch Virusnachweis oder Antikörper-Titerbestimmung. Spätschäden sind möglich, Rehabilitation muß ggf. auf orthopädischem Fachgebiet erfolgen.

Q-Fieber, Balkangrippe

(Q = Query-Fieber: der Begriff kommt nicht von Queensland). Es handelt sich um eine in Südosteuropa, besonders auf dem Balkan, weitverbreitete Infektion, verursacht durch Coxiella = Rickettsia burneti (45). Auch in Deutschland wurden in den Nachkriegsjahren Endemien beobachtet. Keimreservoire sind vorwiegend Zeckenarten, die Übertragung erfolgt meist von Rindern auf den Menschen, aber auch durch Schafe, Nagetiere; Infektion von Mensch zu Mensch ist selten. Erreger werden durch Harn, Kot, Milch übertragen. Die Krankheit verläuft „grippeähnlich" mit Fieber, Gliederschmerzen usw. Inkubationszeit 16 bis 20 Tage. Die Diagnose wird durch KBR gesichert. Prognose insgesamt günstig. Folgeerscheinungen betreffen vor allem die Kreislaufregulation und die Lungen als Pleuritis oder Schwielen, seltener Thrombophlebitis, Endomyokarditis, Orchitis, als Spätkomplikation auch Meningitis und neuropsychische Störungen.

Röteln

Übertragung des Virus meist durch Tröpfcheninfektion oder unerkannt erkrankte Zwischenträger. Inkubationszeit 11 bis 16 Tage. Im allgemeinen wenig Krankheitserscheinungen, vor allem bei Kindern. Selten Störungen der zentralnervalen Funktion. Gefürchtet ist eine Fruchtschädigung in den ersten 3 Monaten der Schwangerschaft, wobei eine Gesamtmißbildungsrate für das 1. Trimenon mit 25–35% angegeben wird. Andere Komplikationen sind bei Erwachsenen weniger häufig, z. B. eine parainfektiöse Enzephalomeningitis oder isolierte Gehörschäden. Zur Verhütung der Embryopathie wird bei Mädchen zwischen dem 11. und 14. Lebensjahr eine aktive Immunisierung durch subkutane Impfung mit einem Impfstoff empfohlen.

Ruhr

(5, 32)

Hierbei handelt es sich um keine nosologisch einheitliche Krankheitsgruppe, da zahlreiche mehr oder minder akut verlaufende Durchfallerkrankungen mit dem Begriff „Ruhr" belegt werden. Im engeren Sinne wird die *bakterielle Ruhr* durch eine Gruppe von Shigellen verursacht, die von ruhrkranken Menschen durch Schmierinfektion oder Nahrungsmittel, auch auf dem Umweg über Fliegen, übertragen werden, weshalb Gruppenerkrankungen und Epidemien, vor allem in Kriegs- und Notzeiten, häufig waren.

Seit dem Zweiten Weltkrieg ist die gefürchtete Shiga-Ruhr aus Mitteleuropa verschwunden, die wesentlich leichter verlaufenden Infektionen mit Flexner- oder Sonne-Ruhr kommt (bei Kindern) vor allem noch in ländlichen Gegenden mit mangelhafter Hygiene vor, wobei nur der Mensch erkrankt. Diagnose durch Erregernachweis im Stuhl, am besten durch Analabstrich und sofortige Verimpfung auf Nährboden. Inkubationszeit 1–6 Tage. Die Differentialdiagnose zu virusbedingter Dysenterie bleibt häufig offen.

Der Krankheitsverlauf und die Prognose auf längere Sicht sind vom Ernährungszustand, Alter und den äußeren Umständen des Patienten abhängig. In Kriegszeiten wurde die

Letalität mit bis zu 15% angegeben. Dauerausscheidungen (wie bei Typhus) sind selten, später als 1 Jahr nach Krankheitsausbruch kann mit dem Erregernachweis nicht mehr gerechnet werden, ausgenommen Keime der Flexner-Gruppe, deren Ausscheidung auch nach mehrjähriger Dauer noch beobachtet worden sein soll.

In der Regel heilt die bakterielle Ruhr folgenlos aus. Nach Erkrankung im Krieg kam es auch zu chronischer Durchfallerkrankung mit Dyspepsien, Blähungen, Schleim- und auch Blutabgang, gelegentlich wurden Subazidität und Achylie des Magensaftes beobachtet. Seltener als bei Amöbenruhr kommt es zur Geschwürs- und Narbenbildung am Darm, die dann wiederum Motilitätsstörungen nach sich ziehen können. Noch seltener wurden Zeichen der Myokarditis, Schädigungen des Leberparenchyms oder der Magenschleimhaut beobachtet. Übergänge zur Colitis ulcerosa, vereinzelt auch Karzinombildungen sind beschrieben worden; die Frage des ursächlichen Zusammenhangs ist dann problematisch; man wird von einem engen zeitlichen Zusammenhang nach der akuten Erkrankung ausgehen müssen (bis zu 1 Jahr). Charakteristisch, wenn auch nicht häufig, ist schließlich der Befall multipler Gelenke in Form eines Rheumatoids nach Ruhr, bei dem verschiedene Gelenke, Knie, Hand, Schulter usw., aber auch Schleimbeutel, Sehnen und Sehnenscheiden betroffen sein können, ferner Morbus-Reiter. Differentialdiagnose: Yersiniose!

Die *Amöbenruhr* (5, 19, 32, 42) (s. S. 311f) wird durch Entamoeba histolytica, ein Protozoon, verursacht. Inkubationszeit 4 Tage bis 4 Wochen. Die Ansteckung erfolgt durch Zysten, die durch verseuchtes Wasser, verdorbene Lebensmittel, Fliegen oder Schmierinfektion übertragen werden. Es kommt zu unterschiedlich starken Darmstörungen, insbesondere blutigen Durchfällen bei typischer Geschwürsbildung. Rezidive sind häufig, nach Belastungen können Geschwüre wieder aufbrechen. Die Prognose ist unsicher, abhängig von frühzeitiger und wirksamer Therapie, in Kriegszeiten kommen Marasmus und Tod vor. In anderen Fällen kommt es zu geschwürigen Veränderungen des Dickdarms mit anhaltender Durchfallneigung, Zeichen der chronischen Kolitis, Narbenbildung und Atrophie der Darmschleimhaut, Ferment- und Sekretionsstörungen. Diagnose durch direkten Keimnachweis im Stuhl oder verschiedene Tests zum Nachweis von Serumantikörpern.

Es gibt zwei Formen einer Leberbeteiligung bei Amöbiasis: eine degenerative unspezifische Leberschwellung als infektiös-toxische Begleitreaktion im Rahmen einer Amöbenruhr mit Organvergrößerung, Druckschmerz, ohne entzündliche Parenchymveränderungen; daneben in manchmal fehlendem zeitlichen Zusammenhang mit der Amöbenruhr der *Leberabszeß*; dabei uncharakteristische Temperaturen, Leukozytose, BSG-Beschleunigung. Diagnose durch Sonographie und Computer-Tomogramm. Chronische Leberparenchymschäden, Zirrhose oder Fibrose als Folge eines Leberbefalls bei Amöbiasis sind nicht zu erwarten. Auch Erkrankungen von Magen, Dünndarm und Gallenwegen sowie die Entstehung einer Divertikulose auf dem Boden einer Amöbiasis sind nicht wahrscheinlich.

Beurteilung: Die Klärung der Frage, ob es sich bei dieser Darmerkrankung um eine echte bakterielle Ruhr gehandelt hat, ist nachträglich oft nicht mehr möglich, sie ist aber auch nicht von wesentlichem Belang. Die Beurteilung der Folgeschäden hängt ab von dem Ergebnis eingehender Darmfunktionsanalysen einschließlich Kontrasteinlauf und Koloskopie, vom Gewichtsverlauf, subjektiver Beschwernis, Stuhlbeschaffenheit, Magenbefund, Blutbild und Folgen an anderen Organen. Bei rezidivierender Amöbiasis kann die MdE je nach Art, Schwere und Häufigkeit der Krankheitssymptome, Allgemein- und Ernährungszustand zwischen 10 und 40% betragen. Intestinale Folgeschäden können zu bleibender MdE führen, bei schweren Formen auch mehr als 40%, bei Colon irritabile 0 bis 20%.

KOV: Bei den in Kriegszeiten so häufig durchgemachten Durchfallerkrankungen kann nicht ohne weiteres unterstellt werden, daß es sich um eine bakterielle Ruhr gehandelt hat. Für die Zusammenhangsfragen sind die zeitlichen Verhältnisse maßgeblich, woraus folgt, daß nur dann eine Schädigungsfolge anzunehmen ist, wenn die Beschwerden im Darmbereich oder anderen Organen in engem zeitlichem Zusammenhang mit der Erkrankung in Erscheinung getreten sind. Nach einem Zeitintervall von 3 und mehr Jahren kann den Kriegsverhältnissen ein wesentlicher Einfluß in den meisten Fällen nicht mehr eingeräumt werden. Man muß dann zu klären versuchen, welche anderen Krankheitsursachen (Colitis ulcerosa, Pankreopathie, Malabsorption u. ä.) verantwortlich zu machen sind.

Scharlach

Verursacht durch betahämolysierende Streptokokken der Gruppe A, die in den ersten Tagen vermehrt im Rachenabstrich nachzuweisen sind. Übertragung meist durch Tröpfcheninfektion, aber auch nach Operation im Nasen-Rachen-Raum oder durch Verletzung möglich. Inkubationszeit variiert stark zwischen 1 und 6 Tagen, auch länger. Wichtigste Komplikationen sind die in der 3. Krankheitswoche mögliche Manifestation des akuten rheumatischen Fiebers (Endokarditis, Myokarditis, Pericarditis rheumatica, akute Polyarthritis) sowie die akute Glomerulonephritis. Bei unbehandelten Streptokokkeninfektionen ist mit dem akuten rheumatischen Fieber in 2–3% zu rechnen, mit der akuten Glomerulonephritis zwischen 0,14 und 18% (2). Weitere Komplikationen sind möglich in Form der Myokarditis, eines Rheumatoids und Otitis media. Die Prognose ist abhängig von rechtzeitig einsetzender antibiotischer Therapie.

KOV: Scharlach während des Wehrdienstes oder im Kriegseinsatz ist stets als Schädigungsfolge anzusehen, ebenso etwa nachfolgende Komplikationen.

Tetanus, Wundstarrkrampf

Die Erreger Clostridium tetani dringen durch Hautverletzungen, auch nach Erfrierungen oder Verbrennungen in den Organismus ein, wo sie ihre neurogene Wirkung entfalten, Inkubationszeit 4–28 Tage. Bedeutsam ist, daß die Erreger auch noch Jahre nach einem Trauma oder einer Operation virulent werden können, weil sie sich langfristig an Fremdkörpern oder im Narbengewebe lebensfähig halten. Spätfolgen können Luxationen, Frakturen, Muskelrisse, Torsionen oder auch Thrombosen sein.

Die Prognose ist abhängig von rechtzeitiger Immunisierung. Hierzu hat eine Tetanuskommission der deutschen Gesellschaft für Chirurgie (3. 10. 1977) darauf hingewiesen, „daß es für den ungeimpften Verletzten keine prophylaktische Methode gibt, die mit Sicherheit den Ausbruch eines Tetanus verhüten kann. Dies gilt für jede Form der passiven Immunisierung, einschließlich der Simultanprophylaxe mit Tetanusadsorbat-Impfstoff und homologem Tetanusimmunglobulin."

UV und KOV: Wird eine Infektion durch Trauma verursacht bzw. werden latent vorhandene Erreger virulent, so ist die äußerliche Einwirkung in jedem Fall als Schadensereignis anzuerkennen, sofern der zeitliche Abstand zwischen Erstinfektion und nachfolgendem Trauma nicht über 3 bis 5 Jahre hinausgeht.

Tollwut, Lyssa

Früher waren Hunde die wichtigsten Überträger, jetzt sind es vor allem wildlebende Tiere wie Füchse und Rehe, selten Haustiere, Katze, Rind, Hund. Blutsaugende Fledermäuse sollen als Virusreservoir in Frage kommen. Inkubationszeit ganz unterschiedlich, meist 1 bis 3 Monate, auch wesentlich länger (bis 1 Jahr). Die einmal manifeste Erkrankung verläuft bei Menschen in der Regel tödlich.

Toxoplasmose

Eine Protozoenerkrankung, die vor allem bei Tieren in der ganzen Welt verbreitet ist. Sie wird bevorzugt von Hunden, Katzen, Kaninchen, Tauben oder anderen Vögeln, sehr viel seltener von Mensch zu Mensch durch Schmierinfektion übertragen. Tierpfleger, Tierärzte, Hundezüchter und Landwirte sind besonders gefährdet. Man unterscheidet eine erworbene von einer kongenitalen Form, wahrscheinlich gibt es auch viele abortiv verlaufende Fälle. Inkubationszeit 3 bis 9 (bis 20) Tage. Diagnose durch Serofarbtest nach Sabin-Feldman oder KBR nach Westphal. Die Erkrankung verläuft im allgemeinen gutartig, oft subklinisch.

Lymphknotenschwellungen, anfangs akut mit Fieber, können monatelang bestehen, daneben können längere Zeit Kopfschmerzen u. a. neurovegetative Störungen auftreten, die aber insgesamt eine gute Prognose haben. Die „erworbene" Toxoplasmose des Auges in Form einer Chorioretinitis oder eine toxoplasmosebedingte Uveitis sind seltene Komplikationen.

Trichinose

(24, 52)

Erreger ist die Trichinella spiralis, ein bis zu 4 mm langer Rundwurm, der nach dem Genuß von Fleisch in den Darm des Menschen gelangt. Typische Krankheitssymptome sind Leibschmerzen, Durchfälle, dann Fieber, Muskelschmerzen, Gesichtsödeme und eine sehr auffällige Bluteosinophilie (bis 80%). Diagnose durch KBR. Nach anfangs erheblichen Beschwerden heilt die Erkrankung meist folgenlos aus, die Rekonvaleszenz ist jedoch langwierig. An Spätfolgen wurden vor allem myokarditische Veränderungen, aber auch Thrombosen der Schenkelvenen mit Embolien und Lungeninfarkte beobachtet. In Deutschland ist die Erkrankung sehr selten, seitdem die Fleischbeschau gegen Trichinen gesetzlich vorgeschrieben ist. In Kriegs- und Notzeiten (Schwarzschlachtungen) und im weniger exakt kontrollierten Ausland kann die Erkrankung als Schadensfolge auftreten.

Andere Wurmerkrankungen setzen normalerweise keine Dauerschäden.

Typhus abdominalis, Paratyphus u. a. Salmonellosen

Es handelt sich um eine Gruppe von Infektionskrankheiten, die weltweit verbreitet sind, bei Mensch und Tier vorkommen und zu unterschiedlichen Krankheitserscheinungen führen, die im besonderen Maße aber als fieberhafte Diarrhö verlaufen. Infektionsquelle sind stets kranke Menschen, deren Ausscheidungen (Stuhl, Harn, Sputum) die Erreger enthalten, die Übertragung kann aber auch durch verseuchtes Wasser, Lebensmittel, Fliegen usw. geschehen. In Kriegs- und Notzeiten und bei allgemein ungünstigen hygienischen Verhältnissen steigt die Krankheitsfrequenz stark an, man hat aber auch in den letzten Jahren in Deutschland eine beträchtliche Durchseuchung mit Salmonellen beobachten müssen. Endemische Infektionen sind auch unter guten hygienischen Verhältnissen nicht immer vermeidbar.

Für *Typhus* beträgt die Inkubationszeit 10 bis 14 (7 bis 23) Tage. Charakteristisch sind anfangs unbestimmte Bauchbeschwerden, zunächst oftmals erst Obstipation, dann wäßrige, seltener blutige Durchfälle, Fieberkontinua, Gliederschmerzen, relative Bradykardie, Leukopenie. Die Diagnose ergibt sich aus dem kulturellen Erregernachweis durch Blut-Galle-Kultur aus Stuhl oder Urin oder serologisch (Widal-Reaktion). Der klinische Verlauf ist unterschiedlich, am schwersten bei Salmonella typhi, hier auch am deutlichsten die eigentlich typhöse Symptomatik: Bewußtseinseintrübung durch Hirnödem, Kreislaufschock, Desorientierung.

Bei konsequenter klinischer Behandlung ist die Prognose relativ günstig, mit mehrwöchiger Rekonvaleszenz ist zu rechnen. Als Folgeschäden wurden beobachtet: chronische Entzündungen der Gallenwege, Myokarditis, Osteomyelitis, Schwerhörigkeit und Nierenschädigung; seltener noch Muskelabszesse, Thrombosen, Knorpelnekrosen. Man schätzt, daß 3% bis 5% der Kranken Dauerausscheider bleiben, während die Zahl der nichterkrankten Keimträger unbekannt bleibt.

Für *Paratyphus B*, der für Mensch und besonders Rinder pathogen ist, wird die Inkubationszeit auf 3 bis 10 (15) Tage angesetzt. Der Verlauf ist weniger schwer. Spätschäden sind sehr selten, evtl. Ferment- und Sekretionsstörung des Darms.

Andere Salmonellosen verlaufen unter dem Bilde einer akuten Enteritis, manchmal auch als Nahrungsmittelvergiftung, wenn sie von infizierten Nahrungsmitteln übertragen werden. In allen Fällen ist ein exakter Erregernachweis durch Kultur aus dem Stuhl anzustreben; hilfreich ist die KBR, vor allem bei antibiotischer Vorbehandlung.

RV: Gefährdet sind in Epidemiezeiten vor allem die pflegerischen und ärztlichen Berufe, wobei jedoch für die Anerkennung eines beruflichen Zusammenhangs der Nachweis der jeweiligen Infektionsquelle gefordert wird. Dauerhafte Berentung wegen Spätschäden ist kaum zu erwarten.

Wolhynisches Fieber

(45)

Erreger ist eine Rickettsie, die durch Stich oder Kot der Kleiderlaus, vielleicht auch Kopf- oder Filzlaus, übertragen wird. Inkubationszeit

12 bis 35 (4 bis 60) Tage. Es wurden auch einzelne Fälle beobachtet, bei denen nach vielen Jahren noch Rickettsien im Blut nachgewiesen wurden.

Der Verlauf ist unterschiedlich, selten lehrbuchmäßig als 5-Tage-Fieber. Subjektive Beschwerden sind wechselhaft, sie können meningeale Reizungen ebenso umfassen wie eine Neigung zu vegetativer Regulationsstörung. Die Prognose ist günstig. Spätschäden am Nervensystem, auch an Herz und Kreislauf, sind nicht zu erwarten. Man hat allerdings in ganz vereinzelten Fällen nach den häufigen Erkrankungen während des Krieges auch nach Jahren noch Spätrezidive mit Fieberschüben beobachtet. Sie können aber nur bei gelungenem Rickettsiennachweis im Läuseversuch als Schädigungsfolge angesehen werden. Im allgemeinen ist also mit bleibenden Organschäden nicht zu rechnen.

Impfschäden

(6, 8, 17, 49)

Viele Schutzimpfungen haben sich zur Vorbeugung gegen Infektionskrankheiten bewährt (63).

Die größten Erfolge wurden mit der Ausrottung der Pocken erzielt. Nachdem nun der Zwang zur Pockenimpfung aufgehoben wurde, werden Impfungen grundsätzlich nur noch auf freiwilliger Basis vorgenommen (6). Dies ist von grundsätzlicher Bedeutung für bestimmte Risikogruppen wie Kinder, Schwangere, vor allem auch Personen im internationalen Reiseverkehr sowie solche, die in infektiösen medizinischen Bereichen tätig sind. Einzelheiten zur Indikation und Durchführung von Schutzimpfungen im Inland (16) sowie bei Auslandsreisen (8, 33) sind andernorts zu entnehmen.

Nach § 14 Abs. 3 des Bundesseuchengesetzes werden bei bestimmten Personen und in bestimmtem Alter Schutzimpfungen gegen folgende übertragbare Krankheiten *öffentlich empfohlen*:

Diphtherie, Virusgrippe, Keuchhusten, Kinderlähmung, Masern, Mumps, Röteln, Tuberkulose, Wundstarrkrampf, Tollwut, Hepatitis B, Frühsommer-Meningoenzephalitis.

Wer durch eine öffentlich empfohlene Impfung einen Impfschaden erleidet, erhält auf Antrag beim Versorgungsamt Entschädigung nach dem Bundesseuchengesetz.

Impfungen stellen stets einen beträchtlichen Eingriff in das Immungeschehen des Organismus dar. Sie sind nicht selten mit Nebenreaktionen verknüpft, dagegen sind bedrohliche und dauerhafte Schädigungen, die durch eine fachgerecht ausgeführte Impfung verursacht werden können, selten. Da bei Verdacht auf Impfschäden häufig Entschädigungsansprüche gestellt werden, sollen nachstehend die bei den verschiedenen Impfungen beobachteten Schädigungen aufgeführt werden. Dabei wird auf die Schilderung *üblicher Impfreaktionen* verzichtet. Die Aufstellung basiert auf den ausführlichen Angaben, die in den Anhaltspunkten für die ärztliche Gutachtertätigkeit im Versorgungswesen, Ausgabe 1983, S. 181 ff. enthalten sind.

Ein *„Impfschaden"* ist ein über das übliche Ausmaß einer Impfreaktion hinausgehender Gesundheitsschaden. Gemessen an der Zahl der durchgeführten Impfungen ist er ein seltenes Ereignis.

Bei jeder Impfung tritt eine Reaktion des Organismus auf, die sich in unterschiedlichen örtlichen oder allgemeinen Erscheinungen äußern kann. Hierbei spielen die individuelle Reaktionsbereitschaft und die Immunität eine Rolle.

Die Immunitätslage ist davon abhängig, ob und wann Infektionen oder Impfungen mit dem betreffenden Erreger vorausgegangen sind.

Es kann auch zu allergischen Reaktionen kommen, die durch wiederholte Zufuhr des Impfstoffantigens oder eine bereits vorhandene Allergie gegenüber Fremdstoffen bedingt sind.

Impfreaktionen können auch zur Aktivierung ruhender Prozesse oder zu vorübergehenden Änderungen der Stoffwechsellage führen. Kombinationsimpfstoffe mit inaktivierten Erregern oder Toxoiden stellen in der vom Hersteller angegebenen Zusammensetzung kein größeres Impfrisiko dar.

Bei etwaigen Impfschäden kann es schwierig sein, den dafür ursächlich in Betracht kommenden Bestandteil des Kombinationsimpfstoffs zu identifizieren. Das übliche Bild der Impfreaktion kann abgewandelt sein, wenn gleichzeitig Serum oder Gammaglobulin verabreicht worden ist.

Folgende Impfschäden können bei den einzelnen Schutzimpfungen auftreten:

a) *Pocken*. Komplikationen an der Haut wie Nebenpocken, Impfulkus, Vaccina progressiva u. a.; Komplikationen am Nervensystem, vor allem postvakzinale Enzephalopathie (überwiegend bei Kindern unter 2

Jahren) und postvakzinale Enzephalitis (Enzephalomyelitis). Diese können dauerhaft zu spastischen Lähmungen, Entwicklungsstörungen und anderen Hirnnervenstörungen führen. Hirnschädigungen nach Pockenschutzimpfung treten bei zerebral Vorgeschädigten häufiger auf. Selten ist eine Neuritis am peripheren Nervensystem. Weiterhin seltene Komplikationen stellen Impfangina, Myokarditis, Pneumonie, Nierenschädigung, Osteomyelitis und Otitis dar. Wenn nach einer Erstimpfung keine Pustelreaktion aufgetreten ist und wenn außerdem keine Antikörper nachgewiesen werden konnten, ist keine der vorgenannten Organerkrankungen mit Wahrscheinlichkeit mit der Impfung in einen ursächlichen Zusammenhang zu bringen.

b) *Poliomyelitis* (nach Schluckimpfung). Poliomyelitis-ähnliche Erkrankungen mit schlaffen Lähmungen, Inkubationszeit 3 bis 30 Tage, Auftreten von Lähmungen nicht vor dem 6. Tag nach der Impfung; Manifestation eines hirnorganischen Anfallsleidens; gelegentlich Meningoenzephalitis, Polyradikulitis, Polyneuritis; Erythema nodosum. Das Impfvirus wird vom Geimpften ausgeschieden und kann auf Kontaktpersonen übertragen werden und bei diesen innerhalb von 7–16 Tagen nach Einnahme der Vakzine durch den Geimpften zu Impfreaktionen und gegebenenfalls Impfschäden führen.
c) *Masern.* Nur sehr selten Beteiligung des Zentralnervensystems.
d) *Röteln.* Keine Impfschäden, jedoch Gefahr der Fruchtschädigung innerhalb von 3 Monaten nach der Impfung.
e) *Influenza.* Sehr selten Enzephalitis, Guillain-Barré-Syndrom.
f) *Gelbfieber.* Selten Meningoenzephalitis, Thrombozytopenien.
g) *Tollwut.* Enzephalomyelitis oder Polyneuritis (Latenz von Tagen bis Wochen), Phlegmone, Nephritis.
h) *Cholera.* Sehr selten Mononeuritis.
i) *Typhus, Paratyphus* (nur bei parenteraler Impfung). Gelegentlich Thrombosen, Neuritis, Enzephalomyelitis, Nierenschädigung, Reaktivierung tuberkulöser Erkrankungen.
j) *Tuberkulose-BCG-Impfung* Lokale Ulkusbildung, evtl. mit Lymphknoteneinschmelzung. Selten Lupoide, Tuberkulide, auch miliare Aussaat, Erythema nodosum. Gelegentlich Osteomyelitis oder Ostitis (auch nach jahrelanger Latenz). Erregernachweis (BCG) erforderlich (64).
k) *Pertussis.* Gelegentlich Schockzustand innerhalb weniger Stunden nach der Injektion, nach 1 bis 3 Tagen Enzephalopathie, zum Teil mit hirnorganischen Anfällen, manchmal progredienter Verlauf; seltener Neuritis, Nephrose, lokale Abszesse.
l) *Diphtherie.* Lokale Abszesse, selten Enzephalopathie oder Neuritis; Thrombose, Nephritis.
m) *Tetanus.* Selten Neuritis, Guillain-Barré-Syndrom.

Neurologische Gesichtspunkte zu den *Impfschäden* sind auf Seite 621 zu entnehmen. Dort sind auch die Voraussetzungen für die Gewährung von Entschädigungsleistungen genannt:

a) eine gesetzlich vorgeschriebene oder aufgrund des Bundesseuchengesetzes angeordnete oder von einer Gesundheitsbehörde öffentlich empfohlene Schutzimpfung und
b) ein durch die Schutzimpfung hervorgerufener Gesundheitsschaden, der über das übliche Ausmaß einer *Impfreaktion* hinausgeht.

Bei Impfschäden anderer Art gilt es zu prüfen, ob die Impfung bei gegebener Indikation ohne Vorschädigung des Patienten, fachgerecht, in der üblichen Dosierung und im richtigen Zeitabschnitt vorgenommen wurde. Dabei wird man in der Regel wohl davon ausgehen müssen, daß weder ein ärztlicher Kunstfehler noch eine fehlerhafte Herstellung des Impfstoffes gegeben sind, daß es sich also in den seltenen Fällen einer Schädigung nach Impfung, die nicht gesetzlich oder öffentlich empfohlen worden ist, um einen schicksalsmäßigen Verlauf handelt, der keine staatliche Entschädigungspflicht nach sich zieht. In jedem Einzelfall sind die Zusammenhänge sorgfältig zu prüfen, wozu am ehesten wissenschaftlich anerkannte Fachleute der Infektionslehre geeignet sind.

Betrifft Impfschäden bei *Kindern* s. S. 646

Literatur

Literaturangaben mit Übersichtscharakter oder ausführlichem Literaturverzeichnis sind mit * markiert

1 Alexander, M.: Körperliche und psychische Belastungen als Mitursache einer Infektionskrankheit. Med. Sachverständ. 77 (1981) 102–106

*2 Alexander, M., H. J. Raettig: Infektionskrankheiten. Epidemiologie, Klinik, Immunprophylaxe, 3. Aufl. Thieme, Stuttgart 1987

*3 Anhaltspunkte für die ärztliche Gutachtertätigkeit im Versorgungswesen. Köllen, Bonn 1983

4 Asshauer, E., W. Mohr: Zur Begutachtung von Tropenrückkehrern. Münch. med. Wschr. 109 (1967) 1209

5 Asshauer, E.: Amöbenruhrspätschäden am Darm. Med. Sachverständ. 68 (1972) 86

6 Bader, R.-E.: Gesetze, Verordnungen und Richtlinien zur aktiven und passiven Immunisierung. Internist 20 (1979) 257

7 Bassermann, F. J.: Die Ornithose, Psittakose und andere Formen. Prax. Pneumol. 28 (1974) 420

*8 Blaha, H., W. D. Germer, V. Hochstein-Mintzel, H. C. Huber, H. Stickl, G. T. Werner: Infektions- und Tropenkrankheiten, Schutzimpfungen. Springer, Berlin 1978

9 Bloedner, C. D.: Die Tuberkulose in der Begutachtung. Prax. Pneumol. 28 (1974) 505

10 Brandt, H. J.: Tuberkulose als berufsbedingte Erkrankung des bronchopulmonalen Systems. Atemw.- u. Lungenkr. 11 (1985) 384–389

11 Brühl, P., J. Walpert: Epidemiologie und Therapie der Urogenitaltuberkulose. Öff. Gesundh.-Wes. 51 (1989) 749

12 Clauberg, C.: Praktische Hinweise zur Begutachtung der Tuberkulose. Med. Sachverständ. 74 (1978) 114

13 Dietrich, M.: Malaria. Internist 25 (1984) 203–207

14 Dietrich, M.: Bilharziose. Internist 25 (1984) 222–228

15 Deutsche Gesellschaft für innere Medizin: Stellungnahme zu AIDS. Internist 29 (1988) 65

16 Ehrengut, W., R. Friedland: Indikation und Durchführung von Schutzimpfungen im Inland. Internist 20 (1979) 273

17 Ehrengut, W.: Aktuelle Probleme der Begutachtung von Impfschäden. Med. Sachverständ. 77 (1981) 42–44

18 Ehring, F., B. Biess, K. H. Schröder: Haut- und Lymphknotentuberkulose heute. Prax. Pneumol. 31 (1977) 717

19 Ewers, H.: Amöbiasis. Dtsch. med. Wschr. 106 (1981) 181–184

20 Exner-Freisfeld, H., E. B. Helm: Anwendung des Schwerbehindertengesetzes für HIV-Infizierte und AIDS-Kranke. Dtsch. Ärztebl. 86 (1989) B 1679

21 Ferlinz, R., Ch. Ferlinz: Die Tuberkulosesituation in der BRD im Jahre 1988 unter Berücksichtigung möglicher Wechselwirkungen mit AIDS. Prax. Klin. Pneumol. 42 (1988) 693

22 Flügel, K. A.: Prognose der Enzephalitiden und Meningitiden. Lebensversicher.-Med. 35 (1983) 161–165

23 Fritze, E.: Die ärztliche Begutachtung, 3. Aufl. Steinkopff, Darmstadt 1989 (S. 253)

24 Fröscher, W., F. Gullotta: Nerven- und Muskelschäden als Spätfolgen einer Trichinose. Med. Sachverständ. 85 (1989) 46

25 Gensch, R. W., R. Knigge, R. Bauer: Wo steht die Tuberkulose im Berufskrankheitengeschehen heute? Öff. Gesundh.-Wes. 47 (1985) 435–439

26 Goebel, F. D.: AIDS-Gefährdung. Vorläufige Stellungnahme zur Gefährdung von Ärzten, Schwestern und technischem Personal. Dtsch. Ärztebl. 84 (1987) C 694

27 Goebel, F.-D.: HIV-Infektion und AIDS. Dtsch. Ärztebl. 88 (1991) B 330

28 Grob, P. J.: HIV-Serodiagnostik. Internist 29 (1988) 73

29 Groß, R.: Wandel der Infektionskrankheiten. Internist 19 (1978) 145

30 Gsell, O.: Epidemiologische Situation der Infektionskrankheiten in Mitteleuropa. Internist 19 (1978) 147

31 Hehlmann, R.: Epidemiologie der HIV-Infektion. Internist 29 (1988) 112

32 Höfler, W., W. Röllinghoff: Begutachtung der Amöbiasis. Med. Klin. 69 (1974) 1256

33 Höfler, W.: Indikation und Durchführung von Schutzimpfungen bei Auslandsreisen. Internist 20 (1979) 283

34 Hofmann, H.: Gegenwart und Zukunft der Virusdiagnostik. Hippokrates 48 (1977) 139

35 Hornbostel, H., W. Kaufmann, W. Siegenthaler: Innere Medizin in Praxis und Klinik, Bd. III: Infektionen. Thieme, Stuttgart 1991

36 Jentgens, H.: Neuere Gesichtspunkte für die Begutachtung der Tuberkulose. Prax. Pneumol. 31 (1977) 175

37 Jentgens, H.: Mykobakterielle Zooanthroponosen. Pneumologie 43 (1989) 433

38 Keller, L.: Genital- und Peritonealtuberkulose der Frau, Mammatuberkulose. Prax. Pneumol. 31 (1977) 757

39 Kohout, J.: Bronchuskarzinom und Lungentuberkulose. Prax. Pneumol. 31 (1977) 671

40 Krauss, N.: Gutachterliche Fragen bei Leptospirose. Med. Sachverständ. 71 (1975) 14–16

41 Lichterfeld, A., R. Ferlinz: Tuberkulose und HIV-Infektion. Pneumologie 45 (1991) 1–8

42 Markwalder, K.: Intestinale Amöbiasis-Diagnose mit vielen Gesichtern. Internist 25 (1984) 216–221

43 Marx, H. H.: Begutachtung der Lungentuberkulose. In Hein, J., R. Ferlinz: Lungentuberkulose. Handbuch der Tuberkulose, Bd. II. Thieme, Stuttgart 1982 (S. 11.1)

44 Marx, H. H.: Die Lungentuberkulose als berufsbedingte Erkrankung. Prax. Klin. Pneumol. 39 (1985) 687–689

45 Mohr, W.: Folgezustände nach Rickettsien-Erkrankungen. Med. Sachverständ. 68 (1972) 76
46 Mohr, W.: Spätfolgen nach Malaria. Med. Sachverständ. 68 (1972) 80
47 Mohr, W.: Begutachtung von Malariaerkrankungen. Med. Klin. 70 (1975) 1326
48 Mühlenberg, W.: Vorkommen und Bedeutung von Legionellen in raumlufttechnischen Anlagen. Öff. Gesundh.-Wes. 50 (1988) 89
49 Müller, E.: Impfschäden des Nervensystems und ihre gutachtliche Beurteilung. Med. Sachverständ. 67 (1971) 85
50 von Oldershausen, H. F.: Tuberkulostatika und Leberstoffwechsel. Prax. Pneumol. 38 (1974) 680
51 Pankow, W., F. V. Kohl und P. von Wichert: HIV-Infektion und Tuberkulose. Internist 31 (1990) 282–287
52 Radenbach, K. L., R. Loddenkemper: Zunehmende Bedeutung der Lungenkrankheiten durch sog. atypische Mykobakterien. Öff. Gesundh.-Wes. 47 (1985) 459–462
53 Räntsch, F. E.: Lungenschuß und Lungentuberkulose. Med. Sachverständ. 62 (1966) 247
54 Schlegel, K. F.: Die Knochen- und Gelenktuberkulose. Prax. Pneumol. 31 (1977) 724
55 Schneeweis, K. E.: Über die latent persistierende Infektion durch Herpes-simplex- und Varizellen-Zoster-Virus. Internist 26 (1985) 68–72
56 Schulze, W.: Die Begutachtung der extrapulmonalen Tuberkulose. Prax. Pneumol. 33 (1979) 802
57 Schwabe, H. K.: Besteht zwischen Magen- oder Zwölffingerdarmgeschwüren und tuberkulösen Erkrankungen eine Syntropie? Prax. Pneumol. 30 (1976) 137
58 Seidel, H.: Neuere Gesichtspunkte für die Begutachtung der Lungentuberkulose. Prax. Pneumol. 31 (1977) 140
*59 Siegenthaler, W.: Aktuelle Aspekte der Infektiologie. Thieme, Stuttgart 1987
60 Siemon, G.: Lungentuberkulose. In Fabel, H.: Pneumologie. Urban & Schwarzenberg, 1989
61 Simon, K., M. Gutland: Die Tuberkulinprobe in der Klinik – Dosierung und Wirkung. Prax. Klin. Pneumol. 42 (1988) 423
62 Sommerwerck, D.: Tuberkulose als Berufskrankheit. Prax. Klin. Pneumol. 39 (1985) 690
63 Spieß, H.: Schutzimpfungen von hohem Nutzen. Dtsch. Ärztebl. 36 (1985) 2888–2901
64 Stickel, H.: Über Gesundheitsstörungen nach der BCG-Impfung gegen Tuberkulose. Prax. Pneumol. 31 (1977) 305
65 Strauß, J.: Die Nierentuberkulose unter Berücksichtigung der Therapie und Immunologie. Prax. Klin. Pneumol. 37 (1983) 470–472
66 Tschirkow, A., B. Bernath, E. Krause: Zur Problematik der Koinzidenz der aktiven Lungentuberkulose und des Lungencarcinoms. Prax. Pneumol. 32 (1978) 659
67 Urbanczik, R.: Mykobakteriosen – Haben sie epidemiologisch und klinisch eine zunehmende Bedeutung? Atemw.- u. Lungenkr. 17 (1991) 380
68 Wandelt-Freersken, E.: Begutachtung der Lungentuberkulose. In: Handbuch der inneren Medizin, Bd. IV. Springer, Berlin 1981
69 Wegmann, T.: Mykosen in der inneren Medizin. Z. Allg.-Med. 58 (1982) 53–59
70 Ziegler, K., M. Lafrenz, A. Pietuschka: Krankheitsbild der Bilharziose, Schistosomiasis in Europa. Dtsch. Gesundh.-Wes. 30 (1979) 655

16 Erkrankungen des Magen-Darm-Kanals

F. Hartmann und W. Dölle

Grundlage der Bewertung

Folgende Untersuchungsmethoden werden angewendet:

Ösophagus: Ösophagoskopie mit Schleimhautbiopsie, Bürstenzytologie, mikrobiologische Untersuchung von Abstrichen, Röntgenuntersuchung, Endosonographie dienen der Diagnose. Zusatzuntersuchungen wie Langzeit-pH-Metrie und Manometrie sind evtl. zur Diagnostik der Refluxkrankheit notwendig (7, 9, 12, 15, 20, 21, 34, 39, 40, 42).

Magen: Gastroskopie mit Schleimhautbiopsie sowie Röntgenuntersuchungen dienen auch hier der morphologischen Diagnostik. Neben makroskopischer und mikroskopischer Morphologie sind der Nachweis von Helicobacter pylori (Giemsa Färbung, Urease-Test, Mikrobiologie) sowie die Bestimmung immunologischer Phänomene wie Antikörper gegen Intrinsic factor (IFA) oder Parietalzellen (PCA) zur ätiologischen Zuordnung von Gastritiden von Bedeutung. Die Prüfung der Magenfunktion beschränkt sich im wesentlichen auf die Untersuchung des Magensafts (basale und Pentagastrin-stimulierte Sekretion) und des Serumgastrinspiegels bei Sonderformen der Ulkuskrankheit (multiple endokrine Adenomatose [MEA]), Zollinger-Ellison-Syndrom) und zur Abklärung des postoperativen Geschwürs. Nach partiellen oder totalen Resektionen sind der Schilling-Test zum Nachweis einer Vitamin B_{12}-Malabsorption, Untersuchungen zur Fettassimilation und Blutzuckerbestimmungen bei Verdacht auf Spät-Dumping-Syndrom zweckmäßig. Riesenfalten oder Polypen werden nach Entnahme einer Schlingenbiopsie bzw. endoskopischer Abtragung histologisch zugeordnet. Der gastroenterale Eiweißverlust wird durch die Bestimmung der intestinalen oder fäkalen Ausscheidung von $Alpha_1$-Antitrypsin oder von ^{51}Cr-markierten Plasmaproteinen nachgewiesen (2, 4, 5, 6, 13, 21, 25, 31, 36, 39, 42, 43).

Dünndarmerkrankungen, Malabsorptionssyndrom: Bei Verdacht auf infektiöse Enteritiden kommen parasitologische oder bakteriologische Stuhl- und Blutuntersuchungen ebenso wie immunserologische Nachweisverfahren diagnostisch zum Einsatz. Die Dünndarmbiopsie (endoskopisch oder über eine Rubin-Quinton Sonde) dient der morphologischen Differenzierung von Dünndarmerkrankungen wie Morbus Crohn, Morbus Whipple, einheimische Sprue, intestinales Lymphom, soweit die Krankheit sich in einem der Biopsie zugänglichen Bereich manifestiert. Darüber hinaus lassen Dünndarmbiopsien eine biochemische Bestimmung der enteralen Disaccharidasenaktivität zu. Koloskopisch ist das terminale Ileum für Betrachtung und Probenentnahme über 20–30 cm zugänglich. Röntgenologisch wird der Dünndarm mit der fraktionierten Passage nach Pansdorf oder mittels Enteroklyse untersucht, wobei Kontrastmittel über eine in das Duodenum plazierte Sonde verabfolgt wird. Sie dient dem Nachweis morphologischer Dünndarmveränderungen und kann gegebenenfalls durch eine Angiographie ergänzt werden. Die gestörte Funktion wird durch makroskopische Stuhluntersuchung, Bestimmung des Stuhlgewichts, quantitativen Stuhlfettnachweis, evtl. Triolein-Atemtest, Xylosetest, Schilling-Test, Wasserstoffatemtests zum Nachweis einer Kohlenhydratmangelverwertung oder einer bakteriellen Überwucherung des Dünndarms bzw. Bestimmung der orozökalen Transitzeit untersucht. ^{14}C-Atemtests mit Glykocholsäure dienen dem Nachweis einer bakteriellen Dünndarmüberwucherung bzw. einer Gallensäurenmalabsorption, der $^{75}SeHCAT$-Test wird ebenfalls zum Nachweis einer Gallensäuremalabsorption bzw. als Ileumfunktionstest eingesetzt. Die qualitative Stuhluntersuchung („Stuhlausnutzung“) ist obsolet. Die

Folgen einer lange andauernden Malabsorption sind mit einfachen anthropometrischen und klinisch-chemischen Methoden abzuschätzen: aktuelles Körpergewicht im Verhältnis zum idealen Körpergewicht, Trizeps-Hautfaltendicke, Oberarmumfang, Kreatinin-Höhen-Index, zirkulierende Proteine wie Gesamteiweiß, Albumin, Transferrin, Retinol bindendes Protein, Thyroxin-bindendes Präalbumin (10, 18, 51, 4, 5, 7, 12, 25, 43, 48).

Dickdarm: Die morphologische Diagnostik erfolgt heute hauptsächlich endoskopisch (Koloskopie, Sigmoidoskopie, Rektoskopie) einschließlich Schleimhautbiopsie bzw. Schlingenabtragung umschriebener Veränderungen, ferner röntgenologisch (Kolondoppelkontrast). Funktionsuntersuchungen wie Passagezeitbestimmungen mit röntgendichten Markern bzw. Defäkographie werden zur Differentialdiagnose der Obstipation eingesetzt. Der Nachweis von okkultem Blut im Stuhl bedeutet mit hoher Wahrscheinlichkeit eine blutende gastrointestinale Läsion, die durch weitere Diagnostik lokalisiert werden muß. Tumorassoziierte Antigene (z. B. CEA, CA 19-9) sind sowohl für die Diagnostik als auch für die Verlaufskontrolle gastrointestinaler Neoplasien von Bedeutung. Sonographie, Endosonographie und Computertomographie sind für die Diagnostik gastrointestinaler Erkrankungen zunehmend wichtig (2, 7, 18, 25, 39, 42).

Motilitätsstörungen des Ösophagus

(1, 7, 9, 19, 20, 34, 35, 39)

Krikopharyngeale Dysphagie

(9, 20, 31, 34, 39)

Ätiologie: unklar, evtl. gleichzeitiges Vorliegen eines Zenker-Divertikels. Patienten mit klassifizierten neuromuskulären Erkrankungen sind bei der oropharyngealen Dysphagie in der Mehrheit (z. B. Apoplexie, Morbus Parkinson, multiple Sklerose, Dermatomyositis).

Beurteilung: Röntgenuntersuchung (Kinematographie, Magnetbandaufzeichnung). Nach Schädel-Hirn-Trauma mit fokalen neurologischen Ausfällen kann ein ursächlicher Zusammenhang gegeben sein.

UV: Hier kommen vor allem Schädel-Hirn-Traumata in Betracht.

Megaösophagus, Achalasie

(31, 34, 35, 39)

Ätiologie: Der Megaösophagus entsteht organisch durch Tumor und Narbenschrumpfung. Die Ursache der Achalasie ist unverändert unklar. Ein ähnliches Krankheitsbild kann durch die Zerstörung der intramuralen Ganglienzellen durch Trypanosoma cruzi (Chagas-Krankheit) hervorgerufen werden.

Beurteilung: Endoskopie mit Biopsie und Röntgenuntersuchung, evtl. Ösophagusmanometrie. Das Ausmaß der MdE wird durch die Behinderung der Nahrungsaufnahme und Beeinträchtigung des Ernährungszustandes bestimmt. Besserung nach Bougierung, Kardiadilatation bzw. operativen Verfahren ist zu erwarten.

UV: Verätzungen und Traumen

Refluxkrankheit

(1, 9, 19, 34, 35, 38, 39)

Ätiologie: Die Ursache der primären Refluxkrankheit ist unbekannt. Sie ist häufig mit einer axialen Hiatushernie verknüpft, wobei die Hernie alleine nicht für die Refluxkrankheit verantwortlich ist. Die sekundäre Refluxkrankheit ist Folge eines anderen Leidens. Sie kann nach Dehnung oder Myotomie zur Behandlung der Achalasie ebenso wie nach Magenresektionen mit Entfernung der Kardia auftreten. Neuromuskuläre Erkrankungen wie Sklerodermie und Muskeldystrophie führen ebenso wie eine Magenausgangsstenose oder Magenatonie zum Reflux. Als refluxfördernde Faktoren gelten Zigarettenrauchen, Alkohol, Medikamente wie Sedativa, Spasmolytika, Anticholinergika, Adipositas, enge Kleidung, axiale Hiatushernie. Sind refluxfördernde Faktoren Folge einer entschädigungspflichtigen Erkrankung, so können auch die Folgen der Refluxkrankheit (Beschwerden, Ösophagitis, Aspiration, Endobrachyösophagus, Ösophagusulzera, peptische Stenosen, akute Blutungen, Adenokarzinom des Ösophagus) entschädigungspflichtig sein.

Beurteilung: Röntgenuntersuchung, Ösophagoskopie mit Schleimhautbiopsie sind zur Diagnostik erforderlich. Eine Hiatushernie ist in etwa 50% mit anderen Krankheiten (Gallensteine, Ulcus pepticum, Divertikulose, Karzinom) vergesellschaftet. Wenn durch die Hernie wesentliche Beschwerden im Sinne einer Refluxkrankheit bzw. eine Refluxösophagitis entstehen, kann eine MdE von 20–40% gegeben sein. Bei erheblicher Behinderung der Nahrungsaufnahme durch eine funktionelle oder organische Stenose der Speiseröhre ist ebenfalls mit einer MdE von 20–40% zu rechnen.

KOV: Bei Erhöhung des intraabdominellen Druckes durch z. B. Aszites bei Leberzirrhose oder ein stumpfes Bauchtrauma können Wehrdiensteinflüsse oder Verfolgungsmaßnahmen eine Mitursache sein.

UV: Ein stumpfes Bauchtrauma kann Ursache einer paraösophagealen Hernie sein. Ein enger zeitlicher Zusammenhang zwischen Trauma und typischer Symptomatik ist jedoch zu fordern.

Divertikel

(7, 13, 38, 43)

Ätiologie: Die Zenker-Divertikel entstehen ebenso wie die epiphrenischen Divertikel im Zusammenhang mit Motilitätsstörungen des Ösophagus. Die sogenannten Traktionsdivertikel können sich durch Narbenzug von der Umgebung ausbilden, wobei zunehmend auch Motilitätsstörungen als Ursache diskutiert werden.

Beurteilung: Röntgenuntersuchung und Endoskopie dienen der Diagnostik. Eine Therapie ist nur bei Beschwerden erforderlich. Ist eine Operation nicht möglich und bestehen starke Beschwerden, kann eine MdE von 10 bis 30% gegeben sein.

KOV, UV: Traktionsdivertikel können im Zusammenhang mit entzündlichen Erkrankungen benachbarter Strukturen, die Unfallfolge, Folge des Wehrdienstes oder von Verfolgungsmaßnahmen sind, entschädigungspflichtig sein.

Ösophaguskarzinom

(1, 19, 31, 35, 38, 43)

Ätiologie: Die Ursache des Plattenepithelkarzinoms ist unbekannt. Epidemiologische Studien weisen jedoch auf einen Zusammenhang mit Alkohol und Nikotinabusus, Nitrosaminen, Candida-Infektionen, Aflatoxin, Riboflavin- und Vitamin-A-Mangel, Achalasie, Laugen- und Säureverätzungen hin. Adenokarzinome des Ösophagus entstehen dagegen im Bereich von Zylinderepithel. Bei Endobrachyösophagus (Barrett-Ösophagus) ist mit einem 30–100fach höheren Karzinomrisiko zu rechnen.

Beurteilung: Die Diagnostik erfolgt endoskopisch und röntgenologisch. Ein Kausalzusammenhang zwischen Karzinom und den o. g. Erkrankungen ist nur bei einer Anamnese von 15–20 Jahren anzunehmen. Nach kurativer operativer Therapie eines bösartigen Ösophagustumors ist in den ersten fünf Jahren die MdE mindestens 80%, bei deutlicher Beeinträchtigung des Kräfte- und Ernährungszustandes 90–100%. Nach komplettem operativen Speiseröhrenersatz ist in Abhängigkeit von der Beeinträchtigung der Nahrungsaufnahme und Narbenbildung eine MdE von 50 bis 80% anzunehmen.

UV: Wenn die vorausgegangene Narbenstenose durch Verätzungen oder Trauma entstanden ist, bzw. ein Endobrachyösophagus als Folge einer entschädigungspflichtigen Erkrankung wahrscheinlich ist, kann ein Zusammenhang zwischen Karzinom und Unfall gegeben sein.

Sekretionsanomalien

(13, 25, 33, 43)

Die fraktionierte Magensekretionsanalyse mit Pentragastrinstimulation ist klinisch nur noch selten indiziert (z. B. Rezidivulzera nach Magenoperation, V.a. Achlorhydrie bei schwerer chronisch atrophischer Gastritis). Krankheiten, die mit einer vermehrten Säure-/Pepsinsekretion einhergehen, sind: Ulcus duodeni, Zollinger-Ellison-Syndrom, Syndrom des zurückgebliebenen Antrums nach Antrektomie und B II-Resektionen, Hyperparathyreoidismus mit Gastrinom. Eine verminderte Säure-/Pepsinsekretion wird bei Patienten mit Magengeschwüren, Magenpolypen, chronisch atrophischer Gastritis (bei Achlorhydrie Entwicklung einer Perniziosa mit erhöhtem Karzinomrisiko) und Magenkarzinom beobachtet.

Beurteilung: Sekretionsanomalien alleine führen zu keiner wesentlichen Störung der Verdauung und bedingen deshalb keine MdE. Ausnahme: Zollinger-Ellison-Syndrom (Gastrinom – Gastrinbestimmung), Achlorhydrie bei chronisch atrophischer Gastritis mit Entwicklung einer perniziösen Anämie (Antikörper gegen Intrinsic factor und Parietalzellen). Krankheiten mit Sekretionsanomalien wie Refluxkrankheit, peptisches Ulkus, Gastritis, Perniziosa, Magenkarzinom, Zollinger-Ellison-Syndrom, Postgastrektomieulkus können eine MdE bedingen.

Gastritis

(2, 3, 6, 17, 29, 33, 36, 38, 43, 50)

Ätiologie: Die neueste und umfassendste Klassifizierung der Gastritiden („The Sydney System") beschreibt akute, chronische und spezielle Formen von Gastritiden, die sich auf das Antrum bzw. Corpus ventriculi beschränken oder als Pangastritis den gesamten Magen betreffen. Sie können histologisch und endoskopisch als gering, mäßig und schwer ausgeprägt beschrieben werden. Ätiologische und pathogenetische Assoziationen sind häufig möglich: z. B. Helicobacter-pylori-assoziierte chronische Antrumgastritis, autoimmune Pangastritis mit schwerer Atrophie, Medikamenten-assoziierte akute Antrumgastritis, idiopathische chronische Pangastritis. Spezielle Gastritisformen beinhalten die granulomatöse Gastritis (Morbus Crohn, Tbc, Sarkoidose), Vaskulitiden, eosinophile Gastritis, lymphozytäre Gastritis, reaktive Gastritis (Gallereflux; medikamenteninduziert z. B. Aspirin, nichtsteroidale entzündungshemmende Medikamente; Staphylokokkentoxine, Viren; Chemikalien; Inhalation aromatischer Nitro- und Aminoverbindungen; Röntgenbestrahlung). Die chronische Gastritis ist zumeist eine mikrobielle Erkrankung mit einer Infektion durch Helicobacter pylori (in Industrieländern 50% der Bevölkerung im 5. oder 6. Lebensjahrzehnt). Häufig geht die chronische Gastritis in eine chronisch atrophische Form über. Die autoimmune Gastritis mit Entwicklung von Antikörpern gegen Parietalzellen bzw. Intrinsic factor ist dagegen eher selten (Prävalenz von Parietalzellantikörper bei Erwachsenen in Industrieländern 2–4%).

Beurteilung: Eine gutachterliche Beurteilung ohne endoskopisch/histologische Diagnose ist nicht möglich. Die Symptomatik ist uncharakteristisch (Schmerzen, Völlegefühl, Übelkeit, Aufstoßen, Erbrechen) und wird mit Begriffen wie „nicht-ulzeröse Dyspepsie", „funktionelle Oberbauchbeschwerden", „Reizmagen" beschrieben. Andererseits weisen bis zu 30% beschwerdefreier Patienten histologisch gastritische Veränderungen auf. Gastritiden werden zusammen mit Ulkuskrankheit, Magenkarzinom, Leber- und Gallenwegsleiden, endokrinen Erkrankungen und Stoffwechselstörungen (Diabetes, Urämie) beobachtet. Die autoimmune chronisch atrophische Gastritis ist mit einem erhöhten Karzinom und Karzinoidrisiko des Magens belastet. Die MdE richtet sich nach den Auswirkungen auf den Allgemeinzustand und kann bei Minderung des Kräfte- und Ernährungszustandes 20–30% betragen.

KOV, UV: Die Zusammenhangsfrage bei chronischer Gastritis ist lediglich nach exakter endoskopischer und histologischer Diagnose überhaupt zu diskutieren. Eine Helicobacter-pylori-Besiedlung sollte ausgeschlossen sein (Giemsa-Färbung, Urease-Test). Brückensymptome sind in jedem Fall zu fordern.

Eine akute Gastritis kann bei Einnahme oder Inhalation chemisch reizender Substanzen, bei Verätzungen oder Vergiftungen als Unfallfolge auftreten.

Magenpolypen und Riesenfalten

(3, 4, 31, 42, 43)

Ätiologie: Einzelne Polypen (70–95% hyperplastisch, gelegentlich jedoch auch adenomatös) sind von einer Polypose des Magens wie sie bei familiärer Polyposis coli, Gardener-Syndrom (Adenome und Hamartome), Peutz-Jeghers-Syndrom (Hamartome) und Cronkhite-Canada-Syndrom zu unterscheiden. Etwa 85% der Patienten mit Magenpolypen leiden an einer Achlorhydrie. Eine erhöhte Inzidenz wurde auch bei atrophischer Gastritis, Perniziosa, Magenkarzinom und im Bereich von Gastroenterostomien beschrieben. Adenomatöse Polypen können maligne entarten und müssen deshalb entfernt werden. *Riesenfalten* kommen durch eine foveoläre Hyperplasie im Fundus und Corpus ventriculi (Morbus Ménétrier) zustande. Die Ursache ist unbekannt. Beim Morbus Ménétrier wird eine exsudative Gastroenteropathie mit Hypoalbuminämie beobachtet.

Beurteilung: Die Diagnose ist nur endoskopisch/histologisch möglich. Eine MdE richtet sich nach den Auswirkungen auf den Allgemeinzustand.

KOV, UV: Ein Zusammenhang mit äußeren Ursachen ist nicht bekannt.

Peptisches Geschwür

(4, 6, 13, 17, 29, 31, 38, 43, 50)

Ätiologie: Ulcus duodeni und Ulcus ventriculi werden zwar unter dem Begriff Ulkuskrankheit zusammengefaßt, ihre noch weitgehend unbekannte Ätiologie dürfte jedoch nach dem bisherigen Wissensstand unterschiedlich sein. Kohortenphänomene bezüglich Mortalität und Inzidenz weisen darauf hin. Genetische und exogene Faktoren, wie z. B. der seit einigen Jahren beschriebene Helicobacter pylori insbesondere bei Ulcus duodeni sind neben einer Vielzahl anderer Umweltfaktoren von Bedeutung. Neben Säure (bei Ulcus duodeni Hyperchlorhydrie, bei Ulcus ventriculi Hypochlorhydrie) und Pepsin, Störungen der Motilität und psychischem Streß sind Veränderungen protektiver Faktoren wie Mukus und Bikarbonatsekretion sowie der mukosale Blutfluß entscheidend. Von der chronischen Ulkuskrankheit zu unterscheiden ist die akute gastroduodenale Streßläsion. Streßerosion und Streßulkus können nach Verletzungen, Verbrennungen, Schädel-Hirn-Traumen, Operationen und bei akuten Erkrankungen auftreten. Sie entstehen als Folge einer Imbalanz zwischen protektiven und aggressiven Faktoren der Schleimhaut.

Mit der Ulkuskrankheit assoziiert sind: Gastrinom und multiple endokrine Neoplasie (Typ I), systemische Mastozytose, chronische Lungenerkrankungen, chronische Niereninsuffizienz, Leberzirrhose, Nierensteine, Alpha-1-Antitrypsinmangel.

Beurteilung: Eine sorgfältige Anamnese mit Familienanamnese ist wichtig, die Heranziehung aller früheren Befunde erforderlich. Beim floriden Geschwür besteht AU. In den Intervallen zwischen den Ulkusschüben können Beschwerdefreiheit und uneingeschränkte Arbeitsfähigkeit bestehen. Bei Beschwerden und Beeinflussung des Allgemeinzustandes kann eine durchschnittliche MdE geschätzt werden. Die MdE für ein Ulkusleiden mit häufigen Rezidiven wird mit 20–30% angesetzt. Für die Zeiten, zu denen nachweislich ein Ulkus bestanden hat, ist eine höhere MdE anzunehmen. Komplikationen müssen besonders berücksichtigt werden. Bei der BU muß auf die Notwendigkeit einer bestimmten Lebensführung mit regelmäßiger Einnahme von häufigen und kleinen Mahlzeiten geachtet werden. Nachtarbeit und wechselnde Schichtarbeit sind für Ulkuskranke nicht geeignet.

KOV, UV: Eine akute gastroduodenale Streßläsion kommt als Schädigungsfolge in Betracht. Eine richtunggebende Verschlimmerung einer Ulkuskrankheit ist nur dann anzunehmen, wenn ein akuter Schub, der als Schädigungsfolge anerkannt wird, zur Magenresektion führt. Bei der Begutachtung ist allerdings jeder Einzelfall sorgfältig zu prüfen, ob das Ulkusleiden durch langdauernde körperliche und seelische Belastung, ständige Todesbedrohung, Trennung und Verlust von Familie und Angehörigen wesentlich mitverursacht ist und damit eine Verursachung im Sinne der Entstehung anzunehmen ist (U4 der 2. EV-BEG).

Der operierte Magen

(28, 45, 47, 38, 17, 43)

Die meisten Patienten sind nach resezierender und nicht-resezierender Ulkuschirurgie voll arbeitsfähig, es kommen jedoch, insbesondere im Rahmen des Postgastrektomiesyndroms, objektivierbare Störungen und Beschwerden vor:

- Früh- und Spätdumping,
- mangelhafte Fett- und Eisenresorption (agastrische Anämie),
- Vitamin B_{12}-Mangel, Folsäuremangel),
- Osteomalazie, Osteoporose,

- die Beschwerden des kleinen Magens (epigastrisches Druckgefühl, Erbrechen, Appetitlosigkeit, Nahrungsmittelunverträglichkeiten),
- Syndrom der zuführenden Schlinge,
- Stumpfgastritis,
- Ulcus jejuni pepticum,
- alkalischer Reflux (enterogastral, enteroösophageal),
- Untergewicht, Mangelernährung,
- Dysphagie,
- Schmerzen, Meteorismus, Tenesmen.

Beurteilung: Sorgfältige klinische, endoskopische, bioptische und röntgenologische Untersuchungen mit speziellen Funktionstests (D-Xylose-Test, H_2-Atemtest, Fettbilanz, Schilling-Test) müssen die Art der Störung klären. Die MdE ist vom Grad der Beschwerden, dem Ausmaß der Beeinträchtigung des Allgemeinzustandes und der Notwendigkeit einer besonderen Diät abhängig (20–60%). Das Ulcus pepticum jejuni sowie das Syndrom der zuführenden Schlinge bedürfen einer operativen Korrektur. Beim Ulcus pepticum jejuni kommt neben endokrinen Störungen wie Hyperparathyreoidismus mit Gastrinom oder Zollinger-Ellison-Syndrom auch ein stehengebliebener Antrumrest ursächlich in Frage. Die Notwendigkeit einer bestimmten Lebensführung kann BU bedingen. Bei Totalentfernung des Magens nach Tumorleiden ist in Abhängigkeit von der Beeinträchtigung des Kräfte- und Ernährungszustandes eine MdE von 60–100% anzunehmen.

KOV, UV: Ist die Ursache für die Resektion eine Schädigungs- oder Unfallfolge, so sind auch die Funktionsstörungen des operierten Magens Schädigungs- oder Unfallfolge.

Magenkarzinom

(13, 17, 38, 43, 47)

Ätiologie: Umweltfaktoren wie vermehrter Konsum von Salz und Nitraten sind ursächlich wohl am bedeutendsten, daneben spielen genetische Faktoren (Blutgruppe A) eine Rolle. Chronisch atrophische Gastritis, intestinale Metaplasie, perniziöse Anämie gelten als Risikofaktoren. Eine vermehrte Inzidenz von Magenkarzinomen nach Gastroenterostomien ist nicht sicher zu belegen.

KOV: Ein Zusammenhang ist sehr unwahrscheinlich

UV: Karzinoge Substanzen, die entschädigungspflichtige Berufskrankheiten verursachen, kommen auch als Ursache oder begünstigender Faktor für die Entstehung eines Magenkarzinoms in Betracht, z. B. Arsen.

Enteritis

(11, 25, 32, 37, 41, 43, 48, 51)

Ätiologie: Entzündliche Erkrankungen des Darmes können durch ein infektiöses Agens wie Bakterien, Viren und Parasiten hervorgerufen werden, wobei die Erreger einiger Krankheitsbilder wie z. B. tropische Sprue und Morbus Whipple nicht genau definiert sind. Beim Syndrom der bakteriellen Übersiedlung führt eine überproportionale Proliferation der Darmflora zu ausgeprägten metabolischen Veränderungen, mit nachfolgender Malabsorption und Malnutrition (Vitamin-B_{12}-Mangel, Steatorrhö, Kohlenhydrat- und Proteinmalabsorption). Enterotoxin-produzierende Organismen sind Vibrio cholerae und Toxinproduzierende Escherichia coli (ETEC). Invasive Erreger sind Salmonellen, Shigellen, enteroinvasive Escherichia coli (EIEC), Campylobacter und Yersinien. Die Reisediarrhö wird verursacht durch orale Aufnahme von fäkal kontaminierter Nahrung bzw. Getränken. In 40–70% der Fälle konnten Enterotoxin-bildende Escherichia coli (ETEC) isoliert werden. Andere Keime sind invasive Escherichia coli, Shigellen, Salmonellen, Campylobacter jejuni, Vibrio parahaemolyticus, Aeromonas, Giardia lamblia, Entamoeba histolytica, Kryptosporidien, Viren. Die Tuberkulose des Gastrointestinaltraktes wird hauptsächlich durch Mycobacterium tuberculosis, in einigen Gegenden der Welt auch noch Mycobacterium bovis verursacht. Die Erreger werden im wesentlichen verschluckt und dringen dann in die Schleimhaut ein. Drei Gruppen von Viren konnten als Ursache einer Gastroenteritis, insbesondere bei Kleinkindern, aber auch bei Erwachsenen identifiziert werden: Rotaviren, Norwalk-Virus und andere Viren wie Adenoviren, Astroviren und Coronaviren. Parasiten, die den Darm infizieren, sind Protozoen, Nematoden und Zestoden.

Beurteilung: Während der akuten Erkrankung besteht AU. Spätfolgen treten in der Regel nicht auf. Ausnahmen sind akut notwendige Darmresektionen bzw. Stenosen nach Darmtuberkulose, die operativ beseitigt werden müssen.

KOV, UV: Bei häufig fehlendem bakteriologischen Nachweis zum Erkrankungszeitpunkt machen Epidemiologie und Klinik die Diagnose wahrscheinlich. Bei Salmonelleninfektionen müssen Spätfolgen wie Spondylitiden bedacht werden. Wird für die Lungentuberkulose Schädigungsfolge angenommen, so gilt dies auch für die Darmtuberkulose, die hauptsächlich durch Verschlucken von Sputum bei offener Lungentuberkulose entsteht.

Chronisch entzündliche Darmerkrankungen (Morbus Crohn, Colitis ulcerosa)

(2, 14, 22, 23, 30, 38, 44, 22)

Ätiologie: Die Ursache ist für beide Erkrankungen unbekannt. Diskutiert wird eine komplexe Pathogenese mit genetischer Disposition, Störung der Mukosabarriere, veränderter intestinaler Immunantwort, exogenem Antigen (Nahrungsmittelbestandteile, Erreger wie Myocbacterium pseudotuberculosis usw.). Der *Morbus Crohn* kann den gesamten Magen-Darm-Kanal von den Lippen bis zum Anus befallen. Bevorzugt betroffen sind das terminale Ileum und rechtsseitige Kolon in Form einer segmentalen, z. T. transmuralen, granulomatösen Entzündung. Die *Colitis ulcerosa* stellt eine ausschließlich auf das Kolon beschränkte ulzerierende Entzündung der Mukosa und Submukosa dar, die in der Regel im Rektum beginnt und kontinuierlich unterschiedlich weit nach proximal bis zur Ausbildung einer Pankolitis reicht. Assoziationen mit anderen Erkrankungen wie Morbus Bechterew und Psoriasis sind bekannt.

Beurteilung: Der Beginn ist uncharakteristisch, die Diagnose wird häufig über Jahre verkannt. Extraintestinale Manifestationen wie enteropathische Arthritis, Sakroileitis, Haut- und Schleimhauterscheinungen (z. B. Erythema nodosum, Pyoderma gangraenosum, Stomatitis aphthosa, Cheilitis), Augenentzündungen, Leber- und Gallenwegsentzündungen (Steatosis hepatis, chronische Hepatitis, primär sklerosierende Cholangitis), Vaskulitiden, Koagulopathien, anale Läsionen (z. B. Fisteln) können den Darmsymptomen über Jahre vorausgehen. Eine Heilung des Morbus Crohn ist weder medikamentös noch operativ möglich; die Colitis ulcerosa kann durch totale Proktokolektomie mit Anlage eines ileoanalen Pouches oder eines permanenten endständigen Ileostomas geheilt werden. Neben der Anamnese gehören Ösophagogastroduodenoskopie, Koloskopie/Ileoskopie mit Biopsien sowie eine Röntgendünndarmuntersuchung zu den wichtigsten diagnostischen Maßnahmen. Die exakte Zuordnung einer Kolitis ist nicht in jedem Falle möglich (Colitis indeterminata). Der natürliche Verlauf ist durch akute Krankheitsphasen, in denen AU besteht, und Phasen der Remission mit entweder kompletter Beschwerdefreiheit oder nur geringen Beschwerden gekennzeichnet. Ein Großteil der Patienten muß im Laufe des Lebens trotzdem ein- bzw. mehrmals operiert werden. Gelegentlich treten die o. g. systemischen Manifestationen zusammen mit den sich entwickelnden Komplikationen (MC: Fisteln mit intraabdomineller Abszeßbildung, Malabsorption mit schwerster Mangelernährung, Cholelithiasis, intestinale Blutungen, Syndrom der bakteriellen Überwucherung, Nephrolithiasis, Ureterstenosen, Subileus und Ileus bei oft multiplen Darmstenosen, toxisches Megakolon; CU: Blut und Schleimabgang, toxisches Megakolon) in den Vordergrund. Postoperative Zustände mit der Notwendigkeit eines passageren oder permanenten Stomas, Kurzdarmsyndrome bis hin zur Notwendigkeit einer permanenten enteralen oder parenteralen Ernährung können den Allgemein- und Ernährungszustand zusätzlich beeinträchtigen und bestimmen so die MdE. Das Karzinomrisiko (intestinal und im Bereich der Gallengänge) ist erhöht. Die MdE ist bei geringer Auswirkung 20–40%, bei mäßiger Auswirkung mit häufigen Durchfällen, Beeinträchtigung des Ernährungszustandes und pathologischen Laborwerten 50–70%, bei starker Auswirkung 70–100%.

KOV, UV: Durch Nichterkennen und fehlende oder unsachgemäße Behandlung der Krankheit kann eine richtunggebende Verschlimmerung zustande kommen. Ein Unfallereignis als Ursache des Morbus Crohn kann nicht angenommen werden. Schwere körperliche und psychische Belastungen können im Einzelfall eine akute Exazerbation der Erkrankung auslösen.

Im Rahmen der **KOV** kann auf chronisch entzündliche Darmerkrankungen (Morbus Crohn, Colitis ulcerosa) die Möglichkeit der im BVG vorgesehenen „Kannversorgung" Anwendung finden.

Malabsorptionssyndrom

(2, 10, 22, 25, 29, 41, 43, 45, 48)

Ätiologie: Das Malabsorptionssyndrom ist durch eine klinisch erkennbare Einschränkung der intestinalen Resorptionsleistung gekennzeichnet.

1. *primär:* z. B. einheimische Sprue (Glutenenteropathie, Zöliakie), tropische Sprue. Obwohl die in einigen Getreidearten enthaltenen Gliadine das klinische Krankheitsbild der einheimischen Sprue auslösen, weist das gehäufte Vorkommen bestimmter HLA-Antigene (HLA-B8, HLA-DR3) auf eine genetische Disposition hin. Die tropische Sprue ist eine chronische, infektiöse Dünndarmerkrankung mit einem oder mehreren enteropathogenen Keimen (Klebsiella pneumoniae, Escherichia coli oder Enterobacter cloacae), die in endemischen Gebieten der Tropen erworben wird. Es gibt noch eine Vielzahl anderer primärer gastrointestinaler Erkrankungen, wie z. B. die primären Disaccharidasemangelzustände, die zum Malabsorptionssyndrom führen.

2. *sekundär:* Nach Magen- bzw. Dünndarmresektion (s. Kurzdarmsyndrom), bei gastrokolischer oder -enteraler Verbindung, beim Syndrom der blinden Schlinge (bakterielle Dünndarmüberwucherung), beim Dünndarmamyloid, bei Befall des Dünndarms oder des intestinalen Lymphsystems durch Systemerkrankungen oder Metastasen, bei intestinaler Allergie und anderen Ursachen.

Beurteilung: Die Diagnostik ist zeitaufwendig. Sorgfältige endoskopische, histologische und röntgenologische Untersuchungen des Gastrointestinaltraktes mit Funktionsprüfungen (Fettbilanz, H_2-Atemtest, D-Xylose-Test, Eisen-, Zucker-, Vitamin-B_{12}-Tests, Gallensäureresorptionstests) und hämatologische Untersuchungen sind notwendig. Außerdem muß der Ernährungsstatus sorgfältig dokumentiert werden. Gastroenterale bzw. enteroenterale Fisteln müssen operativ revidiert werden, das Syndrom der blinden Schlinge muß ebenfalls operativ oder mit Antibiotika behandelt werden. Bei bakterieller Überwucherung des Dünndarms mit Steatorrhö bzw. nach ausgedehnten Ileumresektionen können vermehrt Gallensteine (Cholesterinsteine) und Nierensteine (Oxalatsteine) als Folge der primären gastrointestinalen Erkrankung auftreten.

Bei einheimischer Sprue und Disaccharidasemangelzuständen ist eine strikte diätetische Einstellung notwendig. Dadurch kann BU gegeben sein. Die Bemessung der MdE hängt von den Auswirkungen der Malabsorption ab.

Dysenterie und Amöbenruhr

(13, 37, 43)

Ätiologie: Spezifische Erreger. Die Amöbiasis wird durch Entamoeba histolytica hervorgerufen. Sie ist eine akut und chronisch verlaufende Erkrankung mit initialer Lokalisation im Kolon. Asymptomatische Carrier ohne Hinweis für eine Gewebeinvasion weisen lediglich Zysten im Stuhl auf. Welche Faktoren zur Virulenz beitragen, ist bislang nicht eindeutig geklärt. Die Gewebeinvasion erfolgt möglicherweise über die Freisetzung toxischer Produkte oder durch die Ruptur des ganzen Erregers. Die freigesetzten toxischen Produkte führen zu einer generalisierten entzündlichen Antwort mit nachfolgender Mukosadestruktion und Ausbildung der typischen unterminierten Ulzera. Über die portale Zirkulation werden die Erreger weiter verschleppt, wobei Leberabszesse als häufigste extraintestinale Manifestation beobachtet werden.

Beurteilung: Die Diagnose ist mikrobiologisch, bioptisch oder serologisch zu stellen. Während der akuten Krankheit besteht AU. Bei den Spätfolgen richtet sich die MdE nach dem Ausmaß der Beschwerden und den meßbaren Auswirkungen auf Organfunktionen (Leber, Magen, Dickdarm). Nach Amöbenruhr kommt es häufiger als nach Bazillenruhr zu einem sogenannten „postdysenterischen Syndrom".

UV: Eine Infektion kann bei ärztlichem oder Pflegepersonal ein Arbeitsunfall bzw. eine Berufskrankheit sein (BK 31 04).

Kolitis

(4, 13, 37, 38, 43)

Ätiologie: Neben den Kolitiden durch spezifische Erreger kommen Medikamenten-induzierte Kolitiden (Antibiotika, Gold, hormonelle Kontrazeptiva, Zytostatika usw.), ischämische Kolitiden, Pilzkolitiden, Strahlenkolitiden, Divertikulitis, sowie eine nicht geringe Anzahl von Kolitiden, deren Ursache nicht zu klären ist (unspezifische Kolitis, Colitis indeterminata) in Frage.

Beurteilung: Medikamenten-induzierte Kolitiden werden durch Absetzen der verursachenden Drogen bzw. durch Gabe von Antibiotika (pseudomembranöse Kolitis, Divertikulitis) behandelt. Ischämische Kolitiden und schwere Divertikulitiden können zu Stenosen führen und bedürfen in der Regel einer chirurgischen Resektion. Die Strahlenkolitis ist therapeutisch nur wenig beeinflußbar. Die MdE richtet sich nach der klinischen Symptomatik (z. B. Durchfälle, Tenesmen, Anämie) und der Beeinträchtigung des Allgemeinbefindens und des Ernährungszustandes.

KOV, UV: Eine Schädigungsfolge ist nur dann gegeben, wenn das Grundleiden, zu dessen Behandlung Medikamente oder Strahlen eingesetzt wurden, als Unfallfolge bzw. Folge des Wehrdienstes oder der Gefangenschaft anerkannt ist.

Eine unspezifische Kolitis wird in der Regel nicht als Schädigungsfolge anerkannt.

Funktionelle Magen-Darmstörungen

(34, 49)

Funktionelle Syndrome des Gastrointestinaltraktes sind bislang noch durch das Fehlen eines organischen Korrelates charakterisiert. Sie treten häufig auf und zeigen einen chronischen Verlauf. Die Krankheitsbilder werden negativ definiert, d. h. es handelt sich immer um eine Ausschlußdiagnose.

Ätiologie: Eine Assoziation zwischen psychosozialen Faktoren und gestörter Magen-Darm-Funktion ist unbestritten. Es bleibt allerdings die Frage, wieweit primäre motorische Störungen Ursache der chronischen Erkrankungen sind. Die Aufklärung der neurohormonalen Achse ZNS/Darm läßt eine weitere ätiologische Zuordnung erwarten. Zu den funktionellen Beschwerden des Gastrointestinaltraktes gehören: Appetitstörungen, dysästhetische Symptome der Mundhöhle (z. B. Glossodynie), Dysphagie, Odynophagie, Sodbrennen, Aerophagie, Reizmagen (Dyspepsie), Colon irritabile mit Obstipation, Schmerz, Schleimabgang und Blähungen, chronische Obstipation, funktionelle Diarrhö.

Beurteilung: Die Beurteilung der weitgehend subjektiven Symptomatik ist schwierig. Die MdE liegt selten über 20%.

KOV, UV: Streßsituationen im weitesten Sinne, also auch Unfallereignisse können im Sinne einer vorübergehenden Verschlimmerung auf funktionelle Syndrome des Magen-Darm-Kanals Einfluß nehmen. Bei Fortbestehen der Symptome kann ein ursächlicher Zusammenhang nicht mehr angenommen werden.

Kurzdarmsyndrom

(17, 22, 23, 41)

Ätiologie: Dünndarmresektionen nach Mesenterialinfarkt, Volvulus bei Malrotation sowie Morbus Crohn stellen die hauptsächliche Ursache für das Kurzdarmsyndrom dar. Eine Resektion von 70–80% des Dünndarms bzw. eine Restdünndarmlänge von 70–100 cm ist in jedem Fall mit erheblichen metabolischen Konsequenzen verbunden.

Beurteilung: Der Schweregrad eines Kurzdarmsyndroms ist durch Ausmaß und Lokalisation der Resektion, begleitende Magen- oder Dickdarmresektionen und den zeitlichen Abstand zur Resektion bestimmt. Die typische Symptomatik beinhaltet wäßrige Diarrhö, Steatorrhö, Adynamie, Gewichtsverlust, hämorrhagische Diathese, Calciumstoffwechselstörungen (Osteopathie, Tetanie), Anämie, Gallensteindiathese, Oxalatsteindiathese. Eine intestinale Adaptation ist in Abhängigkeit von Ausmaß und Lokalisation der Resektion unter gezielter Ernährungstherapie im Laufe von 3–12 Monaten möglich. Im Stadium der Hypersekretion und beginnenden Adaptation (Dauer 1–3 Monate) besteht BU. Die endgültige MdE richtet sich nach dem Grad der

Beeinträchtigung des Allgemein- und Ernährungszustandes sowie der Notwendigkeit einer besonderen Diätform.

KOV, UV: Ein Kurzdarmsyndrom ist als Schädigungsfolge nach operativen Resektionen bei Z. n. stumpfen bzw. penetrierenden Bauchverletzungen anzuerkennen.

Rehabilitationsmaßnahmen bei Erkrankungen des Gastrointestinaltraktes

(8, 16, 24, 27)

Heilverfahren dienen bei Erkrankungen des Ösophagus, Magens und Darmes einerseits der Adaptation an die Krankheit, das heißt Vertrautwerden mit bestimmten Ernährungsweisen, bei postoperativen Zuständen dem Umgang mit vermehrtem und häufigerem Stuhlgang, Vermeidung des Dumping-Syndroms, auch mit technischen Dingen wie Stomapflege usw. Auch die Wiederherstellung eines normalen oder optimalen Körpergewichts und der Ausgleich von Mangelerscheinungen kann im Rahmen eines Heilverfahrens erfolgen. Die gelegentlich notwendige langfristige Anwendung parenteraler und enteraler Ernährungsformen kann erlernt werden. Andererseits kann und soll das Heilverfahren dazu beitragen, daß der Patient fähig wird, die Auswirkungen der Erkrankung auf sein alltägliches Leben durch Entwicklung neuer Strategien zu bewältigen („coping“). Hierzu sind verschiedene Verfahren der psychosomatischen Betreuung (supportive Psychotherapie, übende Verfahren, Verhaltenstherapie, Patienten-Selbsthilfegruppen, Familientherapie, psychodynamisch orientierte Psychotherapie) möglich.

Literatur

* Werke mit Übersichtscharakter

1 Atkinson, M.: Barrett's oesophagus: to screen or not to screen? Gut 30 (1989) 2–5

2 Auer, I. O.: Magen-Darm-Erkrankungen mit Autoimmunmarkern. Internist 31 (1990) 40–49

3 Bergemann, W., W. Möckel, H. Reissigl: Das Magenfrühkarzinom. VCH, Weinheim 1987

4 *Berk, J. E.: Bockus Gastroenterology, 4th ed., vol. III. Saunders, Philadelphia 1985

5 *Blackstone, M. O.: Endoskopie in der Gastroenterologie. Thieme, Stuttgart 1987

6 Blaser, M. F.: Helicobacter pylori and the pathogenesis of gastroduodenal inflammation. J. infect. Dis. 161 (1990) 626–633

7 *Brombart, M. M.: Radiologie des Verdauungstraktes. Thieme, Stuttgart 1980

8 *Bundesarbeitsgemeinschaft für Rehabilitation: Die Rehabilitation Behinderter. Wegweiser für Ärzte. Deutscher Ärzteverlag, Köln 1984

9 Clouse, R. E.: Motor disorders. In Sleisinger, M. H., J. S. Fordtran: Gastrointestinal Disease, 4th ed. Saunders, Philadelphia 1989 (pp. 559–593)

10 Clouse, R. E., I. H. Rosenberg: Intensive nutritional support. In Sleisinger, M. H., J. S. Fordtran: Gastrointestinal Disease, 4th ed. Saunders, Philadelphia 1989 (pp. 2009–2011)

11 Cukor, G., N. R. Blacklow: Human viral gastroenteritis. Microbiol. Rev. 48 (1984) 157

12 Dancygier, H.: Endoskopische Sonographie des oberen Gastrointestinaltrakts. Dtsch. med. Wschr. 113 (1988) 621

13 *Demling, L.: Klinische Gastroenterologie. Thieme, Stuttgart 1984

14 *de Dombal, F. T., J. Myren, I. A. D. Bouchier, G. Watkinson: Inflammatory Bowel Disease. Oxford University Press, London 1986

15 *Drossmann, D. A.: Manual of Gastroenterologic Procedures. Raven, New York 1987

16 Feiereis, H.: Morbus Crohn. In von Uexküll, Th.: Lehrbuch der psychosomatischen Medizin. Urban & Schwarzenberg, München 1986 (S. 798)

17 *Frühmorgen, P.: Das gastroenterologische Gutachten. Witzstrock, Baden-Baden 1980

18 *Gebel, M., A. Majewski, R. Brunkhorst: Sonographie in der Gastroenterologie. Springer, Berlin 1988

19 Hameeteman, W., G. N. J. Tytgat: Gibt es eine Endobrachyösophagus-Karzinom-Sequenz? Internist 31 (1990) 119–123

20 Hannig, C., A. Wuttge-Hannig, P. Gerhardt: Beitrag der Röntgenkinematographie zur Diagnostik pharyngoösophagealer Erkrankungen. Internist 31 (1990) 94–105

21 Hart, R., F. Hagenmüller: Komplikationen und Todesfälle in der gastroenterologischen Endoskopie. Internist 29 (1988) 815–817

22 Hartmann, F.: Kurzdarmsyndrom – enterale Ernährung. Z. Gastroenterol. 27, Suppl. 2 (1988) 33–36

23 *Jenss, H.: Morbus Crohn. Schattauer, Stuttgart 1990

24 *Jochheim, K.-A., J. F. Scholz: Rehabilitation, Bd. I–III. Thieme, Stuttgart 1975

25 *Kaess, H., O. Kuntzen, M. Liersch, H. Lieske: Gastroenterologische Labordiagnostik. Springer, Berlin 1985

26 Katschinski, B., H. Goebell: Risikofaktoren in der Ätiologie des Morbus Crohn. Z. Gastroenterol. 28 (1990) 368–372
27 Kiss, A., P. Ferenci: Psychosomatische Behandlung von Patienten mit Morbus Crohn. In Jenss, H.: Morbus Crohn. Schattauer, Stuttgart 1990
28 Kleinschmidt, J.: Begutachtung nach magenerhaltender Ulkuschirurgie. Med. Sachverständ. 84 (1988) 47–49
29 *Koelz, H. R., P. Aeberhard: Gastroenterologische Pathophysiologie. Springer, Berlin 1987
30 *Kruis, W., G. Feifel: Colitis ulcerosa, Morbus Crohn. Interdisziplinäre Therapie in Klinik und Praxis. Acron, Berlin 1990
31 *Levine, J. S., H. U. Klör, G. Oehler: Gastroenterologische Entscheidungsprozesse. Schattauer, Stuttgart 1988
32 McDonald, K. L., M. L. Cohen: Epidemiology of traveler's diarrhea: current perspectives. Rev. infect. Dis. 8 (1986) 117
33 Misiewicz, J. J., G. N. J. Tytgat, C. S. Goodwin, A. B. Price, P. Sipponen, R. G. Strickland, R. Cheli: The Sydney system: a new classification of gastritis. Working Party Reports, World Congresses of Gastroenterology 1990. Blackwell, Oxford 1990 (pp. 1–10)
34 Müller-Lissner, S., A. Klauser: Moderne Funktionsprüfungen. Internist 31 (1990) 85–93
35 *Müller-Lissner, S., M. Starlinger, H. R. Koelz: Refluxfibel. Springer, Berlin 1989
36 Ottenjahn, R.: Arbeitsfähigkeit bei gastroenterologischen Erkrankungen. Fortschr. Med. 97 (1979) 1385
37 Owen, R. L.: Parasitic diseases. In Sleisinger, M. H., Fordtran, J. S.: Gastrointestinal Disease, 4th ed. Saunders, Philadelphia 1989 (pp. 1153–1191)
38 *Rauschelbach, H.-H., G. Pohlmann: Kommentar zu den Anhaltspunkten für die ärztliche Gutachtertätigkeit. In Rohr/Sträßer: Bundesversorgungsrecht mit Verfahrensrecht, Bd. IV. Asgard, Sankt Augustin 1989
39 *Read, N. W.: Gastrointestinal Motility: Which Test? Wright, Bristol 1989
40 Rösch, T., H. Dancygier: Endoskopischer Ultraschall für die Diagnostik und Staging von Ösophagustumoren. Internist 31 (1990) 113–118
41 Scheurlen, M., F. Hartmann: Pathophysiologie der Dünndarmerkrankungen. Schweiz. Rdsch. Med. Prax. 12 (1988) 296–305
42 *Sivak, M. V.: Gastroenterologic Endoscopy. Saunders, Philadelphia 1987
43 *Sleisinger, M. H., J. S. Fordtran: Gastrointestinal Disease, 4th ed. Saunders, Philadelphia 1989
44 Snook, J.: Are the inflammatory bowel diseases autoimmune disorders. Gut 31 (1990) 961–963
45 Steinhardt, H. J.: Therapie des Kurzdarmsyndroms. Dtsch. med. Wschr. 112 (1987) 1139–1141
46 Tacke, W., L. Hausmann: Das Postgastrektomiesyndrom. Med. Klin. 85 (1990) 616–621
47 Tokudome, S.: A prospective study on primary gastric stump cancer following partial gastrectomy for benign gastroduodenal disease. Cancer Res. 44 (1984) 2208
48 *Tschaikowski, K. L., W. Jorde: Allergische Krankheiten des Magen-Darm-Traktes. Ein Ratgeber für die Praxis. Springer, Berlin 1989
49 *Tympner, F.: Funktionelle Beschwerden im Gastrointestinaltrakt. Thieme, Stuttgart 1990
50 Tytgat, G. N. J., A. T. R. Axon, M. F. Dixon, D. Y. Graham, A. Lee, B. J. Marshall: Helicobacter pylori: causal agent in peptic ulcer disease? Working Party Reports World Congresses of Gastroenterology. Blackwell, Oxford 1990 (pp. 36–45)
51 Wildgrube, H. J., M. Classen: Wasserstoff-H_2-Atemtest in der Diagnostik von Dünndarmerkrankungen. Z. Gastroenterol. 21 (1983) 628–636

17 Erkrankungen des Pankreas, der Gallenwege und der Leber

W. DÖLLE und K. H. WIEDMANN

Untersuchungsverfahren

Pankreas: Die Sonographie und die Computertomographie (CT) dienen dem Nachweis von Größen- und Formveränderungen des Organs. Unter bestimmten Umständen wird die Angiographie angewendet. Eine Darstellung des Gangsystems erfolgt durch die retrograde Gangdarstellung (ERCP = endoskopische retrograde Cholangiopankreatikographie). Die exokrine Pankreasfunktion wird mit dem Sekretin-Pankreozymin-Test und der Chymotrypsinbestimmung im Stuhl gemessen. Zu den indirekten Funktionstesten des Pankreas gehören: Der PABA-Test, der Pankreolauryltest und die Fettausscheidung im Stuhl. Ferner kommen Radioisotopenmethoden in Frage, wie der Trioleintest und der 14-CO_2-Atemtest. Schließlich gibt es Evokationstests und Hormonbestimmungen im Serum, Urin und im Speichel der Ohrspeicheldrüse.

Die endokrine Funktion wird mit den üblichen Methoden zur Beurteilung des Kohlenhydratstoffwechsels geprüft. Bei akuter Entzündung oder Abflußbehinderung kommt es zum Anstieg der Amylase oder Lipase im Serum sowie zu vermehrter Ausscheidung von Amylase im Harn.

Leber: Die morphologische Beurteilung erfolgt durch Perkussion, Palpation, Ultraschalluntersuchung, CT, Kernspintomographie, besonders aber auch mittels Laparoskopie. Die bei der Laparoskopie gezielt durchgeführte oder die blinde Leberbiopsie ermöglicht die feingewebliche Untersuchung. Unter Kontrolle mit Ultraschall kann auch eine Feinnadelbiopsie durchgeführt werden. Die Angiographie von der arteriellen Seite her ergibt ebenfalls Aussagen über Änderungen der Struktur.

Die Darstellung des Pfortaderflusses erfolgt indirekt über die Zöliakographie. Druckmessungen bei portalem Hochdruck erfolgen mittels eingekeiltem Lebervenenkatheter. Beurteilung der Leberfunktion durch Gesamteiweiß, Elektrophorese, globale Gerinnungstests oder Bestimmung von Einzelfaktoren. Transaminasen, Cholinesterase usw. Die Eliminationsleistung der Leber wird durch Indocyaningrün- oder Galactose-Test geprüft. Cholostaseenzyme: Leucinaminopeptidase und alkalische Serumphosphatase, bei länger anhaltender Cholostase, Hyperlipidämie. Virologische und immunologische Untersuchungen: HBs Ag, Anti-HBs, Anti-HBc vom IgG- oder IgM-Typ, HBeAg, HBV-DNS-Nachweis in Lebergewebe und Serum, Hepatitis-Delta-Antigen im Lebergewebe, Hepatitis-D-Virus (HDV)RNS, IgM und IgG-Anti HDV. Anti-HAV, differenziert nach IgM- und IgG-Typ. Anti-HCV-Test. Autoantikörper zum Nachweis der autoimmunen chronisch-aktiven Hepatitis (CAH): Autoantikörper gegen Kerne (ANA) und gegen glatte Muskulatur (SMA), gegen Mikrosomen (Leber-Nieren-mikrosomale Antikörper) sowie gegen lösliche Leber- und Pankreasantigene. Nachweis von verschiedenen antimitochondrialen Antikörpertypen, vorwiegend M2, M4, M8, M9 zur Diagnostik der primär biliären Zirrhose (PBC).

Gallenwegssystem: Sonographie der Gallenblase und Gallenwege, Röntgendarstellung der Gallenwege eventuell durch orale und intravenöse Cholezysto- und Cholangiographie, am besten durch ERCP oder perkutane transhepatische Cholangiographie.

Die hepatobiliäre Sequenzszintigraphie oder die Funktionsszintigraphie mit Diäthyl-IDA erlauben Aussagen über den Gallefluß.

Pankreatitis

Man unterscheidet nach der revidierten Marseille-Klassifikation eine akute und eine chronische Pankreatitis. Selten geht eine akute Pankreatitis in die chronische Form über. In Abhängigkeit von den vorherrschenden morphologischen Kriterien können folgende deskriptive Begriffe für die chronische Pankreatitis verwendet werden: chronische Pankreatitis mit fokaler Nekrose; chronische Pankreatitis mit segmentaler oder diffuser Fibrose; chronische Pankreatitis mit oder ohne Kalk (Steine).

Ätiologie: Metabolische Faktoren: Alkohol, Hyperlipoproteinämie, Hyperkalzämie, Arzneimittel, genetische Faktoren.

Mechanische Ursachen: Gallenwegserkrankungen, Traumen, retrograde Pankreatographie, Gangobstruktion durch Tumoren und Würmer, Duodenalobstruktion.

Vaskuläre Ursachen: postoperativ (kardiopulmonaler Bypass) Periarteriitis nodosa, Embolie. Infektiöse Ursachen: Mumps, Coxsakkie-Virus.

Chronische Pankreatitis: Der wichtigste ätiologische Faktor ist der Alkohol, ferner kommen in Frage: Hyperlipidämie und Hyperparathyreoidismus (Hyperkalzämie). Gallenwegserkrankungen, insbesondere das Steinleiden und anatomische Abnormalitäten sind weitere ätiologische Faktoren für die chronische Pankreatitis. Die *traumatische* Pankreatitis (Verletzungen durch das Lenkrad beim Auto, Fahrrad- und Motorradlenkstange, Rollerunfälle bei Kindern) ist eine akute, in leichten Fällen ödematöse, in schweren Fällen hämorrhagische Pankreatitis mit Zerstörung von Drüsengewebe und unter Umständen Ausbildung von posttraumatischen Zysten. Eine traumatisch verursachte *chronische* Pankreatitis gibt es nicht, es sei denn, man bezeichnet unkorrekterweise posttraumatische Zysten als chronische Pankreatitis.

Diagnostik: Für die Diagnostik der akuten Pankreatitis spielt der Nachweis der Fermententgleisung im Zusammenhang mit der abdominellen Schmerzsymptomatik eine entscheidende Rolle. Auch bei der chronischen Pankreatitis kann das führende Symptom der Oberbauchschmerz sein, später die exokrine und endokrine Insuffizienz verbunden mit einem zunehmenden Funktionsverlust des Organs. Die endokrine Insuffizienz wird durch entsprechende Blutuntersuchungen (Blutzukker) bzw. Belastungstests, die exokrine Insuffizienz durch die Bestimmung der Stuhlmenge, des Stuhlfettgehaltes und durch die Anwendung des Pankreozymin-Sekretin-Tests oder anderer Tests nachgewiesen. Die Diagnose der chronischen Pankreatitis erfolgt bereits vor Nachweis eines funktionellen Ausfalls der Drüse durch die retrograde endoskopische Pankreatographie zum Nachweis charakteristischer Gangveränderungen. Für den Nachweis von Zysten ist die Sonographie von diagnostischem Wert. Verkalkungen im Pankreas werden röntgenologisch und durch CT nachgewiesen.

Beurteilung: Bei der akuten Pankreatitis liegt AU vor. Bei der chronischen Pankreatitis bestimmt das Ausmaß der endokrinen oder exokrinen Insuffizienz die Höhe der MdE (s. Tabelle S. 316f). Besonders berücksichtigt werden muß bei der chronischen Pankreatitis der Schmerz, der auch ohne exokrine oder endokrine Insuffizienz die Erwerbsfähigkeit beeinträchtigt. Ferner muß berücksichtigt werden, daß bei der chronischen Pankreatitis der Allgemein- und Kräftezustand weniger durch die im Prinzip substitutionsfähige exokrine und endokrine Insuffizienz des Organs als vielmehr durch Komplikationen (Verschlußikterus, Zysten) und in besonderer Weise durch Schmerz bestimmt wird.

KOV: Eine Pankreatitis kann Schädigungsfolge sein, wenn eine der o. g. ursächlich verantwortlichen Erkrankungen Schädigungsfolge ist. Alkoholkonsum kann ein disponierender Faktor für das Entstehen einer traumatischen Pankreatitis sein (2). Eine chronische Pankreatitis kann in der Regel nicht auf Einflüsse des Wehrdienstes oder der Verfolgungsmaßnahmen direkt bezogen werden.

Minderung der Erwerbsfähigkeit bei Erkrankungen des Pankreas im Rahmen des sozialen Entschädigungsrechts bzw. SchwbG (11):	GdB/MdE
Chronische Krankheit der Bauchspeicheldrüse (exkretorische Funktion) je nach Auswirkung auf den Allgemeinzustand, Häufigkeit und Ausmaß der Schmerzen	
Durchfälle nur bei Diätfehlern, keine Beeinträchtigung des Kräfte- und Ernährungszustandes	0–10 v. H.

häufigere Durchfälle, geringe Beeinträchtigung des Kräfte- und Ernährungszustandes	20–40 v. H.
Fettstühle, deutliche Herabsetzung des Kräfte- und Ernährungszustandes	50–70 v. H.
massive Fettstühle, starke Herabsetzung des Kräfte- und Ernährungszustandes	80–100 v. H.

Nach Entfernung eines malignen Bauchspeicheldrüsentumors ist in den ersten fünf Jahren eine Heilungsbewährung abzuwarten; MdE während dieser Zeit laut „Anhaltspunkten" 100 v. H., was aber im Einzelfall zu bewerten ist.

Literatur

1 Amgwerd, R.: Traumatische Pankreatitis. Helv. chir. Acta 25 (1958) 459

2 Brunner, H.: Begutachtung von Pankreaserkrankungen. In Frühmorgen, P.: Das gastroenterologische Gutachten. Witzstrock, Baden-Baden 1980

3 Creutzfeldt, W.: The exocrine pancreas. Clin. Gastroenterol. 13 (1984) 657

4 Demling, L.: Klinische Gastroenterologie, 2. Aufl., Bd. I u. II. Thieme, Stuttgart 1984

5 Lankisch, P. G., B. Lembcke: Indirect pancreatic function tests: chemical and radioisotope methods. Clin. Gastroenterol. 13 (1984) 985

6 Ritter, U.: Gesichtspunkte zur Begutachtung von Pankreaserkrankungen. In Frühmorgen, P.: Das gastroenterologische Gutachten. Witzstrock, Baden-Baden 1980

7 Sarles, H., M. V. Singer, K. Gyr: Revidierte Marseille-Klassifikation der Pankreatitis. Dtsch. Ärztebl. 82 (1985) 116

8 Schoenemann, J.: Operationen am Pankreas – Ergebnisse und Folgen. Internist 16 (1975) 276

9 Sleisinger, M. H., J. S. Fordtran: Gastrointestinal Disease, 4th ed. Saunders, Philadelphia 1989

10 Walters, R. L., D. J. Gaspard, R. D. Germann: Traumatic pancreatitis. Amer. J. Surg. 111 (1966) 364

11 Anhaltspunkte für die ärztliche Gutachtertätigkeit im sozialen Entschädigungsrecht und nach dem Schwerbehindertengesetz. Bundesminister für Arbeit und Sozialordnung, Bonn 1983

Cholelithiasis

(1–12)

Ätiologie: Erhöhte Lithogenität der Galle, (gestörtes Verhältnis von Cholesterin, Phospholipiden und Gallensäuren), Funktionsstörungen der Gallenblase, Stase und Entzündungen sind verantwortlich (12). Im Gegensatz zu früher wird der Typhus abdominalis nicht mehr als Ursache anerkannt. Bei der Häufigkeit der Steinerkrankung kommt er mit anderen Krankheiten so häufig kombiniert vor, daß statistisch ein echter Syntropismus vorliegen muß, um einen überzufälligen Zusammenhang anzunehmen. Dieser ist nachgewiesen für: Diabetes mellitus, Adipositas, hämolytische Anämie, Leberzirrhose, Erkrankungen des Dünndarms, Schwangerschaft.

Beurteilung: Die Diagnose ist durch Sonographie und evtl. durch die endoskopische retrograde Cholangiographie (ERCP) oder PTC zu sichern. Bei akuter Steinkolik, unter Umständen mit Entzündung, besteht AU. Im Intervall kann völlige Beschwerdefreiheit bestehen. Bei häufigen Attacken mit und ohne Entzündung kann eine dauernde MdE vorliegen. Eine Sanierung (Operation evtl. durch Lithotrypsie und/oder chemische Litholyse) ist anzustreben (s. auch MdE-Tabelle S. 330).

KOV: Ein Zusammenhang ist nur in seltenen Fällen anzunehmen. Der bisher häufig angenommene Zusammenhang zwischen einer durchgemachten Typhus-, Paratyphus- und Ruhrinfektion oder einer Virushepatitis und einer Cholelithiasis kann sich nicht auf gesicherte wissenschaftliche Erkenntnisse stützen (6). Fast nie läßt sich nachweisen, daß vor der Einwirkung eines angeschuldigten Einflusses, des Wehrdienstes oder der Verfolgung, mit Sicherheit keine Gallensteine vorgelegen haben. Bei der Häufigkeit auch von stummen Steinen läßt sich ein möglicher Zusammenhang in der Regel nicht wahrscheinlich machen. Wie schon erwähnt, kann eine ursächliche Beziehung zwischen Virushepatitis und Gallensteinen nicht nachgewiesen werden (1, 4).

UV: Eine direkte traumatische Steinentstehung gibt es nicht. Eine indirekte Steinentstehung kann in seltenen Einzelfällen als Unfallfolge erwogen werden, wenn eine lang anhaltende Stase oder Entzündung in den Gallenwegen als Unfallfolge anzusehen ist, z. B. bei traumatisch bedingter Stenose des Ductus choledochus oder nach einer Blutung in die Gallenwege oder evtl. nach einer Leberverletzung (3).

Cholezystitis und Cholangitis

Ätiologie: Sie kommt fast immer durch Abflußbehinderungen infolge Stein oder Narben- bzw. Tumorstenose im Bereich der abführenden Gallenwege zustande. Eine Bakteriocholie ohne Stauung bedingt keine Entzündung. Ein Salzsäuremangel im Magen spielt keine ursächliche Rolle. Bei Sepsis ist eine Cholezystitis selten. Akalkulöse Cholezystitis s. unten.

Beurteilung: Eine positive Blutkultur im Fieberanstieg oder Schüttelfrost, der Nachweis des Abflußhindernisses, allgemeine Entzündungszeichen und Lokalsymptome an der Gallenblase stützen die Diagnose. Bei akuter fieberhafter Erkrankung besteht AU. Bei chronischen Zuständen ohne Gelbsucht richtet sich die Bemessung der MdE nach den Auswirkungen des Leidens auf den Allgemeinzustand und nach etwa nachweisbaren Einschränkungen von Organfunktionen (biliäre Zirrhose). Operative oder endoskopische Beseitigung des Abflußhindernisses ist anzustreben. Hinsichtlich der Entschädigungsansprüche, die sich nach dem sozialen Entschädigungsrecht aus dem Vorliegen der genannten Erkrankungen ergeben, kann auf die MdE-Tabelle S. 330f verwiesen werden.

KOV: Ein Zusammenhang kann nur anerkannt werden, wenn die Ursache einer Abflußbehinderung Schädigungsfolge ist, z. B. Narbenstenose nach Choledochusverletzung, oder eine durch ein als Schädigungsfolge anerkanntes Leiden bedingte spontane oder operativ angelegte biliodigestive Fistel.

Sekundäre biliäre Zirrhose

Ätiologie: Folge einer langdauernden ständigen oder intermittierenden Gallenstauung, meist mit Infektion.

Beurteilung: Sie hängt ab von der Leberfunktion. Eine Laparoskopie oder Leberbiopsie sind erwünscht. Die Auswirkungen der portalen Hypertension müssen berücksichtigt werden. In fortgeschrittenem Stadium besteht Erwerbsunfähigkeit. Die operative Beseitigung eines mechanischen Abflußhindernisses ist anzustreben (siehe auch unter Zirrhose).

KOV, UV: Sie kann nur als Schädigungs- oder Unfallfolge anerkannt werden, wenn die Ursache der Gallenstauung Schädigungs- oder Unfallfolge ist, z. B. bei Verletzung des Ductus choledochus oder einer biliodigestiven Fistel.

Postcholezystektomiesyndrom

(5, 6, 8)

Ätiologie: Gemeint sind Oberbauchbeschwerden nach Cholezystektomie. Organische Ursachen sind sorgfältig auszuschließen: Häufig findet man einen zurückgelassenen Choledochusstein, auch organische Papillenstenosen kommen vor. Oft handelt es sich um eine falsche Operationsindikation mit Fortbestehen der alten Beschwerden, ausgehend z. B. von einer Hiatushernie, einem Ulcus pepticum, Pankreaserkrankungen, einem Reizdarm sowie funktionellen Beschwerden bei psychiatrischen Leiden (larvierte Depression). Die gutachterliche Beurteilung richtet sich nach der eigentlichen Ursache.

Erkrankungen der steinfreien Gallenblase und Gallenwege

(8, 11)

Ätiologie: Als Ursachen von Beschwerden kommen in Betracht: Anomalien von Lage und Form, funktionelle Störungen (sogenannte Dyskinesien) und entzündliche Prozesse (akalkulöse Cholezystitis).

Beurteilung: Anomalien der Lage und Form ergeben sich aus dem Röntgenbefund und der Sonographie. Eine Pericholezystitis kann auch laparoskopisch festgestellt werden. Die Diagnose von Dyskinesien stößt auf große Schwierigkeiten. Sie ist eigentlich in der Regel nur mit manometrischen und evtl. szintigraphischen Methoden möglich.

Man hüte sich vor der Verlegenheitsdiagnose: Dyskinesie der Gallenwege!

KOV, UV: Eine Schädigungsfolge kann für Lageanomalien, die Beschwerden machen, nur angenommen werden, wenn sie entzündlich bedingt sind, etwa durch eine Pericholezystitis, und wenn die Ursache der Entzündung selber Schädigungsfolge ist. Entzündungen der steinfreien Gallenblase treten praktisch nur bei schwer erkrankten Patienten auf, die z. B. polytraumatisiert sind, eine langdauernde Nahrungskarenz aufweisen oder abwehrgeschwächt sind. Wenn solche Ursachen anerkannte Schädigungsfolgen sind, kann sie ebenfalls als Schädigungsfolge anerkannt werden.

Die Dyskinesie ist in ihrer Entstehung und Bedeutung ungeklärt. Zu ihrem Nachweis sind manometrische und szintigraphische Untersuchungen notwendig. Ein Zusammenhang mit Einflüssen des Wehrdienstes, mit Verfolgungsmaßnahmen oder einem Unfall dürfte nur schwer wahrscheinlich gemacht werden.

Literatur

1 Casper, H., H. A. Kühn, D. Class: Zur Frage der Beziehung zwischen Virushepatitis und Gallensteinbildung. Dtsch. med. Wschr. 93 (1968) 300
2 Classen, M., H. W. Schreiber: Biliary tract disorders. Clin. Gastroenterol. 12 (1983)
3 Colombo, O.: Leberverletzungen und Gallensteinleiden. Wien. med. Wschr. 115 (1965) 265
4 Demling, L., K. J. Bahn, H. Geidel, I. Bahn: Gallensteinbildung und Virushepatitis. Dtsch. med. Wschr. 92 (1967) 652
5 Demling, L.: Klinische Gastroenterologie, 2. Aufl., Bd. I u. II. Thieme, Stuttgart 1984
6 Dölle, W.: Zusammenhänge zwischen Erkrankungen des Magens, des Dünndarms und Gallenwegserkrankungen. Aktuelle Kongreßberichte 1. 16. Ärztlicher Fortbildungskursus Bad Kissingen. Medicus, Berlin 1965
7 Enderlin, N.: Statistische Erhebung über das Gallensteinleiden. Schweiz. med. Wschr. 88 (1958) 865
8 Meyer zum Büschenfelde, K.-H.: Hepatologie in Klinik und Praxis. Thieme, Stuttgart 1989
9 Heß, W.: Nachoperationen an den Gallenwegen. Enke, Stuttgart 1977
10 Sherlock, S.: Disease of the Liver and Biliary System, 7th ed. Blackwell, Oxford 1985
11 Sleisinger, M. H., J. S. Fordtran: Gastrointestinal Disease, 4th ed. Saunders. Philadelphia 1989
12 Soehendra, N., H. Grimm: Eingriffe am Gallenwegsystem. In Buess, G., F. Unz, H. Pichlmaier: Endoskopische Techniken. Deutscher Ärzteverlag, Köln 1984 (S. 83)

Fettleber

(12, 13, 26, 29, 32, 41, 43)

Ätiologie: Es kommen in Frage: Alkohol und andere toxische Faktoren (einschließlich Medikamente), Mast, besonders Kohlenhydratmast, Eiweißmangel, endokrine Erkrankungen und Stoffwechselstörungen, vor allem Diabetes mellitus. Ferner: Resorptionsstörungen, Kachexie infolge konsumierender Erkrankungen, essentielle Hyperlipämie. Es bleibt eine Gruppe von ungeklärter idiopathischer Fettleber.

Beurteilung: Nur mit der Leberbiopsie kann die Diagnose gesichert, vor allem aber entzündliche Veränderungen und Zirrhose ausgeschlossen werden. Die Prüfung der Leberfunktion ergibt meist nur geringfügige Abweichungen. Die Bemessung der MdE richtet sich nach der Einschränkung der Leberfunktion. Bei reiner Fettleber ohne entzündliche Erscheinungen wird die Erwerbsfähigkeit kaum eingeschränkt sein (MdE unter 20%). Ein Heilverfahren zur Ausschaltung schädigender Noxen (Entziehungskur) bzw. diätetischer Behandlung (Gewichtsreduktion) und Einstellung (z. B. bei Diabetes) ist oftmals angezeigt, denn „Rehabilitation vor Rente"!

KOV: Eine Fettleber kann nicht auf schädigende Faktoren zurückgeführt werden, deren Einwirkung vor Jahren aufgehört hat (Dystrophie). Auch eine früher durchgemachte Virushepatitis kann nicht als Ursache einer Fettleber in Anspruch genommen werden. Die Fettleber geht nicht in eine Zirrhose über, wenn nicht andere zirrhogen wirkende Faktoren vorhanden sind. Die Leberverfettung allein ist bisher nicht als zirrhogener Faktor bewiesen. Bei der sog. Fettleberhepatitis bewirken dieselben Faktoren einerseits die Verfettung, andererseits die Hepatitis. Auch für die Zirrhoseentwicklung können die gleichen ätiologischen Faktoren verantwortlich sein wie für die Verfettung. Es besteht aber kein zwingender kausaler Zusammenhang: Schädigung → Leberverfettung → Leberzirrhose. Die zirrhogen wirkenden Faktoren können stets auch ohne Leberverfettung wirksam werden.

UV: Bei Intoxikation kommt ein Unfall als Ursache einer Leberverfettung in Frage.

Leberabszeß

(22, 26, 29)

Ätiologie: Hierzulande überwiegen die pyogenen Infektionen, insbesondere mit Keimen der Koligruppe und Enterokokken, aber auch Streptokokken, Staphylokokken, Pneumokokken sowie Salmonellen können vorkommen. Infektionsweg über V. portae, A. hepatica, kontinuierlich von Nachbarorganen aus; direkte Infektion über die Gallenwege, meist bei Abflußstörung, oder über die Vv. hepaticae. Auch lymphogene Infektionen aus den Nachbarorganen oder traumatische Einwirkungen bei stumpfen und perforierenden Bauchtraumen kommen vor. Die Infektionsquelle ist kulturell nicht immer nachzuweisen.

Betr. Amöbenabszess s. S. 299

Beurteilung: Sonographie und CT sind die wichtigsten diagnostischen Maßnahmen. Die Leberfunktion ist meistens nicht oder nur geringfügig beeinträchtigt. Häufig findet sich eine isoliert erhöhte alkalische Serumphosphatase. Während der akuten Erkrankung besteht AU. Spätfolgen fehlen.

KOV: Spätfolgen sind nicht zu erwarten, wenn das akute Krankheitsstadium überlebt wird. Ein Zusammenhang zwischen Kriegsdienst oder Verfolgung und einem Leberabszeß kann dann gegeben sein, wenn eine andere Grundkrankheit, auch chronischer Art, vorliegt, die auf einem der o. g. Infektionswege später zur Abszedierung führt, z. B. Infektion der Leber über die A. hepatica bei Osteomyelitis.

UV: Hier gilt dasselbe wie im vorigen Abschnitt, wenn die Grundkrankheit Unfallfolge ist. Ferner kann ein Leberabszeß infolge einer traumatischen Einwirkung Unfallfolge sein.

Akute und chronische Virushepatitiden und deren Folgezustände

(3, 11, 12, 15, 18, 21, 24, 25, 26, 40, 43)

Ätiologie: Hepatitisviren-A, B, C, D, E. Die Hepatitisviren C und E gehören der Gruppe der bisher als Nicht-A, Nicht-B klassifizierten Viren an und machen einen Großteil dieser Gruppe aus. Diese Gruppe enthält mindestens noch ein weiteres, bisher nicht identifiziertes, parenteral übertragenes Virus. Die Hepatitisviren A und E werden fäkal/oral, die anderen Viren durch Blut und Blutprodukte und Geschlechtsverkehr (Hepatitis B) übertragen. Das Hepatitis-B-Virus wurde nicht nur im Blut, sondern unter anderem auch in Harn, Speichel, Samen, Menstrualblut und der Tränenflüssigkeit nachgewiesen. Eine parenterale Übertragung durch Insekten oder z. B. gemeinsame Benutzung einer Zahnbürste ist möglich. Bei Mißbrauch von Drogen mittels Injektion kommt es in einem hohen Prozentsatz zur Infektion mit Virushepatitis B, C und D. Die bekannte erhöhte Gefährdung von Personal in medizinischen Berufen gegenüber einer Infektion mit Virushepatitis B wurde durch den gegenüber Kontrollgruppen eindeutig häufigeren Nachweis der serologischen Marker (HBsAg, anti-HBs, anti-HBc) bei Ärzten, Zahnärzten, Schwestern, Pflegern und Laborpersonal bestätigt. Andere Viren: Coxakkie-, EBV-, Zytomegalie-, Adeno-, HSV-Viren.

Hepatitis A: Nachweis durch Hepatitis-A-Antikörper (Anti-HAV) im Serum, sie erscheinen früh im Krankheitsverlauf, bereits vor Auftreten des Ikterus und wahrscheinlich noch vor Anstieg der Transaminasen. Fehlen von Anti-HAV schließt bei einem Patienten mit Hepatitis die Hepatitis-A-Ätiologie der Infektion aus. Höhere Altersgruppen sind fast vollständig durchseucht. Der Anti-HAV-Titer steigt in den ersten Wochen nach Auftreten des Ikterus steil und in den folgenden Monaten langsam an. Maximalwerte 3–5 Monate nach Erkrankungsbeginn. Es muß angenommen werden, daß die Antikörper in der Regel lebenslang nachweisbar bleiben. Ein Anstieg (4fach) der IgG-Antikörper gegen das Hepatitis-A-Virus (Anti-HAV-IgG) vom akuten zum rekonvaleszenten Serum ist für die Diagnose einer frischen Hepatitis A beweisend. Darüber hinaus kann das Vorhandensein von Antikörpern gegen das Hepatitis-A-Virus der IgM-Klasse (Anti-HAV-IgM) bzw. der Abfall des Anti-HAV-IgM vom aktuellen zum rekonvaleszenten Serum das Vorliegen einer aktuellen Hepatitis-A-Infektion beweisen.

Hepatitis B: Die serologische Diagnostik erfolgt durch den Nachweis von HBsAg, HBeAg, Anti-HBc (IgG und IgM), Anti-HBs und Anti-HBe. Mit molekularbiologischen

Methoden kann die Virus-DNS im Serum und Lebergewebe nachgewiesen werden. Die HBV-DNS kann entweder episomal (aktiv replizierend) oder in die Wirtszell-DNS integriert vorliegen. Nachweis von HBV-DNS und HBeAg spricht für Infektiosität des Patienten.

Die Befunde der serologischen und molekularbiologischen Diagnostik stehen in folgender Beziehung zur Klinik:

Akute HBV-Infektion: Vor Beginn der Symptomatik HBsAg positiv, HBeAg positiv, HBV-DNS positiv, Anti-ABc-IgM positiv, gelegentlich auch als einziger Parameter im akuten Stadium nachweisbar. Gleichzeitig mit Auftreten dieser Parameter kommt es zum hohen Transaminasenanstieg. Bei Ausheilung werden der Reihenfolge nach die HBV-DNS, das HBeAg und das HBsAg im Serum wieder negativ. Im Verlauf der Erkrankung treten Anti-HBc-IgG, Anti-HBs und Anti-HBe, der am kurzlebigsten ist (einige Jahre nachweisbar), auf. Anti-HBc und Anti-HBs weisen auf eine durchgemachte Infektion und auf Immunität hin. Eine Reinfektion von Patienten mit Anti-HBs-Positivität kann ausnahmsweise erfolgen, wenn eine Reinfektion mit großen Inokulationsdosen, wie bei Schimpansen im Experiment nachgewiesen, erfolgt.

Etwa 10% der erwachsenen Patienten mit HBV-Infektion sind nicht in der Lage, das Virus zu eliminieren und bleiben chronische Virusträger. Bei einer Infektion im Kindesalter und in der Perinatalperiode ist dies in bis zu 95% der Infizierten der Fall.

Chronische HBV-Infektion: Bei der chronischen HBV-Infektion findet man im Lebergewebe und im Serum verschiedene virale Expressionsmuster, die mit der Aktivität der Erkrankung korrelieren und für die Prognose der Patienten von entscheidender Bedeutung sind.

a) In einer ersten Phase der Erkrankung, die in der Regel aktiv ist, findet man im Serum HBsAg und HBeAg positiv, HBV-DNS positiv, im Lebergewebe episomale HBV-DNS. Transaminasen erhöht. Histologie: Entweder chronisch persistierende oder chronisch aktive Hepatitis oder bereits Zirrhose.
b) Nach einer Latenzzeit von 1–20 Jahren kommt es zur Serokonversion von HBeAg zu Anti-HBe und einem Verschwinden der replikativen Form der HBV-DNS, die zunehmend in die Leberzell-DNS integriert wird. Mit dieser Änderung ist in der Regel auch eine Besserung der Lebererkrankung verbunden.
   Serologie: HBsAg positiv, Anti-HBe positiv, HBV-DNS negativ. Transaminasen normal. Histologie: normale Leber oder inaktive chronische Hepatitis oder inaktive Zirrhose.
   Weitere serologische Konstellationen:
c) Im Serum HBsAg positiv, HBeAg negativ, Anti-HBe negativ, aber HBV-DNS positiv. Im Lebergewebe episomale HBV-DNS, Transaminasen in der Regel erhöht und aktive Lebererkrankung. Histologie: chronisch persistierende Hepatitis oder chronisch aktive Hepatitis oder Zirrhose.
d) HBsAg positiv, HBeAg negativ, Anti-HBe positiv, HBV-DNS positiv. Im Lebergewebe episomale und integrierte HBV-DNS. Die Lebererkrankung kann aktiv sein. Histologie: chronisch persistierende oder chronisch aktive Hepatitis oder Zirrhose.
e) Seltener findet man HBsAg negativ, Anti-HBe positiv, HBV-DNS positiv (integriert). Histologie: Histologisch kann das gesamte Schädigungsmuster (CPH, CAH, Zirrhose) gefunden werden mit verschiedener Ausprägung der entzündlichen Aktivität.
f) Manchmal läßt sich bei chronischem Leberschaden trotz negativer Serologie oder Anti-HBs und/oder Anti-HBc im Serum und Lebergewege HBV-DNS nachweisen.

Es sei betont, daß eine inaktive chronische Hepatitis oder Zirrhose ätiologisch durch eine vorbestehende HBV-Infektion bedingt sein kann, auch wenn HBsAg und andere Virusparameter eliminiert sind. Serologisch findet man dann Anti-HBe positiv und/oder Anti-HBs und Anti-HBc. In einem solchen Fall sind jedoch sorgfältig andere Ätiologien einer chronischen Lebererkrankung auszuschließen, da es sich bei dieser Konstellation auch um einen Zustand nach einer ausgeheilten Hepatitis-B-Infektion handeln kann. Ferner ist auch stets daran zu denken, daß z. B. eine toxische, insbesondere alkoholtoxische Leberschädigung einen Virusträger treffen kann. Anamnese und weitere Befunde, z. B. vermehrte IgA-Konzentration im Serum bei alkoholisch bedingter Leberschädigung, müssen hier zur Differenzierung herangezogen werden.

Hepatitis-Delta-Virusinfektion: Das HepatitisD--Virus benötigt das HBV zu seiner Vermehrung, und deshalb sind zu seinem Nachweis die HBV-Marker mit einzubeziehen, d. h.

es besteht immer bei der HDV-Infektion gleichzeitig HBsAg-Positivität. Eine Infektion mit dem HDV kann entweder gleichzeitig mit dem HBV auftreten (Koinfektion) oder sich auf einen chronischen HBsAg-Träger aufpfropfen (Superinfektion). Koinfektion: Der Ablauf kann nicht von einer akuten Hepatitis B unterschieden werden, jedoch sind häufiger fulminante Verläufe beschrieben. In der Regel ist mit keinem chronischen Verlauf zu rechnen. Diagnose im Serum durch HDV-RNS-Nachweis sowie IgM und IgG-Anti-HDAg. Nach überstandener Infektion IgG-Anti-HDAg im Serum, wahrscheinlich nur wenige Jahre nachweisbar.

Superinfektion: Hauptinfektionsweg der Delta-Infektion. Diagnostik: Bei Selbstlimitierung IgM- und IgG-Anti-HDAg mit fallenden Titern. Bei chronischer Infektion Persistenz von IgM-Anti-HDAg und hohen IgG-Anti-HDAg sowie Nachweis von HDV-RNS. Meist führt diese Infektion zu überwiegend aktiven chronischen Verläufen mit beschleunigtem Übergang in eine Zirrhose mit ungünstiger Prognose.

Non-A-non-B-Hepatitis: Dazu gehört die *Hepatitis-C-Virus (HCV)*-Infektion, die etwa 90% der Posttransfusionshepatitiden ausmacht. Etwa 40% der als sporadische Non-A-non-B-Hepatitis bezeichneten Fälle sind ebenfalls durch das HCV bedingt. Der Übertragungsmodus ist unklar. Es existiert mindestens ein weiterer bisher unbekannter Erreger, der parenteral übertragen wird. Patienten mit Hepatitis-C-Virusinfektion entwickeln in einem hohen Prozentsatz eine chronische Hepatitis, und nach etwa 15 Jahren haben 20 bis 30% dieser Patienten eine Zirrhose. Patienten mit sporadischer Non-A-non-B-Hepatitis entwickeln in 20 bis 30% der Fälle einen chronischen Verlauf.

Diagnostik der HCV-Infektion: Anti-HCV-Test (Antikörper gegen C-100-Protein des HCV). Mit weiteren Tests ist in absehbarer Zeit zu rechnen. Anti-HCV tritt erst Wochen bis Monate nach Krankheitsausbruch auf, verschwindet nach überwundener Erkrankung innerhalb von Monaten bis Jahren. Es persistiert in der Regel bei chronischer Infektion. Es erlaubt keine Unterscheidung zwischen florider und durchgemachter Infektion. Es ist zu beachten, daß nur etwa 80 bis 90% der HCV-Infektionen mit dem derzeit zur Verfügung stehenden Antikörpertest erfaßt werden.

Die *Hepatitis-E-Virusinfektion* wird im Gegensatz zur HCV-Infektion fäkal/oral übertragen. In ihrem Verlauf bestehen Ähnlichkeiten mit der Hepatitis-A-Virusinfektion. Chronische Verläufe sind nicht bekannt. Eine routinemäßige Diagnostik ist im Augenblick noch nicht möglich.

Der Bedeutung der serologischen und molekularbiologischen Befunde viraler Hepatitiden liegt darin, daß man sich ihrer bei der Frage nach dem Zusammenhang einer chronischen Lebererkrankung mit einer früher durchgemachten Virushepatitis bedienen kann sowie bei der Klärung der Frage, ob ein Patient mit akuter oder chronischer Virushepatitis von bestimmten Kontaktpersonen möglicherweise angesteckt worden ist.

Beurteilung: Bei der posthepatischen und bei anderen funktionellen Hyperbilirubinämien kann während der Phase eines Gelbsuchtschubes die Erwerbsfähigkeit geringfügig eingeschränkt sein, so daß eine MdE von 20 bis höchstens 30% angenommen wird (22, 34). Die Auswirkungen eines chronischen Virusträgertums auf die Erwerbsfähigkeit sind sehr unterschiedlich und bedürfen einer individuellen Beurteilung. Folgende Richtlinien: Ein asymptomatischer HBsAg-Träger mit normaler Leberhistologie oder minimalen histologischen Leberveränderungen bedarf keiner MdE. Auch die chronisch persistierende Hepatitis bedingt keine wesentliche Einschränkung der MdE, allenfalls etwa 20–30%. Eine chronisch aktive Hepatitis kann je nach Aktivitätsgrad und Beschwerdebild 40–80% MdE bedeuten. Bei kompensierter Zirrhose können die sogenannten Funktionsproben sogar normal sein. Eine sichere Beurteilung besonders des Aktivitätsgrades des Krankheitsprozesses ist nur mit Leberbiopsie, evtl. bei Laparoskopie, möglich. Bilirubin, Gesamteiweiß, Albumin und Gammaglobuline im Serum, Prothrombinzeit und Serum-Transaminasen sowie Bestimmung der Cholostaseenzyme und besonders die globalen Funktionstests (wie z. B. Galaktoseelimination) vermitteln den besten Eindruck vom Funktionszustand der Leber. Ösophagusvarizen, Aszitesbildung und Milzvergrößerung zeigen eine portale Hypertension an. Die Bemessung der MdE richtet sich nach dem Funktionszustand der Leber. Die Abschätzung der MdE ist in jedem Einzelfall unter Berücksichtigung der persönlichen und sozialen Faktoren des Begutachteten vorzunehmen. Die Angaben der MdE-Tabelle (s. S. 329f) können nur als Rahmen angesehen werden. Bei voll kompensierter Zirrhose ohne Pfortaderhochdruck mit normaler oder fast normaler Leberfunktion beträgt die MdE 30%. Bei deutlich eingeschränkter Leberfunktion wird die MdE nach den Auswirkungen auf den Allgemeinzustand und die Leistungsfähigkeit bemessen. Der Zustand der Muskulatur und das Vorhandensein von Komplikationen der Zirrhose (Aszites, Enzephalopathie, Ösophagusvarizen) sind ein gutes Maß für die Abschätzung der noch verbliebenen Leistungsfähigkeit. Die MdE wird zwischen 40 und 70% liegen; Gelbsucht und der Nachweis ausgedehnter Leberzellnekrosen (hohe Transaminasen, niedrige Gerinnungswerte) sowie Aszites bedingen bzw. eine MdE von 80 bis 100%. Die Neigung zu portokavaler Enzephalopathie, evtl. auch nach operativer Anlage einer portokavalen Anastomose, schränkt die Erwerbsfähigkeit zumindest zeitweise erheblich ein (MdE 50 bis 80%). Es ist darauf hinzuweisen, daß mit Hilfe psychologischer Testverfahren eine durch portokavale Enzephalopathie bedingte Einschränkung der geistigen Leistungsfähigkeit nachgewiesen werden kann, die mit keiner anderen Methode zu erfassen ist (27). Das kann bei der Entscheidung, ob ein zu Begutachtender etwa fahrtüchtig oder berufsfähig für bestimmte Berufe ist (z. B. Kraftfahrer, Dachdecker, Bedienung von komplizierten Maschinen) von großer Bedeutung sein. Bei chronischer portosystemischer Enzephalopathie kann eine Pflegezulage gerechtfertigt sein. Bei bestehender portaler Hypertension kann auch Berufsunfähigkeit für körperlich belastende Berufe vorliegen.

KOV: im allgemeinen wird bei Erkrankungen mit Gelbsucht angenommen, daß der zeitliche Zusammenhang auch einen ursächlichen Zusammenhang begründet, d. h. eine Gelbsucht in der Vorgeschichte wird im allgemeinen als akute Virushepatitis gedeutet und dann als Infektion während des Wehrdienstes, der Kriegsgefangenschaft, der Verfolgung oder im Zusammenhang mit einer bestimmten beruflichen Tätigkeit angesehen.

Aber: Nicht jede Erkrankung an Gelbsucht muß eine akute Virushepatitis gewesen sein. Andere Ursachen sind sorgfältig zu prüfen (z. B. Leptospirose, toxische Einflüsse). Eine sorgfältige Anamnese und Heranziehung aller Befunde, besonders der virologischen und immunologischen Befunde ist erforderlich. Epidemisches Auftreten oder Erkrankung nach Impfung oder Bluttransfusionen kann bei Berücksichtigung der Inkubationszeit ein Hinweis auf die Natur der Gelbsuchterkrankung sein. Die Frage interessiert in der Regel nur, wenn es um die Anerkennung von Folgezuständen einer Virushepatitis geht, vor allen Dingen der chronischen Hepatitis und Zirrhose. Dabei ist anzumerken, daß die Mehrzahl der Virushepatitiden im 2. Weltkrieg durch eine Hepatitis A bedingt waren, die nach derzeitiger Kenntnis immer ausheilt und keine chronischen Folgezustände verursacht. Eine ursächliche Beziehung zwischen einer chronischen Heptatitis/Zirrhose und Virushepatitis kann wahrscheinlich gemacht werden, wenn Bluttransfusionen, Impfungen und nachfolgende Gelbsuchtepidemien aufgetreten sind oder Brückensymptome vorliegen, die auf das Bestehen einer chronischen Lebererkrankung über den Zeitraum von der schädigenden Einwirkung bis zur Diagnose einer chronischen Hepatitis bestanden haben.

Die neue serologische Diagnostik der Virushepatitiden hat die Voraussetzungen geschaffen, den ursächlichen Zusammenhang mit einer chronischen Hepatitis/Zirrhose und entschädigungsrechtlich relevanten Einflüssen wesentlich besser definieren zu können.

Mit zunehmendem zeitlichem Abstand vom Krieg und den Einwirkungen der Kriegsgefangenschaft erhebt sich die Frage, welche Latenzzeit ohne Brückensymptome für das spätere Wirksamwerden einer früher durchgemachten Virushepatitis maximal angenommen werden kann.

In den Richtlinien der Anhaltspunkte für die ärztliche Gutachtertätigkeit von 1983 (4) heißt es:

„Wenn bei einer **chronischen Hepatitis** der Zusammenhang mit einer früher durchgemachten akuten Hepatitis oder mit extremen Lebensverhältnissen in der Gefangenschaft zu beurteilen ist, muß berücksichtigt werden, daß chronische Hepatitiden in der Regel nicht über viele Jahre ganz symptomlos verlaufen. Die Annahme eines ursächlichen Zusammenhangs einer chronischen Hepatitis mit einer vor Jahren durchgemachten akuten Hepatitis oder mit extremen Lebensverhältnissen kann wahrscheinlich sein, wenn

a) extreme Lebensverhältnisse von mindestens 1jähriger Dauer vorausgegangen sind oder als Schädigung eine Hepatitis vorgelegen hat,

b) weder aus dem morphologischen und immunologischen Bild, noch aus anderen Umständen begründet, auf eine schädigungsunabhängige Entwicklung geschlossen werden kann und
c) in den Jahren nach der akuten Hepatitis bzw. nach der Gefangenschaft mehrfach und über mehrere Jahre hinweg, wenn auch nicht ununterbrochen, für eine chronische Hepatitis sprechende Brückensymptome nachgewiesen sind.

Je größer der zeitliche Abstand zwischen der Hepatitis bzw. den extremen Lebensverhältnissen und der klinischen Manifestation der chronischen Hepatitis ist, um so eher muß damit gerechnet werden, daß schädigungsunabhängige Noxen eine ursächliche Bedeutung erlangt haben. Es ist zu beachten, daß Verläufe einer chronischen Hepatitis von 2 Jahrzehnten und mehr vorkommen, aber relativ selten sind."

Bezüglich der **Leberzirrhose** wird ausgeführt: „Die Leberzirrhose kann dann aber auch noch ohne Nachweis von Brückensymptomen als Schädigungsfolge angesehen werden, wenn
a) extreme Lebensverhältnisse von mindestens 1jähriger Dauer vorausgegangen sind oder als Schädigung eine Hepatitis vorgelegen hat und
b) weder aus dem morphologischen Bild noch immunologischen Bild noch aus anderen Umständen begründet auf eine schädigungsunabhängige Entwicklung geschlossen werden kann." (4)

Schwierig wird die Beurteilung eines Zusammenhangs, wenn durch den wahrscheinlich lebenslang fortbestehenden Nachweis von Anti-HAV die Annahme nahegelegt wird, daß eine früher durchgemachte Gelbsucht eine akute Virushepatitis A gewesen ist. Da, wie schon oben aufgeführt, bisher kein Beweis dafür vorliegt, daß eine Virushepatitis A in eine chronische Lebererkrankung übergeht, wird in solchen Fällen die Frage des Zusammenhangs einer chronischen Lebererkrankung mit einer in der Vorgeschichte angegebenen Gelbsucht zu verneinen sein.

Ein weiteres Problem stellt die Frage dar, welchen Einfluß die *Dystrophie* im Krieg, in der Gefangenschaft oder als berufsbedingte Schädigung auf die Entwicklung einer Zirrhose hat. Eine Dystrophie allein ist nach derzeitigem Kenntnisstand als Ursache der chronischen Hepatitis/Zirrhose unwahrscheinlich. In der gutachterlichen Praxis hat sich in Deutschland die Auffassung durchgesetzt, daß zwischen einer Virushepatitis sowie einer Dystrophie im Zusammenwirken mit anderen Infektionen und einer Leberzirrhose dann ein ursächlicher Zusammenhang angenommen wird, wenn andere mögliche Ursachen für ein chronisches Leberleiden ausgeschlossen werden können. Dabei steht man auf dem Standpunkt, daß auch ein langes Zeitintervall ohne Brückensymptome nicht gegen einen solchen Zusammenhang spricht. Dies hat seinen Niederschlag in den amtlichen Mitteilungen aus dem Jahre 1983 gefunden (siehe oben).

Wenn man sich den in der zitierten Mitteilung des Bundesministers für Arbeit und Sozialordnung ausgeführten Standpunkt zu eigen macht, so steht man vor dem Problem, ob und wie die genannte Latenzzeit und Manifestwerden der Zirrhose nach oben begrenzt werden sollen. Es kann zwar niemandem verwehrt werden, sich nach diesen Anhaltspunkten zu richten, man sollte es sich aber im Einzelfall nicht zu leicht machen, angesichts der inzwischen verstrichenen Zeiten zwischen Einwirkungen des Krieges und der Kriegsgefangenschaft und jetzt manifesten chronischen Lebererkrankungen. Je größer solche Zeiträume sind, um so intensiver bedarf es der Nachforschung, welche anderweitigen Einwirkungen, insbesondere toxischen Einflüsse mittlerweile wirksam geworden sind. Angesichts des ständig zunehmenden Mißbrauchs von Alkohol gehört dieser Schädigungsursache besondere Aufmerksamkeit.

Zur Anerkennung einer Erkrankung an Gelbsucht, die wahrscheinlich eine Virushepatitis gewesen ist (Umgebungserkrankung), und/oder eine Dystrophie und Infektion (Typhus, Ruhr, Malaria, Pyodermie usw.) muß sie während des Wehrdienstes, der Gefangenschaft oder Internierung nachgewiesen sein. Andere Zirrhoseursachen müssen stets ausgeschlossen werden, dazu zählen: spätere Erkrankungen einer akuten Virushepatitis, die schwer von Gelbsuchtschüben bei bestehender Zirrhose zu unterscheiden sind, toxische Einwirkungen wie Alkoholismus, Arzneimittelmißbrauch oder Überempfindlichkeit gegenüber Arzneimitteln, Stoffwechselkrankheiten, die mit Zirrhose einhergehen können.

Nicht anerkannt werden als Folge einer früher durchgemachten und ausgeheilten Hepatitis: Ein Ulcus pepticum, eine Gastritis und Sekretionsanomalien, eine Fettleber sowie Gallenwegsleiden, einschließlich Gallensteine. Die posthepatitische Hyperbilirubinämie, sofern es sie überhaupt gibt, besitzt keinen Krankheitswert, sie ist von einer konstitutionell bedingten funktionellen Hyperbilirubinämie abzugrenzen (Morbus Meulengracht). Hier geben Familienuntersuchungen manchmal Aufschluß (5). Liegt eine funktionelle Hyperbilirubinämie mit Vermehrung des direkten konjugierten Bilirubins vor (Dubin-Johnson-Syndrom, Rotor-Syndrom und andere), so sind besonders strenge Maßstäbe anzulegen, bevor ein zurückliegender Gelbsuchtschub als Ausdruck einer Virushepatitis angesehen wird (8).

UV: Die Virushepatitis kann als Folge eines *Arbeitsunfalls* auftreten und als *Berufserkrankung* anzuerkennen sein, besonders bei beruflich exponierten Personen. Über eine weitere Auslegung hinsichtlich des Erwerbs der Virushepatitis durch berufliche Beschäftigung ist intensiv diskutiert worden. Man ist sich aber wohl einig, daß eine sog. Generalklausel abzulehnen ist. Darunter ist zu verstehen, daß jede Hepatitiserkrankung eines in einem einschlägigen Betrieb Beschäftigten ohne weiteres als Berufskrankheit anerkannt werden kann. Das Landessozialgericht Baden-Württemberg hat in einem Urteil vom 17. 5. 1966 (L2 UA 104 1/62) folgenden Leitsatz aufgestellt: Der Nachweis der wesentlich erhöhten Infektionsgefahr zur Anerkennung einer Hepatitis als Berufskrankheit ist bei einer Krankenschwester auch schon erbracht, wenn ein enger Kontakt mit Ausscheidungen und Blut der Erkrankten durch die Pflegetätigkeit nachgewiesen ist. Es wird also nicht mehr der Nachweis gefordert, daß ein bestimmter Kranker die Infektionsquelle gebildet hat. Es wird jedoch in jedem Einzelfall unter Einbeziehung der serologisch-immunologischen Marker zu prüfen sein, ob die Art der beruflichen Beschäftigung der Förderung des o. g. Urteils entspricht, d. h. ob ein enger Kontakt mit Ausscheidungen und/oder Blut der Erkrankten durch die berufliche Tätigkeit nachgewiesen ist. Dabei braucht es sich jedoch nicht um Kontakt mit manifest an Hepatitis Erkrankten zu handeln, sondern um Kranke überhaupt.

In diese Regelung sind auch Personen einbezogen, die in besonderen, infektionsgefährdeten Krankenhausbereichen arbeiten und nicht zum Gesundheitsdienst selbst gehören, wie Reinigungspersonal im Labor oder Personen, die Tätigkeiten bei der Leichenbestattung und Abwasserbeseitigung verrichten (38).

Eine Transfusionshepatitis kann indirekt Unfallfolge sein, wenn infolge eines Unfalls die Übertragung von Blut- oder Blutprodukten notwendig wird. Im Einzelfall muß die vermutliche Infektionsquelle nachgewiesen werden. Die Inkubationszeiten sind zu berücksichtigen:

Hepatitis B 50–90 Tage, in Einzelfällen zwischen 30 und 240 Tagen, bei den Non-A-non-B-Hepatitiden zwischen 7 und 160 Tagen. In Einzelfällen wurde über eine parenterale Übertragung der Hepatitis A berichtet. Gutachterlich sind *Inkubationszeiten* von 6 bis 8 Wochen akzeptiert (25).

Vor kurzem wurde über einen Unfalltod als Folge einer Hepatitis-Wundinfektion berichtet. Ein Arzt fügte sich bei einer Inzision einer vereiterten Wunde einer Patientin eine minimale Wunde am Zeigefinger zu und erkrankte im Anschluß daran an Hepatitis B. Er verstarb 3 Monate später infolge einer Sepsis. Die Ursache einer Unfallverletzung im Sinne der Unfallversicherungsbedingung war gegeben. Es stellte sich jedoch die Frage, ob zwischen der Wundinfektion über die Hepatitis und der Haupttodesursache, nämlich der Sepsis, ein kausaler Zusammenhang angenommen werden muß. Da wegen einer schweren Verlaufsform der Hepatitis B der Versicherte mit Kortikosteroiden behandelt worden war, wurde der Krankheitsverlauf als Folge von Wechselwirkungen angesehen, die ausgehend von einer Wundinfektion mit erworbener Virushepatitis zum frühzeitigen Tod des Versicherten geführt haben. Die Leistungspflicht aus der privaten Unfallversicherung (Tod als Folge einer Wundinfektion) war daher anzuerkennen. Ein Unfall liegt nur vor, wenn eine Hepatitis durch Verletzung inokuliert wird, nicht dagegen bei einer Schmutz- oder Schmierinfektion (39).

Nicht virusinduzierte chronische Lebererkrankungen

Ätiologie: Zu diesen gehören die autoimmunbedingte chronisch aktive Hepatitis, die primär biliäre Zirrhose, die primär sklerosierende Cholangitis, der Morbus Wilson, die Hämochromatose, der Alpha-1-Antitrypsinmangel und am häufigsten die durch Alkohol bedingten Lebererkrankungen. Ferner toxische Einflüsse (z. B. Arsen, Polyvinylchlorid) und seltener Arzneimittel. Auch die Porphyria cutanea tarda kann mit einer Zirrhose einhergehen. Bei der Porphyria cutanea tarda sind häufig ein Alkoholabusus und/oder Arzneimitteleinnahme mit im Spiel. Ernährungsschäden (Dystrophie), die zur Fettleber geführt haben, sind nach heutiger Auffassung allein nicht geeignet eine Zirrhose zu verursachen. Es wird jedoch angenommen, daß ein Zusammenwirken von Dystrophie und Infektionen zur Zirrhose führen kann (13, siehe auch oben). Entscheidend ist, wenn der Begutachter sich mit dem Problem einer chronischen Lebererkrankung auseinander zu setzen hat, daß sorgfältig und mit allen zur Verfügung stehenden

Mitteln die Ätiologie der Erkrankung abgeklärt wird.

Ein ursächlicher Zusammenhang mit Einflüssen, die im sozialen Entschädigungsrecht oder im Rahmen beruflicher Tätigkeiten von Bedeutung sind, kommt grundsätzlich für die oben aufgezählten Erkrankungen nicht in Betracht. Für die Beurteilung der Auswirkung der Lebererkrankung gelten dieselben Kriterien, wie sie oben unter dem Abschnitt der virusbedingten Lebererkrankungen beschrieben sind.

Leberdystrophie

Ätiologie: Sie kommt vor bei fulminanter Hepatitis und toxischen Schäden, z. B. durch Arsen, Tetrachlorkohlenstoff und Phosphor, bei Paracetamol- und Pilzvergiftungen; aber auch im Verlauf einer Zirrhose oder eines Leberkarzinoms kann es zu einem dystrophischen Schub kommen.

Beurteilung: Wenn der sehr schwere Krankheitszustand überlebt wird, bleiben selten schwere Dauerschäden. Es kann zur Narbenbildung in der Leber kommen, deren Funktion meistens nicht eingeschränkt ist. Allerdings kann eine portale Hypertension als Spätfolge einer Narbenleber bei guter Leberfunktion bestehen bleiben. In einem solchen Fall bestimmen das Ausmaß und die Folgen des Pfortaderhochdrucks, wie Ösophagusvarizen mit Blutungsgefahr und portokavaler Enzephalopathie (bei normaler Leberfunktion allerdings selten), die MdE.

KOV: Der ursächliche Zusammenhang ist durch den zeitlichen Zusammenhang mit einer Virushepatitis bzw. der unverschuldeten Einwirkung von toxischen Substanzen während des Wehrdienstes, der Gefangenschaft oder Internierung gegeben.

UV: Hier gilt das bei der Hepatitis Gesagte. Toxische Einwirkungen kommen als Unfallursache in Betracht.

Primäre Lebertumoren

Ätiologie: Besonders die Hepatitis-B-Virusinfektion stellt einen wesentlichen ätiologischen Faktor für das primäre Leberkarzinom dar. Der Nachweis von integrierten HBV-Sequenzen im Tumorgewebe kann diesen ursächlichen Zusammenhang besonders stützen. Neuerdings wird auch der Hepatitis-C-Virusinfektion eine ätiologische Bedeutung zugesprochen. Als weitere Ursachen kommen Mykotoxine, Androgene und anabole Steroide, gelegentlich auch Antikonzeptiva und eine Klonorchisinfektion in Frage. Es kann als gesichert gelten, daß die Zirrhose selbst, gleich welcher Ätiologie, einen wesentlichen Risikofaktor für die Entstehung des primären Leberkrebses darstellt (39). Nach lang dauernder Einwirkung von Vinylchlorid kann es zur Leberschädigung und Tumorbildung kommen. Die erste Veränderung ist eine Sklerose der Portalvenen in den Portaldreiecken der Leber mit Splenomegalie und portaler Hypertension. Später kann es auch zum Auftreten eines Angiosarkoms der Leber und einer Peliosis hepatis kommen (26, 29, 43). Auch im Zusammenhang mit Arsen und Thorotrast sind primäre Lebertumoren beschrieben.

Beurteilung: In der gegenwärtigen arbeitsmedizinischen Begutachtungspraxis ist eine Krebserkrankung als berufsbedingt anzuerkennen, wenn grundsätzlich folgende Voraussetzungen erfüllt sind.

1. Sicherung der Krebsdiagnose.
2. Ausschluß der Existenz des Tumorleidens vor Beginn der als ursächlich angeschuldigten beruflichen Beschäftigung.
3. Nachweis der adäquaten Berufsschädlichkeit.
4. Nachweis eines örtlichen und zeitlichen Zusammenhangs zwischen Schädigung und Tumorentwicklung, evtl. mit Brückensymptomen.

Allerdings ist zu betonen, daß auch längere Latenzzeiten zwischen Exposition und Tumorentstehung bei durch Arsen und Vinylchlorid induzierten Tumoren nicht gegen einen ursächlichen Zusammenhang sprechen. Leistungsansprüche, die sich bei Vorliegen eines malignen Lebertumors ergeben, sind aus der MdE-Tabelle S. 329 zu entnehmen.

KOV: Ein Zusammenhang mit dem Wehrdienst oder Verfolgungsmaßnahmen kommt nur in Frage, wenn es sich um ein primäres Leberkarzinom handelt, das sich aus einer Leberzirrhose oder einer chronischen Virusinfektion der Leber entwickelt hat, die ihrerseits im ursächlichen Zusammenhang mit dem Wehrdienst und Verfolgungsmaßnahmen steht, oder wenn es sich um die Folge von toxischen Einwirkungen handelt, die während des Wehrdienstes oder im Rahmen von Verfolgungsmaßnahmen wirksam wurden.

UV: Lebertumoren können indirekt als Unfallfolgen anerkannt werden, wenn sie auf dem Boden von ursächlich mit dem Unfall aufgetretenen Lebererkrankungen entstanden sind (d. h. chronische Virushepatitiden bzw. Zirrhosen).

Das oben genannte Angiosarkom der Leber bei der Vinylchloridkrankheit muß danach beurteilt werden, ob es sich um einen Berufskrebs im Rahmen einer Berufskrankheit handelt.

Toxische Leberschäden

Ätiologie: Leberschäden können in besonderem Maße durch chemische Substanzen entstehen, denen der Betroffene im Beruf ausgesetzt ist. Meist manifestieren sich diese Schäden in Form einer Fettleber. Zu den potentiell in der Liste der Berufserkrankungen aufgeführten hepatotoxischen Substanzen gehören:

Arsen und seine Verbindungen, Phosphor und seine organischen Verbindungen, Beryllium, Halogenkohlenwasserstoffe, Benzol oder seine Homologe, Nitro- oder Aminoverbindungen des Benzols oder seiner Homologe oder deren Abkömmlinge, Methylalkohol und halogenierte Alkyl-, Aryl- oder Alkylaryloxide (58, 63). Eine Vielzahl weiterer klinischer Toxine sind im Umlauf, die möglicherweise zu einer Leberschädigung führen können. Neue Substanzen kommen täglich hinzu. Die Mehrzahl der Stoffe führt zu Leberschäden, die nach Beendigung der Exposition reversibel sind. Einzelne Substanzen können allerdings zur Zirrhose führen, wie Vinylchlorid, Arsen, Anilinderivate, Nitrotoluole, Phosphor, Tetrachloräthan, Methylalkohol, Cadmium, Para-p-dichlorbenzol (16, 19). Zusammenhang zwischen Vinylchlorid und Arsen und primären Lebertumoren siehe oben.

Wichtig für die Beurteilung sind eine genaue Anamnese, Messung von Schadstoffkonzentrationen am Arbeitsplatz und evtl. Expositionsversuche.

Beurteilung: Zur Anerkennung einer Schädigung der Leber durch chemische Substanzen, bzw. ob dadurch die Erwerbsfähigkeit ggf. gemindert wird, müssen folgende Voraussetzungen erfüllt sein (17, 44).

a) Nach einer umfassenden Arbeitsanamnese und auf der Grundlage der Objektivierung und Quantifizierung der vermuteten Noxe am Arbeitsplatz durch Luftanalyse und Untersuchungen am biologischen Material muß die Exposition gesichert sein.

b) Ein zeitlicher Zusammenhang muß bestehen.

c) Nach derzeitigem arbeitsmedizinisch-toxikologischem Wissensstand muß das Schädigungsmuster der betreffenden Substanz bekannt sein.

d) Mögliche konkurrierende Einflüsse, insbesondere Alkohol und Medikamente, müssen differentialdiagnostisch auszuschließen sein. Bei Leberschäden, die mit Wahrscheinlichkeit auf eine solche Noxe zurückzuführen sind, ist bei einer Fettleber oder toxischen Hepatitis eine MdE von 20–40%, bei einer erheblichen toxischen Hepatitis von bis zu 80% zu veranschlagen. Bei einer Zirrhose und bei Tumoren gelten die oben angegebenen Richtlinien.

Leberschädigung durch Arzneimittel

(3, 7, 8, 16, 26, 27)

Ätiologie: Von der direkten dosisabhängigen Arzneimittelschädigung der Leber ist die häufigere indirekte, nicht dosisabhängige Leberschädigung zu unterscheiden, die auf einer Überempfindlichkeitsreaktion beruhen soll. Man unterscheidet eine „cholostatische" von einer „hepatischen" Form, Mischformen treten häufig auf. Ausgedehnte Nekrosen können zum tödlichen Verlauf führen. Bilder wie bei primär biliärer Zirrhose können durch Arzneimittel hervorgerufen werden (6, 7).

Tab. 17.**1** gibt eine Übersicht über die wichtigsten chronischen Lebererkrankungen infolge Arzneimittelschädigung.

Tabelle 17.1 Chronische Lebererkrankungen infolge Arzneimittelschädigung. P. B. C. = Primäre biliäre Zirrhose (aus *W. Dölle*: Suchliste für potentiell leberschädigende Medikamente. In: Klinische Gastroenterologie, 2. Aufl. hrsg. von L. Demling. Thieme, Stuttgart 1984)

Medikament (in alphabetischer Reihenfolge)	Art der Lebererkrankung	Bemerkungen
Acetaminophen (Paracetamol)	chronische Hepatitis, Fibrose	Verschlimmerung einer chron. Hepatitis möglich
Acetohexamid	(?) postnekrotische Zirrhose	+ Chlorothiazid
Ajmalin Methyl-testosteron Äthinyl-östradiol	Bild der P. B. C.	Kombinierte Wirkung mehrerer cholostatisch wirkender Medikamente(?)
Amiodarone	Zirrhose	
Azathioprin	Zirrhose	
Chloropropamid	Bild der P. B. C.	
Chrormolyn-Natrium	Bild der P. B. C.	
Chlormetacin	chronisch-aktive Hepatitis, Zirrhose	
Coumarin	chronisch-aktive Hepatitis	
Cyclophosphamid	chronische Leberfibrose mit portaler Hypertension	
D-Penicillamin	langdauernde intrahepatische Cholostase	Dauer 4 Monate
Dantrolen	Zirrhose	
Hexestrol-4-4'-bis (β-diäthylamino-äthylester) (Coralgyl)	Phospholipidose mit Übergang in Zirrhose	
Haloperidol	chron. Cholostase	
Halothan	chronisch-aggressive Hepatitis und Zirrhose	
Imipramin	prolongierte Cholostase und progressive Fibrose	
Mercaptopurin	chronisch-aktive Hepatitis (?), Zirrhose	
Methotrexat	Leberfibrose, kleinknotige oder grobknotige, postnekrotische Zirrhose, chronisch-aggressive Hepatitis	Bei Langzeitbehandlung der Psoriasis. Abhängigkeit von Dauer der Behandlung
Methyldopum	periportale Fibrose nach subakuter Nekrose	Leberfunktion abnorm noch 9 Monate nach akuter Erkrankung
Methly-testosteron	Bild der P. B. C.	+ Nicotamid + Östron
Nicotinsäure (Präparat mit verzögerter Resorption)	Bild der posthepatischen Zirrhose B, Leberfibrose	+ Prochlorperazin + Tolbutamid
Nitrofurantoin	chronisch-aktive Hepatitis	
Oxyphenisatin	chronisch-aktive Hepatitis ‚lupoide Hepatitis'	Nach 1- bis 2jährigem Abführmittelgebrauch. L. E.-Zelltest +2/6; ANF +2/6; SMA +2/6
p-Aminosalicylsäure und/oder Isoniazid	(?) postnekrotische Zirrhose	gelegentlich schnelle Entwicklung innerhalb 3 Monaten
Paracetamol	chronisch-aktive Hepatitis	
Perhexilin-Maleat	chronisch-aktive Hepatitis	
Phenindion (?)	chronisch-aktive Hepatitis	
Phenylbutazon	Zirrhose	
Practolol	Bild der P. B. C.	
Propylthiouracil	chronisch-aktive Hepatitis	

Fortsetzung Tabelle 17.1

Medikament (in alpabetischer Reihenfolge)	Art der Lebererkrankung	Bemerkungen
Salicylat (Aspirin)	chronisch-aktive Hepatitis	In hohen Dosen (Blutspiegel 25 mg%) besonders bei Lupus erythematodes visceralis
Sulfonamide, (Sulfa-Methoxazol)	Zirrhose, chronisch-aggressive Hepatitis, Lebernekrose	
Tiabendazol	Bild wie P. B. C.	
Valproat	Zirrhose	Erhöhte Gefährdung bei Gabe von Phenobarbital
Vitamin A	Zirrhose	Chronische Überdosierung 1000 000 I. E. tgl. 5 Jahre lang, 200 000 I. E. tgl. 8 Jahre lang

Beurteilung: In der Mehrzahl der Fälle heilen die arzneimittelbedingten Leberschäden ohne Folgezustände wieder aus. Während der Krankheit besteht Arbeitsunfähigkeit. In einzelnen Fällen ist gegebenenfalls zu prüfen, ob das Bild einer primären biliären Zirrhose oder einer chronisch-aktiven Hepatitis als Folge einer Arzneimittelschädigung angesehen werden muß. Die Beurteilung erfolgt dann nach denselben Gesichtspunkten wie bei der chronisch-aktiven Hepatitis oder Zirrhose aus anderen Ursachen. Sowohl bei akuter als auch bei chronischer Lebererkrankung infolge Arzneimittelschädigung ist zu prüfen, ob der ursächliche Zusammenhang durch einen Reexpositionstest geprüft werden soll.

Dabei ist die volle Aufklärung des Patienten erforderlich und eine sorgfältige Abwägung des mit einem Reexpositionstest verbundenen Risikos. Der negative Ausfall eines Reexpositionstestes wiegt weniger schwer als ein positiver Ausfall. Liegt als Ursache der medikamentösen Leberschädigung eine Hypersensitivitätsreaktion aufgrund eines zellvermittelten immunologischen Vorganges vor, so kann durch den Lymphozytenstimulationstest die Zusammenhangsfrage geklärt werden, unter Umständen auch bei mehreren in Frage kommenden Medikamenten das „schuldige" Arzneimittel herausgefunden werden (2).

KOV: Der indirekte Zusammenhang ist dann gegeben, wenn im Zusammenhang mit dem Wehrdienst, unter den Einflüssen der Verfolgung, Arzneimittel verwendet wurden, die eine Leberschädigung zur Folge haben.

UV: Auch hier kommt ein indirekter Zusammenhang in Frage, wenn wegen eines Unfallereignisses leberschädigende Arzneimittel eingenommen wurden.

Minderung der Erwerbsfähigkeit (MdE) bei Erkrankungen der Leber und der Gallenwege im Rahmen des sozialen Entschädigungsrechts lt. „Anhaltspunkte", entsprechend der GdB im Rahmen des **SchwbG** (4):

	GdB/MdE
Funktionelle Hyperbilirubinämie	0–10 v. H.
Chronisch-persistierende Hepatitis	20–30 v. H.
Chronisch-aggressive Hepatitis, je nach Aktivität und Funktionsstörung	
geringen Grades	20–30 v. H.
mittleren Grades	40–60 v. H.
schweren Grades	70–100 v. H.
Fibrose der Leber	
geringen Grades	0–10 v. H.
stärkeren Grades	20 v. H.
Narbenleber	
ohne Komplikationen, je nach Funktionsstörung	20–40 v. H.
mit portaler Stauung oder nach Shunt-Operation	wie bei Leberzirrhose
Entzündliche Leberzirrhose	
stationär	40 v. H.
gering aktiv	50 v. H.
stärkere Aktivität, je nach Funktionsstörung und Verlauf (Progredienz)	60–100 v. H.
mit ausgeprägter portaler Stauung	100 v. H.
nach Shunt-Operation	

ohne hepatische Enzephalopathie wenigstens 60 v. H.
mit hepatischer Enzephalopathie wenigstens 80 v. H.

Fettleber, toxischer Leberschaden
keine Mesenchymreaktion 0–10 v. H.
Fettleber mit Hepatitis, chronisch-toxische Hepatitis – wie bei chronisch-aggressiver Hepatitis 20–100 v. H.
Fettzirrhose, toxische Zirrhose – wie bei entzündlicher Zirrhose 40–100 v. H.

Nach einer Leberlappenresektion ist der in den Anhaltspunkten (4) angegebene GdB/MdE-Satz von wenigstens 50 angemessen. Ein niedrigerer GdB/MdE-Wert kommt allenfalls dann in Betracht, wenn lediglich der kleine Lobus caudatus entfernt worden ist (Ärztl. Sachv. beirat BMA, 24. 4. 1985).

Nach erfolgreicher *Lebertransplantation* ist – analog der Beurteilung nach Herztransplantation – eine Heilungsbewährung von zwei Jahren abzuwarten und während dieser Zeit ein GdB/MdE-Grad von 100 anzusetzen. Danach sollte der GdB/MdE-Grad – vorbehaltlich weiterer Erfahrungen – nicht niedriger als 80 bewertet werden (Ärztl. Sachv.beirat BMA, 31. 10. 1989).

Nach Entfernung eines malignen Lebertumors ist in den ersten 5 Jahren eine Heilungsbewährung abzuwarten; MdE während dieser Zeit 100 v. H.

GdB/MdE

Chronische Entzündung der intrahepatischen Gallengänge
ja nach Art und Umfang der Leberbeteiligung
– wie bei chronisch aggressiver Hepatitis bzw. Zirrhose 20–100 v. H.

Dyskinesien der Gallenwege
auch bei Koliken in Abständen von mehreren Monaten 0–10 v. H.

Gallenwegskrankheiten (Steinleiden, chronisch rezidivierende Entzündungen)
mit Koliken in Abständen von mehreren Monaten, Entzündungen in Abständen von Jahren 0–10 v. H.
mit häufigeren Koliken und Entzündungen sowie mit Intervallbeschwerden 20–30 v. H.
mit langanhaltenden Entzündungen oder mit Komplikationen (z. B. Gallengangsverschluß) 40–50 v. H.

Verlust der Gallenblase
ohne wesentliche Störungen 0 v. H.
mit funktionellen Reststörungen („Postcholezystektomiesyndrom") 10 v. H.
bei fortbestehenden Koliken wie bei Gallenwegskrankheiten

Nach Entfernung eines malignen Gallenblasen-, Gallenwegs- oder Papillentumors ist in den ersten fünf Jahren eine Heilungsbewährung abzuwarten. MdE während dieser Zeit wenigstens 80 v. H.

Literatur

1 Berg, P. A., R. Klein: Mitochondrial antigens and autoantibodies: from anti-M1 to anti-M9. Klin. Wschr. 64 (1986) 897–909
2 Berg, P. A., N. Brattig, G.-J. Diao: Nachweis von Arzneimittelallergien mit Hilfe des Lymphozyten-Transformationstests. Klinikarzt 12 (1983) 792
3 Blum, H. E., E. Walter, W. Gerok: Biologie des Hepatitis-B-Virus: Molekulare Analysen und klinische Relevanz. Internist 26 (1985) 614
4 Bundesminister für Arbeit und Sozialordnung: Anhaltspunkte für die ärztliche Gutachtertätigkeit im sozialen Entschädigungsrecht und nach Schwerbehindertengesetz. Köllen, Bonn 1983
5 Dölle, W.: Die Bedeutung der Familienuntersuchung bei der Begutachtung von Personen mit Hyperbilirubinämie. Med. Klin. 57 (1962) 1814
6 Dölle, W.: Suchliste für potentiell leberschädigende Medikamente. In Demling, L.: Klinische Gastroenterologie, 2. Aufl. Thieme, Stuttgart 1984
7 Dölle, W., G. A. Martini: Leber. In Rahn, R. H.: Erkrankungen durch Arzneimittel, 3. Aufl. Thieme, Stuttgart 1984
8 Dölle, W.: Hyperbilirubinämie. In Hornbostel, H., W. Kaufmann, W. Siegenthaler: Innere Medizin in Praxis und Klinik, 3. Aufl., Bd. IV. Thieme, Stuttgart 1986
9 Dossing, M.: Occupational toxic liver damage. J. Hepatol. 3 (1986) 131–135
10 Eisenburg, J.: Lebenserwartung von Patienten mit Leberzirrhose. Lebensversicher.-Medizin 36 (1984) 129

11 Everhart, J. E., A. M. Di Bisceglie, L. M. Murray, H. J. Alter et al.: Risk für non-A, non-B (type C) hepatitis through sexual or household contact with chronic carriers. Ann. intern. Med. 112, (1990) No 7

12 Franken, F. H.: Begutachtung von Leberkranken. In Frühmorgen, P.: Das gastroenterologische Gutachten. Witzstrock, Baden-Baden 1980

13 Gros, H.: Dystrophie und Leberspätschäden. Münch. med. Wschr. 106 (1964) 892

14 Hefti, M. L., L. Scholl, M. Fessel: Die isolierte Hepatomegalie und ihre Folgen auf die Lebenserwartung. Lebensversicher.-Med. 36 (1984) 136

15 Kew, M. C., M. Houghton, Q. L. Choo, G. Kuo: Hepatitis C virus antibodies in southern African blacks with hepatocellular carcinoma. Lancet 335 (1990) 873–873

16 Lelbach, W. K.: Fremdstoffinduzierte chronische Leberschäden. In Tittor, W., G. Schwalbach, D. Gehring: Chronische Lebererkrankungen. Thieme, Stuttgart 1982

17 May, B.: Krankheiten der Verdauungsorgane. In Fritze, E.: Die ärztliche Begutachtung. Steinkopff, Darmstadt 1982

18 Meyer zum Büschenfelde, K. H.: Hepatologie in Klinik und Praxis. Thieme, Stuttgart 1989

19 Moeschlin, S.: Klinik und Therapie der Vergiftungen, 7. Aufl. Thieme, Stuttgart 1986

20 Müting, D., J.-F. Kalk, Ch. Bretscher: Dürfen Leberkranke Sport treiben? Fortschr. Med. 105 (1987) 233–236

21 Popper, H., F. Schaffner: Progress in Liver Diseases, vol. IX. Saunders, Philadelphia 1990

22 Reifferscheid, M., K. Griesenbeck: Leberabszeß und Leberverletzung. In Kühn, H. A., H. Wernze: Klinische Hepatologie. Thieme, Stuttgart 1979

23 Renger, F., G. Hempel: Überlegungen und Gesichtspunkte zur Begutachtung von Leberkrankheiten. Dtsch. Gesundh.-Wes. 31 (1976) 1686

24 Reyes, G. R., M. A. Purdy, J. P. Kim, K. C. Luk et al.: Isolation of a cDNA from the virus responsible for enterically transmitted non-A, non-B hepatitis. Rep. Sci. 247 (1990) 1335–1339

25 Roemer, G. B.: Zur Frage der Inkubationszeit bei der Begutachtung von Berufserkrankungen an Hepatitis. Dtsch. med. Wschr. 88 (1963) 2081

26 Schiff, L., E. R. Schiff: Disease of the Liver, 6th ed. Lippincott, Philadelphia 1987

27 Schomerus, H., W. Hamster: Probleme der beruflichen Wiedereingliederung bei Patienten mit portocavalem Kollateralkreislauf. In Tittor, W., G. Schwalbach, D. Gehring: Chronische Lebererkrankungen. Thieme, Stuttgart 1982

28 Selmair, H., J. Ohlen, M. Drescher: Sozialmedizinische Probleme akuter und chronischer Virushepatitiden. Fortschr. Med. 100 (1982) 631–635

29 Sherlock, S.: Disease of the Liver and Biliary System. 7th ed. Blackwell, Oxford 1985

30 Steinitz, H.: Hepatologie. Lebensversicher.-Med. 36 (1984) 117

31 Strohmeyer, G., R. Teschke: Diagnose, Therapie und Prognose alkoholbedingter Lebererkrankungen. Lebensversicher.-Med. 36 (1984) 126

32 Thaler, H.: Die Fettleber und ihre Probleme. Internist 7 (1966) 21

33 Thaler, H.: Hepatitis und Zirrhose. Dtsch. med. Wschr. 100 (1975) 1018

34 Underwood, J. C. E.: Hepatitis C virus and transfusion transmitted liver disease: review. J. clin. Pathol. 43 (1990) 445–447

35 Valentin, H., H. Otto: Kriterien zur Anerkennung bösartiger Neubildungen als Berufskrankheit. Berufsgenossenschaft (1976) 151–156

36 Valentin, H.: Chronische Hepatopathien und chemische Schadstoffe. In Valentin, H., G. Lehnert, H. Petry, J. Rutenfranz, K. Stalder, G. Weber, H. Wittgens, H. J. Woitowitz: Arbeitsmedizin, 3. Aufl., Bd. I. Thieme, Stuttgart 1985

37 Valentin, H., G. Lehnert, H. Petry, G. Weber, H. Wittgens, H. J. Woitowitz: Arbeitsmedizin, 3. Aufl., Bd. II. Thieme, Stuttgart 1985

38 Wagner, R., G. Zerlett: Berufskrankheiten der Berufskrankheiten-Verordnung (BeKV). Ergänzbare Ausgabe mit Rechtsvorschriften, Merkblättern, Statistiken, sozialgerichtlichen Entscheidungen und Hinweisen zu Paragraph 551 Abs. 2 der Reichsversicherungsordnung, 6. Aufl. Kohlhammer, Stuttgart 1985

39 Wiedmann, K. H.: Die Leberzirrhose als Risikofaktor des hepatozellulären Karzinoms. Internist 28 (1987) 468–476

40 Wiedmann, K. H.: Therapeutische Probleme bei chronischen Lebererkrankungen. Springer, Berlin 1989

41 Wildhirt, E.: Die gutachterliche Beurteilung der nicht entzündlichen Leberkrankheiten. In Wannagat, L. Leber und Nachbarorgane. Thieme, Stuttgart 1962

42 Wittgens, H.: Für die Anwendung der Arbeitsmedizin wichtige gesetzliche Regelungen. In Valentin, H., G. Lehnert, H. Petry, J. Rutenfranz, K. Stalder, G. Weber, H. Wittgens, H. J. Woitowitz: Arbeitsmedizin, 3. Aufl., Bd. I. Thieme, Stuttgart 1985

43 Zakim, D., T. D. Boyer: Hepatology, A Textbook of Liver Disease, 2nd ed., vol. II. Saunders, Philadelphia 1990

44 Zober, H., H. Raithel, H. Valentin: Hinweise für die Sachaufklärung bei berufsbedingten toxischen Leberschäden. Arbeitsmed. Sozialmed. Präventivmed. 16 (1981) 128–131

Rehabilitationsmaßnahmen bei Erkrankungen der Gallenblase, des Pankreas und der Leber

Auch hier dienen Heilverfahren wie bei Magen-Darm-Erkrankungen in erster Linie zur Gesundheitserziehung und Gewöhnung an eine durch die Krankheit notwendige besondere Lebensweise. Als Beispiele seien genannt: Alkoholentzug, Gewichtsreduktion bei alkoholbedingten Leber- und Pankreasschäden sowie bei der mit Übergewicht einhergehenden Fettleber. Auch die Einstellung auf eine diätetische Dauerbehandlung, etwa auf eine eiweißbeschränkte und/oder salzbeschränkte Kost bei chronischen Lebererkrankungen mit Neigung zu Enzephalopathie und Aszitesbildung evtl. in Kombination mit einer Daueranwendung von schwer resorbierbaren oral gegebenen Antibiotika und Diuretika, kann im Rahmen eines Heilverfahrens erfolgen. Die diätetische und medikamentöse Einstellung nach partieller oder totaler Pankreasresektion ist eine Rehabilitationsmaßnahme. Die Frage, bei welchen Erkrankungen der Leber und/oder der Gallenwege eine Kurbehandlung indiziert ist und welche Einzelmaßnahmen am Kurort zu dem gewünschten Erfolg der Behandlung beitragen können, ist noch unbeantwortet (1). Allgemeine Erfahrungen und einige Untersuchungen, in denen der Einfluß einer definierten körperlichen Belastung im Rahmen ergometrischer Untersuchungen oder sportlicher Tätigkeiten auf das Krankheitsbild bei leberkranken Patienten geprüft wurde (5, 7, 9, 10, 13), geben jedoch deutliche Hinweise, daß durch geeignete Trainingsprogramme die Leistungsfähigkeit von Personen mit Lebererkrankungen und auch ihr subjektives Wohlbefinden deutlich gesteigert werden können.

Literatur

1 Bode, J. Ch., G. A. Martini: Was ist gesichert in der Kurbehandlung von Patienten mit Erkrankungen der Leber oder der Gallenwege? Internist 15 (1974) 605

2 Brügel, H.: Rehabilitation bei Leber und Gallenwegskrankheiten unter Einschluß der Balneotherapie. In Kühn, H. A., H. Wernze: Klinische Hepatologie. Thieme, Stuttgart 1979

3 Eisenburg, J.: Zur Rehabilitationsbehandlung bei gastroenterologischen Erkrankungen. Ther. d. Gegenw. 109 (1970) 1739

4 Hayen, J.: Die Belastbarkeit des chronisch Leberkranken. Prakt. Arzt 14 (1977) 1609

5 Hempel, G., F. Renger, H. Dude, R. Ohlmer, R. Sawatzki, Th. Fritz: Untersuchungen zur körperlichen Leistungsfähigkeit und Belastbarkeit Leberkranker. Dtsch. Gesundh.-Wes. 36 (1981) 563–567

6 Kochheim, K.-A., J. F. Scholz: Rehabilitation, Bd. I–III. Thieme, Stuttgart 1975

7 Kindermann, W.: Körperliche Belastbarkeit bei Lebererkrankungen. Therapiewoche 36 (1966) 1945–1953

8 Kuntz, E.: Rehabilitation der Leberkranken. Mkurse ärztl. Fortbild. 29 (1979) 377

9 Lesch, P., H. Ortsmanns: Einsatzfähigkeit von Patienten mit einer chronischen Hepatitis oder Leberzirrhose am Arbeitsplatz auf dem allgemeinen Arbeitsmarkt. Arbeitsmed. Sozialmed. Präventivmed. 12 (1977) 144–149

10 Müting, D., J.-F. Kalk, Ch. Bretscher: Dürfen Leberkranke Sport treiben? Fortschr. Med. 105 (1987) 233–236

11 Schoenemann, J.: Operationen am Pankreas – Ergebnisse und Folgen. Internist 16 (1975) 276

12 Scholz, J. F.: Kongreßbericht über den Rehabilitationskongreß Heidelberg 1968. Gentner, Stuttgart 1968

13 Schomerus, H., W. Hamster: Probleme der beruflichen Wiedereingliederung bei Patienten mit portocavalem Kollateralkreislauf. In Tittor, W., G. Schwalbach, D. Gehring: Chronische Lebererkrankungen. Thieme, Stuttgart 1982

14 Wildhirt, E.: Rehabilitation bei Krankheiten des Verdauungstrakts. In: Rehabilitation, Schriftenreihe der Medizinisch-pharmazeutischen Studiengesellschaft, Heft 2/3. Umschau, Frankfurt 1965

15 Wildhirt, W.: Medizinische Rehabilitation von Leberkranken. Z. Allg.-Med. 53 (1977) 192

18 Innersekretorische Erkrankungen

G. Strohmeyer

Diabetes mellitus

Ätiologie: Der Diabetes mellitus ist eine chronische, hereditäre Erkrankung, die durch eine Hyperglykämie charakterisiert ist. Unabhängig von der spezifischen Erbanlage kann der Diabetes mellitus selten nach einer schweren Pankreasschädigung auftreten. Die zentrale pathogenetische Störung beim Diabetes mellitus ist ein absoluter oder relativer Mangel an biologisch aktivem Insulin, der zu Störungen des Kohlenhydrat-, Fett- und Eiweißstoffwechsels führt. Der Kohlenhydrathaushalt wird außerdem noch durch einige, dem Insulin entgegengesetzt wirkende Faktoren reguliert. Dazu gehören die Hormone des Hypophysenvorderlappens STH und ACTH, Glukokortikoide, Adrenalin, Thyroxin und Glukagon. Bisher ist aber nicht bewiesen, daß allein durch diese Hormone beim Menschen ein permanenter Diabetes entsteht. Auch der sog. Steroiddiabetes nach ACTH- und Steroidüberproduktion oder längerer ACTH- oder Steroidmedikation sowie der Diabetes bei Akromegalie treten ohne Heredität nur passager auf. Der Diabetes mellitus kann sich jedoch unter solchen Bedingungen und bei vorhandener Erbanlage vorzeitig manifestieren. Der Erbgang des Diabetes mellitus ist nicht genau bekannt. Trotzdem kann man heute davon ausgehen, daß der Diabetes mellitus beim Menschen immer auf krankheitsentscheidenden genetischen Faktoren beruht (7, 13, 19, 21, 22, 26, 27). Diese Zusammenhänge erscheinen so gesichert, daß im Einzelfall bei einer Begutachtung die Heredität des Diabetes mellitus nicht nachgewiesen werden muß.

Es werden zwei Diabetestypen unterschieden:

1. Der *Diabetes Typ I* ist durch einen Insulinmangel charakterisiert, dessen Ursache (infektiös? immunpathogenetisch?) ungeklärt ist. Diese Form manifestiert sich vorwiegend im Kindes- oder Jugendalter und geht mit einem verminderten Körpergewicht und Fettgewebe einher.
2. Die häufigere Form (90%) ist der *Diabetes Typ II*, der mit Übergewicht kombiniert ist und meistens erst nach dem 40. Lebensjahr auftritt. Dieser Form des Erwachsenendiabetes liegt pathogenetisch eine Insulinresistenz zugrunde, so daß zunächst nur ein relativer Insulinmangel bei Hyperinsulinismus besteht.

Der manifeste Diabetes mellitus wird durch den Nachweis einer Hyperglykämie, nüchtern und/oder postprandial, und durch die meistens bestehende Glykosurie erkannt. Sog. positive „Reduktionsproben" im Urin genügen zur Feststellung eines Diabetes mellitus nicht, da Arzneimittel (Salizylsäure, Chloralhydrat, Benzoesäure, Pyramidon, Butazolidin, Vitaminpräparate, Tetracycline) falsch positive Resultate liefern können. Der spezifische Nachweis der Uringlukose erfolgt heute mit empfindlichen Teststreifen auf der Grundlage der Glukoseoxidase-Peroxidase-Methode (Diabur 5000, Comburtest u. a.), im Blut zur Sofortdiagnostik mit Visidex, Dextro-Stix- oder Haemoglucoseteststreifen, evtl. mit Hilfe eines Reflektometers.

Die Zuckerausscheidung muß zur Quantifizierung im 24-Stunden-Urin geprüft werden. Andere Melliturien müssen immer ausgeschlossen werden. Selbstverständlich müssen auch die sog. renalen Glykosurien, die nichts mit einem Diabetes mellitus zu tun haben, sondern auf einer Glukoserückresorptionsstörung beruhen, durch die Untersuchung des Blutzukkers vom Diabetes mellitus abgegrenzt werden. Hyperglykämien kommen außerdem bei Phäochromozytom, Hyperthyreose, Leberzirrhosen, Hämochromatose, Akromegalie, Morbus Cushing, Conn-Syndrom, in der Schwangerschaft sowie bei zerebralen Traumen, Hirntumoren, Meningitis, Enzephalitis, CO-Vergiftungen, Verbrennungen (1) und unter einer Therapie mit Diuretika vom Benzothiadiazin-Typ vor.

Eine *Glukoseintoleranz*, (13, 19) kann durch den einfachen oralen (75 g) oder durch den i. v. Glukosetoleranztest durch i. v. Zufuhr von 50 ml 50% Glukose (25 g Glukose) in 2 bis 4 Minuten festgestellt werden. Ein Diabetesrisiko haben die Personen, bei denen es in der Vergangenheit, z.B. während einer Infektion, einer Schwangerschaft, einer Streßsituation oder einer Fettsucht, zu einer Störung der Glukosetoleranz gekommen ist. Ein *„potentieller Diabetes"* läßt sich bei stoffwechselgesunden eineiigen Zwillingen vermuten, bei denen der eine bereits einen manifesten Diabetes hat, oder bei Kindern von Eltern, die beide einen Diabetes mellitus haben. Weitere Hinweise geben möglicherweise bei Frauen geburtshilfliche Besonderheiten, wie Geburt überschwerer Kinder, Früh-, Tot- und Fehlgeburten, Fehlbildungen der Frucht, Hydramnion u. a.

Labor- und Funktionstests: Zur Bewertung eines Diabetes mellitus gehört nicht nur die Bestimmung eines Blutzuckertagesprofils und des HbA_{1C}, sondern grundsätzlich auch die Bestimmung der Triglyzeride und des Cholesterins im Serum, ferner die Bewertung der Kreislauf- und Nierenfunktion. Vor Durchführung der Glukosetoleranztests sollten, soweit möglich, Medikamente abgesetzt werden. 3 Tage vorher muß der Patient eine kohlenhydratreiche Kost mit mindestens 200 g Kohlenhydraten täglich zu sich nehmen.

a) Oraler Glukosetoleranztest: 75 g Glukose in 250–300 ml Wasser innerhalb von 5 Minuten trinken. Blutzuckerbestimmung nach 30, 60 und 120 Minuten. Bei kapillarem Blutzukker von > 200 mg/dl 2 Stunden nach Belastung liegt ein Diabetes, bei Werten zwischen 140 und 200 mg/dl eine Glukoseintoleranz vor (14).
b) Intravenöser Glukosetoleranztest: 50 ml 50%ige Glukose (25 g) in 2 bis 4 Minuten oder 20 g Glukose als 20%ige Lösung.
c) Bei *spontan* auftretenden Hypoglykämien können durch Funktions- bzw. Provokationstests insulinbildende Inselzelltumoren (Insulinome) von nicht insulinbildenden extrapankreatischen Tumoren, stoffwechselbedingten, alkoholinduzierten und medikamentösen Ursachen abgegrenzt werden. Dazu eignen sich der Hungerversuch, oraler Glukosetoleranztest und die L-Leucin-Belastung jeweils unter Bestimmung des Seruminsulins (1).

Die **Spätkomplikationen** (diabetisches Spätsyndrom) des Diabetes mellitus werden vor allem durch *Gefäßveränderungen* hervorgerufen: Die für den Diabetes mellitus spezifische Komplikation ist die diabetische *Mikroangiopathie*, eine generalisierte Kapillarerkrankung, die sich in Abhängigkeit u. a. von der Dauer des Diabetes manifestiert und sich als diabetische *Retinopathie* lokalisiert. Die diabetische Nephropathie ist häufig eine Trias von *diabetischer Glomerulosklerose* (Kimmelstiel-Wilson), chronischer Pyelonephritis und Arteriosklerose. Diese Komplikationen treten gehäuft und besonders schwer bei Patienten mit schlecht eingestelltem Typ-I-Diabetes nach 10- bis 15jährigem Bestehen auf. An der Entwicklung der Arteriosklerose („Makroangiopathie") beim Diabetes mellitus, die vor allem die peripheren Arterien betrifft, sind zahlreiche ätiologische Faktoren beteiligt: Hypertonus, die Hyperlipidämie u. a. Die vorzeitige Arteriosklerose beim Diabetes mellitus erklärt die Häufung der oft tödlichen Gefäßkomplikationen beim Diabetiker: Herzinfarkt, Enzephalomalazie, Gangrän. Die *diabetische distale Neuropathie* wird – ebenso wie die diabetische Neuropathie des autonomen Nervensystems (19) – möglicherweise ebenfalls durch die spezifische Angiopathie der Vasa vasorum hervorgerufen und tritt deswegen auch häufig zusammen mit der Glomerulosklerose und/oder Retinopathie auf. Für die *proximale diabetische Neuropathie* sind möglicherweise spezifische biochemische Störungen des Intermediärstoffwechsels verantwortlich. Der Diabetiker erkrankt doppelt so häufig an Lungentuberkulose wie der Nichtdiabetiker. Gallenwegserkrankungen und generalisierte Osteopathien manifestieren sich bei Diabetikern ebenfalls häufiger. Die *diabetische Fettleber* liegt ihrer Häufigkeit nach an 2. Stelle hinter der alkoholischen Fettleber. Die *Leberzirrhose* tritt beim Diabetiker überdurchschnittlich häufig auf. Durch eine Hepatitis oder Leberzirrhose wird eine Insulinresistenz des Diabetikers häufig verschlimmert, ganz selten verbessert. Der Diabetes mellitus und akute und besonders chronische Infektionskrankheiten können sich in ihrem Verlauf wechselseitig richtungsgebend verschlimmern.

KOV: (3, 4, 8, 13, 26, 27, 30): Der Diabetes mellitus entsteht wahrscheinlich niemals ohne *Erbanlage.* Daher können Einflüsse des Wehrdienstes und der Verfolgung nicht ursächlich für die Entstehung des Diabetes mellitus verantwortlich gemacht werden. Nur außergewöhnlich schwere Ereignisse „bis zur existentiellen Bedrohung" können in äußerst seltenen Fällen als Teilursache für eine vorzeitige Diabetesmanifestation anerkannt werden (8, 21). Ein Rückgang des Diabetes mellitus konnte in den beiden Weltkriegen bei verminderter Kalorienzufuhr festgestellt werden. Im Einzelfall braucht auch bei negativer Familienanamnese der Nachweis der familiären Belastung durch den Gutachter nicht erbracht zu werden. Zu den exogenen Faktoren, durch die eine diabetische Erbanlage manifest werden kann, gehören Überernährung (Mastfettsucht), wiederholte Schwangerschaften, schwere Infektionskrankheiten und Operationen, nicht jedoch Unterernährung. Für die entschädigungspflichtige Anerkennung eines Zusammenhangs zwischen Infekt (im weitesten Sinne, also nicht nur Infektionskrankheiten, sondern auch z. B. chronische Eiterungen durch Verwundungen o. ä.) muß eingehend begründet werden, daß der Infekt mit erheblichen Allgemeinreaktionen (z. B. anhaltendem bzw. hohem Fieber) und wesentlichen Veränderungen der blutchemischen Befunde einherging. Gelegentlich muß die Verschlimmerung oder ungünstige Beeinflussung eines diabetesabhängigen Gefäßleidens durch Inhaftierungssmaßnahmen oder andere Umstände diskutiert werden, wenn eine gute oder ausreichende Behandlung und Einstellung des Diabetes durch die Umstände nicht möglich war. Diese Auffassung ist berechtigt, da angenommen wird, daß sich die Entwicklung von Gefäßkomplikationen wahrscheinlich durch eine gute Stoffwechseleinstellung günstig beeinflussen läßt. *Pankreatitis* oder Pankreasnekrose führen meistens nur zu vorübergehender Manifestierung eines Diabetes mellitus, wenn nicht mehr als zwei Drittel der Bauchspeicheldrüse zerstört wurden. Ein *sekundärer Diabetes mellitus* ist besonders häufig bei Patienten mit *chronisch kalzifizierender Pankreatitis* (28). Der Diabetes mellitus bei *Hämochromatose* (29) ist wahrscheinlich in erster Linie genetisch bedingt, zusätzlich können starke Eisenablagerungen im Pankreas sowie die Leberzirrhose Ursachen für eine verminderte Insulinempfindlichkeit sein. Auch bei Hämochromatose können Diabeteskomplikationen unter bestimmten Voraussetzungen auftreten. Nach einer *Pankreatektomie* kommt es zu einem Diabetes mellitus.

UV: (4, 7, 8, 9, 17, 21, 23, 25, 27, 30): Direkte und indirekte Verletzungen der Bauchspeicheldrüse können in seltenen Fällen bei einem *Bauchtrauma* zustande kommen. Die Entstehung eines echten, andauernden traumatischen Diabetes mellitus ist jedoch extrem selten. In einzelnen, besonders zu begründenden Fällen ist bei schwerem Trauma, das zu einer ausgedehnten direkten Pankreasverletzung geführt hat, eine Anerkennung des Diabetes mellitus im Sinne der Entstehung möglich. Dabei wird ein strenger zeitlicher Zusammenhang zwischen Trauma und Diabetes mellitus gefordert, d. h. der Diabetes mellitus muß sich innerhalb von 3 Monaten nach dem Trauma entwickelt haben. Bei derartig schweren Traumen kommt es meistens auch zu Störungen der exokrinen Pankreasfunktion. *Hirn- und Schädeltraumen* können nur bei besonders schwerer Ausprägung über eine zentrale Regulationsstörung ursächlich für eine vorzeitige Manifestierung eines Diabetes mellitus wirksam werden, nicht für die Entstehung. Eine passagere, sog. „Reizhyperglykämie" nach Schädeltrauma oder Hirnverletzung genügt nicht zur Anerkennung einer Zuckerkrankheit. Bauch- und Hirntraumen können jedoch in Einzelfällen, wenn o. g. Voraussetzungen zutreffen, möglicherweise zu einer vorzeitigen Manifestation eines anlagebedingten Diabetes mellitus führen. „Das Trauma wird in diesen Fällen versicherungsrechtlich zur wesentlichen Teilursache, der nach deutschem Sozialrecht die Bedeutung einer einmaligen, abgegrenzten Verschlimmerung zukommt. Im deutschen Zivilrecht ist dagegen aufgrund der bestehenden Gesetze nur eine Differenzierung zwischen einer vollen Anerkennung und einer Ablehnung dieses Zusammenhangs möglich" (27).

Beurteilung: Die MdE richtet sich nach der Schwere des Diabetes mellitus, seiner Einstellbarkeit mit Medikamenten (z. B. Neigung zur Azidose und Hypoglykämien) und nach dem Grad der Komplikationen. Als Grad der Behinderung (GdB bzw. MdE) wird in der Regel angenommen:

a) *bei gut einstellbarem Diabetes mellitus* mit Diät, ohne Komplikationen	0%
mit Diät und Insulin, ohne Komplikationen	10–30%
mit einer Retinopathie Grad I	0–10%
mit einer Retinopathie Grad II	10–40%
mit einer Retinopathie Grad III	40–100%
b) *bei schlecht einstellbarem, labilen Diabetes mellitus* ohne Komplikationen	40–60%
mit Gefäßkomplikationen	bis 100%

Verkehrsmedizinische Aspekte bei der Begutachtung des Zuckerkranken (2, 3, 5, 10, 17, 20, 27, 30): Die Frage nach der Verkehrssicherheit von Diabetikern wird dem Gutachter häufig gestellt. Die vorliegenden verkehrsmedizinischen Untersuchungen ergeben keine zuverlässigen Hinweise für die Annahme, daß die Zuckerkrankheit eine wesentliche oder häufige Unfallursache ist. Bei schwer einstellbaren Zuckerkrankheiten mit häufigen Stoffwechselentgleisungen, insbesondere Hypoglykämien, sowie bei Diabetikern mit schweren Komplikationen an Herz, Gefäßen, Nieren und Augen und bei vorzeitiger Alterung sollte keine Fahrerlaubnis erteilt werden. Mit Insulin und oralen Antidiabetika behandlungsbedürftige Zuckerkranke sind als Fahrer öffentlicher Verkehrsmittel, als Berufsfahrer im gewerblichen Personenverkehr und im Ferntransportwesen sowie als Führer von Lokomotiven, Schiffen, Flugzeugen und für Berufe, die mit der Führung von Waffen verbunden sind, nicht geeignet.

Sozialmedizinische Aspekte

(3, 4, 12, 14a, 15, 16, 17, 18, 20, 24, 25, 30)

Es gibt für den Diabetiker günstige und ungünstige Berufe. Das sollte bei der Berufswahl des jugendlichen Diabetikers berücksichtigt werden. Berufe, die leicht Anlaß zu einer überhöhten Kalorienzufuhr geben (Köche, Konditoren, Fleischer, Gastwirte u. a.) und mit einer dauernd wechselnden Arbeitszeit einhergehen, sind für den Diabetiker ungeeignet. Diabetiker, die zu häufigen Stoffwechselentgleisungen neigen, dürfen nicht in Berufen tätig werden, in denen sie sich selbst oder die Allgemeinheit gefährden. Bei der Frage der Aufnahme eines Diabetikers in den Staatsdienst, insbesondere in das Beamtenverhältnis, müssen die im Einzelfall vorliegenden Umstände (Dauer des Diabetes, Lebensalter, Konstitution, Azidose- und Schockneigung, Vorliegen von Gefäßkomplikationen, Begleitkrankheiten u. a.) geprüft werden; dasselbe gilt bei Fragen zur Schwangerschaftsunterbrechung und Haftfähigkeit und bei Aufnahme in Lebensversicherungen. Der Diabetiker ist in der Bundesrepublik Deutschland vom Wehrdienst ausgeschlossen. Vor der Eheschließung sollten Diabetiker eugenisch beraten werden.

Literatur

1 Berger, M., V. Jörgens: Praxis der Insulintherapie, Springer Berlin, 4. Auflage 1990

2 Chantelau ,E.: Diabetes und Führerschein. Z. Versicherungsmed. 43 (1991) 191

3 Daweke, H.: Probleme der ärztlichen Begutachtung aus der inneren Medizin: Diabetes mellitus. In E. Fritze: Die ärztliche Begutachtung. Steinkopff, Darmstadt 1982 (S. 335)

4 Derot, M., R. Leboue: Sozialmedizinische Probleme des Diabetes mellitus. In E. F. Pfeiffer: Handbuch des Diabetes mellitus, Bd. II. Lehmann, München 1971

5 Hartmann, H.: Diabetes und Fahrtauglichkeit. Helv. med. Acta 31 (1964) 257

6 Hild, R.: Die Begutachtung der Angiopathia diabetica im Sozialgerichtsverfahren. Med. Sachverst. 61 (1964) 185

7 Irmscher, K., K. Jahnke, K. Oberdisse, H. Zimmermann: Die traumatische Entstehung und Begutachtung endokriner Erkrankungen. In H. Bürkle, M. Schwaiger: Handbuch der gesamten Unfallheilkunde, 3. Aufl., Bd. II. Enke, Stuttgart 1966

8 Jahnke, K., K. Oberdisse: Die Begutachtung des Zusammenhangs zwischen Trauma und Diabetes mellitus. Dtsch. med. Wschr. 86 (1961) 2358

9 Jahnke, K.: Diabetes und Unfall. Der Diabetiker 16 (1966) 328

10 Krankheit und Kraftverkehr: Gutachten des Gemeinsamen Beirats für Verkehrsmedizin beim Bundesminister für Verkehr und beim Bundesminister für Jugend, Familie und Gesundheit, bearb. von H. Lewrenz und B. Friedel. Hrsg. vom Bundesminister f. Verkehr, Bonn-Bad Godesberg 1985

11 Krönert, K., D. Luft: Die diabetische Neuropathie des autonomen Nervensystems. Internist. Prax. 25 (1985) 703

12 Kurow, G.: Diabetes mellitus. Problem Arbeitsfähigkeit. Ärztl. Prax. 27 (1975) 11

13 Mehnert, H.: Diabetes. In H. Hornbostel, W. Kaufmann, W. Siegenthaler: Innere Medizin in Praxis und Klinik, 3. Aufl. Thieme, Stuttgart 1986
14 WHO. Diabetes mellitus, Technical Report Series Nr. 727, Genf 1985
14a Mohnike, G.: Sozialmedizinische Diabetesfragen. Dtsch. Ges.-Wes. 20 (1965) 742
15 Müller, R.: Die sozialmedizinische Bedeutung des Diabetes mellitus. Dtsch. Ges.-Korresp. 7 (1966)
16 Paul, J., R. Schnitzer: Soziale Anpassungsschwierigkeiten bei diabetischen Jugendlichen und Kindern. Med. Klin. 61 (1966) 789
17 Petrides, P.: Der Diabetiker im Erwerbsleben. In: Konietzko, J., H. Dupuis (Hrsgb.): Handbuch der Arbeitsmedizin. Ecomed Verlag, Landsberg 1990
18 Petrides, P.: Stellungnahme der Deutschen Diabetes-Gesellschaft (Ausschuß „Soziales"): Empfehlungen für Beratung über Berufswahl und Berufsberatung von Diabetikern. Dtsch. med. Wschr. 109 (1984) 1499
19 Petrides, P., L. Weiss, G. Löffler, O. H. Wieland: Diabetes mellitus, 5. Aufl. Urban & Schwarzenberg, München 1985
20 Petrides, P.: Die moderne Diabetestheorie als Voraussetzung für die berufliche Eingliederung. Arbeitsmed. Sozialmed. Präventivmed. 20 (1985) 153 und „Richtlinien f. d. Einstellung u. Beschäftigung von nicht schwerbehinderten Diabetikern als Beamte" (Diabetolog. Informationen 1982, S. 5)
21 Petzoldt, K., K. Schöffling: Diabetes: Trauma und Begutachtung. In K. Oberdisse: Handbuch d. inn. Med., 5. Aufl., Bd. VII/2 B: Diabetes mellitus B. Springer, Berlin 1977
22 Pfeiffer, E. F., W. Beischer: Hat sich die Prognose des Diabetes mellitus durch die Entwicklung neuer Möglichkeiten für die Diagnose und Therapie geändert? In: LVA Württemberg: Probleme bei der Sozialmedizinischen Begutachtung. Hahn, Stuttgart 1983
23 Rauschelbach, H. H.: Anhaltspunkte für die ärztliche Gutachtertätigkeit im sozialen Entscheidungsrecht und nach dem Schwerbehindertengesetz. Ministerium für Arbeit und Sozialordnung. Köllen, Bonn 1983
24 Richtlinien der Deutschen Diabetes Gesellschaft: Einstellung und Beschäftigung von nicht schwerbehinderten Diabetikern als Beamte. Dtsch. med. Wschr. 107 (1982) 1078
25 Sauer, H.: Beeinflussung der Stoffwechsellage durch physische, psychische und soziale Faktoren: Körperliche Aktivität. In: Diabetestherapie. Springer, Berlin 1984 (S. 384)
26 Sachse, G., H. Döring, K. Federlin: Klinische Aspekte zur Beurteilung des Diabetes mellitus in der Lebensversicherungsmedizin. Herausgegeben vom Ausschuß für Ärztefragen und Versicherungsmedizin des Verbandes der Lebensversicherungsunternehmen e.V. Verlag Versicherungswirtschaft e.V., Karlsruhe 1982
27 Schöffling, L.: Die Begutachtung des Diabetes mellitus. Dtsch. med. Wschr. 91 (1966) 674
28 Strohmeyer, G., H. Gottesbüren, C. Behr: Diabetes mellitus bei akuter und chronischer Pankreatitis. Dtsch. med. Wschr. 99 (1974) 1481
29 Strohmeyer, G., H. Gottesbüren, C. Behr: Diabetes mellitus bei idiopathischer Hämochromatose. Dtsch. med. Wschr. 101 (1975) 1055
30 Willms, G., M. Berger: Prognose, Krankenhausaufenthalts- und Arbeitsunfähigkeits-Zeiten bei Diabetes mellitus vom Typ I. Lebensversicherungsmedizin 39 (1987) 169

Schilddrüsenerkrankungen (4)

Struma

Eine normale Schilddrüse ist weder zu sehen noch zu fühlen. Eine tastbare Vergrößerung entspricht der Größe I, eine tast- und sichtbare Vergrößerung der Größe II und eine Struma mit retrosternaler Ausdehnung oder Kompressionszeichen der Größe III. Genauere räumliche Angaben erbringt die wichtige sonographische Untersuchung.

Ätiologie: In Deutschland ist der Jodmangel die häufigste Ursache einer Struma. Bei Reihenuntersuchungen fanden sich bei Jungen bis zum 15. Lebensjahr in 13%, Mädchen diesen Alters in 22%, in der Pubertät bis zu 50% und bei Wehrpflichtigen in 13% Strumen, die mit einem Jodmangel verbunden waren. Erwachsene Männer haben bis zu 15%, Frauen bis zu 28% in endemischen Jodmangelgebieten eine Struma. Auch im Senium konnte bei etwa 20% aller Frauen und Männer eine krankhafte Schilddrüsenvergrößerung, also eine Struma, nachgewiesen werden. DieStruma mit Euthyreose und Jodmangel kann bei unterlassener Diagnose und Therapie sowohl sog. Autonomien mit „latenter" Hyperthyreose (= unterdrückte hypophysäre Regulation) als auch „kalte Knoten" entwickeln; bei letzteren läßt sich ein Jodmangel in den Follikeln wie auch eine defekte Hormonsynthese nachweisen. Weitere strumigene Noxen sind die antithyreoidalen Substanzen, die bei einer Hyperthyreose medikamentös zum Einsatz kommen und die intrathyreoidale Hormonsynthese hemmen. Eine thyreotrope Stimulation als alleinige „strumigene Noxe" ist nur selten nachweisbar. Östrogene sind keine „strumigenen Substanzen", können aber durch TBG-Vermehrung und deshalb gesteigerte Proteinbindung der Schilddrüsenhormone die Hormonmeßwerte verändern. Dies erfordert dann bei hypothyreoten Frauen in der Gravidität eine erhöhte Substitutionsdosis.

KOV, UV: Strumen mit Euthyreose werden nicht durch Traumen, seelische Belastungen, Streß oder Schreck ausgelöst oder verschlimmert.

Beurteilung: Eine Struma kann eine Behinderung durch Tracheal- und/oder Ösophagusstenosen verursachen. Im allgemeinen ist eine erfolgreiche Therapie (mit Schilddrüsenhormonpräparaten, Operation, selten Radiojod) möglich und erfolgreich, deshalb entsteht nur selten hierdurch eine dauerhafte Leistungseinschränkung.

Hyperthyreosen

Als Hyperthyreose wird jeder klinisch auffällige und biochemisch nachweisbare Hypermetabolismus bezeichnet, der durch Schilddrüsenhormonexzeß hervorgerufen wird.

Die Genese und damit die Prognose ist sehr unterschiedlich. Die beiden häufigsten Formen sind

1. Die Hyperthyreose bei der Autoimmunkrankheit: „M. Basedow".
2. Die Hyperthyreose durch verschiedene Formen einer Autonomie: a) unifokale Autonomie = solitäres autonomes Adenom, b) multifokale Autonomie c) disseminierte Autonomie.

Weitere – seltene – Formen sind

3. Die Hyperthyreosis factitia bei gewollter oder fehlerhafter Überdosierung mit Schilddrüsenhormonen;
4. Die Hyperthyreose bei morphologischer Destruktion der Follikel, etwa bei einer Thyreoiditis;
5. Die – äußerst seltene – Hyperthyreose durch eine pathologische hypophysäre oder hypothalamische thyreotrope Stimulation;
6. Die jodinduzierte Hyperthyreose bei vorbestehender – unerkannter – Autonomie sowohl bei Morbus Basedow („Jod-Basedow") wie bei fokalen Autonomien („autonomes Adenom").

Eine Basedow-Hyperthyreose findet sich vorwiegend bei jüngeren Patienten; sie ist klinisch „floride", da alle Follikel an der Hormonüberproduktion beteiligt sind und zudem bei etwa 80% der Patienten sog. endokrine Augensymptome auffallen. Die Hyperthyreose bei funktioneller Autonomie ist am häufigsten bei älteren Patienten mit uni- oder multinodösen Strumen, aber auch ohne Struma feststellbar. Sog. mono- oder oligosymptomatische Verläufe (z. B. Herzrhythmusstörungen) lassen bei älteren Patienten die Diagnose verzögern oder auch versäumen.

Beurteilung:

1. *Euthyreose* mit oder ohne Struma:
   Thyroxin-(T4-)Wert im Blut als Kenngröße der thyreoidalen Funktion im Normbereich,
   Trijodthyronin-(T3-)Wert als Parameter des schilddrüsenhormonabhängigen Metabolismus im Normbereich,
   Thyreotropin-(TSH-)Wert als Parameter der hypophysären Regulation im Normbereich.

   Die *Sonographie* ist die In-vivo-Methode der Wahl, um Größe, Lage, Form, Volumen und morphologische Struktur der Drüse zu dokumentieren.

   Die *Szintigraphie* dient – bei entsprechender klinischer Fragestellung – einer sog. Funktionstopographie, d. h. sie gibt Antwort auf die Frage, ob alle Regionen der Schilddrüse bzw. der Struma das Radionuklid gleichmäßig aufnehmen oder ob einzelne Abschnitte exklusiv („heiß") oder andere Abschnitte gar nicht („kalt") die applizierte Radioaktivität speichern.

   Die *Zytologie* mittels Aspirationspunktion läßt entzündliche bzw. gut- oder bösartige Zellveränderungen differenzieren.

2. *Hyperthyreose* mit oder ohne Struma:
   Der T3-Wert ist – mit seltenen Ausnahmen – bei allen Hyperthyreosen, der T4-Wert bei den meisten Hyperthyreosen erhöht; die TSH-Werte vor und nach Applikation des hypothalamischen Thyreotropin-releasing-Hormons (TRH) sind immer supprimiert. Beim Morbus Basedow sind in ca. 90% die Thyreotropinrezeptor-Antikörper (TRAK)

erhöht. Das *Szintigramm*, auch als sog. Suppressionsszintigramm unter Applikation eines Schilddrüsenhormonpräparates, weist die autonomen Bezirke bzw. Adenome nach.

3. *Hypothyreose:*
   Bei allen Hypothyreosen ist der Thyroxin-(T4-)Wert im Blut niedrig oder erniedrigt; bei allen primären Hypothyreosen (98% aller Hypothyreosen) ist der Thyreotropin-(TSH-)Wert erhöht.
   Antikörper gegen die thyreoidale Peroxydase (TPAK, früher MAK) und gegen Thyreoglobulin (TAK) können, müssen aber nicht eine Autoimmunkrankheit belegen.
   Sehr hohe Antikörpertiter bestätigen eine Hashimoto-Thyreoiditis als Ursache der Hyperthyreose.

Beurteilung: Ein Zusammenhang zwischen Hyperthyreose und äußeren Einflüssen kann nur beim sog. Jod-Basedow als einer dann iatrogen ausgelösten oder verschlimmerten Krankheit anerkannt werden. Die Hyperthyreose kann einen sehr schweren Verlauf nehmen, der u. U. eine stationäre Behandlung erfordert und eine AU verursacht. Eine antithyreoidale Medikation mit sog. Thyreostatika kann eine Hyperthyreose bessern, aber nur selten heilen, so daß in nahezu 80% eine Operation oder Radiojodtherapie als sog. definitive Therapie indiziert sind.

Die spezifischen und sensitiven Labormethoden (s. o.) erlauben heute stets, eine Hyperthyreose von anderen Krankheiten mit gesteigertem Stoffwechsel oder ähnlicher Symptomatik zu unterscheiden.

KOV: In Einzelfällen konnte eine zeitliche Koinzidenz zwischen einem Trauma, einem ungewöhnlichen Streß und der Manifestation eines Morbus Basedow belegt werden. Letztlich werden jedoch Autoimmunkrankheiten und Autonomien nicht durch äußere Einflüsse provoziert oder verschlimmert.

UV: Ein sog. Schreck-Basedow konnte beim Menschen nie als solcher belegt werden.

Hypothyreose

Ätiologie: Die primären Hypothyreosen sind nicht nur Folge einer Schilddrüsenoperation oder Radiojodtherapie, sondern auch einer chronischen Entzündung, z. B. einer Autoimmunthyreoiditis (Hashimoto). Die meisten Hypothyreosen sind mit einer kleinen oder auch atrophischen Schilddrüse verbunden, sodaß eine Struma als Leitsymptom dieser Schilddrüsenkrankheit vermißt und deshalb die Diagnose nicht selten verfehlt wird. Die – seltene – sekundäre (hypophysäre) Hypothyreose ist meist mit einer weiteren sekundären Insuffizienz, etwa im Bereich der Nebennieren oder Gonaden, vergesellschaftet; die häufigste Ursache ist ein Hypophysenadenom.

Beurteilung: Eine hochgradige Hypothyreose kann nach totaler Entfernung der Schilddrüse, z. B. wegen eines Karzinoms, auftreten. Obwohl die Funktion der fehlenden Schilddrüse durch Substitution mit Hormonen ersetzt werden kann, fehlt das physiologische Regulationsvermögen, so daß längere Einschränkung der Leistungsfähigkeit bis zur EU resultieren kann. Primäre Hypothyreosen können meist einfacher substituiert werden, hier hat man mit vorübergehender AU, weniger mit dauerhafter Leistungseinschränkung zu rechnen. Als objektive Kriterien der Schilddrüsenfunktion gelten die Bestimmung des Thyreotropins (TSH) bzw. der TRH-Test. Auch bei Entzündungen der Schilddrüse (nach Infekten) kann mit Wiederherstellung der vollen Leistungsfähigkeit gerechnet werden.

KOV: Eine primäre Hypothyreose aufgrund von Wehrdiensteinflüssen ist nicht beschrieben. Auch Mangelernährung oder andere extrathyreoidale WDB-Leiden können keine Hypothyreose auslösen.

UV: Eine Schuß- oder Stichverletzung müßte mehr als die Hälfte einer Schilddrüse zerstört haben, um eine Hypothyreose manifest werden zu lassen.

Strumektomie

Wie vorstehend erwähnt, kann eine Strumektomie entweder aus Gründen der Stoffwechselentgleisung oder aus räumlichen Gründen oder wegen Malignität indiziert sein. Die Bewertung der Operationsfolgen richtet sich nach dem anatomischen und funktionellen Folgezustand. In der Regel wird postoperativ eine weitergehende Hormonbehandlung notwendig sein, die nach Abschluß der Wundbehandlung aber keine Minderung der Leistungsfähigkeit hinterläßt. Ein Zustand nach

Strumektomie, mit oder ohne Heilbehandlung mit Schilddrüsenhormon- oder Jodgaben o. ä., verursacht also auch im SchwbG keinen GdB. Anders sind Operationsfolgen zu beurteilen, wenn es zur Schädigung des N. recurrens und damit zu erheblicher Behinderung der Phonation, möglicherweise sogar der Atmung gekommen ist. Eine einseitige Rekurrensschädigung, die auch nach sechs Monaten nicht wieder behoben ist, ist dauerhaft mit einer MdE von 10–20% zu entschädigen.

Eine dauerhafte Schädigung der Epithelkörperchen, die ständige ärztliche Überwachung und entsprechende Therapie erfordert, bedingt einen höheren GdB, je nach Schwere von 10–30.

Nebenschilddrüsen

Die Unterfunktion (Hypoparathyreoidismus) führt u. a. zu dem bekannten Bild des tetanischen Anfalls. Beim Tetaniesyndrom des Erwachsenen wird eine hypokalzämische und normokalzämische Form unterschieden.

Ätiologie: Die hypokalzämische Form tritt am häufigsten nach Entfernung oder Gefäßschädigung der Nebenschilddrüse, z. B. nach Schilddrüsenoperation auf. Daneben gibt es ätiologisch unklare, sog. idiopathische Formen (besonders bei Frauen), Autoimmunerkrankungen, Pseudo-Hypoparathyreoidismus, Kalziumresorptionsstörungen und Tetanien bei Niereninsuffizienz und renalen tubulären Osteopathien (9, 15). Die normokalzämische Form manifestiert sich vor allem als Hyperventilationstetanie oder kommt nach längerem Erbrechen bei metabolischer Alkalose vor.

KOV, UV: Die normokalzämische Tetanie spielt bei der KOV-, WG- und UV-Begutachtung keine Rolle, da die Tetanieneigung überwiegend konstitutionell bedingt ist. BU oder EU wird dadurch nicht hervorgerufen. Die hypokalzämische Form wird häufig als Folge einer Schilddrüsenerkrankung bzw. als Folge von Operationen manifest und ist in diesem Zusammenhang zu beurteilen.

Primärer Hyperparathyreoidismus

Ätiologie: Eine primäre Überfunktion der Nebenschilddrüsen wird bei solitären oder multiplen Adenomen, bei einer universellen Hyperplasie der wasserhellen Zellen oder selten bei einem Karzinom beobachtet. Die Erkrankung wird durch eine Überproduktion von Parathormon hervorgerufen, das seine Wirkung am Knochen (Mobilisierung des Kalziums = Hyperkalzämie), am Darm (Steigerung der Ca-Resorption durch Erhöhung der Hormon-D-Synthese in der Niere) und an der Niere (Hemmung der tubulären Phosphatrückresorption und Steigerung der tubulären Kalziumrückresorption) ausübt (11).

Sekundärer Hyperparathyreoidismus

Sekundärer Hyperparathyreoidismus entsteht durch Hypokalzämie, z. B. bei Rachitis, Osteomalazie, Schwangerschaft, längerer Laktation und Störungen der intestinalen Kalziumresorption bei Steatorrhö. Die *renale* Form des sekundären Hyperparathyreoidismus entsteht am häufigsten bei der chronischen Niereninsuffizienz mit Azidose, Hyperphosphatämie und Hypokalzämie, die die Nebenschilddrüse im Sinne des sekundären Hyperparathyreoidismus beeinflussen.

Labor- und Funktionstests: Mehrfache Messung von Kalzium und Phosphat im Serum und Urin. Radioimmunoassay für Parathormon, cAMP und Hydroxyprolin im Urin, Nierenfunktionstests.

Beurteilung: Wichtig ist die Suche nach einem primären Hyperparathyreoidismus bei rezidivierender Urolithiasis. Durch Bestimmung von Kalzium, Phosphat und Parathormon erfolgt die Sicherung der Diagnose. Die Behandlung des primären Hyperparathyreoidismus besteht in der operativen Entfernung der kranken Epithelkörperchen. Bei sekundärem Hyperparathyreoidismus reichtet sich die Therapie nach dem Grundleiden. Nach erfolgreicher Parathyreoidektomie wird oft volle Berufs- und Erwerbsfähigkeit erreicht. Bei voll ausgeprägten Krankheitsbildern besteht hier Berufs- oder Erwerbsunfähigkeit.

Erkrankungen des Hypophysen-Hypothalamus-Systems

Akromegalie

Ätiologie: Die Akromegalie wird durch ein eosinophiles Adenom des Hypophysenvorderlappens hervorgerufen, das vermehrt STH (somatropes Hormon = HGH: human growth hormone = Wachstumshormon) ausschüttet. STH hat eine Wirkung auf das Knochenwachstum (Zunahme der Osteoblasten, enchondrales Wachstum), auf den Kohlenhydratstoffwechsel (diabetogene Wirkung) und auf den Eiweißstoffwechsel (anabole Wirkung).

Labor- und Funktionstests (7): Radioimmunoassay für Wachstumshormon ohne und mit Stimulierung durch Insulinbelastung. Herabgesetzte Kohlenhydrattoleranz nach Glukosebelastung. Kein Absinken des STH nach Glukosebelastung bei Akromegalie.

Beurteilung: Die MdE/GdB hängt von der Schwere der klinischen Symptome ab. Bei Adynamie, Optikusschädigung (bitemporale Hemianopsie), stärkerer Osteoporose, Gelenkveränderungen, Diabetes mellitus und Myokardveränderungen (Kardiomegalie, Herzinsuffizienz, Rhythmusstörungen) kann BU oder EU entstehen.

Vom *hypophysären Gigantismus* spricht man bei Einsetzen des Riesenwuchses vor Abschluß des Wachstums. Auch hierbei besteht ein eosinophiles Adenom mit erhöhter STH-Bildung. Die körperliche Kraft und Leistungsfähigkeit ist erheblich reduziert, so daß körperlich schwere Arbeiten nicht geleistet werden können. Die psychische Belastung des Riesenwuchses und die damit verbundenen menschlichen und beruflichen Anpassungsschwierigkeiten können erheblich sein und müssen sozialmedizinisch berücksichtigt werden.

KOV, UV: Die Ursache der Adenombildung ist ebenso unbekannt wie der Anteil des Zwischenhirns an der Entstehung der Erkrankung. Schreck und psychische Belastung scheiden als Ursache aus.

Unterfunktion

Der *hypophysäre Zwergwuchs* beruht *ätiologisch* auf einem Hypopituitarismus (Mangel an STH) während des Wachstumsalters. Dadurch tritt ein proportionierter Kleinwuchs mit oder ohne Unterfunktion der NNR, der Schilddrüse und der Gonaden ein. Die Ursache sind u. a. Tumoren (Kraniopharyngeome), Geburtstraumen (Beckenendlage, Asphyxie) oder Störungen der Sekretion des hypothalamischen Releasing-Hormons (GH-RH).

Labor- und Funktionstests (7, 9, 15): Bestimmung von STH, Provokationstest mit Insulin, L-DOPA, Arginin, körperliche Belastung, Clonidin, GHRH.

HVL-Insuffizienz, Panhypopituitarismus

Die HVL-Insuffizienz entsteht durch Nekrose, Tumoren und granulomatöse und fibröse Prozesse, Tbc, Lues, Morbus Boeck, Morbus Hodgkin und nach Hypophysektomie. Eine weitere Ursache ist die postpartale ischämische Vorderlappennekrose durch Spasmen(?) der versorgenden Arterien im Anschluß an schwere Geburten mit Blutverlusten (Sheehan-Syndrom). S. auch Hypothyreose.

Labor- und Funktionstests (7, 9, 15): Metopiron-Test zur Bestimmung der adrenokortikotropen Sekretionsreserve, Insulinhypoglykämietest und CRH-Test zur Stimulation der Corticotropin-Sekretion (Anstieg von ACTH und Cortisol), LH-RH-Test (Luteinisierungshormon-Releasing-Hormon) zur Stimulation von LH und FSH (follikelstimulierendes Hormon), TRH-Test (Thyreotropin-Releasing-Hormon) zur Bestimmung des TSH- und Prolaktinanstiegs und GH-RH-Tests für die Überprüfung der somatotropen Partialfunktion des HVL.

Beurteilung: Vollbilder der HVL-Insuffizienz bedingen BU oder EU. Nach entsprechender Substitution wird in vielen Fällen eine teilweise oder volle Wiederherstellung erreicht.

Von der HVL-Insuffizienz muß die *Anorexia nervosa* der jungen Frauen und Mädchen abgegrenzt werden. Dabei handelt es sich um eine primär psychogen und nicht endokrin bedingte Krankheit. Störungen der Funktion des HVL und der NNR sowie die Amenorrhö sind sekundäre Phänomene.

UV: Direkte HVL-Schädigung durch schwere Kopftraumen sind früher vereinzelt beschrieben worden. Dabei ist nicht nur ein adäquates Trauma, sondern auch ein ganz enger zeitlicher Zusammenhang zu fordern. Allgemeine Schädel-Hirn-Traumen spielen dabei sicher keine ursächliche Rolle.

Diabetes insipidus

Ätiologie: Schädigung des HHL (Hypophysenhinterlappen), der Nuclei supraoptici bzw. paraventriculares im Hypothalamus oder des Hypophysenstieles durch Tumoren (Kraniopharyngeome, Gliome, Granulome), Metastasen, schwere Schädelbasisfrakturen, Enzephalitis, Meningitis, Operationen und unbekannte Ursachen können durch einen ADH-Mangel zum Diabetes insipidus führen. Dadurch kommt es zu einer Störung der Wasserrückresorption und zu den wichtigsten Symptomen Polydipsie und Polyurie mit einem spezifischen Gewicht unter 1010, selbst im Durstversuch.

Labor- und Funktionstests: Spezifisches Gewicht, Osmolalität, Durst- bzw. Konzentrationsversuch, Vasopressinbestimmung und Vasopressin-(ADH-)Test.

KOV, UV: Posttraumatisch kann es selten einmal passager oder dauernd zu dieser Regulationsstörung des Wasserhaushaltes kommen (9). Die Prognose ist günstig, bei entsprechender Therapie besteht keine oder nur eine geringe MdE.

Nebennieren

Addison-Syndrom

Ätiologie: Die primäre NNR-Insuffizienz entsteht, wenn ca. $^{9}/_{10}$ des gesamten NNR-Gewebes zerstört sind. Neben der NNR-Tuberkulose spielen besonders die Autoimmunadrenalitis sowie Blutungen und selten Karzinommetastasen eine ursächliche Rolle.

Eine sekundäre NNR-Insuffizienz wird bei Hypophysenvorderlappen-(HVL-)Insuffizienz (Nekrosen beim Sheehan-Syndrom, Tumoren) sowie bei Therapie mit synthetischen Glukokortikoiden beobachtet und beruht auf mangelnder ACTH-Produktion und sekundärer Atrophie der NNR.

Labor- und Funktionstests (7, 9, 15): Elektrolyte im Plasma und Urin. Plasmacortisol, Cortisolrhythmik (8 und 18 Uhr). ACTH-Stimulationstest (Cortisolbestimmung vor und nach ACTH), evtl. prolongierter ACTH- und CRH-Test.

Beurteilung: Bei nicht behandeltem Addison-Syndrom besteht zunächst AU. In den meisten Fällen gelingt es, durch eine Substitutionstherapie mit NNR-Hormonen die Erwerbsfähigkeit wiederherzustellen. Zur Diagnose genügen nicht die klinischen Symptome wie Adynamie, Anorexie und Hypotonie, sondern funktionsdiagnostische Untersuchungen. Funktionsprüfungen der NNR können NNR-Insuffizienz sicher aufdecken und gegen asthenische Versagenszustände abgrenzen.

KOV: Die Entstehung einer NNR-Insuffizienz ist im Rahmen einer als KOV-Leiden anerkannten Tuberkulose möglich und dann entschädigungspflichtig. Eine bleibende NNR-Insuffizienz nach Dystrophie ist nicht bewiesen.

UV: Nach direkten Traumen der Niere und Nebenniere ist ganz selten eine NNR-Insuffizienz beobachtet worden (Zeitintervall!).

Cushing-Syndrom

Die Ätiologie der Erkrankung ist unbekannt. Die Überfunktion der Nebennierenrinde kommt durch eine beiderseitige NNR-Hyperplasie (60%) oder durch ein- oder beidseitige Adenome (15%) zustande. Dabei wird vermehrt Cortisol produziert. Auch nach langgehender Therapie mit Glukokortikoiden oder ACTH entsteht ein Cushing-Syndrom. Bei NNR-Hyperplasie finden sich Adenome im HVL, die operativ entfernt werden können.

Labor- und Funktionstests: Blutzucker, Elektrolyte im Plasma und Urin, Plasmacortisol im Tagesprofil (8 und 24 Uhr), freies Cortisol im 24-Stunden-Urin, Dexamethason-Suppressionstest, ACTH-Bestimmung, CRH-Test.

Beurteilung: Bei gesichertem Cushing-Syndrom besteht BU oder EU, besonders wenn Komplikationen wie Hypertonus mit Herzinsuffizienz, Diabetes mellitus mit Begleit- und Folgekrankheiten und schwere psychische Veränderungen bestehen. Äußerliche Schädigungsfaktoren spielen keine Rolle. Die Abgrenzung des Cushing-Syndroms von der Fettsucht ist manchmal schwierig. Die Tumorlokalisation erfolgt durch Sonographie, Computertomographie (CT) oder durch Nebennierenszintigraphie mit markiertem Cholesterol. Die Kombination von Cushing-Syndrom und Bronchialkarzinom weist auf ein ektopisches ACTH-Syndrom hin.

Eine seltenere Erkrankung der NNR ist der primäre *Hyperaldosteronismus* (**Conn-Syndrom**), der durch NNR-Adenome oder eine beidseitige Hyperplasie hervorgerufen wird. Diese Erkrankung geht mit einer isolierten Überproduktion von Aldosteron einher.

Labor- und Funktionstest: Aldosteron- und Reninbestimmungen unter Ruhe und Stimulationsbedingungen und Elektrolyte im Plasma und Urin.

Phäochromozytom

Phäochromozytome sind Tumoren des NN-Markes und des übrigen chromaffinen Gewebes (in 20% außerhalb der Nebenniere), die vermehrt Katecholamine produzieren. Etwa 0,4 bis 1% der Hypertonien sollen dadurch verursacht werden. Die Hypertonie kann anfallsweise (in 30% Blutdruckkrisen) und persistierend (70%) auftreten. Phäochromozytome spielen für die Begutachtung der KOV-Leiden sowie bei UV keine Rolle.

Labor- und Funktionstests: Nachweis der gesteigerten Katecholaminausscheidung bei erhöhten Serumkatecholaminen (Adrenalin, Dopamin), ferner Clonidin-Suppressionstest. Zur Lokalisationsdiagnostik eignen sich Sonographie, CT, sowie Szintigraphie mit markiertem Benzylguanidin (MIBG).

Beurteilung: Gehäufte Anfälle und erhebliche Dauerhypertonie bedingen BU oder EU. Durch Funktionsprüfungen läßt sich die Diagnose sichern.

Störungen der männlichen und weiblichen Sexualfunktion

Es wird ein *primärer* (Störung an Hoden/Ovar) *und sekundärer* (Störung in übergeordneten Zentren) *Hypogonadismus* unterschieden.

Ätiologie: Der primäre Hypogonadismus kann angeboren oder erworben sein. Die angeborenen Formen, z. B. Klinefelter-Syndrom, Kryptorchismus, Enzymdefekte u. ä., spielen gutachterlich nur eine geringe Rolle (12). Wichtiger sind die erworbenen Formen des primären Hypogonadismus: Kastration, Mumpsorchitis, Traumen, Variko- und Hydrozele, toxische Schäden durch Zytostatika, Röntgenstrahlen und radioaktive Isotope. Es müssen auch immer psychisch-neurogene Faktoren der Impotenz ausgeschlossen werden, wenn klinisch und laborchemisch normale Befunde erhoben werden.

Labor- und Funktionstest: Spermiogramm, Hormonbestimmungen (Testosteron, Gonadotropine, LH- und FSH-Bestimmung sowie HCG- und LH-RH-Test). Hodenbiopsie und Chromosomenuntersuchungen (z. B. beim Klinefelter-Syndrom) (7, 9, 12).

Beurteilung: Der GdB richtet sich nach den Beschwerden, Komplikationen (Osteoporose), Lebensalter sowie Schwere des körperlichen und seelischen Traumas. Eine Entschädigungspflicht besteht nur, wenn beide Hoden betroffen sind. Die exkretorische Hodenfunktion kann voll ausgeglichen werden.

Die Unterfunktion der weiblichen Keimdrüsen, die sich in primärer oder sekundärer Amenorrhö äußert, muß durch gynäkologische und endokrinologische Untersuchungen abgeklärt werden.

KOV, UV: Der durch exogene Faktoren bedingte primäre Hypogonadismus ist sehr selten bzw. spielt versicherungstechnisch eine geringe Rolle.

WG: Kastration aufgrund der NS-Erbgesetze ist entschädigungspflichtig.

Karzinoidsyndrom

Die Ätiologie dieser sehr seltenen Krankheit ist unbekannt. Es handelt sich dabei um kleine, tumorartige Wucherungen des „Gelbe-Zellen-Systems" im Dünndarm. Diese parakrinen Drüsen bilden vermehrt Serotonin. Im Urin wird vermehrt 5-Hydroxyindolessigsäure ausgeschieden. Diese Erkrankung spielt bei der KOV-und UV-Begutachtung keine Rolle.

Beurteilung: Wenn im Verlauf der Erkrankung eine Metastasierung in der Leber aufgetreten ist oder Herzklappenveränderungen vorliegen, besteht Berufs- oder Erwerbsunfähigkeit.

Gicht

Ätiologie: Bei der primären Gicht besteht eine genetisch bedingte Störung des Purinstoffwechsels. Dadurch kommt es zu einer Überproduktion und zu einer Ausscheidungsstörung für Harnsäure (13). Eine sekundäre Gicht wird bei Kranken mit hohem Nukleinsäureumsatz (Polyzythämien, Leukämien, besonders nach Behandlung) gefunden.

Labor: Erhöhte Harnsäure im Serum und erhöhte Harnsäureausscheidung im Urin.

Beurteilung: Im Verlauf der Gicht kommt es zu Gelenkveränderungen mit Funktionseinschränkungen aufgrund von Harnsäureablagerungen in den Gelenkknorpeln. Uratsteine und Uratablagerungen in der Niere können Ursache für Nierenerkrankungen sein. Die Prognose hängt vom Ausmaß und der Schwere der Nierenveränderungen ab. Die Gicht tritt häufig zusammen mit anderen Stoffwechselstörungen wie Diabetes, Myxödem und Fettstoffwechselstörungen mit frühzeitiger Arteriosklerose auf. Das sekundäre Gichtleiden wird im Zusammenhang mit dem Grundleiden begutachtet und bewertet.

KOV, UV: Die primäre Gicht wird durch exogene Einflüsse des Wehrdienstes oder durch Unfall weder verursacht noch verschlimmert.

Fettsucht

Die Fettsucht und Fettleibigkeit spielen bei der Begutachtung vor allem in zwei Formen eine Rolle: erstens als sog. Mastfettsucht und zweitens als pathogenetisch begünstigender oder komplikationsfördernder Faktor bei einer Reihe anderer Erkrankungen. Die Fettsucht beim Morbus Cushing, adrenogenitalem Syndrom und Hyperinsulinismus wird hier nicht besprochen. Eine Fettsucht beginnt mit etwa 20%iger Überschreitung des Idealgewichts.

Ätiologie (3, 5, 10, 14): Die Ursache der Mastfettsucht liegt in einer über dem Bedarf liegenden Energiezufuhr und hat keine der bisher nachweisbaren endokrinen Ursachen. Genetische, soziologische und psychische Faktoren sowie Eßgewohnheiten spielen die wichtigste Rolle bei der Entstehung der Mastfettsucht. Diese Ursachen sind jedoch im Einzelfall nicht leicht aufzudecken und noch in vielen Punkten unklar.

Beurteilung: Die Fettsucht hat vor allem eine pathogenetische Bedeutung bei der Manifestation und für den Verlauf von Stoffwechselkrankheiten, insbesondere des Diabetes mellitus, der Gicht, Arteriosklerose und für Herz- und Kreislauferkrankungen sowie Hypertonus, Thrombosen und Fettleber (2, 11, 14). Daher muß die Adipositas bei der Beurteilung solcher Erkrankungen als begünstigender oder komplikationsfördernder Faktor Berücksichtigung finden. Eine extreme Mastfettsucht wird als Pickwick-Syndrom bezeichnet, wenn sie mit Ventilationsstörungen der Lunge und Schlafsucht einhergeht (s. S. 226). Eine erhebliche Mastfettsucht kann BU oder EU bedingen.

KOV, UV (3, 10): Die Entstehung einer Fettsucht als Folge eines KOV-Leidens oder nach Unfall muß im allgemeinen abgelehnt werden. In Einzelfällen werden auch exogene Entstehungsmöglichkeiten der Fettsucht diskutiert. Danach kann der Zusammenhang zwischen Fettsucht und einer Kriegsverletzung oder einem Unfall mit Kopfverletzung nur anerkannt werden, wenn eine *Hypothalamusschädigung* vorliegt und vor dem Ereignis keine Fettsucht bestand. Solche Zusammenhänge dürfen im Einzelfall aber nur mit großer Zurückhaltung erwogen werden, da sich solche Annahmen immer nur auf Einzelbeobachtungen stützen und der Nachweis der Hypothalamusschädigung schwierig zu führen ist. Bei Nachuntersuchungen Hirnverletzter konnte jedenfalls kein sicherer ursächlicher Zusammenhang zwischen Verletzung und Fettsucht festgestellt werden.

Literatur

1 Berger, M., P. Berchtold et al.: Neue Gesichtspunkte zur klinischen Diagnostik von Insulinomen. Med. Welt 27 (NF) 1105 (1976)

2 Gercke, W.: Das Fettsuchtproblem aus der Sicht des Versicherungsträgers. In H. J. Holtmeier, L. Heilmeyer: Fettsucht. Lehmann, München 1968

3 Gries, F. A., P. Berchtold, M. Berger: Adipositas. Pathophysiologie, Klinik, Therapie. Springer, Berlin 1976

4 Horster, F. A.: Schilddrüsenkrankheiten, 4. Aufl. Dtsch. Ärzteverlag, Köln 1989

5 Ingelfinger, F. J., G. Hollifield, W. Parson, J. Mayer, H. P. Rome, E. B. Astwood, W. L. Bloom: The control of obesity. In F. J. Ingelfinger, A. S. Relman, M. Finland: Controversy in Internal Medicine. Saunders, Philadelphia 1966; 1974

6 Irmscher, K., K. Jahnke, K. Oberdisse, H. Zimmermann: Die traumatische Entstehung und Begutachtung endokriner Erkrankungen. In H. Bürkle, M. Schwaiger: Handbuch der gesamten Unfallheilkunde, 3. Aufl., Bd. II. Enke, Stuttgart 1966

7 Köbberling, J., R. Ziegler: Diagnostik endokriner Erkrankungen. Endokrinologie-Informat. Heft 3/4, 1987

8 Krüskemper, H. L., K. Joseph, J. Köbberling, D. Reinwein, H. Schatz, F. J. Seif: Klassifikation der Schilddrüsenkrankheiten. Intern. Welt 8 (1985) 47

9 Labhart, A.: Klinik der inneren Sekretion, 3. Aufl. Springer, Berlin 1978 und 1986

10 Scheid, G.: Die Fettsucht in der Begutachtung. Med. Sachverst. 60 (1964) 278

11 Siegenthaler, W.: Klinische Pathophysiologie. 6. Aufl. Thieme, Stuttgart 1987

12 Schirren, C.: Praktische Andrologie. Brüder Hartmann, Berlin 1971

13 Strohmeyer, G., H. Gerdes: Nucleoproteinstoffwechsel. In: W. Siegenthaler: Klinische Pathophysiologie. 6. Aufl. Thieme, Stuttgart 1987

14 Strohmeyer, G.: Ernährung. In: W. Siegenthaler: Klinische Pathophysiologie, 6. Aufl. Thieme, Stuttgart 1987

15 Wilson, J. D., D. W. Foster: Textbook of Endocrinology. Saunders, Philadelphia 1985

19 Blutkrankheiten

B. Steinke

Anämien

Als Anämie gilt definitionsgemäß ein Absinken des Hämoglobinwertes unter 13 g/dl bei Männern und unter 12 g/dl bei Frauen (3). In der Klinik hat sich die Einteilung in mikrozytäre (MCV < 80 fl), normozytäre (MCV 80 bis 95 fl) und makrozytäre (MCV > 95 fl) Anämien bewährt (20), da das jeweilige Erythrozytenvolumen Rückschlüsse auf die der Anämie zugrundeliegende Ursache zuläßt. Die meisten Anämien sind Symptome einer anderen Grunderkrankung. Für die Begutachtung ist deshalb die diagnostische Abklärung erforderlich, denn Verlauf und Prognose der Grunderkrankung bestimmen in der Regel die Bewertung.

Mikrozytäre Anämien

Eisenmangelanämien

Mikrozytäre Anämien sind bei uns meist Eisenmangelanämien (3, 20, 38). Häufigste Ursache sind chronische Blutverluste, z. B. durch gynäkologische Blutungen oder chronische Blutungen im Magen-Darm-Trakt. Eine verminderte Eisenaufnahme durch Mangelernährung oder Resorptionsstörungen ist selten. Die Diagnose wird durch den Nachweis der mikrozytären, hypochromen Anämie in Verbindung mit einem erniedrigten Serumeisenspiegel und einem verminderten Ferritin als Ausdruck der entleerten Eisenspeicher gestellt. Abzugrenzen sind Anämien bei chronischen Entzündungen oder Tumorerkrankungen, bei denen es durch eine Verschiebung des Eisens in die Eisenspeicher ebenfalls zu einer Erniedrigung des Serumeisens bei gleichzeitig aber erhöhtem Ferritin kommt.

Beurteilung: Diese richtet sich nach der zugrundeliegenden Störung. Die Anämie selbst stellt lediglich ein Symptom dieser Grunderkrankung dar und spielt für die Begutachtung in der Regel keine besondere Rolle.

Thalassämien

Thalassämien sind verursacht durch eine genetisch bedingte Störung der Synthese der Alpha- oder Betakette des Hämoglobins, die durch die Hämoglobinelektrophorese diagnostiziert werden kann. Bei uns spielt im wesentlichen nur die Beta-Thalassämie eine Rolle, die hauptsächlich bei Patienten mediterraner Abstammung beobachtet wird. Zu unterscheiden sind die homozygote Major- und die heterozygote Minorform (3, 20, 38). Die Thalassaemia minor führt nur zu einer geringen mikrozytären Anämie, die oft nur als Zufallsbefund erkannt wird und nicht behandlungsbedürftig ist (38). Bei der Thalassaemia major kommt es im 3.–6. Lebensmonat beginnend zu einer schweren Hämolyse, die nur durch regelmäßige Bluttransfusionen zu behandeln ist. Da sich dadurch das Problem der sekundären Hämosiderose ergibt, ist außerdem eine lebenslängliche Therapie mit Desferrioxamin notwendig. Ist dies nicht gewährleistet, ist die Prognose schlecht, meist sterben die Patienten dann vor dem 20. Lebensjahr. Ohne regelmäßige Bluttransfusionen verläuft die Erkrankung bereits in der Kindheit tödlich.

Beurteilung: Thalassämien sind angeborene Erkrankungen. Die Thalassaemia minor bedingt keine MdE, bei der Thalassaemia major kann nach dem SchwbG ein GdB von 50–80 angenommen werden (9). Zusätzliche Schädigungen können durch die sekundäre Hämosiderose auftreten. Diese sind auch für die Frage der Berentung entscheidend.

Eisenverwertungsstörungen

In seltenen Fällen kann einer mikrozytären Anämie eine Eisenverwertungsstörung zugrunde liegen. Diese Anämien werden unter dem Begriff der sideroachrestischen Anämien zusammengefaßt (3, 20, 38). Typisch sind der erhöhte Serumeisenspiegel bei erhöhtem Ferritin und der Nachweis von Ringsideroblasten im Knochenmark. Ätiologisch sind die sehr seltenen angeborenen Formen von erworbenen zu unterscheiden. Unter letzteren können wiederum idiopathische von sekundären abgegrenzt werden, die nach Einnahme bestimmter Medikamente, z. B. Phenacetin, INH und mancher Zytostatika, oder als Folge einer chronischen Bleivergiftung beobachtet werden. Die erworbenen sideroachrestischen Anämien werden heute auch den sog. myelodysplastischen Syndromen zugeordnet (s. dort).

Beurteilung: Die angeborenen sideroachrestischen Anämien werden X-chromosomal rezessiv vererbt und manifestieren sich z. T. erst im jugendlichen Erwachsenenalter. Bei einigen Patienten kann durch eine Behandlung mit Vitamin B_6 eine Besserung erzielt werden, in der Regel ist jedoch von einer dauernden Transfusionsbedürftigkeit auszugehen (38). Dies bedingt nach dem SchwbG einen GdB von 50–80 (9). Bei einer langdauernden Transfusionsbehandlung können Schäden durch eine sekundäre Eisenüberladung entstehen. Diesen sollte durch eine Prophylaxe mit einer subkutanen Desferrioxamin-Behandlung vorgebeugt werden, sie sind ggf. gesondert zu bewerten. Die erworbenen idiopathischen sideroachrestischen Anämien sind ebenfalls gelegentlich durch Vitamin B_6, meist jedoch kaum beeinflußbar, so daß eine dauernde Transfusionsbedürftigkeit mit der entsprechenden MdE resultiert. Die Bleiintoxikation ist als Berufserkrankung anerkannt (s. 253).

Makrozytäre Anämien

Makrozytären Anämien liegt meist ein Vitamin-B_{12}- oder Folsäuremangel zugrunde. Daneben muß an Stoffwechselstörungen im Rahmen von Lebererkrankungen oder eines chronischen Alkoholabusus gedacht werden. Makrozytäre Anämien können auch Folge einer zytostatischen Behandlung und schließlich Ausdruck eines myelodysplastischen Syndroms sein (3, 20, 38). Zur Diagnostik sind neben der Analyse des Blutbildes Spiegelbestimmungen der entsprechenden Vitamine sowie Untersuchungen ihrer Resorption im Magen-Darm-Trakt erforderlich.

Anämien bei Vitamin-B_{12}- und Folsäuremangel

Ursache eines Vitamin-B_{12}-Mangels kann eine Resorptionsstörung aufgrund eines Mangels an Intrinsic-Faktor sein. Dieser kann durch Antikörper gegen den Intrinsic-Faktor oder gegen Belegzellen des Magens mit der Folge einer atrophischen Gastritis bedingt sein (perniziöse Anämie), aber z. B. auch aus einer Magenresektion resultieren. Eine verminderte B_{12}-Resorption bei normalem Intrinsic-Faktor-Spiegel ergibt sich bei chronisch entzündlichen Darmerkrankungen, nach Resektion des terminalen Ileums oder bei Parasitenbefall des Darms (Fischbandwurm). Gelegentlich ist ein erhöhter Vitaminbedarf Ursache einer makrozytären Anämie (Schwangerschaft). Als Ursache für einen Folsäuremangel müssen ebenfalls am ehesten Resorptionsstörungen oder ein vermehrter Bedarf angesehen werden, gelegentlich ist auch eine Behandlung mit Folsäureantagonisten (Methotrexat) Ursache einer makrozytären Anämie.

Beurteilung: Eine Vitamin-B_{12}-Mangel-Anämie ist als Schädigungsfolge anzusehen, wenn sie durch operative Eingriffe, die auf eine anerkannte Schädigung zurückgehen, bedingt ist (z. B. Magenresektion). Für die Entstehung einer perniziösen Anämie werden neben Autoimmunprozessen auch genetische Faktoren angenommen (37, 38). Ebenso wie bei Resorptionsstörungen im Rahmen chronisch entzündlicher Darmerkrankungen sind äußere Einflüsse nicht oder höchstens von untergeordneter Bedeutung, so daß Zusammenhänge mit Schädigungen von außen nicht anzunehmen sind. Die Anämie ist durch parenterale Vitaminsubstitution gut behandelbar. Z. T. ist zwar eine lebenslängliche Substitution erforderlich, eine MdE ergibt sich daraus jedoch nicht. Bei Folsäuremangel reicht meist eine höher dosierte orale Zufuhr zur Substitution aus.

Andere makrozytäre Anämien

Bei makrozytären Anämien im Rahmen von chronischem Alkoholabusus oder Lebererkrankungen richtet sich die Begutachtung nach der jeweiligen Grunderkrankung. Auf die Beurteilung von makrozytären Anämien bei myelodysplastischen Syndromen wird im entsprechenden Kapitel eingegangen.

Normochrome Anämien

Akute Blutungsanämien

Die Anämie ist bei akuten Blutungen erst ein Spätsymptom, im Vordergrund stehen Kreislaufreaktionen durch den Volumenmangel. Da es sich um eine akute Veränderung handelt, die eine rasche Therapie erfordert, spielt die akute Blutungsanämie für die Begutachtung keine Rolle.

Aplastische Anämien

Aplastische Anämien entstehen durch eine Hemmung der hämatologischen Stammzellen im Knochenmark. In der Regel sind dabei alle Zellreihen, also auch Granulopoese und Thrombopoese, betroffen, eine reine „pure red cell"-Anämie ist sehr selten. Den angeborenen Formen (Fanconi-Anämie) stehen die häufigeren erworbenen aplastischen Anämien gegenüber, unter denen sich die primäre, idiopathische von sekundären Formen abgrenzen läßt (3, 20, 37, 38). Diese können durch zahlreiche chemische Produkte, vor allem Arzneimittel, aber auch durch ionisierende Strahlen verursacht sein (Tab. 19.**1**). Dabei sind obligat und dosisabhängig zur Aplasie führende Substanzen (Zytostatika, Benzol) von Verbindungen abzugrenzen, die nur bei bestimmten Personen mit einer besonderen Prädisposition zur Knochenmarkaplasie führen. Auch Virusinfektionen, vor allem die Hepatitis und Parvovirusinfektionen, können zu einer Aplasie des Knochenmarks führen. In einigen Fällen kann eine paroxysmale nächtliche Hämoglobinurie Ursache der Knochenmarkaplasie sein. Von den genannten aplastischen Anämien sind die Anämien abzugrenzen, die durch "Verdrängung" der Hämatopoese im Knochenmark, z. B. durch Lymphom- oder Tumorinfiltrate, entstehen.

Tabelle 19.**1** Substanzen, die zu einer aplastischen Anämie führen können (nach 20, 38)

obligat knochenmarktoxisch:			
	Benzol und Derivate (z. B. Trinitrotoluol)		
	anorgan. Arsenverbindungen		
	Zytostatika		
	ionisierende Strahlen		
potentiell knochenmarktoxisch:		Beobachtungen relativ häufig:	Beobachtungen vereinzelt:
	Antibiotika	Chloramphenicol	Tetracycline, Sulfonamide
	Antikonvulsiva	Hydantoine	
	Thyreostatika		Carbimazol, Metamizol
	Antidiabetika		Tolbutamid
	Analgetika	Phenylbutazon	Indometacin
	Sedativa		Phenothiazine
	Insektizide		DDT
	sonstige	Goldverbindungen	D-Penicillamin

Die Diagnose wird durch den Nachweis der Aplasie in der Knochenmarkstanze gestellt. Der Verlauf ist unbehandelt ungünstig (18, 38). Spontanremissionen werden bei der idiopathischen Form selten beobachtet (10%). Die sekundären Formen sind z. T. nach Elimination der Noxe reversibel, oft resultieren jedoch bleibende Störungen. Sind die Kriterien der „schweren aplastischen Anämie" erfüllt (Granulozyten < 500/mm³, Thrombozyten < 20 000/mm³, Retikulozyten < 10 000/mm³), ist von einer medianen Überlebenszeit von nur 3 Monaten auszugehen. Zur Therapie stehen heute die Knochenmarktransplantation sowie eine immunsuppressive Therapie mit Antithymozytenglobulin (ATG), z. T. kombiniert mit hochdosierten Steroiden und Cyclosporin A, zur Verfügung (2, 16). Die Knochenmarktransplantation wird vornehmlich bei jungen Patienten oder sehr schweren Aplasiegraden eingesetzt. Die Erfolgsrate ist hoch und wird mit bis zu 80% angegeben (2, 38). Die Behandlung mit ATG führt ebenfalls häufig zum Erfolg (ca. 60%).

Beurteilung: Eine aplastische Anämie kann nach Unfällen mit radioaktiven Substanzen oder ionisierenden Strahlen oder nach Intoxikationen, z. B. durch Inhalation von Benzoldämpfen, entstehen und ist dann als Schädigungsfolge anzuerkennen. Schädigungen durch Benzol gelten auch als Berufskrankheit (s. dort). Bei einer aplastischen Anämie, die nach einer Hepatitis auftritt, die als Berufskrankheit oder andere Schädigungsfolge anerkannt ist, muß von einem ursächlichen Zusammenhang ausgegangen werden. Eine schwere aplastische Anämie bedingt nach der RV Erwerbsunfähigkeit, nach dem SchwbG einen GdB von 100 (9). Auch nach Therapie mit ATG ist mit längerer Erwerbsunfähigkeit zu rechnen, die langfristige Beurteilung richtet sich nach dem Grad der Rekonstitution. Zur Beurteilung nach Knochenmarktransplantation s. dort.

Hämolytische Anämien

Hämolytische Anämien sind gekennzeichnet durch den Nachweis typischer Hämolyseparameter wie Erhöhung von indirektem Bilirubin und LDH, Verminderung des Haptoglobins sowie als Zeichen der vermehrten Regeneration einer Erhöhung der Retikulozytenzahl. Bei starker Hämolyse kann freies Hämoglobin im Plasma und evtl. im Urin nachgewiesen werden (3, 20, 38). Ätiologisch sind die korpuskulären hämolytischen Anämien von den serogenen und einer Gruppe von Anämien unterschiedlicher Ursache abzugrenzen.

Korpuskuläre hämolytische Anämien sind bis auf die paroxysmale nächtliche Hämoglobinurie (PNH) stets angeboren. Sie umfassen Anämien bei Membrandefekten (Kugelzellanämie, Elliptozytose, PNH), Anämien bei Hämoglobinanomalien (Thalassämie, Sichelzellanämie) sowie Anämien bei Enzymdefekten (Pyruvatkinasemangel, Glucose-6-Phosphatdehydrogenase-Mangel). Die Anämie kann bei Membrandefekten sehr unterschiedlich ausgeprägt sein und ist selten behandlungsbedürftig (3). Bei stärkerer Hämolyse ist die Splenektomie indiziert, die meist zu einer deutlichen Besserung führt. Nach dem SchwbG ergibt sich ein GdB meist nur in geringem Umfang (0–10). Der Verlust der Milz kann mit einem GdB von 10 anerkannt werden, bei Splenektomie vor dem 12. Lebensjahr mit 20–30 (9). Auf die Thalassämie wurde bereits im Kapitel mikrozytäre Anämien eingegangen. Die übrigen Hämoglobinanomalien sind bei uns selten. Wesentliche Bedeutung hat in manchen Regionen die Sichelzellanämie, die nur bei Schwarzen beobachtet wird. Auch Anämien bei Enzymdefekten spielen bei uns nur eine geringe Rolle. Meist werden diese Anämien durch Einnahme bestimmter Medikamente oder Nahrungsmittel ausgelöst, z. B. Saubohnen. Wichtigste Maßnahme ist die Vermeidung der entsprechenden Substanzen.

Serogene hämolytische Anämien sind stets erworben und lassen sich in primäre, idiopathische und sekundäre Formen gliedern, die meist bei Erkrankungen des lymphatischen Systems (Non-Hodgkin-Lymphome, CLL), aber auch bei Kollagenosen und nach Infektionskrankheiten auftreten (38). Auch verschiedene chemische Substanzen können eine autoimmunhämolytische Anämie auslösen (Tab. 19.2).

Tabelle 19.2 Substanzen, die zu einer chronischen Hämolyse führen können (nach 3, 38)

Metalle	Blei, Kupfersulfat, Arsenverbindungen
Organische Verbindungen	Benzol, Trinitrotoluol Anilin Naphthalin, Beta-Naphthol
Medikamente	Phenacetin Sulfonamide PAS Chlorpromazin Mesantoin Nitrofurantoin Alpha-Methyldopa Penicillin (nur bei sehr hohen Dosen) Sulfosalazin

Für die Diagnostik ist der Nachweis der Antikörper (Coombs-Test) ausschlaggebend. Der Verlauf ist sehr unterschiedlich und kann von kaum symptomatischen Erkrankungen über nur phasenweise sich verschlechternden bis zu den Patienten schwer beeinträchtigenden Krankheitsbildern reichen. Therapeutisch ist neben der Vermeidung evtl. ursächlicher Substanzen oft eine immunsuppressive Therapie erforderlich, die z. T. nur vorübergehend, meist aber über lange Zeit durchgeführt werden muß. Bei Nachweis eines beruflichen Kontakts mit einer entsprechenden Substanz muß eine autoimmunhämolytische Anämie als Schädigungsfolge oder als Berufserkrankung anerkannt werden. Die Beurteilung der MdE richtet sich nach dem Schweregrad der Anämie und der Notwendigkeit einer längerfristigen immunsuppressiven Therapie und kann zwischen 10 und 80% liegen (9).

Zu den hämolytischen Anämien müssen neben den genannten Formen die Anämien bei mechanischer Hämolyse (Marschhämoglobinurie, Anämie bei Endokarditis oder nach Herzklappenoperation) gezählt werden, die jedoch klinisch meist nicht ins Gewicht fallen (20). Zu nennen sind schließlich noch Anämien bei Mikroangiopathien (hämolytisch-urämisches Syndrom, Morbus Moschcowitz), die für die Begutachtung in der Regel keine Rolle spielen.

Polyzythämie und Polyglobulie

Eine Erhöhung des Hämoglobinwertes über den Normbereich kann entweder durch eine autonom gesteigerte Proliferation der Erythropoese im Knochenmark oder reaktiv durch vermehrte Stimulation der Vorläuferzellen durch Erythropoietin bedingt sein (3). Entsprechend muß die Polycythaemia vera als myeloproliferative Erkrankung den symptomatischen Polyglobulien gegenübergestellt werden (Tab. 19.**3**).

Tabelle 19.**3** Klassifikation der Polyzythämie und der symptomatischen Polyglobulien (nach 38)

1. Polycythaemia vera
2. Polyglobulien
   a) Polyglobulien bei reaktiv erhöhter Erythropoietinproduktion
      - Polyglobulie bei Höhenaufenthalt
      - Polyglobulie bei Lungenerkrankungen
      - Polyglobulie bei Herzerkrankungen
      - Polyglobulie bei Hämoglobinanomalien
   b) Polyglobulien bei autonom erhöhter Erythropoietinproduktion
      - Polyglobulie bei Nierenerkrankungen
      - Polyglobulie bei Tumorerkrankungen

Polycythaemia vera

Typisch für das Vorliegen einer Polycythaemia vera sind neben dem erhöhten Hämoglobinwert eine oft ausgeprägte Thrombozytose, eine Leukozytose mit Eosinophilie und Basophilie sowie der Nachweis einer Splenomegalie (20, 32, 38). Für die differentialdiagnostische Abgrenzung gegenüber den Polyglobulien sind neben der Bestimmung des Blutbildes Untersuchungen zum Ausschluß einer Lungen-, Nieren- oder Herzerkrankung erforderlich. Als Ausdruck des autonomen Wachstums ist der Erythropoietinspiegel im Gegensatz zu den Polyglobulien vermindert. Der Verlauf der Polyzythämie ist chronisch, die mediane Überlebenszeit ab Diagnosestellung beträgt über 10 Jahre (4). Häufige, z. T. lebensbedrohliche Komplikationen sind Thrombosen in venösen und arteriellen Gefäßen, z. B. den Hirngefäßen oder Mesenterialgefäßen (3, 5, 6, 32). Insbesondere bei starker Splenomegalie sind auch Milzinfarkte nicht selten. Trotz der meist hohen Thrombozytenzahlen können aber auch schwere Blutungen auftreten, da die Thrombozyten oft Funktionsstörungen aufweisen. Eine weitere Komplikation ist das Auftreten einer akuten Leukose. Dies wird bei reiner Aderlaßtherapie nur selten beobachtet. Die Häufigkeit einer akuten Leukose steigt aber bei zytostatischer Behandlung mit Chlorambucil oder bei Radiophosphortherapie deutlich auf etwa 20% in 10 Jahren und bis zu 50% im weiteren Verlauf an (5). Neben den erwähnten Komplikationen kann schließlich, meist erst nach langjährigem Verlauf, eine progrediente Markfibrose auftreten, die sich im peripheren Blut in einer zunehmenden Panzytopenie äußert (6).

Beurteilung: Die Ätiologie der Polycythaemia vera ist unbekannt, ein Einfluß äußerer Faktoren nicht anzunehmen (17, 37). Die Beeinträchtigung für den Patienten kann sehr unterschiedlich sein. Über lange Phasen kann die Erkrankung nahezu symptomlos verlaufen, besonders in fortgeschrittenen Stadien mit oft extremer Splenomegalie führt sie jedoch zu erheblichen Beschwerden (5, 6). Entsprechend kann nach dem SchwbG in der Frühphase von einem GdB von 30–40, in Spätphasen von 100 ausgegangen werden (9). Die Leistungsfähigkeit der Patienten wird zusätzlich durch komplizierend aufgetretene Thrombosen, z. B. mit der Folge eines apoplektischen Insultes, sowie durch die oft erhebliche Splenomegalie eingeschränkt. Dies ist bei der Frage der Berentung zu berücksichtigen. Beim Übergang in eine akute Leukose ist von Erwerbsunfähigkeit auszugehen.

Symptomatische Polyglobulien

Polyglobulien können durch eine „physiologische" Erhöhung des Erytropoietinspiegels bedingt sein bei Erkrankungen, die zu einer Hypoxie des Gewebes führen. Hier sind besonders die chronisch obstruktiven Lungenerkrankungen wie das Emphysem und die chronische Bronchitis als häufigste Ursachen zu nennen (32). Aber auch eine inadäquate, „unphysiologische" Erythropoietinsekretion, z. B. durch maligne Tumoren, kann einer Polyglobulie zugrunde liegen. Zur Abgrenzung von der Polycythaemia vera sind Untersuchungen der entsprechenden Organe erforderlich.

Beurteilung: Für die Beurteilung ist die Grunderkrankung entscheidend. Ist diese als Schädigungsfolge oder Berufskrankheit anerkannt (z. B. Lungenfibrose), so ist auch die sekundäre Polyglobulie als solche anzusehen. Dabei ergibt sich aus der Polyglobulie eine vermehrte Herzbelastung sowie ein erhöhtes Thromboserisiko durch den erhöhten Hämatokrit. Dies ist bei der Festsetzung der MdE zu berücksichtigen.

Veränderungen des weißen Blutbildes

Veränderungen des weißen Blutbildes können durch reaktive oder neoplastische Prozesse bedingt sein. Im Rahmen von Gutachten spielen reaktive Veränderungen praktisch keine Rolle, da sie meist vorübergehender Natur sind und Verlauf und Prognose der Grunderkrankung für die Beurteilung entscheidend sind. Im folgenden wird deshalb nur auf die neoplastischen Veränderungen eingegangen.

Chronische myeloproliferative Syndrome

Zu diesen Erkrankungen werden die Polycythaemia vera, die chronische myeloische Leukämie, die Osteomyelofibrose und die essentielle Thrombozythämie gezählt. Gemeinsam ist diesen Erkrankungen eine autonome Proliferation im Bereich der hämatologischen Stammzellen, wobei, im Gegensatz zu den akuten Leukämien, die Ausreifung erhalten ist. Je nach klinischem Bild betrifft die Proliferation bevorzugt, jedoch nicht ausschließlich, die Erythro-, Granulo- oder Thrombopoese. Auf die Polycythaemia vera wurde bereits eingegangen.

Chronische myeloische Leukämie

Die chronische myeloische Leukämie (CML) ist gekennzeichnet durch eine neoplastische Poliferation der weißen Reihe, wobei im peripheren Blut alle Zellen der Granulopoese bis zu den Blasten zu finden sind. Für die Erkrankung sind neben den Blutbildveränderungen typisch die deutliche Erniedrigung oder sogar fehlende Aktivität der alkalischen Leukozytenphosphatase sowie bei 80–90% der Patienten der Nachweis des sog. „Philadelphia-Chromosoms". Die Erkrankung verläuft zunächst, in der chronischen Phase, relativ blande, sie führt jedoch praktisch immer, im Mittel nach ca. 3 Jahren, zum "Blastenschub", der im peripheren Blut und im Knochenmark das Bild einer akuten Leukose bietet (3, 20, 38). Während die chronische Phase symptomatisch gut behandelbar ist, hat der Blastenschub auch heute noch eine sehr schlechte Prognose mit einer medianen Überlebenszeit von ca. 3 Monaten. Die einzige kurative Therapie der CML ist derzeit die Knochenmarktransplantation, die günstige Resultate jedoch nur erbringt, sofern sie in der chronischen Phase durchgeführt wird. Alle anderen Therapien (Busulfan, Hydroxyurea und wahrscheinlich auch Interferon) sind nur symptomatisch (34).

Beurteilung: In den meisten Fällen ist die Ursache der Erkrankung nicht nachweisbar. Eine erhöhte Inzidenz nach einer Exposition gegenüber ionisierenden Strahlen ist jedoch gesichert (37, 38). Auch eine chronische Benzolintoxikation kann zu einer CML führen, die Entstehung einer AML ist in dieser Situation allerdings weitaus häufiger. Entsprechende Fälle müssen als Schädigungsfolgen anerkannt werden. Andere äußere Einflüsse können für die Entstehung einer CML nicht geltend gemacht werden. In der chronischen Phase sind die Patienten, insbesondere unter Therapie, kaum beeinträchtigt. Nach dem SchwbG ist in dieser Phase ein GdB von 50–80 gegeben (9). Der Blastenschub stellt in der Regel ein finales

Ereignis dar, in dem die Patienten dauernder intensiver Betreuung bedürfen. Zur Beurteilung von Patienten nach Knochenmarktransplantation siehe dort.

Osteomyelosklerose

Die Osteomyelosklerose (OMS) kann primär oder sekundär nach einem anderen myeloproliferativen Syndrom, insbesondere der Polycythaemia vera, entstehen. Sie ist gekennzeichnet durch eine ausgedehnte Fibrose des Knochenmarks, die in der Knochenmarkstanze diagnostiziert werden kann. Klinisch imponiert zunächst meist eine Anämie, die in der Frühphase noch mit einer Thrombozytose und einer Leukozytose verbunden sein kann. Typisch ist der Nachweis roter Vorstufen im peripheren Blut. Fast alle Patienten haben eine stark vergrößerte Milz, die erhebliche Beschwerden bereiten kann. Milzinfarkte sind nicht selten. Der Verlauf ist meist chronisch, oft kommt es nach längerer Zeit zu einer Thrombo- und Leukopenie. Gelegentlich werden auch akute Krankheitsbilder mit rascher Erschöpfung der Knochenmarkfunktion beobachtet (3, 38). Auch der Übergang in eine akute Leukose ist möglich.

Beurteilung: Wie bei der CML ist ein Zusammenhang mit vorangegangenen Strahlenbelastungen sowie mit einer längerdauernden Benzolexposition gesichert (37). Ein Einfluß anderer äußerer Faktoren ist nicht anzunehmen. Je nach Ausmaß der Anämie und später der Thrombo- und Leukopenie sowie der Splenomegalie sind die Patienten unterschiedlich beeinträchtigt. Bei blandem Verlauf ist nach dem SchwbG von einem GdB von 30–40 auszugehen. Besteht dauernde Transfusionsbedürftigkeit, ist der GdB mit 50–80 anzusetzen (9).

Essentielle Thrombozythämie

Diese Erkrankung ist sehr selten. Meist ist eine Thrombozytose auf reaktive Veränderungen oder ein anderes myeloproliferatives Syndrom, insbesondere die Polycythaemia vera oder eine Frühform der Osteomyelofibrose, zurückzuführen. Die Diagnose wird gestellt bei einer Thrombozytose von über 1 000 000 pro mm^3 in Verbindung mit einer mäßigen Leukozytose und einem normalen oder leicht erniedrigten Hämoglobinwert (3, 37). In der Knochenmarkstanze darf sich keine vermehrte Fibrose nachweisen lassen. Die Erkrankung verhält sich meist gutartig, so daß die Patienten kaum beeinträchtigt sind. In längerem Verlauf können sich allerdings Probleme durch Thrombosen, Blutungen oder den Übergang in ein anderes myeloproliferatives Syndrom ergeben.

Akute Leukosen

Bei den akuten Leukosen handelt es sich um neoplastische Erkrankungen im Bereich der hämatopoietischen Stammzellen, bei denen im Gegensatz zu den chronischen myeloproliferativen Syndromen ein Reifungsblock besteht, so daß ein Überwiegen der Blasten im Knochenmark (> 30%), oft auch im peripheren Blut, festzustellen ist. Die Gesamtleukozytenzahl kann erhöht, aber auch vermindert oder sogar normal sein. Meist finden sich eine ausgeprägte Anämie und Thrombopenie. Die Diagnose wird durch die Beurteilung des Knochenmarkausstrichpräparates gestellt. Der klinische Verlauf ist rasch progredient, ohne Therapie versterben die Patienten nach kurzer Zeit an Blutungen oder nicht beherrschbaren Infektionen. Aus therapeutischen Gründen und für die Begutachtung muß die Gruppe der myeloischen von den lymphatischen und undifferenzierten Leukämien abgegrenzt werden. Dies ist durch Zytochemie und Oberflächenmarkierung der Blasten möglich.

Akute myeloische Leukämien (AML)

Diese Leukosen werden besonders bei Erwachsenen im mittleren und höheren Alter beobachtet (3, 20, 37, 38). Die moderne Klassifikation geschieht nach der sog. „FAB"-Klassifikation mit Hilfe von Zytologie, Zytochemie und Oberflächenmarkierung. Die Ursache ist in den meisten Fällen nicht zu klären. Eindeutig können diese Leukämien jedoch durch ionisierende Strahlen mit ausgelöst werden (37, 38). So ist für Opfer des Atombombenabwurfs in Hiroshima ein erhöhtes Leukämierisiko belegt. In den dreißiger und vierziger Jahren konnte in Amerika ein vermehrtes Auftreten von Leukämien bei Röntgenologen im Gegensatz zu nicht radiologisch tätigen Ärzten festgestellt werden. Bei den heutigen Strahlenschutzvorschriften ist eine erhöhte Leukämierate bei medizinischem Personal nicht mehr zu beobachten. Auch eine zytostatische Behandlung, insbesondere mit alkylierenden Substanzen, kann zum Auftreten von Sekundärleukämien führen. So ist die Leukämierate bei Patienten, die wegen eines Morbus Hodgkin ausschließlich zytostatisch behandelt wurden, bis ca. 10 Jahre nach Therapieende erhöht, sie wird mit bis zu 3% in diesem Zeitraum angegeben (21). Erfolgte zusätzlich eine Bestrahlung, steigt das Risiko erheblich an und kann bis über 10% in 10 Jahren betragen. Neben den genannten Ursachen ist auch ein Zusammenhang zwischen Benzolintoxikationen und dem Auftreten einer akuten Leukämie nachgewiesen (36, 37, 38). Eine Korrelation mit einer Exposition gegenüber anderen chemischen Substanzen ist nicht gesichert. Der Verlauf wird vom Ansprechen auf die Therapie bestimmt. In jedem Falle ist eine intensive zytostatische Kombinationstherapie erforderlich (12, 27, 36). Mit dieser kann eine Remission bei etwa 60% der Patienten erzielt werden. Die Rezidivrate ist jedoch hoch, so daß mit alleiniger Chemotherapie nur etwa 20–30% der Patienten 2 Jahre überleben. Nach Erreichen einer Remission muß deshalb heute die Knochenmarktransplantation erwogen werden, mit der bei geeigneten Patienten (Alter < 50 Jahre, HLA-identischer Familienspender) die langfristige Überlebensrate auf etwa 40 bis 50% angehoben werden kann (24, 37). Patienten, die nicht auf die primäre Induktionstherapie ansprechen, haben eine sehr schlechte Prognose (19).

Beurteilung: Bei nachgewiesener akzidenteller oder beruflicher Strahlenexposition ist eine AML als Unfallfolge bzw. Berufserkrankung zu bewerten, ebenso bei längerdauerndem Kontakt mit Benzol. Meist ist jedoch eine äußere Ursache nicht anzunehmen. Die Strahlenbelastung bei üblichen medizinischen Untersuchungen (Röntgenaufnahmen, Szintigramme) ist im Einzelfall nicht anzuschuldigen (3). Allerdings ist bis heute nicht geklärt, ob es eine Schwellendosis gibt, unterhalb der eine Strahlenexposition als unbedenklich im Hinblick auf das Leukämierisiko gelten kann. Einige Autoren halten Strahlendosen unter 100 Rad (1 Thoraxaufnahme ca. 0,1 Rad) für unschädlich (37), andere finden diese Grenze wesentlich zu hoch angesetzt (3). Aus den Daten über die Folgen des Atombombenabwurfs in Hiroshima und Nagasaki berechnen verschiedene Autoren das Risiko, nach einer Strahlenbelastung von 1 Rad an einer Leukämie zu erkranken, mit 100 bis 7000 pro 1 Million Exponierte sehr unterschiedlich (3). Klare Aussagen über das Risiko kleiner Strahlendosen sind deshalb bisher kaum möglich. Die Strahlenbelastung durch die medizinische Diagnostik ist jedenfalls deutlich geringer als die natürliche (Erdstrahlen, Höhenstrahlen), so daß im Einzelfall der Einfluß dieses Faktors gegenüber naturgegebenen Ursachen zurücktritt. In den akuten Krankheitsphasen und unter der intensiven Therapie sind Patienten mit AML nicht arbeitsfähig. Patienten in Vollremission haben zwar ein hohes Rezidivrisiko, sind jedoch mit zunehmendem Abstand von der Erkrankung wieder leistungsfähig. Hier kann eine Berentung auf Zeit, aber auch ein Arbeitsversuch in Absprache mit der Krankenkasse erfolgen. Hält die Remission über mehr als 2 Jahre an, sinkt das Rezidivrisiko deutlich ab. Die Patienten können wieder als erwerbsfähig gelten. Nach dem SchwbG beträgt der GdB in der ersten Zeit 100, nach längerer Remission kann er auf 50–60 herabgestuft werden (4).

Akute lymphatische und akute undifferenzierte Leukämien (ALL, AUL)

Diese Gruppe der akuten Leukosen tritt vorwiegend im Kinder- und jugendlichen Erwachsenenalter auf, bei Erwachsenen in höherem Alter wird sie nur selten beobachtet. Immunologisch können die Common-ALL, die T-, die B- und die Null-ALL unterschieden werden (21, 22). Mit den modernen Therapieverfahren hat sich die Prognose auch bei Erwachsenen deutlich gebessert. Es kann davon ausgegangen werden, daß durch eine Polychemotherapie eine Vollremission bei 70–80% der Patienten erreicht werden kann (21, 22). Langfristig kann die Erkrankung bei etwa 80% aller Kinder, bei Erwachsenen bei 70% der Patienten mit T-ALL beherrscht und damit geheilt werden. Bei der Common-ALL und besonders der Null-ALL liegt die Heilungsrate bei Erwachsenen allerdings deutlich niedriger (je nach zusätzlichen Risikofaktoren zwischen 20 und 60%).

Beurteilung: Bei der ALL und AUL ist ebenfalls ein Zusammenhang mit vorangegangenen Strahlenbelastungen anzunehmen, allerdings sind diese Formen der akuten Leukämie nach Strahlenexposition wesentlich seltener als die AML und werden hauptsächlich bei Kindern beobachtet (3, 38). Ob eine ALL auch durch Benzol ausgelöst werden kann, ist umstritten. Einzelne Fälle wurden berichtet (38), andere Autoren fanden jedoch nach Benzolexposition nur myeloisch differenzierte Leukämien (26). Auch die Sekundärleukämien nach zytostatischer Behandlung sind immer myeloischer Natur (23). Meist ist ein Zusammenhang zwischen einer ALL/AUL und äußeren Einflüssen nicht gegeben. Die Patienten sind zunächst arbeitsunfähig. Nach Abschluß der intensiven Chemotherapie wird oft eine sog. „Erhaltungstherapie" für ca. 2 Jahre durchgeführt, während der die Patienten wieder zunehmend belastbar sind. Danach nimmt das Rezidivrisiko deutlich ab, so daß die Patienten als geheilt gelten können. Nach dem SchwbG ist während einer „Bewährungsphase" von 5 Jahren von einem GdB von 60 auszugehen, danach ist ein GdB/MdE nicht mehr gegeben (9).

Myelodysplastische Syndrome

Unter dieser Bezeichnung wird eine Gruppe von Erkrankungen zusammengefaßt, denen eine Reifungsstörung der hämatologischen Stammzellen gemeinsam ist (4). Klinisch äußert sich diese als unterschiedlich schwere Panzytopenie. Die Diagnose wird anhand des Blutbildes und des Knochenmarkpräparates gestellt. Meist sind ältere Patienten betroffen. Der Verlauf ist unterschiedlich. Während sich einzelne Formen über Jahre relativ gutartig verhalten können und den Patienten nur durch die meist bestehende dauernde Transfusionsbedürftigkeit beeinträchtigen, haben andere eine schlechte Prognose. Bei etwa der Hälfte dieser Patienten kommt es zum Übergang in eine akute Leukose, die übrigen sterben als Folge der Knochenmarkinsuffizienz an Blutungen oder nicht beherrschbaren Infektionen (28). Die Behandlungsmöglichkeiten sind bisher unbefriedigend, meist bleibt nur eine symptomatische Therapie (30). Beim Übergang in eine akute Leukose sind die Ergebnisse einer intensiven Kombinationstherapie deutlich schlechter als bei einer akut aufgetretenen Leukose. Die Ursachen der myelodysplastischen Syndrome sind vielfältig. Eindeutig lassen sich Korrelationen zu einer Schädigung durch ionisierende Strahlen, durch Zytostatika, insbesondere alkylierende Substanzen, und durch Benzol nachweisen (23, 26). Bei den meisten Patienten bleibt die Ursache allerdings unklar.

Beurteilung: Bei entsprechender Exposition (ionisierende Strahlen, Benzol) müssen myelodysplastische Syndrome als Schädigungsfolge gelten. Meist sind die – oft alten – Patienten deutlich beeinträchtigt. Insbesondere bei Vorliegen prognostisch ungünstiger Formen ist von Erwerbsunfähigkeit auszugehen.

Beurteilung von Patienten nach Knochenmarktransplantation

Die Knochenmarktransplantation (KMT) ist heute ein etabliertes Therapieverfahren für bestimmte Patienten mit aplastischer Anämie, akuten Leukämien und mit chronisch myeloischer Leukämie (13, 24, 33). Ihre Bedeutung im Bereich der Behandlung maligner Lymphome und solider Tumoren wird wahrscheinlich noch zunehmen (1, 15). Zu unterscheiden sind die autologe und die allogene Transplantation. Bei der autologen KMT wird dem Patienten vor einer hochdosierten Chemotherapie Knochenmark entnommen, das ihm nach Beendigung dieser Behandlung wieder retransplantiert wird (12, 15, 25). Vorteil ist das Fehlen immunologischer Reaktionen auf das Transplantat, da ja körpereigenes Gewebe übertragen wird. Ein Problem stellt, insbesondere bei Systemerkrankungen, die mögliche Kontamination des Knochenmarks mit Tumorzellen dar. Bei der allogenen KMT wird HLA-identisches Knochenmark, in der Regel von einem Familienspender, transplantiert (24, 33). Die Knochenmarktransplantation von Fremdspendern befindet sich noch in der Versuchsphase. Nach allogenen Transplantationen kommt es häufig zur sog. „Graft-versus-Host"-Reaktion (GvH), die ein Ausdruck des – mit den Stammzellen der fremden Lymphozyten transplantierten – Immunsystems mit dem neuen Wirt ist. Zur GvH-Prophylaxe ist nach einer allogenen Transplantation zunächst immer eine immunsuppressive Behandlung, meist mit Cyclosporin A, erforderlich.

Beurteilung: Nach einer Knochenmarktransplantation muß zunächst die Regeneration der Hämatopoese abgewartet werden. In dieser Phase der Aplasie sind die Patienten erheblich gefährdet, so daß mit einer Letalität von 10–25% gerechnet werden muß (5). Nach erfolgter Regeneration wird bei der autologen KMT die Prognose durch die Grunderkrankung bestimmt. Da diese Art der Transplantation meist bei sonst nicht beherrschbaren Stadien der Grunderkrankung (z. B. Frührezidiv beim Morbus Hodgkin, Rezidiv eines hochmalignen NHL) durchgeführt wird, ist in einem relativ hohen Prozentsatz mit einem Rezidiv zu rechnen. Dies ist bei der Bewertung der Arbeitsfähigkeit der Patienten zu berücksichtigen. Es kann z. B zunächst eine Berentung auf Zeit oder in manchen Fällen ein Arbeitsversuch durchgeführt werden. Bleiben die Patienten rezidivfrei, ist von normaler Arbeitsfähigkeit auszugehen. Bei der allogenen KMT sind nach Regeneration der Hämatopoese immunologische Probleme im Sinne der GvH zu erwarten. Durch diese erhöht sich die Letalität des Verfahrens gegenüber der autologen Transplantation (33). Durch die langdauernde immunsuppressive Therapie nimmt auch die Gefahr schwerer Infektionserkrankungen zu. Die Patienten sind zunächst für einen längeren Zeitraum von etwa 4 Monaten als akut krank anzusehen. Die weitere Bewertung richtet sich nach Ausmaß und Verlauf der chronischen GvH. In schweren Fällen sind die Patienten nicht arbeitsfähig. Es bietet sich eine Berentung auf Zeit an, nach der eine neue Beurteilung erfolgt. Bestehen auch nach längerem Verlauf über Jahre trotz der Behandlung Probleme von seiten der GvH, ist von Erwerbsunfähigkeit auszugehen. Bei leichteren Fällen der GvH kann, evtl. ebenfalls nach vorübergehender Berentung oder nach einem Arbeitsversuch, wieder Berufsfähigkeit bestehen. Den Patienten sollte jedoch nach dem SchwbG ein GdB von 50–100 zuerkannt werden. Bestehen keine Probleme von seiten der GvH, sind die Patienten zunächst wegen der zur GvH-Prophylaxe für ca. 1 Jahr erforderlichen immunsuppressiven Therapie eingeschränkt. Bei der Bewertung der Berufsfähigkeit muß die Infektionsgefahr am Arbeitsplatz mit berücksichtigt werden. Auch hier kann eine vorübergehende Berentung erforderlich sein. Bei problemlosen Verlauf kann nach Beendigung der immunsuppressiven Behandlung von einer völligen Rekonstitution bei allerdings weiterbestehendem Rezidivrisiko ausgegangen werden.

Maligne Lymphome

Die malignen Lymphome lassen sich histologisch in den Morbus Hodgkin und die Gruppe der Non-Hodgkin-Lymphome untergliedern. Entsprechend unterscheiden sich auch das klinische Bild, Verlauf, Prognose und therapeutische Möglichkeiten.

Morbus Hodgkin

Die Erkrankung tritt bevorzugt zwischen dem 20. und 30. Lebensjahr auf, ein zweiter, kleinerer Häufigkeitsgipfel ist jenseits des 60. Lebensjahres zu verzeichnen (20, 37). Erstes Symptom ist meist eine schmerzlose Lymphknotenschwellung, oft im Bereich des Halses. Die Diagnose wird anhand einer Lymphknotenbiopsie gestellt. Vor Therapiebeginn ist eine gründliche Untersuchung zur Stadienausbreitung („staging") erforderlich, in deren Rahmen auch eine Splenektomie notwendig sein kann (21, 30, 37). Die Stadieneinteilung erfolgt nach den sog. „Ann-Arbor"-Kriterien. Zur Behandlung werden in frühen Stadien in der Regel die Radiotherapie, in fortgeschrittenen Stadien oder bei Vorliegen bestimmter Risikofaktoren die Chemotherapie oder eine Kombination beider Verfahren eingesetzt (21). Die Behandlungsergebnisse sind sehr günstig. In den Stadien I und II kann von einer 10-Jahres-Überlebensrate und damit Heilung bei etwa 90% der Patienten ausgegangen werden. Im Stadium III ist der Prozentsatz der geheilten Patienten mit ungefähr 70% und im Stadium IV mit ca. 50% anzunehmen.

Beurteilung: Die Ätiologie des Morbus Hodgkin ist bis heute unbekannt (3, 21, 37). Es werden Beziehungen zu Virusinfektionen, insbesondere EBV-Infekten, diskutiert, klare Korrelationen lassen sich jedoch nicht nachweisen. Erstaunlich ist das gehäufte Auftreten des Morbus Hodgkin bei Arbeitern in der holzverarbeitenden Industrie, ohne daß bisher ein auslösendes Agens hätte gefunden werden können (3, 21, 37). Überwiegend ist ein Einfluß äußerer Faktoren auf die Entstehung der Erkrankung nicht nachweisbar. Wenn eine Vollremission erreicht wurde, sind die Patienten nach der akuten Behandlung und einer anschließenden Erholungsphase wieder arbeitsfähig. Eine Berentung ist nicht indiziert. Insbesondere nach einer Chemotherapie kann es aber sinnvoll sein, zunächst – in Absprache mit der Krankenkasse – einen Arbeitsversuch mit reduzierter Arbeitszeit durchzuführen. Das Rezidivrisiko ist in den Stadien I und II sehr gering, nimmt aber in den Stadien III und IV deutlich zu. Nach dem SchwbG ist für die ersten 5 Jahre nach Therapieende ein GdB von 50 anzuerkennen. Später sind die Patienten nicht eingeschränkt. Eine bleibende MdE ist jedoch festzusetzen, wenn eine Splenektomie erforderlich war.

Non-Hodgkin-Lymphome

Die Non-Hodgkin-Lymphome (NHL) stellen eine Gruppe klinisch und prognostisch sehr unterschiedlicher Erkrankungen dar. Im deutschen Sprachraum erfolgt in der Regel eine Einteilung nach der Kiel-Klassifikation (3, 20, 31). Dabei lassen sich insbesondere niedrig- von hochmalignen NHL unterscheiden. Zu den niedrigmalignen NHL gehören neben der chronischen Lymphadenose (chronisch lymphatische Leukämie, CLL) die immunozytischen, zentrozytischen und zentroblastisch-zentrozytischen NHL, den hochmalignen Formen werden die zentroblastischen, immunoblastischen und lymphoblastischen NHL zugeordnet.

Chronisch lymphatische Leukämie

Die CLL ist, wie die übrigen niedrigmalignen NHL, eine Erkrankung des höheren Lebensalters und wird meist erst jenseits des 65. Lebensjahres diagnostiziert. Die Ätiologie ist unbekannt, ein Zusammenhang mit einer früheren Exposition gegenüber Strahlen oder chemischen Substanzen nicht anzunehmen (3, 38). Die CLL verläuft chronisch und kann über lange Zeit praktisch symptomlos sein, einziger Befund ist dann oft nur die Lymphozytose im Differentialblutbild. Mit fortschreitender Erkrankung treten Lymphknotenschwellungen, eine Splenomegalie, schließlich Anämie und Thrombopenie auf. Oft werden dann auch sogenannte B-Symptome (Fieber, Nachtschweiß, Gewichtsabnahme) beobachtet. In diesen Stadien verschlechtert sich die Prognose deutlich. Während bei alleiniger Leukozytose von einer medianen Überlebenszeit von über 10 Jahren ausgegangen werden kann, beträgt diese bei Vorliegen einer Anämie und Thrombopenie nur noch etwa 2 Jahre. Eine Therapie ist in frühen Phasen nicht notwendig, erst bei fortgeschrittener Erkrankung wird eine Chemotherapie eingesetzt.

Beurteilung: Die Erkrankung kann nicht auf äußere Einflüsse zurückgeführt werden. In frühen Stadien sind die Patienten beschwerdefrei und arbeitsfähig, nach dem SchwbG kann ein GdB von 30 zuerkannt werden. Bei ausgeprägter Splenomegalie wird der GdB mit 40 bis 70 beziffert (9). Bei Vorliegen von Anämie und Thrombopenie sind die Patienten meist nicht mehr erwerbsfähig. Sie sind dann auch durch häufig komplizierend auftretende Infekte geschwächt.

Andere niedrigmaligne Non-Hodgkin-Lymphome

Im Gegensatz zur CLL werden andere niedrigmaligne NHL, insbesondere die zentroblastisch-zentrozytischen NHL, auch in lokalisierten Stadien (I und II nach der Ann-Arbor-Klassifikation) beobachtet. Meist sind allerdings auch diese Tumoren bereits zum Zeitpunkt der Diagnosestellung disseminiert mit Manifestationen im Bereich des Knochenmarks, der Leber oder anderer Organe (3, 7). Die Patienten sind oft selbst bei fortgeschrittener Erkrankung symptomlos, etwa 30–40% weisen allerdings B-Symptome auf. Bei lokaler Begrenzung sind die niedrigmalignen NHL durch Strahlentherapie in 60–80% heilbar (8, 14). In fortgeschrittenen Stadien ist eine kurative Behandlung nicht möglich. Durch eine Chemotherapie können jedoch häufig Remissionen, z. T. über längere Zeit, erreicht werden (3, 8, 20). Die Prognose ist insbesondere bei den zentroblastisch-zentrozytischen NHL recht günstig mit einer medianen Überlebenszeit von 5–8 Jahren; zentrozytische NHL verlaufen dagegen oft trotz Therapie rasch progredient, die mediane Überlebenszeit wird für diese Patienten nur mit maximal 3 Jahren angegeben (7).

Beurteilung: Die Ätiologie ist unbekannt. NHL können in Zusammenhang mit Erkrankungen, bei denen das Immunsystem chronisch stimuliert ist (rheumatoide Arthritis, Sprue), gehäuft beobachtet werden. Umgekehrt ist eine erhöhte Inzidenz, allerdings überwiegend von hochmalignen NHL, auch bei längerer Immunsuppression, z. B. nach Nierentransplantation oder bei AIDS-Patienten, gesichert (3, 14, 37). Auch nach einer Strahlen- oder Chemotherapie ist das Erkrankungsrisiko erhöht. Über Vorerkrankungen, die eine längere Immunsuppression erfordern, oder eine vorbestehende Strahlenexposition kann also eine Kausalkette zur Entstehung eines NHL führen. Patienten mit niedrigmalignen NHL in den Stadien I und II sind nach der Strahlentherapie wieder arbeitsfähig, eine Berentung ist nicht erforderlich. Da das Rezidivrisiko gering ist, ist der GdB nach dem SchwbG mit etwa 50 festzusetzen (9). In den Stadien III und IV sind manche Patienten kaum beeinträchtigt, es ist dann auch keine Behandlung erforderlich. Es kann aber auch ein rasch progredienter Verlauf mit erheblichen Beschwerden bestehen. Die Frage der Berentung ist nach dem individuellen Verlauf zu beurteilen. Der GdB ist mit mindestens 50, oft 100 anzugeben.

Hochmaligne NHL

Die hochmalignen NHL äußern sich als rasch wachsende Lymphknotenschwellungen oder häufig auch als Tumoren anderer Lokalisation, insbesondere im Magen-Darm-Trakt oder im HNO-Bereich (3, 7, 14, 31). Etwa 50% der Patienten haben B-Symptome. Die Diagnose wird anhand von Biopsien gestellt. Die Ätiologie ist unbekannt. In bei uns seltenen Fällen lassen sich Beziehungen zu Virusinfektionen nachweisen (14). Wie schon bei den niedrigmalignen NHL erwähnt, können insbesondere hochmaligne NHL auch nach einer längeren Immunsuppression gehäuft beobachtet werden, z. B. bei angeborenen Immundefekten, bei längerer immunsuppressiver Behandlung nach Transplantationen oder bei AIDS-Patienten. Auch eine Exposition gegenüber ionisierenden Strahlen muß als auslösende Ursache anerkannt werden (3, 14). Die Prognose ist unbehandelt infaust. Mit intensiver zytostatischer Behandlung, z. T. in Kombination mit einer Bestrahlung, sind jedoch recht günstige Ergebnisse zu erzielen. Im Stadium I kann mit Langzeitremissionen und damit Heilungen bei etwa 80% der Patienten gerechnet werden. In den anderen Stadien ist die Heilungsrate mit etwa 50% anzugeben (7, 14, 31). Sekundär entstehende NHL, z. B. bei AIDS-Patienten, haben allerdings eine deutlich schlechtere Prognose.

Beurteilung: Sind eine erhöhte Strahlenbelastung oder eine Erkrankung, die zu längerer Immunsuppression führt, in der Vorgeschichte nachweisbar, ist ein kausaler Zusammenhang zur Lymphomentstehung anzunehmen. Die Patienten sind in der Akutphase schwer krank. Wird durch die Therapie keine Remission erreicht, sterben die Patienten meist innerhalb weniger Monate. Patienten in Remission sind oft nach der intensiven Behandlung noch deutlich beeinträchtigt. In den ersten beiden Jahren nach Therapieende ist das Rezidivrisiko relativ hoch, danach nimmt es jedoch deutlich ab, so daß die Patienten als gesund gelten können (7, 8, 14, 31). Entsprechend diesem Verlauf ist oft eine vorübergehende Berentung, zumindest eine längerfristige Krankschreibung, evtl. mit einem anschließenden Arbeitsversuch, sinnvoll. Bei über 2 Jahre anhaltender Remission besteht keine Beeinträchtigung mehr. Nach dem SchwbG kann in den ersten 5 Jahren nach der Therapie (Heilungsbewährung) Patienten in Vollremission ein GdB von 50 zuerkannt werden.

Plasmozytom

Obwohl das Plasmozytom (multiples Myelom) als maligner Tumor der Plasmazellen an sich zu den malignen Lymphomen gerechnet werden muß, wird es aufgrund der Besonderheiten in Klinik und Verlauf in der Regel davon abgegrenzt. Es ist eine Erkrankung meist älterer Patienten, die durch den Nachweis einer monoklonalen Gammopathie, eines erhöhten Plasmazellanteils im Knochenmark und oft multipler Osteolysen gekennzeichnet ist (3, 20, 29). Während in Frühphasen kaum Beschwerden bestehen, treten mit fortschreitender Erkrankung z. T. sehr starke Knochenschmerzen in den Vordergrund. Pathologische Frakturen sind häufig. Die Erkrankung kann durch eine Chemotherapie vorübergehend günstig beeinflußt werden, insgesamt ist die Prognose jedoch schlecht mit einer medianen Überlebenszeit von nur 2–4 Jahren.

Beurteilung: Die Ätiologie ist unbekannt. In einzelnen Studien wurde ein erhöhtes Risiko bei längerer Exposition gegenüber Petroleum und Asbest gefunden (29). Auch ein vermehrtes Auftreten nach Strahlenbelastung ist gesichert. Meist ist aber ein Zusammenhang zu äußeren Einflüssen nicht anzunehmen. Führt ein Trauma zu einer Fraktur, ist eine einmalige, nicht richtunggebende Verschlechterung eines unfallunabhängigen Leidens anzunehmen. In Frühphasen können die Patienten noch arbeitsfähig sein, mit fortschreitender Erkrankung werden sie jedoch erwerbsunfähig.

Hämorrhagische Diathesen

Hämorrhagische Diathesen können entstehen durch eine Störung der Gefäßfunktion (vaskuläre hämorrhagische Diathesen), durch eine Verminderung oder gestörte Funktion der Thrombozyten (thrombozytäre hämorrhagische Diathesen) und durch Störungen des Blutgerinnungssystems (Koagulopathien).

Vaskuläre hämorrhagische Diathesen

Unter den vaskulären hämorrhagischen Diathesen ist besonders die „Purpura senilis" als Folge seniler Gefäßfragilität relativ häufig, dabei resultieren jedoch kaum stärkere Blutungen (20). Andere vaskuläre hämorrhagische Diathesen sind wesentlich seltener. Hier sind besonders angeborene Störungen (*Morbus Osler, Purpura anularis*) zu nennen. Diese können gelegentlich zu schweren Blutungen Anlaß geben, spielen für Begutachtungsfragen in der Regel jedoch ebenfalls keine Rolle. Eine weitere Gruppe der vaskulären hämorrhagischen Diathesen stellen allergische Veränderungen im Sinne einer Purpura Schoenlein-Henoch dar. Bei dieser Erkrankung finden sich häufig auch Störungen im Bereich der Gelenke, der Nieren und des Magen-Darm-Traktes mit blutigen Stühlen, Koliken und Erbrechen. Die Erkrankung tritt oft nach Infekten, insbesondere mit Streptokokken, auf und ist als Ausdruck einer Autoimmunreaktion zu werten (3, 37, 38). In der Regel ist eine Behandlung mit Cortison gut wirksam, es kann jedoch zu wiederholten Rezidiven kommen. Bei der gutachterlichen Beurteilung kann ein Zusammenhang mit äußeren Anlässen kaum angenommen werden. In akuten Stadien sind die Patienten nicht arbeitsfähig. In Remissionsphasen sind sie wenig beeinträchtigt. Nach dem SchwbG kann ein GdB zwischen 10 und 40 anerkannt werden (9).

Thrombozytäre hämorrhagische Diathesen

Den meisten thrombozytär bedingten Blutgerinnungsstörungen liegt eine Thrombopenie zugrunde. Thrombozytenfunktionsstörungen sind deutlich seltener.

Thrombozytopenien

Thrombozytopenien können durch Bildungsstörungen oder Umsatzstörungen hervorgerufen sein. Bildungsstörungen werden sehr selten im Rahmen genetisch determinierter Störungen beobachtet. Häufiger finden sie sich nach zytostatischer Behandlung, nach Strahlenexposition, im Rahmen einer aplastischen Anämie (s. dort) sowie bei Knochenmarkinfiltraten bei hämatologischen Systemerkrankungen oder soliden Tumoren. In Abhängigkeit von der Grunderkrankung können die Thrombozytopenien nur vorübergehend ausgeprägt sein oder über längere Zeit anhalten.

Die häufigste Umsatzstörung, bei der die Thrombozytopenie durch einen vermehrten Abbau der Thrombozyten entsteht, ist der sog. *Morbus Werlhof* oder die idiopathische thrombozytopenische Purpura. Hierbei kommt es durch Autoimmunprozesse entweder spontan oder nach vorausgegangenen Infekten zum Thrombozytenabbau. Ein Morbus Werlhof kann auch im Rahmen lymphoproliferativer Erkrankung (Non-Hodgkin-Lymphome) oder bei Kollagenosen beobachtet werden (20). Häufig sind junge Patienten betroffen. Bei Erwachsenen ist meist ein chronischer Verlauf zu beobachten, bei Kindern überwiegt die akute Form, die zur Spontanremission neigt. Die Therapie der Wahl ist die Steroidbehandlung, die oft über längere Zeit durchgeführt werden muß. Auch nach verschiedenen Medikamenten (Chinin, Chinidin, Sulfonamide, Methyldopa, PAS und Digitoxin) können Autoimmunthrombozytopenien beobachtet werden (20). Wichtigste therapeutische Maßnahme ist hier das Absetzen des Medikamentes. Prednisolon beeinflußt diese Form der Thrombozytopenie nicht.

Eine weitere Umsatzstörung der Thrombozyten stellt die Thrombopenie im Rahmen einer disseminierten intravasalen Gerinnung dar. Hierbei kommt es bei meist lebensbedrohlichen Grunderkrankungen zu einer intravasalen Aktivierung des Gerinnungssystems sowie einer konsekutiven Hyperfibrinolyse. Dies bedingt in der Regel eine völlige Ungerinnbarkeit des Blutes. Die Prognose ist sehr schlecht und wird entscheidend vom Verlauf der Grunderkrankung bestimmt (3, 20, 38).

Ursache einer Thrombozytopenie kann schließlich das sog. »Hyperspleniesyndrom“ sein, bei dem es zu einer erhöhten Sequestration der Thrombozyten in der vergrößerten Milz kommt.

Beurteilung: Thrombozytäre Bildungsstörungen treten in der Regel in Verbindung mit einer Grunderkrankung auf, die für die Beurteilung entscheidend ist. Bei erheblicher Thrombozytopenie (Werte unter 50 000/mm^3), insbesondere bei bestehender Blutungsneigung, kann diese jedoch bei der Bewertung des GdB zusätzlich berücksichtigt werden. Der Morbus Werlhof ist meist als idiopathisch, in manchen Fällen als auch sekundär anzusehen. Zusammenhänge mit der Exposition gegenüber den o. g. Medikamenten können angenommen werden. Verbrauchskoagulopathien sind lebensbedrohliche Erkrankungen im Rahmen schwerer Gesundheitsstörungen, bei denen die Beurteilung der Grunderkrankung im Vordergrund steht.

Viele Medikamente können durch direkte Schädigung des Knochenmarks oder auf bisher nicht bekannte Weise zu einer Thrombopenie führen (Auflistung s. 38, S. 1100).

Thrombozytopathien

Unter dem Begriff Thrombozytopathien werden verschiedene Funktionsstörungen der Thrombozyten zusammengefaßt. Am häufigsten sind angeborene Thrombozytenfunktionsstörungen im Rahmen des von-Willebrand-Jürgens-Syndroms. Sehr selten werden andere angeborene Thrombozytenfunktionsstörungen (Thrombasthenie Naegeli-Glanzmann, Bernard-Soulier-Syndrom) gefunden. Bei diesen Erkrankungen stehen klinisch meist leichtere Schleimhautblutungen im Vordergrund. Oft äußern sie sich primär in einer vermehrten Blutungsneigung nach operativen Eingriffen (3). Neben den angeborenen gibt es erworbene Formen der Thrombozytopathien. So werden Thrombozytenfunktionsstörungen häufig bei myeloproliferativen Syndromen beobachtet (s. dort). Dies gilt insbesondere für die Polycythaemia vera und die essentielle Thrombozytämie. Auch verschiedene Medikamente können eine Thrombozytenaggregationsstörung hervorrufen, z. B. Acetylsalicylsäure, nichtsteroidale Antirheumatika, Dextrane und verschiedene Antihistaminika.

Beurteilung: Bei den angeborenen Thrombozytenfunktionsstörungen kann die Einschränkung der Erwerbsfähigkeit sehr unterschiedlich sein. Bei leichter Blutungsneigung kann nach dem SchwbG ein GdB von 20–40 zuerkannt werden. kommt es bereits bei leichten Traumen zu stärkeren Blutungen, ist der GdB mit 50–80 anzusetzen (9). Bei den erworbenen Thrombozytenfunktionsstörungen steht die Beurteilung der Grunderkrankung im Vordergrund. Medikamenten-assoziierte Thrombozytenfunktionsstörungen lassen sich durch Absetzen der entsprechenden Medikamente beheben.

Koagulopathien

Störungen des Blutgerinnungssystems können angeboren oder erworben sein. Angeborene Gerinnungsstörungen beruhen auf dem Mangel eines Gerinnungsfaktors auf der Grundlage eines genetischen Defektes. Am häufigsten sind die Faktoren VIII und IX betroffen (Hämophilie A bzw. Hämophilie B). Ein Defekt im Bereich der übrigen Gerinnungsfaktoren wurde jeweils nur in Einzelfällen beobachtet. Bei den erworbenen Gerinnungsstörungen sind in der Regel mehrere Gerinnungsfaktoren vermindert.

Hämophilie A und B

Die Hämophilie A und B beruhen auf einem X-chromosomal rezessiv vererbten genetischen Defekt der Bildung von Faktor VIII bzw. IX. Je nach Restaktivität des Faktors kann zwischen einer schweren Form (Restaktivität unter 1%), einer mittelschweren Form (Restaktivität 1 bis 5%) sowie einer leichten Form (Restaktivität über 5%) unterschieden werden (3, 20). Vom Ausmaß des Defektes hängt auch die klinische Symptomatik ab. Während bei leichten Formen oft keine Blutungsneigung existiert oder diese nur nach Traumen oder Operationen manifest wird, sind für die schwere Form Gelenkblutungen bereits ab der frühen Kindheit, Muskelblutungen sowie schwere Blutungen nach Verletzungen typisch. Durch die Gelenkblutungen kommt es zudem zu degenerativen Veränderungen im Gelenkbereich, so daß die Patienten oft durch erhebliche arthrotische Veränderungen, insbesondere im Bereich großer Gelenke, schwer beeinträchtigt sind.

Beurteilung: Die Hämophilie ist eine genetisch determinierte Erkrankung. Sehr selten sind Hemmkörperhämophilien durch Autoantikörperbildung. Die Beurteilung richtet sich nach dem Schweregrad der Hämophilie. In leichten und mittelschweren Formen sind die Patienten erwerbsfähig. Nach dem SchwbG wird in leichten Formen ein GdB von 20, bei mittelschweren Formen zwischen 30 und 80, je nach Häufigkeit der Blutungen, angesetzt. Patienten mit schwerer Hämophilie sind oft durch die sekundären Gelenkveränderungen schwer behindert. Diese Gelenkschäden bedürfen einer gesonderten Bewertung. Für die Gerinnungsstörung an sich wird bei der schweren Hämophilie nach dem SchwbG ein GdB von 80 bis 100 zuerkannt (9).

Erworbene Koagulopathien

Erworbene Koagulopathien treten am häufigsten in Zusammenhang mit Lebererkrankungen, hier insbesondere bei chronischem Alkoholkonsum, auf. Sie können auch durch eine verminderte Vitamin-K-Resorption bei Störungen der Fettaufnahme im Darm (chronische Pankreatitis, Gallenwegsverschluß) bedingt sein. Schließlich werden erworbene Gerinnungsstörungen bei der Verbrauchskoagulopathie beobachtet (3, 20).

Bewertung: Die Bewertung richtet sich nach der jeweiligen Grunderkrankung. Sind äußere Schädigungen nachweisbar, die zum Entstehen einer Lebererkrankung geführt haben, so ist auch die Gerinnungsstörung als Schädigungsfolge anzusehen. Dabei kann diese im Sinne einer Zunahme des GdB bewertet werden.

Literatur

1 Armitage, J. O.: Bone marrow transplantation in the treatment of patients with lymphoma. Blood 73 (1989) 1749–1758

2 Bacigalupo, A.: Treatment of severe aplastic anaemia. Clin. in Haematol. 2 (1989) 19–35

3 Begemann, H., J. Rastetter: Klinische Hämatologie, 3. Aufl. Thieme, Stuttgart 1986

4 Bennett, J. M.: Classification of myelodysplastic syndromes. Clin. Hematol. 15 (1986) 909–924

5 Berk, P. D., J. D. Goldberg, P. B. Donovan, S. M. Fruchtman, N. I. Berlin, L. R. Wasserman: Therapeutic recommendations in polycythemia vera based on polycythemia vera study group protocols. Semin. Hematol. 23 (1986) 132–143

6 Braumann, D., K. Mainzer: Polycythaemia vera. Klinik, Diagnostik und Therapie. Dtsch. med. Wschr. 108 (1983) 1524–1529

7 Brittinger, G., H. Bartels, H. Common et al.: Clinical and prognostic relevance of the Kiel classification of non-Hodgkin lymphomas: results of a prospective multicenter study by the Kiel lymphoma study group. Hematol. Oncol. 2 (1984) 269–306

8 Brittinger, G., P. Meusers, M. Engelhardt: Strategien der Behandlung von Non-Hodgkin-Lymphomen. Internist 27 (1986) 485–497

9 Bundesministerium für Arbeit und Sozialordnung: Anhaltspunkte für die ärztliche Gutachtertätigkeit im sozialen Entschädigungsrecht und nach dem Schwerbehindertengesetz. Köllen, Bonn 1983

10 Champlin, R., R. P. Gale: Acute myelogenous leukemia: recent advances in therapy. Blood 69 (1987) 1551–1562

11 Champlin, R., R. P. Gale: Acute lymphoblastic leukemia: recent advances in biology and therapy. Blood 73 (1989) 2051–2066

12 Cheson, B. D., L. Lacerna, B. Leyland-Jones, G. Sarosy, R. E. Wittes: Autologous bone marrow transplantation: current status and future directions. Ann. intern. Med. 110 (1989) 51–65

13 Deeg, H.-J., H.-G. Klingemann, G. L. Phillips: A guide to Bone Marrow Transplantation. Springer, Berlin 1988

14 DeVita, V. T-. E. S. Jaffe, P. Mauch, D. L. Longo: Lymphocytic lymphomas. In DeVita, V. T., S. Hellman, S. A. Rosenberg: Cancer. Principles and Practice of Oncology, 3rd ed. Lippincott, Philadelphia 1989 (pp. 1741–1798)

15 Frei III, E., K. Antmann, B. Teicher, P. Eder, L. Schnipper: Bone marrow autotransplantation for solid tumors: prospects. J. clin. Oncol. 7 (1989) 515–526

16 Frickhofen, N., J. P. Kaltwasser: Immunosuppressive treatment of aplastic anemia: a prospective, randomized multicenter trial evaluating antilymphocyte globulin (ALG) versus ALG and cyclosporin A. Blut 56 (1988) 191–192

17 Golde, D. W., M. J. Cline: Pathogenesis of polycythemia vera: new concepts. Amer. J. Hematol. 1 (1976) 351–355

18 Gordon-Smith, E. C.: Aplastic anaemia: aetiology and clinical features. Clin. in Haematol. 2 (1989) 1–18

19 Grever, M. R.: Treatment of patients with acute nonlymphocytic leukemia not in remission. Semin. Oncol. 14 (1987) 416 b–424

20 Heimpel, H., D. Hoelzer, H.-P. Lohrmann: Hämatologie in der Praxis. VCH, Weinheim 1988

21 Hellman, S., E. S. Jaffe, V. T. DeVita: Hodgkin's disease. In DeVita, V. T., S. Hellman, S. A. Rosenberg: Cancer. Principles and Practice of Oncology, 3rd ed. Lippincott, Philadelphia 1989 (pp. 1696–1740)

22 Hoelzer, D., R. P. Gale: Acute lymphoblastic leukemia in adults: recent progress, future directions. Semin. Hematol. 24 (1987) 27–39

23 Jacobs, A., R. E. Clark: Pathogenesis and clinical variations in the myelodysplastic syndromes. Clin. Hematol. 15 (1986) 925–952

24 Klingemann, H.-G., R. Storb: Allogene Knochenmarktransplantation. Dtsch. Ärztebl. 82 (1985) 1852–1861

25 Körbling, M., W. Hunstein, T. M. Fliedner: Die autologe Knochenmarktransplantation. Dtsch. med. Wschr. 109 (1984) 265–271

26 Levine, E. G., C. D. Bloomfield: Secondary myelodysplastic syndromes and leukemias. Clin. Hematol. 15 (1986) 1037–1080

27 Mayer, R. J.: Current chemotherapeutic treatment approaches to the management of previously untreated adults with de novo acute myelogenous leukemia. Semin. Oncol. 14 (1987) 384–396

28 Mufti, G. J., D. A. G. Galton: Myelodysplastic syndromes: natural history and features of prognostic importance. Clin. Hematol. 15 (1986) 953–972

29 Salmon, S. E., J. R. Cassady: Plasma cell neoplasms. In DeVita, V. T., S. Hellman, S. A. Rosenberg: Cancer. Principles and Practice of Oncology, 3rd ed. Lippincott, Philadelphia 1989 (pp. 1853–1895)

30 Spriggs, D. R., R. M. Stone, D. W. Kufe: The treatment of myelodysplastic syndromes. Clin. Hematol. 15 (1986) 1081–1108

31 Steinke, B.: Non-Hodgkin-Lymphome. In Ostendorf, P.: Hämatologie. Innere Medizin der Gegenwart, Bd. 8, 1991, 466–484

32 Steinke, B., H. D. Waller: Polyzythämie und Polyglobulie. In Hornbostel, H., W. Kaufmann, W. Siegenthaler: Innere Medizin in Praxis und Klinik, 4. Aufl., Bd. III. Thieme, Stuttgart 1991, 1173–1180

33 Storb, R.: Current issues and future directions in marrow transplantation. Hämatol. u. Bluttransfus. 32 (1988) 37–45

34 Talpaz, M., H. M. Kantarjian, R. Kurzrock, J. Gutterman: Therapy of chronic myelogenous leukemia: chemotherapy and interferons. Semin. Hematol. 25 (1988) 62–73

35 Thomas, E. D., R. A. Clift: Indications for marrow transplantation in chronic myelogenous leukemia. Blood 73 (1989) 861–864

36 Wiernik, P. H.: Acute leukemias. In DeVita, V. T., S. Hellman, S. A. Rosenberg: Cancer. Principles and Practice of Oncology, 3rd ed. Lippincott, Philadelphia 1989 (pp. 1809–1835)

37 Williams, W. J., E. Beutler, A. J. Erslev, M. A. Lichtman: Hematology, 3rd ed. McGraw-Hill, New York 1986

38 Wintrobe, M., G R. Lee, D. R. Boggs, T. C. Bithell, J. Foerster, J. W. Athens, J. N. Lukens: Clinical Hematology, 8th ed. Lea & Febiger, Philadelphia 1981

20 Tumorerkrankungen

B. Steinke

Bösartige Tumoren gehören zu den häufigsten Erkrankungen in den westlichen Industrieländern (2, 4). In der Bundesrepublik Deutschland wurden 1980–1988 jährlich etwa 160 000 Krebstodesfälle registriert mit leicht steigender Tendenz (12). Damit sind maligne Neoplasien nach Herz-Kreislauf-Erkrankungen die zweithäufigste Todesursache. Die Inzidenz dieser Erkrankungen ist noch wesentlich höher, genaue Zahlen sind für die Bundesrepublik mangels einer genauen Dokumentation allerdings nur mit Einschränkung anzugeben. Daten aus anderen Industrieländern, insbesondere den USA, können jedoch im wesentlichen auch auf die Situation in Deutschland übertragen werden. Insgesamt muß bei uns mit etwa 360 Neuerkrankungen pro 100 000 Einwohnern und 260 Krebstodesfällen pro 100 000 Einwohnern jährlich gerechnet werden.

Die häufigste Tumorart bei Männern ist sowohl bezüglich der Inzidenz als auch der Todesrate das Bronchialkarzinom, gefolgt vom Prostatakarzinom und kolorektalen Tumoren. Bei Frauen steht das Mammakarzinom an erster Stelle, danach sind kolorektale Tumoren und Tumoren des weiblichen Genitales als häufigste Neoplasien zu nennen (2, 4). Einige Tumorerkrankungen, insbesondere Bronchialkarzinome, haben in den letzten Jahrzehnten erheblich zugenommen. Bei anderen, vor allem Magenkarzinomen und den Karzinomen des Gebärmutterhalses, wird dagegen eine deutliche Abnahme der Inzidenz beobachtet. Insgesamt hat sich die altersbezogene Krebsmortalität seit 1960 bei Frauen kaum verändert, bei Männern ist ein geringer Anstieg festzustellen, der im wesentlichen auf eine Zunahme der Krebstodesfälle bei über 70jährigen zurückzuführen ist (2).

Die Ätiologie von Krebserkrankungen ist bis heute nur zum Teil geklärt. Durch die immensen Fortschritte der molekularbiologischen Forschung können die Regulationsmechanismen des Zellwachstums und der Zellteilung bis in den Bereich der DNA zwar zunehmend besser analysiert werden, ein einheitlicher Mechanismus, der zur Krebsentstehung führt, ist jedoch bisher nicht zu erkennen. Es bleibt auch unklar, in welcher Weise äußere Einflüsse diese Regulationsvorgänge verändern. Durch epidemiologische Studien ist jedoch eine Mitwirkung äußerer Faktoren bei der Krebsentstehung gesichert. Es wird sogar angenommen, daß etwa 75–80% aller bösartigen Tumoren durch äußere Einflüsse bedingt sind. Die Bedeutung genetischer Faktoren ist demgegenüber wesentlich geringer einzuschätzen. Dabei stehen unter den krebsauslösenden Faktoren bestimmte Lebensgewohnheiten, insbesondere das Rauchen, ganz im Vordergrund. Nach Berechnungen von Doll u. Peto (5) sind etwa 65% aller Krebserkrankungen auf das Rauchen und bestimmte Ernährungsgewohnheiten zurückzuführen (Tab. 20.**1**). Eine berufliche Exposition gegenüber karzinogenen Substanzen oder die Strahlenbelastung spielen dagegen nur eine untergeordnete Rolle. Auch Infektionen, insbesondere Virusinfektionen, sind nur für einen kleineren Teil der Tumorerkrankungen als ursächlich anzusehen.

Tabelle 20.**1** Ursachen von Krebserkrankungen. Nach Schätzungen von *Doll u. Peto* (5)

Faktor	Verantwortlich für % der Krebstodesfälle ca.
Rauchen	30
Ernährung (z. B. Fett-, Fasergehalt)	35
Alkohol	3
Infektionen	10
Sexualverhalten	7
Arbeitswelt, Beschäftigung	4
Geophysikalische Faktoren	3
Umweltverschmutzung	2
Medizinische Maßnahmen	1

Für die Beurteilung besonders erschwerend ist dabei die Tatsache, daß oft erst mehrere schädigende Faktoren gemeinsam eine Kausalkette bilden, die zur Tumorentstehung führt. Dabei können Faktoren, die direkt zur malignen Entartung führen (initiierende Substanzen, z. B. Stickstofflost, Benzol) unterschieden werden von solchen, die zu einer Expansion und Proliferation der bereits entarteten Zellen führen (Promotoren, z. B. Alkohol, Saccharin). Schwierigkeiten für die Beurteilung bereitet auch, daß zwischen Tumorinduktion und dem Manifestwerden der Erkrankung meist eine lange Latenzzeit liegt. In klinisch gerade diagnostizierbaren Frühstadien von Tumorerkrankungen sind in der Regel bereits etwa 10^6 maligne Zellen vorhanden (4).

Der Verlauf von Tumorerkrankungen ist sehr unterschiedlich und von der Tumorhistologie, der Lokalisation und Ausbreitung, den Behandlungsmöglichkeiten, aber auch von patientenbezogenen Parametern wie Alter, Allgemeinzustand oder Begleiterkrankungen abhängig. Einen Überblick über die Prognose der häufigsten Neoplasien gibt Tab. 20.**2**.

Tabelle 20.**2** Prognose häufiger Tumorerkrankungen in Abhängigkeit von Stadium und Therapie. Angegeben ist die 5-Jahres-Überlebensrate in % und die entsprechende Therapie (OP = Operation, RT = Radiotherapie, CT = Chemotherapie, HT = Hormontherapie, nach *DeVita* u. Mitarb., 4)

Erkrankung	Ausbreitung der Erkrankung		
	lokal begrenzt	lokoregional	disseminiert
Bronchialkarzinom	35 OP	15 OP, RT	1 RT, CT
Mammakarzinom	90 OP	50 OP + CT ± RT	18 HT, CT
Kolorektale Karzinome	85 OP	50 OP	5 OP ± CT
Prostatakarzinom	85 OP, RT	74 RT ± HT	31 HT
Gebärmutterkrebs	90 OP	60 OP ± RT	20 OP + RT
Ovarialkarzinom	84 OP	45 OP + CT	20 OP + CT
Hodentumoren	97 OP	94 CT	60 CT
Magenkarzinome	55 OP	15 OP ± CT	1 OP + CT
Speiseröhrenkrebs	15 OP, RT	5 OP + RT ± CT	1 OP + RT + CT
Blasenkrebs	90 OP	45 OP + CT	8 OP + CT

Bei lokal begrenzten Tumoren bestehen in der Regel mit operativen Verfahren gute Heilungsaussichten. Bei einigen Tumoren ist eine Verbesserung der Ergebnisse durch eine adjuvante Strahlen- oder Chemotherapie gesichert. In fortgeschrittenen Stadien sind in einigen Fällen Radio- oder Chemotherapie mit gutem Erfolg einzusetzen, meist ist die Prognose jedoch ungünstig. In vielen Fällen kann in dieser Situation aber durch eine optimale palliative Behandlung für den Patienten ein Gewinn an Lebensqualität für einen allerdings begrenzten Zeitraum erreicht werden.

Beurteilung: In der **UV, KOV, RV** und bei Fragen hinsichtlich einer **Berufserkrankung** ist besonders die Beurteilung der *Ätiologie* von entscheidender Bedeutung. Dabei ist in der Regel der Zusammenhang mit einer meist beruflichen Exposition gegenüber bestimmten chemischen Substanzen oder ionisierenden Strahlen zu klären. Äußere Faktoren können aber auch unmittelbar, über die Induktion von Erkrankungen, die bei längerem Verlauf zu bösartigen Tumoren führen und daher als Präkanzerosen eingestuft werden müssen, zur Entstehung eines Tumorleidens beitragen. Wie aus Tab. 20.**1** hervorgeht, spielen die genannten Möglichkeiten gegenüber den Lebensgewohnheiten insgesamt nur eine untergeordnete Rolle. Wie bereits beschrieben, ist auch zu beachten, daß sich verschiedene prädisponierende Faktoren gegenseitig beeinflussen können. So ist die Bronchialkarzinomrate nach Asbestexposition bei Rauchern wesentlich höher als bei Nichtrauchern. Umgekehrt steigt das Risiko, an einem Bronchialkarzinom zu erkranken, bei Rauchern durch zusätzliche Asbestexposition überadditiv an (4). Diese gegenseitige Beeinflussung von Risikofaktoren muß bei der Abschätzung des Stellenwertes verschiedener ätiologischer Faktoren bei der Begutachtung berücksichtigt werden.

Chemische Substanzen, die im Rahmen einer beruflichen oder sonstigen Exposition zu einem erhöhten Krebsrisiko führen, sind in Tab. 20.**3 a, b** aufgelistet (1, 4, 6, 11, 13).

Tabelle 20.**3 a** Chemische Substanzen aus der Arbeitswelt und Arbeitsprozesse mit gesicherter Karzinogenität (nach 1, 4, 8) (inh. = inhalativ)

Substanz(klasse) bzw. Arbeitsprozeß	Weg der Exposition	Latenzzeit (Jahre)	Betroffene Berufsgruppe	resultierende Tumoren
aromat. Amine (Aminobiphenyl, 2-Naphthylamin, Chlornaphazin)	oral, inh.	15–35	Gummiindustrie	Blasenkarzinome
Arsenverbindungen	oral, kutan, inh.	15–35	Metall-, Leder-, chemische Industrie	Bronchialkarzinome, Hauttumoren
Asbest	oral, inh.	15–50	weit verbreitet	Bronchialkarzinome, Mesotheliome, gastrointestinale Karzinome
Auraminproduktion	kutan, inh.	20	Farbstoffproduktion	Blasenkarzinome
Benzol	kutan, inh.	6–14	Leder-, Gummi-, chemische Industrie	hämatolog. Systemerkrankungen
Benzidin	oral, kutan, inh.	10–15	chemische Industrie	Blasenkarzinome
Bis-(chlormethyl-)äther	inh.	10–15	chemische Industrie	Bronchialkarzinome
Chrom und best. Chromverbindungen	oral, kutan, inh.	10–30	photograph. Industrie, Metallindustrie	Bronchialkarzinome, Karzinome des Nasen-Rachen-Raums
Hämatitabbau	inh.		Bergarbeiter	Bronchialkarzinome
Isopropylalkoholherstellung	inh.	10	chemische Industrie	Karzinome der NNH
Nickelraffinerie	inh.	5–40	chemische Industrie	Bronchialkarzinome, Karzinome der NNH
Ruß, Pech und Öle (polyzykl. Kohlenwasserstoffe)	kutan, inh.	9–25	Gas-, Kohle- und Petroleumindustrie	Hauttumoren, Bronchial- und Blasenkarzinome
Vinylchlorid	inh.	12–30	Chemie- und Gummiind.	Sarkom der Leber, Bronchialkarzinome

Tabelle 20.**3 b** Chemische Substanzen und Arbeitsprozesse mit wahrscheinlicher kanzerogener Wirkung (nach 1, 4, 8)

Substanz bzw. Arbeitsprozeß	resultierende Tumoren	Wahrscheinlichkeit der Kanzerogenität
Acrylnitril	Dickdarm, Lunge	+
Aflatoxine	Leberkarzinome	+++
Cadmium und -verbindungen	Lunge, Prostata	++
Beryllium	Bronchialkarzinome	++
polychlorierte Biphenyle	Haut, versch. Lok.	?
Ethylenoxid	Magen-Darm-Karzinome, Hämatolog. Erkrankungen	+
Tetrachlorkohlenstoff	Leberkarzinome	+

Dabei kann unterschieden werden zwischen Verbindungen, deren kanzerogene Wirkung bewiesen und solchen, bei denen diese weniger gesichert oder nur zu vermuten ist. Ein Zusammenhang zwischen Tumorerkrankung und dem Kontakt mit diesen Substanzen kann im Rahmen einer Begutachtung angenommen werden, wenn die in Tab. 20.**4** genannten Voraussetzungen erfüllt sind (3, 8, 13). Besonders wichtig für eine Anerkennung als Schädigungsfolge ist, daß die Kanzerogenität der in Fragekommenden Substanz ausreichend geklärt ist und die Exposition lange genug bestanden hat. Gehört die fragliche Substanz zu denen mit weniger gesicherter kanzerogener Wirkung, so müssen andere Faktoren, insbesondere Kokarzinogene, wie z. B. Rauchen, in der Beurteilung mit berücksichtigt werden. Auch muß die auf die Schädigung bezogene Tumorerkrankung in Lokalisation und Histologie den Erfahrungen entsprechen. Neben den genannten Substanzen müssen auch einige Medikamente, insbesondere Zytostatika, wie z. B. alkylierende Substanzen, als Karzinogene angesehen werden. Dies ist z. T. im Kapitel „akute Leukämien" dargestellt. Da diese Möglichkeit im Rahmen von Begutachtungen in der Regel aber keine Rolle spielt, wird hierauf nicht näher eingegangen.

Tabelle 20.**4** Kriterien für die Anerkennung von Krebserkrankungen als **Folgen einer beruflichen Exposition** gegenüber Schädigungsfaktoren (modifiziert nach 3, 8, 9, 13) (s. S. 268f)

1. Der angeschuldigte Faktor muß am Arbeitsplatz nachgewiesen und seine Einwirkung auf den individuellen Patienten eindeutig sein. Für eine Exposition sprechen auch durch den jeweiligen Faktor ausgelöste akute Krankheiten oder andere Expositionszeichen.
2. Die Kanzerogenität des Stoffes muß durch epidemiologische Erhebungen oder im Tierversuch entsprechend den Empfehlungen der WHO nachgewiesen sein.
3. Expositionsdauer und Latenzzeit müssen den für die jeweilige Noxe vorliegenden Erfahrungswerten entsprechen. Kurze Expositions- und Latenzzeiten sollten besonders kritisch betrachtet werden, die Expositionszeit beträgt für die überwiegende Zahl der Noxen mindestens 10 Jahre.
4. Organlokalisation und Histologie des Tumors sollten den vorliegenden Erfahrungen entsprechen.
5. Zusätzliche Faktoren der Krebsentstehung sind unter dem Gesichtspunkt der Synkarzinogenese zu berücksichtigen (Rauchen). Bei ausreichender Exposition ist die Tumorerkrankung auch bei konkurrierenden Einwirkungen als Schädigungsfolge aufzufassen.

Unter den physikalischen Noxen, die zu Krebserkrankungen führen können, stehen die ionisierenden Strahlen an erster Stelle. Dabei hängt die karzinogene Wirkung sowohl von der Strahlenqualität, der Gesamtdosis und der Zeitdauer der Strahlenexposition als auch von verschiedenen biologischen Faktoren wie Alter, Geschlecht, genetische Disposition des Exponierten ab. Einmalige Ganzkörperbelastungen führen oberhalb einer Dosis von etwa 1,3Gy über die resultierende Knochenmarkaplasie rasch zum Tode. Bei niedrigeren Dosen steigt in den Folgejahren das Krebsrisiko signifikant an, wie an den Atombombenopfern in Hiroshima nachgewiesen (1, 4). Neben Leukämien und Lymphomen sind besonders Bronchialkarzinome, Mammakarzinome und Magenkarzinome deutlich häufiger als bei einem Vergleichskollektiv, aber auch Tumoren des Dickdarms, des weiblichen Genitales und der Blase wurden vermehrt beobachtet. Höher dosierte Bestrahlungen bestimmter Körperregionen kommen im wesentlichen nur im Rahmen medizinischer Maßnahmen vor. Hier ist eine Erhöhung des Krebsrisikos gesichert (z. B. Zweitmalignome nach Bestrahlungen beim Morbus Hodgkin), für die Begutachtung spielen diese Fälle jedoch keine Rolle. Ungeklärt ist das Risiko kleiner Strahlendosen, die evtl. wiederholt auf den Körper einwirken, z. B. im Rahmen der medizinischen Diagnostik. Wie bereits im Kapitel „akute Leukämien" beschrieben, schwanken Angaben über die mögliche Krebsentstehung nach solchen Belastungen in weiten Bereichen. Dies ist dadurch bedingt, daß Analysen des Krebsrisikos in diesem Bereich nur durch Extrapolation der bekannten Daten über die Folgen höherer Strahlenbelastungen möglich sind. Es ist aber unklar, ob für solche Extrapolationen lineare oder exponentielle Regressionskurven anzusetzen sind (1, 4). Insgesamt kann eine Kanzerogenität auch kleinster Strahlendosen nicht ausgeschlossen werden. Harwood u. Yaffe (7) schätzen das Risiko der Krebsinduktion nach einer Routineröntgenuntersuchung mit etwa 1:10^6 pro Jahr und halten dies für gering gegenüber dem Nutzen der Untersuchung. Daraus geht aber auch hervor, daß für jegliche Röntgenuntersuchung die Indikation streng zu stellen ist. Andererseits muß beachtet werden, daß die durchschnittliche Strahlenbelastung durch die medizinische Diagnostik nur etwa 15% der gesamten jährlichen Strahlenbelastung darstellt. Die natürliche Strahlung in Form kosmischer und terrestrischer Strahlungen überwiegt bei weitem. Dabei kommt aber auch diesen Strahlen eine karzinogene Wirkung zu. So wird in einigen Studien eine erhöhte Bronchialkarzinomrate beschrieben für Personen, die einer erhöhten Konzentration von Radon als einer natürlichen Strahlenquelle ausgesetzt sind (4).

Neben der ionisierenden Strahlung ist auch für die UV-Strahlung eine kanzerogene Wirkung nachgewiesen, die sich in der Induktion bösartiger Hauttumoren äußert. So ist schon lange ein erhöhtes Hautkrebsrisiko für Personen, die einer intensiven Sonnenbestrahlung ausgesetzt sind (Bauern, Seeleute), bekannt. In neuerer Zeit wird auch die Zunahme an Melanomerkrankungen auf die vermehrte UV-Bestrahlung zurückgeführt. Für die Begutachtung wichtig sind gelegentlich auch Fragen nach dem Zusammenhang von Traumen, also der Einwirkung mechanischer Energie, und der Entstehung von Tumoren. Eine direkte Kanzerogenität ist nicht anzunehmen. Zur Krebsentstehung kann es aber kommen, wenn ausgedehnte Gewebsschäden verursacht wurden, die zu einer chronischen, vernarbenden Entzündung führen, die als Präkanzerose anzusehen ist (3, 6, 9). Die für die Anerkennung eines Traumas als mittelbare Krebsursache für die Begutachtung entscheidenden Kriterien sind in Tab. 20.**5** zusammengefaßt. Auch chronische Entzündungen, die nicht auf traumatische Einflüsse zurückzuführen sind, können zu Tumorerkrankungen führen. Handelt es sich dabei um als Schädigungsfolgen anerkannte Krankheiten, kann auch die entstehende Krebserkrankung als mittelbare Schädigungsfolge im Rahmen der „Kannversorgung“ angemeldet werden. Dies betrifft z. B. das Bronchialkarzinom bei Patienten mit Silikose oder Tuberkulose oder das Leberzellkarzinom bei Patienten mit Leberzirrhose (3, 9).

Tabelle 20.**5** Kriterien für die Anerkennung eines Traumas als mittelbarer Tumorursache (nach 6, 9)

- Intaktheit der entsprechenden Lokalisation vor der Schädigung
- Nachweis einer adäquaten Gewebsschädigung mit Stoffwechselstörungen, Reparations- und Regenerationsvorgängen sowie Narbenbildung im Sinne einer Präkanzerose
- Übereinstimmung von Ort der Gewalteinwirkung und Geschwulstbildung
- Latenzzeit zwischen Trauma und Tumorentwicklung (Jahre)
- Mikroskopische Verifizierung und Typisierung des Tumors

Unabhängig von der Ätiologie ist im Bereich des **SchwbG** und insbesondere bei der Begutachtung für die **RV** die Frage der Erwerbs- bzw. Berufsfähigkeit zu klären. Dabei sollte möglichst individuell nach den vorliegenden Tumorparametern sowie dem Zustand, den Möglichkeiten und den Wünschen des Patienten vorgegangen werden. Generell müssen Patienten im Rahmen der Primärdiagnostik und -therapie als arbeitsunfähig gelten. Dies gilt auch für eine sich an eine Operation evtl. anschließende Phase einer Chemo- oder Strahlentherapie sowie die Rehabilitation. Nach kurativen Behandlungen, insbesondere bei den in Tab. 20.**2** mit einer 5-Jahres-Überlebensrate von über 50% angegebenen Erkrankungen, ist danach in der Regel wieder von Berufsfähigkeit auszugehen. Allerdings müssen therapiebedingte Folgeschäden, z. B. Amputationen, unabhängig von der Grunderkrankung gesondert bewertet werden. Bei Unsicherheiten bezüglich der Arbeitsfähigkeit kann die berufliche Tätigkeit auch in Absprache mit den Krankenkassen im Rahmen eines

„Arbeitsversuchs" vorübergehend nur als Teilzeitarbeit wieder aufgenommen werden. Nach dem **SchwbG** wird Patienten mit günstiger Prognose ein GdB von 50 für die ersten 5 Jahre nach der Primärtherapie zuerkannt. Therapiebedingte Folgeschäden sind nur dann zusätzlich zu bewerten, wenn sie für sich allein zu einem GdB von mehr als 50 führen (10). Nach Ablauf von 5 Jahren ist ein GdB allein aufgrund der durchgemachten Tumorerkrankung nicht mehr gegeben. Bei Patienten mit ungünstigerer Prognose, die jedoch potentiell kurativ behandelt sind, wird nach dem SchwbG ein GdB von 60–80 gewährt.

Schwieriger ist die Situation bei Patienten mit fortgeschrittenen Tumoren, die nur palliativ behandelt werden können. Diesen Patienten kann Berufs- oder Erwerbsunfähigkeit bescheinigt werden. Dies sollte jedoch nicht als generelle Regel aufgefaßt werden. Vielmehr sind der voraussichtliche Verlauf der Erkrankung sowie der individuelle Zustand des Patienten und seine Intentionen zu berücksichtigen. So kann z. B. beim in die Knochen metastasierenden Mammakarzinom unter einer Hormontherapie durchaus über längere Zeit ein stabiler Zustand eintreten, in dem die Patientin berufsfähig ist. Deshalb sollte eine Berentung nicht in jedem Fall durchgeführt und vor einer Erwerbsunfähigkeit die Berufsunfähigkeit und vor der Dauerrente die Berentung auf Zeit geprüft werden. So kann verhindert werden, daß Patienten zusätzlich zur Erkrankung unter den sozialen Auswirkungen leiden und sich als ausgesondert empfinden. Nach dem SchwbG ist diesen Patienten ein GdB von 80–100 zuzuerkennen.

Literatur

1 Becker, F. F.: Cancer 1. 2nd ed. Plenum, New York 1982

2 Becker, N., R. Frentzel-Beyme, G. Wafner: Krebsatlas der Bundesrepublik Deutschland, 2. Aufl. Springer, Berlin 1984

3 Bundesministerium für Arbeit und Sozialordnung: Anhaltspunkte für die ärztliche Gutachtertätigkeit im sozialen Entschädigungsrecht und nach dem Schwerbehindertengesetz. Köllen, Bonn 1983

4 DeVita, V. T., S. Hellman, S. A. Rosenberg: Cancer. Principles and Practice of Oncology, 3rd ed. Lippincott, Philadelphia 1989

5 Doll, R., R. Peto: The causes of cancer: quantitative estimates of avoidable risks of cancer in the United States today. J. nat. Cancer. Inst. (1981) 1191–1308

6 Garske, I.: Zur Kausalität von Geschwulsterkrankungen im sozialen Entschädigungsrecht. Med. Sachverständ. 83 (1987) 119–124

7 Harwood, A. R., M. Yaffe: Cancer in man after diagnostic or therapeutic irradiation. In Fenn, I.: Cancer Surveys, vol. I. Oxford University Press, London 1982 (pp. 703–731)

8 Konetzke, G. W.: Kriterien und Hinweise zur Anerkennung von bösartigen Tumoren als Berufskrankheit. Arch. Geschwulstforsch. 55 (1985) 147–149

9 Müller, K.-M.: Berufskrankheiten und Unfallfolgen bei der Tumorgenese. Pathologisch-anatomische Gesichtspunkte für die Begutachtung. In Fritze, E.: Die ärztliche Begutachtung, 2. Aufl. Steinkopff, Darmstadt 1986 (S. 681–685)

10 Rauschelbach, H.-H.: Die Beurteilung von bösartigen Geschwulsterkrankungen nach dem Schwerbehindertengesetz. Med. Sachverständ. 77 (1981) 69–73

11 Sax, N. I.: Cancer Causing Chemicals. Van Nostrand, Reinhold, New York 1981

12 Statistisches Bundesamt: Gesundheitswesen. Reihe 1: Ausgewählte Zahlen für das Gesundheitswesen. Metzler-Poeschel, Stuttgart 1988

13 Valentin, H., G. Triebig: Bösartige Erkrankungen, verursacht durch Arbeit und Beruf. Tagungsbericht der österreichischen Gesellschaft für Arbeitsmedizin 1983 (S. 5–34)

21 Erkrankungen des Bewegungsapparates

M. Franke

Der rheumatische Formenkreis

Die als „rheumatisch“ bezeichneten Krankheitszustände des Bewegungsapparates sind vielfältig und ihre Ätiopathogenese, Verlauf und Prognose sehr unterschiedlich.

I. *Systemische Bindegewebserkrankungen*
- Rheumatoide Arthritis
- Juvenile Arthritis
- sogen. Kollagenosen
  - systemischer Lupus erythematodes
  - progressive systemische Sklerose
  - Polymyositis/Dermatomyositis
- Vaskulitiden, wahrscheinlich immunpathologischer Genese
  - Panarteriitis nodosa
  - Riesenzellarteriitis
  - Behçet-Syndrom
- Sjögren-Syndrom
- Polymyalgia rheumatica
- Pannikulitis, Polychondritis.

II. *Arthritis mit Spondylitis*
- Ankylosierende Spondylitis
- Morbus Reiter
- Psoriasis-Arthritis

III. *Reaktive Arthritis*
- bei enteralen/urethralen Infektionen
- Rheumatisches Fieber

IV. *Direkte mikrobielle Arthritiden*

V. *Degenerative Erkrankungen der Gelenke,* der Wirbelsäule sowie des Gleitgewebes
- Arthrosen
- Wirbelsäulensyndrome
- sog. Weichteilrheumatismus

VI. *Rheumatische Syndrome bei anderen Grundkrankheiten*
- Stoffwechselkrankheiten
  - Arthritis urica
  - Chondrokalzinose
  - Hämochromatose
  - endokrinologische Krankheiten
  - Akromegalie
  - Diabetes mellitus
  - Schilddrüsenkrankheiten
- maligne Erkrankungen
- Knochenerkrankungen
  - z. B. Osteoporose
  - Morbus Paget
  - Allergische Arthritiden

Zu den rheumatischen Erkrankungen im engeren Sinne gehören die systemischen Bindegewebserkrankungen (I), die Arthritis mit Spondylitis (II) sowie die reaktiven Arthritiden (III).

Die anderen aufgeführten Krankheiten mit rheumatischer Symptomatik können klinisch sich mit den rheumatischen Erkrankungen im engeren Sinn kombinieren bzw. für sich allein die Symptomatik der rheumatischen Krankheiten im engeren Sinne partiell imitieren.

Zur Begutachtung kommen alle rheumatischen Krankheiten, die einen chronischen Verlauf nehmen und mit bleibendem Funktionsverlust des Bewegungsapparates einhergehen.

Diese Krankheiten sollen hier besprochen werden. Dabei ist eine Beschränkung auf die epidemiologisch wichtigen Krankheiten notwendig.

Allgemeines zur Untersuchung als Grundlage der Begutachtung

Die Anamnese muß eine Schmerzanalyse (wann, wo, wie, warum) enthalten. Die zeitliche Dauer der Morgensteife ist ein guter Parameter für die entzündliche Aktivität bei rheumatoider Arthritis. Der Anlaufschmerz sagt etwas über die Lokalisation und Schwere bei Arthrosekrankheiten aus. Detaillierte Angaben zur Gehstrecke und zur Eigenversorgung sind zur Beurteilung der Belastungsfähigkeit wichtig. Bei Anamneseerhebung muß nach extraartikulären Organbeteiligungen bei rheumatoider Arthritis, juveniler Arthritis und ankylosierender Spondylitis gefahndet werden. Nach Auslösung der Schmerzen durch bestimmte Belastungsvorgänge, wie z. B. das Tragen von schweren Lasten bei Befall von Hüft- und Knie- sowie Sprunggelenken und Füßen, muß gefragt werden.

Sozialanamnese: Eine Arbeitsplatzbeschreibung mit Schilderung arbeitstypischer Handgriffe und Körperhaltungen sowie Darstellung eventuellen Tragens von Lasten ist erforderlich. Es ist außerdem zu erheben, auf welche Art und Weise der Patient den Weg zum Arbeitsplatz zurücklegt. Die Frage nach eventuellem Wandel des Ansehens im Mitarbeiterkreis kann über nachlassende Fähigkeiten des zu Begutachtenden orientieren, den Belastungen des Arbeitsplatzes standzuhalten. Ebenso ist es aufschlußreich, über einen möglichen Positionsverlust in der Familie und die Gründe dafür etwas zu erfahren.

Die Erhebung des klinischen Befundes schließt selbstverständlich die Gesamtuntersuchung des Kranken ein. Sie deckt u. a. extraartikuläre Komplikationen der rheumatischen Krankheit auf. Zur gutachterlichen Beurteilung des Bewegungsapparates müssen die Bewegungsausmaße der betroffenen Gelenke nach der Normal-0-Methode festgelegt werden. Die grobe Kraft bei Befall der Hand- bzw. Fingergelenke ist vigorimetrisch oder manometrisch zu messen. Große Bedeutung kommt den komplexen Funktionstesten zu:

Aufstehzeit aus dem Sitzen, Gehstreckentest sowie Zeitmessung bei Ersteigen einer Stufe. Außerdem sind Meßwerte, z. B. für die Atembreite, Fehlformen und Fehlhaltungen sowie Bewegungseinschränkungen der Wirbelsäule festzulegen.

Die Dokumentation der klinisch erhobenen Befunde ist gerade für die gutachterliche Beurteilung von Änderungen des Ausmaßes funktionsbedingter Einschränkungen (gutachterliche Nachuntersuchungen) unbedingt geboten (19).

Laborbefunde: Die Höhe der BKS ist die verläßlichste Methode zur Aktivitätsbestimmung der rheumatoiden Arthritis.

Serum-Eisen und Serum-Kupfer sowie Ausmaß der Anämie und Höhe der Thrombozytenzahl können in die Beurteilung mit einbezogen werden. Hohe Gammaglobuline in der Elektrophorese korrelieren mit schweren Verlaufsformen der rheumatoiden Arthritis und der ankylosierenden Spondylitis.

Im übrigen kommt dem Vorhandensein humoraler Entzündungszeichen eine große differentialdiagnostische Bedeutung in der Abgrenzung entzündlicher von nichtentzündlichen rheumatischen Erkrankungen zu.

Die Laborwerte decken auch Stoffwechselstörungen auf, bei denen es rheumatische Krankheitszeichen gibt (z. B. Arthritis urica). Immunpathologische Phänomene haben definierte Aussagefähigkeit in der Differentialdiagnose entzündlich-rheumatischer Leiden. Die Bestimmung des Rheumafaktors dient bei rheumatoider Arthritis der Diagnosesicherung.

Spezielle immunologische Untersuchungen sind für die Beurteilung bestimmter Kollagenosen wichtig.

Die HLA-Typisierung läßt nach dem augenblicklichen Stand der Kenntnisse keine gutachterlich relevanten Schlüsse zu. Das HLA-B-27 ist für die klinische Beurteilung der ankylosierenden Spondylitis unerheblich. Bei klinisch unsicherer Diagnose ist die Treffsicherheit der HLA-B-27-Bestimmung gering, da nur 6,8% der Träger dieses Antigens an ankylosierender Spondylitis erkranken (16).

Röntgenuntersuchung: Die röntgenologische Darstellung von Gelenken und Wirbelsäule liefert wichtige Grundlagen zur Beurteilung der Schwere der Funktionsminderung und auch des Verlaufes. Dies gilt vor allem für die entzündlich rheumatischen Krankheiten der Gelenke und der Wirbelsäule (3).

Bei degenerativen Gelenkerkrankungen ist zu berücksichtigen, daß die Röntgendiagnose „Arthrose“ noch nicht zuläßt, das Krankheitsbild Arthrose anzunehmen. Erst das Hinzutreten von synovialitischem Reizzustand und von Überlastungssymptomen des umgebenden Gleitgewebes machen die Arthrosekrankheit aus.

Auch bei degenerativen Wirbelsäulensyndromen hat für die Schwere des Krankheitsbildes das Röntgenbild untergeordnete Bedeutung. Zur näheren Differenzierung (Bandscheibenprotrusio/Prolaps) sowie zur Diagnose des engen Spinalkanals sind Computertomogramm bzw. Myelographie unentbehrliche Zusatzuntersuchungen.

Szintigraphie und Thermographie: Die Szintigraphie der Gelenke wird in ihrer diagnostischen Aussagefähigkeit überschätzt. Zur Verlaufskontrolle ist die Gelenkszintigraphie bei entzündlich-rheumatischen Erkrankungen brauchbar. Weniger eingreifend ist allerdings die Thermographie. Sie bietet als nichtinvasive Methode Möglichkeiten, den Entzündungszustand an der Synovialis bei bestimmten Gelenken zu dokumentieren und bei Nachuntersuchungen zu vergleichen (4). Die szintigraphische Untersuchung der Gelenke kann in Zweifelsfällen, d. h. wenn die klinischen Entzündungszeichen an den Gelenken spärlich oder flüchtig sind, den Nachweis der Arthritis erbringen.

Zur Erkennung primärer und sekundärer Knochentumoren im Bereich der Wirbelsäule hat die Szintigraphie einen hohen diagnostischen Stellenwert. Die Diagnose Osteoporose kann sich nur in den fortgeschrittenen Stadien mit Wirbelfrakturen beweisend am konventionellen Röntgenbild orientieren. Die modernen Verfahren der Knochendichtemessung sind in den früheren Stadien heranzuziehen.

Die Szintigraphie der Iliosakralgelenke ergibt keinen nachweisbaren Vorteil gegenüber der Röntgentomographie. Möglicherweise werden aber einseitige IS-Arthritiden durch Szintigraphie früher erfaßt. Außerdem können Verlaufsbeobachtungen z. B. beim Morbus Reiter eine passagere IS-Arthritis durch Szintigraphie nachweisen.

Weitere Untersuchungsmethoden: Die Gelenkpunktion hat erheblichen differentialdiagnostischen Wert (Erkennung von Kristallarthropathien, Beitrag zur Differentialdiagnose Arthritis/Arthrose, mikrobielle Arthritis). Die Arthroskopie kann ebenfalls in unklaren Fällen notwendig werden. Dies gilt auch für die Arthrographie.

Begutachtungsrichtlinien für die einzelnen Gelenk- und Wirbelsäulenerkrankungen

Systemische Bindegewebserkrankungen

Diese Gruppe rheumatischer Krankheiten ist niemals als eine alleinige Gelenk- bzw. Wirbelsäulenkrankheit aufzufassen. Organbeteiligung und Zeichen allgemeinen Krankheitsgefühls müssen beachtet und in die Beurteilung mit einbezogen werden.

Rheumatoide Arthritis

(20)

Zur Begutachtung müssen die klinische entzündliche Aktivität, die humorale Aktivität und der Grad der Funktionsbehinderung sowie prognostische Kriterien berücksichtigt werden. Für klinische und humorale Aktivität gibt es Parameter, die eine quantitative Einordnung zulassen (5).

Der Grad der Funktionsbehinderung ist aus einzelnen (Gelenkbeweglichkeit) und komplexen Funktionstesten abzulesen. Die Zuordnung zu bestimmten *Funktionsstadien* ist notwendig (18).

Stadium I:

Keine Funktionsbehinderung in Alltag und Beruf.

Stadium II:

Endgradige Bewegungseinschränkung einzelner oder mehrerer Gelenke, keine Beeinträchtigung im alltäglichen Bereich, partielle Beeinträchtigung im Beruf.

Stadium III:

Deutliche Einschränkung der aktiven Beweglichkeit, passiv kann die Beweglichkeit nur unter Schmerzen weitergeführt werden, durch Kompensation keine bzw. nur partielle Hilfsbedürftigkeit, deutliche Einschränkung im Beruf.

Stadium IV:

Allgemeine Hilfsbedürftigkeit, evtl. auch Pflegebedürftigkeit, nur kurze Gehstrecken, u. U. Rollstuhlbenutzung notwendig.

Es ist unerläßlich, sich auf ein Stadium festzulegen, um bei Nachuntersuchungen einen vergleichbaren Anhalt zu haben. Bei der Beurteilung muß die Medikation berücksichtigt werden, unter der der Patient aktuell steht. Kortisonbehandlung kann den wahren Zustand sowohl hinsichtlich entzündlicher Aktivität als auch der Funktionseinbuße verdekken!

Prognostische Kriterien sind bei der rheumatoiden Arthritis nur schwer auszumachen. In etwa 10% muß mit unaufhaltsamer Progredienz, in 30% mit einer mäßigen Progredienz, in 40% mit geringgradiger Progredienz gerechnet werden. In 20% kann es zu einer Defektheilung kommen.

Die hohe Wahrscheinlichkeit einer Progredienz muß bei Überlegungen zur Umschulung bedacht werden. Die Hände werden im Laufe der Krankheit zu 90%, die Vorfüße in 80% und die Kniegelenke in 75% mit einbezogen. Dies läßt schon erkennen, in welch erheblichem Maß die Gelenkfunktion durch diese Krankheit gestört wird!

Organbeteiligungen, wie Vaskulitis, Perikarditis, Skleritis und Episkleritis, Neuritis, Amyloidose, trüben die Prognose erheblich.

RV: Die Beurteilung der Berufsfähigkeit hängt am häufigsten an der Beurteilung des Funktionszustandes der Hände und der tragenden Gelenke (Knie-, Hüftgelenke).

Der Befall einzelner dieser Gelenke kann den Funktionszustand so erheblich beeinträchtigen, daß Berufsunfähigkeit besteht, wobei eine genaue Analyse der Berufstätigkeit, evtl. eine Arbeitsplatzanalyse notwendig ist.

Die **Rehabilitation** ist bei der rheumatoiden Arthritis kein punktuelles Geschehen. Die Gesichtspunkte der Rehabilitation müssen während der ganzen Behandlung und in allen Stadien im Auge behalten werden. Dafür ist die ständige Koordination medikamentöser, physikalischer, operativer, konservativ-orthopädischer und psychosozialer Maßnahmen notwendig.

Heilverfahren sind bei bestimmten, definierten Rehabilitationszielen angezeigt, und auch hierbei muß die interdisziplinäre Versorgung des Patienten sichergestellt sein. Heilverfahren sind eine gute Gelegenheit, die Krankheitsinformation des Patienten nach bestimmten Gesichtspunkten zu systematisieren und damit seine Krankheitsverarbeitung günstig zu beeinflussen.

Berufsfördernde Maßnahmen müssen den wechselhaften Verlauf der Krankheit mit den nach Ort und Ausmaß wechselnden Funktionsbehinderungen berücksichtigen.

Andauernd hohe klinische Aktivität trotz Behandlung, Fortschreiten der knöchernen Veränderungen (repräsentative Dokumentations-Rö.-Aufnahmen Hände/Vorfüße), viszerale Organbeteiligungen sowie Muskelatrophien und Nebenwirkungen antirheumatischer Therapie, insbes. gastrointestinaler Art, sind die häufigsten Ursachen vorzeitiger Berentung.

Bei einem mit hoher Wahrscheinlichkeit progredient verlaufenden Leiden ist die Annahme einer vorübergehenden Berufs- bzw. auch Erwerbsfähigkeit stets problematisch. Für den Nachuntersucher ergibt sich häufig die Schwierigkeit, daß die Dokumentation der Erstuntersuchung unzureichend und damit eine exakte Beurteilung unmöglich gemacht ist. Die Bewertung der Erwerbsfähigkeit mit Verweisen auf den allgemeinen Arbeitsmarkt ist bei der rheumatoiden Arthritis besonders verantwortungsvoll. Die nach Ort und Ausmaß stark schwankenden Funktionseinschränkungen machen eine Definition des „geeigneten" Arbeitsplatzes besonders schwierig. An die nach Tagen wechselnden Schwierigkeiten, an den Arbeitsplatz zu gelangen, muß gedacht werden. Auf alle Fälle ist eine Beurteilung aufgrund des Status quo im Augenblick der Begutachtung oft nicht möglich. Die Schwankungen des Befindens müssen vom Patienten und die Schwankungen des Befundes von den Behandlern erfragt werden.

KOV: Äußere Einflüsse können in der Ätiopathogenese der rheumatoiden Arthritis eine Rolle spielen. Dazu gehören: Ungewöhnliche Kälteeinwirkungen, Traumen, möglicherweise auch seelischer Art. Dieser Einfluß kann aber nur im Sinne einer verschlimmernden Wirkung gedeutet werden. Die zeitliche Distanz zu einem Trauma darf nicht länger als mit 10–14 Tagen angenommen werden.

SchwbG: Die Zuerkennung einer Schwerbehinderung ist in jedem Fall speziell zu prüfen. Befall tragender Gelenke kann sehr früh zu schweren Behinderungsgraden, einschließlich Gehunfähigkeit, führen. Besonders muß geprüft werden, ob nach § 2 eine Gleichstellung zu erfolgen hat. Diese ist anzunehmen, wenn bei einem GdB von wenigstens 30 infolge der Behinderung ohne eine solche Gleichstellung ein geeigneter Arbeitsplatz nicht erlangt oder behalten werden kann (15). Gerade dies trifft für die Kranken mit rheumatoider Arthritis besonders häufig zu.

Juvenile Arthritis

(19)

Die kindlichen chronischen Arthritiden treten in sehr unterschiedlichen Erscheinungsformen auf.

Die chronische Arthritis weicht prinzipiell nicht von der rheumatoiden Arthritis des Erwachsenen ab.

Bei einem Teil der Kinder können aber Besonderheiten zustande kommen, die zu einer hochgradigen Funktionsstörung führen: Ankylosetendenz, lokale Wachstumsstörungen, die in Kombination mit Kortisoneinfluß zu schwerem Minderwuchs führen, bevorzugter Befall der Kniegelenke (85%).

Das Still-Syndrom ist durch schwere viszerale Komplikationen und durch eine entzündliche Beteiligung der HWS gekennzeichnet.

Untergruppen der chronischen juvenilen Arthritis mit oligo- oder monartikulärem Befall sind durch Augenkomplikationen (Iridozyklitis) gekennzeichnet.

Eng koordinierte medizinische Rehabilitation ist notwendig. Koordination der klinisch und ambulant behandelnden Ärzte!

SchwbG: Die Schwerbehinderung ist durch die Besonderheiten des Verlaufes juveniler chronischer Arthritiden gekennzeichnet. Bevorzugter Befall tragender Gelenke verursacht schwere Gehbehinderung; viszerale Organschäden bei der systemischen Form können zu einem schwerwiegenden Grad der Behinderung führen.

Sog. Kollagenosen

Bei Kollagenosen stehen die Krankheitszeichen am Bewegungssystem im Hintergrund.

Beim systemischen *Lupus erythematodes* (Lupus erythematodes visceralis) können Ulnardeviationen der Finger, ähnlich wie bei der rheumatoiden Arthritis, allerdings ohne knöcherne Destruktionen, auftreten und die Funktion der Hände beeinträchtigen (1). Ein sich schnell fibrotisch verändernder Beugesehnenbefall der Hände kann zu Kontrakturen mit ebenfalls erheblicher Bewegungsminderung führen.

Allgemeine Krankheitszeichen und der Befall innerer Organe stehen im Vordergrund. Ganz entscheidend wird die Prognose durch den Befall der Nieren geprägt (7).

Die häufig und u. U. dauernd notwendige Kortisontherapie kann eine Osteoporose mit den entsprechenden Funktionseinschränkungen auslösen.

RV: Die krankhaften Veränderungen im Bereich des Bewegungssystems beeinflussen nur selten Berufs- und/oder Erwerbsfähigkeit. Die viszerale Manifestation ist demgegenüber entscheidend.

Bei den Vaskulitiden spielen Erscheinungen im Bewegungssystem, es sei denn in Folge neurologischer Komplikationen, eine untergeordnete Rolle.

Die Polymyalgia rheumatica und das Behçet-Syndrom machen eine Ausnahme. Hier ist bei gutachterlichen Fragen unbedingt der Rat eines erfahrenen internistischen Rheumatologen einzuholen.

Arthritis mit Spondylitis

(Morbus Bechterew)

In dieser Gruppe hat die ankylosierende Spondylitis die größte Bedeutung. Es handelt sich um eine systemische Erkrankung, die sich nicht allein auf die Strukturen des Bewegungssystems beschränkt, sondern auch viszerale Organe (Iridozyklitis in 30–40%, vorhofnahe Myokarditis und Aorteninsuffizienz in ca. 6%) befällt.

Das Hauptmanifestationsalter der Krankheit liegt im 3. Lebensjahrzehnt.

Von den klinisch relevanten Formen der Krankheit werden in erster Linie Männer befallen (Männer zu Frauen wie 8:2).

Zählt man auch die leichten Formen der Krankheit dazu (Beschränkung auf die Iliosakralgelenke), sind Männer und Frauen in einem Verhältnis von 6:4 betroffen.

10% der Fälle mit ankylosierender Spondylitis verlaufen schwer und therapieresistent. Sie führen zu schwerster Funktionsbeeinträchtigung.

Der in 40% auftretende stammnahe und/ oder periphere Gelenkbefall trübt – wenn er persistiert – quoad functionem die Prognose der sonst auf die Wirbelsäule und ihre gelenkigen Verbindungen beschränkten Krankheit. Bei frühem Beginn der Krankheit vor dem 16. Lebensjahr ist initial in über 80% mit einem Beginn als Arthritis (Mono-/Oligoarthritis) zu rechnen. Eine Iridozyklitis kann der Krankheit um Jahre vorausgehen.

Die typischerweise am Beginn der Krankheit vorhandene IS-Arthritis führt zu dem nächtlichen Kreuzschmerz, dem Steifigkeit und Bewegungseinschränkung im BWS-LWS-Übergang folgt.

Zusätzliche Symptome, wie Fersenschmerz (als Folge einer Fibroostitis) oder Brustkorbschmerz, können schon zu schwereren, meist vorübergehenden Funktionsbeeinträchtigungen in der Frühphase führen.

Die Einschränkung der Atemfunktion durch die Arthritis der Kostotransversalgelenke wird meist gut ausgeglichen, so daß zunächst keine meßbare Einschränkung der pulmonalen Funktionswerte auftritt. Das Hinzutreten anderer Atemwegserkrankungen, wie z. B. einer obstruktiven Ventilationsstörung kann dann zu wesentlichen Beeinträchtigungen des kardiopulmonalen Systems führen (s. S. 232).

Auf die Dauer werden bei Fortschreiten der Krankheit alle Wirbelsäulenabschnitte befallen. Unbemerkt bildet sich oft eine schwere Bewegungsbeeinträchtigung der Halswirbelsäule aus, und selten kann auch das obere Kopfgelenk mit atlantoaxialer Dislokation befallen werden.

Bei 1‰ kommt es auch zum Auftreten einer Amyloidose. Polyarthritisch beginnende Fälle mit hoher humoraler Entzündungsaktivität (z. B. Gammaglobuline stark erhöht) haben eine schlechte Prognose.

Bei HLA-B-27-positiven Fällen treten häufiger Iridozyklitiden als Komplikation auf (16).

RV: Bei etwa 60% der Fälle mit ankylosierender Spondylitis ist mit einer ungestörten Berufs- bzw. Erwerbsfähigkeit bis zum normalen Rentenalter zu rechnen.

Dies ist hinsichtlich der Berufsfähigkeit, insbesondere für geeignete Berufe in geschlossenen Räumen mit Möglichkeit des Positionswechsels (Stehen, Gehen, Sitzen), gültig.

Bei Maßnahmen zur Umschulung ist dies zu berücksichtigen. Unter dem Gesichtspunkt der Umschulung ist auch die Frühdiagnose einer ankylosierenden Spondylitis wichtig. Rehabilitationsmaßnahmen (Heilverfahren) sind dem Verlauf der Krankheit angepaßt, unter Betonung der Bewegungstherapie angezeigt (13).

KV: Bei noch unbekannter Ätiologie der Krankheit muß angenommen werden, daß pathogenetisch äußere Faktoren (Witterung, extreme Lebensbedingungen) ungünstig im Sinne der Verschlimmerung wirksam werden können.

SchwbG: Auch hier muß wie bei der rheumatoiden Arthritis daran gedacht werden, daß Gleichstellungen im Sinne des § 2 auch bei nicht nur vorübergehender Minderung der Erwerbsfähigkeit unter 50% in Betracht kommen (15).

Bei Begutachtungen zum Schwerbeschädigtengesetz ist gerade die eher dissimulierende Art des Patienten mit ankylosierender Spondylitis zu berücksichtigen!

Die Reitersche Krankheit ist als eine reaktive (postinfektiöse) Krankheitsentität, die in ihrem klinischen Verlauf sowohl die Gelenke als auch die Wirbelsäule einbezieht, aufzufassen. In mehr als 70% läßt sich der vorangegangene urethrale bzw. enterale Infekt auch klinisch nachweisen, bei den anderen Fällen ist aufgrund der Symptomkonstellation (Urethra-Konjunktiva-Synovialis-Syndrom), die auch Haut- und/oder Schleimhautveränderungen einbeziehen kann, eine Reitersche Krankheit zu diagnostizieren.

Die Reitersche Krankheit kann rezidivieren oder in etwa der Hälfte der Fälle auch chronisch verlaufen.

Zur Begutachtung kommen überwiegend die chronischen Verlaufsformen, die klinisch in etwa 30% der rheumatoiden Arthritis, in etwa

50% der ankylosierenden Spondylitis ähneln und in etwa 20% eine Kombination aus beiden Erkrankungen darstellen. Auch viszerale Organe können bei der Reiterschen Krankheit beteiligt sein (12).

Hinsichtlich der gutachterlichen Einschätzung der chronischen Reiterschen Krankheit ist auf die Grundsätze bei rheumatoider Arthritis bzw. ankylosierender Spondylitis zu verweisen. Lebensbedingungen, die zu gehäuften urethralen bzw. enteralen Infekten Anlaß geben, können auslösend sein und damit im Sinne der Verschlimmerung bei der Reiterschen Krankheit anerkannt werden.

Eine wahrscheinlich genetisch bedingte Disposition zur Erkrankung ist anzunehmen.

Die Psoriasis-Arthritis steht in einem ätiopathogenetisch noch nicht geklärten Zusammenhang mit der Hautpsoriasis, der sie zeitlich vorausgehen bzw. sie auch begleiten kann. Schließlich können klinisch diagnostizierbare Fälle einer Psoriasis-Arthritis auch ohne manifeste Hautpsoriasis auf die Dauer vorhanden sein. Oft sind auch Psoriasisfälle in der Familie vorhanden. Die Arthritis verläuft meist gegenüber der rheumatoiden Arthritis in atypischer Weise asymmetrisch, oligoarthritisch, häufig an den Gelenken der unteren Extremitäten beginnend, die Hände in 80% einbeziehend und mit typischerweise einem Endgelenkbefall und auch mit dem sog. Strahlbefall oder Wurstfinger, der sowohl an den Händen als auch an den Vorfüßen zustande kommen kann.

Die Psoriasis-Arthritis kann ganz typische röntgenologische Zeichen aufweisen (Nebeneinander von Ankylose u. Mutilation und periostale Anlagerungen als sog. Spiculae).

In etwa 40% besteht oft symptomlos, gelegentlich aber auch initial sehr schmerzhaft eine zumeist einseitige Iliosakralarthritis.

In etwa 20% kommt es zu einer Spondylitis, die ebenfalls charakteristische Röntgenzeichen (sog. Parasyndesmophyten) aufweisen kann.

Viszerale Komplikationen sind extrem selten.

Die humoralen Entzündungszeichen sind bei der Psoriasis meist sehr viel milder als bei der rheumatoiden Arthritis. Junge Männer mit polyartikulärem Befall und hohen humoralen Entzündungszeichen haben bei der Psoriasis-Arthritis zumeist eine schlechte Prognose.

RV: Durch Initialbefall tragender Gelenke oder auch durch den sehr häufigen, wenn auch meist rapider als bei der rheumatoiden Arthritis verlaufenden Befall der Hände kann die Erwerbsfähigkeit stark beeinträchtigt werden. Umschulungsmaßnahmen werden durch die schwer vorhersagbare Prognose wie bei der rheumatoiden Arthritis erschwert.

SchwbG: Gleichstellung der Patienten mit Psoriasis-Arthritis nach § 2 des Schwerbeschädigtengesetzes ist zu beachten (siehe auch unter rheumatoider Arthritis und ankylosierender Spondylitis)!

Reaktive Arthritiden

Das rheumatische Fieber als Zweitkrankheit nach Infektionen mit betahämolysierenden Streptokokken der Gruppe A ist eine epidemiologisch seltene rheumatische Erkrankung geworden. Sie tritt zumeist atypisch auf.

Arthritiden, oft nur mit mäßigem Fieber begleitet und gleichzeitigen kardialen Symptomen, müssen auch bei älteren Menschen an ein rheumatisches Fieber denken lassen.

Diagnostisches Leitsymptom ist der serologische Nachweis der Streptokokkenantikörper (Antistreptolysin, Antistreptokinase, Antidornase, Antihyaluronidase).

Die Auswirkung der Krankheit an den Gelenken tritt in ihrer Bedeutung vollständig hinter der rheumatischen Schädigung des Herzens zurück.

Als *Jaccoud-Syndrom* sind diejenigen Fälle beschrieben, bei denen es sehr selten nach mehreren wiederholten Schüben rheumatischen Fiebers zu schmerzlosen Ulnardeviationen der Finger und zur Deformierung der Vorfüße ohne Knochendestruktion kommen kann (ähnlich den Veränderungen nach rezidivierender Synovialitis bei SEL [siehe dort]) (1).

Dann entstehen Funktionsbeeinträchtigungen von seiten des Bewegungssystems.

RV: Durch das Bewegungssystem bedingte Minderungen der Erwerbsfähigkeit sind sehr selten. Die kardiovaskulär bedingte Erwerbsminderung steht ganz im Vordergrund.

KV: Bei einer nachgewiesenen genetischen Disposition zur Erkrankung (etwa 2% der Bevölkerung sind disponiert, nach einem solchen Streptokokkeninfekt an einem rheumatischen Fieber zu erkranken) können durch ungünstige äußere Einflüsse, wie z. B. Massenunterkünfte junger Leute, sehr ungünstige Disposition gegenüber Witterungseinflüssen, Voraussetzungen erfüllt sein, daß eine richtungweisende oder auch vorübergehende Verschlimmerung anzunehmen ist.

Die heute epidemiologisch wesentlich häufigeren *post- bzw. parainfektiösen Arthritiden, im Zusammenhang mit Yersinieninfektionen* (etwa 30mal so häufig wie das rheumatische Fieber) haben eine sich selbst limitierende Krankheitsdauer und führen per se zu keiner dauerhaften Beeinträchtigung der Gelenkfunktionen. Der Übergang in eine chronische Verlaufsform wurde bisher nicht beobachtet.

Bei bestehender rheumatoider Arthritis oder auch ankylosierender Spondylitis können allerdings durch eine Yersinieninfektion, wie mehrere auch eigene klinische Beobachtungen gezeigt haben, Schübe ausgelöst werden, die zur Progredienz des Grundleidens führen.

Die Diagnose der *Yersinienarthritis* oder auch der Nachweis eines durch Yersinieninfektion ausgelösten Schubes bei rheumatoider Arthritis bzw. ankylosierender Spondylitis wird durch den serologischen Befund von Yersinienantikörpern erbracht.

Als weitere enterale Erreger, die eine reaktive Arthritis auslösen können, sind Salmonella B und D, Shigella und Campylobacter zu nennen.

Bei urogenitalen Infekten spielen Gonokokken und Chlamydien die wichtigste Rolle.

Schließlich können reaktive Arthritiden auch bei viralen Infekten (Hepatitis, vorwiegend B, Rubella und Coxsackie) auftreten. Die Gelenkbeteiligung bei Lyme-Arthritis erhält nur dann gutachterliche Bedeutung, wenn sie in ein chronisches Stadium übergeht. Chronische Verläufe sind zwischen 4 Monaten und 4 Jahren nach Krankheitsbeginn beschrieben worden. Es werden aber primär chronisch verlaufende und durch Serologie gesicherte Formen beschrieben. Röntgenologische Veränderungen im Sinne marginaler Läsionen an bestimmten Skelettabschnitten sind beobachtet worden.

Die Bewertung serologischer Befunde als Grundlage der Lyme-Arthritis muß oft mit einem darin erfahrenen Untersucher besprochen werden (8).

RV: Dauerschäden an den Gelenken sind bei den genannten reaktiven Arthritiden nicht zu erwarten.

Gutachterliche Zusammenhangsfragen können zur Entscheidung stehen, inwieweit ein Yersinieninfekt eine bereits bestehende rheumatoide Arthritis bzw. eine ankylosierende Spondylitis verschlechtert hat.

Direkt mikrobiell verursachte Arthritiden

Diese Arthritiden entwickeln sich im Unterschied zu den reaktiven Arthritiden als Folge einer direkten Invasion von Erregern in die Gelenkhöhle.

Die Erreger können hämatogen und infolge Verletzungen oder infolge sowohl diagnostischer als auch therapeutischer bzw. auch operativer Maßnahmen die Gelenkhöhle erreichen. Als Erregertypen spielen Staphylococcus aureus und Neisseria gonorrhoeae die häufigste Rolle.

Für die Begutachtung können Folgezustände solcher Gelenkinfektionen, z. B. im Rahmen der chronischen Polyarthritis, eine Rolle spielen.

Degenerative Gelenk- und Wirbelsäulenerkrankungen sowie des Gleitgewebes (sog. Weichteilrheumatismus)

(21)

Die häufigsten mit rheumatischen Erscheinungen einhergehenden Erkrankungen beziehen sich auf degenerative Veränderungen von Gewebestrukturen der Gelenke, der Wirbelsäule und des Gleitgewebes.

Die Ätiologie solcher degenerativer Veränderungen ist noch weitgehend unbekannt. Ihre Altersabhängigkeit läßt noch keine weitgehenden Rückschlüsse zu, muß aber bei der gutachterlichen Bewertung berücksichtigt werden.

Das Vorhandensein degenerativer Veränderungen im Bereich dieser Gewebestrukturen (sog. primärer Reiz) bedeutet noch nicht, daß für den Träger ein Krankheitswert entsteht. Erst das Hinzutreten anderer Faktoren (sekundärer Reiz) exogener bzw. endogener Art führt zu den Krankheitsbildern der Arthrosekrankheit, des Wirbelsäulensyndroms und zum Bild der weichteilrheumatischen Syndrome (9).

Bei der *Arthrose* führen die durch den Knorpelprozeß gereizte Synovialis und die durch die gestörte Biomechanik des Gelenkes irritierten Strukturen des Gleitgewebes zum Bild der Arthrosekrankheit. Schubweiser Verlauf der Knorpeldegeneration oder auch Besonderheiten, wie Bildung freier Gelenkkörper, führen zur „gereizten Arthrose" mit sekundären Muskel- und Sehnenansatzschmerzen, zum Teil schmerzreflektorisch, zum Teil durch die gestörte Biomechanik, für die auch angeborene oder posttraumatische Gelenkfehlstellungen verantwortlich sein können (17).

Die *Polyarthrose* der Hände (End- und Mittelgelenkarthrose bzw. Daumenwurzelarthrose) hat durch ihre Symmetrie und ihr familiäres und beim weiblichen Geschlecht bevorzugtes Vorkommen systemischen Charakter und ist oftmals eher kosmetisch störend als funktional beeinträchtigend.

Die stärkste funktionale Beeinträchtigung im Rahmen der Handpolyarthrose geht von der Daumenwurzelgelenkarthrose (Rhizarthrose) aus.

RV: Nur die klinisch manifeste Arthrosekrankheit bedingt – oft auch nur vorübergehend – Beeinträchtigungen.

Die Röntgendiagnose allein ist niemals für die Arthrosekrankheit maßgeblich. Nur in 20 bis 50% soll es zu progredienten Beschwerden kommen (17).

Der Arthrosekrankheit tragender Gelenke (Knie, Hüfte, sehr selten, meist posttraumatisch vorkommend auch die Sprunggelenkarthrose) kommt die größte funktionsmindernde und damit auch Berufs- und Erwerbsfähigkeit einschränkende Bedeutung zu.

Die Funktionsbehinderung der Gelenke unterliegt bei der Arthrose nicht den kurzfristigen Schwankungen wie bei den entzündlich-rheumatischen Erkrankungen, so daß hinsichtlich des Ausmaßes der Funktionsbehinderung eine Orientierung an der Gliedertaxe (s. S. 401 ff) angestrebt werden kann.

KOV, WG: Der Einfluß extremer mechanischer Belastung auf die Pathogenese muß sehr zurückhaltend beurteilt werden. Verschlimmerungen können nur im Sinne abgrenzbarer Reizzustände erfolgen. Außer Zweifel stehen die posttraumatischen und die postinfektiösen Arthrosen, die sich sehr schwerwiegend auswirken können.

Auch die Sekundärarthrosen bei entzündlich-rheumatischen Erkrankungen müssen in diesem Sinne betrachtet werden.

SchwbG: Die derzeitige Gutachterpraxis ist sehr zu beanstanden. Hier werden oft unbesehen Röntgendiagnosen zum Anlaß stark überzogener Werte der Behinderung genommen. Ein das altersentsprechende Maß um mehr als 30% überschreitender Behinderungsgrad dürfte nur in schweren Fällen, besonders bei posttraumatischen, postinfektiösen oder auch Dysplasie-Arthrosen angenommen werden.

Das gleiche gilt auch für Sekundärarthrosen bei entzündlich-rheumatischen Erkrankungen.

Wirbelsäulensyndrome

Die gestörte Biomechanik eines oder mehrerer Bewegungssegmente der Wirbelsäule (Wirbelkörper, Bandscheibe, Zwischenwirbelgelenke und das dazugehörige Gleitgewebe) ist Ursache der Wirbelsäulensyndrome. Diese oft röntgenologisch sichtbaren Veränderungen haben an sich noch keinen Krankheitswert (6).

Dieser primäre Reiz wird aber durch das Hinzutreten sekundärer Reize (z. B. einseitige Belastung in Beruf oder Freizeit, traumatische oder auch andere physikalische Ursachen und psychosomatische Einflüsse) im Sinne des Krankheitsbildes Wirbelsäulensyndrom wirksam (10, 21).

Es können dabei radikuläre bzw. auch pseudoradikuläre Symptome unterschiedlichen Schweregrades auftreten.

In ihrer Auswirkung am bedeutsamsten sind Bandscheibenprotrusionen bzw. -prolapse, am häufigsten im LWS-, selten im HWS- und als Rarität auch im BWS-Bereich.

RV: In der Rentenstatistik spielen Wirbelsäulensyndrome als Ursache vorzeitiger Berufs- oder Erwerbsunfähigkeit eine große Rolle.

Die Beurteilung ist häufig dadurch erschwert, daß die im Rahmen der Wirbelsäulensyndrome auftretenden subjektiven und objektiven Krankheitszeichen in ihrer wirklichen Bedeutung schwer zu erfassen sind. Beobachtung des Kranken während täglicher Bewegungsabläufe, Kenntnisse über seinen Arbeitsplatz und seine Arbeitsabläufe sowie Einbeziehung des psychosozialen Umfeldes sind geboten. Eine orthopädische Begutachtung ist unerläßlich.

KOV, UV: Am häufigsten sind Einflüsse transitorischer Art zu beurteilen. Bei direkter traumatischer Einwirkung mit Frakturfolgen besteht kein Zweifel am Zusammenhang, wenn auch die Auswirkungen eines Wirbelkörperbruches vom Patienten häufig überbewertet werden.

Besondere Schwierigkeiten entstehen bei der Beurteilung eines Schleudertraumas der HWS, besonders dann, wenn keine Röntgenaufnahmen vor dem Unfall vorliegen, da posttraumatische Bandscheibenrisse durch reaktive Randzackenbildungen 6–8 Wochen nach dem Ereignis – nicht unmittelbar nach dem Trauma – sichtbar werden. Verlaufskontrollen ab dem Unfalltag sind anzuraten. Die Begutachtung erfordert spezielle Kenntnisse auf diesem Gebiet.

SchwbG: Anerkennung von Schwerbehinderungen müssen hier besonders sorgfältig geprüft werden. Bleibende, über das Lebensalter hinausgehende Behinderungen müssen bewiesen werden, und die Beurteilung soll einem erfahrenen Gutachter überlassen bleiben.

Weichteilrheumatismus

Degenerative Veränderungen an Sehnenansatzpunkten, im Bereich der Sehnen selbst, der Bänder, der Schleimbeutel sowie pathologisch veränderter Muskeltonus bilden die Grundlage weichteilrheumatischer Beschwerden. Sie werden ergänzt durch pathogenetisch wirksame exogene und endogene Faktoren (9). Weichteilrheumatische Beschwerden treten am häufigsten als krankheitsbildende Symptomatik bei degenerativen Gelenk- und Wirbelsäulenveränderungen auf (Myalgie, Tendomyopathie, Tendopathie, Insertionstendopathie, Bursopathie).

Als eigenständige weichteilrheumatische Krankheitsbilder sind zu nennen:

Periarthropathie der Schulter-, seltener auch der Hüft- und der Kniegelenke,

lokale Insertionstendo(myo)pathie, am häufigsten an den Ellenbogengelenken und

die generalisierte Tendomyopathie (Fibrositissyndrom).

Akute Periarthropathien heilen überwiegend ohne Funktionsstörungen ab.

Der Übergang einer akuten bzw. subakuten Verlaufsform zu bleibenden, durch Kapselschrumpfung irreversiblen Bewegungseinschränkungen kann zu schwersten Funktionsbeeinträchtigungen von Dauer führen.

Auch Rupturen des Sehnengewebes (Bizepssehne, kraniale Sehnenplatte des Schultergelenkes) beeinträchtigen die Schulterfunktion entscheidend, und es muß über operative Möglichkeiten entschieden werden.

RV: Berufsunfähigkeit und auch erhebliche Minderung der Erwerbsfähigkeit sind bei Kapselschrumpfung bzw. Sehnenruptur zu befürchten.

KOV, UV: Trauma als Ursache einer Periarthropathie muß im Sinn einer richtunggebenden Verschlimmerung anerkannt werden. Degenerative Veränderungen des Gleitgewebes spielen allerdings in der Ätiopathogenese eine wesentliche Rolle.

Lokale Insertionstendo(myo)pathien

Sie treten akut, oft aber auch chronisch bzw. akut rezidivierend auf. Am häufigsten sind sie am Ellenbogengelenk lokalisiert und werden irreführend auch als „Epikondylitis" oder auch als „Tennisellenbogen" bezeichnet. Lokale Insertionstendomyopathien kommen häufig auch als Symptome der Arthrosekrankheit bzw. bei Wirbelsäulensyndromen vor. Hier muß die Ursache in der gestörten Biomechanik gesehen werden.

Dem eigenständigen Krankheitsbild liegen wahrscheinlich lokale degenerative Prozesse an den Sehnenansatzpunkten zugrunde, die durch zusätzliche Faktoren, wie z. B. Überbelastung der zugehörigen Muskulatur, das Krankheitsbild auslösen. Eine breit angelegte physikalische Therapie, die vor allem die Muskellockerung als therapeutisches Ziel berücksichtigt, kann das akute Krankheitsbild beseitigen. Schwierigkeiten treten bei den chronischen bzw. immer wieder rezidivierenden Krankheitsbildern auf, die bei ungeeigneter beruflicher Belastung, z. B. Kraftarbeit mit den Armen, zu einer Funktionsstörung, selten mit Gefahr der Beeinträchtigung von Berufs- bzw. Erwerbsfähigkeit führen können. Psychosomatische Faktoren sind bei chronischen bzw. rezidivierenden Formen zu berücksichtigen!

Generalisierte Tendomyopathie (Fibrositissyndrom)

Dabei handelt es sich um ein Beschwerdebild, das heute als eine Krankheitsentität aufgefaßt wird. Eine ausschließlich psychosomatische Genese ist sehr unwahrscheinlich.

Anamnese und klinischer Befund können den rheumatologisch unerfahrenen Arzt auf die Fährte einer polyartikulären Erkrankung bringen, da die periartikulären schmerzhaften Sehnenansatzpunkte fehlgedeutet werden.

In der Vorgeschichte dominieren: morgens „unausgeruht" mit diffusen Schmerzen in Gelenknähe, Wärme lindert die Schmerzen und unter Bewegung tritt eher eine Besserung auf. Kälte und emotionaler Streß können die Schmerzen verstärken.

Klinisch sind mehr als zwölf Sehnenansatzpunkte druckschmerzhaft. Die Schmerzlokalisation kann sehr wechseln (2). Der Verlauf ist intermittierend bzw. auch chronisch.

RV: Nur bei der chronischen Verlaufsform kann es zur Beeinträchtigung der Berufsfähigkeit, seltener auch der Erwerbsfähigkeit kommen. Psychosomatische Faktoren können eine das Krankheitsbild unterhaltende Rolle spielen.

Das Krankheitsbild kann auch zu der fälschlichen Annahme eines „psychogenen Rheumatismus" führen.

Rheumatische Symptome bei anderen Grundkrankheiten

Die rheumatischen Symptome bei Stoffwechselkrankheiten oder endokrinologischen Krankheiten sind zumeist nur als Teil des gesamten Krankheitsbildes anzusehen.

Einige rheumatische Symptome bedürfen aber der besonderen Besprechung.

Die *Arthritis urica* ist bei einer angepaßten und konsequent durchgeführten Therapie heute kein Grund mehr für eine Berentung (11). Allerdings bedarf die angepaßte und erfolgreiche Therapie der intensiven ärztlichen Führung mit Aufklärung und einer ständigen Pflege guter Compliance.

Die *Chondrokalzinose* beruht auf einer durch Kalziumpyrophosphatkristalle ausgelösten Synovialitis. Die Genese dieser Stoffwechselstörung, die zur Ausfällung solcher Kristalle führt, ist nicht aufgeklärt. Es handelt sich um ein Altersleiden, das im 6.–8. Lebensjahrzehnt auftritt und zu einer schweren Arthrose führt. Es können gichtähnliche Schmerzattacken auftreten (Pseudogicht). Eine polyartikuläre systemische Form ist familiär und kommt sehr selten vor.

Solche schweren destruierenden Arthropathien bei Chondrokalzinose können im Alter zu einer ganz erheblichen Schwerbehinderung führen. Sie müssen in der Beurteilung deutlich von den anderen Arthrosen abgesetzt werden.

Die sehr seltene *Periarthritis calcarea generalisata* ist durch eine Verkalkung gekennzeichnet, die auf der periartikulären Anlagerung von Hydroxyapatitkristallen beruht. Es kommt zu heftigen, in das Gelenk projizierenden Schmerzen. Es finden sich auch Schwellung und Rötung. Zum Zeitpunkt des Schmerzanfalles besteht Arbeitsunfähigkeit. Die Schmerzzustände können aber andauernd werden, und es kann dann zu erheblichen Einschränkungen von Berufs- und Erwerbsfähigkeit kommen.

Es ist charakteristisch, daß diese periartikulären Verkalkungen röntgenologisch reversibel sind. Sie imponieren zum Teil als wolkige, zum Teil auch als solide Verkalkungsfiguren.

Im Zusammenhang mit dem *Diabetes mellitus* ist die Spondylosis hyperostotica zu erwähnen. Es handelt sich um degenerative Veränderungen im Bereich der Wirbelsäule, die als eine Sonderform der degenerativen Wirbelsäulenerkrankungen aufgefaßt wird. Die Erkrankung muß differentialdiagnostisch vor allem gegen die Spondylitis ankylosans abgegrenzt werden (14). Im Unterschied zu dieser ist der Gipfel der Manifestation dieser Krankheit im 6. Lebensjahrzehnt. Es ist in erster Linie die Brustwirbelsäule befallen. Röntgenologisch imponieren im Unterschied zur ankylosierenden Spondylitis keine syndesmophytären sondern spondylotische Überbrückungen.

Die Erkrankung kann mit einer hyperostosierenden Arthrose und einer Hyperostoseneigung an den Sehnenansatzpunkten einhergehen. Die subjektiven Beschwerden sind oft gering. Wenn sie geklagt werden, bestehen sie in ringförmigen Thoraxschmerzen. Die Bewegungseinschränkung wird im Unterschied zur ankylosierenden Spondylitis oft vom Patienten gar nicht bemerkt, da sie zumeist schmerzfrei auftritt. Sie kann aber erhebliche Ausmaße erreichen.

Die hyperostosierende Spondylose allein führt selten zur Berufs- bzw. Erwerbsunfähigkeit und wird auch selten als ein Grund für eine Schwerbehinderung anzunehmen sein.

Literatur

1 Bywaters, E. G. L.: Jaccoud's Syndrome a sequel to joint involvement of systemic lupus erythematodes. Clin. Rheum. Dis. 1 (1975) 125

2 Campbell, S. M., S. Clark, A. Tindall, M. E. Forehand, R. M. Bennet: Clinical characteristics of fibrositis. Arthr. Rheum. 7 (1983) 817

3 Dihlmann, W.: Gelenk-Wirbelverbindungen, Klinische Radiologie, 2. Aufl. Thieme, Stuttgart 1982

4 Engel, J. M.: Beurteilung von Therapie-Effekten mittels thermographischer Diagnostik. In M. Franke, W. Müller: Spontanverlauf und Therapiebeurteilung rheumatischer Krankheiten. Steinkopff, Darmstadt 1983 (S. 131)

5 Franke, M., J. M. Engel, G. Manz, G. Ströbel: Stadieneinteilung der rheumatoiden Arthritis in einem Aktivitätsindex. Verh. dtsch. Ges. inn. Med. 84 (1978) 1496

6 Güntz, E.: In G. Hohmann, M. Hackenbroch, K. Lindemann: Handbuch der Orthopädie, 2. Spezielle Orthopädie: Rumpf – Wirbelsäule – Bekken. Thieme, Stuttgart 1958 (S. 537)

7 Helmcke, K.: Spontanverlauf der Kollagenosen. In M. Franke, W. Müller: Spontanverlauf u. Therapiebeurteilung rheumatischer Erkrankungen. Steinkopff, Darmstadt 1983 (S. 15)

8 Herzer, P.: Lyme-Borreliose. Steinkopff, Darmstadt 1990

9 Kagans, G., W. Müller, F. Wagenhäuser: Weichteilrheumatismus – Fortbildungskurse für Rheumatologie. Karger, Basel 1971

10 Krämer, J.: Bandscheibenbedingte Erkrankungen – Ursachen, Diagnose, Behandlung, Vorbeugung, Begutachtung. Thieme, Stuttgart 1978

11 Merzt, D. P.: Gicht, Grundlagen und Therapie. Thieme. Stuttgart 1971 (S. 203)

12 Müller, W., F. Schilling: Differentialdiagnose rheumatischer Krankheiten, 2. Aufl. Aesopus, Basel 1982 (S. 113)

13 Ott, V. R.: Klinik und Therapie der ankylosierenden Spondylitis. In: Fortschritte auf dem Gebiet der rheumatischen Erkrankungen und der degenerativen Gelenkerkrankungen. Schattauer, Stuttgart 1972

14 Ott, V. R.: Differentialdiagnose der versteifenden Wirbelsäulenerkrankungen: Spondylosis hyperostotica. In W. Wirth: Rückenschmerzen – Wirbelsäulenerkrankungen: Colloquia rheumatologica 2, 42 (1978); Dr. Edmund Banaschewski, München-Gräfelfing

15 Richard, R.: Arbeitsgesetze. Beck, München 1985 (S. 240)

16 Schattenkirchner, M.: Die Bedeutung der HLA-Bestimmung für die Frühdiagnostik der ankylosierenden Spondylitis. Orthop. Prax. 1 (1984) 53

17 Steiger, U.: Spontanverlauf der Arthrose. In M. Franke, W. Müller: Spontanverlauf und Therapiebeurteilung rheumatischer Erkrankungen. Steinkopff, Darmstadt 1983 (S. 37)

18 Steinbrocker, O., Ch. Traeger, R. Battermann: Therapeutic criteria in rheumatoid arthritis. J. Amer. med. Ass. 140 (1949) 659

19 Stöber, E., G. Kölle: Juvenile chronische Arthritis. In: Handbuch der inn. Medizin, Bd. VI 2B: Erkrankungen der Knochen, Gelenke und Muskeln, 5. Aufl. Springer, Berlin 1984 (S. 208)

20 Ströbel, G., M. Franke, J. M. Engel: Verlaufsdokumentation bei rheumatischen Krankheiten. In M. Franke, W. Müller: Spontanverlauf und Therapiebeurteilung rheumatischer Erkrankungen. Steinkopff, Darmstadt 1983 (S. 67)

21 Thabe, H.: Spontanverläufe bei degenerativen Wirbelsäulenerkrankungen. In M. Franke, W. Müller: Spontanverlauf und Therapiebeurteilung rheumatischer Erkrankungen. Steinkopff, Darmstadt 1983 (S. 47)

22 Chirurgische und orthopädische Erkrankungen und Verletzungen

H. BILOW und S. WELLER

Untersuchungsmethoden

(8, 14, 15, 16, 19, 20, 21, 27, 28, 60)

Die Untersuchung d. h. Betrachtung und Betastung des unbekleideten ganzen Körpers schafft die Grundlage für ein Gutachten. Eine genaue, bis ins einzelne reichende Beschreibung muß bei jedem Leser des Gutachtens ein plastisches Bild entstehen lassen, das jederzeit reproduzierbar sein sollte. Die Beurteilung des Stütz- und Bewegungsapparates verlangt Untersuchungen sowohl in statischer Funktion im Stehen, Sitzen und Liegen (ohne Bewegung) als auch bei dynamischen Funktionsabläufen (mit Bewegung). Die Messung der Beweglichkeit von Gelenken und des Umfanges von Gliedmaßenabschnitten dient dem Bemühen, überprüfbare Daten zu gewinnen, die bei unpaaren Skelettabschnitten sogenannten Normwerten gegenübergestellt werden und bei paarigen Extremitäten einen Vergleich der gesunden mit der kranken Seite erlauben. Dies verlangt aber auch einheitliche Meßverfahren an festgelegten Meßpunkten und mit genauen Instrumenten (Maßband, Winkelmesser) (Abb. 22.**1**).

Die Messung der Gelenkbeweglichkeit erfolgt nach der Neutral-0-Methode (0-Durchgangsmethode), ein Verfahren, das sich heute weitgehend durchgesetzt hat. Als 0-Stellung gilt der gestreckte Körper mit paralleler Fußstellung, am Rumpf angelegten Armen und nach vorn deutenden Daumen. Die von dieser Körperhaltung abweichende Bewegung wird mit dem Winkelmesser erfaßt und der Wert entsprechend der vorbezeichneten Bewegungsrichtung vor bzw. hinter der 0 eingetragen.

Beispiel: Die Beweglichkeit des Schultergelenkes gelingt bei der Rückführung des Armes um 40 Grad und beim Anheben nach vorne um 160 Grad. Nach der Neutral-0-Methode werden diese Werte bezeichnet:

Schultergelenk, Arm rückwärts/vorwärts 40/0/160 Grad.

Bei fehlender Beweglichkeit des Armes nach hinten wird dies in der Angabe mit 0 bezeichnet, also:

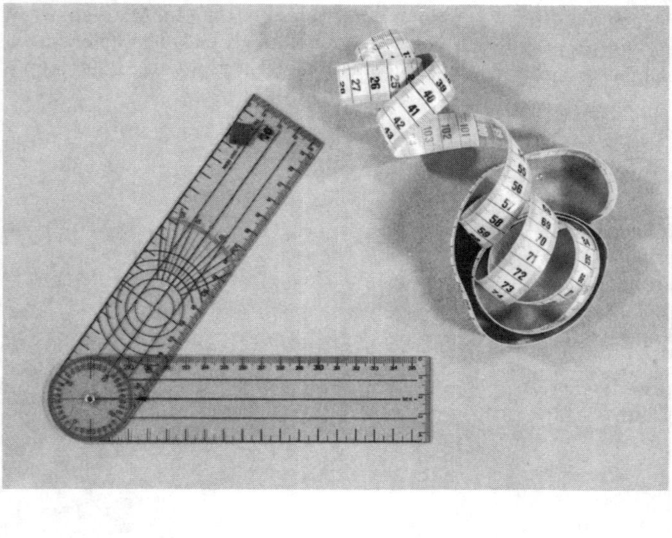

Abb. 22.**1** (Maßband und Winkelmesser)

Arm rückwärts/vorwärts 0/0/160 Grad.

Erreicht gar die Bewegung die 0-Stellung nicht und beginnt aus einer ventralwärts gerichteten Stellung von 10 Grad, so lautet die Angabe:

Arm rückwärts/vorwärts 0/10/160 Grad.

Schrumpft nun auch noch die Bewegung nach vorne bis zu einer wackelsteifen Kontraktur bei 10 Grad, dann bezeichnet dies die Neutral-0-Methode mit

Arm rückwärts/vorwärts 0/10/10 Grad.

Unverzichtbar steht immer die Angabe der Bewegungsrichtung vor den Meßwerten. Die Messung nach einzelnen Winkelgraden hieße allerdings die Genauigkeit der Methode überschätzen. Ausreichend exakt sind Angaben in 5-Grad-Abständen (5 Grad, 10 Grad, 15 Grad usw.).

Da Lähmung wie auch Schmerzen selbsttätige (aktive) Bewegungen einschränken oder gar ganz aufheben können, wird eine 2malige Messung eines Gelenkes mit fremdtätiger (passiver) und eigentätiger (aktiver) Beweglichkeit erforderlich. Die aktive Beweglichkeit kann durch subjektive, bewußte oder unbewußte Faktoren behindert sein. Diese Behinderungen bedürfen einer besonderen Untersuchungstechnik, die sich komplexer Körperbewegungen bedient.

Beispiel: Das Armheben nach vorn gelingt aktiv nur um 40 Grad. Dies wird zur Kenntnis genommen und die Armbeweglichkeit weiter gemessen. Die Wirbelsäulenfunktion soll alsdann mit einer Rumpfbeuge nach vorne geprüft werden. Der Gutachtenpatient versucht dabei, mit den Fingerspitzen den Boden zu erreichen. Dies aber kann nur gelingen, wenn das Armheben nach vorn über 90 Grad hinausgeht. Diese Armstellung wird vom Untersucher fixiert und der Patient aufgefordert, sich aufzurichten. Er wird über seine gute Schulterfunktion überrascht sein. Diese Technik hat nichts mit Austricksen oder gar üblen Tricks zu tun. Vielmehr sollen damit dem übervorsichtigen oder ängstlichen Patienten seine wahren Möglichkeiten aufgezeigt werden. Bewußt vorgetäuschte Funktionsbehinderungen lassen sich auch am sich unbeobachtet wähnenden Patienten beim An- und Entkleiden oder beim erleichterten Verlassen des Krankenhauses erkennen. Auch dies gehört zur Begutachtung eines Patienten.

Die Angabe von Umfangsmaßen an paarigen Extremitäten ist nur dann sinnvoll, wenn die Vergleichsgliedmaße ohne krankhafte Veränderungen blieb. Die Interpretation der Umfangswerte erfolgt durch den beschriebenen klinischen Befund. Eine Umfangsvermehrung kann sowohl Ausdruck einer Schwellung, aber auch einer kräftigen Muskulatur sein. Hinter einer fehlenden Umfangsdifferenz zur Gegenseite kann sich eine Muskelverschmächtigung verbergen, die durch eine gleichzeitige Blutrückflußstauung verwischt wird. Besonders deutlich wird eine Schwellneigung im Bereich von muskelarmen Abschnitten direkt über Gelenken oder unmittelbar daneben. Längen- und Umfangsmessungen sollten mit einem nicht zu schmalen Maßband durchgeführt werden, das sich den Körperkonturen, ohne einzuschneiden, gut anlegt.

Die durch exakte Messung (nicht Schätzung!) gewonnenen Werte trägt der Untersucher in besonders entwickelte Meßblätter für obere Gliedmaßen, untere Gliedmaßen und Wirbelsäule ein (Abb. 22.**2**–22.**4**).

Aus den Bedürfnissen der Versicherung und Justiz einerseits und den standesrechtlichen Vorschriften andererseits hat sich für die Gutachten eine standardisierte Form entwickelt, die beim Formulargutachten in wesentlich vereinfachter Form vorgegeben ist. Obenan steht der Name des Verfassers und das Datum. Es folgt sodann der Auftraggeber. Die dritte Rubrik enthält schließlich die Angaben über den zu Begutachtenden mit Namen, Geburtstag, Wohnort, Unfalltag und Aktenzeichen. Es schließt sich an die Bezeichnung des Gutachtens nach Fachgebiet des Gutachters, die Aufzählung der dem Gutachten zugrundeliegenden Akten und endet mit der Fragestellung.

An den Beginn der eigentlichen Begutachtung gehört die Schilderung der Vorgeschichte nach Aktenlage. Häufig wird hierbei aus mancherlei Gründen Unnötiges übernommen. Anzuführen sind lediglich alle medizinischen Befunde, die einer Klärung der Fragestellung dienen. Es genügt weder bei Zusammenhangsgutachten noch bei Verschlimmerungsanträgen, auf die Akten zu verweisen. Die zitierten medizinischen Befunde müssen nach Herkunft, Datum und Blattnummer der Akten bezeichnet werden und übersichtlich geordnet sein. Die Vorgeschichte enthält Angaben über familiäre Erkrankungen und über die Eigenana-

Abb. 22.2

Meßblatt für Obere Gliedmaßen (nach der Neutral-0-Methode)

Name		Untersuchungstag
geb.	Aktenzeichen	☐ Rechtshänder ☐ Linkshänder

Schultergelenke:

	Rechts			Links		
Arm seitw./körperw. (Abb. 1)						
Arm rückw./vorw. (Abb. 2)						
Arm ausw./einw. drehen (Oberarm anliegend) (Abb. 3)						
Arm ausw./einw. (Oberarm 90° seitw. abgeh.) (Abb. 4)						

Ellenbogengelenke:

Streck./Beugg. (Abb. 5)						

Unterarmdrehung:

ausw./einw. (Abb. 6)						

Handgelenke:

handrückenw./hohlhandw. (Abb. 7)						
ellenw./speichenw. (Abb. 8)						

Fingergelenke:

Abstände in cm:	II	III	IV	V	II	III	IV	V
Nagelrand /quere Hohlhandfalte (Abb. 9)								
Nagelrand /verl. Handrückenebene (Abb. 10)								

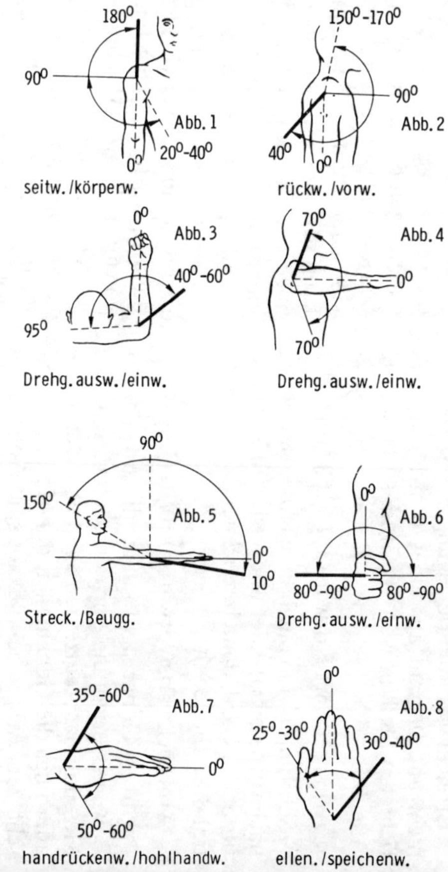

Abb. 22.**2** (Fortsetzung)

Daumengelenke:

Streckung/Beugung:

Grundgelenk						
Endgelenk						

Abspreizung (Winkel zwischen 1. und 2. Mittelhandknochen)

an der Handebene (Abb. 11)	0			0		
Rechtwinklig zur Handebene (Abb. 12)	0			0		

	II	III	IV	V	II	III	IV	V
Ankreuzen, welche Langfingerkuppen mit der Daumenspitze erreicht werden können								

Handspanne:

Größter Abstand in cm zwischen Daumen- und Kleinfingerkuppe		

Umfangmaße in cm:
(Hängender Arm)

15 cm ob. äußerem Oberarm-Knorren		
Ellenbogengelenk		
10 cm unt. äußerem Oberarm-Knorren		
Handgelenk		
Mittelhand (ohne Daumen)		

Armlänge in cm:

Schulterhöhe/Speichenende		

Stumpflängen in cm:

Schulterhöhe/Stumpfende		
Äuß. Oberarmknorren/Stumpfende		

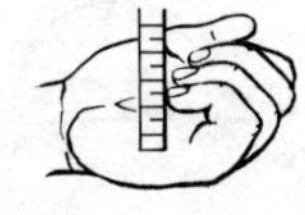
Abb. 9

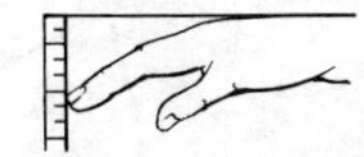
Abb. 10

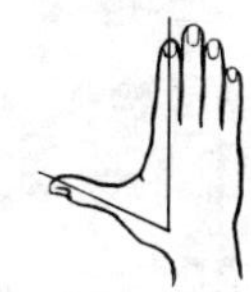
Abb. 11

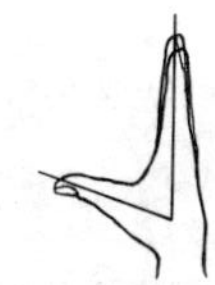
Abb. 12

Abb. 22.**3**

Meßblatt für Untere Gliedmaßen (nach der Neutral-0-Methode)

NAME:

geb.: Untersuchungstag:

Aktenzeichen: Standbein: Rechts/Links

	Rechts			Links		
Hüftgelenke:						
Streck./Beugg. (Abb. 1 a u. 1 b)						
Abspreiz./Anführen (Abb. 2)						
Drehg. ausw./einw. (Hüftgel. 90° gebeugt) (Abb. 3)						
Drehg. ausw./einw. (Hüftgel. gestreckt) (Abb. 4)						
Kniegelenke:						
Streck./Beugg. (Abb. 5)						
Obere Sprunggelenke:						
Heben/Senken d. Fußes (Abb. 6)						

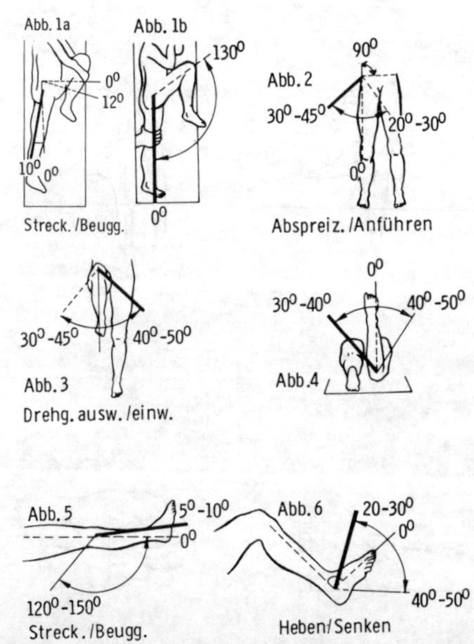

Abb. 22.**3** (Fortsetzung)

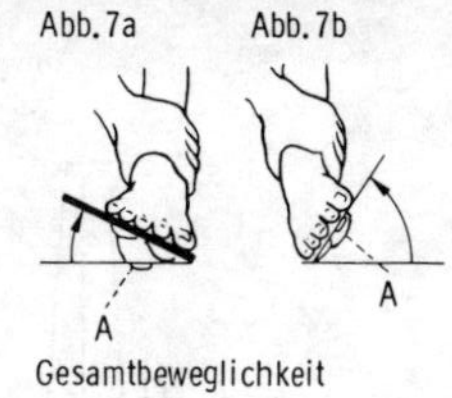

Untere Sprunggelenke: Ges.-Beweglichk. (Fußaußenr. heb./senk.) (Abb. 7a/7b) .... (in Bruchteilen der normalen Beweglichkeit)		
Zehengelenke: .... (in Bruchteilen der normalen Beweglichkeit)		
Umfangmaße in cm:		
20 cm ob. inn. Knie-Gelenkspalt		
10 cm ob. inn. Knie-Gelenkspalt		
Kniescheibenmitte		
15 cm unterh. inn. Gelenkspalt		
Unterschenkel, kleinster Umfang		
Knöchel		
Rist über Kahnbein		
Vorfußballen		
Beinlänge in cm: Vord. op. D-beinstachel – Außenknöchelsp.		
Stumpflänge in cm:		
Sitzbein – Stumpfende		
Inn. Knie-Gelenkspalt – Stumpfende		

Abb. 22.**4**

Meßblatt für die Wirbelsäule

(nach der Neutral-0-Methode)

NAME:

geb. Untersuchungstag:

Aktenzeichen:

Halswirbelsäule

Vor / Rückneigen	(Abb. 1)			
Seitneigen re / li	(Abb. 2)			
Drehen re / li	(Abb. 3)			
Kinnspitzen-Schulterhöhen-Abstand bei maximaler Drehseitneigung		re: li:		cm cm

BWS und LWS

Beckentiefstand	re / li		cm

DF-Reihe: BWS-LWS

Seitprofil:

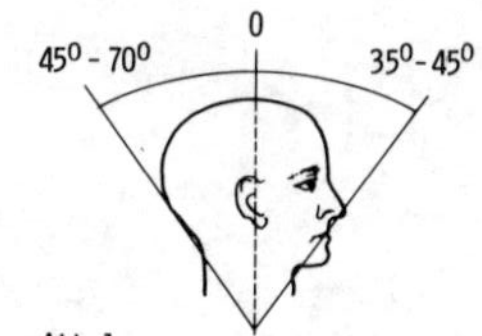

Abb. 1

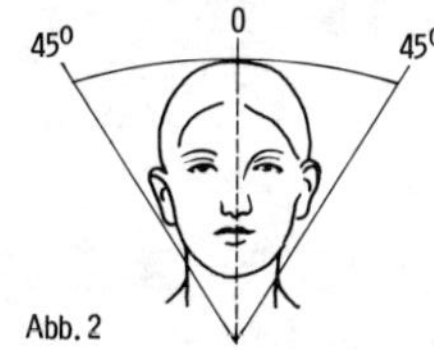

Abb. 2

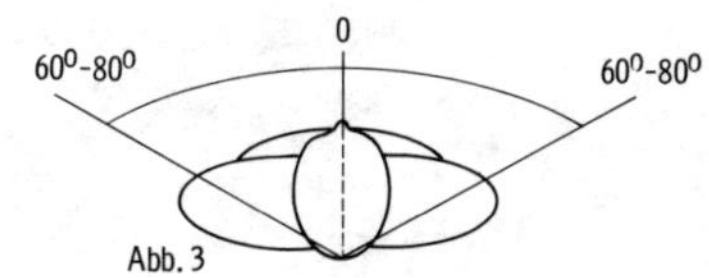

Abb. 3

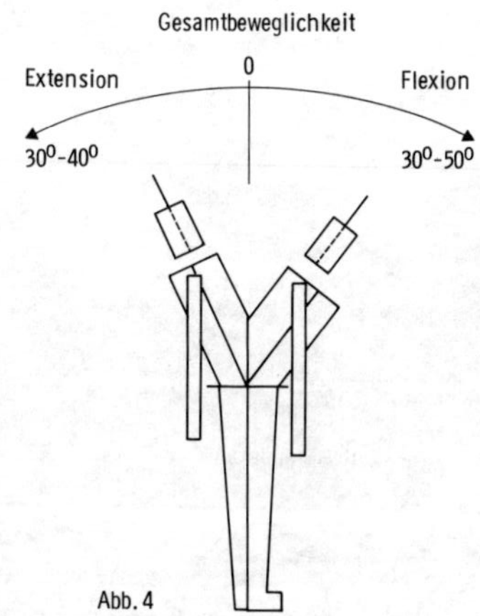

Abb. 4

Abb. 22.4 (Fortsetzung)

Vor-/ Rückneigen	(Abb. 4)			
Finger-Boden-Abstand				cm
Finger-Fußspitzen-Abstand auf U-liege				cm
Seitneigen re / li	(Abb. 5)			
Drehen im Sitzen re / li	(Abb. 6)			

Liege-Jugulum-Abstand	(Abb. 7)			cm
Aktive Aufrichtung aus Rückenlage Meßstrecke Liege – DF-C7				cm
Ott DF-C7 30 cm kaudal	(Abb. 8a)		/	cm
Schober DF-S1 10cm kran.	(Abb. 8b)		/	cm
Meßstrecke 10cm mit Mittelpunkt DF-L1	(Abb. 8c)		/	cm
Atembreite über den Mamillen			/	cm
Bauchumfang in Nabelhöhe				cm

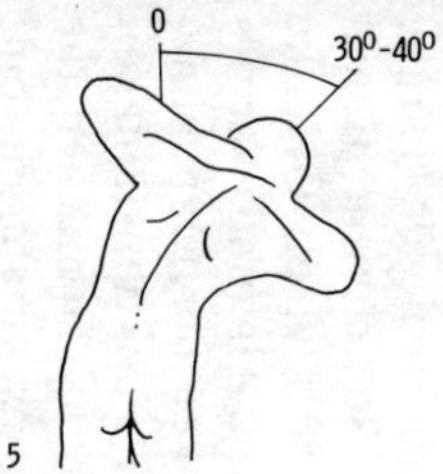

Abb. 5

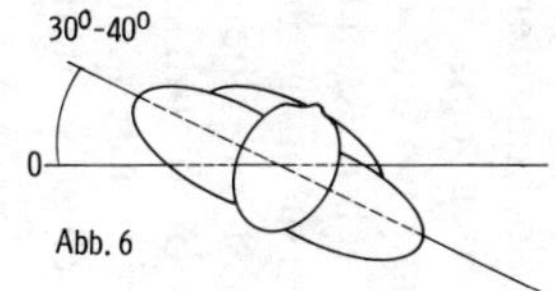

Abb. 6

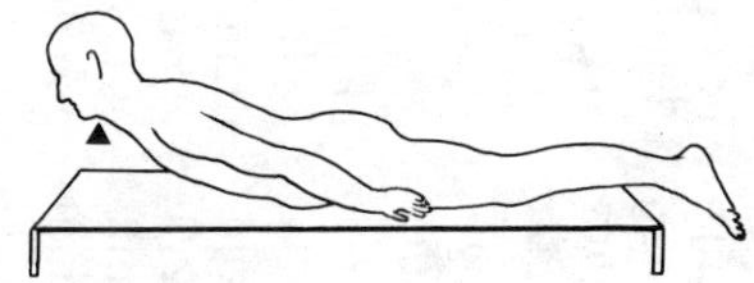
Abb. 7

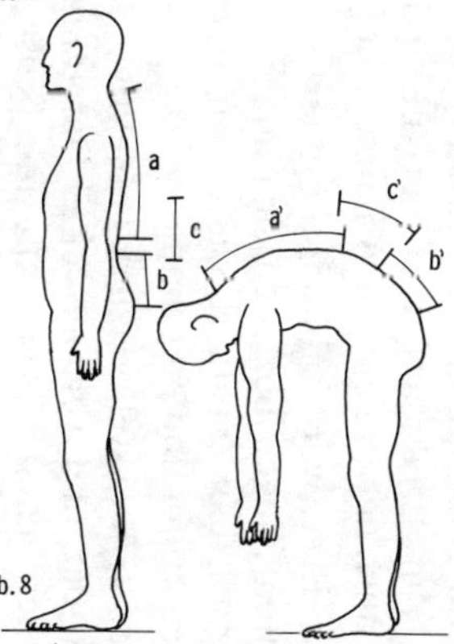

Abb. 8

a:a' = 30:32
b:b' = 10:15
c:c' = 10:14

mnese, die sich wiederum in die Aufzählung früherer Erkrankungen und deren Behandlung sowie die Schilderung des Unfallereignisses und Behandlung der Unfallfolgen unterteilt. Zur Ergänzung und Vervollständigung wird auch der Patient zur Anamnese befragt.

Die Beschwerdeschilderung oder die sogenannten Klagen beziehen sich allein auf den gegenwärtigen Zustand, wie er von dem Verletzten erlebt und empfunden wird.

Der *Befund* stellt dazu das objektive Gegenstück dar und verlangt eine Darstellung in übersichtlichen Sätzen mit möglichst deutschen Ausdrücken. Die Schilderung beginnt mit der Angabe von Alter und Geschlecht, mit der Beurteilung von Allgemein- und Ernährungszustand, mit der Angabe über allgemeine Hautverfärbungen oder Gewebswasseransammlungen sowie Körpergröße und Körpergewicht.

Der Befund der einzelnen Körperregionen Kopf, Hals, Brustkorb, Bauch, Wirbelsäule, Arme und Beine wird aufgegliedert in Betrachtung, Betastung sowie Bewegungs-, Längen- und Umfangsmessungen. Im einzelnen bedeutet dies für die Körperabschnitte:

Kopf: Beschreibung der äußeren Kopfform einschließlich des Gesichtes. Untersuchung auf Druck- oder Klopfempfindlichkeit des knöchernen Schädels. Angabe von Hautveränderungen. Pupillenweite und -reaktion sowie Lidschluß. Beschreibung der Mundhöhle und des einsehbaren Rachenraumes. Druck- bzw. Klopfempfindlichkeit über den Nasennebenhöhlen und Nervenaustrittspunkten.

Hals: Beschreibung der äußeren Form, der Schilddrüsengröße und ihrer Konsistenz sowie von Lymphknoten und Halsvenenfüllungszustand (Einflußstauung?).

Brustkorb: Beschreibung der äußeren Form und ihrer Veränderung bei der Atmung. Prüfung eines Zusammendrückschmerzes von vorn nach hinten sowie seitwärts. Prüfung der Lungenverschieblichkeit und Beschreibung der Atemgeräusche. Perkutorische Messung der Herzgröße, auskultatorische Prüfung der Herztöne, der Pulszahl und Messung des Blutdruckes.

Bauch: Angabe über den Spannungszustand und die Dicke der Bauchdecken. Perkutorische Bestimmung der Lebergröße und Beschreibung der Leberdichte. Angabe, ob Milz tastbar. Druck- und Klopfempfindlichkeit im Bereich beider Nierenlager. Überprüfung der Leistenbruchpforten und Suche nach Lücken in der Bauchdecke mit sich evtl. vorwölbenden Bruchsäcken.

Wirbelsäule: Viel schwieriger gestaltet sich die Untersuchung der Wirbelsäule, da sich die Vielzahl der einzelnen Strukturen, Bewegungssegmente und der 50 kleinen Gelenke nicht einfach messen lassen. Allenfalls vermögen Untersuchungstechniken der Manualmedizin Aussagen über die Funktionsfähigkeit einzelner Bewegungssegmente zu machen, die es dann gilt, durch Funktionsaufnahmen röntgenologisch zu verdeutlichen.

Bei der Betrachtung von hinten baut sich die Wirbelsäule in der Regel über einem geradestehenden Becken senkrecht im Lot auf. Als Markierungspunkte dienen die Dornfortsatzspitzen. Bei seitlichem Ausschwingen der Wirbelsäule gilt es zunächst, nach einem Beckenschiefstand zu forschen. Dies geschieht am sichersten mit der Beckenwasserwaage. Die auf beide Beckenkämme gelegten Hände oder die Fingerspitzen auf beiden vorderen Darmbeinstacheln verlangen sehr viel Augenmaß und sind daher ungenau. Eine evtl. Beinlängendifferenz – scheinbar z. B. bei einer Anspreizstellung des Hüftgelenkes oder tatsächlich z. B. bei einer Beinverkürzung – muß für die weitere Wirbelsäulenuntersuchung durch untergelegte Brettchen ausgeglichen werden. Vom Beckenstand unabhängige Wirbelsäulenverbiegungen machen eine Reihe typischer Veränderungen, insbesondere dann, wenn mit der Seitausschwingung auch eine Torsion verbunden ist. Bei der Rumpfbeuge vorwärts hebt sich konvexseitig im Brustwirbelsäulenbereich ein Rippenbuckel und im Lendenwirbelsäulenbereich ein Lendenwulst ab. Die konvexseitige Schulter mit Schulterblatt steht durch Abkippung der Querachse höher. Das Taillendreieck flacht sich auf der konvexen Seite der Ausschwingung ab und ist konkavseitig vertieft.

Die seitliche Betrachtung der Wirbelsäule zeigt die physiologischen Krümmungen: Die Lordose der Halswirbelsäule, die Kyphose der Brustwirbelsäule und Lordose der Lendenwirbelsäule. Veränderungen in einer Krümmung, beispielsweise vermehrte Kyphose, machen für einen aufrechten Stand die kompensatorische Lordosierung eines benachbarten Wirbelsäulenabschnitts notwendig.

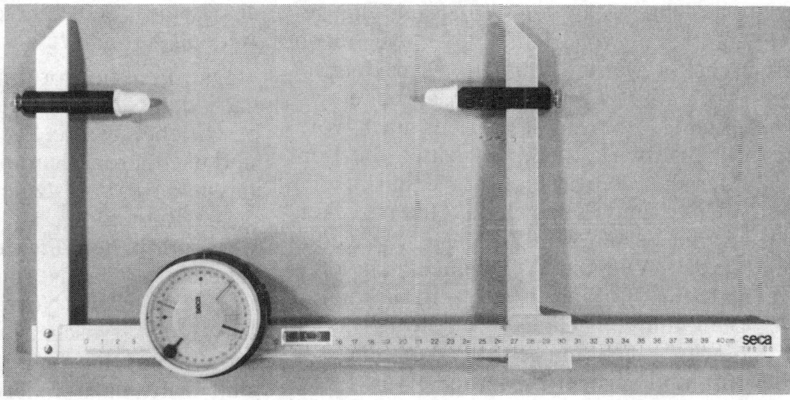

Abb.22.5 Meßinstrument für die Wirbelsäulenbeweglichkeit

Die palpatorische Prüfung erfaßt die Stellung der Dornfortsätze zueinander sowie deren Druck- und Klopfempfindlichkeit. Das Punctum maximum ist entweder genau auf dem Dornfortsatz oder in dem dazwischenliegenden Bandapparat zu lokalisieren. Die Untersuchung der Rückenmuskulatur auf Spannungszustand oder Verspannung kann nur im Liegen erfolgen. Besondere Beachtung verlangen die Muskelansätze am Schädel, Beckenkamm und Kreuzbein, da sich hier besonders gern Myogelosen oder Insertionstendinosen entwickeln. Veränderungen in den Kreuz-Darmbein-Fugen werden deutlich durch forcierte Überstreckung des jeweiligen Hüftgelenkes in Bauchlage (Mennelsches Zeichen).

Die Funktionsprüfung der Wirbelsäule beginnt mit der Beobachtung während des Gehens. Die Wirbelsäule schwingt entsprechend der Belastungsphase gleichmäßig und wechselseitig aus. Ebenso spannen sich die Rückenstrecker wechselweise an. Üblicherweise werden die einzelnen Wirbelsäulenabschnitte in ihrer Gesamtfunktion geprüft und die Beweglichkeit zunächst beschrieben. Dafür reicht die Angabe des Kinn-Brustbein-Abstandes für die maximale Vor-/Rückneigung des Kopfes aus. Bei den Seitneigungen der Halswirbelsäule kann der Abstand zwischen Kiefergelenk und Schultereckgelenk angegeben werden. Die Drehbewegung wird mit einer Abstandsmessung Kinnspitz-Schultereckgelenk gekennzeichnet.

Die Drehbewegungen des Rumpfes lassen sich allenfalls hinsichtlich des seitengleichen Ausschlages der Schultergürtelachse prüfen und beschreiben. Bei der Seitneigung des Rumpfes nähern sich die dem Oberschenkel anliegenden Fingerspitzen dem äußeren Kniegelenkspalt. Der beidseits verbleibende Abstand läßt zumindest eine Seitendifferenz erkennen. Eine funktionellere Aussage gelingt bei Prüfung der Rumpfbeugung nach vorne bzw. hinten. Es wird im Bereich der Brustwirbelsäule ab dem Dornfortsatz C7 abwärts im aufrechten Stand eine Meßstrecke von 30 cm gekennzeichnet und bei maximaler Rumpfbeugung nach vorn neu vermessen. Bei funktionsfähigen Wirbelsäulen vergrößert sich der Abstand auf 32 cm (Ottsches Zeichen). Ähnlich verläuft die Untersuchung bei Prüfung der Lendenwirbelsäulenbeweglichkeit. Es wird von S1 eine Meßstrecke 10 cm nach kranial gekennzeichnet und bei maximaler Rumpfbeugung nach vorn überprüft. In der Regel vergrößert sich dieser Abstand auf 15 cm (Schobersches Zeichen). Beide Untersuchungen kennzeichnen die eigentliche Wirbelsäulenfunktion besser als der sogenannte Finger-spitzen-Boden-Abstand, der selbst bei völlig eingesteifter Wirbelsäule, jedoch sehr guter Hüftfunktion gegen 0 gehen kann. Auf heftige Schmerzen weist die notwendige Abstützung beim Wiederaufrichten hin.

Die Angabe der Wirbelsäulenbeweglichkeit in Winkelgraden bereitet noch immer erhebliche Schwierigkeiten. Es sind zwar einige Meßinstrumente entwickelt worden (Abb. 22.5), deren Anwendung jedoch nur zu Annäherungswerten führen kann. Die benutzte Meßdose orientiert sich bei Bewegungen aus der Senkrechten heraus an der Schwerkraft und bei Bewegungen in der Horizontalebene an der Südrichtung (beides Orientierungsverfahren im Raum). Dadurch lassen sich verwertbare Meßergebnisse an der Wirbelsäule nur gewinnen, wenn weiterlaufende Bewegungen ausgeschaltet werden können. Zum Beispiel wenn verhindert werden kann, daß bei eingeschränktem Anheben des Armes nach vorn sich die Brustwirbelsäule aufrichtet, die Lordose der Lendenwirbelsäule verstärkt, die Hüftgelenke und Kniegelenke überstrecken und gar die Fersen zum Zehenstand angehoben werden. Wie die Abbildungen auf dem Meßblatt für die Wirbelsäule zeigen, können die Bewegungsausschläge der Kopf- oder Rumpfachse auch mit einem Winkelmesser überprüft und angegeben werden.

Obere Gliedmaßen: Die Betrachtung der oberen Gliedmaßen beginnt mit der Beschreibung von Höhenstand und Umrissen beider Schultern. Dazu gehört selbstverständlich auch der Schulterblattstand, sofern er nicht schon bei der Wirbelsäulenuntersuchung Erwähnung fand. Erst danach folgt die Prüfung des achsengerechten Aufbaus der Arme. Die Gelenkumrisse zeichnen sich in der Regel scharf ab, wenn sie nicht durch Fehlstellungen, Ergüsse oder umgebende Schwellungen überlagert sind. Dies gilt auch für das Muskelrelief von Ober- und Unterarm, das durch eine Schwellung unscharf werden kann und bei einer Abschwächung zusätzlich abflacht. Neben der Angabe über die Hautfarbe ist insbesondere darauf zu achten, ob eine Schwellneigung des Handrückens oder eine Abflachung bzw. Einziehung im Bereich der kleinen Fingermuskeln zu erkennen ist. Die Inspektion endet schließlich mit der Schilderung der Hautbeschaffenheit. So zeigen beispielsweise Arbeitsspuren und eine kräftige Hohlhandbeschwielung, daß die Hand zumindest nicht geschont oder nur als Beihand benutzt wird.

Die Betastung beginnt mit der Prüfung des Schultereckgelenkes auf seine Festigkeit. Unter Umständen wird eine Lockerung erst unter Zugbelastung des Armes und dann eintretender Stufenbildung deutlich. Bei Klagen über Schulterbeschwerden müssen die das Schultergelenk selbst umgebenden Strukturen einzeln abgetastet, bis zu ihrem knöchernen Ansatz verfolgt und auf ihre Druckempfindlichkeit untersucht werden. Des weiteren hat die betastende Untersuchung die Stellung der knöchernen Armanteile zueinander zu überprüfen und nach Gelenklockerungen zu fahnden. Hauttemperatur und Radialispuls gelten als orientierende Parameter für die Durchblutung des Armes. Sensibilitätsstörungen sind nach Art und Ausmaß zu beschreiben.

Die Funktionsprüfung der Arme erfolgt nach der Neutral-0-Methode, wie sie bereits beschrieben wurde. Die Bewegungsausschläge sind nach ihrer Richtung als Abspreizung/Anspreizung usw. festzulegen und die Werte in dieser Reihenfolge auch anzugeben. Ein Muster dafür bieten die Meßblätter, die auch Angaben über die Normbereiche enthalten (s. Abb. 22.**2**–22.**4**). Notwendig ist eine Unterscheidung zwischen Schultergelenk- und Schultergürtelbeweglichkeit. Das Schulterblatt wird dazu fixiert. Eine Aussage über komplexe Funktionen im Schultergelenk machen Angaben über Nackengriff oder Schürzengriff.

Das Schultereckgelenk ist durch eine feste Bandverbindung gesichert, die auch bei Druck auf das äußere Schlüsselbeinende nicht nachgibt. Erst bei Zerreißungen des Bandapparates läßt sich das äußere Schlüsselbeinende niederdrücken (Klaviertastenphänomen). Unter Belastung des gleichseitigen Armes entsteht eine klinisch und röntgenologisch nachweisbare Stufenbildung im Schultereckgelenk.

Die Prüfung der Unterarmdrehbewegung erfolgt mit angelegtem Oberarm, um kompensierende Schultermitbewegungen auszuschließen. Ursache häufiger Handgelenksbeschwerden ist eine Instabilität im körperfernen Ellen-Speichen-Gelenk durch eine Bandinsuffizienz. Die Elle läßt sich gegenüber der Speiche in volarer wie auch in dorsaler Richtung vermehrt verschieben.

Für gewöhnlich reichen bei *Untersuchungen der Hand* die Angaben von Gesamtbewegungen aus. So wird beim Faustschluß der Fingerspitzen-Hohlhand-Abstand angegeben. Als weitere Funktionsprüfung gelten der Spitzgriff zwischen Daumen und den einzelnen Langfingern sowie der Breitgriff. Nur speziell handchirurgische Gutachten verlangen zur besseren Dokumentierung das Ausmessen der Beweglichkeit von einzelnen Fingergelenken (s. Abb. 22.**2**). Eine vergleichende Umfangmessung an festgesetzten Meßpunkten vervollständigt die Befundung der oberen Gliedmaßen.

Untere Gliedmaßen: Ähnlich wie im Bereich der Arme gestaltet sich der Untersuchungsgang der Beine. Die Ursache eines Beckenschiefstandes kann mannigfaltig sein, er muß aus der Befundbeschreibung klarwerden (Beinlängenunterschied, Anspreiz- oder Abspreizstellung im Hüftgelenk u. ä.). Neben dem Achsenaufbau, den Gelenkumrissen, dem Muskelrelief und der Hautfarbe darf die Fußstellung mit Beschreibung von Längs- und Quergewölbe nicht fehlen. Auch weist die Fußstellung auf Rotationsfehler unterschiedlicher Herkunft hin. Eine vorhandene Varikosis muß besondere Erwähnung finden.

Die Betastung hat nicht sichtbare Befunde aufzudecken, indem es durch Druck oder Stauchung gelingt, Reizzustände in den Gelenken zu erkennen (Leistendruckschmerz, Trochanterklopfschmerz, Längsstauchungsschmerz). Die bei Prüfung des freien Kniescheibenspiels evtl. auftretenden fühlbaren Reibungen oder hörbaren Geräusche sind zu beschreiben. Die einwandfreie Funktion des Kniescheibengleitlagers ergibt sich aus Patellaverschiebungen unter Druck (Zeichen nach Zohlen). Es folgt die Prüfung des Seiten- und Kreuzbandapparates sowie der Meniskuszeichen in typischer Weise. Abschließend soll eine Aussage über den Zustand der Kniegelenkkapsel und über das mögliche Vorliegen eines Kniegelenkergusses gemacht werden. Die Kniekehle verlangt eine sorgfältige Untersuchung der einzelnen Strukturen. Die Palpation des Unterschenkels und Fußes fahndet wiederum nach Zeichen einer gestörten Durchblutung in Form von Minderung der Hauttemperatur, Schwellneigung und abgeschwächten oder gar fehlenden Fußrücken- bzw. Innenknöchelpulsen. Sensibilitätsstörungen sind wiederum genau zu beschreiben.

Die funktionelle Untersuchung beginnt mit der Beschreibung des Gangbildes als Gesamtfunktion. Dabei sollten Schwung- und Belastungsphase getrennt geschildert werden. Die dabei benützten orthopädischen Hilfsmittel kennzeichnen bereits die Funktionsstörung und müssen daher eingehend beschrieben werden. Zehen- und Hackenstand sowie -gang geben Anhaltspunkte für freie Gelenk- und Muskelfunktion sowohl im Ober- wie im Unterschenkelbereich. Eine Hüftbeugekontraktur wird im Liegen häufig durch ein Hohlkreuz überdeckt. Die Entdeckung gelingt durch den Thomasschen Handgriff bei maximaler Beugung des gegenseitigen Hüftgelenkes mit Beckenaufrichtung und damit Ausgleich der Hyperlordose.

Die Prüfung der einzelnen Gelenkfunktionen erfolgt nach dem im Meßbogen angegebenen Verfahren. Zusätzlich sei darauf hingewiesen, daß bei der Prüfung der Beweglichkeit im oberen Sprunggelenk der Mittelfuß fixiert und das Knie etwa 20 Grad gebeugt sein muß. Längen- und Umfangmessungen erfolgen auch im Bereich der unteren Gliedmaßen an den Fixpunkten. Für die Messung der Beinlängendifferenz hat sich das Unterlegen von Brettchen bis zum Beckengeradstand als besonders exakt erwiesen.

Zusätzliche Untersuchungsverfahren

Eine hervorragende Bedeutung für die chirurgische und orthopädische Begutachtung erlangte das *Röntgen* als bildgebendes Verfahren zur Darstellung von Knochenstrukturen und -konturen sowie in bezug auf die Stellung der gelenkbildenden Knochen zueinander. Jede Röntgenaufnahme stellt lediglich den momentanen Befund dar. Deshalb ist es auch für eine Verlaufsbeurteilung wichtig, wie sie oft in Zusammenhangsgutachten verlangt wird, soweit wie möglich auch aus früher angefertigten Aufnahmen eine Röntgenserie zusammenzustellen. Immer sollte sich der Gutachter aber bewußt sein, daß der Röntgenbefund den klinischen Befund nur untermauert. Die klinische Funktionsprüfung sagt für die Bewertung mehr aus als das Röntgenbild.

Die dreidimensionale Form der Knochen verlangt bei Röhrenknochen zumindest Darstellungen in 2 Ebenen und bei sich überzeichnenden Strukturen und Konturen, wie an der Wirbelsäule, Abbildungen in 4 Ebenen. Vergleichende Aufnahmen zur gesunden Seite bzw. der Nachbarschaft verdeutlichen den pathologischen Befund. Sie sind daher ebenso unerläßlich wie die Forderung nach neuesten Röntgenaufnahmen für die Begutachtung, das bedeutet, der Röntgenbefund sollte nicht älter als 3 Monate sein. Während die klinische Funktionsprüfung der Wirbelsäule lediglich Gesamtbewegungen messen läßt, geben röntgenologische Funktionsaufnahmen meßbar die Bewegung im einzelnen Segment wieder. Eine sich dabei darstellende abnorme Verschiebung weist auf einen insuffizienten Bandapparat hin. Schichtaufnahmen und insbesondere computergesteuerte Techniken erlauben ohne störenden Summationseffekt einen Blick auf die inneren Strukturen bzw. Veränderungen des Knochens. Eine sinnvolle Ergänzung dazu bildet die Weichteildarstellung mit der Kernspintomographie. Dieses noch aufwendige und kostenintensive Verfahren sollte allerdings der Beurteilung besonderer Fragestellungen vorbehalten bleiben.

In der Regel rechtfertigt die Fragestellung eines Gutachtens nicht die Risiken invasiver Verfahren mit Darstellung durch Röntgenkontrastmittel oder radioaktiv markierten Substanzen, wie Arthrographie, Angiographie, Szinti- oder Myelographie. Dies gilt insbesondere auch für gutachterliche endoskopische Untersuchungen. Zunehmende Bedeutung für die Beurteilung von Gefäßfunktion und von inneren Organen gewinnt die Sonographie, deren Vorteil im nichtinvasiven Verfahren zu sehen ist. Als Nachteil gilt zumindest derzeit noch ein begrenztes Darstellungsvermögen feiner Strukturen.

Besondere Beachtung verdienen Laboruntersuchungen, deren Parameter für die Beurteilung von Organerkrankungen, aber auch die Beurteilung entzündlicher Veränderungen unerläßlich sind. Näheres dazu S. 17

Den letzten und für den Auftraggeber wichtigsten Abschnitt der Begutachtung bildet die Zusammenfassung und *Beurteilung*. In kurzen und klaren Sätzen werden die krankhaften Befunde zusammengefaßt. Den Schwerpunkt der Beurteilung bestimmt die dem Gutachten zugrundeliegende Fragestellung. (s. S. 18f)

Besondere Schwierigkeiten bereiten zumeist die Zusammenhangsgutachten, da gerade in den strittigen Fällen Unfallereignis und Schädigung nur schwierig erkennbar verknüpft sind. Eine Verbindung herzustellen oder abzulehnen erleichtert

1. die Kenntnis der Vorschäden, die anhand der Patientenkartei des Hausarztes, der Leistungskartei der Krankenkasse und natürlich alter Röntgenaufnahmen zu ermitteln sind;
2. eine genaue Unfallschilderung, die sowohl einwirkende Kraft, Geschwindigkeit bei Verkehrsunfällen, Höhenangabe bei Stürzen u. ä. als auch den Unfallhergang erkennen läßt;
3. eine genaue Beschwerdeschilderung mit Angabe des ersten Auftretens von Schmerzen sowie deren Charakter und Verlauf.

Manch nachträglich anläßlich der Begutachtung vom Verletzten vorgebrachter Bericht wird als zweckgerichtet abgestempelt, nur weil die ersten Unfall- und Befundberichte unvollständig blieben und so für die Anerkennung wichtige Symptome fehlen.

Die häufigsten Probleme bei der Beurteilung eines Zusammenhanges zwischen Unfallereignis und festgestellten krankhaften Veränderungen seien hier kurz angesprochen.

Unfallfolgen

Sehnen und Unfallereignis
(2, 3, 11, 15, 29, 30, 31, 34, 35, 36)

Direkte stumpfe oder scharfe Einwirkungen auf eine Sehne werden durch äußerlich sichtbare Verletzungszeichen kaum gutachterliche Probleme aufwerfen. Meist wird jedoch der plötzlich eintretende, als Schlag empfundene *Sehnenriß* nach einer willkürlichen maximalen Kraftanstrengung als Unfallfolge angesehen, obwohl diesem Ereignis die Merkmale eines Unfalles, wie Unvorhersehbarkeit und äußere Einwirkung, fehlen. In der Tat liegt die Grenze der Reißfestigkeit einer Sehne so hoch, daß auch ein Muskel mit äußerster Kraftentwicklung sie nicht erreicht. Erst degenerative Veränderungen, die bereits im 3. Lebensjahrzehnt einsetzen, mindern die Festigkeit des Sehnengewebes und führen damit zu einer Zerreißung bei geringer Zugwirkung. Die wesentliche Teilursache ist dann aber die Degeneration des Gewebes und nicht der Muskelzug, dem lediglich die Bedeutung einer Gelegenheitsursache zukommt, da der Sehnenriß mit Wahrscheinlichkeit ohne das angeschuldigte Unfallereignis in annähernd dem gleichen Zeitraum und in dem gleichen Umfang eingetreten wäre.

Trifft jedoch eine plötzlich hohe Impulseinwirkung ein muskulär fixiertes Gelenk und entfällt die elastische Brems- und Dämpfungsfunktion des muskulären Anteils der Zugkette, dann wird der Impuls voll auf die Sehne übertragen: Es kann dadurch zum Sehnenriß kommen, der dann auch als Unfallfolge anzuerkennen sein wird.

Die private Unfallversicherung allerdings schließt Schäden durch körpereigene Verletzung ein, wie sie bei plötzlicher, auch willkürlicher Kraftanstrengung entstehen, zum Beispiel durch Sehnenriß bei Muskelanspannungen oder Bandscheibenschädigung nach Verheben. Da diese Ereignisse jedoch in der Regel nur vorgeschädigte Strukturen zu verletzen vermögen, ist auch hier das Ausmaß eines Vorschadens am Ort der traumatischen Einwirkung besonders zu prüfen. Bestand ein Vorschaden vor Versicherungsabschluß, so bleibt er vom Versicherungsschutz ausgeschlossen. Entstand er aber nach Vertragsabschluß, so ist sein Mitwirkungsanteil am entstandenen gesamten Schädigungsbild festzustellen und vom Gesamtschaden abzuziehen, wenn sein Anteil mehr als 25 v. H. beträgt.

Gerade für die *Achillessehne* gilt, daß selbst beim Sportler körpereigene Muskelkraft zu einer Zerreißung nicht ausreicht. Wenn dies vorkommt, müssen äußere, unvorhersehbare Krafteinwirkungen mitgewirkt haben, wie sie zum Beispiel beim Skifahrer, aber auch beim Turner nach einem Geräteabgang mit Überschlag entstehen können.

Über 90 v. H. aller *Bizepssehnenrisse* erfolgen im Bereich des langen Kopfes, am Ort der besonderen mechanischen Beanspruchung im Sulcus intertubercularis mit nachfolgenden degenerativen Veränderungen. Als Unfallfolgen können derartige Verletzungen nur in äußerst seltenen Fällen anerkannt werden. Anders ist die distale Ruptur der Bizepssehne zu bewerten: Sie ist in nahezu allen Fällen traumatisch entstanden. Dies zeigt sich gelegentlich schon durch begleitende knöcherne Ausrisse.

Die *Supraspinatussehne* ist durch ihren topographischen Verlauf einer besonderen mechanischen Beanspruchung ausgesetzt und weist daher bereits im 3. Lebensjahrzehnt schon erhebliche degenerative Veränderungen auf. Die Reißfestigkeit nimmt abhängig vom Lebensalter ab. So kommt einem Trauma in der Regel nur geringe Bedeutung zu (Gelegenheitsursache).

Sehnenscheidenentzündungen entstehen in der Mehrzahl der Fälle unfallunabhängig. Prellungen mit nachfolgender Blutung in der Sehnenscheide können allerdings auch traumatisch bedingte Veränderungen in der Sehnenscheide erzeugen und durch die damit verbundene Anschwellung zum Bild eines Karpaltunnelsyndroms mit Kompression des N. medianus führen. Gerade in diesen Fällen ist auf einen engen zeitlichen Zusammenhang zu achten.

Die *Halswirbelsäulen-Distorsion* unterscheidet sich in der Regel in nichts von den Distorsionen anderen Orts. Eine besondere Bedeutung wird ihr vom ängstlichen Patienten selbst und seinem Interessenvertreter für die Schadensregulierung beigemessen. Die Halswirbelsäulen-Distorsion entsteht entweder bei Auffahrunfällen mit einsetzenden Scherkräften oder durch Gewalteinwirkungen am Kopf, die zu Abknickverletzungen der Halswirbelsäule führen. Die häufig verwandte Diagnose *„Schleudertrauma"* klingt sehr dramatisch, vermag medizinisch nichts auszusagen und schon gar nicht eine Verletzungsart zu verdeutlichen. Auf diese Bezeichnung kann daher gänzlich verzichtet werden.

Nach Auffahrunfällen finden sich in über 90% der Halswirbelsäulenverletzungen reine Distorsionen, d. h. knöcherne Begleitverletzungen sind ausgesprochen selten. Sie kommen bei den Abknickverletzungen häufiger vor.

Die Halswirbelsäulen-Distorsionen lassen sich in drei Schweregrade einteilen:

Grad I: Die Ruhe- und Bewegungsschmerzen im Nacken treten nach einem beschwerdefreien Intervall von mehreren Stunden, ja bis zu 2–3 Tagen auf.

Grad II: Das beschwerdefreie Intervall verkürzt sich auf nur wenige Stunden. Die Schmerzen strahlen auch in den Kopf ein.

Grad III: Das beschwerdefreie Intervall fehlt. Die Betroffenen können kaum selbständig aus dem Fahrzeug steigen, es besteht eine Haltungsinsuffizienz der Nacken- und Schultergürtelmuskulatur, so daß der Kopf mit den Händen abgestützt wird.

Während Grad I und II innerhalb weniger Wochen, spätestens jedoch bis zum Ende eines Jahres auszuheilen pflegen, können beim Grad III Dauerfolgen verbleiben.

Knorpel und Unfallereignis

(3, 4, 15, 29, 30, 38, 50, 54)

Gemeint sind zunächst reine *Knorpelschäden* ohne knöcherne Beteiligung. Voraussetzung einer traumatischen Schädigung ist eine direkte Gewalteinwirkung, wie sie am häufigsten durch Sturz auf das Knie gegeben ist. Die damit verbundenen Scherkräfte vermögen diesen umschriebenen Knorpelbezirk herauszulösen. Die Beschwerdesymptomatik setzt dann unmittelbar nach dem Unfall ein und hält an. Es kommt dabei meist zu einem synovialen Reizzustand mit Gelenkschwellung, aber auch zu einer geringen Einblutung in das Gelenk.

Die reine *Knorpelkontusion* führt zu anfänglichen Beschwerden, die innerhalb weniger Tage abklingen. Es folgt ein beschwerdearmes Intervall, dem sich nach 2–3 Monaten erneut vermehrte Beschwerden anschließen. Wesentlich für die Anerkennung sind demnach ein heftiger Anprall, die sofort einsetzende Beschwerdensymptomatik und der charakteristische Verlauf. Unterstützt wird die Annahme eines Zusammenhangs durch die bisher leere Anamnese und durch Arthroskopie oder Operationsberichte.

Eine *posttraumatische Arthrose* kann sich nach reinen Knorpelverletzungen, in das Gelenk hineinreichenden Frakturen, nach Gelenkinfekten, nach Sudeckscher Dystrophie und auch nach posttraumatischen Achsenfehlern entwickeln. Die Entstehung der Arthrose läßt sich zeitlich nicht eingrenzen, da sie zum einen durch individuelle Faktoren, zum anderen aber durch das Ausmaß der einwirkenden Schädigung bestimmt wird. Eine besondere Problematik ergibt sich für die Beurteilung, da sich der Knorpel besonders der belasteten Gelenke bereits ab dem 3. Lebensjahrzehnt degenerativ verändert. Eine Abgrenzung dieser natürlichen Alterungserscheinungen von den traumatisch bedingten Veränderungen gelingt, wie in der Zusammenhangsbegutachtung so häufig, durch retrospektive, klinische und röntgenologische Verlaufsbeobachtungen und Seitenvergleiche. Schwere traumatische Einwirkungen auf das Gelenk selbst sind geeignet, eine richtunggebende Verschlimmerung zu verursachen. Traumatische Einwirkungen, wie Prellungen, Zerrungen u. ä., vermögen einen vorbestehenden degenerativen Verlauf lediglich zu aktivieren. Dies zeigt sich durch direkt nach dem Unfall einsetzende Reizzustände des Gelenkes. In der Regel erzeugen diese geringen traumatischen Einwirkungen lediglich vorübergehende Verschlimmerungen. Danach nehmen die degenerativen Veränderungen altersentsprechend ihren Verlauf. Wochen nach dem Unfallereignis entstehende Reaktionen können nicht mehr damit in Zusammenhang gebracht werden.

Ähnlich dem Sehnengewebe sind die *Menisken* naturgemäß einem Verschleiß unterworfen, der sich in einer zunehmenden Degeneration äußert. Der Prozeß kann durch extreme Stoß- und Drehbelastungen beschleunigt werden. Für eine Zusammenhangsbeurteilung ist daher zum einen wichtig, den exakten Unfallhergang zu kennen: Als besonders gefährdendes Ereignis gilt eine kraftvolle Verdrehung des Kniegelenkes in Beugestellung und bei gleichzeitig fixiertem Fuß. Derartige Mechanismen ergeben sich beim Drehsturz infolge eines plötzlichen Hängenbleibens des Fußes und ähnlichen Bewegungsabläufen. Auch ein seitlicher Knieanprall vermag einen Meniskus zu verletzen. In der Regel werden dabei jedoch auch die stabilisierenden Kniebänder mitbetroffen. In jedem Fall führt die heftige Gewalteinwirkung zu einer sofort einsetzenden Beschwerdesymptomatik. Zum anderen ist es wichtig, den feingeweblichen Zustand des Meniskus zum Zeitpunkt des Unfallereignisses zu kennen. Die feingewebliche Untersuchung verliert an Bedeutung, wenn sie länger als 3 Monate nach dem Unfallereignis durchgeführt wird, da zu diesem Zeitpunkt der ursprüngliche Zustand nicht mehr beurteilt werden kann. Um die Aussagekraft des histologischen Befundes zu erhöhen, sollten dem Pathologen der Unfalltag, der Unfallhergang, der bisherige Krankheitsverlauf und der intraoperative Befund mitgeteilt werden. Nur unter Abwägung des inneren Befundes und der äußeren Gewalteinwirkung läßt sich die wesentliche Teilursache für die Meniskusverletzung erkennen und beurteilen.

In der Begutachtung für die private Unfallversicherung gelten bei Meniskusverletzungen die gleichen Bewertungskriterien wie bei Sehnenverletzungen (siehe dort).

Die direkten Verletzungen von *Bandscheiben* durch Stich oder Schuß bereiten in der Beurteilung kaum Schwierigkeiten. Dies gilt auch für Bandscheibenverletzungen, die zusammen mit Wirbelbrüchen entstanden sind. Am häufigsten wird jedoch die Anerkennung eines Zusammenhangs zwischen einer Stauchung oder einem sogenannten Verheben und einem *Bandscheibenschaden* begehrt. Zum einen ist die Bandscheibe weit mehr belastbar als der benachbarte Wirbelkörper, wie dies im übrigen die zahlreichen isolierten Wirbelkörperbrüche und die äußerst seltenen isolierten Bandscheibenverletzungen beweisen. Zum anderen beginnen Abbauerscheinungen der Bandscheibe im 2. und 3. Lebensjahrzehnt, d. h. mit Abnahme der Wasserbindungsfähigkeit läßt die Elastizität nach und die Faserstrukturen werden brüchig. Dies stellt in den meisten Fällen die wesentliche Teilursache dar. Die angeschuldigten Ereignisse, wie das Anheben eines schweren Gegenstandes oder auch gewöhnliche Stürze können nur als Gelegenheitsursache gewertet werden. Die Anerkennung eines traumatischen Schadens bleibt nur den wenigen Fällen von maximaler Stauchung der Lendenwirbelsäule durch Sturz aus großer Höhe oder bei gewaltsamer übermäßiger Reklination der Halswirbelsäule vorbehalten. Die Beschwerdesymptomatik setzt typischerweise dann sofort ein und nicht erst nach Stunden oder gar Tagen.

Bezüglich der Beurteilung von Bandscheibenschäden in der privaten Unfallversicherung siehe unter Sehnenrisse.

Gelenke und Unfallereignis

(13, 15, 33, 41, 50)

Luxationen betreffen vor allem Schulter- und Ellenbogengelenk sowie die Kniescheibe. Ursachen der sogenannten habituellen Luxation sind in einem anlagebedingten Mißverhältnis der Gelenkpartner zueinander und in einem lockeren Halteapparat zu sehen. In der Regel vermögen schon banale Ereignisse aus der Formvariante eine vollständige Luxation zu machen. Trifft ein ebenso einfaches Unfallereignis ein derartiges Gelenk mit bereits mehrfach stattgehabten Luxationen, so ist das Unfallereignis lediglich als Gelegenheitsursache zu werten. Führt jedoch ein adäquates Trauma zu einer erneuten Luxation, so entsteht eine *vorübergehende* Verschlimmerung. Trifft allerdings ein adäquates Unfallereignis ein Schultergelenk mit nachweisbaren prädisponierenden Faktoren, die jedoch bis dahin zu keiner Luxation geführt haben, so entsteht mit der unfallbedingten Erstluxation eine *richtunggebende* Verschlimmerung.

Heftige Kontusionen oder auch direkte Verletzungen eines *Schleimbeutels* können eine Einblutung oder einen akuten Reizzustand auslösen, der bei mangelhafter Rückbildungstendenz oder Infektion die operative Entfernung des Schleimbeutels notwendig machen kann. Problematischer gestaltet sich die Zusammenhangsbegutachtung bei vorbestehenden chronischen Bursitiden infolge von Verletzungen oder anderen Ursachen (Gicht, Infekten). In diesen Fällen gilt es, das Ausmaß der vorbestehenden Veränderung einerseits gegen Art und Intensität des Unfallereignisses andererseits abzuwägen.

Knochen und Unfallereignis

(2, 5, 6, 9, 15, 19, 22, 24, 37, 43, 49)

Die hämatogene *Osteomyelitis* gilt als Infektionskrankheit des Kindes- und Pubertätsalters. Sie kann nur ganz ausnahmsweise mit einem Unfallereignis in Zusammenhang gebracht werden. Bei posttraumatischen Osteomyelitiden ergeben sich bezüglich der Anerkennung kaum Schwierigkeiten, wenn der Infekt im Bereich einer offenen Fraktur oder nach operativer Versorgung entstand.

Schon eher schwierig erweist sich die Zusammenhangsbeurteilung zwischen Unfallereignis und bestehender, jedoch derzeit ruhender Osteomyelitis, wenn sich verbliebene Erreger abgekapselt haben und bei Änderung der allgemeinen Abwehrlage, aber auch bei erneuter Traumatisierung des Knochens wieder aktiviert werden können. Die vom vorgeschädigten Knochen erlittene Gewalteinwirkung muß erheblich sein. Eine einfache alltägliche Prellung reicht nicht aus. Die häufig als Folge einer chronischen Osteomyelitis beschriebene Amyloidose wird wohl mehr befürchtet als sie tatsächlich nachweisbar ist.

Deformierende Frakturen einzelner oder mehrerer Wirbel, selten auch Luxationen führen zu einer fixierten Seitausschwingung der Wirbelsäule, einer *Skoliose*. Doch nicht jede röntgenologisch beeindruckende Veränderung bedeutet auch eine wesentliche funktionelle Einbuße. Achsenabweichungen von 20–25

Grad kompensieren die benachbarten Wirbelsäulenabschnitte. Darüber hinausgehende Verbiegungen können altersabhängig das Kompensationsvermögen überschreiten und müssen dann mit einer MdE im rentenberechtigten Sinne gewürdigt werden. Nicht selten wird die Anerkennung einer Seitausschwingung der Wirbelsäule als Folge einer Beinverkürzung, zu kurzer Prothese nach Amputation oder durch Beugekontrakturen im Hüftgelenk begehrt. Solange eine Fixierung nicht vorliegt und erhebliche degenerative Veränderungen über mehrere Wirbel fehlen, muß eine Anerkennung des mittelbaren Zusammenhangs mit dem schädigenden Ereignis versagt werden. Für die Anerkennung notwendig ist der Nachweis einer konkavseitigen Betonung degenerativer Veränderungen und das Vorhandensein eines angemessenen zeitlichen Zusammenhangs mit dem Eintritt des schädigenden Ereignisses: Entsteht die angeschuldigte Schädigung vor dem 30. Lebensjahr und hält gleichbleibend ohne Korrektur an, so müssen die funktionsbehindernden Veränderungen an der Wirbelsäule innerhalb von 11–15 Jahren entstanden sein. Bei Schädigungseintritt nach dem 30. Lebensjahr verkürzt sich die Frist auf 6–10 Jahre.

In den weitaus meisten Fällen einer *Spondylolyse* handelt es sich um eine Verknöcherungsstörung der Interartikularportion. Auch können nach neueren Untersuchungen wiederholte Mikrotraumen zu einer Spaltbildung führen. Äußerst selten geschieht dies jedoch durch ein einmaliges Unfallereignis. Bevor die Interartikularportion frakturiert, kommt es zu Zerstörungen der übrigen Wirbelanteile. Die röntgenologische Darstellung gelingt übersichtlich nur auf Schrägaufnahmen und läßt eine Abgrenzung der anlagebedingten Spaltbildung (Spondylolyse) mit glatter Konturierung von der traumatischen Spaltbildung mit gezähnelter Konturierung unterscheiden. Selbst bei bestehender Spaltbildung vermögen auch heftige Gewalteinwirkungen, wie sie bei Stürzen aus großer Höhe entstehen, nur äußerst selten ein Wirbelgleiten zu erzeugen.

Die aseptische *Mondbeinnekrose* rechnet zu den aseptischen Knochennekrosen und entsteht in den weitaus meisten Fällen unfallunabhängig. Doch auch bestimmte Unfallmechanismen, wie eine maximale Dorsalreflexion der Hand, ein Schlag auf die Dorsalseite des Handgelenkes oder eine zirkuläre Quetschung des Handgelenkes vermögen eine Lunatummalazie auszulösen. Die Diagnose erfolgt eher spät nach dem Unfall, da zunächst Frakturen im Röntgenbild nicht zur Darstellung kommen.

Gefäße und Unfallereignis

(23, 31, 54)

Als Ursachen einer *posttraumatischen Thrombose* gelten entsprechend der Virchow-Trias:

1. die Blutstromverlangsamung,
2. die Gefäßwandschädigung,
3. die Änderung der Blutzusammensetzung.

Eine Blutstromverlangsamung kann schon durch eine Immobilisierung im Bett, verstärkt noch durch einen Liegegipsverband hervorgerufen werden. Gefäßwandschäden entstehen durch direkte Gewalteinwirkungen auf die Venen, wie sie auch bei Frakturen auftreten. Veränderungen der Blutzusammensetzung ergeben sich nach einem Trauma oder nach einer Operation. Der Nachweis eines adäquaten Traumas und eine dazu in enger zeitlicher Beziehung stehende, klinisch manifeste Thrombose lassen wesentliche Schwierigkeiten in der Begutachtung nicht erwarten. Die Erkennung einer posttraumatischen Thrombose wird jedoch nicht selten durch das Ausbleiben klinisch erkennbarer Symptome erschwert. Eine nach Tagen auftretende diffuse Schwellneigung weist als einziges Symptom nur dürftig auf eine mögliche Thrombose hin. Die nach Monaten bzw. Jahren sich entwickelnde Krampfaderbildung verlangt zur Anerkennung als Unfallfolge eine exakte Anamnese unter Beiziehung sämtlicher Hinweise auf frühere Venenerkrankungen (Information durch Hausarzt, Leistungskartei der Krankenkasse u. ä.). Die Diagnosesicherung gelingt durch eine Phlebographie. Die primäre, anlagebedingte Varikosis tritt als Zeichen einer allgemeinen Bindegewebsinsuffizienz häufig mit laxem Bandapparat, Knick-/Spreizfüßen oder Hämorrhoiden kombiniert auf. Die tiefen Venen bleiben frei durchgängig. Sie stellen im übrigen von sich aus auch kein erhöhtes Thromboserisiko dar. Weist die Phlebographie jedoch in tiefen Venensystemen Wandveränderungen oder rekanalisierte Thromben nach, so sind die Varizen sekundär entstanden und damit auch das posttraumatische Syndrom mit Schwellneigung, Pigmentierung, Verhärtung und Geschwürsbildung der Haut.

Die private Unfallversicherung schließt posttraumatisch entstandene oder verschlimmerte Krampfadern und Unterschenkelgeschwüre von ihrem Versicherungsschutz aus, wenn zuvor schon Zeichen venöser Insuffizienz bestanden.

Die Ursachen für die Entstehung einer *Sudeckschen Dystrophie* können mannigfach sein. Neben den als prädisponierenden Faktoren wirkenden entzündlichen, neurovaskulären, neurohormonalen, vaskulären oder biochemischen Veränderungen kommt der mechanischen eine besondere Bedeutung zu. Als Ursache kommen von der einfachen Kontusion bzw. Distorsion bis hin zu schweren multiplen Verletzungen alle Abstufungen in Frage. Auch werden gewaltsame, wiederholte Repositionsmanöver, beispielsweise nach Radiusfrakturen, für die Entstehung einer Sudeckschen Dystrophie angeschuldigt. Die traumatische Schädigung steht als auslösendes Moment zweifellos an der Spitze der Häufigkeitsskala. Doch immer ist zu berücksichtigen, daß es sich bei der Entstehung der Sudeckschen Dystrophie um einen komplexen Prozeß handelt, der sich aus mehreren Einzelteilen zusammensetzt. So reicht die röntgenologische Feststellung einer Kalksalzverarmung des Handskeletts für die Diagnose einer Sudeckschen Dystrophie nicht aus. Hinzukommen müssen auch die typischen klinischen Zeichen in den Stadien I bis III. Für die Anerkennung als Unfallfolge muß ein enger zeitlicher Zusammenhang zwischen angeschuldigtem Ereignis und dem Auftreten der Sudeckschen Dystrophie erkennbar sein.

Abdomen und Unfallereignis

(10, 12, 26, 51)

Die gewöhnliche *Hernie* wird gar nicht so selten nach einer gewöhnlichen Anstrengung mit Bauchpresse oder gelegentlich auch nach einer direkten Traumatisierung erstmals bemerkt. Dieser scheinbare Zusammenhang darf jedoch nicht über die Tatsache hinwegtäuschen, daß gemäß pathologisch-anatomischer Erfahrungen der gewöhnliche Leistenbruch eine anlagebedingte Krankheit ist, der zumeist die Rolle als wesentliche Teilursache bei der Entstehung von Beschwerden zukommt. Schwieriger gestaltet sich jedoch die Beurteilung eines Zusammenhanges zwischen Unfallereignis und indirektem Leistenbruch, der bis dahin ohne äußeres Erscheinungsbild und ohne Beschwerden als Bruchsack bestand und der sich nun durch sogenannte Überanstrengung oder einen plötzlichen Druck von außen mit Eingeweiden füllt. Die danach notwendige operative Therapie führt dann zur Klärung, ob die wesentliche Teilursache der bereits vorhandene, aber leere Bruchsack oder aber das Unfallereignis darstellt, das dann nicht nur in einem starken Pressen bei Stuhlgang oder Husten bestehen durfte.

In seltenen Fällen können heftige direkte Gewalteinwirkungen zu Zerreißungen führen, die dann durch ausgedehnte Hämatome und sofort einsetzende heftige Schmerzen gekennzeichnet sind und zur sofortigen Einstellung der Arbeit führen.

Als Folge schwerer Verkehrsunfälle nehmen die *Verletzungen des Zwerchfells* zu. Typische Hernien entstehen am Zwerchfell wie in der Leistenregion nie durch Unfallereignis. Schuß- oder Stichverletzungen können ebenso wie plötzliche Druckerhöhungen zu Zwerchfell- und Peritonealzerreißungen führen, so daß es zum Prolaps von Eingeweiden in den Brustraum kommt. Dies ereignet sich links häufiger als rechts. Es treten in der Regel Schmerzen im Bereich von Brust und Schulter, Erbrechen sowie eine starke Dyspnoe auf. Ohne Prolaps können diese Rupturen spontan verheilen, um viel später anläßlich banaler Drucksteigerungen beim Heben schwerer Lasten oder Pressen erneut zu rupturieren. Gelingt ein operativer Verschluß nicht, so ergeben sich neben der Passagestörung auch Atembehinderungen. Ihr Ausmaß ist internistischerseits zu objektivieren.

Insbesondere *Streßulzera* des *Magens* können nach Polytraumen auftreten. Sie verlangen zuweilen Umstechungen, Übernähungen und selten gar eine Magenresektion. Eine daraus resultierende Minderung der Erwerbsfähigkeit beträgt auf Dauer je nach Funktion 10–30%. Traumatische Magenrupturen indes heilen nach Naht zumeist folgenlos aus.

Als Folge stumpfer Bauchverletzungen kommt es häufig zu *Milzzerreißungen*. Eine operative Wiederherstellung ist wünschenswert, sollte jedoch nicht um jeden Preis erfolgen, insbesondere wenn ausgedehnte Verletzungen Nachblutungen befürchten lassen. Vor allem bei Kindern und Jugendlichen sollte man mit einer allzu großzügigen Milzentfernung zurückhaltend sein, da hier der Milz im Rahmen der Infektabwehr eine wichtige Bedeutung zukommt. Der Verlust der Milz führt während der ersten Monate zu Veränderungen des Blutbildes. Eindrucksvoll ist die Thrombozytose, die Monate anhält und zu einer vermehrten Thromboseneigung führt. Daneben ist die Antikörperbildung reduziert. Diese Veränderungen normalisieren sich gerade beim traumatischen Milzverlust nach Monaten so weitgehend, daß im 2. Unfallfolgejahr allenfalls eine Minderung der Erwerbsfähigkeit von 10 bis 20% und darüber hinaus nur in begründeten Einzelfällen von 10% verbleibt.

Hämorrhoiden und *Mastdarmvorfälle* beruhen stets auf konstitutioneller Bindegewebsschwäche. Sie können subjektiv erhebliche Beschwerden verursachen, auch durch entzündliche Reizerscheinungen im untersten Darmabschnitt. Hieraus entstehen dann nicht ganz selten periproktitische Abszesse und/oder Mastdarmfisteln. Ein Zusammenhang mit äußeren Einwirkungen ist nur bei solchen Mastdarmvorfällen denkbar, bei denen es sich um Verletzungs- oder Operationsfolgen handelt.

Im Rahmen des SchwbG werden Hämorrhoiden ohne wesentliche Beschwerden mit einem GdB von 0–10, bei häufig rezidivierenden Entzündungen und Thrombosierungen bzw. Blutungen von 20 bewertet. Kleiner, reponibler Mastdarmvorfall 0–10, sonst 20–50. Bei Afterschließmuskelschwäche 10–40, je nach Umfang und Auswirkung.

Tumor und Unfallereignis

Betr. weiterer Einzelheiten ist auf das gesonderte Kapitel „Begutachtung bei malignen Tumoren" Seite 362ff zu verweisen.

Lubarsch hat bereits 1932 die Bedingungen formuliert, die zur Anerkennung eines Zusammenhangs erfüllt sein müssen. Sie haben Gültigkeit behalten und wurden bestätigt. Im einzelnen sind dies:

1. Örtliche Übereinstimmung von Gewalteinwirkung und Geschwürswachstum.
2. Die einwirkende Gewalt muß eine längerdauernde, eingreifende Gewebs- und Stoffwechselstörung hervorzubringen in der Lage sein.
3. Das zeitliche Intervall zwischen Gewalteinwirkungen und Gewächsbildung muß der Größe und der geweblichen Bau- und Wachstumsgeschwindigkeit der besonderen Gewächsart entsprechen.
4. Zwischen den der Gewalteinwirkung unmittelbar folgenden Krankheitserscheinungen und den auf die Geschwulstbildung zu beziehenden Krankheitserscheinungen müssen Brückensymptome bestehen.

Vor allem handelt es sich um Plattenepithelkarzinome nach langanhaltenden Fistelungen und auf Narben. Die Latenzzeit beträgt im Mittel 20–25 Jahre.

Bewertung von Unfallfolgen

(1, 2, 5, 7, 11, 18, 25, 45, 46, 55)

Die Einschätzung einer Minderung der Erwerbsfähigkeit (MdE) in der gesetzlichen Unfallversicherung unterliegt einer abstrakten Wertung, d. h. sie erfolgt ohne die konkrete Berücksichtigung des Berufs. Aus einer langjährigen Gutachtenpraxis haben sich Bewertungsrichtlinien herauskristallisieren lassen, die in einer großen Anzahl wissenschaftlicher Veröffentlichungen niedergelegt und zwischenzeitlich durch viele einschlägige Gerichtsbeschlüsse bestätigt sind. Diese Richtlinien stellen für den Gutachter lediglich Orientierungshilfen dar und gestatten ihm entsprechend dem funktionellen Befund Abweichungen nach oben oder unten.

Die *private Unfallversicherung* entschädigt entsprechend einer ebenfalls abstrakten Bewertung der Invalidität, die als dauernde Beeinträchtigung der Arbeitsfähigkeit innerhalb eines Jahres, vom Unfalltage an gerechnet, entstanden ist. Als Bezugspunkte gelten feste Invaliditätsgrade, welche Grundlage für die in Bruchteilen anzugebende Teilinvalidität bilden. Die *festen Invaliditätsgrade* sind:

a) bei Verlust eines Armes

im Schultergelenk	70%
eines Armes bis oberhalb des Ellbogengelenkes	65%
eines Armes unterhalb des Ellbogengelenkes	60%
einer Hand im Handgelenk	55%
eines Daumens	20%

eines Zeigefingers	10%
eines anderen Fingers	5%
b) bei Verlust eines Beines	
über Mitte des Oberschenkels	70%
bis zur Mitte des Oberschenkels	60%
bis unterhalb des Kniegelenkes	50%
bis zur Mitte des Unterschenkels	45%
bei Verlust eines Fußes im Fußgelenk	40%
mit Erhaltung der Ferse (nach Pirogoff)	30%
bei Verlust einer großen Zehe	5%
bei Verlust einer anderen Zehe	2%
c) bei gänzlichem Verlust der Sehkraft	
beider Augen	100%
eines Auges	30%
sofern jedoch die Sehkraft des anderen Auges vor Eintritt des Versicherungsfalles bereits verloren war	70%
bei gänzlichem Verlust des Gehörs	
auf beiden Ohren	60%
auf einem Ohr	15%
sofern jedoch das Gehör auf dem anderen Ohr vor Eintritt des Versicherungsfalles bereits verloren war	45%
bei gänzlichem Verlust des Geruchs	10%
bei gänzlichem Verlust des Geschmacks	5%

Die vollständige Gebrauchsunfähigkeit eines Körperteils oder Sinnesorgans hat den gleichen Invaliditätsgrad wie der Verlust. Handelt es sich um einen teilweisen Verlust oder eine teilweise Gebrauchsunfähigkeit, so wird der entsprechende Bruchteil des Prozentsatzes des Gesamtansatzes angenommen.

Im Versorgungswesen gelten für die Bewertung der MdE durch Verwaltungsvorschrift festgelegte Sätze, die allgemein gegenüber der gesetzlichen Unfallversicherung höher eingestuft sind. (7) Sie können eine weitere Erhöhung durch zusätzliche, besonders ungünstige Verhältnisse erfahren.

Zu den Bewertungsrichtlinien in den „Anhaltspunkten für die ärztliche Gutachtertätigkeit im sozialen Entschädigungsrecht und nach dem Schwerbehindertenrecht“ (1983) s. S. 133.

Die *Bewertungsrichtlinien der verschiedenen Entschädiger* lassen sich tabellarisch sehr übersichtlich darstellen (Tab. 22.**1**, Tab. 22.**2**). In der Spalte 1 wird der Bruchteil des festen Invaliditätsgrades in der *privaten Unfallversicherung* angegeben. Der Bezugspunkt ist durch die 1/1-Wertung gekennzeichnet.

Die Spalte 2 nennt die MdE-Werte in der *gesetzlichen Unfallversicherung* in Prozent. In Spalte 3 sind die MdE-Werte nach dem *Versorgungsgesetz* in Prozent angeführt. Siehe „Anhaltspunkte“ (7).

Die Bedeutung des Daumens für die Handfunktion macht eine besondere Beurteilung erforderlich. Die möglichen Kombinationen von Amputationen mehrerer Finger zusammen mit dem Daumen sind in Übersichtsskizzen aufgelistet (Abb. 22.**6**). Bei Amputationen des Daumens und eines Langfingers steht der Mittelfinger stellvertretend auch für die Langfinger IV und V, bei deren Verlust sich eine gleiche funktionelle Schädigung ergibt.

Pflegegeld

Die Höhe des Pflegegeldes richtet sich *in der gesetzlichen Unfallversicherung* nach dem Schädigungsbild und der daraus resultierenden pflegebedürftigen Behinderung. Die Bemessung des Pflegegeldes setzt in jedem Fall die Prüfung der Pflegebedürftigkeit voraus (Tab. 22.**3**). Zwischen Lähmung oder Verlust von Extremitäten sollte kein Unterschied gemacht werden.

Im sozialen Entschädigungsrecht gilt eine wesentlich andere Gruppenaufteilung. Nach dem Bundesversorgungsgesetz ist auch hier eine besondere Prüfung der Hilflosigkeit und damit der Notwendigkeit zur Pflege Voraussetzung (Tab. 22.**4**).

Tabelle 22.1 Bewertungsrichtlinien

Ort der Schädigung	1. Private UV	2. Gesetzliche UV		3. BVG
		rechts	links	
Arm:				
Verlust d. Armes i. Schultergelenk	1/1	80	70	80
Verlust i. Oberarmmitte	1/1	70	60	70
Verlust i. Ellbogengelenk	1/1	70	60	70
Verlust i. Unterarm m. sehr kurzem Stumpf	1/1	60	60	60
Verlust i. Unterarmmitte	4/5	50	50	50
Lähmung d. N. accessorius (M. trapezius)	1/10	20	15	30
Lähmung d. N. axillaris (M. deltoideus u. M. teres minor)	1/4	35	30	30
Lähmung d. N. musculocutaneus (M. biceps, M. brachialis)	2/10	25	20	20
Komplette Plexuslähmung	1/1	75	70	80
Lähmung d. N. radialis	4/10	25	20	30
Lähmung d. N. ulnaris	3/10	25	20	30
Lähmung d. N. medianus	4/10	30	25	40
Lähmung d. N. medianus und N. ulnaris	5/10	60	50	50
Lähmung d. N. medianus und N. radialis	5/10	60	50	50
Lähmung d. N. ulnaris und N. radialis	5/10	50	40	50
Versteifung d. Schultergelenkes (ungünstige Stelle)	3/5	40	30	40
Versteifung d. Schultergelenkes (günstige Stellung)	1/2	30	20	30
Deutliche Bewegungseinschränkung im Schultergelenk (Armheben unter 90°)	1/4	20	10	20
Geringe Bewegungseinschränkung d. Schultergelenkes (Armheben über 90°)	1/10	10	0	10
Versteifung d. Ellbogengelenkes in günstiger Stellung (rechtwinklig b. mittlerer Pronation)	3/7	30	20	30
Versteifung d. Ellbogengelenkes in ungünstiger Stellung	4/7	40	30	40–50
Bewegungseinschränkung im Ellbogengelenk (Streckung/Beugung 0–30–90)	2/10	30	20	20–30
Versteifung d. Unterarmdrehung (mittlere Pronationsstellung)	1/10	10	10	10
Versteifung d. Unterarmdrehung in ungünstiger Stellung	1/3	20	10	20
Luxation im Schultergelenk (habituell u. häufig)	1/10	20	10	10–30
Schlottergelenk d. Schulter	1/3	50	40	50
Schlottergelenk i. Ellbogen	1/3	50	40	50
Pseudarthrose i. Oberarm	1/2	40	30	30–50
Pseudarthrose d. Olekranons	1/10	15	10	
Pseudarthrose beider Unterarmknochen	1/3	40	30	30–50
Pseudarthrose v. Speiche oder Elle	1/10	20	15	20–30
Schienenhülsenapparat v. Oberarm bis Hand	2/3	50	40	

Tabelle 22.**1** (Fortsetzung)

Ort der Schädigung	1. Private UV	2. Gesetzliche UV		3. BVG
		rechts	links	
Hand:				
Verlust der rechten *Hand* im Handgelenk	1/1 (*Hand*)	50	40	50
Verlust eines *Daumens* im Grundgelenk	1/1 (*Daumen*)	20	15	25
Verlust eines *Zeigefingers* im Grundgelenk	1/1 (*Zeigef.*)	10	0	
Verlust eines anderen *Fingers* im Grundgelenk	1/1 (*Finger*)	10	0	10

Bezüglich der Teilverluste und der Verluste mehrerer Finger wird auf Tab. 22.**2** und Abb. 22.**6**, s. S. 406/407 verwiesen.

Ort der Schädigung	1. Private UV	2. Gesetzliche UV rechts	2. Gesetzliche UV links	3. BVG
Versteifung im Handgelenk in günstiger Stellung	1/4 (*H.*)	30	20	30
Versteifung im Handgelenk in Fehlstellung	4/10 (*H.*) T 40	30	40	
Bewegungseinschränkung d. Handgelenkes (erheblich)	2/10 (*H.*)	20	10	20–30
Bewegungseinschränkung d. Handgelenkes (gering)	1/10 (*H.*)	10	0	0–10
Handwurzelbruch	1/10–2/10	10–20	0–10	10–30
Pseudarthrose d. Kahnbeins	1/5–3/10	25	15	20–30
Funktionsminderung d. Hand nach Mittelhandbrüchen (deutlich)	1/5–1/1 (*H.*)	30	20	
Funktionsbehinderung d. Hand nach Mittelhandbrüchen (gering)	1/10–2/10 (*H.*)	10–20	10	
Versteifung d. Daumengrund- und -endgelenkes	3/5 (*D.*)	15	10	10–20
Versteifung beider Daumengelenke u. des Sattelgelenkes (günstig)	1/1 (*D.*)	20	10	20
Versteifung aller Gelenke eines Langfingers (je n. Stellung)	2/3–1/2 (*Z.* od. *F.*)	5–10	0	10
Durchtrennung beider Nerven eines Fingers	3/4 (*D.*, *Z.*, *F.*)	wie jeweiliger Fingerverlust		
Durchtrennung ellenseitiger Daumennerv	3/10 (*D.*)	15	10	
Durchtrennung speichenseitiger Zeigefingernerv	3/10 (*Z.*)	10	10	
Durchtrennung speichenseitiger Mittelfingernerv	3/10 (*F.*)	10	10	
Durchtrennung ellenseitiger Kleinfingernerv	3/10 (*F.*)	10	10	
Bein:				
Verlust eines *Beines* im Hüftgelenk	1/1 (*B.*)	80	80	80
Verlust eines Beines m. sehr kurzem Stumpf (Trochanter-minor-Bereich)	1/1	70	70	80
Verlust eines Beines im Schaftbereich	1/1 (Obersch.)	60	60	70
Verlust eines Beines im Kniegelenk	1/1 (*Knie*)	50–60	50–60	70
Verlust eines Beines unterh. d. Kniegelenkes (Stumpflänge unter 6 cm)	1/1 (*Knie*)	50	50	60
Verlust eines Beines im Unterschenkelbereich	1/1 (*Untersch.*)	40	40	50
Verlust eines *Fußes*	1/1 (*F.*)	30	30	40
Verlust eines Fußes im Rückfuß (n. *Pirogoff*)	3/4 (*F.*)	30	30	40
Verlust eines Fußes nach Chopart (ungünstige Spitz-Klumpfuß-Stellung)	3/5 (*F.*)	40–50	40–50	30–50
Verlust eines Fußes nach Chopart (günstige Stellung)	1/2 (*F.*)	30	30	30

Tabelle 22.**1** (Fortsetzung)

Ort der Schädigung	1. Private UV	2. Gesetzliche UV		3. BVG
		rechts	links	
Verlust eines Fußes nach *Lisfranc* oder n. *Sharp* (ungünstige Spitz-Klumpfuß-Stellung)	1/2 (*F.*)	40	40	30–40
Verlust eines Fußes nach *Lisfranc* oder n. *Sharp* (günstige Stellung)	2/5 (*F.*)	25	25	30
Verlust einer einzigen Zehe	1/2 (*GZ, Z.*)	0	0	0
Verlust der Großzehe (mit I. Mittelfußköpfchen)	1/5 (*F.*)	10	10	10
Verlust der Zehen I–III oder II–V		10	10	10
Verlust aller Zehen einseitig		20	20	20
Verlust beider Beine im Oberschenkel		100		100
Verlust eines Beines im Oberschenkel u. eines im Unterschenkel		100		100
Verlust beider Beine im Unterschenkel		70–80		80
Verlust beider Füße nach *Pirogoff*		60		70
Verlust beider Füße nach *Chopart*		60		60
Verlust beider Füße nach *Lisfranc* oder nach *Sharp*		40–50		50
Verlust aller Zehen beidseits		30		30
Hüftgelenk und Oberschenkel:				
Versteifung des Hüftgelenkes (ungünstige Stellung)	2/3–3/4	50		40–60
Versteifung des Hüftgelenks (günstige Stellung)	1/2	30		30
Bewegungseinschränkung im Hüftgelenk (deutl.)	3/5	30–40		30–50
Bewegungseinschränkung im Hüftgelenk (gering)	1/5–2/5	10–20		10–20
Pseudarthrose im Schenkelhals	1/2 (*B.*)	50		50–70
Hüftkopfresektion	2/3 (*B.*)	50		50–80
Totalendoprothese Hüftgelenk	1/3 (*B.*)	20		
Pseudarthrose im Oberschenkelschaft (straff)	2/3	50		50
Pseudarthrose im Oberschenkelschaft (schlaff, mit entlastendem Apparat)	4/5 (*B.*)	70		70
Kniegelenk und Unterschenkel:				
Versteifung in ungünstiger Stellung	1/2–4/5	40–50		40–60
Versteifung in günstiger Stellung	2/5	30		30
Bewegungseinschränkung (Beugung bis 90°)	1/4–1/3	10–20		10–20
Bewegungseinschränkung mit Streck- und Beugebehinderung	1/3–2/5	25		30
Lockerung des Kniebandapparates (muskulär kompensiert)	1/10	10		10
Lockerung des Kniebandapparates (nicht kompensiert)	2/10–3/10	20		20
Knieführungsschiene erforderlich	2/5	30		30–50
Kniescheibenbruch, nicht knöchern fest, Streckapparat nicht intakt	1/5–1/2	30		20–40
Verlust der Kniescheibe	1/5	0–15		
Pseudarthrose d. Schienbeins (straff)		20		20–30
Pseudarthrose d. Schienbeins (schlaff, Stützapparat erforderlich)	1/2–4/5	40–50		40–50

Tabelle 22.**1** (Fortsetzung)

Ort der Schädigung	1. Private UV	2. Gesetzliche UV	3. BVG
		rechts links	
Pseudarthrose beider Unterschenkelknochen (straff)		30	30
Pseudarthrose beider Unterschenkelknochen (schlaff, Stützapparat erforderlich)		40–50	40–50
Fußgelenk und Fuß:			
Versteifung oberes Sprunggelenk (ungünstige Stellung)	1/2 (*F.*)	30–40	30–40
Versteifung oberes Sprunggelenk (günstige Stellung)	1/3 (*F.*)	20	20
Versteifung unteres Sprunggelenk (hinterer Anteil)	1/4 (*F.*)	10	10
Versteifung unteres Sprunggelenk mit Chopart-Gelenk	1/3	20	20
Versteifung oberes und unteres Sprunggelenk (Tripelarthrodese)	3/7	30	30
Funktionsbehinderung d. Fußes nach erhebl. Fersenbeindeformierung	1/2–2/3 (*F.*)	30	–
Versteifung der Großzehengelenke (ungünstige Plantarflexion)	2/3 (*GZ*)	10	20
Versteifung der Großzehengelenke (Überstreckstellung)	1/10 (*GZ*)	0	10
Versteifung aller Zehen in Beugestellung		20	20
Versteifung aller Zehen in Überstreckstellung		10	10
Narben an Ferse und Fußsohle mit starker Funktionsbehinderung		20–30	20–30
Kleinere Narben an der Fußsohle mit geringer Funktionsbehinderung		10	10
Sonstiges:			
Beinverkürzung bis 4 cm	1/10	10	10
Beinverkürzung 4–6 cm	1/10–1/3	20	20
Beinverkürzung über 6 cm	1/2–2/5	30	30
Chronische Osteomyelitis mit Fisteleiterung und deutl. Aktivitätszeichen	1/2–3/4	30–50	50–70
Chronische Osteomyelitis mit geringer Fisteleiterung u. geringer Aktivität		20	20
Postthrombotisches Syndrom mit häufiger oder ständiger Geschwürsbildung		20–30	20–30
Postthrombotisches Syndrom mit Schwellung u. Hautverfärbung		10	10
Lähmungen:			
Lähmung d. N. glutaeus inferior oder superior (Glutäalmuskulatur)	1/5–1/3 (*B.*)	15–25	30
Lähmung d. N. femoralis (M. quadriceps femoris, M. iliopsoas, M. sartorius)	2/5–1/2 (*B.*)	30–40	40
Lähmung N. ischiadicus	4/5 (*B.*)	40–50	50–60
Lähmung N. tibialis (M. gastrocnemius, M. tibialis posterior, M. flexor hallucis longus)	1/3 (*B.*)	25	30
Lähmung d. N. peronaeus superficialis (M. fibularis longus und brevis)		15	20

Tabelle 22.**1** (Fortsetzung)

Ort der Schädigung	1. Private UV	2. Gesetzliche UV	3. BVG
		rechts links	
Lähmung d. N. peronaeus profundus (M. extensor hallucis longus u. brevis, M. tibialis anterior)	1/3 (*B.*)	25	30
Lähmung Nn. tibialis und peronaeus	2/5–1/2 (*B.*)	45	50
Wirbelsäule und Becken:			
Distorsion der Wirbelsäule			
Grad I	0	0	0
Grad II	0	0	0
Grad III	10–20	10–20	10–20
Wirbelbruch (stabile Ausheilung, geringer Achsenknick)	10–30	0–10	10–20
Wirbelkörperbruch mit statisch wirksamem Achsenknick und/oder instabiler Ausheilung		20–30	20–30
Bechterewsche Krankheit schweren Grades			70–100
Bechterewsche Krankheit mittleren Grades			50–70
Bechterewsche Krankheit geringen Grades			30–40
Bruch von Beckenknochen, Kreuz- oder Steißbein	0–10	0–10	0–10
Mehrfache Beckenringbrüche		0–30	
Instabile Beckenverhältnisse nach traumatischer Fugensprengung		30–40	
Bauchraum:			
Leisten- oder Schenkelbruch		20	20
beidseitig		20	20
einseitig		10	0–10
Narbenbruch der Bauchwand		10–30	0–30
Narbenbruch der Bauchwand mit Beeinträchtigung der Bauchorgane			30–50
Zwerchfellbruch mit geringer Funktionsstörung		20–30	20–40
Zwerchfellbruch mit wesentlicher Funktionsstörung durch Verlagerung innerer Organe		40–50	50–70
Chronische Gastritis		20–30	20–30
Magen- oder Zwölffingerdarmgeschwür mit erheblichen Komplikationen		30–40	40–50
Magen- oder Zwölffingerdarmgeschwür mit geringer Rezidivneigung			0–10
Teilentfernung des Magens mit guter Funktion		10–20	20
Teilentfernung des Magens mit Komplikationen		30–40	30–40
Totalentfernung des Magens			50–80
Verlust der Milz		10	
Afterschließmuskelschwäche (unwillkürlicher Stuhlgang)		30	20–40
Afterschließmuskelschwäche mit erheblichem Darmvorfall		40–70	60–70
Künstlicher After		20–60	50–70
Rückenmarkslähmungen:			
Halsmarkschädigung, vollständig motorische und sensible Lähmung mit Störung der Blasen- u. Mastdarmfunktion	100	100	100

Tabelle 22.1 (Fortsetzung)

Ort der Schädigung	1. Private UV	2. Gesetzliche UV	3. BVG
		rechts links	
…unvollständige motorische und sensible Lähmung mit Störung der Blasen- u. Mastdarmfunktion	80–100	80–100	80–100
…unvollständige motorische und sensible Lähmung (ohne Störung der Blasen- u. Mastdarmfunktion	30–60	30–60	40–60
Brustmark-, Lendenmark- oder Kaudaschädigung mit vollständiger motorischer und sensibler Lähmung mit Störung der Blasen- u. Mastdarmfunktion	100	100	100
…unvollständige motorische und sensible Lähmung mit Störung der Blasen- u. Mastdarmfunktion	60–80	60–80	60–80
…unvollständige geringe motorische und sensible Lähmung ohne Störung der Blasen- u. Mastdarmfunktion	30–60	30–60	40–60

Tabelle 22.**2** Bewertung für Fingeramputationen

Amputation einzelner Finger im:	Finger I	II	III	IV	V
Endgelenk	0	0	0	0	0
Mittelgelenk	–	0	0	0	0
Grundgelenk	20/15	10/0	10/0	10/0	10/0
Mittelhand	25/20	20/10	15/10	15/10	15/10

Amputation von 2 Langfingern in derselben Höhe:		
im Endgelenk	von 2 Langfingern	0/0
	von 3 Langfingern	10/10
	von 4 Langfingern	20/15
im Mittelgelenk	von 2 Langfingern	15/15
	von 3 Langfingern	25/20
	von 4 Langfingern	35/30
im Grundgelenk	von 2 Langfingern	25–30/20
	von 3 Langfingern	35/30
	von 4 Langfingern	45/40
	von 5 Fingern	50/50
in der Mittelhand	von 2 Fingern	35–40/30–35
	von 3 Fingern	40–45/35–40
	von 4 Fingern	55/50

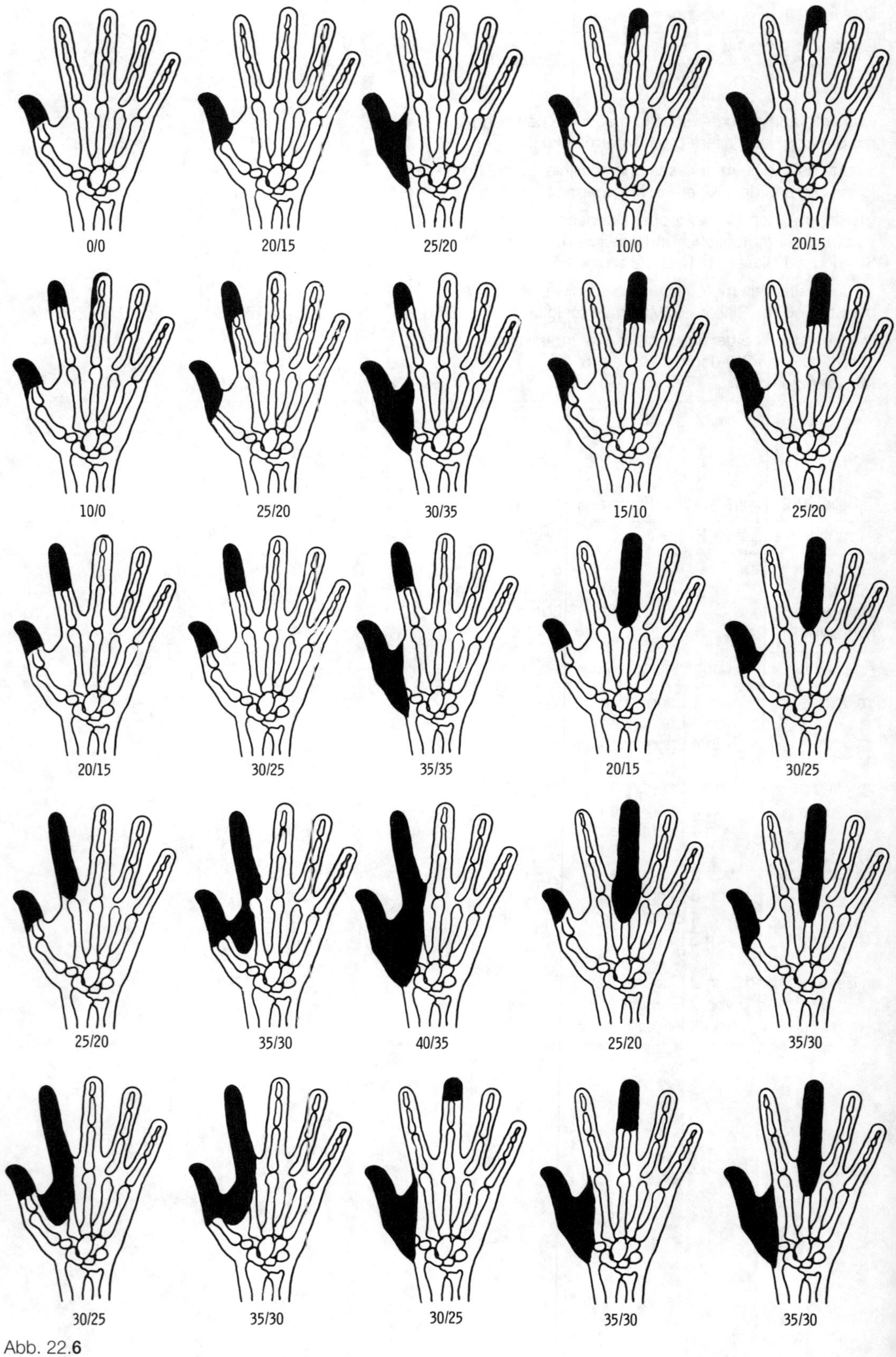
0/0
20/15
25/20
10/0
20/15
10/0
25/20
30/35
15/10
25/20
20/15
30/25
35/35
20/15
30/25
25/20
35/30
40/35
25/20
35/30
30/25
35/30
30/25
35/30
35/30

Abb. 22.**6**

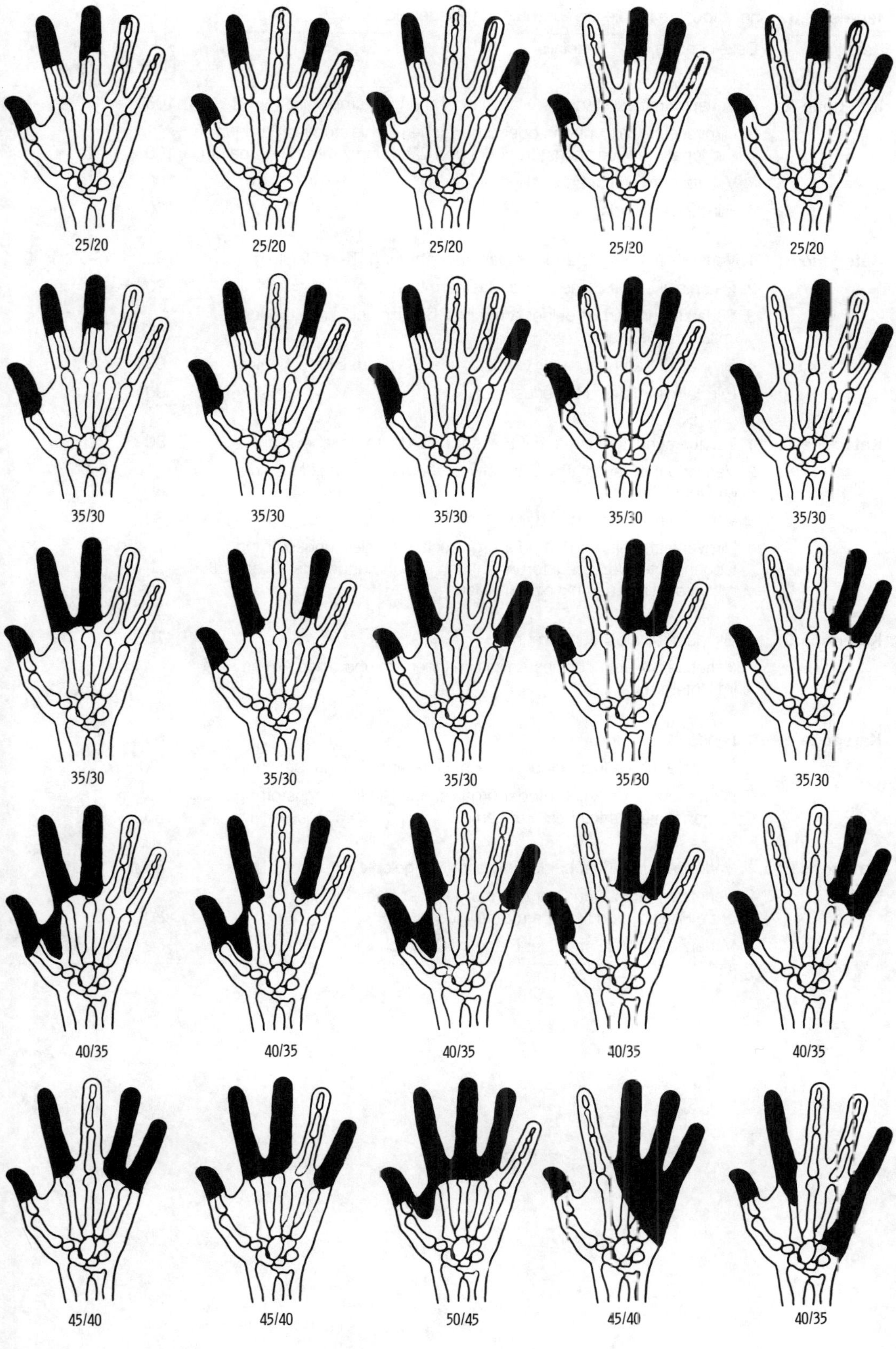

Abb. 22.**6** (Fortsetzung)

Tabelle 22.**3** Anhaltspunkte für die Bemessung von Pflegegeld

Kategorie	Bezeichnung des Pflegefalls	v. H.-Satz des Höchstbetrages
Kategorie A:	1. Verletzte mit vollständiger Halsmarklähmung (Tetraplegiker)	100
	2. Hirnverletzte mit Anfällen oder organischen Hirnleistungsstörungen (sogenannte Werkzeugstörungen) und Lähmungen aller Gliedmaßen	100
	3. Verletzte mit Verlust aller Gliedmaßen	100
	4. Blinde Ohnhänder	100
Kategorie B:	1. Verletzte mit unvollständiger Halsmarklähmung (Tetraplegiker)	90
	2. Paraplegiker mit Blasen- und Mastdarmlähmung	90
	3. Verletzte mit Verlust beider Arme im Oberarm und eines Beines im Oberschenkel	90
	4. Blinde mit Lähmung oder Verlust beider Beine im Oberschenkel	90
	5. Blinde mit totalem Hörverlust	90
Kategorie C:	1. Teilquerschnittgelähmte mit Blasen- und Mastdarmlähmung	80
	2. Verletzte mit Verlust eines Armes im Oberarm und beider Beine im Oberschenkel	80
	3. Verletzte mit Lähmung oder Verlust beider Arme im Oberarm	80
	4. Hirnverletzte mit Anfällen oder organischen Hirnleistungsstörungen (sogenannte Werkzeugstörungen) und Teillähmungen der Gliedmaßen mit wesentlichen Funktionsausfällen	80
Kategorie D:	1. Blinde mit Halbseitenlähmung	70
	2. Verletzte mit Verlust eines Armes im Oberarm und eines Armes im Unterarm	70
Kategorie E:	1. Blinde	60
	2. Verletzte mit Verlust beider Arme im Unterarm (Ohnhänder)	60
	3. Hirnverletzte mit Anfällen oder organischen Hirnleistungsstörungen (sogenannte Werkzeugstörungen)	60
Kategorie F:	1. Verletzte mit Verlust beider Beine im Hüftgelenk	50
	2. Verletzte mit vollständiger Lähmung beider Beine ohne Blasen- und Mastdarmbeteiligung	50
	3. Verletzte mit Verlust beider Beine im Oberschenkel	50

Tabelle 22.4 Pflegebedürftigkeit im sozialen Entschädigungsrecht

Stufe I:

1. Erwerbsunfähige Hirnbeschädigte
2. Doppelamputierte (ausgenommen Doppelunterschenkelamputierte und geringe Schädigung)
3. Hochgradig Sehbehinderte

Stufe II:

Verlust beider Beine im Oberschenkel

Stufe III:

1. Verlust beider Hände oder Unterarme
2. Beschädigte mit schweren geistigen oder seelischen Störungen sowie ausdauernder motorischer Unruhe
3. Blinde

Stufe IV:

1. Verlust beider Arme im Oberarm
2. Verlust dreier Gliedmaßen
3. Blinde mit weiteren Schädigungsfolgen, vor allem Störungen der Ausgleichsfunktion

Stufe V:

1. Querschnittsgelähmte mit Blasen- und Mastdarmlähmung
2. Hirnbeschädigte mit schweren psychischen und physischen Störungen und Gebrauchsbehinderung mehrerer Gliedmaßen
3. Ohnhänder mit Verlust beider Beine im Oberschenkel
4. Blinde mit Doppeloberschenkelamputation
5. Blinde mit völligem Verlust einer oberen und einer unteren Gliedmaße

Stufe VI:

1. Blinde mit völligem Gehörverlust
2. Blinde mit Verlust beider oberer Gliedmaßen
3. Beschädigte mit Verlust beider Arme im Oberarm und beider Beine im Oberschenkel
4. Beschädigte, bei denen neben einem Leidenszustand, der bereits die Gewährung einer Pflegezulage nach Stufe V rechtfertigt, noch eine weitere Gesundheitsstörung vorliegt, die das Pflegebedürfnis wesentlich erhöht (z. B. Tetraplegie).

Literatur

1 Baur, E., H. Nigst: Versicherungsmedizin, 2. Aufl. Huber, Bern 1985

2 Bilow, H.: Begutachtung nach Wirbelsäulenverletzungen. Unfallmed. Tagg. Landesverb. gewerbl. Berufsgenossenschaften 68 (1988) 145–154

3 Bilow, H., S. Weller: Das sogenannte Verhebetrauma. Gutachtenkolloquium 4. Springer, Berlin 1989 (S. 19–23)

4 Breitenfelder, J. M., I Yücel, S. Saldrian: Bagatelltrauma und Meniskusläsion. Orthop. Prax. 6 (1983) 417–420

5 Buck-Gramcko, D.: Anhaltspunkte in der gesetzlichen Unfallversicherung für die gutachterliche Beurteilung von Handverletzungen. Persönl. Mitt. 1981

6 Büsing, E. W.: Begutachtung von Wirbelsäulenverletzungen. Orthopädie 121 (1983) 337–540

7 Bundesministerium für Arbeit und Sozialordnung: Anhaltspunkte für die ärztliche Gutachtertätigkeit im sozialen Entschädigungsrecht und nach dem Schwerbehindertengesetz. Köllen, Bonn 1983

8 Debrunner, H., W. Ramseier: Die Begutachtung von Rückenschäden. Huber, Bern 1990

9 Dustmann, H. O., H. Haschert: Wehrmedizinische Begutachtungen bei Erkrankungen und Verletzungen der Wirbelsäule. Orthopädie 121 (1983) 351–353

10 Engel, G., J. Meier zu Eissen: Die Begutachtung von traumatischem Zwerchfelldefekt und Zwerchfellprolaps. Lebensversicher.-Med. 32 (1980) 23–26

11 Erdmann, H.: Die Kriterien für die Einschätzung der Minderung der Erwerbsfähigkeit nach Wirbelsäulenverletzung. Unfallmed. Tgg. Landesverb. gewerbl. Berufsgenossenschaften 36 (1979) 281–291

12 Ernst, St.: Begutachtung nach Milzverletzungen. Unfallmed. Tagg. Landesverb. gewerbl. Berufsgenossenschaften 45 (1981) 105–121

13 Fredenhagen, H.: Die Begutachtung von Schulterverletzungen. Orthopädie 118 (1980) 527–528

14 Günther, E., R. Hymmen, W. Izbicki: Unfallbegutachtung. De Gruyter, Berlin 1987

15 Hierholzer, G., E. Ludolph: Gutachtenkolloquium 1; Gutachtenkolloquium 2; Gutachtenkolloquium 3; Gutachtenkolloquium 4. Springer, Berlin 1986, 1987, 1988, 1989

16 Hinz, P.: Die körperliche Untersuchung der Wirbelsäule im Rahmen der Begutachtung. Unfallmed. Tagg. Landesverb. Hessen-Mittelrhein gewerbl. Berufsgenossenschaften 36 (1979) 273–280

17 Hofmann, G., J. Probst: Beckenverletzungen: Spätfolgen und deren Begutachtung. Unfallmed. Tagg. Landesverb. gewerbl. Berufsgenossenschaften 48 (1982) 124

18 Holtstraeter, R.: Das Problem divergenter MdE-Beurteilung in der gesetzlichen Unfallversicherung und im sozialen Entschädigungsrecht. Med. Sachverständ. 85 (1989) 86–89

19 Hymmen, R.: Bemerkungen zur Rehabilitation von Amputierten. Unfallmed. Tagg. Landesverb. Hessen-Mittelrhein gewerbl. Berufsgenossenschaften 43 (1981) 143

20 Kaiser, V., N. Emmerich: Maßnahmen zur Verbesserung des ärztlichen Begutachtungswesens in der gesetzlichen Unfallversicherung. Teil 1: Berufsgenossenschaft 6 (1988) 404–405; Teil 2: 7 (1988) 467–473

21 Katthagen, B.-D., U. Bötel: Klinische Standarduntersuchung zur Wirbelsäulenbegutachtung. Unfallheilkunde 84 (1981) 41–43

22 Kimmritz, J.: Probleme der Begutachtung von Brüchen der Brust- und Lendenwirbelkörper. Vergleich zwischen versicherten und nicht versicherten Unfallpatienten. Zbl. Chir. 107 (1982) 29–37

23 Kleinschmidt, J.: Das Sudeck-Syndrom – Begutachtungsaspekte. Med. Sachverständ. 86 (1990) 186–188

24 Klemm, K.: Begutachtung bei posttraumatischer Osteomyelitis. Unfallmed. Tagg. Landesverb. Hessen-Mittelrhein gewerbl. Berufsgenossenschaften 49 (1983) 271–279

25 Koppelmann, J.: Begutachtung der Frakturen und Luxationen des Unterarmes. Unfallmed. Tagg. Landesverb. gewerbl. Berufsgenossenschaften 45 (1981) 219–240

26 Koslowski, L., H. Rahmer: Milzerhaltende Eingriffe – Begutachtung nach Splenektomie, Vortrag. Mittelrheinischer Chirurgenkongreß, Würzburg 1980

27 Krösl, W., G. Zrubecky: Die Unfallrente. Begutachtung und neue Rentensätze nach funktionellen Gesichtspunkten, 3. Aufl. Enke, Stuttgart 1980

28 Lob, A.: Handbuch der Unfallbegutachtung, Bd. III. Enke, Stuttgart 1972

29 Ludolph, E.: Diagnostik der Kniebinnenverletzungen unter besonderer Berücksichtigung der Arthroskopie. Unfallmed. Tagg. Landesverb. gewerbl. Berufsgenossenschaften 47 (1982) 129–136

30 Ludolph, E., G. Hierholzer: Sehnen- und Meniskusverletzungen in der Begutachtung der gesetzlichen Unfallversicherung. Akt. Traumatol. 13 (1983) 210–213

31 Ludolph, E., G. Hierholzer: Zum Problem des Vorschadens im ärztlichen Gutachten. Unfallchirurgie 7 (1981) 269–273

32 Ludolph, E., G. Hierholzer: Die Begutachtung von Kindern und Schülern in der gesetzlichen Unfallversicherung. Unfallchirurgie 16 (1990) 41–43

33 Ludolph, E., M. Roesgen: Patellaluxation und femoropatellare Dysplasie-Kausalität in der gesetzlichen Unfallversicherung. Unfallheilkunde 87 (1984) 273–276

34 Ludolph, E., H. Spohr: Diagnostik und Therapie nach sogenannten Bagatelltraumen – Begutachtung in der gesetzlichen Unfallversicherung. Med. Sachverständ. 85 (1989) 206–209

35 Missliwetz, J., H. Mortinger: Kenntnisse über das sogenannte Schleudertrauma der Halswirbelsäule und mögliche Stimulation. Med. Sachverständ. 83 (1987) 128–130

36 Müller, K. H., J. Rehn: Begutachtung nach Sehnenrupturen. Chirurg 55 (1984) 11–18

37 Niethard, F. U.: Formveränderungen der Lendenwirbelsäule bei Beinlängendifferenz. Z. Orthop. 120 (1982) 167–176

38 Oellig, W.-P., M. Rüther: Zur Morphologie und Beurteilung der Rißbeschädigung am Kniegelenksmeniskus. Unfallheilkunde 84 (1981) 295–301

39 Plänitz, H.: Zur Begutachtung des Phantomschmerzes. Med. Sachverständ. 83 (1987) 125–126

40 Probst, J.: Funktionelle Weiterbehandlung, Übungsbehandlung und Begutachtung nach Kapselbandverletzungen am Kniegelenk. Unfallchirurgie 6 (1980) 134–138

41 Probst, J.: Die Begutachtung nach Schultergelenksverrenkungen und ihrer Folgen, Vortrag. Unfallmedizinische Arbeitstagung, Baden-Baden 46 (1981) 45–50

42 Probst, J.: Begutachtung von Verletzungen im Bereich des Fußes. Langenbecks Arch. Chir. 355 (1981) 449

43 Probst, J.: Diskussion: Begutachtungsprobleme bei der posttraumatischen Osteomyelitis. Unfallmed. Tagg. Landesverb. gewerbl. Berufsgenossenschaften (1983) Heft 49

44 Ritter, G.: Das Halswirbelsäulentrauma als Skiunfall. Bedeutung von Vorschäden und Anlageanomalien für die neurologische Begutachtung, Ski-Traumatologie und Wintersportmedizin. Demeter, Gräfelfing 1983 (S. 76–81)

45 Rompe, G. (Arbeitskreis Gutachtenfragen): Begutachtung am Fuß und Bein. Mitt.-Bl. DGOT 4 (1983) 12–16

46 Rompe, G. (Arbeitskreis Gutachtenfragen): Begutachtende Bewertung von Funktionsstörungen an Hand und Arm. Mitt.-Bl. DGOT 4 (1988) 45–51

47 Rompe, G., G. Möllhoff, O. Pangratz: Die Begutachtung der verletzten Wirbelsäule. Orthopädie 9 (1980) 84–92

48 Rompe, G., J. Corell: Die Begutachtung von Verletzungsfolgen am Schultergelenk. Z. Orthop. 118 (1980)

49 Rompe, G., F. U. Niethard: Probleme des Haltungs- und Bewegungsapparates als Folge der Amputation der unteren Extremität. Z. Orthop. 120 (1982)

50 Rompe, G.: Die Begutachtung degenerativer Wirbelsäulenleiden. Orthop. Prax. 18 (1982) 126–128

51 Rueff, F. L.: Begutachtung nach Bauchverletzungen. Unfallmed. Tagg. Landesverb. gewerbl. Berufsgenossenschaften 45 (1981) 99–104

52 Scharitzer, E.: Die Begutachtung von frischen und veralteten Kahnbeinbrüchen. Unfallmed. Tagg. Landesverb. gewerbl. Berufsgenossenschaften 46 (1981) 195–203

53 Schlegel, K. F., E. Puhlvers: Die angeblich traumatische Femurkopfepiphysenlösung beim Jugendlichen. Ein forensisches Problem. H. Unfallheilk. 158 (1982) 272–278

54 Schönberger, A., G. Mertens, H. Valentin: Arbeitsunfall und Berufskrankheit. Rechtliche und medizinische Grundlagen für Gutachter, Sozialverwaltung und Gerichte, 4. Aufl. Schmidt, Berlin 1988

55 Seger, W.: Begutachtung der Stuhlkontinenzstörungen. Med. Sachverständ. 86 (1990) 176–180

56 Spier, W.: Begutachtung von Wirbelsäulenverletzungen. H. Unfallheilk. 149 (1980) 257–265

57 Spier, R.: Begutachtung nach Sprunggelenksverletzungen. Unfallmed. Tagg. Landesverb. gewerbl. Berufsgenossenschaften 50 (1983) 203–209

58 Titze, A., R. Szyszkowitz, A. Maier: Begutachtung der Bandverletzungen am Knie- und Sprunggelenk. Chirurg 55 (1984) 699–703

59 Watermann, F.: Zurechnungsmaßstäbe des Unfallversicherungsrechts. Berufsgenossenschaft 2 (1990) 99–102

60 Weller, S.: Versicherungswesen. In Reifferscheid, M., S. Weller: Chirurgie, 8. Aufl. Thieme, Stuttgart 1989

61 Winter, U.: Die posttraumatische Schultersteife. Die veralteten Fälle. Unfallmed. Tagg. Landesverb. gewerbl. Berufsgenossenschaften 52 (1983) 31–42

62 Zenker, H., H. Springer: Das posttraumatische Kniegelenk (Bandverletzung und Tibiakopfbruch). Lebensversicher.-Med. 34 (1982) 202–203

63 Zrubecky, G.: Funktion der Hand und Höhe der MdE. H. Unfallheilk. 141 (1980) 310–313

23 Erkrankungen der Nieren

H. Lange

Zunächst wird die Ätiologie der häufigsten Nierenerkrankungen dargestellt sowie ihre Beziehungen zur KOV und UV. Die Beeinträchtigung der Erwerbsfähigkeit ist wesentlich vom Ausmaß der Funktionseinschränkung der Nieren abhängig. Alle diese Erkrankungen können mit einer Niereninsuffizienz, sei es als akutes oder chronisches Nierenversagen, und mit unterschiedlicher Progredienz verlaufen. Daher erscheint eine gesonderte Beurteilung der Minderung der Erwerbsfähigkeit für die akute Niereninsuffizienz und die verschiedenen Stadien der chronischen Niereninsuffizienz zweckmäßig. Dabei gilt ein Abschnitt der chronischen Dialysebehandlung und der Nierentransplantation.

Akute und chronische Glomerulonephritis

Die akute und die chronische Glomerulonephritis können klinisch als nephritisches Syndrom (Mikro- oder Makrohämaturie, Proteinurie < 3 g/24 h) oder als nephrotisches Syndrom (Proteinurie > 3 g/24 h), Hypoproteinämie, Dysproteinämie, Ödeme) verlaufen. Eine Proteinurie 2 g/24 h und mehr ist stets Zeichen einer glomerulären Erkrankung.

Zunächst werden die entzündlichen Erkrankungen der Glomeruli behandelt, die der akuten und der chronischen Glomerulonephritis – meistens als nephritisches Syndrom verlaufend – zugrunde liegen. Sowohl bei der akuten Glomerulonephritis – bis zu 20% der hospitalisierten Kranken (8), als auch bei der chronischen Glomerulonephritis kann ein nephrotisches Syndrom als Folge der entzündlichen Glomerulusveränderungen auftreten.

Ätiologie: Dem klinischen Bild der akuten und chronischen Glomerulonephritis können verschiedene histologische Veränderungen an den Glomeruli zugrunde liegen (exsudative, nekrotisierende, proliferative, sklerosierende, membranöse, Minimalveränderungen und Mischformen) (5).

Diese Veränderungen sind in pathogenetischer Hinsicht entweder Ausdruck einer Immunkomplexnephritis oder einer Antibasalmembrannephritis.

Immunkomplexnephritis

Der Mehrzahl aller Glomerulonephritiden (~ 95%) liegt eine sogenannte Immunkomplexnephritis zugrunde. Diese extraglomerulär entstehenden Immunkomplexe (Antigen, Komplement und Antikörper) bleiben aus nicht bekannten Gründen in den Glomeruluskapillaren haften, durchdringen die Endothelschicht und Basalmembran der Glomeruluskapillaren, gelangen in das Mesangium oder passieren die glomeruläre Basalmembran an ihrer Außenseite und lassen sich subepithelial, elektronenmikroskopisch als sogenannte „dense deposits“ oder „humps“ nachweisen (16). In der Immunfluoreszenztechnik stellen sie sich als granuläre Ablagerungen im Mesangium und an den Wänden der Glomeruluskapillaren dar. Die Immunkomplexe mit exogenen (Streptokokkentoxine, Viren) oder endogen entstandenen Antigenen (Thyreoglobulin bei Autoimmunthyreoiditis, Erythematodes, tumorverwandte Antigene) aktivieren das Komplementsystem auf dem sogenannten klassischen Weg. Daher kommt es im Plasma zu einer Verminderung der sogenannten frühen Komplementkomponenten C1, C4 u. C2, besonders bei Erythematodes und bei Glomerulonephritis nach bakteriellen Infekten. Die bei der Aktivierung entstehende Konvertase wandelt C3 in C3b um. Bei dieser Aktivierung wird das Fragment C3a abgespalten. Dieses Protein setzt unter anderem Histamin aus Mastzellen frei, erhöht die Thrombozytenadhäsivität und stellt den chemotaktischen Reiz für polymorphkernige Leukozyten dar. Damit kommt es im Glomerulus zur Exsudation aus den Kapillarschlingen (erhöhte Permeabilität für Eiweiß) und zur Ansammlung – hier normalerweise nicht vorhandener – Granulozyten im Mesangium. Das C3b in den Immunkomplexen aktiviert die Komponenten C5–C9 des Komplementsystems, vermittelt die Bindung der Immunkomplexe an die Immunrezeptoren auf der Zelloberfläche von Granulozyten, Monozyten, Makrophagen und B-Lymphozyten. Damit wird der lysosomale Abbau der Immunkomplexe, die Phagozytose zytotoxisch zerstörter Glomeruluszellen und die Ausheilung der Glomerulonephritis ermöglicht.

C3b und C3a können aber auch unter Umgehung der frühen Komplementkomponenten auf dem sogenannten alternativen Weg entstehen. In diesen Fällen sind die Serumkomplementfraktionen C1, C4 und C2 nicht vermindert, und im Glomerulus läßt sich lediglich C3 und Properdin nachweisen. Dieser alternative Weg kann aber auch nach Aktivierung auf dem klassischen Weg in Gang gesetzt werden. Daher finden sich bei einer Glomerulonephritis gewöhnlich neben glomerulären Ablagerungen der frühen Komplementkomponenten solche des alternativen Weges. Im Serum sind C1, C4 und C2 mäßig, C3 (β_1-C-Globulin) und Properdin dagegen stark vermindert (20). Die membranoproliferative Glomerulonephritis mit „dense deposits" und die IgA-IgG-Nephropathie (siehe Herdnephritis) weisen dagegen eine nahezu ausschließliche Aktivierung des alternativen Weges auf. Bei verschiedenen glomerulären Erkrankungen finden sich neben Immunglobulinen und Komplement auch Ablagerungen von Fibrin (16).

Klinische Beispiele der Immunkomplexnephritis sind die streptokokkenbedingte Glomerulonephritis (26, 40), die LE-Nephritis (12), die Nephritis nach bakterieller Endokarditis (24), nach Malaria (2), nach Lues (6), auch als kongenitales nephrotisches Syndrom (57), die Nephritiden bei Schistosomiasis (15), Toxoplasmose (19) und nach Amöbenruhr (41), die virusbedingten Glomerulonephritiden nach Masern, Varizellen, infektiöser Mononukleose und Hepatitis-B-Virusinfektion (13, 16, 29), sowie die Glomerulonephritis bei Neoplasien (16).

Eine Immunkomplexnephritis kann klinisch als akut nephritisches Syndrom (akute Glomerulonephritis) mit und ohne Niereninsuffizienz, als akut anurische Glomerulonephritis oder schnell progrediente Glomerulonephritis (z. B. Wegenersche Granulomatose, Panarteriitis nodosa) oder auch als langsam progrediente chronische Glomerulonephritis in Erscheinung treten.

Antibasalmembrannephritis

In etwa 5% aller Glomerulonephritiden handelt es sich um eine sogenannte Antibasalmembrannephritis. Hier ist die Kollagenstruktur der glomerulären Basalmembran aus unbekannter Ursache zum Antigen geworden und wird durch Ablagerung von Antikörpern, die sich im Blut als Antibasalmembran-Antikörper nachweisen lassen und die entzündliche Reaktion verursachen, zerstört. In diesen Fällen findet sich meistens eine nekrotisierende Glomerulonephritis. In der Immunfluoreszenztechnik lassen sich IgG und C3 in typischer linearer Nachzeichnung der kapillären Konturen des Glomerulus nachweisen.

Klinisch verläuft diese Erkrankung als akut anurische Glomerulonephritis oder als schnell progrediente chronische Glomerulonephritis. Treffen solche Veränderungen mit ähnlichen immunologischen Veränderungen an den Lungenalveolen zusammen, so bildet diese Erkrankung das sogenannte *Goodpasture-Syndrom*. Der Übergang von einer Immunkomplexnephritis in eine Antibasalmembrannephritis ist beschrieben worden (31).

Klinik und Verlauf

Die akute Glomerulonephritis infolge von Infektionen der oberen Luftwege oder der Haut (Impetigo, Erysipel) mit bestimmten β-hämolytischen Streptokokken der Gruppe A entsteht bei einer Latenzperiode von 7–21 Tagen, im Mittel 10–11 Tagen (26). Auch die meist harmloseren Racheninfektionen durch Streptokokken der Gruppe C können eine Glomerulonephritis verursachen (21). Unabdingbare Symptome des akuten nephritischen Syndroms sind die Hämaturie und die nicht selektive Proteinurie (weniger als 3 g Eiweiß pro Tag, meist 0,5–2,0 g pro Tag). Eine auffällige Wasserretention im Zusammenhang mit einer relativ diskreten Abnahme der glomerulären Filtration auf meist nicht weniger als 50 ml/min führt oft zu mäßiggradigen Ödemen, obwohl die Proteinurie weniger als 3 g/24 h beträgt. Selten kommt es zu einer höhergradigen Filtratverminderung bis hin zur Oligoanurie (akut anurische Glomerulonephritis). Meistens besteht eine arterielle Hypertonie. Bis zu 20% der hospitalisierten Kranken mit akuter Glomerulonephritis haben dagegen ein nephrotisches Syndrom (8). Das akut nephritische Syndrom – die akute Glomerulonephritis – kann außer durch Streptokokken auch durch Viren, Protozoen und andere Bakterien verursacht werden (s. o.). Häufiger ist eine IgA-Nephritis heute die Ursache eines akut nephritischen Syndroms (s. u.).

Die akute postinfektiöse Glomerulonephritis heilt in etwa 60 bis 80% innerhalb von 6 Wochen aus, selten erst nach einem halben oder einem Jahr. Heilung kann angenommen werden, wenn der Harn bei mindestens 4 Kontrollen über mehrere Wochen eiweißfrei ist. Ein Fortbestehen der Proteinurie nach mehr als einem halben Jahr bedeutet fast immer den Übergang in eine chronische Glomerulonephritis (14, 20). Nur in seltenen Fällen kommt es auch nach 1 Jahr noch zu einer Ausheilung (42).

Etwa 5% der akuten Glomerulonephritiden verlaufen als akute anurische Glomerulonephritis, der meistens eine Antibasalmembrannephritis zugrunde liegt mit nekrotisierenden oder intra- und extrakapillär proliferativen Veränderungen (5). Daneben wird eine akut-anurische Glomerulonephritis mit den histologischen Zeichen der nekrotisierenden Glomerulonephritis beobachtet bei der Wegenerschen Granulomatose, beim Churge-Strauss-Syndrom, bei der mikroskopischen Form der Panarteriitis nodosa und als idiopathisches Krankheitsbild. Während bei der Antibasalmembrannephritis im Serum Antibasalmembran-Antikörper gefunden werden, ist die Wegenersche Granulomatose durch antizytoplasmatische Antikörper (ACPA) im Serum gekennzeichnet. Auf die Entfernung dieser humoralen Antikörper aus dem Blut, die Hemmung ihrer Wirkung und ihrer Neubildung zielt die oft erfolgreiche Therapie dieser Erkrankungen mit Plasmaseparation, Steroiden und Zytostatika ab. Voraussetzungen sind eine schnelle Diagnose (serologisch und durch Nierenbiopsie mit Lichtmikroskopie, immunfluoreszenztechnischem Antikörpernachweis und Elektronenmikroskopie) und eine möglichst frühzeitige Einleitung der Therapie. Diese Behandlung führt selbst nach bereits eingetretener hochgradiger Filtrateinschränkung in seltenen Fällen ebenfalls noch zu einer erstaunlichen Verbesserung der Nierenfunktion.

In 15% folgt der akuten Glomerulonephritis eine chronische Glomerulonephritis, die entweder als schnell progrediente Glomerulonephritis innerhalb von Wochen oder als langsam progrediente Glomerulonephritis im Verlaufe von Jahren und Jahrzehnten zu einer irreversiblen terminalen Niereninsuffizienz führen kann. Eine chronische Glomerulonephritis manifestiert sich oft erst in diesem Stadium, ohne daß eine akute Vorerkrankung erinnerlich oder früher festgestellt worden wäre. In einem Teil der chronischen Glomerulonephritiden entwickelt sich ein nephrotisches Syndrom (s. u.).

KOV: Kälte- und Nässeschäden, Schlafen im Freien und Leben unter schlechten Verhältnissen (Mangelernährung und überfüllte Lager) können den auslösenden Infekt begünstigen.

Fehlen ein Infekt und die Zeichen einer akuten Glomerulonephritis in der Vorgeschichte, so läßt sich ein Zusammenhang zwischen einer chronischen Glomerulonephritis und dem Wehrdienst, der Gefangenschaft oder Verfolgungsmaßnahmen nicht wahrscheinlich machen. Bei bestehender chronischer Glomerulonephritis kann eine fehlende oder mangelhafte Behandlung, z. B. des renalen Hochdrucks, im Sinne – auch der richtunggebenden – Verschlimmerung wirksam werden (52).

UV: Ein ursächlicher Zusammenhang zwischen einem Unfallereignis und einer akuten Glomerulonephritis, evtl. mit Entwicklung einer chronischen Glomerulonephritis, kommt nur indirekt über einen Infekt in Betracht. Ein enger zeitlicher Zusammenhang ist Voraussetzung.

Feldnephritis

Ätiologie: Es handelt sich um eine akute Glomerulonephritis, die epidemisch oder endemisch im Krieg aufgetreten ist.

Sie ist keine Sonderform einer Glomerulonephritis. Sie wird hier nur deshalb gesondert aufgeführt, weil der Begriff Feldnephritis in alten Krankengeschichten, die zur Begutachtung herangezogen werden, gelegentlich noch auftaucht.

Herdnephritis, benigne rezidiv. Makrohämaturie, benigne hämorrhagische Glomerulonephritis, IgA/IgG-Nephropathie

Ätiologie: Unter Herdnephritis wird eine Glomerulonephritis verstanden, deren entzündlich veränderte Glomeruli nicht diffus, sondern herdförmig (fokal) über die Niere verteilt sind. Mit segmentalen Veränderungen wird dagegen eine herdförmige Verteilung im Glomerulus bezeichnet, die bei zahlreichen klinischen und histologisch abgrenzbaren Syndromen, z. B. Lupus erythematodes, Purpura Schoenlein-Henoch, Goodpasture-Syndrom, Wegenersche Granulomatose, angetroffen werden kann. Fokale und segmentale Veränderungen können gemeinsam vorkommen. Der Begriff Herdnephritis wurde oft für eine Krankheit verwendet, die sich durch rezidivierende Makrohämaturie und eine geringgradige Proteinurie (< 1 g/Tag) ohne Hypertonus und Niereninsuffizienz auszeichnet.

Dieses Krankheitsbild trägt heute verschiedene Namen: benigne rezidivierende Makrohämaturie, benigne hämorrhagische Glomerulonephritis, IgA/IgG-Nephropathie (Berger). Der Begriff Herdnephritis dagegen bleibt auf den histologischen Befund beschränkt und wird hier meistens durch die Begriffe fokal und segmental ersetzt. In etwa 30% der Fälle liegt diesem klinischen Bild histologisch eine diffuse Glomerulonephritis und in 50–60% eine fokal-segmental mesangial proliferierende Glomerulonephritis zugrunde (56). Die Diagnose IgA/IgG-Nephropathie (Berger) setzt voraus, daß mesangiale Ablagerungen dieser Immunglobuline, vorwiegend von IgA, in granulärer Anordnung nachweisbar sind (26). Geringere IgA-Ablagerungen finden sich aber auch bei anderen klinisch abgrenzbaren glomerulären Erkrankungen. Etwa 50% der Patienten mit benigner Makrohämaturie haben keine wesentlichen IgA- oder IgG-Ablagerungen.

Die IgA-Nephritis ist heute die häufigste Ursache des akut nephritischen Syndroms mit Makrohämaturie. Sie tritt oft im Rahmen eines Infektes der oberen Luftwege auf. Dabei beginnt sie mit Einsetzen der Erkältung oder innerhalb der ersten drei bis vier Tage. Dieses kürzere Intervall unterscheidet sie von der streptokokkenbedingten Glomerulonephritis. Typisch ist das wiederholte Auftreten der Makrohämaturie bei Rezidiven der Erkältung. Diese akuten Schübe gehen nicht selten mit einer passageren Niereninsuffizienz einher. Im Intervall bleibt oft eine Mikrohämaturie bestehen. Manchmal beginnt die Makrohämaturie und wiederholt sich nach ausdauernden großen körperlichen Anstrengungen. Die Erkrankung erstreckt sich mit rezidivierender Makrohämaturie oft über viele Jahre ohne Zeichen einer Niereninsuffizienz. Eindeutige spontane Ausheilungen sind bisher indessen nicht beobachtet worden (3). In 10–50% entwickelt sich aber im Verlauf von 6 Jahren eine chronische Niereninsuffizienz. Die Progredienz ist bei Kranken mit Hypertonus größer als bei Normotensiven (46). Die Bergersche Erkrankung scheint eine ungünstigere Prognose zu haben als die Makrohämaturie ohne glomeruläre IgA-Ablagerungen (20).

Beurteilung: Häufig treten die Rezidive der Hämaturie im Zusammenhang mit grippalen Infekten auf oder nach stärkeren körperlichen Anstrengungen. Derartige Zusammenhänge können eine Berufsunfähigkeit bedingen und Umschulungsmaßnahmen erforderlich machen. Bewertung nach Einschränkung der Nierenfunktion s. S. 421.

KOV, UV: Ein Zusammenhang mit Kriegseinwirkungen kommt nur dann in Frage, wenn die rezidivierende Makrohämaturie durch einen kriegsbedingten Infekt oder ungewöhnlich große körperliche Anstrengungen ausgelöst worden ist.

Nephrotisches Syndrom

Ätiologie: Es ist durch eine Proteinurie von mehr als 3 g/Tag, eine Hypoproteinämie mit Dysproteinämie (Albuminverminderung und relative oder absolute Zunahme von a_2- und β-Globulinen bei erniedrigten γ-Globulinen) und ausgeprägte Ödeme gekennzeichnet. Bei 70% der Patienten besteht zugleich eine Hyperlipidämie mit Erhöhung von Cholesterin und Triglyzeriden. Der Proteinurie liegt eine

Steigerung der Permeabilität des glomerulären Filters zugrunde, die wahrscheinlich vor allem auf dem Verlust negativer Ladung (= gesteigerte Filtration von Polyanionen) der glomerulären Basalmembran beruht (7). Beträgt der Anteil von Albumin an der Proteinurie mehr als 80%, so handelt es sich um eine selektive Proteinurie. Die Hypoproteinämie, insbesondere die Hypalbuminämie führt über den erniedrigten kolloidosmotischen Druck zu den Ödemen. Erhöhter Durst, Ausscheidung eines plasmahypertonen Harnes (U/P osm > 1,00) und Aldosteronismus mit Natrium- und Wasserretention sind die normalen pathophysiologischen Folgen. Die Kompartimentalisierung von Wasser kann derart ausgeprägt sein (Ödeme, Aszites, Pleuraergüsse), daß die Abnahme des intravasalen Volumens nicht vollständig ausgeglichen wird und eine Niereninsuffizienz entsteht. Infolge der (ADH-bedingten) hohen Wasserrückdiffusion im Bereich der Sammelrohre ist die Harnstoff-Clearance dabei regelmäßig stärker vermindert als die Kreatinin-Clearance. Dementsprechend ist die Harnstoffkonzentration im Plasma, verglichen mit der von Kreatinin, stärker erhöht. Unter salzarmer Diät und dem hohen Trinkbedürfnis (Trinkflüssigkeiten enthalten nur wenig Natrium) entwickelt sich oft eine Hyponatriämie. Diese kann mittelbar durch Diuretika auf diesem Wege verstärkt werden, obwohl Saluretika beim Menschen unmittelbar eine Zunahme und keine Abnahme der Serumnatriumkonzentration bewirken. Die Hyperlipidämie bei einem großen Teil der Patienten hängt möglicherweise mit der gesteigerten Syntheserate für Albumin und Lipoproteine in der Leber zusammen. Bei 25 bis 50% der Patienten mit nephrotischem Syndrom treten Thrombosen oberflächlicher und tiefer Venen (Beckenvenen, Vena cava, Nierenvenen) auf. Der erhöhten Gerinnbarkeit des Blutes liegen mehrere Ursachen, u. a. auch ein renaler Verlust von Antithrombin III zugrunde.

Der erhöhten Permeabilität liegen folgende entzündliche glomeruläre Erkrankungen zugrunde (5): chronische Glomerulonephritis langsam progredienter Verlaufsform (fokal-segmental sklerosierende Glomerulonephritis, perimembranöse Glomerulonephritis), selten die akute Glomerulonephritis (mesangial-proliferative Glomerulonephritis), die genuine Lipoidnephrose (minimal-change-nephritis). Weitere glomeruläre Erkrankungen mit nephrotischem Syndrom sind: die diabetische Glomerulosklerose (noduläre Form) und die Amyloidose. Die histologische Differenzierung verschiedener Amyloidarten erlaubt heute eine ätiologische Zuordnung: Die primäre Amyloidose ist durch die Ablagerung von N-terminalen Fragmenten der variablen Region von Immunglobulin-Leichtketten (AL-Typ) gekennzeichnet, die häufig Myelom-assoziiert ist und in der Regel (mehr als 85%) nach dem 50. Lebensjahr auftritt. Der sekundären Amyloidose liegt die Ablagerung des in der Leber gebildeten Akutphaseproteins Amyloid A – vermittelt durch Interleukin 6 bei chronisch-entzündlichen Prozessen – zugrunde (AA-Typ). Das familiäre Mittelmeerfieber – eine häufige Ursache des nephrotischen Syndroms in der Türkei und Israel – beruht ebenfalls auf der Ablagerung von AA (22).

Beurteilung: Der Grad der Hypoproteinämie und die Ödembildung bestimmen die Leistungsfähigkeit. Das Auftreten eventuell lebensbedrohlicher Thrombosen kann wiederholte chirurgische Eingriffe erforderlich machen sowie eine Dauerbehandlung mit Antikoagulanzien. Steroidresistente nephrotische Syndrome (Vorsicht mit einer Steroiddauerbehandlung!) bleiben oft auch ohne Steroide jahrelang stationär, um dann schließlich zu Hochdruck und Niereninsuffizienz zu führen. Die MdE bzw. der GdB im Rahmen des SchwbG liegen zwischen 30 und 100. Der Zwang zu einer bestimmten Lebensweise (Diät) und Vermeidung von körperlichen Anstrengungen kann Berufsunfähigkeit bedingen.

Die günstigste Prognose haben nephrotische Syndrome mit selektiver Proteinurie, insbesondere die genuine Lipoidnephrose (minimal-change-nephritis). Ausheilung kann angenommen werden, wenn der Harn bei 4 Kontrollen im Verlaufe von 6 Monaten eiweißfrei geblieben ist. Die genuine Lipoidnephrose heilt entweder spontan oder prompt nach Steroiden. Sie neigt aber zu Rückfällen und Rezidiven. Nephrotische Syndrome mit Hypertonus und erythrozytärem Sedimentbefund und nicht selektiver Proteinurie haben eine ungünstigere Prognose. Hier läßt sich klinischerseits schon meist die histologische Diagnose vermuten: perimembranöse, fokal-segmental oder selten mesangial-segmental sklerosierende Gloerulonephritis (18). Steroide bewirken hier allenfalls eine vorübergehende Abnahme der

Proteinurie, aber kaum je eine Ausheilung. Bei gleichzeitigem Hochdruck wird ihre Anwendung meist gar nicht erst versucht. Aus dem Verlauf des Serumkreatinins läßt sich die Progredienz abschätzen. Die Erkrankung führt innerhalb von Wochen oder erst nach Jahren zur terminalen Niereninsuffizienz.

KOV, UV: Ein nephrotisches Syndrom bei Glomerulonephritis kann wie die postinfektiöse Glomerulonephritis ohne nephrotisches Syndrom unter bestimmten Voraussetzungen eine Schädigungsfolge darstellen (s. o.). Auch bei sekundärer Amyloidose infolge langdauernder – mindestens 1/2 Jahr – Eiterungen kann ein Zusammenhang gegeben sein (z. B. Osteomyelitis nach komplizierter Knochenfraktur).

Akute und chronische Pyelonephritis

(4, 17, 35, 54)

Ätiologie: Es handelt sich um eine durch lokale Bakterieneinwirkung hervorgerufene Entzündung der Nieren, die sich im Nierenhohlraumsystem und im Interstitium der Niere abspielt. Die hämatogene Passage von Bakterien durch die Nieren führt alleine nur in seltenen Fällen (Staphylokokkensepsis, Tuberkulose) zu einer Pyelonephritis. Im übrigen führt eine bakterielle Besiedlung der Nieren nur dann zu einer Pyelonephritis, wenn zusätzliche Bedingungen erfüllt sind. Die Bakterien erreichen die Nieren entweder aszendierend aus den ableitenden Harnwegen oder hämatogen. Abgesehen von den allgemeinen Voraussetzungen einer Infektionsbereitschaft und der Virulenz der Erreger lassen sich die zusätzlichen Bedingungen in zwei Gruppen zusammenfassen. Es handelt sich einmal um Obstruktionen der ableitenden Harnwege (obstruktive Pyelonephritis) und zum anderen um metabolische Bedingungen ohne Obstruktion der ableitenden Harnwege (nicht obstruktive, vorwiegend interstitielle Pyelonephritis). Daneben gibt es interstitielle Entzündungen der Niere ohne erkennbare direkte bakterielle Einwirkungen – z. B. akut interstitielle Nephritis durch verschiedene Medikamente, chronische Phenazetinniere, chronische Glomerulonephritis –, von denen hier abgesehen wird, die aber oft sekundär zu einer bakteriellen Entzündung führen und insoweit eingeschlossen sind.

Die häufigsten *Harnwegsobstruktionen*, die zu einer Pyelonephritis führen, sind die Urolithiasis, Prostatahypertrophie, der vesikoureterale Reflux, insbesondere der Niederdruckreflux, Tumoren des Urogenitaltraktes, neurogene Blase, Querschnittslähmung, Harnröhrenstrikturen, Descensus uteri mit Urethrozele, Zystennieren und Gravidität. Entscheidend für die Entstehung der Pyelonephritis scheint die Behinderung des Harnabflusses zu sein. Im langsamer strömenden Harn können sich im Tierversuch hämatogen abgesiedelte Erreger besser vermehren und über die Urethra eingedrungene leichter aszendieren: Daher scheinen Kranke mit Oligoanurie – bei akuter Niereninsuffizienz und bei terminaler chronischer Niereninsuffizienz – besonders gefährdet zu sein, wenn Keime in die ableitenden Harnwege gelangen. Demgegenüber ist die vorteilhafte Wirkung einer chronischen Wasserdiurese beim Menschen allerdings bisher nicht erwiesen (17). Die Keiminvasion geschieht oft iatrogen durch instrumentelle Eingriffe, insbesondere den Harnblasenkatheterismus, manchmal schon im Säuglings- und Kleinkindesalter. Bei älteren Frauen kann eine Urethrozele die Keiminvasion ermöglichen. Bei jungen Frauen erfolgt sie oft während des Geschlechtsverkehrs, wenn eine Narbenschrumpfung nach unvollständigem Einriß des Hymens zu einer Öffnung der äußeren Urethramündung geführt hat: sogenannte Kohabitationsdysurie, die sich in typischen Fällen nach der ersten Entbindung zurückbildet.

Zu den *metabolischen Bedingungen*, die einer bakteriellen Infektion der Nieren vorausgehen, gehören die Hypokaliämie (z. B. bei Anorexia nervosa, Diuretika- und Laxanzienmißbrauch, Bartter-Syndrom, villösem Tumor des Rektums, Conn-Syndrom), die hormonelle Umstellung während der Gravidität, der Analgetikaabusus oder auch die Kalziummobilisation aus dem Knochen bei plötzlicher Bettlägerigkeit mit der Entstehung einer Nephrolithiasis.

Die Diagnose der akuten Pyelonephritis ist an den Nachweis von Bakterien im Urin gebunden. Sie finden sich dabei stets. Dagegen wechseln sich bei einer chronischen Pyelonephritis häufig Perioden eines positiven Erregernachweises mit Perioden keimfreien Urins ab. Die einfachste und schonendste Methode der diagnostischen Uringewinnung ist die Mittelstrahltechnik. Bei zweifelhaftem Ergebnis ist die suprapubische Blasenpunktion die verläßlichste und ungefährlichste Methode der sterilen Harngewinnung. Es finden sich eine Leukozyturie und eine Proteinurie. Die Proteinurie beträgt stets weniger als 2 g/24 h, meist nicht mehr als 0,5 bis 1,0 g/24 h und besteht vor allem in der vermehrten Ausscheidung sogenannter tubulärer Proteine. Dabei handelt es sich um niedrigmolekulare, glomerulär filtrierte Proteine, deren tubuläre Rückresorption gestört ist (z. B. Alpha-1-Mikroglobulin, Beta-2-Mikroglobulin) sowie um solche direkt tubulärer Herkunft.

Beurteilung: Die akute Pyelonephritis ist im Gegensatz zur chronischen Pyelonephritis fast immer auf eine Niere beschränkt. Sie kann aber ein akutes Nierenversagen auslösen, wobei beide Nieren in Mitleidenschaft gezogen sind (s. akutes Nierenversagen). In der Abgrenzung der akuten und chronischen Pyelonephritis von nicht bakteriellen Nierenerkrankungen haben sich die bakteriologische Untersuchung des nach Mittelstrahltechnik oder durch suprapubische Blasenpunktion steril gewonnenen Harns bewährt. Die diagnostische Harnblasenkatheterisierung ist wegen der Infektionsgefahr abzulehnen. Bei akuter Pyelonephritis besteht Arbeitsunfähigkeit. Die Minderung der Erwerbsfähigkeit bei chronischer Pyelonephritis richtet sich einmal nach dem Ausmaß der bakteriellen Infektion, das von asymptomatischen Verläufen bis zu rezidivierenden septischen Schüben mit Pyonephrose reichen kann. Zum anderen wird sie durch den Grad der Niereninsuffizienz bestimmt (s. u.)

KOV, UV: Kälte- und Nässeeinwirkung oder Schlafen im Freien können zu einer bakteriellen Infektion führen, die aber nur unter den oben angeführten Voraussetzungen eine Pyelonephritis verursacht. Die erwiesene Pyelonephritis wirft in jedem Einzelfall die Frage auf, wie die Erreger in die Niere gelangt sind und welche der genannten Bedingungen dort vorliegen. Die einmalige Harnblasenkatheterisierung schleppt auch unter sorgfältiger Beachtung sterilen Arbeitens in ca. 20% der Fälle Keime in die Blase. Ein Blasenverweilkatheter, der länger als 48 Stunden liegt, führt in 75% der Fälle zur Keiminvasion in die Harnblase. Diese Keiminvasion bedeutet zwar keine Zystitis, geschweige denn Pyelonephritis, aber doch eindeutig die Besiedelung eines Hohlorgans mit Keimen, das vorher keimfrei war. Eine Pneumonie, eine Furunkulose, eine Impetigo, Bronchiektasen, eine Osteomyelitis können eine Bakteriämie hervorrufen. Erst wenn sich zusätzliche Bedingungen wie eine Obstruktion der ableitenden Harnwege oder metabolische Voraussetzungen (s. o.) nachweisen lassen, die eine Pyelonephritis ermöglichen, ist ein Zusammenhang zwischen Infektion und Pyelonephritis anzunehmen. Der Nachweis von Pseudomonas ist stets auf eine artifizielle Infektion – meistens iatrogener Art – zurückzuführen.

Eine Harnabflußbehinderung kann ebenfalls erworben worden sein, z. B. nach traumatischer Querschnittslähmung oder nach Eingriffen an den ableitenden Harnwegen. Auch metabolische Voraussetzungen – etwa ein Phenazetinabusus bei andauernden Kopfschmerzen nach einer Schädelverletzung – können erworben worden sein und in ursächlichem Zusammenhang mit der Pyelonephritis stehen.

Analgetika-Nephropathie

Ätiologie: Diese chronische interstitielle Pyelonephritis ist durch eine tubuläre Proteinurie und histologisch durch diffus sklerosierende interstitielle Veränderungen gekennzeichnet, während die Glomeruli und Gefäße erst später veröden (54). Sie führt zu einer chronischen Niereninsuffizienz, hat ein erhöhtes Urothelkarzinomrisiko und geht oft mit Papillennekrosen einher. Sie wird auf den jahrelangen Gebrauch (1–45 Jahre) von phenazetinhaltigen Medikamenten (1–30 kg Phenazetin) zurückgeführt (27, 48). Allerdings soll die Nephritismorbidität unter chronischem Phenazetingebrauch relativ klein sein (32). Die Gewöhnung führt zu laufend steigender Dosis. Schließlich können die Kopfschmerzen sogar durch die Tablettenintoxikation unterhalten werden.

Beurteilung: Nach Absetzen der Medikamente kommt es bei hochgradiger Nierenfunktionseinschränkung ($C_{Kreat} < 10$ ml/min) in der Regel zu einem Fortschreiten der Nierenerkrankung, bei einer GFR > 30 ml/min im allgemeinen zum Stillstand. Ein frühzeitiges

Absetzen der phenazetinhaltigen Medikamente ist daher für die Progredienz von großer Bedeutung (27).

KOV: Die jahrelange Einnahme von phenazetinhaltigen Medikamenten (auch z. B. in Asthmapulvern) kann zu Analgetikanephropathie führen. Wenn die Schmerzen, die zur Einnahme der Analgetika führten, oder das Asthma bronchiale ein nach KOV oder WG anerkanntes Leiden darstellen, kann die Nierenerkrankung ebenfalls damit zusammenhängen.

UV: Die Analgetikanephropathie kann mit der Ausübung eines bestimmten Berufes zusammenhängen, wenn den Schmerzen, die zum Medikamentenabusus führten, eine anerkannte Berufskrankheit zugrunde liegt.

Maligne Nephrosklerose

Ätiologie: Es handelt sich um eine primär vaskulär bedingte, schnell fortschreitende Erkrankung, die zu Niereninsuffizienz führt. Der Bluthochdruck und seine Folgen stehen im Vordergrund. Die Ursachen sind unbekannt. Nicht selten verbirgt sich eine Sklerodermie hinter der Erkrankung.

Beurteilung: Sie hängt von den Folgen des Bluthochdrucks und von der Nierenfunktion ab. Eine stehende Tätigkeit kann unzumutbar sein (orthostatische Beschwerden bei medikamentöser Hochdruckbehandlung).

KOV: Die Krankheit kann nach dem derzeitigen Kenntnisstand nicht ursächlich auf äußere Einflüsse zurückgeführt werden. Eine Verschlimmerung kann gegeben sein, wenn eine wirksame Behandlung des Bluthochdrucks durch äußere Umstände nicht oder erst mit Verzögerung erfolgen konnte. Die wirksame Behandlung des Hochdruckes ist wie bei allen Nierenerkrankungen von großer Bedeutung für die Progredienz des Leidens (52). Die Prognose ist um so ernster, je höher der Blutdruck ist.

UV: Unfall oder eine Berufskrankheit kommen nicht in Betracht.

Akutes Nierenversagen

(10)

Ätiologie: Dehydratation infolge unzureichender Flüssigkeitszufuhr (z. B. bei länger dauernder Bewußtlosigkeit) und mechanischer Verschluß der ableitenden Harnwege durch Steine oder Tumoren und Verletzungen kommen als sogenannte prä- und postrenale Ursachen in Frage.

Dem akuten Nierenversagen im engeren Sinne (aus renaler Ursache) geht meistens ein Blutdruckabfall, verbunden mit der Einwirkung von exogenen oder endogenen (erwiesenen oder hypothetischen) Toxinen auf das Nierenparenchym voraus. Bestimmte Toxine (Äthylenglykol, Tetrachlorkohlenstoff, Arsenwasserstoff, Knollenblätterpilz) können auch ohne Kreislaufschock dazu führen. In allen Fällen kommt es durch eine hypoxische oder toxische Zellschädigung mit Störung im Ablauf der Atmungskette in den Tubuluszellen des aufsteigenden Schleifenschenkels zu einer Abnahme der Natriumrückresorption und höheren intratubulären Natriumkonzentrationen im frühdistalen Nephronabschnitt. Die höhere Natriumkonzentration ist der Reiz für die Bildung von Renin im juxtaglomerulären Apparat, welches über die Bildung von Angiotensin II zur Konstriktion der Arteriolen am Gefäßpol des Glomerulus führt. Mit dem Rückgang der glomerulären Filtration entsteht die Oligoanurie (55). Außerdem können toxischer Zelldetritus und die Ausfällung tubulärer Proteine zur Obstruktion der Tubuli (53) und bei gleichzeitiger Tubuluszellennekrose zum Rückstrom (back-leakage) von Primärharn (43) in das Interstitium der Niere führen und die Oligoanurie unterhalten (45). Histologisch handelt es sich um eine akute tubulointerstitielle Nephritis mit lichtmikroskopisch unauffälligen Glomeruli. Elektronenmikroskopisch lassen sich verbreiterte Fußfortsätze der epithelialen Deckzellen auf der Außenfläche der Glomeruluskapillaren (Podozyten) nachweisen (50).

Die häufigsten Ursachen sind: Unfälle mit ausgedehnten Muskelnekrosen, auch Muskelnekrosen anderer Ätiologie (arterieller Verschluß, Status epilepticus), chirurgische Eingriffe an den Gallenwegen, akute nekrotisierende Pankreatitis, Sepsis durch gramnegative Erreger bei Cholelithiasis und Urolithiasis, septischer Abort, Typhus, Paratyphus, intravasale extrakorpuskuläre Hämolyse bei Fehltransfusionen sowie nach Essigsäure- und Arsenwasserstoffvergiftung, ausgedehnte Verbrennungen 2. und 3. Grades, Röntgenkontrastmitteluntersuchungen bei vorbestehender Niereninsuffizienz, verschiedene Medikamente (z. B. Sulfonamide), tubuläre Harnsäureschädigung bei akuter und chronischer myeloischer Leukämie, Ischämiedauer und Ciclosporin-A-Wirkung in der transplantierten Niere, Vergiftungen durch Tetrachlorkohlenstoff, Sublimat, Paraquat, Äthylenglykol und Knollenblätterpilz.

Die größte Gefahr besteht in der Überwässerung mit interstitiellem Lungenödem (häufige Fehldiagnose: Schocklunge), die sich vor allem aus dem enormen Katabolismus mit der Freisetzung von Zellwasser erklärt und durch die Beachtung des Harn-Plasma-Quotienten der Osmolalität – als Maß für den aktuellen Hydrierungszustand auch bei akuter Niereninsuffizienz – weitgehend vermieden werden kann (39). Bei erfolgreicher Behandlung der auslösenden Ursachen setzt die Nierenfunktion nach durchschnittlich 11 Tagen, bei einem von 100 Fällen auch erst nach ½ Jahr wieder ein und normalisiert sich im Verlaufe der diuretischen Phase, die 7–14 Tage anhält (Polyurie).

Beurteilung: Das akute Nierenversagen muß sich stets auf die Einwirkung von Kreislaufschock und/oder Toxinen zurückführen lassen. Fehlen diese, so ist ein postrenales Nierenversagen auszuschließen. Wenn dies ebenfalls ausgeschlossen ist – am einfachsten durch Ultraschalldiagnostik –, so ergibt sich der Verdacht auf eine akut anurische Glomerulonephritis (s. o.). Zur Klärung kann dann die Nierenbiopsie erforderlich werden.

KOV, UV: Tritt das akute Nierenversagen in ursächlichem Zusammenhang mit einer als Schädigungsfolge anerkannten Grunderkrankung auf, so gilt es ebenfalls als schädigungsbedingt (z. B. Muskelzertrümmerung bei Einquetschung durch Panzer und akutes Nierenversagen). Seit Einführung der künstlichen Niere bestimmt weniger die Niereninsuffizienz, sondern vielmehr der Verlauf der Grundkrankheit das weitere Schicksal. Solange die auslösende Ursache nicht beseitigt ist oder nicht beseitigt werden kann, ist mit einem Wiedereinsetzen der Nierenfunktion allerdings nicht zu rechnen. Das gilt für die Wirkung nekrotischer Gliedmaßen ebenso wie für eine nekrotisierende Pankreatitis, für eine Sepsis mit gramnegativen Erregern ebenso wie für ausgedehnte Verbrennungen. Wenn die Erkrankung überlebt wird, erlangen die Nieren fast stets ihre normale Funktion zurück. Dauerschäden treten im allgemeinen nicht auf. In seltenen Fällen (meist von gramnegativer Sepsis) kann es zu einer Nierenrindennekrose mit bleibender Anurie oder inkompletter Rückbildung des akuten Nierenversagens kommen.

Erwerbsfähigkeit und Rehabilitation bei chronischem Nierenversagen

Chronische Glomerulonephritis, chronische Pyelonephritis, Zystennieren und Analgetikanephropathie sind die häufigsten Ursachen. Um ein Urteil über das Ausmaß und die Progredienz der Niereninsuffizienz zu gewinnen, sind Untersuchungen von Kreatinin und Harnstoff im Serum, der endogenen Kreatinin-Clearance, des Säure-Basen-Status, von Gesamteiweiß und Elektrophorese, der Serumelektrolyte sowie Untersuchungen von Diurese, Konzentrations- und Verdünnungsfähigkeit der Nieren von Bedeutung (25). Ferner sind der Grad von Hypertonus und Anämie sowie deren Auswirkungen auf Herz und Blutgefäße (Sehstörungen bei Augenhintergrundsveränderungen, Herabsetzen der intellektuellen Leistungsfähigkeit bei Hirngefäßsklerose und hypertensiver Enzephalopathie, Rhythmusstörungen und Herzinsuffizienz bei hochgradiger Anämie) und damit die Adaptationsfähigkeit des Organismus zu berücksichtigen. Die körperliche Leistungsfähigkeit wird dabei vor allem durch das Ausmaß der Anämie bestimmt (33). Die *Beurteilung der Leistungsfähigkeit* von Patienten mit verschiedenen Stadien der chronischen Niereninsuffizienz wird – wie bei vielen anderen Erkrankungen auch – durch die nicht selten zu beobachtende Diskrepanz zwischen Beschwerden und objektiven Befunden erschwert. Es gibt Patienten mit hochgradiger Azotämie, einem ausgeprägten Hypertonus und einer erheblichen Anämie, die ihrem erlernten Beruf nachgehen. In anderen Fällen läßt sich die Intensität der geklagten Beschwerden bei der Geringfügigkeit der objektiven Befunde nicht befriedigend erklären.

Allgemein kann festgestellt werden, daß Patienten mit chronischem Nierenversagen keine schweren körperlichen Arbeiten zugemutet werden sollten, insbesondere keine plötzlichen, maximalen Leistungssteigerungen. Unabhängig vom Ausmaß der Niereninsuffizienz ist eine MdE von 30% anzunehmen. Leichte bis mittelschwere Arbeiten sind dagegen grundsätzlich zu empfehlen, nicht zuletzt, weil durch Eiweißaufbau eine ausgeglichene oder positive Stickstoffbilanz aufrechterhalten wird. Ungünstige klimatische Verhältnisse am Arbeitsplatz, wie Kälte, Nässe und direkte Sonneneinstrahlung, können BU bedingen. Die Frage, welche Arbeiten einem Patienten mit chronischer Nierenerkrankung zugemutet werden können, sollte im Einzelfall unter Berücksichtigung folgender Richtlinien beantwortet werden:

Wenn die endogene Kreatinin-Clearance auf nicht mehr als 50% der Norm eingeschränkt ist, kommt es im allgemeinen nicht zu einer Retention harnpflichtiger Substanzen, die den oberen Normalwert übersteigt (51). Es bestehen keine nennenswerte Anämie und keine metabolische Azidose. Der Grad der MdE wird dann durch die Höhe des Blutdrukkes und seine Folgen bestimmt. Ist er normal, beträgt die MdE 30%. In diesem Stadium können den Kranken mittelschwere Arbeiten regelmäßig ganztägig zugemutet werden.

Bei einer Kreatinin-Clearance zwischen 30 und 50 ml/min liegt das Serumkreatinin meistens zwischen 1,0 und 2,5 mg%, der Harnstoff zwischen 45 und 80 mg%. Es entwickelt sich eine mäßiggradige Anämie, im allgemeinen von 11 bis 13 g% Hb. Die Kranken sind leicht ermüdbar. Wenn keine exzessive Hypertonie besteht, sind leichte bis mittelschwere körperliche Arbeiten bis zu 6 Stunden am Tag zumutbar. Auch hier richtet sich die Höhe der MdE im wesentlichen nach dem Grad des Hypertonus und seinen kardiovaskulären Folgeerscheinungen. Bei systolischen Druckwerten nicht höher als 150–170 mmHg und einer Anämie nicht unter 11 g% Hämoglobin wird die MdE mit ca. 50% eingeschätzt.

Sinkt die Kreatinin-Clearance auf 10–30 ml/min, so haben die Kranken oft einen verzögerten Diureseerfolg nach größeren Trinkmengen, eine Umkehr des diurnalen Rhythmus, Nykturie und klagen über Dyspnoe nach leichten Belastungen, Leistungsinsuffizienz und rasche Ermüdbarkeit. Das Serumkreatinin liegt meist zwischen 3 und 8 mg%, der Harnstoff zwischen 80 und 150 mg%. Die Anämie beträgt gewöhnlich 8–11 g% Hb. Je nach dem Grad des Hypertonus sind in diesem Stadium leichte bis höchstens mittelschwere Arbeiten bis zu 4 Stunden täglich und leichte Arbeiten (Büro, Schalter) ganztägig zumutbar. Die MdE kann mit 60 bis 80% angenommen werden.

Bei weiterer Verminderung der Kreatinin-Clearance unter 10 ml/min steigt der Harnstoff im allgemeinen über 150 mg% und das Serumkreatinin auf 8–12 mg% an. Das Hb beträgt 8 bis 9 g%. Es besteht Isosthenurie. Nach größeren Trinkmengen macht sich leicht eine Dyspnoe bei körperlicher Anstrengung bemerkbar. In der Regel ist die körperliche Leistungsfähigkeit erheblich eingeschränkt. Grundsätzlich kann in diesem Stadium Erwerbsunfähigkeit angenommen werden. Es ist jedoch zu berücksichtigen, daß sich daraus für den Patienten Nachteile entwickeln können. Wenn stärkere Beschwerden fehlen und die Patienten selbst den Wunsch äußern, arbeiten zu wollen, sollte man dem ärztlicherseits stattgeben und ggf. Rehabilitationsmaßnahmen (z. B. Umschulung, Arbeitsplatzwechsel) einleiten. Dabei sollte es sich nur um leichte Arbeiten bis zu 4 Stunden täglich handeln. Bei der Wahl des Berufes und des Arbeitsplatzes muß berücksichtigt werden, daß bei Harnstoffwerten über 150 mg% eine diätetische Behandlung unumgänglich wird. Die MdE beträgt 80–100%.

Dabei ist ferner zu beachten, daß die körperliche Leistungsfähigkeit auch unter der künftig notwendigen Dialysebehandlung erheblich vermindert ist.

In diesem Stadium beginnen die Vorbereitungen für die Dialysebehandlung (Anlage eines Cimino-Shunts) und die Nierentransplantation (Gewebetypisierung, Registrierung bei einer Organvermittlungszentrale). Es kommt darauf an, die Geschwindigkeit der Progredienz einer chronischen Nierenerkrankung möglichst genau abzuschätzen, um geeignete Rehabilitationsmaßnahmen rechtzeitig einzuleiten.

Kraftfahreignung

Für das Führen von Kraftfahrzeugen gelten die Leitsätze aus dem Gutachten „Krankheit und Kraftverkehr" Kapitel 7 (1985) des Beirates für Verkehrsmedizin beim Bundesminister für Verkehr und beim Bundesminister für Jugend, Familie und Gesundheit. Da es einen zuverlässigen blutchemischen Parameter zur Beurteilung der Kraftfahreignung bei chronischer Niereninsuffizienz nicht gibt, wurde die Bindung des Eignungsurteils – z. B. – an einen bestimmten Serumkreatininwert aufgegeben: Wer unter einer schweren Niereninsuffizienz mit erheblicher Beeinträchtigung des Allgemeinbefindens und beträchtlicher Einschränkung der Leistungsfähigkeit leidet, ist zum Führen von Kraftfahrzeugen aller Klassen ungeeignet. Kranke in ständiger Dialysebehandlung sind zum Führen von Kraftfahrzeugen der Klasse 2 und solchen, die der Personenbeförderung dienen, in der Regel ungeeignet, zum Führen von Kraftfahrzeugen der Klassen 1, 3, 4 und 5 bedingt geeignet, sofern nicht Komplikationen und/oder Begleiterkrankungen die Eignung einschränken. Nach erfolgreicher Nierentransplantation liegt eine bedingte Eignung zum Führen von Kraftfahrzeugen aller Klassen vor (11).

Dialysebehandlung

Wenn die endogene Kreatinin-Clearance auf weniger als 3 ml/min (Serumkreatinin > 12 bis 15 mg%; Serumharnstoff > 200 mg%) gesunken ist, muß mit der Dialysebehandlung begonnen werden. Diese wird 3 x 4–5 Stunden pro Woche mit der künstlichen Niere in der Klinik oder nach entsprechendem Training als Heimdialysebehandlung durchgeführt. Am 31. 12. 1989 wurden in der Bundesrepublik 24 420 Kranke mit Dialyse behandelt. Davon waren 21 346 in Klinikdialyse, 1153 in Heimdialyse; 1927 wurden mit intermittierender (IPD) und 1053 mit kontinuierlicher, ambulanter Peritonealdialyse (CAPD) behandelt (9). Auf diese Weise werden etwa 7 bis 10% der normalen exkretorischen Nierenfunktion, die innersekretorische Funktion aber überhaupt nicht ersetzt. Die Patienten sind also weiterhin als hochgradig niereninsuffizient einzuschätzen. Die Serumspiegel für Kreatinin und Harnstoff liegen vor der jeweils fälligen Dialyse im allgemeinen zwischen 9 und 15 mg% bzw. zwischen 90 und 150 mg%. Das Hb liegt im allgemeinen zwischen 8,0 und 9,0 g%, bei bilateral nephrektomierten Patienten übersteigt es gewöhnlich nicht 6,5 bis 7,0 g%. Infolge der Anämie vor allem ist die körperliche Leistungsfähigkeit, hier insbesondere die kreislaufdynamische Leistungsfähigkeit, d. h. die Ausdauerleistung, vermindert (33). Daneben findet sich auch eine deutliche Einschränkung der maximalen Muskelkraft auf etwa 50–75% der Norm in verschiedenen Muskelgruppen (38). Kaum ein Dialysepatient schafft sitzend am Fahrradergometer eine Ausdauerleistung (6 Minuten steady state) bei einer Belastung von mehr als 1 Watt/kg Körpergewicht (1, 37, 49). Das Gehen zu ebener Erde ist für ihn etwa so anstrengend wie für den gesunden untrainierten Jugendlichen ein Dauerlauf. Durch körperliches Training lassen sich Muskelkraft und Ausdauerleistung der Dialysepatienten verglichen mit Gesunden nur in bescheidenem Umfang steigern (38).

Diese Zusammenhänge, vor allem das Ausmaß der Anämie und die daher mit jeder Anstrengung verbundene überdurchschnittlich große Kreislaufbelastung sind bei der Einleitung von Rehabilitationsmaßnahmen und bei der Beurteilung der Erwerbsfähigkeit zu berücksichtigen. Dialysepatienten mit sitzender Beschäftigung können beruflich voll rehabilitiert sein. Dialysepatienten mit einem Hb > 10,0 g% sind meistens auch bei Berufen mit körperlicher Anstrengung gut rehabilitiert. Seit der Einführung von Erythropoietin in die Therapie der chronischen Niereninsuffizienz kann bei fast allen Dialysepatienten eine Hb-Konzentration von 10–12 g/dl erreicht werden. Damit ist eine erhebliche Verbesserung, wenn auch keine Normalisierung der körperlichen und psychointellektuellen Leistungsfähigkeit sowie der Befindlichkeit unter der Dialysebehandlung zu erreichen (28). Mit einer erfolgreichen Nierentransplantation wird Erythropoietin auf natürliche Weise ersetzt, normalisiert sich die Hämoglobinkonzentration und verbessert sich die körperliche und psychointellektuelle Leistungsfähigkeit deutlicher, jedoch ohne sich vollständig zu normalisieren (36).

Transplantation

Trotz bedeutender Verbesserungen in der Dialysebehandlung (23) „übertreffen auf lange

Sicht die Lebenserwartung und die Lebensqualität nach Transplantation von Leichennieren diejenigen der chronisch intermittierenden Dialysebehandlung" (30). 1989 wurden in der Bundesrepublik 1924 Transplantationen, davon 33 Lebendspendertransplantationen vorgenommen (9).

Die Spenderniere wird extraperitoneal in die Fossa iliaca transplantiert und mit der A. iliaca externa oder interna und der V. iliaca communis anastomosiert. Eine erfolgreiche Transplantation führt innerhalb weniger Wochen und Monate zu einer vollständigen Normalisierung der exkretorischen und innersekretorischen Nierenfunktion: urämische Osteopathie, Polyneuropathie und Anämie bilden sich im Verlaufe des ersten Vierteljahres ganz oder teilweise zurück. Die kreislaufdynamische Leistungsfähigkeit der Transplantierten ist – vor allem wegen der wieder normalen O_2-Kapazität – wesentlich größer als die der Dialysepatienten, normalisiert sich aber im allgemeinen nicht (37, 49). Die Ursachen der verbleibenden Leistungsschwäche sind nicht geklärt. Möglicherweise spielt der Bluthochdruck eine entscheidende Rolle. Die Rehabilitation des erfolgreich transplantierten Kranken hängt außer von seiner körperlichen Leistungsfähigkeit vor allem vom weiteren Verlauf ab.

Seit der Einführung von Ciclosporin A (Sandimmun ®) in die immunsuppressive Therapie konnten die Transplantationsergebnisse erheblich verbessert werden, insbesondere wenn zugleich auf eine enge Übereinstimmung der Gewebseigenschaften (HLA-A, -B, -DR) geachtet wurde. Bei voller Übereinstimmung in den HLA-B- und -DR-Eigenschaften funktionieren nach den Resultaten der weltweiten CTS-Registratur unter Ciclosporin A nach einem Jahr derzeit noch 86,3% der transplantierten Leichennieren (44).

Kranke, die 1½ bis 2 Jahre ohne Zeichen einer chronischen Abstoßung überstanden haben, scheinen sich hinsichtlich des weiteren Verlaufs der Nierenerkrankung von Gesunden nicht zu unterscheiden. Die Erwerbsfähigkeit kann durch Infektionen, kardiovaskuläre Komplikationen, aseptische Knochennekrosen, Steroiddiabetes, Psychosen, durch Komplikationen am transplantierten Organ (z. B. chronische Niereninsuffizienz durch Abstoßungsreaktion), durch gehäuft auftretende benigne und maligne Tumoren, durch Ciclosporin-Nebenwirkungen (z. B. Tremor, Hirsutismus) u. a. m. vermindert sein (34). Nach den Anhaltspunkten im sozialen Entschädigungsrecht und nach dem Schwerbehindertengesetz (47) ist nach Nierentransplantation „eine Heilungsbewährung abzuwarten (im allgemeinen 2 Jahre); während dieser Zeit ist eine MdE um 100 v. H. anzusetzen. Danach ist die MdE entscheidend abhängig von der verbliebenen Funktionsstörung; unter Mitberücksichtigung der erforderlichen Immunsuppression ist jedoch die MdE nicht niedriger als 50 v. H. zu bewerten." Nach erfolgreicher Nierentransplantation liegt eine bedingte Eignung zum Führen von Kraftfahrzeugen aller Klassen vor (11).

Literatur

1 Aigner, A., F. Skrabal, E. Knapp, E. Raas, P. v. Dittrich: Ruhehämodynamik und körperliche Leistungsfähigkeit bei chronisch hämodialysierten Kranken. Wien. klin. Wschr. 88 (1976) 232

2 Allison, A. C., V. Houba, R. G. Hendrickse, S. DePetris, G. M. Edington, A. Adenihi: Immune complexes in the nephrotic syndrome of African children. Lancet 1969/I, 1232

3 Altrogge, G., B. Grabensee: Diagnose der IgA-Nephropathie. Dtsch. med. Wschr. 104 (1979) 1586–1588

4 Beck, L. H., J. H. Stein, L. E. Early: Obstructive Uropathy. Strauss and Welts Diseases of the Kidney, 3rd Ed. Edited by L. E. Earley, C. W. Gottschalk. Little, Brown, Boston 1979 (p. 877–892)

5 Bohle, A., N. Eichenseher, H. Fischbach, G. H. Neild, H. Wehner, H. H. Edel, H. Losse, E. Renner, W. Reichel, G. Schütterle: The different forms of glomerulonephritis. Morphological and clinical aspects, analyzed in 2500 patients. Klin. Wschr. 54 (1976) 59–73

6 Braunstein, G. D., E. J. Lewis, E. G. Galvanek, A. Hamilton, W. R. Bell: The nephrotic syndrome associated with secondary syphilis. An immune deposit disease. Amer. J. Med. 48 (1970) 643

7 Brenner, B. M., T. H. Hostetter, H. D. Humes: Molecular Basis of Proteinurie of Glomerular Origin. New Engl. J. Med. 298 (1978) 826

8 Brenner, B. M., F. C. Rector: The Kidney, Vol. II. Saunders, 1981 (p. 1378)

9 Brunner, F. P., H. Brynger, J. H. H. Ehrich, W. Fassbinder, W. Geerlings, A. E. G. Raine, G. Rizzoni, N. H. Selwood, G. Tufveson: Combined Report on Regular Dialysis and Transplantation in Europe, XX, 1989 Nephr. Dial. Transpl. 6, Suppl. 1, 1991

10 Buchborn, E., H. Edel: Akutes Nierenversagen. Hdb. d. inn. Med., Bd. VIII, 5. Aufl. Springer, Berlin 1968 (S. 942–1083)

11 Bünger, P., E. Renner, W. Schoeppe: Gutachten „Krankheit und Kraftverkehr", Kap. 7. Mitt. Klin. Nephrologie 14 (1985) 206–208

12 Cochrane, C. G., D. Koffler: Immune complex disease in experimental animals and man. Adv. Immunol. 16 (1973) 186

13 Eknoyan, G., C. Gyorkey, C. Dichoso, M. Martinez-Maldonado, W. N. Suky, P. Gyorkey: Renal morphological and immunological changes associated with acute viral hepatitis. Kidney Internat. 1 (1972) 413–419

14 Ellis, A.: Natural history of Bright's disease. Lancet 1942/I, 34

15 Falcao, H. A., D. B. Gould: Immun complex nephropathy in schistosomiasis. Ann. int. Med. 83 (1975) 148

16 Fish, A. J., A. F. Michael: Immunopathogenesis of renal disease. In: Strauss & Welt's Diseases of the Kidney, 3rd ed. Edited by L. E. Early, C. W. Gottschalk. Little, Brown, Boston 1979 (p. 541–583)

17 Freedman, L. R.: Interstitial renal inflammation, including pyelonephritis and urinary tract-infection. In: Strauss & Welt's Diseases of the Kidney, 3rd. ed. Edited by L. E. Earley, C. W. Gottschalk. Little, Brown, Boston 1979 (p. 817–876)

18 Frey, B. M., F. J. Frey, A. Zimmermann, N. Arquint, B. Flury, E. Wegmüller, J. Hoaler: Prediction of the histological type of glomerulonephritis. Nephron 25 (1980) 276–279

19 Ginsburg, B. E., J. Wassermann, G. Huldt, A. Bergstrand: Case of glomerulonephritis associated with acute toxoplasmosis. Brit. med. J. 3 (1974) 664

20 Glassock, R. J.: Clinical aspects of acute, rapidly progressive and chronic glomerulonephritis. In: Strauss & Welt's Diseases of the Kidney, 3rd. ed. Edited by L. E. Early, C. W. Gottschalk. Little, Brown, Boston 1979 (p. 691–763)

21 Glassock, R. J., S. G. Adler, H. J. Ward, A. H. Cohen: Primary glomerular diseases. In Brenner, B. M., F. C. Rector: The Kidney, 4th ed. Saunders, Philadelphia 1991 (pp. 1182–1279)

22 Glassock, R. J., A. H. Cohen, S. G. Adler, H. J. Ward: Secondary glomerular diseases. In Brenner, B. M., F. C. Rector: The Kidney, 4th ed. Saunders, Philadelphia 1991 (pp. 1280–1368)

23 Graefe, U., H. Raidt: Probleme der Dauerdialyse im Zusammenhang mit der Versicherungsmedizin. Lebensversicherungsmedizin 37 (1985) 66–71

24 Gutman, R. A., G. E. Striker, B. C. Gilliland, R. E. Cutler: The immune complex glomerulonephritis of bacterial endocarditis. Medicine (Baltimore) 51 (1972) 1

25 Hallauer, W.: Variabilität der physikalischen Uringrößen unter normalen und krankhaften Bedingungen. Mitt. Klin. Nephrologie 14 (1985) 176–186

26 Heptinstall, R. H.: Acute Glomerulonephritis. In: Pathology of the Kidney, 2nd ed. Vol. 1. Little, Brown, Boston 1978 (p. 331–369)

27 Hoeffler, D., B. Bittner, P. Fiegel, H. Köhler: Phenacitin-Niere – Symptomatik und Verlauf bei 53 Patienten. Dtsch. med. Wschr. 98 (1973) 2012

28 Jedicke, H., A. Voigt, R. Meierhenrich, H. Lange: Leistungssteigerung von Dialysepatienten unter rh-EPO-Therapie. Nieren- u. Hochdruckkr. Heft 9 (1989) 403

29 Kampf, D., H. P. Seeling, W. Höfer: Membranöse Nephropathie bei chron.-aggressiver Hepatitis und persistierender HBs-Antigenämie. Inn. Med. 2 (1978) 62–68

30 Kindler, J. H., G. Sieberth, A. J. Wing: Die Behandlung der terminalen Niereninsuffizienz durch Dialyse oder Transplantation. Dtsch. med. Wschr. 110 (1985) 929–935

31 Klassen, J., C. Elwood, A. L. Grossberg, F. Milgram, M. Montes, M. Sepulveda, G. A. Andres: Evolution of membranous nephropathy into antiglomerular-basement-membrane glomerulonephritis. New Engl. J. Med. 290 (1974) 1340

32 Landmann-Suter, R., U. C. Dubach: Phenacetin und Nierenschädigung. Verlaufskontrolle bei langjährigem Schmerzmittelmißbrauch. Dtsch. med. Wschr. 100 (1975) 1451

33 Lange, H., M. Th. Janssen, J. Janssen, J. Thüroff u. J. Ch. Bode: „Lactat, Pyruvat, Acetacetat und β-OH-Butyrat bei Dialysepatienten in Abhängigkeit von O_2-Kapazität und körperlicher Belastung." Zschr. Nieren- u. Hochdruckkrankheiten, 16 (1987) 215–224

34 Lange, H.: Die ambulante Nachsorge nach Nierentransplantation. Mitt. Klin. Nephrologie 14 (1985) 32–42

35 Lange, H.: Zur Klinik der Pyelonephritis. In Bichler, K. H., J. E. Altwein: Der Harnwegsinfekt. Pathogenese, Diagnostik, Therapie. Springer, Berlin 1985 (S. 33–41)

36 Lange, H.: Dialyseverfahren und Nierentransplantation – gutachtliche Gesichtspunkte. Med. Sachverständ. 84 (1988) 5–11

37 Lange, H., B. Böhlen, L. Böhlen, L. Becker: Die kreislaufdynamische Leistungsfähigkeit unter Dialysebehandlung und nach Nierentransplantation: Untersuchungen im „steady state". In Albert, F. W., W. Seybold-Eptin, H. Kreiter: Praxis der Nierentransplantation (II). Schattauer, Stuttgart 1984 (S. 133–146)

38 Lange, H., G. Hildisch, Chr. Sulimma, E. Lagemann, H. Hofmann, G. F. Kessler: Rehabilitationsmaßnahmen an Dialysepatienten. Therapiewoche 29 (1979) 1594–1607

39 Lange, H., D. Seybold, M. Beer: The U/P ratio of osmolality as a tool for the non-invasive diagnosis of overhydration in acute renal failure and after kidney transplantation. In G. Lubec, V. Campese: Advances in Non-invasive Nephrology. Libbey, London 1985 (p. 133–139)

40 Lange, K., G. Treser: Acute poststreptococcal glomerulonephritis: Mechanisms and sequelae, attempts at a unifying concept. Clin. Nephrol. 1 (1973) 55

41 Margolis, J., E. Arganaras, R. Margolis: Entamoeba histolytica associated with chronic glomerulonephritis: Case report. J. Amer. Geriat. Soc. 19 (1971) 646

42 McCoy, R. C., C. C. Fisher: The pathology of primary glomerular diseases. In: Strauss and Welt's Diseases of the Kidney, 3rd. ed. Edited by L. E. Early, C. W. Gottschalk. Little, Brown, Boston 1979 (p. 585–690)

43 Myers, B. D., F. Chui, M. Hilberman, A. S. Michaels: Transtubular leakage of glomerular filtrate in human acute renal failure. Amer. J. Physiol. 237 (1979) F319–F325

44 Opelz, G.: Effect of HLA-matching, blood transfusions, and presensitization in cyclosporinetreated kidney transplant recipients. Transpl. Proc. 17 (1985) 2179–2183

45 Parekh, N., H. U. Esslinger, M. Steinhausen: Glomerular filtration and tubular reabsorption during anuria in post-ischemic acute renal failure. Kidney Int. 25 (1984) 33–41

46 Rambausek, M., R. Waldherr, K. Andrassy, E. Ritz: Hypertension in mesangial IgA Glomerulonephritis. Proc. E.D.T.A. - ERA 21 (1984) 693–697

47 Rauschelbach, H. H.: Anhaltspunkte für die ärztliche Gutachtertätigkeit im sozialen Entschädigungsrecht und nach dem Schwerbehindertengesetz. Bundesministerium f. Arbeit und Sozialordnung. Köllen, Bonn 1983 (S. 83)

48 Ringoir, S.: Aspects cliniques, epidemiologiques et experimentaux de la nephropathie chronique avec abus d'analgesiques. Therapie 29 (1974) 507–546

49 Röseler, E., D. Strangfeld, D. Scholz, R. Aurisch: Die körperliche Leistungsfähigkeit chronisch hämodialysierter und nierentransplantierter Männer und Frauen. Dtsch. Ges.-Wes. 32 (1977) 1408–1412

50 Solez, K., L. C. Racusen, A. Whelton: Glomerular epithelial cell changes in early postischemic acute-renal failure in rabbits and man. Amer. J. Path. 103 (1981) 163–173

51 Schirrmeister, J., H. Willmann, H. Kiefer: Über den oberen Normwert des Plasmakreatinin und seine Beziehung zu der glomerulären Filtrationsrate beim Menschen. Klin. Wschr. 40 (1962) 1172

52 Schoeppe, W.: Niere und arterieller Hochdruck. Lebensversicherungsmedizin 37 (1985) 78–80

53 Steinhausen, M.: In vivo-Beobachtungen an der Nierenpapille von Goldhamstern nach intravenöser Lissamingrün-Injektion. Pflügers Archiv 279 (1964) 195–213

54 Thoenes, W.: Definition und pathologische Anatomie der Pyelonephritis. Fortschr. Med. 88 (1970) 542

55 Thurau, K.: Pathophysiology and Prevention of Acute Renal Failure (Symp.). Proc. Europ. Dial. Transpl. Ass. XVII. Prag 1980

56 Van de Putte, L. B. A., G. B. De la Rivere, P. J. C. van Breda Vriesman: Recurrent or persistent hematuria. Sign of mesangial immune complex deposition. New Engl. J. Med. 290 (1974) 1165

57 Yuceoglu, A. M., J. Sagel, G. Tresser, E. Wassermann, K. Lange: The glomerulopathy of congenital syphilis: A curable immune-deposite disease. J. Amer. Med. Ass. 229 (1974) 1085

24 Erkrankungen der Harnwege und des männlichen Genitales

K.-H. Bichler

Die urologische Begutachtung hat den Grad der Nierenfunktionsstörung, die Behinderung der Harnwege sowie Veränderungen am männlichen Genitale zu erfassen.

Nach unserer Erfahrung ordnet sich die Häufigkeitsskala der wichtigsten zu begutachtenden urologischen Erkrankungen wie folgt: Verletzungen der Harnröhre, pyelonephritische Veränderungen, Harnsteinbildung, neurogene Harnblasenentleerungsstörungen und Urogenitaltuberkulose.

Niere

Die Einschätzung der Minderung der Erwerbsfähigkeit bei Nierenschäden orientiert sich generell an der Nierenfunktion (Kreatinin, Isotopennephrogramm) und an Störungen des Harntransportes (Urogramm, Sonogramm). Dazu kommen Folgeerscheinungen von Nierenerkrankungen wie Hypertonus und im Zusammenhang stehende Erkrankungen wie das Harnsteinleiden.

Ursächlich für Nierenschäden können sein: Nierenverletzungen, entzündliche Veränderungen (Pyelonephritis, Glomerulonephritis, Tuberkulose), Nephroptosen, Mißbildungen der Niere und Nierentumoren.

Nierenverletzungen

Sie entstehen durch stumpfe Gewalt (Stoß oder Quetschung), seltener durch Stich- und Schußverletzungen (11). Auch nach indirekten Verletzungen (Sturz auf das Gesäß) kann eine Nierenverletzung auftreten. Einzelne Beobachtungen von Spontanrupturen nach extremer Muskelaktion wurden beschrieben (49). Leitsymptom der Nierenverletzung ist die Hämaturie. Sie fehlt bei Gefäß- und Harnleiterabrissen beziehungsweise bei Verletzungen, bei denen das Hohlraumsystem nicht eröffnet wird.

Folgen der Nierenverletzungen sind Einnierigkeit, Hochdruckentwicklung durch Narbenbildung, Harnstauungsniere infolge Einengung des Harnleiterabgangs, Destruktion des Hohlraumsystems, Ausbildung entzündlicher Veränderungen und Steinbildung, ferner sind Urinfisteln nach Nierenverletzungen bekannt.

Diagnostik: Für die Begutachtung und Beurteilung der Nierenfunktion nach Nierenverletzung bzw. traumatisch entstandener Einnierigkeit spielt neben dem Ausscheidungsurogramm (AUG) die Sonographie (Zysten, extrarenale Hämatome) und das Isotopennephrogramm eine Rolle. Daneben ist die Bestimmung des Serumkreatinins, der Serumelektrolyte sowie die Untersuchung des Nativurins und die Blutdruckmessung von Bedeutung.

Beurteilung: Entsprechend der Nierenfunktionseinschränkung beziehungsweise den obengenannten Folgezuständen nach Nierenverletzung erfolgt die prozentuale Einschätzung des Nierenschadens. *Niereninfarkte* können zu einer Minderung der Erwerbsfähigkeit (10 bis 30%) führen, fernerhin bedingen entzündliche Parenchymveränderungen, Harnsteinbildung, Urinfisteln (20–70%) und Harnabflußbehinderungen infolge entzündlicher und narbiger Veränderungen einen prozentualen Körperschaden. Siehe dazu die entsprechenden Abschnitte dieses Beitrages.

Das Trauma kann zur Entfernung der Niere führen. Die Beurteilung der MdE der *Restniere* wird jetzt, vor allem unter dem Einfluß des Schwerbehindertengesetzes aus dem Jahre 1974 (36) und seiner praktischen Auswirkung wie folgt vorgenommen: Bei Verlust oder Ausfall einer Niere und gesundem Nierenorgan der kontralateralen Seite beträgt der GdB bzw.

die MdE 25%. Diese Ansicht entspricht dem Vorgehen einzelner Autoren (10, 26, 37), die bei Einnierigkeit keine Gefährdungsrente zuerkennen. Damit sind jahrelange Kontroversen beendet zwischen den Gutachtern, die für die Einschätzung der MdE das Allgemeinbefinden und die Leistungsfähigkeit in den Vordergrund stellten, und denen, die die Begutachtung unter dem Aspekt eines Mangels an funktioneller Intaktheit sehen (50). Bei dieser Festlegung der MdE muß festgehalten werden, daß nach Entfernung der erkrankten Niere die Funktion zwar von der kontralateralen Seite übernommen wird, daß sich aber bei Minderung der Nierenfunktion der Restniere, unabhängig durch welche Ursachen, die MdE (25%) bis auf 100% erhöhen kann.

Für die Beurteilung der Einnierigkeit ist auch die Berücksichtigung des Grundleidens (z. B. Tuberkulose) von Bedeutung. Es bleibt fernerhin zu bemerken, daß die Funktion der Restniere sowie das Lebensalter des Patienten für die Begutachtung immer eine Rolle spielen.

Nierentumoren

Die gutachterliche Bewertung nach Entfernung eines bösartigen Nierentumors (hypernephroides Karzinom, Nierenbeckenkarzinom) wird entsprechend den Anhaltspunkten des BMA von 1983 in den ersten fünf Jahren in Abhängigkeit von der Heilungsbewährung wie folgt vorgenommen:

bei Entfernung im Frühstadium 60%,
bei Entfernung in anderen Stadien 80 bis 100%.

Die Entwicklung eines Nierentumors als Folge eines Traumas ist bisher nicht bewiesen worden (55). Nach Zollinger sind wohl hypernephroide Karzinome mehrere Jahre nach einem Nierentrauma beobachtet worden (55). Hierbei ist aber nicht zu entscheiden, ob der Tumor durch das Trauma entstanden ist oder bereits vorher vorlag.

Diagnostik: Zur Erfassung eines Rezidivs beziehungsweise Metastasierung sind neben Sonographie röntgenologische Untersuchungen (wie Ausscheidungsurogramm, Computertomographie, Lungenaufnahmen) und Laborwerte (Blutsenkungsgeschwindigkeit, Elektrophorese, Bilirubin, Transaminasen, Quick, Kreatinin und Elektrolyte) erforderlich.

Pyelonephritis (PN)

(s. S. 420f)

Diese heute häufigste entzündliche Nierenerkrankung spielt für den urologischen Fachgutachter eine große Rolle. Der Harnwegsinfekt ist Folgezustand einer ganzen Reihe von Verletzungen im Bereich der ableitenden Harnwege sowie von ungünstigen Umweltbedingungen (Kälte und Nässeexposition) und kann im Zusammenhangsgutachten mit dem Harnsteinleiden auftreten. Das Krankheitsbild der Pyelonephritis wird auch im Kapitel „Nierenkrankheiten“ abgehandelt. Wegen der Häufigkeit und Bedeutung der Erkrankung für urologische Zusammenhangsgutachten ist ihre Besprechung auch hier notwendig. Für den Urologen spielt vor allem die obstruktive oder sekundäre Pyelonephritis eine Rolle.

Verschiedene Schweregrade der Pyelonephritis kommen zur Beurteilung: Von der ohne Restzustände abgeheilten akuten Pyelonephritis bis zur Ausbildung der Schrumpfniere (atrophische PN) mit Niereninsuffizienz und Hypertonus.

Die schematische Darstellung gibt die Zusammenhänge zwischen Schädigungsereignissen, Entstehung der Pyelonephritis und ihren Folgezuständen wieder (Abb. 24.**1**). Bei der Begutachtung der sogenannten *kleinen Niere* sind die Veränderungen durch Pyelonephritis abzugrenzen von der angeborenen hypoplastischen Niere. Die Differentialdiagnose ist für den Kliniker kompliziert. Die röntgenologischen Methoden ergeben einen gewissen Anhalt, aber keine Sicherheit (Tab. 24.**1**) (27).

Tabelle 24.**1** Radiologische Kriterien der kleinen Niere

Pyelonephritische Schrumpfniere:	unregelmäßige Kontur Einziehungen über den Kelchen verplumpte Kelche
Hypopl./hypodyspl. Niere:	glatte Kontur häufig verminderte Kelchzahl reniforme Gestalt
Refluxbedingte Wachstumshemmung	glatte Kontur reniforme Gestalt normale Kelchzahl relativ zarte Kelche

nach Strohmaier u. Mitarb. (45)

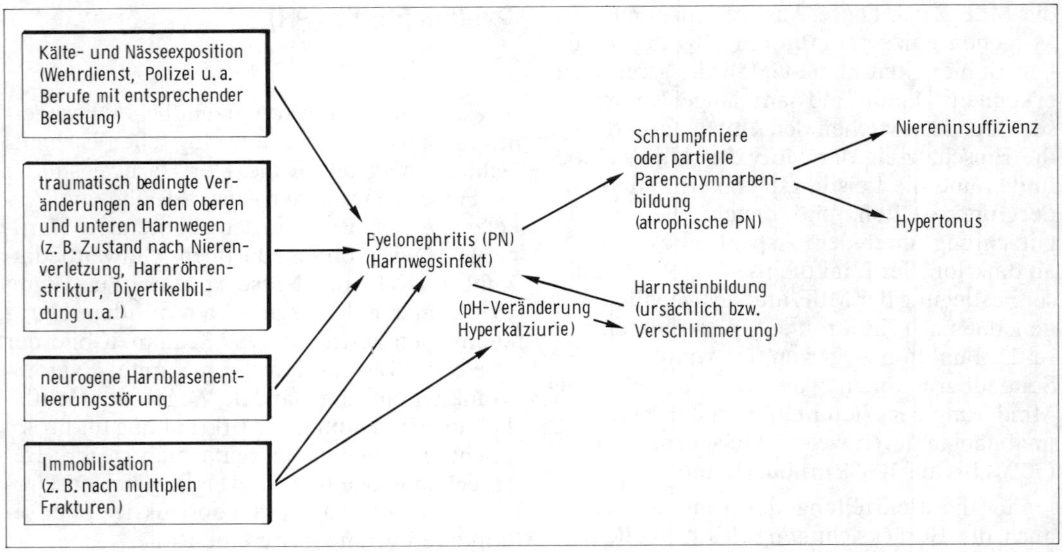

Abb. 24.1 Zusammenhänge zwischen Schädigungsereignissen, Entstehung der Pyelonephritis und ihren Folgezuständen

Für den Pathologischen Anatomen ist die Unterscheidung in echte hypoplastische Niere und kleine pyelonephritische Niere möglich. Bei der Hypoplasie handelt es sich um eine kleine, regelmäßig gestaltete Niere mit reduzierter Anzahl der Renculi (55). Die sogenannte Zwergniere ist Folge kindlicher pyelonephritischer Veränderungen, histologisch finden sich sogenannte Strumaherde, das heißt atrophische, erweiterte Tubuli, gefüllt mit Kolloid (55). Kompliziert ist nach ZOLLINGER (55) fernerhin die Unterscheidung zwischen pyelonephritischer und vaskulärer Schrumpfniere.

Gutachterlich spielen die Zusammenhänge zwischen Pyelonephritis und Hypertonus eine Rolle: Für die urologische Zusammenhangsbegutachtung interessieren hierbei die Erkrankungsfälle mit Nierenparenchymschäden durch obstruktive (sekundäre) Pyelonephritis und Hochdruckentwicklung. Diese Formen gehören zum sogenannten urologischen Hochdruck (renaler Hypertonus). Die anderen Arten, wie essentieller und hormonaler Hochdruck, werden im Kapitel „Nephrologische Erkrankungen“ besprochen (s. S. 419).

Die häufigste Ursache der einseitigen *Schrumpfniere* mit Hypertonus ist die Pyelonephritis (55). Infolge des Nierenparenchymschadens durch die Pyelonephritis kommt es zur renalen Hypoxie. Und zwar führt die schrumpfende (atrophische) Pyelonephritis in einem großen Teil der Fälle zum Hochdruck (42). Nach SCHULTHEISS (41) kommt es bei der Steinpyonephrose, Pyonephrose und Harnwegsinfektion im Gegensatz zur atrophischen Pyelonephritis nicht mit überwiegender Wahrscheinlichkeit zum Hochdruck. Hier müssen zum Nachweis eines Zusammenhanges weitere Indizien herangeführt werden.

Die **Diagnostik** entzündlicher Veränderungen der Niere und ableitenden Harnwege erfordert die biochemische und bakterielle Urinuntersuchung, Venenblutentnahme für die Bestimmung von Kreatinin, Harnstoff, Elektrolyten und Harnsäure. Fernerhin sind Sonographie und Röntgenuntersuchungen der ableitenden Harnwege (AUG mit Schichtaufnahme) und ein Isotopennephrogramm sowie Messung des Blutdrucks erforderlich. Außerdem sind entsprechende Untersuchungen des Renin-Angiotensin-Mechanismus angezeigt. Diese Untersuchungsbefunde und die Kenntnis des Schadensereignisses müssen für das Zusammenhangsgutachten in Beziehung gebracht werden.

Beurteilung: Die prozentuale Abschätzung des Körperschadens bei Pyelonephritis kann wie folgt veranschlagt werden (26, 36, 49):

Pyelonephritis einseitig, abgeheilt und ohne Komplikationen	0%
Pyelonephritis mit Hypertonie	20%
pyelonephritische Schrumpfniere, einseitig, mit Hypertonus	40–80%
Pyelonephritis doppelseitig mit röntgenologischen Veränderungen	50%
Pyelonephritis doppelseitig mit Funktionseinschränkung und Hypertonie	70–100%
Schrumpfniere doppelseitig mit Hypertonie	100%

Nephroptose

Die Erkrankung kommt bei Frauen häufiger als bei Männern vor (26). Die Nephroptose ist gekennzeichnet durch zum Teil kolikartige Schmerzen sowie typische röntgenologische Zeichen mit Lageveränderung der Niere bzw. Weitstellung des Nierenbeckens. Diese Lageverschiebung der Niere ist im allgemeinen nicht Unfallfolge.

Die **Diagnostik** erfordert ein Infusionsurogramm im Liegen und Stehen, Sonographie, seitengetrennte Isotopenclearance (Liegen und Sitzen) zur Feststellung der Stauung und der Durchblutungsveränderungen. Fernerhin hat sich die Bestimmung der LDH im Urin (8-Stunden-Portionen) im Liegen und Stehen bewährt.

Beurteilung: Die Erwerbsminderung durch Nephroptose beträgt 20–30%.

Mißbildungen der Niere

Hier sind zu nennen: Zystennieren (mit und ohne Funktionseinschränkung), solitäre oder multiple Zysten der Niere, Aplasie, Hypoplasie der Niere, fernerhin Hydronephrose bei Ureterabgangsstenose, Malrotationen der Niere sowie Ausbildung von sogenannten Hufeisennieren.

Mit den Nierenmißbildungen wird der Gutachter in der Regel im Zusammenhang mit Folgeerkrankungen konfrontiert. Sei es, daß eine hydronephrotisch umgewandelte Niere durch ein Trauma betroffen wird oder entzündliche Veränderungen bei Vorliegen einer Ureterabgangsstenose oder einer Nierenfunktionseinschränkung bei Zystenniere als zu begutachtendes Leiden in Frage kommen. Aufgabe des Gutachters ist es hier, das Grundleiden aufzuzeigen, auf die fehlende Kausalität hinzuweisen sowie zur Frage der durch das Trauma bedingten Verschlimmerung des schon vorher bestandenen Leidens Stellung zu nehmen.

Bei der Begutachtung einer *Harnstauungsniere* ist die Frage zu klären, ob ein angeborenes oder erworbenes Leiden vorliegt. Für den Nachweis einer traumatischen Ursache ist der zweifelsfreie Nachweis einer entsprechenden Gewalteinwirkung notwendig. Als Folge eines Traumas kann es zu Hämatomen und entzündlichen Veränderungen im Harnleiterbereich mit Abflußbehinderungen kommen.

Der Gutachter hat in diesen Fällen auch den Vorschlag eines operativen Eingriffes mit zu berücksichtigen. Hierbei spielt das Lebensalter des Patienten und die noch verbliebene Funktion der Niere eine Rolle. Die Beurteilung der einseitig erworbenen Hydronephrose muß den Zustand der zweiten Niere beachten. Der Gutachter muß im Zusammenhang mit dem Operationsvorschlag auch eine Aussage über die zu erwartende Besserung bzw. Heilung machen.

Neben der traumatisch bedingten Entstehung einer Hydronephrose können Harnleiterstenosen auch durch Tuberkulose, pyelonephritische Veränderungen (mit Harnsteinbildung) und als Tumorfolge auftreten. Bei derartigen obstruktiven Veränderungen ist vom Gutachter zu klären, inwieweit die Pathogenese mit dem Schadensereignis in Einklang zu bringen ist. Aplasie der Niere bedeutet Einnierigkeit und bedingt eine entsprechende gutachterliche Einschätzung (25%).

Diagnostik: Für die gutachterliche Wertung sind die Sonographie, die Röntgenuntersuchung (AUG) sowie das Isotopennephrogramm und die Laborwerte mit Kreatinin und

Elektrolyten im Serum sowie der Urinstatus von Bedeutung.

Beurteilung: Bei der Begutachtung von traumatischen Einwirkungen auf eine angeborene Ureterabgangsstenose mit Hydronephrose ist die eingetretene Nierenschädigung (eventuell Nephrektomie) im Sinne einer Verschlimmerung einer schon bestehenden Nierenanomalie zu beachten. Der Grad der Minderung der Erwerbsfähigkeit hängt dann vom Lebensalter und der Funktion der Restniere ab.

Bei der Beurteilung von Zystennieren ist zu bedenken, daß es hierbei zu einer beträchtlichen Einschränkung der Lebenserwartung durch die Funktionsveränderung im Verlaufe des Krankheitsbildes kommen kann. Die klinische Symptomatik tritt am häufigsten zwischen dem 50. und 60. Lebensjahr auf. Traumatische Einwirkungen auf Zystennieren müssen, ähnlich wie im Falle der angeborenen Hydronephrose besprochen, im Sinne einer Verschlimmerung gewertet werden.

Neben einer Verschlimmerung spielen gutachterlich meist die Komplikationen der Mißbildungen wie Infekte, Steinbildung und Niereninsuffizienz eine Rolle.

Nierenfehlbildungen wie Hydronephrose, Zystenniere, Hufeisenniere und Beckenniere

	GdB/MdE
ohne wesentliche Beschwerden und Funktionseinschränkungen	0–10%
bei mäßiggradiger Nierenfunktionseinschränkung	30–40%
doppelseitige Hydronephrosen bei geringer Funktionseinschränkung	30%
doppelseitige Hydronephrose mit Nierenfunktionsminderung	40–80%
Zystennieren mit Nierenfunktionseinschränkung	70–100%
Aplasie der Niere	25%
bei Funktionseinschränkung der kontralateralen Niere	50–100%

Harnsteinbildung

Harnsteine entwickeln sich durch Kristallisation beziehungsweise Aggregation von im Harn gelösten Salzen. Als *Steinbildungsfaktoren* sind anerkannt: Das Bestehen von Harnwegsinfekten, die Hyperkalziurie, die Veränderung des Urin-pH (sogenannte Säurestarre bei der harnsauren Diathese), die gesteigerte Ausscheidung von Phosphat, Harnsäure, Zystin sowie Oxalsäure im Urin. Im Zusammenhang mit den hier genannten Faktoren spielen endokrinologisch bedingte Erkrankungen (Hyperparathyreoidismus), Stoffwechselerkrankungen (harnsaure Diathese, primäre und sekundäre Oxalose, Zystinurie) sowie angeborene und erworbene Azidifizierungsstörungen im Bereich des Tubulus (renale tubuläre Azidose) eine Rolle.

Echte traumatische Nierensteine treten nur bei Verletzungen des Nierengewebes, zumeist mit Blutungen auf (26). Die Frage der Mobilisation bereits vorbestehender Steine durch ein Trauma ist im Einzelfalle zu prüfen.

Harnsteinbildung kann indirekte Folge von Traumen sein, zum Beispiel bei Querschnittslähmungen oder schweren Knochenfrakturen infolge langzeitiger Immobilisation und der daraus entstehenden Hyperkalziurie (12, 32). Weitere unterstützende Faktoren hierbei können sein Urinabflußbehinderung sowie Harnwegsinfektionen, fernerhin werden neurogene Irritationen diskutiert (26). Von Bedeutung für die Harnsteinentstehung können auch Fokalinfektionen (Tonsillen, Zahnwurzeln) sein. Erhebliche Streßsituationen (Angst) können zur Harnsteinbildung führen (4). Hier ist die sachgerechte Anamnese (Beruf) von Bedeutung.

Für die Zusammenhangsfrage ist die *Steinart* von Bedeutung. Der Harnsteinanalyse kommt somit auch für die Begutachtung von Harnsteinerkrankungen Bedeutung zu. Man unterscheidet im allgemeinen organische und anorganische Konkremente. Zu den anorganischen Harnsteinen gehören: Kalziumoxalate (Whewellit, Weddellit), Kalziumphosphate (Apatit, Brushit), Magnesiumammoniumphosphat (Struvit). Organische Harnkonkremente bestehen am häufigsten aus Harnsäure beziehungsweise ihren Salzen (Urate), seltener aus Zystin und Xanthin.

Bei der Entstehung von Harnsteinen aus organischer Substanz spielen Stoffwechselveränderungen beziehungsweise spezielle Tubulusveränderungen eine Rolle. Diese Pathogenese ist von Bedeutung für die Zusammenhangsfrage. So wird beispielsweise beim Nachweis eines Harnsäure- oder Zystinsteines ein Kausalzusammenhang zwischen einem Unfall und der Harnsteinbildung abzulehnen sein. Zusätzliche Bedeutung kommt hierbei der gutachterlichen Untersuchung mit Erfassung der Säurestarre und eventuellen Veränderungen der Harnsäureausscheidung sowie des Harnsäurespiegels im Blut zu.

Vom Gutachter soll immer auch nach eventuellen früher operativ entfernten oder spontan abgegangenen Harnsteinen gefragt werden, um außerhalb durchgeführte Steinanalysen zugänglich machen zu können. Bei der Analyse von noch im Besitz des zu Begutachtenden befindlichen Konkrementen ist die Originalität nicht immer zweifelsfrei.

Eine wichtige Frage bei der Begutachtung des Harnsteinleidens nach *Verletzung* ist: Lag bereits vor dem Trauma ein Steinleiden vor? Der Gutachter muß nach derartigen Veränderungen fahnden und sie gegebenenfalls berücksichtigen.

Für die Begutachtung von Körperschäden bei der Urolithiasis ist es wichtig, das Ausmaß der Erkrankung zu erfassen. So interessieren neben der Größe des Konkrementes die Lage, ein- oder doppelseitige Harnsteinbildung und die Nierenfunktion.

Im Zusammenhangsgutachten (insbesondere zum Problemkreis der Wehrdienstbeschädigung) stellt sich die Frage nach der Verknüpfung von Harnwegsinfekt (Pyelonephritis) und Harnsteinbildung. Der chronische Harnwegsinfekt kann über Veränderungen im Tubulusapparat und über Veränderungen im Bereich der ableitenden Harnwege zur Harnsteinbildung führen. So können Azidifizierungsstörungen im Sinne einer erworbenen renalen tubulären Azidose mit Harnsteinbildung einhergehen. Unter bestimmten Voraussetzungen (entsprechende Kälte- und Nässeexposition sowie einer bakteriellen Infektion) muß die Entwicklung von Infektsteinen anerkannt werden. Dabei spielen offenbar vor allem ureasepositive Keime eine Rolle. Es kommt dabei häufig zur Entstehung von Struvitsteinen (8). Zur Anerkennung der Zusammenhangsfrage ist die zweifelsfreie Feststellung eines schädigungsbedingten Harnwegsinfektes sowie ein einwandfreier zeitlicher Zusammenhang zwischen Harnwegsinfekt und Steinbildung erforderlich.

Dabei spielt die Wachstumszeit eines Harnsteins eine Rolle. Während sich die Infektsteine in Wochen (4–6 Wochen) entwickeln können, müssen für die aseptischen Steine Monate bis Jahre angenommen werden. Gutachterlich wird im allgemeinen von einem Zeitraum bis zu sechs Monaten von der Harnsteinentstehung bis zur klinischen Manifestation ausgegangen. Auch die Frage nach der Verschlimmerung des vor dem Unfall bestehenden Steinleidens kann gutachterlich von Bedeutung sein, z. B. infolge Aufflackerns von Entzündungen oder Blutungen im Zusammenhang mit der Traumatisierung.

Diagnostik: Bei der gutachterlichen Untersuchung müssen neben der röntgenologischen Abklärung (mit Ausscheidungsurogramm, evtl. Leerschichtaufnahmen zur Lokalisation des Konkrementes), Bestimmung des Serumkalziums (evtl. auch Bestimmung des ionisierten Kalziums), anorganisches Phosphat, Harnsäure, Kreatinin und Elektrolyte wie Natrium, Kalium und Magnesium erfolgen. Im Urin ist neben der Bestimmung der biochemischen Parameter wie Eiweiß, Zucker und Hämoglobulin der pH-Wert, die Erfassung von Leukozyten und Erythrozyten von Bedeutung. Darüber hinaus müssen Steinbildungsfaktoren wie Hyperkalziurie, Hyperphosphaturie, Hyperoxalurie und Hyperurikosurie erfaßt werden. Bei der mikrobiologischen Untersuchung des Urins spielt der Nachweis ureasepositiver Keime eine Rolle (8).

Wenn auch nicht alle hier genannten Parameter für die gutachterliche Beurteilung immer erforderlich sind, so sollte die Bestimmung des Serumkalziums und anorganischen Phosphats sowie der Harnsäure und des Kreatinins, des Urin-pH, der Kalzium- und Phosphatausscheidung im Urin doch immer vorgenommen werden. Speziellere Laborwerte wie die Oxalsäure sind seltener notwendig.

Normalwerte wichtiger Parameter: Ausscheidung im 24-Stunden-Urin : Kalzium bis 6,2 mmol, anorganisches Phosphat bis 33 mmol, Harnsäure bis 3,0 mmol, Oxalsäure bis 0,55 mmol; Serum: Kalzium 2,2–2,7 mmol/l, ionisiertes Kalzium 1,1–1,3 mmol/l, anorganisches Phosphat 0,80–1,3 mmol/l.

Beurteilung:	GdB/MdE
Nierensteinleiden ohne Funktionsstörung (mit hin und wieder bestehenden Koliken beziehungsweise häufigen Koliken)	0–20%
Harnstein (Spontanabgang oder Steinentfernung) mit Funktionsstörung der Niere, Harnwegsinfekt	30–50%

rezidivierende Harnsteinbildung mit Funktionsstörung und Harnwegsinfekt	50–70%
doppelseitige Nieren- und Harnleitersteine (mit Funktionsstörung und Harnwegsinfekt beziehungsweise Hypertonie)	50–100%

Harnleiter

Verletzungen

Harnleiterverletzungen treten durch Schuß, Stich oder Pfählung auf. Perirenale Hämatome nach Nierenverletzungen (insbesondere bei konservativer Therapie) können durch Ausbildung von Narbenzügen und -platten zu Harnleiterobstruktionen führen (→ Harnstauungsniere).

Bei den Harnleiterverletzungen sind auch die iatrogenen zu erwähnen, insbesondere nach gynäkologisch-onkologischen Operationen. Nach F. J. Marx machen sie einen Anteil von 70% an iatrogenen Harnleiterläsionen aus (30). Von der Häufigkeit her gesehen sind Verletzungen des Harnleiters aber seltener als primäre Erkrankungen des Ureters.

Entzündungen

Spezifische und unspezifische Entzündungen können die Ursache von *Harnleiterstenosen* sein, insbesondere ist hier die Tuberkulose zu erwähnen. Bei den entzündlichen Erkrankungen sind auch periureterale Prozesse wie Phlegmonen, Abszedierungen und Fibrosen zu nennen. Fibrotische Umwandlungen (zumeist doppelseitig) werden auch nach Strahlenbehandlung beobachtet. Ebenfalls können derartige Harnleiterfibrosen durch spontan abgegangene Harnleitersteine verursacht sein, die über längere Zeit ein „Steinbett" ausgebildet haben.

Harnstauung, Harnwegsinfekt und Steinbildung können durch angeborene Engen, Ureterozelen oder Megaureter (primäre Veränderungen) verursacht sein. Gutachterlich spielen dann die Folgezustände beziehungsweise Verschlimmerungen dieser schon vor der Schädigung bestandenen morphologischen Veränderungen eine Rolle. Zu erwähnen ist fernerhin der vesikoureterale Reflux, zu unterscheiden ist dabei ein primärer (angeborener) von einem sekundären (erworbenen) Reflux.

Die Ursachen des erworbenen Refluxes können entzündliche und neurogene Erkrankungen der Harnblase oder Folgen von instrumentellen Manipulationen an der Harnleitermündung beziehungsweise Harnblase sein.

Harnleitertumoren können zusammen mit Tumoren der Harnblase auftreten. Für die Geschwulstbildungen in den ableitenden Harnwegen (Nierenbecken, Harnleiter und Harnblase) können krebserzeugende Umweltstoffe eine Rolle spielen (siehe dazu auch Abschnitt „Harnblasentumor"). Hierbei ist die Arbeitsplatzanamnese wichtig, um eventuelle Berufserkrankungen erfassen zu können.

Diagnostik: Urinstatus, Retentionswerte, Sonographie der Nieren und Harnblase, Urogramm, Urethrogramm, Isotopennephrogramm und als invasives Verfahren die retrograde Ureteropyelographie.

Die gutachterliche **Beurteilung** von Verletzungen, primären Erkrankungen oder erworbenen Veränderungen des Harnleiters richtet sich nach den Auswirkungen auf die Niere.

	GdB/MdE
Harnstauung einseitig ohne wesentliche Funktionseinschränkung	10–20%
Harnstauung mit Funktionsstörung	20–40%
doppelseitige Harnleiterschädigung mit geringer konsekutiver Nierenveränderung	20–40%
doppelseitige Harnleiterschädigung mit erheblicher Funktionsstörung (und Harnwegsinfekt)	40–80%
Harnleitergeschwülste (Verlust von Harnleiter und Niere)	70%
(für fünf Jahre), danach bei Rezidivfreiheit	30%

Harnblase

Harnblasenverletzungen

Traumatische Veränderungen der Harnblase treten am häufigsten nach stumpfen Traumen auf. In 10–25% handelt es sich um offene Verletzungen z. B. durch Spieß-, Stich- oder

Schußverletzungen (11). Im sogenannten freien Teil der Harnblase sind sie weniger kompliziert als Zerreißungen beziehungsweise offene Verletzungen am Harnblasenboden. Hier kann es zur Beeinträchtigung der ureterovesikalen Verbindung und damit zu schweren Komplikationen kommen.

Verletzungen der Harnblase sind häufig kombiniert mit Verletzungen anderer abdominaler Organe beziehungsweise Frakturen speziell des Beckens und in diesem Zusammenhang auch der Harnröhre. Die Harnblasenverletzungen können gefolgt sein von Infektionen, Harnsteinbildungen, Urinentleerungsstörungen und anderem.

Heilen traumatische Läsionen der Harnblase ohne Komplikationen (Harnwegsinfekte, narbige Veränderungen, Divertikelbildung) aus, so liegt keine Minderung der Erwerbsfähigkeit vor. Bleiben entsprechende Veränderungen als Residuen der Traumatisierung zurück, so müssen sie gutachterlich berücksichtigt werden.

Von Übermuth (40) wird auch auf die gutachterliche Bedeutung von Harnblasenwandrupturen hingewiesen, die unter erheblichem Alkoholeinfluß auftreten können. Zu diesen Verletzungen kann es ohne entsprechende Traumen kommen.

Von gutachterlicher Bedeutung kann auch die Ausbildung von Harnblasen-Scheiden-Fisteln sein. Sie können sich postoperativ entwickeln oder als Folge einer Strahlenbehandlung. Auch Veränderungen der Harnblase durch Strahleneinwirkung im Sinne einer Strahlenvaskulopathie oder einer erheblichen Schrumpfung mit Einschränkung der Kapazität müssen hier erwähnt werden.

Diagnostik bei gutachterlichen Untersuchungen von Harnblasenerkrankungen: Urinstatus (biochemisch, mikroskopisch und bakteriologisch), Sonographie, Ausscheidungsurogramm, Urethrozystogramm (bzw. Miktionszysturethrogramm), Messung der Urinflußrate, Restharnbestimmung, evtl. Urethrozystoskopie und urodynamische Abklärung (bei Verdacht auf neurogene Komponente).

Beurteilung: Gutachterlich ist die Einschränkung der Erwerbsfähigkeit nach Traumatisierung der Harnblase wie folgt zu sehen:

Nach spontan verheilter Harnblasenverletzung ohne sekundäre Folge beziehungsweise nach operativer Therapie keine MdE beziehungsweise Versorgungsansprüche.

	GdB/MdE
bei anhaltenden entzündlichen Veränderungen der Harnblase mit Pyelonephritis	40%
Inkontinenz verschiedenen Grades mit und ohne Harnwegsinfekt	30–80%
Harnblasen-Scheiden-Fistel mit geringer Harninkontinenz (kleine Fistel)	40–60%
Harnblasen-Scheiden-Fistel mit absoluter Harninkontinenz	100%
sogenannte Strahlenblase (Kapazität um 100 ml) (je nach Veränderungen und Beschwerden evtl. mehr)	30–50%

Harnblasenentzündungen

Entzündliche Veränderungen der Harnblase sind dann als Schädigungsfolge anzuerkennen, wenn sie in unmittelbarem Zusammenhang mit der Traumatisierung zu bringen sind. Sie können auch die Folge einer mit dem Unfall zusammenhängenden, wiederholten Katheterisierung sein. Entzündliche Harnblasenerkrankungen sind auch anzuerkennen nach traumatisch bedingten Harnröhrenstrikturen, paraurethralen Abszessen oder neurogenen Harnblasenentleerungsstörungen nach entsprechenden Verletzungen. Entzündliche Harnblasenerkrankungen können auch nach starken entzündlichen, eitrigen Veränderungen im kleinen Becken, z. B. nach stumpfen Bauchverletzungen, auftreten (11).

Unterkühlungen (Kälte- und Feuchtigkeitsexposition am Arbeitsplatz, in Kriegszeiten) können ebenfalls zu Entzündungen der Harnblase führen (unter Umständen bei mehreren Arbeitern einer Schicht [49]).

Der Gutachter wird hin und wieder mit dem Begriff *„Reizblase“* konfrontiert. Dieses Krankheitsbild ist durch charakteristische Beschwerden wie Dysurie und Pollakisurie gekennzeichnet. Die Symptomatik korreliert nicht mit einem typischen zystoskopischen Befund. Es ist versucht worden, zwischen einer entzündlichen Reizblase (Entzündungszeichen der Harnblasenschleimhaut und pathologischer Urinstatus) und einer funktionellen

Reizblase (ohne morphologische Veränderungen mit den typischen Symptomen) zu unterscheiden. Nicht selten findet man die Reizblasensymptomatik bei Frauen. Zystoskopisch besteht hier häufig eine Epithelmetaplasie im Bereich des Trigonums (24). Die Ursache der funktionellen Reizblase wird überwiegend neurovegetativ gesehen.

Beurteilung: Die Einschätzung bei entzündlichen Erkrankungen der Harnblase:

	GdB/MdE
chronische Zystitis mit eingeschränkter Harnblasenkapazität (um 100 ml)	30–40%
Schrumpfblase (unspezifisch oder spezifisch, Kapazität um 50 ml)	70%
Reizblase	10–20%

Harnblasensteine

Als Ursachen der Harnblasensteinbildung sind Harnblasenentleerungsstörungen anzusehen, wie Harnröhrenstriktur, Prostatavergrößerung, Präputialstenose und nicht zuletzt neurogene beziehungsweise entzündlich bedingte Harnblasenentleerungsstörungen. Als Folge dieser Harnabflußbehinderung kommt es zu Harnwegsinfekten, die über pH-Veränderungen und Löslichkeitsveränderungen von Salzen eine Harnsteinbildung begünstigen können.

Für die Frage der Ursächlichkeit des Traumas bei der Harnsteinbildung ist es wichtig, nach entsprechenden Traumafolgen zu suchen. Steinbildungsfaktoren wie Harnabflußbehinderung (z. B. durch Prostataadenom) oder eine idiopathische Hyperkalziurie sollten aus der Kausalkette ausgeschlossen werden. Neben chronischen entzündlichen Veränderungen durch den Harnblasenstein ist auch die Irritation des Harnleiterübergangs und ein daraus resultierender vesikoureteraler Reflux mit pyelonephritischen Veränderungen (einseitig oder beidseitig) für die Begutachtung zu berücksichtigen.

Beurteilung: Die Einschätzung der MdE bei der Ausbildung eines Harnblasensteines oder -steinen wird sich zwischen 30 und 50% bewegen. Bei Vorliegen schwerwiegender Komplikationen wie Ausbildung eines vesikoureteralen Refluxes mit Pyelonephritis (evtl. beidseitig) wird die MdE entsprechend höher, d. h. 80–100%. Harnsteinbildung bei zystitischen Veränderungen infolge Bestrahlungsbehandlung bedingt wegen der Schrumpfungsneigung eine MdE von 50–70%.

Harnblasentumoren

Für die kausale Begutachtung des Harnblasenkarzinoms muß auf den Abschnitt Tumorentstehung im Urogenitalbereich (S. 442 f) sowie auf das Kapitel „Begutachtung bei malignen Tumoren" (S. 362 ff) hingewiesen werden. Im besonderen bleibt aber für das Harnblasenkarzinom festzuhalten, daß eine berufliche Exposition (z. B. Beschäftigung in der Reifen- und chemischen Industrie) für die Karzinogenese dieser Geschwulst von Bedeutung sein kann (28). So können tumoröse Schleimhautveränderungen der ableitenden Harnwege durch aromatische Amine hervorgerufen werden. Es handelt sich hierbei um Berufskrankheiten (Nr. 1301 der Anlage 1 zur Berufskrankheitenverordnung – BKV – in der Fassung der Änderungsverordnung vom 8. Dezember 1976 Bundesgesetzblatt – BGBl I S 3329), die der gesetzlichen Unfallversicherung zu melden sind (23). Bei der Begutachtung von Harnblasentumoren ist daher besonders auf eine sorgfältige Arbeitsplatzanamnese zu achten.

Auch die Krebsentstehung auf der Grundlage eines chronischen Entzündungsprozesses im Sinne eines Narbenkrebses muß bei der Begutachtung von Kausalzusammenhängen bei Patienten mit Harnblasenkarzinomen und Unfallgeschehen (Unfall → chronische Harnblasenentzündung → Blasentumor?) bedacht werden (42). Der chronische Harnwegsinfekt mit Lokalisation in der Harnblase muß als Verschlimmerungsfaktor gut- und bösartiger Harnblasentumoren vom Gutachter beachtet werden (42).

Diagnostik: Arbeitsplatzanamnese, Röntgenuntersuchungen (Ausscheidungsurogramm, Urethrozystogramm beziehungsweise MCU, Computertomogramm, Lungenaufnahme), Sonographie, Knochenszintigraphie, Urinzytologie, Blutwerte: BSG, Blutbild, Transaminasen, Bilirubin, alkalische Phosphatase, Kreatinin. Die Notwendigkeit der aufwendigen Röntgen- bzw. nuklearmedizinischen Untersuchungen ist vom Gutachter zu entscheiden, die Untersuchungen sind aber insbesondere zur Erfassung der fortgeschrittenen Stadien erforderlich.

Beurteilung: (36) Nach Entfernung eines malignen Blasentumors ist in den ersten fünf Jahren eine Heilungsbewährung abzuwarten. MdE während dieser Zeit

nach Entfernung im Frühstadium (T_{1-2} N_0 M_0)	60%
mit Zystektomie einschließlich künstlicher Harnableitung	80%
nach Entfernung in anderen Stadien	100%

Nach fünfjähriger Heilungsbewährung und Rezidivfreiheit erfolgt die Festsetzung der MdE entsprechend dem verbliebenen Organschaden.

Entleerungsstörungen der Harnblase

Sie können Folge von traumatischen Veränderungen an der Harnblase und Harnröhre oder neurogenen Ursprungs sein.

Gutachterlich von besonderer Bedeutung sind die zentralnervös bedingten Harnblasenentleerungsstörungen (z. B. Rückenmark). Diese Störungen können zur Urinretention bzw. unwillkürlicher Entleerung der Harnblase führen. Das Ausmaß der Schädigung wird darüber hinaus bestimmt durch die Folgen der Harnblasenentleerungsstörung wie Infekt, Steinbildung bzw. Nierenfunktionseinschränkung als Folge pyelonephritischer Veränderungen.

Die Systematik dieser neurogenen Harnblasenentleerungsstörungen ist kompliziert. Bezüglich der heute anwendbaren neurologischen Klassifikation und der zum Teil diffizilen Diagnostik muß auf die entsprechenden Lehr- und Handbücher verwiesen werden (33, 44).

Zur Orientierung soll ein kurzes Schema der Klassifikation sowie eine Übersicht zur Diagnostik gegeben werden. Von Bors u. Comarr (20) wurde eine Einteilung der neurogenen Störungen gegeben, die auf der Lokalisation der Läsionen beruht.

1. Supranukleäre Läsion – oberhalb S2 bis S4 (Reflexblase, Detrusor-Sphinkter-Dyssynergie),
2. infranukleäre Läsion – im oder unterhalb des Sakralmarkes (autonome Blase),
3. gemischte Läsion – epikonaler Bereich (viszero- und somatomotorische Lähmung),
4. sensorische Läsion – isolierter Ausfall der Sensorik bei intakter Viszerosomatomotorik.

Als Kriterien werden demnach neben der Lokalisation der Läsion eine gemischte und sensorische Läsion unterschieden. Darüber hinaus ist zu unterscheiden ein komplettes oder inkomplettes Lähmungsbild. Nach Palmtag (33) ist fernerhin der Lähmungseffekt der Läsion auf die Harnblasenentleerung (Restharnmenge!) zu berücksichtigen. Darüber hinaus erhebt sich die Frage nach der Schädigung des oberen Harntraktes infolge der Schädigung. Harninkontinenz ist Leitsymptom bei einer großen Zahl von Querschnittslähmungen beziehungsweise Patienten mit neurogener Harnblasenentleerungsstörung. Man unterscheidet ausgehend von dem Einteilungsschema der International Continence Society (43) drei Formen der Harninkontinenz:

1. Streßinkontinenz (Schwäche des Harnröhrenverschlußmechanismus). Der unwillkürliche Harndrang erfolgt beim Husten, Bükken oder anderen Ursachen, die den externen Druck auf die Harnblase erhöhen.
2. Urge- bzw. Reflexinkontinenz (Detrusor-Sphinkter-Dyssynergie). Hier ist der nicht willentliche Harnabgang kombiniert mit einem quälenden Harndrang.
3. Überlaufinkontinenz (Widerstand des Harnblasenverschlußmechanismus erhöht). Der Urinabgang erfolgt tröpfelnd nach Erreichen der Harnblasenkapazität.

Gutachterlich ist fernerhin noch der Begriff der „sozialen Kontinenz“ zu erwähnen. Dieser Zustand liegt dann vor, wenn nach einer Harnblasenentleerung trockene Intervalle von mehr als drei Stunden bestehen (43).

Zur **Diagnostik** der neurogenen Harnblasenentleerungsstörung sind die Erhebung der Anamnese (Kontinenz, Miktionsfrequenz, Harndranggefühl, Einleitung und Art der Entleerung, Sexualfunktion und Darmfunktion), der Urinstatus, die Restharnbestimmung und Untersuchungen der Beschaffenheit und Funktion der oberen Harnwege (Sonographie, AUG, Isotopennephrogramm) sowie Laborparameter wie Serumkreatinin, -elektrolyte und -harnsäure) erforderlich.

Die Begutachtung der unteren Harnwege macht neben Zystogramm beziehungsweise Miktionszystogramm eine Bestimmung der Urinflußrate, urodynamische Untersuchungen mit Endoskopie sowie Beurteilung des Abdominaldruckes und der Beckenbodenbeschaffenheit notwendig. Von Bedeutung sind fernerhin die Analreflexe. Zur einfacheren neurologischen Untersuchung gehört außerdem der Bulbo-cavernosus-Reflex und Hustenreflex (33). Für die Begutachtung (und Therapie) ist die Erfassung des Inkontinenztyps von erheblicher Bedeutung. Erst danach kann die gutachterliche Einschätzung (Kausalität) erfolgen. Zur Diagnostik gehört vor allem der sogenannte Streßtest und die urodynamische Untersuchung. Zum Streßtest wird die Harnblase bis zur Füllungsgrenze mit physiologischer Kochsalzlösung aufgefüllt. Der Patient wird danach zum Husten aufgefordert und dabei die Kontinenz im Liegen und Stehen überprüft. Im Falle des unwillkürlichen Urinabganges erfolgt bei Frauen die Elevationsprüfung, das heißt die Streckung der Harnröhre von vaginal.

Beurteilung: Die gutachterliche Einschätzung von Querschnittsgelähmten muß eine Rehabilitationsphase, die im allgemeinen zwei Jahre beträgt, berücksichtigen (18). Die MdE beträgt hier in der Regel 100%, in der darauffolgenden Phase erfolgt die Einschätzung der MdE entsprechend dem Zustand des urologischen Folgeleidens.

Für die gutachterliche Bewertung neurogener Harnblasenentleerungsstörungen ist nachstehend der GdB bzw. die MdE in Prozenten bei wichtigen Erkrankungen beziehungsweise Symptomenkomplexen aufgezeigt (18, 36).

	GdB/MdE
Neurogene Harnblasenentleerungsstörungen	
a) Isoliert	
– leichten Grades (z. B. geringe Restharnbildung, Nachträufeln)	10%
– stärkeren Grades (z. B. Notwendigkeit manueller Entleerung), Anwendung eines Blasenschrittmachers, erhebliche Harnretention, schmerzhaftes Harnlassen	20–40%
– mit Notwendigkeit regelmäßigen Katheterisierens, eines Dauerkatheters oder Notwendigkeit eines Urinals, ohne wesentliche Begleiterscheinung	50%
b) Kombiniert	
Neurogene Harnblasen- und Mastdarmentleerungsstörungen (geringgradig)	40–60%
Neurogene Harnblasen- und Mastdarmentleerungsstörung (höhergradig)	70–80%
Neurogene Harnblasen- und Mastdarmentleerungsstörung mit anderen urologischen Komplikationen wie Reflux, Harnwegsinfekt, Harnsteinbildung, Harnstauung	80–100%
Harninkontinenz:	
Relative Harninkontinenz	
– leichter Harnabgang bei Belastung (Streßinkontinenz Grad I)	0–10%
– Harnabgang tags und nachts (z. B. Streßinkontinenz Grad II–III)	20–40%
Absolute, vollständige Harninkontinenz	50%
Absolute, vollständige Harninkontinenz mit erheblichen sozialen Folgen	60–100%
Zustand nach abflußverbessernder Operation (Inkontinenzresektion, Urinal)	30–50%
Künstliche Harnableitung	
– in den Darm (Ureterosigmoidostomie) (ohne Nierenfunktionsstörung)	30–40%
– Nieren-, Harnleiter-, Blasen-Haut-Fistel, auch unter Einschaltung von Darmabschnitten (z. B. Ileum-Conduit) (ohne Nierenfunktionsstörung)	50%
Urgesymptomatik bzw. -inkontinenz, Harnträufeln, häufiger Harndrang	10–20%
Harnträufeln, häufiger schmerzhafter Harndrang (Schrumpfblase mit erheblicher Verringerung des Fassungsvermögens je nach Auswirkung)	30–60%

Harnröhre

Verletzungen der Harnröhre (hier vornehmlich der männlichen) treten am häufigsten nach Beckenbrüchen auf (13). An zweiter Stelle sind Verletzungen durch Katheterisierung oder andere Manipulationen zu nennen. Folgen der Harnröhrenverletzungen können sein:

Strikturen, Fisteln, paraurethrale Abszesse, Divertikel, Zystitis und Prostatitis.

Die **Diagnostik** umfaßt den Urinstatus, das Urethrogramm, Urinflußmessung, Katheterisierung (zur Festlegung der eben noch passierbaren Katheterstärke) sowie die Messung des Abstandes der Striktur und Abstandes vom Meatus externus urethrae bis zur Striktur und die Bestimmung des Restharnes. Wichtig für die Beurteilung ist die Fragestellung, ob Nachträufeln und Dysurie besteht, beziehungsweise die Erektionsfähigkeit nach dem Unfall erhalten ist. Ein Urogramm sollte zur Erfassung pyelonephritischer Veränderungen durchgeführt werden, fernerhin die Bestimmung von Serumkreatinin und der Elektrolyte.

Nach Beckenverletzungen mit Harnröhrenbeteiligung kann Impotentia coeundi auftreten (siehe hierzu Abschnitt „Beurteilung von Erkrankungen des Penis" S. 440).

Beurteilung von GdB/ MdE nach Harnröhrenverletzungen (26, 36, 49):

	GdB/MdE
Harnröhrenstriktur ohne wesentliche Beschwerden beziehungsweise mit häufigem Harnlassen und geringem Nachträufeln	10%
Harnröhrenstriktur mit Dauerbehandlung	20–30%
Harnröhrenstriktur mit Dauerbehandlung und Komplikationen (Harnwegsinfektionen, Divertikel, Harnsteinbildung)	40–50%
Harnröhrenstriktur mit schmerzhaftem Harnlassen, Harnretention, Entzündung der Harnröhre und starkem Nachträufeln	30–60%
Harnröhrenstriktur mit Niereninsuffizienz und Harnwegsinfekt, Harnsteinleiden	50–80%
Harnröhrenstriktur mit Fistel	60–70%
Impotentia eregendi (teilweise) bei Harnröhrenstriktur	10%
Impotentia eregendi (komplett) bei Harnröhrenstriktur	20%
bei Harnröhren-Hautfistel	10–20%

Männliches Genitalsystem

Hoden- und Nebenhodenverletzungen

Stumpfe und scharfe Verletzungen führen am äußeren Genitale zu unterschiedlich schweren akuten Veränderungen und eventuell andauernden Folgezuständen. Blutungen in das Skrotum und die Faszienräume des Penis bilden sich im allgemeinen komplikationslos zurück. Hämatome am Hoden und Nebenhoden können nach Druckatrophie bleibende Schäden am Hodenparenchym verursachen. Verletzungen von Hoden und Nebenhoden (z. B. Rupturen) beziehungsweise spätere Atrophie des Hoden- beziehungsweise Nebenhodengewebes sind Folge von stumpfen oder auch scharfen Gewalteinwirkungen. Hier ist auch die Hodenatrophie nach Leistenhernien- beziehungsweise Hodenoperation zu nennen.

Tumoren

Gutachterlich von Bedeutung ist die Zusammenhangsfrage zwischen Hoden- beziehungsweise Nebenhodentrauma und Entstehung eines malignen Tumors. Ein Zusammenhang ist im allgemeinen unwahrscheinlich. Eine einmalige Verletzung führt nicht zur Tumorbildung. Wohl können jahrelang bestehende Einflüsse (Fistelbildung mit entsprechenden entzündlichen Veränderungen) zur Krebsentstehung führen (26).

Altwein u. Mitarb. (2) fanden unter 70 Hodentumoren bei Soldaten der Bundeswehr in 10 Fällen anamnestisch ein Trauma. Die Anerkennung einer WDB wurde in keinem Falle ausgesprochen.

Entzündungen

Hodenentzündungen sind seltener als die des Nebenhodens. Zur Begutachtung gelangen derartige Veränderungen zumeist nur in Kombination mit eventuellen entzündlichen Veränderungen auch des Nebenhodens. Entzündliche Veränderungen des Hodens, die gutachterlich in Frage kommen, können sein: Tuberkulose und von den Tropenkrankheiten die Filariasis (29).

Nebenhodenentzündungen entstehen durch Trauma nur, wenn es in der Unfallfolge zu einer Urogenitalinfektion kommt, beziehungsweise dieser Infekt zum Unfallzeitpunkt vorliegt. Die Verschlimmerung einer Nebenhodenentzündung ist unter bestimmten Voraussetzungen anzuerkennen (gesichertes Trauma). Direkte Hodentraumen (Skrotum) können ausnahmsweise Teilursache einer Hodentorsion sein (21). Eine übermäßige Beweglichkeit des Organs ist allerdings als auslösende Teilursache bei der Entstehung ein begünstigender Faktor. Sportliche Betätigung (z. B. Reckturnen) kommt als auslösender Faktor für die Hodentorsion in Frage (9).

Hydrozelenbildungen können gutachterlich nur im Zusammenhang mit einem Trauma anerkannt werden, wenn eventuell vorher bestehende entzündliche Veränderungen ausgeschlossen wurden. Für die Varikozele kann eine traumatische Ursache nicht anerkannt werden (Konstitution, Nierentumor!). Hydrozele und Varikozele können eventuell bei erheblichem Ausmaß und entsprechender Beeinträchtigung eine Erwerbsminderung bedingen (26). Die *Hodentorsion* kann bestenfalls durch ein Trauma mitverursacht sein (anatomische Ursachen).

Im Zusammenhang mit der Begutachtung von Hodenschäden sind insbesondere Störungen der Samenbildung und der Samenleitung zu besprechen. Ursachen der primären Hodeninsuffizienz können unter anderem thermische Schäden infolge Varikozele, Deszensusstörungen oder Hydrozele sein. Infektionskrankheiten wie Tuberkulose und Mumps beziehungsweise Zytostatika und ionisierende Strahlen können zu einer Schädigung des samenbildenden Gewebes führen (52). Unterbrechungen der Samenleitung sind am häufigsten im Bereich des Nebenhodens und weniger zahlreich im Bereich des Ausführungsganges zur Harnröhre. Ursächlich für die Entstehung von Störungen der Samenleitung können sein Infekte (spezifisch oder unspezifisch) und Verletzungen.

Diagnostik von Hoden- und Nebenhodenveränderungen: Urinstatus, Sonographie, Doppler-Sonographie, Blutentnahme für die Bestimmung des luteinisierenden Hormons (LH), follikelstimulierendes Hormon (FSH) und Testosteron. Spermiogramm (mit Bestimmung von Fruktose und Karnitin zur Lokalisation eventueller Samenabflußbehinderung, insbesondere im Nebenhodenbereich sowie Vitalitäts- und Penetrationstests). Bei Verdacht auf spezifische entzündliche Veränderungen im Bereich des Hodens und Nebenhodens sind entsprechende Untersuchungen zur Erfassung der Urogenitaltuberkulose wie spezielle bakteriologische Untersuchungen des Urins, Ausscheidungsurogramm, Röntgenaufnahme der Lunge und Urethrogramm erforderlich, fernerhin die entsprechende bakteriologische Untersuchung der Samenflüssigkeit. – Bei Hodentumoren: im Serum Tumormarker – Beta-HCG, Alpha-Foetoprotein – Ausscheidungsurographie, Sonographie, Computertomographie.

Die Hodenbiopsie ist für die Begutachtung nicht relevant, darüber hinaus auch nicht duldungspflichtig.

Beurteilung: Die prozentuale Abschätzung der MdE bei Hoden- und Nebenhodenbeschädigungen (52):

	GdB/MdE
Hodentorsion	0%
Hydrozele	10%
Varikozele	0–20%
Nebenhoden beziehungsweise Hodenentzündung einseitig	0–10%
Nebenhodenentzündung, beziehungsweise Hodenentzündung beidseitig werden gutachterlich entsprechend den Veränderungen der Samenqualität beurteilt, einseitiger Hodenverlust oder -schwund	0–10%
beidseitiger Hodenverlust (je nach Lebensalter)	30–60%
einseitiger Nebenhodenverlust	0%
beidseitiger Nebenhodenverlust (Infertilität)	20%
Impotentia generandi (ohne endokrine Ausfallserscheinungen): Azoospermie, Aspermie, Kryptospermie	30–40%
Impotentia generandi (mit endokrinen Ausfallserscheinungen)	20–50%

Nach Entfernung eines malignen Hodentumors ist in den ersten fünf Jahren eine Heilungsbewährung abzuwarten. MdE während dieser Zeit

nach Entfernung eines lokalisierten Hodentumors ohne Lymphknotenbefall (T_{1-3}, N_0M_0)	50%
sonst	80%

Nach Ablauf der fünfjährigen Heilungsbewährung und Rezidivfreiheit erfolgt die Einschätzung der MdE nach dem verbliebenen Organschaden.

Prostataverletzungen

Verletzungen der Prostata können nach Bekkenfrakturen auftreten sowie nach Pfählungsverletzungen. Zu erwähnen sind hier ebenfalls Katheterverletzungen. Die MdE richtet sich dabei nach der Mitbeteiligung von Harnröhre und Harnblase.

Prostataentzündungen

Entzündungen der Prostata spielen dann gutachterlich eine Rolle, wenn der Nachweis erbracht werden kann, daß die Entzündung in Beziehung zum Unfallmechanismus steht. So kann es infolge einer Beckenfraktur mit konsekutiver Harnröhrenstriktur zur Ausbildung eines rezidivierenden Harnwegsinfektes und chronisch rezidivierender Prostatitis kommen. Auch die wiederholte Instrumentation beziehungsweise Katheterisierung der Harnröhre kann zu Harninfektionen und Prostatitis führen.

Diagnostik der entzündlichen Prostataerkrankungen: Anamnestisch sind Symptome wie Dysurie, Pollakisurie und Schmerzen im Dammbereich von Bedeutung. Neben der Untersuchung des Urins, Dreigläserprobe, Exprimaturin (biochemisch, mikroskopisch und mikrobiologisch) kommt der Rektaluntersuchung sowie röntgenologischen Untersuchung der Harnröhre (Urethrogramm und Urogramm) zur Erfassung entzündlicher Destruktionen im Nieren- und Harnblasenbereich Wert zu. Serumwerte: BSG, Blutbild, Phosphatasen, Kreatinin.

Beurteilung:	MdE
Prostatitis	0–20%
Prostatitis mit entzündlichen Veränderungen der oberen Harnwege (beziehungsweise höher entsprechend dem Nierenschaden) (s. S. 420ff)	20–40%

Benigne Prostatahypertrophie (BPH)

Die BPH ist ein von Unfallmechanismen unabhängig sich entwickelndes Leiden, das in der Zusammenhangsbegutachtung nur dann eine Rolle spielt, wenn es im Zusammenhang mit Schadensereignissen als verschlimmernder beziehungsweise komplizierender Faktor beurteilt werden muß. In der Anwendung des Schwerbehindertengesetzes sind aber häufig Begutachtungen im Zusammenhang mit der BPH durchzuführen (31).

Die Beurteilung der BPH hat auch die Frage der Operationsfähigkeit beziehungsweise den Zustand nach Entfernung der Prostatahypertrophie zu berücksichtigen.

Für die **Diagnostik** ist neben der Beurteilung der Nierenfunktion (Kreatinin, Elektrolyte, Harnsäure) die Nierenbeschaffenheit (Urogramm, Sonogramm, Sonographie), Bestimmung der Urinflußrate, des Restharns, Urinstatus, das Urethrogramm und Sonographie von Bedeutung.

Beurteilung:	GdB/MdE
Benigne Prostatahypertrophie ohne Miktionseinschränkung (Restharn unter 40 ml)	keine
BPH mit Miktionseinschränkung	10–30%
BPH mit Dauerkatheterableitung	50%
BPH mit Dauerkatheter und Nierenfunktionsveränderungen	50–70%

Prostatakarzinom

Gesicherte pathogenetische Faktoren des Prostatakarzinoms sind nicht bekannt. Zusammenhänge mit traumatischen Einwirkungen auf den Beckenbereich ergeben sich nicht. Die Bedingungen zur Gewährung einer sogenannten Kannversorgung können bei Vorliegen eines Prostatakarzinoms erfüllt sein, wenn eine chronische Entzündung der Vorsteherdrüse mehr als fünf Jahre bestand und anerkannt ist (31, 36).

Diagnostik: Rektaluntersuchung, Urinflußrate, Ausscheidungsurogramm, Urinstatus, im Serum: saure Prostataphosphatase, alkalische Phosphatase, Kreatinin, Elektrolyte, BSG.

Beurteilung: (31, 36).

In der fünfjährigen Heilungsbewährung:

Frühformen (hochdifferenziert oder nicht therapiert) und operativer Zufallsbefund (T_0–T_1)	keine MdE
nach Entfernung im Frühstadium (T_1–T_2, N_0M_0)	50%
nach Behandlung in anderen Stadien	80–100%.

Penisverletzungen

Verletzungen des Penis können oberflächlich die Haut beziehungsweise die Schwellkörper und die Harnröhre betreffen. Ebenfalls kommt Penisabriß nach Maschinenverletzungen oder durch Verkehrsunfälle zur Begutachtung. Deformierungen, Narben, Kalkeinlagerungen im Bereich der Corpus cavernosum können gutachterlich eine Rolle spielen. Dabei sind Traumafolgen von dem Krankheitsbild der Induratio penis plastica abzutrennen. Die Entstehungsursache der *Induratio penis plastica* ist unbekannt. Nach Verth u. Scheele (51) scheinen aber wiederholte leichtere Traumen die Entwicklung einer Induratio zu begünstigen. Der *Priapismus* kann als Folge traumatischer Veränderungen mit Gefäßwandschädigungen und Rupturen im Gefäßnetz der Schwellkörper und abführenden Venen auftreten. Die Verletzungen des Penis können zu totalem Verlust des Gliedes oder zu verschiedengradigen Beeinträchtigungen der Erektion beziehungsweise zu Harnröhrenverletzungen führen. Hierzu gehören auch die sogenannten Penisfrakturen (Trauma bei erigiertem Glied).

Nach Beckenverletzungen mit Harnröhrenbeteiligung kann *Impotentia eregendi* auftreten. Dabei kann es zu Traumatisierungen von Nerven und Gefäßen kommen. Erektionsstörungen können aber auch psychogen verursacht sein. Die prozentuale Verteilung morphologisch bzw. psychogen wird nach der Verbesserung der Diagnostik auf 50/50 geschätzt. Neurogene Schädigungen entstehen zum Beispiel durch Diabetes mellitus, Alkohol und andere Schadstoffe wie Halogenkohlenwasserstoffe. So sind Polyneuropathien mit Impotentia eregendi bei Trichloräthylenexpositionen bekannt (19). Halogenkohlenwasserstoffe werden in der Industrie als Lösemittel verwandt. Bei entsprechenden Ausfallerscheinungen ist eine ausführliche Arbeitsplatzanamnese erforderlich, um eine eventuelle Berufserkrankung feststellen zu können (vergleiche Nr. 1302 der BKV: Erkrankungen durch Halogenkohlenwasserstoffe).

Erschwerend für die Begutachtung von Erektionsstörungen ist die Objektivierung der Untersuchungsbefunde. Zur **Diagnostik** gehört die Erfassung des neurologischen Status. Zur Objektivierung der klinischen Diagnose sind die Penisangiographie, Kavernosographie, Angiodynographie und der sogenannte pharmakologische Erektionstest (Schwellkörperinjektionstest) notwendig. Die Diagnostik erfordert entsprechende fachurologische Erfahrung. Hier ist eingehende Information notwendig und deshalb auf die Literatur zu verweisen (35, 47, 48).

Wenn auch die Störung oder Verlust der Erektion und Kohabitation keine unmittelbare Beeinträchtigung der Arbeitsfähigkeit bedeutet, so kann diese Veränderung doch durch Depressionen oder Minderwertigkeitskomplexe mittelbaren Einfluß auf die Arbeitslust und den Arbeitseinsatz nach sich ziehen (15). Bei Männern im jüngeren oder mittleren Lebensalter wird deshalb bei teilweisem Ausfall der Potentia eregendi eine MdE von 10% und bei kompletter Impotentia eregendi von 20% bis 30% gewährt. Entsprechend wird im **SchwbG** gewertet

Beurteilung: Penisverletzungen beziehungsweise -verlust sowie Impotenz werden gutachterlich wie folgt eingeschätzt:

	GdB/MdE
Narbige Veränderungen im Bereich des Penis	0–20%
Teilverlust des Penis	10–40%
Penisverlust (altersabhängig)	40–50%
Induratio penis plastica	10–20%
Priapismus	10–20%
Impotentia eregendi (teilweise)	10–20%
Impotentia eregendi (komplett)	20–30%

Die gutachterliche Problematik bei Geschlechtsumwandlung ist im Transsexuellengesetz von 1980 (bzw. 1981) geregelt. Operative Veränderungen des Geschlechts führen nicht zu Behinderungen, die eine MdE (GdB) bedingen, eventuell nur bei erheblichen psychoreaktiven Störungen (36).

Urogenitaltuberkulose

Bei der Urogenitaltuberkulose handelt es sich um eine hämatogene Infektion, die beide Nieren sowie das Genitale betreffen kann. Die hämatogene Infektion geht zumeist von einem Primärherd, der in Lunge, Pleura oder Knochen lokalisiert sein kann, aus. Sie nimmt 25 bis 30% der extrapulmonalen Tuberkulosen ein.

Die Urogenitaltuberkulose ist als Schädigungsfolge anzuerkennen, wenn die primäre Tuberkuloseerkrankung anerkannt ist (42). Für das Entstehen einer Tuberkulose sind nach Schultheiss (42) alle Vorgänge zu beachten, die eine hämatogene Keimeinschwemmung hervorrufen oder begünstigen. Fernerhin alle Ereignisse, die die Infektabwehr der eingeschwemmten Krankheitserreger hemmen.

Ein Zusammenhang zwischen Trauma und Tuberkulose besteht im allgemeinen nicht. Insbesondere für das Entstehen der Nierentuberkulose kann ein Trauma kaum ursächlich sein. Bei der männlichen Genitaltuberkulose ist Kausalität in einzelnen Fällen zwischen *Trauma und Tuberkulose* anerkannt worden (42). Bedingung für die Anerkennung ist ein klarer zeitlicher Zusammenhang zwischen Trauma und Entstehung der Tuberkulose. Die Zeitspanne darf nach gutachterlichen Erfahrungen sechs Monate nicht überschreiten (42).

Zu berücksichtigen ist eine indirekte Beeinflussung der Tuberkulose durch Traumafolgen (Schwächung der Abwehrkraft, chronische Infekte) beispielsweise durch Kriegs- oder Wehrdiensteinflüsse. Nicht immer geht der Urogenitaltuberkulose eine manifeste Organtuberkulose (Lungen oder Knochen) voraus. So kann für die Anerkennung einer Urogenitaltuberkulose als Wehrdienstbeschädigung der Nachweis einer während der Dienstzeit durchgemachten Rippenfellentzündung ausreichen (26).

Für die Begutachtung der Urogenitaltuberkulose ist die Latenzzeit der Erkrankung von Bedeutung. Die Nierentuberkulose im Zusammenhang mit der Lungentuberkulose tritt nach Zador (54) in etwa 50% der Fälle innerhalb der ersten fünf Jahre nach der Ersterkrankung auf. Es wurden aber auch Latenzzeiten von zehn bis 28 Jahren beschrieben. Nach Knochen-Gelenk-Tuberkulose tritt die renale Manifestation in 47% der Fälle nach neun Jahren, in den übrigen Fällen nach zehn bis 28 Jahren auf. Eine Nierentuberkulose kann daher als Schädigungsfolge noch anerkannt werden, wenn die als Schädigungsereignis anerkannte Organtuberkulose (Lungen oder Knochen) bis zu 30 Jahren zurückliegt.

Die Rezidivhäufigkeit der Urogenitaltuberkulose wurde 1974 von Potempa a. M. (34) noch mit 20–40% beziffert, heute liegt sie unter 1% (38).

Gutachterlich tritt bisweilen die Frage nach dem Zusammenhang zwischen Nierentuberkulose und *Hochdruck* auf. Die Nierentuberkulose spielt nach Gow (25) nur in etwa 4,5% der Fälle eine Rolle für die Entstehung der renalen Hypertonie. Entsprechende morphologische Veränderungen, wie ausgedehnte Narbenbildung und Schrumpfungsprozesse im Nierenparenchym, sind dafür verantwortlich.

Eine Begünstigung der *Harnsteinbildung* durch Nierentuberkulose ist nicht gesichert (55). Es finden sich bei 18% der Patienten mit Nierentuberkulose Kalkniederschläge in den Nieren und in 9,3% kleine Steine (3).

Diagnostik: Zur gutachterlichen Untersuchung ist die ausführliche Anamnese und Erfassung der Symptomatik erforderlich. Angaben wie ungeklärte Nierenkoliken, Hämaturien, Nebenhodenentzündungen (akut, subakut bis chronisch), therapieresistente Zystitiden, Pyurie bei sauer reagierendem Urin, Fehlen unspezifischer Keime sowie jede palpatorisch erfaßbare Prostata- und Samenblasenveränderung sind von Bedeutung. Die exakte Diagnose wird aufgrund positiver Kulturen und Tierversuche gestellt. Dabei sollten drei bakteriologische Untersuchungen pro Woche als eine Untersuchungseinheit gelten. Neben dem mikrobiologischen Nachweis kommt der histologischen Untersuchung ein eindeutiger Beweiswert zu. Die urologische Diagnostik umfaßt fernerhin das Kompressionsurogramm, Isotopennephrogramm, Urethrogramm und die auf die Nierenfunktion hinweisenden Laborparameter wie Serumkreatinin, Serumelektrolyte und andere. Eine Prostatabiopsie ist zur Abklärung einer Tuberkulose im Rahmen einer Begutachtung nicht indiziert. Bei entsprechendem Palpationsbefund ist sie aber zur Differentialdiagnose Prostatakarzinom dem Patienten dringend zu empfehlen.

Beurteilung: Die Erwerbsminderung bei Tuberkulose wird wie folgt eingeschätzt (36, 38):

	MdE
Tuberkulose ohne Ansteckungsfähigkeit, aber noch aktiv und daher noch behandlungsbedürftig (schwere Funktionsstörungen sind zusätzlich zu bewerten)	50%
offene behandlungsbedürftige Tuberkulose, sofern Ansteckungsfähigkeit nicht nur vorübergehend besteht	100%

inaktive, das heißt nicht mehr behandlungsbedürftige Tuberkulose: MdE entsprechend der verbliebenen Funktionsstörungen.

Nach Beendigung der Behandlungsbedürftigkeit richtet sich die endgültige MdE bei der Urogenitaltuberkulose nach der verbliebenen Funktionsstörung. Für die Folgeschäden an den ableitenden Harnwegen werden die MdE-Werte anhand der Anhaltspunkte für die ärztliche Gutachtertätigkeit ermittelt. Hier seien die wichtigsten aufgeführt.

Einnierigkeit bei gesunder Restniere	25%
bei erkrankter Restniere	50–100%
doppelseitige Nierentuberkulose mit Funktionseinschränkung mittleren Grades	60–80%
Schrumpfblase mit erheblicher Einschränkung des Fassungsvermögens	40–60%

Hoden- und Nebenhodentuberkulose werden entsprechend dem Parenchymausfall begutachtet (s. S. 438).

Tumoren im Urogenitalbereich

(Siehe auch Kapitel Begutachtung bei malignen Tumoren, S. 362 ff)

Für Tumoren des Urogenitaltraktes gelten gutachterlich die gleichen Grundprinzipien wie für Tumoren anderer Standorte. Eine wichtige Frage im Gutachterwesen ist die nach der *Kausalität* zwischen einem einmaligen Unfallereignis und der Tumorbildung. Diese Frage ist generell zu verneinen. Allerdings können lang anhaltende, entzündliche Prozesse (Fistelungen, Gewebsproliferationen) für die Karzinomentstehung eine Rolle spielen. Fernerhin ist zu diskutieren, inwieweit der Unfall als Verschlimmerung eines Tumorleidens (Wachstumsanregung) eine Rolle spielt, zum Beispiel bei einem Nierentrauma und vorher bestandenem Nierentumor. So können für diese Zusammenhangsfrage Röntgenuntersuchungen der Niere eine bereits vor dem Unfall bestehende tumoröse Veränderung festhalten. Auch bei dem Verdacht auf Spontanfraktur soll nach dem Vorhandensein von Knochenmetastasen als Ursache geforscht werden, wie sie beim hypernephroiden Karzinom und Prostatakarzinom vorkommen können. Der daraus resultierende Körperschaden ist auf das ursächliche Karzinom zu beziehen.

Im Bereich des Urogenitaltrakts werden vornehmlich folgende Tumoren beobachtet:

Nierentumoren (hypernephroides Karzinom),

Nierenbeckenkarzinom,
Harnblasenkarzinom,
Prostatakarzinom,
Hodenkarzinom,
Peniskarzinom.

Ihre gutachterliche Bewertung weist z. T. spezielle Probleme auf.

Zur Bedeutung des Traumas für die Nierentumorentstehung kann auf das entsprechende Kapitel im Abschnitt Niere verwiesen werden (s. S. 420). Wenn auch grundsätzlich ein Zusammenhang zwischen Trauma und Nierentumorbildung unwahrscheinlich ist, sei doch hier für die kritische Beurteilung im Einzelfall auf folgende Voraussetzungen aufmerksam gemacht, die für den ursächlichen Zusammenhang zwischen einem Trauma und einem bösartigen Tumor erfüllt sein müssen (49). Hier wird einmal gefordert, daß die Gewalteinwirkung jene Körperstelle treffen muß, an der sich der Tumor entwickelt, die Gewalteinwirkung muß adäquat sein, der Zeitraum zwischen der Gewalteinwirkung und den ersten auf die Geschwulstbildung zu beziehenden Erscheinungen muß korrelieren mit der Größe, dem geweblichen Aufbau und der Wachstumsgeschwindigkeit der entsprechenden Gewebsart, und fernerhin müssen sogenannte Brückensymptome eruierbar sein.

Für die Entstehung von Nierenbeckenkarzinomen (Plattenepithelkarzinome) spielt die Harnsteinbildung im Nierenbecken eine Rolle (22). Urothelkarzinome des Nierenbeckens sind als Berufskrankheit anzuerkennen, wenn der Zusammenhang mit einer Exposition durch aromatische Amine gesichert (vergleiche BKV Nr. 1301) ist. Auch der Zusammenhang zwischen Phenazetin und der Entwicklung von Urothelkarzinomen sei hier erwähnt (39).

Für die Entwicklung des Harnblasenkarzinoms sind nach Kunze (28) chemische Verbindungen wie das Beta-Naphthylamin, Benzidin, 4-Aminodiphenyl und Chlornaphazin gesichert. Weitere Substanzen, wie zum Beispiel das Toluidin, werden als potentielle Ursachen für Urothelkarzinome betrachtet. Darüber hinaus sind Berufe zu nennen, Farben-, Gummi-, Textil- und kohleverarbeitende Industrie sowie das Druckereigewerbe, bei denen ein hohes Risiko für die Entstehung eines Blasentumors besteht (7). Auf die Bedeutung der Arbeitsplatzanamnese ist dringend hinzuweisen (siehe auch Kapitel Harnblasentumor, S. 434). Insbesondere ist zu prüfen, inwieweit eine *Berufskrankheit* vorliegt und eine entsprechende Meldung an die Berufsgenossenschaft zu erstatten ist. Anzuführen ist auch die Entstehung von Harnblasenkarzinomen (Plattenepithelkarzinome) bei der Bilharziose (Schistosoma haematobium) (28). Auch hierbei ist die Frage einer Berufserkrankung bei entsprechender dienstlicher Tätigkeit in gesundheitsgefährdeten Gebieten zu prüfen (Nr. 3104 der BKV). Für die Entstehung des Prostatakarzinoms stellt sich gutachterlich die Frage nach dem Zusammenhang mit einer Verletzung weniger, wohl aber bei einer Karzinomlokalisation im Hoden und Penis. Bezüglich des Zusammenhangs zwischen Hodentumoren und Trauma ist auf das entsprechende Kapitel zu verweisen (s. S. 440).

Die gutachterliche **Beurteilung** der Tumoren des Urogenitaltraktes erfolgt entsprechend den Anhaltspunkten für die ärztliche Gutachtertätigkeit im sozialen Entschädigungsrecht und dem Schwerbehindertengesetz (36):

In den ersten fünf Jahren ist eine Heilungsbewährung abzuwarten; die Minderung der Erwerbsfähigkeit beträgt während dieser Zeit

nach Entfernung des Tumors im Frühstadium (T_{1-2}, N_0, M_0)	50–60%
nach Entfernung in anderen Stadien	80–100%

Wenn nach Ablauf der fünfjährigen Heilungsbewährung Rezidivfreiheit besteht, ist nur noch der verbliebene Organschaden zu beurteilen, beispielsweise im Falle eines Nierentumors die Nephrektomie, das heißt eine MdE von 25%.

Sportverletzungen und -schäden des Urogenitaltraktes

Verletzungen des Urogenitaltraktes beim Sport finden sich bei verschiedenen Sportarten. So treten zum Teil Verletzungen des äußeren Genitale einschließlich Harnröhrenverletzungen, Nierenverletzungen und seltener der Harnblase auf. Für die Lokalisation der Sportverletzungen spielt die Eigenart der sportlichen Disziplin eine Rolle. Im Zusammenhang mit Verletzungen im urologischen Bereich sind zu nennen Boxen, Fußball, Gewichtheben, Radfahren (Motorrad), Reiten, Rodeln (Bob), Skifahren, Turnen (9).

Die **Diagnostik** unterscheidet sich bei Begutachtung derartiger Verletzungen nicht von der Bearbeitung andersartiger Unfallschäden an Niere, ableitenden Harnwegen und äußerem Genitale.

Besondere Bedeutung kommt entzündlichen Schäden der Harnorgane durch Kälte- und Witterungseinwirkung zu (Fußball, Leichtathletik und andere Sportdisziplinen).

Beim Vorliegen von Nierenerkrankungen ergibt sich für den Gutachter häufig die Frage nach der sportlichen Belastungsfähigkeit der zumeist jüngeren Menschen. Hier ist zunächst grundsätzlich zu sagen, daß eine Ausheilung des entzündlichen Prozesses und eine ausreichend lange Beobachtungszeit vorliegen müssen. Bei auch geringgradiger Nierenfunktionseinschränkung, beziehungsweise rezidivierenden Nierenerkrankungen ist Wettkampf- oder Hochleistungssport kontraindiziert.

Unter körperlicher Belastung, zum Beispiel Langstrecken- oder Marathonlauf kommt es vereinzelt zum Auftreten von Hämoglobinurien, die sowohl in der Diagnostik als auch in der sportmedizinischen Begutachtung entsprechend den labortechnischen Untersuchungen (Plasma-Hb, Haptoglobin, Enzyme) spezielle Erfahrungen des Gutachters erfordern (14).

Differentialdiagnostisch spielt fernerhin die Proteinurie nach körperlicher Belastung gegenüber der Proteinurie bei Glomerulonephritis für den sportärztlichen Gutachter eine Rolle (16). Die moderne Nierendiagnostik (unter anderem die proteinchemischen Methoden) ermöglicht neben dem klinischen Verlauf im allgemeinen eine ausreichende Abgrenzung der pathologischen Veränderungen von der physiologischen Proteinurie.

Die **Beurteilung** von Folgeerscheinungen nach Sportverletzungen beziehungsweise Sportschäden erfolgt nach den in den verschiedenen Organkapiteln angegebenen Maßstäben.

Parasitäre Tropenerkrankungen

Tropenerkrankungen führen in Zeiten des enorm angewachsenen Reiseverkehrs und der Entwicklungshilfe in gesundheitsgefährdenden Gebieten in zunehmendem Maße zur Begutachtung. Für den urologischen Begutachter sind hier einige wichtige Erkrankungen anzuführen:

1. Schistosomiasis (Schistosoma haematobium),
2. Filariasis (Wuchereria bancrofti),
3. Echinokokkus und
4. Malaria. (s. S. 291)

Die *Schistosomiasis* (29) wird auf dem gesamten afrikanischen Kontinent sowie in Ländern des Nahen Ostens (Jemen, Saudi-Arabien, Iran u. a.) gefunden.

Die Infektion führt zu einer Blasenentzündung mit Hämaturie und Dysurie. Im weiteren Verlauf entstehen polypöse Veränderungen an der Harnblasenschleimhaut, insbesondere am Blasenausgang, die häufig zu einer obstruktiven Uropathie führen. Die Schistosomiasis kann auch zur Nephritis (mit Proteinurie und seltener zur Niereninsuffizienz) führen, insbesondere die Formen der hepatosplenischen Erkrankung (53). Gutachterlich von Bedeutung ist, daß bei Bilharziosekranken eine ungewöhnliche Häufung von Harnblasenkarzinomen beobachtet wird. Der Zusammenhang gilt als erwiesen (28).

Diagnostik: Zu unterscheiden sind dabei der Nachweis der Infektion und Untersuchungen zur Erfassung der Erkrankungsfolgen an den ableitenden Harnwegen. Die Urinuntersuchung erlaubt bei einer Infektion den Nachweis von Eiern des Parasiten. Eventuell muß der 24-Stunden-Urin untersucht und eine Färbung mit Ninhydrin durchgeführt werden. Fernerhin sind immunologische und serologische Tests zum Nachweis der Schistosomiasis entwickelt worden. Zum Nachweis pathologischer Veränderungen an den ableitenden Harnwegen sind Urogramm und Zystoskopie mit Biopsien notwendig. Die Schätzung des Körperschadens richtet sich nach dem Ausmaß pathologischer Veränderungen im Urogenitalbereich.

Die *Filariasis* (29) ist im Pazifikbereich und Fernen Osten verbreitet. Es kommt als Folge der Infektion zur Funikuloepididymitis, Orchitis, Hydrozele sowie Skrotal- und Peniselephantiasis.

Die *Diagnostik* besteht im Infektionsnachweis und Feststellung der Krankheitsfolgen. Der Nachweis von Filarien geschieht im Blut nach Hämolyse und Färbung mit Giemsa; fernerhin histologischer Nachweis in Gewebsproben. Bei der lokalen Untersuchung können als Krankheitsfolgen idiopathische Hydrozele (vor allem im jüngeren Alter), Samenstrang- und Nebenhodenentzündungen festgestellt werden. Die Lymphangiographie dient zur Differenzierung von anderen obstruktiven Lympherkrankungen; die Röntgenuntersuchung zum Nachweis verkalkter Filarien.

Die Begutachtung hat die Folgeerkrankungen am äußeren männlichen Genitale zu bewerten.

Hydatiden des *Echinokokkus* können auch in der Niere lokalisiert sein. Taenia Echinococcus kommt in Schiffsreisegebieten, wie Mittel-Ost, Griechenland und Spanien vor. Trotz aller Präventionsmaßnahmen treten immer wieder Erkrankungsfälle auf und sind auch Gegenstand von Begutachtungen. Zur *Diagnostik* kommt neben der Urinuntersuchung (Hydatiden) die Röntgenuntersuchung der ableitenden Harnwege sowie der Casoni-Test, Komplementbindungsreaktionen und Hämagglutinationsinhibitionstests in Frage.

Eine Infektion mit *Plasmodium malariae* (Malaria quartana) kann zu einer Sonderform der Glomerulonephritis (mit granulären Ablagerungen von IgM und C_3 an der Basalmembran) führen (53, 29). Als Folge davon treten arterielle Hypertonie, Proteinurie und Niereninsuffizienz auf. Diese spezielle Glomerulonephritis tritt vorwiegend im tropischen Afrika auf, dem Verbreitungsgebiet der Malaria quartana. Der Verlauf dieser nephrotischen Veränderungen bei Malaria ist häufig chronisch und progressiv, die Behandlung mit Kortikoiden ist zumeist erfolglos.

Diagnostik: Urinstatus (bei Proteinurie spezielle Untersuchungen, quantitative Proteinbestimmung, Proteinclearance), Serum: Gesamteiweiß, Elektrophorese (eventuell Einzelproteinbestimmung, Clearance), Kreatinin (auch im Urin Kreatininclearance), Elektrolyte, Harnsäure, Ausscheidungsurogramm, Isotopennephrogramm, Nierenbiopsie (Immunofluoreszenzuntersuchungen).

Die **Beurteilung** der Körperschäden durch Tropenkrankheiten hat entsprechend den in den einzelnen Kapiteln Niere, Harnblase usw. angegebenen Prozentsätzen zu erfolgen. Bei der Erfassung beziehungsweise Begutachtung derartiger Krankheiten ist zu bedenken, daß es sich hierbei um *Berufskrankheiten* handeln kann, die entsprechend der gesetzlichen Unfallversicherung der Berufsgenossenschaft zu melden sind. Diese gesetzlichen Bestimmungen sind im Erkrankungs- und Begutachtungsfall bei Laborpersonal und dienstlicher Tätigkeit in gesundheitsgefährdenden Gebieten (Entwicklungshilfe, diplomatischer Dienst) zu berücksichtigen. In diesem Zusammenhang ist festzuhalten, daß für die Begutachtung von Körperschäden, die in gesundheitsgefährdenden Gebieten erworben wurden, die vor Aufnahme der Tätigkeit durchgeführten Tauglichkeitsuntersuchungen von großer Bedeutung für die Zusammenhangsfrage sind (7). s. S. 241

Begutachtung bei Übernahme in das Beamtenverhältnis

Der urologische Gutachter hat mitunter bei der Übernahme von Bewerbern in das Beamtenverhältnis eine Stellungnahme abzugeben, zum Beispiel bei Nierenmißbildungen (Zystennieren), bei Urogenitaltuberkulose, Harnsteinleiden sowie Hypertonie und Einnierigkeit aus verschiedenen Gründen (Trauma oder Aplasie). Hierbei ist entsprechend der vorliegenden Diagnose und dem Krankheitsstadium zu entscheiden. Gutachterlich ist von Interesse, welchen Belastungen der entsprechende Kandidat ausgesetzt sein wird. So ist bei Vorliegen einer Einzel- oder Restniere zu unterscheiden zwischen einem Bewerber für den Schuldienst beziehungsweise einem Offiziersanwärter. Zur Frage der Beamtung bei Vorliegen von Zystennieren muß darauf hingewiesen werden, daß häufig im 5. und 6. Lebensjahrzehnt ein Funktionsverlust der Nieren auftritt. Der weitere Verlauf einer Urogenitaltuberkulose beziehungsweise eines rezidivierenden Harnsteinleidens ist für den Gutachter nur schwer berechenbar. Die Erkrankungssituation und die berufliche Belastung beziehungsweise Exposition des Beamtenanwärters wird hierbei für die gutachterliche Entscheidung von Bedeutung sein.

Im Falle der *Einzel- oder Restniere* ist für die Begutachtung die Leistungsbreite des verbliebenen Nierenparenchyms ausschlaggebend. Hier ist auf die entsprechende Ausführung im Kapitel „Niere“ zu verweisen. Insgesamt ist aber zu dieser Problematik festzuhalten, daß der Status der Einnierigkeit für die Übernahme in das Beamtenverhältnis eine hohe Beachtung erfährt. Zu verweisen ist auch auf die Berücksichtigung der Einnierigkeit bei der Musterung von Wehrpflichtigen. Hier wird bei Fehlen oder Verlust einer Niere bei normaler Funktion der Einzelniere der zu Untersuchende im militärischen Dienst nicht verwendet. Diese Bestimmungen sind naturgemäß nicht uneingeschränkt auf die Einstellung von Beamtenanwärtern übertragbar. Sie lassen aber die Schlußfolgerung zu, daß die Einstellung eines Beamtenanwärters mit einer Restniere (z. B. im Rahmen einer stabilisierten Urogenitaltuberkulose) nur dann erfolgen darf, wenn eine einwandfreie Restnierenfunktion bei sonst normalen Untersuchungsergebnissen vorliegt (40).

Literatur

1 Aaronson, I. A., B. J. Cremin: Clinical Paediatric Uroradiology. Churchill Livingstone, Edinburgh 1984

2 Altwein, J. E., U. B. Mairose, K. Wegener: Hodentumor und Trauma. Med. Sachverst. 66 (1970) 231

3 Apperson, J. W., H. Wechsler, J. K. Lattimer: The frequent occurrence of both renal calculi and renal calcifications in tuberculous kidneys. J. Urol. 87 (1962) 634

4 Baruch, D.: Communication de la Bibliothèque de CERMA, Paris: The incidence and significance of nephrolithiasis among pilots of the Israeli Air Force

5 Behrendt, W. A., K.-H. Bichler, H. S. Schulze, V. Ideler: Ein verbessertes diagnostisches Schnellverfahren zur Erkennung von Infektionen mit harnstoffspaltenden Keimen im Urin. Fortschr. Urol. Nephrol 9 (1977) 218

6 Berufskrankheitenverordnung (Anlage 1) (BKV) 1976 (BGBl I S. 3329)
7 Bichler, K.-H.: Erkrankungen der Niere und Harnwege. X. Tg. d. Dtsch. Ges. f. Tropenmedizin Heidelberg 1979
8 Bichler, K.-H., W. A. Behrendt, A. Haussmann, H. S. Schulze, R. Harzmann: Nachweis harnstoffspaltender Keime im Urin bei Steinpatienten. Urol. int. 35 (1980) 421
9 Bichler, K.-H.: Sportverletzungen des Urogenitaltraktes. Sportarzt und Sportmedizin 7 (1970) 14
10 Bichler, K.-H.: Erkrankungen der Harnwege und des männlichen Genitale. In H. H. Marx: Medizinische Begutachtung. Thieme, Stuttgart 1987
11 Bichler, K.-H.: Offene Verletzungen der Niere und der ableitenden Harnwege. 42. Jahrestg. d. Dtsch. Ges. f. Unfallheilkunde e. V. Berlin 1978; Hefte zur Unfallheilkunde 138 (1979) 52
12 Bichler, K.-H., H. M. Schultheis, M. Fischer: Harnsteinbildung bei Immobilisation. IV. Jenaer Harnsteinsymposium 1975
13 Bichler, K.-H., St. H. Flüchter: Zur Problematik der Harnröhrenruptur bei Beckenfrakturen. Unfallheilkunde 82 (1979) 477
14 Bichler, K.-H., E. Lachmann, F. Porzsolt: Untersuchungen zur mechanischen Hämolyse bei Langstreckenläufern. Sportarzt u. Sportmedizin 1 (1972) 9
15 Bichler, K.-H., K. Naber: Impotenz nach Harnröhrenverletzung. Helv. chir. Acta 40 (1973) 533
16 Bichler, K.-H., F. Porzsolt, K. Naber: Proteinurie unter körperlicher Belastung. Dtsch. med. Wschr. 97 (1972) 1229
17 Bichler, K.-H., H. J. Nelde, W. L. Strohmaier: Sporthämaturie – Pathophysiologie und Klinik. Urologe B 23 (1983) 298–303
18 Bichler, K.-H., D. Weckermann, M. Haumer: Begutachtung neurogener Harnblasenentleerungsstörungen nach Rückenmarksverletzungen. In K.-H. Bichler, Begutachtung und Arztrecht in der Urologie. Springer, Berlin 1986
19 Bichler, K.-H., D. Weckermann: Erektile Impotenz nach Trichloräthylenexposition. In W. Krause u. A. Campana: Klinische und experimentelle Urologie – Umwelteinflüsse auf die männliche Infertilität. Zuckschwerdt 1986
20 Bors, E., A. E. Comarr: Neurological Urology. Karger, Basel 1971
21 Boshamer, K.: Lehrbuch der Urologie. Fischer, Stuttgart 1969
22 Eck, H.: Nierenstein, Nierenbeckenkarzinom und Begutachtung. Bruns Beitr. klin. Chir. 201 (1960) 31
23 Emmerich, N.: Urologische Begutachtung in der gesetzlichen Unfallversicherung. In K.-H. Bichler: Begutachtung und Arztrecht in der Urologie. Springer, Berlin 1986
24 Flüchter, St. H., K.-H. Bichler, R. Harzmann: Urethralsyndrom, Reizblase und interstitielle Zystitis. In K.-H. Bichler, J. E. Altwein: Der Harnwegsinfekt. Springer, Berlin 1985
25 Gow, J. G.: Results of treatment in a large series of cases of genito-urinary tuberculosis and the changing pattern of the disease. Brit. J. Urol. 42 (1970) 647
26 Heise, G. W., K. Hasselbacher: Das urologische Gutachten. Thieme, Leipzig 1969
27 Kneise, O., K. L. Schober: Die Röntgenuntersuchung der Harnorgane. Thieme, Leipzig 1963
28 Kunze, E.: Die multifaktorielle Mehrstufenkarzinogenese am Harnblasenurothel. In K.-H. Bichler, R. Harzmann: Das Harnblasenkarzinom. Springer, Berlin 1984
29 Lichtenberg, F., J. St. Lehmann: Parasitic diseases of the genitourinary system. In: Campbell's Urology, Vol. 1. Saunders, Philadelphia 1978
30 Marx, F. J.: Begutachtung von Erkrankungen und Verletzungen der Harnröhre und der Harnleiter. In K.-H. Bichler: Begutachtung und Arztrecht in der Urologie. Springer, Berlin 1986
31 Otto, G.: Begutachtung von Erkrankungen der Prostata. In K.-H. Bichler: Begutachtung und Arztrecht in der Urologie. Springer, Berlin 1986
32 Pacovsky, V.: Kalziummetabolismus bei Immobilisation. IV. Jenaer Harnsteinsymposium 1975
33 Palmtag, H.: Urologische Funktionsdiagnostik zur Klassifikation neurologischer Blasenentleerungsstörungen. In M. Stöhrer: Urologie bei Rückenmarkverletzungen. Springer, Berlin 1979
34 Potempa, J., O. Jupe: XX. Tag. Nordrhein-Westf. Ges. f. Urol. 1974 Rheydt in Urologe A 13 (1974) 294
35 Porst, H.: Erektile Impotenz. Enke, Stuttgart 1987
36 Rauschelbach, H.-H.: Anhaltspunkte für die ärztliche Begutachtung Behinderter nach dem Schwerbehindertengesetz. Hrsg. Der Bundesminister für Arbeit und Sozialordnung, Bonn. Köllen, Bonn 1983
37 Rockstroh, H.: Das Lebensschicksal der Einnierigen. VEB Volk u. Gesundheit, Berlin 1967
38 Rösner, N., E. Witte: Tuberkulose des Urogenitaltrakts – Hinweise zur Begutachtung im Sozialen Entschädigungsgesetz und nach dem Schwerbehindertengesetz. In K.-H. Bichler: Begutachtung und Arztrecht in der Urologie. Springer, Berlin 1986
39 Rutishauser, G., M. J. Mihatsch, M. Rist: Tumoren der Harnwege bei Analgetika-Abusus. In K.-H. Bichler, R. Harzmann: Das Harnblasenkarzinom – Epidemiologie, Pathogenese, Früherkennung. Springer, Berlin 1984
40 Scheibe, G.: Persönl. Mitteilung 1975

41 Schultheiss, Th.: Zur Begutachtung des urologischen Hochdrucks. Z. Urologie (1958) 317

42 Schultheiss, Th.: Die urologische Begutachtung und Dokumentation. In C. E. Alken, V. W. Dix, H. M. Weyrauch, E. Wildbolz: Handbuch der Urologie, Bd. VII/2. Springer, Berlin 1965

43 Stockamp, K.: Pathophysiologie der neurogenen Blasendysfunktion. In M. Stöhrer: Urologie bei Rückenmarksverletzten. Springer, Berlin 1979

44 Stöhrer, M.: Urologie bei Rückenmarksverletzten. Springer, Berlin 1979

45 Strohmaier, W. L., K.-H. Bichler, St. H. Flüchter: Behandlung der unilateralen kleinen Niere. Tagung der Arbeitsgemeinschaft Kinderurologie der DGU, Frankfurt 1986

46 Strohmaier, W. L., K.-H. Bichler, H. J. Nelde: Verletzungen des Urogenitalsystems beim Skifahren. Sporttraumatologisches Symposium – Verletzungen beim Skilauf. Stuttgart 1985

47 Strohmaier, W. L., K. H. Bichler: Diagnostik der erektilen Dysfunktion. NBP 6 (1987) 12

48 Strohmaier, W. L., D. M. Wilbert, C. Thomas, K. H. Bichler: Angiodynographie in der Urologie. Fortschr. Röntgenstr. 63 (1990) 14

49 Übermuth, H.: Richtlinien für die urologische Begutachtung. Barth, Leipzig 1969

50 Vahlensieck, W.: Begutachtung und Nierenerkrankungen, -verletzungen, -mißbildungen. In K.-H. Bichler: Begutachtung und Arztrecht in der Urologie. Springer, Berlin 1986

51 Verth, M., K. Scheele: Induratio penis plastica. Dtsch. Z. Chir. 121 (1913) 298

52 Wand, W.: Begutachtung von Erkrankungen und Verletzungen des äußeren Genitale einschließlich der Infertilität. In K.-H. Bichler: Begutachtung und Arztrecht in der Urologie. Springer, Berlin 1986

53 Wilson, C. B., F. J. Dixon: The renal response to immunological injury. In B. M. Brenner, F. C. Rector: The Kidney. Saunders, Philadelphia 1981

54 Zador, L.: Latenzzeit der urogenitalen Tuberkulose nach „ „Primärinfektion“. Urologe A 8 (1969) 15

55 Zollinger, H. U.: In W. Doerr, E. Uehlinger: Spezielle pathologische Anatomie, Bd. 3. Springer, Berlin 1966

25 Erkrankungen der Augen

B. GRAMBERG-DANIELSEN und H. THOMANN (†)

Einleitung

In den letzten Jahren haben sich die Grundlagen der augenärztlichen Begutachtung in mehreren Bereichen geändert. Die Deutsche Ophthalmologische Gesellschaft (DOG) hat 1981 neue Richtlinien für die Beurteilung der Minderung der Erwerbsfähigkeit (MdE) bei Schäden des Sehorgans verabschiedet. Diese wurden mit geringfügigen Ergänzungen vom Bundesministerium für Arbeit und Sozialordnung für die Gutachtertätigkeit im sozialen Entschädigungsrecht und nach dem Schwerbehindertengesetz übernommen, s. „Anhaltspunkte". Weitere Änderungen erfolgten besonders in der Bewertung der Aphakie (< 20%).

Für die Bewertung von Augenschäden in der privaten Unfallversicherung sind zwischen dem Dachverband (HUK-Verband) und augenärztlichen Gutachtern Empfehlungen verarbeitet worden, die, soweit es versicherungsrechtlich möglich ist, den Richtlinien der DOG angepaßt wurden. So bestand weitgehende Einheitlichkeit bei der prozentualen Bewertung von Funktionsminderungen des Sehorgans. Seit 1988 gibt es die neuen Allgemeinen Unfallversicherungs-Bedingungen (AUB), in denen die MdE für den Verlust eines Auges mit 50% (statt 30%) angegeben wird. Ferner gehen die AUB 88 von Einzelaugen aus, was die Bewertung des Vorschadens erheblich erleichtert, die Einschätzung von beidseitigen (zerebral bedingten) Schäden aber erschwert; systemgemäß dürfte es sie gar nicht geben. Im einzelnen wird hierzu auf die „Rechtlichen Grundlagen der augenärztlichen Tätigkeit" des Verf. (17, im folgenden: RG) hingewiesen.

1982 wurden die bisherigen unverbindlichen DOG-Richtlinien für die Beurteilung der Kraftfahreignung durch Straßenverkehrsrechtliche Vorschriften als Bestandteil der Straßenverkehrs-Zulassungs-Ordnung ersetzt.

Die speziellen Fragen der Symptomatologie von Augenschäden, evtl. Zusammenhangsfragen und Hinweise auf die Möglichkeiten der medizinischen Rehabilitation werden an den Einzelabschnitten des Auges im nachfolgenden Kapitel dargestellt. Im Interesse einer schnellen Orientierung und einer übersichtlichen Differentialdiagnose erscheint eine getrennte Betrachtung nach anatomischen Gesichtspunkten sinnvoll. Die Beurteilung wird schließlich nach einzelnen Versicherungsarten getrennt abgehandelt, da beim augenärztlichen Gutachten in der Mehrzahl der Fragestellungen weniger der anatomische Befund als die verbliebene Funktion von Bedeutung ist.

Der augenärztliche Gutachter wird auf die ausführlichen Darstellungen spezieller Gutachtenprobleme, insbesondere auch im Bereich der Berufskrankheiten gem. § 551 RVO bei GRAMBERG-DANIELSEN (18) verwiesen.

Die gutachterliche Untersuchung

Die für eine Begutachtung notwendige Untersuchung gliedert sich in eine objektive Befunderhebung und die Bestimmung der einzelnen Funktionen des Sehorgans, die alle zusammengefaßt als Sehvermögen (gem. DIN 5340) bezeichnet werden. Die Untersuchungsmethoden sind in Tab. 25.**1** zusammengefaßt. Der Umfang der erforderlichen Maßnahmen wird durch Versicherungsart und Fragestellung bestimmt.

Tabelle 25.1 Untersuchungsmethoden der augenärztlichen Begutachtung

	Unerläßlich	Nach Lage des Falles
objektiv	Inspektion (Lider; Lage, Stellung und Beweglichkeit der Augäpfel; Bindehäute) Palpation (Orbita, NAP) Spaltlampenmikroskopie Ophthalmoskopie Refraktometrie Tonometrie Prüfung des Tränenabflusses	Exophthalmometrie. Piezometrie Auskultation der Orbita Untersuchung des Kammerwinkels (Gonioskopie) binokulare Ophthalmoskopie (3-Spiegelkontaktglas, Panfunduskop) Ophthalmodynamometrie/-graphie Elektroretinographie, Elektrookulographie Elektromyographie Nystagmographie Elektrotonographie Ultraschalluntersuchung bakterielle Untersuchung des Bindehautsekrets Messung der Tränensekretion Röntgenuntersuchungen „objektive Sehschärfenbestimmung" Echographie
subjektiv	Prüfung des Binokularsehens in Ferne und Nähe und der Stereopsis (Worth-Test, Maddox-Wing-Test, Titmus-Test, TNO-Test) Prüfung auf latentes Schielen (Heterophorie) Bestimmung der Sehschärfe in Ferne und Nähe, evtl. Arbeitsabstand (ausschließlich gem. DIN 58220) Akkomodationsbreite Gesichtsfeldbestimmung gem. DOG-Empfehlung 1992 Farbsinnprüfung mit Farbtafeln	Täuschungsproben Motilitäts- bzw. Doppelbildprüfung (Tangentenskala, Hess-Gardine) Prüfung von Binokularsehen und Fusion am Phasendifferenzhaploskop u. a. Kampimetrie, statische Perimetrie Dunkeladaptation, Prüfung von Dämmerungssehen Blendungsempfindlichkeit Aniseikoniemessung Farbsinnprüfung mit Anomaloskop Prüfung der „retinalen Sehschärfe" mit Laser-Interferenz

So ist etwa eine Farbsinnanalyse für die Höhe der MdE praktisch belanglos, für die Frage einer Berufsunfähigkeit kann sie unerläßlich sein. Die Schwierigkeit einer augenärztlichen Begutachtung liegt darin, daß gerade die subjektiven Angaben für die Beurteilung wesentlich sind, das gilt besonders für die Sehschärfenprüfung und die Bestimmung des Gesichtsfeldes. Auch bei anderen Untersuchungen, z. B. bei posttraumatischen Motilitätsstörungen, können ungenaue oder absichtlich unrichtige Angaben des Untersuchten die Analyse der gegebenen Situation und ihre gerechte Beurteilung erschweren. Die Tatsache, daß sich bei der Prüfung des Gesichtssinnes ein großer Raum für Aggravation und Simulation bietet, verlangt persönliche Erfahrung des Gutachters. Grundsätzlich sollte versucht werden, mit Hilfe der objektiven Untersuchung zu einer Schätzung der zu erwartenden Funktion zu kommen. Bei vielen Erkrankungen, insbesondere Medientrübungen, ist dieses in gewissen Grenzen möglich, in anderen Fällen, etwa bei Optikusschäden, steht das Ausmaß der objektiv faßbaren Symptome mit der verbliebenen Funktion nur in lockerer oder keiner Relation.

Durch die einleitende gründliche Untersuchung (Refraktometrie, Spaltlampenbefund, Prüfung der Pupillenmotorik, Ophthalmoskopie) wird der Untersuchte zu der Vorstellung geführt, der Gutachter könne die Leistungsfähigkeit des Sehorgans weitgehend objektivieren. Beginnt man dagegen routinemäßig mit der üblichen subjektiven Sehschärfenprüfung, so werden von Rentenwünschen beherrschte

Personen schon anfangs auf Aussagen festgelegt, deren Korrektur oft schwierig und zeitraubend ist.

Im Umgang mit Gutachtenpatienten, die offensichtlich falsche Angaben machen, bewähren sich Gelassenheit und Freundlichkeit besser als energische Vorhaltungen und Belehrungen. Eindeutig unrichtige Angaben sind im Gutachten als „unzutreffend, widersprechend oder zweifelhaft" zu bezeichnen, weitergehende psychiatrische Klassifikationen gehören nicht zum Aufgabenbereich des Ophthalmologen.

Zur Prüfung der monokularen und binokularen Funktion gibt es einfache und komplizierte Täuschungsproben, die mit psychologischem Geschick zum richtigen Zeitpunkt der Untersuchung angeboten werden müssen. Aus naheliegenden Gründen sollen sie hier nicht eingehend besprochen und auch nicht im Gutachten im Detail geschildert werden. Die sogenannte „objektive Sehschärfenbestimmung" beruht auf dem Prinzip des optokinetischen Nystagmus. Ohm benutzte die Hemmung des optokinetischen Nystagmus durch sogenannte Spiegelmarken verschiedener Größe als Kriterium für die Sehschärfe. Neben Einzelanfertigungen werden das Nystagmometer nach Günther (Jenaoptik GmbH) und das Visometer nach Kotowski (Firma Oculus) benutzt. Letzteres projiziert ein bewegliches Schachbrettmuster in drei Abstufungen (entsprechend Visus 0,1, 0,3 und 0,7) mit einem Augenspiegel auf den Fundus. Der Umgang mit allen Geräten erfordert Erfahrung, Rückschlüsse auf die tatsächlich vorhandene Sehschärfe sind nur annäherungsweise möglich. Bei Kenntnis der Methode ist es für den Untersuchten relativ leicht, eine schlechtere Sehschärfe zu simulieren, ein für den Begutachteten nachteiliges, zu gutes Ergebnis ist bei einwandfreier Technik dagegen kaum zu erwarten. Die Methode versagt naturgemäß bei spontanem Nystagmus.

Mechanische Verletzungen, chemische Schädigungen des Sehorgans, Berufskrankheiten

Das Kapitel über die direkten und indirekten Einwirkungen, die Schäden am Sehorgan verursachen können, soll dem mit der Materie weniger Vertrauten eine kurze Übersicht über zu erwartende Augenveränderungen geben. In diesem Zusammenhang werden auch die wesentlichen Kriterien der Berufskrankheiten besprochen.

Prellungsverletzungen des Auges und der Orbita

Stumpfe, großflächige Prellung

Derartige Verletzungen entstehen etwa durch Fußball oder Faustschlag. Der im Moment der Gewalteinwirkung ruckartig in die Augenhöhle zurückgestoßene Augapfel wird durch das Orbitafett gebremst, hierbei kommt es zu Verformungen mit typischen Verletzungsmöglichkeiten. Bei sehr heftigen Gewalteinwirkungen, vor allem bei Verkehrsverletzungen, kann der Orbitaboden einbrechen (Blow-out-Fraktur). Der Augapfel wird nach unten verlagert, Einklemmungen des M. rectus inferior und des M. obliquus inferior führen zu charakteristischen mechanischen Motilitätseinschränkungen, die bei passiver Beweglichkeitsprüfung zu erkennen sind. Wenn die Frühkorrektur unterbleibt, resultieren schwere bleibende Beeinträchtigungen (39).

Stumpfe kleinflächige Prellungen

Kontusionen durch kleine Gegenstände, etwa Tennisbälle, Sektkorken und Steine, werden weniger von der knöchernen Orbita abgefangen und führen leichter zu stärkeren Verformungen des Augapfels mit entsprechenden Schädigungen. Eine Übersicht der wesentlichen Kontusionsfolge gibt Abb. 25.**1**.

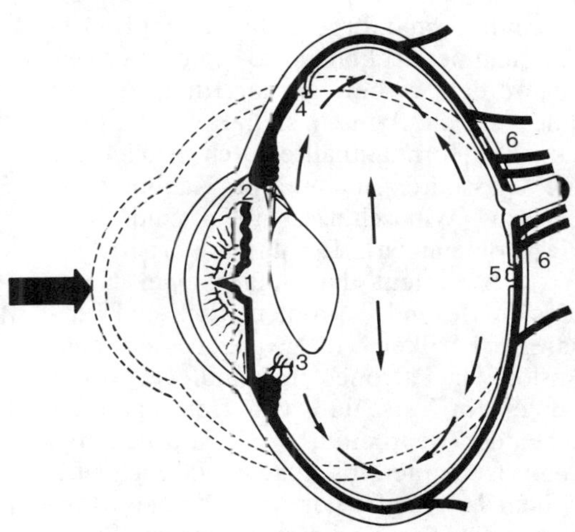

Abb. 25.1 Schematische Darstellung der Verformung des Bulbus bei Kontusion von vorn, die dünnen Pfeile geben die Richtung an, in der Zug- und Dehnungswirkungen erfolgen (nach *Kyrieleis*).
1 = Sphinkterriß,
2 = Iridodialyse,
3 = Zonulaabriß mit Subluxation der Linse,
4 und 5 = Netzhautrisse (4 Oraabriß,
5 = Lochbildung in der Makula),
6 = Aderhautriß

Spitze umschriebene Prellungen

Kleine Teile aus Maschinen, Geschosse oder schnellende Äste, die das Auge treffen, verursachen umschriebene Deformationen der Augenhüllen erheblichen Ausmaßes, bei begrenzter kinetischer Energie aber noch keine Ruptur. In diesen Fällen ist der Aufschlagort entscheidend für die Art der entstandenen Schäden. Ein umschriebener Aufprall im Bereich der Hornhaut wird zu Läsionen am Iris-Linsen-Diaphragma führen. Trifft ein spitz-stumpfer Körper die Sklera im Bereich der Lidspalte oder durch das schwache Polster des Oberlids, so können umschriebene Prellungsherde der Netzhaut mit Blutungen oder primäre Netzhauteinrisse als Ursache einer Amotio retinae entstehen. Diese Netzhautablösungen zeichnen sich durch besonders kurze Latenzzeit aus (46).

Durchdringende (perforierende) Augenverletzungen

Verletzungen ohne intraokularen Fremdkörper

Durch Stich-, Schnitt-, Riß- oder Platzwunden können in mannigfaltiger Form Orbita und alle Augenteile bis zum Sehnerven betroffen werden. Umschriebene Augapfelperforationen werden nicht selten bei der primären chirurgischen Versorgung übersehen, wenn die übrige Symptomatik bei schwerer Schädel- und Gesichtsverletzung im Vordergrund steht und kein Ophthalmologe zugezogen wird.

Trotz der Fortschritte der mikrochirurgischen Wundversorgung sind bleibende Funktionsstörungen häufig, insbesondere durch Medientrübung und Netzhautschäden. Eine Cataracta traumatica kann sich ebenso wie eine Amotio retinae nach Jahren entwickeln, weitere Spätkomplikationen sind Augeninnendrucksteigerungen, seltener in Form des akuten Glaukoms, häufiger als schleichende chronische Tensionserhöhung. Hieraus resultiert die dringende Notwendigkeit einer augenärztlichen konsiliarischen Untersuchung bei jeder verdächtigen Verletzung im Kopfbereich.

Perforierende Verletzungen mit intraokularem Fremdkörper

Das Ausmaß der primären Läsion, die alle Teile des Auges betreffen kann, ist von Größe, Form, kinetischer Energie und Einschlagsrichtung des Fremdkörpers abhängig. Das Material des Fremdkörpers bestimmt das Vorgehen bei der Wundversorgung und die möglichen Spätschäden. Für die Begutachtung ist wichtig, daß kleine Fremdkörperperforationen subjektiv nicht selten kaum beachtet und deshalb verspätet diagnostiziert werden.

Der amagnetische Fremdkörper: Chemisch indifferente Fremdkörper (Glas, Stein, Kunststoff, Leichtmetall) können u. U. im Auge belassen werden, in beweglicher Endlage aber Schäden setzen. Typisch sind Keratopathien der unteren Hornhauthälfte durch verbliebene kleine Glassplitter im unteren Kammerwinkelbereich (Windschutzscheiben- und Brillenglasverletzungen). Bei Fremdkörpern im Glaskörper besteht die Gefahr einer Netzhautläsion. Besonders problematisch sind kupferhaltige Partikel, sie gelangen fast ausnahmslos von Patronen in Handfeuerwaffen bei defektem Verschluß, von Bolzengeräten und bei der Bearbeitung von Patronen mit Schlaginstrumenten ins Auge. Gefährlich sind vor allem Messingfremdkörper, da sie schon nach wenigen Tagen schwere chemische Schäden der Glaskörperstruktur verursachen. Früher bedeuteten derartige Verletzungen den Verlust des betroffenen Augapfels. Fortschritte der Darstellungs- und Extraktionsverfahren (47 bis 51) ermöglichen heute in vielen Fällen den Erhalt eines funktionsfähigen Augapfels, wenn die Behandlung in einer entsprechend spezialisierten Klinik möglichst früh, d. h. innerhalb von wenigen Tagen, erfolgen kann. Kleinere, im Gewebe verbleibende Kupfersplitter, führen zur typischen Chalkosis der Kornea mit blaugrünlicher, ringförmiger Verfärbung der tiefen Peripherie und der Linse mit dem „Sonnenblumenstar" der Vorderfläche, in der Retina treten rötliche Punkte auf. Bei der metallotischen Schädigung der Netzhaut durch Kupfer wird ebenso wie bei der Siderosis retinae die b-Welle im Elektroretinogramm ausgelöscht.

Der *magnetische intraokulare Fremdkörper*, der übersehen im Auge verbleibt, ist Ursache der Siderosis mit bräunlicher Irisverfärbung, Pigmentniederschlägen auf der Linsenvorderfläche mit nachfolgenden Trübungen sowie Schädigungen des Sinnesepithels der Netzhaut. Ein chronisches Sekundärglaukom ist häufig. Erweist sich ein nach ergebnislosem Extraktionsversuch als „amagnetisch" bezeichneter Fremdkörper doch als Ursache einer Verrostung des Augeninneren, so sollte auch nach Jahren seine Entfernung angestrebt werden, falls die noch vorhandene Sehfunktion über 0,2 liegt und die Gesichtsfeldgrenzen weiter als 20° vom Fixierpunkt entfernt sind. Bei den schwer zu entfernenden Fremdkörpern im Bereich des hinteren Augenpols bestehen diese Voraussetzungen oft nicht mehr. Wegen der schwerwiegenden Folgen nach übersehenem Fremdkörper ist bei geringstem Verdacht zumindest eine Röntgenaufnahme indiziert.

Sympathische Ophthalmie

Entzündungen am Partnerauge in Form der sympathischen Ophthalmie, mit der bei jeder Perforation prinzipiell zu rechnen ist, sind in den letzten Jahren infolge der besseren Primärversorgung selten geworden, führen aber, vor allem bei Kindern, immer noch gelegentlich zur vollständigen Erblindung. Es ist noch nicht eindeutig geklärt, ob an der Entstehung der Uveitis neben autoimmunologischen Phänomenen auch eingedrungene Erreger beteiligt sind. Die Entzündung beginnt mit unterschiedlichen Intervallen, selten früher als 14 Tage nach der Verletzung, meistens nach 4–6 Wochen, manchmal nach Jahren. Bei Spätmanifestationen ist eine sichere Abgrenzung gegen eine endogene Uveitis anderer Genese nur möglich, wenn das verletzte Auge histologisch untersucht werden kann und typische Befunde aufweist.

Verbrennungen und Verätzungen

Heiße Flüssigkeiten, geschmolzene Metalle und Chemikalien können Schäden der Lider und der vorderen Augenabschnitte von harmloser reversibler Hyperämie bis zur tiefen Verkochung und Nekrose verursachen. Neben beruflichen Verletzungen kommen besonders bei Psychopathen Affektionen durch selbstverstümmelnde Handlungen vor (Tintenstift- oder Säureverätzungen). Der Schädigungsgrad hängt von der Temperatur, der Konzentration und dem pH des Agens ab. Der Dauerschaden wird entscheidend durch die Effizienz der Sofortmaßnahmen bestimmt (Spülung, Neutralisation mit Pufferlösung).

Alkalien führen durch Kolliquationsnekrosen zu tiefergreifenden Schädigungen bis zur Linsentrübung und Bulbuseinschmelzung. Die häufigste Laugenverätzung entsteht durch Kalk, am gefährlichsten sind Ammoniakeinwirkungen.

Säuren dringen infolge einer Koagulationsnekrose zwar weniger tief ein, können aber, wie alle Verätzungen, schwerste Hornhauttrübungen, Symblephara, ein Sekundärglaukom provozieren. Gravierende Oberflächenverätzungen und -verbrennungen entstehen bei Nahschüssen aus Tränengaspistolen.

Augenschäden durch strahlende Energie

Strahlen gleich welcher Art bewirken grundsätzlich ausschließlich da Schäden, wo sie resorbiert werden (37).

Ultraviolettstrahlen

UV-Strahlen (Quarzlampen, Schweißgeräte, Höhenstrahlung u. a.) verursachen nach einer Latenz von mehreren Stunden akute schmerzhafte Reizungen unter dem Bild der Keratoconjunctivitis photoelectrica. Dauerschäden entstehen eher selten.

Ultrarote Strahlen

Strahlen mit einer Wellenlänge über 1300 nm werden größtenteils von der Hornhaut absorbiert. Bei Wellenlängen bis 750 nm können parallel einfallende Strahlen, auf die Netzhaut fokussiert, Hitzeschäden bewirken. Nach anfänglichem Ödem entsteht eine typische, pigmentierte, zentrale Netzhaut-Aderhaut-Narbe mit funktionellem Zentralskotom. Diese Beobachtung hat bekanntlich zur Entwicklung der therapeutischen Photokoagulation angeregt (38).

Jahrelange Einwirkungen von kurzwelligem Ultrarot an Schmelzöfen können einen Ultrarotstar bewirken (55).

Ionisierende Strahlen und Korpuskularstrahlen

Bis zum letzten Krieg waren Schädigungen des Sehorgans nur nach Einwirkungen von Röntgen- und Gammastrahlen beobachtet worden. Seit Hiroshima und entsprechenden Erfahrungen bei Reaktorarbeiten und Tierversuchen wissen wir, daß auch Neutronenstrahlen zu Linsentrübungen führen können.

Nach höherdosierten Röntgen- und Radiumbestrahlungen treten Wimpernausfall sowie Bindehaut- und Hornhautentzündungen auf, u. U. bis zur Nekrose. Eine Katarakt kann als Frühschädigung schon nach wenigen Tagen sichtbar werden, meistens entwickelt sie sich nach 1 bis 2 Jahren. Nach tiefreichenden therapeutischen Gammabestrahlungen können Linsenschäden auch auf der Gegenseite entstehen.

Die „kritische Dosis" ist eine relative Größe, abhängig wesentlich vom Alter des Individuums, da die strahlensensible Germinativzone der Linse bei Jugendlichen mehr Mitosen aufweist. Als kataraktogen (5) gelten etwa 500 bis 1000 rd, in Ausnahmefällen aber auch schon 200 rd.

Größere radioaktive Armaturenbretter (41) (Pilotenkabine = 1300 mrd/a), Uhrzifferblätter oder Fernsehapparate (40) liefern keine das Auge gefährdende Dosis. Gleiches gilt für Datensichtgeräte. Ursächlich steht die medizinische Therapie heute im Vordergrund. Die Röntgendiagnostik des Schädels führt auch bei Wiederholungen nicht zu kataraktogenen Dosen (Krokowski u. Ehling: 0,1 bis 0,3 rad). Allerdings rät Krokowski, Stirnhöhlenkontaktaufnahmen bei Kindern nicht zu wiederholen (Oberflächendosis 75 rd). Er errechnet für das Auge des Röntgenologen eine Jahresdosis von 10 rd, hält 20 rd/a in der Regel für die maximal zulässige Dosis und schlägt für bestimmte industrielle Betriebe 30 rd/a als äußerste Grenze vor.

Abgesehen von den bekannten Röntgenschäden der Haut und ihrer Anhangsgebilde ist die Wachstumshemmung nach Orbitabestrahlung im Kindesalter zu bedenken.

Die nach den Atombombenabwürfen beobachteten Erscheinungen sind als Summationswirkung verschiedener Strahlenfraktionen aufzufassen.

Elektrotrauma des Auges

Bei Personen, die Blitzschlag- oder Starkstromunfälle überleben, sind auch am Auge Folgen zu erwarten, wenn es zwischen Eintritts- und Austrittsmarke liegt. Man unterscheidet nach Neubauer:

a) den eigentlichen Elektroschaden mit partiellen oder totalen Katarakten, die sich je nach Größe des elektrischen Potentials im Linsenbereich nach Monaten bis zu 2 Jahren bemerkbar machen können. Auch Schäden im Augeninnern (z. B. Ophthalmoplegia interna, Optikusatrophie und Augenmuskellähmungen) entstehen vermutlich infolge des Stromdurchflusses. Initiale Sehbahnläsionen nach zerebralem Stromdurchfluß bilden sich meistens zurück.

b) Ultraviolettstrahlungsschäden durch Lichtbogen (Kurzschlüsse). Sie treten als schwere Ophthalmia electrica auf, verursachen aber keine Dauerfolgen.

c) Verbrennungen von Haut, Bindehaut und Hornhaut durch strombedingte Hitzeeinwirkungen, gelegentlich bis zum 3. Grad; sie können mit Knochennekrosen der Orbita verbunden sein.

d) Kontusionsschädigungen des Auges von leichten Prellungsverletzungen bis zu Aderhautrupturen bei augennahen Stromeintrittsmarken.

Störungen nach Schädeltrauma

Motilitätsstörungen

Muskulär bedingte Paresen können nach traumatischen Veränderungen der Orbita auftreten (s. Blow-out-Fraktur, S. 450). Häufiger sind Schädigungen des peripheren Nerven, manchmal auch ihres Kerngebietes. Traumatische Abduzensparesen werden durch Frakturen der Felsenbeinpyramide, Kompressionen sowie durch Hämatome und Ödeme bedingt. Traumatische Ausfälle im Okulomotoriusbereich entstehen als Folge direkter Kompression des Nervenstammes oder als Klivuskantensyndrom bei erhöhtem Hirndruck. Blicklähmungen, Blickkrämpfe und Nystagmus sind manchmal, wenn auch selten, traumatischen Ursprungs. Posttraumatische dissoziierte Blicklähmungen (Konvergenzlähmungen und Divergenzlähmungen) sind eine Rarität.

Bei den häufig nach Schädeltraumen feststellbaren Fusions- und Konvergenzschwächen handelt es sich oft um Erscheinungen bei anlagebedingten Heterophorien. Diese Beschwerden klingen fast immer im Verlauf der folgenden Monate ab, psychogene Überlagerungen kommen vor. Wenn sonstige Zeichen einer organischen Hirnschädigung fehlen, so genügt die Feststellung der letztgenannten Binokularstörungen nicht zur Annahme einer Commotio cerebri (28, 32).

Schädigung der Sehbahn

In 1 bis 5% der schweren Kopfprellungen kommt es zur einseitigen Erblindung mit amaurotischer Pupillenstarre. Schädigungen entstehen hierbei vorwiegend durch Massenverschiebungen und Zerrungen am Übergang vom beweglichen Teil des Fasciculus opticus zum intrakanalikulären fixierten Teil. Alterationen durch Frakturen im knöchernen Sehnervenkanal sind seltener. Eine sichtbare Optikusatrophie entwickelt sich frühestens nach 3–4 Wochen (55).

Nach Läsionen des Chiasmabereichs durch Sellafrakturen werden neben bitemporalen Hemianopsien auch asymmetrische und atypische Ausfälle beobachtet. Chiasmaschäden können nach Kopfprellungen auch ohne sonstige Zeichen einer Kommotion oder Schädelfraktur vorkommen (10).

Unterbrechungen der Sehbahn oberhalb der Halbkreuzung im Chiasma haben homonyme Gesichtsfeldausfälle zur Gegenseite zur Folge. Mit Hilfe der videopupillographischen Perimetrie ist bei homonymer Hemianopsie eine Trennung in infra- und supragenikuläre Läsionen möglich. Je exakter die Form des Ausfalles in beiden Gesichtsfeldern übereinstimmt, desto rindennaher ist der Schaden in der Sehstrahlung lokalisiert. Der sog. „Aussparung der Makula" kommt im Gegensatz zu früher geäußerten Ansichten keine topodiagnostische Bedeutung zu. Die frühere Lehrmeinung, daß bei Sehbahnschäden zentralwärts vom seitlichen Kniehöcker keine hemianopischen Pupillenstörungen vorkommen, wurde von Harms widerlegt.

Augenbeteiligung bei meldepflichtigen Berufskrankheiten

Z. Zt. gilt die BeKV gem. § 551 Abs. 1 und 2 entsprechend der ÄnderungsVO v. 22. 03. 1988 (BGBl. I, 400).

Rechtsfragen hierzu s. in diesem Buch S. 63 f und RG (17). Die große Zahl der BKen und die Vielfalt der möglichen Augenbeteiligungen erlaubt hier nur einen kurzen Überblick, der Interessierte sei auf die Zusammenstellungen von Gramberg-Danielsen (19, Infektionskrankheiten, Fleckfieber, Tropenkrankheiten), Lommatzsch (37, physikalisch bedingte BKen) und Struck (61, chemisch bedingte BKen gem. § 551 Abs. 1 und 2 RVO, alle 1991) hingewiesen, die zugleich eine umfassende Literaturzusammenstellung bringen.

Über einzelne Berufskrankheiten weiteres s. S. 240 ff.

BK 1101 *Blei:* Bindehaut- und Hornhautentzündungen durch Staub. Bei Allgemeinvergiftungen zentralbedingte Amaurose, Hemianopsie oder Sehstammerkrankung mit Zentralskotom bis zur Erblindung. Pupillenstörungen und Augenmuskellähmungen, Exophthalmus als Zeichen einer Schilddrüsenbeteiligung. Spasmen der Netzhautarterien mit Papillitis und Ausgang in postneuritische Atrophie oder temporale Abblassung, Retinopathie mit Blutungen und Lipoidablagerungen, Lichtsinnstörungen gelten als Frühsymptom. Restitution möglich.

BK 1102 *Quecksilber:* Bindehaut- und Lidrandentzündungen, asthenopische Beschwerden, Augenmuskellähmung, Nystagmus, gelegentlich Verätzungen (Sublimat). Mattbraune Verfärbung der vorderen Linsenkapsel.

BK 1103 *Chrom:* Selten Lidekzem, häufiger Bindehautentzündung, gelegentliche Verätzungen, rezidivierende Hornhauterosion mit Ödem des tieferen Hornhautparenchyms; Einlagerungen in das oberflächliche Hornhautstroma. Verengung der retinalen Arterien, Optikusatrophie und Venenthrombose. Subjektiv Xanthopsie nach perkutaner Aufnahme.

BK 1104 *Cadmium:* Bindehautreizungen.

BK 1105 Mangan: Blaurote Verfärbung der Bindehaut, Hornhauterkrankungen, seltener Lidschlag, Konvergenzschwäche. Retrobulbäre Neuritis, Gesichtsfeldeinengung für weiß und rot.

BK 1106 *Thallium:* Retrobulbäre Neuritis, Optikusatrophie, Katarakt.

BK 1107 *Vanadium:* Bindehautreizungen, Sehstörungen.

BK 1108 *Arsen:* Lidschwellung und Lidrandentzündung, schwere Bindehautentzündungen mit Chemose, Blutungen, Nekrose sowie Schrumpfung des Bindehautsackes, Hornhautgeschwüre, Pupillen- und Augenmuskellähmungen, Zentralskotome, Pigmentwucherungen in der Netzhaut ähnlich einer Pigmententartung. – Arsentrichlorid reizt und verätzt die Haut und Schleimhaut. Arsenwasserstoff verursacht schwere Kapillarschädigungen mit perivaskulären Zellinfiltraten. Fünfwertige Arsenpräparate (Atoxyl u. a.) verursachen Netzhautblutungen und Schädigungen der Ganglienzellen. Organische Arsine (Kampfstoffe des 1. Weltkrieges) lösen Bindehautentzündungen und Hornhautnekrosen aus.

BK 1109 *Phosphor:* Ikterische Bindehautverfärbungen, Netzhautblutungen. – Phosphorwasserstoff: Pupillenerweiterung und Sehstörung. – Phosphortri- und -sequisulfid: Schmerzhafte Bindehaut- und Hornhautentzündungen. Cave Lipidlöslichkeit!

BK 1110 *Beryllium:* Liddermatitiden, Konjunktivitiden, Hornhautinfiltrationen.

BK 1201 *Kohlenmonoxid:* Bindehaut- und Glaskörperblutungen, Pupillenstörungen, Netzhautblutungen mit Venendilatation, Papillenschwellung mit nachfolgender Atrophie. Neben zentral bedingter Amaurose und Hemianopsie konzentrische Gesichtsfeldeinschränkungen oder Zentralskotom. Augenmuskelstörungen und Nystagmus. Wortblindheit. Nach akuter Vergiftung Exophthalmus. Herpes zoster ophthalmicus möglich.

BK 1202 *Schwefelwasserstoff:* Bindehaut- und Hornhautentzündung mit schwerer Lichtscheu und Lidkrampf. Nebelsehen. Herabsetzung der Sehschärfe durch Hornhauttrübung und Sehnerverschäden. Selten Keratitis disciformis. Hornhautulzera mit Iritis und Hypopyon.

BK 1302 *Halogenkohlenwasserstoffe:* Chlorbenzol und Dichlorbenzol reizen Schleimhäute insbesondere im Augenbereich. Linsentrübung als Spätfolge. Makuladestruktion, relatives Zentralskotom, erworbene Farbsinnstörung. Herabsetzung der Sofortadaption.

BK 1303 *Benzol oder seine Homologe:* Bindehaut- und Hornhautentzündung. Papilloretinitis mit Ausschwitzungen und Blutungen, retrobulbäre Neuritis, Toluol und Xylol: Äußere Reizung mit Epiphora, tropfenförmige Niederschläge auf der Hornhaut. Störungen der inneren und äußeren Motilität.

BK 1304 *Nitro- und Aminoverbindungen des Benzols:* Nitro- und Dinitrobenzol: Retrobulbäre Neuritis mit Zentralskotom oder unregelmäßigen Gesichtsfeldeinengungen, totale Optikusatrophie oder temporale Abblassung. Dinitrophenol: Reizung der Schleimhäute und Bindehäute. – Pikrinsäure: Gelbfärbung der Haut, der Hände und des Gesichtes, der Bindehaut, Hornhautentzündungen. – Nitronaphthalin: Schwere Hornhautschäden mit Blasenbildung, bandförmige Hornhautdegeneration, graugrüne oberflächliche Verfärbungen. Hypopyon. Bei Allgemeinvergiftung frühzeitig Sehstörung mit Zentralskotom, Papillitis mit Ausgang in Optikusatrophie, Netzhautvenen dunkelrot, verbreitert und gestaut, Netzhautblutungen. – Nitrodekaline: Braunrote Kammerwasserverfärbung, schwere bleibende Sehstörungen. – Anilin, Amidobenzol: Verfärbung der Lidhaut, Bindehautentzündung und bandförmige Hornhautentzündung im Lidspaltenbereich, Pupillenträgheit, Sehstörung mit konzentrischer Gesichtsfeldeinschränkung. – Anilinfarben: Gelegentlich Bindehautentzündung (Tintenstiftverätzung durch Methylviolett). Chlor und Nitroanilin haben ähnliche Wirkung wie Anilin. – Tetral: Schwerste Reizung der Schleimhäute der Augen. Toluidin, Xylidin, Toluilen, Phenyldiamin und Benzidin (Teerfarbenindustrie) haben ebenfalls Anilinwirkung. Paraphenyldiamin führt zu schweren Lidschwellungen, Bindehaut-Hornhaut-Entzündungen oder Geschwüren.

BK 1305 *Schwefelkohlenstoff:* Bindehautentzündungen, Hornhauterosionen und -ulzera. Areflexie der Hornhaut, Lichtscheu, Tränen, Pupillenstörungen mit Anisokorie und Entrundung. Stets doppelseitig auftretende Sehstörungen mit mäßiger Amblyopie, ähnlich der Tabak-Alkohol-Amblyopie, hierbei Nebelsehen und Schleiersehen, Lichtsinnstörungen und schnelle Ermüdbarkeit bei zentraler Fixation. Gesichtsfeldeinengung für Rot und Grün bis zur erworbenen Rot-Grün-Blindheit. Oft Papillitis mit Ausgang in unvollständige Optikusatrophie. Lähmungen der inneren und äußeren Augenmuskeln, Nystagmus.

BK 1306 *Methylalkohol:* Nach 2–4 Tagen Sehstörungen bis zur Amaurose mit Hydriasis und amaurotischer Pupillenstarre. Papillenödem, Wandveränderungen der Netzhautarterien und Netzhautblutungen. Optikusatrophie.

BK 1307 *Organische Phosphorverbindungen:* Lokal: Hornhautheilung verzögert, miotische Iridozyklitis. Miosis, Myopisierung, Farbsehstörung, Herabsetzung der Dunkeladaptation.

BK 1308 *Fluor:* Lidekzeme, Pterygiumbildung, Hornhautgeschwüre.

BK 1309 *Salpetersäureester:* Nitroglyzerin bedingt Lichtscheu, Bindehautentzündung, Nebelsehen und Augenmuskellähmung. Makuladegeneration, Farbensehstörung.

BK 1310 *Halogenierte Alkyl-, Aryl- oder Alkylaryloxide:* Keratiden, Herabsetzung der Hornhautsensibilität. Sekundäre Infektionen, Gefahr der Panophthalmie.

BK 1311 *Halogenierte Alkyl-, Aryl- oder Alkylarylsulfide:* Oberflächliche und tiefe Hornhautschäden.

BK 1313 Hornhautschädigungen durch *Benzochinon:* Die Anilinabkömmlinge (Chinon, Parachinon und Hydrochinon) führen zur braunen Verfärbung von Bindehaut und Hornhaut im Lidspaltenbereich, Entzündungen mit Epithelabhebungen der

Hornhaut und Verätzungserscheinungen. Leukom- und keratokonusartige Narbenbildung.

BK 1314 *Para-tertiär-Buthylphenol:* Selten Depigmentierungen der Lidbindehaut.

Anmerkung: Die bis hierher erwähnten BKen durch chemische Einwirkung sind gem. § 551 Absatz 1 anerkannt. Nach Abs. 2 sind zur Anerkennung nach STRUCK vorzusehen:
Erkrankungen durch Styren ($C_6H_5CH \cdot CH_2$),
Silber (Argyrose),
Toluendiisocyanat (TDT),
n-Hexan ($CH_3(CH_2)_4CH_3$),
organische Lösungsmittel oder Lösungsmittelgemische,
Dimethyl- und Diaethylsulfat.
Im einzelnen hierzu s. STRUCK (61).

BK 2201 *Arbeiten Druckluft* (Caisson- oder Taucherkrankheit): Schwellungen der Lider, Emphysem, Blutungen in und unter die Bindehaut, Lider und Netzhaut. Augenmuskellähmungen, Ptosis, Hemianopsie, transitorische Amaurose mit Pupillenstarre, Stauungspapille.

BK 2401 *Grauer Star durch Wärmestrahlung:* Die Beschränkung auf Herstellung, Bearbeitung und Verarbeitung von Glas (Glasmacherstar) und Eisenhütten sowie Metallschmelzereien ist aufgehoben. Eine Katarakt kann überall dort auftreten, wo chronische Einwirkungen von glühendem Material ausgehen (800–2400 nm). Latenzzeit 10 Jahre und mehr (s. Kapitel Schädigung durch strahlende Energie und Linse).

BK 2402 *Ionisierende Strahlen:* Chemosis, Hornhauttrübungen, Keratitis vesiculosa. Korkenzieherartige Schlängelung der konjunktivalen und episkleralen Gefäße, Madarosis, Hornhautgeschwüre, Keratitis profunda avasculosa, Katarakt (s. Kapitel Strahlenschäden des Auges, ausführliche Darstellung: 37).

BK 6101 *Augenzittern der Bergleute:* Auftreten bei langjähriger Arbeit unter Tage, heute infolge der modernen Arbeitshygiene selten geworden. Auftreten meistens erst nach 10–15 Jahren. Grenzwerte 3–38 Jahre. Beginn schleichend. Nystagmus fein- bis grobschlägig, Frequenz meistens 250–300 Schläge pro Minute. Subjektiv Sehminderung, Scheinbewegungen, oft vegetative Störungen mit Schlaflosigkeit. Familiäre Disposition oft nachweisbar. Ursache bisher unbekannt (Zwangshaltung des Kopfes? Schlechte Beleuchtung? Toxische Einwirkung von Grubengasen? Sauerstoffmangel? Vestibulariseinflüsse?)

Bei verschiedenen *Infektionskrankheiten* (3101), von Tieren übertragbaren Krankheiten (3102), Wurmerkrankungen der Bergleute (3103) und Tropenkrankheiten (3104) sind Augenbeteiligungen möglich, sie gelten bei entsprechender Tätigkeit als Berufskrankheit. Auf eine Besprechung der sehr variationsreichen Symptomatik muß hier verzichtet werden, es wird auf GRAMBERG-DANIELSEN u. HEYDENREICH (19) verwiesen.

Gutachtenprobleme bei Schädigung einzelner Augenteile

(Hinweise auf Symptomatologie, Zusammenhangsfragen, medizinische Rehabilitation)

Lider und Tränenorgane

Ätiologie: Stellungsanomalien der Lider nach mechanischen Verletzungen, Verbrennungen und Verätzungen können durch unvollkommenen Lidschluß und Störungen des Tränenflusses neben erheblichen subjektiven Beschwerden zu Hornhautkomplikationen führen. Ähnliche Symptome treten auch durch mangelnden Lidschluß bei posttraumatischer Fazialisparese auf. Eine durch Nerven- oder Muskelschädigung bedingte Ptosis beeinträchtigt durch Verdecken der Pupille die Sehschärfe.

Beurteilung: Bei der Begutachtung sind bei hochgradigen Störungen der Lidanatomie neben den funktionellen Momenten auch in seltenen Fällen (besondere berufliche Betroffenheit) (s. RG, 17, für die GUV) kosmetische Entstellungen zu berücksichtigen.

Rehabilitation: Durch die Möglichkeiten der modernen Lidplastik lassen sich heute oft auch schwerwiegende Zustände noch zufriedenstellend korrigieren, u. U. sind Schutzbrillen mit seitlichem Abschluß und die Auswahl eines staub- und zugfreien Arbeitsplatzes erforderlich. Bei Dakryostenosen mit chronischer Dakryozystitis nach Gesichtsschädelfrakturen bringt die Dakryorhinostomie nach Toti gute Resultate.

Bindehaut

Ätiologie: Konjunktivitiden können sowohl durch mannigfaltige physikalische, chemische, infektiöse und allergische Ursachen (Unfall- oder Berufskrankheiten) als auch durch fehlerhaft korrigierte Brechungsfehler und motorische Störungen bedingt sein. Bei unklaren chronischen Reizungen ist immer an berufliche Einwirkungen chemischer Substanzen zu denken (s. Kapitel Berufskrankheiten). Häufig sind konstitutionelle Faktoren von vorrangiger Bedeutung.

Beurteilung: Die Berufstätigkeit wird durch Bindehauterkrankungen nur selten beeinträchtigt. Die Frage der epidemischen Keratokonjunktivitis wird im Hornhautkapitel angesprochen. Narbige Veränderungen in der Bindehaut können Beweglichkeitseinschränkung des Augapfels und Doppeltsehen sowie Stellungsanomalien der Lider zur Folge haben, sie lassen sich oft durch Lippenschleimhauttransplantation wesentlich bessern.

Hornhaut

Ätiologie: Die Folgen bakterieller Infektion von Hornhautverletzungen (Ulcus serpens) sind in aller Regel auf den primären Unfall zu beziehen.

Beurteilung: Narben nach traumatischen Einwirkungen, insbesondere Verätzungen, werden im wesentlichen nach ihrem Einfluß auf die Sehschärfe beurteilt, daneben müssen gegebenenfalls Blendungserscheinungen und Schmerzhaftigkeit bei chronischen entzündlich-dystrophischen Prozessen berücksichtigt werden. Bei schweren Hornhautverletzungen muß ein Zusammenhang zwischen Keratitis parenchymatosa und Unfall auch für das zweite Auge anerkannt werden, wenn hier die Entzündung im floriden Stadium auftritt (ausführliche Darstellung der Problematik: 63).

Keratitis epidemica: Diese im letzten Jahrzehnt nie mehr ganz aus Mitteleuropa verschwundene Viruskeratitis führt nur dann zu einer MdE/MdG/GdB, wenn es zu parenchymatösen Narben kommt. Nach sachgerechter ärztlicher Behandlung gehen oft auch noch ungünstig gelegene, größere, münzenförmige Närbchen im Verlaufe von Monaten völlig zurück. Ein Endzustand liegt daher meist erst nach Monaten vor. Ein Zusammenhang mit einer Verletzung und der dadurch erforderlichen ärztlichen Behandlung (Praxisinfektion) kann nur dann angenommen werden, wenn die dem Virus eigene Inkubationszeit von 5–8 Tagen eingehalten ist (69).

Herpes: Eine äußere Verletzung kann eine Herpeserkrankung zur Folge haben. Für die Beurteilung eines Kausalzusammenhanges sind im wesentlichen die von Grüter aufgestellten Regeln gültig, die nach neueren Erkenntnissen aber in einigen Punkten variiert werden müssen (Sundmacher). Voraussetzung für die Anerkennung eines Unfallzusammenhanges ist weiterhin der objektive Nachweis einer Verletzung und nicht nur die subjektive Angabe über Fremdkörpergefühl. Die herpetische Keratitis kann sich frühestens am 2. Tag nach dem Trauma manifestieren, aber auch noch mit einer Latenzzeit bis zum 7. Tag. Das Trauma muß nicht, wie früher angenommen wurde, den späteren Manifestationsort in der Kornea direkt betreffen. Auch an anderer Stelle der „Latenzkette" des Trigeminusnerven bis hin zum Ganglion Gasseri kann eine traumatische Irritation eine Herpeserkrankung auslösen (62). So sind herpetische Augenaffektionen nach Blow-out-Frakturen beobachtet worden. Rezidive nach eindeutiger traumatischer Erstmanifestation sind ohne zeitliche Begrenzung auf das primäre Unfallereignis zu beziehen. Die Diagnose einer herpetischen Erkrankung als Unfallfolge ist nur nach kritischer Abwägung aller Umstände zu stellen, höchstens 1% aller Entzündungen sind traumatogen.

Die rechtlichen Fragen sind, folgt man der Theorie von Sundmacher (62), äußerst schwer zu entscheiden. Der Gutachter sollte daher die Auffassungen von Grüter (27) *und* die von Sundmacher so lange abwägend angeben, bis es insoweit zu einer ständigen (neuen) Rechtsprechung gekommen ist (Zusammenfassung s. 17, 18).

Rehabilitation: Mit der Keratoplastik sind gute Erfolge bei Hornhauttrübungen zu erwarten, wenn Hornhautperipherie und Bindehaut nicht wesentlich trophisch gestört sind. Problematisch sind dagegen stark vaskularisierte Totaltrübungen mit konjunktivalen Vernarbungen nach Verätzungen, hier kommt es nach konventioneller Hornhauttransplantation fast regelmäßig zur Wiedereintrübung. Die Neuentwicklung von Kunststoff-Keratoprothesen, die entweder direkt oder intralamellär in der Hornhaut verankert werden, oder über ein vitales vorpräpariertes Zahnkieferknochenstück (Odontokeratoprothese), ermöglicht auch in verzweifelten Fällen in etwa 50–60% ein brauchbares Sehvermögen. Das Gesichtsfeld wird allerdings auf 30 bis 60 Grad konzentrisch eingeengt, Blendungen infolge optischer Eigenschaften des Kunststoffzylinders beeinträchtigen das funktionelle Resultat.

Iris

Ätiologie: Verletzungen (Perforationen, Prellungen) können zu Lochbildung in der Iris bis hin zu größeren Substanzverlusten führen. Häufig sind primäre oder sekundäre Veränderungen im Kammerwinkel zu beobachten, Ursache eines späteren Sekundärglaukoms.

Beurteilung: Abhängig von den funktionellen Ausfällen.

Rehabilitation: Operative Therapie besonders größerer Iridodialysen ohne zu großen Substanzverlust mindert die Blendungserscheinungen.

Linse

Ätiologie: Viele *Linsentrübungen* lassen durch ihre Morphologie Rückschlüsse auf die Ursache zu (55, 60).

Der *Perforationsstar* ist durch Kapselläsion und konsekutive Quellung der Linsenfasern charakterisiert. Auch bei schweren Kontusionen können Kapselrisse entstehen, meistens am Äquator und deshalb von der Iris zunächst verdeckt. Häufiger treten nach Kontusionen charakteristische Trübungen in Form der „Kontusionsrosette“ auf. Sie wird als Folge einer Epithelläsion wenige Tage nach dem Trauma als zarte Fasertrübung dicht unter der Vorderkapsel sichtbar und nimmt im Verlauf der folgenden Monate an Intensität, aber nicht an Ausdehnung zu. Durch überlagernde, neugebildete Linsenfasern rückt die Rosettentrübung allmählich in die Tiefe, aus der Lokalisation kann der Erfahrene ungefähr den Entstehungszeitraum datieren. Auch bei geringgradigen Störungen kann der Nachweis einer Kontusionsrosette als Dokument eines durchgemachten Traumas wichtig sein, wenn anderweitige eventuelle Spätfolgen, insbesondere eine Ablatio retinae, zu begutachten sind. Bei der „traumatischen hinteren Rosette“ muß stets eine Perforation, in der Regel umschrieben im Äquatorbereich, vorgelegen haben. Hier entsteht die Rosettenform nicht durch die gequollenen Fasern selbst, sondern durch Flüssigkeitsansammlungen zwischen den Linsenfibrillen.

Strahlenstare nach Einwirkung von Röntgen-, Radium- oder Neutronenstrahlen sind morphologisch weitgehend identisch. Sie präsentieren sich als flache, scheibenförmige, hintere Poltrübung mit axialer Verdickung. In der oberflächlichen vorderen Rinde liegen häufig kleine, gruppierte Vakuolen neben einzelnen zarten Fasertrübungen. Die Katarakt verläuft meistens progredient bis zur totalen Eintrübung. Beim Ultrarotstar ist neben einer Trübungsscheibe am hinteren Linsenpol bei Glasmachern die sogen. Feuerlamelle, eine lamelläre Ablösung der vorderen Linsenkapsel, charakteristisch. Der „Glasbläserstar“ schreitet oft besonders langsam fort.

Die *Cataracta electrica* kann ein wechselndes und oft uncharakteristisches Bild bieten. Nach der Einwirkung geringer Potentiale treten scheibenförmige Trübungen hinter der Vorderfläche der Linse auf, die mit dem Linsenwachstum in die Tiefe rücken. Größere Potentiale verursachen diffuse Trübungen der Rinde, die bis zum Totalstar fortschreiten.

Lageveränderungen der Linse nach Kontusionen entstehen durch Zonuladefekte. Totalluxationen in die Vorderkammer und den Glaskörper sind ebenso wie Subluxationen möglich. Funktionsstörungen entstehen durch Beeinflussung der Akkommodation und Linsenastigmatismus, durch monokulares Doppeltsehen, wenn der Linsenrand hinter der Pupille liegt. In die Vorderkammer luxierte oder in der Pupille eingeklemmte Linsen lösen ein akutes Glaukom aus. Eine Drucksteigerung bei Totalluxation in den Glaskörper ist fast stets nicht durch die verlagerte Linse selbst, sondern durch traumatische Läsion des Ziliarkörpers bedingt. Eine operative Entfernung ist deshalb nur bei Komplikationen erforderlich (LEYDHECKER).

Rehabilitation: Bei praktisch allen *Kataraktformen* kann die getrübte Linse ohne wesentliche Schwierigkeiten entfernt werden. Bei mikrochirurgischem Vorgehen sind die Risiken auch in komplizierten Fällen minimal. Bei der häufig einseitigen posttraumatischen Aphakie ist eine konventionelle Brillenkorrektur nicht möglich, da durch die optische Vergrößerung des Brillenglases Bildgrößendifferenzen (Aniseikonie) verursacht werden. Diese Störungen lassen sich mit Hilfe von Kontaktlinsen (KL) oder Haftschalen in erheblichem Ausmaß korrigieren. KL gelten nunmehr primär als verträglich, d. h. der Beweis des ersten Anscheins spricht dafür, daß eine KL vertragen wird. Nicht mehr der Arzt muß die Verträglichkeit, sondern der Patient muß die Unverträglichkeit beweisen (Umkehr der Beweislast), was etwa bei größeren oder ungünstig gelegenen Hornhautnarben, aber auch bei manueller Ungeschicklichkeit, ggf. in der GUV auch bei besonderen Arbeitsbedingungen (Staub, Schmutz) *für die Dauer dieser Tätigkeit im Arbeitsleben* gelingen kann (17). Mit einer Kombination von geeigneten Kontaktlinsen mit speziellen Aniseikoniegläsern kann man im gewählten Arbeitsabstand optimales Binokularsehen erreichen (12).

Neuerdings werden zunehmend nach Kataraktoperationen intraokulare Kunststofflinsen eingepflanzt. Die Verbesserung der früher unzureichenden Technik der Linsenverankerung hat inzwischen zu ermutigenden Ergebnissen geführt (1). Viele Operateure sind aber bei jüngeren Personen noch zurückhaltend, da Spätkomplikationen trotz jahrelanger Erfahrung noch nicht mit Sicherheit ausgeschlossen werden können. MdE in der Regel maximal 10% (17).

Glaskörper

Ätiologie: Kontusionen und Perforationen können zu Blutungen in den Glaskörper führen, die sich nicht selten verzögert oder unvollständig resorbieren. Posttraumatische Glaskörperstränge mit Netzhautadhäsionen führen durch Schrumpfungsprozesse zur Traktionsamotio. Bei bakteriellen Infektionen resultiert eine Enophthalmitis, die in wenigen Tagen einen irreversiblen Funktionsverlust bedingt.

Rehabilitation: Mit Glaskörperentfernung und -ersatz gelingt es oft, ein wirtschaftlich verwertbares Sehvermögen wieder herzustellen. Wenn Proliferationen und Amotio retinae mit Ultraschall ausgeschlossen werden können, kann bis zu 4 Monaten mit der Vitrektomie zugewartet werden. Sonst liegt der günstigste Zeitpunkt bei 6–14 Tagen nach dem Unfallereignis, einmal wegen geringerer Blutungsneigung in dieser Phase, andererseits kann man einer Traktion der Proliferationen zu diesem Zeitpunkt noch zuvorkommen. Weitere Vorteile bietet die Vitrektomie wegen der Verbesserung des Einblickes bei gezielter Operation eventuell schon bestehender Netzhautablösungen und bei der Extraktion nichtmagnetischer Fremdkörper. Bei Enophthalmitis ist ein sofortiger Eingriff kombiniert mit intraokularer Antibiotikaanwendung notwendig, hierdurch kann u. U. der sonst zwangsläufige Verlust des Auges verhindert werden.

Gefäßhaut

Ätiologie: *Entzündungen* (Chorioretinitis, Zyklitis, Iritis) entstehen durch allergisch-hyperergische Reaktionen, ätiologisch kommt eine Vielzahl oft nicht faßbarer infektiöser Faktoren in Betracht (BK!). Die Tuberkulose spielt nur eine untergeordnete Rolle.

Beurteilung: Wenn ein (auch extraokularer) Primärherd als Schädigungsfolge anerkannt ist, ist bei Resistenzminderungen aus weiteren versicherten Tätigkeiten zu prüfen, ob diese wahrscheinliche und wesentliche Teilursache der Gefäßhauterkrankung sind. Dies gilt insbesondere bei Rezidiven.

Maligne Melanome der Aderhaut werden nach Augapfelverletzungen gelegentlich als Zufallsbefunde entdeckt. Nur wenn ein Tumor nach schweren Verletzungen mit nachfolgenden langdauernden Entzündungen und Gewebsumbildungen mit längerer Latenzzeit auftritt, ist ein Zusammenhang im Sinne eines „Regenerationstumors“ diskutabel (2).

Netzhaut

Ätiologie: *Erkrankungen* der Retina sind häufig Teilerscheinungen von Allgemeinleiden, z. B. Bluthochdruck, Arteriosklerose, Diabetes, Nierenleiden. Die Beurteilung von Zusammenhangsfragen richtet sich nach dem Grundleiden.

Beurteilung: Bei *Venenverschlüssen* steht die Krankheitsdisposition ätiologisch im Vordergrund. Ein frischer hämorrhagischer Infarkt, der unmittelbar nach schweren körperlichen Belastungen auftritt, ist als Schädigungsfolge anzuerkennen, wenn es sich um eine ganz ungewöhnliche Anstrengung gehandelt hat. Ebenso sind Thrombosen nach direkter Verletzung des Auges als unfallbedingt zu werten.

Bei der ätiologisch noch unklaren *Periphlebitis retinae* kommt in der Kriegsopferversorgung eine sog. Kannversorgung in Betracht.

Arterienverschlüsse der Netzhaut nach direkter Bulbusverletzung, Fett- und Luftembolien, Angiospasmen nach Vergiftungen und Sehnervenscheidenhämatomen sind entschädigungspflichtig. Geringfügige Körpererschütterungen und unbedeutende Anstrengungen kommen als Ursache nicht in Betracht (31, 32).

Bei *Pigmententartung* kann das Elektroretinogramm erworbene Störungen nach Infektion und Vergiftung von den erblichen tapetoretinalen Degenerationen abgrenzen.

Makulaerkrankungen treten als heredodegenerative Leiden schicksalhaft auf, auch senile Degenerationen werden durch äußere Faktoren wenig beeinflußt und sind vorwiegend genetisch bestimmt. Ein scharf begrenztes Netzhautloch in der Makula kann ohne Trauma auf rein vaskulärer Basis spontan entstehen. In fraglichen Fällen gibt häufig der Zustand des anderen Auges Auskunft, auch wenn Schwere, Grad und Form der Entartung nicht selten seitendifferent auftreten. Nach eindeutigen traumatischen Netzhaut- und Aderhautschäden können sich zentrale Degenerationen progredient entwickeln. Makulopathien bei höherer Myopie entstehen ebenfalls vorwiegend schicksalhaft, sie führen über Blutungen zu Atrophien mit sogenanntem Fuchsschen Fleck. Ein Einfluß von indirekten und direkten Gewalteinwirkungen kann aber nicht immer verneint werden. Eine enge zeitliche Koinzidenz und ein vom bisherigen Verlauf sich deutlich abhebender Schaden sind zu fordern, wenn das angeschuldigte Ereignis als richtungsgebende Verschlimmerung (GUV) oder partialkausal (PUV) anerkannt werden soll.

Die Begutachtung der Netzhautablösung galt über Jahrzehnte hinweg als schwierigste in der Ophthalmologie überhaupt. In den letzten Jahren hat sich aber auch hier eine einhellige Meinung herausgebildet (7, 9, 11, 57, 64, 65).

Gärtner (11) hat anhand eigener, vor allem histochemischer Untersuchungen und einer Auswertung der immensen Literatur eine exzellente Zusammenfassung gegeben, die eine umfassende, moderne Literaturübersicht einschließt, statt vieler wird auf ihn verwiesen.

Als gesicherte Erkenntnis kann gelten:

1. Direkte Augapfelprellungen können eine Ablatio auslösen. Die differenten Kausalitätsnormen GUV/PUV sind dabei besonders zu beachten. Es kann vorkommen, daß in der einen Versicherungsform die Kausalität anzuerkennen, in der anderen abzulehnen ist und umgekehrt.
2. Perforationen sind immer als Ursache einer Netzhautablösung anzuerkennen.
3. Die sog. indirekten Traumen (Körpererschütterung, die viel zitierte schwerste körperliche Arbeit u. a.) sind schon aus anatomischen Gründen nicht geeignet, eine Ablatio auszulösen: „Für die Annahme einer Schädigung der vitreoretinalen Basallamina durch Schädelprellung, Erschütterung des gesamten Körpers oder erhebliche körperliche Anstrengung *besteht nicht der mindeste Anhalt*" (Gärtner). Diese Auffassung begründet er überzeugend.

Eine Ausnahme kann nur dann gelten, wenn es, wie schon Sachsenweger meinte, bei Schädelprellungen zu einem schweren Schädel-Hirn-Trauma *mit* Knochenbrüchen gekommen ist.

Der Latenzzeit (64) kommt nach Gärtner nur eine gänzlich untergeordnete Bedeutung zu, sie sagt lediglich etwas über „die Dauer des durch sie markierten Lebensabschnittes" aus. Die Feststellungen von Gärtner werden untermauert durch eine Fülle von Arbeiten aus anderen Bereichen des zentralen Themas Ablatio; es wird auf die Originalarbeit verwiesen (11).

Angemerkt sei, daß eine sekundäre Anerkennungsnotwendigkeit bzw. Möglichkeit dann gegeben ist, wenn es zunächst zu einer traumabedingten Blutung in den Glaskörper kommt und sich nach Monaten oder Jahren eine Traktionsablatio entwickelt.

Rehabilitation: Netzhautablösungen sind heute in hohem Prozentsatz durch Operation heilbar.

Sehnerv

Ätiologie: *Erkrankungen* des Sehnerven können indirekte Schädigungsfolge sein.

Akute oder chronische *Intoxikationen* (BK!) können den Fasciculus opticus (auch isoliert) schädigen und die Funktion irreversibel herabsetzen bis zur Erblindung.

Schädelprellungen können mit und ohne nachweisbare Fraktur des Canalis n. optici unmittelbar oder über ein Optikusscheidenhämatom zu einer Sehnervschädigung mit Ausgang in irreversible Optikusatrophie führen.

Beurteilung: Optikusschäden sind nach der dadurch bedingten Minderung des Sehvermögens zu werten.

Rehabilitation: Optikusatrophien sind irreversibel. Da die Diagnose in der Regel frühzeitig feststeht (nach 3 Wochen bis längstens 2 Monaten), ist ohne Zeitverlust ggf. eine Umschulung einzuleiten. Es ist ein oft zu beobachtender Fehler, den Betroffenen monatelang krank zu schreiben, weil er die vor dem Unfall ausgeübte Tätigkeit nicht mehr ausüben kann (33).

Glaukom

Beurteilung: Akute und chronische Drucksteigerungen nach eindeutigen Verletzungen mit traumatisch bedingten anatomischen Folgen sind als Unfallfolge zu werten, u. U. auch die richtunggebende Verschlimmerung (Partialkausalität) eines schon vorbestandenen benignen Glaukoms. Nach heftigen Prellungen kann ein Glaukom auch nach Jahrzehnten entstehen (26), gutachterlich entscheidend ist der Nachweis von Zerreißungen des Ziliarkörpers. Ein Glaukomanfall kann bei entsprechender Disposition infolge eines verengten Kammerwinkels durch Medikamente, Streßsituationen („emotionelles Glaukom"), schwere körperliche Belastungen, Commotio cerebri („Schockglaukom" bei Unfällen, die das Auge nicht direkt betreffen) ausgelöst werden. Eine Entschädigungspflicht kann aber ausschließlich dann gegeben sein, wenn durch besondere Umstände die notwendige Sofortbehandlung unterbleiben mußte und hierdurch Dauerschäden entstanden sind. Beim Glaucoma chronicum simplex lehnt LEYDHECKER (35) mit Recht seelische Ereignisse als auslösende oder verschlimmernde Ursache ab, der Verlauf ist schicksalsbedingt. Verschlimmerungen in Haft- und Lagersituationen oder bei Montagearbeiten in ärztlich unversorgten Gebieten können auch hier bei Versäumnis der erforderlichen Behandlung (Unterbrechung der Therapie, verspätete Diagnose) von entschädigungsrechtlicher Bedeutung sein. Für die Beurteilung ist wichtig, daß den ersten Funktionsausfällen ein Prodromalstadium vorausgehen kann, in dem die Krankheit noch keine Beschwerden verursacht, mit modernen diagnostischen Methoden aber bereits faßbar ist. Eine umfassende Literaturzusammenstellung und eine moderne Darstellung bei GREHN (26).

Bewertung von Augenschäden in den einzelnen Versicherungszweigen

Bewertung der Minderung der Erwerbsfähigkeit (MdE) in der gesetzlichen Unfallversicherung

Die Deutsche Ophthalmologische Gesellschaft (DOG) hat 1981 auf ihrer Mitgliederversammlung am 22. 9. 1981 einstimmig Richtlinien (6) für die Bewertung von Minderungen des Sehvermögens beschlossen, die inzwischen allgemein auch von der Gerichtsbarkeit anerkannt sind.

Die Verbesserung technischer Möglichkeiten (Kontaktlinsen, Haftschalen u. a.) haben es erforderlich gemacht, diese Richtlinien zu überarbeiten, ein Vorgang, der noch nicht abgeschlossen ist, die neueste Fassung s. RG (17) in den jeweiligen Abschnitten. Einzelne Änderungen sind bereits im Februar 1990 und 1991 vom Vorstand der DOG beschlossen; die Richtlinien haben folgenden Wortlaut

„1. Der Gutachter ist bei der *Bewertung der Minderung der Erwerbsfähigkeit* grundsätzlich unabhängig. Die Empfehlungen der Deutschen Ophthalmologischen Gesellschaft zur Beurteilung von Schäden des Sehvermögens sind dabei als Richtlinien zu verstehen. Abweichungen von diesen Richtlinien sollten im Einzelfall begründet werden. Eine formelmäßige Berechnung von MdE-Werten (z. B. Formel von Lohmüller) ist nicht zulässig.

2. Die neue Rententabelle (Tab. 25.**2**) orientiert sich an den folgenden *Eckwerten*:

25 v. H. bei unkomplizierter einseitiger Erblindung und uneingeschränktem Sehvermögen des zweiten Auges. 50 v. H. bei doppelseitiger Herabsetzung des Sehvermögens auf 0,2.

50 v. H. bei einseitiger Erblindung mit Herabsetzung der Sehschärfe auf dem anderen Auge auf 0,4 (vgl. auch Verwaltungsvorschriften Nr. 4 zu § 30 BVG).

100 v. H. bei doppelseitiger Herabsetzung der Sehschärfe auf 0,05.

Die Untersuchung der Sehschärfe soll nach den 1967 veröffentlichten „Vorschlägen der Kommission zur Koordinierung der Sehschärfenbestimmungsgeräte der Deutschen Ophthalmologischen Gesellschaft" erfolgen.[1,2]

Soweit die geforderten Landolt-Ringe nicht zur Verfügung stehen, kann die Untersuchung ersatzweise mit Snellen- und Pflüger-Haken erfolgen. Die Benutzung von Auflicht-Sehprobentafeln (Papptafeln usw.) ist bei der Fernvisusprüfung nicht zulässig. Sie dürfen nur bei einem Untersuchungsabstand von 1 m und weniger Verwendung finden. Der Bewertung der MdE darf nur die bestmögliche, binokular verträgliche optische Korrektion zugrundegelegt werden.

Bei höheren Graden der Myopie soll die Sehschärfe in 1 m Abstand ermittelt werden. Bei der Ermittlung der Minderung der Erwerbsfähigkeit sind die Sehschärfenwerte der Tab. 25.**2** dann entsprechend umzurechnen.

[1] Bericht über die 68. Zusammenkunft der Deutschen Ophthalmologischen Gesellschaft in Heidelberg 1967. J. F. Bergmann, München 1968.

[2] Es besteht Einigkeit darin, daß jetzt nur noch nach DIN 58220 untersucht werden darf, es sei denn, aus Vergleichsgründen sei eine andere, früher benutzte Methode zwingend erforderlich.

Tabelle 25.**2** Prozentuale Minderung der Erwerbsfähigkeit bei Herabsetzung der Sehschärfe

Sehschärfe LA	RA	1,0	0,8	0,63	0,5	0,4	0,32	0,25	0,2	0,16	0,1	0,08	0,05	0,02	0
		5/5	5/6	5/8	5/10	5/12	5/15	5/20	5/25	5/30	5/50	1/12	1/20	1/50	0
1,0	5/5	0	0	0	5	5	10	10	10	15	20	20	25	25	25[a]
0,8	5/6	0	0	5	5	10	10	10	15	20	20	25	30	30	30
0,63	5/8	0	5	10	10	10	10	15	20	20	25	30	30	30	40
0,5	5/10	5	5	10	10	10	15	20	20	25	30	30	35	40	40
0,4	5/12	5	10	10	10	20	20	25	25	30	30	35	40	50	50
0,32	5/15	10	10	10	15	20	30	30	30	40	40	40	50	50	50
0,25	5/20	10	10	15	20	25	30	40	40	40	50	50	50	60	60
0,2	5/25	10	15	20	20	25	30	40	50	50	50	60	60	70	70
0,16	5/30	15	20	20	25	30	40	40	50	60	60	60	70	80	80
0,1	5/50	20	20	25	30	30	40	50	50	60	70	70	80	90	90
0,08	1/12	20	25	30	30	35	40	50	60	60	70	80	90	90	90
0,05	1/20	25	30	30	35	40	50	50	60	70	80	90	100	100	100
0,02	1/50	25	30	30	40	50	50	60	70	80	90	90	100	100	100
0	0	25[a]	30	40	40	50	50	60	70	80	90	90	100	100	100

[a] Bei Komplikationen durch äußerlich in Erscheinung tretende Veränderungen wie Beweglichkeitseinschränkung, Ptose, entstellende Narben, chronische Reizzustände oder Notwendigkeit, ein Kunstauge zu tragen, beträgt die MdE, *sofern* durch die Komplikation der Einsatz des Betroffenen auf dem allgemeinen Arbeitsmarkt erschwert ist: 30%.

Für die Ermittlung der MdE durch Sehschärfenherabsetzung muß auch der *Nahvisus mit Leseproben* berücksichtigt werden. Zu seiner Prüfung sollen Leseproben in jeweils vorgeschriebener Lesedistanz bei guter Beleuchtung verwendet werden. Ergeben sich Abweichungen vom Fernvisus, so ist die MdE für beide Sehschärfenwerte anhand der Tabelle zu ermitteln und für die Beurteilung der Zwischenwert zu wählen, der bevorzugt den Nahvisus berücksichtigt.

Die Werte der Tab. 25.**2** sollen dem Gutachter Anhaltspunkte für seine Beurteilung geben. Bei der Begutachtung sind gegebenenfalls unterschiedliche rechtliche Voraussetzungen in den einzelnen Versicherungszweigen zu berücksichtigen.

Eine MdE von 100% wegen Herabsetzung der Sehschärfe ist nicht in allen Fällen einer Erblindung im Sinne des BSHG gleichzusetzen, die Richtlinien der DOG haben hier unverändert Gültigkeit".

Anmerkung: Der frühere Absatz 3 (Aphakie) ist auf Empfehlung der Gutachterkommission geändert, die Änderung auf der Vorstandsitzung der DOG im Februar 1990 angenommen, es gilt nunmehr folgendes:

„3. Aphakie. Die intraokular korrigierte Aphakie ist mit einer MdE von maximal 10% zu bewerten, wenn eine Sehschärfe von 0,63 oder mehr erreicht wird, andernfalls ist individuell zu werten.

Die nicht intraokular korrigierte Aphakie ist nicht mehr a priori mit einer MdE von 20% einzustufen. Es gilt, daß eine moderne Kontaktlinse (KL) nach den Beweisregeln des ersten Anscheins als verträglich angesehen wird; nicht der Arzt muß die Verträglichkeit beweisen, sondern der Patient trägt die materielle Beweislast für die behauptete Unverträglichkeit. Als Beweis könnten z. B. angeführt werden: Hornhautnarben, Schielstellung, manuelle Ungeschicklichkeit (Parkinson), Einfluß von Staub o. ä. am Arbeitsplatz (Zuschlag zur MdE für die Dauer dieser Arbeit).

Als Anhaltspunkte haben Schneider u. Gramberg-Danielsen (24) mit Zustimmung des Vorstandes der DOG angegeben:

Visus mit KL 0,63 und mehr:	MdE	10%
Visus mit KL 0,3 bis 0,5:	MdE	15%
Visus mit KL 0,1 bis 0,25:	MdE	20%
Visus mit KL weniger als 0,1:	MdE	25%

Die doppelseitige Aphakie ist mit 25% zu bewerten, wobei besonders zu beachten ist, ob ein- oder beidseitig eine Ioc-Linse vorhanden ist usw.

Die Aphakie am einzigen sehtüchtigen Auge ist unter Berücksichtigung des vollständigen Verlustes des Sehvermögens am anderen Auge mit einer MdE von 40% zu bewerten.* Diese Sätze schließen einen der Aphakie entsprechenden Gesichtsfeldausfall ebenso ein wie die nahezu jeder Aphakie immanente Erhöhung der Blendempfindlichkeit. Dies gilt auch für die Werte der Tab. 25.**2**.

4. Für die Bewertung von *Gesichtsfeldausfällen* dient Tab. 25.**3**.

Bei der Bewertung der Gesichtsfelder ist diejenige Isoptere maßgebend, die bei hellem Umfeld mit einem Prüfpunkt von 320 cd/m² (1000 asb) Leuchtdichte und einem Durchmesser von 30' gewonnen worden ist. (Beim Goldmann-Perimeter entspricht diese der Marke III/4). Die Ausmessung bzw. Abschätzung des blinden Bereiches soll auf dem Perimeterformular und nicht in der Perimeterkugel erfolgen.

5. Die teilweise auch heute noch geübte Gewährung einer erhöhten *Übergangsrente*, insbesondere die Übergangsrente bei Einäugigkeit, ist aus augenärztlicher Sicht nicht gerechtfertigt.

6. Ergänzend werden folgende Empfehlungen für die Bewertung weiterer Augenschäden gegeben:

Ein *Nystagmus* soll nach der Sehschärfe bei einer Lesezeit von höchstens 1 Sekunde für ein einzelnes Sehzeichen in Reihe unter Verwendung von Tab. 25.**2** bewertet werden.

---

* Anmerkung: Gerade hierbei wird oft der Vorschaden zu beachten sein, siehe insoweit in der GUV und PUV RG (17).

Tabelle 25.**3** Minderung der Erwerbsfähigkeit durch Gesichtsfeldschäden*

Die in dieser Tabelle genannten MdE-Werte gelten für die Gesichtsfeldausfälle allein. Gegebenenfalls ist hierzu die sich aufgrund einer Sehschärfenherabsetzung ergebende MdE nach Tab. 25.**2** angemessen zu berücksichtigen. Ausnahme: Aequokausale Ausfälle, die in ihrem Umfang etwa dem Sehschärfeverlust entsprechen (DOG-Rechtskommission 1991). Jedoch kann die Gesamthöhe der MdE auch bei Kombination verschiedener Ausfälle nie 25% an einem (Ausnahme s. Anm. 1 zur Tab. 25.**2**) bzw. 100% bei mehrfachen Schäden an beiden Augen übersteigen.

a) Vollständige Halbseiten- und Quadrantenausfälle:	
Homonyme rechtsseitige Hemianopsie	40 v. H.
Homonyme linksseitige Hemianopsie	40 v. H.
Bitemporale Hemianopsie	25 v. H.
Binasale Hemianopsie	10 v. H.
Homonymer Quadrant oben	20 v. H.
Homonymer Quadrant unten	30 v. H.
Bei unvollständigen Halbseiten- und Quadrantenausfällen sind die MdE-Sätze entsprechend niedriger anzusetzen.	
b) Konzentrische Einengungen**):	
1. Konzentrische Einengung bei normalem Gesichtsfeld des anderen Auges:	
auf 50° Abstand vom Zentrum	5 v. H.
auf 30° Abstand vom Zentrum	10 v. H.
auf 10° Abstand vom Zentrum	15 v. H.
auf 5° Abstand vom Zentrum	20 v. H.
2. Konzentrische Einengung doppelseitig:	
auf 50° Abstand vom Zentrum	15 v. H.
auf 30° Abstand vom Zentrum	30 v. H.
auf 10° Abstand vom Zentrum	70 v. H.
auf 5° Abstand vom Zentrum	100 v. H.
3. Konzentrische Einengung bei Fehlen des anderen Auges (Gesamt-MdE):	
auf 50° Abstand vom Zentrum	40 v. H.
auf 30° Abstand vom Zentrum	60 v. H.
auf 10° Abstand vom Zentrum	90 v. H.
auf 5° Abstand vom Zentrum	100 v. H.
c) Unregelmäßige Gesichtsfeldausfälle:	
Bewertet werden große Skotome im 50°-Gesichtsfeld unterhalb des horizontalen Meridians, wenn sie binokular bestehen oder wenn das andere Auge fehlt. Berechnet wird die ausgefallene Fläche:	
mindestens $^1/_3$	20 v. H.
mindestens $^2/_3$	50 v. H.

*) Änderung 1992 zu erwarten
**) Diese Gradzahlen bedeuten den Halbmesser – nicht den Durchmesser des Gesichtsfeldrestes.

Bewertung besonderer, in den DOG-Richtlinien nicht angeführter Schädigungsfolgen

Augenmuskellähmungen

Motilitätsstörungen sind nach Lage und Ausdehnung des Doppelbildfeldes zu beurteilen. Wird im ganzen Blickfeld doppelt gesehen (z. B. einseitige Ophthalmoplegie nach Schädelfraktur), so muß das Auge vom Sehakt ausgeschlossen werden, Gleichsetzung mit Erblindung.

Beschränkt sich das Doppelsehen auf das obere Feld (einseitige Heberlähmung) oder auf die seitliche Peripherie des Blickfeldes (einseitige Schwäche des M. rectus externus), so wird im allgemeinen eine MdE von 10% gerechtfertigt sein. Betrifft die Diplopie außer dem oberen auch das zentrale Blickfeld, muß man eine MdE von 15–20% annehmen, wenn nicht bereits ein Mattglas angezeigt ist. Letzteres ist meist der Fall, wenn im zentralen und in dem für die meisten Arbeiten wichtigen unteren Blickfeld doppelt gesehen wird. Bei der

Parese des M. obl. superior schlägt Jaensch wegen der zum Einfachsehen erforderlichen Kopfneigung und Drehung zur gegenseitigen Schulter ebenfalls 20% vor, i. E. s. 17.

Fusionsstörungen

Bei Diplopie sollte man nach den Angaben in der Literatur wie bei Augenmuskellähmungen mit Doppelbildern in allen Blickrichtungen die MdE mit 20% einschätzen (Übersicht und Vorschläge für genauere Differenzierungen bei Toppel).

Störungen der Pupillomotorik

Sie sind bei der Abschätzung der MdE nur selten zu berücksichtigen, etwa bei extremer Miosis und Gesichtsfeldeinschränkungen (Glaukomtherapie) bzw. bei erheblicher Blendung durch starke Mydriasis. Die MdE ist hier meistens mit einem Maximalsatz von 5%, nur in Extremfällen mit 10% anzunehmen.

Akkommodationsstörungen

Bei Einseitigkeit wird je nach Ausmaß und Alter eine MdE von 5–10% angenommen. Beidseitige Akkommodationslähmungen werden in der Regel nicht berentet, da sie sich wie die Presbyopie durch Brillenkorrektur ausgleichen lassen.

Ferner ist anzumerken:

MdE bei Vorschäden

Wird ein schon vor dem Unfall in der Funktion erheblich gemindertes Auge geschädigt, muß die schädigungsbedingte MdE niedriger sein als bei Verletzung eines gesunden Auges. Umgekehrt bedingt der Verlust des „besseren oder einzigen Auges" eine höhere Bewertung als die unkomplizierte einseitige Erblindung. Der Gutachter muß davon ausgehen, welche Leistungsfähigkeit vor dem Unfall bestanden hat (individuelle 100%ige Erwerbsfähigkeit) und wieviel hiervon durch den zu entschädigenden Körperschaden eingebüßt wurde. Die Schätzung soll individuell erfolgen, eine rein mathematische Festsetzung (Lohmüllersche Formel) wird von den Sozialgerichten abgelehnt (36). Aus Sozialgerichtsentscheidungen ist zu entnehmen, daß eine Tendenz besteht, den Vorschaden weitgehend in den Endzustand einzubeziehen und ggf. stets erneut zu entschädigen (16, 17). Diese Regelung befriedigt um so weniger, je größer der Vorschaden und je geringer der Unfallschaden ist und führt zu offensichtlich ungerechten Ergebnissen. Es würde den Rahmen dieses Buches sprengen, hierauf näher einzugehen, s. RG (17). Der Gutachter entgeht der Problematik und kommt seiner Aufgabe nach, indem er die Verwaltung aufklärt und schätzt

1. MdE allein für den Vorschaden,
2. MdE allein für den Unfallschaden,
3. MdE für den Gesamtschaden.

Folge- und Nachschaden

Folgeschäden sind Schäden, die direkt oder indirekt auf den Schaden zu beziehen sind, z. B. u. U. eine sympathische Ophthalmie. Folgeschäden werden in die Berentung mit einbezogen.

Nachschäden sind Schäden, die unabhängig vom Unfallereignis später auftreten. Obwohl das Ausmaß des Endzustandes erheblich vom Unfallschaden mitbedingt sein kann, ist nach ständiger Rechtsprechung der Nachschaden nicht zu berenten.

Beispiel: Unfallschaden: Verlust des rechten Auges, MdE 25%.

Nachschaden: Verlust des linken Auges. Keine MdE-Änderung.

Besondere berufliche Betroffenheit

In der Unfallversicherung sind bei der Bemessung der MdE besondere unfallbedingte berufliche Benachteiligungen zu berücksichtigen (§ 581 Absatz 2 RVO). Der ärztliche Gutachter kann hier aber häufig nicht allein beurteilen, da er die speziellen Fähigkeiten und Erfahrungen des Verletzten nicht überblickt.

Zumutbarkeit von Behandlungsmaßnahmen

Jeder Empfänger von Sozialleistungen ist gem. §§ 63 ff SBG I zur Mitwirkung in der Heilbehandlung verpflichtet. Die Rechtsprechung hat diese Mitwirkungspflicht im Laufe der Jahre praktisch auf Null gesetzt.

Aus medizinischer Sicht kann heute der Aufstellung von Rintelen (56) nicht mehr gefolgt werden. Gramberg-Danielsen u. Küchle (21) haben einen neuen Katalog zumutbarer Eingriffe unter Mithilfe führender deutscher Ophthalmochirurgen aufgestellt.

Bewertung der Minderung der Erwerbsfähigkeit im sozialen Entschädigungsrecht und nach dem Schwerbehindertengesetz

Das Bundesministerium für Arbeit und Sozialordnung hat mit den 1983 neu herausgegebenen „Anhaltspunkten“ für die Begutachtung bestimmt, daß sich die MdE/GdB-Bewertung bei Herabsetzung der Sehschärfe nach der Tabelle der DOG (s. S. 463) richtet, mit einer Ausnahme: bei einseitiger Erblindung tritt an die Stelle der MdE von 25% entsprechend der Verwaltungsvorschrift Nr. 4 zu § 30 BVG eine MdE von 30 v. H.

Die Tab. 25.**3** der DOG zur MdE bei Gesichtsfeldschäden ist voll übernommen worden. Änderungen sind 1992 zu erwarten.

Ergänzend zu den Richtlinien der DOG wurden vom Bundesministerium für Arbeit und Sozialordnung die folgenden MdE-Sätze, die im **SchwbG** dem GdB entsprechen, festgelegt:

	GdB/MdE
Verlust eines Auges mit dauernder, einer Behandlung nicht zugänglicher Eiterung der Augenhöhle	40 v. H.
Linsenlosigkeit (ohne zusätzliche Sehbehinderung)	
eines Auges	20 v. H.
beider Augen	25 v. H.
eines Auges bei Blindheit oder Verlust des anderen Auges	40 v. H.
mit implantierter Kunstlinse ein- oder beidseitig	10 v. H.
Lähmung des Oberlides mit vollständigem Verschluß des Auges	30 v. H.
sonst	10–20 v. H.
Augenmuskellähmungen	
an einem Auge, wenn das Auge vom Sehen ausgeschlossen werden muß	30 v. H.
sonst	10–20 v. H.
an beiden Augen	je nach Sehbehinderung
Fehlstellungen der Lider, Verlegung der Tränenwege mit Tränenträufeln	
einseitig	0–10 v. H.
beidseitig	10–20 v. H.
Isolierte *Störungen des Farbensinns*	0 v. H.
Isolierte Einschränkung der Dunkeladaptation *(Nachtblindheit)*	
vollständig	10 v. H.
sonst	0 v. H.

Chronische Entzündung der Gefäßhaut

Die MdE ist allein abhängig von der Sehbehinderung.

Grüner Star (Glaukom)

Die Beurteilung der MdE richtet sich nach dem Ausmaß der Sehbehinderung (Sehschärfe, Gesichtsfeld). Darüber hinausgehende MdE-Werte kommen nur in Betracht, wenn zusätzlich erhebliche Beschwerden vorliegen.

Strabismus

Die MdE ist vor allem abhängig von der sich ergebenden Sehbehinderung; eine erheblich entstellende Wirkung ist ggf. zusätzlich zu berücksichtigen.“

Augenärztliche Begutachtung in der Rentenversicherung

Da der Augenarzt bei der Bewertung einer Berufs- oder Erwerbsunfähigkeit zwar selten direkt, als Zusatzgutachter aber häufig herangezogen wird, erscheinen einige Hinweise auf spezielle ophthalmologische Probleme berechtigt.

Die Vorgeschichte soll eine genaue Trennung der nicht selten angeborenen oder in der Kindheit erworbenen Augenleiden von den Funktionsstörungen aufzeichnen, die im versicherungspflichtigen Erwerbsleben aufgetreten sind, da nur letztere einen Rentenanspruch begründen können. Mögliche Progredienz und der Erfolg früherer Therapiebemühungen sind für die Beurteilung von Rehabilitationsmaßnahmen wichtig. Bei der Schilderung der Sehbeschwerden sind die Verhältnisse am Arbeitsplatz besonders zu erfragen. Bedingungen des Arbeitsweges und der Arbeitszeit (Nachtschicht) sind im Hinblick auf die praktische Auswirkung der Sehstörungen genau zu erkunden. Im Befund sind häufig Funktionsdaten wichtig, die in der mehr abstrakten Unfallbegutachtung von untergeordneter Bedeutung sind. So ist der Nahvisus im Arbeitsleben vielfach entscheidender als die Sehschärfe für die Ferne. Prüfungen sollen gegebenenfalls auch im Arbeitsabstand von 0,5 bis 1 Meter erfolgen. Bei den Sehschärfenwerten ist zu berücksichtigen, daß es sich bei vollen Funktionsdaten um Leistungen unter Optimalbedingungen handelt, die im praktischen Leben häufig nicht gefordert werden. Beeinträchtigungen des Licht- und Farbensinnes können über die Qualifikation für einen in Frage kommenden Beruf entscheiden, sie müssen entsprechend dokumentiert werden. Die Beurteilung nach den neuen bundeseinheitlichen Gutachtenvordrucken erfaßt die meisten, den Augenarzt speziell angehenden Probleme, z. B. den Grad der erlaubten körperlichen Belastung, Zumutbarkeit von Staub, Rauch oder Lärmeinwirkung, Unfallgefährdung, Schwierigkeiten beim Arbeitsweg u. a.

Da in der Rentenversicherung ausschließlich die individuelle Leistungsfähigkeit maßgeblich ist, dürfen abstrakte Bewertungsmaßstäbe, wie die Rententabelle der DOG, bei der Beurteilung nicht verwendet werden.

Augenärztliche Begutachtung in der privaten Unfallversicherung

Definition des Unfalls in der privaten Unfallversicherung (PUV)

(s. S. 109)

In der PUV stehen sich seit Anfang 1988 zwei verschiedene Allgemeine Unfallversicherungsbedingungen (AUB) gegenüber, die AUB alt und die AUB 88, beide werden auf Jahre hinaus nebeneinander bestehen. Der Unterschied ist besonders im Augenbereich erheblich.

In beiden AUB gilt, daß ein Unfall als Teilursache auch eine Entschädigungspflicht der Versicherer bedingen kann, wenn er keine *wesentliche*, sondern nur eine *untergeordnete* Bedingung in der Kausalkette des Krankheitsgeschehens darstellt.

Eine Teilung der Ursache bedingt auch eine entsprechende Kürzung der Leistung, sofern der nicht unfallbedingte Anteil mindestens 25% beträgt (§ 10 [1] AUB alt bzw. § 8 AUB 88).

Vertragsbedingt fallen nicht unter den Versicherungsschutz:

Durch Kraftanstrengung bedingte Zerreißungen an Sinnesorganen, z. B. Netzhautrisse (§ 2 [2] AUB), wohl aber an Gliedmaßen und Wirbelsäule. Berufs- und Gewerbekrankheiten, Vergiftungen, Schäden durch energiereiche Strahlen (auch Röntgenstrahlen), durch Neutronen, Laserstrahlen, künstliche ultraviolette Strahlen, Licht-, Temperatur- und Witterungseinflüsse (§ 2 [3] AUB).

Schäden durch Laser- und Röntgenstrahlen sind versichert, wenn die Anwendung wegen Unfallfolgen notwendig war.

Nicht unter den Versicherungsschutz fallen Schäden durch Geistes- und Bewußtseinsstörungen, auch Trunkenheit (§ 3 [4] AUB).

Die AUB 88 weichen hiervon geringfügig ab (s. RG, 17).

Bewertung von Augenschäden

Die AUB setzen im augenärztlichen Bereich „unter Ausschluß des Nachweises eines höheren oder geringeren Grades“ feste Invaliditätswerte fest.

Der Invaliditätsgrad beträgt bei	AUB alt	AUB 88
Verlust beider Augen	100%	100%
Verlust eines Auges	30%	50%
sofern jedoch das andere Auge vor Eintritt des Versicherungsfalles bereits verloren war	70%	entfällt

Eine völlige Gebrauchsunfähigkeit wird dem Verlust gleichgesetzt. Bei *Teilschädigungen* wird ein entsprechender Teil der obengenannten Sätze angenommen. Zur Bewertung sind heute ausschließlich die von augenärztlichen Gutachtern und einer Arbeitsgruppe des Verbandes der Haftpflichtversicherer, Unfallversicherer, Autoversicherer und Rechtsschutzversicherer e. V. (HUK-Verband) vereinbarten Richtlinien zu verwenden. Diese Bewertungsmaßstäbe wurden vom Vorstand der Deutschen Ophthalmologischen Gesellschaft (DOG) für die AUB alt in der Sitzung vom 18. 9. 1982 zur Anwendung empfohlen und durch die Mitgliederversammlung der DOG am 21. 9. 1983 einstimmig gebilligt und für die AUB 88 vom Vorstand der DOG im Februar 1990 angenommen. Andere, ältere Tabellen sind nicht mehr anwendbar.

Bewertung einseitiger Augenschäden
(s. Tab. 25.**4**, 25.**5**, 25.**6**)

Tabelle 25.**4** Visusabhängige *Minderung der Gebrauchsfähigkeit* (MdG) eines Auges (nach *Gramberg-Danielsen, Mewe u. Thomann*)

Visus	MdG AUB alt	MdG AUB 88
1,0	0	0
0,8	1/30	1/25
0,63	3/30	2/25
0,5	5/30	4/25
0,4	7/30	6/25
0,32	10/30	8/25
0,25	13/30	10/25
0,2	15/30	12/25
0,16	17/30	14/25
0,12	18/20	16/25
0,1	20/30	17/25
0,08	22/30	18/25
0,05	25/30	20/25
0,02	28/30	23/25
0,0	30/30	25/25

Tab. 25.**4** beinhaltet keine weiteren Schäden, wie etwa einen nicht mit der Visusminderung allgemein verbundenen Gesichtsfeldausfall, d. h. ein „Zentralskotom“ ist nicht zusätzlich zu bewerten.

Bei der Bewertung der Aphakie ist zu differenzieren in korrigierbare (KL), ioc-korrigierte und nichtkorrigierbare Aphakie. Es gilt Tab. 25.**5**.

Tabelle 25.**5** MdG bei ioc- und nicht-ioc-korrigierter Aphakie

Visus	MdG nicht ioc korr. AUB alt	MdG nicht ioc. korr. AUB 88	MdG ioc korr. AUB alt	MdG ioc. korr. AUB 88
mehr als 0,63	12/30	10/25	10/30	8/25
0,63	13/30	11/25	11/30	9/25
0,5	14/30	12/25	12/30	10/25
0,4	15/30	13/25	13/30	11/25
0,32	16/30	14/25	15/30	12/25
0,25	17/30	15/25	16/30	13/25
0,2	18/30	16/25	18/30	15/25
0,16	20/30	17/25	20/30	17/25
0,12	21/30	18/25	21/30	18/25
0,1	22/30	19/25	22/30	19/25
0,08	24/30	20/25	24/30	20/25
0,05	26/30	21/25	26/30	21/25
0,02	28/30	23/25	28/30	23/25
0,0	30/30	25/25	30/30	25/25

Zu den MdG-Werten in Tab. 25.**4** und 25.**5** kommt ggf. der Brillenzuschlag hinzu.

Brillenzuschlag:

A gering-mittelgradige Korrekturen
bis +10 dpt (bei torischen Gläsern
−13 dpt im stärker brechenden Meridian) IG 3%

B Hochgradige Korrekturen
über +10 dpt (bei torischen Gläsern
−13 dpt im stärker brechenden Meridian) IG 5%

Hierbei wird davon ausgegangen, daß die Sehschärfe mit bestmöglicher, binokular verträglicher Korrektur ermittelt wird. In etwa gleiche Sehhilfen vor und nach dem Unfall haben keinen Einfluß auf die Schätzung des Invaliditätsgrades.

Nicht korrigierbare Aphakie: Die MdG bemißt sich nach der optimal erzielbaren und real vorhandenen Sehschärfe.

Beidseitige Aphakie: (Gilt nur für AUB alt, da die AUB 88 nur Einzelaugen kennt). Eine verbindliche Angabe ist wegen der zahlreichen Variationsmöglichkeiten nicht möglich. Die DOG empfiehlt bei Starglaskorrektur einen IG von 25%, wobei eine beidseitige Sehschärfe von mehr als 0,63 vorausgesetzt sein dürfte.

Bei nicht bewiesener Unverträglichkeit einer Kontaktlinse sollte der IG mit 20% bewertet werden, sofern die Sehschärfe bds. mehr als 0,63 beträgt. Bei geringerer Sehschärfe ist nach Tab. 25.**4** zu schätzen und die Tatsache der Aphakie entsprechend zu berücksichtigen.

Intraokular korrigierte Aphakie: Die MdG jedes Einzelauges ist auf der Basis des optimal erzielbaren und real vorhandenen Visus zu bestimmen, wobei die Tatsache der Aphakie zusätzlich zu berücksichtigen ist. Der IG ist vereinbarungsgemäß von der Versicherung zu berechnen.

Aphakie am letzten Auge: Auch hier kann wegen der Vielfalt der Variationsmöglichkeiten keine Tabelle angegeben werden. Es wird empfohlen, die Unfall-MdG allein für das vom Unfall betroffene Auge und die MdG für das andere Auge anzugeben; der IG ist von der Versicherung festzulegen.

Wegen weiterer MdG-Schätzungen (z. B. Motilität) muß auf die entsprechenden Abschnitte in den RG (17) verwiesen werden, sie kommen zu selten vor, als daß sie hier wie auch andere Kombinationen einen breiten Raum beanspruchen könnten.

Angemerkt sei noch, daß in den Tabellen nach AUB alt der MdG-Wert im Zähler gleich dem Invaliditätsgrad (IG) für *dieses* Auge ist, bei *beid*seitigen Schädigungen ist die Berechnung des IG äußerst kompliziert und vereinbarungsgemäß Sache der Versicherung. Eine Tabelle hierzu siehe RG (17). In den AUB 88 ist der Zähler mit 2 zu multiplizieren, um den IG dieses Auges zu erhalten, der Gesamt-IG bei beidseitigen Schädigungen ist gleich der Summe der IG-Werte. Hieraus folgt zwingend, daß eine MdG/IG-Bewertung vom Gutachter überhaupt nicht gemacht werden kann, wenn er nicht weiß, welche AUB anzuwenden sind.

Tabelle 25.**6** Bewertung von nicht visusabhängigen einseitigen Augenschäden

Einseitige Gesichtsfeldschäden	Minderung der Gebrauchsfähigkeit AUB alt	AUB 88
Konzentrische Einschränkung auf 50° Abstand vom Zentrum	5/30	4/25
Konzentrische Einschränkung auf 30° Abstand vom Zentrum	10/30	8/25
Konzentrische Einschränkung auf 10° Abstand vom Zentrum	15/30	12/25
Konzentrische Einschränkung auf 5° Abstand vom Zentrum	20/30	17/25
Vollständige einseitige Ptosis	30/30	25/25

Beeinträchtigung des beidäugigen Sehens

Bei Funktionsstörungen, die sich in ihrer Auswirkung nur unter Berücksichtigung der Beeinträchtigung des *beidäugigen* Sehens bewerten lassen, kann die Gebrauchsminderung *eines* Auges nicht festgestellt werden. Deshalb muß bei der Beurteilung vom Grad der Beeinträchtigung des *Gesamtsehvermögens* ausgegangen werden (was den AUB 88 wesensfremd ist), das in der *Gliedertaxe mit 100%* bewertet wird.

Vollständige Halbseiten- und Quadrantenausfälle	IG AUB alt	IG AUB 88
homonyme Hemianopsie	40%	60%
bitemporale Hemianopsie	25%	35%
binasale Hemianopsie	10%	15%
homonymer Quadrant oben	20%	25%
homonymer Quadrant unten	30%	35%

Unregelmäßige Gesichtsfeldausfälle

Bewertet werden große Skotome im 50°-Gesichtsfeld unterhalb des horizontalen Meridians, wenn sie binokular bestehen oder wenn das andere Auge fehlt. Berechnet wird die ausgefallene Fläche,

	AUB alt	AUB 88
mindestens 1/3	2/10	6/25
mindestens 2/3	5/10	15/25

Bei der Bewertung der Gesichtsfelder ist diejenige Isoptere maßgebend, die mit einer Prüfmarke von 320 cd/m² (1000 asb) Leuchtdichte und einem Durchmesser von 30' gewonnen worden ist. Beim Goldmann-Perimeter entspricht dies der Marke III/4. Statische Perimetrie ist nicht zugelassen.

Motilitätsstörungen:

Augenmuskellähmungen und Störungen des Binokularsehens, die die vollständige Okklusion eines Auges erforderlich machen

AUB alt	3/10
AUB 88	25/25

Weitere Angaben siehe bei Haase (28).

Vertragliche Sonderregelungen in der privaten Unfallversicherung (PUV)

Die folgenden Ausführungen beziehen sich auf beide Augen, sie sind sinngemäß anzuwenden.

Vorschaden: Ein Invaliditätsgrad infolge einer schon vor dem Unfall bestandenen Minderung der Gebrauchsfähigkeit wird von der posttraumatischen Gesamtinvalidität abgezogen.

Spätschaden: Ein Entschädigungsanspruch besteht nur, wenn eine dauernde Beeinträchtigung der Arbeitsfähigkeit (Invalidität) innerhalb eines Jahres vom Unfalltag an gerechnet eingetreten ist und spätestens nach einer weiteren Frist von 3 Monaten ärztlich festgestellt und geltend gemacht wurde.

Mitwirkung: Die Bestimmung im § 10 (1) AUB alt war mißverständlich, inhaltlich gleich, besser im Stil heißt es in § 8 AUB 88 jetzt: „Haben Krankheiten oder Gebrechen bei der durch ein Unfallereignis hervorgerufenen Gesundheitsschädigung mitgewirkt, so wird die Leistung entsprechend dem Anteil der Krankheit oder des Gebrechens gekürzt, wenn dieser Anteil mindestens 25% beträgt", eine gutachtlich nicht immer leichte Schätzung, aber eine klare vertragliche Aussage.

Der Grad der dauernden Invalidität kann bis zu einem Zeitraum von 3 Jahren vom Unfalltag an jährlich neu festgesetzt werden.

Duldung von Heilmaßnahmen: Heilmaßnahmen, die ärztlicherseits nach gewissenhaftem Ermessen angeordnet werden, ist vom Versicherten Folge zu leisten. Unbilliges darf nicht zugemutet werden.

Gutachterprobleme und gesetzliche Bestimmungen bei Blindheit und hochgradiger Sehschwäche

Das augenärztliche Gutachten

Im Gegensatz zur Annahme mancher Nichtaugenärzte ist die Blindenbegutachtung besonders problematisch. Wegen der schwerwiegenden Folgen einer Fehlentscheidung sollte stets ein erfahrener Gutachter diese undankbare Aufgabe übernehmen.

Bei totaler Blindheit (keine Lichtwahrnehmung) eines Auges fehlt die Pupillenverengung bei Belichtung. Bei ihrer Prüfung muß das zweite Auge zur Ausschaltung der konsensuellen Pupillenverengung sorgsam abgedeckt werden. Wird unter diesen Bedingungen eine Pupillenverengung festgestellt, so besteht keine totale Blindheit.

Die Beurteilung, ob Blindheit im Sinne des BSHG (s. u.) vorliegt, kann oft nicht nach dem anatomischen Befund allein, sondern nur durch sorgfältige, längerdauernde Beobachtung geklärt werden.

Blindenhilfe

Nach dem Bundessozialhilfegesetz (BSHG) § 67 gelten folgende Bestimmungen:

1. Blinden, die das erste Lebensjahr vollendet haben, ist zum Ausgleich der durch Blindheit bedingten Mehraufwendungen Blindenhilfe zu gewähren, soweit sie keine gleichartigen Leistungen aus anderen Rechtsvorschriften erhalten.
2. Die Blindenhilfe wird Blinden nach Vollendung des 18. Lebensjahres in Höhe des Mindestbetrages der Pflegezulage für Blinde

nach dem Bundesversorgungsgesetz gewährt; Blinde, die das 18. Lebensjahr noch nicht vollendet haben, erhalten 50 v. H. dieses Betrages.

Als blind gelten Personen (§ 24 BSHG),

1. deren Sehschärfe auf dem besseren Auge nicht mehr als 1/50 beträgt,
2. bei denen durch Nr. 1 nicht erfaßte, nicht nur vorübergehende Störungen des Sehvermögens von einem solchen Schweregrad vorliegen, daß sie der Beeinträchtigung der Sehschärfe nach Nr. 1 gleichzuachten sind.

Zur Erläuterung hat die DOG folgende Richtlinien bekanntgegeben:

Eine der Herabsetzung der Sehschärfe auf 1/50 oder weniger gleichzusetzende Sehschädigung liegt vor:

1. Bei einer konzentrischen Einengung des Gesichtsfeldes, wenn bei einer Sehschärfe von 0,033 (1/35) oder weniger die Grenze des Restgesichtsfeldes in keiner Richtung mehr als 30° vom Zentrum entfernt ist. Dabei bleiben Gesichtsfeldreste jenseits von 50° unberücksichtigt.
2. Bei einer konzentrischen Einengung des Gesichtsfeldes, wenn bei einer Sehschärfe von 0,05 (1/20) oder weniger die Grenze des Restgesichtsfeldes in keiner Richtung mehr als 15° vom Zentrum entfernt ist. Dabei bleiben Gesichtsfeldreste jenseits von 50° unberücksichtigt.
3. Bei einer konzentrischen Einengung des Gesichtsfeldes, auch bei normaler Sehschärfe, wenn die Grenze der Gesichtsfeldinsel in keiner Richtung mehr als 5° vom Zentrum entfernt ist. Dabei bleiben Gesichtsfeldreste jenseits von 50° unberücksichtigt.
4. Bei großen Skotomen im zentralen Gesichtsfeldbereich, wenn die Sehschärfe nicht mehr als 0,1 (1/10) beträgt und im 50° Gesichtsfeld unterhalb des horizontalen Meridians mehr als die Hälfte ausgefallen ist.
5. Bei homonymen Hemianopsien mit Verlust des zentralen Sehens beiderseits, wenn die Sehschärfe nicht mehr als 0,1 (1/10) beträgt und das erhaltene Gesichtsfeld in der Horizontalen nicht mehr als 30° Durchmesser besitzt.
6. Bei bitemporalen Hemianopsien mit Verlust des zentralen Sehens beiderseits, wenn die Sehschärfe nicht mehr als 0,1 (1/10) beträgt und das erhaltene binokulare Gesichtsfeld in der Horizontalen nicht mehr als 30° Durchmesser besitzt.
7. Diejenigen Schädigungen, die nach Ansicht des Untersuchers einer Sehschärfenherabsetzung auf 1/50 gleichkommen, die aber durch die vorstehenden Abgrenzungen nicht erfaßt sind, müssen einer vom Land zu bestimmenden Gutachterstelle (z. B. den Landesaugenärzten) vorgestellt werden. Das gleiche gilt in Zweifelsfällen.

Der Beurteilung ist die Sehschärfe des besseren Auges und das binokulare Gesichtsfeld zugrunde zu legen. Die Gesichtsfeldbestimmung isr möglichst mit manueller, dynamischer Perimetrie, abgestellt auf die Blindenbegutachtung, durchzuführen. Zulässig ist auch die rechnergestützte statische Perimetrie mit dem Programm für die Blindenbegutachtung.

Die Ausmessung bzw. Abschätzung des blinden Bereiches soll auf dem Perimeterformular und nicht in der Perimeterkugel geschehen.

Ein Blinder, der sich weigert, eine ihm zumutbare Arbeit zu leisten oder sich zu einem angemessenen Beruf oder einer sonstigen angemessenen Tätigkeit ausbilden, fortbilden oder umschulen zu lassen, hat keinen Anspruch auf Blindenhilfe (§ 67 Absatz 4 BSHG).

In der Praxis wird die Blindenhilfe nach landesrechtlichen Vorschriften abgewickelt. Die medizinischen Voraussetzungen entsprechen den Bestimmungen des BSHG, Leistungen werden nach den Landesgesetzen aber ohne Rücksicht auf vorhandenes Einkommen oder Vermögen gewährt.

Nach § 35 des Bundesversorgungsgesetzes erhalten Blinde eine Pflegezulage, mindestens nach Stufe III.

Nach § 27 c des BVG ist Blinden, die eine Pflegezulage beziehen, durch die Hauptfürsorgestelle eine wirksame Sonderfürsorge zu gewähren.

Hilfe für hochgradig Sehschwache

Als hochgradig Sehschwache gelten Personen, die sich zwar noch selbständig in nicht vertrauter Umgebung zurechtfinden, die ihr restliches Sehvermögen aber für eine Teilnahme am Leben in der Gemeinschaft, vor allem an einem angemessenen Platz im Arbeitsleben, nicht oder nur unzureichend verwerten können. Diese Voraussetzungen gelten als gegeben, wenn auf dem besseren Auge eine Sehkraft von weniger als $^1/_{20}$ besteht oder krankhafte Veränderungen vorliegen, die das Sehvermögen in entsprechendem Maße einschränken.

Die sog. Landeshilfe für hochgradig Sehschwache stellt eine freiwillige pauschale Leistung dar, die durch Ländergesetzgebung geregelt ist, ein Rechtsanspruch besteht nicht. Sie ist an begrenzte Einkommens- bzw. Vermögensverhältnisse gebunden.

Für Sehbehinderte kommt weiterhin, hier mit Rechtsanspruch, Eingliederungshilfe nach § 39 BSHG in Betracht, insbesondere, wenn Umschulungsmaßnahmen erforderlich sind. Die Kommission für Sozialophthalmologie in der DOG hat für die 2. Novellierung des BSHG erreicht, daß Sehbehinderte ab einer Sehschärfe von 0,3 oder weniger als wesentlich sehbehindert anerkannt werden, da Umschulungen nicht mehr mit normalen Hilfsmitteln erreicht werden können.

Schulen für Sehbehinderte

Hochgradig Sehschwache (Sehschärfe $^1/_{60}$ bis $^1/_{25}$bei freiem Gesichtsfeld) werden in der Regel in Blindenschulen ausgebildet. Für sehbehinderte Kinder (Sehschärfe $^1/_3$/–$^1/_{20}$, im Leseabstand wird Nieden IV nicht mehr erkannt) existieren bereits in einigen Großstädten Sonderschulen. Ein weiterer Ausbau ist notwendig, insbesondere im Bereich weiterbildender Schulen. Die Entscheidung, ob eine Sehbehinderten- oder Blindenschule besucht werden soll, hängt auch von der Größe des Gesichtsfeldes, dem Intelligenzgrad, der Persönlichkeitsstruktur, den örtlichen Verhältnissen und maßgeblich von der Prognose des Augenleidens ab. Bei medizinisch begründbarem Besuch einer Sonderschule soll die Einschulung frühzeitig erfolgen, bevor die Kinder wegen ihrer Sehschwäche im Unterricht zurückbleiben.

Auskünfte und Anschriften:
Verein zur Förderung der Blindenbildung
3000 Hannover-Kirchrode, Bleekstraße 26

Deutscher Blindenverband
5300 Bonn-Bad Godesberg, Bismarckallee 30

Weitere Anschriften bei Pape u. Mitarb. (54).

Begutachtung der Fahreignung (Straßenverkehr)

Maßgeblich ist die 3. Verordnung zur Änderung straßenverkehrsrechtlicher Vorschriften v. 23. 11. 1982. Soweit hier *bestimmte* Rechtsbegriffe (z. B. Sehschärfe) verwandt werden, sind sie bindend, d. h. eine verwaltungsgerichtliche Überprüfung ist nicht möglich. Ausnahmebestimmungen s. § 70 StVO.

Im einzelnen: Die Fragen des Sehtestes regelt § 9 a. Für die Klassen 1, 3, 4 und 5 gilt der Test als bestanden bei einer Sehschärfe von 0,7/0,7, für Kl. 2 bei 1,0/1,0.

Der Sehtest darf vom Augenarzt, Amtsarzt, Arzt der öffentlichen Verwaltung, Arbeitsmedizin, dem für die Durchführung von arbeitsmedizinischen Untersuchungen gem. G 25 von den BGen ermächtigten Arzt und anerkannten Untersuchungsstellen (z. B. TÜV) durchgeführt werden, siehe auch RG (17).

Sehtestbescheinigung, Zeugnis oder Gutachten dürfen bei Antragstellung (§ 8) nicht älter als 2 Jahre sein.

Besteht ein Antragsteller den Sehtest nicht oder bestehen aus anderen Gründen Zweifel an seinem Sehvermögen, so darf die Fahrerlaubnis nur erteilt werden, wenn die in Anlage XVII unter Nummer 2 genannten Mindestanforderungen an das Sehvermögen erfüllt sind.

Bei Nichtbestehen des Sehtestes ist die Eignung nach der Anlage XVII zu § 9 a StVZO (Änderung steht bevor) zu prüfen. Wortlaut im Auszug (Tab. 25.**7**):
Die Empfehlungen der DOG sollten beachtet werden. Im Formular werden einerseits nur Teilfunktionen des Sehvermögens (gem. DIN 5340) erfragt, der Untersucher soll dann aber andererseits eine Aussage über „Das Sehvermögen“ machen, was er nicht kann, wenn er nicht alle Partialfunktionen des Sehvermögens untersucht hat.

Hingewiesen sei ausdrücklich auf die Vorbemerkung 3 zum Mängelkatalog. Sie bestimmt, daß die „beidäugige Sehschärfe als Sehschärfewert des besseren Auges anzusetzen“ ist. Damit kann dem Antragsteller allerdings nur, dann aber oft, bei Nichterfüllung der vom *besseren* Auge geforderten Sehschärfe geholfen werden. Beispiel: Bewerber Kl. 3: 0,4/0,2, beidäugig 0,5 Rechtliche Sehschärfe mithin

Tabelle 25.**7** Anforderungen an das Sehvermögen der Kraftfahrer gem. Anl. XVII zur StVZO

2 Mindestanforderungen an die zentrale Tagessehschärfe und die übrigen Sehfunktionen

2.1 Mindestanforderungen an die zentrale Tagessehschärfe

2.1.1 Liegt die zentrale Tagessehschärfe unterhalb der Grenze, bei der der Sehtest noch bestanden ist, so muß sie durch Sehhilfen soweit wie möglich dem Sehvermögen des Normalsichtigen angenähert werden.

2.1.2 Bei den Bewerbern um eine Fahrerlaubnis dürfen jedenfalls folgende Werte nicht unterschritten werden:

Bei Bewerbern um die	Klassen 1, 3, 4, 5[2])	Klasse 2	Fahrerlaubnis zur Fahrgastbeförderung
Bei Beidäugigkeit	0,5/0,2[3])	0,7/0,5	1,0/0,7
Bei Einäugigkeit[1])	0,7	ungeeignet	ungeeignet

[1]) *Als einäugig gilt auch, wer auf einem Auge eine Sehschärfe von weniger als 0,2 besitzt.*

[2]) *Bei Bewerbern um eine Fahrerlaubnis der Klasse 5 genügt auf dem besseren Auge eine Sehschärfe von 0,3, wenn die Fahrerlaubnis auf Krankenfahrstühle beschränkt wird; Fußnote 3 gilt entsprechend.*

[3]) *Eine Sehschärfe von 0,5 auf dem besseren Auge genügt nur dann, wenn feststeht, daß das Wahrnehmungsvermögen des Bewerbers trotz verminderten Sehvermögens zum sicheren Führen eines Kraftfahrzeugs der beantragten Klasse noch ausreicht.*

2.1.3 Für Inhaber einer Fahrerlaubnis reichen abweichend von der Tabelle nach 2.1.2 folgende Mindestwerte für die zentrale Tagessehschärfe aus, wenn feststeht, daß das Wahrnehmungsvermögen des Betroffenen trotz verminderten Sehvermögens zum sicheren Führen eines Kraftfahrzeugs der Klasse/Art noch ausreicht:

Bei Inhabern der	Klassen 1, 3, 4, 5	Klasse 2	Fahrerlaubnis zur Fahrgastbeförderung
Bei Beidäugigkeit	0,4/0,2	0,7/0,2[2])	0,7/0,5[3])
Bei Einäugigkeit[1])	0,6	0,7	0,7[3])

[1]) *siehe Fußnote 1 bei 2.1.2*

[2]) *Nachweis ausreichenden Wahrnehmungsvermögens bereits bei Sehschärfe unter 0,5 auf dem schlechteren Auge erforderlich.*

[3]) *Sehschärfe unter 0,5 auf dem schlechteren Auge oder Einäugigkeit nur zulässig bei Beschränkung der Fahrerlaubnis zur Fahrgastbeförderung auf Kraftdroschken und Mietwagen.*

2.1.4 Die Mindestwerte für die zentrale Tagessehschärfe in der Tabelle nach 2.1.3 reichen auch aus für

2.1.4.1 Bewerber um eine Fahrerlaubnis der Klassen 1, 3 oder 4, wenn sie bereits Inhaber einer Fahrerlaubnis sind.

⋮

2.1.4.4 Bewerber um eine neue Fahrerlaubnis nach vorangegangener Entziehung (§ 15 c), wenn seit der Entziehung, der vorläufigen Entziehung oder der Beschlagnahme des Führerscheins oder einer sonstigen Maßnahme nach § 94 der Strafprozeßordnung nicht mehr als zwei Jahre verstrichen sind.

Tabelle 25.7 (Fortsetzung)

2.2	Mindestanforderungen an die übrigen Sehfunktionen		
2.2.1	Bei Bewerbern und Inhabern der	Klassen 1, 3, 4, 5	Klasse 2, Fahrerlaubnis zur Fahrgastbeförderung
	Gesichtsfeld	normales Gesichtsfeld eines Auges oder gleichwertiges beidäugiges Gesichtsfeld	normale Gesichtsfelder beider Augen¹)
	Beweglichkeit	Bei Beidäugigkeit: Augenzittern sowie Begleit- und Lähmungsschielen ohne Doppeltsehen im zentralen Blickfeld bei Kopfgeradehaltung zulässig. Bei Augenzittern darf die Erkennungszeit für die einzelnen Sehzeichen nicht mehr als 1 sec betragen. Bei Einäugigkeit: Normale Augenbeweglichkeit, kein Augenzittern.	Normale Beweglichkeit beider Augen¹); zeitweises Schielen unzulässig
	Stereosehen	keine Anforderungen	normales Stereosehen²)
	Farbensehen	keine Anforderungen	Rotblindheit oder Rotschwäche mit einem Anomalquotienten unter 0,5 – bei Fahrerlaubnis zur Fahrgastbeförderung: unzulässig – bei Klasse 2: Aufklärung des Betroffenen über die durch die Störung des Farbensehens mögliche Gefährdung ausreichend

¹) *Bei zulässiger Einäugigkeit gelten die Mindestanforderungen für die Klassen 1, 3, 4, 5.*
²) *Bei zulässiger Einäugigkeit keine Anforderungen.*

2.2.2	Wenn wegen Zweifeln an ausreichendem Sehvermögen eine augenärztliche Begutachtung stattfindet, sollte die Untersuchung auch die Dämmerungssehschärfe und die Blendungsempfindlichkeit umfassen. Werden dabei Mängel festgestellt, so ist der Betroffene auf die Gefahren durch geminderte Dämmerungssehschärfe und erhöhte Blendungsempfindlichkeit beim Fahren in der Dämmerung und in der Nacht hinzuweisen.

0,5/0,2. Der Bewerber kann zugelassen werden (Ziffer 2.1.2 der Anl. XVII).

Die Anlage XVII kennt keine unkorrigierte Mindestsehschärfe und keine Gläserhöchststärken, wird aber auch insoweit bald geändert.

Sonstige Vorschriften usw.: Der begrenzte Platz erlaubt es nicht, auf die vielen Verordnungen, Bestimmungen, Richtlinien, Empfehlungen usw. einzugehen, z. B. die überaus zahlreichen Bestimmungen zur Eignung in See- und Binnenschiffahrt, Luftfahrttauglichkeit, Grundsätze der Gewerblichen Berufsgenossenschaften, VÖV usw., insoweit sei auf die RG (17) verwiesen.

Fragen der beruflichen Rehabilitation

Mit dem Rentenversicherungs-Neuregelungsgesetz ist der Grundsatz *„Rehabilitation geht vor Rente"* in den Aufgabenbereich der Rentenversicherung einbezogen worden. Ein Zwang zur Rehabilitation kann selbstverständlich nicht ausgeübt werden, eine Operationsduldungspflicht im eigentlichen Sinne gibt es im Sozialversicherungsrecht nicht. Bei der Verweigerung von Rehabilitationsmaßnahmen kann eine Rente aber ganz oder teilweise versagt werden (§ 63–67 SGB 1). Die

Voraussetzungen einer Zumutbarkeit von operativen Maßnahmen entsprechen denen der gesetzlichen Unfallversicherung. Zur Frage, was als zumutbar aus augenärztlicher Sicht gelten muß, siehe GRAMBERG-DANIELSEN u. KÜCHLE (21).

Fragen der beruflichen Rehabilitation sind letztlich immer individuell zu beantworten und können nicht verbindlich schematisiert werden. Ihre Beurteilung wird aber durch die Einteilung verschiedenartiger Sehstörungen in Kategorien vereinfacht, innerhalb derer die Auswirkungen von Beeinträchtigungen gemeinsame Probleme aufwerfen. Auf dem Heidelberger Rehabilitationskongreß 1968 wurde eine Einteilung der Sehfunktion in 5 Gruppen empfohlen, für die berufliche Einsatzfähigkeit können hieraus wichtige Anhaltspunkte gewonnen werden (30). Zusätzliche Ausfälle des Gesichtsfeldes, der Motilität usw. können Verschiebung in eine schlechtere Gruppe bedingen.

1. *Volle Sehtüchtigkeit* (erstes Auge mindestens $^5/_5$, zweites Auge mindestens $^5/_{10}$, normales Binokularsehen). Die meisten Berufe können in dieser Funktionsgruppe noch ausgeübt werden, eine Sehschärfe von 0,5 auf einem Auge reicht aber für die Anforderung bestimmter Fahrberufe (Taxifahrer, Omnibusfahrer, Eisenbahner) nicht mehr aus, so daß auch bei „voller Sehtüchtigkeit" Einschränkungen der Einsatzfähigkeit gegeben sein könnten.

2. *Gröbere Einschränkungen des Sehvermögens* (2 a: einseitige Einschränkungen 1. Auge mindestens $^5/_5$, 2. Auge mindestens $^5/_{15}$ und weniger oder einseitig linsenlos; 2 b: mäßige beidseitige Einschränkungen des Sehvermögens, 1. Auge $^5/_7$–$^5/_{10}$, 2. Auge $^5/_7$–$^5/_{10}$). Einschränkungen des Sehvermögens machen in der Regel für Verkehrsberufe untauglich, auch bestimmte Tätigkeiten von Beamten im technischen Dienst und im Forstdienst sind nach den jeweiligen Bestimmungen nicht mehr zugelassen. Präzisionsarbeiten können nicht ausgeführt werden, meistens auch keine Akkord- und Fließbandarbeiten. Nach Möglichkeit soll in dieser Gruppe noch keine Umschulung vorgenommen werden, der Einsatz am alten Arbeitsplatz ist aus praktischen und psychologischen Gründen sinnvoller. Evtl. ist eine Arbeitsplatzerprobung erforderlich und eine mehrwöchige Eingewöhnungszeit zuzubilligen. Eine mögliche Unfallgefährdung am Arbeitsplatz muß besonders berücksichtigt werden. Es sollen feste Positionen bei guter Beleuchtung eingehalten und ungesicherte Maschinen nicht mehr bedient werden. Staub- und zugfreie Verhältnisse sind bei der Arbeit wünschenswert. Bei den einseitigen gröberen Einschränkungen entfallen alle Tätigkeiten, die räumliches Sehen erfordern; auf Gerüsten muß die erhöhte Unfallgefährdung berücksichtigt werden. Besondere Schutzmaßnahmen verlangt die Gefährdung des einzigen, voll sehtüchtigen Auges.

3. *Sehbehinderung* (1. Auge $^5/_{15}$–$^1/_{15}$, 2. Auge $^5/_{15}$ und weniger). Bei Sehbehinderung ergeben sich besondere Probleme. Viele Tätigkeiten können wegen des schlechten Lesevermögens nicht mehr ausgeübt werden, aus dem gleichen Grunde sind auch Umschulungen im Rahmen des normalen Berufsförderungswerkes problematisch. Zudem stehen nur sehr begrenzte Möglichkeiten für Umschulungsmaßnahmen zur Verfügung, an den Blindenschulen sind die Ausbildungsrichtungen sehr beschränkt. Vor den eigentlichen Berufsförderungsmaßnahmen sind nicht selten Fragen der sozialen Wiedereingliederung zu klären. Am späteren Arbeitsplatz muß eine gute akustische Orientierung die verminderte Sehleistung kompensieren, Lärmfreiheit ist deshalb wichtig. Feinarbeiten können nicht mehr ausgeführt werden. Lesen und Schreiben sind oft nur kurzfristig und in nahem Abstand mit entsprechenden optischen Hilfsmitteln möglich. Bei ungünstig gelagerten Gesichtsfeldausfällen in der Nähe des Fixierpunktes können Lesen und Schreiben auch völlig unmöglich sein. Maschinenschreiben kann durch besondere Ausbildung dagegen noch erlernt werden.

4. Die *hochgradige Sehbehinderung* (1. Auge $^1/_{20}$–$^1/_{35}$, 2. Auge $^1/_{20}$ und weniger). In dieser Gruppe ist in aller Regel eine Umschulung auf einen Sehschwachen- oder Blindenberuf in den dafür zur Verfügung stehenden Einrichtungen anzustreben, wenn derartige Maßnahmen bei dem Alter noch sinnvoll erscheinen. Die Entscheidung, ob ein Sehschwachen- oder ein Blindenberuf erlernt werden soll, ergibt sich wesentlich aus der Prognose der Erkrankung. Der spätere Berufseinsatz wird naturgemäß durch die Art der Umschulungsmaßnahmen weitgehend vorbestimmt. In der Berufsausübung kommen nur feste Arbeitsplätze mit gleichmäßig angeordnetem Arbeitszeug in Betracht. Bei schwer Sehgeschädigten ergibt sich

im besonderen Maße die Notwendigkeit zusätzlicher sozialer Betreuungen.

5. *Blindheit* oder Blindheit gleichzustellen (am besseren Auge 1/50 oder weniger). In dieser Gruppe kommen nur noch Umschulungsmaßnahmen auf ausgesprochene Blindenberufe in Betracht.

Detaillierte Vorschläge über berufliche Einsatzfähigkeit bei Behinderung des Sehorgans finden sich in der Monographie von Pape u. Mitarb. (54).

Mitwirkung des Augenarztes bei der Begutachtung von Allgemeinerkrankungen

Bei vielen Allgemeinerkrankungen erbittet der Hauptgutachter die Stellungnahme des Ophthalmologen mit gezielter Fragestellung (Befundberichte, Zusatzgutachten).

Im Vordergrund steht die *Beurteilung des Augenhintergrundes*, insbesondere der Netzhautgefäße. Sie sollte bei arterieller Hypertension, Diabetes mellitus, Gefäßerkrankungen und Erkrankungen des hämatopoetischen Systems regelmäßig erfolgen.

Da es sich bei den arteriellen Netzhautgefäßen um Arteriolen handelt, also um jenes Kaliber, durch dessen Verhalten und Zustand der periphere Widerstand bestimmt wird („Widerstandsgefäße"), erlaubt die differenzierte Ophthalmoskopie (rotfreies Licht, paravasales Punktlicht) weitgehende Rückschlüsse auf das bestehende Stadium der Hochdruckkrankheit. Allerdings ist nach neuerer Auffassung vieler Autoren die Unterscheidungsmöglichkeit zwischen primär renaler Hypertension und fortgeschrittenen Stadien des essentiellen Hochdruckes nicht ohne weiteres möglich.

Die diagnostischen Möglichkeiten der Neuroophthalmologie sind bekannt.

Schließlich sollte – vor allem bei Paraproteinämien und Hyperlipidämien – auch daran gedacht werden, daß die Untersuchung der Endstrombahn der Bindehautgefäße an der Spaltlampe eine gute Beurteilung des strömenden Blutes gestattet („sludged blood").

Literatur

1 Alpar, I. I., P. U. Fechner: Intraokularlinsen. Grundlagen und Operationslehre. Enke, Stuttgart 1984

2 Börner, R.: Tumorentstehung und Trauma. In Velhagen, K.: Der Augenarzt, Bd. V. Leipzig 1963 (S. 486)

3 Der Bundesminister für Verkehr: Dritte Verordnung zur Änderung straßenverkehrsrechtlicher Vorschriften. Richtlinien für die Prüfung der körperlichen und geistigen Eignung von Fahrerlaubnisbewerbern und -inhabern (Eignungsrichtlinien). Verkehrsblatt 23 (1982)

4 Bundesministerium für Arbeit und Sozialordnung: Anhaltspunkte für die ärztliche Gutachtertätigkeit im sozialen Entschädigungsrecht und nach dem Schwerbehindertengesetz. Zusammengestellt von H.-H. Rauschelbach. Köllen, After-Oedekoven 1983

5 Cogan, D. G., D. Donaldson: Experimental cataracts by radiation. Arch. Ophthalmol. 45 (1951) 508

6 Deutsche Ophthalmologische Gesellschaft: Empfehlungen zur Beurteilung der Minderung der Erwerbsfähigkeit durch Schäden des Sehvermögens, Sept. 1981. Klin. Mbl. Augenheilk. 180 (1982) 242

7 Doden, W., N. Stärk: Netzhaut- und Glaskörperbefunde nach schweren indirekten Traumen. Klin. Mbl. Augenheilk. 164 (1974) 32

8 Duke-Elder, St., P. A. MacFaul: Injuries. In: Duke-Elder, St., System of Ophthalmology, vol. XIV. Kimpton, London 1972

9 Engelking, E.: Über die rententechnische Beurteilung des Traumas für die Entstehung der Amotio bei Myopia maligna. Ein Beitrag zum Problem der adäquaten und inadäquaten Verursachung. Ber. dtsch. ophthalmol. Ges. 58 (1953) 151

10 Fulmek, R.: Chiasmaläsionen bei Sportunfällen. Klin. Mbl. Augenheilk. 167 (1975) 445

11 Gärtner, J., B. Gramberg-Danielsen: Netzhautablösung. In Gramberg-Danielsen, B.: Medizinische Grundlagen der augenärztlichen Begutachtung. Enke, Stuttgart 1991

12 Gernet, H.: Augenseitige Optik und kombinierte Haftschalenkorrektur der einseitigen Aphakie. Advanc. Ophthalmol. 32 (1976) 67

13 Goldmann, H.: Kritische und experimentelle Untersuchungen über den sogenannten Ultrarotstar der Kaninchen und den Feuerstar. Albrecht v. Graefes Arch. Ophthalmol. 125 (1930) 313

14 Goldmann, H., A. Liechti: Experimentelle Untersuchungen über die Genese des Röntgenstars. Albrecht v. Graefes Arch. Ophthalmol. 138 (1938) 722

15 Goldmann, H., H. König, F. Mäder: Die Durchlässigkeit der Augenlinse für Infrarot. Ophthalmologica 120 (1950) 198
16 Gramberg-Danielsen, B.: Die Bewertung von Vor- und Nachschaden in der gesetzlichen Unfallversicherung. Klin. Mbl. Augenheilk. 157 (1970) 119
17 Gramberg-Danielsen, B. (Hrsgb.): Rechtliche Grundlagen der augenärztlichen Tätigkeit. Enke, Stuttgart 1991
18 Gramberg-Danielsen, B. (Hrsgb.): Medizinische Grundlagen der augenärztlichen Begutachtung. Enke, Stuttgart 1991
19 Gramberg-Danielsen, B., A. Heydenreich: Durch Infektionserreger oder Parasiten verursachte Erkrankungen und Fleckfieber als Berufskrankheiten. In Gramberg-Danielsen, B.: Medizinische Grundlagen der augenärztlichen Begutachtung. Enke, Stuttgart 1991 S. 228
20 Gramberg-Danielsen, B., H. Hülsmeyer: Augenarzt und gesetzliche Unfallversicherung. Bücherei des Augenarztes, Heft 79. Enke, Stuttgart 1979
21 Gramberg-Danielsen, B., H.-J. Küchle: Die Zumutbarkeit ophthalmochirurgischer Eingriffe in der GUV. Augenarzt (1990) 69
22 Gramberg-Danielsen, B., L. Mewe: Augenärztliche Begutachtung im Versicherungswesen. Bücherei des Augenarztes, Heft 91. Enke, Stuttgart 1982
23 Gramberg-Danielsen, B., L. Mewe, H. Thomann: Die Bewertung von Augenschäden in der privaten Unfallversicherung. Klin. Mbl. Augenheilk. 181 (1982) 135
24 Gramberg-Danielsen, B., G. Schneider: Die Minderung der Erwerbsfähigkeit bei einseitiger Aphakie in der GUV. SGb. (1989) 191 S. 228
25 Gramberg-Danielsen, B., H. Thomann: Die Bewertung der Brille in der privaten Unfallversicherung. Klin. Mbl. Augenheilk. 184 (1984) 141
26 Grehn, F.: Glaukom. In Gramberg-Danielsen, B.: Medizinische Grundlagen der augenärztlichen Begutachtung. Enke, Stuttgart 1991 S. 94
27 Grüter, W.: Experimentelle und klinische Darstellung der Beziehung von endogenem Herpes und Trauma. Klin. Mbl. Augenheilk. 98 (1937) 365
28 Haase, W., U. Steinhorst: Störungen des Binocularsehens. In Gramberg-Danielsen, B.: Medizinische Grundlagen der augenärztlichen Begutachtung. Enke, Stuttgart 1991 S. 117
29 Harms, H.: Hemianopische Pupillenstarre. Klin. Mbl. Augenheilk. 118 (1951) 133
30 Heidelberger Rehabilitationskongreß 1968. Arbeitsmed. Sozialmed. Arbeitshyg. 26 (1968) Gentner, Stuttgart
31 Jaensch, P.: Augenschädigungen in Industrie und Gewerbe. Wissenschaftliche Verlagsgesellschaft, Stuttgart 1958
32 Jaensch, P.: Das augenärztliche Gutachten, 2. Aufl. Enke, Stuttgart 1961
33 Kommerell, G.: Fasciculus opticus und Sehbahn. In Gramberg-Danielsen, B.: Medizinische Grundlagen der augenärztlichen Begutachtung. Enke, Stuttgart 1991 S. 288
34 Krokowski, E., V. Ehling: Strahlenbelastung und Strahlengefährdung des Auges. Dtsch. med. Wschr. 86 (1962) 2081
35 Leydhecker, W.: Glaukom. Ein Handbuch, 2. Aufl. Springer, Berlin 1973
36 Lohbeck, E.: Die „Lohmüllersche Formel". Berufsgenossenschaft 4 (1950) 128
37 Lommatzsch, P.: Die physikalisch bedingten Berufskrankheiten gem. § 551 RVO. In Gramberg-Danielsen, B.: Medizinische Grundlagen der augenärztlichen Begutachtung. Enke, Stuttgart 1991 S. 133 u. 212
38 Meyer-Schwickerath, G.: Lichtkoagulation. Bücherei des Augenarztes, Heft 33. Enke, Stuttgart 1959
39 Meythaler, H.: Orbita. In Gramberg-Danielsen, B.: Medizinische Grundlagen der augenärztlichen Begutachtung. Enke, Stuttgart 1991 S. 104
40 Mühleisen, H.: Probleme der Strahlengefährdung und des Strahlenschutzes. Röntgen- u. Lab.-Prax. 11 (1958) 57
41 Muth, H.: Strahleneinwirkungen auf den Menschen. Dtsch. Arzt 1 (1957) 15
42 Neubauer, H.: Linsentrübungen nach direkter elektrischer Durchströmung des Kaninchenauges. Ber. dtsch. ophthalmol. Ges. 58 (1953) 231
43 Neubauer, H.: Experimentelle Elektroschädigungen der Hornhaut, Iris, Ziliarkörper und Linse des Kaninchenauges. Albrecht v. Graefes Arch. Ophthalmol. 158 (1956) 241
44 Neubauer, H.: Das Elektrotrauma der Linse. Elektromedizin 3 (1958) 225
45 Neubauer, H.: Zur Begutachtung von Augenschäden nach Blitzschlag und Elektrounfall. Elektromedizin 3 (1958) 255
46 Neubauer, H.: Die Netzhautablösung nach umschriebener Augapfelprellung mit kurzer Manifestationszeit. Klin. Mbl. Augenheilk. 141 (1962) 122
47 Neubauer, H.: Der intraoculare Fremdkörper. Ber. dtsch. ophthalmol. Ges. 67 (1965) 297
48 Neubauer, H.: Zur Verletzungschirurgie der Augenregion. Chirurg 41 (1970) 485
49 Neubauer, H.: Die Extraktion nichtmagnetischer intraokularer Fremdkörper mit dem Stereo-Bildwandler-Gerät. Ber. dtsch. ophthalmol. Ges. 72 (1972) 403
50 Neubauer, H.: Verletzungen des Auges und sympathische Ophthalmie. In Axenfeld, Th., H. Pau: Lehrbuch und Atlas der Augenheilkunde. Fischer, Stuttgart 1980
51 Neubauer, H.: Chirurgie des metallotischen Glaskörpers. Klin. Mbl. Augenheilk. 164 (1974) 52

52 Neubauer, H., H. Krause: Die Absorption der Linse im Bereich des kurzwelligen Infrarot. Ber. dtsch. ophthalmol. Ges. 64 (1961) 335
53 Ohm, J.: Entwicklung einer Methode objektiver Sehschärfenbestimmung auf der Grundlage des optokinetischen Nystagmus. Bücherei des Augenarztes, Heft 17. Enke, Stuttgart 1947
54 Pape, R., A. Blankenagel, J. Kaiser: Berufswahl und Auge, 4. Aufl. Enke, Stuttgart 1976
55 Pau, H.: Linse. In Gramberg-Danielsen, B.: Medizinische Grundlagen der augenärztlichen Begutachtung. Enke, Stuttgart 1991 S. 43
56 Rintelen, F.: Probleme der Unfallophthalmologie. Ophthalmologica 128 (1954) 326
57 Sachsenweger, R.: Augenärztliche Begutachtung. Fischer, Stuttgart 1976
58 Sachsenweger, R.: Simulations- und Aggravationsproben. In Straub, W.: Die ophthalmologischen Untersuchungsmethoden, Bd. II. Enke, Stuttgart 1976
59 von Sallmann, L., C. M. Munoz: Further efforts to influence x-ray cataract by chemical agents. Arch. Ophthalmol. (Chic.) 48 (1952) 276
60 Sautter, H.: Die Linse. In Axenfeld, Th., H. Pau: Lehrbuch und Atlas der Augenheilkunde. Fischer, Stuttgart 1980
61 Struck, G.: Berufskrankheiten durch chemische Einwirkungen. In Gramberg-Danielsen, B.: Medizinische Grundlagen der augenärztlichen Begutachtung. Enke, Stuttgart 1991 S. 158
62 Sundmacher, R.: Trauma und Herpes. Fortschr. Ophthalmol. 81 (1984) 409
63 Schieck, F.: Keratitis paranchymatosa und Trauma. In Schieck, F., A. Brückner: Kurzes Handbuch der Ophthalmologie. Bd. IV. Springer, Berlin 1931
64 Thomann, H.: Zur Latenzzeit bei traumatischer Amotio retinae. Klin. Mbl. Augenheilk. 155 (1969) 444
65 Thomann, H.: Aktuelle Fragen der Begutachtung. Sitzungsberichte der 120. Versammlung des Vereins Rheinisch-Westfälischer Augenärzte 1969
66 Thomann, H.: Die Begutachtung in der Rentenversicherung. Augenärztl. Fortb. 3/4 (1975)
67 Thomann, H.: Kann eine körperliche Anstrengung eine Amotio retinae verursachen? – Ergebnis einer Umfrage. Klin. Mbl. Augenheilk. 178 (1981) 412
68 Thomann, H.: Der Ursachenbegriff in der privaten Unfallversicherung. In Gramberg-Danielsen, B.: Rechtsophthalmologie. Bücherei des Augenarztes, Bd. 104. Enke, Stuttgart 1985
69 Wiedersheim, O.: Keratoconjunctivitis epidemica und Unfall. Klin. Mbl. Augenheilk. 125 (1954) 107
70 Wussow, W.: AUB – Allgemeine Versicherungsbedingungen für Unfallversicherung. 4. Aufl. Heymanns, Köln 1973

26 Zahn-, Mund- und Kiefererkrankungen

G. SELLE

Allgemeine Hinweise

In der Zahn-, Mund- und Kieferheilkunde sind gutachterliche Fragen unter ärztlichen und zahnärztlichen Gesichtspunkten zu betrachten. Bei der Beurteilung von Schädigungen oder Unfallfolgen in diesem Fachgebiet handelt ein ärztlicher Gutachter sinnvoll, wenn er einen zahnärztlichen Nebengutachter zuzieht, sofern das Gutachten nicht von einem Arzt für Mund-, Kiefer- und Gesichtschirurgie erstellt wird. Bei Fragen, die ein spezielles Fachwissen erfordern, wie einer konservierenden, parodontologischen, prothetischen oder kieferorthopädischen Problematik, wird man den Fachvertreter der jeweiligen Disziplin einer Universitätsklinik als Gutachter vorschlagen. Dabei können Detailkenntnisse in Gnathologie oder Implantologie erforderlich sein.

Häufig sind Zusatzgutachten der Nachbarfächer, wie Augenheilkunde, Hals-Nasen-Ohren-Heilkunde, Neurochirurgie, oder übergreifender Gebiete, wie Neurologie, Psychiatrie, zweckmäßig. Bei entstellenden Gesichtsverletzungen mit Knochen- oder Weichteildefekten sowie ausgedehnten Narbenzügen kann ein psychologisch-psychotherapeutisches Zusatzgutachten erwünscht sein, da gerade Gesichtsverletzte unter der Entstellung (s. S. 494) über das übliche Maß hinaus leiden.

Die Veranlassung der Zusatzgutachten hat bei Sozialgerichts- und Versorgungsfragen durch die jeweilige Behörde zu erfolgen.

Die Literaturhinweise betreffen nicht ausschließlich gutachterliche Probleme, sie sollen zur fachkompetenten Unterstützung dienen. Auf die Monographien von KIRSCH und GÜNTHER ist besonders hinzuweisen. Zusätzliche Literaturangaben entstammen den in ständiger Weiterentwicklung befindlichen Fachgebieten der Gnathologie, der Implantologie, der Frakturversorgung mit differenten Osteosyntheseformen sowie der zahnärztlichen Röntgenologie und des Strahlenschutzes.

Zahnsystem, Zähne

Zahnkaries und Parodontopathie

(8, 27, 52, 62, 77, 78, 79)

Fragen der zahnärztlichen Begutachtung von Schäden an den Zähnen (Karies) oder dem Zahnhalteapparat (Parodontopathien) sind deutlich zurückgegangen, da die Kriegsopferversorgung als weitgehend abgeschlossen angesehen werden kann. Mit Forderungen von Bewohnern der ehemaligen DDR wegen Haftentschädigung ist aber noch zu rechnen. Der Vollständigkeit wegen wird dieses Kapitel weiter übernommen, da es beispielhaft auch für anderweitige Zahnverluste zu gelten hat.

Ätiologie: Die genannten Leiden werden, durch Forschungsergebnisse verstärkt, nicht mehr überwiegend als anlagebedingt angesehen. Sie können durch endogene und exogene Einflüsse (hormonelle Störungen, Dermatosen, Blutkrankheiten, infektiöse Erkrankungen, konsumierende Leiden, Ernährungsfehler, Unmöglichkeit zahnärztlicher Betreuung, mangelnde Aufklärung, u. a.) in ihrer Entwicklung und ihrem Ablauf beschleunigt werden.

Beurteilung: Die Anerkennung als Versorgungsleiden ist im allgemeinen nicht gegeben. Ansprüche sind mit der Übernahme der Kosten für eine einmalige Zahnsanierung und/oder prothetischen Versorgung als abgegolten zu betrachten. Mit der Wiederherstellung der Kaufunktion entfällt eine MdE.

Als Begründung ist anzuführen, daß die Zähne mit zunehmendem Alter verlorengegangen wären, zugegebenermaßen erst zu einem späteren Zeitpunkt.

Der Vollständigkeit halber wird der Passus aus den Anhaltspunkten zitiert (Ärztliche Gutachtertätigkeit):

1. „Die häufigsten Erkrankungen der Zähne und des Zahnhalteapparates sind die Karies und die Parodontopathie. Für die Entstehung dieser Krankheiten spielen in der Regel endogene Faktoren die überwiegende Rolle. Äußere Einflüsse, wie mangelnde Zahnpflege, falsche Ernährung sowie Fehlstellungen und Fehlbelastungen von Zähnen, können daneben Bedeutung erlangen. Die Parodontopathie kann auch durch endokrine Störungen (z. B. Diabetes) begünstigt werden.
2. Nur selten können diese Krankheiten Schädigungsfolge sein. Bei der Bundeswehr entspricht die Verpflegung den ernährungswissenschaftlichen Erkenntnissen: Schädigungen durch Truppenkost sind deshalb nicht zu erwarten, zahnärztliche Behandlung ist gewährleistet. Bei den Wehrmachtseinheiten war die Ernährung ordnungsgemäß, und es war im allgemeinen auch in gewissen Zeitabständen geeignete Behandlung sichergestellt. In der Gefangenschaft traf dies jedoch in vielen Fällen nicht zu. Die mangelnde Zahnpflegemöglichkeit und auch eine alimentäre Dystrophie können in solchen Fällen eine Karies oder eine Parodontopathie mitverursacht haben, wobei eine enge zeitliche Verbindung gegeben sein muß. Sonst kommen diese Krankheiten als Schädigungsfolge nur in Betracht, wenn Fehlbelastungen (z. B. durch schlecht verheilten Kieferbruch) oder schwere endokrine Störungen (z. B. schwer einstellbarer Diabetes) als Schädigungsfolge vorliegen."

Den angeführten Argumenten kann nicht in allen Punkten ohne weiteres zugestimmt werden, doch wird daraus ersichtlich, daß jeweils der Einzelfall entsprechend zu überprüfen ist.

Traumatische Zahnschäden

(15, 27, 28, 33, 40, 74, 79, 83, 99)

Bei den ersten Befunderhebungen nach einem Unfall sind Zahnschäden in einem Zahnschema nicht nur vom Zahnarzt, sondern gleichermaßen vom erstbehandelnden Arzt vollständig zu erfassen. Auf der einen Seite wird der Verletzte später dann nicht benachteiligt, zum anderen kann man ungerechtfertigten Ansprüchen entgegenwirken. Für Zahnschäden, insbesondere Zahnverluste, besteht in der Folgezeit Anspruch auf Ersatz, wenn sich keine Anhaltspunkte dafür ergeben, daß der Schaden auch ohne ein Trauma eingetreten wäre. Aus Zahnverlust leiten sich oftmals „Folgelasten" (direkte und indirekte Unfallfolge) für den Versicherungsträger ab, die kostenmäßig ins Gewicht fallen.

Als *Schädigungsfolge* müssen angesehen werden:

1. Der sofortige Verlust von Zähnen (Eluxation) oder Zahnteilen (Kronen- oder Wurzelfraktur) durch geeignete Gewalteinwirkung (direkte Unfallursache).
2. Der spätere Verlust von durch Gewalteinwirkung geschädigten Zähnen, z. B.
   a) nach Luxation (Lockerung)
   b) nach Replantation bei totaler Luxation des Zahnes,
   c) nach Schienung bei Kronen- oder Wurzelfraktur.
3. Der spätere Verlust von Zähnen, die durch längeres Schienentragen geschädigt sind, wenn dies als Heilmaßnahme einer Schädigungsfolge notwendig war, z. B. nach Kieferbrüchen, Kieferteilverlusten, Osteoplastiken (Nr. 2+3 indirekte Unfallursachen).
4. Bei weiteren Zahnverlusten ist zu prüfen, ob Ersatzstücke, Verschlußplatten, Kieferfunktionsstörungen hierfür eine wesentliche Bedingung waren, d. h. wesentlich zum Verlust weiterer Zähne beigetragen haben (Überbelastung).

Parodontopathie und Trauma

(27, 33, 52, 77, 78, 79, 83)

Die Frage, inwieweit bei traumatischer Einwirkung (Stoß, Fall, Schlag) auf ein durch Parodontopathie vorgeschädigtes Gebiß ein Zahnverlust als Unfallschaden anerkannt werden kann, hängt von dem Entwicklungsgrad der Zahnlockerung (I., II., III. Grades) ab. Rückschlüsse können u. U. aus dem Restbestand der Zähne und durch röntgenologische Darstellung der leeren Zahnalveolen gezogen werden.

Wenn nicht ein Anspruch ganz abzulehnen ist, kann man dem Verletzten eine einmalige oder anteilmäßige Kostenübernahme des Versicherungsträgers anbieten und ihn damit abfinden.

Die Möglichkeit der Entwicklung einer Parodontopathie durch traumatische Hirnschädigung (Contusio cerebri), ohne daß es zu einem direkten Trauma der Zähne gekommen ist, muß in seltenen Fällen (z. B. bei Jugendlichen) berücksichtigt werden.

Verlust bleibender Zähne im Wachstumsalter

(28, 33, 40, 43)

Läsionen an Milchzähnen (Intrusion, Luxation, Verlust) beeinflussen häufig die Entwicklung von bleibenden Zähnen, so daß Durchbruchsstörungen resultieren können.

Traumatischer Zahnverlust im Milchgebiß oder im Wechselgebiß machen oftmals eine längere kieferorthopädische Behandlung erforderlich, um Stellungsanomalien der Zähne und Fehlentwicklungen der Kiefer zu verhindern. Da die anfallenden Behandlungskosten bei Beginn der Behandlung nicht festzulegen sind, ist es angezeigt, von einer „Abfindung" abzuraten. In einigen Fällen wird außerdem ein prothetischer Ersatz zu einem späteren Zeitpunkt unumgänglich sein.

Zahnreplantation und Reposition nach Trauma

(15, 27, 28, 33, 83, 99)

Die Replantation von eluxierten oder die Reposition von luxierten Zähnen ist im Rahmen gutachterlicher Beurteilung nicht als endgültige Heilmaßnahme zu werten. In der Regel kommt es an den Zahnwurzeln replantierter Zähne nach wenigen Jahren zu Resorptionserscheinungen, die den Verlust des Zahnes bedeuten, so daß dann Zahnersatz notwendig wird. Reponierte Zähne können ihre Vitalität einbüßen und zu weiteren Maßnahmen (Wurzelspitzenresektion, Extraktion) Anlaß geben.

Zurücklassen von Zahnteilen und Fremdkörpern

(27, 43, 51, 65, 74, 99, 104, 114)

Das wissentliche Zurücklassen von Zahnteilen, z. B. Wurzelresten oder Fremdkörpern, wie Tamponaden, Füllmaterialien, abgebrochenen Instrumenten- oder Bohrerresten u. ä., im Kiefer oder der Kieferhöhle ist im allgemeinen fachlich nicht vertretbar.

Ihre Entfernung darf jedoch keine größeren Risiken in sich bergen als das Belassen. Mögliche Folgeerkrankungen sind Wundheilungsstörungen (s. u.), Neuritiden, Neuralgien (s. S. 483), osteomyelitische Prozesse, Kieferhöhlenaffektionen, Fistelbildungen u. a., Beurteilungen im Sinne einer fokalen Infektion (s. S. 483) können besondere Schwierigkeiten mit sich bringen (vgl. Kieferschußverletzungen S. 491, Frakturversorgung S. 487, Fremdkörper S. 494).

Verzögerte Wundheilung

(27, 43, 51, 74, 78, 99)

Der Ausschluß von Zahnteilen oder Fremdkörpern in Kiefer oder Weichteilen ist vordringlich durchzuführen. Vikariierende Blutungen in Verbindung mit verzögerter Wundheilung nach Zahnextraktion müssen den Verdacht auf einen tumorösen Prozeß erregen. Störungen des hämatopoetischen Systems im weitesten Sinne sind auszuschalten (Leukämie, Thrombozytopenie, Marcumar- oder Heparin-Gaben u. ä.). Ohne Klärung der Ursache sind lokale Behandlungsmaßnahmen kontraindiziert.

Einen ursächlichen Zusammenhang zwischen Rauchen und geltend gemachten Schäden beweiskräftig zu belegen, wird kaum gelingen. Mit dem Verschluß der Zahnalveole durch das Blutkoagulum nach abgeklungener Anästhesie ist mit einer wesentlichen Resorption von Nikotin und Abbauprodukten nicht zu rechnen. (Dem Zahnarzt sei trotzdem angeraten, nach operativen Eingriffen in der Mundhöhle das Rauchen zu „verbieten", um Wundheilungsstörungen durch den nachteiligen Saugeffekt zu vermeiden.)

Metallwirkungen

(27, 28, 59)

Bei Vorhandensein verschiedener unedler Metalle im Mund können elektrische Ströme mit Korrosionserscheinungen ausgelöst werden, die zu eigenartigen metallischen Geschmackssensationen und Foetor ex ore führen können. Abhängig ist ein solches Geschehen von dem Milieu der Mundhöhle (pH-Wert des Speichels). Wieweit dadurch allergische Erscheinungen außerhalb der Mundhöhle ausgelöst werden, ist von allgemein konstitutionellen Verhältnissen abhängig, so daß die Größe der Strompotentiale (90 mV: Goldgußfüllung, bis 600 mV: Amalgamfüllung) allein nicht ausreicht, in der gutachterlichen Beurteilung die Entstehung eines allergischen Leidens zu bejahen. Zur Messung wird ein Meßgerät (Dentatest) verwendet, das nach der Kompensationsmethode arbeitet.

Die Verwendung verschiedener unedler Metalle ist nach den derzeit wissenschaftlichen Erkenntnissen fachlich nicht vertretbar.

Die gleichzeitige Verwendung von Amalgam und Gold in unmittelbarer Nachbarschaft kann zu Amalgamierungsprozessen führen. Daneben sind Schleimhautveränderungen in der Mundhöhle (DD: Melanosis) und neuralgiforme Beschwerden im Kiefergebiet möglich, ohne daß die Zusammenhänge im Sinne gutachterlicher Beurteilung im einzelnen nachweisbar sein können.

Fokalinfektion

(27, 31, 52, 53, 104, 114)

Erwerbsmindernde Folgen werden hin und wieder geltend gemacht; ein ursächlicher Zusammenhang zwischen odontogenen Herden und Allgemeinleiden läßt sich mit hinreichender Wahrscheinlichkeit im Einzelfall kaum nachweisen. Theorie steht gegen Theorie, die wissenschaftliche Abklärung ist bis heute noch nicht gelungen. Trotzdem tun Arzt und Zahnarzt gut daran, den Patienten entsprechend zu beraten. Keinesfalls ist es vertretbar, die Frage nach odontogenen Herden – obwohl sie bestehen – nur deshalb zu verneinen, weil man „nichts davon hält“: andererseits geht es nicht an, gutachterlich einen Zusammenhang anzunehmen, wenn nach Entfernung der Herde eine Besserung des Allgemeinleidens eingetreten sein sollte.

Wird von einem Zahnarzt „radikal saniert“, d. h. werden alle devitalen Zähne entfernt, so ist es nicht angebracht, im Gutachten von einem „Gebißverstümmler“ zu sprechen.

Neuralgiforme Beschwerden im Gesichtsbereich (odontogen)

(9, 25, 27, 43, 48, 74, 94, 104, 108, 116)

Zur Abklärung der echten, genuinen *Trigeminusneuralgie* sind ursächliche Faktoren am Zahnsystem (Karies, approximale Karies, Zahnhalskaries, Pulpitis, Dentikel, periapikale Prozesse, Wurzelreste, retinierte Zähne, Restostitis, Osteomyelitis) auszuschalten. Der Verzicht auf röntgenologische Untersuchungen des Zahnsystems und der Kiefer ist nicht vertretbar. Bei peripheren Neuralgien kann durch Exhairese der Endäste (Nn. mentalis, mandibularia, incisivus, palatinus, infraorbitalis) von intraoral relativ leicht Schmerzfreiheit für einige Zeit erreicht werden.

Von neurochirurgischer - neurologischer Sicht werden diese Eingriffe wegen der Gefahr einer Anaesthesia dolorosa allerdings als riskant bezeichnet. Der Patient ist über die Risiken detailliert präoperativ aufzuklären. Eigene Erfahrungen bei exakt definierten peripheren Neuralgien ergaben zufriedenstellende Ergebnisse.

Unter Umständen entfällt dann eine prozentuale Erwerbsminderung.

Neuralgiforme Beschwerden können auch bei Fehlabstützungen der Kiefer (s. nächster Abschnitt) auftreten.

GdB/MdE: Trigeminusneuralgie: s. Bewertungsrichtlinien S. 495. Zur Läsion des N. trigeminus auch S. 493.

Myoarthropathien – „Costen-Syndrom“

(9, 27, 42, 43, 62, 82, 103, 108, 116)

Es handelt sich um eine Fehlabstützung der Kiefer in den Zahnreihen und im Kiefergelenk infolge unzureichender Bezahnung, fehlendem oder nicht funktionstüchtigem Zahnersatz. Auch bei Zahn- und Kieferfehlstellungen, vor allem den Dysgnathien im Sinne von mandibulären oder maxillären Prognathien, des offenen Bisses u. ä., treten derartige Symptome auf. Die daraus resultierenden Beschwerden (Schmerzen in der Schläfengegend, Schädelkalotte und Hinterhaupt, Druck hinter dem Auge, Ohrensausen, verminderte Hörfähigkeit, trockener Mund, Zungenbrennen, Schmerzen in der Kaumuskulatur, Druckschmerz über dem Kiefergelenk, behinderte Mundöffnung) werden durch entsprechenden Zahnersatz oder gezieltes Einschleifen beseitigt. Anamnestische Angaben im Hinblick auf den Zeitpunkt einer zahnärztlichen Versorgung (Füllungen, Kronen, Brücken, Prothesen usw.) und dem Auftreten von Schmerzen sind zu berücksichtigen. Das anfallsweise Auftreten von Krampfzuständen in der Kaumuskulatur verleitet manchmal zur Diagnose „Trigeminusneuralgie". Teilweise werden „neuralgiforme Beschwerden", „Migräne" oder „Hysterie" u. a. angenommen.

UV: Im Zusammenhang mit einem Unfallgeschehen (Zahnverlust durch Trauma) wird bei Bestehen solcher Beschwerden oftmals ein ursächlicher Zusammenhang abgelehnt oder aber im Sinne einer „Trigeminusneuralgie" eingestuft. Beides ist ungerechtfertigt.

Rehabilitation: In einer neueren Entwicklung der Zahn-, Mund- und Kieferheilkunde wurden neben speziellen diagnostischen Verfahren (analytische Gebißregistrierung) zusätzliche therapeutische Möglichkeiten (Aufwachstechnik) erarbeitet, die geeignet sind, in bisher nach den üblichen Arten der Ersatzanfertigung behandelten Fällen Schmerzzustände neuralgiformer Art im Gesichtsbereich beseitigen zu können (Gnathologie). Die entsprechenden Maßnahmen sind allerdings recht aufwendig und kostenträchtig. Es ist deshalb angezeigt, vor Durchführung der Behandlung bei dem Versicherungsträger die Genehmigung einzuholen. Im Hinblick darauf, daß bei erfolgreicher Behandlung ggf. eine MdE entfällt oder wesentlich gemindert werden kann, ist der Kostenanfall dem Versicherungsträger gegenüber berechtigt.

In einzelnen Fällen kann trotz klinisch ausreichender prothetischer Versorgung eine Neuanfertigung notwendig werden, wenn gnathologische Gesichtspunkte nicht ausreichend berücksichtigt wurden.

Bei Dysgnathien ist eine operative Korrektur indiziert (Progenie-Operation).

Abrasion der Zähne

(17, 27, 38, 39, 43, 64)

Anerkennung im Sinne einer Wehrdienstbeschädigung ist nicht zu begründen. Das Abkauen von Zähnen ist von der Zahnstellung (Kopfbiß), abnormen Kaugewohnheiten (Parafunktionen Pfeifenraucher) und dem Härtegrad der Zähne abhängig; besondere Ernährungsverhältnisse (hartes Brot) sind von untergeordneter Bedeutung. Abrasionen am Zahnhals infolge von falschen Putz- und Bürstvorgängen werden beobachtet, häufig im Eckzahnbereich. Berufsbedingte lokale Abrasionen werden bei Tapezierern und Zimmerleuten beobachtet, die Nägel mit den Zähnen bis zum Gebrauch festhalten.

Magenbeschwerden durch Zahnverlust und fehlenden Zahnersatz

(19, 27, 28, 38, 39, 43)

Bei Beurteilung eines ursächlichen Zusammenhanges wird zahnärztlicherseits lediglich gesagt werden können, daß infolge Fehlens von Zähnen die Vorbereitung der Speisen im Munde unzulänglich ist. In „Das ärztliche Gutachten im Versicherungswesen", Bd. I (26), wird hierzu ausgeführt:

Ursächlicher Zusammenhang einer Schädigung des Kauapparates mit Störungen der Magentätigkeit funktioneller oder entzündlicher Art wird vom Verletzten ebensooft behauptet wie er ärztlicherseits aufgrund sorgfältig erhobener Vorgeschichte und allgemeiner Untersuchung abgelehnt werden muß. Die Beurteilung der inneren Abhängigkeit einer Erkrankung beider Organe ist schwer, weil

1. in der Pathogenese der in Frage stehenden Magenerkrankung körperliche und seelische Einflüsse eine Rolle spielen,
2. der Erkrankung des Magens nach Schädigung des Kauorgans von örtlich allgemein konstitutionellen Verhältnissen abhängige, funktionelle Anpassungsvorgänge vorausgehen können, deren Übergänge zum Krankhaften fließend sind.

UV: Der Gutachter kann gerade in dieser Frage nicht kritisch genug sein, wenn er den wahren Verhältnissen gerecht werden will. Jedenfalls darf ein Zusammenhang zwischen Unfallschädigung des Kauorgans und Erkrankung des Magens genannter Art nur bei sicherem Ausschluß anderer ätiologischer Faktoren hierfür bejaht werden. Das gleiche gilt für die Beurteilung einer Verschlimmerung des Magenleidens infolge einer unfallbedingten Schädigung im Mundhöhlen-Kiefer-Bereich, die mit Störungen des Kauvermögens einhergeht. Beachte hierzu S. 495.

Protheseneingliederung (Dienstvertrag)

(19, 27, 38, 39, 43, 64)

Die Eingliederung von zahnärztlichen Prothesen ist nicht allein ein technischer Vorgang. Es sind überwiegend Faktoren zu berücksichtigen, die ärztlicher Überlegung bedürfen, insbesondere sind die Prinzipien der Artikulationslehre und gnathologische Gesichtspunkte zu berücksichtigen. Dementsprechend unterliegt die Eingliederung von Zahnersatz dem Dienstvertrag, nicht dem Werkvertrag. Diese Auffassung wird durch neuerliche Rechtsentscheidungen belegt. Nur noch vereinzelt und in besonderen Fällen wird ein „Mischvertrag" angenommen (bei Fehlern in der Verarbeitung von Prothesenwerkstoffen besteht nach § 634 BGB das Recht auf Nachbesserung).

Das Wegnehmen eines „eingegliederten" Zahnersatzes kann u. U. einer Körperverletzung gleichgesetzt werden.

Prothesen für Schauspieler, Sänger und Redner

(19, 29, 39, 64, 120)

Die Beurteilung der Berufsfähigkeit dieses Personenkreises ist schwierig, wenn der Untersuchte von vornherein die Berufsunfähigkeit – infolge Zahnverlustes – als feststehend erachtet. (Es gibt Schauspieler, die einen totalen Zahnersatz im Oberkiefer tragen und sich voll berufsfähig betrachten!) In der Beurteilung ist der Sitz und das Aussehen der Prothese zu berücksichtigen (Saugwirkung, Farbe und Auswahl der Zähne). Phoniatrische Zusatzbegutachtung (Lautbildung, Zischlaute, Treffsicherheit des Tones) ist angezeigt.

Schreibhilfsmittel für Armlose

(43)

Durch die Hilfe des Zahnersatzes (Fixation des Schreibgerätes durch die Aufbißschienen im Mund) kann der Berufs- und Wirkungsbereich erweitert werden. Eine Änderung der MdE ist damit nicht verbunden.

Zahnärztliche Implantate

(7, 16, 19, 26, 27, 29, 38, 39, 64, 86, 99, 120, 123)

In letzter Zeit wurden gegenüber früher (subperiostale Implantate) neue Implantatkörper für den Kieferbereich (Stift-, Nadel-, Schraubenimplantate, Blattextensionsimplantate, Einzelzahnimplantate aus Metall, Trikalziumphosphat, keramischen Massen) mit unterschiedlichen Erfolgsaussichten entwickelt. Wenn auch eine endgültige Beurteilung der einzelnen Methoden zur Zeit nicht möglich ist, wurden hier zusätzliche Möglichkeiten für den Ersatz von Zähnen und der Zahnersatzanfertigung geschaffen. Forschung und Erprobung der Implantate sind noch nicht abgeschlossen.

Gutachterlicherseits erhebt sich die Frage, wieweit bei der „Neuartigkeit" der Methode mit zusätzlichen Risiken für Arzt und Patient eine Behandlung unter gutachterlich-rechtlichen Gesichtspunkten zu beurteilen ist, auch unter Berücksichtigung, daß der „Aufklärungspflicht" hierbei eine besondere Rolle zukommt. Zu berücksichtigen ist hierbei die Verwendung neuer Materialien und neuer technischer Konstruktionsprinzipien.

„Die obersten Rechtsbehörden haben es klar ausgesprochen: der Kranke dürfe von seinem Arzt, insbesondere vom Facharzt, erwarten, daß er mit den anerkannten Methoden der wissenschaftlichen Diagnostik seiner Zeit untersucht werde und daß ihm eine zeitgemäße Behandlung zustehe. Die Unterlassung solch ärztlicher Möglichkeiten, obgleich die gegebenen örtlichen und persönlichen Umstände Erfolgsaussichten gewährten, entspräche einer Fahrlässigkeit. Auch wäre es natürlich ganz und gar unstatthaft, sich den neueren Erfahrungen und Fortschritten der Medizin aus Bequemlichkeit, Eigensinn oder Hochmut zu verschließen. Es entspricht also nicht der erwünschten Sorgfalt ... zu betonen, früher habe man doch mit einfachen Mitteln auch viel erreicht. Wer dazu neigt, verfehlt bestimmt das lockere Ziel, das der Neuzeit mit ihren besseren Methoden winkt" (Eb. Schmidt, Heidelberg).

Die sog. „offene" Metallimplantation im Munde ist derzeit fachlich zu vertreten. Vorauszusetzen ist, daß die „Aufklärungspflicht" gegenüber den Patienten beachtet wird, daß sich fachliche Mängel in der Implantationstechnik nicht nachweisen lassen und daß keine allgemeinmedizinischen Gesichtspunkte dagegen sprechen (Hämopoetisches System, Diabetes, Leber, Niere usw.).

Beurteilung: Durch die Anwendung von Implantatkörpern im Munde kann die Kaufunktion verbessert und damit ggfs. eine seither bestehende MdE herabgesetzt werden (z. B. bei totalem Ersatz im Unterkiefer). Die Methode der Implantationstechnik ist soweit entwickelt, daß sie bei strenger Indikation und erhöhter Sorgfalt als „zumutbarer Eingriff" angesehen werden kann. Regelmäßige nachgehende Kontrollen sind erforderlich, da die Haltbarkeit von Implantaten gegenüber natürlichen Zähnen eingeschränkt ist.

Eine gewissenhafte Gebißpflege des Patienten muß vorliegen.

Nach Entfernung von Implantaten kann eine wesentlich ungünstigere anatomische Situation vorliegen als vorher.

Verschlucken und Aspiration von zahnärztlichem Kleininstrumentarium und Zahnteilen

(27, 43, 65, 74, 111, 125)

Ein Zahnarzt handelt fahrlässig, wenn er bei Benutzung eines Kleininstrumentariums die von der Wissenschaft für erforderlich gehaltenen Sicherungsmaßnahmen unterläßt, auch wenn diese Maßnahmen mit gewissen Unbequemlichkeiten oder Zeitverlust verbunden sind und deshalb in der Praxis üblicherweise nicht angewendet werden. Diese Auffassung ist von zahnärztlicher Sicht aus nicht unwidersprochen geblieben. BGH-Urteil vom 27. 11. 1952 (GBHZ 8, S. 139 ff).

In ähnlicher Weise ist das Verschlucken von Zähnen oder Zahnteilen zu sehen, wenn dies bei Extraktionen oder bei Traumen eintritt. Röntgenkontrollen des Thorax oder des Abdomens sind erforderlich, sofern Teile vermißt werden. Gegebenenfalls ist eine Kontrastmittelfüllung oder eine Endoskopie notwendig.

Bei frischer Aspiration ist der Transport des Patienten in der für ihn angenehmsten Lage (Hustenreiz, Atemnot) durchzuführen.

Als Folgeschäden bei der Aspiration sind Lungenkomplikationen, beim Verschlucken Magen- und Darmperforationen und Eindringen in das Pankreas beobachtet worden.

Mund und Kiefer

Lippen- und Wangenverletzungen
(18, 23, 27, 43, 58, 83, 85, 93, 99)

Ätiologie: Neben Unfall- und Verwundungsfolge sind Schäden bei zahnärztlicher Behandlung (iatrogen) mit scharfen rotierenden Instrumenten (Verzicht auf Scheibenschutz) möglich. Desgleichen werden Lippenverletzungen nach Anästhesie beobachtet, wenn das Heißlaufen von Bohrerhandstücken nicht bemerkt wird (technischer Fehler) oder eine Rotlichtwärmebestrahlung erfolgt; dadurch treten Verbrennungen der Haut und Schleimhaut auf. Manche Patienten, besonders Kinder, beißen sich während der Anästhesie unbewußt auf die Lippen oder Wangen. Dann wird dem Zahnarzt unberechtigt eine Verletzung unterstellt.

Auf die Möglichkeit von Artefakten bei Strafgefangenen oder psychisch Kranken ist zu achten.

Beurteilung: Lippendefekte mit Ausfließen von Speichel bedingen eine MdE von 20–30%.

Schäden an Gaumen und Zunge

(58, 76, 79, 83, 93, 99)

Ätiologie: Traumatische Verletzungen des Gaumens bedürfen in der Regel der operativen Versorgung. Dies gilt besonders für Pfählungsverletzungen bei Kindern (Bleistift, Musikinstrumente, Kleiderbügel), auch wenn Spontanheilungen solcher Verletzungen sowohl am weichen wie am harten Gaumen beschrieben wurden. Auch Verletzungen der Zungenmuskulatur sind operativ zu versorgen, um Einschränkungen der Beweglichkeit durch Narbenzüge zu verhindern. In späteren gutachterlichen Beurteilungen treten u. U. Schwierigkeiten auf.

Verletzungen der Kiefer sind u. a. im Kapitel über Frakturen zu ersehen.

Beurteilung: Verletzungs- und Erkrankungsfolgen an den Kiefern, Kiefergelenken und Weichteilen der Mundhöhle, einschließlich der Zunge und der Speicheldrüse, sind nach dem Grade ihrer Auswirkung auf Sprach-, Kau- und Schluckvermögen zu beurteilen (nach: Anhaltspunkte für die Ärztliche Gutachtertätigkeit im Versorgungswesen).

MdE: s. Bewertungsrichtlinien S. 495.

Mund-Antrum-Verbindung

(27, 44, 51, 83, 93, 99, 112, 113)

Ätiologie: Bei der seltenen Eröffnung der Kieferhöhle durch einen traumatischen Insult wird der Defekt gewöhnlich im Rahmen der Wundversorgung wieder verschlossen.

Üblicherweise tritt eine Perforation von der Mundhöhle zum Antrum dann ein, wenn die Zahnwurzeln bis zum Kieferhöhlenboden reichen. Dabei kommt es bei zahnärztlichen Maßnahmen (Wurzelkanalbehandlung, Wurzelspitzenamputation, Zahnextraktion u. ä.) oft unvermeidbar zur iatrogen verursachten Mund-Antrum-Verbindung.

Eine fachgerechte plastische Defektdekkung ist hierbei zu fordern. Das Fortbestehen der Perforation nach Wundheilungsstörung, oft infolge falschen Verhaltens des Patienten (Naseputzen, Verzicht auf flüssige Kost und Nikotinkarenz), kann dem Operateur nicht von vornherein angelastet werden.

Beurteilung: MdE bis zur endgültigen plastischen Deckung 0–10%.

Kieferfrakturen

(14, 23, 43, 58, 83, 84, 97, 99, 105, 117)

Beurteilung: Zur Beurteilung ist die systematische Erfassung der einzelnen Frakturtypen erforderlich (Querfrakturen: Corpus mandibulae – Ramus mandibulae, Schräg-, Längs-, Aussparungs-, Defekt- und Horizontalfrakturen im Corpus mandibulae mit Beteiligung von Zahngruppen).

Die Lokalisation der Frakturen ist röntgenologisch ggf. computertomographisch zu dokumentieren (Anfertigung eines Frakturschemas). Die Beziehung von Zähnen zum Frakturspalt kann im Zahnstatus festgehalten werden. Frakturbedingte Nervenläsionen sind auszuschließen. Bei fachgerechter Versorgung tritt eine folgenlose Knochenheilung ohne MdE ein.

Eine Erwerbsminderung ergibt sich aus Störungen der Okklusionsverhältnisse unter Berücksichtigung des Zahnverlustes. Mit der Eingliederung von funktionstüchtigem Zahnersatz bleibt in der Mehrzahl der Fälle keine MdE zurück. Eine Gewöhnungszeit an den Ersatz von drei Monaten sollte in Erwägung gezogen werden.

Durch unzweckmäßige Behandlungsmaßnahmen, die zahnärztliche Gesichtspunkte außer acht lassen, ergeben sich hin und wieder rechtliche Auseinandersetzungen. (Pseudarthrose s. S. 491)

Zahn im Bruchspalt

(27, 43, 58, 74, 83, 92, 99, 109)

Der im Frakturspalt stehende Zahn galt oft als auslösende Ursache für eine Bruchspaltosteomyelitis. Seine prophylaktische Extraktion wird meist gefordert, der Zahnverlust ist als Unfallschaden zu werten. Wird er bei einer stabilen Osteosynthese belassen, muß eine Langzeitkontrolle (Vitalität, Röntgen) erfolgen.

Spontanfrakturen des Unterkiefers

(14, 83, 99, 109)

Infolge krankhafter Veränderungen (Tumor, Zyste, retinierter Zahn) kann es ohne wesentliches Trauma zur Fraktur kommen. Im Sinne der Anerkennung als Unfallfolge ist die Frage zu klären, ob ein nichtiger Anlaß genügt hätte, um es zur Fraktur kommen zu lassen. Bejahendenfalls kann eine Unfallfolge nicht als allein ursächlich anerkannt werden.

Die Möglichkeit einer iatrogenen Fraktur, z.B. nach operativer Zahnentfernung, ist zu berücksichtigen

Frakturversorgung (neue operative Techniken)

(13, 27, 35, 55, 58, 70, 83, 90, 92, 97, 99, 105)

In der Frakturversorgung treten konservative Methoden durch Schienenverbände in den

Hintergrund und werden durch operative Techniken ergänzt oder ersetzt. Verfahren mit Drahtnähten werden zugunsten von Plattenosteosynthesen (Kompressionsplatten, miniaturisierte Platten) verlassen.

Mit diesen Methoden lassen sich primär die Fragmente reponieren und fixieren, so daß Gesichtsdeformierungen weitgehend vermieden und die Kaufunktion hinreichend sicher wieder hergestellt werden kann (schnellere Heilung, weniger Komplikationen, kürzere Liegezeit, geringere Behandlungskosten). Im allgemeinen werden derartige Eingriffe z. Z. nur in Spezialkliniken und von Fachärzten durchgeführt. Schienenverbände sind von Fall zu Fall zusätzlich erforderlich. Auch dieser Gesichtspunkt ist in der Begutachtung zu berücksichtigen.

Die Entfernung der Fixationselemente erfolgt üblicherweise nach zwei bis sechs Monaten, wenn die Kieferbruchheilung abgeschlossen ist (s. Fremdkörper S. 494).

Bei betagten Patienten kann das Osteosynthesematerial in geeigneten Fällen belassen werden.

Kiefergelenkfortsatzfrakturen

(27, 41, 42, 43, 50, 82, 83, 92, 99, 118)

Frakturen des Kiefergelenkfortsatzes (Processus condyloideus) werden nicht selten übersehen, weil eine fachbezogene Röntgendiagnostik nicht überall gewährleistet ist und fachunerfahrene Ärzte in der Beurteilung überfordert sind. Oft liegt nur eine geringe klinische Symptomatik vor.

In einer gutachterlichen Abklärung bleiben sie so unberücksichtigt oder werden falsch gedeutet, so daß der Verletzte benachteiligt wird.

Die Begutachtung kann sich nicht nur auf die Gelenkfortsätze beschränken, da Kiefergelenk und Zahnsystem als funktionelle Einheit zu sehen ist. So führen Fehlabstützungen in den Zahnreihen zu Fehlbelastungen der Kiefergelenke. Daraus ist zu folgern, daß es bei Frakturen des Processus condyloideus zur Entlastung des Kiefergelenks mit Abstützung in den Zahnreihen kommen muß. Bei teil- oder unbezahnten Kiefern ist ein entsprechender Zahnersatz einzugliedern.

Die Kosten für einen solchen Ersatz sind vom Versicherungsträger zu übernehmen, auch wenn Zähne bei dem Unfall selbst nicht beschädigt wurden oder verloren gegangen sind. Wenn im extremen Fall ein totaler Zahnverlust vor einer erlittenen Gelenkfortsatzfraktur bestanden hat, ist der totale Ersatz für den Oberkiefer und den Unterkiefer vom Versicherungsträger zu übernehmen, weil durch den Zahnersatz die Beschwerden von seiten der Kiefergelenke gemindert und Veränderungen im Sinne einer Arthropathia deformans entgegengewirkt werden kann.

Einen entscheidenden Einfluß auf spätere Beschwerden hat die Form der Gelenkfortsatzfraktur, speziell ob eine Dislokation oder Luxation des Fragmentes eintrat (Abb. 26.**1**).

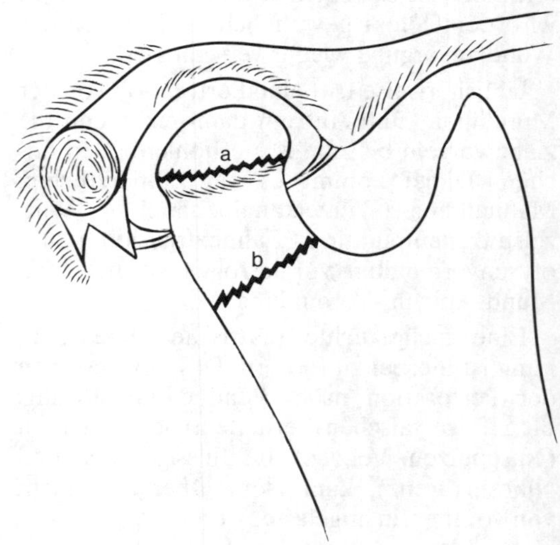

Abb. 26.**1** Kiefergelenkfortsatzfraktur
a) Capitulumfraktur (intrakapsulär
b) Collumfraktur (extrakapsulär)

Prinzipiell unterscheidet man:

a. Hohe, intrakapsuläre Capitulumfrakturen (subkondylär, perkondylär, diakondylär)
b. Tiefe, extrakapsuläre Collumfrakturen
   1) ohne Dislokation/Luxation
   2) mit Dislokation
   3) mit Luxation

Alle Frakturen treten ein- und doppelseitig in unterschiedlichen Variationen auf.

In der gutachterlichen Praxis läßt sich häufig aus der Form der Gelenkfortsatzfraktur ableiten, ob posttraumatische Beschwerden zu erwarten sind.

Frakturen ohne Fragmentverschiebung heilen bei entsprechender Abstützung in den Zahnreihen und Ruhigstellung komplikationslos und verursachen später selten Beschwerden (Typ b 1 S. 488).

Ist es frakturbedingt zur Aufhebung der Gelenksbeziehung gekommen, fehlt die Abstützung des Unterkiefers zur Schädelbasis hin (Typ b 2 und 3). Nach kurzzeitiger Ruhigstellung wird funktionell behandelt. Dabei werden Gummizüge und später orthopädische Hilfen verwendet. Operative Interventionen zur Reposition der dislozierten Gelenkköpfe haben sich nicht bewährt (Fazialisparesen, Gelenkkopfnekrose).

Kiefergelenkankylosen sind bei extrakapsulären Frakturen selten zu beobachten.

Bei den intrakapsulären Capitulumbrüchen (a.) können die abgesprengten Teile nach knöcherner Konsolidierung partiell wieder Funktionen einer Gelenkwalze übernehmen. Eine frühzeitige, 8 bis 10 Tage posttraumatisch, funktionelle Bewegungsbehandlung wirkt einer Ankylosierung entgegen. Langzeitüberwachung bis zu einem Jahr, vor allem bei Kindern, ist zwingend. Kieferorthopädische Apparaturen sind zu empfehlen, da sie eine bessere Kontrolle ermöglichen.

Beurteilung: Bei einseitigen Gelenkfrakturen kommt es oft zur Überbelastung des „gesunden" Gelenks, daher werden Schmerzen *nicht* auf der *geschädigten* Seite, sondern auf der *Gegenseite* angegeben. Bei der Öffnung weicht der Unterkiefer zur kranken Seite ab, auf der gesunden Kieferseite kommt es zur (Sub-)Luxation des Gelenkkopfes mit entsprechenden Beschwerden.

Doppelseitige Gelenkfortsatzfrakturen sind um so günstiger, je gleichartiger der Frakturtyp ist, weil es dann zu einer symmetrischen muskulären „Abstützung" kommt. Eine raschere Ermüdbarkeit beim Kauakt wird beobachtet.

Die Erwerbsminderung ist nach Maßgabe der vorgenannten Angaben zwischen 0–40% einzustufen. Zu berücksichtigen sind neuralgiforme Schmerzen und reduzierte Kaufähigkeit.

Jeder Fall ist individuell zu beurteilen, da Zahnsystem, Gesichtsform, Kondylenbahn, Alter, Konstitution, Beruf mit zu berücksichtigen sind.

Anfallende Kosten für Zahnersatz und kieferorthopädische Nachbehandlung sind vom Versicherungsträger des Verursachers zu übernehmen.

Kiefergelenkfortsatzfrakturen im Wachstumsalter

(41, 42, 43, 50, 82, 83, 97, 99)

Sie werden möglicherweise erst dann diagnostiziert, wenn eine Gesichtsasymmetrie (bei einseitiger Epiphysenschädigung) oder eine Unterentwicklung des Unterkiefers im Sinne der Vogelgesichtsbildung (bei doppelseitiger Epiphysenschädigung) nach Monaten oder Jahren in Erscheinung tritt. Da ähnliche oder gleiche klinische Erscheinungsbilder (rudimentärer Gelenkfortsatz, Ankylose) sich aus einer infektiös geschädigten Epiphyse ergeben können, benachteiligt man den Kranken u. U. lebenslänglich, wenn die Diagnose einer stattgehabten Fraktur nicht primär gestellt wird, da nach Jahren die Zusammenhänge nicht mehr festzustellen sind. Obwohl auch durch frühzeitig eingeleitete kieferorthopädische Behandlung Folgeerscheinungen nicht immer zu verhindern sind, können sich Rechtsfälle ergeben, wenn darauf verzichtet wurde.

Beurteilung: Je nach dem Grad der resultierenden Gesichtsentstellung beträgt die dauernde Erwerbsminderung 0–30%.

Als Heilbehandlung kommen plastische Korrekturen (Knochenverpflanzung, Arthroplastik) in Frage.

Kiefergelenkluxation

(27, 80, 82, 94, 99, 102, 103)

Eine einmalige traumatische Luxation des Unterkiefers kann in der Folge zu einer „habituellen Luxation" führen. Fixierte und reponierbare Formen sind als indirekte Unfallfolge anzunehmen, wenn ein zeitlicher Zusammenhang mit dem Trauma gegeben ist. Als Trauma kann auch eine langdauernde Zahnbehandlung, eine Narkose u. ä. neben der unfallabhängigen gewertet werden. Klinisch und röntgenologisch sind eine primäre Luxation aufgrund einer Arthropathie (Fehlstellung der Zähne, abnorme Form des Kiefergelenkfortsatzes) auszuschließen. Vor einer operativen Behandlung sind gnathologische Behandlungsmaßnahmen einzuleiten.

Beurteilung: Bei der habituellen Form kann berufsabhängig (Lehrer, Sänger, Verkäufer) eine MdE erwogen werden.

Ankylose des Kiefergelenkes

(12, 20, 27, 41, 50, 58, 69, 74, 79, 81, 82, 83, 94,99, 118)

Ätiologie: Knöcherne Verwachsungen des Kiefergelenkfortsatzes mit der Schädelbasis (Gelenkgrube) können traumatisch und infektös verursacht sein. Sie spielen im Wachstumsalter eine besondere Rolle. Eine Fehlbehandlung kann vorliegen bei zu langer Verschnürung in den Zahnreihen, bei Gelenkfortsatzfrakturen, bei unterlassener Therapie und bei nicht erkannter Kieferosteomyelitis; sie wird sich allerdings nur vereinzelt beweiskräftig nachweisen lassen. Die Ankylose kann sich auch im Verlauf einer Otitis media (Kontaktinfektion) oder hämatogen (Masern, Scharlach) entwickeln. Sekundäre Folgen können sich aus der herabgesetzten Kaufunktion, Erschwerung der Diagnostik im Mund-Hals-Gebiet und aus einer erhöhten Kariesfrequenz der Zähne (Gebißverfall wegen ungenügender Reinigungsmöglichkeit) ergeben.

Der Zeitpunkt der Operation (Schaffung einer Nearthrose am aufsteigenden Kieferast) hat den Entwicklungsstand des Kiefers zu beachten, um das Längenwachstum des Unterkiefers nicht zu beeinträchtigen. Es kann aber nicht unbedingt Forderung sein, daß der Abschluß des Kieferwachstums (18–20 Jahre) abgewartet werden muß. Für den Operationserfolg ist die Mitarbeit des Patienten (Tragen kieferorthopädischer Apparate, Dehnübungen) entscheidend. Rezidive ergeben sich, wenn nicht beachtet wird, daß die Durchtrennung des Unterkiefers am Übergang vom hypertrophierenden Knochengewebe zum normalen Gewebe erfolgt, wenn die medikomechanische Behandlung nicht zweckentsprechend ist oder aber wenn die Mitarbeit des Patienten zu wünschen übrig läßt.

Sofern es sich um eine einseitige Ankylose handelt, erübrigt sich in der Regel ein operativer Eingriff am Gegengelenk.

Beurteilung: Der Grad der Erwerbsminderung ergibt sich aus der totalen Kieferklemme, der herabgesetzten Kaufähigkeit und dem Ausmaß der Gesichtsentstellung (10–50%).

Rehabilitation: Schaffung einer Nearthrose, medikomechanische Nachbehandlung, Dehnübungen, zahnärztliche Sanierung.

Kieferklemme durch Synostose

(12, 69, 74, 81, 83)

Bei bestimmten Verletzungen oder entzündlichen Veränderungen kann es zu einem knöchernen Zusammenwachsen des Processus muscularis mit dem Jochbogen kommen. Zu denken ist an eine Fraktur des Jochbogens und des Processus muscularis im Rahmen einer Mehrfachfraktur der Kiefer. Es resultiert eine Kieferklemme, ohne daß hierbei die Gelenkfunktion beeinträchtigt ist. Die Beschwerden entsprechen denen der echten Ankylose, das operative Vorgehen differiert jedoch von der Ankyloseoperation.

Beurteilung und Rehabilitation: wie bei der Ankylose.

Jochbeinfraktur

(27, 58, 60, 83, 92, 99, 105)

Die Aufrichtung des imprimierten Jochbeinkörpers ist indiziert:

1. bei Bestehen von Doppelbildern (traumatischer Enophthalmus),
2. bei Kaubehinderung im Sinne einer Kiefersperre oder Kieferklemme (Processus-muscularis-Einklemmung oder Fraktur),
3. bei auffallender Entstellung in ästhetischer Hinsicht (Abflachung der Wangenkontur),
4. bei Einklemmung des N. infraorbitalis (An-, Hyp-, Parästhesie im Ausbreitungsgebiet, evtl. Desensibilität von Oberkieferzähnen).

Wird darauf primär verzichtet, so sind später operative Eingriffe notwendig, die in keinem Verhältnis zu der primär relativ einfachen Reposition des Jochbeins stehen. Ein Verzicht kann allerdings entschuldbar sein, wenn bei Schwerverletzten (Bewußtlosigkeit, Wunden,

Schwellungen, Hämatome im Gesichtsbereich) die klinischen und röntgenologischen Untersuchungsmöglichkeiten eingeschränkt sind.

Zur Wiederherstellung der Kaufunktion ist manchmal in der Folgezeit die Resektion des Muskelfortsatzes des Unterkiefers erforderlich. Es entfallen dann erwerbsmindernde Folgen.

Beurteilung des Doppelbildfeldes augenärztlich s. S. 467.

Orbitabodenfraktur

(27, 58, 74,83, 92, 99, 105)

Durch stumpfe Gewalt (Schlag, Stoß, Sturz) auf den Augapfel (Bulbus) kommt es zum Bruch des dünnen Orbitabodens, der „Blowout-Fraktur". Teile der Augenhöhle (Orbitafett, Augenmuskel) werden in die Kieferhöhle verlagert. Es resultieren Bewegungseinschränkungen des Bulbus, somit ein Doppelbildsehen. Die Symptome sind ähnlich denen bei Jochbeinfraktur.

Ophthalmologisches Konsil ist zwingend erforderlich. Bei Unterlassen einer Revision (Orbitabodenplastik) sind Dauerschäden möglich (s. Augenarzt, S. 467).

Kieferschußverletzungen

(20, 21, 30, 83, 99)

Die Beurteilung von Schußverletzungen, die häufig zu Weichteil- und Knochensubstanzverlusten führen, ist besonders schwierig.

Neben der direkten Geschoßwirkung können versprengte Knochenanteile zusätzliche Läsionen hervorrufen. Die Defekte führen einerseits zur Funktionseinschränkung der Kiefer, andererseits zu Entstellungen des Gesichts. Zudem sind häufig Nervenverletzungen vorhanden. Geschoßrelikte lassen sich nur durch Röntgenaufnahmen in mehreren Ebenen darstellen. Ihre Entfernung ist oft schwierig und mit zusätzlichen Verletzungen verbunden.

Computertomographische Darstellung vor dem Eingriff ist erforderlich. Tetanusschutz sollte vorhanden sein.

Gehirnabszeß als Spätkomplikation nach Kieferschußfraktur

(20, 21, 23, 38, 43, 83)

Ätiologie: Die Frage, ob es im Anschluß an Kieferschußverletzungen nach Jahren zu sogenannten Spätabszessen im Gehirn – evtl. mit Todesfolge – kommen kann, ist zu bejahen. In der Regel handelt es sich um Schädigungen in den Oberkieferabschnitten, wobei röntgenologisch nicht erfaßbare Fissuren und Infraktionen als Infektionsausbreitungswege zum Gehirn in Frage kommen. Bei Schußbrüchen des Unterkiefers ist zu berücksichtigen, daß sog. „Sekundärgeschosse" (Knochensplitter), die u. U. schädelbasiswärts versprengt werden, zu Infektionen des Gehirns führen können.

Beurteilung: Für die Anerkennung ist eine hinreichende Wahrscheinlichkeit erforderlich.

Pseudarthrose (nach Kieferfraktur)

(22, 27, 35, 38, 74, 83, 92, 97, 99)

Die Pseudarthrose tritt häufiger im Unterkiefer, selten im Oberkiefer auf.

Ätiologie: Auftreten bei größeren Knochensubstanzverlusten (Trümmer-, Defekt-, Schußbruch), aber auch als Folge unzulänglicher Behandlung der Kieferfraktur (Verzicht auf Schienung und Ruhigstellung, Zahn im Bruchspalt, Weichteilinterponat, Fremdkörpereinsprengung, Bruchspaltinfektion). Zur Geltendmachung rechtlicher Ansprüche sind zusätzliche Faktoren (Verhaltensweise des Verletzten, zeitlich-örtliche Umstände, Allgemeinleiden) im Einzelfall zu berücksichtigen.

Beurteilung: Je weiter kondylenwärts (Ramus ascendens) die Pseudarthrose ist, desto geringer ist der Funktionsverlust im Hinblick auf die Kautätigkeit; wesentlich ist,

1. in welchem Maße die Artikulation und Okklusion gestört sind,
2. ob rasche Ermüdung beim Kauakt eintritt (Sitz in der Kieferwinkelgegend),
3. wieweit durch die Fehlbelastung arthropathische Veränderungen am gleichseitigen, aber auch am gegenseitigen Kiefergelenkfortsatz aufgetreten sind,
4. in welchem Maße eine Restbezahnung hinsichtlich der Kaufunktion vorhanden ist.

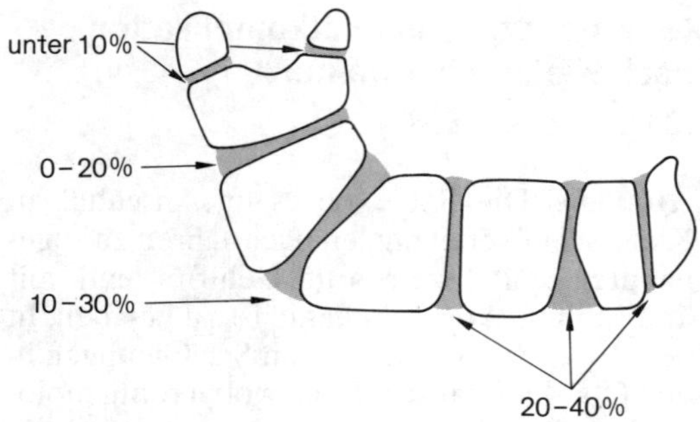

Abb. 26.2 Anhalt für MdE für Unterkieferpseudarthrosen unter Berücksichtigung der Lokalisation

Die prozentuale Einstufung hat die Kaufunktion mit zu berücksichtigen; sie bewegt sich zwischen 10–40%. Im horizontalen Anteil des Unterkiefers läßt eine Pseudarthrose das Tragen von herausnehmbarem Zahnersatz nicht zu (festsitzender Zahnersatz ist erst nach operativer Korrektur möglich). Nach der operativen Behandlung und prothetischen Versorgung ist die voraus bestehende Erwerbsminderung noch für einen längeren Zeitabschnitt (4–6 Monate) zu belassen (Gewöhnungszeit). Hilfreich bei der Festsetzung der MdE ist eine Typisierung nach Gärtner hinsichtlich des Sitzes der Pseudarthrose (Abb. 26.**2**).

Rehabilitation: Im Rahmen des Heilverfahrens ist die Transplantation von Knochen (Beckenkamm) in den Unterkieferdefekt unter Verwendung von Osteosyntheseplatten – bei klinisch gesunden Verletzten – ein zumutbarer Eingriff.

Der chirurgische Eingriff ist grundsätzlich in Verbindung mit zahnärztlich-prothetischen Maßnahmen zu verbinden, um einer „erfolgsunsicheren" Behandlung entgegenzuwirken. Notwendig werdender Zahnersatz (herausnehmbar, festsitzend) kann im allgemeinen nach etwa 6 Monaten eingegliedert werden. Erst danach ist die endgültige Erwerbsminderung festzulegen.

Fazialisparese

(27, 28, 56, 57, 58, 61, 73, 74, 79, 91, 93, 101, s. HNO)

Ätiologie: Das Auftreten einer peripheren Parese des VII. Gesichtsnerven wird hin und wieder nach Injektion durch zahnärztliche Behandlung beobachtet, wobei die Frage zu klären ist, wieweit die Injektion technisch einwandfrei durchgeführt wurde. Es gilt als Grundsatz, daß im Kieferbereich nur „unter Knochenkontakt" injiziert werden darf. Wird dem nicht entsprochen, so ist es möglich, daß die Injektionsflüssigkeit in die Wangenweichteile deponiert wird und durch Diffusion Fazialisäste erreicht (Auftreten der Parese unmittelbar nach Injektion). Andererseits ist es möglich, daß die Lähmung des Nerven zufällig mit einer Zahnbehandlung oder im Anschluß daran auftritt (Fazialisschäden rheumatischer Genese).

Durch Geburtstrauma (nicht fachgerechtes Anlegen der Geburtszange) kann es beim Kind zu einer bleibenden Fazialislähmung in Verbindung mit Kiefermißbildungen kommen, wenn gleichzeitig eine Schädigung der epiphysären Anteile des Kiefergelenkfortsatzes erfolgt (Gesichtsasymmetrie, Kieferklemme).

Eine Fazialisparese nach Weichteilverletzungen oder Hämatomen im Kiefer-Wangen-Bereich wird in seltenen Fällen beobachtet. Operationsbedingte Fazialisparesen sind als iatrogen abzugrenzen.

Es werden Schweißsekretionsstörungen bei partieller Fazialisschädigung nach Kieferschußverletzungen oder nach operativen Eingriffen beschrieben (Frey-Syndrom).

Beurteilung: Fazialisparese (ohne Augenbeteiligung) MdE 10–20% (s. S. 495).

Parese des N. hypoglossus

(27, 28, 32, 35, 43, 57, 61, 74, 85, 93)

Läsionen treten nach Eingriffen im Mundbodenbereich (Tumorresektion) oder durch Traumen (Weichteilverletzung, Kieferbruch) auf. Bewegungseinschränkungen der Zunge führen zu Schluck- und Sprachstörungen.

Beurteilung: je nach Ausmaß 0–20% MdE.

Läsion des N. trigeminus

(18, 27, 32, 43, 48, 57, 72, 74, 79, 84, 85, 89, 91, 96, 100, 108, 110, 116, 121)

Ätiologie: Schädigung sensibler Anteile des N. trigeminus durch Traumen (Kieferbruch) oder Operationen (z. B. Osteosynthese, oralchirurgischer Eingriff).

Selten ist der 1. Ast (N. supraorbitalis) betroffen. Bei Orbitabodenfrakturen (Jochbeinbruch) wird der N. infraorbitalis (2. Ast) tangiert. Iatrogene Schädigung bei Kieferhöhlenoperation ist möglich. Der 3. Ast (N. mandibularis, N. mentalis) ist bei Kieferfrakturen betroffen. Iatrogene Schädigung durch Weisheitszahnentfernung, Zystenoperation, Progenieoperation ist denkbar, die auch den N. lingualis betreffen kann. Nicht primär ist fehlerhafte Behandlung zu unterstellen, Ausgangsbefund (Lage der Zähne, Größe der Zyste, Anatomie des Kiefers) ist zu berücksichtigen.

Nervschäden nach Tumoroperationen meist unvermeidbar.

Symptomatik: Ausmaß der Schädigung durch neurologische Methoden prüfen (Hypo-, Hyper-, Par- und Anästhesie), beim N. lingualis auch Ageusie durch gustometrische Prüfung.

Beurteilung: Bei traumatischer und iatrogener Genese ist Nervnaht, ggf. durch Nervtransplantat zu überlegen, wenn die Schädigung nicht wesentlich länger als 4 Wochen zurückliegt. Spontane Remission ist nur bei partieller Läsion zu erwarten. Die Erfolgsaussicht reduziert sich, je länger die Schädigung zurückliegt. Bleibende Läsionen sind je nach Ausmaß und Lokalisation mit MdE 0–30% einzustufen. Betr. Neuralgie s. S. 483.

Myositis ossificans des M. masseter

(10, 83)

In seltenen Fällen kommt es nach traumatischen Insulten zu einer umschriebenen Myositis ossificans, aus der Kaubeschwerden resultieren. Histologisch handelt es sich um eburnierte Knochenanteile mit schmalen Knochenmarkkanälen, wobei das Muskelgewebe fehlen kann. Erwerbsmindernde Folgen werden sich nur selten ergeben.

Leukoplakie und Trauma

(6, 27, 28, 83)

Die Entstehung einer Leukoplakie durch chronisch exogene Reize (Glasbläser, Tee- und Kaffeeversucher, Schuster, Sattler u. a.) sind zu berücksichtigen. Nicht berufsbedingte Reizfaktoren innerhalb der Mundhöhle (scharfe Zahnkanten, Füllungsränder, Zahnstein, funktionsuntüchtige Prothesen, Rauchen, Kauen) sprechen gegen eine Anerkennung als Schädigungsfolge.

Kiefertumor und Trauma

(1, 3, 4, 27, 67) s. auch S. 362

Einen ursächlichen Zusammenhang zwischen traumatischen Insulten und einer Tumorentwicklung mit Sicherheit oder auch im Sinne der Wahrscheinlichkeit nachweisen zu wollen, ist fast nicht möglich und bleibt oftmals fraglich. Die Möglichkeit eines Zusammenhanges reicht aber als Anerkennung im Sinne eines Versorgungsleidens nicht aus. Manche Entscheidungen laufen darauf hinaus, das Leiden im Sinne der Verschlimmerung anzuerkennen mit der Begründung, daß durch die dem Krieg, Gefangenschaft oder Konzentrationslager eigenen Verhältnisse eine frühzeitige fachgerechte Behandlung nicht möglich war oder daß die Diagnose verspätet gestellt wurde.

Nach K. H. Bauer sollen folgende Voraussetzungen erfüllt sein:

1. Der traumatische Insult muß erwiesen sein.
2. Der Sitz des Tumors muß dem Ort der Gewalteinwirkung entsprechen.
3. Die Entwicklung des Tumors darf den derzeitigen wissenschaftlichen Erkenntnissen der Geschwulstforschung nicht widersprechen.
4. Es muß ein gewisses Maß innerer Wahrscheinlichkeit dafür bestehen, daß das Trauma aus dem späteren Geschwulstgeschehen schwer wegdenkbar ist.

Hinzu kommt die Forderung des Bestehens von sog. Brückensymptomen. Zu berücksichtigen ist, daß lediglich ein zeitliches Zusammentreffen zwischen Trauma und Geschwulstentwicklung bestehen oder daß die Tumorentwicklung bei Eintreten des Traumas bereits eingeleitet gewesen sein kann.

Beurteilung: Es werden unterschieden die Gruppe der Fistel- und Narbenkrebse (Geschwülste nach Schußverletzungen, Verätzungen, Strahlenschäden, Verbrennungen, Erfrierungen; Geschwülste nach geschlossenen Knochenbrüchen) und die Gruppe der Geschwülste, die auf eine stumpfe Gewalt (Stoß, Schlag, Sturz, Verschüttung) zurückgeführt werden. Bei letzteren ist die Beurteilung besonders schwierig.

Gesichtsentstellung

(11, 22, 23, 27, 66, 74, 75, 79, 85, 86, 93, 119)

Vom kieferärztlichen Standpunkt aus ist es ratsam, Gesichtsentstellte zusätzlich neurologisch-psychiatrisch (psychosomatisch) beurteilen zu lassen, da abnorme psychogene Reaktionen nicht selten sind. Prozentuale Tabellen für Gesichtsentstellungen werden diesen Verletzten nicht gerecht. Gleichzeitige Funktionseinschränkungen der Kiefer (Narbenbildungen, Knochen- und Weichteilsubstanzverluste, Nahrungsaufnahme, Kaufunktion) sind zu berücksichtigen. Individuelle Beurteilung ist erforderlich, Bewertungsrichtsätze gelten nur annäherungsweise.

Beurteilung: Bei Entstellung des Gesichts ist zu berücksichtigen, daß dem Beschädigten mancher Beruf verschlossen bleibt oder ein bereits ausgeübter Beruf aufgegeben werden muß. Weiter bestehen Schwierigkeiten bei der Anstellung und Unannehmlichkeiten im Verkehr mit fremden, aber auch nahestehenden Menschen. Oft treten seelische Konflikte auf.

Eine abstoßend wirkende Gesichtsentstellung liegt vor, wenn die Veränderung bei Menschen, die nur selten Umgang mit Behinderten haben, üblicherweise Mißempfinden wie Erschrecken oder Abscheu oder eine anhaltende Abneigung gegenüber dem Beschädigten auszulösen vermag. Bei Frauen wiegen Entstellungen oft schwerer als bei Männern. Zur Dokumentation der Befunde werden fotografische Aufnahmen empfohlen.

Auch unangenehme und abstoßende Gerüche sind bei der Bewertung zu berücksichtigen.

Kleinere Defekte sind durch auto- oder heterologe Transplantate auszugleichen.

Für ausgedehnte Defekte kann neuerdings auf Transplantation mikrochirurgisch angeschlossener Gewebe (Knochen, Muskel, Haut usw.) zurückgegriffen werden, woraus sich bisher ungeahnte Korrekturmaßnahmen ergeben.

Nach kompletter Einheilung kann eine Herabsetzung der MdE erwogen werden. Zuziehung von Psychotherapeuten und Psychiater ist zweckmäßig.

Gesichtsepithesen

(73, 75, 79, 85, 93, 98, 100)

Die Erwerbsminderung richtet sich nach dem Funktionsausfall (Art der Verletzung, Ausdehnung des Defektes). Besonders zu berücksichtigen ist dabei der Verlust eines Auges, der durch eine Epithese lediglich kosmetisch mangelhaft ausgeglichen werden kann. Die Funktion wird durch die Epithese nicht wesentlich verbessert, so daß in den meisten Fällen eine Herabsetzung der MdE nicht angezeigt ist. Dabei sei aber eingeräumt, daß eine Epithese, besonders mit Ersatz des Auges, in psychischer Hinsicht ausgleichend wirken kann.

Fremdkörper im Kiefergebiet

(27, 28, 74, 83, 99, 104, 114)

Im Rahmen allgemeiner Gutachtenerstattung, bei der es nur auf den grundsätzlichen Nachweis von Granatsplittern u. a. im Kiefergebiet ankommt (ohne daß die Entfernung vorgesehen ist), kann auf eine genaue Lokalisation verzichtet werden. Darüber hinaus gilt grundsätzlich, daß vor einem operativen Eingriff zur Lagebestimmung Röntgenaufnahmen in mehreren, mindestens zwei verschiedenen Ebenen anzufertigen sind. Wenn darauf verzichtet wird und wenn nicht entsprechende Markierungszeichen (Einstechen von Injektionskanülen, Einlegen von Metallplättchen in Wachsplatten, Drahtmarkierung an Zähnen) angewendet werden, kann u. U. nicht geltend gemacht werden, daß alles getan wurde, um den operativen Eingriff zu vereinfachen.

Bei ungenügender Lokalisation ist die Anfertigung eines Computertomogrammes zweckmäßig. Das Nichtauffinden des Fremdkörpers bei einer operativen Revision ist nur bei kritischen Komplikationen (Blutung, Nervnähe) entschuldbar. Das wissentliche Zurücklassen von frakturierten Fremdkörpern (Wurzelkanalinstrumente, Kanülen) ist fachlich nicht vertretbar.

Bewertungsrichtlinien für Verletzungen und Operationsfolgen im Zahn-, Mund-, Kiefer- und Gesichtsbereich
(in Anlehnung an „Anhaltspunkte" [79] und 27, 43, 83):

	GdB/MdE
Abstoßende Entstellung des Gesichts	30–60%
Einfache Entstellung des Gesichts	10–30%
Störungen sensibler Nerven	
N. trigeminus: An-, Hyp-, Hyper-, Paraesthesie in Gesicht und Mund	0–30%
N. lingualis: sensible u. sensorische Ausfälle	10–20%
N. trigeminus: therapieresistente Neuralgie	10–80%
Störung motorischer Nerven	
N. fazialis: Parese einseitig	10–30%
Parese doppelseitig	20–50%
N. trigeminus: Kaumuskulatur	0–20%
N. hypoglossus: Zungenmuskulatur	0–20%
Weichteile	
Lippendefekt mit Speichelfluß	20–30%
Verengung der Mundspalte	0–15%
Funktionsstörung der Zunge durch narbige Fixierung oder Parese	20–40%
Knochen	
Verlust eines Oberkieferteiles mit Eröffnung der Nase oder Nebenhöhle	20–50%
Verlust eines Teiles des Alveolarfortsatzes und aller Zähne	20–30%
Verlust des Gaumens	30–50%
Gaumendefekt (Perforation)	0–20%
Mund-Antrum-Verbindung	0–10%
Teilverlust des Unterkiefers (über 2 cm)	30–70%
Teilverlust des Unterkiefers (Z. n. Osteoplastik)	10–20%
Totalverlust des Unterkiefers	50–80%
Totalverlust des Unterkiefers (Z. n. Osteoplastik)	30–50%
Defekt-Pseudoarthrose des Unterkiefers	0–40%
Kiefergelenk	
Kieferklemme mit Aufnahme nur flüssiger Nahrung	20–50%
Ankylose (fibrös)	0–15%
Synostose o. ossäre Ankylose	20–40%
Luxation (habituell)	5–25%
Deformierende Arthropathie (Trauma)	0–40%
Kiefersperre und offener Biß	0–20%
Zähne	
Verlust einzelner Zähne	0%
Verlust mehrerer Zähne oder totaler Zahnverlust bei Eingliederung Zahnersatz	0–20%

Berufskrankheiten

(s. auch S. 251 ff)

Erkrankungen durch Blei

BK-Nr. 1101 (47, 78)

Ätiologie: Berufliche Exposition durch Bleiverbindungen.

Diagnose: Am Zahnfleischrand bildet sich ein schwarzblauer „Bleisaum" als Zeichen des Präsaturnismus. Differentialdiagnostisch abzugrenzen gegen subgingivalen Zahnstein, durchschimmernde Amalgamfüllungen, Melanose des Zahnfleisches.

Beurteilung: Blut- und Urinuntersuchungen zur Abklärung erforderlich. Histologische Untersuchung (mit Zustimmung des Betroffenen) ist angezeigt.

Zahnausfall (Parodontose) im allgemeinen nicht durch Blei hervorgerufen.

Erkrankungen durch Quecksilber

BK-Nr. 1102 (78)

Ätiologie: Bei Verarbeitung von Quecksilber (Verdampfen bei Zimmertemperatur).

Diagnose: Einatmen über längere Zeit führt zur Entzündung des Zahnfleisches (Gingivitis mercuralis) und der Mundschleimhaut (Stomatitis mercuralis). Es treten Zahnlockerungen mit Zahnausfall, Rötung des Rachenringes und Mundtrockenheit (Xerostomie) auf. Selten blauvioletter Hg-Saum am Zahnfleisch.

Beurteilung: Gefährdung in der zahnärztlichen Praxis nach Einführung neuer Mischgeräte reduziert. Allgemeine Krankheitssymptome (ZNS) bei Verdacht internistisch abklären.

Erkrankungen durch Cadmium

BK-Nr. 1104 (2, 78)

Ätiologie: Aufnahme als Cadmium-Staub z. B. bei galvanischer Verarbeitung.

Diagnose: Bei langzeitiger Exposition Gelbfärbung der Zahnhälse vorwiegend der Frontzähne.

Beurteilung: Allgemeine Symptome an den oberen Luftwegen (Entzündungen), Nieren (Proteinurie) und Knochen (Osteoporose) vom Internisten zu beurteilen.

Erkrankungen durch Thallium

BK-Nr. 1106

Ätiologie: Eindringen in den Organismus über den Magen-Darm-Trakt (z. B. Unsauberkeit der Hände).

Diagnose: Entzündliche Veränderungen der Mundschleimhaut (Stomatitis ulcerosa), Polyneuritis, charakteristischer Haarausfall (büschelweise), Ekzeme an den Händen, Lunulastreifen an den Nägeln.

Beurteilung: Allgemeine Symptome mit ZNS-Befall vorrangig.

Erkrankungen durch Fluor

BK-Nr. 1308

Ätiologie: Gas- und staubförmige Aufnahme bei gewerblicher Exposition.

Diagnose: akute Störung der Haut und Schleimhaut des Respirationstraktes, chronische Schäden am Knochen (Osteosklerose, Fluorose) und Verkalkung von Sehnen. Fluorose der Zähne mit kreideweißen Streifen und Punkten auf der Oberfläche, meist nur bei Ameloblastenaktivität (bis 14 Jahre) beobachtet. Säureschaden durch Flußsäure s. d.

Beurteilung: Durch den Internisten. Das zur Kariesprophylaxe angewandte Na-Fluorid ruft keine Schäden hervor.

Erkrankungen der Zähne durch Säuren

BK-Nr. 1312.
(8, 27, 28, 36, 43, 79, 87, 88)

Erkrankungen der Zähne werden
1. durch dem Luftstrom beigemischte Säuren,
2. durch sich in der Mundhöhle bildende Säuren ausgelöst.

Ätiologie zu 1:

a) anorganische Säuren: Salz, Schwefel-, Salpetersäureherstellung, Metallbeizereien, Akkumulatorenfabriken usw.;
b) organische Säuren: Essig-, Ameisen-Säuren in Textilfabriken, Oxalsäure in Reinigungen und Färbereien, Wein-, Zitronensäure in Pharmazie- und Nahrungsmittelfabriken,
c) Halogenwasserstoffe, Salpetersäure.

Schäden: Meist betroffen Schneidekanten und Vorderflächen der Frontzähne (meist Oberkiefer), die nicht ausreichend von Speichel bedeckt werden. Die Zähne werden rauh, dann Zerstörung des Schmelzes (Kanten, scharfe Ränder), Dentin liegt frei. Abbau der Kronen bis zu braungefärbten Stummeln. Entwicklung der Schäden in Jahren, selten Monaten.

Ätiologie zu 2: Gärungsprozesse in der Mundhöhle (Milchsäure u. a.) werden nach neuen Erkenntnissen nicht mehr durch Mehl-Zucker-Staub verstärkt, sondern durch mangelnde Zahnpflege. Die früher bei Bäckern als typisch angesehene Glattflächenkaries tritt statistisch nur zu einem Viertel häufiger auf als bei Kontrollpersonen.

Beurteilung: Bei der *„Bäckerkaries“* muß daher der Nachweis einer Berufserkrankung von zusätzlichen Faktoren abhängig gemacht werden:

a) Vorliegen eines exakten Zahnbefundes bei der Berufsaufnahme mit nachgewiesener guter Mundpflege, b) dem langzeitigen Einfluß schädigender Agenzien, wie Mehl-Zukker-Staub ohne die üblichen Absauganlagen, regelmäßigem Abschmecken, und c) vor allem einer überproportionalen Zunahme der Karies während der Berufstätigkeit. Nur bei hinreichend sicheren Fakten ist die Anerkennung als Berufskrankheit möglich. MdE besteht nicht, Ansprüche sind mit der Zahnsanierung abgegolten.

Röntgenstrahlenschäden

(27, 43, 46, 71, 99, 106, 107, 115, 124)

Erkrankungen durch ionisierende Strahlen im Zahn- und Kieferbereich aus berufsbedingten Gründen sind nicht bekannt. Da die Röntgenverordnung das Halten von Filmen nicht mehr gestattet, sind Schäden bei Zahnärzten und Hilfspersonal nicht mehr zu erwarten.

Schäden nach Strahlentherapie: Nach Strahlenbehandlung (z. B. bei Tumoren) können neben chronischen Schäden an Schleimhäuten, Haut und Knochen auch Strukturveränderungen an Zähnen auftreten. Zahnkronen werden weich mit flächenförmigen Schmelzdefekten. Die Pulpa wird fibrillär bindegewebig umgewandelt, die Odontoblasten atrophisch.

Im Säuglings- und Kindesalter kommt es zur Hypodontie, Anodontie und zu Entwicklungsstörungen (z. B. Zahnwurzelfehlbildung).

Prophylaxe: Vor einer Strahlentherapie im Kiefer-Gesichts-Bereich und der Halsregion ist eine Zahnsanierung mit Extraktion nicht mehr erhaltungswürdiger Zähne (Parodontose, tiefe Karies, apikale Parodontopathie mit Osteolyse) erforderlich. Gegebenenfalls sind Kronen und Brücken (Metalle) vor der Bestrahlung zu entfernen.

Eine regelmäßige Fluoridierung der Restzähne ist zu empfehlen, wobei Abdeckplatten als Medikamententräger dienen.

Die zuvor erwähnten Strahlenfolgen am Gebiß lassen sich dadurch vermindern.

Bei Extraktionen oder operativen Eingriffen am Kieferknochen *während* oder *nach* einer Radiatio treten fast regelmäßig Wundheilungsstörungen bis hin zur Radioosteomyelitis auf. Eine peri- und postoperative antibiotische Prophylaxe ist daher unabdingbar.

Virushepatitis bei Zahnärzten und deren Hilfspersonal

(s. S. 320ff.) (24, 27, 37, 53, 54, 122)

Ätiologie: Die Hepatitis B des Zahnarztes ist zu nahezu 80% als berufsbedingt anzusehen. Als Überträger gilt der Patient, besonders der Risikopatient (Dialyse, Hämophilie, Drogenabhängige).

Kontakt mit Blut und Speichel sowie Tröpfcheninfektion durch Luft-Wasser-Spraymatic bei der Behandlung sind für das erhöhte Infektionsrisiko verantwortlich. Übertragung ist durch Schutzmaßnahmen für Mund, Augen und Hände sowie Desinfektion/Sterilisation der Instrumente und der zahnärztlichen Einheit einzuschränken.

Beurteilung: MdE durch den Internisten (s. d.). Bedeutung der HIV-Erkrankung s. S. 285 ff.

Literatur

1 von Albertini, A.: Geschwulst und Trauma. Schweiz. med. Wschr. 85 (1965) 873

2 Bader, E. W.: Die chronische Kadmiumvergiftung. Dtsch. med. Wschr. 76 (1951) 484

3 Bauer, K. H.: Über den Zusammenhang zwischen malignen Tumoren und Unfällen bzw. Berufsschäden. H. Unfallheilk. 43 (1952) 76

4 Bauer, K. H., R. Frey: Geschwulst und Trauma. In Bürkle de la Camp, H., P. Rostock: Handbuch der gesamten Unfallkunde, 2. Aufl., Bd. RI. Enke, Stuttgart 1955

5 von Brandis, C., O. Pribilla: Arzt und Kunstfehlervorwurf. Goldmann, München 1973

6 Burkhardt, A., R. Maerker u. a.: Dysplasie-Klassifikation oraler Leukoplakien und Praekanzerosen. Dtsch. Z. Mund-, Kiefer- u. Gesichtschir. 2 (1978) 221

7 Binger, Th.: Osteomyelitis und Fraktur nach Implantation. Z. zahnärztl. Implantol. 5 (1989) 12

8 Bischoff, H.-J., R. Haase: Wann ist die Bäckerkaries eine Berufskrankheit. Zahnärztl. Mitt. 77 (1987) 2290

9 Costen, I. B.: Syndrome of ear and sinus symptoms dependent upon disturbed function of the temperomandibular joint. Ann. Otol. 43 (1934)

10 Davidoff, S. M.: Ein Fall von posttraumatischer Myositis ossificans des linken Masseter. Dtsch. Stomatol. 5 (1955) 554

11 von Domarus, H.: Wiederherstellende Maßnahmen nach Verletzungen im Orbitabereich. Dtsch. zahnärztl. Z. 31 (1976) 93

12 Dortmann, C., F. Gärtner, G. Selle: Processus muscularis – Jochbeinsynostose als Folge einer posttyphösen Osteomyelitis. Zahnärztl Welt 79 (1970) 379

13 Dumbach, J., W. Spitzer, J. H. Eggert: Okklusoartikuläres Problem bei der Plattenosteosynthese. In Pfeifer, G., N. Schwenzer: Fortschritte der Kiefer- und Gesichts-Chirurgie, Bd. XXX. Thieme, Stuttgart 1985 (S. 116)

14 Einrauch, H., G. Selle, H. Otte: Problematik der iatrogenen Kieferfrakturen. Dtsch. zahnärztl. Z. 35 (1980) 209

15 Eskici, A.: Reimplantation und Transplantation von Zähnen und Zahnkeimen. Dtsch. zahnärztl. Z. 35 (1980) 343

16 Fibelkorn, W.: Forensische Probleme der Implantologie. In: Der heutige Stand der Implantologie. Hanser, München 1980
17 Franz, G.: Abrasionswirkung nach Putzversuchen. Dtsch. zahnärztl. Z. 37 (1982) 890
18 Frenkel, G.: Das Gutachten bei Verletzungen des Nervus lingualis. Dtsch. zahnärztl. Z. 35 (1980) 199
19 Frenkel, G.: Präprothetische Chirurgie. Hanser, München 1982
20 Gärtner, F.: Kiefergelenkankylosen nach Schuß- und Splitterverletzungen. Wehrmed. Mschr. 1 (1969) 1
21 Gärtner, F., G. Selle: Zwei seltene Gesichtsverletzungen und Grundsätzliches zu ihrer Versorgung. Dtsch. Zahnärztebl. 2 (1970) 39
22 Gärtner, F.: Rehabilitation und Versorgungsrecht von Kriegsversehrten im Kiefer-Gesichtsbereich. Hanser, München 1972
23 Ganzer, H.: Die Kriegsverletzungen des Gesichts und des Gesichtsschädels. Barth, Leipzig 1944
24 Gorus, R., H. Landt, T. W. Jensen: Die Virushepatitis aus zahnmedizinischer Sicht. Zahnärztl. Prax. 1 (1979) 9
25 Günther, H.: Differentialdiagnose des Gesichtsschmerzes. Dtsch. med. Wschr. 1963, 1986
26 Günther, H.: Implantologie unter arzthaftungsrechtlichen Gesichtspunkten. Zahnärztl. Prax. 33 (1982) 254
27 Günther, H.: Zahnarzt, Recht und Risiko. Hanser, München 1982
28 Günther, H., U. Heifer: Rechtsmedizin und Begutachtung in der zahnärztlichen Praxis. Thieme, Stuttgart 1984
29 Härle, F.: Fortschritte der präprothetischen Chirurgie. In Scheunemann, H., N. Schwenzer, W. Busch: Mund-, Kiefer- und Gesichts-Chirurgie 1990. Thieme, Stuttgart 1990
30 Hammer, U., H.-J. Metz: Zur chirurgischen Therapie von Schuß- und Explosionsverletzungen. In Schuchardt, K.: Fortschritte der Kiefer- und Gesichts-Chirurgie, Bd. XIX. Thieme, Stuttgart 1975 (S. 84)
31 Haunfelder, D.: Die Bedeutung des sog. Herdgeschehens für den Zahnarzt. Praxis der Zahnheilkunde, Bd. II. Urban & Schwarzenberg, München 1973
32 Hausamen, J. E.: Die regionale Mikronervenchirurgie. In Scheunemann, H., N. Schwenzer, W. Busch: Mund-, Kiefer- und Gesichts-Chirurgie 1990. Thieme, Stuttgart 1990
33 Herforth, A.: Zur Dokumentationspflicht nach Frontzahntrauma bei Jugendlichen aus forensischer Sicht. Dtsch. zahnärztl. Z. 35 (1980) 235
34 Herrmann, M.: Tumor und Kriegsverletzung im Kiefer- und Gesichtsbereich. Dtsch. zahnärztl. Z. 3 (1948) 420
35 Hoffmeister, B., F. Härle: Vermeidung postoperativer Schäden beim intra- oder extraoralen Zugang zur Unterkieferfraktur. In Pfeifer, G., N. Schwenzer: Fortschritte der Kiefer- und Gesichts-Chirurgie, Bd. XXX. Thieme, Stuttgart 1985 (S. 112)
36 Hoppe, W.: Bäckerkaries. Dtsch. zahnärztl. Z. 35 (1980) 283
37 Horch, H. H.: Virushepatitis: Erhöhtes Risiko in der zahnärztlichen Praxis. Dtsch. zahnärztl. Z. 31 (1976) 148
38 Hupfauf, L.: Forensische Probleme in der Prothetik. Zahnärztl. Welt 84 (1975) 54
39 Hupfauf, L.: Totalprothesen. Urban & Schwarzenberg, München 1987
40 Hüsgen, W.: Fehlende obere bleibende Frontzähne und kieferorthopädischer Lükkenschluß. Fortschr. Kieferorthop. 40 (1979) 416
41 Jacobs, H. G., Th. Kirsch, G. Selle: Pathogenese und Klinik der Kiefergelenkdeformierung. Dtsch. zahnärztl. Z. 27 (1972) 888
42 Kirsch, Th.: Zur Prognose und Begutachtung der Kiefergelenkfortsatzfrakturen. Arch. orthop. Unfall-Chir. 49 (1958) 457
43 Kirsch, T.: Die Begutachtung in der Zahn-, Mund- und Kieferheilkunde (unter Berücksichtigung zahnärztlich-praktischer Belange). Hüthig, Heidelberg 1961
44 Kirsch, Th.: Zur Haftpflicht des Zahnarztes. Dtsch. Zahnärztekal. (1967) 122–135
45 Kirsch, Th.: Der Mißerfolg im Gutachten. In: Aus Fehlern kann man lernen. Bayerische Landeszahnärztekammer, 1973
46 Kirsch, Th.: Strahlengefährdung und Strahlenschutz in der zahnärztlichen Röntgendiagnostik. Hüthig, Heidelberg 1977
47 Koelsch: Nachweis einer Bleivergiftung. Med. Klin. 50 (1955) 346
48 Dränzl, B.: Die infiltrative und peripher-chirurgische Behandlung der Trigeminusneuralgie. Öst. Z. Stomatol. 76 (1979) 221–233, 255–271
49 Krenkel, Chr., I. Grunert, S. Messawarati: Vermeidung und Behandlung unerwünschter Ergebnisse bei Zahnwurzelfrakturen. In Pfeifer, G., N. Schwenzer: Fortschritte der Kiefer- und Gesichts-Chirurgie, Bd. XXX. Thieme, Stuttgart 1985 (S. 31)
50 Kristen, K., R. Singer: Die Luxationsfrakturen des Kiefergelenkes im Spiegel der Rechtsprechung. Dtsch. zahnärztl. Z. 35 (1980) 206
51 Krüger, E.: Lehrbuch der chirurgischen Zahn-, Mund- und Kieferheilkunde, Bd. I u. II. Quintessenz, Berlin 1972 u. 1974
52 Krüger, W., A. Rutschmann, R. Mausberg: Karies- und Gingivitis-Prophylaxe bei Vorschulkindern. Dtsch. zahnärztl. Z. 35 (1980) 1061

53 Lammers, Th.: Infektion und aktueller Infektionsschutz in der Kieferchirurgie. Dtsch. zahnärztl. Z. 33 (1978) 737

54 Lehnert, S.: Der „Hepatitis"-Patient in der zahnärztlichen Praxis. Dtsch. Zahnärztekal. (1981) 99

55 Lehnert, S.: Primärversorgung von Orbitafrakturen durch Knorpeltransplantationen. In Schuchardt, K.: Fortschritte der Kiefer- und Gesichts-Chirurgie, Bd. XIX. Thieme, Stuttgart 1975 (S. 185)

56 Machtens, E.: Anästhesie für Zahnmediziner. Thieme, Stuttgart 1985

57 Machtens, E., H. Krogmann: Rechtsprechung bei operativ bedingten Nervläsionen. In Pfeifer, G., N. Schwenzer. Fortschritte der Kiefer- und Gesichts-Chirurgie, Bd. XXX. Thieme, Stuttgart 1985 (S. 22)

58 Machtens, E.: Fortschritte bei Mund-Kiefer-Gesichts-Verletzungen. In: Scheunemann, H., N. Schwenzer, W. Busch: Mund-, Kiefer- und Gesichts-Chirurgie 1990. Thieme, Stuttgart 1990

59 Marxkors, R.: Beurteilung des elektrochemischen Verhaltens von Metallen in der Mundhöhle. Forschungsinstitut für die zahnärztliche Versorgung, Köln 1981

60 Meiselbach, U., E. D. Voy: Vermeidung und Behandlung typischer Fehler bei der Therapie von lateralen Mittelgesichtsfrakturen. In Pfeifer, G., N. Schwenzer: Fortschritte der Kiefer- und Gesichts-Chirurgie, Bd. XXX. Thieme, Stuttgart 1985 (S. 124)

61 Miehlke, A.: Chirurgie des Nervus facialis. Urban & Schwarzenberg, München 1980

62 Motsch, A.: Funktionsorientierte Einschleiftechnik für das natürliche Gebiß. Hanser, München 1978

63 Müller, Th., G. Sprotte, O. Kneer: Behandlung chronischer Schmerzzustände als Operationsfolge. In Pfeifer, G., N. Schwenzer: Fortschritte der Kiefer- und Gesichts-Chirurgie, Bd. XXX. Thieme, Stuttgart 1985 (S. 188)

64 Osborn, J. F.: Chirurgische Vorbereitung der Kiefer. In: Hupfauf, L.: Totalprothesen. Urban & Schwarzenberg, München 1987

65 Overdieck, H. F., D. Zeidler: Aspiration von Fremdkörpern in der zahnärztlichen Praxis. Dtsch. zahnärztl. Z. 35 (1980) 217

66 Panse, F.: Pathopsychologie der Gesichtsentstellten. In Schuchardt, K.: Fortschritte der Kiefer- und Gesichts-Chirurgie, Bd. XII. Thieme, Stuttgart 1967 (S. 9)

67 Pape, H. D., H. Scheunemann: Karzinom als Traumafolge. In Schuchardt, K.: Fortschritte der Kiefer- und Gesichts-Chirurgie, Bd. XII. Thieme, Stuttgart 1967 (S. 265)

68 Patz, I.: Pharmakokinetische Untersuchungen zum Fluoridstoffwechsel. Thieme, Stuttgart 1975

69 Pelser, M.: Behandlungsergebnisse nach operativer Therapie einseitiger Kiefergelenkankylosen. In Schuchardt, K.: Fortschritte der Kiefer- und Gesichts-Chirurgie, Bd. XII. Thieme, Stuttgart 1967 (S. 57)

70 Pfeifer, G., H. G. Luhr, W. Höltje: Grenzen und Möglichkeiten der konservativen und operativen Kieferbruchbehandlung. Dtsch. zahnärztl. Z. 31 (1976) 2, 101

71 Pfeifer, G., H. Günther: Beobachtungen über Strahlenschäden des Gesichtes und der Kiefer. In Schuchardt, K.: Fortschritte der Kiefer- und Gesichts-Chirurgie, Bd. VIII. Thieme, Stuttgart 1962 (S. 29)

72 Pfeifer, G., J. Lentrodt: Die forensische Bedeutung von chirurgischen Läsionen sensibler Nerven. Dtsch. zahnärztl. Z. 35 (1980) 202

73 Pfeifer, G., N. Schwenzer: Experimentelle Mund-, Kiefer- und Gesichts-Chirurgie, Mikrochirurgische Eingriffe. Fortschritte der Kiefer- und Gesichts-Chirurgie, Bd. XXVIII. Thieme, Stuttgart 1983

74 Pfeifer, G., N. Schwenzer: Aufklärung, Fehler und Gefahren in der Mund-Kiefer-Gesichts-Chirurgie. Fortschritte der Kiefer- und Gesichts-Chirurgie, Bd. XXX. Thieme, Stuttgart 1985

75 Pfeifer, G., N. Schwenzer: Knochentumoren und Systemerkrankungen im Kiefer-Gesichts-Bereich. Fortschritte der Kiefer- und Gesichts-Chirurgie, Bd. XXXI. Thieme, Stuttgart 1986

76 Poeschel, W.: Pfählungsverletzungen des Gaumens. Dtsch. zahnärztl. Z. 31 (1976) 92

77 Renggli, H. H., H. R. Mühlemann, K. H. Rateitschak: Parodontologie, 3. Aufl. Thieme, Stuttgart 1984

78 Rateitschak, K. H., E. M. Rateitschak, H. F. Wolf: Parodontologie, Farbatlanten der Zahnmedizin, 2. Aufl., Bd. I. Thieme, Stuttgart 1989

79 Rauschelbach, H. H.: Anhaltspunkte für die Ärztliche Gutachtertätigkeit. Bundesministerium für Arbeit und Sozialordnung, 1983

80 Rehrmann, A.: Osteoplastische Verriegelung des Kiefergelenkes in Fällen von habitueller Luxation. Zbl. Chir. 81 (1956) 520

81 Rehrmann, A.: Eine Methode zur operativen Beseitigung der doppelseitigen Ankylose. In Schuchardt, K.: Fortschritte der Kiefer- und Gesichts-Chirurgie, Bd. XII. Thieme, Stuttgart 1967 (S. 64)

82 Reich, R. H.: Fortschritte bei Kiefergelenkerkrankungen. In Scheunemann, H., N. Schwenzer, W. Busch: Mund-, Kiefer- und Gesichts-Chirurgie 1990. Thieme, Stuttgart 1990

83 Reichenbach, E.: Traumatologie im Kiefer-Gesichtsbereich. Barth, München 1969

84 Reuther, J., J. E. Hausamen, W. Esswein: Neurologische Störungen nach Frakturen im Kiefer-Gesichtsbereich. In Schuchardt, K.: Fortschritte der Kiefer- und Gesichts-Chirurgie, Bd. XXI. Thieme, Stuttgart 1976 (S. 290)

85 Reuther, J.: Fortschritte der plastischen Kiefer-Gesichts-Chirurgie. In Scheunemann, H., N. Schwenzer, W. Busch: Mund-, Kiefer- und Gesichts-Chirurgie 1990. Thieme, Stuttgart 1990

86 Riediger, D.: Knochenersatz einschließlich Mikrogefäßchirurgie. In: Scheunemann, H., N. Schwenzer, W. Busch: Mund-, Kiefer- und Gesichts-Chirurgie 1990. Thieme, Stuttgart 1990

87 Ritter, W., H. Schmitz: Untersuchung zur Entstehung und versicherungsrechtlichen Beurteilung der sog. Zuckerbäckerkaries. Dtsch. zahnärztl. Z. 35 (1980) 290

88 Ritter, W., R. Koberg: Arbeitshygienische Untersuchungen in Bäckereien. Dtsch. zahnärztl. Z. 35 (1980) 300

89 Scheunemann, H., J. E. Hausamen: Gutachterliche Erfahrungen bei Verletzungen des N. lingualis. Dtsch. zahnärztl. Z. 35 (1980) 196

90 Schilli, W.: Indikation und Technik der stabilen Osteosynthese im Unterkiefer. In Schuchardt, K.: Fortschritte der Kiefer- und Gesichts-Chirurgie, Bd. XIX. Thieme, Stuttgart 1975 (S. 79)

91 Schmelzle, R.: Ergebnisse der chirurgischen Therapie der Verletzungen der Nerven. In Pfeifer, G., N. Schwenzer: Fortschritte der Kiefer- und Gesichts-Chirurgie, Bd. XXX. Thieme, Stuttgart 1985 (S. 59)

92 Schuchardt, K., B. Spiessl: Die operative Behandlung der Verletzungen des Gesichtsschädels. In Schuchardt, K.: Fortschritte der Kiefer- und Gesichts-Chirurgie, Bd. XIX. Thieme, Stuttgart 1975

93 Schuchardt, K., N. Schwenzer: Plastische Chirurgie im Mund-, Kiefer- und Gesichtsbereich. Fortschritte der Kiefer- und Gesichts-Chirurgie, Bd. XXIV. Thieme, Stuttgart 1979

94 Schuchardt, K., N. Schwenzer: Erkrankungen des Kiefergelenkes. Fortschritte der Kiefer- und Gesichts-Chirurgie, Bd. XXIV. Thieme, Stuttgart 1980

95 Schuchardt, K., N. Schwenzer: Korrektive Chirurgie der Gesichtsskelettanomalien. Fortschritte der Kiefer- und Gesichts-Chirurgie, Bd. XXVI. Thieme, Stuttgart 1981

96 Schulz, P.: Verletzungen des N. lingualis. Dtsch. Zahnärztekal. (1981) 21

97 Schwenzer, N.: Zur Osteosynthese bei Frakturen des Gesichtsskeletts. Thieme, Stuttgart 1967

98 Schwenzer, N.: Indikation zur Chirurgischen und epithetischen Deckung von Gesichtsdefekten. In Schuchardt, K.: Fortschritte der Kiefer- und Gesichts-Chirurgie, Bd. XXIII. Thieme, Stuttgart 1978 (S. 21)

99 Schwenzer, N., G. Grimm: Zahn-Mund-Kiefer-Heilkunde, Bd. II. Thieme, Stuttgart 1990

100 Schwenzer, N., G. Pfeifer: Mikrochirurgie in der Mund-, Kiefer- und Gesichts-Chirurgie. Fortschritte der Kiefer- und Gesichts-Chirurgie, Bd. XXXV. Thieme, Stuttgart 1990

101 Seifert, G., A. Miehlke, J. Haubrich, R. Chilla: Speicheldrüsenkrankheiten. Thieme, Stuttgart 1984

102 Selle, G., A. Haschemi-Nejad: Trauma als Ursache für habituelle Kiefergelenkluxation. In Schuchardt, K.: Fortschritte der Kiefer- u. Gesichts-Chirurgie, Bd. XII. Thieme, Stuttgart 1967

103 Selle, G.: Pathogenese, Klinik und Therapie bei habituellen Kieferluxationen. Dtsch. zahnärztl. Z. 28 (1973) 421

104 Selle, G.: Zur Problematik odontogener Herde und deren chirurgische Behandlung. Zahnärztl. Mitt. 64 (1974) 1074

105 Selle, G., H. G. Jacobs: Gesichtspunkte zur primären und sekundären Versorgung bei Orbitafrakturen. Dtsch. zahnärztl. Z. 31 (1976) 111

106 Selle, G.: Wirkung ionisierender Strahlen auf den Menschen. In Kirsch, Th.: Strahlengefährdung. Hüthig, Heidelberg 1977

107 Selle, G.: Strahlenschutz in der zahnärztlichen Praxis. In Kirsch, Th.: Strahlengefährdung. Hüthig, Heidelberg 1977

108 Selle, G.: Neuralgiforme Gesichtsschmerzen erfordern hohe Aufmerksamkeit. Zahnärztl. Mitt. 71 (1981) 281

109 Selle, G.: Lassen sich iatrogene Frakturen vermeiden? Dtsch. zahnärztl. Z. 38 (1983) 490

110 Selle, G.: Die Problematik des Weisheitszahnes aus chirurgischer Sicht. Zahnarzt 28 (1984) 675

111 Selle, G.: Aspiration bei operativen Eingriffen. In Pfeifer, G., N. Schwenzer: Fortschritte der Kiefer- und Gesichts-Chirurgie, Bd. XXX. Thieme, Stuttgart 1985 (S. 26)

112 Selle, G.: Über odontogene Zysten in der Kieferhöhle. In: Aktuelles der Oto-Laryngologie. Facultas, Wien 1987

113 Selle, G.: Forensische Aspekte einer Mund-Antrum-Verbindung. Dtsch. zahnärztl. Z. 43 (1988) 1359

114 Semper, O., G. Selle, H. Otte: Zur präoperativen Röntgendiagnostik bei zahnärztlich-chirurgischen Eingriffen. Dtsch. zahnärztl. Z. 35 (1980) 226

115 Sonnabend, E.: Schädigungsmöglichkeiten durch die Röntgendiagnostik bei Zahnarzt und Helferin und ihre rechtliche Bedeutung. Dtsch. zahnärztl. Z. 36 (1981)

116 Soyka, D.: Der Gesichtsschmerz. Schattauer, Stuttgart 1973

117 Spiesl, B.: Funktionsstabile Osteosynthese bei Unterkieferfrakturen. In Schuchardt, K.: Fortschritte der Kiefer- und Gesichts-Chirurgie, Bd. XIX. Thieme, Stuttgart 1975 (S. 68)

118 Steinhardt, G.: Spätfolgen nach Traumen der Kiefergelenke. In Schuchardt, K.: Fortschritte der Kiefer- und Gesichts-Chirurgie, Bd. XII. Thieme, Stuttgart 1967 (S. 46)

119 Stellmach, R.: Aufbau der Gesichtskonturen mit Silastic. In Schuchardt, K.: Fortschritte der Kiefer- und Gesichts-Chirurgie, Bd. XII. Thieme, Stuttgart 1967 (S. 141)

120 Tetsch, P.: Systeme der Implantologie. Dtsch. Zahnärztekal. (1982)

121 Tschamer, H.: Zur Differentialdiagnose oraler und perioraler Schmerzzustände. Zahnärztl. Mitt. 13 (1979) 797

122 Vogel, Chr., Chr. Zschege: Hepatitisübertragung durch zahnärztliche Behandlung. Dtsch. zahnärztl. Z. 35 (1980) 230

123 Waldhart, E.: Kieferchirurgische Maßnahmen zur prothetischen Rehabilitation. Z. Stomatol. 87 (1990) 413

124 Wannenmacher, M. F.: Wirkung ionisierender Strahlen auf die Gewebe der Mundhöhle. Hanser, München 1976

125 Zeidler, D., H. F. Overdiek: Diagnostische und therapeutische Maßnahmen nach erfolgter Fremdkörper-Aspiration. Dtsch. zahnärztl. Z. 35 (1980) 220

27 Erkrankungen von Ohren, Nase und Hals

W. NIEMEYER

Grundlagen der Begutachtung

Die HNO-Begutachtung erfordert spezielle Kenntnisse und Erfahrungen, die in aller Regel nur während und nach der Weiterbildung zum Hals-Nasen-Ohren-Arzt erworben werden können. Ärzte für Allgemeinmedizin, Gewerbeärzte, Ärzte für Betriebs- und Arbeitsmedizin, Sanitätsoffiziere und Gebietsärzte anderer Disziplinen werden sich deshalb meist darauf beschränken, in ihren Gutachten das Fehlen subjektiver Beschwerden und wesentlicher krankhafter Veränderungen auf dem HNO-Gebiet zu vermerken. Sind solche erkennbar, wahrscheinlich oder nach dem Beschwerdebild nicht auszuschließen und ist anzunehmen, daß sie die Beantwortung der gutachtlichen Frage beeinflussen, sollte stets ein Fachgebiets-Gutachten eingeholt werden. Die otorhinolaryngologische Diagnostik ist in rascher Fortentwicklung begriffen, an Ergebnissen reicher und exakter, aber auch apparativ wesentlich aufwendiger und methodisch immer komplizierter geworden. Ihre erweiterten Möglichkeiten können der Begutachtung nur in der Hand des geübten Experten zugute kommen, wie in jeder anderen medizinischen Fachdisziplin auch. Die gutachterliche Diagnostik und Beurteilung von HNO-Krankheiten obliegt daher dem HNO-Arzt. Dessenungeachtet muß der Gutachter allgemeiner und anderer fachlicher Richtung in der Lage sein, das HNO-Gutachten auszuwerten und mit seinen eigenen Erhebungen kritisch zu korrelieren. Hierbei vor allem wollen die nachstehenden knappen Ausführungen eine Hilfe sein. Sie beschränken sich auf die Skizzierung der Gesundheitsstörungen, die nach eigener Erfahrung am häufigsten zu begutachten sind oder bei der interdisziplinären Begutachtung Probleme aufwerfen können. Eine umfassende Darstellung der otorhinolaryngologischen Untersuchungstechniken verbietet sich schon aus Raumgründen. Der Interessierte kann sie in den ausführlichen Lehrbüchern der HNO-Heilkunde, beispielsweise dem von BECKER, NAUMANN u. PFALTZ verfaßten (5), nachlesen.

Die fachgebietsspezifischen Probleme der HNO-Begutachtung handelt H. FELDMANN in seinem ausgezeichneten Buch „Das Gutachten des Hals-Nasen-Ohren-Arztes" ab (in 2. Auflage 1984 erschienen [31], früher von KOCH u. LOEBELL verfaßt [51]). Die umfassendste Darstellung der *Berufsschäden* des HNO-Gebietes findet sich immer noch in den ausführlichen, aufeinander abgestimmten Referaten von LEHNHARDT (55), SCHWAB (104) und NESSEL (75) aus dem Jahr 1965, wenn sie auch durch neue Erkenntnisse in den letzten zweieinhalb Dezennien in Einzelheiten verständlicherweise überholt sind. Wichtige Zusatzinformationen über die gebietsspezifische Arbeitsmedizin und Begutachtung in den neuen Bundesländern enthalten die von DIEROFF u. Mitarb. verfaßte „Hals-Nasen-Ohren-Heilkunde und Arbeitsmedizin" (25) und die beiden Bücher über „Lärmschwerhörigkeit" von DIEROFF (23) und STEPS (110). Die oftmals ziemlich komplizierten und komplexen Fragen der *Begutachtung der Lärmschwerhörigkeit* haben u. a. BRUSIS (16) und LEHNHARDT u. PLATH (61) nach den versicherungsrechtlichen Kriterien in der „alten" Bundesrepublik dargestellt. – In der *arbeitsmedizinischen Gehörvorsorge* für die Verhütung und Früherkennung dieser Berufskrankheit, die nach wie vor etwa 30% aller jährlichen BK-Erstberentungen ausmacht, sind übrigens fast doppelt so viele ermächtigte Nicht-HNO-Ärzte wie Otiater tätig.

Hinsichtlich der diffizilen *Schmerzensgeldbegutachtung* auf dem HNO-Gebiet, das ja außer den vier Sinnen des Hörens, der Gleichgewichtsfunktion, des Riechens und Schmeckens auch die Bildung der Stimme und Sprachlaute ebenso einschließt wie einige der schmerzempfindlichsten Regionen des ganzen Körpers, muß auf die Monographien über Schmerzensgeldbegutachtung verwiesen werden (11, 36, 65). Spezielle HNO-Probleme hat MÜSEBECK 1968 besprochen (74).

Bei den MdE-Sätzen für Unfall-, Verfolgungs- und sonstige Schädigungsfolgen auf dem HNO-Gebiet hat die Zwischenzeit keine grundlegenden Änderungen gebracht.

Wenn zur Berufsunfähigkeit (BU) und Erwerbsunfähigkeit (EU) stichwortartig Stellung genommen wird, so ist das nur als praktischer Hinweis zu verstehen; die *Feststellung* von Berufs- und Erwerbsunfähigkeit obliegt auch bei HNO-Erkrankungen dem RV-Träger und nicht dem ärztlichen Gutachter. Die ärztliche Beurteilung der *verbliebenen Leistungsfähigkeit* richtet sich häufig nach anderen als den von der RV-Begutachtung gewohnten Kriterien, z. B. nach der lautsprachlichen Kommunikationsfähigkeit.

Die *private Unfallversicherung* gibt hinsichtlich der Invaliditätsprozente in den „Allgemeinen Unfallversicherungsbedingungen" (AUB) von 1988 für das HNO-Gebiet viel weniger Werte vor als die gesetzliche Unfallversicherung, das soziale Entschädigungsrecht usw. (93, 94); eine Ausnahme macht die sehr detaillierte *Hörschaden-Invaliditäts-Tabelle*, deren Neufassung eine wesentliche Verbesserung für den Versicherungsnehmer bedeutet (sofern er seinen Vertrag nach den neuen AUB abgeschlossen oder umgestellt hat) (19).

Erkrankungen des Ohres

Äußeres Ohr

Erkrankungen der Ohrmuschel

Ätiologie: Exogene Noxen, die an anderen Stellen zur Dermatitis und deren Folgen führen, können dies auch am äußeren Ohr. Die Gefahr der Perichondritis mit konsekutiver Verkrüppelung der Ohrmuschel verleiht Hautinfektionen hier eine gewisse Sonderstellung.

Ferner begegnen dem Gutachter Verunstaltung und Verlust der Ohrmuschel als Folge von stumpfen und scharfen Traumen, Erfrierungen, Verbrennungen und Verätzungen – seit dem Zweiten Weltkrieg Raritäten. Häufiger kommen mannigfache Mißbildungen bis zur Aplasie vor. Für das Hören spielt die Ohrmuschel beim Menschen insofern eine Rolle, als sie zur Vorn-hinten- und in geringem Umfang auch zur Oben-unten-Lokalisation des Schalles und damit zum *räumlichen Hören* beiträgt. Die *Hörschärfe* dagegen, also die Wahrnehmung des Minimum perceptibile, nimmt selbst durch den Totalverlust der Ohrmuschel nur ganz unbedeutend ab. Die gutachtliche Relevanz von Ohrmuscheldefektion liegt auf ästhetischem Gebiet (55). Die heutige Haarmode, die die Ohrmuschel bei vielen Männern und Frauen teilweise oder ganz verdeckt, sollte auf die Beurteilung keinen Einfluß haben; Neubegutachtungen, wenn kurze Haare wieder modern würden, wären ein Unding.

Rehabilitation: Der autoplastische Ersatz einer *ganzen* Ohrmuschel erfordert stets mehrere Einzeloperationen (73). Deshalb und wegen der nicht sicheren Erfolgschancen kann er kaum als zumutbarer Eingriff gelten. Einfacher und zudem kosmetisch überzeugender ist oft die Anbringung von Kunststoffepithesen (12).

Beurteilung: UV, KOV: MdE für Verlust beider Ohrmuscheln 30 v. H., einer Ohrmuschel 10–20 v. H.; Verunstaltung entsprechend weniger (maßgebend ist der Zustand *ohne* Epithese). Höhere Sätze für Frauen als für Männer erscheinen nicht gerechtfertigt.

RV: EU in aller Regel nein, BU höchstens bei Schauspielern und vergleichbaren Berufen. Man berücksichtige, daß eine Verunstaltung mehr entstellen kann als ein durch Epithese geschickt verdeckter Totaldefekt (in der RV kommt es auf den Zustand *mit* Epithese an).

Erkrankungen des äußeren Gehörganges

Hier stehen chronische Ekzeme und häufig rezidivierende Dermatitiden im Vordergrund. Traumatische Stenosen und deren mögliche Komplikationen sind Behandlungsfälle. Ist keine Behandlung möglich, hängt die Beurteilung hauptsächlich vom Ausmaß der (Schalleitungs-)Schwerhörigkeit ab.

Ätiologie: Stäube in Bäckereien, Zementfabriken, chemischen Betrieben, im Bergbau usw., Pilzerkrankungen in lederverarbeitenden Fabriken, Hitze und hohe Luftfeuchtigkeit am Arbeitsplatz wirken begünstigend. Zur Klärung der Zusammenhangsfrage muß u. U. der Dermatologe hinzugezogen werden.

Beurteilung: – UV, KOV: MdE bei einseitiger Sekretion 10 v. H., bei doppelseitiger 20 v. H.

RV: In aller Regel keine BU und EU.

Exostosen des äußeren Gehörganges können bei Berufsschwimmern evtl. als „Quasi-Berufskrankheit“ anerkannt werden (51).

Mittelohr

Traumafolgen

Ätiologie: *Felsenbeinlängsfraktur* mit Einstrahlung ins Pneumatisationsgebiet des Warzenfortsatzes, in die Paukenhöhle, oft auch in den Gehörgang unter Trommelfelleinriß am Ober- oder Hinterrand (häufigste Form der laterobasalen oder „otobasalen“ Schädelfraktur); selten Luxation der Gehörknöchelchenkette bei *Schädeltrauma ohne Ohrfraktur*; Trommelfellverletzung durch *Luftdruckstoß*, bei Ohrfeige, Explosionstrauma, durch Schweißperleneinflug und bei Selbstreinigungsversuch.

Diagnose: Schalleitungsstörung, meist einseitig (Weber-Versuch ins verletzte Ohr, Rinne-Versuch u. U. negativ), bereits unmittelbar nach dem Unfall. In der Anamnese Hämatotympanon, u. U. Ohrblutung, bei Duraverletzung womöglich mit Liquorbeimengung. Stufenbildung oder Narbe am oberen oder hinteren Trommelfellrand (Vergleich mit gesunder Seite!). *Röntgenologisch ist die Fraktur, bei der Begutachtung oft nicht mehr nachweisbar,* Erstbefund und Otoskopie dann ausschlaggebend. Auf Fazialisbeteiligung achten!

Beurteilung: Nach Schwerhörigkeitsgrad; zusätzlich sind zu berücksichtigen: eine etwaige Dauerperforation, womöglich mit häufiger Sekretion; bei Mitverletzung der Dura die Gefahr der Spätmeningitis.

Akute Mittelohrentzündung

Ätiologie: Bisweilen im Beruf oder Dienst zugezogene Erkältungen, Durchnässungen, Schwimmen als Dienst- oder Schulsport (Badeotitiden, besonders bei Schnupfen und Nebenhöhlenentzündungen), Sekundärinfektionen nach Trommelfellruptur (direkte Verletzungen, Schädelbasisbrüche, Explosionstraumen, beim Schwimmsport durch Start- oder Kunstsprung, Schläge auf das Ohr beim Wasserballspielen, durch Tauchen usw.).

Beurteilung: Erstreckt sich in der Regel nur auf etwaige Dauerfolgen, also chronisch-entzündliche Mittelohrveränderungen, Vernarbung des Trommelfell-Gehörknöchelchen-Apparates (Adhäsivprozeß, Tympanosklerose). Operationsfolgen und Schwerhörigkeit: siehe folgende Kapitel.

Chronische Mittelohrentzündung

Ätiologie: Unter dem Begriff „Otitis media chronica“ (O. m. c.) werden alle Entzündungszustände des Mittelohres subsumiert, die mit einer Dauerperforation des Trommelfells einhergehen. Eine Absonderung braucht dabei nicht zu erfolgen (ruhende oder trockene O. m. c.). Als eigentliche Ursache der O. m. c. gilt eine anlagebedingte biologische Minderwertigkeit der Mittelohrschleimhaut, die die Ausheilung akuter und subchronischer Entzündungsprozesse nicht zuläßt. Oft bleibt der Beginn der Erkrankung im verborgenen. Eine nicht sachgerecht behandelte Trommelfellverletzung kann ebenfalls in die O. m. c. übergehen.

Man unterscheidet zwei Formen: O. m. c. mesotympanalis mit zentraler Perforation (nur Schleimhautentzündung) und O. m. c. epitympanalis mit randständiger Perforation (Knocheneiterung, Cholesteatom, Leitsymptom: einseitige fötide Otorrhoe). Die O. m. c. epitympanalis ist wegen ihrer Verschlimmerungsneigung und Komplikationsgefahr in erster Linie Behandlungs- und nicht Gutachtenfall. Die Begutachtung erstreckt sich daher meist auf den Folgezustand, d. h. in älteren Fällen auf die Radikaloperationshöhle und die Schwerhörigkeit (s. S. 512 ff). Der Zusammenhang mit äußeren Schädlichkeiten ist mit größter Zurückhaltung zu beurteilen; das gilt auch für eine behauptete traumatische Genese.

Die *Untersuchung* schließt grundsätzlich die Röntgendiagnostik der Warzenfortsätze ein. Zeigt sich beiderseits eine *normale Pneumatisation* und behauptet der Proband eine traumatische Genese der O. m. c., so spricht der Röntgenbefund zumindest *nicht gegen* eine traumatische Entstehung, sondern eher gegen konstitutionelle Faktoren als Ursache; denn eine anlagebedingte Minderwertigkeit der Mittelohrschleimhaut (und oft auch eine im frühen Kindesalter durchgemachte schwere akute Mittelohrentzündung) hätte keine oder nur eine ungenügende Ausbildung von Knochenzellen im Warzenfortsatz zugelassen. Vice versa weist ein *spongiöser oder kompakter Warzenfortsatz* auf eine Mitbeteiligung schadensunabhängiger, meist *anlagebedingter* Faktoren hin, ohne indessen die Entstehung oder richtunggebende Verschlimmerung der O. m. c. durch äußere Schädlichkeiten *a*uszuschließen. Verstärkt wird der Hinweis auf frühkindliche Schädigung, wenn die Pneumatisation nur auf der erkrankten Seite gehemmt, auf der Gegenseite aber normal ausgebildet ist.

Beurteilung: UV, KOV, SchwbG: MdE für Trommelfellperforationen ohne Otorrhoe 0–10 v. H., mit häufiger Absonderung einseitig 10 v. H., beidseitig 10–20 v. H. Zu diesen Sätzen ist die MdE wegen etwaiger Hörstörung hinzuzurechnen, allerdings nicht einfach mittels Addition (31).

RV: BU bei nicht abgeschlossener Paukenhöhle für Tätigkeiten, bei denen Flüssigkeit ins Ohr eindringen kann (Berufsschwimmer, Bademeister usw.). Keine EU.

Tympanosklerose

Ätiologie: Kommt als Folgezustand chronischer Tuben-Mittelohr-Katarrhe mit eingedicktem Erguß, Bindegewebsneubildung in der Paukenhöhle und Verwachsungen zwischen Trommelfell und medialer Paukenhöhlenwand vor, letzteres insbesondere nach intermittierenden eitrigen Entzündungen.

Diagnose: Trommelfell oft verdickt, trüb, mit Kalkeinlagerungen, nahezu weißlich, vernarbt, adhärent, bei Prüfung mit der Siegle-Ohrlupe nicht oder nur stellenweise beweglich. Schalleitungsschwerhörigkeit (bis zu 60 dB); bei den Impedanzmessungen am Trommelfell ist dieses versteift, Tensor- und Stapediusreflex nicht nachweisbar.

Rehabilitation: Hörverbessernde Operation schwierig, Dauererfolge schlechter als bei O. m. c. mit durchgängiger Tube. Hörverlust mit Hörgerät gut kompensierbar.

Beurteilung: UV, KOV: Kausalzusammenhang mit angeschuldigten äußeren Einwirkungen in der Regel sehr fragwürdig. MdE je nach Schwerhörigkeitsgrad.

RV: BU abhängig in erster Linie von dem mit Hörgerät erreichbaren Sprachverständnis. In aller Regel keine EU.

Otosklerose
(2, 8)

Ätiologie: Erbliche, aber hormonell (während der Gravidität) aktivierbare, pathologische Knochenumbauprozesse an der Labyrinthkapsel; neuerdings wird auch eine virale Ätiologie im Sinne einer Slow-Virus-Infektion nach Röteln, Masern und Mumps diskutiert (2). Typischerweise ist die Steigbügelfußplatte durch Knochenneubildung arretiert. Otosklerotische Kochleaherde können das Innenohr in Mitleidenschaft ziehen.

Diagnose: Schalleitungs-, kombinierte Schalleitungs-Schallempfindungs- oder auch reine Schallempfindungsschwerhörigkeit bei durchweg normalem Trommelfell und ausgedehnter Warzenfortsatzpneumatisation (nicht obligat). Tieffrequente Ohrgeräusche, oft von rauschendem Klangcharakter. Bei den Impedanzmessungen ist das Trommelfell in der Regel normal beweglich, der Tensorreflex auslösbar, der Stapediusreflex nicht oder kaum nachzuweisen; in Frühstadien der Erkrankung kann er zu einer inversen Impedanzänderung führen.

Rehabilitation: Bei reiner Schalleitungs- oder kombinierter Schalleitungs-Schallempfindungsschwerhörigkeit plastische Operation am Steigbügel. *Stapesplastiken* sind die erfolgreichsten hörverbessernden Operationen. Komplikationen bis zur Innenohrtaubheit sind sehr selten, kommen aber vor; die Operation einer Otosklerose kann daher kaum als duldungspflichtiger Eingriff gelten. Sonst Versorgung mit Hörgerät oder, insbesondere bei postoperativ zurückbleibender stärkerer Schwerhörigkeit, Kombination von hörverbessernder Operation und Hörgerät. – Die Otosklerose indiziert keinen Schwangerschaftsabbruch (hierzu s. 31).

Beurteilung: UV, KOV, SchwbG: MdE je nach Schwerhörigkeitsgrad.

RV: BU abhängig von der mit Hörgerät erreichten bzw. postoperativen Hörfähigkeit. Operierte Patienten sollen nicht in Lärmbereichen beschäftigt werden, weil mit einer zurückbleibenden erhöhten Empfindlichkeit der Hörsinneszellen gegen akustische Überlastung gerechnet werden muß; denn die physiologische Dämpfung starker Schallschwingungen durch den M. stapedius fehlt, und die Hörsinneszellen in der basalen Schneckenwindung können durch die Operation latent vorgeschädigt sein. In aller Regel keine EU.

Innenohr

Menièresche Krankheit

Ätiologie: Noch nicht unumstritten geklärt. Wahrscheinlich Störung der Endolymphrückresorption, dadurch labyrinthärer Endolymphhydrops mit Einreißen der Reißner-Membran, Vermischung von Endo- und Perilymphe (72).

Diagnose: Anfallsartiger Drehschwindel mit Brechreiz bis zum Erbrechen und u. U. mit Hirnstürzen; Ohrgeräusche, einseitig, meist rauschend, mit Innenohrschwerhörigkeit im ganzen Frequenzbereich; unter der Frenzelschen Leuchtbrille beobachtet man einen grobschlägigen, vorwiegend horizontalen Spontannystagmus wechselnder Richtung. Daneben gibt es Formen mit nur vestibulärer und nur kochleärer Symptomatik, die zum Teil sicher keine Menièresche Krankheit im engeren Sinne darstellen. Im akuten Stadium besteht bei den Patienten AU; zur Begutachtung stehen in der Regel die zurückbleibenden Hör- und Gleichgewichtsstörungen an.

Beurteilung: UV, KOV, SchwbG: Ein ursächlicher Zusammenhang mit behaupteten äußeren Schädlichkeiten wird nur in ganz besonderen Ausnahmefällen hinreichend wahrscheinlich zu machen sein. Die MdE richtet sich nach dem Grad der Schwerhörigkeit und den Gleichgewichtsstörungen, wobei die Häufigkeit transitorischer Schwindelbeschwerden zu berücksichtigen ist. Im Schwerbehindertenrecht bedenke man die Rezidivneigung des Morbus Menière.

RV: Menière-Kranke dürfen nicht an Arbeitsplätzen eingesetzt werden, wo die Schwindelattacken sie selbst oder ihre Umgebung gefährden; für entsprechende Tätigkeiten u. U. BU. Wer unter ständigen oder anfallsweise auftretenden Schwindelzuständen leidet, ist zum Führen von Kraftfahrzeugen ungeeignet (64), s. auch S. 528.

Hörsturz

Ätiologie: Kochleäre Mikrozirkulationsstörungen mit konsekutiver Hypoxie der Innenohrrezeptoren; Zusammenbruch des endolymphatischen Gleichstrompotentials; Virusinfektionen; Membranruptur des runden Fensters mit Perilymphfistel; zahlreiche weitere Ätiologien werden diskutiert. Streßsituationen sollen auslösend wirken können (4, 59). Rezidiviert der Hörsturz auf dem gleichen Ohr, muß ein Akustikusneurinom ausgeschlossen werden.

Diagnose: Plötzliche einseitige Schwerhörigkeit, oft mit Druckgefühl im Ohr und Ohrenrauschen; im Gegensatz zur Menièreschen Krankheit sind die vestibulären Erscheinungen gering, in der Mehrzahl der Fälle fehlen sie ganz. Die Schwerhörigkeit erfaßt meist den gesamten Frequenzbereich, die mittleren Frequenzen u. U. etwas stärker als die unteren und oberen. Im Falle nicht zu starker Hörverluste (bis 60 oder 70 dB) ist der Lautheitsausgleich positiv, d. h. sehr lauter Schall wird trotz der Schwerhörigkeit auf dem erkrankten Ohr ebenso stark empfunden wie auf dem gesunden.

Rehabilitation: Die große Zahl wechselnder Therapiekonzepte (5, 43, 59) unterstreicht, wie sehr es bisher an zuverlässigen kausalen Behandlungsmethoden mangelt. Trotzdem läßt sich ein therapeutischer Nihilismus schon aus humanitären Gründen nicht verantworten. Die Chancen für die Verhütung irreparabler Dauerschäden an den Innenohrweichteilen gelten als um so besser, je geringer der Hörverlust ist und je rascher die Therapie einsetzt.

Beurteilung: UV, KOV, SchwbG: Der vom Erkrankten verständlicherweise oft behauptete ursächliche Zusammenhang mit einem äußeren Ereignis läßt sich im Einzelfall nur selten wahrscheinlich machen und kaum je beweisen. Vielfach wird Arbeitsplatzlärm angeschuldigt. Dann bedenke man, daß 2–4 Millionen Menschen in unserem Lande Lärmarbeiter sind und – außerhalb des Urlaubs – 38 bis 40 von 168 Stunden der Woche im Lärm verbringen; folglich fällt schon aus Gründen der statistischen Wahrscheinlichkeit ein gewisser Prozentsatz aller Hörstürze zeitlich mit Lärmarbeit zusammen, ohne daß damit etwas über den Kausalzusammenhang gesagt ist. Die MdE richtet sich nach dem Grad der bleibenden Schwerhörigkeit und nach den Ohrgeräuschen, soweit diese glaubhaft gemacht werden.

Weitere, insbesondere chronisch-irreversible Innenohrerkrankungen

Ätiologie: Gendefekte, pränatale medikamentöse und virale Schädigungen (Rubeolen-Embryopathie), perinatale Hypoxie bei Asphyxie,

Erythroblastosen, Immun- und Autoimmunstörungen, tympanogene Labyrinthitiden verschiedener Schweregrade, spezifische Entzündungen (Lues), Virusinfekte, diabetische Mikroangiopathien, Myxödem, Alkohol- und Nikotinabusus, ototoxische Medikamente, degenerative und arteriosklerotische Prozesse der Labyrinthgefäße, traumatische Einflüsse verschiedenster Art und Überforderungen des Zellmetabolismus durch unbiologische Schalleinwirkung sind nur eine Auswahl aus dem mannigfaltigen und bis heute keineswegs aufgeklärten Spektrum von Schädigungsmöglichkeiten am Innenohr, die zu Funktionsstörungen verschiedenen Grades vom leichten Hochtonhörverlust bis zur Taubheit führen können (4, 59).

Pathologie: Die Schädigungen betreffen in erster Linie die Innenohrweichteile. Hier stehen wiederum die gegen alle möglichen Noxen besonders empfindlichen *Hörsinneszellen* im Mittelpunkt. Ganz unterschiedliche Schädlichkeiten können auf unterschiedlichem Weg zum gleichen pathologischen Substrat, nämlich zu einer mehr oder weniger ausgedehnten Degeneration von Hörsinneszellen, führen.

Diagnose: Dem unspezifischen pathologischen Substrat entspricht die Unspezifität der Funktionsstörung ***„Innenohrschwerhörigkeit“.*** In der Mehrzahl der Fälle sind die Hörsinneszellen in der Basalwindung der Schnekke, wo die oberen Frequenzen verarbeitet werden, stärker geschädigt als die Sinneszellen in der Mittel- und Spitzenwindung, denen die Verarbeitung der Frequenzen unterhalb von 1000–1500 Hz obliegt. Die Folge ist ein nach den oberen Frequenzen zunehmender Hörverlust. Die inneren Haarzellen sind gegen die meisten Innenohrnoxen resistenter als die äußeren; diese fallen zuerst der Degeneration anheim, die inneren bleiben zumindest teilweise erhalten. Hierauf beruht höchstwahrscheinlich der Lautheitsausgleich („positives Recruitment“). Vermehrtes Betroffensein der oberen Frequenzlagen und Lautheitsausgleich sind eine fast regelmäßig anzutreffende Symptomkonstellation bei Innenohrschwerhörigkeit und nicht etwa für bestimmte Schwerhörigkeitsursachen spezifisch. Das macht die Begutachtung der Innenohrschwerhörigkeit zu einer komplizierten Aufgabe, die dem selbstkritischen Sachverständigen gelegentlich nur ein „non liquet“ erlaubt. Erst recht sollte der Nicht-Ohrenarzt, wenn er eine Schwerhörigkeit zu beurteilen oder zu einem HNO-Fachgutachten Stellung zu nehmen hat, den Fehler vermeiden, audiometrische Befunde in ihrem Aussagegehalt zu überfordern und aus einer audiometrischen Kurve auf die Schwerhörigkeitsursache zu schließen oder vice versa eine bestimmte Schwerhörigkeitsursache ohne weiteres auszuschließen.

Schwerhörigkeit und Taubheit

(13, 24, 31, 38, 47, 55, 59, 61, 66, 67, 76–84, 87–89, 91, 92, 102, 103, 108, 115, 116, 120)

Jede Schwerhörigkeit hat einen doppelten Aspekt als *Behinderung* und *Krankheitssymptom.* Der Gutachter soll sich meist zur Ursache und zum Ausmaß der Behinderung äußern, der Symptomcharakter der Schwerhörigkeit tritt demgegenüber zurück. Dennoch bleibe man sich stets bewußt, daß Schwerhörigkeit keine Krankheit sui generis ist, sondern ein Symptom pathologischer Veränderungen des Gehörorgans. Es gibt krankhafte Veränderungen am Hörorgan ohne Schwerhörigkeit, aber keine Schwerhörigkeit ohne krankhafte Veränderungen am Hörorgan. Alle seine fünf Abschnitte können von Krankheitsprozessen betroffen sein, die eine Schwerhörigkeit bedingen:

äußeres Ohr,
Mittelohr,
Innenohr,
Hörnerv,
zentrale Leitungsbahnen und
Hörzentren.

Die Funktion von Ohrmuschel und Gehörgang besteht im *Reizantransport*,
die Aufgabe des Mittelohres in der *Reizanpassung*,
im Innenohr erfolgen *Reizverteilung* und *Reiztransformation*,
im Hörnerv die *Erregungsfortleitung* und
in den zum ZNS gehörenden Hörbahnen und Hörzentren die *Erregungsverarbeitung.*

Aus praktisch-klinischen Gründen unterscheidet man zwei Hauptarten der Schwerhörigkeit:

1. *Schalleitungsschwerhörigkeiten*, denen ein Schalleitungshindernis im äußeren und/oder Mittelohr zugrunde liegt. Das Innenohr als eigentliches Sinnesorgan ist intakt.
2. *Schallempfindungsschwerhörigkeit (sensorineurale Schwerhörigkeit)*, bei denen umge-

kehrt der Antransport der Schallwellen zum Mittelohr und ihre Anpassung im Mittelohr ungehindert vonstatten gehen, das Sinnesorgan Innenohr aber nicht imstande ist, den empfangenen Schallreiz richtig zu verarbeiten; oder der Hörnerv leitet die empfangene Erregung nur mangelhaft zum Zentralsystem fort.

Auf *Schalleitungsstörungen* entfallen etwa 20%, auf Schallempfindungsstörungen etwa 80% aller Schwerhörigkeiten. Bei Schalleitungsschwerhörigkeit sitzt die Störung meist im Mittelohr (chronische Mittelohrentzündungen und ihre Folgezustände, Tubenventilationsstörungen und ihre Folgen, Mißbildungen, traumatische Zerstörungen der Gehörknöchelchen, Otosklerose usw.); außenohrbedingte Schalleitungsschwerhörigkeiten sind selten.

Die einer *Schallempfindungsschwerhörigkeit* zugrundeliegende Störung hat ihren Sitz meist im *Innenohr*. Zu begutachten sind vor allem Schallschädigungen, Schädel-, Elektro- und Barotraumen, toxische, infektiös-toxische und immunpathologische Vorgänge, Folgezustände nach Meningitis, hereditär-degenerative oder kongenitale Veränderungen, oft auch der im Alter zunehmende Hochton-Hörverlust. Die wichtigste Ursache *neuraler* Schwerhörigkeiten ist das sog. Akustikusneurinom (60).

Das Prävalieren der Schwerhörigkeitsursachen im Mittel- und Innenohr hat zur Verwendung der Termini „Mittelohrschwerhörigkeit" als Synonym für Schalleitungsschwerhörigkeit und „Innenohrschwerhörigkeit" für Schallempfindungs- bzw. sensorineurale Schwerhörigkeit geführt, was meistens, aber nicht immer zutreffend ist.

Diagnostik: Der nachstehende knappe Abriß ist vornehmlich auf die Lärmschwerhörigkeit als die am häufigsten zu beurteilende Hörschädigung abgestellt, gilt sinngemäß aber ebenso für andere Schwerhörigkeiten.

1. *Abstandsprüfung mit lebender Sprache:* Die Hörweite für *sinnvolle Umgangssprache* (beidohriges Satzverständnis [70]) gibt auf einfache Weise einen Anhalt für den „auditiven Aktionsradius" des Probanden im Alltag und damit für den *Grad* seiner Schwerhörigkeit.

Die Prüfung mit zweistelligen, möglichst viersilbigen *Zahlwörtern („21" bis „99") in Umgangs- und Flüstersprache* läßt die *Art* des Hördefektes abschätzen: Ist die Hördistanz für Umgangssprache zwei- oder dreimal so groß wie die für Flüstersprache, so deutet das auf einen in den tiefen, mittleren und oberen Frequenzlagen ungefähr gleichstarken Hörverlust hin, wie er meist bei *Schalleitungs*schwerhörigkeit besteht; wird Umgangssprache dagegen aus der vielfachen Distanz für Flüstersprache verstanden, so muß eine *Innenohrschwerhörigkeit mit Hörverlust hauptsächlich im oberen Frequenzbereich* vermutet werden:

Die Untersuchung umfaßt die monaurale Prüfung rechts und links mit Zahlwörtern der Freiburger Teste (38, 60) (DIN 45621) in Umgangs- und Flüstersprache: geprüftes Ohr zum Untersucher, abgewandtes Ohr durch breitbandiges Audiometerrauschen (nur wenn kein Audiometer mit Geräuscherzeuger vorhanden ist, durch Fingerschütteln im Gehörgang) von der Wahrnehmung ausgeschaltet; Hörweite für Flüsterzahlen mit leisem Flüstern (Reserveluft) ermitteln. Bei Verdacht auf sensorineurale Schwerhörigkeit sollte außerdem auch die Hörweite für Sätze nach DIN 45621 Teil 2 mit Umgangssprache geprüft werden; zumindest beidohrig, um das soziale Gehör zu erfassen. Wir verständigen uns nicht mit viersilbigen Zahlwörtern, sondern mit Sätzen. Sätze werden von den meisten Innenohrschwerhörigen erst aus geringerer Entfernung als Zahlen verstanden (76, 77). Die Hörweite für Zahlen in Umgangssprache täuscht dann ein Hörvermögen vor, das der Proband in Wirklichkeit nicht besitzt.

Eine Hörprüfung mit lebender Sprache ist verständlicherweise wenig genau. Hörweiten, die von verschiedenen Untersuchern oder nicht im gleichen Prüfraum ermittelt wurden, lassen sich nur ganz ungefähr miteinander vergleichen. Nichtsdestoweniger bleibt die klassische Sprachabstandsprüfung ein wertvolles Hilfsmittel der Hördiagnostik, wenn sie sachgerecht ausgeführt wird; zumal sie bei Probanden, die durch die Untersuchungssituation der Sprachaudiometrie (siehe unten) überfordert sind, widersprüchliche Befunddaten zurechtrücken kann.

2. *Stimmgabelprüfungen* werden nur noch mit der a^1-Stimmgabel in Form der bekannten *Versuche nach Rinne und Weber* vorgenommen.
3. Die *tonschwellenaudiometrische Untersuchung* hat über das HNO-Fach hinaus in die Betriebs-, Arbeits- und Sozialmedizin, Wehrmedizin, Luftfahrtmedizin, für Schuluntersuchungen usw. Eingang gefunden. Ihre Grundzüge sollten daher jedem gutachterlich tätigen Arzt bekannt sein.

Wegen der großen sozialmedizinischen Bedeutung tonaudiometrischer Befunde werden bestimmte Qualitätsansprüche an die verwendeten Audiometer und neuerdings auch an die Untersuchungstechnik gestellt. Tonaudiometer sollen den Anforderungen der DIN 45 620 und, für Reihenuntersuchungen, DIN 45 623 entsprechen. Die Kalibrierung der Audiometer ist in DIN ISO 389 und DIN ISO 7566 geregelt, die Übernahme der internationalen Normen ISO 8253-1 und 6189 als DIN-Normen für die tonschwellenaudiometrische Untersuchung steht bevor; ihre Beachtung ist in der arbeitsmedizinischen Gehörvorsorge bereits Soll-Vorschrift (41). Mit ähnlichen Anforderungen an die *Begutachtung* der Schwerhörigkeit wird man rechnen müssen.

Untersuchungstechnisches Prinzip: Mit elektroakustisch erzeugten Tönen wird das Minimum perceptibile für jede Prüffrequenz in Luft- und Knochenleitung gemessen. Die Ergebnisse werden in das Koordinatensystem des Audiogramm-Vordrucks (DIN 45 627) eingetragen. Durch Verbinden der Meßpunkte erhält man die *Hörschwellenkurven* für Luft- und Knochenleitung. Die *Luft*leitungs-Hörschwellenkurve gibt zugleich den Gesamthörverlust an, die *Knochen*leitungskurve den schallempfindungsbedingten Hörverlust. Die Lage der Hörschwellenkurven zum Normalwert – der O-dB-Waagerechten – und zueinander gestattet mit einem Blick die Klassifizierung als Schall*leitungs-*, Schall*empfindungs-* oder *kombinierte* Schwerhörigkeit (Abb. 27.**1**–27.**4**). Mehr sagt das Audiogramm zunächst nicht aus. Gleiche Ursachen eines Hördefektes können verschiedenartige Audiogrammkurven ausprägen, gleichartige Hörverlustkurven verschiedene Ursachen haben. Die Audiometrie ist quantitative und Symptomdiagnostik. Erst in Zusammenschau mit der Anamnese, mit otoskopischen und sonstigen klinischen Befunden und oftmals mit der Röntgenuntersuchung des Ohrschädels erlaubt sie ätiologische Rückschlüsse.

4. *Überschwellige Audiometrie:* Bei der Begutachtung sensorineuraler Schwerhörigkeiten müssen zusätzlich zum Tonschwellenaudiogramm in der Regel mindestens zwei überschwellige audiometrische Tests durchgeführt werden (16, 39, 60, 61). Weite Verbreitung hat der *SISI-Test* nach JERGER gefunden (SISI ist die Abkürzung für *S*hort *I*ncrement *S*ensitivity *I*ndex) (46). Er drückt das Erkennen von 20 kurzen Schallstärkeerhöhungen eines Dauertones während einer bestimmten Zeitspanne prozentual aus. Seine einfache Auswertbarkeit darf nicht zur schematischen Verneinung eines Haarzellschadens, d. h. einer Innenohrschwerhörigkeit im engeren Sinne, bei „negativem" Ergebnis verleiten. Vor allem ältere Schwerhörige bringen die erforderliche auditive Konzentration nicht mehr auf und produzieren dann einen negativen SISI-Test, obgleich ihr Hörschaden ein Haarzellschaden ist.

   Weitere überschwellige Tests haben die Verdeckbarkeit der Prüftöne durch breitbandige Geräusche (*Geräuschaudiometrie* nach *Langenbeck* [60]), die Dynamik des Gehörs, das Adaptationsverhalten, das Differenzierungsvermögen und andere Hörleistungen im überschwelligen Schallstärkebereich zum Gegenstand.

5. Die *Sprachaudiometrie* ist die Prüfung des Sprachgehörs und Sprachverständnisses mit genormter, auf Magnetband oder – heute möglichst nur noch – CD-Platte konservierter Testsprache mit einer besonderen Wiedergabeapparatur (Sprachaudiometer nach DIN 45 624). Sie umgeht die Fehlermöglichkeiten der Hörweitenprüfung mit lebender Sprache, ohne auf Sprache als das logische Prüfmaterial für das Gehör des Menschen zu verzichten. Das Verständnis wird als Funktion des Sprachschallpegels prozentual bestimmt. *Sprachschallpegel* und *Hörweite* lassen sich mit geringer Fehlerbreite ineinander umrechnen. Als Prüfmaterial stehen Gruppen von zweistelligen Zahlwörtern und einsilbigen Hauptwörtern (sog. Freiburger Teste [38]) sowie Gruppen einfacher Sätze (Marburger Satzverständnistest [14, 76]) zur Verfügung. Diese Sprachtests sind nach DIN 45 621 und 45 621 Teil 2, die Tonträger nach DIN 45 626 und 45 626 Teil 2 genormt, Kindersprachtests nach DIN 45 623. Die Wörter bzw. Sätze jeweils einer Gruppe werden über Kopfhörer oder Lautsprecher mit gleichem Sprachschallpegel abgespielt. Bei der Prüfung mit *Zahlen* arbeitet man mit Schallstärkestufen von *5 dB*, bei der Prüfung mit *Sätzen* mit Stufen von *5 oder 10 dB*, bei der Prüfung mit *einsilbigen* Hauptwörtern von *10 oder 15 dB* (39, 41). Die prozentualen Verständnisquoten bei jedem Sprachschallpegel werden protokolliert. Es resultieren Verständniskurven für Zahlen, einsilbige Wörter und Sätze (Abb.

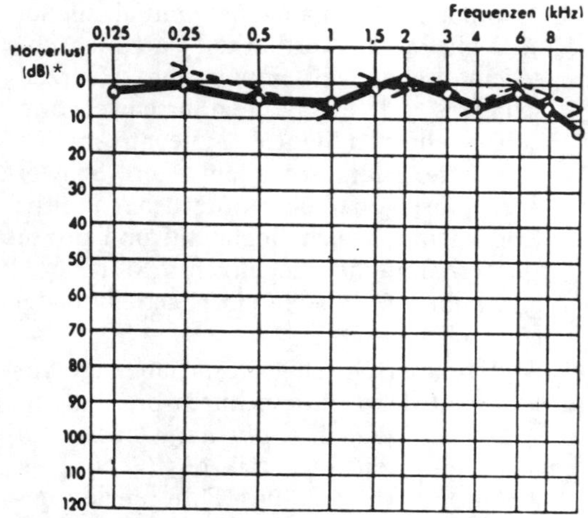

27.1 Normales Audiogramm, Luft- und Knochenleitungskurve decken sich im Bereich der Meßfehlergrenze untereinander und mit der 0-Abszisse (normale Hörschwelle)

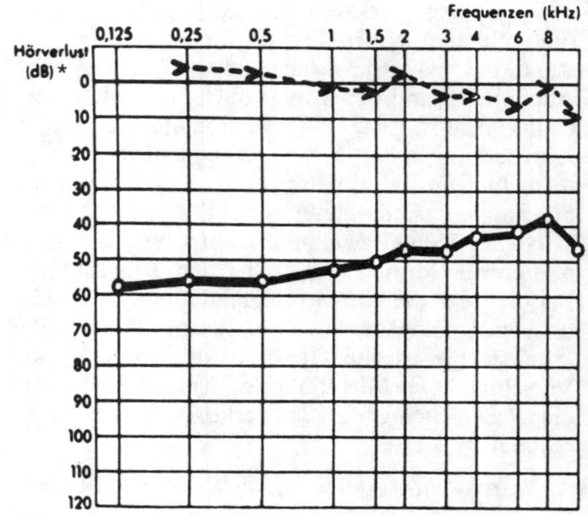

27.2 Schalleitungsschwerhörigkeit. Knochenleitungskurve normal, Luftleitungskurve schlecht

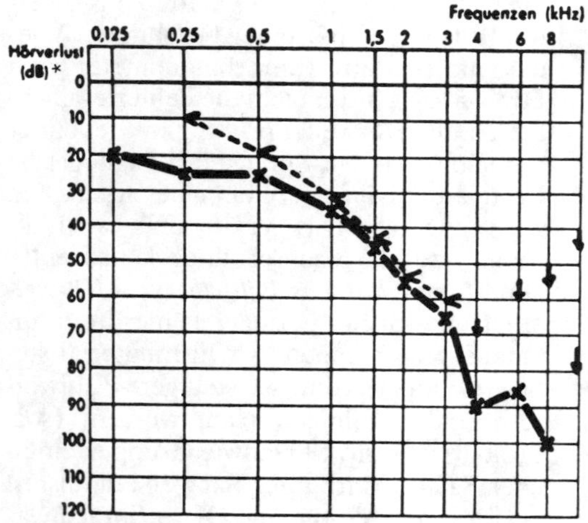

27.3 Schallempfindungsschwerhörigkeit. Luft- und Knochenleitungskurve schlecht, decken sich nahezu; Hörverlust wird nach den hohen Frequenzen zu größer

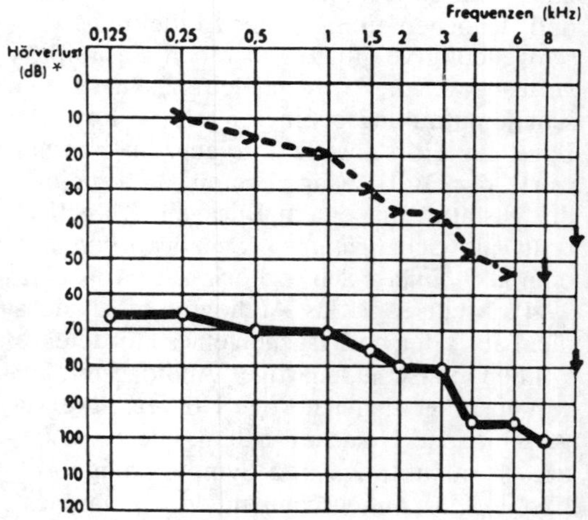

27.4 Kombinierte Schwerhörigkeit. Knochenleitungskurve zeigt Hörverlust (Schallempfindungskomponente), Luftleitungskurve liegt noch wesentlich schlechter als Knochenleitungskurve (Schalleitungskomponente)

27.5). Für die Begutachtung der Lärmschwerhörigkeit ist die Sprachaudiometrie obligat.

6. Die *zentrale Audiometrie* (31, 33) dient der Erfassung zerebraler Hörschäden, etwa nach Schädel-Hirn-Traumen infolge Unfalls.
7. *Aggravations- und Simulationsprüfungen* sollten auch bei nur geringem Verdacht vorgenommen werden. In der GUV ist bei 30 bis 50% der Gutachtenprobanden mit derartigen „psychogenen Überlagerungen“ der organischen Schwerhörigkeit zu rechnen (s. 16, 83). Neben speziellen Modifikationen der Ton- und Sprachaudiometrie, Plausibilitätsprüfungen der erhaltenen Ergebnisse der Tonschwellen- und Geräuschaudiometrie usw. ist eine Fülle psychoakustischer

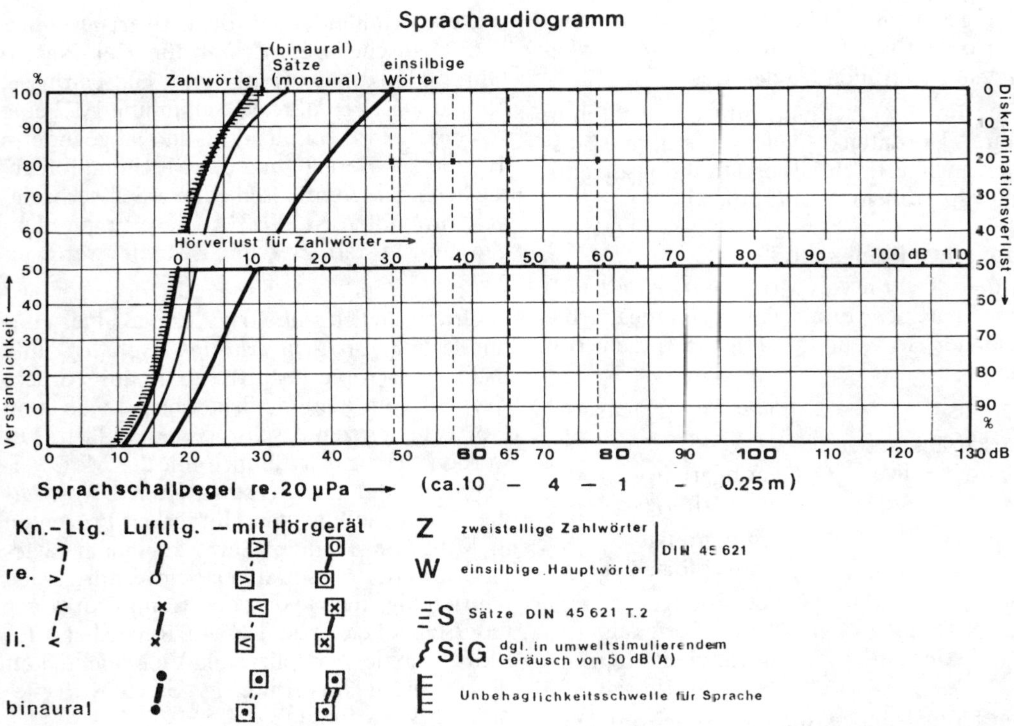

27.5 Sprachaudiogramm-Formblatt. Eingezeichnet sind die Verständlichkeitskurven für Zahlwörter, Sätze und einsilbige Wörter bei normalem Hörvermögen. Eine Schwerhörigkeit verschiebt die Verständlichkeitskurven nach rechts zu höheren Sprachschallpegeln

Aggravationstests entwickelt worden. Bei der Mehrzahl der Problemprobanden reichen sie aus, um die für die Beurteilung von Art und Grad der Schwerhörigkeit notwendigen Informationen zu erlangen (83).

8. *Objektive audiometrische Verfahren* werden angewendet, wenn die psychoakustischen Aggravations- und Simulationsprüfungen nicht zum Ziel führen. Hören ist nicht nur das Bewußtwerden von Schall, das man zugeben oder abstreiten kann. Der Hörvorgang ist auch mit nicht dem Willen unterworfenen, aber nachweisbaren Reaktionen auf den Schallreiz verbunden. Dies sind einmal die bioelektrischen Potentiale, die die Erregungsfortleitung und -verarbeitung von der Kochlea zum Kortex repräsentieren; zum anderen reflexhafte Reaktionen auf Schall, die über die Verknüpfung der zentralen Hörbahnen mit motorischen und vegetativen Zentren entstehen. Wir können die objektive Audiometrie somit in *Potentialaudiometrie* und *Reflexaudiometrie* unterteilen. Die durch akustische Reizung ausgelösten Hörnerven-, Hirnstamm-, Mittelhirn- und Hirnrindenpotentiale lassen sich mit Elektroden vom Gehörgang und von der Schädeloberfläche ableiten und durch Einsatz von Computern zum Teil bis nahe an die Wahrnehmungsschwelle von der bioelektrischen Spontanaktivität des ZNS selektieren. Auditive Reflexe sind z. B. das Zusammenfahren auf plötzlichen lauten Schall, der akustische Lidreflex, Änderung in der Endstrombahn, vor allem aber die reflektorische Kontraktion des M. stapedius, des kleineren der beiden Mittelohrmuskeln, auf Schallstärken ab 70 dB. Ungeachtet aller Fortschritte der Elektrophysiologie des Hörens und der Registrier- und Computertechnik darf die Genauigkeit objektiver Hörprüfungsergebnisse nicht überschätzt werden; vor allem nicht bei Probanden, die die Untersuchung durch Willkürbewegun-

gen gestört haben. Das Haupteinsatzgebiet der objektiven Audiometrie ist die Hördiagnostik im frühen Kindesalter.

Für die Begutachtung hilft sie nicht nur, „wahre" Hördaten zu liefern, sondern ist bisweilen auch differential- und funktionsdiagnostisch von großem Wert (5, 16, 60).

Quantitative Bemessung

Seit dem Referat von Mittermaier 1951 (70) teilt man die Schwerhörigkeit in Grade ein, die sich an der Hörweite für Umgangssprache orientieren:

Hörweite	*Schwerhörigkeitsgrad*
eingeschränkt, aber noch über 4 m	geringgradige Schwerhörigkeit
1–4 m	mittelgradige Schwerhörigkeit
0,25–1 m	hochgradige Schwerhörigkeit
a. c. (ad concham)	an Taubheit grenzende Schwerhörigkeit

Bei Hörstörungen, die das Sprachverständnis nicht merklich beeinträchtigen, sprechen wir von „annähernder Normalhörigkeit". Wird erhobene Umgangssprache auch unmittelbar am Ohr nicht mehr verstanden, so liegt mindestens eine „praktische Taubheit" vor; sind auch audiometrisch und sprachaudiometrisch keine Hörreste nachweisbar, handelt es sich um „Taubheit".

Die Eckwerte von Mittermaier der geringgradigen bis zur an Taubheit grenzenden Schwerhörigkeit und die zugeordneten Hörweiten haben sich so bewährt, daß sie bis heute unverändert geblieben sind; wohl aber war es notwendig, die Graduierung um Zwischenstufen zu ergänzen:

Normales Hörvermögen,
annähernd normales Hörvermögen,
annähernd geringgradige Schwerhörigkeit,
geringgradige Schwerhörigkeit,
gering- bis mittelgradige Schwerhörigkeit,
mittelgradige Schwerhörigkeit,
mittel- bis hochgradige Schwerhörigkeit,
hochgradige bis an Taubheit grenzende Schwerhörigkeit,
an Taubheit grenzende Schwerhörigkeit,
Taubheit (31).

UV, KOV, SchwbG: Jedem Schwerhörigkeitsgrad wird ein prozentualer Hörverlust und ein Vomhundertsatz der MdE zugeordnet. Die Deutsche Gesellschaft für Hals-Nasen-Ohren-Heilkunde, Kopf- und Halschirurgie, hat auf ihrer 45. Jahresversammlung 1977 eine von Feldmann publizierte und abgeänderte Tabelle zur Berechnung der MdE empfohlen, die auch bei seitenverschiedener Schwerhörigkeit anwendbar ist (30, 31). Diese Empfehlungen sind in Tab. 27.**1** um Zwischenwerte ergänzt.

Grundsätzlich sollte das Ausmaß einer Hörminderung in *Schwerhörigkeitsgraden* und nicht in Hörverlustprozenten ausgedrückt werden. Für den medizinischen Laien sind Hörverlustprozente schwer verständlich. Oft werden sie sogar irrtümlich mit der MdE verwechselt oder gleichgesetzt. Zudem verführt die „Umrechnung" von Hörverlust-Prozenten in MdE-vom-Hundert-Sätze zu einem Schematismus der quantitativen Schwerhörigkeitsbeurteilung, der weder der Komplexität des unterschiedlich bedeutsamen Rechtsbegriffes MdE noch der komplizierten Vielschichtigkeit des gestörten Hörvermögens gerecht wird (siehe auch Vorwort zu (39) S. 514).

Nach Tab. 27.**1** läßt sich jeder prozentuale Hörverlust in einen Schwerhörigkeitsgrad übertragen.

Private UV: Hörschäden, die durch einen Unfall im Sinne des § 1 III der Allgemeinen Unfallversicherungs-Bedingungen von 1988 (AUB 88) verursacht worden sind, hat der Gutachter nach vertraglich vereinbarten Richtlinien zu bewerten. Zunächst muß er die Unfallkausalität und einen etwaigen Vorschaden des Gehörs abklären; für vorbestehende Hörminderungen kommt die PUV nicht auf, es sei denn, mit dem Versicherungsnehmer ist ein entsprechender Sondervertrag mit Prämienerhöhung abgeschlossen. Alsdann wird der *prozentuale Hörverlust* berechnet, und zwar aufgrund des Sprachaudiogramms nach Tab. 27.**5** auf S. 516 und/oder (besser: *und*) aus der Synopse von Hörweitenprüfung, Tonschwellenaudiogramm und Sprachaudiogramm gemäß Tab. 27.**9** auf S. 518. Es folgt die Schätzung des *Invaliditätsgrades.* Hierbei ist zu beachten, ob für den Versicherungsvertrag die alten oder die neuen AUB gelten. Die Hörschaden-Invaliditäts-Prozente nach den alten AUB sind Tab. 27.**2**, nach den neuen AUB 88 Tab. 27.**3** zu entnehmen. Zur Ermittlung der Invalidität bei vorbestehender Hörminderung, auch auf nur

Tabelle 27.**1** Ermittlung der MdE aus Schwerhörigkeitsgraden bzw. prozentualem Hörverlust. Fette Zahlen: Empfehlungen der Dtsch. Ges. f. HNO-Heilk., Kopf- u. Hals-Chir. nach *Feldmann* (31). Die nicht fettgedruckten Ziffern sollen Anhaltswerte für Kombinationen des Hörverlustes zwischen rechtem und linkem Ohr geben, die in der Tabelle von 1974 nicht enthalten sind. – MdE für Schwerhörigkeit im Kindesalter (s. S. 542).

rechtes Ohr		normales Hörvermögen	annähernd normales Hörvermögen	annähernd geringgradige Schwerhörigkeit	geringgradige Schwerhörigkeit	gering- bis mittelgradige Schwerhörigkeit	mittelgradige Schwerhörigkeit	mittel- bis hochgradige Schwerhörigkeit	hochgradige Schwerhörigkeit	hochgradige bis an Taubheit grenzende Schwerhörigkeit	an Taubheit grenzende Schwerhörigkeit	Taubheit
normales Hörvermögen	0 %	**0**	0	0	**0**	0	**10**	10	**10**	10	**15**	**15**
annähernd normales Hörvermögen	10 %	0	**0**	0	0	10	10	10	10	15	15	15
annähernd geringgradige Schwerhörigkeit	20 %	0	0	**10**	**10**	10	15	15	15	15	15	20
geringgradige Schwerhörigkeit	30 %	**0**	0	10	**15**	15	**20**	20	**20**	25	**30**	**30**
gering- bis mittelgradige Schwerhörigkeit	40 %	0	10	10	15	**20**	25	25	25	30	35	35
mittelgradige Schwerhörigkeit	50 %	**10**	10	15	**20**	25	**30**	30	**30**	35	**40**	**40**
mittel- bis hochgradige Schwerhörigkeit	60 %	10	10	15	20	25	30	**35**	35	40	45	45
hochgradige Schwerhörigkeit	70 %	**10**	10	15	**20**	25	**30**	35	**45**	45	**50**	**50**
hochgradige bis an Taubheit grenzende Schwerhörigkeit	80 %	10	15	15	25	30	35	40	45	**50**	50	50
an Taubheit grenzende Schwerhörigkeit	90 %	**15**	15	15	**30**	35	**40**	45	**50**	50	**60**	60
Taubheit	100 %	**15**	15	20	**30**	35	**40**	45	**50**	50	**60**	**70**
	Hörverlust	0 %	10 %	20 %	30 %	40 %	50 %	60 %	70 %	80 %	90 %	100 %

linkes Ohr

einem Ohr, siehe Burggraf (19): Da die Wertigkeit des durch den Unfall funktionsbeeinträchtigten Ohres um so höher ist, je stärker das andere funktionsgemindert war, kommt ein „korrigierter Basiswert bei Hörschaden des Partnerohres" zur Anwendung.

Verfahren der quantitativen Bemessung: Zur Feststellung des *prozentualen Hörverlustes* haben Boenninghaus u. Röser 1973 „Neue Tabellen zur Bestimmung des prozentualen Hörverlustes für das Sprachgehör" erarbeitet (13). Tab. 27.**4** geht von den Hörweiten für zweistellige Zahlwörter in Umgangs- und Flüstersprache aus, Tab. 27.**5** vom sprachaudiometrischen Hörverlust für Zahlen (Mehrbedarf an Sprachschallpegel für die 50%ige Verständlichkeit von Zahlwörtern) und dem sog. Gesamtwortverstehen (Summe der Verständlichkeitsquoten für einsilbige Hauptwörter bei 60, 80 und 100 dB Sprachschallpegel). Bei geringgradiger Lärmschwerhörigkeit wird seit 1990 die Zugrundelegung des „Gewichteten Gesamtwortverstehens" nach Feldmann (32) empfohlen (39) (Verständlichkeitsquote bei

60 dB x 3, bei 80 dB x 2, bei 100 dB x 1, Summe der 3 Produkte durch 2 dividiert – ergibt ein etwas geringeres Gesamtwortverstehen und einen entsprechend höheren prozentualen Hörverlust). Der Hauptverband der gewerblichen Berufsgenossenschaften hat diese Tabellen in seine Empfehlungen für die Begutachtung der beruflichen Lärmschwerhörigkeit, das *„Königsteiner Merkblatt"*, aufgenommen (z. Zt. gilt die 3. Auflage, Ausgabe 1991 [39]). Eine schematisierende Anwendung der Tabellen ist für die MdE-Findung – richtigerweise – nicht gestattet:

„Die in den Empfehlungen enthaltenen Tabellen zur Einschätzung der Minderung der Erwerbsfähigkeit sind *allgemeine* Richtwerte. Sie dürfen deshalb nicht schematisch für die Ermittlung der *individuellen* Minderung der Erwerbsfähigkeit angewandt werden" (39).

Für die Träger der GUV sind auch Ausländer zu begutachten, deren Deutschkenntnisse für die zutreffende Beurteilung des Schwerhörigkeitsgrades anhand der Hörweitenprüfung und der sprachaudiometrischen Untersuchung nicht ausreichen. In solchen Fällen muß häufig das *Tonaudiogramm* für die quantitative Klassifizierung des Hörschadens herangezogen werden. Röser (96) hat 1973 zwei Tabellen veröffentlicht, die auf dem Tongehörverlust für 1000 und 3000 Hz (Tab. 27.**6**) und für 500, 1000, 2000 und 4000 Hz basieren (Tab. 27.**7**). Eine von ihm 1980 vorgeschlagene Tabelle speziell für Lärmschwerhörigkeit geht vom Hörverlust für 1000 Hz und der Summe der Hörverluste für 2000 und 3000 Hz aus (97) (Tab. 27.**8**). Diese orientiert sich an den Hörverlust-Prozenten der Tab. 27.**5** und kann statt der Tab. 27.**5** erforderlichenfalls bei Ausländern benutzt werden.

Lehnhardt hat speziell für die MdE-Bewertung bei Hochtonschwerhörigkeit eine Tabelle entwickelt, die die Verständnisquote für einsilbige Hauptwörter bei 65 dB Sprachschallpegel, die Tongehörverluste von über 40 dB in den Frequenzen 3000 Hz, 2000 Hz und 1000 Hz und die Hörweite für Zahlwörter oder Sätze in Umgangssprache einbezieht (Tab. 27.**9**).

Schwierigkeiten und Widersprüche zwischen tabellarischer und realer Schwerhörigkeit ergeben sich bedauerlicherweise gerade bei der Begutachtung leichter Lärmschwerhörigkeiten, die seit Jahren den Hauptteil der Gutachtertätigkeit des HNO-Arztes ausmachen. Hierauf wird im Abschnitt „Lärmschwerhörigkeit" eingegangen.

Zur *Eignung Schwerhöriger und Gehörloser als Kraftfahrer* sagt das Gutachten „Krankheit und Kraftverkehr" des gemeinsamen Beirats für Verkehrsmedizin bei den Bundesministern für Verkehr und für Jugend, Familie und Gesundheit (Bearbeiter Lewrenz und Friedel [64]), daß Omnibus-, Lkw- und Lastzugfahrern eine Fahrerlaubnis weder erteilt noch erneuert werden darf, wenn ihr Hörvermögen so gering ist, daß sie dadurch bei der Ausführung ihrer Aufgaben behindert sind. Diese Aussage wird an anderer Stelle einschränkend relativiert: Einen Omnibus darf fahren, wer auf beiden Ohren mittel- bis hochgradig schwerhörig ist, einen LKW auch der Gehörlose, wenn er sich in dreijähriger Pkw-Fahrpraxis bewährt hat. Für die Fahrerlaubnisklassen 1, 3, 4 und 5 sollen sich auch bei völligem Fehlen des Hörvermögens „keine besonderen Gefahrenlagen" ergeben. Sicherlich ist bisher nicht nachgewiesen, daß Gehörlosigkeit bei Kraftfahrern zu einer signifikant größeren Unfallhäufigkeit führt. Trotzdem wird der erfahrene HNO-Gutachter etwa bei einem 18jährigen, gehörlos geborenen Fahrerlaubnisbewerber mit geistig-seelischem Reifungsrückstand gewisse Bedenken nicht immer unterdrücken können und von der in dem genannten Gutachten angebotenen Möglichkeit Gebrauch machen, eine psychologische Untersuchung zu veranlassen. Und die keineswegs nur theoretische Möglichkeit, daß ein zurücksetzender LKW-Fahrer, hinter dessen Fahrzeug ein Kind spielt, auch den lautesten Warnschrei nicht hören kann, bleibt allen Statistiken zum Trotz eine beklemmende Vorstellung (82).

Rehabilitation: *Schalleitungs*schwerhörigkeiten lassen sich in vielen Fällen durch hörverbessernde Operationen vermindern oder sogar beheben. Lehnt der Patient den vorgeschlagenen Eingriff ab, kommt die Versorgung mit Hörgerät zum Zuge, die bei Schalleitungsschwerhörigkeiten meist eine weitgehende Kompensation des Hörverlustes mit ausgezeichneter Verbesserung des Sprachverständnisses ermöglicht. Nichtsdestoweniger bleibt der schwerhörige Benutzer eines Hörgerätes infolge des ständigen Angewiesenseins auf das technische Hilfsmittel im Nachteil gegenüber dem Patienten, der den gleichen Hörerfolg durch eine hörverbessernde Operation erreicht hat.

Tabelle 27.**2** Hörschaden-Invaliditäts-Tabelle (HIT-A 1971) nach *Burggraf* für die prozentuale Invaliditätsberechnung in der PUV nach den alten Allg. Versicherungs-Bedingungen (19)

Hörschaden	%	0	0,5/10 5	1/10 10	2/10 20	3/10 30	4/10 40	5/10 50	6/10 60	7/10 70	8/10 80	9/10 90	9,5/10 95	1/1 100
	0	0	0,8	1,5	3,0	4,5	6,0	7,5	9,0	10,5	12,0	13,5	14,3	15,0
0,5/10	5	0,8	1,6	2,4	4,1	5,7	7,4	9,0	10,7	12,3	14,0	15,6	16,4	17,3
1/10	10	1,5	2,4	3,3	5,1	6,9	8,7	10,5	12,3	14,1	15,9	17,7	18,6	19,5
2/10	20	3,0	4,1	5,1	7,2	9,3	11,4	13,5	15,6	17,7	19,8	21,9	23,0	24,0
3/10	30	4,5	5,7	6,9	9,3	11,7	14,1	16,5	18,9	21,3	23,7	26,1	27,3	28,5
4/10	40	6,0	7,4	8,7	11,4	14,1	16,8	19,5	22,2	24,9	27,6	30,3	31,7	33,0
5/10	50	7,5	9,0	10,5	13,5	16,5	19,5	22,5	25,5	28,5	31,5	34,5	36,0	37,5
6/10	60	9,0	10,7	12,3	15,6	18,9	22,2	25,5	28,8	32,1	35,4	38,7	40,4	42,0
7/10	70	10,5	12,3	14,1	17,7	21,3	24,9	28,5	32,1	35,7	39,3	42,9	44,7	46,5
8/10	80	12,0	14,0	15,9	19,8	23,7	27,6	31,5	35,4	39,3	43,2	47,1	49,1	51,0
9/10	90	13,5	15,6	17,7	21,9	26,1	30,3	34,5	38,7	42,9	47,1	51,3	53,4	55,5
9,5/10	95	14,3	16,4	18,6	23,0	27,3	31,7	36,0	40,4	44,7	49,1	53,4	55,6	57,8
1/1	100	15,0	17,3	19,5	24,0	28,5	33,0	37,5	42,0	46,5	51,0	55,5	57,8	60,0

Tabelle 27.**3** Hörschaden-Invaliditäts-Tabelle (HIT-1988) nach *Burggraf* für die Hörschadenbewertung in der Privaten Unfallversicherung (nach AUB neu) (19)

	%	0	0,5/10 5	1/10 10	2/10 20	3/10 30	4/10 40	5/10 50	6/10 60	7/10 70	8/10 80	9/10 90	9,5/10 95	1/1 100
	0	0,0	1,5	3,0	6,0	9,0	12,0	15,0	18,0	21,0	24,0	27,0	28,5	30,0
0,5/10	5	1,5	3,0	4,5	7,5	10,5	13,5	16,5	19,5	22,5	25,5	28,5	30,0	31,5
1/10	10	3,0	4,5	6,0	9,0	12,0	15,0	18,0	21,0	24,0	27,0	30,0	31,5	33,0
2/10	20	6,0	7,5	9,0	12,0	15,0	18,0	21,0	24,0	27,0	30,0	33,0	34,5	36,0
3/10	30	9,0	10,5	12,0	15,0	18,0	21,0	24,0	27,0	30,0	33,0	36,0	37,5	39,0
4/10	40	12,0	13,5	15,0	18,0	21,0	24,0	27,0	30,0	33,0	36,0	39,0	40,5	42,0
5/10	50	15,0	16,5	18,0	21,0	24,0	27,0	30,0	33,0	36,0	39,0	42,0	43,5	45,0
6/10	60	18,0	19,5	21,0	24,0	27,0	30,0	33,0	36,0	39,0	42,0	45,0	46,5	48,0
7/10	70	21,0	22,5	24,0	27,0	30,0	33,0	36,0	39,0	42,0	45,0	48,0	49,5	51,0
8/10	80	24,0	25,5	27,0	30,0	33,0	36,0	39,0	42,0	45,0	48,0	51,0	52,5	54,0
9/10	90	27,0	28,5	30,0	33,0	36,	39,0	42,0	45,0	48,0	51,0	54,0	55,5	57,0
9,5/10	95	28,5	30,0	31,5	34,5	37,5	40,5	43,5	46,5	49,5	52,5	55,5	57,0	58,5
1/1	100	30,0	31,5	33,0	36,0	39,0	42,0	45,0	48,0	51,0	54,0	57,0	58,5	60,0

Tabelle 27.**4** Prozentualer Hörverlust aus der Hörweitenprüfung (aus *H.-G. Boenninghaus* und *D. Röser:* Z. Laryng. Rhinol. 52 [1973], 153 [13])

		Hörweite für Umgangssprache (m)											
		64	32	16	8	4	2	1	0,5	0,25	0,1	a. c.	ø
Hörweite	0	10	20	30	40	50	60	70	80	87	93	95	100
für	a. c.	10	20	30	40	50	60	70	77	83	90	95	
Flüster-	0,1	10	20	30	40	50	60	67	73	80	87		
sprache	0,25	10	20	30	40	50	57	63	70	77			
(m)	0,5	10	20	30	40	47	53	60	67				
	1	10	20	30	37	43	50	57					
	2	10	20	27	33	40	47						
	4	10	17	23	30	37							
	8	7	13	20	27								
	16	3	10	17									
	32	0	7										
	64	0											

Anmerkung: Durch eine Hörweitenprüfung kann in Räumen, die nicht mindestens 8 m lang sind, keine Unterscheidung getroffen werden zwischen einer Normalhörigkeit (0–20% Hörverlust) und einer geringgradigen Schwerhörigkeit (20–40%). Deshalb sollte bei nur geringen Hörstörungen allein die Sprachaudiometrie angewendet werden. Die Hörweitenprüfung soll *ohne* Sprachaudiometrie nicht mehr zur Grundlage der Bewertung einer Schwerhörigkeit gemacht werden. Sie hat nur bei einer Übereinstimmung mit den Hörverlustprozenten der Sprachaudiometrie im Sinne einer Bestätigung Aussagekraft.
Bei unzureichender Kooperation des Probanden korrigiert jedoch die Sprachabstandsprüfung offensichtlich unrichtige audiometrische Daten.

Tabelle 27.**5** Prozentualer Hörverlust aus dem Sprachaudiogramm (aus *H.-G. Boenninghaus* und *D. Röser:* Z. Laryng. Rhinol. 52 [1973] 153 (13))

		a_1 = Hörverlust für Zahlen in DB											
		< 20	ab 20	ab 25	ab 30	ab 35	ab 40	ab 45	ab 50	ab 55	ab 60	ab 65	ab 70
w_s = Ge-	< 20	100	100	100	100	100	100	100	100	100	100	100	100
samtwort-	ab 20	95	95	95	95	95	95	95	95	95	95	95	100
verstehen*	ab 35	90	90	90	90	90	90	90	90	90	90	95	100
	ab 50	80	80	80	80	80	80	80	80	80	90	95	100
	ab 75	70	70	70	70	70	70	70	70	80	90	95	100
	ab 100	60	60	60	60	60	60	60	70	80	90	95	
	ab 125	50	50	50	50	50	50	60	70	80	90		
	ab 150	40	40	40	40	40	50	60	70	80			
	ab 170	30	30	30	30	40	50	60	70				
	ab 220	20	20	20	30	40	50	60					
	ab 225	10	10	20	30	40	50						
	ab 250	0	10	20	30	40							

* Das Gesamtwortverstehen (w_s) wird aus der Wortverständniskurve errechnet. Es entsteht durch Addition der Verständlichkeitsquoten bei 60, 80 und 100 dB Lautstärke. Für die Errechnung des Gewichteten Gesamtwortverstehens (nur bei geringgradiger Lärmschwerhörigkeit) wird die Verständlichkeitsquote bei 60 dB mit 3, die bei 80 dB mit 2 und die bei 100 dB mit 1 multipliziert und die Summe der 3 Produkte durch 2 dividiert. Siehe S. 514

Tabelle 27.**6** Tabelle nach *Röser* (1973) zur Ermittlung des prozentualen Hörverlustes aus dem Tonaudiogramm. Ausgangspunkte sind die dB-Hörverluste für 1000 Hz und 3000 Hz (96)

		Tonhörverlust bei 1000 Hz										
	dB	0	10	20	30	40	50	60	70	80	90	100
Tonhörverlust	0	0	0	5	15	25	35					
bei 3000 Hz	10	0	0	10	20	30	40	50				
	20	0	5	15	25	35	45	55	65			
	30	0	10	20	30	40	50	60	70	80		
	40	5	15	25	35	45	55	65	75	85	93	
	50	10	20	30	40	50	60	70	80	90	95	100
	60	15	25	35	45	55	65	75	85	93	95	100
	70	20	30	40	50	60	70	80	90	95	100	100
	80	25	35	45	55	65	75	85	93	95	100	100
	90	30	40	50	60	70	80	90	95	100	100	100
	100	35	45	55	65	75	85	93	95	100	100	100

Tabelle 27.**7** Tabelle nach *Röser* (1973) zur Ermittlung des prozentualen Hörverlustes aus dem Tonaudiogramm bei unregelmäßigem Verlauf der Tongehörkurve. Der prozentuale Hörverlust ergibt sich durch Addition der 4 Teilkomponenten (96)

Tonhörverlust dB	500 Hz	1000 Hz	2000 Hz	4000 Hz
10	0	0	0	0
15	2	3	2	1
20	3	5	5	2
25	4	8	7	4
30	6	10	9	5
35	8	13	11	6
40	9	16	13	7
45	11	18	16	8
50	12	21	18	9
55	14	24	20	10
60	15	26	23	11
65	17	29	25	12
70	18	32	27	13
75	19	32	28	14
80	19	33	29	14
ab 85	20	35	30	15

Tabelle 27.**8** Tabelle nach *Röser* (1980) zur Ermittlung des prozentualen Hörverlustes aus dem Tonaudiogramm, besonders bei Lärmschwerhörigkeit (97)

Summe der Hörverluste bei 2 und 3 kHz	Tonhörverlust bei kHz										
db	0	5 10	15 20	25 30	35 40	45 45	55 60	65 70	75 80	85 90	95 100
0– 15	0	0	0	0	5	15			Hörverlust in Prozent		
20– 35	0	0	0	5	10	20	30				
40– 55	0	0	0	10	20	25	35	45			
60– 75	0	0	10	15	25	35	40	50	60		
80– 95	0	5	15	25	30	40	50	60	70	80	
100–115	5	15	20	30	40	45	55	70	80	90	100
120–135	10	20	30	35	45	55	65	75	90	100	100
140–155	20	25	35	45	50	60	75	85	95	100	100
160–175	25	35	40	50	60	70	80	95	100	100	100
180–105	30	40	50	55	70	80	90	100	100	100	100
ab 200	40	45	55	65	75	90	100	100	100	100	100

Tabelle 27.**9** MdE-Bewertung bei Hochtonschwerhörigkeit an Hand des Einsilbenverstehens bei 65 dB, des Hörverlustes von >40 dB bei 3000, 2000 und 1000 Hz sowie unter Berücksichtigung auch der Hörweite für Zahlen oder Sätze in Umgangssprache („Marburger Sätze" identisch mit Sätzen nach DIN 45 621 T. 2). *In allen drei* Untersuchungstechniken müssen die jeweiligen Grenzwerte *überschritten* sein (*Lehnhardt* 60 u. 61)

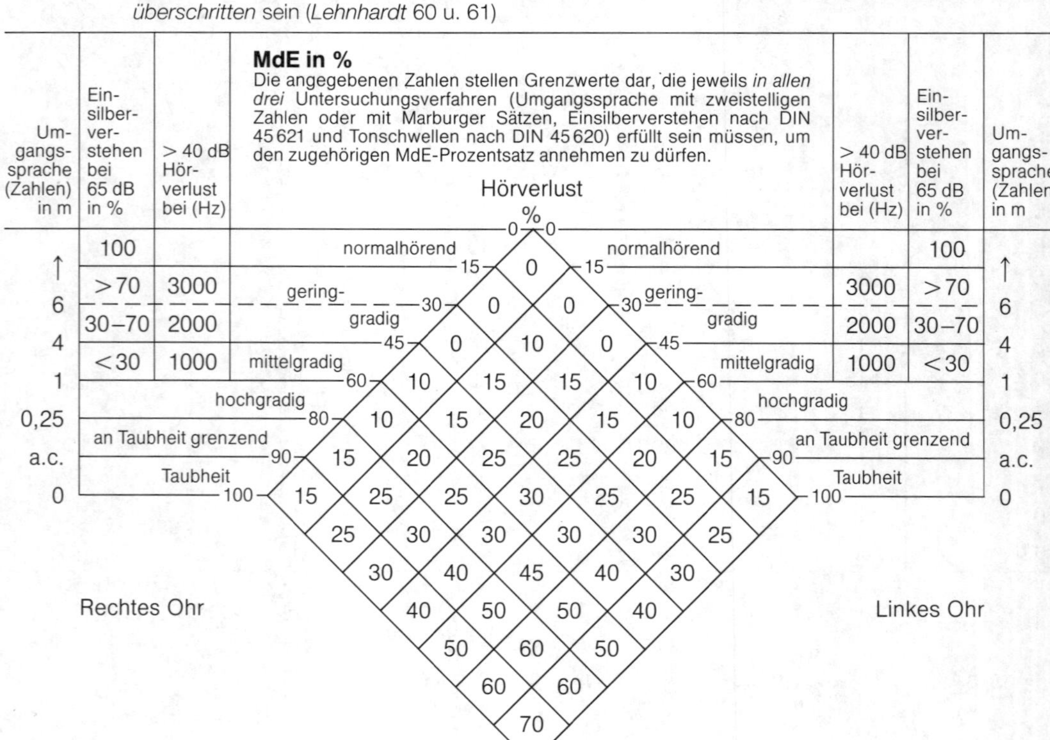

*Schallempfindungs*schwerhörigkeiten sind therapeutisch nur ausnahmsweise beeinflußbar; so z. B. bestimmte Fälle von Hörsturz und Schwerhörigkeiten, die auf noch nicht irreversiblen Schädigungen und Funktionsstörungen der Hörsinneszellen sowie anderer für das Hören unerläßlicher Weichteilstrukturen des Innenohres beruhen. Einmal zugrunde gegangene Hörsinneszellen bleiben dagegen lebenslang ausgefallen; die durch Verlust von Rezeptor- und Ganglienzellen im Innenohr bedingte Hörminderung entzieht sich jeder kausalen Therapie.

Wohl aber kann dem Patienten dazu verholfen werden, seine verbliebene Hörleistung optimal auszunutzen. Die *Rehabilitation bei sensorineuraler Schwerhörigkeit* besteht zur Hauptsache in drei Maßnahmen:

1. *Versorgung mit Hörgerät* zur Kompensation des Hörverlustes; aus pathophysiologischen und technisch-akustischen Gründen allerdings *nur partiell möglich.*
2. *Übungsbehandlung* zur Verbesserung der zentralen Hörleistungen, die den Patienten vom lauteren Hören zum besseren Verstehen der Sprache bringt; dies ist das sog. *Hörtraining* (seinem Wesen nach ein Verstehtraining) (6).
3. Systematische *Schulung des Absehens* der Sprechbewegungen, also gezielte Nutzbarmachung des visuellen Informationskanals für die lautsprachliche Kommunikation. Ist der Hördefekt mit Hörgerät besonders schwierig versorgbar, ermöglicht erst das Mundabsehen eine ausreichende Verständigung (122).

Hörtraining und Absehunterricht stehen in unserem Lande bisher leider nur Kindern, der großen Zahl erwachsener Schwerhöriger aber bei weitem noch nicht flächendeckend zur Verfügung.

Hörgerät

Das Hörgerät kommt im Rahmen der Heilbehandlung bzw. des Heilverfahrens als Hilfsmittel für Schwerhörige in Betracht, deren Hörschaden generell oder im Einzelfall irreversibel ist *und* die lautsprachliche Verkehrsfähigkeit beeinträchtigt.

Elektroakustische Hörhilfen sind miniaturisierte Lautsprecheranlagen, die die Sprache auf solche Schallstärke bringen, daß sie für den Schwerhörigen wieder besser hörbar oder überhaupt erst hörbar wird. Die Verstärkung kann auf vielfältige Weise modifiziert werden: durch Hervorhebung oder Abschwächung bestimmter Frequenzbereiche und durch Schaltungen, welche die Verstärkung reziprok zum Lautheitsausgleich variieren (d. h. leise Sprachanteile stark, mittellaute weniger und sehr laute gar nicht in ihrer Schallstärke anheben), läßt sich die apparative Verstärkung in begrenztem Maß auf die Pathophysiologie des individuellen Hörverlustes abstimmen.

Ständige technische Verbesserungen, Sonderentwicklungen wie die CROS-Versorgung (Contralateral Routing of Signals, d. h. Schallaufnahme an einer Kopfseite, Schallabgabe an das gegenseitige Ohr) und ihre Modifikationen, Im-Ohr-Geräte, Richtmikrophone, induktives Hören mit Hörapparat, offene Ohrpaßstücke, Binauralversorgung usw. haben das Indikationsgebiet der Hörgeräte auf Schwerhörigkeitsformen und -grade erweitert, die vor einigen Jahren noch als unversorgbar galten.

Trotzdem vergesse man nicht, daß Hörgeräte nicht etwa das *Gehör* verbessern können, sondern nur die *Hörbarkeit und Erkennbarkeit der akustischen Informationen*, die das schwerhörige Ohr erreichen. Einem normalen Gehör kommt auch der Effekt des besten Hörgerätes nicht gleich, insbesondere bei sensorineuraler Schwerhörigkeit. Erst die sinnvolle *Kombination von optimal angepaßter Hörhilfe, Hörtraining und Absehunterricht* vermag nahezu allen Schwerhörigen wirksame Hilfe zu bringen. Die Ablehnung der Hörgerätversorgung, nur weil nicht gleich ein ausreichendes Sprachverständnis zustande kommt, ist beim heutigen Stande der audiologischen Therapie ungerechtfertigt (80).

Beurteilung: UV: Der Schätzung der MdE wird stets das Hörvermögen im Zustand *ohne* Hörgerät zugrunde gelegt, also der unkorrigierte Körperschaden.

KOV, SchwbG: Bei sensorineuraler und kombinierter Schwerhörigkeit beeinflußt die Versorgung mit Hörhilfe die MdE-Höhe *nicht.* Bei *reiner Schalleitungsschwerhörigkeit* kommen dagegen, wenn ein Hörgerät getragen werden kann, *niedrigere MdE-Werte* in Betracht. Es ist jeweils von einem um 20% niedrigeren Hörverlust als festgestellt auszugehen. Das entspricht *einem* Schwerhörigkeitsgrad (z. B. hochgradige Schalleitungsschwerhörigkeit: MdE 45 v. H.; mit Hörgerät versorgt wird sie als mittelgradige Schwerhörigkeit gerechnet, MdE 30 v. H.) (18).

RV: Auch hier ist das Sprachverständnis im Zustand *mit* Hörgerät zu bewerten. Die Abwendung drohender Berufsunfähigkeit eines Schwerhörigen ist eine besonders wichtige Hörgerätindikation.

PUV: Im Gegensatz zu Augenschäden und Sehstörungen, wo für die Schätzung des Invaliditätsgrades von dem durch Sehhilfen korrigierten Zustand zuzüglich eines Invaliditätsgrades von 3%–7,5% (je nach Gläserstärke) ausgegangen wird, gelten Abschläge vom Invaliditätsgrad bei Benutzern von Hörgeräten als „fraglich“ (94). Diese etwas vage Formulierung im Kommentar zu den Allgemeinen Unfallversicherungs-Bedingungen läßt dem Gutachter die Möglichkeit, zwischen einer mit Hörapparat gut versorgbaren Schalleitungsschwerhörigkeit und einer nur beschränkt korrekturfähigen sensorineuralen Schwerhörigkeit zu differenzieren.

Gutachtlich relevante Schwerhörigkeiten verschiedener Ursache

Die große Mehrzahl der zu begutachtenden Schwerhörigkeiten ist traumatisch bedingt. Oft wird eine Abgrenzung von Traumafolge und sog. endogenen Komponenten verlangt, etwa von der *altersbegleitenden Hörminderung*. Der Schwerpunkt der Begutachtung von Hörstörungen liegt, wie schon mehrfach erwähnt, nach wie vor auf der beruflichen *Lärmschwerhörigkeit*. Da diese auch vom staatlichen Gewerbearzt und vom Arzt für Betriebs- und Arbeitsmedizin mitbeurteilt werden muß, sei sie hier etwas ausführlicher besprochen.

Lärmschwerhörigkeit

(16, 21, 23, 26, 30–32, 39–41, 57, 59–61, 66, 67, 78, 81, 84, 87, 89–92, 108, 116–118, 120)

Unter den in der BKVO aufgeführten Berufskrankheiten nimmt die Lärmschwerhörigkeit in verschiedener Hinsicht eine Sonderstellung ein. Schon ihre Bezeichnung fällt aus dem Rahmen, denn „Lärmschwerhörigkeit“ verknüpft Noxe und Symptom, während das pathologische Substrat der Schädigung und damit die eigentliche Erkrankung ungenannt bleiben. Pathologisch und pathophysiologisch korrekt wäre „Innenohrerkrankung durch Lärm“, wie ja auch sonst in der BKVO von *Erkrankungen* die Rede ist.

Die Zahl der jährlichen Neuentschädigungen hatte 1978 mit 3268 einen Spitzenwert erreicht. Seit 1985 scheint sie sich bei ca. 1000 einzupendeln. Damit liegt die Lärmschwerhörigkeit, gerechnet nach Neuberentungen, nach wie vor an der Spitze aller Berufskrankheiten und macht fast ein Drittel von deren Gesamtzahl aus.

Der HNO-Gutachter soll meist zu der Frage Stellung nehmen, welche Art und welcher Grad von Schwerhörigkeit bei dem Versicherten vorliegt, ob die Schwerhörigkeit Ausdruck einer berufsbedingten Innenohrerkrankung durch Lärm ist (Lärmschwerhörigkeit) oder welche andere Ursache sie herbeigeführt hat, welche MdE aus der beruflichen Lärmschädigung resultiert, ob und ggf. wann der Eintritt des Versicherungsfalles anzunehmen ist, ob die berufsbedingte Lärmhörschädigung die Versorgung mit Hörgerät indiziert, ob der Versicherte am Arbeitsplatz persönlichen Gehörschutz getragen hat und ob dessen Benutzung künftig angeordnet werden soll, ob die Umsetzung an einen lärmarmen Arbeitsplatz für erforderlich gehalten wird und ob und ggf. wann eine Nachuntersuchung angezeigt scheint.

Ätiologie: Metabolische Überforderung der Hörsinneszellen durch langdauernde, über Jahre und Jahrzehnte fortgesetzte Einwirkung von Arbeitsplatzlärm, für den das menschliche Innenohr in den Jahrhunderttausenden seiner Evolution nicht ausgelegt ist. Die Schädlichkeitsgrenze liegt bei einem Beurteilungspegel von 85 dB. Beurteilungspegel ist der A-bewertete Schallpegel eines für die Dauer einer achtstündigen Arbeitsschicht konstanten Geräusches oder, bei zeitlich schwankendem Pegel, der in seiner Wirkung auf das Gehör dem konstanten 8-Stunden-Pegel gleichzusetzende Arbeitsschicht-Pegel. Ab 90 dB(A) nimmt das Risiko lärmbedingter Gehörschäden zu. Als *Gehörschaden* gilt eine lärmbedingte Hör*minderung*, die bei 3000 Hz den Betrag von 40 dB überschreitet (41, 120). Ob es im Einzelfall zur Lärm*schwerhörigkeit* (LS), also zu einer mindestens annähernd geringgradigen Schwerhörigkeit (dem niedrigsten Schwerhörigkeitsgrad) durch Lärm kommt oder nicht, hängt von zwei Faktoren ab:

- von der am Innenohr wirksam gewordenen *Lärmdosis* (quasi dem Produkt von Beurteilungspegel – unter kritischer Berücksichtigung des Tragens von Gehörschützern – und Lärmarbeitsjahren);

– von der *individuellen Disposition.* Sie ist meist genetisch bedingt und nur durch Längsschnittuntersuchungen (z. B. arbeitsmedizinische Gehörüberwachung) erkennbar. Außerdem spielt eine *erworbene* Resistenzminderung der Innenohrweichteile gegen akustische Überlastung mit, z. B. nach früheren Innenohrerkrankungen, ototoxischer Medikation, Schädeltraumen, hörverbessernden Operationen am Schalleitungsapparat usw.

Pathologie und Pathophysiologie: Die metabolische Schädigung beginnt mit einer Hypoxydose, wenn infolge der intensiven Aktivität der Sinneszellen während der Lärmeinwirkung der O_2-Verbrauch den O_2-Antransport übersteigt. Störungen des Fermenthaushalts und des Eiweißstoffwechsels schließen sich an. Die Kerne der Sinneszellen zeigen Schwell-, später Schrumpfformen, die Struktur der Mitochondrien ändert sich. Derartige Veränderungen sind wahrscheinlich rückbildungsfähig. Das hördiagnostische Korrelat besteht in einer *zeitweiligen Hörschwellenverschiebung* (ZHV), vornehmlich im oberen Frequenzbereich.

Bei fortgesetzter Lärmexposition treten irreversible Veränderungen bis zum *Verfall der Sinneszellen* auf. Dessen hördiagnostisches Korrelat ist eine – zunächst umschriebene – nicht mehr rückbildungsfähige, *dauernde Hörschwellenverschiebung* (DHV). Die Degeneration kann auch das System der Stützzellen ergreifen, so daß vom Cortischen Organ nur noch ein flacher Zellbügel bleibt. Die Schädigung beschränkt sich im Anfangsstadium der Lärmschwerhörigkeit auf die *äußeren* Haarzellen. Die *inneren* Haarzellen sind gegen Lärm – wie auch gegen andere Noxen – beim Menschen erheblich widerstandsfähiger und werden erst viel später in den Degenerationsprozeß einbezogen. Zum pathologisch-anatomischen Substrat fortgeschrittener Stadien gehört auch eine sekundäre, aszendierende Degeneration zugehöriger Hörnervenfasern (23, 26, 108).

Eine Beteiligung des Mittelohres, wie sie aufgrund der von Plath (91) häufig beobachteten zusätzlichen Schalleitungsstörung in den hohen Frequenzen ab 4000 Hz angenommen werden könnte, ist umstritten. Nach geltender wissenschaftlicher Lehrmeinung ist die Lärmschwerhörigkeit eine *reine Schallempfindungsschwerhörigkeit* (sensorineurale Schwerhörigkeit), und zwar in den früheren Stadien eine reine Innenohrschwerhörigkeit (*Haarzellenschwerhörigkeit*, sensorielle Schwerhörigkeit). Auch im Spätverlauf bleibt die Hörsinneszellschädigung gegenüber sekundären Hörnervenfaser-Veränderungen ganz im Vordergrund.

Bei Einwirkung von Lärm, dessen Pegel 130–140 dB(A) nicht nur kurzzeitig übersteigt, kommt es auch zu *unmittelbaren mechanischen Schädigungen* der Innenohrweichteile (108). Das Cortische Organ kann streckenweise ganz verschwinden, nur die Basilarmembran bleibt erhalten; auch diese weist nicht selten Einrisse auf. Das hördiagnostische Korrelat besteht in einer umschriebenen Taubheit für hohe Frequenzen. Auch bei stärkster und längster Lärmeinwirkung bleiben aber immer genügend Hörsinneszellen für die Verarbeitung tiefer und mittlerer Frequenzlagen erhalten.

Eine Gehörlosigkeit durch Lärm gibt es nicht.

Einmal zugrunde gegangene Hörsinneszellen bleiben lebenslang ausgefallen und die dadurch bedingte Hörminderung lebenslang bestehen. *Lärmschwerhörigkeiten sind vermeidbar, aber nicht heilbar.*

Sinneszellschäden und resultierende Hörverluste sind annähernd symmetrisch ausgebildet. Geringfügig stärkere Hörverluste links als rechts lassen sich häufig beobachten. Eine stark seitendifferente Lärmbelastung beider Ohren über längere Zeit ist sicher extrem selten (88, 90). Daher wird der Gutachter bei seitendifferenter Schwerhörigkeit den Hörverlust auf dem schlechteren Ohr nur unter bestimmten Voraussetzungen als ausschließliche Lärmschadensfolge bewerten (3, 88, 90).

Eine regelmäßig vorkommende, wenn auch nicht pathognomonische Eigentümlichkeit der Lärmschädigung des Innenohres besteht darin, daß im Initialstadium die Sinneszellen eines ganz bestimmten, umschriebenen Abschnittes des Corti-Organs betroffen werden. Dieser liegt knapp 1 cm von der Schneckenbasis entfernt und entspricht auf der „Frequenzkarte" der Schnecke dem Bereich von etwa 4000–6000 Hz.

Mit zunehmender Lärmexposition verbreitert sich die Schädigungszone bis zum basalen Schneckenende und bis in die Mittelwindung der Schnecke hinein. Die Hörsinneszellen in der Spitzenwindung und im spitzenwärtigen Abschnitt der Mittelwindung werden nicht geschädigt oder zumindest nicht in solchem Ausmaß, daß die Sinneszellverluste eine gravierende Hörschwellenverschiebung bedingen.

Diagnose: Der anfangs zirkumskripten Sinneszelldegeneration entspricht eine *Senkenbildung* der Audiogrammkurve als Initialsymptom der Lärmschwerhörigkeit. Sie liegt im Frequenzgebiet zwischen 3000 und 8000 Hz, bei Angehörigen der metallverarbeitenden Berufe mehrheitlich um 6000 Hz, bei anderen Lärmarbeitern mehr um 4000 Hz. Mit zunehmender Lärmschädigung verbreitert sich die initiale Hörsenke und wird schließlich zum *Steilabfall* der Audiogrammkurve in den mittleren Frequenzen. Oft ist dies der Endzustand. Bei besonders starker und langer Lärmeinwirkung kann sich der Hörverlust auch in den Frequenzbereich unterhalb 1000 Hz ausdehnen, meist in Form eines *Schrägabfalls* der Audiogrammkurve. In den tiefen Frequenzen bleibt der Hörverlust aber immer weitaus geringer als in den mittleren und hohen. *Stärkere Tieftonhörverluste gehören nicht zum Bild der Lärmschwerhörigkeit* (105). Bei *Bergleuten* wird häufig eine Variante der Lärmschwerhörigkeit beobachtet, die durch einen schon in den unteren Frequenzen beginnenden Schrägabfall der Hörschwellenkurve gekennzeichnet ist (15, 44). Möglicherweise ist hierfür die kombinierte Einwirkung von Lärm, Vibrationen und Druckwechseln verantwortlich; die mögliche Einbeziehung des unteren Frequenzbereiches in die Hörverluste auch bei *kombinierter Lärm-Vibrations-Wirkung* scheint gut dokumentiert, vor allem durch größere Untersuchungen in den osteuropäischen Ländern (Literatur bei Sulkowski, 116).

Die *überschwelligen audiometrischen Befunde* entsprechen einem „Haarzellschaden", d. h. einer Hörsinneszellschädigung, mit Lautheitsausgleich: Dynamikbreite des Gehörs zwischen Hörschwelle und Unbehaglichkeitsschwelle eingeschränkt, SISI-Test bei kooperierenden Probanden positiv, Intensitätsunterschiedsschwelle herabgesetzt usw.; im Geräuschaudiogramm nach Langenbeck Haarzelltyp. In schwereren Schädigungsfällen können im oberen Frequenzbereich mehr oder weniger diskrete retrokochleäre Teilsymptome hinzutreten (23) als Hinweis auf eine Degeneration von Hörnervenfasern (26, 108). Die Symptomatik einer Hör*sinneszell*schädigung überwiegt indessen auch bei den schwersten Fällen eindeutig.

Der *sprachaudiometrische Hörverlust für Zahlen* bleibt meistens gering. Die Verständniskurve für *einsilbige Hauptwörter* verläuft mit zunehmendem Hoch- und Mitteltonverlust immer flacher und erreicht schließlich nicht mehr die Achse des 100%igen Verständnisses. Das beidohrige sprachaudiometrische *Satzverständnis* liegt immer zwischen Zahlen- und Einsilbenverständnis. Unter unnatürlich störschallfreien Verhältnissen verläuft die Verständniskennlinie für Sätze bei nur um 5–10 dB höheren Sprachschallpegeln als die Zahlenkurve, bei fortgeschrittenen Lärmschwerhörigkeiten ist sie stärker geneigt als die Zahlenkurve. Gleicht man die akustischen Verhältnisse bei der Satzverständnisprüfung an die des täglichen Lebens an, indem man aus Zusatzlautsprechern ein umweltsimulierendes Rauschen mit einem A-Schallpegel von 50 dB der Testsprache beimischt, so zeigt sich bei fortgeschrittener Lärmschwerhörigkeit regelmäßig eine Einschränkung des Sprachverständnisses, die einem höheren Schwerhörigkeitsgrad entspricht als sich bei schematischer Anwendung der Boenninghaus-Röser-Sprachaudiometrietabelle ergibt (s. Tab. 27.**5** auf S. 516). Dafür steht das Satzverständnis in einem derartigen Geräusch meist in guter Übereinstimmung mit dem Sprachverständnis in natürlicher akustischer Umgebung außerhalb der Hörprüfungssituation.

Dies beruht auf wohlbekannten akustischen Gesetzmäßigkeiten: Umweltgeräusche haben, bedingt durch die stärkere Absorption hoher und mittlerer Geräuschfrequenzen bei der Schallausbreitung, ihre Hauptenergie in den tiefen Frequenzn. Daher verdecken sie die Sprache mehr oder weniger im tiefen Frequenzbereich. Der Normalhörende kann den resultierenden Verlust an sprachlicher Information aus dem Informationsüberfluß der Sprache in den mittleren und hohen Frequenzen mühelos ergänzen; im Prinzip gilt das gleiche für den Schwerhörigen mit ungefähr gleichmäßigem Hörverlust im Bereich der Sprachfrequenzen. Der Lärmschwerhörige aber, der – wenn er zur Begutachtung kommt – die tiefen Frequenzen normal oder annähernd normal, die höheren aber sehr schlecht hört, ist auf die Sprachwahrnehmung in den unteren Frequenzen angewiesen. Wird ihm diese durch das Umweltgeräusch überdeckt, kann er die Sprache häufig nur noch hören, aber nicht mehr verstehen. „Ich höre, aber ich verstehe nicht" ist die typische Klage des lärmschwerhörigen Gutachtenprobanden. Diesen besonderen Aspekt der Lärmschwerhörigkeit haben zahlreiche Veröffentlichungen der letzten Jahre hervorgehoben (1, 16, 20, 34, 76, 77, 79, 81, 84, 103).

Nach Schätzungen der OECD aus dem Jahre 1975, in denen typische Umweltgeräuschpegel und Bevölkerungsdichte verknüpft werden, sind etwa 72% unserer Bevölkerung äquivalenten Dauerschallpegeln (Außenwerte am Tage) über 55 dB(A), 46% über 60 dB(A) und 18% über 65 dB(A) ausgesetzt (85). Die Arbeitsstättenverordnung läßt für geistige Tätigkeiten noch Umweltgeräuschpegel von 55 dB(A) zu (121). Durch derartige durchaus alltägliche Umweltgeräusche ist der Lärmschwerhörige in seiner sprachlichen Verständigungsfähigkeit bereits empfindlich beeinträchtigt (81, 84).

Zur Prüfsprache, mit der die Hörweite zu ermitteln ist, sagt Mittermaier: „Für die Beurteilung der Erwerbsminderung ist auch heute das *binaurale Satzgehör* maßgebend“ und „jedoch sollte man gerade bei der Begutachtung nie vergessen, daß es nicht darauf ankommt, welche mehr oder weniger schwierigen Worte der Prüfling versteht, sondern wie sein Verständnis einer sinnvollen Umgangssprache ist. Es kommt also auf das *binaurale Satzgehör* an“ (70). Der tatsächliche Gradmesser der Schwerhörigkeit ist also die Entfernung, aus welcher der Patient normale Konversationssprache versteht, d. h. zur lautsprachlichen Kommunikation befähigt ist. Auch die Sprachaudiometrie geht letztlich von *Hörweiten* aus, nur daß diese in Sprachschallpegel transponiert sind. Abb. 27.**5** enthält auf der Abszisse außer den Sprachschallpegeln auch Hörweiten in Metern. Was Mittermaier 1951 in seinem Referat – auf dem nach wie vor die Klassifizierung der Schwerhörigkeit beruht – über die Ermittlung von Hörweiten gesagt hat, gilt daher sinngemäß auch für die Sprachaudiometrie. Sprachgehörprüfungen, die auf der einohrigen Kopfhörerdarbietung zusammenhangloser zweistelliger Zahlwörter und einsilbiger Zahlwörter und einsilbiger Hauptwörter bei Fehlen von Umweltschall basieren, sind zwar obligater Bestandteil jeder Gehörbegutachtung, auch bei Lärmschwerhörigkeit, aber letztlich doch nur Surrogate der *Sprachwahrnehmung unter den Bedingungen des allgemeinen Arbeitsfeldes*, auf das sich die MdE bezieht. Auf dem allgemeinen Arbeitsfeld kommt es in erster Linie auf das beidohrige Verstehen von Sätzen im mehr oder weniger freien Schallfeld bei Anwesenheit von Umweltgeräuschen an.

Im *ruhigen Hörprüfraum*, wo der alltägliche Umweltschall fehlt, zeigt der Lärmschwerhörige meist ein überraschend gutes Verständnis von Umgangssprache, zumindest für Zahlen, oft auch für Sätze. Seine tatsächliche Behinderung im Sprachverständnis, bedingt durch den Hochtonverlust, zeigt sich erst unter *realen oder realistischen Schallfeldbedingungen*. Übrigens haben Boenninghaus und Röser schon 1973 die Anwendung ihrer Tabellen bei Patienten mit scharf abgesetztem Hochtonhörverlust und gutem Sprachverständnis im ruhigen Hörprüfraum eingeschränkt: „Zeigt das Sprachaudiogramm noch keinen zu bewertenden Hörverlust, das Tonaudiogramm aber einen stärkeren Verlust im Hochtonbereich, so ist dieser Befund des Tonaudiogramms bei der Festsetzung der MdE mit zu berücksichtigen“ (13). In den Empfehlungen des Hauptverbandes der gewerblichen Berufsgenossenschaften für die Begutachtung der Lärmschwerhörigkeit – Königsteiner Merkblatt – wird für die Gutachtenfälle, in denen eine abschließende Beurteilung aufgrund der konventionellen diagnostischen Verfahren nicht möglich ist, u. a. die Prüfung des Satzverstehens empfohlen (39).

Weitere sprachaudiometrische Zusatzuntersuchungen sind dort weder aufgeführt noch ausgeschlossen, wie es auch dem Charakter einer Richtlinie oder Empfehlung entspricht.

Wir selbst ermitteln den Schwerhörigkeitsgrad aus sieben Hördaten: dem prozentualen Hörverlust nach der Boenninghaus-Röser-Sprachaudiometrietabelle (Tab. 27.**5**), der Hörweitentabelle der gleichen Autoren (Tab. 27.**4**), den Röser-Tonaudiogrammtabellen (Tab. 27.**6** und 27.**8**), der Hörweite für Testsätze rechts, links und beidohrig, dem beidohrigen sprachaudiometrischen Satzverständnis in unnatürlich störschallfreier Umgebung und in einem umweltsimulierenden Rauschen von 50 dB(A) und nicht zuletzt aus dem Eindruck, den der Untersucher von der tatsächlichen Hörbehinderung seines Probanden *außerhalb* der Hörprüfungssituation gewinnt. Gerade letzteres erscheint uns trotz aller perfektionierten audiometrischen Diagnostik wichtig und nicht selten geeignet, komplizierte Testergebnisse – deren Notwendigkeit gewiß nicht bestritten werden soll – realistisch zu komplettieren. Allerdings bedarf es dazu langer Erfahrung und des täglichen Umgangs mit Schwerhörigen.

Kausalzusammenhang von Lärm und Schwerhörigkeit

Nicht jeder schwerhörige Lärmarbeiter ist lärmschwerhörig. Um im Einzelfall die Diagnose „Lärmschwerhörigkeit" wahrscheinlich zu machen, müssen folgende Voraussetzungen erfüllt sein:

1. Eine nach Beurteilungspegel und Expositionsdauer potentiell gehörschädigende berufliche Lärmeinwirkung muß nachgewiesen oder hinreichend wahrscheinlich sein.
2. Die Quantität der Hörverluste (bzw. der Schwerhörigkeitsgrad) muß zur Quantität der Lärmimmission in einer plausiblen, dem wissenschaftlichen Erkenntnisstand nicht widersprechenden Relation stehen (siehe hierzu z. B. 39, 41, 89).
3. Das audiologische Befundmuster muß mit einer Innenohrerkrankung durch Lärm vereinbar sein.
4. Die Schwerhörigkeit muß sich in unmittelbarem *zeitlichem* Zusammenhang mit der potentiell gehörschädigenden Lärmexposition (bzw. Lärm*immission* unter sachgerecht benutztem persönlichen Gehörschutz) und in aller Regel allmählich entwickelt haben.
5. Sie muß ungefähr seitengleich ausgeprägt sein, es sei denn, für das stärker schwerhörige Ohr ist eine sehr viel stärkere Lärmbelastung als für das bessere *nachgewiesen* (äußerst selten, siehe 88, 90).

Ferner müssen selbstverständlich andere mögliche Ursachen der Schwerhörigkeit durch genaue Erhebung der Familien- und Eigenanamnese soweit wie möglich ausgeschlossen werden oder doch bei der Synopsis aller Daten weniger wahrscheinlich sein als eine berufliche Lärmschädigung.

Die Lärmschwerhörigkeit schreitet nach Beendigung der gehörschädigenden Lärmimmission nicht fort, sondern bleibt konstant oder bildet sich in den ersten Monaten nach Ende der Lärmbelästigung sogar etwas zurück.

Hörsinneszellen, die durch Lärm bereits zugrunde gegangen sind, können keine *Altersveränderungen* mehr erleiden, eine erloschene Funktion kann durch Alterung nicht weiter verschlechtert werden. Der „Altersabzug" bzw. die „Alterskorrektur" der Lärmschwerhörigkeit bei Personen im 5. bis 7. Lebensjahrzehnt ist daher richtigerweise in den Begutachtungsrichtlinien der gewerblichen Berufsgenossenschaften keine Forderung mehr, solange der Beschäftigte in starkem Lärm arbeitet (16, 30, 39, 60, 78). Die Gehörschädlichkeit außerberuflicher Lärmbelästigungen, insbesondere in Diskotheken und durch Walkmen, hat sich bei audiometrischen Reihenuntersuchungen nicht als so gravierend erwiesen, wie in den Massenmedien manchmal befürchtet wurde (21, 114). Gleichwohl sollten Heranwachsende eindringlich darüber aufgeklärt werden, daß ihnen übermäßiger Freizeitlärm die Chance auf einen Beruf, für den ein völlig normales Gehör verlangt wird, und u. U. auch auf einen Arbeitsplatz im Lärmbereich verbauen kann. – Bei Orchestermusikern sind nach jahrzehntelanger Tätigkeit vereinzelt Lärmschwerhörigkeiten bekannt geworden.

Der Lärmarbeiter sollte in seiner Freizeit möglichst nicht gerade lärmintensiven Hobbys nachgehen, um seinen Hörsinneszellen Gelegenheit zur Erholung von der metabolischen Überforderung am Arbeitsplatz zu geben.

Ohrgeräusche werden von 5–15% der Lärmarbeiter geklagt (24). Wenn sie mit einer lärmkausalen Haarzelldegeneration zusammenhängen, haben sie meist einen hohen Klangcharakter (58).

Prophylaxe der Lärmschwerhörigkeit

Die *primäre* Prävention, also die Verhütung einer gehörschädigenden Lärmimmission, kann hier im einzelnen nicht besprochen werden. Maßnahmen zur Minderung der Lärmentstehung, der Lärmausbreitung und persönlicher Gehörschutz zur Verhütung des Eindringens übermäßiger Lärmstärken in die Ohren sind heute zur selbstverständlichen Forderung geworden.

Die *sekundäre Prävention* erfolgt in Form der arbeitsmedizinischen Gehörüberwachung aller Beschäftigten, die Arbeitslärm mit einem Beurteilungspegel von mehr als 85 dB(A) exponiert sind. Der Modus procedendi ist in den Unfallverhütungsvorschriften „Arbeitsmedizinische Vorsorge" (VBG 100) und „Lärm" (VBG 121) sowie im berufsgenossenschaftlichen Grundsatz 20 „Lärm" (kurz „G 20") festgelegt. Die arbeitsmedizinische Gehörvorsorge nach G 20 obliegt den hierfür ermächtigten Ärzten, die überwiegend keine HNO-Ärzte sind. Die abgeschlossene Weiterbildung zum Arzt für Arbeitsmedizin und der Erwerb der

Zusatzbezeichnung „Betriebsmedizin" schließen diese Ermächtigung *nicht* ein; sie wird nach erfolgreicher Teilnahme an einem mehrtägigen, von den Trägern der GUV anerkannten Kurs in arbeitsmedizinischer Gehörvorsorge nach G 20 und Nachweis der erforderlichen räumlichen und apparativen Ausstattung auf Antrag erteilt. Für HNO-Ärzte werden eintägige Kurse durchgeführt.

Um die große Anzahl von *BK-Anzeigen wegen Lärmschwerhörigkeit*, die nicht zu einer Entschädigung führen, einzudämmen und die Arbeitskapazität der HNO-Gutachter für versicherungsrechtlich relevante Fälle zu reservieren, sind tonaudiometrische Voraussetzungen für die Erstattung einer BK-Anzeige wegen Lärmschwerhörigkeit festgelegt worden. Nur wenn im Tonaudiogramm eine Hochtonsenke oder ein Hochtonabfall, ein Recruitment (positiver Lautheitsausgleich) bzw. ein gesteigertes Intensitätsunterscheidungsvermögen (z. B. SISI-Test) bestehen, wenn sich bei der Sprachabstandsprüfung eine große Differenz zwischen den Hörweiten für Flüster- und Umgangssprache (Zahlen) ergibt und wenn der Knochenleitungs-Hörverlust auf dem besser hörenden Ohr in der Frequenz 2000 Hz den Betrag von 40 dB überschreitet, soll Anzeige erfolgen. Bei Versicherten, die bereits aufgrund eines Arbeitsunfalles (einschl. einer anderen Berufskrankheit) oder eines Versorgungsleidens in ihrer Erwerbsfähigkeit um mindestens 10 v. H. gemindert sind, muß der Knochenleitungs-Hörverlust des besseren Ohres bei 3 kHz – statt sonst bei 2 kHz – den Betrag von 40 dB überschreiten (40).

Weitere gutachtlich relevante Ursachen von sensorineuraler Schwerhörigkeit

(4, 59)

Knalltraumen können, namentlich bei häufiger Wiederholung, ebenfalls zu bleibenden Innenohrschäden führen (87). Der Hörverlust liegt typischerweise im hohen Frequenzbereich, häufig mit Maximum bei 6000 Hz, und ähnelt audiometrisch den frühen Stadien der Lärmschwerhörigkeit. Gefährdet sind u. a. Schießaufsichtsführende, Artilleristen, Feuerwerker, Sportschützen (beim Üben in geschlossenen Räumen Kapselgehörschützer tragen!), Bediener von Bolzensetzgeräten (Möglichkeit des seitenverschiedenen Hörverlustes) und ähnlich Exponierte.

Durch *Explosionstraumen* sind alle Grade der Schwerhörigkeit bis zur Taubheit möglich. Die Druckwelle der Explosion folgt in der Nähe des Explosionsortes nicht den Gesetzen der Akustik. Sie ist insgesamt stärker als die des Knalls, hat eine längere Dauer und entwickelt mehr Energie im tiefen Frequenzbereich. Die Hörstörung betrifft in der Mehrzahl der Fälle die ganze Tonskala unter Bevorzugung der höheren Frequenzen. Nicht selten bringt die Druckwelle der Explosion das Trommelfell zum Bersten; zur Innenohrschwerhörigkeit tritt dann eine Schalleitungsstörung. Eine posttraumatische Verschlimmerung des anfänglichen Hörschadens bis zur Taubheit ist in einer Minderzahl der Fälle möglich (17). Auf die Rückbildung des Innenohr-Hörverlustes kann bis zu einem Jahr nach dem Schadenserereignis gehofft werden (24).

Nach *Schädeltraumen* bleibt gelegentlich ein dauernder Hörverlust zurück. *Querfrakturen des Felsenbeins* bewirken durch Abscherung des N. acusticus oder Läsion der Kochlea meist Taubheit, verbunden mit Vestibularisausfall und u. U. Fazialisparese (12); Schalleitungsschwerhörigkeit nach Schläfenbeinlängsfraktur siehe S. 504. Die gutachterliche Beurteilung der *posttraumatischen Progression* einer sensorineuralen Schwerhörigkeit nach Schädeltrauma erweist sich oft als sehr kompliziert. Nimmt der Gutachter eine posttraumatische Progression der Schadensfolge an, muß er auch kritisch darlegen, warum er den ursächlichen Zusammenhang mit der Schädigung für wahrscheinlicher erachtet als den Einfluß schadensunabhängiger Faktoren.

Das audiologische Befundmuster nach leichteren Schädeltraumen ähnelt den Befunden bei Lärm- und Knallschäden, d. h. die Audiogrammkurve zeigt eine Hochtonsenke.

Traumen der Halswirbelsäule (meist Schleudertraumen bei Kfz-Unfällen) führen nicht ganz selten zu einseitiger oder seitenverschiedener Innenohrschwerhörigkeit, wobei die audiologischen Symptome auch erst nach einer Latenzzeit von einigen Tagen bis Wochen auftreten können (31). Die Klärung der Zusammenhangsfrage erfordert häufig die Mitwirkung des Orthopäden und Neurologen.

Ob und in welchem Umfang *degenerative Veränderungen der Halswirbelsäule* eine Innenohrschwerhörigkeit mitverursachen, gehört im Einzelfall zu den schwierigsten Fragen der otologischen Begutachtung. Auch hier empfiehlt sich in Zweifelsfällen die Zusammenarbeit mit dem Orthopäden und ggf. dem Neurologen (27).

Die Hörstörungen durch *Elektrotraumen* (Starkstromunfälle, Blitzverletzungen) reichen von der leichtesten transitorischen Schwerhörigkeit bis zur irreversiblen Taubheit. Innenohrschwerhörigkeiten mit Bevorzugung der hohen Frequenzen überwiegen (55).

Thermische Traumen (sehr selten) können offenbar starke retrolabyrinthäre Schwerhörigkeiten verursachen, die wechselnde Rückbildungstendenz zeigen (100).

Barotraumen (Taucher, Caissonarbeiter, Flugzeuginsassen) gefährden Mittel- und Innenohr und führen zu entsprechenden, prognostisch in der Regel günstigen Hörstörungen.

Mit Schwerhörigkeiten durch *gewerbliche Vergiftungen* (Kohlenmonoxid, Schwefelkohlenstoff, Nitroverbindungen usw.) ist bei Einhaltung der MAK-Werte nicht mehr oder allenfalls im Rahmen eines Unfalles zu rechnen, was in gleicher Weise noch nicht für die neuen Bundeländer gilt. Auch bei Gastarbeitern müssen sie ggf. durch genaue Anamneseerhebung ausgeschlossen werden.

Medikamentöse Hörschäden spielen nach wie vor eine bedeutende Rolle, insbesondere durch Aminoglykosidantibiotika und Schleifendiuretika; auch Zystostatika können zu sensorineuraler Schwerhörigkeit führen (28). Ist eine Tuberkulose als Berufskrankheit anerkannt, so sind auch die Auswirkungen der lebenserhaltenden Behandlung mit ototoxischen Antibiotika als indirekte Erkrankungsfolge zu bewerten.

Spezifische und eine Reihe unspezifische *Infektionskrankheiten* gehen nicht selten mit Innenohrbeteiligung einher. Die verschiedenen Meningitisformen stellen sogar die häufigste Ursache der erworbenen beiderseitigen Taubheit dar. Die Parotitis epidemica und der Zoster oticus hinterlassen nicht selten einseitige Taubheit.

An einen *Tumor des N. VIII* sollte jede progrediente einseitige Schallempfindungsschwerhörigkeit denken lassen. Die audiometrische Symptomatik kann durchaus eine endokochleäre mit positivem Lautheitsausgleich usw. sein.

Hereditäre Innenohrschwerhörigkeiten kommen in dominant erblichen Formen mit unterschiedlicher Penetranz und mit rezessivem Erbgang vor. Die audiologischen Befundmuster sind uneinheitlich, so daß die Abgrenzung von erworbenen Hörschäden vor allem bei UV- und KOV-Gutachten zum Problem wird. Die Anamneseerhebung ist hier nach eigenen Erfahrungen wenig ergiebig; vor allem Lärmschwerhörige scheinen grundsätzlich nur aus exzellent hörenden Familien zu stammen.

Psychogene Schwerhörigkeiten werden in der Regel im ganzen Frequenzbereich und mit variierenden Hörschwellenkurven angegeben. Der audiometrische Tongehörverlust steht typischerweise im Widerspruch zu dem guten Sprachgehör. Im übrigen ist die Diagnose jedoch schwierig und erfordert im Regelfall mehrfache Untersuchungen.

Altersbegleitende Schwerhörigkeit und Schwerhörigkeit im Alter

Die früher gebräuchliche Bezeichnung „Altersschwerhörigkeit“ ist mißverständlich: Schwerhörigkeit im Alter ist keine zwangsläufige Folge von Alterungsvorgängen am Hörorgan; Altersveränderungen gibt es dort selbstverständlich auch, doch führen sie nicht zu einer merklichen Schwerhörigkeit. Die Ursache des Hörverlusts ist nach unserem heutigen Erkenntnisstand vielmehr der Effekt einer *lebenslangen Addition subklinischer Innenohrnoxen* verschiedenster Art, die hauptsächlich an den äußeren Haarzellen der Basalwindung der Hörschnecke angreifen. Der Summationseffekt nimmt mit zunehmendem Alter zu, bis schließlich eine Schwerhörigkeit manifest wird (57). Sie ist audiometrisch durch ein immer stärkeres Abknicken der Hörschwellenkurve bei 1000 Hz gekennzeichnet. Die Streuung dieser Hochton-Hörverluste innerhalb der einzelnen Altersklassen ist sehr stark (89), das Arbeiten mit Mittelwerten im Einzelfall daher wissenschaftlich unzulässig. Die korrekte Bezeichnung für den zunehmenden Hochton-Hörverlust ist „altersbegleitende Schwerhörigkeit“.

Hinzu kommen Erschwerungen der zentralen Sprachverarbeitung. Sie bewirken, daß der alte Schwerhörige einen peripheren (innenohrbedingten) Hörverlust schlechter zu kompensieren vermag als ein jüngerer Mensch.

Zur Zusammenhangsfrage

Bei Schwerhörigkeiten, die vom Patienten auf schädigende Einwirkungen, gleich welcher Art, zurückgeführt werden, setzt die Bejahung der Zusammenhangsfrage im allgemeinen die *Koinzidenz von Schadensereignis und Hörminderung* voraus. Nur in seltenen Fällen tritt der Hörverlust erst längere Zeit nach dem Schadensereignis ein; so können ototoxische Aminoglykosidantibiotika mit wochenlanger Verzögerung zu Schwerhörigkeit oder Gehörlosigkeit führen. Die Möglichkeit einer Latenz nach HWS-Schleudertraumen wurde bereits erwähnt. Grundsätzlich muß jedoch die Annahme des ursächlichen Zusammenhanges bei fehlendem zeitlichem Zusammenhang eingehend begründet werden. Ebenso kann das Fortschreiten einer Schwerhörigkeit nach beendeter Schadenseinwirkung nur nach sorgfältiger Abwägung des Für und Wider dem Schadensereignis angelastet werden.

UV, KOV, SchwbG: Die MdE wird aus dem Schwerhörigkeitsgrad beider Ohren unter Berücksichtigung der tatsächlichen Behinderung berechnet (S. 512 ff.).

RV: BU ergibt sich aus Grad und Art der Schwerhörigkeit einerseits und den Anforderungen der beruflichen Tätigkeit an das Gehör andererseits. EU sollte schon deshalb nur in Ausnahmefällen angenommen werden, weil sie zur Isolierung des Hörgeschädigten beiträgt.

Ohrgeräusche

Ätiologie: Häufiges Begleitsymptom vieler und ganz verschiedenartiger Erkrankungen des äußeren, Mittel- und Innenohres wie auch mancher Allgemeinerkrankungen, besonders des Kreislaufes. Zu begutachten sind Ohrgeräusche am häufigsten bei Schallschädigungen des Innenohres und nach Schädeltraumen. Das innenohrbedingte Ohrensausen hat durchweg einen hohen Klangcharakter (Pfeifen, Singen, Zirpen, Zischen usw.), während mittelohrbedingte Ohrgeräusche mehr als Brummen, Rauschen oder Brausen empfunden werden.

Diagnose: Eine zuverlässige Objektivierung geklagter Ohrgeräusche ist bisher nicht möglich. Der Gutachter ist daher auf die anamnestischen Angaben und Beschwerdeschilderung des Probanden und auf psychoakustische Untersuchungsverfahren angewiesen. Die Tinnitusdiagnostik besteht zu 80% aus einer genauen Anamnese (106). Zur Eingrenzung des Klangcharakters kann man Töne, Schmalband- und Breitbandgeräusche anbieten, die der Proband mit seinem Tinnitus zu vergleichen hat. Eine nähere Bestimmung ist mit der Verdeckbarkeitsprüfung nach FELDMANN (29) möglich; zugleich läßt sich dadurch die Glaubwürdigkeit einer behaupteten Belästigung durch das Ohrgeräusch erhärten oder in Frage stellen.

Beurteilung: UV, KOV, SchwbG: MdE für geringere, transitorische Ohrgeräusche 0 v. H., bei glaubhafter Belästigung 5 bis höchstens 10 v. H. (58), nur in ganz besonderen Ausnahmefällen einmal mehr. Eine wirkliche Belästigung ist beispielsweise anzunehmen, wenn der Proband auf (nicht suggestives!) Befragen angibt, seine Ohrgeräusche hinderten ihn am Einschlafen.

RV: Ohrgeräusche allein bedingen wohl nie eine BU, können aber die Auswirkung einer Schwerhörigkeit bei Berufsmusikern, Tonmeistern und in ähnlichen Berufen verschlimmern.

Gleichgewichtsstörungen und Schwindel
(22, 27, 31, 95, 109, 111–113)

Ätiologie: Kopftraumen mit und ohne Vestibularisbeteiligung, Morbus Menière, Herz- und Kreislauferkrankungen, Arteriosklerose, Verletzungen und Aufbrauchserkrankungen der Halswirbelsäule, gewerbliche, medikamentöse und infektöse Intoxikationen (z. B. CO, Streptomyzin, Zoster oticus), labyrinthäre Mikrozirkulationsstörungen, Defektheilungen nach Meningitis, sog. vegetative Dystonie und Psychopathie sind bei Gutachtenpatienten die häufigsten Ursachen. Ein richtungswechselnder, bisweilen sehr grobschlägiger Spontannystagmus ohne Begleitschwindel wird nicht selten als angeborene Anomalie gefunden.

Diagnose: Hinweise ergeben sich schon aus Anamnese und Beschwerdebild. Unbestimmte Klagen über Platz- und Höhenangst, Verwirrtheitsgefühle, benommenen Kopf, Beklemmungen und dgl. bei Fehlen objektiver Symptome lassen an *psychogenen Schwindel* denken. Dunkelwerden vor den Augen, besonders beim Aufrichten aus gebückter Haltung und beim Aufstehen aus liegender Position, und ohnmachtähnliche Zustände sprechen für *vasomotorische Störungen* (oft postkommotionell). Für den *vestibulären Schwindel* sind dagegen ein Unsicherheitsgefühl im Raum mit Scheinbewegungen der Umgebung charakteristisch: Drehschwindel, Schwankschwindel, Liftschwindel, Empfindung des Zur-Seite-Gezogenwerdens und „Betrunkenheitsgefühl“. Drehschwindel kommt aber auch häufig als Symptom *zentraler Gleichgewichtsfunktionsstörungen* vor (22, 31, 109).

Die Untersuchung umfaßt die Schwindelanalyse (109), die Prüfung der *Statik und Koordination* (Stehversuch nach Romberg, Tretversuch nach Unterberger, Seiltänzerblindgang, Diadochokinese, Zeigeversuche, Abweichreaktionen), die Prüfung auf *Spontan- und Provokationsnystagmus* (unter einer stark vergrößernden, die Fixation ausschließenden Leuchtbrille [Frenzel-Brille] werden der Spontannystagmus in den fünf Hauptblickrichtungen, der Lockerungsnystagmus nach Kopfschütteln, der Lagenystagmus, der Lagerungsnystagmus und der Nystagmus bei Halswirbelsäulen-Provokation beobachtet), die *experimentelle Vestibularisprüfung* mit thermischen und rotatorischen Reizen.

Neben der Nystagmusbeobachtung unter der Frenzel-Brille findet die *Elektronystagmographie* immer häufiger Anwendung. Sie registriert die Potentialschwankungen, die der elektrische Dipol zwischen Kornea (+) und Retina (—) bei Augenbewegungen (beispielsweise bei vestibulärem oder optokinetischem Nystagmus) zeigt. Oft hilft sie in der Differentialdiagnose zwischen peripheren und zentralen Störungen weiter, wenn die Nystagmusbeobachtung nicht ausreichte.

Wie weit die Diagnostik im einzelnen getrieben wird, richtet sich nach dem zu begutachtenden Gesundheitsschaden und nach der Erfahrung des Untersuchers. Der Otologe wird bei Verdacht auf zentral bedingte Gleichgewichtsstörungen den Neurologen, der Neurologe bei Verdacht auf periphere, von den Ohrgleichgewichtsorganen ausgehende Störungen den Otologen als Mitgutachter zuziehen lassen.

Beurteilung: UV, KOV, SchwbG: Die *Zusammenhangsfrage* bereitet meist weniger Schwierigkeiten als die Aussage, ob und inwieweit ein zentraler *Ausgleich* des Vestibularisschadens eingetreten ist. Mit allgemeinen Regeln, etwa daß der Ausfall eines Ohrgleichgewichtsorgans nach spätestens einem Jahr kompensiert sei und danach auch bei normaler beruflicher Belastung keine Schwindelbeschwerden (und folglich keine MdE) mehr verursachen könne, ist es im Einzelfall nicht getan. Der Ausgleich kann innerhalb weniger Monate erfolgen, sich aber auch über mehr als drei Jahre erstrecken und u. U. unvollständig bleiben. Ein gutachterliches Urteil läßt sich nur durch eingehende Nachuntersuchungen gewinnen. Diese dürfen sich nicht auf Einzelfunktionen beschränken, sondern müssen den Ausgleich im Gesamtsystem erfassen. Bei Diskrepanzen zwischen Beschwerdeschilderung und objektivem Befund ist die Nachweisbarkeit einer Nystagmusbereitschaft im allgemeinen als Bestätigung vestibulärer Beschwerden zu werten (55). Die subjektiven Beschwerden pflegen die objektiven Zeichen zu überdauern.

Für den GdB bzw. die MdE soll nach den Vorschlägen von Feldmann (31) die Auswirkung der Labyrinthstörung auf die *Körpergleichgewichtsregulation* ausschlaggebend sein:

Schwere objektivierbare Labyrinthstörung mit Unfähigkeit, zu stehen oder zu gehen, mit vegetativen Erscheinungen 100 v. H.

Objektivierbare Labyrinthstörung mit Unfähigkeit, ohne Unterstützung zu gehen oder zu stehen, ohne vegetative Erscheinungen 80 v. H.

Objektivierbare Labyrinthstörung mit erheblicher Unsicherheit beim Gehen und Stehen mit offenen Augen 60 v. H.

Objektivierbare Labyrinthstörung mit erheblichem Belastungsschwindel, Unfähigkeit, mit geschlossenen Augen zu stehen oder zu gehen 40 v. H.

Objektivierbare Labyrinthstörung mit deutlichem Belastungsschwindel, Schwierigkeit, mit geschlossenen Augen zu stehen oder zu gehen 30 v. H.

Objektivierbare Labyrinthstörung mit Belastungsschwindel, Unsicherheit bei geschlossenen Augen 20 v. H.

Objektivierbare Labyrinthstörung mit gelegentlichem Belastungsschwindel, Unsicherheit bei plötzlichen Kopfdrehungen, Lageschwindel 10 v. H.

Claussen und Fort (22) ermitteln die MdE aus der Synopse von objektivierbarer Funktionsstörung und subjektiven Beschwerden. Für die Funktionsdiagnose bewerten sie sieben äquilibriometrische Systeme, deren Störungen durch Prüfung auf Spontan- und Lagenystagmus, thermische Reizung, rotatorische Reizung, Tretversuch usw. erfaßt werden. Die MdE-Höhe soll sich nach der Zahl der pathologischen Systembefunde richten:

Bei 4 oder mehr pathologischen Systembefunden	80–100 v. H.,
bei 3 pathologischen Systembefunden	50–80 v. H.,
bei 2 pathologischen Systembefunden	20–50 v. H.
bei 1 pathologischen Systembefund	0–20 v. H.

Hinzu kommen 0–20 v. H. für Schwindel, leichte vegetative Reaktionen, Erbrechen und Kollaps, je nach Häufigkeit des Auftretens. Eine für den Gutachter verbindliche Definition von Störungsgrad und dessen Korrelation mit MdE-Sätzen wie bei der Schwerhörigkeit gibt es für Gleichgewichtsstörungen bisher nicht; in praxi erweisen sich die Unterschiede zwischen den Bewertungen nach Feldmann und Claussen u. Fort nicht als gravierend.

Stoll (111–113) hat eine MdE-Tabelle für vestibuläre Störungen der Gleichgewichtsregulation vorgeschlagen, in der die Intensität der vestibulären Reaktion mit der Belastung des Gleichgewichtssystems korreliert wird (Tab. 27.**10**). Danach sollen beispielsweise starke Schwindelbeschwerden und deutliche Unsicherheit mit mittlerer Belastung (Waschen und Anziehen, Bücken und Aufrichten, Gehen, Treppensteigen, leichte Arbeiten im Stehen) eine MdE um 30 v. H. bedingen. Wollte man die MdE als den Prozentsatz der durch Leiden verschlossenen Arbeitsmöglichkeiten interpretieren, so zeigt sich die Problematik für den Einzelfall: Wenn 30% der Arbeitsmöglichkeiten verschlossen sind, wo liegen dann die 70%, die einem Menschen, der schon bei leichten Arbeiten im Stehen, beim Treppensteigen und Gehen unter starken Schwindelbeschwerden und deutlicher Unsicherheit leidet, offen stehen?

RV: BU ist für alle mit Absturzgefahr verbundenen Tätigkeiten anzunehmen, solange kein voller Ausgleich eingetreten ist. Was die *Eignung zum Führen von Kraftfahrzeugen* angeht, so verneint das Gutachten „Krankheit und Kraftverkehr" des gemeinsamen Beirats für Verkehrsmedizin (BM f. Verkehr u. BM f. Jug., Fam. u. Gesundh.) (64) diese eindeutig bei Personen, die unter ständigen oder anfallsweise auftretenden Störungen des Gleichgewichts leiden, für *alle* Klassen von Kraftfahrzeugen.

Bei gutverdienenden Gerüstarbeitern und dgl., aber auch bei Kraftfahrern achte man auf *Dissimulation*. Simulation sollte dagegen nur mit kritischster Zurückhaltung unterstellt werden. Behauptet ein Berufskraftfahrer oder Handelsreisender – trotz Fehlens objektiver Störungszeichen –, er fühle sich nicht fahrtüchtig und befürchte Unfälle zu verursachen, so kann dem Gutachter aus einer Beurteilung, die zur Versagung der BU führt, eine kaum tragbare Verantwortung erwachsen. EU dürfte sehr viel seltener in Betracht kommen.

Fazialislähmung

Im HNO-Gutachten sind meistens periphere Lähmungen zu beurteilen (auf betroffener Seite auch Stirnhautmuskulatur paretisch).

Ätiologie: In erster Linie laterobasale Schädelfrakturen mit Mittelohrbeteiligung, Felsenbeinquerfrakturen (dann oft mit homolateralem Hör- und Vestibularisausfall kombiniert). Schußbrüche des Ohrschädels, Mittelohrcholesteatome, Operationsläsionen im tympanalen und mastoidalen Verlaufsabschnitt, maligne Ohr- und Parotistumoren bzw. die Folgezustände nach deren Operation, Ohrmißbildungen (z. B. im Rahmen der Thalidomid-Embryopathie) (68).

Rehabilitation: Die moderne Fazialischirurgie nutzt die erstaunliche Regenerationsfähigkeit dieses Nerven aus (68). Sie erreicht so häufig eine so weitgehende Wiederkehr der Funktion, daß der Gutachter seinem Patienten zumindest bei (nicht zu alten) Läsionen im tympanalen und masoidalen Abschnitt in vielen Fällen guten Gewissens zur Operation raten kann; zumutbar und duldungspflichtig sind chirurgische Maßnahmen bei Fazialisparese nicht. Wenn die Wiederherstellung eines peripheren Neurons nicht möglich ist, kommen verschiedene plastische Eingriffe an der Gesichtsmuskulatur in Frage, die zwar die effektive Ausdrucksmotorik nicht zurückgewinnen lassen, aber die entstellende Asymmetrie des Gesichts mindern und das Auge schützen.

Beurteilung: UV, KOV, SchwbG: MdE bzw. GdB für beidseitige komplette Fazialisparese 20–40 v. H., mit auffälliger Gesichtsentstellung 50 v. H., für einseitige Parese 10–30 v. H., für kosmetisch nur wenig störende Restschwäche 0–10 v. H. bei Kombination mit zusätzlichen Gesichtsentstellungen, insbesondere durch Hautverletzungen, kann die jeweils niedrigere

Tabelle 27.**10** MdE für Schwindelbeschwerden nach *Stoll* (111, 113). Die MdE ist hier (auch) als „Minderung der Belastbarkeit" gemeint. „Die Werte dieser Tabelle stellen nur eine Orientierungshilfe dar. Besondere Umstände des Einzelfalles sind zu berücksichtigen" (113)

Intensitätsstufen		Belastungsstufen: 0 Ruhelage	1 niedrige Belastung	2 mittlere Belastung	3 hohe Belastung	4 sehr hohe Belastung
heftiger Schwindel, vegetative Erscheinungen	4	100	80	60	40	30
sehr starker Schwindel,erhebliche Unsicherheit	3	80	60	40	30	20
starke Schwindelbeschwerden, deutliche Unsicherheit	2	60	40	30	20	10
geringe Schwindelbeschwerden, leichte Unsicherheit	1	40	30	20	10	<10
weitgehend beschwerdefrei, mit und ohne objektivierbare Symptome	0		<10	<10	<10	<10

MdE-Rate der Fazialisparese zur MdE für die Gesichtsentstellung integrierend hinzugerechnet werden.

RV: BU bei Schauspielern und vergleichbaren Berufen, in besonderen Fällen bei Berufen mit Publikumsverkehr möglich; EU in aller Regel nicht.

Nase und Nasennebenhöhlen

Schleimhautschäden und berufsallergische Rhinopathien

Die Nase ist das wichtigste Filter für Dämpfe und Stäube. Schwebeteilchen mit einer Größe von 5 µm schlagen sich zu 80–90%, solche von 2–5 µm zu 50–70%, kleinere aber nur zu 5% und weniger auf der respiratorischen Schleimhaut nieder. Eine berufsallergische Rhinopathie geht oft der allergischen Bronchitis und dem Bronchialasthma voraus. Mit Inhalationsallergenen ist insbesondere in der holzverarbeitenden Industrie, in der Lederverarbeitung, bei Bäckern, Tierzüchtern, Drogisten, Apothekern, Beschäftigten in der chemischen und pharmazeutischen Industrie u. dgl. zu rechnen (86).

Beurteilung: UV, KOV: Dauer-MdE wohl nur ausnahmsweise; eine Entschädigung kommt, wenn überhaupt, nur unter Hinweis auf § 551 Abs. 2 RVO in Betracht.

RV: BU u. U. für Berufe, in denen der Kontakt mit den schuldigen Allergenen unvermeidbar ist.

Septumperforation

Ätiologie: Iatrogen nach Operation der Scheidewandverbiegung; in der Industrie durch Zement-, Mehl-, Textil-, Tabak-, Metall- und Holzstaub, vor allem aber durch anorganische Säuredämpfe und hier in erster Linie durch Chromverbindungen (86, 104).

Rehabilitation: Wenn wegen Beschwerden überhaupt erforderlich, ist die plastische Dekkung der Perforation praktisch ungefährlich und oft erfolgreich.

Beurteilung: UV, KOV, SchwbG: In Einzelfällen versicherungsrechtlich relevante MdE und Entschädigung als BK (31); in aller Regel jedoch keine meßbare MdE.

RV: Keine BU und EU.

Ozaena (Rhinitis atrophicans foetida)

Ätiologie: Anlagebedingtes Leiden. Entwicklung einer ozaenaartigen Atrophie der inneren Nase auch nach schweren Nasenverletzungen.

Beurteilung: UV, KOV, SchwbG: MdE je nach Foetor, Borkenbildung und Nebenhöhlenbeteiligung 20–40 v. H.; sind starke Kopfschmerzen glaubhaft, mindestens 30 v. H.

RV: BU, wenn bei voll ausgeprägtem Leiden der Geruch der zersetzten Borken die Umgebung so belästigt, daß der Ozaenakranke auf eng benachbarten Arbeitsplätzen nicht zu beschäftigen ist. Dies läßt sich nach unseren Erfahrungen jedoch vermeiden, wenn die Borkenbildung vom Patienten durch regelmäßige und sorgfältige Reinigung und Selbstbehandlung des Naseninneren hintangehalten wird. Keine EU.

Behinderte Nasenatmung

Ätiologie: Zu begutachten meist nach Nasenfraktur mit traumatischer Septumdeviation und/oder Synechien in den Nasenhaupthöhlen; auch hypertrophische Rhinitis durch gewerbliche Stäube und Dämpfe.

Rehabilitation: Die operative Schaffung normaler Belüftungs- und Abflußbedingungen in der Nase ist besonders dann anzuraten, wenn Komplikationen abgewendet werden müssen (rezidivierende oder chronische Nasennebenhöhlenentzündungen infolge behinderten Abflusses aus den Ostien, rezidivierende Pharyngitiden infolge ständiger Mundatmung, konsekutive Alterationen der mittleren und unteren Luftwege).

Beurteilung: UV, KOV: MdE 0–20 v. H.

RV: BU in Ausnahmefällen für Sprechberufe, für Riechberufe und für Berufe, bei deren Ausübung die Reinigung und Vorklimatisierung der Atemluft in der Nase unverzichtbar ist. Keine EU.

Chronische Nasennebenhöhlenentzündungen

Ätiologie: Können sich nach Verletzungen des Mittelgesichtsskeletts mit Nebenhöhlenbeteiligung oder bei vorhandener Disposition auch im Gefolge häufiger Erkältungen entwickeln, ferner auf allergisch-hyperergischer Grundlage und bei Abflußstörungen infolge Veränderungen der inneren Nase oder eines besonders engen Kieferhöhlenostiums.

Rehabilitation: Die Sanierung erkrankter Nasennebenhöhlen mit den heutigen konservierenden Operationstechniken (Schaffung eines breiten und zuverlässigen Abflusses zur Nase, Ausräumung der Siebbeinzellen, ggf. der Stirnhöhlen, Erhaltung funktions- und/oder regenerationsfähiger Kieferhöhlenschleimhaut und der knöchernen fazialen Kieferhöhlenwand) beseitigt sinusitisbedingte Beschwerden nahezu mit Sicherheit und ohne postoperative Beschwerden zu hinterlassen. Sie ist kein gefährlicher Eingriff.

Beurteilung: UV, KOV: Bei Fehlen wesentlicher Erscheinungen 0–10 v. H. (31); nur im Falle stärkerer Neben- und Folgeerscheinungen (Trigeminusschmerzen, Alteration der mittleren und unteren Luftwege) ist ein höherer Satz gerechtfertigt.

RV: BU kann in Einzelfällen eintreten bei Berufen, die mit besonderer Exposition zu ungünstigen Klimaeinflüssen oder mit starken Luftdruckschwankungen (Barosinusitis) verbunden sind. Keine EU.

Maligne Tumoren

Ätiologie: Chromate und Nickel (sehr selten, Kausalzusammenhang gilt aber als gesichert; Lit. bei 101); in Einzelveröffentlichungen werden auch Arsen, Teerdampf, Isopropylöl, Diisopropylsulfat, Leder- und Textilstäube verdächtigt. Als Berufskrankheit Nr. 4203 anerkannt sind seit 1988 die

Adenokarzinome der Nasenhaupt- und Nasennebenhöhlen durch Stäube von Eichen- und Buchenholz

Die nachstehenden Ausführungen zu dieser neuen BK basieren auf der vom Hauptverband der gewerblichen BGen veröffentlichten Monographie von H.-G. Schröder (101); ihr Studium sei jedem, der als Betriebsarzt, Gutachter, Gewerbearzt usw. mit der Diagnose und Beurteilung von Nasenkarzinomen bei Holzarbeitern befaßt wird, dringend empfohlen. – Durch Eichen- und Buchenholzstaub verursachte Adenokarzinome entstehen in der Nasen*haupt*höhle und hier an der mittleren Nasenmuschel und der lateralen Nasenwand am Übergang zum Siebbeinzellsystem; von der inneren Nase aus wachsen sie in die Nasennebenhöhlen, Augenhöhlen und in die vordere Schädelgrube ein. Regionäre und Fernmetastasen erst im Finalstadium, Wachstum sehr langsam, Rezidivneigung jedoch groß und Prognose mehrheitlich infaust (nur 31,5% Zehn-Jahres-Heilungen). Expositionsdauer 2–50, mehrheitlich über 20 Jahre; Latenzzeit ab Expositionsbeginn 8–65, mehrheitlich 30–50 Jahre. Bei Patienten, die nach relativ kurzer Expositions- und Latenzzeit erkranken, scheint der Malignitätsgrad erhöht zu sein.

Symptomatik: Behinderte Nasenatmung, Nasenbluten, Rhinorrhoe, Geruchsstörungen, Gesichtsschmerzen, Auftreibung der Nasenwurzel, Bulbusveränderung.

Diagnose: Synopse von Berufsanamnese und Symptomatik, Nasenendoskopie, Probeexzision, Histologie.

Rehabilitation: Abhängig vom Zustand nach der unerläßlichen radikalen Tumorresektion, evtl. mit Nachbestrahlung; kurative Wirkung von alleiniger Bestrahlung und Chemotherapie unwahrscheinlich.

Beurteilung: UV, SchwbG: Begrenzung der Heilungsbewährung nach Malignomop. (MdE 100 v. H.) auf 5 Jahre bei diesen Tumoren im Hinblick auf Spätrezidive fragwürdig; MdE bzw. GdB *nach* Heilungsbewährung je nach Funktionsdefiziten (Verlust eines Auges, Geruchssinn, Nasenatmung usw.) und Gesichtsentstellung (s. S. 531 und 532 f).

RV: Weiterer Kontakt mit Holzstäuben (aller Art) schon wegen der postoperativ eingeschränkten Atemluftreinigungsfunktion der Nase ausgeschlossen, daher wohl meist BU anzunehmen. In die Entscheidung über EU sollten die Wünsche des Erkrankten eingehen (Furcht vor Vereinsamung ohne Erwerbstätigkeit?).

Prävention: Reduzierung der Buchen- und Eichenholzstaub-Konzentration auf maximal 10 mg/m^3. Zur Früherkennung suspekter Schleimhautveränderungen: Rhinologische Vorsorgeuntersuchungen (vordere und hintere Rhinoskopie, möglichst Nasenendoskopie) aller Exponierten ab 15. Jahr nach Expositionsbeginn; Einzelheiten bei Kleinsasser u. a. (50).

Anosmie (Verlust des Geruchsvermögens)

(31, 35, 53, 62, 86, 104)

Ätiologie: Es ist zwischen *sensorineuralen* und *respiratorischen* Störungen zu unterscheiden. Erstere sind häufig Folge von Schädeltraumen (nach Hinterkopfaufschlag in 16,6%, bei frontobasalen Frakturen in 38,8% Anosmien [42]) oder toxischer Schädigungen des Riechepithels: Hydrazindämpfe, flüssige Kohlenwasserstoffe, Menthol ab 5%iger Konzentration, Selenwasserstoff, Schwefelwasserstoff, Kohlenmonoxid, Schwefeldioxid, schon nach einmaligem Einatmen von 6%iger schwefliger Säure, chronische Schwefelkohlenstoff- und Benzolverbindungsvergiftungen, Spritzlackaerosole, Zyan und Eisenkarbonylstäube. Respiratorische Hyp- und Anosmien infolge mechanischer Verlegung der Riechspalte (z. B. durch Nasenpolypen) sind behandlungsfähig; auch sie können durch berufliche Einflüsse (nichttoxische Stäube wie Kalk, Pottasche, Tabak, Zement) bedingt sein (53). Lesoine hat eine Anosmie durch Fleckfieber beschrieben (63). Zirkumskripte kortikale Läsionen führen kaum zur Anosmie, weil die Zentren doppelseitig angelegt und durch zahlreiche Querverbindungen verknüpft sind.

Diagnose: Das Geruchsvermögen wird mit schwachen und stärkeren Duftstoffen geprüft, die der Fachhandel in erprobten Kollektionen anbietet. Für die Aufdeckung von Simulation gibt es zahlreiche Tests (53); der einfachste ist die Frage, ob sich die Geschmacksempfindungen mit dem Verlust des Geruchsvermögens verändert haben. Wenn der Patient dies verneint, kann keine Anosmie vorliegen. Der objektive Nachweis eines Geruchsvermögens gelingt mittels der Computer-Olfaktometrie nach Herberhold (35, 42).

Beurteilung: UV, KOV: MdE auf dem allgemeinen Arbeitsmarkt 10 v. H. bei Angehörigen von Berufen, die ein intaktes Geruchsvermögen verlangen – „Riechberufe" (Lebensmittelhändler, die verdorbene Waren erkennen müssen; Bäcker; Metzger; Fischhändler; Gewürzhändler; Drogisten; Apotheker; Ärzte; Chemiker; Tabakmischer; Weinhändler, Parfümerielaboranten usw.) (31), vor allem aber Köche. Erst der Geruchssinn bestimmt das „Bukett" der Geschmackswahrnehmungen; ohne Mitwirkung des Riechens können nur die fünf Grundqualitäten süß, sauer, salzig, bitter und metallisch empfunden werden.

RV: BU kann bei den genannten Riechberufen und Köchen eintreten (42, 51). Keine EU.

PUV: Invaliditätsgrad bei völligem Verlust des Geruchsvermögens 10%, bei Hyp- und Parosmie entsprechend geringer.

Entstellungen der Nase, des Gesichts und des Gesichtsschädels

Ätiologie: Meist Unfall- oder Verwundungsfolge, auch Zustand nach Tumoroperation.

Rehabilitation: Welche chirurgischen Eingriffe zur Minderung der Entstellung empfohlen werden können, läßt sich grundsätzlich nur von Fall zu Fall und von einem in der rekonstruktiven Kopf- und Nasenchirurgie bzw. auch Gesichts- und Kieferchirurgie kompetenten Gutachter entscheiden. Patienten im jüngeren und mittleren Lebensalter drängen meist selbst zur Operation.

Beurteilung: UV, KOV, SchwbG: MdE für abstoßend wirkende *Gesichtsentstellungen* 50 v. H., für minder schwere Verunstaltungen entsprechend weniger; völliger Verlust der äußeren Nase 50 v. H., Teilverlust und Sattelnase je nach Entstellungsgrad 10–30 v. H. (18, 31). Wann eine Entstellung die ja immer subjektive Bewertung „abstoßend" verdient, läßt sich verständlicherweise nicht in feste Regeln fassen. Der Gutachter, besonders wenn er im Kopf-Hals-Bereich chirurgisch tätig ist, wird durch seinen häufigen Umgang mit entstellten Patienten dazu neigen, die abstoßende Wirkung eines verunstalteten Gesichts eher zu unter- als zu überschätzen. Er tut gut daran, sowohl die psychischen Auswirkungen, von der aggressiven Thersites-Einstellung über depressive Isolierungstendenzen bis zur Überkompensation, als auch die (tatsächliche) Reaktion der Umgebung des Probanden auf die Entstellung in Erfahrung zu bringen und daran seinen eigenen Eindruck von der Schwere der Entstellung zu überprüfen. Als abstoßend zu bewerten sind schwere Deformierungen, größere Hautdefekte, womöglich mit Einblick in eine Nasennebenhöhle, ausgedehnte Keloidnarben, multiple Narbenbildungen und ausgedehnte Pigmentierungen (Minensplitterverletzungen!). *Lippendefekte* mit ständigem Speichelfluß – ohne sonstige Entstellungen – bedingen eine MdE von 20–30 v. H.

Der verständige Arzt wird sich auch von der gegenwärtigen Emanzipationspublizistik nicht davon abbringen lassen, daß Frauen von Gesichtsentstellungen schwerer betroffen sind als Männer.

RV: BU ist je nach dem Grad der Entstellung anzunehmen bei Schauspielern und ähnlichen Berufen sowie bei Berufen mit Publikumsverkehr, vor allem bei Verkäuferinnen, Friseusen, Kellnerinnen, Stewardessen usw. – EU kann bei besonders abstoßender Gesichtsentstellung eintreten, wenn der Anblick der Verletzungsfolgen am Arbeitsplatz unzumutbar ist.

Substanzverluste der vorderen Schädelbasis, etwa nach Operation einer frontobasalen Trümmerfraktur, werden gutachtlich zu Unrecht oft nicht berücksichtigt. Die MdE ist mit 0–20 v. H., im Falle großer Defekte mit 30–40 v. H. zu veranschlagen.

Mundhöhle und Mundrachen

Oberkiefer- und Mundhöhlenverletzungen

Ätiologie: Meist Unfall, Tumoroperation, Schußverletzungen.

Beurteilung: UV, KOV, SchwbG: MdE für Verlust des Gaumens 30 v. H., für schwere Oberkieferverletzung mit Kaustörungen 20 v. H.; für Kieferklemme 30 v. H., wenn nur flüssige Nahrung aufgenommen werden kann, sonst weniger; für Verlust der Zunge mit Sprechstörungen 30 v. H.; sobald durch Übungsbehandlung wieder eine ausreichend verständliche Sprache produziert werden kann, entsprechend weniger (31, 51).

RV: BU und EU möglich, abhängig vom Kau-, Sprech- und Schluckvermögen, wenn der Defekt operativ oder prothetisch versorgt ist bzw. nicht versorgt werden kann.

Chronische Tonsillitis

Ätiologie: Eine chronische Tonsillitis kann sich im Anschluß an lokale akute Entzündungen, aber auch „primär chronisch" aufgrund verschiedener endogener Faktoren und exogener Reize entwickeln.

Diagnose: Anamnestisch sind rezidivierende Anginen, Neigung zu leichten Halsentzündungen und Schluckschmerzen und besonders eine frühere Tonsillotomie von Bedeutung. Es können jedoch auch alle subjektiven Beschwerden fehlen. Die Diagnose läßt sich keinesfalls aus einem kurzen Blick in den Rachen und einem Griff an die Halsflanken, sondern immer erst nach sorgfältiger Untersuchung stellen.

Bei der Inspektion ist darauf zu achten, daß die Zunge mit dem schräg nach unten gestellten Mundspatel soweit herabgedrückt wird, daß die ganze Mandeloberfläche einschließlich des unteren Pols zu übersehen ist. Die

Größe des zwischen den Gaumenbögen sichtbaren Anteils der Tonsillen und die Beschaffenheit ihrer Oberfläche (Zerklüftung) sagen noch nichts über intra- und paratonsilläre Entzündungsprozesse aus. Verdächtiger ist schon eine Rötung der vorderen Gaumenbögen. Nach der Racheninspektion muß stets auch die Konsistenz der Mandeln palpiert und ihre Luxierbarkeit geprüft werden. Erschwerte Luxierbarkeit, auf Druck Austreten von Detrituspfröpfen, trübem Sekret oder Eiter aus den Krypten, leichter stechender Schmerz bei Finger- oder Spateldruck auf die Mandelnischen und tastbare Vergrößerung der Kieferwinkellymphknoten sind die wichtigsten Zeichen der chronischen Tonsillitis. Oft fehlen indessen eines oder mehrere dieser Symptome.

Ein *Herdverdacht* ist am ehesten durch den zeitlichen Zusammenhang zwischen exazerbierten Mandelbeschwerden und herdverdächtiger Erkrankung zu erhärten. Auf die zahlreichen Fokaltests, deren Brauchbarkeit heute umstritten ist, kann hier nicht eingegangen werden.

Beurteilung und Zusammenhangsfrage: Bei der Annahme einer chronischen Tonsillitis als Schädigungsfolge ist größte Zurückhaltung geboten. Der Anteil endogener und exogener Faktoren ist so schwer voneinander abzugrenzen, daß eine einzige gutachterliche Untersuchung nur ausnahmsweise eine schlüssige Aussage zuläßt. Beispielsweise muß wahrscheinlich zu machen sein, daß eine Angina oder chronische Tonsillitis nicht nur *während* der Berufstätigkeit, sondern *durch* deren Besonderheiten entstanden ist (31).

Beispiel für chronische Tonsillitis als wahrscheinliche Schädigungsfolge:

Ein 22jähriger Mann erlitt bei einem Verkehrsunfall schwerste Trümmerfrakturen des Gesichtsschädels; konsekutiv atrophische Rhinitis und dauernde Behinderung der Nasenatmung mit Neigung zu Rachenkatarrhen. Unmittelbar nach dem Unfall waren die Tonsillen noch völlig reizlos. Bei regelmäßigen Nachbehandlungen und Nachbegutachtungen im Verlauf der nächsten 6 Jahre konnte die langsame Entwicklung chronisch-entzündlicher Mandelveränderungen deutlich verfolgt werden.

KOV, UV, SchwbG: Eine MdE kommt kaum in Betracht.

RV: Verursacht eine chronische Tonsillitis Beschwerden, die eine BU bedingen könnten, so liegt ein Behandlungs- und kein Gutachtenfall vor (Tonsillektomie; mögliche Ausnahmen: Sänger, Patienten mit bestimmten Blutungsübeln). Keine EU.

Pharyngitis

Ätiologie: Bei der Entstehung einer Pharyngitis spielen am Arbeitsplatz inhalierte Stäube eine wichtige auslösende Rolle (allgemeine unspezifische Staubwirkung; spezifische toxische Staubwirkung; allergische Staubwirkung). Besonders gefährlich sind die Gase verschiedener Berylliumverbindungen, sie haben eine ausgesprochene Reiz- und Ätzwirkung auf die Schleimhäute (123). Ähnlich vielfältig und zum Teil identisch sind die arbeitsmedizinischen Ursachen chronischer Pharyngitiden.

Beurteilung: UV: Eine meßbare MdE durch *isolierte* Pharyngitis dürfte zu den größten Seltenheiten gehören.

RV: BU auch theoretisch kaum denkbar, keine EU.

Ageusie (Verlust des Geschmacksvermögens)

(52, 54, 98, 99)

Ätiologie: Am stärksten schädigen den Geschmackssinn Hydrazin, Anilin, Lacke, Benzin, Zyan, Benzol, Blei, sog. „Bohrwasser“ (flüssige Kohlenwasserstoffe) (99). Ferner sind im Rahmen der HNO-Begutachtung Läsionen des N. glossopharyngicus, meist nach Exzision ausgedehnter peritonsillärer Narben, nach Tumoroperationen und -bestrahlungen von Interesse. Schmeckstörungen nach Verletzung einer Chorda tympani haben kaum praktische Bedeutung. Starkes Rauchen hat keinen sicheren Einfluß (98). Der Erhöhung der Geschmacksschwellen im Alter liegt eine Verminderung der Geschmacksknospen zugrunde (52).

Diagnose: Seitengetrenntes Aufbringen von süßen, sauren, salzigen und bitteren Testlösungen verschiedener Konzentration auf die Zunge; Elektrogustometrie (hierbei kommt es weniger auf die Schwelle, die erheblichen Schwankungen unterliegt, als vielmehr auf Seitendifferenzen an). Klassische Geschmacksprüfung und Elektrogustometrie können einander nicht ersetzen, sondern sollen sich ergänzen (99).

Beurteilung: UV, KOV, SchwbG: MdE 10 v. H., bei besonderem beruflichen Betroffensein 20 v. H.; Parageusien, dissoziierte Störungen sowie spontane, andauernde Geschmacksempfindungen wiegen schwerer als eine bloße Herabsetzung des Schmeckvermögens.

RV: BU für Berufe, deren Angehörige auf das Schmeckvermögen angewiesen sind (Köche usw.). Keine EU.

PUV: Invaliditätsgrad bei gänzlichem Verlust des Geschmacks 5%, bei Teilverlust entsprechend geringer.

Kehlkopf und Luftröhre

Kehlkopfverlust

Ätiologie: Laryngektomie wegen malignen Tumors (49). Vereinzelt sind Selbstexstirpationen beschrieben (Suizidversuch, meist bei Schizophrenie) (10, 69). In der früheren DDR war „Krebs der Luftwege durch berufliche Einwirkung krebserzeugender Einflüsse" unter Nr. 31 in der Liste der Berufskrankheiten aufgenommen (126); die Anerkennung von Karzinomen des Kehlkopfes als Berufskrankheit erfolgte jedoch nur selten (126).

Beurteilung: SchwbG, UV: Nach Op. wegen Malignoms 5 Jahre „Heilungsbewährung" mit 100% MdE (s. bei 31), danach MdE mindestens 70 v. H.; bei chronischer Tracheitis, Schwierigkeiten mit der Trachealkanüle, Unmöglichkeit des Erlernens der Pharynx-Ersatzstimmbildung (meist etwas unkorrekt als „Ösophagussprache" bezeichnet), nach zusätzlicher Radikalausräumung der Halsweichteile ≥ 80 v. H.

RV: Für die Beurteilung der BU ist in erster Linie zu bedenken, daß durch den Verlust des Kehlkopfes die Vorklimatisierung der Atemluft in der Nase entfällt (Reinigung, Anfeuchtung, Vorwärmung bzw. Kühlung) und Trachea und untere Luftwege etwaigen ungünstigen Eigenschaften der Außenluft ungeschützt ausgesetzt sind. Demzufolge kommen für den Laryngektomierten keine Tätigkeiten in staubreicher, mit reizenden Gasen vermengter, trockener, heißer oder sehr kalter Luft in Betracht. Die Schwächung der Bauchpresse vermindert die Fähigkeit zu schwerer körperlicher Arbeit erheblich. Schließlich ist die Qualität und Ausdauer der Ersatzsprachproduktion von Bedeutung.

Rund 60% der Kehlkopflosen lernen bekanntlich mittels Luftschlucken und Wiederhervorpressens durch den stimmritzenähnlich kontrahierten Ösophaguseingang eine Ersatzstimme zu erzeugen, die von den Sprechorganen zu einer mehr oder weniger gut verständlichen Sprache artikuliert wird. Es gibt Ärzte, Geistliche, Unternehmer, ja sogar Handelsvertreter, die ihren Beruf mit dieser Ersatzsprache ausüben. Für Kehlkopflose, die die Pharynxersatzstimme nicht erlernen, stehen besondere elektrische Sprechhilfen zur Verfügung. Sie sind einer guten „Ösophagussprache" auch heute noch weit unterlegen. Die Bildung der Pharynxersatzstimme kann durch Spezialoperationen erleichtert werden.

Mindestens die Hälfte der Laryngektomierten ist noch imstande, einer regelmäßigen Erwerbstätigkeit nachzugehen. Andererseits stellt der Verlust des Kehlkopfes eine so schwere, für die Umgebung unästhetische (Expektoration aus dem Tracheostoma) und nicht zuletzt deswegen für den Betroffenen seelisch belastende Verstümmelung dar, daß man einem Kehlkopflosen die EU, wenn er sie begehrt, kaum versagen kann; entscheidend ist also letztlich die psychische Einstellung des Patienten zu seiner Verstümmelung, in manchen Fällen auch der Arbeitswille. Eine entsprechende Motivierung dürfte für die Rehabilitation große Bedeutung haben.

Tracheotomie (Dauerkanülenträger)

Ätiologie: Indikationen für das dauernde Tragen einer Trachealkanüle sind chronische Kehlkopfveränderungen verschiedener Art und Ursache, die eine ausreichende Atemluftpassage verhindern, sowie Stenosen der obersten Trachea.

Beurteilung: UV, KOV, SchwbG: Ausschlaggebend für die MdE ist das Stimm- und damit das Sprechvermögen. Wenn die Larynxstenose noch mühelose Exspiration erlaubt, wie es z. B. bei doppelseitiger Rekurrensparese meist der Fall ist, so kann statt einer gewöhnlichen Kanüle eine Sprechkanüle benutzt werden (einwärtsklappendes Ventil an der Kanülenöffnung zum Einlaß der Inspirationsluft, Fenster an der Konvexität zum Durchlassen der Exspirationsluft zum Kehlkopf). Vielfach ist dann eine nahezu normale Stimmgebung und sprachliche Verständigung möglich; MdE in diesen Fällen ≥ 30 v. H. Bei ganz undurchgängigem Kehlkopf kann natürlich keine Stimmgebung erfolgen, MdE ≥ 70 v. H.

RV: Dauerkanülenträger mit erhaltenem, aber unbrauchbarem Kehlkopf sind nicht imstande, eine ausreichende Pharynxersatzstimme zu erlernen. Inhalationsnoxen aller Art sind beim Kanülenträger weit ernster einzuschätzen als bei funktionierender Nasenatmung (54). Was geeignete und unschädliche Arbeitsplätze anbetrifft, so unterliegen diese Patienten im allgemeinen den gleichen Beschränkungen wie die Kehlkopflosen. BU und EU sind entsprechend einzuschätzen.

Weitere Erkrankungen und Verletzungen des Kehlkopfes

Ätiologie: Verletzungen am häufigsten durch Gewalttätigkeiten, Verkehrs-, Sport- und Spielunfälle (48). Der Verletzungsmodus ist sehr unterschiedlich und hängt von Stärke, Charakter, Richtung und Ort der Gewalteinwirkung ab (stumpf–scharf, äußere–innere, perforierende und nichtperforierende usw.). An Verletzungsarten unterscheidet Kittel (48) Erschütterungen, Frakturen, Quetschungen und an den „Gelenken" des Kehlkopfes Bänder- oder Kapselzerrungen, Verdrehungen und Verrenkungen. Verletzungen des N. recurrens kommen vor allem nach Strumektomie vor, sind aber auch nach Schleudertraumen des Halses beschrieben (54).

Durch *Inhalationsnoxen* können akute Entzündungen, chronische Entzündungen und akute Ödeme entstehen, wobei letztere mehr Unfallcharakter haben. Gleiches gilt für Verbrühungen und Verätzungen durch Flüssigkeitskontakt. Akute Kehlkopfentzündungen durch Reizstoffe ohne gleichzeitige Beteiligung der Nasen- und Rachenschleimhäute sind allerdings Raritäten. Die geringe Spezifität der chronisch-entzündlichen Reaktionen gestattet nur ausnahmsweise eine sichere ätiologische Zuordnung.

Beurteilung: UV, KOV, SchwbG: richtet sich nach der Atem- und Stimmfunktion (s. unten).

RV: BU kann bei Sprechberufen eintreten. In aller Regel keine EU.

Stimmstörungen

(7, 9, 31, 48, 75, 119, 124)

Der Begriff „Stimme" ist unscharf. Seine Vieldeutigkeit führt nicht selten zur unrichtigen Anwendung. Im engeren akustisch-medizinischen Sinn verstehen wir unter „Stimme" den im Kehlkopf durch die Stimmlippenschwingungen entstehenden obertonreichen *Klang. Stimmstörungen* sind Störungen der laryngealen Stimmproduktion. Ihre Ursachen können *laryngeal* und *extralaryngeal* sein. Wichtigstes Leitsymptom ist die *Heiserkeit.*

Ätiologie: Mannigfache organische Veränderungen und Funktionsstörungen, die das Schwingungsverhalten der Stimmlippen verändern. Es ist zwischen den gutachtlich im Vordergrund stehenden *organischen* und den *funktionellen, entwicklungsbedingten* (Mutation), *hormonellen* und rein *psychogenen* Dysphonien zu differenzieren.

Organische Stimmstörungen: Unter den *Tumoren* nehmen die Stimmlippenkarzinome eine Sonderstellung ein: Sie sind bei Europäern die weitaus häufigsten Tumoren des HNO-Gebietes; Morbidität und Inzidenz nehmen zu (Zigarettenraucher und -innen bevorzugt befallen); die Dauerheilungsaussichten liegen bei Frühdiagnose ($T_1M_0N_0$) um 90%, der Spätverlauf inkurabel gewordener Larynxkarzinome ist besonders qualvoll. Bei jeder länger als 3 Wochen anhaltenden Heiserkeit muß ein Ca laryngoskopisch zuverlässig ausgeschlossen werden; längeres Zuwarten ist ein Kunstfehler, der für den Patienten deletär werden kann. – Weitere organische Ursachen: Epithelhyperplasien, Polypenbildungen, akute und chronische Laryngitiden, Monochorditis, Verletzungsfolgen nach äußerer und innerer Gewalteinwirkung und anatomische Veränderungen nach Operation, Intubationsgranulome, zentrale (Bulbärparalyse u. a.) und periphere (Rekurrensläsion bei Strumektomie, Bronchial-Ca u. a.) Lähmungen der Kehlkopfnerven und viele andere.

Funktionelle Stimmstörungen machen etwa $^1/_3$ der Gesamtzahl aus (9) und entwickeln sich ohne *primäre* organische Veränderungen. Ursache können konstitutionelle Faktoren, erhöhte stimmliche Belastung in stimmintensiven Berufen (Sänger, Schauspieler, Kindergärtnerinnen, Lehrer[innen[, Berufssoldaten, Trainer u. dgl.) sein; nicht zu vergessen Vorarbeiter und Meister in Lärmbetrieben mit dem Zwang zu häufigem übermäßigem Stimmeinsatz. Funktionelle Stimmstörungen führen häufig zu *sekundären* organischen Befunden wie Gewebereaktionen, Stimmlippenknötchen, sog. Kontaktulzera und Reinke-Ödem, die zugleich diagnostische Hinweise sind (107).

Entwicklungsbedingte Stimmstörungen stehen fast immer in Zusammenhang mit Beginn, Verlauf und Störungen der Mutation. Das Ausbleiben des Stimmwechsels in Form der Mutationsfistelstimme ist meist psychisch bedingt.

Hormonelle Stimmstörungen betreffen vorwiegend Frauen und sind in der jüngeren Vergangenheit durch Anabolikamißbrauch von Sportlerinnen („unsere Schwimmerinnen sollen siegen, nicht singen") auch der nichtärztlichen Öffentlichkeit bekanntgeworden. Gestagenhaltige Kontrazeptiva können für Sopranistinnen problematisch sein.

Psychogene Stimmstörungen, häufig als akut eingetretene Aphonie geschildert, sind am normalen Kehlkopfbefund und stimmhaften Husten zu erkennen.

Diagnose: Erhebung einer speziellen Anamnese, funktionelle Stimmprüfung mit Beurteilung der Klangfarbe, des Stimmeinsatzes, der Sprechtonlage, des Stimmumfangs, der Atmung, der Stimmstärke, der melodischen und dynamischen Akzentuierung, der Tonhaltedauer usw. – Aufnahme des allgemeinen HNO-Status, Laryngoskopie (im Regelfall indirekt). Stroboskopie und ihre Weiterentwicklungen wie die Lupenstroboskopie, auch mit Videoaufzeichnung, Sonographie und andere apparative Klanganalysen, Röntgenuntersuchung. Die *gutachtliche Beurteilung* wird schon wegen des apparativen Aufwandes, ganz abgesehen von der notwendigen Spezialerfahrung, in aller Regel dem *HNO-Arzt mit der Teilgebietsbezeichnung Phoniatrie/Pädaudiologie* vorbehalten bleiben.

Beurteilung: UV, KOV, SchwbG: Sprechbedingte Stimmstörungen (Berufsdysphonien im engeren Sinne) werden von der Definition der Berufskrankheit nicht abgedeckt, weil „keine von außen einwirkende berufsbedingte Schädigung vorliegt. Sie sind vielmehr nur der Ausdruck dafür, daß der Stimmapparat den besonderen Anforderungen, die der Beruf mit sich bringt, nicht gewachsen ist, oder daß er nicht genügend dafür ausgebildet worden ist" (31). Sprechbedingte Stimmstörungen können somit auch nicht als Berufskrankheit entschädigt werden.

MdE für Stimmstörungen, die *Schädigungsfolge* sind, und im Schwerbehindertenrecht:
Einseitige Stimmlippenlähmung mit guter Stimme 0–10 v. H., mit Aphonie 30 v. H.
Beidseitige Stimmlippenlähmung je nach Atembehinderung und Stimmfunktion 30–50 v. H.

Dauerkanülenträger (s. S. 535).
Zustand nach einseitiger Stimmlippenplastik mit mäßig guter Stimme und Atmung 30 v. H.
Reine Stimmstörungen bei geistig und körperlich Arbeitenden mit Heiserkeit bei Belastungen 10 v. H.,

mit dauernder Heiserkeit 20 v. H.,
mit Aphonie 30 v. H.

Bei Rednern, Sängern und anderen Sprechberufen können Stimmstörungen Anlaß zur Festlegung der MdE bis auf 50 v. H. sein.

RV: BU wird bei Sprechberufen u. U. zuerkannt werden müssen, wenn die phoniatrische Behandlung keinen dauerhaften Erfolg und der Einsatz technischer Hilfsmittel keinen hinreichenden Ausgleich bringt (31). Bei älteren Angehörigen von Sprechberufen auch EU.

Sprech- und Sprachstörungen

Stottern, also die Störung des Redeflusses mit gestörter Koordination von Atmung und Sprechmotorik, ist als ein Syndrom aufzufassen, dem in individuell unterschiedlicher Verteilung und Gewichtung körperliche, seelische und interpersonelle Faktoren zugrunde liegen; 4% aller Kinder stottern, zu 3/4 Jungen; Beginn in etwa 66% im 3.–6. Lebensjahr, selten im Einschulungsalter, noch seltener während der Pubertät und am seltensten im Erwachsenenalter (125). Wird eine Begutachtung vom HNO-Arzt bzw. Phoniater verlangt, soll er meist darlegen, ob das Stottern durch ein Schreckerlebnis – im Regelfall in der Kindheit – verursacht worden ist. Für die Bejahung eines derartigen Zusammenhanges ist zu fordern, daß die Sprache vor dem Ereignis nachweislich normal und altersentsprechend und daß das Schreckerlebnis außergewöhnlich schwer war, daß die Sprachstörung unmittelbar nach dem Schreckerlebnis aufgetreten ist und daß hirnorganische oder allgemein neurologisch-pathologische Befunde ausgeschlossen werden können (31, 125). Weit mehr Sprech- und Sprachstörungen haben eine organische Ursache, als wir noch vor einigen Jahrzehnten wußten und die ältere Ärztegeneration gelernt hat.

Die klassische Trias der Sprechstörungen, nämlich außer dem Stottern das Stammeln (die Störungen der Lautaussprache) und das Poltern (Störungen der Sprechgestaltung durch überhastetes Sprechen) muß heute um die Krankheitsbilder der Sprachentwicklungsverzögerung, der Sprachentwicklungsbehinderung, des Dysgrammatismus, der motorischen und sensorischen Hörstummheit, der Aphasien, Dysphrasien (bei psychiatrischen Erkrankungen), der psychogenen, neurotischen und psychopathischen Störungen der Rede, also der sog. Logoneurosen und Dysphrenien, und der Dyslogien bei Oligophrenie ergänzt werden (5). Aufgrund des Schwerbehindertengesetzes kann mit einer Zunahme der Begutachtungen von Sprech- und Sprachstörungen gerechnet werden. Denn dort spielt die Kausalität keine Rolle, und die Sprech- und Sprachstörungen nehmen an Häufigkeit zu. Auf die vielfältige, verwickelte und oft noch nicht aufgeklärte Ätiologie kann hier nicht eingegangen werden. Doch sollte die Möglichkeit einer organischen Ursache immer im Auge behalten und bei jeder Verzögerung der kindlichen Sprachentwicklung und bei Lispeln im Kindesalter stets eine Hörstörung als Ursache ausgeschlossen werden.

Beurteilung: SchwbG, UV (Stottern als Unfallfolge), **KOV:**

	GdB/MdE
Stottern	10–30 v. H.
Artikulationsstörung durch Lähmungen oder Defekte an Zunge und Gaumen mit gut verständlicher Sprache	10–20 v. H.
mit schwer verständlicher Sprache	20–40 v. H.
mit unverständlicher Sprache	40–50 v. H.
schwere Funktionsstörung der Zunge durch Gewebsverlust, narbige Fixierung oder Lähmung	30–40 v. H.
Verlust des Gaumens mit gutsitzender Defektprothese	30 v. H.
Verlust des Gaumens ohne Korrekturmöglichkeit durch geeignete Prothese (mit Störungen der Nahrungsaufnahme)	50 v. H.

Hör-Sprech-Störungen bei Kindern

Im *Kindes- und Heranwachsendenalter* bedingt ein Hörverlust u. a. schwerere *gehörbedingte Sprachstörungen* als bei Erwachsenen, so daß Zuschläge zur MdE für Hörstörungen erforderlich sind.

Taubheit beiderseits vor dem 9. Lebensjahr	100 v. H.
Eintritt 9.–18. Lebensjahr vor vollgefestigtem Sprachbesitz und vor Abschluß der Schulbildung	90 v. H.
Eintritt nach dem 18. Lebensjahr mit schlechter Sprachverständlichkeit	80 v. H.

Hörrestigkeit auf dem besseren Ohr (entspricht etwa der Möglichkeit zur Erkennung von Vokalen, mittlerer Hörverlust für Töne durch Schallempfindungsstörung 90–80 dB)

bei Eintritt der Hörrestigkeit vor dem 9. Lebensjahr	90 v. H.
bei Eintritt der Hörrestigkeit im 9.–18. Lebensjahr	80 v. H.
bei sprachlichen Spätfolgen einer nach dem 18. Lebensjahr eingetretenen Hörrestigkeit mit schlechter Sprechverständlichkeit	80 v. H.

An Taubheit grenzende *Schwerhörigkeit* auf dem besseren Ohr (Satzverständnis ohne Absehen der Sprache möglich zwischen laut am Ohr und 0,25 m, mittlerer Hörverlust für Töne durch Schallempfindungsschwerhörigkeit 80 bis 60 dB, bei Schalleitungskomponente ggf. auch über 80 dB)

bei Eintritt des Schwerhörigkeitsgrades vor dem 9. Lebensjahr mit eingeschränktem Wortschatz	80 v. H.
bei normalem Wortschatz bzw. Eintritt des Schwerhörigkeitsgrades nach dem 18. Lebensjahr und schlechter Sprechverständlichkeit durch gehörbedingte Artikulationsstörung	70 v. H.

Hochgradige Schwerhörigkeit auf dem besseren Ohr (sicheres Satzverständnis bei Umgangssprache zwischen 0,25 m und 1 m, mittlerer Hörverlust für Töne ohne Berücksichtigung der Art der Schwerhörigkeit 60–50 dB)

bei eingeschränkter Sprechverständlichkeit durch gehörbedingte Artikulationsstörung je nach Schwerhörigkeitsgrad auf dem schlechteren Ohr	55–60 v. H.

Mittelgradige Schwerhörigkeit auf dem besseren Ohr (Satzverständnis bei Umgangssprache zwischen 1 und 4 m, mittlerer Hörverlust für Töne 50–40 dB)

bei eingeschränkter Sprechverständlichkeit durch gehörbedingte Artiku lationsstörung je nach Grad der Schwerhörigkeit auf dem schlechteren Ohr 40–50 v. H.

Diese Empfehlungen decken sich im Prinzip mit denen des Bundesministers für Arbeit und Sozialordnung im Rundschreiben vom 22. 12. 76 (s. auch 18, 38).

Literatur

1 Aniansson, G.: Methods for assessing high frequency hearing loss in everyday listening situations. Acta oto-laryng. (Stockh.) Suppl. 230 (1974)

2 Arnold, W., H.-J. Aldermatt, R. Kraft, C. R. Pfaltz: Die Otosklerose. Eine durch Paramyxo-Viren unterhaltene Entzündungsreaktion. HNO (Berlin) 37 (1989) 236–241

3 Baldus, S., H. Wittgens: Asymmetrischer Gehörschaden als Begutachtungsproblem bei Lärmschwerhörigkeit. Arbeitsmed. Sozialmed. Präventivmed. 18 (1983) 294

4 Beck, Ch.: Pathologie der Innenohrschwerhörigkeiten. Arch. Ohr-, Nas.- u. Kehlk.-Heilk., Suppl. 1 (1984) 1–57

5 Becker, W., H. H. Naumann, C. R. Pfaltz: Hals-Nasen-Ohren-Heilkunde, 4. Aufl. Thieme, Stuttgart 1989

6 Beckmann, G., A. Schilling: Hörtraining. Thieme, Stuttgart 1959

7 Behrendt, W.: Stimm- und Sprachstörungen. In Ganz, H.: Hals-Nasen-Ohren-Heilkunde. De Gruyter, Berlin 1990

8 Beickert, P.: Otosklerose. In Berendes, J., R. Link, F. Zöllner: Hals-Nasen-Ohren-Heilkunde in Praxis und Klinik. 2. Aufl., Bd. V. Thieme, Stuttgart 1979

9 Berendes, J.: Organisch bedingte Funktionsstörungen des Kehlkopfes. In Berendes, J., R. Link, F. Zöllner: Hals-Nasen-Ohren-Heilkunde in Praxis und Klinik, 2. Aufl., Bd. IV/1. Thieme, Stuttgart 1982

10 Beselin, O.: Suicidale Kehlkopfverletzungen. HNO 10 (1962) 332

11 Bloemertz, C. B.: Die Schmerzensgeldbegutachtung, 4. Aufl. De Gruyter, Berlin 1984

12 Boenninghaus, H. G.: Ohrverletzungen. In Berendes, J., R. Link, F. Zöllner: Hals-Nasen-Ohren-Heilkunde in Praxis und Klinik, 2. Aufl., Bd. V. Thieme, Stuttgart 1979

13 Boenninghaus, H. G., D. Röser: Neue Tabellen zur Bestimmung des prozentualen Hörverlustes für das Sprachgehör. Z. Laryngol. Rhinol. otol. 52 (1973) 153

14 Brinkmann, K.: Die Neuaufnahme des Marburger Satzverständnistests. Z. Hörgeräte-Akustik 13 (1974) Nr. 6

15 Bründel, K. H., G. Hartung: Über die Hörkurvenverläufe von Bergleuten der Grube Anna. HNO 26 (1978) 174–179

16 Brusis, T.: Die Lärmschwerhörigkeit und ihre Begutachtung. Demeter, Gräfelfing 1978

17 Brusis, T.: Progredienz der Innenohrschwerhörigkeit nach Explosionstrauma? HNO 33 (1985) 523 (Antwort auf Leseranfrage)

18 Bundesministerium für Arbeit und Sozialordnung: Anhaltspunkte für die ärztliche Gutachtertätigkeit im sozialen Entschädigungsrecht und nach dem Schwerbehindertengesetz. Bearb. v. H.-H. Rauschelbach. Köllen, Bonn 1983

19 Burggraf, H.: Beurteilung von Hörschäden in der Privaten Unfallversicherung. HNO 37 (1989) 269–275

20 Bymann, J.: Testing of auditory and audiovisual speech perception related to everyday communication. Scand. Audiol., Suppl. 4 (1974) 58

21 Chüden, H., P. Strauss: Die Beurteilung des Lärms in den Diskotheken einer westdeutschen Großstadt mittels Frequenzanalyse und Expositionstest. Arbeitsmed. Sozialmed. Präventivmed. 8 (1973) 165

22 Claussen, C. F., E. Fort jr.: Der Schwindelkranke und seine neurootologische Begutachtung. Edition m+p Rudat, Hamburg 1976

23 Dieroff, H. G.: Lärmschwerhörigkeit, 2. Aufl. Urban & Schwarzenberg, München 1979

24 Dieroff, H. G.: Arbeitsbedingte Schäden des Hörorgans. In Dieroff, H. G., W. Kup, F.-W. Oeken, J. Wilke: Hals-Nasen-Ohren-Heilkunde und Arbeitsmedizin. Volk und Gesundheit, Berlin 1979

25 Dieroff, H.-G., W. Kup, F.-W. Oeken, J. Wilke: Hals-Nasen-Ohren-Heilkunde und Arbeitsmedizin. Unter Mitarbeit von K.-H. Gramowski u. E. Unger: Volk und Gesundheit, Berlin 1979

26 van Dishoeck, H. A. E.: Akustisches Trauma. In Berendes, J., R. Link, F. Zöllner: Hals-Nasen-Ohren-Heilkunde, Bd. III/3. Thieme, Stuttgart 1966

27 Elies, W.: HWS-bedingte Hör- und Gleichgewichtsstörungen. HNO 32 (1984) 485

28 Federspil, P.: Ototoxische Risiken durch Arzneimittel. Dtsch. Ärztebl. 87 (1990) C 207–210

29 Feldmann, H.: Untersuchungen zur Verdeckung subjektiver Ohrgeräusche. Ein Beitrag zur Pathophysiologie des Ohrensausens. Z. Laryngol. Rhinol. otol. 48 (1969) 528

30 Feldmann, H.: Zur Begutachtung der Lärmschwerhörigkeit. Z. Laryngol. Rhinol. otol. 51 (1972) 230

31 Feldmann, H.: Das Gutachten des Hals-Nasen-Ohren-Arztes, 2. Aufl. Thieme, Stuttgart 1984

32 Feldmann, H.: Zur Problematik der quantitativen Bewertungen von Hörstörungen in der Begutachtung. Ein neuer Vorschlag zur Berechnung des prozentualen Hörverlustes. Z. Laryngol. Rhinol. Otol. 67 (1988) 319–325
33 Greiner, G. F., C. Conraux, P. Feblot: Zentrale und psychogene Hörstörungen. In Berendes, J., R. Link, F. Zöllner: Hals-Nasen-Ohren-Heilkunde in Praxis und Klinik, 2. Aufl., Bd. VI. Thieme, Stuttgart 1980
34 Groen, J. J.: Social hearing handicap; its measurement by speech audiometry in noise. Int. Audiol. 8 (1969) 182
35 Gudziol, H., G. Mlynski: Die Olfakto-Rhinomanometrie – eine objektivierende Methode zur Überprüfung des Riechsinnes. Z. Laryngol. Rhinol. Otol. 61 (1983) 513
36 Günther, H.: Schmerzensgeld. Thieme, Stuttgart 1964
37 Haas, E., P. Bildstein: Die Bedeutung der Stroboskopie für die Früherkennung des Stimmlippenkrebses. Z. Laryngol. Rhinol. Otol. 53 (1974) 169
38 Hahlbrock, K.-H.: Sprachaudiometrie, 2. Aufl. Thieme, Stuttgart 1970
39 Hauptverband der gewerblichen Berufsgenossenschaften e. V.: Empfehlungen des Hauptverbandes der gewerblichen Berufsgenossenschaften für die Begutachtung der beruflichen Lärmschwerhörigkeit. Königsteiner Merkblatt, 3. Aufl., Sankt Augustin 1991
40 Hauptverband der gewerblichen Berufsgenossenschaften e. V.: Hinweise für die Erstattung einer ärztlichen Anzeige bei Lärmschwerhörigkeit. Bonn 1979
41 Hauptverband der gewerblichen Berufsgenossenschaften e. V.: Berufsgenossenschaftliche Grundsätze für arbeitsmedizinische Vorsorgeuntersuchungen. Lärm (G 20), 3. Ausg. Sankt Augustin 1989
42 Herberhold, C.: Funktionsprüfungen und Störungen des Geruchssinnes. Arch. Ohr-, Nas.- u. Kehlk.-Heilk. 210 (1975) 67
43 Hesch, R. D.: Therapeutische Überlegungen zu vaskulären Innenohrerkrankungen. HNO 30 (1982) 363
44 Hülse, M., C. J. Partsch: Der Unterschied zwischen der Lärmschwerhörigkeit im Bergbau und der „klassischen“ Lärmschwerhörigkeit in der metallverarbeitenden Industrie. Z. Laryngol. Rhinol. Otol. 54 (1975) 398
45 Jansen, G., W. Klosterkötter: Lärm und Lärmwirkungen. Ein Beitrag zur Klärung von Begriffen. Bundesministerium des Innern, Bonn 1980
46 Jerger, J.: The SISI test. Int. Audiol. 1 (1962) 246
47 Keidel, W. D., S. Kallert: Physiologie des afferenten akustischen Systems. In Berendes, J., R. Link, F. Zöllner: Hals-Nasen-Ohren-Heilkunde in Praxis und Klinik, 2. Aufl., Bd. V. Thieme, Stuttgart 1979
48 Kittel, G.: Traumen der Phonations- und Artikulationsorgane mit Stimm- und Sprechstörungen. HNO 28 (1980) 25
49 Kleinsasser, O.: Bösartige Geschwülste des Kehlkopfes und des Hypopharynx. In Berendes, J., R. Link, F. Zöllner: Hals-Nasen-Ohren-Heilkunde in Praxis und Klinik, 2. Aufl., Bd. IV/2. Thieme, Stuttgart 1983
50 Kleinsasser, O., H.-G. Schroeder, J. Wolf: Adenokarzinome der inneren Nase nach Holzstaubexposition – Vorsorgemaßnahmen und Frühdiagnose. Arbeitsmed. Sozialmed. Präventivmed. 22 (1987) 70–77
51 Koch, J., H. Loebell: Das Gutachten des Hals-Nasen-Ohren-Arztes, 3. Aufl. Thieme, Stuttgart 1968
52 Kranz, D.: Untersuchungen zur Altersveränderung der Geschmacksschwelle. Arch. klin. exp. Ohr-, Nas.- u. Kehlk.-Heilk. 192 (1968) 258
53 Kumpf, W.: Auskultation respiratorischer Reaktionen auf Geruchsreize (Simulationsprobe bei Anosmie). Arch. Ohr-, Nas.- u. Kehlk.-Heilk. 207 (1974) 574
54 Kup, W.: Arbeitsbedingte Störungen des Schmeckvermögens. Arbeitsbedingte Schäden an Kehlkopf und Luftröhre. In Dieroff, H. G., W. Kup, F.-W. Oeken, J. Wilke: Hals-Nasen-Ohren-Heilkunde und Arbeitsmedizin. Volk und Gesundheit, Berlin 1979
55 Lehnhardt, E.: Die Berufsschäden des Ohres. Arch. Ohr-, Nas.- u. Kehlk.-Heilk. 185 (1965) 11
56 Lehnhardt, E.: Audiologische Kriterien der zentralen Schwerhörigkeit nach stumpfem Schädeltrauma. Arch. Ohr-, Nas.- u. Kehlk.-Heilk. 208 (1974) 163
57 Lehnhardt, E.: Audiometrische Abgrenzung der Altersschwerhörigkeit von der Lärmschädigung des Gehörs, Forschungsbericht. Süddeutsche Eisen- und Stahl-Berufsgenossenschaft, Mainz 1977
58 Lehnhardt, E.: Ohrensausen und Gutachten. HNO 29 (1981) 169
59 Lehnhardt, E.: Klinik der Innenohrschwerhörigkeiten. Arch. Ohr-, Nas.- u. Kehlk.-Heilk., Suppl. 1 (1984) 58–218
60 Lehnhardt, E.: Praxis der Audiometrie, 6. Aufl. Thieme, Stuttgart 1987
61 Lehnhardt, E., P. Plath: Begutachtung der Schwerhörigkeit bei Lärmarbeiten. Springer, Berlin 1981
62 Lehnhardt, E., H. Rollin: Berufsbedingte Riechstörungen. HNO 17 (1969) 104
63 Lesoine, W.: Fleckfiebererkrankung und Geruchsverlust. HNO 17 (1969) 12
64 Lewrenz, H., B. Friedel: Krankheit und Kraftverkehr, Schriftenreihe Nr. 67. Bundesministerium für Verkehr, Bonn 1985
65 Lieberwirth, R.: Das Schmerzensgeld, 3. Aufl. Recht und Wirtschaft, Heidelberg 1965

66 Lipscomb, D. M.: Noise exposure and its effects. Scand. Audiol. 1 (1972) 119
67 Lipscomb, D. M.: What is the audiogram really telling us? Part I: Audiometrics vs cochlear damage. Maico Audiol. Library Ser. 13 (1975) Rep. 5
68 Miehlke, A.: Fazialislähmungen. In Berendes, J., R. Link, F. Zöllner: Hals-Nasen-Ohren-Heilkunde in Praxis und Klinik, 2. Aufl., Bd. V. Thieme, Stuttgart 1979
69 Minnigerode, B.: Suicidversuch durch Selbstexstirpation des Kehlkopfes, dreier Trachealringe und eines Teils des Pharynx mit einem Taschenmesser. HNO 11 (1963) 215
70 Mittermaier, R.: Ohrenärztliche Begutachtung unter besonderer Berücksichtigung der Erwerbsminderung. Arch. Ohr-, Nas.- u. Kehlk.-Heilk. 161 (1952) 94
71 Möllhoff, E.: Psychische Auswirkungen von Gesichtsentstellungen. HNO-Nachr. 15 (1985) 1549
72 Morgenstern, C.: Pathophysiologie, Klinik und konservative Therapie der Menièreschen Erkrankung. Arch. Ohr-, Nas.- u. Kehlk.-Heilk. Suppl. 1 (1985) 1
73 Mündnich, K., K. Terrahe: Mißbildungen des Ohres. In Berendes, J., R. Link, F. Zöllner: Hals-Nasen-Ohren-Heilkunde in Praxis und Klinik, 2. Aufl., Bd. V. Thieme, Stuttgart 1979
74 Müsebeck, K.: Zur Schmerzensgeldbemessung der Schädigungsfolgen an Ohren, Nase und Kehlkopf. Z. Laryngol. Rhinol. Otol. 47 (1968) 175
75 Nessel, E.: Die Berufsschäden des Kehlkopfes. Arch. Ohr-, Nas.- u. Kehlk.-Heilk. 185 (1965) 379
76 Niemeyer, W.: Sprachaudiometrie mit Sätzen. HNO 16 (1967) 335
77 Niemeyer, W.: Zur graduellen Abstufung der Schwerhörigkeit nach dem Sprachaudiogramm. Arch. klin. exp. Ohr-, Nas.- u. Kehlk.-Heilk. 194 (1969) 508
78 Niemeyer, W.: Zur sog. Alterskorrektur chronischer Lärmhörverluste. Arch. klin. exp. Ohr-, Nas.- u. Kehlk.-Heilk. 202 (1972) 501
79 Niemeyer, W.: Speech audiometry and hearing aid fitting in noise. Audiology 15 (1976) 421
80 Niemeyer, W.: Verordnung und Anpassung von Hörapparaten. In Berendes, J., R. Link, F. Zöllner: Hals-Nasen-Ohren-Heilkunde in Praxis und Klinik, 2. Aufl., Bd. VI. Thieme, Stuttgart 1980
81 Niemeyer, W.: Wie hört ein Lärmschwerhöriger? In: Lärm. Arbeitsmedizinische Gehörvorsorge, 2. Aufl., bearb. v. B. H. Pfeiffer. Schriftenreihe des Hauptverbandes der gewerblichen Berufsgenossenschaften, Bonn 1983
82 Niemeyer, W.: Hörbehinderung und Kraftverkehr. HNO Mitt.-Bl. 34 (1984) 70–82; 108–120
83 Niemeyer, W.: Aggravationsprüfungen und objektive Audiometrie. In Ganz, H., W. Schätzle: HNO Praxis Heute, Bd. IV. Springer, Berlin 1984
84 Niemeyer, W.: Gehör, Umwelt und umweltbedingte Gehörschäden. Ein Beitrag zur environtologischen Audiologie. In: Graul, H., S. Pütter, D. Loew: Mensch und Umwelt. Environtologie II. Medice, Iserlohn 1986
85 OECD (Organisation for Economic Cooperation and Development): Decision Criteria for Noise Abatement Policies (Draft Report prepared by M. Monin). ENV/76. 2, Paris 1976, zit. nach Jansen u. Klosterkötter 1980 (45)
86 Oeken, F. W.: Arbeitsbedingte Schäden der Nase und der Nasennebenhöhlen. In: Dieroff, H. G., W. Kup, F.-W. Oeken, J. Wilke: Hals-Nasen-Ohren-Heilkunde und Arbeitsmedizin. Volk und Gesundheit, Berlin 1979
87 Pfander, F.: Reaktion des Ohres auf akustische Belastungen. HNO Inform. 15 (1990) 51–56
88 Pfeiffer, B. H.: Welche Hörverlust-Seitendifferenzen sind bei asymmetrischer Lärmbelastung nach ISO 1999 (1983) zu erwarten? Arbeitsmed. Sozialmed. Präventivmed. 18 (1983) 302
89 Pfeiffer, B. H., R. Martin, W. Niemeyer: Neufassung der ISO 1999 (1984). Zur Anwendung im System der Prävention und Begutachtung der Lärmschwerhörigkeit in der Bundesrepublik Deutschland. Z. Lärmbekämpf. 32 (1985) 31
90 Pfeiffer B. H., J. H. Maue: Seitendifferente Lärmbelastung am Arbeitsplatz? Arbeitsmed. Sozialmed. Präventivmed. 18 (1983) 268
91 Plath, P.: Das Ton- und Sprachgehör bei Lärmschäden des Ohres. Schattauer, Stuttgart 1971
92 Plath, P.: Die MdE-Bewertung bei geringgradiger Lärmschwerhörigkeit. HNO 29 (1981) 165
93 Private Unfallversicherung: Allgemeine Versicherungsbedingungen (AUB) 1988
94 Pürckhauer, H.: Allgemeine Unfallversicherungs-Bedingungen, Kommentar, 5. Aufl. Heymanns, Köln 1985
95 Reker, U.: Neuronopathia vestibularis und ihre Differentialdiagnose. HNO 29 (1981) 349
96 Röser, D.: Das Tonaudiogramm als Grundlage für die MdE-Skala. Z. Laryngol. Rhinol. Otol. 52 (1973) 566
97 Röser, D.: Schätzung des prozentualen Hörverlustes nach dem Tonaudiogramm. In: Kolloquium Berufliche Lärmschwerhörigkeit. Fragen der Begutachtung nach dem Königsteiner Merkblatt. Schriftenreihe des Hauptverbandes der gewerblichen Berufsgenossenschaften, Bonn 1980
98 Rollin, H.: Elektrische Geschmacksschwellen der Zunge und des weichen Gaumens. Arch. klin. exp. Ohr-, Nas.- u. Kehlk.-Heilk. 204 (1973) 71 u. 81

99 Rollin, H.: Funktionsprüfungen und Störungen des Geschmackssinnes. Arch. Ohr-, Nas.- u. Kehlk.-Heilk. 210 (1975) 165
100 Rudert, H., A. Haddad: Thermisches Trauma des Hörorgans. HNO 19 (1971) 309
101 Schroeder, H.-G.: Adenokarzinome der inneren Nase und Holzstaubexposition. Habil.-Schr., Marburg, Hauptverband der gewerblichen Berufsgenossenschaften, Sankt Augustin 1989
102 Schröder, M., H. W. Prange, J. Bartels: Hör- und Gleichgewichtsstörungen bei Patienten mit Neurosyphilis. HNO 31 (1983) 117
103 Schultz-Coulon, H.-J.: Über die Bedeutung des Umweltgeräusches für den Hochtonschwerhörigen. HNO 21 (1973) 26
104 Schwab, W.: Die Berufsschäden der oberen Luftwege und des oberen Speiseweges. Arch. Ohr-, Nas.- u. Kehlk.-Heilk. 85 (1965) 243
105 Schwetz, F., A. Raber: Das Tieftongehör des Lärmarbeiters. Z. Laryngol. Rhinol. Otol. 61 (1982) 452
106 Seifert, K.: Probleme des Tinnitus-Patienten in der Praxis des HNO-Arztes. HNO Inform. 14 (1989) 46–48
107 Sopko, J.: Kehlkopfveränderungen infolge funktioneller Dysphonie. HNO 31 (1983) 335
108 Spoendlin, H.: Akustisches Trauma. In Berendes, J., R. Link, F. Zöllner: Hals-Nasen-Ohren-Heilkunde in Praxis und Klinik, 2. Aufl., Bd. VI. Thieme, Stuttgart 1980
109 Stenger, H.-H.: Vestibularisuntersuchung in der Praxis. In Berendes, J., R. Link, F. Zöllner: Hals-Nasen-Ohren-Heilkunde in Praxis und Klinik, 2. Aufl., Bd. V. Thieme, Stuttgart 1979
110 Steps, J.: Die Begutachtungspraxis der berufsbedingten Lärmschwerhörigkeit. Volk und Gesundheit, Berlin 1982
111 Stoll, W.: Die Begutachtung vestibulärer Störungen. Z. Laryngol. Rhinol. Otol. 58 (1979) 509
112 Stoll, W.: Untersuchungsmethoden zur Objektivierung und Begutachtung vestibulärer Störungen. Akt. Neurol. 9 (1982) 121, zit. nach Feldmann 1984
113 Stoll, W., D. R. Matz, E. Most: Schwindel und Gleichgewichtsstörungen. Thieme, Stuttgart 1986
114 Strauss, P., H. Chüden: Der Einfluß des Schallfeldaufbaues in Diskotheken auf das Ausmaß der Lärmschädigung des Innenohres. Z. Laryngol. Rhinol. Otol. 52 (1973) 134
115 Strohm, M., L. M. Ahlemann, W. K. Böhringer: Beeinträchtigung der Innenohrfunktion durch die Einwirkung ionisierender Strahlen. HNO 33 (1985) 26
116 Sulkowski, W. J.: Industrial Noise Pollution and Hearing Impairment. Problems of Prevention, Diagnosis and Certification Criteria. Foreign Scientific Publications Dpt. of the National Center for Scientific, Technical and Economic Information, Warszawa (Polen) 1980 (zu beziehen vom U. S. Dpt. of Commerce, National Technical Information Service, Springfield, Virginia 22161)
117 Unfallverhütungsvorschrift 1.2 Lärm (VBG 121), Sankt Augustin 1990
118 Unfallverhütungsvorschrift 1.7 Arbeitsmedizinische Vorsorge (VBG 100), Bonn 1984
119 Unger, E.: Sprechbedingte Stimmerkrankungen. In Dieroff, H. G., W. Kup, F.-W. Oeken, J. Wilke: Hals-Nasen-Ohren-Heilkunde und Arbeitsmedizin. Volk und Gesundheit, Berlin 1979
120 Verein Deutscher Ingenieure: VDI-Richtlinie 2058 Bl. 2: Beurteilung von Lärm hinsichtlich Gehörgefährdung. Beuth, Berlin 1988
121 Verordnung über Arbeitsstätten (Arbeitsstättenverordnung – ArbStättV) vom 20. März 1975. BGBl. I, S. 729 (1975)
122 Wagenbach, W.: Wer nicht hören kann, muß (ab)sehen! Schwerhörigenverein, Koblenz 1977
123 Wilke, J.: Arbeitsbedingte Schäden der Rachenschleimhaut und des lymphatischen Rachenringes. In Dieroff, H. G., W. Kup, F.-W. Oeken, J. Wilke: Hals-Nasen-Ohrenheilkunde und Arbeitsmedizin. Volk und Gesundheit, Berlin 1979
124 Wirth, G.: Stimmstörungen. Deutscher Ärzteverlag, Köln 1979
125 Wirth, G.: Stottern bei Kindern. Dtsch. Ärztebl. 87 (1990) C-1253–1254
126 Zenk, H.: Das berufsbedingte Kehlkopfkarzinom in gutachterlicher Sicht. Z. Laryngol. Rhinol. Otol. 49 (1970) 100

28 Hautkrankheiten und Andrologie

G. Brehm

Die Begutachtung von Hautkrankheiten obliegt im allgemeinen dem Fachdermatologen, da hierbei besondere diagnostische Erfahrungen und Kenntnisse erforderlich sind. Es wird daher nachfolgend nur auf die wichtigsten und häufigsten Krankheitsbilder und ihre Begutachtung eingegangen.

Bei der gutachterlichen Untersuchung von Hautkranken werden routinemäßig eine Reihe von *speziellen diagnostischen Maßnahmen* angewendet. Neben der allgemeinen Anamnese ist eine spezielle Hautanamnese zu erheben, dem klinischen Allgemeinbefund folgt ein spezieller Hautbefund. Besonders wichtig ist dabei die genaue Beschreibung des Krankheitsbildes nach den üblichen Kriterien der Effloreszenzenlehre. Angaben über Lokalisation, Form, Größe, Begrenzung, Farbe, Konsistenz und Ausdehnung der Hautveränderungen, ferner Zustand der Lymphknoten, der Mundschleimhaut, der Genital- und Analgegend, der Haare und Nägel, der Durchblutung, der Talg- und Schweißsekretion werden erhoben.

Soweit interne Veränderungen laboratoriumsmäßig oder röntgenologisch zu erwarten sind, sind diese Untersuchungen ergänzend durchzuführen. Von speziellen Untersuchungen folgen schließlich im Bedarfsfall Epikutan-, Prick-, Intrakutantests, Pilz- und Bakterienkulturen, Alkaliresistenzzeit, Oszillographie, Umfangmessung, Funktionsproben der arteriellen und venösen Gefäße, eventuell ergänzt durch phlebo- und arteriographische Untersuchungen. Seroreaktionen auf Lues und eventuell Blut-, Urin- und Stuhluntersuchungen vervollständigen die Untersuchungen.

Formenkreis der Ekzeme

Die Gruppe der Ekzeme umfaßt ätiologisch-pathogenetisch und klinisch unterschiedliche Erkrankungen wie das vulgäre Ekzem, das seborrhoische Ekzem und das endogene Ekzem. Das vulgäre Ekzem ist vorwiegend konditionell, die beiden anderen Ekzemformen konstitutionell bedingt.

Vulgäres Ekzem

Das vulgäre Ekzem kann sowohl akut als auch chronisch verlaufen, alle Morphen vom Erythem über Bläschen, Erosionen, Nässen, Infiltration, Schuppung und Pustelbildung sowie Lichenifikation können das klinische Bild bestimmen, das durch den histologischen Nachweis einer Spongiose charakterisiert wird. Ätiologisch unterscheiden wir zwischen der toxischen Dermatitis, der Abnutzungsdermatose und dem Kontaktekzem.

Toxische Dermatitis

Stoffe verschiedener Art, die obligat durch den Kontakt mit der Haut zu einer Schädigung führen, rufen die toxische Dermatitis hervor. Konzentration der Noxe und Zeit der Einwirkung bestimmen das Auftreten und das Ausmaß der Schädigung. Das klinische Bild weist an der Stelle der Einwirkung, z. B. einer chemischen Noxe, entzündliche Reaktionen wie Rötung, Infiltrate, Blasenbildung bis zu Erosion auf. Unter antiphlogistischer Behandlung und Weglassen des Schadstoffes heilt die toxische Dermatitis rasch ab. Allergische Vorgänge sind hierbei nicht beteiligt.

Beurteilung: Eventuell nach kurzfristiger AU wieder volle berufliche Einsatzfähigkeit.

RV, KOV, UV, SchwbG: Ohne praktische Bedeutung für die Begutachtung.

Rehabilitation: Weglassen der Noxe, Arbeitsschutzmaßnahmen wie Schutzhandschuhe, Schutzsalbe, Schutzmasken, Arbeit im geschlossenen System.

Degeneratives Ekzem (Abnutzungsdermatose, traumiteratives Ekzem)

Hierbei kommt es unter der Einwirkung und der Summation kleiner Reize zur ekzematösen Schädigung der Haut. Die Schadstoffe sind neben Wasser vor allem Seifen, Syndets, Fettlösungsmittel, Alkalien usw. Durch Vermeidung der Noxen und entsprechende Behandlung der Haut ist auch beim degenerativen Ekzem eine rasche Besserung und Abheilung zu erwarten. Hinzuweisen ist aber auf den Umstand, daß ein degeneratives Ekzem Schrittmacher für eine nachfolgende Sensibilisierung gegen Berufs- und Arbeitsstoffe sein kann.

Tests: Alkaliresistenzprüfung, Alkalineutralisationsprüfung, spezifisches IgE und Gesamt-IgE.

RV, KOV: Siehe das bei der toxischen Dermatitis Gesagte.

UV: Im allgemeinen unter Behandlung und Schonung Stabilisierung des Hautzustands. Evtl. MdE je nach Umfang der durch das Ekzem verschlossenen Arbeitsplätze auf dem allgemeinen Arbeitsmarkt. Punktetabelle nicht verwertbar. Nachuntersuchung in 1 Jahr.

SchwbG: GdB 10–30.

Rehabilitation: Wie bei der toxischen Dermatitis.

Kontaktekzem (allergisches Ekzem)

Die größte Bedeutung für die Begutachtung hat die Beurteilung fraglicher Kontaktekzeme. Es handelt sich beim Kontaktekzem um eine besonders zelluläre Allergie vom Spätreaktionstyp. Befallen sind die Kontaktstellen, d. h. die Bezirke der Haut, die mit dem Allergen in Berührung gekommen sind, also meist die Hände, jedoch auch die Füße und die übrige Haut, wobei eine mehr oder weniger starke Streuung auf hämotogenem und lymphogenem Weg in kontaktferne Hautareale stattfinden kann. Besonders wichtig ist die Erhebung einer eingehenden Vorgeschichte, die sowohl den möglichen Kontakt mit Berufsstoffen als auch mit solchen Stoffen umfassen soll, die im täglichen Leben, bei Ausübung der Freizeitbeschäftigung usw. in Betracht kommen. Stoffe besonderer chemischer Konfiguration, z. B. sogenannte Para-Stoffe oder solche mit starker Eiweißbindung, sind potente Allergene. Bestimmte Berufe, wie z. B. Friseure, Chemiearbeiter, erkranken früher als Maurer oder Landwirte, die erst nach mehrjähriger Berufstätigkeit eine Allergie unter dem Bilde eines Kontaktekzems erwerben. Betr. *Berufskrankheiten* s. auch S. 251 ff.

Nicht selten ist die Differentialdiagnose gegenüber einer Mykose, einer Psoriasis vulgaris oder einem endogenen Ekzem schwierig. Bei der atopischen Dermatitis unterscheidet man heute nach Hanifer u. Rajka Major- und Minor-Kriterien, wobei für die Diagnose 3 Major- und 3 Minorkriterien als erforderlich angesehen werden. Majorkriterien sind: Pruritus, typische Morphe und Verteilung, chronisches oder chron. rezidivierendes Ekzem, typische Eigen- und Familienanamnese. Minorkriterien sind u. a.: Sebostase, Ichthyosis, erhöhtes IgE, positive Prick und i. c. Tests u. a.

Getestet wird immer mit dem sog. Standardblock und zusätzlich mit berufsspezifischen Antigenen, sowohl als Berufsblock als auch mit mitgebrachten Arbeitsmaterialien des zu Begutachtenden: z. B. Friseurstoffe, Konservierungsmittel, Kunststoffe, Lacke, Kleber, Arzneimittel, Desinfektionsmittel u. v. a. (Tab. 28.**1**).

Tabelle 28.**1** Beispiel für einen Standardblock (Hermal)

Kaliumdichromat	0,5%	Perubalsam	25%
p-Phenylendiamin	1%	p-tert.-Butylphenol/Formaldehydharz	1%
Thiuram Mix	1%	Formaldehyd (in Wasser)	1%
Neomycinsulfat	20%	Duftstoff Mix	8%
Kobalt(II)-chlorid, $6H_2O$	1%	Ethylendiamindihydrochlorid	1%
Benzocain	5%	Quecksilber(II)-amid-chlorid	1%
Nickel(II)-sulfat, $6H_2O$	5%	Terpentin	10%
Kolophonium	20%	(Chlor)Methylisothiazolon (3 : 1 in Wasser)	0,01%
PPD Mix (Gummi Mix, schwarz)	0,6%	Paraben Mix	15%
Wollwachsalkohole	30%	Clioquinol	5%
Epoxidharz	1%	Weißes Vaselin	100%

Tabelle 28.**2 a** Punktetabelle

	keine	gering oder wenig	mittelgradig	stark/persistierend weit verbreitet
Hauterscheinungen	0	5	10	15 bis 20 Punkte
Umfang und Intensität der Sensibilisierung	0	5	10	15 bis 20 Punkte
Verbreitung des Allergens/ der Allergene	0	5	10	15 bis 20 Punkte

Tabelle 28.**2 b** MdE-Tabelle

Punkte		GdB/MdE
0–5	=	0%
10–15	=	10%
20–30	=	20%
35–45	=	25%
50–60	=	30%
>60	=	>30%

Die Problematik positiver Epikutantests zeigt sich besonders beim Nickelsulfat, welches beim weiblichen Geschlecht an erster Stelle steht. Meist handelt es sich jedoch um eine außerberuflich erworbene Sensibilisierung durch nickelhaltige Schmuck- und Gebrauchsgegenstände, wie Ohrringe, Kettchen, Uhrarmbänder oder Jeansknöpfe (16).

Die Beurteilung von *Testergebnissen* ist schwierig und verantwortungsvoll und kann nur von Fachkundigen vorgenommen werden. Tests als prospektive Maßnahme bei Berufsbeginn sind nicht indiziert, da oft erst nach wiederholtem und längerem Kontakt eine Sensibilisierung auftritt. Bei bestimmten Stoffen, z. B. Expoxidharzen, besteht auch die Gefahr einer Sensibilisierung durch die Testung selbst. Wiederholte Tests bei jeder Begutachtung in 1- bis 2jährigen Abständen sind entbehrlich, zumal sich meist an der Sensibilisierung nichts ändert und durch die Tests Boosterungen der Sensibilisierung hervorgerufen werden können. Eventuelle Nachtestungen sind in größeren Abständen von 3–5 Jahren vorzunehmen oder dann, wenn die berufliche Situation eine diagnostische Abklärung notwendig macht.

Beurteilung: Die Festsetzung der MdE beim Kontaktekzem bewegt sich im allgemeinen zwischen 20 und 40% (1).

Die MdE wird unter Berücksichtigung von Sensibilisierungsgrad, Häufigkeit des Allergens, Lebensalter und Hauterscheinungen geschätzt. Die Empfehlung der Arbeitsgemeinschaft Berufsdermatologie der DDG ist zwar nicht verbindlich, kann aber als Entscheidungshilfe dienen. Die Gesamt-MdE berechnet sich aus der Addition der Punkte (Tab. 28.**2 a** und **b**). In besonders schweren Einzelfällen kann auch eine höhere MdE in Frage kommen.

RV: Während im allgemeinen durch entsprechende therapeutische und prophylaktische Maßnahmen eine Abheilung oder Besserung des Kontaktekzems herbeigeführt werden kann, kommt es doch in manchen Fällen zur BU.

KOV: Anerkennung bei entsprechender Tätigkeit während des Wehrdienstes, der Gefangenschaft oder Verfolgung ist möglich.

SchwbG: GdB 10–30.

UV: **Berufliche Kontaktekzeme** werden nach Nr. 5101 der Berufskrankheitenverordnung vom 8. 12. 1976 entschädigt. Sind die Voraussetzungen nicht erfüllt, sollte auf jeden Fall § 3 in Anwendung kommen. Während einerseits beim Vorliegen einer Sensibilisierung auf Berufsstoffe oft ein Arbeitsplatz- oder Berufswechsel medizinisch erforderlich wird, konnte (25) beobachtet werden, daß 45% der Maurer, die ihren Beruf nicht aufgaben, bei der Nachbeobachtungszeit von 4 Jahren hauterscheinungsfrei wurden und blieben.

Die Nr. 5101 der BKV beinhaltet Begriffe wie „schwere und wiederholt rückläufige Erkrankung“. Schwer ist eine Hauterkrankung dann, wenn sie einmal klinisch schwer verläuft, aber auch wenn sie zwar in einer medizinisch nicht schweren Erscheinungsform verlaufen ist, jedoch längere Zeit ununterbrochen bestanden hat. Längere Zeit bedeutet im Regelfall Behandlungsbedürftigkeit von 6 Monaten (Urteil BSG vom 27. 6. 74/8/7 RU 9/72). Wiederholter Rückfall wird angenommen, wenn die Erkrankung nach zwischenzeitlicher Abheilung mindestens zweimal aufgetreten ist. Im Gegensatz zur Nr. 46 der 7. BKV hat sich die Rechtslage nach Nr. 5101 der BKV seit dem 1. 1. 77 geändert. Verlangt wird nicht mehr die Aufgabe einer beruflichen Beschäftigung, sondern es heißt: „schwere wiederholt rückfällige Hauterkrankungen, die zur Unterlassung aller Tätigkeiten gezwungen haben, die für die Entstehung, die Verschlimmerung oder das Wiederaufleben der Krankheit ursächlich waren oder sein können". Das hat zur Folge, daß nicht mehr nach der beruflichen Tätigkeit, sondern ganz allgemein nach der Beschäftigung geurteilt werden kann. Insbesondere fällt hiermit die frühere Benachteiligung ungelernter Tätigkeit weg. Auch kann innerhalb einer bestimmten beruflichen Tätigkeit der Versicherte einen Teil des Berufes weiter ausüben oder Tätigkeiten unterlassen, die nicht zu seinem Beruf gehören. Die neue BKV gilt für Versicherungsfälle ab 1. 1. 77, wenn sämtliche Tatbestandsmerkmale nach diesem Zeitpunkt erfüllt sind. Die Verordnung gilt nicht rückwirkend und nicht für frühere Versicherungsfälle (Urteil des BSG vom 22. 6. 1977, Sgb 1977/454). Bei Versicherungsfällen bis zum 31. 12. 1976 muß nach Nr. 46 der alten 7. BKV die Aufgabe der beruflichen Beschäftigung vorliegen. Das ist nur der Fall, wenn ein erlernter Beruf oder eine angelernte Tätigkeit, die bestimmte Fertigkeiten und Fähigkeiten voraussetzt, ausgeübt wurde.

Die MdE von anfänglich meist 20–40% kann bis zum Rentenentzug herabgesetzt werden, wenn nach Aufgabe des Berufes sich sowohl die Hautkrankheit bessert, bzw. abheilt, als auch, wenn positive Hauttests negativ werden oder einige Jahre unverändert geblieben sind (Urteil des BSG vom 29. 11. 72). Der Anspruch auf Rente entfällt, wenn der Versicherte wieder durch berufsfördernde Maßnahmen oder eigene Initiative eine „gleichwertige" Beschäftigung ohne schädliche Einwirkung ausübt (BSG vom 19. 12. 1974), wenn der Versicherte eine gleichwertige Beschäftigungsmöglichkeit nicht wahrnimmt (Urteil des BSG vom 23. 6. 1977) oder wenn durch nicht hautgefährdende gleichwertige Tätigkeit die ursprüngliche wirtschaftliche Einbuße beseitigt wird (Urteil des BSG vom 30. 4. 1976).

Schwierig ist die Abgrenzung der auf einer Anlage beruhenden Hauterkrankungen von den durch berufliche Tätigkeit hervorgerufenen. Auch eine auf einer Anlage beruhende Hauterkrankung muß als eine durch berufliche Tätigkeit verursachte anerkannt werden, wenn der beruflich schädigende Vorgang eine der Veranlagung zumindest gleichwertige Ursache für das „Ingangkommen" der Erkrankung ist (LSG Baden-Württemberg, Urteil v. 27. 10. 69, L 10 Ua 663/66).

Als Eintrittsdatum des Versicherungsfalles gilt der Beginn der Krankheit im Sinne der Krankenversicherung (Tag der 1. ärztlichen Behandlung, der Verordnung von Arzneien und Heilmitteln oder Eintritt der Arbeitsunfähigkeit) oder der Tag, an dem eine rentenberechtigte MdE vorliegt.

Rehabilitation: Großzügige Anwendung des § 3 der BKV. Vermeidung der Kontaktnoxe, Arbeitsplatzwechsel oder Umschulung mit Berufswechsel, Heilbehandlung, ständige fachärztliche Kontrolle und Arbeitsschutzmaßnahmen.

Seborrhoisches Ekzem

Das seborrhoische Ekzem zeichnet sich klinisch durch vergilbt gelb-bräunliche, scharf begrenzte Erytheme mit Schuppung oder Krustenbildung aus, bei meist insgesamt fettigglänzender Haut und Lokalisation an Kopf, Gesichtshaut, vorderer und hinterer Schweißrinne, aber auch an anderen Hautstellen. Das konstitutionelle Moment steht im Vordergrund, äußere Faktoren wie Schwitzen, Staub, Bakterien und Pilze (z.B. Pityrosporum ovale) sowie Chemikalien verschlimmern das Krankheitsbild. Bestimmte Berufe, bei denen die Haut vermehrt mit Staub und Chemikalien in Kontakt kommt, sind für Seborrhoiker zu meiden. Die besondere Bedeutung von bakteriellen Infektionen manifestiert sich meist im Krankheitsbild des mikrobiellen oder bakteriell-seborrhoischen Ekzems.

Beurteilung: Zeitweilige AU. MdE je nach Schweregrad der Erkrankung, besonders bei seborrhoischer Erythrodermie.

RV: Nur in besonders chronischen und ausgedehnten Fällen (Erythrodermie) eventuell BU oder EU.

KOV: Im allgemeinen ohne gutachterliche Bedeutung. In besonderen Fällen, z. B. beim mikrobiell-seborrhoischen Ekzem nach bakterieller Infektion wegen schlechter hygienischer Verhältnisse anzuerkennen.

SchwbG: GdB 0–20.

UV: Das seborrhoische Ekzem ist nicht berufsbedingt, gewisse Verschlimmerung z. B. durch Hitze oder Staubeinwirkung ist möglich.

Rehabilitation: Bei entsprechender Disposition Heilbehandlung, Fokalsanierung, Vermeidung von Berufen mit Infektionsmöglichkeiten, starker Staub- und Schmutzeinwirkung.

Endogenes Ekzem

Das endogene Ekzem (Neurodermitis diffusa, atopische Dermatitis) ist eine typische anlagebedingte, meist im Säuglingsalter als Milchschorf beginnende, dann als Beugenekzem (Eczema flexurarum) fortdauernde Erkrankung des jugendlichen bis mittleren Erwachsenenalters. Asthma und allergische Rhinitis gehören mit zum Formenkreis des Leidens. Das klinische Bild zeigt eine trockene, fahl gelbliche, schlecht durchblutete Haut mit Befall der großen Beugen, aber auch des Gesichts und des Stammes. Sowohl Prurigo als auch Lichen-simplex-Papeln sowie Lichenifikation charakterisieren in unterschiedlicher Ausprägung das Krankheitsbild. Bekannt ist die besondere Anfälligkeit für bakterielle und virale Infektionen (Impetigo, Eczema vaccinaticum, E. herpeticatum). Kontakt mit Herpeskranken oder frisch Vakzinierten ist strengstens zu meiden. Jugendliche Cataracta dermatogenes kommt in geringem Prozentsatz vor.

Beurteilung: MdE nach klinischem Schweregrad der Erkrankung.

RV: In schweren Fällen und dann meist bei der Kombination mit Asthma kann schon in jüngeren Jahren eine EU oder BU eintreten.

KOV: Sichere Erstmanifestationen z. B. nach Fleckfieberenzephalitis, Schädeltrauma oder ähnlichen im Sinne der Verschlimmerung müßten unter Umständen anerkannt werden (23).

SchwbG: Bei Beschränkung auf die Prädilektionsstellen GdB 10–30, bei darüber hinausgehender Ausdehnung – insbesondere Gesichtsbefund – GdB 40–50. Eine Beteiligung der Atemwege ist zusätzlich zu bewerten.

UV: Das endogene Ekzem ist nicht berufsbedingt, jedoch muß beachtet werden, daß beim endogenen Ekzematiker eine Kontaktsensibilisierung auftreten kann, deren Beurteilung dann wie beim vulgären Ekzem erfolgt.

Rehabilitation: Desensibilisierung beim allergischen Asthma und Rhinitis, Klimakuren an der See oder im Hochgebirge, Heilbehandlung und dauernde Hautpflege unter fachärztlicher Aufsicht.

Infektionskrankheiten der Haut

Bakterielle Infektionen der Haut (Pyodermien)

Es handelt sich hier um eine häufig vorkommende Gruppe von Hauterkrankungen, die vor allem durch Streptokokken (Erysipel, Ekthyma, Impetigo) und Staphylokokken (Furunkel, Follikulitiden, Impetigo, Schweißdrüsenabszeß, Paronychien) hervorgerufen werden. Eine zugrundeliegende besondere Disposition, z. B. beim Diabetes mellitus oder bei Antikörpermangelsyndromen, ist auszuschließen. Infektionsmöglichkeiten bestehen meist außerhalb des Berufs und sind nicht typisch für den Beruf, den Wehrdienst, die Gefangenschaft oder Haft.

Beurteilung: Zeitlich begrenzte MdE möglich. BU oder EU nur in den seltensten Fällen.

RV: Ohne wesentliche Bedeutung für die Begutachtung.

KOV: Anerkennung im allgemeinen nicht gegeben. Nur in seltenen Fällen ist bei örtlichem und zeitlichem Zusammenhang zwischen Verletzung oder Verwundung und Infektion eine Anerkennung als mittelbare Folge möglich.

SchwbG: Bei chronisch rezidivierendem Erysipel je nach Ausprägung des Lymphödems GdB 10–30.

UV: In sogenannten Schmutzberufen, z. B. Müllabfuhr, Kläranlagen, Ölberufe, können in seltenen Fällen Pyodermien dazu zwingen, den Arbeitsplatz zu wechseln.

Rehabilitation: Aufdeckung und Ausschaltung der die Pyodermie unterhaltenden internen Leiden. Im allgemeinen durch konsequente Behandlung Abheilung der Pyodermie möglich. Hygienisch-prophylaktische Maßnahmen.

Sonstige bakterielle Erkrankungen der Haut

Diese Gruppe umfaßt Hautinfektionen wie Hauttuberkulose, Anthrax, Morbus Bang, Erysipeloid, Hautdiphtherie und Tularämie. Von den Hauttuberkulosen wird nur die Tuberculosis cutis verrucosa durch äußeren Kontakt mit entsprechendem tierischen oder menschlichen Material hervorgerufen. Gefährdet sind Menschen bestimmter Berufe wie Landwirte, Pathologen, Chirurgen, Bakteriologen, Leichendiener. Die anderen Hauttuberkuloseformen, wie vor allem der Lupus vulgaris, manifestieren sich durch hämatogene Streuung von einem internen Tuberkuloseherd aus. Morbus Bang und Erysipeloid werden durch Kontakt mit infizierten Tieren erworben.

Beurteilung: Alle erwähnten Erkrankungen sind heute durch entsprechende Behandlung zur Abheilung zu bringen. Eventuell zeitweilige AU.

RV: Da behandelbar und heilbar, ohne Bedeutung.

KOV: Anerkennung bei sicherem örtlichen und zeitlichen Zusammenhang mit Wehrdienst, Gefangenschaft oder Verfolgung gegeben.

SchwbG: Der GdB richtet sich bei der extrapulmonalen Tuberkulose nach der Lokalisation und Aktivität der Erkrankung sowie den Funktionseinbußen.

UV: Bei Infektion vom Tier auf den Menschen Ziffer 3102, bei Infektion von Mensch zu Mensch Ziffer 3101 der BKV. Wegen Heilbarkeit keine Dauer-MdE.

Rehabilitation: Entsprechende spezifische Behandlung. Mitbehandlung oder Beseitigung der erkrankten Tiere.

Dermatomykosen

(13, 23)

Tinea (Epidermophytie)

Die früher als Epidermophytien bezeichneten Hautpilzerkrankungen können sowohl durch Erreger der Spezies Epidermophyton als auch durch Trichophytonarten hervorgerufen werden, so daß sie heute besser als Tinea bezeichnet werden. Je nach Lokalisation unterscheiden wir eine Tinea manuum, Tinea pedum mit der Untergruppe Tinea interdigitalis, ferner eine Tinea corporis mit der Tinea inguinalis. Gefördert wird das Angehen einer Infektion durch feuchtes, warmes Terrain und mangelhafte Durchblutung (Akrozyanose). Die Dermatomykosen sind in der heutigen Zeit weit verbreitet; insbesondere aber sind bestimmte Berufe wie Untertagearbeiter im Bergbau, Metzger, Bade- und Massagepersonal, also Menschen, die in feuchtem und warmem Milieu arbeiten (z. B. längeres Tragen von Gummistiefeln), für Pilzerkrankungen disponiert. Wichtig ist für die Begutachtung die differentialdiagnostische Abgrenzung gegenüber einem Kontaktekzem und einer Psoriasis vulgaris an Händen und Füßen. So gehört zu jeder Begutachtung auf diesem Gebiet die Anfertigung von Pilznativpräparaten und Pilzkulturen.

Tinea corporis

Diese ist meist in den Leistenbeugen (alte Bezeichnung Eczema marginatum Hebra) lokalisiert und greift von dort aus auf Damm, Gesäß, Skrotalhaut und Bauch über. Axillen und die übrigen Stellen der Körperoberfläche sind seltener befallen. Zu beachten ist auch das Auftreten von Tinea corporis an Amputationsstümpfen. Klinisch handelt es sich um scharf begrenzte, randwärts erhabene, infiltrierte, schuppende Erytheme.

Tinea manuum et pedum

Handinnenflächen und Fußsohlen erkranken einzeln oder zusammen, wobei im akuten Stadium Erytheme, Bläschen, Nässen, Schwellung und starker Juckreiz das klinische Bild bestimmen, während die chronischen Veränderungen therapeutisch sehr hartnäckige, schuppende, rhagadiforme und hyperkeratotische Herde aufweisen. Die Interdigitalmykose (Tinea interdigitalis) kann isoliert bestehen, aber auch Ausgangspunkt für die Ausbreitung auf die Fußsohlen sein. Teils squamöse, teils vesikulös nässende und mazerierte Veränderungen mit Neigung zu bakteriellen Superinfektionen: Lymphangitis und Lymphadenitis als Komplikationen können das Krankheitsbild, besonders in der warmen Jahreszeit, verschlimmern. Übertragungsmöglichkeiten sind im feuchtwarmen Milieu durch Holzroste in Schwimmbädern, in Turnhallen sowie im Bergbau in den Waschkauen gegeben.

Tinea unguinum (Nagelmykose)

Gefördert nicht selten durch Durchblutungsstörungen kommt es an den Nägeln der Füße, seltener der Hände, zum Pilzbefall mit Pilzen der Spezies Trichophyton, aber auch mit Schimmelpilzen und Candidaarten. Differentialdiagnostisch sind psoriatische Nägel und Nageldystrophien abzugrenzen.

Beurteilung: Bei der Tinea manuum et pedum bedingt eine schwere lokale Erkrankung mit Komplikationen wie Lymphangitis und Lymphadenitis oder Erysipel zunächst AU, evtl. auch höhere MdE. Durch Behandlung ist die Tinea jedoch heute heilbar. Tinea inguinalis und Tinea corporis sind für die Begutachtung ohne Bedeutung. Bei der Tinea unguinum ist eine zeitweilige AU durch Nagelextraktion möglich.

RV: Ohne Bedeutung

KOV: Anerkennung einer Dermatomykose, die sich während des Wehrdienstes oder bei Verfolgungsmaßnahmen manifestiert hat, ist nur in den seltensten Fällen möglich, z. B. dann, wenn die Pilzerkrankung im Anschluß an Schuß- oder Granatsplitterverletzungen aufgetreten ist, oder bei ungenügender Behandlung im Sinne einer Verschlimmerung.

SchwbG: Bei Dermatomykosen mit begrenztem Hautbefall beträgt der GdB 0–10. Bei zusätzlichen allergischen Reaktionen an anderen Körperstellen oder bei Befall aller Finger- und Fußnägel, ggf. mit Zerstörung von Nagelplatten, 20–30. Bei Systemmykosen (z. B. Candidamykose) ist die Beteiligung innerer Organe zusätzlich zu berücksichtigen.

UV: Obwohl bestimmte Berufe wie Bergleute, Bademeister usw. durch die äußeren Umstände einer Hautpilzinfektion stärker ausgesetzt sind, ist wegen der allgemeinen Verbreitung dieser Erkrankung die Anerkennung als entschädigungspflichtige berufliche Erkrankung im allgemeinen nicht möglich. Heilmaßnahmen sollten durchgeführt werden. Zu berücksichtigen ist auch, daß Pilzinfektionen durch Empfindlichkeitssteigerung der Haut Schrittmacher für eine Kontaktsensibilisierung sein können.

Rehabilitation: Intensive Behandlung der Mykose durch äußere und innere Therapie. Prophylaktische und hygienische Maßnahmen wie Desinfektion von Rosten, Böden und Schuhen.

Trichophytie

Das klinische Bild der Trichophytie ist vom Geschlecht und Alter des Erkrankten abhängig. Während wir nur bei Kindern eine tiefe Trichophytie des Kopfes sehen, erkranken Männer an einer tiefen Trichophytie des Bartes (Sykosis parasitaria). Die oberflächliche Trichophytie an lanugobehaarter Haut ist differentialdiagnostisch von der Psoriasis vulgaris oder dem seborrhoischen Ekzem abzugrenzen. Eine Sonderform ist die follikuläre Trichophytie der Unterschenkel, meist von einer Tinea pedum bei peripheren Durchblutungsstörungen ausgehend. Trichophytien werden zum Teil von Mensch zu Mensch, zum Teil vom Tier auf den Menschen übertragen (Kälberflechte).

Beurteilung: Zeitweilig kann eine AU vorliegen. Da jedoch durch externe und interne Behandlung (Griseofulvin, Ketoconazol) eine Heilung möglich ist, tritt BU oder EU nicht ein.

RV: Ohne Bedeutung.

KOV: Anerkennung nur in den seltensten Fällen bei örtlichem und zeitlichem Zusammenhang möglich.

SchwbG: siehe unter Tinea.

UV: Bei beruflich bedingten Infektionen von Landwirten, Melkern, Hirten, Tierärzten ist Nr. 3102 der BKV anzuwenden. Voraussetzung ist die einwandfreie Feststellung des Infektionsweges durch Untersuchung von Tier und Mensch und der Nachweis des gleichen Erregers. Da im allgemeinen aber heute durch die moderne Therapie eine vollständige Abheilung möglich ist, kommt eine Entschädigung praktisch nicht zum Tragen.

Rehabilitation: Die moderne Therapie führt heute zur Abheilung, so daß sich weitgehende Maßnahmen erübrigen.

Soormykose (Candidamykose)

Während man früher Soormykosen hauptsächlich bei Kranken mit verminderter Resistenz (Schwerkranke, dystrophische Säuglinge) beobachtete, sind heute Infektionen mit Candida albicans und anderen Erregern der Candidaspezies weit verbreitet. Diabetes mellitus, länger andauernde Antibiotikagaben, Anwendung von Kortikoiden und Ovulationshemmern fördern die Entstehung dieser Infektionen. Befallen werden Haut und Schleimhäute, in schweren Fällen auch innere Organe, wie Magen-Darm-Kanal oder Lunge bis zur Soorsepsis. Klinisch handelt es sich auf der Haut um scharf begrenzte Erytheme mit Schuppenkrausen. Lieblingslokalisation sind die Interdigitalräume (Erosio interdigitalis), die Glans penis (Soorbalanitis), die Vulva und Vagina (Soorkolpitis), die Analgegend, der Mundwinkel (Angulus infectiosus), die Nägel und Nagelwälle im Sinne einer Onychomykose bzw. Paronychie. An der Mundschleimhaut finden sich abkratzbare weißgelbliche Beläge auf entzündlicher Oberfläche. Zur Behandlung stehen uns heute zahlreiche Antibiotika wie Nystatin, Amphotericin B, Pimarizin, Miconazol, Ketoconazol und Clotrimazol zur Verfügung. Die klinische Diagnose wird durch den kulturellen Nachweis von Candida gestützt und bestätigt.

Beurteilung: Bei starkem Befall eventuell zeitweilige AU. Durch die moderne Therapie Heilung der Soormykose, so daß BU oder EU vermieden wird.

RV: Praktisch ohne Bedeutung.

KOV: Anerkennung nur dann, wenn während des Wehrdienstes oder der Verfolgung z. B. als Folge eines Diabetes oder einer Dystrophie eine Soorinfektion auftrat.

SchwbG: Siehe unter Tinea.

UV: Obwohl bei verschiedenen Berufen wie Konditoren, Wäscherinnen, Bergarbeitern, aber auch Industriearbeitern gehäuft Soormykosen nachgewiesen wurden, ist infolge der weiten Verbreitung eine Anerkennung dieser Pilzinfektion als berufliche Hauterkrankung praktisch kaum gegeben.

Rehabilitation: Spezifische Behandlung. Behandlung des möglichen Grundleidens. Antibiotika- und Kortikoidbehandlung nur bei strenger Indikationsstellung. Vermeidung von Ovulationshemmern.

Aktinomykose

Die Aktinomykose ist eine endogene, anaerobe Infektion mit Actinomyces israeli oder bovis, die normalerweise im Darm und in der Mundhöhle zu finden sind. Unter bestimmten Bedingungen, wie durch Zahngranulome, kariöse Zähne oder Verletzungen, werden die Erreger pathogen. Die häufigste Form ist die zervikofasziale Aktinomykose, die in ihrem Spätstadium die typischen bretthartenInfiltrate aufweist. Andere Formen sind die Zungenaktinomykose, die Lungenaktinomykose und die Aktinomykose der Bauch- und Genitalgegend. Die primäre Aktinomykose der Haut ist selten. Die Diagnostik bedient sich der Kultur und des Nachweises typischer Drusen im Quetschpräparat aus Eiter.

Beurteilung: Vorübergehende AU. Die Hautaktinomykose ist durch eine Sulfonamid- und Antibiotikabehandlung sowie eventuelle chirurgische Maßnahmen heilbar.

RV: Ohne Bedeutung.

KOV: Anerkennung als Schädigungsfolge entweder nach entsprechender Verletzung oder bei Erkrankung in Gegenden mit gehäuftem Vorkommen (Südfrankreich).

UV: Nur bei nachgewiesener Verletzung ist eine Hautaktinomykose als beruflich anzusehen.

Epizootien

Skabies, Pedikulosis, Phthiriasis, Kulikosis und Zeckenbisse kommen häufig vor, sind aber dank ihrer guten Heilungstendenz bei sachgerechter Behandlung für die Anerkennung als BeK, KOV oder WG ohne Bedeutung.

Zeckenbisse können neben der Gefahr der Übertragung von Enzephalitis und Fleckfieber zu Hautkrankheiten wie Acrodermatitis chronica atrophicans, Lymphozytom oder Erythema migrans führen. Zur Lymekrankheit s. S. 291

Viruserkrankungen

Durch Infektion von erkrankten Tieren können Maul- und Klauenseuche, Melkerknoten und atypische Schafspocken auf Menschen in bestimmten exponierten Berufen (Metzger, Schafzüchter, Hirten, Tierärzte oder in entsprechenden Forschungsstellen) übertragen werden.

Beurteilung: Nur kurzfristige AU.

KOV: Bei entsprechender Exposition anzuerkennen.

SchwbG: GdB bei chronisch rezidivierendem Herpes 0–20.

UV: AU eventuell nur kurzfristig. EU oder BU tritt infolge von Spontanheilung bzw. nach Behandlung im allgemeinen nicht ein.

Verruca vulgaris, Molluscum contagiosum sind häufig vorkommende Erkrankungen, die keine Bedeutung für die Begutachtung im Rahmen von RV, KOV und UV haben.

Vaccinia inoculata und Eczema vaccinatum sind bei zweifelsfreier Übertragung von Geimpften auf Impfärzte, Tierärzte, ärztliches Hilfspersonal, Säuglings- und Kinderschwestern als BK anzuerkennen. Unter Umständen schwere, lebensbedrohliche Krankheitsbilder. Auch Entstellung durch Narbenbildung.

Chronisch-venöse Insuffizienz

(7, 12, 30, 36) s. auch S. 196f

Die zu diesem Formenkreis gehörenden Erkrankungen gelangen recht häufig zur Begutachtung. Schwierig ist des öfteren die Beurteilung, wobei die Feststellung einer konstitutionellen Erkrankung allein noch nicht bedeutet, daß jeglicher Zusammenhang mit Traumen oder sonstigen Ereignissen und Veränderungen abzulehnen ist. Wir unterscheiden zwischen primären und sekundären Varizen, wobei die primären Varizen mit Varikozele, Hämorrhoiden und allgemeiner Bindegewebsschwäche vergesellschaftet sein können. Primäre Varizen führen erst dann zu Hautveränderungen, wenn eine funktionelle oder organische (postthrombotische) Insuffizienz hinzukommt. Sekundäre Varizen entstehen als Folge einer Thrombose der tiefen Venen. Entzündungen der oberflächlichen Venen (Thrombophlebitis) verlaufen mit entzündlichen Erscheinungen, Rötung, Schwellung, Schmerz und Fieber und klingen meist folgenlos ab. Durch periphlebitische Einschmelzung können jedoch chronische Ulzera entstehen. Streng hiervon zu unterscheiden ist die tiefe Venenentzündung, die Phlebothrombose, die sich zwar manchmal durch Fieber, Fersendruckschmerz, erhöhten Turgor von Gewebe und Muskulatur auszeichnet, meist aber einen symptomlosen, aber dafür um so gefährlicheren Verlauf nimmt (Lungenembolie). Sehr selten treten Phlebothrombosen nach Verletzungen als sogenannte blande Fernthrombosen auf (7). Als stauungsbedingte postthrombotische Folgezustände der Haut imponieren Dermatosklerose, Hämosiderinablagerung und Ekzeme, die sowohl mikrobiell als auch kontaktallergisch durch die angewandten Externa bedingt sein können. Postthrombotische Ulzera können sich je nach Lokalisation der Venenerkrankung am medialen oder lateralen Knöchel bzw. ringförmig-gamaschenförmig ausbilden. Caput medusae der Leiste mit mäßigem Beinödem und hämosiderotischer Dermatosklerose der Fesselgegend sind als typische Symptome einer Beckenvenensperre beschrieben worden (7).

Die Diagnostik venöser Durchblutungsstörungen und ihrer Folgen auf die Haut bedient sich neben der Inspektion und Palpation der Venendruckmessung, der Ultraschall-Doppler-Sonde, der Lichtreflexionsrheographie und schließlich der wichtigen, aussagekräftigen Phlebographie. Die zahlreichen angegebenen Funktionsproben sind nicht absolut zuverlässig, erlauben jedoch bei kritischer Auswertung gewisse Rückschlüsse auf die Durchgängigkeit der tiefen Venen und das Vorhandensein einer Klappeninsuffizienz der oberflächlichen Venen und der Vv. communicantes:

Trendelenburg II: Am liegenden Patienten werden die Varizen durch Hochheben des Beines entleert und dann unterhalb der Leiste eine Staubinde angelegt. Falls sich beim stehenden Patienten nach Lösung der Binde die Varizen von proximal wieder füllen, spricht das für eine Klappeninsuffizienz der oberflächlichen Venen.

Mahorner-Ochsner-Test: Am stehenden Patienten werden in verschiedener Höhe mehrere Stauschläuche angelegt und von proximal nach distal verschoben. Füllen sich die oberflächlichen Varizen zwischen zwei Stauschläuchen rasch, so spricht das für eine Insuffizienz der Vv. communicantes.

Perthes-Test: Nach Anlegen einer Staubinde unterhalb des Knies am stehenden Patienten müssen sich die Varizen nach raschem Gehen bei Durchgängigkeit der tiefen Venen entleeren.

Lowenberg-Test: Anlegen einer Blutdruckmanschette und langsames Aufpumpen. Treten Schmerzen auf, besteht der Verdacht auf eine Phlebothrombose.

Beurteilung: Die MdE richtet sich nach der Schwere der Erkrankung, nach dem Ausmaß und den Folgen der chronisch-venösen Insuffizienz wie vor allem Ulkusbildung, rezidivierenden Thrombophlebitiden oder Phlebothrombose. Bei Krampfadern mit Neigung zu Geschwürsbildung wird eine MdE von 10 bis 30%, für das postthrombotische Syndrom von 10–50% angenommen.

RV: Therapeutische Maßnahmen, Umschulung usw. sind frühzeitig in den Vordergrund zu stellen, da sonst gerade bei relativ jungen Leuten allzu leicht gewollt oder ungewollt Frührentner „gezüchtet" werden.

KOV Primäre Varizen sind nicht wehrdienstbedingt. Im Einzelfall müssen jedoch Thrombosen und postthrombotische Folgezustände hinsichtlich ihrer Relevanz geprüft werden, wobei eine Anerkennung im Sinne der Verschlimmerung unter Umständen gegeben sein kann. Auch anlagebedingte Leiden sind dann durch Verfolgungsmaßnahmen bedingt, wenn ihr Anteil an der Gesamt-MdE mindestens 25% beträgt.

SchwbG: GdB bei unkomplizierten Krampfadern 0, Krampfadern mit Neigung zur Geschwürsbildung 10–30, bei postthrombotischem Syndrom 10–50. Bei zusätzlichen arteriellen Durchblutungsstörungen siehe Seite 191.

UV: Abzuklären ist hier der Zusammenhang zwischen Schädigung und unfallbringender beruflicher Tätigkeit. Heilbehandlung, Umschulung und sonstige Rehabilitationsmaßnahmen stehen im Vordergrund.

Rehabilitation: Diesen Maßnahmen kommt bei Venenerkrankungen erhöhte Bedeutung zu. Neben der lokalen Behandlung von Ulzera und Stauungsekzemen sind Varizen je nach Art und Ausdehnung operativ (Stripping) oder durch Verödung bzw. Kompressionsverbände zu behandeln. Die Verbände sind in jedem Fall konsequent und langzeitig durchzuführen. Ausreichende körperliche Bewegung, Sport, Gewichtsreduktion bei Übergewichtigen fördern die Heilungstendenz und beugen Rezidiven vor. „Stehberufe" – Verkäufer, Kellner usw. sind möglichst zu meiden.

Tumoren der Haut

Gutartige Neubildungen der Haut

Lipome, Fibrome, Histiozytome und seborrhoische Warzen sind harmlose Neubildungen, die in keinem Zusammenhang mit Unfällen, Verletzungen usw. stehen und daher keine gutachterliche Bedeutung haben.

Keloide oder Wulstnarben

Sie entstehen nicht spontan, sondern immer als Folge einer örtlichen Schädigung, z. B. einer follikulären Entzündung, einer Verletzung, einer Impfung, innerhalb einer Operationsnarbe oder nach Verätzungen bzw. Verbrennungen. Die eigentliche Ursache ist unbekannt, jedoch wird eine gewisse Prädisposition angenommen. Die Behandlung gestaltet sich recht schwierig und ist um so erfolgreicher, je früher nach dem Ereignis damit begonnen wird, Massagen mit speziellen Salben, Unterspritzungen mit Kortikoidsuspensionen und eventuell Röntgenbestrahlungen werden angewandt. Restzustände, wie Einstellung oder Kontrakturen, sind nicht immer vermeidbar und verlangen eine weitere Nachbehandlung.

Beurteilung: BU oder EU sind im allgemeinen vermeidbar, soweit es sich nicht um Extremfälle bei bestimmten Berufen wie z. B. Schauspieler oder Mannequins handelt.

KOV: Hier ist eine Anerkennung bei entsprechendem Zusammenhang mit Verwundungen, Verletzungen usw. gegeben.

UV: Nach Traumen im Berufsleben oder nach Unfällen auftretende Keloide sind als mittelbare Folge eines Unfallgeschehens anzusehen.

Rehabilitation: Frühzeitige Behandlung, Narbenpflege.

Basaliom

Diese epitheliale Neubildung unterscheidet sich vom Spinaliom durch seine relative Benignität und das Beschränktbleiben auf den Ort des Auftretens ohne Metastasierung. Klinisch beeindruckt die Vielfalt der Formen: Neben dem am häufigsten auftretenden knotigen Basaliom kommt das zentral ulzerierende (Ulcus rodens), das zystische, hyperpigmentierte, oberflächlich wachsende, sklerodermiforme und schließlich das lokal flächenhaft und in die Tiefe zerstörend wachsende Ulcus terebrans vor. Sitz der Basaliome ist hauptsächlich der obere Gesichtsbereich, weniger andere Körperstellen und hier dann nicht selten als sogenannte multiple Rumpfhautbasaliome. Auffallend gegenüber dem Spinaliom ist der Befall vorher unversehrter Haut, wenn auch die stark UV-Strahlen ausgesetzte Haut bevorzugt wird. Durch mechanische Reize, wie wiederholtes

Auszupfen von Haaren, können ebenfalls Basaliome (Trichotillobasaliome) hervorgerufen werden (19). Seltener ist der Befall veränderter Haut wie nach Lupus vulgaris und Xeroderma pigmentosum. Umstritten ist das Vorhandensein eines sogenannten metatypischen oder verwilderten Basalioms, welches destruierend und metastasierend wächst. Heute wird dieser Begriff von den meisten Autoren nicht mehr benutzt und darunter ein Spinaliom verstanden, welches neben basaliomähnlichen Zellen echte Spinaliomzeichen aufweist. Therapeutisch wird das Basaliom mit ausreichendem Sicherheitsabstand nach lateral und in die Tiefe exzidiert oder röntgenbestrahlt. Schwierigkeiten kann nur ein zu weit fortgeschrittenes Ulcus terebrans bieten, wobei unter Umständen ein letaler Ausgang nicht abgewendet werden kann (Meningitis, Arrosionsblutungen).

Beurteilung: Im allgemeinen keine MdE. Vorausgegangene interne Arseneinnahmen (Behandlung einer Lues, Psoriasis oder Blutarmut) sind auszuschließen.

RV: BU oder EU kommt nur bei Ulcus terebrans in Frage.

KOV: Bei langjähriger Tätigkeit unter starker Lichtexposition kann auch ein Basaliom in seltenen Fällen anerkannt werden (29).

SchwbG: Bei multiplen Rumpfbasiliomen GdB bis 30.

UV: Durch berufliche Arsenexposition bei Winzern (Haustrunk, Schädlingsbekämpfungsmittel) mit immer wieder auftretenden Rumpfhautbasaliomen wird eine entschädigungspflichtige berufliche Hautkrankheit nach Nr. 1108 der BKV anzuerkennen sein.

Rehabilitation: Frühzeitig schulgerechte Behandlung jedes Basalioms. Ständige Nachbeobachtung, insbesondere bei multiplen Rumpfhautbasaliomen. Versorgung mit Epithesen oder plastische Deckungen bei Ulcus terebrans. Vermeidung starker Lichtexposition.

Präkanzerosen

Präkanzerosen der Haut sind Erkrankungen, die in einem gewissen Prozentsatz der Fälle fakultativ oder obligat zu malignen Neubildungen der Haut, meist Spinaliomen, führen oder in sie übergehen können. Zu den fakultativen Präkanzerosen zählen z. B. senile Keratosen, das Cornu cutaneum, die Leukoplakie, Craurosis vulvae, Craurosis penis, der Lichen ruber atrophicus und straffe Atrophien, wie sie z. B. nach Lupus vulgaris oder Lupus erythematodes vorkommen. Als obligate Präkanzerose können wir das Xeroderma pigmentosum bezeichnen, während der Morbus Bowen, die Erythroplasie Queyrat und der Morbus Paget schon als Carcinoma in situ anzusehen sind.

Die *Keratosis senilis* ist eine Erkrankung, die auf der Haut älterer Menschen in lichtexponierten Bereichen wie Gesicht und Handrücken bzw. Armen insbesondere bei Landwirten, Seeleuten Winzern, Straßenarbeitern auftritt. Da sich jedoch altersbedingte und berufsbedingte Komponenten nicht sicher trennen lassen, wird eine Anerkennung als Berufskrankheit wohl nicht in Frage kommen. Der Übergang in ein Spinaliom kann oft erst nach histologischer Untersuchung des exzidierten Herdes sicher festgestellt werden.

Arsenwarzen und *Teerwarzen* entstehen nach jahrelangem Kontakt mit dem Schädigungsstoff nach einer längeren Latenzzeit. Arsenwarzen, die besonders Handinnenflächen und Fußsohlen befallen und zu Spinaliomen führen können, imponieren als kegelartige oder mehr plattenartige Hornauflagerungen als Folge interner Arsenaufnahme (Schädlingsbekämpfungsmittel bei Winzern, Psoriasis- oder Anämietherapie).

Teer- und Pechwarzen entstehen an der Kontaktstelle, wie Handrücken, Unterarme, Gesicht, Skrotalhaut (Schornsteinfegerkrebs), und können ebenfalls nach Jahren in Spinaliome übergehen.

Leukoplakien der Mundschleimhaut und Lippen entstehen zum Teil durch mechanische Insulte oder Einwirkung karzinogener Reizstoffe, z. B. beim Pfeifenraucher.

Übergang in spinozelluläre Karzinome sind möglich.

Beurteilung: Im allgemeinen lassen sich Veränderungen therapeutisch beseitigen.

RV: Die erwähnten Präkanzerosen führen nur in den seltensten Fällen zu BU oder EU.

KOV: Nur bei entsprechend sicher nachgewiesener Exposition gegenüber Arsen, Teer oder Pech ist eine Anerkennung gegeben.

UV: Arsenwarzen, Teer- und Pechwarzen sind bei entsprechender beruflicher Exposition als berufsbedingt anzusehen. Wegen der Gefahr einer Karzinomentstehung ist Behandlung und Beobachtung erforderlich.

Rehabilitation: Behandlung der Präkanzerosen und ständige ärztliche Kontrolle, um Übergang in ein Karzinom nicht zu übersehen.

Bösartige Neubildungen der Haut

Spinozelluläres Karzinom (Spinaliom)

Bei dem Spinaliom der Haut und Schleimhaut handelt es sich um einen destruktiv, infiltrierend wachsenden Tumor mit Neigung zur Metastasierung. Klinisch-morphologisch unterscheiden wir das infiltrativ wachsende, das ulzerierende und das Cornu-cutaneum-artige Karzinom. Befallen ist meist die chronisch entzündlich oder degenerativ veränderte Haut. So können auf dem Boden von Leukoplakien, Keratosis senilis, Arsen- und Teerwarzen, Xeroderma pigmentosum, Lichen ruber, Lupus vulgaris, Landmann- und Seemannshaut, aber auch seltener auf Ulcera crurum oder über lange Zeit sezernierenden Fisteln Spinaliome entstehen.

Hinsichtlich der Anerkennung einer *traumatischen Genese* des spinozellulären Karzinoms ist äußerste Zurückhaltung geboten. Traumatisch bedingte Karzinome sind äußerst selten, wie Untersuchungen an Millionen von Kriegsverwundeten erwiesen haben (33, 34). Für eine unfallbedingte Anerkennung des Karzinoms (18, 33) werden daher eine Reihe von Voraussetzungen verlangt: vorher normale Haut, Entstehung am Ort des Traumas, tatsächliche Einwirkung und Intensität des Traumas, Fortdauer der lokalen pathologischen Erscheinungen, histologische Sicherstellung der Diagnose, nicht zu kurze, nicht zu lange Latenzzeit und schließlich das Fehlen zu Krebs disponierender Zustände.

Die gleichen strengen Maßstäbe müssen bei der Begutachtung angeblich traumatisch bedingter beruflicher Hautkarzinome gelten (14). Als Karzinogene für *Berufskrebse* gelten Teer, Pech, Arsen, Ruß, Petroleum, Paraffin-, Schiefer-, Krotonöl, UV-Strahlen, Röntgenstrahlen und radioaktive Substanzen.

Die rechtzeitige operative oder strahlentherapeutische Behandlung der Karzinome ist von ausschlaggebender Bedeutung. Auf Befall der regionären Lymphknoten ist zu achten.

Beurteilung: Nach Entfernen eines malignen Tumors der Haut (mit Ausnahme der kleinen Basaliome) ist in den ersten 5 Jahren eine Heilungsbewährung abzuwarten; während dieser Zeit in den Stadien $T_{1-2}N_OM_O$ GdB/MdE 50%. In anderen Stadien 80%. Bedingt der nach der Entfernung verbliebene Organschaden eine MdE um 50% oder mehr, ist die während der Heilungsbewährung anzusetzende MdE entsprechend höher zu bewerten. Unter Umständen BU oder EU.

KOV: Wie bereits oben ausgeführt, ist nur in den seltensten Fällen unter strengen Kriterien eine Anerkennung als KB bzw. als Verfolgungsschaden möglich.

SchwbG: Die nachfolgenden Angaben über den GdB bei Geschwulstkrankheiten betreffen nicht kleine Basaliome und Carcinomata in situ. Berücksichtigt werden müssen nach Beseitigung der Geschwulst verbliebene Organ- oder Gliedmaßenschäden und deren Auswirkung. Heilungsbewährung ist abzuwarten. Bösartige Geschwulstkrankheiten mit relativ günstiger Prognose nach der Geschwulstbeseitigung in den ersten 2 Jahren GdB 50, bis zum Ablauf des 5. Jahres 30. Bösartige Geschwulstkrankheiten mit relativ ungünstiger Prognose in den ersten 2 Jahren 80 bis zum Ablauf des 5. Jahres 50. Verbliebene Organ- oder Gliedmaßenschäden sind zusätzlich zu berücksichtigen. Nach Heilungsbewährung wird der GdB nur noch von den verbliebenen Organ- oder Gliedmaßenschäden bestimmt.

UV: Arsenkrebse werden nach Ziffer 1108, durch Teer und Pech bedingte Krebse nach Ziffer 5102 der BKV entschädigt.

Rehabilitation: Frühzeitige optimale Behandlung und langjährige Nachbehandlung erforderlich. Kontakt mit karzinogenen Substanzen und UV-Exposition ist zu meiden.

Melanom

Das Melanom ist ein an Haut- und Schleimhäuten vorkommender, frühzeitig metastasierender Tumor. Man unterscheidet heute das knotige Melanom, das Melanom auf Lentigo maligna (Melanosis praeblastomatosa Dubreuilh) und das oberflächlich sich ausbreitende Melanom (superficial spreading melanoma). Hauptlokalisation sind Gesicht, Rükken und Beine. Mehrfache primäre Melanome kommen vor. Die Prognose ist um so günstiger, je früher die Diagnose gestellt wird, je kleiner und je oberflächlicher der Tumor ist. Das Stadium der Erkrankung hängt von der Tiefe des Befalls und der Beteiligung von Lymphknoten ab. Die Behandlung besteht in operativer Entfernung des Herdes weit im Gesunden in Vollnarkose, gegebenenfalls Entfernung befallener Lymphknoten, eventuell Nachbestrahlung. Weitere Therapiemöglichkeiten sind Chemotherapie, extrakorporale Perfusion bei Erkrankung der unteren Extremitäten. Versuch einer Immuntherapie.

Beurteilung: EU tritt im fortgeschrittenen Stadium eines Melanoms ein. Nach Entfernung eines Melanoms ist in den ersten 5 Jahren eine Heilungsbewährung abzuwarten; während dieser Zeit nach Entfernung eines Melanoms im Stadium I a ($T_{1-2}N_OM_O$) 50%. In anderen Stadien 80%. Bedingt der nach der Entfernung verbliebene Organschaden eine MdE um 50% oder mehr, ist die während der Heilungsbewährung anzusetzende MdE entsprechend höher zu bewerten.

KOV, UV: Die traumatische Entstehung eines Melanoms wird heute zumeist abgelehnt (10). Wahrscheinlich trifft das Trauma auf ein bereits bestehendes Melanom. Jedoch kann in Ausnahmefällen unter Anlegen strenger Maßstäbe eine Beschleunigung der Metastasierung durch die Traumatisierung angenommen werden.

SchwbG: Siehe unter Spinaliom.

Rehabilitation: Sofortige optimale Behandlung bei Diagnosestellung, ständige regelmäßige Überwachung, Vermeidung schwerer Arbeit, absolutes Verbot einer Schwangerschaft bei Frauen.

Sonstige für die Begutachtung wichtige Hautkrankheiten

Psoriasis vulgaris

Die Psoriasis vulgaris ist ätiologisch noch ungeklärt, obwohl sich in letzter Zeit Befunde über biochemische Stoffwechselstörungen mehren. Genetische Faktoren spielen sicherlich bei einem Teil der Fälle eine Rolle. Nach den Untersuchungen von LOMHOLT (27) an einer geschlossenen Bevölkerungsgruppe von den Färoer-Inseln fand sich in der Nachkommenschaft bei der Erkrankung beider Elternteile in 64% der Fälle und bei der Erkrankung eines Elternteils in 25% der Fälle eine Schuppenflechte. Die Psoriasis vulgaris befällt alle Altersstufen und Berufe. Der Verlauf ist sehr wechselhaft und unvorhersehbar, wobei sowohl einmalige Schübe als immer wieder auftretende Rezidive in unregelmäßigen Abständen möglich sind. Klinisch unterscheiden wir die auf der Haut beschränkte Psoriasis vulgaris mit der Sondergruppe der Psoriasis inversa, die Psoriasis erythrodermica, die Psoriasis arthropathica mit möglichen schwersten Gelenkdeformationen und schließlich die Psoriasis pustulosa. Neuere Untersuchungen deuten darauf hin, daß auch andere Organsysteme bei dieser Erkrankung befallen sein können. Die erythematosquamösen Hautveränderungen sind nicht selten differentialdiagnostisch schwierig von einem psoriasiformen seborrhoischen Ekzem zu trennen. Die Gelenkbeteiligung ist von einer primär chronischen Polyarthritis zu differenzieren, bei Befall der Nägel sind Onychomykosen und dystrophische Nagelveränderungen differentialdiagnostisch in Erwägung zu ziehen. Typisch für die Erkrankung ist der sogenannte isomorphe Reizeffekt.

Beurteilung: Im allgemeinen keine MdE. Bei schweren Formen wie Psoriasis erythrodermica und arthropathica unter Umständen BU oder EU.

RV: Siehe unter Beurteilung. Bei bestimmten Berufen, z. B. auf dem Lebensmittelsektor, kann bei Befall der Hände eine Berufsaufgabe und eine Umschulung erforderlich werden.

KOV, UV: Immer wieder wird gutachterlich eine traumatisch bedingte bzw. durch äußere Einwirkung entstandene oder unterhaltene Psoriasis zu behandeln sein. Verschiedene exogene und endogene Reize, wie Sonnenbestrahlung, Hitzeeinwirkung, Tonsillitis, Pockenschutzimpfung usw., können psoriatische Schübe auslösen. Unter Umständen ist deshalb eine begrenzte Anerkennung im Sinne der Verschlimmerung angezeigt (4, 15, 24).

SchwbG: Bei einer Psoriasis vulgaris, die auf die Prädilektionsstellen beschränkt ist, oder bei rezidivierendem Verlauf mit erscheinungsfreien Intervallen von Monaten beträgt der GdB 0–20. Bei andauerndem, ausgedehnterem Befall 30–50. Eine Gelenkbeteiligung ist zusätzlich zu bewerten.

Porphyria cutanea tarda

Die Porphyria cutanea tarda ist die kutane Manifestationsform der Porphyria hepatica, bei der eine Schädigung der Leber im Sinne einer Fettleber, chronischen Hepatitis oder Leberzirrhose vorliegt. Das Krankheitsbild äußert sich an der Haut durch Blasenbildung und leichte Verletzbarkeit durch mechanische Einflüsse an den belichteten Hautstellen, im Gesicht und an den Handrücken, sowie Hyperpigmentierung und atrophische Veränderungen. Vermehrte Porphyrinausscheidung im Urin, erhöhtes Serumeisen und erhöhte Leberfermente sind die nachweisbaren biochemischen Störungen. Eine Leberschädigung und als deren Folge eine Porphyria cutanea tarda tritt durch Alkohol, Blei, Hexachlorbenzol und andere chemische Stoffe auf. Die Behandlung besteht in einer Alkoholkarenz, Aderlässen und Leberschutztherapie.

Beurteilung: Je nach Schwere der Erkrankung MdE von 0–100%, unter Umständen BU oder EU.

KOV, WG: Bei Kontakt mit entsprechenden Schädigungsstoffen bzw. einer vorausgegangenen anerkannten Lebererkrankung ist auch die Porphyria cutanea tarda anzuerkennen (28).

UV: Unter der Voraussetzung, daß keine Hepatitis oder Alkoholabusus vorausgegangen sind, wird die Porphyria cutanea tarda bei beruflichem Kontakt z. B. mit Blei (gefährdete Berufe z. B. Schweißer, Maler, Klempner) unter Umständen anzuerkennen sein (21).

Rehabilitation: Vermeiden der Noxe (Alkohol, Blei). Keine Freiluftberufe mit Sonnenexposition, Leberbehandlung.

Lupus erythematodes chronicus discoides

Diese Erkrankung befällt vorwiegend das Gesicht, wobei über Nasenrücken und Wangen in Schmetterlingsform infiltrierte Erytheme und Hyperkeratosen vorhanden sind. Nach heutiger Ansicht gehört der Lupus erythematodes discoides bzw. integumentalis mit dem Lupus erythematodes visceralis zu einer Krankheitseinheit, worauf auch Übergänge hinweisen. Autoallergische Vorgänge spielen hierbei eine Rolle, wie sie als Lupus-erythematodes-Faktor oder als immunofluoreszenzserologisch vorhandene Immunoglobulinablagerungen in der Haut nachweisbar sind. Licht und Sonne, aber auch Kälte beeinflussen das Krankheitsbild negativ.

RV: Bei bestimmten Außenberufen wie Straßenarbeiten, Seeleuten und Landwirten wird eventuell BU eintreten. EU ist durch Berufswechsel und Umschulung zu vermeiden.

KOV: In seltenen Fällen im Sinne einer Verschlimmerung anzuerkennen.

UV: In seltenen Fällen anzuerkennen, wie z. B. Auftreten eines Lupus erythematodes durch Lichteinwirkung bei einem Elektroschweißer (37).

Rehabilitation: Neben entsprechender Behandlung absoluter Lichtschutz. Arbeitsplatz- bzw. Berufswechsel bei Außenberufen.

Begutachtung weiterer Hautkrankheiten im Rahmen des SchwbG

Acne vulgaris GdB 0–20.

Acne conglobata GdB 10–30, bei leichter bis mittelgradiger Ausdehnung mit häufiger Fistelbildung und lokalisationsbedingter Beeinträchtigung der Bewegungsfähigkeit (z. B. Leistenbeuge).

Alopecia totalis (mit Fehlen von Augenbrauen und Wimpern) GdB 30. Außergewöhnliche psychoreaktive Störungen sind ggf. zusätzlich zu berücksichtigen.

Alopezie bei Frauen: bei Frauen kann schon ein ausgeprägter Haarausfall einen meßbaren GdB bedingen.

Rosacea je nach Ausprägung und entstellender Wirkung GdB 0–30.

Rhinophym GdB 0–20.

Chronisch rezidivierende Urtikaria je nach Vermeidbarkeit des Allergens und entsprechender Häufigkeit des Auftretens GdB 10 bis 30.

Erythrodermien bei leichter bis mittlerer Intensität des Entzündungsprozesses GdB 50 bis 70. Mit stärkerer Auswirkung auf den Allgemeinzustand GdB 80–100.

Pigmentstörungen (z. B. Vitiligo): Bei geringem Befall GdB 10, bei ausgedehnter Störung GdB 20, sonst 0.

Naevus. Der GdB richtet sich allein nach dem Ausmaß einer eventuellen Entstellung.

Autoimmunkrankheiten: Erythematodes, Dermatomyositis, progressive Sklerodermie GdB auf die Prädilektionsstellen begrenzt 10 bis 40, weitergehende Ausdehnung ggf. Ulzerationen 50–70. Bewegungseinschränkungen in Gelenken und Beteiligungen innerer Organe sind zusätzlich zu berücksichtigen.

Blasenbildende Krankheiten (z. B. Pemphigus) bei begrenztem Haut- und Schleimhautbefall GdB 10–40, bei generalisiertem Haut- und Schleimhautbefall 50–70.

Geschlechtskrankheiten

Gonorrhoe

Die durch Neisseria gonorrhoeae hervorgerufene weitverbreitete Geschlechtskrankheit wird hauptsächlich durch den Geschlechtsverkehr, daneben aber auch bei der Geburt von einer erkrankten Mutter auf das Kind oder durch Schmierinfektionen übertragen. Eine frische Gonorrhoe läßt sich durch die heutige antibiotische Behandlung abheilen. Bei unzureichender Behandlung können jedoch ernste Folgen, wie Gonarthritis, Sepsis, Epididymitis mit sekundärer Sterilität, Adnexitis sowie eine Keratitis mit Erblindung auftreten.

RV: Ohne Bedeutung.

KOV: Bei einer Infektion durch Vergewaltigung mit Folgeerscheinungen durch z. B. unzureichende oder fehlende Behandlung sind die Erkrankung und ihre Folgen anzuerkennen.

UV: Hier kommt praktisch nur die Infektion einer Hebamme oder eines Gynäkologen durch eine gonorrhoekranke Gebärende in Frage, wenn unglücklicherweise die Erreger durch den Eiter ins Auge gelangen.

Syphilis (Lues)

Die Syphilis ist eine durch Treponema pallidum hervorgerufene infektiöse Allgemeinerkrankung, die vorwiegend durch sexuellen Kontakt übertragen wird. Daneben besteht Infektionsmöglichkeit des Kindes im Mutterleib durch die erkrankte Mutter (Lues congenita) oder durch Übertragung infektiösen Blutes bei Bluttransfusionen. Bei Nichtbehandlung der Erkrankung kommt es zu einem typischen Stadienverlauf. Dabei besteht die Gefahr der Beteiligung anderer Organe wie Mesaortitis luica, der progressiven Paralyse oder Tabes dorsalis. Eine Lues ist heute durch Penizillin oder andere Antibiotika heilbar. Praktische Bedeutung für die Begutachtung haben aber die Fälle, bei denen eine Übertragung durch Schmierinfektion, Vergewaltigung, Stichverletzung, z. B. mit Injektionskanülen oder Skalpellen bei gefährdeten Personen, wie Krankenpflegepersonal, Ärzte, Pathologiedienern usw., vorliegt. Gefährdet sind auch Personen, die bei der Durchführung des sogenannten Nelson-Tests mit lebenden Spirochäten arbeiten. Schließlich sei auf die Transfusionslues, die durch Übertragung infektiösen Blutes hervorgerufen wird, hingewiesen.

Beurteilung: BU oder EU bei schweren Folgeerkrankungen wie Mesaortitis, progressive Paralyse und Tabes dorsalis.

SchwbG: Eine nicht ausreichend behandelte oder unbehandelte Lues kann unter Umständen, bedingt durch die Folgeerkrankungen, zu einem GdB bis zu 100 führen.

KOV: Im allgemeinen nicht anzuerkennen, ausgenommen Vergewaltigung durch Kriegsereignisse oder Verfolgung.

UV: Anerkennung lediglich in gesicherten Fällen von beruflicher Infektion, z. B. im Nelson-Testlabor oder bei Pflegepersonal. Entschädigung nach Nr. 3101 der BKV.

Andrologie

Begutachtungen auf dem Gebiet der Andrologie befassen sich sowohl mit der Zeugungsfähigkeit als auch der Beischlaffähigkeit (Potentia generandi bzw. Potentia coeundi) (5, 17, 30).

In diesem Abriß kann nur ein Überblick über dieses Spezialgebiet gegeben werden, da nur andrologisch Ausgebildete und Sachkundige gutachtlich tätig werden sollten.

Begutachtung der Zeugungsfähigkeit: Meist findet die Begutachtung im Rahmen eines sogenannten Vaterschaftsprozesses, ferner auch bei Adoption oder Anfechtung der Ehelichkeit eines Kindes statt.

Bei Vaterschaftsprozessen lauten die Fragen des Gerichts:

1. Ist der Beklagte zeugungsfähig?
2. Ist der Beklagte zeugungsunfähig?
3. War der Beklagte während der gesetzlichen Empfängniszeit zeugungsfähig?

4. Ist aufgrund der vorgenommenen Untersuchungen ein Ausschluß des Beklagten von der Vaterschaft an dem Kinde herbeizuführen?

Das Gutachten gliedert sich in Familienvorgeschichte, eigene Vorgeschichte, spezielle Sexualanamnese, Allgemeinuntersuchung einschl. Laboruntersuchungen, spezielle Spermauntersuchungen, Zusammenfassung der Befunde und Beurteilung mit Beantwortung der vom Gericht gestellten Fragen:

Die spezielle Sexualanamnese sollte folgende Explorationen beinhalten:

Erste Pollution bzw. Masturbation und GV, Stimmbruch, Libido, Erektion und Ejakulation, Häufigkeit des GV und letzter GV, Zeitpunkt des fraglichen Verkehrs mit der Kindsmutter; ferner die Fragen, ob der Beklagte schon Kinder gezeugt hat oder ob eine Partnerin Geburten oder Fehlgeburten gehabt hat. Von Bedeutung ist auch die Krankheitsanamnese mit Fragen nach: Geschlechtskrankheiten, Mumps, Tbc., Hepatitis, Nierenerkrankungen, Erkrankungen des Urogenitaltrakts, Operationen und Traumen, neurologische und psychiatrische Erkrankungen, Kryptorchismus und Leistenbruchoperationen, Diabetes mellitus, Gebrauch von Medikamenten, Drogen, Alkohol und Nikotin.

Die Samenuntersuchung sollte mindestens zweimal erfolgen, jeweils nach der üblichen Karenz von 4–5 Tagen. Zu achten ist hierbei auf mögliche Täuschungsmanöver wie Unterschiebung eines fremden Ejakulats bzw. Vorschicken eines anderen Mannes, angebliche Ejakulationsunfähigkeit, Erschöpfungsoligozoo- bzw. -azoospermie oder Zusatz von Chemikalien zum Sperma.

Die Samenuntersuchung soll Volumen, Farbe, Geruch, Verflüssigungszeit, etwaige Blut- oder Leukozytenbeimengungen, Zahl, Beweglichkeit und Spermiozytogramm, zusätzlich Eosintest, Bestimmung von Karnitin, Fruktose und Zitrat, schließlich Nachweis von Antikörpern gegen Spermien, Hormonuntersuchungen und u. U. Hodenbiopsie beinhalten.

Im allgemeinen kann nur der Zustand zum Zeitpunkt der Untersuchung festgestellt und beurteilt werden, da zumeist nicht mit Sicherheit bzw. mit Wahrscheinlichkeit auszusagen ist, ob zum Zeitpunkt der vermuteten Schwängerung derselbe Zustand der Fertilität vorlag wie zur Zeit der Untersuchung. Gerade bei schweren Oligo-Astheno-Teratospermien ist die Wahrscheinlichkeit einer Zeugung sehr stark herabgesetzt, aber nie sicher auszuschließen. Nur durch wenige Befunde kann eine Zeugungsfähigkeit, auch für die zurückliegende fragliche Zeit, völlig ausgeschlossen werden. Es sind dies das Klinefelter-Syndrom, die Anorchie, das Vorliegen von Rundkopfspermien (Fehlen des Akrosins) und angeborene Verschlußazoospermien. Alle übrigen Störungen erlauben meist nicht die Aussage, ob eine Zeugungsunfähigkeit schon früher bestanden hatte oder ob sie sich seitdem entwickelt hat. Diese Schlußfolgerung und Beurteilung muß auch im Gutachten zum Ausdruck kommen. Ist eine Vaterschaft nicht auszuschließen, muß auf eine erbbiologische Untersuchung einschl. Blutgruppenbestimmung zur weiteren Abklärung verwiesen werden.

Begutachtung der Potentia generandi und Potentia coeundi nach Traumen

Unfälle und Verletzungen der Genitalorgane, aber auch Erkrankungen des Genitales oder auch anderer Organsysteme bedürfen allenfalls einer andrologischen Begutachtung. Neben den schon erwähnten Untersuchungen sind nicht selten Zusatzuntersuchungen und Begutachtungen durch Traumatologen, Urologen, Neurologen und Psychiater erforderlich.

Bei Störungen der Vita sexualis im weitesten Sinne wird empfohlen, den Erfolg einer Therapie – soweit diese möglich ist – abzuwarten und erst dann eine endgültige Beurteilung der Unfallfolgen vorzunehmen. Libidostörungen können primär vorhanden sein oder sekundär, z. B. durch psychische Traumen ausgelöst oder bei schweren, körperlichen, konsumierenden Erkrankungen, auftreten.

Die *Ejaculatio praecox* ist zumeist seelisch bedingt, seltener durch Erkrankungen, z. B. der Haut oder im Bereich des Urogenitaltrakts.

Die *Ejaculatio retardata* und *Ejaculatio deficiens* sind psychogen bedingt. Die *Ejaculatio retrograda* kann sowohl in der Pubertät vorkommen als auch postoperativ bei Durchtrennung sensibler und sympathischer Nervenfasern.

Eine *Anorgasmie* tritt sowohl als primäre Form bei psychischen Störungen als auch sekundär posttraumatisch, postoperativ oder psychogen auf.

Die *Erektionsschwäche* kann sowohl psychogen bedingt sein als auch somatische Ursachen haben, z. B. Durchblutungsstörungen, Induratio penis plastica, Priapismus, postoperativ nach Eingriffen im Retroperitonealraum, Rektum oder Prostatabereich, Diabetes mellitus, isolierte Penisverletzungen, Hypophyseninsuffizienz, Arteriosklerose. Die traumatische Entstehung einer typischen Induratio penis plastica wird heute abgelehnt.

Zur Schätzung der MdE hat sich die Aufstellung von DOEPFMER seit langem bewährt (nach DOEPFMER und HEITE):

Impotenta generandi ohne endokrine Ausfallerscheinungen	30–40%
Impotenta generandi mit endokrinen Ausfallerscheinungen	40–80%
Verlust beider Hoden:	
Vor der Pubertät	30–80%
Pubertät bis 40. Lebensjahr	40–80%
40.–60. Lebensjahr	30–60%
nach dem 60. Lebensjahr	20–40%
Verlust eines Hodens	0–10%
beidseitiger Hodenatrophie (altersabhängig)	20–80%
Verlust beider Nebenhoden	0–20%
Verlust eines Nebenhodens	0%
Impotentia coeundi (altersabhängig)	20–50%
Libidoverlust	10–40%
Impotentia erectionis	10–50%
Störungen der Immissio penis	10–50%
Ejaculatio praecox	10–30%
Penisverlust (altersabhängig)	30–50%
Verlust oder Teilverlust des Skrotums	10–40%
Varikozele nach Dystrophie	10–35%
Varikozele (idiopathische)	0%
Gynäkomastie	0–20%

Sterilisation

Während früher die Beurteilung und Entschädigung Zwangssterilisierter im Vordergrund gutachterlicher Tätigkeit stand, sind es heute immer wieder ungewollte Schwangerschaften nach freiwilliger Sterilisation des Mannes. Technische Fehler des operativen Eingriffs bzw. mangelhafte Kontrolle des Spermiogramms, auf noch eine ungewisse Zeit nachweisbare Spermien sind die hauptsächlichsten Ursachen dieser Zwischenfälle.

Bei der Sterilisation wider Willen mit Verschlußazoospermie wird die MdE auf 35–40% eingeschätzt.

Die obigen MdE-Sätze können auch bei der Bewertung im Rahmen des SchwbG verwandt werden, da die amtlichen Kommentare hier keine Angaben machen.

Transsexualität

Bei genauer Abgrenzung von Homophilen, Transvestiten oder psychisch Kranken findet man eine Gruppe von Menschen, die, wohl körperlich einem bestimmten Geschlecht zugeordnet, psychisch sich dem Gegengeschlecht angehörig fühlen und mit aller Macht bestrebt sind, sich auch körperlich soweit wie möglich in das andere Geschlecht umwandeln zu lassen.

Untersuchung und Beurteilung dieser Menschen sollte nur von fachlich geeigneten Psychiatern, Andrologen, Urologen und Gynäkologen durchgeführt werden. Die rechtliche Grundlage für geschlechtsumwandelnde Operationen und Änderung des Geschlechts im Geburtenbuch ist heute in der Bundesrepublik Deutschland gegeben (Transsexuellen-Gesetz v. 12. 6. 1980, in Kraft getreten am 1. 1. 1981).

Literatur

1 Asanger, R.: Zur Beurteilung der MdE bei Allergien der Haut aus versicherungsrechtlicher Sicht. Berufsdermatosen 23 (1975) 69–78

2 Bandmann, H. J., W. Dohn: Die Epicutantestung. Bergmann, München 1986

3 Bandmann, H. J., S. Fregert: Epicutantestung. Springer, Berlin 1973

4 Born, W.: Zur Kenntnis der exogenen Manifestationsmöglichkeit einer Schuppenflechte. Z. Haut- u. Geschl.-Kr. 18 (1955) 162

5 Doepfmer, R.: Die andrologische Begutachtung. Berufsdermatosen 10 (1962) 181–240; 301–356

6 Fisher, A.: Contact Dermatitis. Lea & Febiger, Philadelphia 1986

7 Fischer, H.: Die Begutachtung der Beinleiden (chronisch venöse Insuffizienz). Berufsdermatosen 18 (1970) 2–24

8 Frische, M.: Behandlung und Begutachtung der Transsexualität. Lebensversicherungsmedizin (1981) 165–168
9 Fuchs, E., K. H. Schulz: Manuale Allergologicum. Dustri, Deisenhofen 1988
10 Gertler, W., H. Gartmann: Die Bedeutung des Traumas für die Entstehung des Melanoms. Berufsdermatosen 7 (1959) 239–256
11 de Groot, A. C.: Patch Testing. Elsevier, Amsterdam 1986
12 Haid-Fischer, F., H. Haid: Venenerkrankungen, 5. Aufl. Thieme, Stuttgart 1985
13 Hanifin, J. M., G. Rajka: Diagnostic features of atopic dermatitis. Acta derm.-venerol., Suppl. 92 (1980) 44–47
14 Hartung, J.: Berufsgenossenschaftliche Entschädigungspflicht beim „Fußpilz". Hautarzt 11 (1960) 31–32
14 Haustein, U. F.: Arbeitsbedingte maligne Geschwülste der Haut. Derm. Mschr. 161 (1975) 791–806
15 Heber, W.: Isomorpher Reizeffekt bei Psoriasis vulgaris. Hautarzt 25 (1974) 211–218
16 Heber, W.: Aphoristisches zur Nickelallergie und ihre Bedeutung bei berufsbedingten Hautkrankheiten im Laufe der letzten Jahrzehnte. Akt. Dermatol. 9 (1983) 161–164
17 Heite, H. J., H. Wokalek: Männerheilkunde. Fischer, Stuttgart 1980
18 Hess, P.: Traumatische Hautcarcinome. Berufsdermatosen 16 (1968) 249–260
19 Hoffmann, E.: Über zwei Fälle von Haarrupfkrebs (Trichotillobasalioma) am Kinn. Dermatol. Wschr. 130 (1954) 752
20 Hornstein, O. P., F. Klaschka: Aktuelle Beiträge zu Umwelt und Berufskrankheiten der Haut. Grosse, Berlin 1987
21 Ippen, H.: Porphyria cutanea tarda und Beruf. Berufsdermatosen 7 (1959) 256–266
22 Jung, E. G.: Dermatologie. Hippokrates, Stuttgart 1991
23 Korting, G. W.: Schäden, Spätschäden und angebliche Spätschäden der Haut bei Kriegsgefangenen. Berufsdermatosen 3 (1955) 158–164; 211–217
24 Krapp, R., H. Holzmann: Revakzination und Psoriasiserstmanifestation – eine gutachtliche Stellungnahme. Berufsdermatosen 21 (1973) 254–261
25 Kühl, M.: Zur Aufgabe der beruflichen Beschäftigung von Ekzemkranken. Berufsdermatosen 21 (1973) 159–167
26 Kühl, M., F. Klaschka: Berufsdermatosen. Urban & Schwarzenberg, München 1990
27 Lomholt, G.: Psoriasis, Prevalence, Spontaneous Course and Genetics. Gerd, Kopenhagen 1963
28 Oberste-Lehn, H., K. H. Schweder: Die Porphyria cutanea tarda als Wehrdienstbeschädigung. Berufsdermatosen 7 (1959) 179–184
29 Petzold, D.: Zur Frage lichtinduzierter Basaliome. Berufsdermatosen 14 (1966) 48–52
30 Schirren, C.: Praktische Andrologie, 2. Aufl. Karger, Basel 1982
31 Schneider, W., H. Fischer: Die chronisch-venöse Insuffizienz. Enke, Stuttgart 1969
32 Schönberger, A., G. Mehrtens, H. Valentin: Arbeitsunfall und Berufskrankheit, 4. Aufl. Schmidt, Berlin 1988
33 Touraine, A.: Beruflich verursachter Krebs der Haut. Berufsdermatosen 5 (1957) 49–70
34 Undeutsch, W.: Trauma und Hautcarcinom. Berufsdermatosen 11 (1963) 245–258
35 Weber, G.: Psorias und Unfall. Berufsdermatosen 4 (1956) 242–248
36 Wienert, V.: Die Beinveneninsuffizienz. Schattauer, Stuttgart 1984
37 Wozniak, K. D.: Erythematodes chronicus discoides als Berufserkrankung bei einem Elektroschweißer. Berufsdermatosen 19 (1971) 187–196

29 Gynäkologische Erkrankungen

P. Stoll und P. Stoll jun.

Allgemeine Gesichtspunkte zur Begutachtung in der Frauenheilkunde

(6, 15, 24, 27, 34, 37, 47, 53, 59, 60, 64, 69, 74, 81, 98, 101, 102)

Die ärztliche Gutachtertätigkeit in der Frauenheilkunde folgt den allgemeinen Regeln, sie berücksichtigt dabei die speziellen weiblichen Probleme. *Im Bereich der Fortpflanzung* sind dies: Sexualberatung, Kinderlosigkeit, Beratung zur Prokonzeption und Antikonzeption, Schwangerschaftsdiagnostik, spontane Fehlgeburt, artefizieller Schwangerschaftsabbruch, Betreuung und Behandlung in der Schwangerschaft mit Bestimmung des Geburtstermins und Feststellung von Risikofaktoren, Frühgeburt und Spätgeburt, Geburtsablauf, primäre Versorgung des Neugeborenen in enger Zusammenarbeit mit dem Kinderarzt.

Im *gynäkologischen Bereich* sind dies die organischen Erkrankungen aus dem Bereich der Entzündungen, der Onkologie, endokrinologische Störungen, operative Maßnahmen, psychosomatische Verknüpfungen. Der Einsatz technischer Maßnahmen in Diagnostik und Behandlung hat erheblich zugenommen. Außerdem hat durch den Ausbau der *Vorsorgemedizin* die Beratungstätigkeit, die Notwendigkeit der Früherkennung an Bedeutung gewonnen und erfordert eine lückenlose Dokumentation, um Vorwürfe wegen ärztlicher Versäumnisse zurückweisen zu können. Nicht selten wird zunächst Anklage wegen Fahrlässigkeit oder Körperverletzung erhoben und bei Erfolglosigkeit umgeschaltet auf Zivilklage wegen mangelhafter Aufklärung (zum Zwecke eines Schadensersatzes und Schmerzensgeld).

Es muß berücksichtigt werden, daß in allen Bereichen der Medizin eine weitgehende Aufklärung durch Medien und Laienpublikationen bei Patienten Erwartungen geweckt hat, die von der Medizin in vielen Fällen nicht erfüllt werden können. So macht mancher wohlinformierte Patient für seine Erkrankung weniger das Schicksal und seine Lebenshaltung verantwortlich als seinen behandelnden Arzt. Dies gilt insbesondere in Bereichen, in denen natürliche Vorgänge wie etwa Pubertät, Wechseljahre, Schwangerschaft, Geburt ablaufen. Hier besonders vermischt sich im Gedächtnis eine phantastische Vorinformation mit der nüchternen Aufklärung durch den Arzt, deren exakte Dokumentation daher sehr wichtig ist.

Die Juristen sind geneigt, Fahrlässigkeiten dann besonders schwer zu beurteilen, wenn der Eingriff nicht aus Gründen der Lebensrettung (Notfall) oder einer unmittelbaren Gesundheitsbedrohung durchgeführt wurde, sondern unter geringfügiger Dringlichkeit. Auch zu dieser Problematik muß der Gutachter Stellung nehmen.

Die Vermischung somatischer, psychischer und sozialer Bedingungen bei Entstehung oder Verschlimmerung einer Krankheit sowie beim Leistungsabfall ist bei der Frau besonders intensiv. Ihre Stellung in der Gesellschaft und ihre Mehrfachbelastung im Tagesablauf durch die Rolle als Berufstätige, Hausfrau und Mutter muß daher in Rechnung gestellt werden. Bei der Beurteilung des Arbeitseinsatzes ist auf die gesetzlichen Vorschriften des Jugendarbeitsschutz- und des Mutterschutzgesetzes zu achten. Einzelheiten über Frauenarbeitsrecht, Sozialversicherungsrecht, die für Frauen bestehenden Beschäftigungsverbote muß in den entsprechenden Bestimmungen nachgelesen werden, falls sie gutachterliche Äußerungen erfordern (s. S. 121 f.).

Die Besonderheit bei der ärztlichen Beurteilung einer Frau ist darin zu sehen, daß das biologische Alter in die Begutachtung eingeht, also auch die Frage der Empfängnisfähigkeit, ihre Erhaltung oder Beeinträchtigung durch operative Maßnahmen, die Herabminderung des Selbstwertgefühls nach Verlust weiblicher Organe, des Uterus, der Eierstöcke, insbesondere auch der Brust.

Während der behandelnde Arzt der von ihm operierten oder behandelten Patientin die Bescheinigung ausstellt, welche die Fakten enthält, nimmt zur Höhe der MdE im allgemeinen der Arzt des Versorgungsamtes Stellung. Anhaltspunkte hierzu sind in Tab. 29.**1** aufgeführt.

Tabelle 29.**1** MdE-Tabelle Soziales Entschädigungsgesetz, Schwerbehindertengesetz

Weibliche Geschlechtsorgane	MdE bzw. GdB
Verlust der Brust	
einseitig	30 v. H.
beidseitig	40 v. H.
Verlust einer atrophischen Brust, in höherem Lebensalter (etwa ab Mitte des 8. Lebensjahrzehnts)	
einseitig	10 v. H.
beidseitig	20 v. H.
Funktionseinschränkungen im Schultergürtel oder Arm als Operations- oder Bestrahlungsfolgen (z. B. Lymphödem, Muskeldefekte, Nervenläsionen) sowie außergewöhnliche psychoreaktive Störungen (siehe Nummer 18 Abs. 8, Seite 26) sind ggf. zusätzlich zu berücksichtigen.	
Aufbauplastik zur Wiederherstellung der Brust	
mit günstigem Ergebnis	0–10 v. H.
sonst	20–30 v. H.
Nach Entfernung eines *malignen Brustdrüsentumors* ist in den ersten fünf Jahren eine Heilungsbewährung abzuwarten; MdE während dieser Zeit	
(einschl. der Operationsfolgen und ggf. anderer Behandlungsfolgen, sofern diese für sich allein MdE um wenigstens 50 v. H. bedingen)	
bei Entfernung im Stadium I ($T_1N_0M_0$)	50 v. H.
bei Entfernung im Stadium II ($T_2N_1M_0$)	60 v. H.
in anderen Stadien	wenigstens 80 v. H.
Bedingen die Folgen der Operation und ggf. anderer Behandlungsmaßnahmen eine MdE um 50 v. H. oder mehr, ist die während der Heilungsbewährung anzusetzende MdE entsprechend höher zu bewerten.	
Verlust der Gebärmutter, Sterilität, T_0	
in jüngerem Lebensalter bei noch bestehendem Kinderwunsch	20 v. H.
Außergewöhnliche psychoreaktive Störungen sind ggf. zusätzlich zu berücksichtigen (siehe Nummer 18 Absatz 8, Seite 26).	

Tabelle 29.1 Bewertung nach SchwbG u. Soz. Entschädigungsrecht

Nach Entfernung eines *malignen Gebärmuttertumors* ist in den ersten fünf Jahren eine Heilungsbewährung abzuwarten (Ausnahme: Carcinoma in situ); MdE während dieser Zeit	
nach Entfernung eines Korpus- oder Zervixtumors im FIGO-Stadium Ia und Ib ($T_1N_XM_O$)	50 v. H.
nach Entfernung eines Zervixtumors im FIGO-Stadium II ($T_2N_XM_O$)	60 v. H.
sonst	80 v. H.
Verlust eines Eierstocks	0 v. H.
Verlust beider Eierstöcke	
ohne Kinderwunsch und ohne wesentliche Auswirkung auf den Hormonhaushalt (so immer nach dem 50. Lebensjahr)	0–10 v. H.
im jüngeren Lebensalter bei noch bestehendem Kinderwunsch oder bei unzureichender Ausgleichbarkeit des Hormonausfalls durch Substitution	20–30 v. H.
Außergewöhnliche psychoreaktive Störungen sind ggf. zusätzlich zu berücksichtigen (siehe Nummer 18 Absatz 8, Seite 26).	
Nach Entfernung eines *malignen Eierstocktumors* ist in den ersten fünf Jahren eine Heilungsbewährung abzuwarten; MdE während dieser Zeit	
nach Entfernung im FIGO-Stadium Ia und Ib ($T_1N_XM_O$)	50 v. H.
in anderen Stadien	80 v. H.
Nach Beseitigung eines *malignen Scheidentumors* ist in den ersten fünf Jahren eine Heilungsbewährung abzuwarten (Ausnahme: Carcinoma in situ); MdE während dieser Zeit	
nach Beseitigung im FIGO-Stadium I ($T_1N_OM_O$)	60 v. H.
sonst	80 v. H.
Nach Entfernung eines *malignen Tumors der äußeren Geschlechtsteile* ist in den ersten fünf Jahren eine Heilungsbewährung abzuwarten (Ausnahme: Carcinoma in situ); MdE während dieser Zeit	
nach Entfernung im FIGO-Stadium I/II ($T_{1-2}N_OM_O$)	50 v. H.
sonst	80 v. H.

Trauma: Unfall, Stuprum

(2, 3, 18, 40, 64, 70, 71, 77, 82, 99, 107

Das Gutachten hat die Frage zu beantworten, inwieweit unmittelbare aktuelle Schäden im Bereich der Genitalorgane aufgetreten sind und inwieweit Dauerfolgen etwa hinsichtlich der Fertilität, der Erschwerung einer Geburt, aber auch psychischer Störungen zu erwarten sind. Folgende Punkte sind dabei zu beachten:

1. Eine sorgfältige Rekonstruktion des schädigenden Ereignisses, eventuell unter Verwendung von Zeugenaussagen aus den Akten oder aus der mündlichen Befragung des Richters in der Sitzung.
2. Objektivierung der beklagten Körperschäden mit Feststellung eines ursächlichen Zusammenhangs zwischen Art, Ereignis, Leiden. Aussage, ob das Leiden oder eine Disposition hierzu schon vor dem Trauma bestanden hat und durch das Trauma verschlimmert wurde bzw. inwieweit bei einem Stuprum möglicherweise Einverständnis vorgelegen hat oder nicht.
3. Feststellung, wieweit die angegebenen Beschwerden durch den erhobenen Befund erklärt sind.

Direkte Traumen auf die Genitalorgane sind zu erwarten bei Pfählungsverletzungen, Tierhornstoß, durch Stich oder Stoß in den Unterleib, Aufprall auf einen harten Gegenstand (z. B. Herrenfahrradstange) mit Traumatisierung der Vulva, Verletzungen des Hymenalbereiches und der Vagina, wie sie auch bei Stuprum vorkommen.

Die Primäruntersuchung beurteilt durch gynäkologische Inspektion das Ausmaß der Hämatombildung im Vulvabereich, Einrisse des Hymens im Introitus und unter Spekulumeinstellung Einrisse oder Abrisse der Vaginalwand, die als Längsrisse in der Seitenwand und als Abrisse im oberen vorderen oder hinteren Vaginalgewölbe zu suchen sind. Der Befund sollte, wenn möglich, durch eine Fotoaufnahme festgehalten werden.

Wichtig ist die Feststellung, ob die Verletzung zu einer Eröffnung der Bauchhöhle geführt hat (Penetrationsverletzung) und damit eine operative Versorgung notwendig wird. Insbesondere ist auf die Verletzung der Nachbarorgane Blase und Darm zu achten, da ein Versäumnis der primären Versorgung zu Fistelbildung und Infektionen führt.

Verletzungen des Vulva-Vaginal-Bereiches heilen im allgemeinen ausgezeichnet, Spätfolgen können nur in seltenen Fällen durch Strikturen verursacht werden, wobei dem Unfallereignis als solchem, aber auch dem versorgenden Arzt ein Vorwurf angelastet werden kann.

Narbenbildung nach Episiotomie mit Striktur, aber auch bei Sekundärheilung, gehören hierher.

Beim Autounfall bietet der gut sitzende Dreipunktegurt den besten Schutz für Mutter und Kind. Er muß straff anliegen, Kontakt mit dem Beckenknochen haben und auf keinen Fall frei über das Abdomen verlaufen. Vorzeitige Plazentaablösung als Folge eines Verkehrsunfalls ist beschrieben.

Beim *Trauma in der Schwangerschaft* ist der zeitliche Zusammenhang zwischen Schwangerschaftsstörung (Fehlgeburt, Frühgeburt und Schadensereignissen) nur dann als Ursache zu werten, wenn Brückensymptome vorhanden sind. Das Ereignis „spontane Fehlgeburt“ ist innerhalb der ersten vier Monate einer Schwangerschaft außerordentlich häufig, bedingt durch Fehlanlage der Frucht bzw. der Fruchthüllen und der Plazenta (geschätzt bis zu über 50% aller Frühschwangerschaften). Bei derartigen Ereignissen sollte unter allen Umständen eine histologische Untersuchung der Abgänge erfolgen, um Fehl- und Mißbildungen feststellen zu können (z. B. Blasenmole, partielle Blasenmole, Fruchtmißbildung, Nabelschnurmißbildung, chromosomale Aberrationen). Kommt es selten einmal zu retroplazentaren Hämatomen und damit zum Untergang der Schwangerschaft, so ist die genaue Untersuchung der Abgänge und die Beurteilung von entscheidender Bedeutung. Bei fortgeschrittenen Schwangerschaften muß mindestens das Leben der Frucht vor dem schädigenden Ereignis (Herztöne, Ultraschall) und der Tod der Frucht nach dem Ereignis mit einwandfreien Methoden festgestellt sein, um einen ursächlichen Zusammenhang zu bestätigen. In allen Fällen muß der Gutachter versuchen, sich auf einwandfreie ärztliche Vorbefunde zu stützen, wobei eine gründliche fachärztliche Untersuchung unverzüglich zur Verfügung stehen sollte. Eine Verschleppung dieser Diagnostik verunsichert in hohem Maße die gutachtliche Aussage.

Sexualdelikte

(2, 18, 20) s. auch S. 674 ff

Dies gilt insbesondere bei Sexualdelikten. Der Untersucher hat auf etwaige Verletzungen (Kratzspuren, Hämatome) am gesamten Körper sowie speziell auf Verletzungen im Genitalbereich (z. B. Scheideneingang) zu achten und sie zu beschreiben. Die wichtigste Maßnahme ist die sofortige mikroskopische Untersuchung des Scheideninhalts und des Zervikalsekrets auf bewegliche Spermien. Der Nachweis von Spermien gelingt bis zu 34 Stunden, bei gutem Reinheitsgrad bis zu 48 Stunden post coitum. Bewegliche Samenfäden können nach dem Stuprum zwischen 5 Stunden (prä- und postmenstruell) und 20 Stunden (zur Zeit der Ovulation) gefunden werden. Zum Sofortnachweis eignet sich das Phasenkontrastmikroskop am besten. Zur Dokumentation sind zusätzlich gefärbte Ausstriche anzufertigen. Mittels Spermaspuren lassen sich Blutgruppenbestimmungen durchführen, die Bekleidung ist daher sorgfältig zu besichtigen und zu asservieren.

Die gutachtliche Beurteilung stützt sich auf die Schilderung des Opfers bezüglich des Tathergangs sowie auf die genannten objektiven Befunde. Bei Verdacht auf Unzurechnungsfähigkeit oder bei Kindern ist die Einholung eines Glaubwürdigkeitsgutachtens häufig unumgänglich.

Untersuchungsgang: Befragung des Opfers und etwaiger Zeugen über Zeitpunkt, Ort und Art des Tathergangs.

Frage nach dem Zeitpunkt des letzten Geschlechtsverkehrs vor der Tat.

Erhebung der gynäkologischen Anamnese, Inspektion der vollständig Entkleideten auf Würgemale (Hals), Kratzspuren (oft an Armen, Mammae und Innenseite der Oberschenkel), Hämatome (oft an Extremitäten und Rücken) oder sonstige Verletzungen, eventuell Fotodokumentation.

Inspektion der Vulva zur Feststellung von Mikrotraumen mittels Kolposkop, Inspektion des Hymens und Hymenalsaums.

Spiegeleinstellung und Kolposkopie der Vagina und Portio.

Entnahme von Vaginalsekret aus dem hinteren Vaginalgewölbe mit Zervix zur phasenmikroskopischen Untersuchung sowie Sekretentnahme aus Vagina und Zervikalkanal, trocken und fixiert zur Blutgruppenbestimmung im Spermasekret zur Färbung nach Papanicolaou.

Die manuelle gynäkologische Untersuchung.

Protokollierung aller erhobenen Befunde, Asservierung der Unterwäsche.

Körperliche Folgen: Verletzungen an Vulva, Vagina, transvaginal, an Darm oder Blase.

Gravidität? (Abbruch bis zur 12. Woche gesetzlich erlaubt).

Übertragung von Geschlechtskrankheiten und anderen Erkrankungen.

Seelische Folgen: In Einzelfällen ist nach Sexualdelikten ein klärendes Gespräch ausreichend. Bei jüngeren Frauen und Mädchen ist jedoch eine kurzfristig oder länger dauernde psychische Führung erforderlich. Sie sollte so zeitig wie möglich einsetzen und ist ebenso wichtig wie die Therapie körperlicher Folgen.

Sexualstörungen

(3, 4, 18, 23, 52, 45)

Die sexuelle Differenzierung wird sowohl physisch als psychisch in zahlreichen Stufen entwickelt, wobei auf jeder Stufe Fehler vorkommen können: Das chromosomale Geschlecht wird durch die Geschlechtschromosomen festgelegt, das gonadale Geschlecht durch die Ausbildung von Keimdrüsen mit unterschiedlicher Hormonproduktion, das genitale Geschlecht durch den Einfluß dieser Hormone auf das äußere Genitale Neben dem phänotypischen Geschlecht, also dem persönlichen Gesamteindruck, gibt es eine anerzogene sexuelle Identität und eine psychosoziale Geschlechtseinordnung.

Irrtümer können bereits bei der *primären Geschlechtseinordnung* unmittelbar nach der Geburt vorkommen, auch wenn man sie bei exakter Besichtigung der äußeren Genitalien und mit Hilfe einer Kerngeschlechtsbestimmung vornimmt. Im späteren Leben gehen mancherlei Umwelteinflüsse in die Identifizierung als männlich oder weiblich ein. Die *Pubertät* ist eine Krisenzeit, in der sich die persönliche Einstellung zur Sexualität entwikkelt. In diesem komplizierten Prozeß auftretende Störungen beeinflussen die Gesamtsituation des Menschen, das soziale Verhalten zur Umwelt und gelegentlich auch sein Abgleiten in den kriminellen Bereich. Dies gilt für beide Geschlechter. Besonders zu berücksichtigen ist bei der Frau auch ein unterschiedliches Verhalten unter dem Ablauf physiologischer Geschehnisse, der Pubertät, der Menstruation, der Schwangerschaft, des Klimakteriums.

Gynäkologische Operationen

(15, 22, 25, 41, 44, 47, 48, 51)

Hinsichtlich der Beurteilung einer gynäkologischen Operation gelten die allgemeinchirurgischen Richtlinien in der Beurteilung von Anästhesiezwischenfällen, Lagerungsschäden, Nervenschädigung durch Druck der Spekula. Eine Besonderheit der operativen gynäkologischen Therapie ist in höherem Maße als in der Chirurgie die Möglichkeit primärer Wahl zwischen konservativer oder operativer Behandlung. Der Uterus myomatosus kann ebenso wie die Senkung zunächst dem Versuch einer konservativen Behandlung unterworfen werden, ehe man sich zur Operation entschließt. Rekonstruktive Maßnahmen, wie etwa an der Bauchdecke oder an der Brust, treten in die Nähe kosmetischer Operationen, bei denen sehr sorgfältige Aufklärung sowie fotografische Dokumentation vor und nach dem Eingriff bedeutungsvoll sind. Unzufriedenheit der Patientin mit dem Operationsergebnis führt hier nicht selten zu Klagen.

Sowohl bei abdominalen als auch vaginalen Operationen im Bereich des kleinen Beckens kann es zu Nebenverletzungen der Organe Blase, Ureter und Darm kommen. Die Fistelbildung nach gynäkologischer Operation ist seltener geworden, kommt jedoch insbesondere bei Radikaloperationen gelegentlich vor. Dann wird der Vorwurf des Kunstfehlers erhoben. Bei der gutachtlichen Beurteilung ist die Indikation für den Eingriff, die Schwere des Eingriffes (z. b. Endometriose, Verwachsungen) zu berücksichtigen, evtl. auch vorhandene Mißbildungen (Ureterdoppelbildung), die vor der Operation nicht erkannt waren. Wichtig für den Operateur ist ein exakter Operationsbericht, der unmittelbar nach der Operation diktiert wird und die Notierung der Assistenz. Durchweg wird der Fehler unter der Operation nicht bemerkt und daher auch nicht sofort korrigiert. Nach Karzinom-Strahlenbehandlung kann es ebenfalls zu Fistelbildungen, sogar zu Kloakenbildungen kommen, nicht selten ist das Grundleiden geheilt, der resultierende Zustand für die Patientin unerträglich. Das operative Vorgehen ist durch die Strahlenveränderung des Gewebes erschwert und erfordert evtl. die (vorübergehende) Verlegung des Darmausgangs bzw. des Blasenausgangs.

Nebenverletzungen werden beobachtet außer bei Karzinomoperationen auch bei operativer Behandlung schwerer Entzündungen im kleinen Becken und beim Kaiserschnitt.

Wird dies nicht unter der Operation erkannt und beseitigt, ist mit schweren Folgen (lang anhaltenden Entzündungen, Fistelbildung) zu rechnen.

Beurteilung: GdB nach dem Schwerbehindertenrecht bzw. MdE nach dem sozialen Entschädigungsrecht:

Scheidenfisteln

Harnweg-Scheiden-Fistel	60 v. H.
Mastdarm-Scheiden-Fistel	60 v. H.
Harnweg-Mastdarm-Scheiden-Fistel (Kloakenbildung)	100 v. H.

Haarfisteln sind entsprechend niedriger zu bewerten.

Laparoskopie (Pelviskopie): Das Verfahren wird sowohl als klinischer als auch ambulanter Eingriff durchgeführt. Es dient diagnostisch zur Abklärung unklarer Unterbauchbeschwerden und zur Fertilitätsdiagnostik, therapeutisch zur Tubensterilisation und Zystenpunktion des Ovars. Operativ dient die Methode der Behandlung einer Extrauteringravidität (bei dem Versuch der Erhaltung des betroffenen Eileiters), der Entfernung von Ovarialzysten (vorher in ihrer Dignität überprüft durch Anamnese, Ultraschall, Laborwerte, Tumormarker), der Adhäsiolyse, der Behandlung der Endometriose.

Komplikationen können auftreten beim Aufbau des CO_2-Pneumoperitoneums und beim Einführen der Trokare mit Verletzung von Darm, Harnblase und Gefäßen, beim Einsatz chirurgischer Instrumente wie Schere und Probeexzisionszangen, beim Einsatz von Koagulationsinstrumenten und beim endoskopischen Einsatz von Laser-Systemen (CO_2, Argon, ND-YAG-Laser). Solche Verletzungen verlangen eine sofortige Laparotomie. Gutachtlich ist zu prüfen, ob beim Operateur die entsprechende Erfahrung vorlag, ob das Instrumentarium ausreichend war und ob die Möglichkeit bestand, mit entsprechender Assistenz eine zügige Laparotomie durchzuführen.

Lageveränderung der Genitalorgane mit Deszensus und Prolaps, Inkontinenz

(25, 30, 34, 36, 41, 47)

Die *Retroflexio mobilis* des Uterus wird heute nicht mehr als Ursache wesentlicher Beschwerden oder Sterilität angesehen. Die Therapie mit Ringeinlagen oder aufrichtenden Operationen (Alexander-Adams) ist verlassen worden. Beschwerden können auftreten, wenn sich in dem retroflektierten Uterus ein Myom entwickelt, welches die Blasen- oder Darmentleerung einschränkt oder behindert. Besondere Aufmerksamkeit verlangt die mobile Retroflexio bei einer eintretenden Schwangerschaft. Zwar richtet sich der Uterus im allgemeinen von selbst am Übergang vom 3. zum 4. Schwangerschaftsmonat auf, erfolgt dies aber nicht, so kann er sich im kleinen Becken einklemmen. Die nichtoperative Aufrichtung des Uterus bei einer gynäkologischen Untersuchung, evtl. in Knie-Ellenbogen-Lage, darf daher nicht versäumt werden.

Die *Retroflexio fixata*, meistens Restzustand entzündlicher Erkrankungen im kleinen Bekken oder verursacht durch eine Endometriose, führt in schweren Fällen durch Kreuzschmerzen, Obstipation, Meteorismus und prämenstruelle Schmerzen zur Einschränkung der Arbeitsfähigkeit. Eine operative Aufrichtung mit Lösung der Verwachsungen oder Behandlung der Endometriose sind angezeigt, insbesondere bei bestehendem Kinderwunsch, weil der fixierte Uterus sich nicht über den 3. Monat der Schwangerschaft hinaus entwickeln kann.

Eine *Senkung der Genitalorgane* kann durch eine konstitutionelle Insuffizienz des Beckenbindegewebes in Gang gesetzt werden, auch wenn keine Geburten abgelaufen sind. Meistens jedoch ist diese Senkung verursacht durch Schädigung des Beckenbodens als Geburtsfolge, insbesondere dann, wenn von vorbeugenden Maßnahmen, wie Beckenbodengymnastik, Frühaufstehen, nicht Gebrauch gemacht wurde. Die Senkung betrifft entweder die vordere oder die hintere Vaginalwand (Zystozele, Rektozele) oder beide Vaginalwände, häufig auch kombiniert mit einer Senkung des Uterus (Deszensus bis Prolaps). Das anatomische Ausmaß der Senkung geht mit den geklagten Beschwerden und mit der Erhaltung der Organfunktionen nicht unbedingt parallel. Die Patientinnen geben an: Druckgefühl im Blasenbereich, Harndrang, Harninkontinenz, Ischuria paradoxa, Anfälligkeit für Zystitiden. Im Rektumbereich wird geklagt über Erschwerung der Entleerung des Enddarms, Stauungen von hartem Stuhlgang in der Aussackung, Schmerzen beim Stuhlgang sowie über Hämorrhoidenbildung, gelegentlich mit Blutung.

Darüber hinaus wird über diffuse Kreuz-Rücken-Schmerzen (vor allem bei körperlicher Arbeit) geklagt. Zur Abklärung der Beschwerden ist eine enge Zusammenarbeit zwischen Gynäkologen und Orthopäden erforderlich.

Die Senkungszustände mit oder ohne Verbindung mit einer statischen Insuffizienz schränken die Belastbarkeit und damit die Arbeitsfähigkeit erheblich ein. Eine Inkontinenz der Blase und/oder des Darms kann die Betroffene gesellschaftsunfähig machen und führt zur Isolation.

Zur operativen Korrektur (abdominal oder vaginal) sollte der Patientin geraten werden. Bei Insuffizienz des Blasenverschlusses muß eine exakte urodynamische Untersuchung vorausgehen, die zwischen einer Streßinkontinenz und einer Inkontinenz unterscheidet. Die Pessarbehandlung ist verlassen worden. Die Elektrostimulation durch ein in den Mastdarm eingeführtes Sendegerät befindet sich noch in der Erprobung.

Bei alten Patienten ist die Kombination sowohl der konservativen als auch der operativen Behandlung mit einer Östrogenzufuhr empfehlenswert, weil die hierdurch hervorgerufene Verbesserung der Durchblutung, der Proliferation des Vaginal- und Blasenepithels die Beschwerden lindern kann. Dies gilt besonders bei Patienten im Alter, insbesondere im hohen Alter. Da die Rezidivhäufigkeit bei vaginal-operativen Maßnahmen bis zu 25% beträgt, muß evtl. eine Erweiterung der Operation oder eine Rezidivoperation mit einer Schlinge zur Stützung des Blasenbodens ins Auge gefaßt werden. Bei sehr alten Patienten, bei denen auf Kohabitationsfähigkeit keine Rücksicht mehr genommen werden muß, wird man zur Wiederherstellung eines festen Beckenbodens die Hysterokolpektomie empfehlen.

Die zahlreichen Behandlungsmöglichkeiten zwingen den Gutachter nicht selten zu einer Entscheidung, ob die anamnestisch festgehaltenen Beschwerden der Patientin, zu deren Beseitigung die Behandlung eingesetzt wurde, diagnostisch ausreichend abgeklärt wurden, um dann den erfolgversprechenden Behandlungsweg einzuschlagen. Eine Aufklärung der Patientin über die Operationsprognose und die mit dem operativen Eingriff verbundenen lokalen, somatischen und psychischen Änderungen sowie über mögliche Rezidive ist von großer Bedeutung.

Beurteilung: MdE wird folgendermaßen anzusetzen sein:

	GdB/MdE
Zysto-Rektozele ohne/mit Descensus uteri ohne oder mit geringer Harninkontinenz bei leichter bis mittelschwerer Arbeit, insbesondere beim Bücken und Heben	0–10%
– mit stärkerer Harninkontinenz, insbesondere bei schwerer Arbeit	20–40%
– mit absoluter Harninkontinenz	50%

Ulzerationen sind gegebenenfalls zusätzlich zu bewerten.	MdE
Fistelbildung mit ständigem Urinabgang	50–80%
Blasen- und Rektum-Scheiden-Fistel (Kloakenbildung) auch bei evtl. durch Strahlentherapie geheiltem Karzinom	100%
Prolaps des Uterus mit Senkung der Vaginalwände	
ohne Harninkontinenz oder andere Blasenentleerungsstörungen	20–40%
mit relativer Harninkontinenz	30–60%
mit absoluter Harninkontinez	60–80%
Ulzerationen sind gegebenenfalls zusätzlich zu bewerten.	
Rezidiv nach plastischer Operation	50%
Totalprolaps durch konservative Therapie (Ringeinlage) befriedigend zu beheben	30–50%
Totalprolaps durch konservative Therapie nicht zu beheben	70–80%
Inkontinenzrezidiv nach operativer Korrektur	70–80%
Hängefettbauch, Rektusdiastase mit gleichzeitiger Lageveränderung des inneren Genitales	
a) durch konservative (Beckenbodengymnastik, Pessar, Elektrostimulation) oder operative Behandlung nicht voll zu beheben	50%
b) bei Operationsrezidiven (nach Entfernung des Fetthängebauches), Bauchwandbruch mit oder ohne Senkung der Genitalorgane, besonders bei gleichzeitiger Harninkontinenz	50%
Belastungsschwäche des Stützgewebes ohne wesentliche Beschwerden nach operativ-plastischer Behebung	10%
bei Rezidiven	s. o.

Entzündungen im Genitalbereich

(8, 15, 23, 65, 94, 105)

Entzündungen im Bereich der Vulva, Vagina und Zervix, wie sie bevorzugt durch bakterielle Infektion, Trichomonaden und Pilze verursacht werden, schränken nur unter akutem Zustand die Arbeitsfähigkeit vorübergehend ein, hinterlassen aber keine Dauerschäden.

Eine durch das Uteruskavum *aszendierende Infektion* führt dagegen zu einer Salpingitis, Salpingoophoritis oder Pelvioperitonitis. Diese Aszension erfolgt bevorzugt post menstruationem, post partum und post abortum sowie nach ärztlichen Eingriffen, wie Schwangerschaftsabbrüchen, aber auch nach Einlage eines Intrauterinpessars. Ein zeitlicher Zusammenhang mit derartigen Maßnahmen kann im Sinne eines Kausalzusammenhanges gewertet werden, wobei die bakterielle Infektion auch aus dem Bereich des Zervikalkanals in das Cavum uteri aufgetragen werden kann. Die Frage einer vollständigen Aufklärung wird hier vom Gutachter besonders zu berücksichtigen sein. (Bakteriologische Untersuchung?)

Eine akute *Appendizitis* kann auf den Bereich des kleinen Beckens übergreifen.

Die *Tuberkuloseerkrankung* der Eileiter entsteht hämatogen. Die Infektion kann auf das Endometrium übergreifen.

Folge von Infektionen sind anatomische Veränderungen mit Narbenbildungen, Adhäsionen und Fixierung der Organe im kleinen Becken. Rezidive sind häufig, ebenso Sterilität durch Verschluß der eileitenden Wege. Die Beurteilung der Erwerbsminderung berücksichtigt das Stadium des entzündlichen Prozesses, das Allgemeinbefinden der Patientin, ihre sozialen Verhältnisse und die Schwere der zu verrichtenden Arbeit. Hat eine konsequente, eventuell wiederholte auch klinisch-konservative Behandlung nicht zum befriedigenden Ergebnis geführt, so sind operative Eingriffe am Platze. In Frage kommt die Entfernung der chronisch-entzündlich veränderten Eileiter, gelegentlich auch eines oder beider Eierstöcke, wenn die Entzündung auf diese übergegriffen hat (Ovarialabszeß). Der Verlust der Fertilität oder/und der hormonalen Eierstocksfunktion wirft je nach Alter der Patientin Probleme auf. Gutachtlich ist zu entscheiden, ob die Operation mit diesen schweren Folgen als lebensrettender Eingriff gewertet werden kann und ob alle konservativen Maßnahmen (gezielte Antibiotikabehandlung, strenge stationäre Überwachung, evtl. Pelviskopie mit Punktion des ovariellen Eiterherdes) ausgeschöpft wurden.

Die Patienten selber wünschen bei wiederholten Rezidiven und bei der damit verbundenen erheblichen Beeinträchtigung des Allgemeinbefindens häufig von selbst den Übergang auf eine operative Behandlung. Danach auftretende Narben- und Adhäsionsbeschwerden sind nicht selten und sind wie chronisch postentzündliche Veränderungen zu beurteilen.

Beurteilung: Da der Ablauf der Entzündung fließend ist, ändert sich die Beurteilung der Erwerbsfähigkeit bzw. der Behinderung.

	GdB/MdE
Abgelaufener Prozeß von geringer Ausdehnung und Adhäsionen machen noch Beschwerden. Arbeiten mit dauerndem Stehen, Sitzen oder Treten sowie ständige kleine Erschütterungen sollten ebenso vermieden werden wie Hitze und Kälte oder wiederholte Durchnässung	0–10%
Chronisch entzündliche Adnexprozesse oder parametraner Prozeß mit mäßigen Beschwerden und gelegentlichem Wiederaufflackern	20–40%
Subakuter Prozeß mit doppelseitigen Adnextumoren, erhöhter Blutsenkung, Schmerzen und Beeinträchtigung des Allgemeinzustandes sowie mit Rezidivschüben mehrfach im Jahr, bei denen eine stationäre intensive Behandlung angezeigt ist	50%

Endometriose im Genitalbereich

(4, 10, 14, 27, 48, 62)

Ätiologie: Bei der Endometriose handelt es sich um verschleppte Gebärmutterschleimhautinseln, welche entweder als Endometriosis genitalis interna (Uterusmuskelwand, auch Adenomyose genannt), Endometriosis genitalis externa (Tuben, Ovar, Scheide und Vulva betroffen), Endometriosis extragenitalis (Bauchwandnarben, Appendix, Peritoneum, Mesenterium, Mundschleimhaut, Kolon) beobachtet werden. Die Häufigkeit der intraperitonealen Endometriose hat zugenommen, nachdem derartige, meist symptomlose Inseln im Bauchraum pelviskopisch diagnostiziert werden.

Die auftretenden Beschwerden hängen weitgehend von der Lokalisation oder vom Umfang der Herde sowie der resultierenden Verwachsungen mit den Nachbarorganen bzw. Einbruch in die Nachbarorgane (Blase, Rektum) ab. Da Veränderungen in den Herden durch proliferative und sekretorische Umwandlung hormonal gesteuert werden, somit die Veränderung der Uterusschleimhaut am rechten Ort mitmachen, kommt es beim Menstruationstermin zu Blutungen in die Herde oder in deren Umgebung bzw. in die Organe, in welche die Endometriose eingebrochen ist (Blase, Darm). Schmerzen können, insbesondere durch Adhäsionen bedingt, ständig vorhanden sein. Häufig findet man eine Zunahme der Schmerzen bis zum Menstruationsbeginn und dann eine schnell auftretende Erleichterung, bis die Beschwerden im Laufe des nächsten Zyklus zur Menstruation hin wieder zunehmen. In den Eileitern bewirken die Veränderungen einen Verschluß oder die Verwachsung mit den Nachbarorganen, in der Uteruswand adenomyotische Herde sowie Verwachsungen mit der Umgebung. Damit ist die Fruchtbarkeit der Frau bedroht oder ausgeschaltet.

Beurteilung: Hinsichtlich GdB/MdE gilt bei einer

	MdE
Endometriose leichteren Grades (geringe Ausdehnung, keine oder nur geringe Beschwerden, Zufallsbefund bei Pelviskopie)	0–10%
E. mittleren Grades (mehrere Herde, wechselnde Beschwerden, leichte Adhäsionen)	20–40%
E. schweren Grades (mit Ausdehnung und Übergreifen auf die Nachbarorgane, Einbruch in die Nachbarorgane, Verwachsungen im kleinen Becken, erhebliche periodische Beeinträchtigung des Allgemeinzustandes oder Dauerschmerz)	50% und mehr

Eine hormonal gesteuerte Veränderung kann auch hormonal erfolgreich behandelt werden, kleine intraperitoneale Herde können bei der Pelviskopie verschorft werden, bei umfangreichem Prozeß mit Adhäsionen wird man sich zu mehr oder weniger großen operativen Eingriffen entschließen müssen, die als solche Sterilität nach sich ziehen können.

Eine Kastrationsbestrahlung der Ovarien zur Ausschaltung ihrer hormonalen Tätigkeit wird heute nicht mehr geübt.

Mit Eintreten in die Menopause bildet sich die Endometriose zurück. In leichteren Fällen kann diese Entwicklung abgewartet werden.

Eine umfangreiche Aufklärung der Patientin ist notwendig, insbesondere auch mit Hinweis auf die Gutartigkeit des Prozesses. Ein Einbruch in die Blase oder in den Darm kann zu Blutungen aus diesen Organen zum Menstruationstermin führen. Fälschlich kann eine Karzinomdiagnose gestellt werden, fälschlich eine entsprechende operative Therapie zum Zuge kommen.

Mißbildung bzw. Fehlbildung

(13, 15, 19, 33, 45, 47, 52)

Zu den leichten Fehlbildungen im Genitalbereich gehört der *Hymenalverschluß*. Hinter diesem Verschluß kann sich nach Einsetzen der Menstruation (12.–14. Lebensjahr) eine Hämatokolpos bilden, die zur Tumorbildung im Unterleib und zu periodisch auftretenden krampfartigen Schmerzen führt. Bei Nichtbeachtung kommt es zur Ausbildung einer Hämamtometra bzw. Hämatosalpinx.

Die zunehmenden Beschwerden führen schließlich zur operativen Eröffnung des Vaginalverschlusses und damit zur Gesundung. Gutachtlich ist als Fehlentscheidung zu werten, wenn der vermeintliche Unterleibstumor abdominal angegangen wird. Besteht eine *Aplasie der Scheide* mit oder ohne Aplasie des Uterus, so resultiert daraus Sterilität. Die Fehlbildung erfordert die operative Bildung einer künstlichen Scheide nach verschiedenen Methoden, evtl. verbunden mit der Uterusexstirpation (falls dieser rudimentär angelegt ist).

Doppelbildungen des Uterus bei intaktem Menstruations- und Kohabitationsweg sollten nur operiert werden, wenn die Doppelbildung zu Fehlgeburten geführt hat.

Scheiden- oder Gebärmutteraplasie einschließlich Sterilität nach Vollendung des 14. Lebensjahres ohne plastische Operation schränkt die Arbeits- und Erwerbsfähigkeit nicht ein. Die „Anhaltspunkte 1983“ sehen jedoch eine MdE von 40% vor.

	MdE
Beurteilung: Scheiden-Gebärmutter-Aplasie, ohne Plastik, nach Vollendung des 14. Lebensjahres (einschließlich Sterilität)	40 v. H.

Altersveränderungen

(18, 24, 28, 53)

Zunehmendes Alter ist wie bei allen *malignen Tumoren* ein Risiko auch für die Entstehung von Karzinomen des weiblichen Genitales. Das Durchschnittsalter der Kollumkarzinompatientinnen beträgt 47, der Korpuskarzinompatientinnen 57 und der Vulvakarzinompatientinnen 67 Jahre. Nur das Kollumkarzinom wird auch bei jungen Frauen beobachtet. Auf diese Altersverteilung muß der behandelnde Arzt Rücksicht nehmen, also die Risikofaktoren in Rechnung stellen, um sich nicht dem Vorwurf der fahrlässigen Unterlassung auszusetzen.

Der *Uterus myomatosus* ist eine Veränderung der Gebärmutterwand im letzten Drittel der Geschlechtsreife mit entsprechenden Beschwerden (verstärkte Menstruationsblutung, Druck auf die Nachbarorgane, Tumorgefühl im Unterbauch, Blutungsanämie). Nach Abschluß der Menopause bildet sich der Uterus myomatosus zurück. Bei geringen Beschwerden und in dem Zeitraum kurz vor der Menopause (etwa ab 50 Jahre) kann die Operation unterbleiben. Spätere sarkomatöse Veränderungen des Uterus myomatosus sind sehr selten. Konservative Operationen bei Uterus myomatosus in der Geschlechtsreife sind zu vertreten, falls die Empfängnismöglichkeit unter allen Umständen erhalten werden soll. Myome kommen fast immer in der Mehrzahl vor, konservative Operation kann eine folgende Schwangerschaft durch auftretende Uterusruptur gefährden. Die Exstirpation des ganzen Uterus ist daher vorzuziehen. Gegen den Versuch einer vorhergehenden hormonalen Behandlung bestehen keine Bedenken.

Im *klimakterischen Übergang* in die Menopause sistiert die Hormonproduktion des Ovars. Schon vorher sind anovulatorische Zyklen abgelaufen, die Gestagenproduktion also ausgefallen. Ein Drittel der Frauen klagt jetzt über klimakterische Beschwerden in Form von Hitzewallungen, Unruhe, Leistungsabfall. Die geklagten Beschwerden sind häufig subjektiv stark gefärbt, da mit dem Klimakterium auch eine erhebliche psychosoziale Umstellung verbunden ist. Diese Beschwerden sind daher vielgestaltig und subjektiv gefärbt. Sie erfordern häufig nur die ärztliche Zuwendung und Beratung. Aus dem sofortigen Griff zu Psychopharmaka oder Östrogenen kann wegen möglicher Nebenwirkungen (psychische Veränderung, Blutung, Verdacht der karzinogenetischen Wirkung) ein Vorwurf erhoben werden. Andererseits kann aus der Unterlassung der Östrogenzufuhr ebenfalls der Vorwurf erhoben werden, nicht alles zur Vermeidung einer Osteoporose, zur Vermeidung vorzeitigen Alterns und der raschen Rückbildung der Genitalorgane getan zu haben. Gegen eine Östrogenzufuhr in geringer Dosis über einen Zeitraum von mehreren Jahren bestehen wohl keine Einwände. Vermieden wird die Atrophisierung des Vaginalepithels mit Kohabitationsbeschwerden, die Atrophisierung der Blasenschleimhaut. Ein ausgesprochener psychologischer Effekt wird ebenfalls erzielt. Bei der Behandlung müssen die Gegenindikationen einer Östrogenzufuhr beachtet werden: vorausgegangene Thrombosen und Embolien, Zustand nach Myokardinfarkt, nach Schlaganfall, Hypertonie, schwerer Diabetes, starkes Rauchen, chronische Hepatopathie, weitgehende Immobilisierung, potentiell östrogenabhängige Tumoren (Mammakarzinom, Leberzelladenom). Wie bei allen Hormonbehandlungen müssen also Kontraindikationen ausgeschlossen werden, die Unterleibsorgane einschließlich zytologischem Abstrich, ebenso die Brust in halbjährigem Abstand untersucht werden. Die Östrogenbehandlung darf nur zyklisch mit der Verabreichung von gestagenem Hormon durchgeführt werden.

Bei *Craurosis vulvae, Lichen atrophicus* (vorwiegend im hohen Alter) handelt es sich um potentielle Präkanzerosen. Die subjektiven Beschwerden bestehen vorwiegend in Juckreiz, wegen der Kratzeffekte kommt es zu sekundären Erosionen und Geschwüren. Eine lokale Behandlung kann unter ständiger Beobachtung versucht werden. Tritt kein Erfolg ein, so ist die operative Beseitigung der veränderten Hautbezirke die Methode der Wahl, da sie nicht nur die Beschwerden, sondern auch den präkanzerös veränderten Hautbezirk entfernt. Das Auftreten von Geschwüren läßt immer den Verdacht auf eine Karzinomentwicklung aufkommen.

	GdB/MdE
Beurteilung: Craurosis vulvae geringen Grades (keine oder nur geringe Beschwerden)	0–10 v. H.
stärkeren Grades (erhebliche Beschwerden, Sekundärveränderungen, Ekzeme, Geschwüre, Narben)	20–40 v. H.

Genitalkarzinom

(8, 15, 27, 57, 63, 103)

Der Grundsatz einer automatischen Berentung von Frauen mit Genitalkarzinom ist zugunsten der *individuellen Behandlung* verlassen worden. Man sucht (nach SCHWARTZE 1965) alle behandelten Krebskranken in zwei Gruppen einzuteilen: solche *mit relativ guter Prognose* und solche *mit ungünstiger Fernprognose*. Bei günstiger Prognose (Heilungaussicht nach der Krebsstatistik höher als 75%) wird in der Regel so verfahren, daß eine Verlängerung der gehalts- bzw. lohnbezogenen *Krankengeldgewährung* von 26 auf 78 Wochen die soziale Sicherstellung der Krebspatientin bewirkt und unter Umständen für die Zeit der Rekonvaleszenz ausreicht. Das Krankengeld ist in aller Regel höher als die Zeitrente bei Frauen. Der Beginn der stark eingeschätzten Leistungsminderung, also der EU, wird mit dem Datum der Krankenhauseinweisung angenommen. Berücksichtigt man neben der im Einzelfall immer unsicheren Prognose den Allgemeinzustand, die psychische und berufliche Situation der Patientin, so kann bei einem Teil der behandelten Kranken auf die Zeitrente verzichtet und die Möglichkeit der verlängerten Krankengeldgewährung ausgenutzt werden.

Die Erstbegutachtung sollte stets durch die erstbehandelnde Klinik erfolgen, wobei Befunde an anderen Organsystemen berücksichtigt werden müssen. Hinsichtlich der Karzinomerkrankung ist eine exakte Einteilung in die FIGO-Stadien, neuerdings mit Angabe der TNM-Stadien erforderlich. Sowohl das Carcinoma in situ (Synonyma: schwere Dysplasie, intraepitheliales Karzinom, intrazervikale Neoplasie III) als auch das Zervixkarzinom der Gruppe Ia (Mikrokarzinom), im Corpus uteri die atypische adenomatöse Hyperplasie bzw. das Adenocarcinoma in situ der Korpusschleimhaut, werden nicht als Krebs aufgefaßt und durch einfache lokale Maßnahmen (Ausschaltung des Herdes durch Konisation, Elektrokoagulation, Lasertherapie, Kryochirurgie, beim Korpuskarzinom mit der Abrasio nachfolgender Gestagenbehandlung) therapiert. Bei diesen histologisch gesicherten Veränderungen am Rande der Malignität besteht nur Arbeitsunfähigkeit durch Krankheit, Behandlungs- und Genesungszeit.

Von den Krankenkassen wird bei länger währender Erkrankung oder Rekonvaleszenz auf § 183 Abs. 2 RVO verwiesen, wonach ein Kranker, der nach ärztlichem Gutachten als erwerbsunfähig anzusehen ist, aufgefordert wird, innerhalb von zehn Wochen einen Rehabilitationsantrag zu stellen. Stellt er diesen Antrag nicht, so entfällt der Anspruch auf Krankengeld mit Ablauf der Frist. Der Rehabilitationsträger ist aufgrund dieses Antrags verpflichtet zu prüfen, ob Rehabilitationsmaßnahmen noch möglich sind oder ob die Rente zuerkannt werden muß. Von der Möglichkeit des § 183 Abs. 7 RVO sollte nur in Ausnahmefällen Gebrauch gemacht werden, jedoch nicht bei nur vorübergehend arbeitsunfähigen, voraussichtlich erfolgreich zu behandelnden Krebspatienten mit günstiger Prognose.

Bei ungünstiger Fernprognose (statistisch zu erwartende Heilungsaussicht unter 75%) wird eine Rente wegen Erwerbsunfähigkeit auf Zeit, zunächst für drei Jahre, empfohlen.

Rehabilitation: Gleichzeitig mit der Beurteilung der Erwerbsfähigkeit sollte, wenn die gesetzlichen Voraussetzungen gegeben sind, bei Patienten mit günstiger Fernprognose eine Festigungskur für Geschwulstkranke beantragt werden.

Immer ist bei der Begutachtung im Falle bösartiger Erkrankung zu berücksichtigen, daß Angst, das Gefühl der Hoffnungslosigkeit zu Einsamkeit und Kontaktschwierigkeiten führt und damit zu Depressionen. Die Aufklärung muß diese ihre Folgen berücksichtigen. Eine geeignete psychologische Führung muß vermeiden, daß Dauerreaktionen eintreten, die im übrigen durch eine vorzeitige Rentengewährung eher unterstützt werden. Als Grundsatz hat immer zu gelten: *Rehabilitation vor Rente.* Während medizinischer und berufsfördernder Maßnahmen zur Rehabilitation besteht Anspruch auf Übergangsgeld (75%–90% des Nettoarbeitslohnes).

Hinsichtlich der Vorsorgeuntersuchung (Genitalkarzinom, seit 1972 als Kassenleistung ab dem 30. Lebensjahr, seit 1982 ab dem 20. Lebensjahr eingeführt) müssen die vorgeschriebenen Untersuchungsschritte exakt durchgeführt werden. Dies gilt für das Genitalkarzinom und das Mammakarzinom. Bei Verdachtsfällen, entweder aufgrund der Anamnese oder aufgrund des Befundes, muß der Patientin unter allen Umständen eine Klärung vorgeschlagen werden. Der Dokumentation der Befunde auf den vorgeschriebenen Dokumentationsblättern kommt große Bedeutung zu. Unterlassungen bei der Krebsvorsorgeuntersuchung, aber auch bei ihrer Dokumentation, gelten als fahrlässig.

Mammakarzinom

(4, 27, 57, 74, 103)

Das Mammakarzinom hat wegen zunehmender Häufigkeit große Bedeutung gewonnen. Eine Verbesserung der Heilungsrate ist nur über eine Intensivierung der Früherkennungsmaßnahmen möglich. Versäumnisse in der Diagnostik werden dem Arzt angelastet. Er muß beachten: die Angaben der Patientin (über 90% haben bereits eine knotige Veränderung in der Brust bemerkt), die Risikofaktoren (familiäres Vorkommen, insbesondere bei prämenopausaler Erkrankung, Mamma-Ca auf der Gegenseite, Vorveränderungen bereits bekannt als gesicherte Risikozeichen, sowie Diabetes, Adipositas, frühe Menarche, späte Menopause, Nulliparität, späte Erstgravidität als erweiterte Risikozeichen), alsdann das Ergebnis seiner Inspektion der Palpation. Risiko oder Verdacht veranlassen die Erweiterung der Diagnose durch Mammographie, in zweiter Linie Sonographie, Thermographie, Aspirationszytologie, Galaktographie. Eine Basismammographie mit 35 Jahren ist empfehlenswert. Ab dem 50. Lebensjahr ist eine jährliche Mammographie vertretbar, bei dem Risikokollektiv bereits früher. Die größte diagnostische Sicherheit bringt die Exstirpation eines suspekten Knoten im ganzen. Exakte Messung, histologische Diagnose und Rezeptoranalyse bestimmen das weitere Vorgehen. Die Einordnung des Tumors erfolgt nach dem TNM-System, der Malignitätsgrad (Grading) nach dem mikroskopischen Bau. Die diagnostischen Kriterien entscheiden insgesamt über die einzuschlagende Therapie. Die operative Therapie ist individualisiert worden. Sie kann beim Frühkarzinom günstigenfalls brusterhaltend durchgeführt werden (Quadrantenresektion, Tumorektomie, jeweils mit axillärer Lymphonodektomie). Ist ein größerer Eingriff nötig (Mastektomie), so muß die Operation im Hinblick auf eine spätere Rekonstruktion angelegt sein (Schnittführung, intrakutaner Wundverschluß). Eine zytostatische oder radiologische Nachbehandlung, Hormontherapie oder Chemotherapie werden differenziert eingesetzt, wobei Langzeitergebnisse mit dem Vergleich verschiedener therapeutischer Methoden noch kein klares Bild ergeben. Klagen gegen Ärzte wegen fahrlässiger Unterlassung der Anwendung bestimmter Methoden nehmen daher zu. Die Bedeutung der Brust als Geschlechtssymbol verstärkt das Verlustgefühl, so daß in der Nachsorge der psychologischen und sozialen Betreuung und Beratung der Patientin besonderes Gewicht beizumessen ist.

Weitere Gesichtspunkte zur Beurteilung von Tumorkranken im Kapitel „Begutachtung bei malignen Tumoren" Seite 362ff.

Fehlgeburt

(4, 12, 17, 20, 26, 29, 40)

Spontaner Fehlgeburtseintritt. Über 50% der innerhalb der ersten vier Monate eintretenden spontanen Fehlgeburten beruhen auf Entwicklungs- und Bildungsfehlern. In sehr frühem Stadium sind sie durch Chromosomenanomalien bedingt, die eine Weiterentwicklung des befruchteten Eies nicht gestatten. Der Abgang erfolgt dann mit einer verstärkten und/oder verspäteten Menstruation, wird als Schwangerschaft nicht registriert. Spätere Entwicklungsstörungen, die den Embryoblasten oder den Throphoblasten betreffen (Beispiel: Blasenmole) werden als Fehlgeburt subjektiv erlebt. Die betroffene Frau sucht nach einer Ursache und vermutet diese in Ereignissen ihrer Umgebung (Todesfall, Unfall, Reisen, Aufregungen), diagnostischen Maßnahmen (Röntgenuntersuchung, Computertomographien, Ultraschall) oder in der Einnahme von Medikamenten (ärztliche Verordnung). Der Verursacher wird gesucht und beschuldigt. Die gutachterliche Stellungnahme kann in erster Linie auf die obige natürliche Absterberate verweisen. Liegt Material zur histologischen Untersuchung vor (spontan ausgestoßenes Material oder Material einer Ausräumung bzw. Nachräumung), so läßt sich gelegentlich die morphologische Ursache für den Abgang nachweisen. Es gelingt in etwa 20% aller Spontanaborte, bei Chromosomenanalyse häufiger (bis 50%).

Ein kausaler Zusammenhang zwischen einem leichteren ärztlichen Eingriff, etwa einer Zahnextraktion in der Frühschwangerschaft oder etwa einer Appendektomie, läßt sich gutachtlich nicht vertreten. Krankheitszustände mit länger anhaltenden Phasen eines stark erniedrigten Blutdrucks können die Schwangerschaft aber schädigen und eine Fehlgeburt oder Frühgeburt in Gang setzen, aber auch zu einer Wachstumsretardierung führen (small for date baby). Gleiches gilt für Viruserkrankungen nicht immunisierter Mütter.

Missed abortion

(4, 10, 12, 17, 19, 47, 56, 61)

Die Mutterschaftsrichtlinien sehen eine regelmäßige ärztliche Kontrolluntersuchung der Schwangeren mindestens einmal monatlich vor. Dabei sind zwei Ultraschalluntersuchungen (im ersten und im letzten Trimenon) vorgesehen. Kommt es zum *intrauterinen Fruchttod*, so lassen sich Herztöne nicht mehr nachweisen, die Frucht wächst nicht, der Uterus vergrößert sich nicht, sondern wird wieder kleiner. Die Ursache für dieses Ereignis ist meistens nicht ersichtlich (s. Spontanabort). Die Schwangerschaft wird jedoch nicht ausgestoßen, d. h. es kommt nicht zur Kontraktionstätigkeit, sondern sie wird im Uterus verhalten (verhaltene Fehlgeburt). Meistens kommt nach mehrwöchiger Latenzzeit doch der Ausstoßungsprozeß in Gang, manchmal wird er durch den Arzt medikamentös oder instrumentell in Gang gesetzt. Die Klage der betroffenen Mutter trifft die Ursache, den Zeitpunkt der Feststellung des Absterbens der Frucht, bzw. Versäumnis dieser Feststellung und die dann getroffenen Maßnahmen (also ein Überwachungsversäumnis und eventuelle Behandlungsfehler).

An Komplikationen können auftreten: durch Aufdehnung des Zervikalkanals ein Zervixriß. Der tiefsitzende Zervixriß kann von der Scheide aus versorgt werden, der hochsitzende Zervixriß dagegen erfordert die Laparotomie und eventuell die Exstirpation des Uterus, so daß absolute Sterilität eintritt. Eine abwartende Haltung kann in seltenen Fällen eine Koagulopathie in Gang setzen. Die immer wieder geäußerte Befürchtung einer „Vergiftung" durch die abgestorbene Schwangerschaft ist nicht haltbar. Aufsteigende Infektionen nach dem Abgang können die weitere Fruchtbarkeit der Mutter in gleicher Weise beenden wie bei der regelrechten Fehlgeburt.

Indizierter Schwangerschaftsabbruch

(21, 23, 27, 51, 56, 60, 81, 100)

Allgemeines

Die Zahl der gemeldeten *Schwangerschaftsabbrüche* in der alten Bundesrepublik beträgt zur Zeit etwa 100 000. Es wird mit einer Dunkelziffer von weiteren 100 000 gerechnet. Die im Zuge der Abtreibung auftretenden akuten oder chronischen somatischen Störungen (Verletzungen wie Zervixriß, Perforation, aufsteigende Infektion), auch die späteren psychischen Veränderungen (Depressionen, Schuldgefühle) geben Veranlassung zu zahlreichen Vorwürfen gegen den für die Abtreibung verantwortlichen Arzt. Der Gutachter wird in erster Linie zu prüfen haben, ob die gesetzlichen Bestimmungen zur Voraussetzung des Eingriffs voll erfüllt waren.

Schwangerschaftsalter:

Medizinische Indikation: keine Beschränkung	
Eugenische Indikation (kindlich):	22. Woche
Ethische Indikation (Vergewaltigung):	12. Woche
Notlagenindikation (psychosozial):	12. Woche

Diese im Gesetz vorgeschriebenen Zeiträume müssen eingehalten werden. Allerdings muß hier eine weite Schwankungsbreite in Kauf genommen werden, da man einerseits auf die Angaben der Patientin angewiesen ist, andererseits die zur Bestimmung der Schwangerschaftsdauer herangezogene Ultraschalluntersuchung eine Variationsbreite von etwa zwei Wochen hat. Diese ergänzende Untersuchung ist übrigens vom Gesetz nicht vorgeschrieben.

Eine Sozialberatung, die öffentlichen Hilfen betreffend, muß mindestens drei Tage vor Durchführung des Eingriffs stattgefunden haben und bestätigt sein.

Verantwortlich für den Schwangerschaftsabbruch, dabei auftretende Verletzungen und nachfolgende Schäden ist der ausführende Arzt. Er kann in Schwierigkeiten geraten, wenn sich herausstellt, daß er der Indikation der ihn zum Schwangerschaftsabbruch eingewiesenen Patientin nicht voll oder nur widerstrebend zugestimmt hat. Letztlich ist er auch für die Aufklärung der Patientin voll verantwortlich.

Dagegen ist der die Schwangerschaftsvorsorge durchführende Arzt verantwortlich für die umfangreiche Aufklärung über in der Schwangerschaft und für die Schwangerschaft auftretende Risiken, die sich aus Anamnese und Befund ergeben und im Mutterpaß einzutragen sind, anderenfalls setzt er sich dem Vorwurf der fahrlässigen Unterlassung aus.

Ergibt sich während der Schwangerschaftsvorsorgeuntersuchung der Hinweis auf eine Schädigung des Kindes, so muß das Problem des Schwangerschaftsabbruches mit der Patientin diskutiert werden.

Schwangerschaftsabbruch, Röteln, ionisierende Strahlen, Medikamente

(12, 56, 73)

Erkrankt die Mutter in der Frühschwangerschaft an *Röteln*, ist sie gegen diese Viruserkrankung nicht immun durch die eigene Erkrankung in der Kindheit oder durch Impfung, so muß wegen der Gefahr der Schädigung des Ungeborenen der Schwangerschaftsabbruch erwogen werden. Die im Mutterpaß festgehaltene serologische Untersuchung gibt Aufklärung über den Immunstatus. Mit einer Schädigung des Kindes ist nur innerhalb der ersten vier Schwangerschaftsmonate zu rechnen. Die Rate an Fehlbildungen beträgt in den ersten sechs Wochen der Schwangerschaft etwa 56% und geht dann bis zur 16. Schwangerschaftswoche auf etwa 10% zurück. Die Erkrankung innerhalb dieser Zeit rechtfertigt daher den Schwangerschaftsabbruch, der vom behandelnden Arzt der werdenden Mutter vorgeschlagen werden muß.

Im Gegensatz zur Wildviruserkrankung führt die Rötelnimpfung – wie sie prophylaktisch bei Mädchen im 12. Lebensjahr empfohlen wird – gelegentlich nicht zu einer dauernden Immunität und sollte nach 10 Jahren aufgefrischt werden.

Gutachtlich wird in allen Fällen zu prüfen sein, ob der Arzt die nötige Sorgfaltspflicht aufgewendet hat. Betroffen von Rötelninfektionen sind insbesondere Kindergärtnerinnen, Kinderschwestern und -ärztinnen, also Menschen, die mit jugendlichen Gruppen zusammenkommen.

Wird eine Frau versehentlich in einem Zeitraum von drei Monaten vor bis drei Monate nach der Empfängnis *gegen Röteln geimpft*, so muß die Schwangerschaft nicht „automatisch" wegen Verdacht auf Schädigung des Kindes beendet werden. Eine derartige Schädigung ist bisher noch niemals beschrieben worden.

Die im Mutterleib heranreifende Frucht wird einer umweltbedingten natürlichen *Strahlenbelastung* von etwa 83 mrad ausgesetzt. Diese seit Jahrtausenden bestehende natürliche Strahlenexposition hat die Häufigkeit angeborener Fehlbildungen oder Mutationen nicht beeinflußt. Wird durch eine strahlendiagnostische Untersuchung die Blastozyste vor der Nidation getroffen, so geht sie zugrunde oder überlebt ohne Schaden. Im weiteren Verlauf der Frühschwangerschaft werden bei röntgendiagnostischen Untersuchungen vitale oder schädigende Dosen nicht erreicht. Unter 50 mrad sind beim Menschen keine Entwicklungsanomalien beobachtet worden. Mit Aborten und Fehlbildungen ist zu rechnen, wenn im ersten Monat 50 mrad, im zweiten Monat 90 mrad, im dritten Monat 140 mrad und im vierten Monat 200 mrad überschritten werden. Für die Dosisbestimmung muß ein Fachgutachten herangezogen werden.

Es gilt jedoch der Grundsatz, daß bei fertilen Frauen post ovulationem, also in der zweiten Zyklusphase (14.–28. Tag) eine *Röntgendiagnostik*, insbesondere des Abdomens und des Beckens, unterbleibt. Bei dringlichen Indikationen (Thorax, Magen, Extremitäten) kann in der Schwangerschaft das geringe Risiko in Kauf genommen werden. Bei applizierten Dosen zwischen 1 und 10 mrad in der Frühschwangerschaft bis zur sechsten Woche, muß dagegen der Schwangerschaftsabbruch erwogen werden.

Es ergibt sich hieraus die Verpflichtung einer sehr genauen Erhebung der Anamnese und der Verlegung röntgendiagnostischer Maßnahmen bis nach der Menstruation, falls die Patientin keine Antikonzeption betreibt. Immer ist jedoch der Röntgenarzt auf die Angaben der Patientin angewiesen, und Fälle einer unbewußten oder bewußten Irreführung kommen vor.

Die *Passage von Medikamenten durch die Plazenta* ist ein aktiver Stoffwechselvorgang. Von den Diffusionseigenschaften und von den Proteinbindungen ist die passierende Stoffmenge abhängig. Sie verteilt sich dann im Fruchtwasserraum und im Embryo. Diese Medikamente können zu verschiedenen Zeitpunkten in der Schwangerschaft unterschiedliche Auswirkungen auf die Frucht haben. Für die Verordnung in der Schwangerschaft gilt daher, daß der Einsatz von Medikamenten nur bei dringlicher Indikation erwogen wird und sich auf bewährte Präparate beschränkt, wobei die niedrigst mögliche Dosis zu wählen ist. Eine Aufzählung der möglicherweise schädigenden Medikamentengruppe ist fast unmöglich. Betroffen sind einige Antihypertensiva, Antikonvulsiva, Zytostatika, Psychopharmaka, Chemotherapeutika wie Streptomyzin (Hörschädigung), Tetracyclin (Skelettablagerung) und von den Antikoagulantien Cumarinderivate. In der Frühschwangerschaft kann durch Androgene oder Gestagene mit Androgeneffekt eine Maskulinisierung des äußeren weiblichen Genitales stattfinden. Bei Mädchen, deren Mutter zur Zeit der frühen Schwangerschaft mit Diethylstilbestrol behandelt wurden, hat man nach Abschluß der Pubertät adenomatöse Veränderungen der Vaginalschleimhaut, zum Teil auch Adenokarzinome an dieser Stelle gefunden. Da es sich hier um ein ausgesprochenes Spezialgebiet handelt, ist es zweckmäßig, ein pharmakologisches Fachgutachten einzuholen.

Schwangerschaftsabbruch aus toxikologischer und arbeitsmedizinischer Sicht

(12, 17, 24, 27, 29, 45, 56)

Toxische Einflüsse auf die Frucht können durch *Genußmittel*, aber auch durch *Schadstoffe* aus dem Umgebungsbereich ausgelöst werden. Hierher gehört auch der *mütterliche Alkoholismus, starkes Rauchen* (Infertilität, vermehrte Aborte, Mangelgeburten, Intelligenzschäden der Kinder), auch bei stark rauchenden Vätern. Hinsichtlich teratogener Risiken wird außer Medikamenten (Thalidomid u. a.) auch eine Reihe von chemischen Stoffen angeschuldigt. Schon seit langem ist bekannt, daß bei Methylquecksilber und Blei – in jüngerer Zeit hat sich die Liste dieser Stoffe erheblich erweitert (Pestizide, Cyanamid u. a.) – wegen Schädigung durch Beschäftigung insbesondere in der chemischen Industrie Klage erhoben wird. Es steht das Merkblatt M 03910/84 der BG Chemie, Fruchtschädigung – Schutz am Arbeitsplatz – zur Verfügung.

Gesetzliche Bestimmung zum Schwangerschaftsabbruch

Der Wortlaut des 1976 in Kraft getretenen Gesetzes macht den Schwangerschaftsabbruch für den ausführenden Arzt nur unter besonderen Bedingungen straffrei. Die Patientin hat keinen Rechtsanspruch auf Abbruch der Schwangerschaft, falls nicht eine der im Gesetz vorgesehenen Voraussetzungen erfüllt sind. Von diesen Voraussetzungen muß die Patientin den ausführenden Arzt überzeugen. Im Rahmen der Notlagenindikation ist die rein soziale (nicht die psychosoziale) Indikation umstritten. Im Klagefall muß der Arzt nachweisen, daß er auch diese Indikation gemäß der strengen Forderung Voraussetzung B_4 (nebenstehend) überprüft hat, ein Ansinnen, welches medizinisch unerfüllbar ist.

Schwangerschaftsabbruch

(2, 6, 7, 27, 29, 98) s. auch S. 699ff

„Handlungen, deren Wirkung *vor* Abschluß der Einnistung des befruchteten Eies in die Gebärmutter eintritt, gelten nicht als Schwangerschaftsabbruch" (§ 219 StGB). Im Anschluß an diese Zeit ist der Abbruch ohne Strafe möglich, wenn ein entsprechender Grund vorliegt (umfassende Indikation). Es heißt in dem am 21. 6. 1976 in Kraft getretenen Gesetz:

„Der Abbruch der Schwangerschaft durch einen Arzt ist nach § 218 StGB nicht strafbar, wenn

A. die Schwangere einwilligt und

B1. der Abbruch der Schwangerschaft unter Berücksichtigung der gegenwärtigen und zukünftigen Lebensverhältnisse der Schwangeren nach ärztlicher Erkenntnis angezeigt ist, um eine Gefahr für das Leben oder die Gefahr einer schwerwiegenden Beeinträchtigung des körperlichen und seelischen Gesundheitszustandes der Schwangeren abzuwenden, und die Gefahr nicht auf eine andere, für sie zumutbare Weise abgewendet werden kann" *(medizinische Indikation)*.

Nach dem Gesetz sind die Voraussetzungen zum Abbruch auch dann erfüllt, wenn

B2. „dringende Gefahr für die Annahme sprechen, daß das Kind infolge einer Erbanlage oder schädlicher Einflüsse vor der Geburt an einer nicht behebbaren Schädigung seines Gesundheitszustandes leiden würde, die so schwer wiegt, daß von der Schwangeren die Fortsetzung der Schwangerschaft nicht verlangt werden kann" *(eugenische Indikation)*;

B3. „an der Schwangeren eine rechtswidrige Tat nach den §§ 176 bis 179 StGB begangen worden ist und dringende Gründe für die Annahme sprechen, daß die Schwangerschaft auf der Tat beruht" *(ethische Indikation)*;

B4. „der Abbruch der Schwangerschaft sonst angezeigt ist, um von der Schwangeren die Gefahr einer Notlage abzuwenden, die so schwer wiegt, daß von der Schwangeren die Fortsetzung der Schwangerschaft nicht verlangt werden kann und nicht auf eine andere, für die Schwangere zumutbare Weise abgewendet werden kann" *(Notlagen-Indikation)*.

Bis zum Eingriff dürfen bei der eugenischen Indikation nicht mehr als 22 Wochen, bei der ethischen und Notlagenindikation nicht mehr als 12 Wochen nach Empfängnis verstrichen sein. Bei medizinischen Indikationen ist keine Beschränkung vorgesehen.

Demnach ergibt sich für den Arzt folgende Empfehlung:

1. Er muß zunächst feststellen, ob eine Schwangerschaft besteht.
2. Danach muß er die Schwangerschaftswoche bestimmen.
3. Bei der Beratung mit der Schwangeren muß für den Arzt erkennbar sein, ob ein Schwangerschaftsabbruch indiziert ist und wie die Schwangere dazu steht. Sie muß ihr Einverständnis erklären.
4. Vom Gesetz *nicht* vorgeschrieben, aber unabdingbar aus ärztlicher Sicht ist eine gutachterliche Stellungnahme aus dem Fachgebiet, aus dem die Indikation gestellt wird.
5. Eine ausführliche Beratung über ärztlich bedeutsame Gesichtspunkte beim Schwangerschaftsabbruch muß bescheinigt werden.
6. Eine Beratung der Schwangeren über die zur Verfügung stehenden öffentlichen und privaten Hilfen für Schwangere, Mütter und Kinder muß mindestens 3 Tage vor dem

Eingriff erfolgt sein, und zwar durch eine behördlich anerkannte Beratungsstelle oder einen hierfür anerkannten Arzt, der selbst den Schwangerschaftsabbruch nicht vornimmt.

Diese Sozialberatung kann bei medizinischen Indikationen entfallen.

7. Der ausführende Arzt läßt eine Einverständniserklärung ausfüllen.

Die einheitliche rechtliche Behandlung von Schwangerschaftsabbrüchen im wiedervereinten Deutschland bedarf noch der Lösung. Bei der Fristenregelung entscheidet allein die Schwangere und das Alter der Schwangerschaft, bei der Indikationslösung bedarf es neben der Indikation einer Beratung durch eine behördlich anerkannte Beratungsstelle oder einen hierfür anerkannten Arzt. Es hat sich unterdessen herausgestellt, daß eine klar fundierte objektive Indikation in den seltensten Fällen vorliegt, so daß es im wesentlichen hier um Wahrscheinlichkeiten geht und letztlich der Wille der Patientin das Ja oder das Nein festlegt.

Zwar hat der Gesetzgeber in § 218 ausdrücklich die Feststellung der Indikation der ärztlichen Erkenntnis anheimgestellt und damit die Verantwortung auf den Arzt übertragen. Es liegen jedoch Entscheidungen vor, nach denen die Indikation gerichtlich überprüft werden kann (Bayerisches OLG), insbesondere bei der Notlagenindikation. Die Entscheidung und die Ausführung werden also letztlich sowohl bei der Fristenlösung als auch bei der Indikationslösung auf den Arzt übertragen. Dies verpflichtet ihn zu höchst sorgfältiger Abwägung einer Stellungnahme und einer redlichen Indikation, andernfalls er sich strafbar machen kann.

Die Möglichkeit eines medikamentösen Schwangerschaftsabbruchs durch Pharmaka aus dem Bereich der Progesterone (z. B. RU 486 von Roussel-Uclaf) zeichnet sich immer mehr ab, wobei die Anwendung in die Hand der Frau gelegt wird und die gesetzlichen Schutzvorschriften zugunsten des ungeborenen Kindes unterlaufen werden. Wenn diese Präparate – als Antikonzeptiva bezeichnet – auf den freien Markt kämen, so würden die Ärzte aus ihrer Verantwortung entlassen und die Verantwortung allein auf die Schwangere übergehen. Es entsteht damit eine völlig neue Rechtslage sowohl bei der Fristen- als auch bei der Indikationslösung.

Eileiterschwangerschaft

(14, 17, 19, 27, 47, 48, 56, 65)

Wenn eine junge Frau mit Verdacht auf Eileiterschwangerschaft sich trotz mehrfacher nachdrücklicher Ratschläge nicht in klinische Behandlung begibt, sich die Unterrichtung ihrer Mutter verbittet und dann später durch eine innere Blutung ad exitum kommt, so wird der behandelnde Arzt verurteilt, weil „der entgegenstehende Wille des Kranken unbeachtlich war, weil ihr Leben bedroht war und sie hierüber nicht verfügen konnte“ (BHG ST 6, 147, 153; 13, 162, 169).

Der Arzt muß bei Frauen in der Geschlechtsreife immer auch an das Vorliegen einer Schwangerschaft, intrauterin oder extrauterin, denken. Hinweise geben die Anamnese, der Vaginalabstrich, die Ultraschalluntersuchung, insbesondere der vaginale Ultraschall. Damit ist eine frühe Diagnose der noch intakten Extrauteringravidität möglich. Rupturen und Abort mit massiver Blutung in die Bauchhöhle und lebensbedrohlichen Zuständen sind selten geworden. Die Pelviskopie wird notwendig, wenn sich der Verdacht verstärkt. Zunehmend wird sie nicht nur zur Diagnose, sondern auch zur Therapie herangezogen. Angesichts der technischen Fortschritte sind lebensbedrohliche Zustände mit massiver Blutung in die Bauchhöhle und Schockzustände selten geworden. Ein Versäumnis der diagnostischen Schritte wird dem Arzt zum Vorwurf gemacht.

Mit ganz ähnlicher Symptomatik verläuft die ovarielle Massenblutung aus einem zystischen Ovar (bei Ovulation oder bei Corpus-luteum-Zyste). Die Unterscheidung ist durch Ultraschall oder Pelviskopie möglich.

Kontrazeption und Sterilisation

(10, 26, 44, 46, 47, 61, 68, 75, 78, 85, 88, 90, 94)

Pille

Nicht selten wird das *Versagen einer empfohlenen kontrazeptiven Maßnahme* dem Arzt zur Last gelegt. Handelt es sich um eine passagere Maßnahme, wie etwa die Empfehlung sog. natürlicher Methoden, z. B. periodische Enthaltsamkeit, Coitus interruptus, vaginale Spülung, Vaginaleinlagen, Vaginaltabletten oder Cremes (Sicherheitsrate 1–45 Schwangerschaften pro 100 Frauen, die sich 1 Jahr lang dieser Methoden bedienten), so wird der Gutachter feststellen müssen, ob ein ausführliches und dem Verständnis der Patientin angepaßtes Aufklärungsgespräch geführt wurde. Dies gilt auch für die Anwendung der hormonalen Kontrazeption. Dabei wird zu prüfen sein, ob die Sicherheit durch Interaktion mit anderen eingenommenen Substanzen beeinflußt wurde und ob darauf hingewiesen wurde. Auch der simple Hinweis zur aufgehobenen Sicherheit bei Erbrechen oder Durchfall gehört zur Aufklärung. Schließlich muß die Patientin in irgendeiner Form über die Gründe für sofortiges Absetzen informiert worden sein (ungewohnt starke Kopfschmerzen, akute Sehstörung, Schwindel, Krampfanfälle, thromboembolische Symptome, Ikterus, Blutdruckanstieg, längere Immobilisation). Es muß ihr bekannt gemacht werden, daß während der Pilleeinnahme Rauchen verboten ist, da in diesem Falle ein erhebliches Risiko für thromboembolische Komplikationen besteht. Hier kann der verordnende Arzt wegen mangelnder Aufklärung belangt werden. Der Gutachter wird insbesondere festzustellen haben, ob der Patientin anläßlich der Verordnung ein Aufklärungsheft mit Erklärungen überreicht wurde. Unter der hormonalen Kontrazeption sind *halbjährliche Kontrollen* angezeigt, zumal die Verordnung nicht über länger als 6 Monate jeweils getroffen werden sollte. Die Übersendung eines Rezeptes oder die Ausgabe des Rezeptes durch die Sprechstundenhilfe kann unangenehme Folgen und den Vorwurf der Fahrlässigkeit nach sich ziehen, weil die ärztliche Kontrolle unterblieb.

Intrauterinpessar

(68, 78)

Bei Einlage eines *Intrauterinpessars* muß die Patientin auf Nebenwirkungen aufmerksam gemacht werden, wie etwa irreguläre Blutungen, Auftreten von Fluor und blutigem Fluor, Krämpfe, Fremdkörpergefühl, Kohabitationsbeschwerden. Da bei IUP-Trägerinnen gelegentlich schwere genitale Infektionen beobachtet werden, ist besondere Zurückhaltung bei Jugendlichen empfohlen. Der Gutachter wird zu prüfen haben, ob über die Kontraindikationen für die Einlage eines IUP hinweggesehen wurde (Schwangerschaft, genitale Entzündung, Endozervizitis, pathologische Uterusformen bzw. Uterusanomalien, Extrauteringravidität in der Anamnese, Verdacht auf Genitalkarzinom) und ob vor der Einlage die bakterielle Besiedlung von Vagina und Endozervix bestimmt wurde. Sicherheitshalber kann vor der Einlage eines IUP eine Kultur angelegt werden. Zumindest sollte in einem Sofortabstrich nach entzündlichen Veränderungen im Vaginal-Zervikal-Sekret gefahndet werden (zahlreiche Leukozyten, entzündlicher Zellzerfall).

Falls *Jugendliche zur Kontrazeptionsberatung* in der Sprechstunde auftauchen, muß eine Methode gewählt werden, die dem altersmäßigen Verständnis und der Intelligenz sowie der geistigen Reife Rechnung trägt. Der Arzt muß entscheiden, ob er die Verordnung ohne Einwilligung der Eltern vornehmen will. Das numerische Alter des Mädchens ist dabei nicht maßgebend.

Definitive Maßnahmen (operative Empfängnisverhütung)

Bei der definitiven Sterilisierung gibt die *Uterusexstirpation*, die gern auf vaginalem Wege vorgenommen wird und nur wenige Komplikationen hat, die höchste Sicherheit. Sie ist allerdings nicht reversibel. Die Frauen wünschen meistens für den Augenblick das Definitive und für die Zukunft das Reversible. Außerdem ist die Uterusexstirpation mit magischen Vorstellungen verknüpft (der Uterus als Sitz der Seele), so daß aus diesem Grunde gelegentlich über Verführung zur Operation bzw. mangelhafte Aufklärung geklagt wird. Der Gutachter hat zu prüfen, ob eine sorgfältige Aufklärung erfolgt ist, ob eine medizinische Indikation vorlag oder lediglich der Wunsch der Patientin zur Operation geführt hat. Außerdem wird er sicherstellen müssen, daß die Patientin selber vor der Operation genügend Zeit hatte, sich diese definitive Maßnahme der Empfängnisverhütung eingehend zu überlegen.

Der bei der *Pelviskopie* durchgeführte *Schluß der Eileiter* (Elektrokoagulation mit/ohne Durchtrennung) hat eine Sicherheit von 0,8, die Versagerquote beträgt etwa 2 auf 1000. Über diese minimale Versagerquote muß die Patientin vor dem Eingriff genauestens aufgeklärt werden, wobei die Aufklärung schriftlich fixiert wird. Bei Versagern wird gegen den ausführenden Arzt der Vorwurf erhoben, er hätte

a) statt des Eileiters das Lig. rotundum getroffen,
b) die Elektrokoagulation und Durchtrennung nicht ausreichend durchgeführt.

Es wird der Vorwurf des Kunstfehlers erhoben. Gutachtlich ist zu prüfen, welche Erfahrung der durchführende Arzt mit der Methode hatte, welche Methode angewendet wurde, welche Sicherheit diese Methode gegenüber anderen Methoden hat, ob mit der betroffenen Frau ein ausführliches Aufklärungsgespräch auch hinsichtlich der Versagerquote stattgefunden hat. Die Versagerquote erhöht sich, wenn die Tubensterilisation kurz nach einer Fehlgeburt vorgenommen wird. Wegen der Sukkulenz der Tube und der besseren Durchblutung muß hier besonders sorgfältig vorgegangen werden. Dasselbe gilt auch für die Sterilisation durch Tubenkoagulation im Wochenbett (etwa am 3. Tag) und für den Tubenverschluß bei geöffnetem Bauch im Anschluß an eine Sectio.

Nur selten liegt im Anschluß an den pelviskopischen Eingriff eine etwa drei Monate später vorgenommene *Salpingographie* vor, welche die Undurchlässigkeit der Eileiter beweist.

Tritt eine Schwangerschaft ein, so zielt die Klage auf Unterhalt des ungewollt geborenen Kindes durch den Arzt. Eine grundlegende Entscheidung des Bundesgerichtshofs vom 18. 3. 1980 hat diese Unterhaltsverpflichtung des Arztes bejaht (BGHZ 76, 249 NJW 1980, 450). Gegen diese neuere Rechtsprechung des BGH sind Einwände erhoben worden, wobei insbesondere verneint wird, daß ein nach fehlgeschlagener Sterilisation geborenes Kind ein Schaden sei. Auch der Anspruch auf Schmerzensgeld für die Mutter wurde zurückgewiesen. Dagegen hat die Betroffene Anspruch auf die Kosten der Wiederholung des Eingriffs und gegen den Honoraranspruch für den mißglückten Eingriff sowie Ersatzansprüche wegen der Beeinträchtigung durch den erfolgten Eingriff.

Die Entscheidung des Gutachters wird erleichtert, wenn die histologische Untersuchung eines resezierten Tubenstücks von beiden Seiten vorgelegt werden kann. Nicht bei allen Methoden wird jedoch ein Tubenabschnitt reseziert.

Beispiel einer Zustimmungserklärung zur Sterilisation

Ich bin durch den zuständigen Arzt … aufgeklärt worden über die verschiedenen Möglichkeiten der endgültigen Unfruchtbarmachung. Ich habe mich für den operativen Verschluß der Eileiter unter Erhaltung der weiblichen Organe entschlossen.

Mir ist ausdrücklich erklärt worden, daß bei dieser Methode in seltenen Fällen Versager vorkommen. In diesen Fällen kann eine Schwangerschaft eintreten. Ich bin aufgefordert worden, mich sofort in der Ambulanz der Frauenklinik vorzustellen, wenn nach der Operation der Verdacht auf das Vorliegen einer Schwangerschaft auftaucht.

Falls der vorgesehene Eingriff nicht mittels Bauchspiegelung gelingt, bin ich mit einer anderen Operationsmethode zur Eröffnung der Bauchhöhle einverstanden.

Datum … Unterschrift …

Physiologische Nebenwirkungen der hormonalen Kontrazeptiva

(4, 21, 23, 26)

Hormongemische entfalten *umfangreiche physiologische Nebenwirkungen*. So kommt es gelegentlich zur Wassereinlagerung und damit Gewichtszunahme, zu Pigmentierungen der Haut, zu Veränderungen der Leberfunktion und der Schilddrüsenfunktion. Auch der Kohlenhydratstoffwechsel wird beeinflußt. Bei der Verordnung einer hormonalen Kontrazeption ist daran zu denken, damit nicht später die Patientin bei Verschlechterung ihres Gesundheitszustandes Klage erhebt.

Wird während des *Wochenbettes* bei Laktation die Pille genommen, kommt es zu einer Reduktion der Milchmenge, die bei der Hälfte der betroffenen Frauen die Stilltätigkeit beendet. Hierauf muß geachtet werden. Andererseits sollte zur Empfängnisverhütung bei nichtstillenden Frauen im Wochenbett in der 4. Woche, bei stillenden Frauen in der 6. Woche mit der hormonalen Antikonzeption begonnen werden.

Als Kontraindikationen gelten:

- Schwangerschaft
- Vorausgegangene Thrombosen und Embolien (Retinathrombosen)

- Zustand nach Myokardinfarkt
- Zustand nach Schlaganfall
- Hypertonie ab 140/90 mmHg (unbehandelt)
- Schwerer Diabetes mit Gefäßveränderungen
- Starkes Rauchen jenseits des 35. Lebensjahres
- Potentiell östrogenabhängige Tumoren (Mammakarzinom und Leberzelladenom)
- Akute und progrediente chronische Hepatopathien
- Familiäre, angeborene oder erworbene Störung der Gallensekretion (z. B. Dubin-Johnson-Syndrom und Rotor-Syndrom)
- Dauernde Immobilisierung

Prokonzeption

Homologe Insemination

Bei der *homologen Insemination* erfolgt die Befruchtung zur Zeit des Konzeptionsoptimus mit dem Samen des Ehemannes (durch Masturbation gewonnen). Wie bei der Befruchtung durch Kohabitation können hier schicksalsmäßig in der Embryonal- und Fetalzeit die auch nach normaler Empfängnis beobachteten Zwischenfälle, Störungen und Fehlbildungen auftreten. Die Überwachung und Behandlung erfolgt wie bei einer normalen Schwangerschaft.

Heterologe Insemination

Bei *heterologer Insemination* wird heute anstatt der unmittelbaren Befruchtung durch Fremdsperma solche durch Tiefkühlsperma vorgezogen. Dies gestattet eine bessere Überwachung der Spender, eine bessere Wiederholung der Insemination. Wünsche nach einem Knaben oder nach einem Mädchen können derzeit auch bei dieser Methode noch nicht erfüllt werden.

Anfechtung der Ehelichkeit bei heterologer Insemination: Der BGH hat mit einem Urteil vom 7. 4. 1983 (IX ZR 24/82) die Einwilligung eines Ehemannes in die heterologe künstliche Samenübertragung auf seine Frau und die Erklärung, die Vaterschaft des so gezeugten Kindes anzuerkennen, nicht angenommen und die Anfechtungsklage des Ehemannes anerkannt. Nach Auffassung des Senats reichen die Einwilligung des Ehemannes in eine heterologe künstliche Samenübertragung und seine Erklärung, die Vaterschaft zu dem so gezeugten Kind anzuerkennen, alleine nicht aus, das Anfechtungsrecht auszuschließen. In dem betroffenen Fall befand sich die Ehe in einer Krise, welche die Mutter durch ein Kind retten wollte. Von dieser Mutter ging der Wunsch zur künstlichen Fremdbefruchtung aus.

Eine gutachtliche Stellungnahme betrifft hier nicht die Form der Fremdsamenübertragung, sondern die Prüfung der Frage nach der sozialen Sicherheit des empfangenen Kindes. Eine solche in die Zukunft reichende Prognose hat immer eine hohe Unsicherheit in sich. Wenn bei der heterologen Insemination in Zukunft der durchführende Arzt verpflichtet wird, den Spendernamen zu nennen, anderenfalls er selbst zum Unterhalt eines geborenen Kindes herangezogen werden kann, so beendet diese Rechtsprechung die Maßnahme der Fremdbefruchtung als solche.

Extrakorporale Befruchtung

(10, 29, 38, 44, 46, 47)

Die extrakorporale Befruchtung befindet sich derzeit noch im Stadium der juristischen und ethischen Unsicherheit, so daß gutachtliche Stellungnahmen im wesentlichen auf der persönlichen Überzeugung des Gutachters beruhen und nicht verallgemeinert werden können.

Auch beim Einsatz einer *Leihmutter* (Surrogatmutter) befindet sich der ausführende Arzt derzeit noch in einem rechtsfreien Raum.

Bei der ärztlichen Behandlung des Kinderwunsches einer sterilen Ehe ist zu beachten, daß die Diagnose schrittweise vom Einfachen bis zum Komplizierten vorgehen muß (allgemeine und spezielle Untersuchung bei Ehefrau und Ehemann, Beachtung des Empfängnisoptimums, Postkoitaltest nach Sims-Huhner, Spermien im Immigrationstest, Überprüfung der Tubenpassage und Tubenmobilität durch Chromopelviskopie, evtl. Hysterosalpingographie, erneut ausführliche Besprechung mit dem Ehepaar mit dem Versuch der Ausschaltung psychischer Faktoren). Dann kann übergegangen werden auf eine entsprechende Behandlungsmethode, die das Empfängnishindernis kausal beseitigt (Behandlung des Ehemannes, Herstellung der Tubenpassage mittels Mikrochirurgie, Adhäsiolyse). Erst daraufhin kommen die modernen Methoden der Befruchtung zur Anwendung. Die Follikelreifung wird dabei gerne durch Hormongaben induziert.

Der Arzt, der sich ohne entsprechende Kenntnis und Erfahrung auf die Beratung und Behandlung bei einer sterilen Ehe einläßt, muß sich zumindest den Vorwurf gefallen lassen, eine gezielte fachgerechte Behandlung hinauszuzögern. Geht diese Verzögerung über das 35. Lebensjahr hinaus, so haben sich die Aussichten auf eine Behebung der Kinderlosigkeit entscheidend verschlechtert. Der Vorwurf der fahrlässigen Unterlassung kann erhoben werden.

Schwangerenvorsorge, Geburtsleitung

(1, 4, 5, 12, 17, 29, 31, 37, 38, 39, 40, 47, 51, 56, 58, 65, 66, 73, 76, 81, 84, 86, 91, 93, 96 106, 107)

Der Gang der Schwangerenvorsorge ist durch die Notwendigkeit zum Anlegen eines *Mutterpasses* verpflichtend geregelt. Anamnese, Serologie und allgemeines Risiko (vorausgegangene Erkrankungen mit oder ohne Dauerschäden, Einschränkung von Organfunktionen) werden ebenso registriert wie vorausgegangene Fehlgeburten, Frühgeburten und Geburtsverläufe. In bestimmten Abschnitten sind die einzelnen Untersuchungen während der Schwangerschaft vorgeschrieben und müssen dokumentiert werden. Eine Ultraschalluntersuchung in der Frühschwangerschaft und in der Spätschwangerschaft gehören dazu. Versäumnisse führen mit hoher Sicherheit zum Vorwurf der Fahrlässigkeit.

Die sich aus Anamnese und Untersuchung ergebenden Risiken müssen mit der Mutter eingehend besprochen werden, um sie in der Wahl des Entbindungsortes kompetent beraten zu können. Liegt ein Risiko vor, so muß eine gut erreichbare Klinik gewählt werden, die über operative Möglichkeiten, Anästhesie und neonatologischen Konsiliar verfügt. Aus kindlicher Indikation ist die Zahl der operativen Entbindungen erheblich angestiegen (Sectio bis ca. 15%, Vakuum-Forceps bis ca. 10%).

Anamnestisches Risiko:	ca. 15% in der Gravidität.
Befundrisiko:	ca. 35% in der Gravidität.
Unter der Geburt auftretend unvermutet:	ca. 10%

Eine *psychologische Geburtsvorbereitung* mit Aufklärung wird heute verlangt. Hierzu können die zahlreichen Aufklärungsschriften verwendet werden, und ihre Abgabe an die Patienten sollte vermerkt werden.

Eine in Gang gesetzte Geburt (terminierte Geburt, programmierte Geburt) sollte bei richtiger Handhabung ganz gleich wie eine Spontangeburt ablaufen. Für eine derartige Terminierung können medizinische Gründe verantwortlich sein, gelegentlich aber auch der Wunsch der Familie hinsichtlich der Geburtsleitung und des Geburtsablaufes durch breite Aufklärung, nicht selten an den ärztlichen Vorschlägen vorbei. Dies sollte in den Geburtsakten deutlich vermerkt werden. Individuelle Wünsche dürfen nicht gegen das oberste Gebot einer optimalen Sicherheit für Mutter und Kind verstoßen. Ein Verzicht auf die heute mögliche kontinuierliche apparative Überwachung muß vom Patienten verantwortet werden.

In der klinischen Geburtshilfe werden heute etwa 97% aller Geburten kardiotokographisch fortlaufend kontrolliert, womit eine nie dagewesene Sicherheit in der Überwachung des Kindes unter der Geburt erreicht wurde (perinatale Sterblichkeit 6 pro 1000). Gute Ergebnisse können aber nur dann erreicht werden, wenn das Kreißsaalpersonal (Hebammen und Kreißsaalarzt) in der Lage sind, kardiotokographische Befunde richtig zu deuten und gegebenenfalls durch eine Mikroblutuntersuchung zu ergänzen. Dies muß in einem Verfahren, welches die Geburtsleitung betrifft, unter allen Umständen geprüft werden. Daneben hat der Gutachter aber auch zu berücksichtigen, daß die kindliche Schädigung nicht allein durch den Streß des Geburtsvorgangs bedingt ist, sondern daß ein intrauterin retardiertes Wachstum, eine plazentare Dysfunktion bzw. Insuffizienz, organische Vorerkrankungen des Fetus, auch durch Infektionen oder durch mütterliche Grunderkrankungen verursacht sein können. Diese Erkenntnis schränkt die Verantwortlichkeit des Geburtshelfers für einen Schaden beim Kind erheblich ein. Man sollte nicht zögern, ein pädiatrisches (neonatologisches) Zusatzgutachten zu fordern. Nach wie vor wird aber dem Gutachter die Frage vorgelegt, ob es sich hier um eine „Risikogeburt“ gehandelt hat und inwieweit die modernen perinatalen Überwachungsmethoden voll ausgeschöpft wurden und zu welchen therapeutischen Entschlüssen sie geführt haben. Zwar haben die Möglichkeiten zur Beurteilung des Feten im elektronischen und biochemischen Bereich erheblich zugenommen und beeinflussen den Entschluß zur operativen Geburtsbeendigung. Die operativen Methoden sind jedoch gleich geblieben, so daß der Erfolg fast immer vom rechtzeitigen Entschluß zum Übergang auf eine operative Methode abhängt. Der Anstieg der Kaiserschnittfrequenz an allen Kliniken wird zum Teil dadurch bedingt, daß Vorwürfe wegen eines zu spät durchgeführten operativen Eingriffs häufig geworden sind. Dem Gutachter obliegt es daher, die Indikation zur Operation und ihren Zeitpunkt im Zusammenhang mit den vorliegenden Aufzeichnungen zu beurteilen.

Eine wesentliche Rolle in Straf- und Zivilprozessen gegen Ärzte spielt auch die Frage der zu einem Eingriff gewählten Anästhesie und deren Durchführung. Häufig werden für die Begutachtung Fachanästhesisten von großen Kliniken herangezogen, welche von den Gegebenheiten der Außenpraxis keine Vorstellung haben. Auch heute noch wird der Arzt gezwungen sein, für kleine Eingriffe selbständige Narkosen vorzunehmen. Dies gilt insbesondere für die landärztliche Tätigkeit im Bereich der Fehlgeburtsbeendigung. Es ist zwar möglich, eine in Gang befindliche Fehlgeburt oder einen Abortus incompletus mit starker Blutung, welche einen sofortigen Eingriff erfordern, im Haushalt ohne Narkose auszuräumen, weil bei geöffnetem Muttermund eine Schmerzempfindlichkeit nicht besteht. Aus psychischen Gründen wird der Arzt jedoch eine Kurznarkose einleiten. Er muß den Eingriff dann allein, von einigen ungelernten Helfern unterstützt, durchführen, und die Komplikationsmöglichkeiten, wie etwa Perforation des Uterus, sind größer, als dies in einer Klinik der Fall wäre. Bei der Begutachtung muß dies berücksichtigt werden.

Vaterschaftsgutachten

(39, 43, s. Rechtsmedizin S. 702 ff)

Im Rahmen der Gesamtbegutachtung hat die geburtshilfliche Beurteilung erheblich an Bedeutung verloren wegen der in ihr vorhandenen üblichen Unsicherheit, die sich durch mangelhafte oder falsche Angaben der Mutter, durch fehlende frühzeitige ärztliche Untersuchungen einschl. Ultraschalluntersuchung ergeben. Nach wie vor lassen sich Feststellungen treffen zur Frühgeburt, Normalgeburt und Spätgeburt mit Hinweis auf eine Übertragung durch die Reifemerkmale des Neugeborenen (Tab. 29.**2**). Damit läßt sich der ungefähre Zeitpunkt der Zeugung des Kindes bestimmen. Das Schwergewicht der gutachtlichen Aussage hat sich auf die genetischen Merkmale des fraglichen Vaters, im wesentlichen auf ein anthropologisches und immunologisches Gutachten durch ein humangenetisches Institut verlagert (siehe *Rechtsmedizin*).

Reifemerkmale des Neugeborenen

Haut:
Blaß, rosa, mit Resten von Käseschmiere bedeckt, auf dem Nasenrücken feine weiße Punkte.

Lanugobehaarung:
Nur noch an den Schultern, den Streckseiten der Oberarme und den oberen Abschnitten des Rückens in Resten vorhanden.

Kopfhaare:
3–7 cm lang mit scharfer Grenze an der Stirn.

Fingernägel:
Überragen die Fingerkuppen.

Zehennägel:
schneiden mit den Zehenkuppen ab.

Subkutanes Fettgewebe:
Gut ausgebildet.

Knorpelgerüst:
Knorpelgerüst der Ohren und Nase deutlich zu tasten.

Äußere Geschlechtsorgane:
Testes in das Skrotum deszendiert, große Labien bedecken Klitoris und kleine Labien.

Die Kindslänge ist eher repräsentativ für die Tragzeit als das Kindsgewicht (Möglichkeit der Dysmaturität). Die Tragzeit kann mit bekannten Tragzeiten bei bekannten Kindsgrößen verglichen werden. Tabellen mit entsprechender Wahrscheinlichkeitsangabe (Stegmann und Hellwig) und Tabellen, die Länge, Gewicht, Kopfumfang und sogar Knochenkerne in Beziehung zur jeweiligen Tragzeit setzen, liegen vor (Hanack).

Nach früherem Recht galt dann keiner als Vater des Kindes, wenn in der Empfängniszeit

Tabelle 29.**2** Die wichtigsten Daten

Frühgeburt	Normalgeburt	Spätgeburt
Tragzeit		
29.–37. Woche p. m.	38.–42. Woche p. m. 36.–40. woche p.c.	43. Woche p. m. und mehr
Länge: 34–48 cm	48–52 cm	über 50 cm
Gewicht: unter 2500 g	2500–4100 g	eher leichter
Anhaltswerte:		
Kopfumfang: unter 33,5 cm	33,5–37 cm im Mittel 33 cm	dto.
Brustumfang: unter 30 cm	30–35 cm im Mittel 33 cm	dto.
Querdurchmesser der Schultern < 12 cm	12 cm	dto.
Schulterumfang < 35 cm	35 cm	dto.
Hüftbreite < 12 cm	12 cm	dto.
Hüftumfang < 27 cm	27 cm	dto.

(181.–302. Tag vor der Geburt des Kindes) zwei oder mehrere Männer mit der Mutter des Kindes verkehrt hatten (Mehrverkehr). Heute will der Gesetzgeber, daß für jedes Kind nicht nur der sog. „Zahlvater", sondern der *biologische Vater* zu finden sei.

Die Auffindung des biologischen Vaters kann durch

a) ein geburtshilfliches, b) ein anthropologisches, c) ein erbbiologisches, d) ein Blutgruppengutachten gestützt werden.

Das geburtshilfliche Gutachten ist ein reines „Aktengutachten". Seine Aussagemöglichkeit ist entscheidend abhängig von der Richtigkeit und der Vollständigkeit der in den Akten gemachten Angaben. Es gilt, die Zeit zwischen der angegebenen Kohabitation (d. h. anzunehmender Konzeption) und der Geburt des Kindes, die „postkonzeptionelle Tragezeit", festzustellen. Dazu sind folgende Daten aus den Akten von Bedeutung:

Angaben der Mutter:
Erster Tag der letzten Regel,
Konzeptionstermin,
erste Kindsbewegungen.

Feste Daten:
Errechneter Geburtstermin,
tatsächlicher Geburtstermin.

Eintragungen im Mutterpaß müssen beachtet werden, insbesondere dokumentierte Vorsorgeuntersuchungen.

Weitere Hinweise:

1. Ultraschalluntersuchungen (Messung der Fruchthöhle und Messung des biparietalen Schädeldurchmessers des Feten), soweit vorhanden.
2. Amniozentesen mit Bestimmung der Lungenreifung des Feten (Lecithin-Sphingomyelin-Quotient), soweit durchgeführt.

Der Frauenarzt als Gutachter im Strafprozeß gegen Ärzte

(39, 43, 58, 60, 69, 74, 84, 100, 102)

Im Strafprozeß handelt es sich vorwiegend um Verfahren gegen Ärzte mit dem Vorwurf der unterlassenen Hilfeleistung, des Kunstfehlers, der fahrlässigen Tötung oder fahrlässigen Körperverletzung und der Nichtbeachtung der Aufklärungspflicht. Im gynäkologischen Bereich stehen im Vordergrund Verfahren wegen schwerer körperlicher Schädigung oder Schädigung mit Todesfolge durch Schwangerschaftsabbrüche, Kunstfehler bei operativen Eingriffen oder bei Bestrahlungen.

In diesen Fällen ist zur Begutachtung neben der Erhebung des objektiven Tatbestandes und der Aussage des betroffenen Arztes auch die Berücksichtigung der jeweiligen besonderen Umstände von Bedeutung. Es ist ein Unterschied, ob ein Eingriff in einer Notsituation unter primitiven Verhältnissen im Haushalt bei ungenügender Hilfeleistung, Vorbereitung und Desinfektion vorgenommen wird oder in einer auf diesen Zweck eingerichteten Praxis bzw. in einer Klinik, in der alle Hilfsmittel zur Verfügung stehen. Es ist auch jeweils zu prüfen, ob der Noteingriff unter primitiven Umständen erforderlich war oder ob nicht besser der Transport in ein Krankenhaus hätte bevorzugt werden sollen. Besondere Aufmerksamkeit ist bei dieser Entscheidung der Aufklärung des betroffenen Patienten und seiner Familie und der persönlichen Entscheidung des Patienten zuzumessen. Wird der Vorschlag zur sofortigen Überführung ins Krankenhaus abgelehnt oder verzögert, so trifft die Verantwortung den Arzt nur insofern, als die Darstellung der Dringlichkeit von seiner Seite ungenügend gewesen wäre.

Hinsichtlich der *Aufklärungspflicht* des Patienten greift immer mehr eine Perfektion um sich, welche den juristischen Vorstellungen nachkommt, der ärztlichen Auffassung aber nicht entsprechen kann. Ärztliche Eingriffe im Zuge der Diagnostik, vorgenommen also zur Ermittlung eines für die zielgerichtete Therapie erforderlichen Befundes, sind immer mit Schadensmöglichkeiten verknüpft. Dies betrifft in der Gynäkologie insbesondere die diagnostische Abrasio, die Punktion (Ovarialtumor, Mamma), die Hysterosalpingographie, die Laparoskopie und Chromolaparoskopie. Ein Teil dieser Methoden dient lediglich der Feststellung einer ovariellen Dysfunktion oder der Feststellung der Empfängnismöglichkeit durch Nachweis der Tubendurchgängigkeit. Hier ergibt sich die Notwendigkeit einer besonders eindringlichen Aufklärung. Diese wird mehr und mehr als Zustimmungserklärung der Patientin schriftlich fixiert, wobei der Text auf die Art des Eingriffes zugeschnitten ist.

Es ist zweckmäßig, dem Patienten zur Information ein derartiges Textblatt zu übergeben und nach Durchsicht unterschreiben zu lassen. Eine derartige schriftliche Aufklärung mit Einverständniserklärung wird aber durchweg vor Gericht nicht als ausreichend angesehen. Es bedarf vielmehr einer mündlichen Aussprache mit der Patientin, am besten anhand des Informationsblattes. Dieses Vorgehen muß sodann von der Patientin und dem aufklärenden Arzt unterschrieben werden. Es gilt als Urkunde, nachträgliche einseitige Änderungen als Urkundenfälschung.

Literatur

Lehrbücher:

1 Beller, F. K., H. Kyank: Erkrankungen während der Schwangerschaft, 5. Aufl. Thieme, Stuttgart 1990
2 Berg, S. T.: Das Sexualverbrechen. Kriminalistik, Hamburg 1963
3 Bräutigam, W., U. Clement: Sexualmedizin im Grundriß, 3. Aufl. Thieme, Stuttgart 1989
4 Breckwoldt, N.: Endokrinologie in der Schwangerschaft. Deutscher Ärzteverlag, Köln 1984
5 Brückner, J. B.: Anästhesieverfahren in der Geburtshilfe. In Martin, E., K. Peter, K. Taeger: Wissenschaftliche Verlagsabteilung, Deutsche Abbott GmbH, Wiesbaden 1987
6 Bundesministerium für Arbeit und Sozialordnung: Anhaltspunkte für die ärztliche Gutachtertätigkeit im sozialen Entschädigungsrecht und nach dem Schwerbehindertengesetz. Bonn 1983
7 Bücherei des Frauenarztes, Bd. XXXIV. Rechtliche Probleme in Geburtshilfe und Gynäkologie. Enke, Stuttgart 1990
8 Burghardt, E.: Kolposkopie, Spezielle Zervikalpathologie. Thieme, Stuttgart 1984
9 Nelson, N. M., B. C. Decker: Current Therapy in Neonatal Perinatal Medicine. Sounders, Toronto 1990
10 Distler, W., N. Hofmann: Fertilitätsstörungen. Thieme, Stuttgart 1985
11 Dudenhausen, J. W.: Praxis der Perinatalmedizin. Thieme, Stuttgart 1984
12 Enders, G.: Infektionen und Impfung in der Schwangerschaft. Urban & Schwarzenberg, München 1988
13 Frank, F.: Natürliche Familienplanung. Thieme, Stuttgart 1985
14 Frangenheim, H.: Diagnostische und operative Laparoskopie in der Gynäkologie. Marseille, München 1980
15 Gitsch, E., H. Janisch: Gynäkologie. Maudrich, Wien 1984
16 Goeschen, K.: Kardiotokographie-Praxis. Thieme, Stuttgart 1990
17 Grospietsch, G.: Erkrankung in der Schwangerschaft. Thieme, Stuttgart 1990

18 Häberle, E. J.: Die Sexualität des Menschen. De Gruyter, Berlin 1985
19 Hansmann, M., Hackelöer, B. J., A. Staudach: Ultraschalldiagnostik in Geburtshilfe und Gynäkologie, Lehrbuch und Atlas. Springer, Berlin 1985
20 Hatzmann, W., K. Dickgießer, H. Berg: Vorzeitige Plazentaablösung beim Verkehrsunfall. Diagn. u. Intensivmed. 8 (1985) 18
21 Hein, M.: Gynäkologie im Kindes- und Jugendalter, 2. Aufl. Thieme, Stuttgart 1989
22 Hirsch, H. A.: Episiotomie und Dammriß. Thieme, Stuttgart 1989
23 Huber, A., H.-D. Hiersche: Praxis der Gynäkologie im Kindes- und Jugendalter. Thieme, Stuttgart 1987
24 Hülsmann, P.: Die berufstätige Frau. Thieme, Stuttgart 1962
25 Käser, O., F. A. Iklé, H. A. Hirsch: Atlas der gynäkologischen Operationen, 4. Aufl. Thieme, Stuttgart 1983
26 Kaiser, R., F. Leidenberger: Hormonbehandlung in der gynäkologischen Praxis, 7. Aufl. Thieme, Stuttgart (im Druck)
27 Kaiser, R., A. Pfleiderer: Lehrbuch der Gynäkologie, 16. Aufl. Thieme, Stuttgart 1989
28 Kuhl, H., H.-D. Taubert: Das Klimakterium. Thieme, Stuttgart 1987
29 Krebs, D.: Praktikum der extrakorporalen Befruchtung. Urban u. Schwarzenberg, München 1984
30 Kyank, H.: Gynäkologische Operationen. Barth, Leipzig 1987
31 Langnickel, D.: Problems of the Pelvic Passageway. Springer, Berlin 1987
32 Lawin, P., F. K. Beller, H. Stellpflug: Analgesie und Anästhesie in der Geburtshilfe. INA-Schriftenreihe, Bd. XXII. Thieme, Stuttgart 1980
33 Lust, S., M. von Pfaundler: Pädiatrische Diagnostik und Therapie. Urban & Schwarzenberg, München 1986
34 Martius, G.: Gynäkologische Operationen. Thieme, Stuttgart 1990
35 Martius, G.: Differentialdiagnose in Geburtshilfe und Gynäkologie, Bd. I u. II. Thieme, Stuttgart 1987
36 Martius, G.: Geburtshilflich-perinatologische Operationen. Thieme, Stuttgart 1986
37 Martius, G.: Hebammenlehrbuch. Thieme, Stuttgart 1990
38 Martius, G.: Therapie in Geburtshilfe und Gynäkologie, Bd. I u. II. Thieme, Stuttgart 1988
39 Naujoks, H.: Gerichtliche Geburtshilfe. Thieme, Stuttgart 1957
40 Nitzsche, P.: Notfälle in Frauenheilkunde und Geburtshilfe. Thieme, Leipzig 1980
41 Novak, S.: Gynäkologische Operationstechnik. Springer, Berlin 1978
42 Petri, E.: Gynäkologische Urologie. Thieme, Stuttgart 1983
43 Podleschka, K.: Das geburtshilfliche Gutachten im Vaterschaftsprozeß. Thieme, Stuttgart 1954
44 Rabe, Th.: Gynäkologie und Geburtshilfe. VCH, Weinheim 1990
45 Reif, M.: Frühe Pränataldiagnostik und genetische Beratung. Enke, Stuttgart 1990
46 Schirren, C., F. Leidenberger, P. Stoll: Die kinderlose Ehe. Deutscher Ärzteverlag, Köln 1980
47 Schmidt-Matthiesen, H., et al.: Gynäkologie und Geburtshilfe. Lehrbuch. Schattaner, Stuttgart 1989
48 Semm, K.: Pelviskopie und Hysteroskopie. Schattauer, Stuttgart 1985
49 Sitzmann, F. C.: Kinderheilkunde. Diagnostik, Therapie, Prophylaxe, 6. Aufl. Hippokrates, Stuttgart 1988
50 Soost, H.-J., S. Bauer: Gynäkologische Zytodiagnostik, 5. Aufl. Thieme, Stuttgart 1990
51 Stegner, H.-E.: Gynäkologie und Geburtshilfe, 4. Aufl. Enke, Stuttgart 1986
52 Stolecke, H.: Jugendmedizin. Enke, Stuttgart 1990
53 Stoll, P., et al.: Gynäkologische Erkrankungen im Klimakterium und Senium. Dtsch. Ärztebl. 74 (1977)
54 Stoll, P.: Gynäkologische Vitalzytologie in der Praxis, Atlas. Springer, Berlin 1969
55 Stoll, P., J. Jäger, G. Dallenbach-Hellweg: Gynäkologische Zytologie, Lehrbuch. Springer, Berlin 1968
56 Tinneberg, H. R., H. A. Hirsch: Die gestörte Frühschwangerschaft. Springer, Berlin 1990
57 TNM-Atlas: Klassifikation maligner Tumoren. Springer, Berlin 1985
58 Ulsenheimer, K., U. Schlüter, M. H. Böcker, M. Bayer: Rechtliche Probleme in Geburtshilfe und Gynäkologie. Eine Fallsammlung zu den Themen Haftung, Aufklärung, Behandlungsfehler und Schweigepflicht, Bücherei des Frauenarztes, Bd. 34. Enke, Stuttgart 1990
59 Ulsenheimer, K., et al.: Rechtliche Probleme in Geburtshilfe und Gynäkologie. In: Bücherei des Frauenarztes, Bd. 34. Enke, Stuttgart 1990
60 Weissauer, W., H. D. Hiersche: Rechtsfragen in Geburtshilfe und Gynäkologie. In Schwalm, H., G. Döderlein, K.-H. Wulf: Klinik der Frauenheilkunde und Geburtshilfe. Urban & Schwarzenberg, München 1982
61 Winzler, V., B. Lohnenfeld: Diagnose und Therapie endokriner Fertilitätsstörungen der Frau. Grosse, Berlin 1983
62 Zander, J.: Die Fertilität. Urban & Schwarzenberg, München 1983
63 Zander, J.: Ovarialkarzinom. Urban & Schwarzenberg, München 1982
64 Berg, S. T.: Das Sexualverbrechen. Kriminalistik, Hamburg 1963

Aufsätze:

65 Beck, L.: Das akute Abdomen in der Schwangerschaft. Gynäkologe 23, (1990) Heft 2
66 Deutsche Gesellschaft für perinatale Medizin: Tokolyse während Schwangerschaft und Geburt. Frauenarzt 7 (1988)
67 Dudenhausen, J. W.: Hebammen heute – Hebammen morgen. Frauenarzt 1 (1986)
68 Arbeitskreis Intrauterinpessare: Empfehlungen zur Anwendung des Kupfer-IUP (Prof. Koch, Prof. Tauber, Prof. Wagner) Gyne 6 (1990)
69 Franzki, H.: Das Gutachten des ärztlichen Sachverständigen. Frauenarzt 3 (1988)
70 Gey, B.: Autofahren – Probleme und Gefahren. Gynäkologe 20 (1987) 160
71 Hatzmann, W., K. Dickgiesser: Vorzeitige Placentaablösung beim Verkehrsunfall. Diagn. u. Intensivmed. 8 (1985)
72 Hellriegel, K. P.: Brusterhaltende Therapie beim Mammakarzinom (multidisziplinärer Konsensus). Frauenarzt 6 (1990)
73 Hertwig, I., J. Babenerd: Schwangerenvorsorge aus der Sicht des niedergelassenen Frauenarztes. Frauenarzt 7 (1988)
74 Hirsch, G., H. D. Hiersche: Sterilisation geistig BehinderterMedizinrecht 3 (1987)
75 Hirsch, G., H. D. Hiersche: Sterilisation geistig Behinderter. Frauenarzt 2 (1988)
76 Hochuli, E.: Geburtsleitung bei früher Frühgeburt. Gynäkologe 1 (1987)
77 Hotzmann, W., et al.: Vorzeitige Placentaablösung bei Verkehrsunfall. Diagn. u. Intensivmed. 8 (1985)
78 Intrauterinpessar Multiload CU 250: Ausführliche Anleitung. Nourypharma. 8042 Oberschleißheim/München
79 Kühnberger, A.: Fruchtschädigung – Schutz am Arbeitsplatz. Merkblatt Arbeitsmedizin und Sozialmedizin und Präventivmedizin 4 (1985)
80 Löser, H.: Geistige und seelische Störungen bei Kindern mit Alkoholembryopathie. Frauenarzt 8 (1989)
81 Mutterschutzgesetz. Frauenarzt 3 (1988)
82 Neufeind, P., et al.: Trauma und Schwangerschaft. Gynäkologe (1990) 79–80
83 Nobel, J.: Verletzungsfistel des Ureter, forensische Fragen. Frauenarzt 1 (1987)
84 Ratzel, R.: Die Dokumentation geburtshilflicher Zwischenfälle. Frauenarzt 8 (1988)
85 Ratzel, R.: Die Sterilisation im Spiegel der neueren zivilgerichtlichen Rechtssprechung. Frauenarzt 8 (1989)
86 Ratzel, R.: Die unterlassene Amniozentese als Rechtsproblem. Frauenarzt 6 (1988)
87 Schlund, G. H.: Haftung des Arztes bei der operativen Korrektur einer Mammaptose. Frauenarzt 8 (1989)
88 Schlund, G. H.: Haftungsfragen bei der mißglückten freiwilligen Sterilisation. Geburtsh. u. Frauenheilk. 37 (1977)
89 Schlund, G. H.: Mutmaßliche Einwilligung der Frau zur Sterilisation anläßlich einer Sektio. Frauenarzt 5 (1988)
90 Schlund, G. H.: Rechtsfragen bei der Sterilisation der Frau. Frauenarzt 6 (1987)
91 Schlund, G. H.: Zu Haftungsfragen während einer bestehenden Schwangerschaft. Geburtsh. u. Frauenheilk. 44 (1984)
92 Schlund, G. H.: Zur Arzthaftung für die bei einem Neugeborenen nach vaginaler Entbindung festgestellten Hirnschädigungen. Frauenarzt 1 (1986)
93 Schlund, G. H.: Zur ärztlichen Haftung: Ob bei einer Schwangeren eine Fruchtwasseruntersuchung angezeigt ist. Frauenarzt 1 (1988)
94 Schlund, G. H.: Zur Haftung des Gynäkologen bei falsch eingesetztem IUP und dadurch bedingten Gebärmutterverlust. Frauenarzt 6 (1990)
95 Schlund, G. H.: Zur Anwesenheit des Geburtshelfers im Kreißsaal. Geburtsh. u. Frauenheilk. 41 (1981)
96 Schmidt-Matthiesen, H.: Geburtseinrichtung und Alternativen zur stationären Entbindung. Frauenarzt 6 (1984)
97 Schwangerenberatungsgesetz. Frauenarzt 5 (1988)
98 Stoll, P.: Die neuen Rechte der Frau. Frauenarzt 6 (1984)
99 Stoll, P.: Sportärztliche Beratung beim Frauenarzt. Frauenarzt 2 (1987)
100 Ulsenheimer, K.: Aktuelle Strafrechtprobleme im gynäkologisch-geburtshilflichen Alltag. Gynäkologe 23 (1990) 114–120
101 Ulsenheimer, K.: Ein gefährlicher Beruf: Strafverfahren gegen Ärzte. Frauenarzt 6 (1987)
102 Ulsenheimer, K.: Strafverfahren gegen Ärzte. Erfahrungen, Schwerpunkte, Tendenzen. Medizinrecht 5 (1987)
103 Verbanddeutscher Rentenversicherungsträger: Empfehlungen zur sozialmedizinischen Beurteilung bei bösartigen Geschwulstkrankheiten. Dtsch. Rent.-Versicher. 8 (1982)
104 Weissauer, W., R. Ratzel: Anmerkung zur Vereinbarung zwischen Anästhesiologen und Frauenärzten. Frauenarzt 5 (1988)
105 Weissenbacher, E. R., K. Schulze, H. Hepp: Schwere Infektionen während der Schwangerschaft – Frauen mit AIDS. Frauenarzt 6 (1990)
106 Wulf, K.: Risikofaktoren während Schwangerschaft und Geburt. Frauenarzt 7 (1988)
107 Wyand, J.: Schwangerschaftsbedingtes Beschäftigungsverbot. Frauenarzt 5 (1990)

30 Neurologische und psychiatrische Erkrankungen

K. Schimrigk, W. Trabert und O. Schrappe †

Grundlagen der Untersuchung

Die folgende *Einführung* soll vor allem das Verständnis des Studierenden und jüngeren fachfremden Arztes für gewisse Prinzipien und Besonderheiten des neurologisch-psychiatrischen Gutachtens fördern. Die sachkundige Schulung durch in der Materie erfahrene Fachkollegen kann und will sie nicht ersetzen. Das gilt nicht nur für die forensisch-psychiatrischen Gutachten in den verschiedenen Bereichen des Straf- und Zivilrechtes (s. den Aufsatz von Spann u. Penning in diesem Band; weitere Einführungen finden sich in den Lehrbüchern der Psychiatrie, ausführliche Darstellungen bei Rauch [353, 354] Venzlaff [453] und Witter [477]). Auch die nervenfachärztlichen Gutachten für die Renten- und Unfallversicherung, nach dem Schwerbehindertengesetz (SchwbG) und für die Beurteilung der Verkehrstauglichkeit konfrontieren häufiger, als das sonst der Fall ist, mit speziellen Problemen, die nur individuell und durch einen Erfahrenen sachgerecht beurteilt werden können.

Jede Begutachtung sollte für den untersuchenden Arzt Anlaß sein, den Gutachtenpatienten auch daraufhin zu beurteilen, ob und gegebenenfalls inwieweit die bei ihm vorliegenden Schädigungsfolgen oder Behinderungen durch Rehabilitationsmaßnahmen besserungsfähig sind. Deshalb wird im folgenden immer wieder auf *Rehabilitationsmöglichkeiten* hingewiesen (s. z. B. auch 9, 33, 57, 147, 309, 316, 332, 344, 382, 393, 397, 409, 459, siehe aber auch kritische Stellungnahmen: 335).

Die Bundesversicherungsanstalt für Angestellte hat „Richtlinien" über die Gewährung von Leistungen zur medizinischen und beruflichen Rehabilitation veröffentlicht, sie können von dort bezogen werden (BfA, Postfach, 1000 Berlin 88).

Das neurologisch-psychiatrische Gutachten hat immer die ganze Persönlichkeit des Patienten zum Gegenstand, nicht nur dessen Krankheit. Das Persönlichkeitsbild entsteht aus den Angaben des Gutachtenpatienten über Familie, Lebensweg, Primärcharakter und früher durchgemachte Krankheiten. Es ist mit demjenigen zu vergleichen, das Familienangehörige zeichnen. Art und Schweregrad einer psychischen Veränderung kann man oft erst dann richtig einschätzen, wenn sich der Untersucher über die prämorbide Verfassung des Untersuchten ein sicheres Urteil verschafft hat.

Darüber hinaus ist die genaue Befragung nach Alter, Beruf und Gesundheitszustand von Eltern und Geschwistern – wie die Anamneseerhebung überhaupt – zugleich *ein wesentlicher Teil der Befunderhebung im psychischen Bereich.* Die Möglichkeit, sich hierbei über Gedächtnisfunktion, Konzentrationsfähigkeit, Art der Berichterstattung, intellektuelles und soziales Milieu, zwischenmenschlichen Kontakt usw. zu informieren, muß in jeder Hinsicht ausgenützt werden. Die lückenlose Biographie, welche frühere Krankheiten einzuschließen hat, eröffnet zudem Einblicke in wesentliche Persönlichkeitseigenheiten, wie z. B. berufliche Verwurzelung, Fähigkeit zur Überwindung von Lebensschwierigkeiten (etwa Krankheit, Kriegs- und Nachkriegswirren, Ehekonflikte usw.) und soziale Position.

Alle erreichbaren objektiven Unterlagen sollen mitberücksichtigt werden. Je komplizierter die Bedingungen des Einzelfalles, je länger die zur Begutachtung führende Leidensgeschichte und je zahlreicher Ärzte und Institutionen bereits damit befaßt waren, um so dringender ist die Einsichtnahme in frühere ärztliche Aufzeichnungen und Krankengeschichten.

Die Erfassung des derzeitigen Beschwerdesyndroms setzt die Beherrschung gewisser

Explorationstechniken voraus. Man kann zunächst den Patienten spontan berichten lassen. Ist man nicht in der Lage, wesentliche Teile dieser Darstellung wörtlich festzuhalten, kann man den Kranken auch bitten, seine Beschwerden aufzuschreiben. Schließlich wird man Fragen stellen, welche das Befinden betreffen und sich nicht damit zufrieden geben, wenn der Patient mit einer Aufzählung von Gründen für dieses oder jenes Symptom antwortet. Besonderer Sorgfalt bedarf die genaue zeitliche Einordnung von Beschwerden. Deren Anfänge, Höhepunkte und Verlaufseigenheiten müssen, zeitlich fixiert, mit den schädigenden Ereignissen und ebenso mit den biographischen Daten in Beziehung gesetzt werden. Man kann auf diese Weise den Patienten und sich selbst am sichersten vor den vordergründigen Folgen des allgegenwärtigen Kausalitätsbedürfnisses schützen.

Besonderer Sorgfalt bedürfen Untersuchung und Darstellung des *neurologischen Befundes*. Dabei ist die Beschreibung des Gangbildes oder bestimmter Leistungen, z. B. das Ersteigen eines Stuhles oder das Heben der Arme über den Kopf, anschaulicher als die Verwendung von Begriffen wie „Gangataxie" oder „Parese des M. deltoideus". Es ist selbstverständlich, daß die neurologische Untersuchung in jedem Fall vollständig sein und z. B. die Prüfung des Geruchsvermögens, des Visus, des Gesichtsfeldes und des Augenhintergrundes ebenso miteinschließen muß wie z. B. Größe, Gewicht, Fehlbildungen, Haltungsanomalien und auch die Messung von Umfangsdifferenzen bei Muskelatrophien.

Die neurologische Befunderhebung sollte in ihren Grundzügen jedem Arzt vertraut sein. Wer die Technik nicht oder nicht genügend beherrscht, vergibt sich nichts, wenn er in seiner Befundsschilderung nur das aufführt, was er wirklich untersuchte. Zu oft schon war das aufgrund ungenügender Untersuchung gefällte Pauschalurteil „neurologisch o. B." Ursache schwerwiegender Fehlentscheidungen.

Über die Notwendigkeit des Einsatzes weiterer diagnostischer Möglichkeiten muß der Facharzt von Fall zu Fall entscheiden. Zur Verfügung stehen die Elektroenzephalographie (EEG), die Elektromyographie (EMG), die Messung der motorischen und sensiblen Nervenleitgeschwindigkeit (NLG) (251), die Registrierung der somatosensorisch evozierten Potentiale (SSEP), visuell (VEP) und akustisch (AEP) evozierte Potentiale und Elektronystagmographie (ENG) sowie nicht zuletzt die klassische Elektrodiagnostik bei Läsionen peripherer Nerven. In entsprechenden Fällen wird man auch auf eine Liquoruntersuchung nicht verzichten dürfen. Sie darf sich jedoch nicht auf die Bestimmung der Zellzahl und den qualitativen Eiweißnachweis beschränken, sondern muß die Liquoreiweißfraktionierung und gegebenenfalls immunologische Untersuchungen mit einschließen (Immunelektrophorese, isoelektrische Fokussierung). Unter den verschiedenen neuroradiologischen Techniken kommt der Computertomographie (CT) die Rolle einer Standarduntersuchung bei der Begutachtung, insbesondere der Schädel-Hirn-Traumafolgen zu (73, 113, 284, 464). Bei bestimmten Fragestellungen (Multiple Sklerose, Hirnstamm- und medulläre Prozesse, Syringomyelie, Bandscheibenprotrusionen u. a.) wird man die Kernspintomographie zur Beurteilung heranziehen.

EEG und CT haben sich als Suchmethoden bei zerebralen Funktionsstörungen bewährt. Ihr normales Ergebnis schließt jedoch ein zerebrales Leiden nicht aus. Bei Verdacht auf traumatische Veränderungen am Schädelskelett wird man sich in der Regel nicht mit Übersichtsaufnahmen in zwei Ebenen zufrieden geben, sondern Aufnahmen in Spezialeinstellung anfordern, um projektionsbedingte Fehler auszuschließen. Die Untersuchung des Schädelknochens im CT (sog. Knochenfenster) ist oft gerade zum Nachweis feiner Frakturen ergiebiger. Zusätzlich sind meist Aufnahmen der Halswirbelsäule einschließlich radiologischer Funktionsanalysen erforderlich und evtl. spezielle Aufnahmen der zervikookzipitalen Übergangsregion, da bei Schädelverletzungen häufig auch diese Regionen in Mitleidenschaft gezogen werden.

Jeder Arzt – ganz gleich, ob es sich um einen praktischen Arzt, Amtsarzt, Internisten, Chirurgen usw. handelt – ist in der Lage, einen psychischen Befund darzustellen. Es ist unrichtig anzunehmen, daß es hierzu unbedingt eines speziellen Vokabulars bedürfe. Man kann sehr wohl das Verhalten eines Patienten während einer Untersuchung, z. B. anläßlich einer Begutachtung, erschöpfend darstellen, indem man nichts weiter berichtet, als was man gesehen hat: den mimischen Ausdruck, die Gestik und Haltung, den Bewegungsablauf, die Mitarbeit und schließlich das ganze Ensemble von sogenannten Fehlhaltungen wie Ausgestaltung von Beschwerden, Widersprüchen in den Angaben, Eloquenz, Symptomproduktion bei Funktionsprüfungen usw. Besondere Beachtung ist dem Stimmungsverhalten, der psychischen Reagibilität und der Spontaneität zu schenken. Die Dissimulationstendenz mancher hirnorganisch veränderten oder psychotisch erkrankten Patienten darf man ebensowenig übersehen wie das – häufigere – gegenteilige Verhalten. Die Beschreibung des psychischen Befundes soll sachlich und wertungsfrei erfolgen. Man vermeide Leerformeln und Feststellungen wie z. B., der Patient sei „ordentlich gekleidet“ zur Untersuchung gekommen.

Schwierigkeiten bereitet immer wieder die *Beurteilung psychischer Besonderheiten*. Diese spielen bei der Schätzung der Minderung der Erwerbsfähigkeit dann eine ganz andere Rolle, wenn festgestellt werden kann, daß sie Symptome einer Krankheit darstellen, als wenn sie sich als vorgegebene Wesenseigentümlichkeit erweisen. Andererseits werden psychische Veränderungen, welche überaus zahlreich sein können, nicht selten vollständig kompensiert oder gar dissimuliert, im Gegensatz zu manchen weniger ins Gewicht fallenden körperlichen Funktionsstörungen. Deshalb ist vor der Beurteilung stets vom psychischen Querschnittsbefund auf die prämorbide Persönlichkeit zu reduzieren. Bei einem wortkargen, gehemmten, subdepressiven Menschen wird sich beispielsweise ein hirnorganisch bedingter Leistungsnachlaß ganz anders auswirken als bei einem antriebsreich-hyperthymen.

Hüten muß man sich vor verallgemeinernden, schlagwortartigen und pseudoexakten Begriffen, die in der Regel keine Klarheit schaffen, sondern die Begutachtung nur erschweren. Als Beispiel hierfür mag der Begriff des „hirnorganischen Psychosyndroms“ dienen, der bestenfalls eine vage ätiologische Vorstellung über eine bestimmte Krankheit wiedergibt, aber über das individuelle Störungsmuster des Patienten, seine Ausfallserscheinungen und Behinderungen nichts aussagt.

Jeder Gutachter sieht sich dem Problemkreis „funktionell-psychogen-hysterisch-neurotisch-psychopathisch- simulativ“ gegenübergestellt, d. h. den psychoreaktiven, im seelischen und/oder psycho-somatischen Bereich sich abspielenden Gesundheitsstörungen.

Die dabei auftretenden Schwierigkeiten sind zum einen durch unscharfe Krankheitsbegriffe bedingt (53), was anders als bei endogenen oder organischen Psychosen die Abgrenzung zum Gesunden hin erschwert; andererseits bereitet die Beurteilung der Schwere oft erhebliche Mühe und führt nicht selten bei verschiedenen Gutachtern zu abweichenden Auffassungen.

Allerdings konnten in den letzten Jahren (besonders durch die Arbeiten von Förster [97–102]) die Erkenntnisse auf diesem Gebiet erweitert werden, so daß Anhaltspunkte für eine verläßliche Beurteilung neurotischer Störungen gegeben sind.

Der Begriff der *„Rentenneurose“* sollte – da er nicht klar definiert ist und in unterschiedlichen Bedeutungen gebraucht wird – fallengelassen werden; eine Krankheitseinheit „Rentenneurose“ gibt es nicht! Hinter diesem plakativen Namen können sich die verschiedensten neurotischen oder psychopathischen Störungen verbergen, die einer differenzierten Beschreibung und Beurteilung bedürfen.

Auch darf nicht vergessen werden, daß sich unter dem Begriff der „Rentenneurose“ verkannte affektive Psychosen, hirnorganische Abbauprozesse und blande Schizophrenien sammeln. „Rentenbegehren“ ist niemals eine Krankheit sui generis, häufig aber ein Symptom, das nicht isoliert betrachtet werden darf, sondern wie andere Symptome auch in einem übergeordneten Kontext gesehen werden muß, aus dem sich dann z. B. auch präventive, therapeutische bzw. rehabilitative Ansätze entwickeln lassen.

Entgegen einer verbreiteten (und in Wirklichkeit unärztlichen!) Haltung, die in jeder „Verdeutlichungstendenz“ ein Täuschungsmanöver des Untersuchten sieht, dies ihn deutlich spüren läßt und gleichzeitig weiteres diagnostisches Bemühen auf das unbedingt Notwendige beschränkt, sollte gerade der grob „hysterisch“, „appellativ“, „pseudodement“, „neurotisch-psychopathisch“ wirkende Gutachtenpatient besonders gründlich und sorgfältig untersucht werden. Er stellt geradezu eine diagnostische Herausforderung dar. Der nicht auf nervenärztlichem Fachgebiet Erfahrene sollte sich nicht scheuen, u. U. noch einen anderen

Kollegen mit spezielleren Kenntnissen und Untersuchungsmöglichkeiten zuzuziehen.

Auch die Durchführung psychodiagnostischer Testverfahren (betreffend Intelligenz, Leistungsfähigkeit, Persönlichkeitsstruktur) findet mehr und mehr Eingang in neurologisch-psychiatrische Gutachten. So wichtig diese Testverfahren für die Quantifizierung bestimmter Störungen, Verlaufsuntersuchungen und auch qualitative Differenzierung komplexer Störungsmuster sind, so darf man ihre Resultate niemals verabsolutieren (und die Verführung ist gerade bei der eigenen Unsicherheit des Gutachters groß!): Immer sind es übergeordnete klinische Gesichtspunkte, die die Einordnung (und damit eben auch die „Relativierung") einzelner Befunde erlauben.

Ähnlichen Schwierigkeiten wie bei der Beurteilung psychoreaktiver Gesundheitsstörungen begegnet man in der Bewertung *vegetativer Symptome*. Daß man sie als Befund sorgfältig beachtet und im Gutachten beschreibt, versteht sich von selbst. Sie sind aber im allgemeinen keinesfalls wichtiger als z. B. mancher psychische Befund. Beinahe immer stellen vegetative Regulationsstörungen nur Begleiterscheinungen anderer Krankheiten dar, so z. B. von Polyneuropathien, von Krankheiten extrapyramidaler Systeme (z. B. Morbus Parkinson) oder Intoxikationen (381). Die Existenz einer Krankheit „vegetative Dystonie" kann man mit guten Gründen bestreiten (336, 351, 438).

Auch die „Anhaltspunkte" sehen in ihr „kein eigenständiges und isoliert zu beurteilendes Leiden" (9, 57).

Läßt man diesen Begriff fallen, so würde das ein weiteres Problem aus der Welt schaffen, welches darin besteht, daß immer noch aus dem Vorliegen vegetativ-dystoner Symptome kurzschlüssig auf eine bestimmte Persönlichkeitsartung geschlossen wird bzw. auf die Anlagebedingtheit dieser – und damit meist auch anderer – Funktionsstörungen.

Wenn man von Fehlbeurteilungen aufgrund mangelnder Kenntnisse absieht (Beispiel: Störung der Pupillomotorik und Areflexie werden nicht als Adie-Syndrom [124] erkannt, sondern als Traumafolge gewertet), lassen sich viele Gutachtenfehler daraus erklären, daß „Befunde" aus apparativen Untersuchungen mißinterpretiert wurden. Das kann durchaus schwerwiegende, ärztlich-therapeutische Konsequenzen zeitigen. So könnte beispielsweise der im Schädelröntgenogramm erhobene Befund einer „Siphonsklerose" (d. i. kalkdichter Ring im a.-p. Bild als Zeichen einer fortgeschrittenen Arteriosklerose im Bereich der A. carotis interna) als ausreichende Begründung („Zerebralsklerose") für die vitalisierte Depression eines im Beginne des 6. Lebensjahrzehntes stehenden Gutachtenpatienten angesehen werden. Der Patient mit multiplen Körperbeschwerden, Antriebslosigkeit und depressiver Gemütsverstimmung ging von Arzt zu Arzt und wurde zu verschiedenen „Kuren" geschickt, ohne daß sich Besserung einstellte, weil er nie gezielt antidepressiv behandelt wurde. Man begibt sich dadurch jeder Chance, das Leiden (in der doppelten Bedeutung des Wortes!) dieses Kranken zu bessern und seine Arbeitsfähigkeit wieder herzustellen. Diesem Beispiel könnten zahlreiche andere aus allen Bereichen der Medizin zur Seite gestellt werden. Merke daher: Jeder einzelne Organbefund muß im neurologisch-psychiatrischen Bereich besonders sorgfältig darauf geprüft werden, ob er die geklagten Beschwerden tatsächlich zu erklären imstande ist, oder ob es sich bei der festgestellten Normabweichung um einen bedeutungsarmen oder gar bedeutungslosen Nebenbefund handelt, der nicht mit den Befindlichkeitsstörungen in Zusammenhang steht.

Mancher Gutachter erliegt der suggestiven Wirkung des Auftretens eines bestimmten Syndroms mehr oder minder bald nach einem entschädigungspflichtigen Ereignis und erkennt schon deshalb auf einen ursächlichen Zusammenhang zwischen ihnen. In solchen Fällen fehlt nie der Hinweis auf den gegebenen sogenannten *zeitlichen Zusammenhang*. Man vermeide diesen Begriff stets. Korrekt ist allein eine Formulierung, welche nur die augenfällige zeitliche Aufeinanderfolge zweier Ereignisse vermerkt, ohne eine ursächliche Verknüpfung begrifflich zu präjudizieren. Im übrigen ist es nicht selten ein schlechter Ausweg, die Annahme eines ursächlichen Zusammenhangs lediglich damit zu begründen, daß ein bestimmtes Syndrom einem bemerkenswerten Ereignis folgte.

Eine besondere Problematik bietet die Begutachtung von ausländischen Patienten (48, 107, 143, 236, 435, 437). Dabei spielt weniger das Merkmal „Ausländer" sensu strictu die entscheidende Rolle, sondern vielmehr ein gleichzeitig bestehendes Bildungsdefizit (bis hin zum Analphabetismus!) und starke kulturelle Unterschiede der jeweiligen Herkunftsländer.

Die jährliche Inzidenzrate für hospitalisationsbedürftige psychische Störungen wurde von verschiedenen Autoren mit etwa 1 pro 1000 Ausländer berechnet. Die häufigsten psychopathologischen Syndrome sind dabei: funktionell-somatische und hysteriforme-konversionsneurotische Bilder, leibnahe hypochrondrisch-depressive Zustände und paranoide Syndrome (z. T. auch kulturgebunden in Gestalt von Besessenheit und Verhexungswahn usw.).

Die meisten Schwierigkeiten resultieren aus mangelnden sprachlichen Verständigungsmöglichkeiten, die – bei entsprechender Ausprägung – die Beiziehung eines Dolmetschers regelmäßig notwendig machen. Obwohl damit die Arzt-Proband-Beziehung den unmittelbaren und auch für Begutachtungssituationen nicht bedeutungslosen Begegnungscharakter verliert, so sind u. E. doch ausreichende Informationen zu erhalten, um die Begutachtung sinnvoll durchführen zu können.

Der Forderung, mit der Begutachtung nur der jeweiligen Sprache mächtigen Ärzte zu beauftragen, ist zwar grundsätzlich zuzustimmen, in der Praxis wird man sich derzeit aber wohl doch immer wieder in der Situation wiederfinden, auf einen Dolmetscher angewiesen zu sein.

Farbige, für uns ungewohnte Symptombeschreibungen sind auf dem kulturellen Hintergrund des Herkunftslandes zu betrachten, insbesondere hüte man sich vor zu schnellen Verdikten wie z. B. „Simulation“ oder „Rentenneurose“; andere Ausdrucksmittel bedeuten eben nicht a priori ein weniger an Gewicht der zu begutachtenden Störung.

Die Interpretation von psychologischen Testergebnissen muß mit großer Vorsicht erfolgen wegen möglicher Verständnisschwierigkeiten bei der Testinstruktion, Übersetzungsproblemen und -verzerrungen durch den Dolmetscher sowie wegen fehlender Referenzwerte, da die Normierungsstichproben aus einem oft völlig anders gearteten Kulturbereich stammen. Zur genaueren Analyse des Störungsmusters – unter Aussparung quantitativer Gesichtspunkte – können jedoch bestimmte Tests sinnvoll eingesetzt werden.

Neurologisch-psychiatrische Krankheiten in der Rentenversicherung (Berufs- und Erwerbsfähigkeit) und in der Unfallversicherung (Minderung der Erwerbsfähigkeit)

Aus verschiedenen ätiologischen Gegebenheiten entstehen bei gerade im Nervensystem begrenzten pathogenetischen Bedingungen verhältnismäßig charakteristische *Syndrome*, deren Schweregrad unabhängig von der Ursache für die medizinische Beurteilung in der Rentenversicherung entscheidend ist. Die Besprechung folgt daher zunächst mit dem hiermit gegebenen Einteilungsprinzip, ohne es allerdings streng durchzuhalten. Im zweiten Teil schließt sich eine stichwortartige Aufzählung der wichtigsten *Krankheiten* an. Dies ist notwendig, weil viele neurologisch-psychiatrische Krankheiten zu *multisyndromalen Funktionsstörungen* führen. Auch ergibt sich damit die Möglichkeit zur zusammenfassenden Abhandlung jener traumatischen Schädigungen des Nervensystems, die in den übrigen Abschnitten nicht erwähnt sind.

Ganz allgemein gilt für alle hier besprochenen Krankheitsbilder, daß es weniger von der Art, dem Schweregrad und dem Verlauf des betreffenden Leidens abhängt, ob ein Patient eine bestimmte Tätigkeit verrichten kann, sondern vielmehr davon, inwieweit er in der Lage ist oder in diese gebracht werden kann, Ausfälle zu kompensieren und erhalten gebliebene motorische, sensorisch-sensible, koordinative und psychische Fähigkeiten voll einzusetzen. *Funktionsstörung kann eben nicht mit Leistungsstörung gleichgesetzt werden* (v. WEIZSÄCKER 468). Oft ist dieses Ziel maximaler Leistungsausnutzung bei gestörter Funktion nur über den Weg differenzierter Rehabilitationsmaßnahmen (135) erreichbar, deren Erfolge durchaus ermutigend sind (26). Leider gelingt es häufig immer noch nicht, auch in den Betrieben die Voreingenommenheit gegenüber Nervenkranken im allgemeinen und ihrer Leistungsfähigkeit und Zuverlässigkeit im besonderen zu überwinden.

Die oft sehr schwierigen Zusammenhangsfragen zwischen einem Unfall und bestimmten Nervenerkrankungen werden gelegentlich berührt, ohne daß Vollständigkeit möglich oder bezweckt wäre. Die Höhe der unfallbedingten MdE kann meist nur ungefähr angegeben werden. Zwischen ihr und dem Beurteilungsmaßstab in der Rentenversicherung bestehen nicht selten wesentliche (weil prinzipielle) Differenzen.

Syndrome

Muskuläre und neuromuskuläre Syndrome

(32, 156, 171, 189, 340, 342, 377, 405, 429)

Das gemeinsame Kennzeichen aller neuromuskulären Syndrome ist die Muskelschwäche. Sie beherrscht das Beschwerdebild und kann intermittierend, wie z. B. bei den paroxysmalen Lähmungen oder gewissen hereditären Neuropathien, weitgehend konstant, wie z. B. bei angeborenen Muskeldefekten oder einigen sog. kongenitalen Myopathien, oder unaufhaltsam progredient in Erscheinung treten, wie z. B. bei den erblichen Dystrophien, spinalen oder neuralen Muskelatrophien (Tab. 30.**1**–30.**3**). Je nach Art der Erkrankung können weitere Symptome hinzutreten: Schmerzen, Sensibilitätsstörungen, Gelenk- und Muskelkontrakturen, Behinderungen der Sprache, der Nahrungsaufnahme und der Atmung durch die zunehmende Skoliose (173). Die gängige Regel, daß primäre Muskelkrankheiten die proximalen und primär das Neuron betreffende Krankheiten die distalen Extremitätenmuskeln affizieren, wird vielfach durchbrochen. Eine subtile, alle Leistungsbereiche berücksichtigende, klinische Diagnostik jeder mit Muskelschwäche einhergehenden Erkrankung ist notfalls unter Hinzuziehung aller uns heute zugänglichen Untersuchungsmethoden (Genetik, EMG, ENG, SSEP, Biopsie, Histochemie, Biochemie, Elektronenmikroskopie, Ultraschall, CT, MR) erforderlich, um aus der Zuordnung der Erkrankung prognostische Schlüsse ziehen zu können und um einen möglichen Ansatz für eine Therapie nicht zu verspielen.

Tabelle 30.**1** Progressive Muskeldystrophien (MD) (erbliche primäre Muskelkrankheiten)

Typ	Vererbung (Genort)	Beginn Alter	Beginn Lokalisation	Verlauf
Infantil, maligne MD Typ Duchenne	rezessiv X-chromosomal (X p21)	1–5	Beckengürtel, EKG-Veränderung, Pseudohypertrophien. CK-Erhöhung i. S.	aufsteigend auch Rumpf- und Schultergürtel befallend. Kontrakturen, Skoliosen. Verlust der Gehfähigkeit mit 8–15 Jahren. Tod durch Atem-, seltener Herzinsuffizienz mit 15–25 (30) Jahren.
	Häufigkeit: 160 auf 1 Mill. männl. Geburten. Bei nur 25% Lebenserwartung ist mit 40 Kranken in 1 Mill. der männl. Bevölkerung zu rechnen, davon ca. 1/3 mutagen			
Juvenil, benigne MD Typ Becker-Kiener	(X p 21)	6–19 (30)	Beckengürtel, Pseudohypertrophien	aufsteigend wie maligne Form, jedoch wesentlich protrahierter. Verlust der Gehfähigkeit mit (30) 40–55 Jahren. Tod je nach Manifestation der Krankheit mit 35-50-70 Jahren.
	Häufigkeit: 18 auf 1 Mill. der männl. Bevölk. Söhne gesund, Töchter heterozygote Konduktorinnen			
Juvenil, benigne MD mit Frühkontrakturen (Emery, Dreifuss: Rotthauwe, Beyer)	(X q 28)	4–5 (15)	Spitzfuß-, Beugekontrakturen der Arme. Eingeschränkte Rumpfbeugung	Zunahme der Kontrakturen auch der distalen Extremitätenmuskeln und Nackenmuskeln. Schwäche zunächst in Schulter- oder Beckengürtel, nach distal übergreifend. Verlust der Gehfähigkeit zwischen 35. und 50. Lj. Frühzeitig EKG-Veränderungen. Lebenserwartung durch akuten Herztod um ca. 40% herabgesetzt.
	Häufigkeit: regional unterschiedlich, insgesamt selten			

Tabelle 30.**1** (Fortsetzung)

Typ	Vererbung (Genort)	Beginn Alter	Lokalisation	Verlauf
Kongenitale Form (Vasella u. Mitarb.)	rezessiv autosomal	0	Muskelschwäche und -hypotonie, auch der mimischenMuskulatur. Kontrakturen	rasch progredient. Tod im 1. und 2. Lebensjahr
Glieder-Gürtel-Typ der MD	(15) Häufigkeit: 16–65 auf 1 Mill. Geburten. 9–20 auf 1 Mill. Einw. Sporadisches Vorkommen bis 41%. Geschlechter gleich häufig betroffen	2–40 (50)	Beckengürtel und 10% Beginn im Schultergürtel	ähnlich Becker-Kiener-Form langsam aufsteigend und bei späterem Beginn meist günstigere Prognose. Verlust der Gehfähigkeit bei Frühform bis 20 J., bei juvenil. Form bis 45 J., bei Spätform kaum vor dem 30. Lj. Entspr. ist die Lebenserwartung 25, 70 u. 100% der gesund. Bevölkerung. Bei Erstmanifestation im Schultergürtel oft jahrelang stationär vor Übergreifen auf Beckengürtel.
Fazioskapulo-humerale MD (Erb, Landouzy, Déjerine)	dominant autosomal Häufigkeit: regional unterschiedlich. 2–10 auf 1 Mill. Einw. Wahrscheinlichkeit der Erkrankung bei Geschwistern und von Kranken zwischen 40% und 50%	10–25	Schwäche der Gesichtsmuskeln. Unvollständiger Lidschluß, offener Mund. Lose Schultern	sog. Facies myopathica. Lippenhypertrophie (sog. Tapir- oderSchmollmund). Atrophie der Schulter- und Oberarmmuskeln Abstehende Schulterblätter (Scapulae alatae). Symptome nicht selten asymmetrisch auch bei einzelnen Familienangehörigen unterschiedlich ausgeprägt. Übergreifen der Schwäche und Atrophie auf Beckengürtel und Fußheber Verlust der Gehfähigkeit im 5.–8. Jahrzehnt.
distale Spätform der MD Typ Welander	dominant autosomal Häufigkeit: regional unterschiedlich	(20) 40–60	lange Fingerstrecker-, auch Fußhebermuskeln	Unterarm- und Handmuskeln atrophieren. Selten Übergreifen auf Oberarm und Schulter, bzw. Oberschenkel. Kein Verlust der Gehfähigkeit. Lebenserwartung bis auf seltene Frühformen und homozygote Nachkommen nicht verkürzt.
Distale juvenile MD (Biemond)	Häufigkeit: regional	5–15	distale Gliedmaßenmuskeln	langsame Progredienz bis 5. Jahrzehnt, dann oft stationär.
Okuläre MD (Kiloh, Nevin)		20–30	Beidseitige Lidheberschwäche (Ptose)	zunehmende Ptose. Befall auch der äußeren Augenmuskeln. Doppelbilder. Seltener Übergreifen auf Gesichts-, Hals- und Stammmuskulatur.
Okulopharyngeale MD (Barbeau)		nach 40	Ptose, Schluckstörungen	Ausdehnung auf Schulter- und Armmuskeln
Myotone Dystrophie (Steinert, Curschmann)	(19 q 12) Häufigkeit: regional unterschiedlich, zwischen 1 und 20 auf 100 000. 40–45% Erkrankungswahrscheinlichkeit für Geschwister und Kinder der Kranken	1–45	Kongenitale Form: Muskelhypotonie, Saugschwäche, Atmungs- und Herzinsuffizienz. Adulte Form: Allgemeine Schwäche, Steifheitsgefühl in Gesichts- und Handmuskeln. Muskelschwund in Gesicht und Händen	Stirnglatze, Katarakt, Hodenatrophie, Menstruationsstörungen, EKG-Veränderungen. Progrediente Atrophien der Gesichts-, Hals- und distalen Extremitätenmusklen. Schluckstörungen.Perkussionsmyotonie (kurzer Schlag mit dem Reflexhammer auf den Daumenballen führt zu anhaltender Wulstbildung). Aktionsmyotonie (nach kräftigem Faustschluß oder Lidschluß ist das Öffnen erschwert. Myotone Reaktion verliert sich mit fortschreitendem Muskelschwund. Lebenserwartung 35–80 J.

Tabelle 30.**2** Spinale Muskelatrophien (SMA) (Erkrankungen der motorischen Vorderhornganglienzellen des Rückenmarkes und der motorischen Hirnnervenkerne)

Typ	Vererbung (Genort)	Beginn Alter	Lokalisation	Verkauf
Infantile progressive SMA (Typ 1) Werdnig-Hoffmann	rezessiv autosomal (5 q 12–14)	bis 6. Monat	Oft schon schwache Kindsbewegungen in utero. Mit Ausnahme der externen Augenmuskeln generalisierte Muskelschwäche und -hypotonie. Atem- und Saugschwäche. Gelegentlich Frühkontrakturen.	Kopf kann nicht gehalten werden. Tonische Reflexe und Schreckreaktionen fehlen meist. Kaum Spontanbewegungen. Tod innerhalb der ersten 3 Lebensjahre meist durch Atemwegsinfektion.
	Häufigkeit: 1 auf 15 000 bis 1 auf 25 000 Lebendgeburten			
Intermediäre SMA Infantil (Typ 2) (Dubowitz-Variante)	rezessiv autosomal (5 q 12–14) Häufigkeit: ca. 20 bis 25% der infantilen SMA	bis 2. Lj.	Beckengürtel und Oberschenkel	verzögerte motorische Entwicklung. Vorübergehend Sitzen und manchmal auch Gehen mit Hilfe möglich. Fortschreitende Schwäche und Atrophie dann auch der Rumpf-, Schultergürtel-, Hals- und Gesichtsmuskeln. Skoliosen. Lebenserwartung: 10 Jahre und mehr
Juvenile SMA (Typ 3) Kugelberg-Welander	variabel überwiegend rezessiv autosomal 5 q 12–14)	5–15	Beckengürtel und Oberschenkel	mäßig rasches Übergreifen auf Schulter- und proximale Armmuskeln. Affektion von Hals- und Rückenmuskeln führen zu Hohlkreuz und Skoliose. In ¼ der Fälle Pseudohypertrophie der Waden. Verlust der Gehfähigkeit im 20. bis 40. Lj. Lebenserwartung 30 bis über 50 Jahre
Adulte SMA (Typ 4) (Pearn u. Mitarb.)	variabel, überwiegend rezessiv autosomal	15–50	Beckengürtel und Oberschenkel	wie Typ 3, jedoch protrahiert mit stationären Perioden. Lebenserwartung nicht verkürzt.
Skapuloperoneal (Kaeser)	autosomal dominant	30–50	Zehen- und Fußheber	Fortschreiten nach Jahren auf Schultergürtel, vereinzelt auf Unter- und Oberschenkel. Lebenserwartung normal
Skapulohumerale SMA Typ Vulpian-Bernhard	sporadisch	20–40	Schultergürtel, Mm. deltoideus, supra- und infraspinam	sehr langsames Fortschreiten auf die Arme, nur selten auch später auf die Beine
Distale SMA Typ Duchenne, Aran	sporadisch	30–40	Hand- und Unterarmmuskeln	Arbeitshand meist zuerst und stärker befallen. Fortschreiten der Atrophie auf Oberarm, Schulter, Hals und Rumpf, später auch Unterschenkel
Peroneale SMA (Dyk 1975)	sporadisch oder autosomal	infant. und adult	Unterschenkel und Füße	oft lokalisiert, selten Beteiligung der Hand-, Unterarm-, Rumpf- und Beckenmuskeln. Lebenserwartung allenfalls leicht verkürzt
Amyotrophische Lateralsklerose (Motoneuron-Krankheit) ALS	sporadisch ca. 10% dominant autosomal	10 40–70 (80)	Hände und Unterarme oder motor. Hirnnerven oder Oberschenkel und Beckengürtel	in Wochen oder Monaten general. Muskelschwund, einschließlich Gesichts-, Kau-, Schluck- und Zungenmuskulatur. Nicht externe Augenmuskeln. Verlust der Gehfähigkeit in 12 bis 18 Monaten. Tod meist innerhalb 3 (5) Jahren nach Krankheitsbeginn an Ateminsuffizienz oder Infektion
	Häufigkeit: 0,1% aller Todesfälle im Erwachsenenalter Prävalenz: 2–6 auf 100 000			

Tabelle 30.**3** Neurale Muskelatrophie (NMA) (erbliche, vorwiegend motorische Erkrankung des peripheren Nerven)

Typ	Vererbung (Genort)	Beginn Alter	Beginn Lokalisation	Verlauf
Hypertrophische NMA Typ Charcot-Marie-Tooth (Typ I)	dominant autosomal, selten auch x-chromosomal (19)	bis 10	kleine Fußmuskeln und Fußheber. Hohlfuß bei 25%. Tastbar verdickte Nerven	langsam fortschreitende Atrophie der Fuß- und Schienbeinmuskeln, nach Jahren auch der Hand- und Unterarmmuskeln. Hohlfußbildung bei über 75%. Gefühlsstörungen unterschiedlich, insges. gering. Selten Skoliose und Sehnervenbeteiligung. Mit Gangunsicherheit = Roussy-Levy-Syndrom. Gehfähigkeit meist bis ins hohe Alter erhalten
Peroneale NMA Typ Charcot, Marie-Tooth (Typ II)	dominant autosomal (17 p 131)	ab 40	Fuß- und Unterschenkelmuskeln. Im Gegensatz zu Typ I also auch Wadenatrophie. Hohlfuß	sehr langsame Progredienz. Allenfalls diskrete Gefühlsstörung. Gehfähigkeit bleibt trotz Atrophie der Unterschenkel (sog. Storchenbeine) praktisch erhalten
Hypertrophische infantile NMA Typ Dejerine, Scottas (Typ III)	rezessiv autosomal	Kindheit	Schwäche der Hand- und Fuß- sowie der Unterschenkel- und Unterarmmuskeln. Gefühlsstörung und Schmerzen im selben Bereich	verzögerte motorische Entwicklung. Gehschwierigkeiten zunehmend. Verlust der Gehfähigkeit oft schon im 3. Jahrzehnt. Verkürzte Lebenserwartung.
Hypertrophische NMA mit Phytansäurespeicherung, Refsum-Krankheit (Typ IV)	rezessiv autosomal	Kindheit bis 2. Jzt.	Nachtblindheit, Schwindel und Gangunsicherheit. Skelettfehlbildungen. Hohlfuß. Herzfehler	langsam progrediente Schwäche, Atrophie und Gefühlsstörung an allen 4 Gliedmaßen. Oft schubförmiger Verlauf mit Stillstand und akuten Verschlechterungen. Lebenserwartung durch Herzfehler verkürzt. Therapie: spezielle Diät, zur Verminderung der Phytansäurespeicherung. Plasmapherese
	Nachweis der heterozygoten Genträger durch Phytansäurebestimmung (Kahlke u. Richterich 1965)			

Für die in den Tab. 30.**1** bis 30.**3** aufgeführten erblichen Krankheiten kann eine Schädigungsfolge nicht angenommen werden. Dennoch ist im Einzelfall einer z. B. sporadisch im Erwachsenenalter auftretenden Muskeldystrophie eine Versorgung nach dem BVG (§ 1, Abs. 3, Satz 2) möglich, wenn ein enger zeitlicher Zusammenhang mit einer schweren körperlichen Allgemeinschädigung vorliegt. Gerade in solchen Fällen sind aber differentialdiagnostische Erwägungen zu exogenen, z. B. den toxisch, medikamentös oder hormonal bedingten Neuromyopathien besonders verantwortungsvoll (171, 189, 225, 279, 405).

Rehabilitation: Entscheidend ist die konsequente und sachkundige krankengymnastische Therapie (386), die dem Stadium der Erkrankung angepaßte Versorgung mit mechanischen Hilfsmitteln (390), die Erhaltung des Arbeitsplatzes, die Ermöglichung einer Ausbildung oder Umschulung, Einschulung und Weiterbildung. Dies wird durch rechtzeitige Gleichstellung der Patienten nach dem Schwerbehindertengesetz ermöglicht (s. S. 76 ff). Die MdE kann aus der Tabelle (S. 602, 603) analog entnommen werden oder bei generalisierten Neuromyopathien der Stadieneinteilung nach SUCHENWIRTH entsprechend (429). Weitergehende Unterstützung kann dem Behinderten durch Eingliederungshilfe nach § 39 BSHG zukommen (s. S. 84). Ähnliches gilt bei Defektheilung behandelbarer exogener und metabolischer Myopathien und für die Polymyositiden und Myasthenien. Ist infolge der neuromuskulären Erkrankung bei den gewöhnlichen und regelmäßig wiederkehrenden Verrichtungen des täglichen Lebens Hilfe in erheblichem Ausmaß erforderlich, so steht auf begründeten Antrag dem Behinderten *Pflegegeld* zu (§ 68 Abs. 1 und 69 Abs. 3 BSHG). Ähnliches gilt auch nach dem Beamten-VG, BVG und EStG. Trotz des in der Regel erheblichen pflegerischen Aufwandes, z. B. bei Kindern mit Muskeldystrophie Typ Duchenne oder spinaler Muskelatrophie Typ Werdnig-Hoffmann, kann wegen der unterschiedlichen und nicht exakt voraussehbaren Verläufe z. Z. nicht auf die Begründung der Hilflosigkeit im Einzelfall verzichtet werden. Wichtig ist es, frühzeitig an mobilitätserhaltende, insbesondere auch an die heute möglichen operativ-korrigierenden Maßnahmen zu denken (51, 103) und an moderne Atemhilfen.

Psychogene Paresen, die niemals als Unfallfolge anerkannt werden können, führen manchmal schon nach wenigen Wochen zu einer beträchtlichen Verschmächtigung der betroffenen Muskeln, nach jahrelangem Bestehen zu BU und EU bedingenden schweren, sekundären trophischen Störungen an Haut, Muskeln und Gelenken.

Bleibende *traumatische Läsionen peripherer Nerven* können immer erst nach Ablauf der oft langwierigen Regenerationszeiten (beim N. ischiadicus beträgt sie zwischen 4 und 40, im Mittel 25 Monate [FOERSTER], wobei dieser Zeit u. U. jene hinzugerechnet werden muß, die bis zur Vornahme einer Nervennaht oder Neurolyse verstrichen ist [264]) sachgerecht beurteilt werden. Hierfür stehen Tabellen zur Verfügung. Dabei verstehen sich die angeführten Prozentsätze für unkomplizierte motorische und sensible Ausfälle. Sie erhöhen sich bei Hinzutreten wesentlicher trophischer Störungen (z. B. Sudeck-Syndrom) und vegetativer Schmerzen, wenn der Zusammenhang mit der in Frage stehenden Nervenläsion wahrscheinlich gemacht werden kann (66, 264, 298, 299, 425).

Entscheidend für die spätere Beurteilung ist die exakte Analyse des Verletzungsmechanismus und das Erfassen aller motorischen und sensiblen Störungen (227). Selbst bei ausreichender Restitution der Motorik können bleibende Sensibilitätsverluste eine dauernde MdE, ggf. auch BU bedingen; beispielsweise eine nur partielle Trigeminusschädigung bei Flötenspielern (388). Deshalb ist die zusätzliche Beurteilung der Arbeitsbedingungen des Betroffenen wesentlich. So können eine Stenotypistin, Lochkartenstanzerin oder Pianistin schon durch eine linksseitige Ulnarisparese, eine Handnäherin, ein Feinmechaniker oder ein technischer Zeichner durch eine rechtsseitige Medianusparese berufsunfähig werden (26). Auf eine elektromyographische Untersuchung und Messung der sensiblen und motorischen Nervenleitgeschwindigkeit sollte bei der Begutachtung peripherer Nervenläsionen, seien sie akut oder chronisch, nicht verzichtet werden (frühestens 2 Wochen nach Eintritt der Schädigung). Sie erlaubt neben einer exakten Verlaufskontrolle auch prognostische Aussagen (250, 251).

Immer häufiger kommen tatsächliche oder vermeintliche *iatrogene Schäden* zur Begutachtung. Der Vorwurf einer Verletzung der Aufklärungspflicht über das Risiko eines ärztlichen Eingriffs kann nur durch eine ausreichend protokollierte und unter Zeugen vorgenommene Aufklärung annähernd entkräftet werden, dabei sind auch seltene Komplikationen einzuschließen (244, 466, 467). Der Nachweis peripherer Nervenschädigungen nach nicht sachgemäß durchgeführten Injektionen (intraglutäal, kubital) ist selten problematisch (247, 301, 303). Wesentlich schwieriger ist die Beurteilung von Nervenschäden nach diagnostischen und therapeutischen chirurgischen Eingriffen, z. B. nach Angiographien, Peridural- und Lumbalanästhesien, Narkosen (167, 389) und bei Kompartment-Syndrom, z. B. nach Unterschenkelfrakturen, Venenentfernung nach Babcock, Bifurkationsprothesen (61). Dabei sind allfällige Komplikationen der Grundkrankheiten einerseits und die Schädigung durch den Eingriff andererseits sorgsam abzuwägen. Grundlage der gutachterlichen Beurteilung sind die exakte Diagnose und Indikation für den Eingriff, die Erfahrung des Arztes in der jeweiligen Methode, die personelle und apparative Ausrüstung. Entscheidend kann vor allem die Sorgfalt der schriftlichen Aufzeichnungen sein (Operationsprotokoll, Nachuntersuchungen und Konsiliarberichte) (11, 31, 239, 270, 322, 360, 372).

Einen sehr lehrreichen Fall schildern wir auf Seite 598 ff.

Polyneuropathie und Polyneuritis bedingen nicht selten erhebliche motorische und sensible Funktionsstörungen (122, 170, 221, 252, 307, 439) und bei mangelhafter Rückbildungstendenz wenigstens vorübergehend EU (221).

Leichtere Schäden können dann zu BU führen, wenn z. B. differenzierte Handarbeit durch deutliche trophische und sensible Störungen oder Motilitätsbehinderung in distalen Abschnitten der oberen Extremitäten erheblich erschwert wird. Man vergesse nicht, daß manche Polyneuropathien mit schweren exogenen Psychosyndromen einhergehen können, was erklärt, warum scheinbar „nur" an einer Polyneuropathie Erkrankte trotz guter Restitution der Muskelfunktion ihr ursprüngliches Leistungsniveau nicht wieder erreichen.

Rehabilitation: Vermeidung von Kontrakturen durch passive Bewegungen. Schwell- oder Exponentialstromreizung unter isometrischen Kontraktionsbedingungen so früh wie möglich. Aktive Bewegungsübungen, sobald die Reinnervation nachgewiesen ist und so oft wie möglich. Bei Verdacht oder nachgewiesener Kontinuitätstrennung des Nerven frühzeitige chirurgische Intervention, bei chronisch mechanischer Nervenschädigung (z. B. N. ulnaris, Karpaltunnel- und Tarsaltunnelsyndrom, Supinatorsyndrom [422], neuralgische Schulteramyotrophie, N. accessorius thoracicus longus) Dekompression oder Verlagerung (29, 35, 104, 168, 264, 388, 425, 426).

Schmerzsyndrome

Bei *Phantombeschwerden* und *-schmerzen* sowie bei *Neuromschmerzen* und *Stumpfhyperpathie* – als „Amputationsfolge-Spätsyndrom" zusammengefaßt – kann die Beschwerdeintensität in individueller Abhängigkeit von allgemeinen Befindlichkeitsstörungen oder zusätzlichen Persönlichkeitsveränderungen stark wechseln (153, 319). Genaueste Schmerzanalyse nach Lokalisation, Zeitgestalt, Qualität und Intensität sind für die Abschätzung der Beeinträchtigung des betroffenen Amputierten ebenso wichtig wie eingehende internistische, orthopädische und neurologisch-psychiatrische Durchuntersuchung. Rehabilitative Maßnahmen müssen u. U. häufiger wiederholt werden (s. Dissertation J. Brass: Klinische und psychologische Untersuchungen zum Phantomschmerz [Homburg 1983]). Dennoch können in hartnäckigen Fällen derartige Beschwerden zusammen mit dem Funktionsverlust durch die amputierten Gliedmaßenanteile BU oder EU bedingen. Hier wie bei der Beurteilung von *Kausalgien* vermeide man die kurzschlüssige Annahme von „psychischer Überlagerung", wenn der Patient mit seinem Beschwerdesyndrom gewisse Vorsorgemaßnahmen und -angewohnheiten verknüpft, die ihm das Auftreten von Schmerzen verhindern helfen (1, 381, 432).

Neuralgien halten sich stets an das Ausbreitungsgebiet des peripheren sensiblen Nerven. Die Ursache des Schmerzes ist also im Verlauf dieses Nerven zu suchen (z. B. radikuläre Neuralgien bei Bandscheibenprotrusion oder zervikaler Osteochondrose, Ilioinguinalisneuralgie, Karpalttunnel- und Tarsaltunnelsyndrom, Meralgia paraesthetica, Zosterneuralgie). Vor einer Begutachtung sollten also stets behandelbare Ursachen ausgeschlossen werden. Auch ist die Therapie selbst chronifizierter Schmerzzustände heute so weit fortgeschritten, daß nur in seltenen Fällen eine länger dauernde Erwerbsminderung anzunehmen ist (308, 384). Manchmal allerdings können eine Trigeminus- oder Glossopharyngikusneuralgie in solchem Maße chronisch progredient verlaufen und jeder Therapie trotzen, daß eine wesentliche Beeinträchtigung der Erwerbsfähigkeit hervorgerufen wird. Gleiche Erfahrungen gibt es auch nach Bandscheibenoperationen. Therapieresistente Schmerzen verlangen immer wieder nach einer Erhebung der Vorgeschichte ab ovo, um mögliche, bisher nicht bedachte Ursachen auszuschließen, und man sollte sich nicht scheuen, in solchen Fällen den Nervenarzt hinzuzuziehen (306). Neuralgien des N. intermedius (Hunt) und des N. laryngeus superior werden kaum je eine längere Beeinträchtigung hervorrufen. Bei einer Neuralgie des N. auriculotemporalis wird man eine traumatische Schädigung im Bereich des Kiefergelenkes eruieren müssen (188). Die mit vegetativen Symptomen einhergehenden *Prosopalgien* (Bing-Horton-Syndrom, „Cluster" headache, Sluder-Syndrom, Raeder-Syndrom) sind in ihrer Ursache unbekannt (265). Ihre traumatische Genese ist aber wohl stets abzulehnen, wie auch die der klassischen, der hemiplegischen und ophthalmoplegischen *Migräne* (88). Muskelkontraktions- bzw. Spannungskopfschmerzen können jedoch nach Schädigungen im HWS- und zervikookzipitalen Übergangsbereich auftreten oder sich verschlimmern (414). Die Beurteilung des Zusammenhangs ist wegen der Häufigkeit derartiger Beschwerden schwierig, und Röntgenbilder sind, wenn keine früheren Aufnahmen zum Vergleich und keine Zeichen traumatischer Veränderungen vorliegen, nur selten beweiskräftig. Mit Hilfe von Funktionsaufnahmen kann u. U. eine Blockierung oder Dislokation einzelner Wirbelsegmente nachgewiesen werden. Die posttraumatischen Spannungskopfschmerzen treten oft erst nach einem einbis zweitägigen Intervall auf und halten selten länger als ein halbes Jahr an. Sie allein bedingen nur eine Arbeitsunfähigkeit für wenige Tage (180). Ebenso pflegen postkommotionelle *Kopfschmerzen* mit zunehmendem zeitlichen Abstand zum Unfall abzuklingen. Lediglich durch Narben bedingte umschriebene Kopf- und Gesichtsschmerzen persistieren gelegentlich (MdE nicht über 10 bis 15%).

Spontane Schmerzen in verschiedenen Körperregionen bereiten besondere gutachterliche Schwierigkeiten, die bei der diagnostischen Einordnung und Bezeichnung beginnen (siehe Bodechtels treffende Kritik an Begriffen wie „Beckenneuralgie", „Ondontalgie", „Sternalgie", „Koxalgie", atypische Neuralgie usw.). Meist handelt es sich um chronische Schmerzen und schmerzhafte Mißempfindungen mit gelegentlichen Exazerbationen ohne offenbare lokale oder allgemeine Ursachen. Diese Schmerzen sind nicht primär neurogen, ihnen können Veränderungen am Skelett und Halteapparat zugrunde liegen. Man denke an Schmerzen in Oberschenkel- und Leistenregion, bei Hüftgelenkserkrankungen, Morbus Bechterew, aber auch an jene Schmerzen, die oft am Beginn eines Morbus Parkinson, einer Myasthenie oder einer Syringomyelie stehen (155, 383).

Hartnäckige, jeder Behandlung trotzende Schmerzsyndrome können aber auch Ausdruck eines übergeordneten psychischen Geschehens sein, wobei nicht selten chronische vitale Gemütsverstimmungen eine Rolle spielen: solche, gelegentlich auch eng umschriebene Schmerzen können im Rahmen affektiver Psychosen (nur für diese Gruppe gilt der Begriff der sogenannten *„larvierten Depression"!*), koenaesthetischer Schizophrenien oder auch erlebnisreaktiver Störungen beobachtet werden; wie bei anderen konversionsneurotischen Bildern sind aber auch sogenannte psychogene Schmerzzustände keine *reinen* Ausschlußdiagnosen, sondern müssen ebenso schlüssig wie Befunde auf anderen Gebieten positiv belegt werden (77). Zu warnen ist vor der meist falschen Unterstellung, die Verstimmung sei verständlich infolge des chronischen Schmerzes. Die Beurteilung der MdE richtet sich nach dem Grundleiden und wird demnach nicht einheitlich sein können.

Welchen Problemen sich der Gutachter überhaupt und speziell bei „zirkumskripten" Schmerzsyndromen gegenübersehen kann, mag ein Beispiel verdeutlichen, welches uns in einem Schmerzensgeldprozeß begegnete. Der beklagte Neurochirurg hatte einen Eingriff wegen Kokzygodynie vorgenommen.

Die 1900 geborene Patientin – Tochter eines Neckarschiffers, die heftige Steißschmerzen auf einen über 10 Jahre zurückliegenden Sturz zurückführte – kam 77jährig zur Begutachtung. Sie behauptete, nach einer Operation im Jahre 1971 wegen Kokzygodynie habe sich eine Stuhl- und Urininkontinenz eingestellt, sowie ein unerträgliches Schmerzsyndrom, auf das noch einzugehen sein wird. Tatsächlich bestand postoperativ eine Afterschließmuskelschwäche, die sich aber bald wieder völlig zurückbildete, sowie eine Blasenentleerungsstörung mit Restharn. Allerdings scheiterten alle späteren Versuche, die Blasenentleerungsstörungen mit technischen Mitteln zu verifizieren, obwohl die Patientin z. B. immer wieder Vorlagen vorwies, die mit Urin und Stuhl verunreinigt waren. Die Patientin behauptete ferner, über mögliche Operationsfolgen nicht genügend aufgeklärt worden zu sein. In mehreren Schreiben an das Gericht beschwerte sie sich darüber, daß ihr ein Unrecht auch dadurch widerfahren sei, als der operierende Arzt, dem ein Fehler unterlief (vor dem er natürlich nicht gefeit sein könne), nicht bereit sei, diesen Operationsfehler zuzugeben. Sie bemühte zudem eine Anzahl Ärzte mit der Bitte, ihr bezüglich ihrer Beschwerden zu helfen bzw. durch Befunddokumentation und Erörterung der Entstehungsgeschichte zu ihrem Recht zu verhelfen. Jede Untersuchung und deren Ergebnis hielt sie akribisch in einem Tagebuch fest, von dem sie eine selbstgefertigte, handschriftliche Kopie dem Gericht überließ. Auch von jedem Brief, den sie schrieb, besaß sie eine eigenhändige Abschrift.

Die Schmerzen, welche sie veranlaßt hatten, einen ihr von einem Bekannten empfohlenen Neurochirurgen zu konsultieren und um einen operativen Eingriff zu bitten, schilderte sie äußerst plastisch u. a. als „ein Wurmen" als „heißen, wühlenden Schmerz" größter Intensität, der kaum auszuhalten sei, „in Steißbein und After", mit Ausstrahlung in die Kniekehlen und bis in beide Füße sowie in den „Rückstrang" und in das „Hirn", begleitet von einer „inneren Atemnot, als wenn das Herz oder die Lunge im Brustkorb in einen Panzer geschnürt" sei, besonders in Ruhe und nachts im Bett. Alle Behandlungsversuche, z. B. Massagen, Bäder, Medikamente, auch eine wegen der Beschwerden vorgenommene Bandscheibenoperation 1963, seien erfolglos geblieben.

In der Biographie schilderte die Patientin eine glückliche Kindheit in einem harmonischen Elternhaus einer alteingesessenen bodenständigen Schiffseignerfamilie. Einige Vorkrankheiten (Scharlach als Kind, Mastitis nach der ersten Geburt, Meniskusoperation, Ikterus und Strumaoperation) seien komplikationslos verlaufen. Sie sei eine gute Schülerin gewesen, habe Buchpreise erhalten und sei zur Klassensprecherin gewählt worden. Auch später habe sie als gute Unterhalterin gegolten, eigene Gedichte vorgetragen und Freude und Geborgenheit um sich verbreitet. 23jährig heiratete sie einen Schiffer aus ebenfalls angesehener Familie; das Ehepaar hatte zwei Kinder. Der kurz aufeinander folgende Tod von Vater und Ehemann (letzterer litt an einem vom Kiefer ausgehenden Gesichtstumor) habe sie zwar beeindruckt, letztlich dank ihrer Verwurzelung im festen Glauben aber nicht aus der Bahn werfen können. Ihre Kontakte im Schiffer- und im Wanderverein hätten zusammen mit ihren häuslich-hausfraulichen Interessen (Garten, Handarbeit) und ihrer lebhaft-optimistischen Wesensart jedes Gefühl der Vereinsamung gar nicht erst aufkommen lassen. Auch den Tod ihres Sohnes, der 40jährig an einem Herzschlag verstorben sei, habe sie überwunden. – Sie sei zeitlebens sehr korrekt gewesen, habe sich selbst, ihre Sachen und ihre Umgebung immer sehr sauber gehalten; sie spare gerne und lebe genügsam, berichtete die Patientin. Schon in ihrer Kindheit hätte sie alles, was am Tage von Interesse gewesen sei, stichwortartig aufgeschrieben. Die Patientin lebte in guten wirtschaftlichen Verhältnissen. Sie versorgte sich vollkommen selbst. Am Tagesgeschehen nahm sie regen Anteil.

Zur Entwicklung ihrer Schmerzen berichtete sie, daß sie zwar auch vor der Operation wegen Kokzygodynie sehr zu leiden gehabt hätte, aber nun seien diese Schmerzen „neunmal“ schlimmer als präoperativ. Die Haut um den After sei pelzig, und sie verspüre dort „ein Brennen, Kribbeln und Klopfen“ sowie Hitzegefühl, letzteres auch in der Scheide. Mitunter seien die Beschwerden so stark, daß sie glaube, so nicht weiterleben zu können, vor allem leide sie auch unter den Stuhl- und Harnentleerungsstörungen. Sie habe einen Chirurgen gebeten, ihr einen künstlichen Darmausgang anzulegen. Das Ansinnen wurde von diesem Chirurgen bestätigt, doch lehnte er die gewünschte Maßnahme ab. Zuzeiten trug sie sich mit dem Gedanken, den Arzt um Sterbehilfe zu bitten.

Auf Befragen schilderte sie noch beschwerdeabhängige Schlafstörungen; ferner eine große Angst, nach reichlicherer Mahlzeit einzukoten. Sie habe deswegen in 6 Jahren nicht weniger als 20 kg an Körpergewicht eingebüßt. Den Stuhlgang regele sie mit Abführmitteln, weil die sonst auftretende Obstipation sie früher zu manueller Ausräumung des Enddarmes gezwungen hätte.

Stationäre Beobachtung ließ bei der 77jährigen Frau keinen ins Gewicht fallenden internistischen und neurologischen sowie auch psychiatrischen Befund erheben. Sie wirkte lebhaft, zugewandt, emotional beteiligt, ungezwungen und mitunter ansteckend humorig; sehr war sie um korrekte Umgangsformen bemüht. Ihre Beschwerden schilderte sie plastisch, lebendig und mit mitteilsamer Gefühlshaftigkeit. Im Gegensatz zum gewohnten Bild hysteriform-psychogen-demonstrativ-appellativer „Darstellung“ von stark überzeichneten, vergröberten und „verdeutlichten“ Beschwerden schienen uns ihre Gefühle der Enttäuschung, des Leids, der Verzweiflung und auch der Entrüstung überzeugend einfühlbar. Da mitunter ihre Schilderungen als umständlich und weitschweifig imponierten, so erklärte sich dies weniger aus einem allenfalls nur diskret nachweisbaren psychoorganischen Syndrom als aus ihrem Bedürfnis nach besonderer Genauigkeit. Auch die emotionale Reagibilität stand sowohl mit Beschwerdeschilderung als auch mit anderen Gesprächsthemen stets in Einklang. – Bei eingehender testpsychologischer Untersuchung störte jedoch die in dieser Situation ausgesprochen pedantisch-umständlich wirkende Art häufig stark. So fand sich neben Hinweisen auf ein sehr ausgeprägtes Selbstbewußtsein und auf Impulsivität und Entscheidungsfreudigkeit vor allem eine ausgeprägte Rigidität, die keine Ungereimtheit duldete und durchgehen ließ. Entgegen der Erwartung waren weder Hypochondriehinweise noch Zeichen wesentlicher psychosomatischer Gestörtheit und Irritierbarkeit festzustellen. In den Leistungstests fanden sich keine ins Gewicht fallenden, krankhaften Einbußen der zerebropsychischen Funktionen.

Unter der Annahme, Stuhl- und Harninkontinenz mit dem Gefühl der Unreinheit und des Nicht-sauber-sein-Könnens würden gerade für diese Persönlichkeit eine schwere subjektive Dauerbelastung darstellen, hielten wir bei ihr eine Habituierung derartiger Dysfunktionen auch nach Wiederherstellung physiologischer Bedingungen für möglich. Wir diskutierten den modifizierenden Einfluß chronischer Schmerzen in der Kreuzbeingegend und dachten an eine Irradiation mit Qualitätsveränderung im Verlaufe der Zeit. In diesem Sinne schien eine schriftliche Beschwerdeschilderung zu sprechen, welche die Patientin ein Jahr nach der 1963 erfolgten Bandscheibenoperation an den Operateur richtete: „In der Wirbelsäule unten immer noch Schmerzen, strahlten aus in die Kniehöhlen, wie wenn sie kürzer und straffer werden würden …“ Kurzum glaubten wir an eine völlige Stimmigkeit von Vorgeschichte, Beschwerden und Befunden, eine Überzeugung, die uns zu der weitgehenden Feststellung veranlaßte, die Patientin sei weder eine psychopathische Persönlichkeit noch liege bei ihr eine hypochondrische Entwicklung vor, und auch ein von der erlebten Operation unabhängiges psychosomatisches Syndrom konnte ausgeschlossen werden, wenn auch die besonders strukturierte Persönlichkeit als durchaus markant aus dem Gewöhnlichen herausfiel.

Als weitere Ermittlungen zur Vorgeschichte immer größere Zweifel an den anamnestischen Angaben der Patientin erweckten, schrieb sie einen langen Brief, in dem sie entschuldigend mitteilte, sie habe schlimmen familiären Kummer nach dem Tode ihres Mannes aus Scham verschwiegen. Tatsächlich war es zu Erbstreitigkeiten zwischen den Kindern und ihren Ehepartnern gekommen, und schließlich suizidierte sich der Sohn aus unbekannten Gründen. Vorher hatte die Patientin als seine Todesursache eine Herzerkrankung genannt. Sie habe sich nach dem Tode des Sohnes aus eigenem Entschluß in psychiatrische Behandlung begeben, und zum Beweis dessen fügte sie eine Erklärung einer psychiatrischen Universitätsklinik bei, in der ihrem Wunsche entsprechend (!) 4 stationäre Aufenthalte in den Jahren 1956–1968 mit genauen Aufnahme- und Entlassungstagen bestätigt wurden. Die Bestätigung hatte sie erhalten, nachdem sie darum gebeten hatte, die Richtigkeit eigener Angaben durch Vergleich mit den Klinikunterlagen zu bescheinigen. Erst später stellte sich heraus, daß die Patientin bereits 1942 in stationärer psychiatrischer Behandlung gewesen war, und damals wie auch 1955 in einer anderen Nervenklinik mit Elektroheilkrämpfen behandelt werden mußte. Die Krankengeschichte anläßlich der Strumaoperation enthielt den Vermerk, sie sei „auf ausdrücklichen Wunsch" strumektomiert worden. – Eine psychiatrische Krankengeschichte aus dem Jahre 1962/63 enthielt genauere Angaben der Patientin über die Entwicklung der „Coccygodynie": Im Dezember 1953 sei sie die Leiter in den Laderaum des Schiffes heruntergestürzt, sei auf den Steiß gefallen und habe erst nach ca. einer halben Stunde wieder gehen können. „Damals hätte das Herzklopfen eingesetzt und Schmerzen vom Steiß bis zwischen die Schultern und von dort bis in den Hinterkopf mit starkem Klopfen, und das sei heute noch so." Angstgefühl und Schlafstörungen traten auf. Die Patientin war bei verschiedenen Ärzten und bei einer als Heilpraktikerin tätigen Ordensschwester. „Die Patientin bringt einen Schnellhefter mit, in welchen sie verschiedene Untersuchungsbefunde abgeheftet hat, und u. a. eine kindliche Skizze, welche einen menschlichen Körper darstellen soll, welcher an verschiedenen Stellen Kreuze aufweist, die die Schmerzpunkte bedeuten. An diesen Stellen hätte sie das Klopfen und die Schmerzen und ein heißes Brennen." Im Krankenblatt ist außerdem von „Inkontinenz" die Rede, deretwegen Opium gegeben wurde. Ob möglicherweise Stuhlinkontinenz gemeint war, ließ sich nicht verifizieren. – Der Sohn berichtete damals (1963), seine Mutter habe schon vor 20 Jahren Zeiten durchlebt, in denen sie depressiv gewesen sei, jedoch habe er von 1943–1956 „nichts von einer Krankheit bemerkt". In den folgenden Jahren sei es mit ihr „immer dieselbe Leier". – 1968 ließ sich die Patientin „auf dringenden eigenen Wunsch" lumbalpunktieren (Eintragung in einem Krankenblatt). – 1974 fand ein Arzt in der Umgebung des Afters „Verbrennungsnarben nach Selbstbehandlung mit Rotlicht". – Über den Krankenhausaufenthalt 1942 ließ sich nur noch eine Zusammenfassung auffinden: „Ein Jahr vor Klinikaufnahme Beginn der Depression mit Körpermißempfindungen bei bestehender Herzmuskelstörung. Wanderte von einem Sanatorium ins andere, von einem Doktor zum anderen. Hier ängstlich, klagsam, schwer beeindruckt, entschlußlos, viele unangenehme Körpersensationen. Durch Elektroschock Besserung, aber nach Aussetzen Rückfall." Die gleiche psychiatrische Universitätsklinik sprach 1959 von „hypochondrischer Selbstbeobachtung und Überbewertung" und davon, sie habe „viele Ärzte und Scharlatane konsultiert" und „große Summen ausgegeben". Sie sei „wegen ihrer penetranten Klagen bei Verwandten und Bekannten gefürchtet". Man fand „keinen Anhalt für Psychose", psychotherapeutische Unzugänglichkeit sowie Unbeeindruckbarkeit durch Suggestivmaßnahmen (Rotlicht, Faradisieren). – 1967 wurde „hypochondrische Psychopathie" diagnostiziert. „Wurmen" und „Klopfen" im ganzen Leib wurden geklagt. In diesen Krankenhausaufenthalt fiel der Suizid des Sohnes. Ein Jahr später wurde festgehalten, daß die Beschwerdeschilderung nach wie vor sehr auffällig sei, sie hätte von „Stellen im Rücken, als seien dort Würmer, die sich ringelten" gesprochen, das alles aber „nur als Bild gebracht, um das Klopfen dort zu verdeutlichen". – In anderen Krankenhäusern wurden folgende Diagnosen gestellt: „Großes klimakterisches Syndrom mit Herz- und Kreislaufstörungen" (1956), „endoreaktive Dysthymie" (1962), „Präsklerose, agitiert-hypochondrisch-depressives Zustandsbild" (1963), „vegetative Dystonie, depressiver Verstimmungszustand" (1967), „circumskripte Hypochondrie" (1973).

Nachdem dies alles bekanntgeworden war, mußte unser Gutachten natürlich in wesentlichen Punkten revidiert und korrigiert werden. Zweifellos waren wir von der Patientin auf fast allen entscheidenden Gebieten vorsätzlich und absichtlich irregeführt worden. Wir deuteten dieses Verhalten als Ausdruck eines wahnartigen, hypochondrisch ausgerichteten, in perspektivischem Kausalitätsbedürfnis gänzlich kritiklosen Agierens einer Persönlichkeit, deren aktuelles Erleben auf den einen Inhalt eingeschränkt war, alles Leiden sei Folge einer „verunglückten" Operation. Aber auch jetzt konnten wir uns nicht davon überzeugen, von einer pseudologistischen Persönlichkeit aus vordergründig materiellen Gründen getäuscht worden zu sein. Vielmehr konnte in der unmittelbaren Begegnung die psychoseartige Schrumpfung des Erlebnisfeldes auf hypochondrisch-koenästhetisch-leibnahe Körperbeschwerden und ihre vermeintliche Verursachung samt der in jahrelangem Verlauf eingetretenen Erstarrung und Schablonisierung auch heute noch immer von der etwa altersentsprechenden Lebendigkeit und Natürlichkeit des zwischenmenschlichen Kontaktes voll kompensiert werden, zumal es am „Leiden" der Patientin keine vernünftigen Zweifel geben konnte. Auch die offenbar gewordene „Sprachnot", Art und Intensität der Beschwerden adäquat zu schildern, trug zur Irreführung bei, zumal die Patientin ihre Ausdrucksschwierigkeiten mit bildhaften Analogien zu umgehen versuchte, die immer die Abgrenzung des Beschwerdelebens von psychotischen Koenästhesien erlaubten.

Der Fallschilderung sind zwei Dinge anzufügen. Der Patientin wurde Ende 1977 die Schwerbehinderteneigenschaft zuerkannt mit den Behinderungen: „1. Periphere Nervenläsion im Lendenwirbelsäulen-Kreuzbein-Bereich mit Blasen- und Mastdarmlähmung, 2. Wirbelsäulen- und Bandscheibenleiden, 3. Beginnende Hüftgelenksarthrose, 4. Herzschwäche und 5. Krampfaderleiden." – Kommentierend ist dazu festzustellen, daß die Behinderung ad 1. in dieser Form unzutreffend bezeichnet wurde, und daß die Behinderung ad 3. dadurch Bedeutung erlangte, daß sich die Patientin im Sommer 1978 einer Hüftgelenksendoprothesen-Operation unterzog. Jetzt berichtete sie, sie könne zwar besser laufen, aber „die Schmerzen wurden schlimmer". Sie will dem Operateur gesagt haben: „Ihnen ist bei der Operation bestimmt etwas passiert." Der Arzt, so schrieb die Patientin, „hat mir Nerven und Gefäße leider geschädigt, daher ununterbrochen Tag und Nacht diese großen, heißen Schmerzen im ganzen Körper", und „am Rückenmark habe ich auch so ein Klopfen". – Groteskerweise wendete sich die Patientin dann hilfesuchend ausgerechnet an jenen Neurochirurgen, dem sie im Schmerzensgeldprozeß gerade unterlegen war.

Der geschilderte Fall ist in vielerlei Hinsicht für Ärzte in der Eigenschaft als Gutachter aber auch als Therapeuten von geradezu paradigmatischer Bedeutung.

1. Man soll in schwierigen, langjährig sich hinziehenden Gutachtenverfahren immer alle verfügbaren ärztlichen Unterlagen einsehen, und zwar auch solche aus der Zeit vor einem als Kausa angeschuldigten Ereignis.
2. Man soll in solchen Fällen Krankenkassen und andere Versicherungsämter um Mitarbeit bitten. (Das Einverständnis des Patienten zu dieser Maßnahme muß schriftlich erklärt werden; dazu wird der Patient bereit sein, wenn anderenfalls der Gutachtenauftrag als unerfüllbar zurückgewiesen werden müßte).
3. Auch der therapeutisch aktive, insbesondere operativ tätige Arzt sollte sich größter kurativer Zurückhaltung befleißigen, wenn ihn Kranke wegen eines operativen Eingriffes geradezu bedrängen. Auch in Fällen mit scheinbar ganz lokalen Beschwerden sollte er niemals versäumen, intensiv nach anderen Befindensstörungen zu fragen.
4. Insbesondere sollte er daran denken, daß in derartigen Fällen ein „Münchhausen-Syndrom" (siehe dort) vorliegen könnte, welches eine absolute Kontraindikation für „Wunschoperationen" und ähnliche Eingriffe erst recht darstellt, wenn der Patient imperativ die Operation o. ä. fordert.
5. Vor späteren Regreßforderungen solcher Patienten können nur sorgfältig geführte und genauestens dokumentierte Gespräche über Art und alle Risiken des geplanten Eingriffes schützen.

Artifizielle Störungen („Münchhausen-Syndrom")

(42, 105, 315, 337, 480)

Vortäuschen von Krankheitserscheinungen und durch eigene Manipulation („Selbstbeschädigung", „Artefakte") entstandene Krankheiten hat es wohl schon immer gegeben, aber erst 1951 faßte man die verschiedenen Realisationsmöglichkeiten unter dem Begriff „Münchhausen-Syndrom" zusammen (15); inzwischen gibt es zahlreiche Kasuistiken (479). So kommt es, daß derartige Patienten nicht selten in vielen Krankenhäusern aufgenommen worden waren. Manche wurden wiederholt laparotomiert, andere zeigten ausgedehnte, z. T. sehr schmerzhafte Hautläsionen, wieder andere fügten sich Wunden im Rektum oder im Nasen-Rachen-Raum zu (aus denen sie bluten). In über 50% finden sich dabei Patienten (sic!) aus medizinischen Assistenzberufen. Bei 2 unserer eigenen Fälle handelte es sich um Krankenschwestern, wovon eine mit dem Verdacht einer Agranulozytose eingewiesen worden war und sich später die heimliche Einnahme von Zytostatika ergab; im anderen Fall erfolgte die notfallmäßige Aufnahme unter dem Bild einer akuten thyreotoxischen Krise, wobei sich hier die Einnahme von Schilddrüsenhormonen eruieren ließ.

Obwohl artefizielle Störungen in neueren diagnostischen Klassifikationssystem (DSM-III-R, ICD-10) unter rein deskriptiven Gesichtspunkten als eigenständige Gruppe geführt werden, verbergen sich dahinter diagnostisch und psychodynamisch möglicherweise ganz unterschiedliche Krankheitsbilder; dies wird schon an der Diskussion deutlich, ob die Selbstbeschädigungen als stets bewußte (und damit der Simulation im engeren Sinne nahe) Handlungen ausgeführt werden (42) oder aber in einem hoch-angespannten, dissoziierten Bewußtseinszustand mit Verdrängung der eigentlichen Selbstbeschädigung ins Unbewußte (105).

Unabhängig von dieser noch in Gang befindlichen Diskussion stellen artefizielle Störungen *im engeren Sinne* (also heimliche invasive Selbstbeschädigungen in einem hochangespannten, dissoziierten Bewußtseinszustand und konsequente Verleugnung dieses selbstbeschädigenden Verhaltens) eine hinsichtlich Behandlung und Prognose ungünstige Patientengruppe dar, da bei Bekanntwerden der Selbstbeschädigung es häufig zu einem Beziehungsabbruch seitens des Patienten (aber gar nicht so selten auch seitens des „getäuschten" Arztes!) kommt. So setzt sich die Odyssee der Patienten fort, und infolge von schädigungsbedingten Defektheilungen kann auch BU oder EU eintreten.

Im Umkreis artefizieller Störungen (und sensu strictu nicht dazugehörig) begegnet man schließlich auch Persönlichkeiten, die es hervorragend gelernt haben, auf dem Gebiet sozialer Vorsorge alles auszunutzen, was überhaupt möglich ist. Diesem Personenkreis den Zugang zu neuen Geldquellen, etwa der Unfallversicherung, zu verwehren, stellt den Gutachter mitunter vor schwierige Entscheidungen. Aber auch in der Rentenversicherung gibt es Probleme, deren größtes die differenzierte Erfassung der Grundstörung einerseits und ihrer Auswirkungen auf die Erwerbstätigkeit andererseits darstellt.

MdE bei erheblichen oder vollständigen Lähmungen durch Läsionen peripherer Nerven

(68, 169, 264, 425)

Tab. 30.**4** wurde folgendem Werk entnommen: Mumenthaler, M. und H. Schliack: Läsionen peripherer Nerven, 4. Aufl. Thieme, Stuttgart 1982

Tabelle 30.**4** MdE bei erheblichen oder vollständigen Lähmungen

Nervenläsionen	Gebrauchshand	Gegenhand
I. Obere Extremitäten	*MdE/GdB*	
N. accessorius	15–30	10–20
Totale Armplexuslähmung (entsprechend dem Armverlust)	75	66 ²/₃
Obere Armplexuslähmung	40–50	35–45
Untere Armplexuslähmung	50–60	45–55
Axillarislähmung	35	30
N. thoracicus longus	25	20
N. suprascapularis	10	weniger als 10
Radialislähmung, obere (ganzer Nerv)	30	25
Radialislähmung, mittlere (vom M. brachioradialis an, diesen inbegriffen)	25	20
Radialislähmung, distale (nur Fingerstecker und langer Daumenabduktor)	20	15
Muskulokutaneuslähmung	25	20
Ulnarislähmung (proximal und distal)	25	20
Medianuslähmung, proximale (ganzer Nerv)	35	30
Medianuslähmung, distale (Aussparung der Vorderarmmuskeln)	25	20

Tabelle 30.4 (Fortsetzung)

Nervenläsionen	Gebrauchshand	Gegenhand
Medianuslähmung, vorwiegend sensibel	20	15
Radialis- plus Axillarislähmung	60	50
Radialis- plus Ulnarislähmung	60	50
Radialis- plus Medianuslähmung	60	50
Ulnaris- plus Medianuslähmung	60	50
Radialis-, Ulnaris- und Medianuslähmung in Schulterhöhe (wie totale Armplexuslähmung)	75	66 2/3
Radialis-, Ulnaris- und Medianuslähmung im Vorderarmbereich	60	50
II. Untere Extremitäten	(einseitige Läsion)	
Mehr oder weniger totale Lähmung des Plexus lumbosacralis (entsprechend Beinverlust)	75	
Lähmung des ganzen N. ischiadicus und der M. glutaei	60–70	
Lähmung des ganzen N. ischiadicus (ohne M. glutaei)	50	
Femoralislähmung	35	
Obturatoriuslähmung	weniger als 10	
Lähmung des N. glutaeus superior	15	
Lähmung des N. glutaeus inferior	20	
Lähmung des N. cutaneus femoris lateralis	bis zu 10	
Lähmung des N. peronaeus communis	20	
Lähmung des N. peronaeus superficialis	15	
Lähmung des N. peronaeus profundus	15	
Lähmung des N. tibialis	25	
Lähmung des N. peronaeus communis und N. tibialis (= distale Ischiadikuslähmung)	45	

Spinale Syndrome

(106, 172, 223, 345, 398, 400)

Der *Funktionsausfall* richtet sich nach der Ausdehnung im Rückenmarksquerschnitt und nach der Segmenthöhe der anatomischen Läsion. Neben sensiblen Reiz- und Ausfallerscheinungen und spastischen Paraparesen müssen die Funktionsstörungen von Mastdarm und Blase sorgfältig beachtet werden. Gerade letztere können, je nachdem, ob die Schädigung im Bereich der Kauda, des Conus medullaris oder in höheren Rückenmarkssegmenten liegt, in sehr unterschiedlicher Weise gestört sein und bedürfen wegen der therapeutischen Konsequenzen einer fachärztlichen Beurteilung. *Trophische Störungen* behindern den Patienten oft sehr (schlechte Heilungstendenz bei banalen Verletzungen) (79). Es handelt sich nach dem Verlaufstyp entweder um chronisch progrediente oder um schubförmig, mitunter auch remittierend verlaufende Krankheiten oder um akute, durch Trauma, Blutung oder Tumorkompression verursachte Querschnittslähmungen.

Bei den gedeckten traumatischen Rückenmarksschädigungen unterscheiden wir die Commotio spinalis von der spinalen Kontusion (3, 68, 231, 392). Während erstere keine dauernden Defekte hinterläßt, folgt nach *Contusio spinalis* stets ein totales oder partielles Querschnittssyndrom. Entsprechend der Segmenthöhe resultieren unterschiedliche Funktionsausfälle. So bedingen Konus-Kauda-Affektionen im allgemeinen eine geringere MdE (30–50%) als Schädigungen des Lumbalmarkes (40–80%) oder noch weiter kranialwärts gelegene. Zu beachten ist, daß die Lokalisation einer eventuellen Wirbelschädigung nicht mit derjenigen der Rückenmarksläsion übereinzustimmen braucht (442) und daß auch zwischen der Schwere der Wirbelsäulenverletzung und dem Ausmaß der neurologischen Symptomatik erhebliche Mißverhältnisse bestehen können. Zwischen Trauma und Entwicklung der neurologischen Störungen liegt mitunter ein stundenlanges und relativ beschwerdefreies Intervall.

Die posttraumatische Spätmyelomalazie, die posttraumatische *Syringomyelie* und die unter dem Bilde einer extramedullären Raumforderung verlaufende posttraumatische Pachymeningeosis hypertrophicans bzw. Arachnitis cystica bedürfen individueller Beurteilung (37, 456). Auch die Hämatomyelie stellt den Gutachter oft vor schwierige Probleme, wenn unmittelbar nach dem Unfall ein schweres spinales Schocksyndrom nicht vorgelegen hat (172, 179, 223).

Mitunter erleichtert die Höhenlokalisation die Beantwortung der Zusammenhangsfrage, kommt doch z. B. die Syringomyelie im Lumbal- und Sakralmark nur selten vor (155). Die MdE beträgt bei allen diesen Prozessen kaum einmal weniger als 50%. Für alle kompletten oder subtotalen Querschnittslähmungen ist eine lebenslange Minderung der Erwerbsfähigkeit von 100% anzunehmen. In zahlreichen Fällen ist jedoch wegen der gerade auf diesem Sektor in Deutschland ausgezeichneten Rehabilitationsmöglichkeiten (135, 275) Berufsunfähigkeit zu vermeiden bzw. Umschulung in geeignete Berufe möglich.

Bulbäre Syndrome (Syringobulbie, nukleäre Atrophie, Pseudobulbärparalyse, Gefäßsyndrome der Medulla oblongata) zeigen neben Symptomen der unteren Hirnnerven zumeist auch komplexe Störungen mehr oder weniger aller spinalen Bahnen, so daß von seltenen, weitgehend restituierten Fällen abgesehen, BU und EU vorliegen.

Ausgeprägte *Paraspastik* bedingt BU in allen Berufen, in denen vorwiegend im Stehen gearbeitet wird. Die Arbeit mit erhitzten Werkstücken oder an Öfen verbietet sich beim Vorliegen der für intramedulläre Rückenmarksprozesse charakteristischen dissoziierten Sensibilitätsstörungen. Hiervon betroffene Kranke sollten auch von Arbeitsplätzen ferngehalten werden, an denen eine erhöhte mechanische Verletzungsgefahr für Finger und Hände besteht. Dies gilt vor allem für das Spinalis-anterior-Syndrom; die spontanen oder traumatisch bedingten Myelomalazien und Blutungen sowie für Syringomyelie. Letztere, wie auch die myatrophische Lateralsklerose (ALS) und die *Multiple Sklerose* können, da ihre Ursache bis heute wissenschaftlich ungeklärt ist, unter bestimmten, sehr eng gefaßten Voraussetzungen entsprechend § 1 Abs. 3 Satz 2 BVG beurteilt werden. Sie bedingen in Abhängigkeit vom Grad der Funktionseinbuße häufig BU oder EU.

Neurootologische und neuroophthalmologische Syndrome

(s. auch S. 506 und 454)

Hörstörungen, Schwindel, Visus- und Gesichtsfeldeinschränkungen werden in der Regel, insbesondere auch nach Schädel-Hirn-Traumen, fachärztlicher Beurteilung bedürfen. Sie interessieren hier nur insoweit, als sie im Rahmen neurologischer Krankheiten auftreten und beachtet werden müssen. *Schwindel* kann als Schwankschwindel, Liftgefühl, Drehschwindel, Fallneigung, Schwarzwerden vor den Augen und Unsicherheit empfunden werden. Er kann dauernd bestehen oder in Attacken auftreten, abhängig von Lage oder Lagerung. Aufgrund zentralnervöser Kompensationsmöglichkeiten ist er oft einem raschen Wandel in Intensität und Charakter unterworfen. Eine Anerkennung als Dauerschädigung ist daher nur in den seltensten Fällen erlaubt. Je nach Ausprägung kann er dennoch in bestimmten Berufen zu erheblicher Beeinträchtigung oder sogar zur BU führen, z. B. bei allen Arbeiten auf Gerüsten oder bei Überkopfarbeiten. Solche Störungen können nach Schädel-Hirn-Traumen, basalen Meningitiden, operativen Eingriffen am Kopf zu einer vorübergehenden, bei Fehlbildungen im Bereich des zervikookzipitalen Überganges und bei degenerativen Erkrankungen aber auch zu dauernder Minderung der Erwerbsfähigkeit führen. *Gewarnt werden muß vor einer stereotypen Gleichsetzung von Schwindel und Kreislaufstörungen.* Mehr noch als Schwerhörigkeit können Ohrgeräusche in manchen Berufen, z. B. bei Musikern, zu BU führen.

Visus- und Gesichtsfeldstörungen müssen vor allem bei der Multiplen Sklerose und bei zerebralen Gefäßprozessen bei der Bemessung der MdE mit berücksichtigt werden; die MdE kann 50–70% betragen. Für bestimmte Berufe können sie BU bedingen.

Durch Augenmuskelparesen bei Myasthenie, okulärer Myopathie oder Myositis und bei Läsionen der Augenmuskelnerven treten je nach Schädigungsmuster mehr oder weniger behindernde Doppelbilder auf. Hierdurch kann, wie beim Nystagmus (nur der angeborene Nystagmus wird in der Regel vom Patienten kaum wahrgenommen) Schwindelgefühl empfunden werden. Nicht selten stellen sich Zwangshaltungen des Kopfes ein, um die Blickstörungen zu unterdrücken (374).

Anfallskrankheiten

(z. B. 22, 118, 126, 129, 145, 152, 174, 186, 324, 325, 328–330, 347–349, 365, 366, 417, 478)

Hinweise für Beratungsdienste zur Rehabilitation von Epilepsiekranken sind in Rehabilitation 17 (1978), IX–XVI, aufgeführt.

Das Gutachten bei Vorliegen eines zerebralen Anfallsleidens hat nicht nur den Anfallstyp und die Ursache – mit Verfeinerung der Diagnostik (EEG, CT, MRT) treten genuine Epilepsien zahlenmäßig immer mehr hinter symptomatischen Formen zurück –, sondern auch Anfallsfrequenzen, Intervallsymptomatik, Charakterzuspitzungen, Wesensabwandlungen und Temperamentswechsel zu berücksichtigen (185, 406). Sporadische Anfälle haben, wenn auslösende Faktoren, wie z. B. Schlafentzug, Alkoholexzeß, Isolation, häufiger Schichtwechsel u. a., zugunsten einer Regulierung des Lebensstils beseitigt werden können, in der Regel eine gute Prognose (126). Sie erfordern allerdings immer auch eine gründliche Diagnostik und Verlaufsbeobachtung, vor allem bei Erstmanifestation im Erwachsenenalter, um nicht eine prozeßhafte Erkrankung zu übersehen (z. B. Tumor, Gefäßfehlbildung, Sinusthrombose, Enzephalitis, metabolische Enzephalopathie). Neben Grandmal-Epilepsie, Absencen, fokalen Anfällen vom Jackson-Typ und psychomotorischer Epilepsie verdienen auch seltenere Anfallstypen wegen der Gefahr ihrer Fehleinordnung Beachtung. Zu denken ist an Hirnstammanfälle (129, 302), an das Alternieren verschiedener Anfallstypen sowie an „psychische Anfälle“. Durch einen Status epilepticus kann sich die gesundheitliche Situation des Kranken schwerwiegend verschlechtern. Für das zwingend notwendige, frühzeitige ärztliche Eingreifen stehen aber heute wirksame Medikamente zur Verfügung, z. B. aus der Reihe injizierbarer Phenytoine und Benzodiazepine (2).

Psychomotorische Anfälle, bei denen nicht immer ein temporaler Krampffokus im EEG nachweisbar ist, können leicht verkannt werden. Diese „partiellen Anfälle mit komplexer Symptomatik“ verweisen auf limbische Strukturen, meist im Schläfenlappen, als ihren Ausgangsort. Sensorische Störungen, vegetative Dysfunktionen, motorische und psychomotorische u. U. regelrechte Handlungsreihen imitierende Phänomene sowie psychische Beeinträchtigungen (Dämmerzustände oder traumartig wirkende Dösigkeit und Versonnenheit mit manchmal komplizierten, psychoseartig produktiven Erlebnissen) treten anfallsartig auf, können sich aber auch zum Status psychomotoricus verdichten.

Erschwerend ist, daß man hinsichtlich Anfallstyp und -frequenz oft nur auf Fremdbeobachtung angewiesen bleibt. Mitunter läßt auch das EEG im Stich. *Merke aber:* Ein auch bei wiederholter Kontrolle von spezifischen Veränderungen freies Hirnstrombild schließt ein Anfallsleiden nicht sicher aus. *Merke ferner:* Die Beurteilung eines Anfallsleidens wird durch genaue Eintragungen in einen Anfallskalender sehr erleichtert. Zur Therapiekontrolle ist er unentbehrlich.

Für jedwede gutachterliche Fragestellung bei Anfallskranken kann nicht nachdrücklich genug die sachgerechte Mitberücksichtigung psychischer Befunde gefordert werden. Gewiß weist die Mehrheit aller Anfallskranken keine ins Gewicht fallenden *psychopathologischen Symptome* auf. In vielen anderen Fällen fehlen sie völlig. Dort aber, wo sie auftreten und Epilepsie als auch „psychisches Leiden“ (158, 228, 330) erscheinen lassen, müssen sie erkannt und genauso berücksichtigt werden, wie die eigentlichen Anfallsmanifestationen. Denn es gilt in vielen Fällen zu Recht (329): „Die Folgen der *Epilepsie* gehen einerseits auf die Tatsache der Anfälle und deren soziale Folgen, andererseits auf die psychischen Veränderungen und wiederum deren soziale Folgen zurück. Auch wenn es gelänge, den Anfallskranken vollständig von seinen Anfällen zu befreien oder die

Gesellschaft an seine Anfälle zu gewöhnen, blieben die gleichzeitig bestehenden psychischen Verhaltensänderungen bestehen." Gedacht ist hier nicht nur an die „klassische" enechetische Wesensabwandlung, sondern vor allem an das „pseudopsychopathische Affektsyndrom". Wenn auch über die neuropathologischen Bedingungen und die Komplexität des Syndroms noch keine völlige Einigkeit herrscht, so weiß man andererseits, daß gerade diese Anfallskranken bezüglich sozialer Konsequenzen besonders, z. B. bezüglich Verkehrsdelinquenz, riskiert sind (243, 328, 366, 421).

Ob im Verlaufe einer chronischen Epilepsie obligat die von Scholz und Spielmeyer beschriebenen Krampfschädigungen des Gehirns auftreten (sofern das Leiden nicht durch einen Status epilepticus kompliziert war), ist unsicher. Wandel der Anfallsformen („Temporalisierung"), Wesensänderungen und Demenz sind möglicherweise nicht als Krampffolge aufzufassen (448). Umfangreichere neuropathologische Untersuchungen lassen jedoch auch nicht darauf schließen, daß andere Ursachen, z. B. die antikonvulsive Langzeittherapie, für die Zellschäden verantwortlich sind (12).

In diesem Zusammenhang muß noch auf die Kombination von zerebralen und psychogenen Anfällen i. S. der heute noch in Ermangelung eines besseren Begriffes so genannten *Hysteroepilepsie* hingewiesen werden. Das konsekutive Auftreten epileptischer und hysterischer Anfälle bei demselben Epileptiker kommt in etwa 1–5% aller Anfallskrankheiten vor. Die Konstellation führt verständlicherweise zu besonders eindrucksvollen und weitreichenden medizinischen und sozialen Konsequenzen, die ihrerseits Diagnostik, Pharmakotherapie, Soziotherapie und Psychotherapie gleichermaßen erschweren (70, 347).

Ein *Beispiel* kennzeichnet eine der Möglichkeiten aus diesem komplizierten Gebiet.

Der 50jährige Landwirt H. K. hatte 12 Jahre vor Beginn seines Anfallsleidens bei einer Kollision seines Fuhrwerks mit einem amerikanischen Lastwagen angeblich eine Gehirnerschütterung erlitten. Seine Anfälle brachte er mit diesem Unfall in Zusammenhang. Jahrelange Prozeßführung hatte jedoch wegen fehlender Beweismittel keinen Erfolg. Trotz wiederholter längerer Klinikaufenthalte konnten wir bei dem neurologisch und internistisch unauffälligen Mann keinen Anfall beobachten. Er behauptete aber, diese Anfälle stets in statu nascendi unterdrücken zu können, wenn er folgendes, auch zu Hause stets angewendetes Ritual streng einhalte: Sobald ein Anfall zu kommen drohe, müssen seine Mitpatienten einige Waschlappen anfeuchten und jeweils einen in den Nacken, auf jeden Unterarm, auf die Stirn und auf die Waden legen. Wenn dies rechtzeitig ablaufe, könne er sicher sein, daß der Anfall nicht durchkomme. Derartige Veranstaltungen fanden mehrmals täglich statt. Sie wurden in Anbetracht der Vorgeschichte als zweckgerichtete Verhaltensstörung gedeutet und so auch gutachtlich festgehalten. Der Patient hatte Berufsunfähigkeit beantragt und war bereits dabei, seinen Hof zu verkaufen. Während einer zwei Jahre später erfolgenden Nachbegutachtung „demonstrierte" der Patient Gangunsicherheit und Ungeschicklichkeit der linken Hand. EEG und Röntgenübersichtsaufnahme des Schädels waren unverändert regelrecht. Auch waren weder Reflexdifferenzen noch Sensibilitätsstörungen nachzuweisen. Nach Abschluß der Untersuchungen wurden wir plötzlich von einem in der linken Hand beginnenden Jackson-Anfall, der alsbald generalisierte, überrascht. Das jetzt erneut angefertigte Karotisangiogramm zeigte eine pathologisch vaskularisierte Raumforderung von Pflaumengröße parietal. Der Verdacht auf ein *Glioblastom* bestätigte sich bei der Operation.

Man erkennt hieraus die Schwierigkeiten klarer differentialdiagnostischer Entscheidungen, was Hallen zu der Feststellung veranlaßte, daß es überhaupt keine noch schwierigere Differentialdiagnose als die Trennung von epileptischen und nichtepileptischen Anfällen gäbe (145). Weil nur selten technische Mittel hilfreich wären, bleibe nichts anderes übrig, als grundsätzlich eine „pedantisch-exakte, nachgerade kriminalistisch sorgfältige Eigen- und Fremdanamnese" zu erheben.

Für das Gesamtverständnis wichtig ist ferner der Einblick in das von Anfallskranken geführte Leben (als teilnehmende Familienbeobachtung wohl nur ausnahmsweise einmal zu realisieren). Peters, der das wichtige Thema des Anfallskranken in der Familie untersuchte, stellte dabei fest, daß sich „der Epileptiker" in seiner „Festung Familie" relativ noch am besten aufgehoben findet, „weitgehend rechtlos zwar, aber auch ohne Zwang zur Bewährung im Leben" (329). Damit ist jener Typ des Anfallskranken gemeint, bei dem Epilepsie zugleich psychisches Leiden bedeutet. Dem folgt die hier vielleicht besonders wichtige Feststellung, daß der Eindruck entstand, „daß die moderne Sozialgesetzgebung diese Tendenz noch unterstützt, indem sie den Epileptiker durch Frührenten und ähnliche Gaben materiell sichert, aber ihn zugleich zu seinem Nachteil von dem Zwang befreit, sich durch Leistung soziale Anerkennung zu verschaffen".

Denkt man an die Beurteilungsvorschläge in den *„Anhaltspunkten"* für die Begutachtung Behinderter nach dem SchwbG, könnte man dem ohne weiteres zustimmen. Es werden dort für „cerebrale Anfälle (je nach Art)" sofern „selten, mit Pausen von Monaten" auftretend, GdB-Werte von 50–60 angegeben, bei „mittlerer Häufigkeit, mit Pausen von Wochen" GdB-Werte von 60–80 und, wenn „häufig oder mit Serien von generalisierten Krampfanfällen, von fokalbetonten oder von multifokalen Anfällen" gesprochen wird, GdB-Werte von 90 bis 100, wobei zusätzlich bestimmt wird, daß bei der Beurteilung der Hilflosigkeit bei Kindern und Jugendlichen „häufiger als bei Erwachsenen auch bei GdB-Werten unter 100 unter Berücksichtigung der Anfallsart und Anfallsfrequenz die Annahme von Hilflosigkeit gerechtfertigt" ist.

Verständlich werden diese „Anhaltspunkte" erst durch die Berücksichtigung dessen, was im SchwbG mit „Minderung der Erwerbsfähigkeit" bzw. „Grad der Behinderung" eigentlich gemeint ist, nämlich „ein Maß für die Auswirkung eines Mangels an funktioneller Intaktheit, also einen Mangel an körperlichem, geistigem oder seelischem Vermögen". Weitere Erläuterungen hierzu auf Seite 76ff.

Vor dem oben geschilderten Hintergrund sollte man die *soziale Stellung* des einzelnen Anfallskranken sehen, weil dadurch erst die Voraussetzungen für ein zutreffendes Gutachten geschaffen werden. Dennoch bleibt es selbst in einer Zeit der Vollbeschäftigung sehr schwierig, einen Krampfkranken in ein dauerhaftes Arbeitsverhältnis zu vermitteln, obwohl sich unter diesen Kranken ausgesprochen arbeitswillige und fleißige, zuverlässige und tüchtige Menschen finden (26, 219). Trotz zunehmender Entschärfung der leider weit verbreiteten Ansicht, jeder Anfallskranke sei ein Geisteskranker (oder könne es jedenfalls plötzlich und unvorhergesehen werden), zeigen sich immer noch Vorurteile etwa der Art, daß zwar 61% von 400 befragten Personen sich für die Eingliederung von Anfallskranken ins Berufsleben aussprachen, daß aber 89% „nicht gern am gleichen Arbeitsplatz mit ihnen zusammenarbeiten" wollen (zit. nach 174).

1967 sprachen sich allerdings bei einer ähnlichen Befragung nur 54% für die Eingliederung von Anfallskranken in das Berufsleben aus. Auch sonst scheinen sich die Verhältnisse zu bessern (174, 324). Immerhin fiel der Anteil unbehandelter (!) Epilepsiekranker zum Zeitpunkt einer wegen Rentenantrags erfolgten Untersuchung von 74% (1946–1952) auf 15% (1964–1967), während der Anteil ausreichend Behandelter von 23% (1953–1959) auf 51% (1964–1969) anstieg. Das mittlere Alter zum Zeitpunkt der Invalidisierung stieg von 34 Jahren (1933) über 41 Jahre (1946–1952), 45 Jahre (1953–1959) auf 46,6 Jahre (1967) an, während der Anteil unter 40 Jahre alter Patienten von 1936 bis 1967 von 68% auf 23% sank. Dennoch bleibt festzustellen, daß Anfallskranke nach 10–12 Jahren eher als alle anderen vorzeitig aus den Erwerbsleben Ausscheidende berentet werden. Denn noch heute gilt, daß nach allgemeinen Erfahrungen der Anfallskranke für immer darauf verzichtet, am Berufsleben teilzunehmen, wenn er erst einmal den Rentenantrag stellte (174).

Um so mehr bedarf es des Hinweises, daß es heute unter konsequenter Regulierung der Lebensführung, möglichster Vermeidung anfallsauslösender Faktoren und einer differenzierten medikamentösen antikonvulsiven Therapie bei 60–80% der Anfallskranken gelingt, Anfallsfreiheit zu erzielen, zumindest aber die Anfallsfrequenz ganz erheblich zu senken. Dieser Erfolg wird aber nur dann sinnvoll, wenn auch die soziale und berufliche Rehabilitation gelingt. Bei dem dennoch nie ganz auszuschließenden Risiko eines erneuten Anfalles ist hierzu die verantwortliche Bereitschaft und engagierte Mitarbeit aller erforderlich, die an der Betreuung des einzelnen Patienten beteiligt sind. – Anfallskranke, die sich einer Heilmaßnahme unterzogen, hatten 8–9 Jahre danach eine wesentlich bessere Sozialprognose aufzuweisen als diejenigen, die berentet wurden (174). Dabei werden aber wahrscheinlich außerdem eine Reihe besonderer Persönlichkeitsmerkmale eine Rolle gespielt haben (367).

Alle *Rehabilitationsbemühungen* können jedoch an mangelnder Behandlungszuverlässigkeit scheitern. Solche „Non-compliance" kann verschiedene Ursachen haben. Auf jeden Fall ist sie prognostisch bedenklich, wenn es nicht gelingt, durch ein konsequentes therapeutisches Regime, das unter Berücksichtigung möglicher (und häufiger) Interferenzen wirksame Medikamentenspiegel erreicht, die Anfallsfrequenz zu senken. Unabhängig davon bleibt trotz aller Fortschritte in Therapie – im Einzelfall wird man hier auch die operative Epilepsietherapie berücksichtigen (128, 391) – und Rehabilitation von Anfallskranken immer noch ein Rest ausgesprochener Problempatienten mit maligner verlaufender Epilepsie, die nur unter speziellen, beschützten Umständen leben können. Bei ihnen liegt möglicherweise echte Therapieresistenz vor.

RV: BU ist in jenen Berufen anzunehmen, in denen der Kranke selbst oder seine Umgebung durch einen plötzlich auftretenden Anfall einer erhöhten Unfallgefahr ausgesetzt ist (Kraftfahrer, Arbeiter an bestimmten Maschinen, an Öfen, auf Gerüsten, Seeleute usw.). Gleiches gilt auch für jenen Teil der Kranken, die durch ein charakteristisches Auraerlebnis in die Lage versetzt sind, sich vor Verletzungen im Anfall weitgehend zu schützen, oder die nur an nächtlichen oder regelmäßig an bestimmte Tageszeiten gebundenen Anfällen leiden (184). Wichtig ist aber auch aus anderen Gründen die genaue Würdigung aller *beruflichen Umstände*, finden sich doch bemerkenswerte Unterschiede in der Häufigkeit von Berentung, wenn man nach Berufsgruppen unterscheidet (324). Im Erfahrungsgut von Penin fanden sich Selbständige, Angestellte und Beamte wesentlich seltener in der Gruppe der Berentung, während z. B. Handwerker und Facharbeiter überrepräsentiert waren. Sie beantragten auch bereits im Mittel von 44 Jahren ihre Rente und erhielten sie wegen BU. Erfolgreiche Umschulungen gelangen selten. Gelegenheitsarbeiter beantragten ihre Rente im Mittel sogar schon mit 38 Jahren und erhielten sie wegen EU. Der Anteil von Residualepilepsien unter ihnen war relativ groß. (Residualepilepsien manifestieren sich meist bereits im Kindesalter als Folge perinataler oder frühkindlicher erworbener Epilepsien.) Von ungelernten Arbeitern wurde der Rentenantrag erst im Mittel mit 46 Jahren gestellt, von Angehörigen anderer Berufe (Angestellte, Beamte, Kaufleute u. a. Gewerbetreibende) noch einmal 4–6 Jahre später. – EU ergibt sich regelmäßig bei größerer Anfallsfrequenz, deutlich ausgeprägter Intervallsymptomatik und bei fortgeschrittener Wesensänderung (326). Besonders die Psychopathologie bestimmt häufig die Entscheidung zugunsten von EU (324). – Das Lebensversicherungsrisiko von Anfallskranken wird unterschiedlich eingeschätzt (261).

Die Anerkennung einer *posttraumatischen Epilepsie* setzt neben der einwandfreien Feststellung hirnorganischer Anfälle den sicheren Nachweis einer traumatischen Hirnschädigung voraus (127, 470). Nur genaueste Anamneseerhebung schützt vor leichtfertiger Annahme kausaler Beziehungen zwischen Anfallsleiden und entschädigungspflichtigem Ereignis. Rauschelbach hat hierfür genaue Regeln erarbeitet (356). Sorgfältige Prüfung der Frage, ob der Unfall durch einen Anfall (vielleicht den ersten überhaupt) verursacht sein könnte, ist vor allem in jenen Fällen notwendig, in denen der Unfallhergang unklar ist. Bei tödlich verlaufendem Unfall kann man auf eine vollständige Obduktion wohl nur selten verzichten (161, 473). Mitunter entdeckt die EEG-Verlaufsbeobachtung nach kontusioneller Hirnschädigung die Entwicklung in Richtung Anfallsleiden zu einem Zeitpunkt, in dem es mit geeigneter medikamentöser Therapie (187) gelingen kann, das Auftreten von Anfällen ganz zu vermeiden. In jedem Falle ist eine CT-Untersuchung notwendig, um unfallunabhängige Zerebralerkrankungen als Ursache von Anfällen auszuschließen. Sogenannte Frühanfälle haben im allgemeinen eine bessere Prognose als erst Monate oder Jahre nach dem Trauma manifest werdende Krampfleiden (470).

Das Verhältnis der posttraumatischen, in den ersten 4 Wochen auftretenden Anfälle („Frühepilepsie“) zu den übrigen Krankheitsfällen („Spätepilepsie“) betrug an größerem Material etwa 10% zu 90% (318). Unter den frühepileptischen Manifestationen fanden sich keine psychomotorischen Anfälle, obwohl ungefähr die Hälfte der Anfälle fokalen Charakter trug. Die posttraumatische Spätepilepsie war bei offener Hirnverletzung dreimal häufiger als bei geschlossener, ein Befund, der von Rauschelbach an Hand der versorgungsärztlichen Statistik des Bundesministeriums für Arbeit und Sozialordnung, in der 86 631 Hirnverletzte (!) erfaßt sind, nicht in dem gleichen Ausmaß bestätigt werden konnte (356). Nach gedeckten Traumen sollen in etwa ³/₄ der Spätepilepsien Grands maux auftreten und nur zwischen 5 und 25% psychomotorische Anfälle (318). Der Manifestationsgipfel liegt zwischen dem 4. und 9. Monat nach dem Trauma, und 50–60% der Anfallsleiden beginnen innerhalb von 12 Monaten, 75–80% bis Ende des

Tabelle 30.**5** Einteilung der Kopfverletzungen nach steigendem Epilepsierisiko (aus F. L. Glötzner, 125)

Schädel-Hirn-Verletzung	Risiko
Gedeckte Traumen (Dura intakt)	
länger dauernde posttraumatische Amnesie (über 24 Stunden)	niedrig
Spaltbruch	niedrig
Impressionsfraktur ohne Komplikation	niedrig
Frühepilepsie (1. Woche)	30%
sub- oder epidurales Hämatom	30%
Impressionsfraktur mit Amnesie über 24 Stunden Dauer oder mit Frühepilepsie	50%
Offene Traumen (Dura eröffnet)	
scharfe (Geschoß-)Verletzung ohne Bewußtseinsverlust und ohne neurologisches Defizit	20%
offene Impressionsfraktur ohne Komplikation	30%
Duraeröffnung mit neurologischem Defizit	50%
Dura- und Hirnverletzungen stärkerer Ausprägung oder mit erheblichen Komplikationen (Hämorrhagien, Infektionen)	60%

zweiten Jahres nach dem Trauma. Das Epilepsierisiko ist natürlich auch vom Schweregrad des Schädel-Hirn-Traumas abhängig (Tab. 30.**5**).

Mitunter bereitet die zutreffende Diagnose „posttraumatische Epilepsie" erhebliche Schwierigkeiten, wie folgendes *Beispiel* lehrt:

Wir hatten einen 47jährigen Patienten mit primär großem Durchsetzungsvermögen und differenzierter Persönlichkeitsstruktur gesehen, der nach einem banal scheinenden Unfall mit nur etwa 5 Min. währender Bewußtlosigkeit und nachfolgendem einmaligen Erbrechen eine subjektiv sehr quälende Befindlichkeitsveränderung erlebte. Auch seine Angehörigen schilderten einen Verlust an Elan vitale und eine hochgradige Schrumpfung aller Interessen. In der Folgezeit erlitt er atypische psychomotorische und ganz selten auch generalisierte zerebrale Anfälle, für die jedoch mehrfache eingehende, auch stationäre Durchuntersuchungen unter Einsatz neuroradiologischer Kontrastmittelverfahren keine Ursache aufdecken konnten. Möglicherweise in Auseinandersetzung mit der erheblichen Persönlichkeitswandlung zeigte unser Patient zunehmende Verhaltensauffälligkeiten, die ihn verschiedentlich so stark versagen ließen, daß er schließlich von verschiedenen Untersuchern als „Psychopath" bezeichnet und als „Rentenneurotiker" klassifiziert wurde. Als er 9 Monate nach dem Unfall plötzlich an innerer Verblutung infolge foudroyanter Magenulkusblutung und konsekutivem unbeherrschbaren Kreislaufkollaps verstarb, fand sich ein kastaniengroßer, pseudozystisch umgewandelter traumatischer Substanzdefekt im frontobasalen Teil des rechten Temporallappens.

Einen weiteren, ähnlichen instruktiven Fall mit *„Pseudopsychopathie"*, vegetativen und psychischen Temporallappenanfällen bei computertomographisch nachgewiesener traumatischer zystischer Erweichung im linken Temporalpol schildern wir auf Seite 624.

In sozialmedizinischer Hinsicht bedürfen Kranke mit posttraumatischer Epilepsie der gleichen Hilfen wie andere Anfallskranke. Man muß sie vor weiteren Unfällen schützen, sie sollten auch keine Schichtarbeit leisten. Korrelierte posttraumatische Beeinträchtigung psychischer Funktionen erschweren Umschulung und soziale Wiedereingliederung oft erheblich. Wird der weitere Verlauf noch durch Alkoholismus kompliziert (318), ist die Prognose in jeder Hinsicht ungünstig.

Unter *Spätepilepsie* versteht man Anfallskrankheiten, die erst im 4. Lebensjahrzehnt oder später manifest werden. Ihre Anerkennung als Traumafolge setzt den sorgfältigen klinischen Ausschluß von Hirntumoren (Metastasen!), zerebralen Gefäßprozessen und chronischen Intoxikationen (Schlafmittel, Alkohol) voraus. Bei der Beurteilung von Krankheiten, die nach einem Trauma aufgetreten sind (oder manifest geworden sein sollen), gilt in der Neurologie und Psychiatrie das Prinzip der umfassenden und sorgfältigen Untersuchung und Beweisführung vor allem dann, wenn die Art der Krankheit einen Zusammenhang mit dem Trauma von vornherein unwahrscheinlich erscheinen läßt. Unter den *nichtepileptischen Anfällen im höheren Lebensalter* (22, 385) sind vasovagale, synkopale Anfälle (mit entsprechenden präsynkopalen Zeichen), andere gefäßabhängige Anfallsgeschehen mit im Karotis- oder Basilarisstromgebiet gelegenen Prädilektionsbereichen sowie stoffwechselbedingte Anfälle am häufigsten. Das Auftreten synkopaler Anfälle beweist häufig den besonderen Schweregrad des kardiopulmonalen oder vasalen Grundleidens, ebenso eine „transitorische globale Amnesie".

Autochthone synkopale Anfälle (403) können BU, jedoch kaum einmal EU hervorrufen. Die *Narkolepsie* hat pathogenetisch mit der Epilepsie nichts zu tun (273, 415). Bei ihrem Auftreten nach dem 20. Lebensjahr muß an eine symptomatische Form gedacht werden (ca. 15 aller Fälle). Sie kann ebenfalls einmal BU bedingen bzw. je nach Ausprägung eine MdE von 20–50%. – Die Beurteilung psychogener Anfälle richtet sich nach der psychiatrischen Grundstörung. Synkopale Anfälle und Narkolepsie können auch einmal als Traumafolge auftreten, doch ist dieses Vorkommnis sicher extrem selten (272, 273, 415).

Extrapyramidalmotorische und zerebelläre Syndrome

(38, 71, 92, 148, 254, 305, 411)

Parkinson-Syndrom, Chorea Huntington, Athetose, Torsionsdystonie und Ballismus führen als meist chronisch progrediente Leiden über kurz oder lang zur EU. BU kann schon bei gering ausgeprägten Störungen eintreten. Besonders behindert sind Hand- und Maschinenarbeiter, deren Arbeit differenzierte feinmotorische Leistungen erfordert. Auch muß die häufige psychische Begleitsymptomatik bei der Beurteilung mit berücksichtigt werden (182, 282). Sorgfältige Untersuchungen der Merkfähigkeit von Parkinson-Kranken ergaben ein Störungsmuster, welches nur sehr niedrig mit verschiedenen extrapyramidal-motorischen und sonstigen Parkinsonismus-Symptomen korrelierte. In den „Anhaltspunkten" zum SchwbG werden mittelgradige extrapyramidale „Lähmungen" und „Teillähmungen" mit einem GdB zwischen 40 und 60 bewertet (zum Begriff der Behinderung im SchwbG s. S. 77). Die erhöhte Unfallgefährdung des Kranken mit extrapyramidal-motorischen Störungen hat verschiedene Ursachen, aber vor allem Konsequenzen für die zu bewältigende Arbeitsleistung. Auch sachgerechte Therapie kann den Eintritt schwerer Behinderung kaum einmal geraume Zeit hinausschieben (85, 257).

Der *Torticollis spasticus* wird ebenso wie der (Pseudo-)Blepharospasmus (339, 404) nicht selten als psychogene Motilitätsstörung verkannt. Für sich allein bedingen diese Leiden wohl kaum einmal Berufs- und Erwerbsunfähigkeit.

Zerebelläre Ataxie und Tremor, wie sie uns in besonders ausgeprägter Form bei bestimmten heredodegenerativen Krankheiten und bei Multipler Sklerose begegnen, können zu Hilflosigkeit im Sinne §§ 68, 69 BSHG, führen, zumindest können sie manuelle Tätigkeiten in erheblichem Maße behindern (93). Dies gilt auch für alle aktiven und astatischen Tremorformen (Liver flap), wie sie gelegentlich als Restsymptom einer hypoxischen Hirnschädigung bestehen bleiben können.

Als *Traumafolge* spielen die hier genannten Syndrome nur eine geringe Rolle, wenn man von den Parkinson-ähnlichen Zustandsbildern bei Hydrocephalus malresorptivus (z. B. als Folge von Meningitiden oder Subarachnoidalblutungen) und Normaldruck-Hydrozephalus, die u. a. mit Hilfe der CCT, der intrakraniellen Druckmessung und des Liquorraumszintigramms diagnostiziert werden und ggf. ein aktives therapeutisches Vorgehen verlangen (110), und der Dementia pugilistica (als Folge des aktiven Boxsportes oder wiederholter Schädel-Hirn-Traumata) (296), absieht. Das gewiß äußerst selten zu diskutierende posttraumatische Parkinson-Syndrom soll keine Progression zeigen. Stets sollte in unklaren Fällen auch an ein medikamentös induziertes extrapyramidal-motorisches Syndrom gedacht werden.

Exogene Psychosyndrome

(40, 177, 234, 441)

Die *akuten exogenen Psychosen* heilen unter günstigen Umständen aus, ohne Defektsymptome zurückzulassen. Für die Begutachtung ist in diesem Falle allein die Grundkrankheit wesentlich.

Die *chronischen exogenen Psychosyndrome* können hingegen zu BU und EU führen. Zu nennen sind *amnestisches Syndrom, Antriebsverarmung* oder *-enthemmung* (z. B. nach Frontalhirnläsionen), *Demenz, Veränderungen der Affektivität* (Euphorie, Affektlabilität, Reizbarkeit), *chronische Halluzination, paranoide Psychosen* (auch z. B. bei Alkoholismus und anderen chronischen Intoxikationen) sowie die *zerebral bedingten Vitalitätseinbußen*. Im allgemeinen gilt die Regel, daß primär differenzierte Persönlichkeiten von der zerebralen Leistungseinbuße mehr betroffen sind als einfacher strukturierte, daß „Schreibtischarbeiter" eher versagen als Handarbeiter. Psychometrische Testuntersuchungen können zur Beurteilung der Leistungsfähigkeit und als Verlaufsparameter nützlich sein, doch sollte die Urteilsbildung nach klinisch-psychiatrischen Gesichtspunkten erfolgen (84).

Besonders wichtig ist die Erkennung behandelbarer dementieller Syndrome (z. B. eines *„normal pressure hydrocephalus"* (36, 320), weshalb der Einsatz neuroradiologischer (207), laborchemischer und neurophysiologischer Untersuchungsmethoden heute zu einem unverzichtbaren Bestandteil in der Begutachtung geworden ist.

Schwere dementielle Syndrome sind kaum zu übersehen; die oft sich jahrelang hinziehenden Initialerscheinungen späteren schweren hirnorganischen Abbaues bereiten hingegen mitunter die größten diagnostischen Schwierigkeiten, wofür in diesem Zusammenhang der gewiß nicht glückliche, aber anschauliche Begriff der *Pseudopsychopathie* benutzt wurde (ähnliches kennen wir im übrigen als uncharakteristische Initialerscheinungen mancher schizophrener Psychosen). Mangel an Stetigkeit und Verantwortungsgefühl, Hemmungs- und Taktlosigkeiten ließen solche Kranke trotz guter Berufskenntnisse im Betrieb untragbar sein, weil ihr Verhalten auf keine Art und Weise beeinflußt und korrigiert werden konnte. Anders – nämliche blande und farblos unter dem Bilde des einfachen Versagens – verlaufen die zerebralorganisch bedingten Vitalitätseinbußen. Ein derartiger „vitaler Knick" in der Lebenslinie mancher primär leistungs- und durchsetzungsfähiger Menschen wird verständlicherweise auch einmal Anlaß zu neurotischer Symptomproduktion und zu Chronifizierung neigendem Versagen.

Besonders die *Psychosyndrome des vorzeitigen Alterns* (211, 362, 371), der hirnatrophischen Prozesse und der sogenannten Versagenszustände im mittleren Lebensalter können derart mit biographisch-neurotischem und situativem „Ballast" angereichert sein, daß an ihren „Kern" kaum oder jedenfalls nicht ohne weiteres heranzukommen ist. Während das vorzeitige Altern als exquisit biologisches Geschehen im Sinne eines Mißverhältnisses zwischen Kalenderalter und biologischem Alter häufig auch im körperlichen Allgemeinzustand erkennbar ist – man achte stets auch auf die „aspektive" Voralterung, an Gesichtsausdruck, Körperhaltung und -motorik ablesbar! –, fehlt bei den hirnatrophischen Prozessen und Versagenszuständen im mittleren Lebensalter mitunter jeder eindrückliche somatische und offensichtliche psychopathologische Befund (267).

Auch der einmalige Nachweis von erweiterten inneren und äußeren liquorführenden Räumen im CCT kann nichts über das Ausmaß der Beeinträchtigung eines Patienten aussagen. Zum Nachweis eines atrophisierenden Hirnprozesses bedarf es sorgfältiger neurologisch-psychiatrischer, testpsychologischer und neuroradiologischer Verlaufsuntersuchungen. Das CCT leistet heute wertvolle Hilfe in der Differentialdiagnose der Hirnatrophie (271).

Wenn auch, besonders im Verlaufe länger dauernden „Rentenkampfes", neurotisch-psychoreaktive Ausgestaltung des Bildes vorkommt, so gehört dennoch „renten-neurotisches" Verhalten nicht zum gewöhnlichen Krankheitsbild. Besonders einfach strukturierte Persönlichkeiten klagen oftmals im wesentlichen über körperliche Beschwerden. Unkenntnis des Krankheitsbildes versteckt sich gelegentlich hinter Diagnosen wie „Gefügestörung der HWS", „Hypotonie", „Übererregbarkeit des Nervensystems", „allgemeine Körperschwäche", „Zerebralsklerose", „Herzneurose", „Neurasthenie" usw.

Wichtig ist, daß – im Gegensatz zu atrophisierenden Hirnprozessen, die meist (aber nicht immer!) progredient verlaufen – Hirnatrophien, z. B. nach Trauma und Dystrophie, stationär defektuös bleiben, solange nicht andere, vielleicht altersbedingte Einflüsse die verbliebene Kompensationsfähigkeit zunehmend einschränken.

Das klinische Bild ist häufig durch pseudoneurasthenische oder hyperästhetisch-emotionelle Symptome charakterisiert, die nicht leicht einem prägnanten Führungssyndrom untergeordnet werden können. Mitunter erklärt sich manches lediglich unter dem Gesichtspunkt einer Verminderung des psychischen Turgors, des Elans, des inneren Schwunges bzw. der Vitalität und des Antriebes oder – wie man sie auch bezeichnen will – jeder biologischen Grundfunktionen, welche die Persönlichkeit während ihres ganzen Lebens in sich selbst und zugleich in ihren mannigfaltigen Bezügen zur Umwelt – in einem sehr allgemeinen und auch soziologischen Sinne – trägt und im Gleichgewicht hält. Daß das Versagen im Beruf aus biologischen und anderen Gründen auch ein Fallen-gelassen-Werden durch die Umwelt ausdrückt, hat BÜRGER-PRINZ (56) bereits vor Jahren betont. Bei den hirnatrophischen Prozessen und Versagenszuständen im mittleren Lebensalter bedeutet Funktionsausfall stets zugleich Funktionsumbau als Kompensationsversuch. Ähnliches kann man bis hinein in neuropathologische Gewebesyndrome mit auffälligem Strukturumbau bei vielen Formen zerebralen Alterns beobachten.

Differentialdiagnostisch sind bei hirnorganisch bedingten psychischen Störungen hirneigene Abbauprozesse (211), zerebrale Gefäßprozesse, chronische, konsumierende Allgemeinerkrankungen, Hirntumoren, Parkinsonismus und andere Erkrankungen des extrapyramidalmotorischen Systems, Alkoholismus und chronische Intoxikationen abzugrenzen, was oft auf Schwierigkeiten stößt.

Erinnert sei in diesem Zusammenhang auch noch einmal an das Phänomen der sogenannten depressiven „Pseudodemenz", womit hirnorganisch imponierende Bilder bei endogenen Depressionen gemeint sind, die querschnittsmäßig eben dementiellen Zuständen entsprechen können, unter antidepressiver Therapie oder nach Abklingen der depressiven Phase aber spontan remittieren.

Besondere Berücksichtigung erfordert das Syndrom des vorzeitigen allgemeinen biologischen und zerebralen *Alterns* bei manchen abnormen Persönlichkeiten (130). Der intellektuell minderbegabte, (debile), asthenische, anankastische, reizbare, verstimmbare, stimmungslabile oder hyperthyme Psychopath (wir verwenden diesen abgenutzten Begriff hier ausdrücklich, um den Schweregrad der Abnormität besonders zu kennzeichnen, und betonen, daß er in einem Gutachten nichts zu suchen hat, da er heute meist in abwertendem Sinne verstanden wird) hat zwar durchaus die Chance, daß sich etwa um die Lebensmitte und unter der beginnenden Rückbildung das Ausmaß – sozusagen der vitale Druck – z. B. der Anankasmen, Reizbarkeit und Stimmungslabilität mindert, die Involutionsvorgänge können aber auch die mühsam durchgehaltene Anpassung an Familie, Gesellschaft und Beruf zerstören und das primäre Fehlen von Ausgleichsmöglichkeiten offenbar werden lassen, so daß sich oft gewissermaßen Zerrbilder der ursprünglichen Persönlichkeit ergeben können. Selbstverständlich bedingen solche Verläufe nicht selten BU oder EU.

Die hier etwas ausführlicher dargestellten (weil im allgemeinen zu wenig berücksichtigten), mit vorzeitigen Alterungsvorgängen des Gesamtorganismus oder des Gehirns innig verknüpften Syndrome können bei Begutachtungen in der Rentenversicherung meist nur in geringem Ausprägungsgrad nachgewiesen werden. Für sich allein reichen sie nicht aus, BU oder EU zu begründen. Doch zeigen zahlreiche derartige Kranke auf anderen (internen, chirurgischen usw.) Fachgebieten ebenfalls Körperstörungen, die bei isolierter Betrachtungsweise ebenfalls nicht so schwerwiegend sind, daß sie rentenberechtigendes Ausmaß hätten. In derartigen Fällen wird man bei zusammenfassender Würdigung der Einzelbefunde immer dann zur Annahme von BU oder EU gelangen müssen, wenn sich aus dem psychopathologischen Syndrom eine wesentliche Einschränkung der Kompensationsfähigkeit gegenüber an sich geringen körperlichen Funktionsstörungen ergibt. Das beschriebene psychopathologische Syndrom gewinnt hier nicht selten eine entscheidende und alle sonstigen Störungen übergreifende Bedeutung. Z. B. kann es beim Nachweis leichter Erschöpfbarkeit, mangelnden Durchhaltevermögens und deutlicher Konzentrationsschwankungen zu einer derartigen Limitierung der Leistungsfähigkeit kommen, daß im Zusammenhang mit an sich geringfügigen orthopädischen, internistischen oder anderen Krankheiten jede Arbeitsleistung unmöglich ist, die Kontinuität im Einsatz körperlicher und/oder psychischer Kraft erfordert.

Gerade derartige Konstellationen zwingen zum detaillierten Eingehen auf mögliche Teilleistungsfähigkeiten (z. B. Arbeit im Freien oder in geschlossenen Räumen, im Sitzen, mit Pausen usw.), was vom Gutachter neben dem Vermögen, sich in die individuelle Arbeitswelt des Untersuchten zu versetzen, auch wenigstens allgemeine arbeitsmedizinische Grundkenntnisse voraussetzt. RAUSCHELBACH hat dankenswerterweise darauf hingewiesen, daß allerdings auch der engagierteste und kompetenteste Gutachter überfordert wird, wenn er dabei in übertriebener Weise zu verbindlichen Aussagen gedrängt wird (357).

Beachte aber: Diagnose und gutachterliche Beurteilung setzen ein hohes Maß an Erfahrung und genügend Zeit für den Einzelfall voraus. Routineuntersuchungen gewährleisten dies in der Regel nicht.

Posttraumatische Psychosen oder sog. Funktionspsychosen, die sich meist unmittelbar aus der initialen Bewußtlosigkeit heraus entwikkeln, weisen auf eine erhebliche Zerebralschädigung (aber nicht unbedingt auf eine Kontusion) hin. Man übersehe nicht die Möglichkeit, daß sich nach einem banalen Schädel-Hirn-Trauma, welches zur Krankenhausaufnahme führte, ein Alkoholentzugsdelir manifestieren kann. – Auf die *posttraumatische Wesensänderung* wird später eingegangen.

Endogene Psychosyndrome

(40, 177, 441)

Hier treffen wir die Psychosen im engeren Sinne an. Sofern sie – wie manche *schizophrenen Psychosen* – progredient verlaufen und in eine Defektsymptomatik einmünden, bieten sie für die Begutachtung in der Rentenversicherung keine wesentlichen Probleme. Wenn es außerhalb eines akuten Krankheitsschubes auch häufig von großem therapeutischen Nutzen wäre, den Patienten im Arbeitsprozeß zu halten, so scheitert das nicht selten an der Unmöglichkeit, ihn in eine geeignete Arbeitsstelle zu vermitteln. HUBER unterscheidet zwischen zwei Remissionstypen: das – uncharakteristische – „reine Residuum" (meist allein am „vitalen Knick" in der Lebenslinie erkennbar") und das charakteristische „gemischte Residuum" mit einem Rest produktiv-psychotischer Symptomatik (175, 177).

Diesem Mangel versucht man heute mit den Möglichkeiten des Schwerbehinderten- und Sozialhilfegesetzes soweit wie möglich abzuhelfen. Wenn der Kranke zusätzlich durch häusliche, familiäre, soziale und zwischenmenschliche Schwierigkeiten rezidivgefährdet ist, kann es sich als günstig erweisen, ihn in einer therapeutischen Wohngemeinschaft so lange zu betreuen, bis er im Erwerbsleben wieder festen Fuß gefaßt hat. Sinnvoll kann auch eine gestufte, stundenweise oder halbtägig beginnende Wiederaufnahme der Arbeit sein (449). Daher ist es vorteilhaft, wenn die Diagnose Schizophrenie nicht quasi automatisch zu BU oder EU geführt hatte (277).

Schwierigkeiten überwiegend anderer Art begegnet man bei nichtschizophrenen rezidivierenden Psychosen. Obwohl die an *manisch-depressiven (bipolaren) Psychosen* und *endogen-phasischen (monopolaren) Depressionen* Erkrankten zwischen den Krankheitsphasen vollständig gesunden und in keiner Hinsicht erwerbsgemindert sind, finden sie zwischen den Krankheitsphasen keine Arbeit, wenn diese rasch aufeinander folgen. Andere Gemütskranke scheinen zwar medikamentös gut gebessert und fühlen sich („fast") gesund, bedürfen aber fortgesetzter Behandlung. Die noch verbliebene Restsymptomatik kann dennoch die Arbeitsfähigkeit längere Zeit beeinträchtigen (u. U. so lange, bis die Krankheitsphase tatsächlich beendet ist).

Allerdings muß eingeräumt werden, daß gerade die zyklothymen Psychosen auch zahlreiche *Abweichungen vom regelhaften Verlauf* zeigen können. Das betrifft nicht nur die oft ausgesprochene Chronizität der Krankheitsphasen im mittleren und späteren Lebensalter und die Verkürzung der freien Intervalle mit zunehmender Phasendauer im Verlaufe der Krankheit, sondern auch das Auftreten postpsychotischer depressiver Schwächezustände nach besonders schweren Krankheitsphasen. Andere Kranke geraten in ständig rezidivierende manisch-depressive Zirkel, zwischen denen sie oft nur für Wochen oder wenige Monate gesund sind. Schließlich können in seltenen Fällen regelrecht maligne verlaufende Affektpsychosen beobachtet werden, die zu defektuös anmutenden Persönlichkeitsabwandlungen führen (4). Hier erweisen sich die meisten Therapie- und Rehabilitationsbemühungen leider als therapeutische Bemühungen „auf einer schiefen Ebene"

(Kretschmer, 217) und müssen ein mehr oder minder steiles Gefälle überwinden, dessen nach rückwärts gerichtete Kraft die erreichten Erfolge immer wieder zunichte macht.

Als *Faustregel* kann gelten: Folgt der jeweiligen Behandlung einer endogenen Psychose nicht innerhalb der Fristen der gesetzlichen Krankenversicherung weitgehende Besserung und offensichtliche, durch den Versuch objektivierte Arbeitsfähigkeit, ist eine *Berentung auf Zeit* unbedingt zu erwirken. Erst danach kann über die Notwendigkeit einer Dauerrente entschieden werden. Immer sollten aber vor Einleitung des Rentenverfahrens alle modernen psychopharmakologischen und psychotherapeutischen Möglichkeiten sowie sozialen Rehabilitationsmöglichkeiten ausgeschöpft worden sein.

Man muß Schulte zustimmen, der das hier interessierende Problem wie folgt umriß: „Wie kaum an anderer Stelle zeigt sich bei den endogenen Psychosen, wie wenig mit der Krankheitsbezeichnung für die Frage, ob berufsunfähig oder nicht, gesagt ist. Es kommt alles darauf an, den adäquaten Arbeitsplatz und eine verständnisvolle Umwelt zu finden. Der gleiche Kranke kann bei gleicher Ausprägung seiner Krankheit und bei gleicher Leistungswilligkeit unter bestimmten äußeren Konstellationen gänzlich leistungsunfähig, unter anderen auch auf die Dauer erstaunlich leistungsfähig sein." Dem begutachtenden Arzt und den Rentenbehörden entsteht gerade hier eine wesentliche Aufgabe.

Im Versorgungswesen (Schwerbehindertengesetz) muß sich der Gutachter in manchen Fällen ein Urteil auch darüber bilden, mit welchem Verlauf des festgestellten Leidens in den nächsten Jahren zu rechnen ist. Im Falle episodischer psychischer Störungen ist die Prognose der einzelnen Erkrankungen besonders schwierig abzuschätzen. Es fehlt nicht mehr an zuverlässigen Untersuchungen (7, 8). Anhaltspunkte für die Beurteilung wurden erarbeitet (9, 57).

Man darf aber nicht vergessen, daß alle statistisch gewonnenen Prognosekriterien nicht mit dem Einzelfall übereinzustimmen brauchen.

Die *Auslösung einer endogenen Psychose durch ein Hirntrauma* gehört zu den umstrittenen und seltenen posttraumatischen Ereignissen. Sicherlich kommen posttraumatische schizophreniforme Zustände nur vereinzelt vor. Häufiger kann eine leichte, endogen anmutende depressive Verstimmungssymptomatik die gewöhnliche postkommotionelle hyperästhetisch-emotionelle Symptomatik weitgehend ersetzen. Beide Möglichkeiten postkommotioneller Beschwerdesyndrome wird man versicherungsmedizinisch übereinstimmend behandeln. Neuerdings wird auch ein weitgehender Zusammenhang, nämlich zwischen allgemeiner Verletzung der körperlichen Integrität durch Unfall oder Trauma und endogener Psychose diskutiert (102, 323, 358).

Psychoreaktive Störungen

(14, 19, 97, 101, 166, 177, 255, 378, 434, 440, 441, 453, 484)

Die Beurteilung von neurotischen Rentenbewerbern gewinnt in letzter Zeit zunehmend an Bedeutung und ist endlich auch Gegenstand systematischer wissenschaftlicher Untersuchen geworden.

In diesem Zusammenhang sieht sich der Gutachter vor verschiedenen Problembereichen, deren erster sicherlich eine fehlende allgemeingültige Definition des Neurosebegriffes darstellt (vgl. lerntheoretische versus psychoanalytische Überlegungen). Da es im Rahmen von Begutachtungen auf diese neurosenätiologischen Überlegungen in der Regel aber gar nicht so sehr ankommt, empfiehlt sich der Gebrauch eines ätiologisch wertfreien Neurosebegriffes, der entweder über den *Ausschluß* von persönlichkeitsgebundenen, hirnorganischen, sogenannten endogenen und psychosomatischen Störungen im engeren Sinne definiert wird oder aber positiv als „Störungen der Erlebnisverarbeitung mit Verdrängung und körperlichen oder seelischen Folgeerscheinungen" (Huber) beschrieben werden kann.

Die nächste Schwierigkeit besteht in der Erfassung des Schweregrades einer solchen diagnostizierten neurotischen Störung. Dabei geht es um das individuelle, nicht a priori aus der Diagnose ableitbare Störungsmuster, das den betroffenen Menschen in seinen freien Gestaltungsmöglichkeiten behindert und zu einer krankheitsbedingten objektiven Einschränkung seiner persönlichen Freiheit führt. Die entscheidende Frage ist dabei also, ob die bestehenden Störungen ein krankheitsbedingtes *„Nicht-Können“* (141) widerspiegeln (und damit in der Regel eine Leistungspflicht begründen), oder aber ob sie Ausdruck eines *„Nicht-Wollens“* sind (zur besonderen Problematik der „zumutbaren Willensanspannung“ vergleiche auch Aschoff (14).

Als Beispiel dafür mag eine 45jährige Pat. dienen, bei der sich im Anschluß an zwei komplett remittierte endogen-depressive Phasen zu Beginn der 80er Jahre nach einem konflikthaften Trennungserlebnis eine von Zwangsymptomen, phobischen Elementen und funktionellen Körperstörungen (Rückenbeschwerden, Schwindel) gekennzeichnete neurotische Entwicklung manifestierte, die zur Aufgabe ihres Berufes und einer Zeitrente führte. In dieser Zeit suchte die Pat. regelmäßig, z. T. täglich ihren Hausarzt auf, war aber bei der Durchführung der anfallenden Hausarbeiten nicht wesentlich eingeschränkt. Eine kontinuierliche nervenärztliche Behandlung kam nicht zustande, immer wieder wurden Termine abgesagt. Eine stationäre Behandlung wurde von ihr wiederholt mit dem Hinweis, daß sie sich in der Klinik nur noch schlechter fühle als zu Hause, abgelehnt.

Dieses Beispiel zeigt auch, daß zeitlich befristete Renten nur dann sinnvoll sind, wenn sie mit intensiven und konsequenten Therapiemaßnahmen verbunden werden. Andernfalls tragen sie eher zur Chronifizierung bei und induzieren ein „besitzstandwahrendes“ Verhalten, das die weitere Prognose erheblich beeinträchtigt.

Zur Beurteilung des Schweregrades einer neurotischen Störung kann die Benutzung eines „Schwere-Scores“ nach Schepank (378) hilfreich sein. Mit diesem Instrument (das keinen Test im eigentlichen Sinne oder einen Selbstbeurteilungsfragebogen darstellt) wird nicht so sehr die momentane, aktuelle Befindlichkeit erfaßt – die ja in der Gutachtensituation oft in einer besonderen Weise modifiziert ist –, sondern die Symptome werden integrativ im zeitlichen Längsschnitt abgebildet.

Die jeweiligen Beschwerden und Befunde werden dabei in drei Bereichen quantifiziert, wobei sowohl *körperliche* Störungen (Schmerzen, Schwindel, psychosomatische Symptome im engeren Sinne) und *psychische* Störungen (Depressivität, Angst, Zwänge usw.) als auch krankheitsbedingte *soziale* Störungen (also z. B. innerhalb des Berufes, der Partnerschaft, der Freizeitgestaltung usw.) erfaßt werden. Die jeweiligen Punktwerte ergeben dann einen Summenscore, der von 0 bis 20 reichen kann und den Grad der Beeinträchtigung wiedergibt. In empirischen Untersuchungen hat sich gezeigt, daß man ab einem Punktwert von etwa 10 von einer „schweren neurotischen Störung“ sprechen kann (99).

Wenn es sich bei einer solchen neurotischen Störung dann um einen mehrjährigen chronischen Verlauf handelt, ambulante Therapien und mehrere konsequente stationäre psychiatrische-psychotherapeutische Behandlungen keinen Erfolg gezeigt haben, lassen sich die Einschränkungen im Leistungsvermögen nachvollziehbar begründen und können eine rationale Grundlage für die Beurteilung von BU bzw. EU durch die entsprechende Instanz bilden.

Ausgeprägte und chronische neurotische Störungen, bei denen es zu einer erheblichen Deformierung prämorbider Strukturen gekommen ist, bereiten hinsichtlich der Beurteilung in der Regel keine gravierenden Probleme. Beispielhaft seien hier schwere zwangsneurotische Bilder genannt (164, 165), bei denen alle Lebensbereiche von dieser Störung dominiert werden und der Pat. in seinen Ritualen „erstarrt“ ist. Auch chronische konversionsneurotische Bilder, beispielsweise in Form psychogener Paresen, können infolge ihrer strukturell deformierenden Kraft – sowohl auf seelische wie auch körperliche Bereiche z. B. infolge sich entwickelnder Kontrakturen – Berufs- oder gar Erwerbsunfähigkeit bedingen.

Im Bereich anorektischer Störungen (114) kommt noch die hohe Zahl von Komplikationen auf somatischem Gebiet hinzu, die nicht selten zu gravierenden körperlichen Störungen führen, die ihrerseits für sich BU oder EU bedingen können.

Zu erinnern ist in diesem Zusammenhang noch einmal an die Beschränkung auf die medizinischen Fragestellungen: insbesondere die Begriffe „Erwerbsunfähigkeit“ und „Berufsunfähigkeit“ stellen Rechtsbegriffe dar, deren Anwendung nicht dem Gutachter ansteht, sondern dem jeweiligen Leistungsträger bzw. Gericht.

Nach einem Unfall/Trauma sich einstellende psychogene Störungen können – je nach Art und Dauer – unterschiedlich beschrieben werden: bei einfachen erlebnisreaktiven Störungen kommt es sowohl in Abhängigkeit von der Schwere des Traumas (z. B. Katastrophenerlebnisse mit Todesgefahr) als auch der prämorbiden Persönlichkeitsstruktur (z. B. selbstunsichere Züge oder geringe intellektuelle Begabung) zu passageren psychischen und/oder funktionell-somatischen Störungen, die in der Regel – unabhängig von der Frage einer Entschädigung – rasch abklingen (frühzeitige und meist zeitlich limitierte psychiatrische Behandlungen besitzen dabei einen hohen präventiven Stellenwert).

Ist das nicht der Fall, tritt also ein chronischer Verlauf einer abnormen Erlebnisreaktion (neurotische Störung) ein, so ist zu überprüfen, ob das Trauma eine *wesentliche* Bedingung für diese Entwicklung darstellt (was in der gesetzlichen Unfallversicherung eine Leistungspflicht begründen würde) oder aber ob es sich hier eher um eine nur ausgelöste Entwicklung handelt (358), d. h. eine zuvor schon bestehende neurotische Störung durch dieses Trauma reaktualisiert wurde (was die Leistungspflicht einschränken oder gar aufheben kann).

Im Bereich der *privaten* Unfallversicherung werden abnorme Erlebnisreaktionen, die sich im Anschluß an traumatische Erlebnisse einstellen, grundsätzlich nicht entschädigt. Die Leistungspflicht bezieht sich nur auf durch den Unfall entstandene organische Erkrankungen des Nervensystems oder eine dadurch neu hervorgerufene Epilepsie.

Die bisweilen heute noch zu hörende Aussage, daß bei chronischen Renten- oder Entschädigungs-„Kämpfen" eine Anerkennung zu einer Abmilderung der Symptomatik führe, ist aufgrund mehrerer empirischer Arbeiten abzulehnen (98, 435, 440). Gewährung von Rente oder Entschädigung ersetzt nicht die Therapiebedürftigkeit, die nach Verfahrensende noch genauso wie zuvor besteht (64). Im Gegenteil ist zu fragen, ob der dauerhafte Verlust der Arbeit (und vielleicht auch der Auseinandersetzung?) nicht sogar noch schwerer wiegt und das Leiden (!) nicht nur nicht mildert, sondern sogar – wenn auch mit anderen Akzenten – noch erhöht.

Ähnlich wie bei den erlebnisreaktiven Störungen, wenn auch in somatischer Hinsicht prinzipiell auf einer anderen Ebene, verläuft das Geschehen bei der *Alkoholabhängigkeit* (91, 461, 462). Hier sind es neben sozialen, meist in der Persönlichkeitsdepravation (41, 402) innig verknüpfte Folgen der Trunksucht, vor allem zerebralorganische (444) und allgemeine körperliche Spätschäden (Hepato-, Polyneuropathie), welche den Betroffenen schließlich erwerbsunfähig werden lassen. Auf die beträchtliche Übersterblichkeit von Alkoholkranken (und ihre hohe Suizidrate) sei nur beiläufig hingewiesen (90). Auch andere *Medikamentensuchten* (Schlafmittel, Phenazetin, Stimulanzien) können zu somatischen und psychischen Dauerschäden und damit zu BU und EU führen (54, 401).

Eine nach Trauma beginnende und darauf bezogene Medikamentensucht (Morphin und ähnlich wirkende voll- und halbsynthetische Präparate) wird heute wohl immer als unfallunabhängige, persönlichkeitsgebundene Reaktionsweise beurteilt, vor allem bei Rückfall nach sachgerecht durchgeführter und erfolgreicher Entziehungsbehandlung.

Wenige Worte – nur anhangsweise, weil streng genommen hier nicht hingehörig – noch zur *Beurteilung der Erwerbsfähigkeit von primär Minderbegabten* (130). Es ist eine alte Streitfrage, ob debile oder gar imbezille Persönlichkeiten überhaupt in der RV versicherungsfähig sein können (376). Wir glauben, daß es eine allgemein verbindliche Antwort nicht geben kann. Wenn aber ein Minderbegabter jahrelang in einem versicherungspflichtigen Arbeitsverhältnis stand und z. B. in der Lebensmitte aus irgendwelchen Gründen versagt und nicht resozialisiert werden kann, dann kann auch dann EU gegeben sein, wenn eine weitere intellektuelle Einbuße nicht nachweisbar ist. Beispielsweise kann es zu solchem Versagen kommen, wenn der Debile seinen Arbeitsplatz im kleinbäuerlichen Betrieb verliert und in einen Industriebetrieb vermittelt wird, der soziologisch völlig anders strukturiert ist.

Suizid

Selbsttötungen – als Merkmal vieler psychischer Krankheiten, aber auch als eigenständiges, nicht krankheitsbezogenes Phänomen – führen nur unter ganz bestimmten (und je nach versicherungsrechtlichem Gebiet verschiedenen) Bedingungen zu einem Leistungsanspruch (263, 290, 361, 443, 451).

Bei der privaten *Lebens*versicherung besteht ein Leistungsanspruch innerhalb der leistungsausschließenden Wartezeit von 3 Jahren nur dann, „wenn die Tat in einem die freie Willensbestimmung *ausschließenden* (Hervorhebung vom Verf., eine bloße *Beeinträchtigung* des freien Willens reicht nicht aus!) Zustand krankhafter Störung der Geistestätigkeit (Anmerkung: also z. B. eine wahnhafte Depression) begangen worden ist" (§ 169 des Versicherungsvertragsgesetzes, VVG).

Genau umgekehrt ist es bei der gesetzlichen bzw. privaten *Unfall*versicherung, wo das Vorliegen einer unfallunabhängigen krankhaften Störung der Geistestätigkeit die Leistungspflicht in der Regel aufhebt. Diese erheblichen formaljuristischen Unterschiede werden oft nicht genügend beachtet und tragen so zu einer gewissen Unsicherheit bei der Beantwortung der gutachterlichen Fragen bei.

Daß man darüber hinaus gerade bei der Beurteilung von Suiziden mit ganz besonderen Schwierigkeiten (meist fehlenden und widersprüchlichen oder positiv bzw. negativ gefärbten tendenziösen Informationen über den Suizidenten) zu kämpfen hat, die manchmal den Eindruck einer nahezu detektivischen Puzzle-Arbeit erwecken, sei hier nur am Rande erwähnt.

Krankheiten

Zirkulationsstörungen

(111, 116, 139, 140, 237, 314, 370)

Die zahlreichen *zerebralen Gefäßsyndrome* – meist handelt es sich um oligämische Insulte im Gefolge von Gefäßstenosen, thrombotischen oder embolischen Verschlüssen der arteriellen Strombahn – führen beinahe immer zu wenigstens vorübergehender BU oder EU. Sie sind bei einer Inzidenz von 150 die dritthäufigste Todesursache und führen bei hoher Prävalenz von 600 auf 100 000 Einwohner mit einer dreimal höheren Wahrscheinlichkeit als die ischämische Herzerkrankung zur Berentung.

Merke: Intermittierende zerebrale Funktionsstörungen müssen als sichere Vorboten eines manifesten Insultes immer Anlaß zu klinischer Untersuchung sein.

Nur in einer Minderzahl der Fälle – besonders bei jüngeren Patienten – kommt es zu einer so weitgehenden Besserung der initialen Funktionsausfälle, daß die ursprüngliche Tätigkeit noch innerhalb der Zeit der gesetzlichen Krankenversicherung wieder aufgenommen werden kann. Die Wiederherstellung der beruflichen Leistungsfähigkeit hängt hauptsächlich von drei Faktoren ab: von der Kompensation des motorischen und sensiblen Defektsyndroms, den sensorischen, insbesondere hemianopischen Störungen und vom neuropsychologischen Syndrom (Aphasie, Apraxie usw.) (338). Darüber hinaus müssen Art und Schwere des exogenen Psychosyndroms berücksichtigt werden, das nicht mit dem Grad der neurologischen Ausfälle korrelieren muß. Wichtig sind weiterhin die Beherrschung der bestehenden Risikofaktoren (283, 312, 363) und des oft veränderten Rollenverständnisses in familiärer und beruflicher Umgebung „Entscheidend war, ob die Geschädigten eine geregelte Arbeit, geordnete häusliche Verhältnisse und jemanden, der sich um sie kümmerte, hatten. Es gibt wohl kaum eine Gruppe Nervengeschädigter, für deren Arbeitsleistung psychische und menschlich-soziale Faktoren entscheidender sind, für die aber auch die Arbeit selbst als tragendes Element ihrer psychischen Verfassung und ihres Persönlichkeitsniveaus wichtiger wäre" (26).

Operativ nicht angehbare *aneurysmatische* und sogenannte *spontane Subarachnoidalblutungen* zwingen körperlich schwer Arbeitende zum Wechsel des Arbeitsplatzes. Rezidive führen zu schweren Summationsschäden und über kurz oder lang zu EU. Nützlich ist hier die Kenntnis der vielfältig möglichen Fehldiagnosen auch für die Deutung anamnestischer Daten (459).

Einer besonderen Besprechung bedarf das auf einen allgemeinen arteriosklerotischen Gefäßprozeß bezogene Syndrom, welches gemeinhin als *Zerebralsklerose* bezeichnet wird. Dieser Begriff wird ohne Zweifel zu häufig ohne genügende klinische und neuroradiologische Absicherung diagnostisch verwendet. Man bedenke, daß es nicht nur kein einigermaßen spezifisches Syndrom hierfür gibt, sondern daß es auch weitgehend an einer verläßlichen Beziehung zwischen Schweregrad des Gefäßprozesses und Ausmaß der klinischen Erscheinungen fehlt. Der Grund hierfür liegt einmal in örtlichen Befallsunterschieden, die ganz wesentlich von der Art der zugrundeliegenden Gefäßveränderungen abhängen (z. B. Makroangiopathie mit embolisch bedingtem Territorialinfarkt; Mikroangiopathien mit lakunären Infarkten), zum anderen in bestimmten Resistenzunterschieden (Kollateralversorgung) und zum dritten in allgemeinen, sehr wechselhaften Zusammenhängen mit dem Zustand des Gesamtorganismus (z. B. allgemeine Kreislaufverhältnisse). Zu beachten sind allerdings Hinweise auf psychopathologische Veränderungen, die offenbar bei Schädigungen der nichtdominanten Hemisphäre gehäuft auftreten (458). Schließlich wird das biologische Alter des nervösen Parenchyms zu berücksichtigen sein, welches in dem Alter, in dem regressiv-sklerosierende Gefäßveränderungen gehäuft vorkommen, den Gesetzen einer individuellen Involution unterliegt. Wir haben hierauf bei der Besprechung der involutiven Persönlichkeitsveränderungen ausführlich hingewiesen. – Die Kombination eines sklerosierenden zerebralen Gefäßprozesses mit vaskulären Schäden an Rückenmark und peripheren Nerven ist selten. Weist die Klinik auf derartige Läsionen hin, so ist eher an generalisierte entzündliche Gefäßerkrankungen zu denken, wie Kollagenosen, Immunvaskulitiden, Thrombangiitis obliterans u. a. (86, 132, 352, 368, 420).

Traumatische Einwirkungen auf die zerebralen Zirkulationsverhältnisse sind bekanntlich vielfältig. Bereits bei der unkomplizierten *Commotio cerebri* müssen funktionelle Gefäßirritationen in Betracht gezogen werden (355). Dennoch ist z. B. die traumatische Verursachung oder Verschlimmerung eines zerebralen Gefäßprozesses schwer vorstellbar. Andererseits können Hirntraumen in höherem Lebensalter (z. B. im Falle zerebraler Gefäßsklerose) zu schweren und länger anhaltenden Beschwerden als gewöhnlich führen (454). Hingegen können *traumatische Karotisthrombosen* (517) und Aneurysmen beobachtet werden (21, 65, 428). Entscheidende klinische Bedeutung erlangen sie oft erst beim Zusammenbrechen des kollateralen Kreislaufs durch ohnehin fortschreitenden, traumaunabhängigen, sklerotisierenden Gefäßprozeß (256). Die intrakraniellen Gefäße allerdings liegen so geschützt, daß Gefäßthrombosen als direkte Traumafolgen nur ausnahmsweise entstehen können. Bedeutungsvoller sind hier oft die indirekten Auswirkungen (Blutdruckabfall im Unfallschock) auf ein vorgeschädigtes Gefäßsystem (67). Intrakranielle Gefäßzerreißungen sind möglich (Carotis-Cavernosus-Aneurysma mit pulsierendem Exophthalmus). Auch die Ruptur eines kongenitalen Aneurysmas kommt vor (194, 214, 413, 469); der Nachweis eines kausalen Zusammenhanges wird allerdings nur selten gelingen (16). Die traumatische Entstehung eines säckchenförmigen Aneurysmas an intrakraniellen Gefäßen durch gedecktes Trauma dürfte wiederum nur in Ausnahmefällen zu diskutieren sein. Im Einzelfall wird man auch Geschlecht, Lebensalter und endokrine Situation zu berücksichtigen haben (423). Bei Extremitätenknochenfrakturen und ausgedehnten Weichteilquetschungen ist mit zerebraler Fettembolie zu rechnen, die wegen des transpulmonalen Weges oft protrahiert und in Schüben verläuft. Auch thromboembolische Insulte können mit anderen entschädigungspflichtigen Leiden in Zusammenhang stehen (z. B. Beckenvenenthrombose). Erwähnt seien an dieser Stelle mögliche zerebrale Schäden durch vermeintlich steuerbare Inhalationen von Stickstoff, z. B. als Ersatz der Elektroschocktherapie bei schizophrenen Psychosen oder angeblich harmlose Insufflationen (intravenös oder intraarteriell) von Sauerstoff oder Ozon (34, 259).

Ein besonderes Problem, an dem immer wieder die unterschiedlichsten Meinungen aufeinanderprallen, stellt die sogenannte *traumatische Spätapoplexie* (Bollinger) dar (68, 486). Man versteht hierunter Hirnmassenblutungen (also keine ischämischen Insulte, die nach verschiedenen Statistiken über 80% aller Apoplexien ausmachen), die Tage bis wenige Monate nach dem Trauma in ein Hirnareal erfolgen, das – was vorausgesetzt wird – einer schweren traumatischen Schädigung ausgesetzt war. Voraussetzung ist in jedem Fall, daß der Patient vor dem Trauma internistisch gesund war und daß weder ein Bluthochdruck noch Zeichen einer Arteriosklerose vorlagen. Eine substantielle Hirnschädigung muß klinisch erwiesen und/oder durch bildgebende Verfahren (CT, MRT) gesichert sein (271). Die in solchen Fällen anstehende Entscheidung kann nur der Fachmann treffen. Eine Berufung auf Bollinger dürfte nach Unterharnscheidt (447) nicht zweckmäßig sein, da dessen Originalarbeit nicht geeignet zu sein scheint, die sog. Spätapoplexie zu dokumentieren.

Tumoren von Hirn und Rückenmark

(45, 108, 215)

Die Prognose von Tumoren im Bereich des ZNS hängt in besonderem Maße von Art, Sitz,

Operabilität und Strahlungsempfindlichkeit ab. Dementsprechend kann man über BU und EU nur unter Berücksichtigung aller Befunde entscheiden, wie sie sich nach Operation oder Bestrahlung darstellen, wobei in bezug auf Arbeitsfähigkeit die psychopathologischen Besonderheiten des Einzelfalles oft besonders schwierig sind.

Ein *Beispiel* möge zeigen, daß günstige Umstände es einem Hirntumorträger längere Zeit gestatten können, ein normales Leben zu führen, wozu wir – was den Fall besonders eindrucksvoll werden läßt – die Teilnahme am Straßenverkehr rechnen (Siehe auch 134).

Der tüchtige Vorarbeiter benutzte zur Fahrt zu der Arbeitsstelle einen Personenwagen. – Anfang 1964 erkrankte er knapp 40jährig akut mit Hirndrucksteigerung (Kopfschmerzen, Gangunsicherheit, Schwindelgefühl, Übelkeit und Erbrechen). Bei der Untersuchung fanden sich verwaschene Papillen (links mit Blutung), diskrete Hirnnervenausfälle, rechtsbetonte Muskeleigenreflexe und Pyramidenzeichen. Im EEG kam ein ausgedehnter Theta-Delta-Fokus links präzentral mit Streuung nach frontal und temporal zur Darstellung. Linksseitige Karotisangiographie wies eine erhebliche Massenverschiebung nach rechts nach, sowie einen raumfordernden Prozeß im hinteren Frontalbereich mit randbildenden Gefäßen. Unter der klinischen Diagnose eines großzystischen Tumors im frontalen Marklager links erfolgte in der Neurochirurgischen Universitätsklinik Gießen (Direktor: Prof. Dr. Pia) die Operation. Dabei konnten aus einer mehrkammerigen Zyste 38ml Flüssigkeit entleert werden. Die vorderen ²/₃ des linken Frontallappens wurden entfernt. Histologische Diagnose: Glioblastoma multiforme.

Bis Ende April 1964 erhielt der Patient eine Röntgenbestrahlung mit einer Herddosis von 5000 Gramm-r in der Universitäts-Strahlenklinik Marburg (Direktor: Prof. Dr. du Mesnil de Rochemont). Danach war der Patient bis auf Klagen über Impotenz beschwerdefrei. Das EEG zeigte links einen präzentral-temporal-vorn gelegenen Herd mit Theta- und seltenen Delta-Wellen, der sich unter Hyperventilation verdeutlichte und nach hinten ausbreitete.

Im August 1964 wurde eine Endoxan-Therapie begonnen (in einigen Wochen total 6,5 g parenteral). Im EEG konnten jetzt erstmals einzelne steile Wellen im Herdbereich nachgewiesen werden. – Im Oktober 1964 mußte wegen Osteomyelitis eine Wundrevision vorgenommen werden (Prof. Pia); danach war der Patient wieder beschwerdefrei. – Im Dezember hatte sich der EEG-Herd gebessert.

Anfang 1965 – nach ³/₄ jährigem Krankheitsverlauf – nahm der Patient seine frühere Arbeit wieder auf. Er benutzte wie früher seinen Wagen, um zum Arbeitsplatz zu gelangen.

Im August 1965 konnten auch bei wiederholten Kontrollen im EEG mehrfach typische, biphasische steile Wellen unter Hyperventilation registriert werden, woraufhin eine Behandlung mit Zentropil eingeleitet wurde. Drei Wochen später waren Anzeichen einer erhöhten zerebralen Krampfbereitschaft nicht mehr nachzuweisen, später allerdings traten immer wieder einmal einzelne Steilwellenpotentiale auf. Neurologisch und psychiatrisch lagen keinerlei Funktionsstörungen vor. Ein Anhalt für ein Tumorrezidiv ließ sich nicht gewinnen. Die niedrig dosierte Zentropil-Medikation wurde fortgesetzt. Anfallsartige Zustände waren niemals aufgetreten.

Für die Kraftfahrzeugzulassungsstelle haben wir bescheinigt, daß gegen die Belassung der Fahrerlaubnis keine Bedenken bestehen würden, wenn sich der Patient weiterhin in halbjährlichen Abständen zur Nachuntersuchung einfinde und jede Änderung seines Gesundheitszustandes unaufgefordert anzeige.

Trotz der elektroenzephalographisch nachgewiesenen vermehrten zerebralen Krampfbereitschaft konnte diesem Patienten der Führerschein vorerst belassen werden, ohne den er wegen unzureichender Möglichkeiten zum Arbeitsplatz zu gelangen, beruflich sehr behindert gewesen wäre. Nach operativer, medikamentöser und Strahlenbehandlung eines bösartigen Hirntumors waren keine neurologischen und psychopathologischen Funktionsstörungen eingetreten. Die intakt gebliebene Persönlichkeit erfüllte primärcharakterlich alle Voraussetzungen, welche man überhaupt nur an einen verantwortungsbewußten Autofahrer stellen kann.

Das Problem der *traumatischen Verursachung eines Hirntumors* ist heute so weit geklärt, daß – ähnlich wie bei der Spätapoplexie (s. dort) – die Unmöglichkeit zwar nicht generell behauptet werden kann, daß sich aber auch im Verlaufe von Jahrzehnten nur Einzelfälle in der Literatur finden, die jeder Kritik standhalten (55, 485).

Paal (313) wies auf die praktisch sehr wichtige Möglichkeit hin, daß ein vorausgegangenes Trauma dazu führen kann, die Symptome eines Hirntumors falsch zu interpretieren. In seinem Material von 415 Hirntumorkranken war das in 27 Fällen (= 6,5%) vorgekommen, wobei bei 7 Kranken diskutiert werden mußte, ob die Tumorsymptomatik nicht sogar als Unfallursache zu gelten hatte.

Entzündliche Erkrankungen

(150, 280, 341, 400)

Die vorwiegend an den Hirnhäuten ablaufenden akuten Infektionskrankheiten (eitrige und lymphozytäre Meningitis) führen beim Erwachsenen fast nur im Fall der tuberkulösen und der durch Pilze bedingten Meningitis zu persistierenden postmeningitischen Syndromen, die evtl. auch mit Symptomen der Nebenwirkungen medikamentöser Therapie gemischt sein können. Verschlußhydrozephalus, Arachnitis opticochiasmatica, Läsion des VIII. Hirnnerven werden beobachtet und können zur dauernden Beeinträchtigung der Erwerbsfähigkeit führen. Entzündliche Erkrankungen nach Art der verschiedenen eitrigen und nichteitrigen *Enzephalitiden* bzw. Enzephalomyelitiden bedingen naturgemäß schwere und oft multiple Funktionsausfälle – z. B. bei Enzephalitis durch Herpesviren oder opportunistische Keime bei Immundefektsyndrom (109, 157, 196) – aber auch hier muß nicht unter allen Umständen mit ausgedehnter Defektsymptomatik gerechnet werden. Wie bei allen Hirnerkrankungen kann man nach dem akuten Ereignis eine sich über ca. 2 Jahre erstreckende Rekonvaleszenz beobachten, in denen intensive Rehabilitationsversuche unternommen werden müssen, ehe man das endgültige Invalidisierungsverfahren einleitet. Schließlich werden mitunter auch (oft therapieresistent) *chronische lymphozytäre Meningitiden* beobachtet, deren klinisches Korrelat von allgemeiner Mißbefindlichkeit und Kopfschmerzen bis zur Anfallssymptomatik reicht (369). Nicht jede lymphozytäre Meningitis oder Meningoenzephalitis ist eine Viruserkrankung. Hiervon sollte nur im Falle epidemischen Auftretens bzw. bei einwandfreiem Erregernachweis gesprochen werden.

Lues cerebrospinalis, progressive Paralyse und *Tabes dorsalis* (341, 345) bedingen in fortgeschrittenen Fällen stets BU oder EU. Die *Encephalomyelitis disseminata* (25, 106, 192, 343, 398) wurde bereits bei den spinalen Syndromen erwähnt (s. S. 603). Zerebelläre, spastische und psychopathologische Syndrome behindern den *Multiple-Sklerose*-Kranken u. U. schwer (26). Die häufig vorhandenen neurogenen Blasenstörungen sind hinsichtlich der Infektionsgefahr von erheblicher prognostischer Bedeutung (93, 270). Oft nur diskrete und deshalb mitunter vernachlässigte hirnorganische Psychosyndrome sollten besonders beachtet werden.

Von 1349 Fällen hatten 50% einen 6- bis 10jährigen Krankheitsverlauf. Von diesen waren noch 22,5% voll arbeitsfähig, nach 16- bis 20jährigem Krankheitsverlauf 15,7% (27). Die Prognose ist jedoch hinsichtlich der Berufs- bzw. Arbeitsfähigkeit bei dieser facettenreichen Krankheit und unterschiedlichem Ziel der Studien nicht einheitlich. Insgesamt ist wohl eine Entwicklung zugunsten leichterer Krankheitsverläufe zu erkennen.

Im klinischen Verlauf sind manchmal trotz vorhandener Titerbewegungen im Serum die durch Borrelien hervorgerufenen Erkrankungen (*Lyme-Krankheit,* Erythema-migrans-Krankheit) nicht ohne weiteres von der Multiplen Sklerose abzugrenzen. Dies ist im Einzelfall zu berücksichtigen (151, 206). In der Unfallversicherung spielen vor allem die *fortgeleiteten Meningitiden nach Schädeltrauma* (24, 80, 482) eine Rolle, wobei – z. B. bei Liquorfistel mit oft nicht erkannter Liquorrhoe – ein rezidivierender Verlauf vorkommen kann. Auch das Auftreten eines *Hirnabszesses* wird zur entschädigungspflichtigen Unfallfolge, wenn der Unfall z. B. zu einer bakteriellen Infektion von Nebenhöhlen geführt hatte.

Häufiger entstehen Hirnabszesse nach Duraverletzung (80, 149, 150, 379). Im Gutachten sollte bei Schädelverletzungen mit Frakturen deshalb immer auf die Möglichkeit dieser Spätfolgen hingewiesen werden. Fortgeleitete Meningitiden komplizieren nicht selten postkommotionelle Beschwerdesyndrome, obwohl sie heute eine durchaus günstige Prognose haben (22).

Bei der Begutachtung von offenen Schädelhirntraumata (= traumatische Eröffnung der Dura mater) ist u. a. dieser Vorbehalt der Spätmeningitis angebracht.

Infektionen mit *Malaria tropica* gewinnen im letzten Jahrzehnt wieder gutachterliche Bedeutung, da gelegentliche Spätfolgen in Form von Gleichgewichtsstörungen, grobschlägigem Tremor und Beeinträchtigung der geistigen Leistungsfähigkeit auftreten können (78, 292, 439).

Tetanuserkrankungen nach Weichteilverletzungen sind wohl immer als Unfallfolge anzuerkennen. Ein indirekter Unfallzusammenhang ist ferner gegeben, wenn es nach Tetanus-Antitoxin-Anwendung zur Ausbildung einer *serogenetischen Polyneuritis* gekommen ist (321). Selten wird über zentralnervöse Komplikationen nach aktiver Tetanusschutzimpfung berichtet (69).

Die Höhe der MdE richtet sich in allen Fällen nach den jeweiligen neurologischen und psychiatrischen Funktionsausfällen.

Impfschäden

Die Entschädigung für Impfschäden ist bundeseinheitlich gesetzlich geregelt (220). Die Voraussetzungen für die Gewährung von Entschädigungsleistungen sind a) eine gesetzlich vorgeschriebene oder aufgrund des Bundesseuchengesetzes angeordnete oder von einer Gesundheitsbehörde öffentlich empfohlene Schutzimpfung und b) ein durch die Schutzimpfung hervorgerufener Gesundheitsschaden, der über das übliche Ausmaß einer Impfreaktion hinausgeht.

Die Klärung der Zusammenhangsfrage ist oft äußerst schwierig. Selbst bei der lange bekannten Enzephalitis nach Pockenschutzimpfung besteht noch keine völlige Einigkeit darüber, wie lange das Intervall zwischen Impfung und Auftreten erster zentralnervöser Erscheinungen sein darf, damit ein Zusammenhang nicht schon von vornherein aus zeitlichen Gründen ausgeschlossen ist. Der Manifestationszeitpunkt liegt bei den als sicher oder wahrscheinlich klassifizierten Beobachtungen zwischen 3–19 Tagen, bei autoptisch gesicherten Fällen zwischen dem 4. und 18. Tag. Komplikationen nach Poliomyelitisimpfung treten nach einer Inkubationszeit von 3–39 Tagen auf (44, 410). Dabei werden Lähmungen nicht vor dem 6. Tag nach der Impfung beobachtet. Anfälle nur bis zu 4 Wochen nach der Impfung. Entscheidend ist der Nachweis von Impfviren in Rachen und Darm (49). Eine weitere Schwierigkeit liegt in der gelegentlichen Unmöglichkeit begründet, gewöhnliche Impfreaktionen von den ersten Anzeichen der beginnenden Enzephalitis sicher zu trennen. Die Begutachtung der Impfschäden wird daher wohl ausschließlich Sache von Fachleuten sein müssen, zumal hierbei sowohl impfenzephalitische wie impfenzephalopathische Schäden beurteilt werden müssen (181). Siehe auch S. 300f und S. 646 .

Schädel-Hirn-Trauma

(58, 60, 68, 72, 144, 154, 193, 224, 258, 266, 294, 317, 446, 447, 463)

Für die *Beurteilung des Schweregrades eines Schädel-Hirn-Traumas* sind oft die Dauer von Bewußtlosigkeit, die Schnelligkeit der Rückkehr zu klarem Bewußtsein und voller Orientierung bzw. das Auftreten von psychomotorischer Unruhe und deliranter Verwirrtheit von Bedeutung. Die Krankengeschichten der mit der Erstbehandlung von Unfallverletzten betrauten Krankenhäuser lassen aber nicht selten Eintragungen hierüber vollständig vermissen. Es ist daher zu fordern, daß bei Bewußtlosigkeit stets die *Tiefe der Bewußtlosigkeit* (z. B. Reaktion auf Schmerzreiz aufgehoben, verzögert oder prompt; Pupillenreaktion auf Licht und Muskeldehnungsreflexe erloschen oder erhalten; Muskeltonus schlaff oder normal) festgestellt und Veränderungen genau protokolliert werden (50).

Die größte Beachtung verdient bei erwiesenem Unfall die Teilhabe von Intoxikationen. Die Blutalkoholbestimmung sollte in jedem Verdachtsfall obligatorisch sein (387).

Viel Verwirrung stiftet der Begriff „Ansprechbarkeit“. Die *mühsame Zuwendung eines Benommenen auf Zuruf seines Namens beweist zwar „Ansprechbarkeit“, im übrigen aber sagt diese Reaktion über die augenblickliche zerebrale Funktion überhaupt nichts aus.* Nicht ausdrücklich genug sind *einfache Aufträge* zu empfehlen, die der Kranke ausführen soll: Zunge herausstrecken, Augen schließen, Faust machen usw. Die mehrfach aufeinanderfolgende Prüfung der gleichen und verschiedener Funktionen läßt sehr häufig *Perseveration* nachweisen, was stets als eindeutiges und schweres zerebralorganisches Krankheitszeichen zu werten ist. Ferner prüfe man stets die *Orientierung nach Zeit* (Datum und Wochentag) *und Ort.* Erfolgen hierbei richtige Angaben, kann ziemlich sicher auf Rückkehr des Bewußtseins zur Norm geschlossen werden. Einfach zu ermittelnde und recht verläßliche Anhaltspunkte stellen weiterhin das Wiedererlangen der Kontrolle von *Blasenfunktion* oder aber das Vermögen dar, selbst essen und trinken zu können. Diese und manche andere aus einfacher Verhaltensbeobachtung sich ergebende Befunde gehören mit Datum und Uhrzeit in die Verlaufsbeschreibung bzw. in den

Bericht des Pflegepersonals, d. h. in die Krankengeschichte oder auf die Fieberkurve. *Die stichwortartige Notiz auf der Rückseite der Kurve während der täglichen Visite vermeidet spätere Recherchen, Erinnerungsverfälschungen und Kontroversen um die Glaubwürdigkeit des Kranken*, der z. B. behauptet, nach dem Unfall an die ersten 3 Tage im Krankenhaus keine Erinnerung zu haben, während die Krankengeschichte ausweist, daß er schon bei der Aufnahme „ansprechbar" gewesen sein soll (396).

Die Diskrepanz findet häufig darin ihre Erklärung, daß übersehen wurde, wie auf dem Wege von Bewußtlosigkeit zu normalem Bewußtseinszustand eine Bewußtseinsverfassung durchlaufen wurde, in welcher der Patient „besinnungslos" war, eine Zeit, für die später jede Erinnerung fehlt, so daß sich diese Zeitspanne subjektiv nicht von der Bewußtlosigkeit trennen läßt.

Fehlen Herdsymptome, muß die Differentialdiagnose zwischen Commotio und Contusio cerebri anhand von Indizien erfolgen, die den Unfallhergang, das Vorhandensein von Schädelfraktur, Bewußtlosigkeit, Amnesie, EEG und CT-Befund und vegetativer Regulationsstörungen sowie Beschwerden, psychische Befunde und das Verlaufsbild betreffen (209, 394).

Das häufigste Hirntrauma stellt die *Commotio cerebri*, Gehirnerschütterung, dar. Es handelt sich dabei um eine in jedem Falle reversible Schädigung, deren Folgen in Form des postkommotionellen Beschwerdesyndroms nach einer gewissen Zeit abklingen. Pathologisch-anatomisch faßbare Gewebsveränderungen werden nicht gesehen (224).

Führt ein Trauma zu pathologisch-anatomisch nachweisbarer Läsion der Hirnsubstanz, liegt eine *Hirnverletzung* vor, welche man im Falle der gedeckten Verletzung als *Contusio cerebri*, sonst als *offene Hirnverletzung* bezeichnet. Die Kontusionsschädigung ist oft bereits klinisch-neurologisch, psychopathologisch oder elektroenzephalographisch nachweisbar. Nicht selten treten eindrucksvolle Befundänderungen in Klinik und EEG infolge eines sich entwickelnden posttraumatischen Hirnödems nach 3 bis 8 Tagen auf (375). Mit Hilfe der CCT (73, 230, 464) und/oder der MR-Untersuchung (194) können ergänzende Aussagen über das Hirnödem und den Umfang des Hirnsubstanzdefektes gewonnen werden. Bei vielen „gedeckten traumatischen Hirndauerschäden" (310) erweisen sich sekundäre Hirnveränderungen für den Dauerschaden wichtiger als die primären Hirnläsionen (10, 430). Die Begutachtung nach traumatischem *apallischen Syndrom* (121, 216, 218, 226), das u. U. schwerste Dauerschäden hinterläßt, wird in der Regel dem Spezialisten vorbehalten bleiben.

Die Beurteilungsprinzipien der Folgen von Hirnverletzungen unterscheiden sich nicht von jenen, die auch für andere Zerebralschädigungen (hervorgerufen z. B. durch Zirkulationsstörungen, Tumoren usw.) gelten. Es hängt vom Ort und vom Ausmaß der zerebralen Läsion ab, ob ein Hirnverletzter berufs- oder erwerbsunfähig ist. Extremitätenlähmungen spielen unter Umständen eine weniger ins Gewicht fallende Rolle als Störungen von Hirnwerkzeugfunktionen (Aphasie, Agraphie, Alexie und andere Agnosien, Apraxie usw., die nicht selten in verschiedenen Kombinationen auftreten) und allgemeine psychische Leistungseinbußen, die man gewöhnlich (und oft nicht sehr präzise) als *Hirnleistungsschwäche* zusammenfaßt (10).

Leitsymptom der *Commotio cerebri* ist die sofort auftretende Bewußtlosigkeit (selten kommt Bewußtseintrübung, z. B. in Form des besonnenen Dämmerzustandes [159, 295] vor), gefolgt von vorübergehender Puls- und Blutdruckirregularität und Übelkeit, Brechreiz oder Erbrechen. Die Dauer der Bewußtlosigkeit kann von derjenigen der „Besinnungslosigkeit" abweichen, zu der auch die retrograde Amnesie gerechnet werden muß. Je nach Dauer der Bewußtseinsstörung, die längstens wenige Stunden währt, und Ausprägung der initialen Vegetativsymptomatik unterscheidet man leichte bis schwere Hirnerschütterungen. Im allgemeinen hat der Verletzte zur Schwere seiner Schädigung eine sehr reale Beziehung. Übertreibungen sind seltener als allgemein angenommen wird. Die Dauer der initialen Bewußtlosigkeit kann oft bei abendlichen Unfällen nicht exakt bestimmt werden, da sich der Nachtschlaf unmittelbar anschließt. Bei Mehrfachverletzungen geht nicht selten der Narkoseschlaf in die Dauer der Bewußtlosigkeit ein. Die Dauer des Krankenhausaufenthaltes ist ein wenig verläßlicher Faktor zur Beurteilung der Schwere des Traumas. Von 200 Patienten mit Schädel-Hirn-Trauma waren bei erster körperlicher Tätigkeit nach dem Krankenhausaufenthalt nur 8,5% beschwerdefrei, bei Wiederaufnahme der beruflichen Arbeit nur 20%, 21,5% wurden erneut krankgeschrieben (382).

Oft findet man während der Zeit der Bewußtlosigkeit zerebrale Herdsymptome, welche in der Mehrzahl der Fälle eine Hirnkontusion oder eine posttraumatische Komplikation nahelegen, obwohl sie wohl auch Anzeichen einer Hirnrindenkommotio sein könnten. Flüchtige EEG-Befunde weisen ebenso auf die Überschneidung zweier klinischer Begriffe hin, die in seltenen Fällen nicht so scharf voneinander getrennt werden können, wie es wünschenswert wäre: Streng genommen gehören kortikale Funktionsstörungen nicht mehr zum Bilde der unkomplizierten Hirnerschütterung. So wichtig das EEG in der Begutachtung auch ist, man vergesse nicht, daß es über die Höhe der MdE überhaupt nichts aussagen kann (72). Man wird heute immer versuchen, eine Korrelation klinischer Befunde mit durch bildgebende Verfahren (CT und MRT) nachweisbaren morphologischen Veränderungen zu erreichen (230).

Daher kann als *Faustregel* gelten: Eine rasch abklingende zerebrale Herdsymptomatik gehört nicht zum Bilde der unkomplizierten Commotio cerebri; sie beweist zumindest eine besonders heftige, wenn auch nur umschriebene Gewalteinwirkung auf das Gehirn. Überdauert sie die Zeit der Restitution des vollen Bewußtseins, ist mit ziemlicher Sicherheit eine Hirnkontusion anzunehmen, wenn posttraumatische Komplikationen ausgeschlossen werden können.

Der Verlauf der *Contusio cerebri* ist trotz allem im allgemeinen günstig. Wenn es auch häufig nicht zu einer vollständigen Restitutio ad integrum kommt, so bessern sich doch die anfänglichen Symptome meist wesentlich. Im restierenden Syndrom, das man etwa zwei Jahre nach dem Trauma als nur noch bedingt besserungsfähig ansehen muß, mischen sich neurologische und psychiatrische Symptome in unterschiedlicher Weise.

U. U. führt das Schädel-Hirn-Trauma, und zwar in Abhängigkeit von Ausmaß, Art und Angriffspunkt der physikalischen Kräfte sowie Vulnerabilität des Objekts, zur *Schädelfraktur*. Wenn die Dura mater verletzt wird, entsteht eine offene Hirnverletzung. Klinisch-röntgenologisch und pathologisch-anatomisch werden einfache Kalotten- oder Basisfrakturen von Trümmerbrüchen unterschieden, ohne daß hiermit von vornherein Verbindliches über die begleitende Hirntraumatisierung festgelegt werden könnte. Frakturen können zudem periphere Hirnnervenläsionen verursachen (253, 380). Anosmie, eine häufig geklagte Beschwerde, die man aber mit subtilen Methoden verifizieren kann, ist lokalisatorisch vieldeutig. Frakturen können auch Eintrittspforten für Infektionen eröffnen und zum Ausgangspunkt zusätzlicher traumatischer Komplikationen werden 8238), deren wichtigste die akuten *epiduralen Hämatome* (248) darstellen. Sie und die akuten subduralen Hämatome (248) verursachen eine progrediente Hirndrucksteigerung und zwingen zur operativen Behandlung. Das chronische *subdurale* Hämatom (60, 248) nimmt eine pathogenetische Sonderstellung ein. Es braucht erst Monate bis Jahre nach dem Trauma zu klinischen Erscheinungen zu führen.

Schematisch zusammengefaßt ergeben sich mehrere Kombinationsmöglichkeiten beim Schädel-Hirn-Trauma. Sie müssen zusammen mit evtl. am Kopf vorliegenden Weichteilverletzungen bei der Schätzung der MdE berücksichtigt werden.

Die *Commotio cerebri* bedingt für die Dauer der Krankenhausbehandlung zunächst stets AU, bis zur etwa 4 Wochen später folgenden Wiederaufnahme der Arbeit kann man je nach Schweregrad eine MdE von 40–60% annehmen, für das folgende halbe Jahr eine MdE von 30–40%, und nur bei sehr protrahiertem Verlauf des postkommotionellen Beschwerdesyndroms wird man bis längstens 2 Jahre nach dem Unfall die MdE noch auf 20–30% schätzen dürfen. Es kann dabei nicht genug betont werden, daß die Schätzung der MdE nach Commotio cerebri im wesentlichen einer Konvention folgt, weil keinerlei objektive Beurteilungskriterien vorhanden sind; von den Beschwerden des Betroffenen abgesehen, und diese wiederum hängen (bei statistischer Betrachtung größerer Kollektive) u. a. davon ab, ob es sich um entschädigungspflichtige Unfälle handelte oder nicht (58). – Gewiß stellt die an dem initialen Schweregrad der Hirnerschütterung ablesbare Gewalt der auf das Gehirn getroffenen physikalischen Kräfte ein recht verläßliches Maß für den zu erwartenden Verlauf des postkommotionellen Syndroms dar, doch kein absolut verläßliches, weshalb Abweichungen von der Regel (schnelle Rückbildung der Beschwerden nach schwerer Hirnerschütterung oder protrahierter Verlauf nach leichter Initialsymptomatik) nicht selten sind, ganz abgesehen vom Einfluß der Verfassung des betroffenen Gehirns (Alter, frühere Traumatisierung usw. [74, 161, 285]). Zum wiederholten

Male muß hier auf die Forderung verwiesen werden, daß gerade deswegen die primäre Fixierung von genauem Unfallhergang und unmittelbarer klinischer Symptomatik einschließlich detaillierter Verlaufsschilderung von entscheidender Wichtigkeit ist.

Die Beurteilung der über die postkommotionellen Beschwerden hinausgehenden und persistierenden kontusionellen Folgezustände richtet sich nach Art und Ausmaß der neurologischen und psychopathologischen Befunde und evtl. Komplikationen (Entwicklung eines Anfallsleidens [293, 395]). Verbindliche Richtlinien können wegen der Vielfalt der Möglichkeit nicht gegeben werden.

Jedoch müssen noch Begriffe wie *„posttraumatische Hirnleistungsschwäche"* (Kritik des Begriffes s. 240) und *„Wesensänderung"* besprochen werden. Die Existenz von nach Trauma auftretenden diffusen und hirnlokalen organischen Psychosyndromen steht hier nicht zur Diskussion. Daß es aber posttraumatische, chronische psychische Veränderungen geben soll, ist ebenso fragwürdig wie die Annahme krankheitsspezifischer zerebralsklerotischer psychischer Symptomatik. Formulierungen wie etwa: „Der Prob. zeigt eine typische traumatische Wesensänderung", teilen, falls keine Präzisierung erfolgt, mehr über den Untersucher mit als über den Patienten. Wie nach allen Hirnläsionen ist auch nach Hirnkontusion das resultierende psychopathologische Syndrom eine Mischung aus individueller zerebraler Funktionsstörung und persönlichkeitsgetragener Reaktion auf sie, aber auch auf die jeweiligen, oft erheblich veränderten Lebensumstände (288, 419). Je schwerer aber die zerebrale Traumatisierung war, um so eher wird das Verhältnis in Richtung zerebralorganischer Veränderung der Persönlichkeit verschoben sein können. Für die leichteren Fälle muß heute mehr als früher die in bezug auf eine bestimmte Pathogenese offensichtliche Verwaschenheit der Symptomatik berücksichtigt werden und nicht zuletzt auch – denn so weit spannt sich der Bogen – ERHARDTS Hinweis, daß sich zugleich mit der Entwicklung sogenannter Intimformen von Neurosen auch die „Intimformen der Simulation" herausbildeten. Der Gutachter steht hier vor schwierigsten differentialdiagnostischen Problemen, deren Lösung die genannten Begriffe nur unnötig erschweren.

Auch hierfür ein Beispiel, welches dem auf Seite 609 geschilderten Krankheitsverlauf ähnelt.

Ein 34 Jahre alter Patient suchte wegen „Wesensänderung", welche sich seit einem im Alter von 17 Jahren erlittenen Unfall eingestellt und langsam verschlimmert hätte, die Klinik auf. Trotz zweitägiger Bewußtlosigkeit und folgender 14tägiger amentieller Besinnungsstörung fanden sich nach 1 Jahr nur noch ein hyperästhetisch-emotioneller Schwächezustand und ein Thetawellenherd rechts parietookzipital im EEG. Beim Trauma selbst war die linke Schädelhälfte betroffen gewesen (es hatte aus dem linken Ohr geblutet). 4 Jahre nach dem Trauma schätzte man wegen „Hirnleistungsschwäche" die MdE auf 30%. Nach weiteren 4 Jahren hatte sich gezeigt, daß der Patient in seiner Berufsausbildung insofern behindert war, als er die Examina nicht zeitgerecht ablegen konnte. Schließlich bestand er aber doch das medizinische Staatsexamen. Inzwischen auch psychotherapeutisch behandelt, klagte er über anfallsartig auftretende vegetative Irritationen (Schwitzen, Hautrötung, Übelkeits- und Schwindelgefühle). Subjektiv war er vor allem von Kopfschmerzen, Konzentrationsstörungen, Ermüdbarkeit und allgemeiner Leistungsunfähigkeit beeinträchtigt. Im Gegensatz zu den ersten Jahren nach dem Trauma war die ausgesprochene Dissimulationsneigung weniger nachweisbar. Im EEG fand sich eine Theta-Dysrhythmie mit Linksbetonung über temporoparietalen Hirnrealen. Epilepsie-spezifische Aktivität konnte weder vorher noch später beobachtet werden. – 15 Jahre nach dem Trauma (als der Patient 31 Jahre alt war) wurde er als Sanitätsoffizier zur Bundeswehr eingezogen. Die Einberufung fiel in jene Zeit, in der unser inzwischen verheirateter Patient versuchte, eine Praxis als Allgemeinarzt zu übernehmen. Er sah deshalb in der Ableistung des Wehrdienstes eine besondere psychische Belastung, welche ihn gesundheitlich schädigen könnte. Nach wie vor bestehende Kopfschmerzen, Wetterfühligkeit, Belastungsunfähigkeit, Konzentrationsstörungen, Stimmungsschwankungen sowie große psychische Schwierigkeiten beim Leben in einer Gemeinschaft führten zu einer detaillierten stationären Untersuchung in einer neurologisch-psychiatrischen Fachabteilung eines Bundeswehr-Lazarettes. Man stellte eine eingeschränkte Verwendungsfähigkeit im truppenärztlichen Dienst fest, betonte aber andererseits auch, daß alle apparativen Untersuchungen negativ ausgefallen seien und daß psychiatrisch-psychologisch die Abgrenzung eines postkontusionellen Syndroms von primärcharakterlich vorgegebenen Wesenseigentümlichkeiten kaum möglich war. – Die spätere Befragung von Familienangehörigen ließ nicht erkennen, daß die „Wesensänderung", welche den Patienten veranlaßte, sich 34jährig erneut psychiatrisch untersuchen zu lassen, in den letzten Jahren progredient verlaufen war. Der Konsultation war allerdings ein erneuter „Angstanfall" vorausgegangen, während die Klagen des Patienten den früheren durchaus ähnelten. Bei normalem neurologischen Status war der psychische Befund vor allem gekennzeichnet durch hochgradige Umständlichkeit, Perseverationstendenz, Kritikschwäche, euphorische Stimmung und ungerichteten Antriebsüberschuß. Im Leistungstest fanden sich Hinweise für primär überdurchschnittliche Intelligenz ohne Verdacht auf dementielle Einbußen, ferner deutliche Tempoverzögerung bei kognitiven Anforderungen, durchgängige Verlangsamung mit zunehmenden Ermüdungserscheinungen im Langzeitkonzentrationsversuch und erhebliche Beeinträchtigung der visuellen Merkfähigkeit. Im EEG Bestätigung eines links frontotemporal gelegenen Thetawellenherdes. Die genauere Rekonstruktion der Lebensumstände und der weitere Verlauf in den letzten zwei Jahren des jetzt 36 Jahre alten Arztes ergab, daß das entscheidende Hindernis für ihn, einen seiner Ausbildung entsprechenden Tätigkeitsbereich zu übernehmen (er lebt seit mehreren Jahren immer mehr „in den Tag hinein" und ist offenbar unfähig, einer geregelten Arbeit nachzugehen), in einer vitalen Insuffizienz zu sehen ist, welche vergleichbar einer dynamischen Entleerung oder des Verlustes des energetischen Potentials (es fehlen aber alle sonstigen Merkmale postpsychotischer Residuen) das Vermögen zu zukunftsgerichtetem Leben mit dauerhaften emotionalen und sozialen Bezügen schwerstens beeinträchtigte. – Im Computertomogramm fand sich ein ca. walnußgroßer, scharf begrenzter hypodenser Bezirk von Liquordichte im linken Temporalpol ohne lokale oder allgemeine Raumforderung. Dieser Hirnsubstanzdefekt mußte als traumatische Zyste aufgefaßt werden. Neurochirurgische Intervention wurde als therapeutisch wenig erfolgversprechend abgelehnt. Die vegetativen und atypischen psychomotorischen Anfälle konnten bisher medikamentös kaum beeinflußt werden. Erneute Versuche psychotherapeutischer Einflußnahme auf die reaktive Fortentwicklung des pseudopsychopathischen Prozesses mit seinen destruktiven sozialen und zwischenmenschlichen Folgen schlugen weitgehend fehl.

Die MdE dieses Patienten war mit 30% zweifellos viel zu niedrig bemessen worden, deshalb schätzte man sie jetzt auf 70%.

Beachte aber vor allem:

1. die Psychodynamik einerseits und Eigengesetzlichkeit andererseits der im Adoleszentenalter erlittenen Hirntraumatisierung und
2. die Art der Temporallappenanfälle mit ihrer limbischen (vegetativen und/oder psychischen) Symptomatik.

Bei rechtzeitiger operativer Behandlung – welche eine unverzügliche Diagnosestellung erfordert (mittels Angiographie, Computertomographie oder Magnetresonanztomographie) – ist die Prognose der epi- und subduralen Hämatome durchaus günstig.

Schwere Verkehrsunfälle führen nicht selten zu multiplen Läsionen des Nervensystems, welche in Verletzung peripherer Nerven, in Rückenmarks- und in Hirnschäden bestehen können. Der behandelnde Arzt und der Gutachter dürfen daher die genaue und vollständige neurologisch-psychiatrische Untersuchung nie versäumen, welche allein in der Lage ist, alle Schäden aufzudecken. Gerade in solchen Fällen können die Beschwerden der Patienten ein völlig falsches Bild vermitteln.

Wenn auch heute die physikalischen und pathogenetischen Vorgänge beim gedeckten Schädel-Hirn-Trauma weitgehend geklärt sind (232, 446), so ergeben sich doch immer noch neue Gesichtspunkte. Die Gehirn, Hirnstamm, Halsmark, Halswirbelsäule und A. vertebralis in Mitleidenschaft ziehenden *Schleudertraumen* sind besonders zu nennen (120, 295). Die Beurteilung von Folgezuständen ist mitunter schwierig.

Dies gilt in besonderem Maße auch für Verletzungen des Gesichtsschädels, bei denen unter dem Eindruck der oft erheblichen sichtbaren Verletzungsfolgen die nicht ohne weiteres erkennbaren intrakraniellen Komplikationen übersehen werden, zumal bei diesem Verletzungstyp die initiale Bewußtlosigkeit vermißt wird (222, 427, 454).

Bei *Kindern* weicht der Verlauf postkontusioneller Beschwerden und Ausfallserscheinungen nicht selten erheblich von dem der Erwachsenen ab. Die Beurteilung sollte jugendpsychiatrisch erfahrenen Ärzten vorbehalten bleiben (235) (s. S. 646f).

Das Auftreten dienzephal-hypophysärer Krankheitsbilder nach jedweder Art von Hirnschädigung gehört zu den größten Ausnahmen und ist z. B. für die Akromegalie bis heute nicht erwiesen (476).

Metabolische und degenerative Erkrankungen sowie Mißbildungen und Mißbildungskrankheiten

Hierzu rechnen wir mit Erbslöh (83, 416) dystrophische (Polioencephalitis haemorrhagica superior Wernicke, hepatikolentikuläre Degeneration Westphal-Strümpell-Wilson, funikuläre Spinalerkrankung und familiäre Dystrophien) und atrophisierende Prozesse (Morbus Alzheimer und Pick, senile Demenz, hirnatrophische Prozesse anderer Genese sowie Systematrophien), Dysraphien und Phakomatosen (z. B. Neurofibromatose Recklinghausen, neurale Muskelatrophie und hypertrophische Neuritis).

Alle genannten Krankheiten können je nach Verlaufsstil früher oder später zu BU oder EU bedingenden neurologisch-psychiatrischen Störungen führen.

Intoxikation

Die Vielfalt der in Frage kommenden exogenen und endogenen Noxen mit durchaus differenten Angriffspunkten (18) und das hierdurch bedingte, sehr bunte Muster klinischer Symptome stellt an das differentialdiagnostische Können des Gutachters hohe Anforderungen (18). Als *Faustregel* kann gelten, daß jedes einem bekannten Krankheitsbild nicht sicher zuzuordnende Syndrom (mit exogenem Psychosyndrom, Anfällen, Ataxie, Polyneuropathie, aber auch Läsionen der kortikospinalen motorischen sowie der aufsteigenden sensiblen Bahnen des Rückenmarks) auch unter dem Gesichtspunkt chronischer Intoxikation betrachtet werden muß (249, 289). Nicht selten sind die Ausfälle auch nach Unterbrechung weiterer Giftzufuhr nicht reversibel. Die Defektsymptome zwingen oft zur Annahme von BU oder EU. In der Unfallversicherung spielen die chronischen Intoxikationen u. a. dann eine Rolle, wenn die Entstehung von Sucht oder Abhängigkeit mit einem Unfall in Zusammenhang gebracht wird. Allenfalls bis zur ersten sachgerecht erfolgenden Entziehungsbehandlung kann man in seltenen Fällen indirekte Unfallfolgen erwägen. Ein erheblicher Anteil solcher Süchte ist das Ergebnis falscher medikamentöser Behandlung.

Erkrankungen des Nervensystems bei primär internistischen und chirurgisch-orthopädischen Krankheiten

Aus der Vielzahl der durch fakultative Miterkrankung des Nervensystems sich ergebenden Syndrome seien hier nur erwähnt: zervikale und lumbale Bandscheibenprotrusionen, osteochondrotische Exophytenbildungen, Bildungsvarianten im atlantookzipitalen Übergangsbereich (35, 62, 180, 204), Wirbelfrakturen verschiedener Genese, Hypophysenprozesse und andere innersekretorische Störungen (408), karzinomatöse Polyneuropathie, Urämie, Mineralstoffwechselstörungen u. v. a. m. (39), wobei die Mitbeteiligung des Nervensystems für die Festlegung von BU und EU oft von entscheidender Bedeutung ist. Als häufige Fehldiagnose begegnet dem nervenärztlichen Gutachter der sog. *Bandscheibenschaden*, wie überhaupt orthopädische Leiden ein besonderes Abwägen der Frage erfordern, inwieweit Beschwerdesyndrom und soziale Auswirkungen ohne Annahme eines – wohl stets auf nervenärztlichem Fachgebiet zu suchenden – wesentlichen Zwischengliedes mit den klinisch nachweisbaren krankhaften Veränderungen in Zusammenhang gebracht werden können. Der sog. Bandscheibenschaden bedingt jedenfalls für sich allein nur selten eine dauerhafte und wesentliche Beeinträchtigung der Leistungsfähigkeit. Bei strenger Indikationsstellung zur operativen Behandlung einer Bandscheibenhernie bzw. eines -prolapses sind die Resultate gut. Bushe (59) berichtete, daß 80% der von ihm operierten Kranken nach 6 Monaten, 90% nach 1 Jahr arbeitsfähig wurden.

In der Unfallversicherung wird häufiger die traumatische Verursachung einer lumbalen Bandscheibenprotrusion (52) zu beurteilen sein, welche neben schmerzhafter Bewegungseinschränkung der LWS zu sensiblen Wurzelreizerscheinungen und schlaffen motorischen Paresen führen kann. Unter Berücksichtigung einer bereits degenerativ veränderten Bandscheibe („Vorschaden“) wird man bei erheblichem Rückentrauma (mit der Möglichkeit plötzlicher unphysiologischer Bewegungsbelastung der Wirbelsäule) und unmittelbar danach auftretendem typischen Beschwerdesyndrom den Zusammenhang nicht ablehnen können (52, 136). Fehlbildungen können komplizierte anatomische Verhältnisse bedingen.

Beurteilung der Verkehrstauglichkeit aus nervenärztlicher Sicht (s. auch S. 676 ff.)

(29, 47, 134, 240, 241, 445, 471)

Die Verkehrstauglichkeit – hier abgestellt auf die aktive Teilnahme am motorisierten Straßenverkehr – setzt nicht nur intakte psychische, sensomotorische und motorische Funktionen voraus, welche sich in einem stets verfügbaren Reaktionsvermögen und in einer Art vorausahnender Übersicht vereinen, sondern auch eine mit der allgemeinen Persönlichkeitsstruktur innig verknüpfte, dem modernen motorisierten Straßenverkehr angepaßte und soziale Haltung mit entsprechendem Verhalten im Verkehr. Besonders strenge Maßstäbe sind bei Berufskraftfahrern (öffentliche Verkehrsmittel, Lastwagen, Busse) anzulegen.

Die genannten Voraussetzungen können in vielfacher Weise beeinträchtigt oder aufgehoben sein. Wenn auch weitgehende Übereinstimmung darüber besteht, daß persönlichkeitsgebundene Reaktions- und Verhaltensweisen die Verkehrstauglichkeit erheblich begrenzen können, so läßt sich doch gerade diese Behinderung eines Autofahrers ohne sichere Beweise, d. h. Übertretungen der Straßenverkehrsordnung bzw. Vergehen gegen sie und – in praxi – verschuldete Unfälle, und damit auch prospektiv kaum einmal feststellen. Prinzipiell anders liegen die Dinge, wenn eine bestimmte Krankheit daraufhin zu beurteilen ist, ob sie die Verkehrstauglichkeit einschränkt oder aufhebt. Bei einer hierauf ausgerichteten Untersuchung (87) wird man in jedem Falle die krankheitsunabhängige Persönlichkeitsstruktur mitberücksichtigen müssen, weil diese die Behinderung durch die Krankheit im günstigsten Falle weitgehend ausgleichen und im ungünstigsten wesentlich verstärken kann. Dieses Verfahren wird besonders auch in den verkehrsmedizinisch-psychologischen Untersuchungsstellen z. B. des Technischen Überwachungsvereins praktiziert und durch die Ergebnisse vielfältiger psychologischer Testuntersuchungen (Leistungs- und Projektionstests) oft wesentlich bereichert. Im Vergleich hierzu kann die Aufgabe des frei praktizierenden oder in Kliniken und Krankenhäusern tätigen Arztes nur darin bestehen zu entscheiden, ob eine von ihm festgestellte Krankheit derartige Auswirkungen auf die Verkehrstauglichkeit hat oder haben könnte, daß diese entweder vollkommen aufgehoben ist oder ohne spezielle Untersuchung nicht als so weit erhalten angesehen werden kann, die gefahrlose Teilnahme am Verkehr zu ermöglichen.

Hat der Arzt seine Entscheidung in dem Sinne getroffen, daß sein Patient auf keinen Fall mehr ein Kraftfahrzeug führen könne bzw. daß dieser sich wegen verkehrsgefährdender Einschränkung seiner Fahrtauglichkeit untersuchen lassen müsse, so muß er dies dem Kranken bzw. dessen Angehörigen mitteilen und ihn bitten, in Zukunft auf die Teilnahme am motorisierten Straßenverkehr zu verzichten, d. h. am besten seinen Führerschein der Verkehrsbehörde zurückzugeben. In manchen Fällen wird der Patient die Notwendigkeit hierzu nicht einsehen, sondern darauf bestehen, daß er auch weiterhin Auto fahren könne. Meist versucht er den Arzt mit dem Hinweis zu beruhigen, daß er nun besonders vorsichtig fahren wolle und daß ihm im übrigen „noch nie etwas passiert" sei. Es empfiehlt sich in solchen Fällen die Ausfertigung einer vom Patienten unterschriebenen Bestätigung über die erfolgte Belehrung.

Dennoch wird der Arzt auch bei dieser Sachlage dem schwerwiegenden Problem der Entscheidung zwischen ärztlicher Schweigepflicht und Recht zur Offenbarung eines Befundes nicht aus dem Wege gehen können. Einen für jeden Fall praktikablen Ausweg gibt es nicht und kann es naturgemäß nicht geben.

Was meist am Beispiel der Anfallskrankheiten exemplifiziert wird, gilt prinzipiell für alle neurologisch-psychiatrischen, aber auch für Krankheiten auf anderen Fachgebieten, welche die Fähigkeit zur Führung eines Kraftfahrzeuges beeinträchtigen. Wird der Arzt, z. B. von der zuständigen Verwaltungsbehörde danach gefragt, ob sein Patient ein Kraftfahrzeug sicher steuern kann, so muß er sachgerecht und objektiv antworten, sofern der Patient ihn von der Schweigepflicht entbunden hat (was er wohl immer tun wird, weil andernfalls die Behörde die Erteilung der Fahrerlaubnis verweigert). Ob der Arzt jedoch von sich aus die Verwaltungsbehörde von der Verkehrsuntüchtigkeit eines Patienten unterrichten soll, von dem er weiß, daß er trotz entsprechender Belehrung aus Uneinsichtigkeit sein Auto fährt, obwohl er damit eine erhebliche Gefahr für den Straßenverkehr heraufbeschwört, ist der freien Entscheidung des Arztes überlassen. Gibt es also zwar keine gesetzlich verankerte Verpflichtung zur Meldung des Patienten und Nennung der Krankheit bei der Verkehrsbehörde, so entbindet dies den Arzt dennoch nicht von der Pflicht „einer sorgfältigen Prüfung und auch nicht von der moralischen Verantwortung vor eventuellen tragischen Folgen der Entscheidung … Er muß sorgfältig abwägen, ob ein Bruch der Schweigepflicht gerade in diesem oder jenem Fall gerechtfertigt ist".

Im folgenden sollen Anhaltspunkte dafür gegeben werden, wann die Verkehrstauglichkeit im allgemeinen als *eingeschränkt oder aufgehoben zu gelten hat.* Die zur Frage stehenden

Krankheiten kann man aus praktischen Gründen in zwei Gruppen einteilen, in Krankheiten mit dauerndem Funktionsausfall und solche mit nur zeitweilig auftretenden Gesundheitsstörungen.

Lokale und allgemeine zerebrale Zirkulationsstörungen mit manifesten neurologisch-psychiatrischen Ausfällen heben die Kraftfahrzeugtauglichkeit wohl immer auf. Das gleiche gilt für *Hirntumoren*, doch kann – wie wir an einem Beispiel (s. S. 619) zeigten – nach erfolgreicher Operation und Bestrahlung unter Berücksichtigung aller Umstände in Einzelfällen die Fahrerlaubnis belassen werden, wenn der Patient sich regelmäßigen Kontrollen (EEG, CT, Gesichtsfeld) unterzieht, welche ein die Verkehrstauglichkeit limitierendes Rezidiv frühzeitig zu erfassen suchen. Entsprechende Auflagen lassen sich ohne weiteres in Zusammenarbeit mit der Kraftfahrzeugzulassungsbehörde vereinbaren. *Progressive Paralyse* und *Tabes dorsalis*, aber auch *ataktische Störungen bei multipler Sklerose* machen verkehrsuntauglich. Bei den postkontusionellen und nach offener *Hirnverletzung* restierenden Folgezuständen hängt das von den Umständen des Einzelfalles ab. Restparesen behindern weniger als Hirnwerkzeugstörungen und exogenes Psychosyndrom (mit der nicht seltenen Verlangsamung der Reaktionsgeschwindigkeit und Einschränkung des Überblicks). Die *Degenerativerkrankungen des Nervensystems* mit ihren häufigen extrapyramidal-motorischen Bewegungsstörungen und damit auch das Parkinson-Syndrom heben die Kraftfahrzeugtauglichkeit oft schon im Beginn der Erkrankung auf. Ausnahmen sind möglich (z. B. im Falle eines nur langsam progredienten Hemiparkinsonsyndroms). *Chronische Intoxikationen* stehen schon an der Grenze zu den paroxysmalen Leiden, weil sie nicht immer in gleicher Weise zu Ausfallserscheinungen führen. Aber gerade bei ihnen ergibt sich eine dauernde Gefährdung aus zwei Gründen: Chronische Intoxikationen mit Alkohol und/oder Medikamenten beeinflussen die zerebralen Funktionen in unberechenbarer und unüberschaubarer Weise (118). Depravation ist nicht selten die Folge, deren Ausmaß aber auch als Fortsetzung der zur Sucht führenden abnormen Persönlichkeitsentwicklung gesehen werden muß. Daher kann ein Süchtiger u. U. auch dann noch verkehrsuntauglich sein, wenn er sich gerade erst kürzlich einer Entziehungsbehandlung unterzogen hatte. *Chronische Psychosen* mit paranoid-halluzinatorischer Symptomatik bedingen ebenfalls im allgemeinen Kraftfahrzeug-Fahruntauglichkeit; ihnen können gelegentlich besonders ungünstige Konstellationen abnormer Persönlichkeitseigenheiten gleichgestellt werden (208).

Episodisch auftretende, erregte und expansive Psychosen heben die Verkehrsfähigkeit auf, wenn sie akut zu beginnen pflegen und trotz ständiger Überwachung ein rechtzeitiges Erkennen der anlaufenden psychotischen Symptomatik nicht gewährleistet ist.

Über die Verkehrstauglichkeit beim Vorliegen eines hirnorganischen Anfallsleidens (241, 406) hat die Deutsche EEG-Gesellschaft schon 1951 Richtlinien herausgegeben (406). Demnach ist ein Führerschein in folgenden Fällen zu entziehen bzw. nicht zu erteilen:

1. *Epilepsie* mit mehreren Anfällen (sowohl große Anfälle und Petit mal als auch Äquivalente oder Dämmerzustände). Auch bei seltenen epileptischen Anfällen muß die Führerscheineignung abgesprochen werden, wenn die Anfälle ohne Vorboten oder Aura abrupt auftreten oder aus anderen Symptomen (z. B. Verletzungen) hervorgeht, daß der Kranke nicht genügend Zeit oder Übersicht behält, sich rechtzeitig in Sicherheit zu bringen. Selbst wenn das Auftreten von Anfällen bestritten wird, muß das Verbot aufrechterhalten werden, wenn im EEG eine deutliche Anfallsbereitschaft mit generalisierter Dysrhythmie oder Krampfpotentialen bzw. einem Krampffokus gefunden wird. Die Ätiologie der Epilepsie, ob genuin, traumatisch oder sonstiger Hirnschaden, ist dabei gleichgültig.

S. auch: „Epilepsy and Driving Licences“. Wiener Symposium 1965. In: Social Studies in Epilepsy, Heft 4 (Supplement des Brit. Epilepsy Ass. J. 1966). Einer differenzierten Handhabung dieser Richtlinien wird zunehmend das Wort geredet, und es soll auch nicht verschwiegen werden, daß manche Sachkenner die Verkehrsgefährdung durch Autofahrer, die an hirnorganischen Anfällen leiden, für nicht groß halten (260).

Seit mehreren Jahren wird daran gearbeitet, die Richtlinien auch international anzugleichen und der Erfahrung entsprechend auch eine gewisse Liberalisierung der Kfz.-Tauglichkeit (siehe in 417) für Anfallskranke zu erreichen (210, 327).

2. Synkopal*e oder hypoglykämische Anfälle, häufige Ohnmachten*, wenn solche Anfälle ab-

rupt auftreten, so daß Vorsichtsmaßnahmen nicht mehr möglich sind, und wenn im EEG Allgemein- oder starke Hyperventilationsveränderungen nachweisbar sind. Die besondere Art der Anfallsauslösung (orthostatisch, Hitze, Hunger) ist zu berücksichtigen und kann zu einer günstigeren Beurteilung führen.

Hoff (163) berichtete über Erfahrungen aus der Diabetikerberatungsstelle Frankfurt, wonach „versierte" Diabetiker die Aufdeckung von Hypoglykämie als Unfallursache verhinderten. Eine Bestrafung erschien ihnen weniger gravierend als der mögliche Führerscheinentzug!

Ein Führerschein kann ausnahmsweise gegeben oder wieder ausgehändigt werden unter folgenden Bedingungen:
Bei Epilepsie in Ausnahmefällen:

a) mit einem einzigen großen Anfall oder Status, der sich in 3 Jahren nicht wiederholt hat, wenn im EEG kein pathologischer Befund zu erheben ist;
b) bei seltenen Anfällen, wenn der Patient über drei Jahre ohne antikonvulsive Mittel sicher anfallsfrei war;
c) wenn nur nächtliche Anfälle aus dem Schlaf heraus ohne Therapie höchstens 1- bis 2mal jährlich auftreten, niemals am Tage Anfälle, Absencen oder Äquivalente vorgekommen sind und pathologische EEG-Veränderungen fehlen.

Der Führerschein ist nur unter der Bedingung auszuhändigen, daß regelmäßige neurologisch-psychiatrische Nachuntersuchungen mit EEG, zunächst in halbjährigen, später in einjährigen Abständen, stattfinden.

Wenn nach längerer Anfallsfreiheit der Führerschein wieder ausgehändigt werden soll, müssen wiederholte EEG-Untersuchungen in mehrmonatigen Abständen vorausgegangen sein. Im Einzelfall ist die Fahrerlaubnis abhängig von einer nervenärztlichen und/oder klinisch-psychologischen Beurteilung, in der die Eignung zur Führung eines Kraftfahrzeuges positiv begründet werden muß. U. U. wird darin dem Patienten nach Absprache mit der Verkehrsbehörde auferlegt, unaufgefordert jedes Auftreten eines anfallartigen Zustandes, eines Anfalls (nicht nur am Steuer!) oder einer andersartigen Veränderung des bisherigen Befindens ohne Verzögerung zu melden.

Literatur

1 Adler, R.: Über ein durch die Anamnese erfaßbares Merkmal, das zwischen Symptomen organischer und psychischer Genese unterscheiden hilft. Schweiz. med. Wschr. 110 (1980) 571

2 Albert, H.-H.: Therapie und Prognose des Status epilepticus. Lebensversicher.-Med. 35 (1983) 83–84

3 von Albert, H. H.: Rückenschmerzen – Invaliditätsgefährdung? Versicher.-Med. 41 (1989) 126–128

4 Albrecht, H.: „Maligne" Zyklothymien im Jugendalter. In Panse, F.: Problematik, Therapie und Rehabilitation der chronischen endogenen Psychosen. Enke, Stuttgart 1967 (S. 249–256)

5 Alliez, J., J. Sormani: Reflexion sur les schizophrenies post-traumatiques. Ann. méd.-psychol. 125 (1967) 1

6 Andres, H., H.-H. Rauschelbach: Zur Frage des vorzeitigen Alterns und Ablebens von ehemaligen Kriegsgefangenen. Med. Sachverständ. 62 (1966) 45

7 Angst, J., R. Frey: Die Prognose endogener Depressionen jenseits des 40. Lebensjahres. Nervenarzt 48 (1977) 571

8 Angst, J.: Verlauf unipolar depressiver, bipolar manisch-depressiver und schizoaffektiver Erkrankungen und Psychosen. Ergebnisse einer prospektiven Studie. Fortschr. Neurol. Psychiat. 48 (1980) 3

9 Bundesminister für Arbeit und Sozialordnung: Anhaltspunkte für die ärztliche Gutachtertätigkeit im Versorgungswesen. Köllen, Bonn 1983

10 Annoni, J. M., S. Beer, J. Kesselring: Folgen des schweren Schädel-Hirn-Traumas. Schweiz. med. Wschr. 121 (1991) 207–213

11 Ansell, G.: Komplikationen in der Röntgendiagnostik. Enke, Stuttgart 1983

12 Anstätt, T., J. Peiffer: Zur Frage der Purkinje-Zellschädigung durch Hydantointherapie. Verh. dtsch. Ges. Neurol. 2 (1983) 576–579

13 Arseni, C., M. D. Simionescu: Growing skull fractures of childhood: a particular form of posttraumatic encephalopathy. Acta neurochir. 15 (1966) 159

14 Aschoff, J. C.: Zur Frage der „zumutbaren Willensanspannung" bei der Überwindung eines Leidens. Versicher.-Med. 43 (1991) 1

15 Asher, R.: Münchhausen's syndrome. Lancet 1951/I, 339

16 Avdeev, M. J.: Zum Problem des kausalen Zusammenhangs in der gerichtsmedizinischen Begutachtung (am Beispiel der basalen Subarachnoidalblutung). Z. Rechtsmed. 75 (1974) 61

17 Bader, E. W.: Handbuch der gesamten Arbeitsmedizin. Urban & Schwarzenberg, München 1962

18 Bader, H.: Lehrbuch der Pharmakologie und Toxikologie. VCH, Weinheim 1982

19 Baer, R.: Psychopathische und pseudopsychopathische Persönlichkeiten. In: die Psychologie des 20. Jahrhunderts, Bd. X. Kindler, Zürich 1980 (S. 818–827)
20 Barnett, H. J. M.: Posttraumatic syringomyelia (cystic myelopathy). In: Handbook of Clinical Neurology, vol. XXVI. Elsevier, Amsterdam 1976 (pp. 113–157)
21 Barnett, H. J. M., B. M. Stein, J. P. Morh, F. M. Yatsu: Stroke. Churchill, Livingstone, New York 1986
22 Barolin, G. S., E. Scherzer, G. Schnaberth: Nichtepileptische Anfälle im höheren Lebensalter. Münch. med. Wschr. 113 (1971) 792
23 Barolin, G. S., S. Kascha, H. Siegl: Posttraumatische Spätmeningitis und posttraumatische Parosmie. Nervenarzt 51 (1980) 364–367
24 Bauer, G., H. Mortinger: Zur Begutachtung der traumatischen Meningitis. Med. Sachverständ. 79 (1983) 67–69
25 Bauer, H. J.: Multiple sclerosis in Europe. J. Neurol. 234 (1987) 195–206
26 Bauer, H. J.: Der Nervengeschädigte im Berufsleben. In Bader, E. W.: Handbuch der gesamten Arbeitsmedizin, Bd. III. Urban & Schwarzenberg, München 1962
27 Bauer, H., W. Firnhaber: Zur Leistungsprognose Multiple-Sklerose-Kranker. Dtsch. med. Wschr. 88 (1963) 1357
28 Baumhackl, U., P. Wessely: Die Begutachtung der Kraftfahrtauglichkeit bei neurologischen Erkrankungen mit Ausnahme der Epilepsie. Wien. med. Wschr. 126 (1977) 493
29 Baust, W.: Traumatische Schäden peripherer Nerven. Med. Welt (Stuttg.) 27 (1976) 600
30 Baust, W.: Beurteilung des Unfallzusammenhangs nichttraumatischer Nervenerkrankungen. Med. Welt (Stuttg.) 27 (1976) 611
31 Becker, W., D. Spillmann: Medico-legale Folgen einer Schilddrüsenoperation mit nachfolgender Rekurrensparese. Laryng. Rhinol. Otol. 57 (1978) 32
32 Beckmann, R.: Myopathien. In Rauschelbach, H.-H., K.-a. Jochheim: Das neurologische Gutachten. Thieme, Stuttgart 1984
33 Behrend, R. Ch.: Bevensen – ein Modell für Rehabilitation. Dtsch. mult. Sklerose Ges. 68 (1970) 70
34 Berendes, K., A. Hartmann: Pallidumatrophie nach Stickstoffinhalationsbehandlungen. Nervenarzt 51 (1980) 426–430
35 Besinger, U., D. Burg, G. Bodechtel: Erkrankungen des peripheren Nervensystems. In Bodechtel: Differentialdiagnose neurologischer Krankheitsbilder, hrsg. von Bernsmeier, A., A. Schrader, A. Struppler. Thieme, Stuttgart 1984 (S. 1.63–1.115)
36 Biedert, S., U. Schreiter, B. Alm: Behandelbare dementielle Syndrome. Nervenarzt 58 (1987) 137
37 Bilow, K. H.: Die posttraumatische Querschnittslähmung. Die Spätkomplikationen und ihre Therapie. Unfallheilkunde 85 (1982) 66–71
38 Birkmayer, W. P., P. Riederer: Die Parkinson-Krankheit. Springer, Berlin 1985
39 Birnberger, K., R. Maurach: Neurologische Manifestationen interner Erkrankungen. Urban & Schwarzenberg, München 1981
40 Bleuler, E.: Lehrbuch der Psychiatrie, 15. Aufl. Springer, Berlin 1983
41 Bochnik, H. J., W. Richtberg: Depravation – Ausdruck und Folgen einer suchtspezifischen Besinnungsstörung. In Keup, W.: Folgen der Sucht. Thieme, Stuttgart 1980 (S. 83–99)
42 Bock, K. D.: Selbstinduzierte Krankheit. Dtsch. Ärztebl. 83 (1986) 2082
43 Bodechtel, G., V. Pfaffenrath: Kopfschmerzen. In Bodechtel, G.: Differentialdiagnose neurologischer Krankheitsbilder. Thieme, Stuttgart 1984
44 Bodechtel, G., R. Haas, G. Joppich, H. Lennarts, R. Siegert: Zur Frage der Impfschäden nach der Poliomyelitis-Schluckimpfung. Münch. med. Wschr. 119 81977) 521
45 Bodechtel, G., A. Kollmannsberger: Raumfordernde Prozesse. In Bodechtel, G.: Differentialdiagnose neurologischer Krankheitsbilder. Thieme, Stuttgart 1984
46 Bodechtel, G.: Differentialdiagnose neurologischer Krankheitsbilder, 4. Aufl., hrsg. von Bernsmeier, A., A. Schrader, A. Struppler. Thieme, Stuttgart 1984
47 Böcher, W.: Zur Kraftfahrtauglichkeit bei psychischen Störungen. Psychiat. Prax. 1 (1974) 249
48 Böker, W.: Zur psychischen Morbidität ausländischer Arbeitnehmer (Gastarbeiter) in der BRD. Bisherige Befunde und Hypothesen. Öff. Gesundh.-Wes. 39 (1977) 720
49 Böse, Th., Chr. Lipinski: Impfpoliomyelitis mit schwerer Restlähmung. Kasuistischer Beitrag zur Frage der Impfschädigung nach oraler Polioimpfung nach Sabin. Klin. Pädiat. 190 (1978) 607
50 Boeters, U.: Über die Bedeutung initialer Amnesien bei der Beurteilung von Verletzungsfolgen. H. Unfallheilk. 94 (1968) 250
51 Brahams, D.: Postoperative monitoring in patients with muscular dystrophy. Lancet 8665 (1989) 1053–1054
52 Breitenfelder, J.: Bandscheibenerkrankungen und neurologische Auswirkungen. In Suchenwirth, R. M. A., G. Wolf: Neurologische Begutachtung. Fischer, Stuttgart 1987 (S. 307–331)
53 Bresser, P. H.: Versicherungsmedizin und Psychiatrie. Lebensversicher.-Med. 35 (1983) 73–74
54 Bron, B., W. Fröscher, W. Gehlen: Analyse chronischer psychotischer Zustandsbilder bei jugendlichen Drogenkonsumenten. Fortschr. Neurol. Psychiat. 45 (1975) 53

55 Büngeler, W., K. Kloos: Bösartige Geschwülste. In Fischer, A. W., R. Herget, G. Mollowitz: Das ärztliche Gutachten im Versicherungswesen, 3. Aufl., Bd. I. Barth, München 1968
56 Bürger-Prinz, H.; Gedanken zur vitalen Person. Nervenarzt 12 (1939) 503
57 Bundesarbeitsgemeinschaft für Rehabilitation: Gesamtstatistik Rehabilitation 1971. Frankfurt 1973
58 Bues, E.: Verletzungen des Gehirns vom chirurgischen Standpunkt. In Fischer, A. W., R. Herget, G. Mollowitz: Das ärztliche Gutachten im Versicherungswesen, 3. Aufl., Bd. I. Barth, München 1968
59 Bushe, K.-A., Th. Deftereos, E.-R. Schäfer: Lumbago und Wurzelischialgie. Dtsch. med. Wschr. 93 (1968) 1171
60 Bushe, K.-A.: Schädel-Hirn-Trauma. In Mertens, H. G., R. Rohkamm: Therapie neurologischer Krankheiten und Syndrome. Thieme, Stuttgart 1990 (S. 283–298)
61 Carstensen, G., H.-L. Schreiber: Das Kompartment-Syndrom aus medizinisch-juristischer Sicht. Chirurg 59 (1988) 728–733
62 Chüden, H. G., H.-J. Teske: Griselsyndrom und Morbus Madley als seltene Komplikation der Tonsillektomie. HNO 18 (1970) 339
63 Cotta, H., K. Rautenberg: Das Problem der haftungsausfüllenden Kausalität beim Sudeck-Syndrom. Lebensversicher.-Med. 31 (1979) 98
64 Cremerius, J.: Spätschicksale unbehandelter Neurosen. In: Die Psychologie des 20. Jahrhunderts, Bd. X. Kindler, Zürich 1980 (S. 828–837).
65 Dachsel, R., J. Kittel: Gutachterliche Aspekte bei traumatischen Hirngefäßläsionen. Psychiat. Neurol. med. Psychol. 41 (1989) 288–292
66 Delank, H. W.: Traumatische Schädigung des N. thoracicus longus, eine seltene periphere Nervenläsion. In Fritze, E., H. Viefhues: Das ärztliche Gutachten. Steinkopff, Darmstadt 1984
67 Delank, H. W., M. Kutzner: Zerebro-vaskuläre Insuffizienz mit einem Multiinfarktsyndrom in engem zeitlichem Zusammenhang mit einer beruflichen Schädelprellung eines 78jährigen Landwirts. In Fritze, E., H. Viefhues: Das ärztliche Gutachten. Steinkopff, Darmstadt 1984
68 Demme, H.: Traumatische Hirnschäden. Traumatische Rückenmarksschäden. Peripheres Nervensystem. Abnorme Persönlichkeiten und abnorme seelische Reaktionen. Endogene Psychosen. In Fischer, A. W., R. Herget, G. Mollowitz: Das ärztliche Gutachten im Versicherungswesen, 3. Aufl., Bd. II. Barth, München 1969
69 Dengler, R.; Zentralnervöse Komplikationen nach Tetanus-Auffrischimpfung. Münch. med. Wschr. 120 (1978) 707
70 Desai, B. T., R. J. Porter, R. K. Penry: Psychogenic seizures: a study of 42 attacks in six patients with intensive monitoring. Arch. Neurol. 39 (1982) 202–209
71 Deuschl, G., G. Oepen, G. Wolff: Die Huntingtonsche Krankheit. Springer, Berlin 1988
72 Dichgans, J., H. Koufen, G. Kehrle, M. Sauer, J. Klieser: Systematische klinische und EEG-Verlaufsuntersuchungen nach Schädeltraumen bei Erwachsenen: Zum klinischen Begriff Commotio/Contusio cerebri. Fortschr. Neurol. Psychiat. 47 (1978) 144
73 Diehl, J. T.: Scanning in traumatic and emergency patients. Computertomogr. Sonogr. 2 (1978) 183–187
74 Döhner, W.: Die Bedeutung der prätraumatischen Persönlichkeitsstruktur in der Begutachtung Hirnverletzter. H Unfallheilk. 94 (1968) 173
75 Dorndorf, W.: Schlaganfälle. Klinik und Therapie, 2. Aufl. Thieme, Stuttgart 1983
76 Dubitscher, F.: Der Suicid unter besonderer Berücksichtigung versorgungsärztlicher Gesichtspunkte. Thieme, Stuttgart 1957
77 Egle, U. T., R. Schwab, U. Porsch, S. O. Hoffmann: Ist eine frühe Differenzierung psychogener von organischen Schmerzpatienten möglich? Literaturübersicht und Ergebnisse einer Screeningstudie. Nervenarzt 62 (1991) 148
78 Eichenlaub, D., H. D. Pohle: Chemoprophylaxe schließt Malaria niemals aus. Dtsch. Ärztebl. 83 (1986) 2364–2366
79 Eisenmenger, W.: Zur Begutachtung von Dekubitalulzera. Beitr. gerichtl. Med. 47 (1989) 345–347
80 Entzian, W.: Hirnabszeß. In Hopf, H. Ch., K. Poeck, H. Schliack: Neurologie in Praxis und Klinik, Bd. II. Thieme, Stuttgart 1981 (S. 4146–4147)
81 Erbslöh, F.: Muskelsymptome – Muskelkrankheiten in der Begutachtung. Med. Sachverständ. 55 (1959) 236
82 Erbslöh, F.: Muskelkrankheiten. In Bodechtel, G.: Differentialdiagnose neurologischer Krankheitsbilder. Thieme, Stuttgart 1984
83 Erbslöh, F.: Metabolische und endokrin bedingte Enzephalopathien – dystrophische Prozesse des Zentralnervensystems; Systematik. In Bodechtel, G.: Differentialdiagnose neurologischer Krankheitsbilder. Thieme, Stuttgart 1984 S. 6.1–6.5)
84 Fähndrich, E., R. Gebhardt, N. Neumann: Zum Problem der Diagnosesicherung des hirnorganischen Psychosyndroms. Arch. Psychiat. Nervenkr. 229 (1981) 239–248
85 Fahn, S.: Drug treatment of hyperkinetic movement disorders. Semin. Neurol. 7 (1987) 192–208
86 Fauci, A. S., B. F. Haynes, P. Katz: The spectrum of vasculitis clinical, pathologic, immunologic, and therapeutic considerations. Ann. intern. Med. 89 (1978) 660–676

87 Federken, L.: Die Untersuchung und Begutachtung der Kraftfahrzeugführer. In Daniels, I., W. Hagen u. M.: Das öffentliche Gesundheitswesen Bd. V, Thieme, Stuttgart 1968

88 Feudell, P.: Spezielle Probleme der Begutachtung der Arbeitsfähigkeit und Rehabilitation bei Migräne. Z. ärztl. Fortbild. 70 (1976) 436

89 Feuerlein, W.: Rezidivgefahr bei Suicidversuchen. Lebensversicher.-Med. 36 (1984) 56–69

90 Feuerlein, W., H. Busch: Über die Lebenserwartung der Alkoholiker. Lebensversicher.-Med. 25 (1973)

91 Feuerlein, W.: Alkoholismus – Mißbrauch und Abhängigkeit, 4. Aufl. Thieme, Stuttgart 1989

92 Findley, L. J., W. C. Koller: Essential tremor: a review. Neurology 37 (1987) 1194–1197

93 Firnhaber, W.: Multiple Sklerose (MS). In Rauschelbach, H.-H., K.-A. Jochheim: Das neurologische Gutachten. Thieme, Stuttgart 1984

94 Fischer, A. W., R. Herget, G. Mollowitz: Das ärztliche Gutachten im Versicherungswesen, 3. Aufl., Bd. I. Barth, München 1968

95 Fischer, A. W., R. Herget, G. Mollowitz: Das ärztliche Gutachten im Versicherungswesen, 3. Aufl., Bd. II. Barth, München 1969

96 Flenker, H.: Zur Frage des Kausalzusammenhangs zwischen Schädel-Hirn-Verletzungen und Hirntumoren. Lebensversicher.-Med. 24 (1972) 115

97 Foerster, K.: Neurose und Sozialrecht. Nervenarzt 55 (1984) 335

98 Foerster, K.: Neurotische Rentenbewerber. Enke, Stuttgart 1984

99 Foerster, K.: Zur Beurteilung der beruflichen Leistungsfähigkeit neurotisch gestörter Menschen. Lebensversicher.-Med. 37 (1985) 44

100 Foerster, K.: Zum Verlauf neurotischer Störungen nach Begutachtungen im Sozialrecht. Med. Sachverständ. 81 (1985) 36–40

101 Foerster, K.: Die sogenannte „Rentenneurose" – psychopathologisches Syndrom oder obsoleter Begriff? Fortschr. Neurol. Psychiat. 55 (1987) 249

102 Foerster, K.: Kausalitätsbeurteilung bei Schizophrenien und affektiven Psychosen. Med. Sachverständ. 86 (1990) 12

103 Forst, R., W. Mortier: Überlegungen zur medizinischen Behandlung der Duchenne-Muskeldystrophie. Ergebnis eines internationalen Symposiums in Aachen, 3. und 4. Nov. 1989. Deutsche Gesellschaft zur Bekämpfung der Muskelkrankheiten, Freiburg i. Br. 1990

104 Frankel, S. A., J. Hirata: The scalenus anticus syndrome and competitive swimming: report of two cases. J. Amer. med. Ass. 215 (1971) 1796–1798

105 Freyberger, H. F., G. Schröder, W. Schneider: Der Arzt als invasiver Täter und getäuschtes Opfer. Psycho 16 (1990) 73

106 Frick, E.: Multiple Sklerose. In Neundörfer, B., K. Schimrigk, D. Soyka: Praktische Neurologie. VCH, Weinheim 1987

107 Frießem, D. H.: Psychiatrische und psychosomatische Erkrankungen ausländischer Arbeitnehmer in der BRD. Psychiat. Neurol. med. Psychol. 26 (1974) 78

108 Frowein, R. A.: Tumoren des Zentralnervensystems. In Suchenwirth, R. M. A., G. Wolf: Neurologische Begutachtung. Fischer, Stuttgart 1987 (S. 257–267)

109 Fuchs, M., B. M. Stadler, R. Malinverni, A. L. de Weck, W. J. Pichler: Zusammenhang zwischen T-Subpopulationen und Klinik von HIV-assoziierten Krankheiten. Schweiz. med. Wschr. 121 (1991) 57–66

110 Gaab, M. R., H. E. Hiessler: ICP monitoring. CRC Crit. Rev. biomed. Engng 11 (1984) 189–250

111 Gänshirt, H.: Der Hirnkreislauf. Thieme, Stuttgart 1972

112 Gänshirt, H.: Berufsunfähigkeit und Invalidität bei zerebralen Kreislaufstörungen. Med. Welt (Stuttg.) 27 (1976) 614

113 von Gall, M., H. Becker: Zur Anwendung der Computertomographie (CT) in der klinischen Psychiatrie. Fortschr. Neurol. Psychiat. 46 (1978) 361

114 Garfinkel, P. E., D. M. Garner, G. Rodin: Anorexia nervosa, Bulimie. In Kisker, K. P., H. Lauter, J.-E. Meyer, C. Müller, E. Strömgren: Psychiatrie der Gegenwart Bd. I. Springer, Berlin 1986

115 Gastaut, H. (Chairman): A proposed international classification of epileptic seizures. Epilepsia (Amst.) 5 (1964) 297

116 Gelmers, H. J., G. Krämer, W. Hacke, M. Hennerici: Zerebrale Ischämien. Springer, Berlin 1989

117 Gephart, W.: Gutachterliche Probleme bei Neurosen und Persönlichkeitsstörungen. Öff. Gesundh.-Wes. 51 (1989) 516

118 Gerchow, J.: Versicherungsmedizin und Sucht. Lebensversicher.-Med. 36 (1984) 45

119 Gerchow, J.: Die rechtlichen Aspekte bei Suchtkranken. In Kisker, K. P., H. Lauter, J.-E. Meyer, C. Müller, E. Strömgren: Psychiatrie der Gegenwart, Bd. III. Springer, Berlin 1987

120 Gerstenbrand, F., C. H. Lücking: Das traumatische Mittelhirn- und Bulbärhirnsyndrom. In Hopf, H.-Ch., K. Poeck, H. Schliack: Neurologie in Praxis und Klinik, Bd. I. Thieme, Stuttgart 1983 (S. 344–356)

121 Gerstenbrand, F.: Das traumatische apallische Syndrom. Springer, Wien 1967

122 Gibbels, E.: Tabellarische Anleitung zur Differentialdiagnose der Polyneuropathien. Fortschr. Neurol. Psychiat. 48 (1980) 31

123 Gibbs, F. A., F. W. Stamps: Epilepsy Handbook. Blackwell, Oxford 1958

124 Glötzner, F. L., W. Grüninger, M. Gail: Adie-Syndrom und autonome Dysfunktion. Fortschr. Med. 95 (1977) 2215

125 Glötzner, F. L.: Posttraumatische Epilepsie. Fortschr. Med. 84 (1976) 1027

126 Glötzner, F. L., H. F. Ott: Prognose und Therapie sporadischer Anfälle. Fortschr. Neurol. Psychiat. 45 (1977) 484

127 Glötzner, F. L.: Traumatische Epilepsie als diagnostisches und therapeutisches Problem. Therapiewoche 36 (1986) 89–92

128 Glötzner, F. L.: Diagnostik und Auswahlkriterien zur operativen Epilepsie-Therapie. Nervenarzt 58 (1987) 531–537

129 Glötzner, F. L.: Hirnstammanfälle. Fortschr. Neurol. Psychiat. 47 (1979) 538

130 Goens, H.: Die Berufs- und Erwerbsunfähigkeit aus juristischer Sicht. Med. Sachverständ. 60 (1964) 182

131 Göppinger, H., H. Witter: Handbuch der forensischen Psychiatrie. Springer, Berlin 1972

132 Gottwald, W., R. A. M. Suchenwirth: Entzündungskrankheiten ohne Erregernachweis. In Suchenwirth, R. M. A., G. Wolf: Neurologische Begutachtung. Fischer, Stuttgart 1987 (S. 127–153)

133 Grcevic, N., H. Jacob: Some observations on pathology and correlative neuroanatomy of sequels of cerebral trauma. 8. Int. Kongreß für Neurologie, Wien 1965. Proceedings 1 (1965) 369

134 Grote, W., W. J. Bock: Führerschein bei Hirnerkrankungen und Schädel-Hirn-Trauma. Thieme, Stuttgart 1980

135 Grüninger, W.: Spinale Spastik. Überreuter, Wien 1989

136 Güntz, H.-J.: Schäden der Wirbelsäule. In Fischer, A. W., R. Herget, G. Mollowitz: Das ärztliche Gutachten im Versicherungswesen, 3. Aufl., Bd. I. Barth, München 1968

137 Gunreben, G.: Hydrozephalus. In Mertens, H. G., R. Rohkamm: Therapie neurologischer Krankheiten und Syndrome. Thieme, Stuttgart 1990 (S. 573–577)

138 Haaß, A., F.-J. Mühlenhof, G. Holzer: Interaktionen zwischen Antiepileptika und anderen Medikamenten. In Schimrigk, K., A. Haaß: Zentrale Bewegungsstörungen. Arzneimittelinterferenzen. Perimed, Erlangen 1985

139 Haaß, A., R. Rohkamm: Ischämische Hirninfarkte. In Mertens, H. G., R. Rohkamm: Therapie neurologischer Krankheiten und Syndrome. Thieme, Stuttgart 1990 (S. 20–54)

140 Hachinski, V. C.: Cerebrovascular risk factors. In Poeck, K., H. J. Freund, H. Gänshirt: Neurology. Springer, Berlin (pp. 223–228)

141 Hackl, H.: Neue Sterblichkeitsuntersuchungen von Alkoholkranken. Lebensversicher.-Med. 35 (1983) 156

142 Häfner, H.: Krankheitsbegriff der psychologischen Medizin. Kongr. Dtsch. Ges. Psychiat. Nervenheilk., Konstanz 29.–30. 9. 1978

143 Häfner, H.: Psychiatrische Morbidität von Gastarbeitern in Mannheim. Nervenarzt 51 (1980) 672

144 Hagel, K. H.: Prognose und Rehabilitationsaufgaben nach schweren Schädel-Hirn-Verletzungen. Unfallheilkunde 85 (1982) 192–200

145 Hallen, O.: Die differentialdiagnostische Abgrenzung epileptischer gegen nichtepileptische Anfallsbilder. Med. Welt (Stuttg.) 26 (1975) 366

146 Hallen, O.: Zur gutachtlichen Beurteilung von Schädigungen des Nervensystems durch eine Narkose. Med. Welt (Stuttg.) 27 (1976) 647

147 Handbuch der Rehabilitation für Behinderte in Bayern. Bayerisches Staatsministerium für Arbeit und Sozialordnung 1975

148 Hassler, R.: Extrapyramidal-motorische Syndrome und Erkrankungen. In Schwiegk, H.: Handbuch der inneren Medizin, Bd. V: Neurologie. Springer, Berlin 1953

149 Heidrich, R., H. J. Sörgel: Posttraumatischer Hirnabszeß mit ungewöhnlich langer Latenzzeit. Zbl. Neurochir. 26 (1965) 309

150 Heitmann, R., V. Schuchardt: Erregerbedingte Entzündungen. In Suchenwirth, R. M. A., G. Wolf: Neurologische Begutachtung. Fischer, Stuttgart 1987 (S. 97–125)

151 Heller, J., G. Holzer, K. Schimrigk: Immunological differentiation between neuroborreliosis and multiple sclerosis. Neurology 237 (1990) 465–470

152 Helmchen, H.: Psychiatrische Prognose bei Epilepsien. Schweiz. Arch. Neurol. Psychiat. 124 (1979) 71

153 Hepp, O. Die ärztliche Beugtachtung von Amputierten. In Fischer, A. W., R. Herget, G. Mollowitz: Das ärztliche Gutachten im Versicherungswesen, 3. Aufl., Bd. I. Barth, München 1968

154 Herrschaft, H.: Die gedeckten Schädel-Hirn-Verletzungen (Klinik, Differentialdiagnose, Begutachtung). Lebensversicher.-Med. 29 (1977) 158

155 Hertel, G.: Die Syringomyelie. Dtsch. Ärztebl. 70 (1973) 2450

156 Hertel, G., H.-G. Mertens, K. Ricker, K. Schimrigk: Myasthenia gravis und andere Störungen der neuromuskulären Synapse. Thieme, Stuttgart 1977

157 Hilgenstock, F.: Zur Klinik der akuten Virusenzephalitiden. Fortschr. Neurol. Psychiat. 43 (1975) 91–97

158 Hindler, C. G.: Epilepsy and violence. Brit. J. Psychiat. 155 (1989) 246–249

159 Hirschmann, J., D. Müller: Traumatischer und psychogener Dämmerzustand nach selbstverschuldetem Verkehrsunfall. H. Unfallheilk. 94 (1968) 242

160 Hirschmann, J.: Die Begutachtung der multiplen Sklerose hinsichtlich Berufsunfähigkeit und Invalidität. Med. Welt (Stuttg.) 27 (1976) 622

161 Hochrain, M., I. Schleicher: Obduktion und internistische Begutachtung. Münch. med. Wschr. 110 (1968) 1093

162 Hoefer, G.: Erlebnisverarbeitende Störungen und berufliche Rehabilitation. Nervenarzt 42 (1971) 413

163 Hoff, F.: Gefährdung der Fahrsicherheit durch Bewußtseinsstörungen zufolge innerer Krankheiten. Med. Welt (Stuttg.) 18 (1967) 1761

164 Hoffmann, S. O.: Die Zwangsneurose. In: Die Psychologie des 20. Jahrhunderts, Bd. X. Kindler, Zürich 1980 (S. 791–809)

165 Hoffmann, S. O.: Der Zwangscharakter. In: Die Psychologie des 20. Jahrhunderts, Bd. X. Kindler, Zürich 1980 (S. 810–817)

166 Hoffmann, S. O.: Psychoneurosen und Charakterneurosen. In Kisker, K. P., H. Lauter, J.-E. Meyer, C. Müller, E. Strömgren: Psychiatrie der Gegenwart, Bd. I. Springer, Berlin 1986

167 Honkomp, J.: Zur Begutachtung bleibender neurologischer Schäden nach Periduralanaesthesie. Anaesthesist 15 (1966) 246

168 Hopf, H.-Chr.: Konservative Therapie und Rehabilitation peripherer Nerven. Akt. Neurol. 1 (1974) 38

169 Hopf, H.-Ch.: Periphere Nervenschäden. In Rauschelbach, H.-H., K.-A. Jochheim: Das neurologische Gutachten. Thieme, Stuttgart 1984

170 Hopf, H.-Ch.: Polyneuropathien. In Rauschelbach, H.-H., K.-A. Jochheim: Das neurologische Gutachten. Thieme, Stuttgart 1984

171 Hopf, H.-Ch., K. Poeck, H. Schliack: Neurologie in Praxis und Klinik, Bd. II. Thieme, Stuttgart 1981 (S. 1.–1.164)

172 Hopf, H.-Ch., K. Poeck, H. Schliack: Neurologie in Praxis und Klinik, Bd. III. Thieme, Stuttgart 1986

173 Hopf, Ch., J. Heine: Neueinteilung der Empfehlungen zur gutachterlichen Bewertung von Personen mit Skoliose. Z. Orthop. 126 (1988) 211–214

174 Hoppe, R.: Die Epilepsie aus sozialmedizinischer Sicht. Fortschr. Neurol. Psychiat. 48 (1980) 101

175 Huber, G.: Reine Defektsyndrome und Basisstadien endogener Psychosen. Fortschr. Neurol. Psychiat. 34 (1966) 409

176 Huber, G.: Psychiatrie, 2. Aufl. Schattauer, Stuttgart 1976

177 Huber, G.: Psychiatrie, 4. Aufl. Schattauer, Stuttgart 1987

178 Hünermann, B.: Neue Aspekte bildgebender Verfahren: Kernspintomographie. Diagn. u. Lab. 35 (1985) 91–101

179 Hultsch, E.-G.: Die traumatische Entstehung von Rückenmarksschäden auf dem Boden spinaler Mangeldurchblutung mit Berücksichtigung gutachterlicher Fragestellungen. Nervenarzt 27 (1956) 486

180 Hupfauer, W.: Nichttraumatische atlantoaxiale Dislokation. Med. Klin. 67 (1972) 773

181 Jacob, H.: Postvakzinale Enzephalitis und Enzephalopathie. Fortschr. Neurol. Psychiat. 24 (1956) 651

182 Jacobi, P., E. Schneider, H. J. Haug, P.-A. Fischer: Hirnleistung und Hirnleistungsschwäche von Parkinson-Kranken. In Fischer, P.-A.: Parkinson plus. Zerebrale Polypathie beim Parkinson-Syndrom. Springer, Berlin 1984

183 Jansen, J.: Prognostic significance of signs and symptoms in hydrocephalia. Acta neurol. scand. 73 (1986) 55–56

184 Janz, D.: Anfallsbild und Verlaufsform epileptischer Erkrankungen. Nervenarzt 26 (1955) 20

185 Janz, D.: Zur Abgrenzung verschiedener Psychosyndrome bei Epilepsie. Hippokrates 39 (1968) 402

186 Janz, D.: Epidemiologie und Klassifikation von Epilepsien und epileptischen Anfällen. Akt. Neurol. 6 (1979) 189

187 Janz, D.: Zur Prognose und Prophylaxe der traumatischen Epilepsien. Nervenarzt 53 (1982) 238–245

188 Janzen, R.: Schmerzanalytische Wegweiser zur Diagnose, 4. Aufl. Thieme, Stuttgart 1981

189 Jerusalem, F.: Muskelerkrankungen. Klinik, Therapie, Pathologie, 2. Aufl. Thieme, Stuttgart 1991

190 Jörg, J.: Die Beurteilung traumatischer Schäden an Rückenmark und Wirbelsäule. Med. Welt (Stuttg.) 27 (1976) 603

191 Jung, R., R. W. Meyer-Mickeleit: Epilepsie. In Fischer, A. W., R. Herget, G. Mollowitz: Das ärztliche Gutachten im Versicherungswesen, 3. Aufl., Bd. II. Barth, München 1969

192 Kappos, L.: Multiple Sklerose. In Mertens, H. G., R. Rohkamm: Therapie neurologischer Krankheiten und Syndrome. Thieme, Stuttgart 1990 (S. 194–204)

193 Karimi-Nejad, A.: Schädel-Hirn-Verletzungen. In Engelhard, G. H.: Unfallheilkunde für die Praxis. De Gruyter, Berlin 1984

194 Kautzky, R., G. Schewe: Die Bedeutung von Traumen und Aneurysmablutungen und ihre Beurteilung im deutschen Recht. Med. Sachverständ. 61 (1965) 29

195 von Keitz, W.: Das Gutachten im Versorgungswesen. Schattauer, Stuttgart 1967

196 Kesselring, J.: Neurologische Manifestation beim erworbenen Immundefektsyndrom (AIDS). Dtsch. med. Wschr. 111 (1986) 1069–1072

197 Ketz, E.: Status epilepticus. Aktuelles zu Erscheinungsbild, Ursache und zeitgemäßer Therapie. Ther. d. Gegenw. 106 (1967) 741
198 Ketz, E., H.-R. Meier: Verlauf und prognosebestimmende Faktoren beim Grand-mal-Status. Akt. Neurol. 6 (1979) 233
199 Kienle, G.: Entwurzelungsreaktionen der Balkandeutschen. Fortschr. Neurol. Psychiat. 33 (1965) 600
200 Kind, H.: Neurose und Unfallversicherung. Schweiz. Arch. Neurol. Psychiat. 139 (1988) 31–41
201 Kinzel, W.: Das irreversible psychische Defektsyndrom nach Hirntrauma. Fortschr. Neurol. Psychiat. 40 (1972) 169
202 Kinzel, W., J. V. Galster, H. Erzigkeit, W. Kamprecht: Besteht ein Zusammenhang zwischen dem Schweregrad des psychischen Defektsyndroms nach Hirnkontusion und der Intelligenzleistung? Fortschr. Neurol. Psychiat. 47 (1979) 67
203 Kisker, K. P., H. Lauter, J.-E. Meyer, C. Müller, E. Strömgren: Psychiatrie der Gegenwart, Bd. I–IX. Springer, Berlin 1986 ff.
204 Klös, G., G. Weiler: Verletzungen und traumatische Todesfälle beim Sport unter besonderer Berücksichtigung von Haftungsfragen. Beitr. gerichtl. Med. 47 (1989) 337–339
205 Klonoff, P. S., W. G. Snow, L. D. Costa: Quality of life in patients 2 to 4 years after closed head injury. Neurosurgery 19 (1986) 735–743
206 Kohlhepp, W., H. G. Mertens, P. Oschmann, E. Rohrbach: Akute und chronische Erkrankung bei Zecken-vermittelter Borreliose. Nervenarzt 58 (1987) 557–563
207 Kohlmeyer, K.: Neuroradiologische Diagnostik bei organisch bedingten psychischen Störungen. In Kisker, K. P., H. Lauter, J.-E. Meyer, C. Müller, E. Strömgren: Psychiatrie der Gegenwart, Bd. VI. Springer, Berlin 1986
208 Koschlig, G.: Psychopathie und Fahrerlaubnis. Verkehrsmedizin 11 (1964) 543
209 Koufen, H., I. Martin, C. Ostertag: Korrelation von EEG-Herden und computertomographischen Befunden nach Schädel-Hirn-Traumen. Nervenarzt 52 (1982) 655–659
210 Krämer, G.: Epilepsie und Führerschein. Akt. Neurol. 11 (1984) 6–8
211 Krämer, G.: Alzheimer Krankheit. TRIAS, Thieme – Hippokrates – Enke, Stuttgart 1989
212 Krämer, G.: Interaktionen zwischen Antiepileptika und anderen Medikamenten. In Schimrigk, K., A. Haaß: Zentrale Bewegungsstörungen. Arzneimittelinterferenzen. Perimed, Erlangen 1985
213 Krankheit und Verkehr. Gutachten des Gemeinsamen Beirats für Verkehrsmedizin, Bearbeitet von H. Lewrenz u. B. Friedel. Schriftenreihe des Bundesministers für Verkehr, Heft 57, Bonn 1979
214 Krauland, W., H. Maxeiner: Zur Kenntnis von Verletzungen der großen Hirnschlagadern bei stumpfen Schädel-Hirn-Traumen. Beitr. gerichtl. Med. 38 (1980) 89–96
215 Krauseneck, P., W. Dittmann: Hirntumoren. In Mertens, H. G., R. Rohkamm: Therapie neurologischer Krankheiten und Syndrome. Thieme, Stuttgart 1990 (S. 247–265)
216 Kretschmer, E.: Das apallische Syndrom. Z. ges. Neurol. Psychiat. 169 (1940) 576
217 Kretschmer, E.: Psychotherapeutische Studien. Thieme, Stuttgart 1949
218 Kretschmer, H.: Neurotraumatologie. Thieme, Stuttgart 1978
219 Kronenberg, R.: Epilepsie. Rehabilitation vor Berentung (Berufskatalog für Anfallskranke). Dtsch. Gesundh.-Wes. 26 (1971) 1416
220 Küper, M.: Die Entschädigung von Impfschäden nach dem Bundes-Seuchengesetz. Med. Klin. 61 (1966) 112
221 Kunze, K.: Prognose der Polyneuropathien. Lebensversicher.-Med. 35 (1983) 87–93
222 Kup, W.: Spätschäden nach frontobasalen (rhinobasalen) Frakturen und ihre gutachterliche Einschätzung. Zbl. Chir. 103 (1978) 1149
223 Kutzner, M., H. W. Delank: Rückenmarkstraumen. In Suchenwirth, R. M. A., G. Wolf: Neurologische Begutachtung. Fischer, Stuttgart 1987
224 Kutzner, M.: Pathogenese, Klassifikation und Diagnostik der gedeckten Schädel-Hirn-Verletzungen. H. Unfallheilk. 85 (1982) 179–184
225 Lahoda, F., A. Schrader. In Fischer, A. W., R. Herget, G. Mollowitz: Das ärztliche Gutachten im Versicherungswesen, 3. Aufl., Bd. II. Barth, München 1969 (S. 133–146)
226 Lamberti, G., K. H. Wieneke: Untersuchungen zum Aktivierungs- und Habituationsverhalten hirntraumatisch geschädigter Kinder und Jugendlicher unterschiedlichen Schweregrades. Arch. Psychiat. Nervenkr. 229 (1981) 215–226
227 Landsberg, D.: Objektivierung peripherer Nervenschäden. In Hierholzer, G., E. Ludolph, E. Hamacher: Gutachtenkolloquium 4. Springer, Berlin 1989 (S. 79–85)
228 Lange, E.: „Vorsätzliche Körperverletzung" im Grand-Mal. Psychiat. Neurol. med. Psychol. 41 (1989) 112–113
229 Langelüddecke, A., P. H. Bresser: Gerichtliche Psychiatrie, 4. Aufl. De Gruyter, Berlin 1976
230 Lanksch, W., Th. Grumme, E. Kazner: Schädelverletzungen im Computertomogramm. Springer, Berlin 1978
231 Laubicher, W., A. Spielmann: Zur Ätiologie des neurastheniformen „Psychosyndroms" nach Verletzungen der Halswirbelsäule, einschließlich cervicocephalem Beschleunigungstrauma. Beitr. gerichtl. Med. 46 (1988) 439–449
232 Lausberg, G.: Pathophysiologische Aspekte des Hirnstammes beim gedeckten Schädelhirntrauma. Z. Kinderchir. 33 (1981) 200–206

233 Lauter, H.: Demenzen. In: Die Psychologie des 20. Jahrhunderts, Bd. X. Kindler, Zürich 1980 (S. 637–663)
234 Lauter, H.: Die organischen Psychosyndrome. In Kisker, K. P., H. Lauter, J.-E. Meyer, C. Müller, E. Strömgren: Psychiatrie der Gegenwart, Bd. VI. Springer, Berlin 1988
235 Laux, W., K. L. Wendland: Über psychische Folgen der Hirntraumen im Kindesalter. Med. Sachverständ. 57 (1961) 197
236 Lazaridis, K.: Psychiatrische Erkrankungen bei Ausländern – Hospitalisations- und nationalitätsspezifische Inzidenz. Nervenarzt 58 (1987) 250
237 Lechner, H., E. Ott: Zirkulationsstörungen des zentralen Nervensystems. In Suchenwirth, R. M. A., G. Wolf: Neurologische Begutachtung. Fischer, Stuttgart 1987 (S. 179–186)
238 Lemberger, U., A. Benini: Das Schädel-Hirn-Trauma (anhand von 831 Fällen). Ther. Umsch. 30 (1973) 336
239 Leven, B., G. Huffmann: Lokalisation und Prognose iatrogener Nervenläsionen. Münch. med. Wschr. 115 (1973) 1956–1958
240 Lewrenz, H.: Entwicklung der Kraftfahrer-Eignungsbegutachtung. Med. Welt (Stuttg.) 23 (1972) 617
241 Lewrenz, H.: Eignung zur Führung eines Kraftfahrzeugs. In Rauschelbach, H.-H., K.-A. Jochheim: Das neurologische Gutachten. Thieme, Stuttgart 1984
242 Lewrenz, H.: Krankheit und Kraftverkehr. Gutachten des gemeinsamen Beirates für Verkehrsmedizin beim Bundesminister für Verkehr und beim Bundesminister für Jugend, Familie und Gesundheit, 2. Aufl., Heft 57, Bonn-Bad Godesberg 1979
243 Lewrenz, H., B. Friedel: Krankheit und Kraftverkehr. Gutachten des gemeinsamen Beirats für Verkehrsmedizin beim Bundesminister für Verkehr und beim Bundesminister für Jugend, Familie und Gesundheit. Schriftenreihe des Bundesministers für Verkehr (1985) Heft 67
244 Lilie, H.: Ärztliche Dokumentationspflicht und Informationsrechte des Patienten. Chirurg 51 (1980) 55–61
245 Lob, A.: Handbuch der Unfallbegutachtung, Bd. I. Enke, Stuttgart 1961
246 Lob, A.: Handbuch der Unfallbegutachtung, Bd. II. Enke, Stuttgart 1968
247 Loers, J., B. Stark, H. Nolte: Zur gutachterlichen Beurteilung von Schädigungen des Nervensystems durch eine Narkose. Med. Welt (Stuttg.) 27 (1976) 1751
248 Loew, F., S. Wüstner: Diagnose, Behandlung und Prognose der traumatischen Hämatome des Schädelinneren. Springer, Wien 1960
249 Lorenz, H., E. Weber, A. Omlor, G. Walter, A. Haaß; F. Steigerwald, A. Buchter: Nachweis von Hirnschädigungen durch Tetrachloraethen. Zbl. Arbeitsmed. 40 (1990) 355–364
250 Ludin, H.-P.: Praktische Elektromyographie. Enke, Stuttgart 1976
251 Ludin, H.-P., W. Tackmann: Sensible Neurographie. Thieme, Stuttgart 1979
252 Ludin, H.-P., W. Tackmann: Polyneuropathien. Thieme, Stuttgart 1984
253 Ludin, H.-P., B. Radanow: Die organneurologischen Folgen des Schädel-Hirn-Traumas. Ther. Umsch. 44 (1987) 193–196
254 Ludin, H.-P.: Das Parkinson-Syndrom. Kohlhammer, Stuttgart 1988
255 Ludolph, E.: Die Rentenneurose – Mitverantwortung des Arztes. Med. Sachverständ. 80 (1984) 16
256 Ludwig, H., H. Rosenhagen: Spätschäden nach posttraumatischer Carotis-Ligatur. Med. Sachverständ. 54 (1958) 52
257 Lücking, C. H.: Kritische Wertung der operativen Parkinson-Therapie. In Schimrigk, K., A. Haaß: Zentrale Bewegungsstörungen. Perimed, Erlangen 1985 (S. 136–140)
258 Lücking, C. H., R. Hammers: Traumatische Schädigungen. In Bodechtel, G.: Differentialdiagnose neurologischer Krankheitsbilder. Thieme, Stuttgart 1984
259 Lüth, G., G. Hilmers, D. Seitz, H. C. Hopf: Hirnembolien nach intravasaler Ozon/Sauerstoff-Therapie. Verh. dtsch. Ges. Neurol. 56 (1983) 509–511
260 Lund, M.: Epilepsie und Führerschein. Nervenarzt 38 (1967) 61
261 Lund, M.: Die Mortalität von Epileptikern. Med. Sachverständ. 64 (1968) 77
262 Lund, O. E.: Hirntrauma und Cerebralsklerose. Dtsch. med. Wschr. 81 (1956) 968
263 Maier-Madignier, S.: Psychiatrische Begutachtung und Versicherungsrecht bei Suizidfällen. Lebensversicher.-Med. 38 (1986) 30
264 Manz, F.: Periphere Nervenschäden. In Suchenwirth, R. M. A., G. Wolf: Neurologische Begutachtung. Fischer, Stuttgart 1987
265 Marcea, J. T.: Das Raeder-Syndrom. Nervenarzt 50 (1979) 563
266 Markus, E.: Schädelhirnverletzungsfolgen – „The silent epidemic". Schweiz. med. Wschr. 121 (1991) 205–206
267 Marneros, A.: Erstmanifestationen der Hirnatrophie. Fortschr. Neurol. Psychiat. 47 (1979) 273
268 Marsden, C. D., J. Obeso, J. C. Rothwell: Benign essential tremor is not a single entity. in Yahr, M. D.: Current Concepts in Parkinson's Disease. Excerpta Medica, Amsterdam 1983 (pp. 31–46)

269 Martin, J. B., J. G. Gusella: Huntington's disease: pathogenesis and management. New Engl. J. Med. 315 (1986) 1267–1276

270 Mattig, H. W.: Gutachterliche Probleme bei der Beurteilung von Komplikationen ärztlicher Eingriffe. Ärztl. Fortbild. 70 (1977) 206

271 Meese, W., Th. Grumme: Die Beurteilung hirnatrophischer Prozesse mit Hilfe der Computertomographie. Fortschr. Neurol. Psychiat. 48 (1980) 494–509

272 Meier-Ewert, K.: Zur Begutachtung der Narkolepsien. Öff. Gesundh.-Wes. 45 (1983) 488–493

273 Meier-Ewert, K.: Tagesschläfrigkeit. In Neundörfer, B., K. Schimrigk, D. Soyka: Praktische Neurologie. VCH, Weinheim 1989

274 Meinecke, F. W., U. Lemberger u. A. Benini 1973 (zit. nach [238])

275 Meinecke, F.-W.: Fortschritte in Therapie und Rehabilitation bei Querschnittsgelähmten. Lebensversicher.-Med. 26 81974) 44

276 Mende, W.: Begutachtungsfragen bei Schizophrenie. Landarzt 42 (1966) 115

277 Mende, W.: Versicherungsmedizinische Begutachtung der Schizophrenen. Lebensversicher.-Med. 25 (1973)

278 Meinecke, F.-W.: Rückenmarksschäden. In Rauschelbach, H.-H., K.-A. Jochheim: Das neurologische Gutachten. Thieme, Stuttgart 1984

279 Mertens, H. G.: Die Arbeitsfähigkeit bei Muskelkranken. Med. Welt (Stuttg.) 27 (1976) 617

280 Mertens, H. G., D. Dommasch: Enzephalitis. Akute und chronische Entzündungen des Zentralnervensystems. Perimed, Erlangen 1982

281 Mertens, H. G., J. Gerlach: Die neuralgische Schulteramyotrophie, Syndrom einer Plexuskompression? Akt. Neurol. 1 (1974) 12

282 Mertens, H. G., H. Przuntek: Psychische Aspekte zentralmotorischer Erkrankungen. In Schimrigk, K., A. Haaß: Zentrale Bewegungsstörungen. Perimed, Erlangen 1985 (S. 12–18)

283 Mertz, D., H. Loewer, I. Suermann: Trends des Risikofaktorenprofils zwischen 1976 und 1988. Versicher.-Med. 42 (1990) 148–151

284 Metzger, J., C. Piedelièvere, C. Diebler, R. Messimy: Tomodensitometrie cerebrale (Scanner) et pathologie sequellaire; son interet medicolegale. Sem. Hôp. Paris 53 (1977) 2539

285 Meve, R., H.-J. König, V. Kujat, J. Anagnostopoulos-Schleep: Schädel-Hirn-Verletzte und ihre Reintegration in das Erwerbsleben. Fortschr. Med. 107 (1989) 285–287

286 Möllhoff, G.: Wann ist „Sucht" als krankhafte Störung der Geistestätigkeit im Sinne des § 169 VVG aufzufassen? Lebensversicher.-Med. 26 (1974)

287 Möllhoff, G.: Versicherungsmedizinische Begutachtung von Psychosen. Med. Welt (Stuttg.) 27 (1976) 1323

288 Möllhoff, G., H. Bauer: Zur versicherungsmedizinischen Bewertung des Stotterns nach Hirntraumen. Med. Sachverständ. 60 (1964) 176

289 Möllhoff, G.: Nebenwirkungen von Tuberkulostatika auf neurologischem und psychiatrischem Gebiet. Lebensversicher.-Med. 31 (1979) 123

290 Möllhoff, G.: Zur Beurteilung des Suizids in der Gesetzlichen Unfallversicherung und in der Privaten Assekuranz. Versicher.-Med. 41 (1989) 174

291 Mohing, W.: Kraftanstrengung, Wirbelbruch, Bandscheibenvorfall. Versicher.-Med. 41 (1989) 129–132

292 Mohr, W.: Begutachtung bei Malaria-Erkrankungen. Med. Klin. 70 (1975) 1326

293 Moser, M.: Zur Begutachtung von Schwindelzuständen nach Schädel-Hirn-Traumen. Fortschr. Med. 99 (1981) 505–510

294 Müller, W.: Das traumatische Mittelhirnsyndrom und die Rehabilitation schwerer Schädel-Hirn-Traumen. Springer, Berlin 1982

295 Müller, D.: Geordneter Dämmerzustand nach leichtem Schädeltrauma oder isolierte traumatische Amnesie. Z. ärztl. Fortbild. 69 (1975) 1054

296 Müller, E.: Das Schleudertrauma der Halswirbelsäule und seine verschiedenen Folgen. Dtsch. med. Wschr. 91 (1966) 588–593

297 Müller, E.: Zum Trauma des alternden und vasculär vorgeschädigten Gehirns. Dtsch. Z. Nervenheilk. 188 (1966) 259

298 Müller, E.: Medianusschädigung nach Kubitalvenenpunktion. In Fritze, E., H. Viefhues: Das ärztliche Gutachten. Steinkopff, Darmstadt 1984

299 Müller, E.: Genitofemoralis- und Cutaneus-femoris-lateralis-Neuralgie nach Punktion der Arteria femoralis zur Katheterangiographie. In Fritze, E., H. Viefhues: Das ärztliche Gutachten. Steinkopff, Darmstadt 1984

300 Müller, H. R.: Zur Frage von Krankheitsdauer und Invalidität bei der Multiplen Sklerose. Dtsch. med. Wschr. 91 (1966) 996

301 Müller-Vahl, H.: Iatrogene Schäden des Nervensystems und der Muskulatur. Verh. dtsch. Ges. Neurol. 56 (1983) 476–482

302 Mumenthaler, M., A. Hecker: Klinik und Zuordnung tonischer Hirnstammanfälle anhand von 27 eigenen Beobachtungen. Fortschr. Neurol. Psychiat. 41 (1973) 623

303 Mumenthaler, M., H. Schliack: Läsionen peripherer Nerven, 5. Aufl. Thieme, Stuttgart 1987

304 Mumenthaler, M.: Neurologie, 9. Aufl. Thieme, Stuttgart 1990

305 Neundörfer, B., H. Kuhn: Das Roussy-Lévy-Syndrom. Nervenarzt 47 (1976) 153–156

306 Neundörfer, B.: Differentialdiagnose des Gesichtsschmerzes aus neurologischer Sicht. Lebensversicher.-Med. 35 (1983) 93–97

307 Neundörfer, B.: Polyneuritiden und Polyneuropathien. In Neundörfer, B., K. Schimrigk, D. Soyka: Praktische Neurologie. VCH, Weinheim 1988

308 Neundörfer, B.: Differentialdiagnose des Gesichtsschmerzes aus neurologischer Sicht. Lebensversicher.-Med. 35 (1983) 93–97

309 Nickl, W.: Die Ergebnisse der medizinischen und beruflichen Rehabilitation im Jahre 1968 bei den gewerblichen Berufsgenossenschaften und der neue Diagnoseschlüssel. Berufsgenossenschaftl. Prax. 4 (1970) 143

310 Oesterreich, K.: Hirnverletzungen und ihre Folgen im Alter. Zur Frage der Begutachtung von älter gewordenen Hirnverletzten. Akt. Gerontol. 12 (1982) 162–165

311 Oppel, F., J. Schramm: Therapieresistente Schmerzen nach lumbaler Bandscheibenoperation. Arch. Psychiat. Nervenkr. 230 (1981) 63–70

312 Paal, G.: Differentialdiagnose und Prognose der Apoplexien. Versicher.-Med. 42 (1990) 98–102

313 Paal, G.: Unfall und Gehirntumor aus klinisch diagnostischer Sicht. Med. Welt (Stuttg.) 19 (1968) 295

314 Paal, G.: Therapie der Hirndurchblutungsstörungen. VCH, Weinheim 1984

315 Paar, G. H., A. Eckhardt: Chronisch vorgetäuschte Störungen mit körperlichen Symptomen – eine Literaturübersicht. Psychother. Psychosom. med. Psychol. 37 (1987) 197

316 Paeslack, V.: Rehabilitation bei Patienten mit Rückenmarksschäden. In Jochheim, K.-A., J. F. Scholz: Rehabilitation, Bd. III. Thieme, Stuttgart 1975 (S. 145)

317 Pampus, I.: Traumatische Hirnschäden im Kindes- und Jugendalter. In Rauschelbach, H.-H., K.-A. Jochheim: Das neurologische Gutachten. Thieme, Stuttgart 1984

318 Pampus, I., J. Seidenfaden: Die posttraumatische Epilepsie. Fortschr. Neurol. Psychiat. 42 (1974) 329

319 Parkes, C. M.: The psychological reactions to loss of a limb: The first year after amputation. In Howells, J. G.: Modern perspectives in the Psychiatric Aspects of Surgery. Brunner-Mazel, New York 1976

320 Patzold, U., E. Pfingst, E. Trostdorf: Der „Normal Pressure Hydrocephalus". Fortschr. Neurol. Psychiat. 42 (1974) 281

321 Patzold, U.: Tetanus. In Hopf, H. Ch., K. Poeck, H. Schliack: Neurologie in Praxis und Klinik, Bd. II. Thieme, Stuttgart 1981 (S. 4.146–4.147)

322 Paul, U.: Lähmungen des N. accessorius nach kleinem chirurgischem Eingriff im seitlichen Halsdreieck. Zbl. Chir. 95 (1970) 1298

323 Pauleikhoff, B., H. Mester: Kann eine endogene Depression durch einen Unfall ausgelöst werden? Lebensversicher.-Med. 26 (1974)

324 Penin, H.: Epilepsie und Berufsunfähigkeit. Akt. Neurol. 6 (1979) 257

325 Penin, H.: Hirnorganische Anfälle. In Rauschelbach, H.-H., K.-A. Jochheim: Das neurologische Gutachten. Thieme, Stuttgart 1984

326 Penin, H.: Begutachtung bei Epilepsie. Akt. Neurol. 9 (1982) 98–104

327 Penin, H.: Epilepsie und Führerschein. Akt. Neurol. 11 (1984) 10–12

328 Peters, U. H.: Kriminalität bei Temporallappenepilepsie. Beitr. gerichtl. Med. 25 (1968) 175

329 Peters, U. H.: Der Epileptiker in seiner Familie. Fortschr. Neurol. Psychiat. 46 (1978) 633

330 Peters, U. H.: Die Epilepsie als psychisches Leiden. In: Die Psychologie des 20. Jahrhunderts, Bd. X. Kindler, Zürich 1980 (S. 558–570)

331 Pfeiffer, J.: Morphologische Aspekte der Epilepsien. Springer, Berlin 1963

332 Pflaum, G.: Individuelle Förderung der beruflichen Rehabilitation Behinderter. Dtsch. Ärztebl. 77 (1980) 1685

333 Pfloeger, A., E. Knauer: Folgen von kurzdauernden psychischen Extrembelastungen und ihre Behandlung. Med. Sachverständ. 76 (1980) 11

334 Pia, H. W.: Zur Differentialdiagnose des Ischias und Indikation zur operativen Behandlung. Dtsch. med. Wschr. 84 (1959) 101

335 Piechowiak, H.: Sozialmedizinische Analyse: Wie krank sind Reha-Antragsteller? Vertrauensärztliche HV-Begutachtungen näher betrachtet. Öff. Gesundh.-Wes. 50 (1988) 572–578

336 Pietschmann, H.: Das vegetativ-orthostatische Kreislaufsyndrom und seine Beurteilung in der Rentenversicherung. Med. Welt 21 (1969) 1323

337 Plassmann, R.: Die heimliche Selbstmißhandlung. Z. psychosom. Med. Psychoanal. (1986) 316

338 Poeck, K.: Klinische Neuropsychologie, 2. Aufl. Thieme, Stuttgart 1989

339 Poewe, W., B. Kleedorfer: Therapie des essentiellen Blepharospasmus und hemifacialen Spasmus mit lokalen Injektionen von Botulinum-Toxin Typ A: Erfahrungen an 50 Patienten. Akt. Neurol. 16 (1989) 78–82

340 Pongratz, D.: Differentialdiagnose der Erkrankungen der Skelettmuskulatur anhand von Muskelbiopsien. Thieme, Stuttgart 1976

341 Pongratz, D., R. B. Spatz: Infektiös-entzündliche Erkrankungen. In Bodechtel, G.: Differentialdiagnose neurologischer Krankheitsbilder, 4. Aufl. Thieme, Stuttgart 1984

342 Pongratz, D. E., C. D. Reimers, D. Hahn, M. Nägele, W. Müller-Felber: Atlas der Muskelkrankheiten. Urban & Schwarzenberg, München 1990

343 Poser, S.: Multiple Sklerose. In Suchenwirth, R. M. A., G. Wolf: Neurologische Begutachtung. Fischer, Stuttgart 1987 (S. 155–178)

344 Posthuma, E. P. S.: Die Rehabilitation von Epileptikern. In: Anfallskrankheiten, 15. Neurologischer Fortbildungskurs, Düsseldorf 1974. Med. Welt (Stuttg.) 25 (1974)
345 Prange, H.: Neurosyphilis. In Neundörfer, B., K. Schimrigk, D. Soyka: Praktische Neurologie. VCH, Weinheim 1988
346 Quandt, J.: Die zerebralen Durchblutungsstörungen des Erwachsenenalters. Volk und Gesundheit, Berlin 1959
347 Rabe, F.: Die Kombination hysterischer und epileptischer Anfälle. Springer, Berlin 1970
348 Rabe, F.: Die Begutachtung traumatischer Hirnschäden. Med. Welt (Stuttg.) 27 (1976) 595
349 Rabe, F.: Prognostische Bedeutung von Veränderungen des Anfallscharakters im Verlaufe epileptischer Erkrankungen. Akt. Neurol. 6 (1979) 227
350 Raithel, D.: Diagnostik und Therapie der zerebro-vaskulären Insuffizienz. Versicher.-Med. 42 (1989) 165–168
351 Rantscht-Froemsdorff, W.: Diagnostik von „Wetterfühligkeit" und „Wetterschmerz". Z. Allg.-Med. 1 (1976) 228
352 Rasmussen, N., J. Petersen: Wegener's granulomatosis and anti neutrophil cytoplasm antibodies (ANCA). Acta pathol. microbiol. immunol. scand. 98, Suppl. 19 (1990) 1–68
353 Rauch, H.-J.: Die gerichtliche psychiatrische Untersuchung und Begutachtung im allgemeinen. In Daniels, J., W. Hagen, H. Lehmkuhl, J. Posch, F. Pürckhauer, E. Schröder, J. Stralau, C. L. P. Trüb: Das öffentliche Gesundheitswesen, Bd. V/A. Gutachtenwesen. Thieme, Stuttgart 1968
354 Rauch, H.-J.: Die spezielle gerichtliche psychiatrische Untersuchung und Begutachtung. In Daniels, J., W. Hagen, H. Lehmkuhl, J. Posch, F. Pürckhauer, E. Schröder, J. Stralau, C. L. P. Trüb: Das öffentliche Gesundheitswesen, Bd. V/A. Gutachtenwesen. Thieme, Stuttgart 1968
355 Rauschelbach, H.-H., K. A. Jochheim: Das neurologische Gutachten. Thieme, Stuttgart 1984
356 Rauschelbach, H.-H.: Zur gutachterlichen Beurteilung der traumatischen Epilepsien. Med. Sachverständ. 73 (1977) 86
357 Rauschelbach, H.-H.: Ärztliche Begutachtung im Spannungsfeld zwischen Medizin, Recht und Auftraggeber. Med. Sachverständ. 75 (1979) 22
358 Reckel, K., H. Ehrhardt: Stellt ein Schreck oder ein „seelischer Schock" eine Körperverletzung im Sinne des § 823 Absatz 2 BGB dar? Lebensversicher.-Med. 26 (1974)
359 Regli, F., A. Haynal: Die Beziehungen zwischen amyotrophischer Lateralsklerose und Traumata bzw. Elektrotraumata. Z. Unfallmed. Berufskr. 58 (1965) 136
360 Reichel, J., W. Usbeck, J. Mühlan: Haftpflichtbegutachtung bei Akzessoriusparesen nach Lymphknotenexstirpation im seitlichen Halsdreieck. Zbl. Chir. 100 (1975) 752
361 Reimer, F.: Gibt es ein Selbstmordproblem? Lebensversicher.-Med. 18 (1966) 36
362 Reisberg, B.: Hirnleistungsstörungen. Alzheimersche Krankheit und Demenz. Beltz, Weinheim 1986
363 Resch, K. L., E. Ernst: Rheologische Risikofaktoren der Apoplexie. Versicher.-Med. 42 (1990) 103–105
364 Riedel, H.: Schlußwort. Med. Sachverständ. 58 (1962) 55
365 Ritter, G.: Epilepsie und Führerschein. Untersuchung 1973/1974 in Zusammenarbeit mit dem Kraftfahrt-Bundesamt in Flensburg. Nervenarzt 47 (1976) 51
366 Ritzel, G., G. Ritter: Zusammenhänge zwischen Therapie und Delinquenz von Epileptikern. Med. Welt (Stuttg.) 24 (1973) 2035
367 Rodin, E., P. Rennick, R. Dennerli, Y. Lin: Vocational and educational problems of epileptic patients. Epilepsia (Amst.) 13 (1972) 149
368 Rohkamm, R.: Vaskulitiden. In Mertens, H. G., R. Rohkamm: Therapie neurologischer Krankheiten und Syndrome. Thieme, Stuttgart 1990 (S. 57–59)
369 Rohkamm R., U. Bogdahn: Infektionskrankheiten mit unbekanntem Erreger. In. Mertens, H. G., R. Rohkamm: Therapie neurologischer Krankheiten und Syndrome. Thieme, Stuttgart 1990 (S. 111–125)
370 Rohkamm, R.: Hypertensive Enzephalopathie. In Mertens, H. G., R. Rohkamm: Therapie neurologischer Krankheiten und Syndrome. Thieme, Stuttgart 1990 (S. 55–57)
371 Rohkamm, R., U. Hobert: Dementielle Syndrome. In Mertens, H. G., R. Rohkamm: Therapie neurologischer Krankheiten und Syndrome. Thieme, Stuttgart 1990 (S. 586–594)
372 Rueff, F. L.: Beengende Verbände. Münch. med. Wschr. 119 (1977) 57
373 Schaefer, K.: Ein kasuistischer Beitrag zur Meningeom-Entstehung nach einem Trauma. Zbl. allg. Pathol. pathol. Anat. 107 (1965) 476
374 Schaefer, W. D.: Die Bedeutung des Nystagmus in der Ophthalmologie. Verh. Ges. Neurootol. Aequilibriometr. 1 (1975) 318
375 Schäffler, L. R. Solari, C. Meier: Intermittierende hirnelektrische Stille bei posttraumatischem Hirnödem. Nervenarzt 51 (1980) 41–42
376 Scheerer, R.: Nochmals: die Berufs- und Erwerbsunfähigkeit Schwachsinniger aus juristischer Sicht. Med. Sachverständ. 60 (1964) 229
377 Scheid, W.: Lehrbuch der Neurologie, 5. Aufl. Thieme, Stuttgart 1983
378 Schepank, H.: Erb- und Umweltfaktoren bei Neurosen. Springer, Berlin 1984

379 Scherzer, E.: Drei ungewöhnliche nervenärztliche Kausalitätsfragen. Wien. med. Wschr. 114 (1964) 270

380 Scherzer, E.: Traumatische Spätlähmung des Nervus abducens. Chirurg 35 (1964) 127

381 Schiffter, R.: Neurologie des vegetativen Nevensystems. Springer, Berlin 1985

382 Schimrigk, K.: Die Rehabilitation nach Schädelhirntrauma. Chirurg 41 (1970) 449

383 Schimrigk, K.: Schmerzzustände im Bereich von Leiste und Hüfte aus neurologischer Sicht. Chirurg 52 (1981) 353–358

384 Schimrigk, K.: Kopfschmerzen bei neurologischen Krankheiten. Therapiewoche 32 (1982) 5493–5502

385 Schimrigk, K., T. Stober: Synkopen aus neurologischer Sicht. Therapiewoche 234 (1984) 6740–6745

386 Schimrigk, K., I. Konze: Krankengymnastik bei neuromuskulären Krankheiten. In Mortier, W., R. Pothmann, K. Kunze: Aktuelle Aspekte neuromuskulärer Erkrankungen. Thieme, Stuttgart 1988 (S. 6–11)

387 Schleyer, F.: Schädel-Hirntrauma durch stumpfe Gewalt und Differentialdiagnose der Trunkenheit. Mat. Med. Nordmark 18 (1966) 321

388 Schliack, H.: Zur Begutachtung peripherer Nervenläsionen. Akt. Neurol. 1 (1974) 51

389 Schmauss, A. K.: Kaudasyndrom nach Lumbalanaesthesie. Zbl. Chir. 97 (1972) 343

390 Schmidt, H.: Verordnung und Überprüfung von orthopädischen Hilfsmitteln. In Rompe, G., A. Erlenkämper: Begutachtung der Haltungs- und Bewegungsorgane. Thieme, Stuttgart 1978 (S. 132–148)

391 Schmidt, D.: Behandlung der Epilepsien. Thieme, Stuttgart 1984

392 Schmidt, G.: Zur Biomechanik des Schleudertraumas der Halswirbelsäule. Versicher.-Med. 41 (1989) 121–126

393 Schmieder, F.: Psychiatrische Rehabilitation traumatischer Hirnschäden. Wien. med. Wschr. 118 (1968) 779

394 Schmieder, F.: Zur Diagnostik von Schädel-Hirn-Traumen ohne neuropathologische Syndrome. Med. Sachverständ. 70 (1974) 10

395 Schober, W.: Über posttraumatische Temporallappenepilepsie unter besonderer Berücksichtigung der temporalen Synkope. Wien. klin. Wschr. 77 (1965) 465

396 Schoers, B., R. Schoers: Amnesie und gedecktes Schädel-Hirn-Trauma – eine klinische Studie an 82 Fällen. Fortschr. Neurol. Psychiat. 49 (1981) 204–210

397 Schottky, L., W. Kreiczirek, W. Claes: Das neue „Gesetz zur Sicherung der Eingliederung in Arbeit, Beruf und Gesellschaft" (SchwbG, Fassung vom 29. 4. 1974). Seine Möglichkeiten und Konsequenzen für die Psychiatrie und Neurologie. Psychiat. Prax. 3 (1976) 94

398 Schrader, A., I. Neu: Differentialdiagnose der Multiplen Sklerose. In Bodechtel, G.: Differentialdiagnose neurologischer Krankheitsbilder, 4. Aufl. Thieme, Stuttgart 1984

399 Schrader, A., A. Rass: Rückenmarkstumoren. In Bodechtel, G.: Differentialdiagnose neurologischer Krankheitsbilder, 4. Aufl. Thieme, Stuttgart 1984

400 Schrader, A., A. Stammler, H. Stickl: Infektiös-entzündliche Erkrankungen des ZNS. In Neundörfer, B., K. Schimrigk, D. Soyka: Praktische Neurologie. VCH, Weinheim 1988

401 Schrappe, O.: Toxikomanie. In: Die Psychologie des 20. Jahrhunderts, Bd. X. Kindler, Zürich 1980 (S. 849–868)

402 Schrappe, O.: Ist Depravation nichts anderes als eine „suchtspezifische Besinnungsstörung"? In Keup, W.: Folgen der Sucht. Thieme, Stuttgart 1980 (S. 100–105)

403 Schrappe, O.: Zur Differentialdiagnose von Enzephalitis und Psychose. In Mertens, H. G., D. Dommasch: Enzephalitis. Akute und chronische Entzündungen des Zentralnervensystems. Perimed, Erlangen 1982

404 Schrappe, O.: Pseudoblepharospasmus. In Schimrigk, K., A. Haaß: Zentrale Bewegungsstörungen. Arzneimittelinterferenzen. Perimed, Erlangen 1985

405 Schröder, J. M.: Pathologie der Muskulatur. In Doerr, W., G. Seifert: Spezielle pathologische Anatomie, Bd. XV. Springer, Berlin 1982

406 Schulte, W.: Epilepsie und ihre Randgebiete in Klinik und Praxis. Lehmann, München 1964

407 Schulte, W., W. Mende: Endogene Psychosen. In Fischer, A. W., R. Herget, G. Mollowitz: Das ärztliche Gutachten im Versicherungswesen, 3. Aufl., Bd. II. Barth, München 1969 (S. 177–192)

408 Scriba, P. C.: Endokrin bedingte Enzephalopathien. In Bodechtel, G.: Differentialdiagnose neurologischer Krankheitsbilder, 4. Aufl. Thieme, Stuttgart 1984

409 Seitelberger, F.: Rehabilitation bei organischer Hirnschädigung. Wien. med. Wschr. 118 (1968) 738

410 Seitz, D.: Impfschäden nach Pocken- und Poliomyelitis-Impfungen und ihre gutachterliche Beurteilung. Med. Welt (Stuttg.) 27 (1976) 637

411 Shoulson, I.: Die Chorea. Clin. Neuropharmacol., Suppl. 2 (1986) 585–599

412 Simon, P.: Eingliederungshilfen nach dem Bundessozialhilfegesetz. In Rompe, G., A. Erlenkämper: Begutachtung der Haltungs- und Bewegungsorgane. Thieme, Stuttgart 1978 (S. 217–231)

413 Sorgo, G., P. Piltz: Beitrag zur Frage der Kausalität zwischen Schädelhirntrauma und Aneurysmablutung. Beitr. gerichtl. Med. 35 (1977) 89

414 Soyka, D.: Kopfschmerzen. In Neundörfer, B., K. Schimrigk, D. Soyka: Praktische Neurologie, 2. Aufl. VCH, Weinheim 1990

415 Spatz, R.: Die Narkolepsie in gutachterlicher Sicht. Münch. med. Wschr. 115 (1973) 696

416 Spatz, R. B., F. Mittelbach: Mißbildungen. In Bodechtel, G.: Differentialdiagnose neurologischer Krankheitsbilder, 4. Aufl. Thieme, Stuttgart 1984 (S. 8.1–8.21)

417 Spatz, R.: Anfallsleiden. In Suchenwirth, R. M. A., G. Wolf: Neurologische Begutachtung. Fischer, Stuttgart 1987

418 Sperling, E.: Hirnverletzung und Selbsttötung, eine hirnpathologische Fragestellung. Fortschr. Neurol. Psychiat. 25 (1957) 179

419 Sperling, E.: Die soziale Lage von Hirnverletzten. Vergleichende sozialpsychiatrische Untersuchungen bei Hirn- und sonstigen Körperverletzten. Fortschr. Med. 84 (1966) 485

420 Stammler, A.: Zerebrale Durchblutungsstörungen infolge entzündlicher Gefäßerkrankungen. In Paal, G.: Therapie der Hirndurchblutungsstörungen. VCH, Weinheim 1984

421 Steinmeyer, H. D.: Rechtsfragen bei Epilepsie. Stiftung Michael, Bonn 1983

422 Stille, D.: Die distale Radialisparese (Supinatorsyndrom). Akt. Neurol. 1 (1974) 5

423 Stober, T., S. Sen, T. Anstätt, G. Freier, K. Schimrigk: Direct evidence of hypertension and the possible role of postmenopause oestrogen deficiency in the pathogenesis of berry aneurysms. J. Neurol. 232 (1985) 67–72

424 Stober, T.: Neurocardiologie. In Neundörfer, B., K. Schimrigk, D. Soyka: Praktische Neurologie. VCH, Weinheim 1990

425 Stöhr, M., B. Riffel: Nerven- und Nervenwurzelläsionen. In Neundörfer, B., K. Schimrigk, D. Soyka: Praktische Neurologie. VCH, Weinheim 1988

426 Strauer, B. E., H. Rastan: Das Hyperabduktionssyndrom. Dtsch. med. Wschr. 97 (1972) 1335–1338

427 Struppler, W.: Frontobasale Frakturen. Ther. Umsch. 30 81973) 379

428 Suchenwirth, R. M. A.: Neurologische Begutachtung. Fischer, Stuttgart 1977

429 Suchenwirth, R. M. A.: Muskelkrankheiten (Myopathien) In Suchenwirth, R. M. A., G. Wolf: Neurologische Begutachtung. Fischer, Stuttgart 1987

430 Suchenwirth, R. M. A.: Begutachtung der Spätschäden nach gedeckten Schädel-Hirn-Verletzungen. Unfallheilkunde 85 (1982) 201–205

431 Täschner, K.-L., K. Wanke: Drogenabhängigkeit – Krankheit oder Gebrechen im Sinne der RVO? Med. Sachverständ. 72 (1976) 32

432 Tegenthoff, M.: Schmerzproblematik bei der Begutachtung peripherer Nervenschäden. In Hierholzer, G., E. Ludolph, E. Hamacher: Gutachtenkolloquium 4. Springer, Berlin 1989 (S. 87–93)

433 Teusch, L., M.-F. Engelmeier: Eine empirische Studie zur Frage der Rentenneurose. Fortschr. Neurol. Psychiat. 50 (1982) 207

434 Teusch, L.: Ein katamnestischer Nachtrag zur Rentenneurosestudie. Fortschr. Neurol. Psychiat. 52 (1984) 113

435 Teusch, L.: Die psychiatrische Begutachtung von Gastarbeitern. Med. Sachverständ. 80 (1984) 91

436 Teusch, L.: Die Rentenneurose. Dtsch. Ärztebl. 82 (1985) 905

437 Teusch, L.: Begutachtung von kranken Gastarbeitern. Dtsch. Ärztebl. 83 (1986) 3616

438 Thiele, W.: Vegetative Dystonie. Ein kritischer Beitrag zur Begutachtung. Öff. Gesundh.-Wes. 30 (1968) 306

439 Thielen, T., F. Bahmer, U. Mielke: Lepra aus neurologischer Sicht. Nervenarzt 54 (1983) 504–512

440 Tölle, R.: Persönlichkeitsstörungen. In Kisker, K. P., H. Lauter, J.-E. Meyer, C. Müller, E. Strömgren: Psychiatrie der Gegenwart, Bd. I. Springer, Berlin 1986

441 Tölle, R.: Psychiatrie, 8. Aufl. Springer, Berlin 1988

442 Tönnis, D.: Rückenmarkstrauma und Mangeldurchblutung. Beitr. Neurochir. 5 (1963)

443 Trube-Becker, E.: Unfall, Selbstmord oder plötzlicher Tod? Lebensversicher.-Med. 18 (1966) 33

444 Tschersich, A.: Klinik, Verlauf und Prognose des alkoholischen Korsakow-Syndroms. Fortschr. Neurol. Psychiat. 46 (1978) 519

445 Undeutsch, U.: Kritische Beurteilung des gegenwärtigen Standes der Kraftfahrer-Eignungsuntersuchungen und Ansichten für die Zukunft. Med. Welt (Stuttg.) 23 (1972) 638

446 Unterharnscheidt, F.: Die gedeckten Schäden des Gehirns. Springer, Berlin 1963

447 Unterharnscheidt, F.: Traumatische Hirnschäden. Spezielle Nosologie. In Rauschelbach, H.-H., K.-A. Jochheim: Das neurologische Gutachten. Thieme, Stuttgart 1984

448 Veith, G.: Über die Krampfschädigung des Gehirns. Bethel, Heft 20, Juni 1979, 21–42

449 Velinkonja, M.: Zur Frage der Arbeits- und Erwerbsfähigkeit bei schizophrenen Residualzuständen. Lebensversicher.-Med. 37 (1985) 14

450 Venzlaff, U.: Das akute und das chronische Belastungssyndrom. Med. Welt (Stuttg.) 17 (1966) 317 u. 369

451 Venzlaff, U.: Selbstmord und freie Willensbestimmung. Lebensversicher.-Med. 18 (1966) 25

452 Venzlaff, U.: Das gedeckte Schädelhirntrauma beim alten Menschen. Lebensversicher.-Med. 28 (1976) 70

453 Venzlaff, U.: Die Neurosenrechtssprechung in der Zivil- und Sozialgerichtsbarkeit. In: Psychiatrie der Gegenwart – Forschung und Praxis, 2. Aufl., Bd. III, Springer, Berlin 1975
454 Venzlaff, U.: Intrakranielle Komplikationen bei Gesichtsschädelverletzungen. Lebensversicher.-Med. 31 (1979) 132
455 Venzlaff, U.: Psychiatrische Begutachtung. Fischer, Stuttgart 1986
456 Vernon, J. D., J. R. Silver, H. Ohry: Posttraumatic syringomyelia. Paraplegia 20 (1982) 339–343
457 Vierheilig, H.: Die ärztliche Mitwirkung bei der Durchführung des Schwerbehindertengesetzes. Bayer. Ärztebl. (1975) 504
458 Wais, M.: Über Störungen der sozialen Kognition bei Rechtshirngeschädigten. Fortschr. Neurol. Psychiat. 50 (1982) 203–206
459 Walter, G., T. Stober, K. Schimrigk: Fehldiagnosen bei Subarachnoidalblutungen. Dtsch. med. Wschr. 112 (1987) 585–589
460 Walter, K.: Die Commotio cerebri am alternden Hirn. Springer, Berlin 1960
461 Wanke, K., K.-L. Täschner: Rauschmittel. Drogen – Medikamente – Alkohol. Enke, Stuttgart 1985
462 Wanke, K.: Zur Psychologie der Sucht. In Kisker, K. P., H. Lauter, J.-E. Meyer, C. Müller, E. Strömgren: Psychiatrie der Gegenwart, Bd. III. Springer, Berlin 1987
463 Wanke, R.: Verletzungen des Gehirns, des Rückenmarks und der peripheren Nerven vom chirurgischen Standpunkt. In Fischer, A. W., R. Herget, G. Mollowitz: Das ärztliche Gutachten im Versicherungswesen, 3. Aufl., Bd. I. Barth, München 1968
464 Weisberg, A. L.: CT and acute head trauma. Computertomogr. Sonogr. 3 (1979) 15–28
465 Weißauer, W.: Schmerz und Schmerzensgeld. Dtsch. Ärztebl. 72 (1975) 1838
466 Weißauer, W.: Die Problematik der ärztlichen Aufklärungspflicht und Lösungsvorschläge. Inform. Berufsverb. dtsch. Chir. 8 (1980) 121–125
467 Weißauer, W.: Widerruf der Einwilligung, Anordnung und Durchführungsverantwortung bei Injektionen. Inform. Berufsverb. dtsch. Chir. 10 (1980) 155–157
468 von Weizsäcker, V.: Soziale Krankheit und soziale Gesundung. Springer, Berlin 1955
469 Welter, F. L., E. Müller: Schädel-Hirn-Traumen. In Suchenwirth, R. M. A., G. Wolf: Neurologische Begutachtung. Fischer, Stuttgart 1987 (S. 185–218)
470 Wessely, P.: Zur Bedeutung von Zeitfaktoren bei posttraumatischen Anfällen. In Remschmidt, H., R. Reutz, J. Jungmann: Epilepsie 1980. Thieme, Stuttgart 1981
471 Wessely, P., U. Baumhackl: Die Begutachtung der Kraftfahrtauglichkeit bei Anfallskranken. Wien. med. Wschr. 126 (1976) 489
472 Wieck, H. H.: Neurotraumatologie. Thieme, Stuttgart 1980
473 Wiese, J., V. Schneider: Tod im epileptischen Anfall. Versicher.-Med. 42 (1990) 113–115
474 Wild, H.: Zerebrale Anfälle. In Bodechtel, G.: Differentialdiagnose neurologischer Krankheitsbilder, 4. Aufl. Thieme, Stuttgart 1984
475 Wilhelm, A.: Unfall- und Versicherungsmedizin. Münch. med. Wschr. 107 (1965) 2211
476 Witter, H., R. Tascher: Hypophysär-hypothalamische Krankheitsbilder nach stumpfem Schädeltrauma. Fortschr. Neurol. Psychiat. 25 (1957) 523
477 Witter, H.: Grundriß der gerichtlichen Psychologie und Psychiatrie. Springer, Berlin 1970
478 Wolf, P.: Verlaufsprognose von Epilepsie. Akt. Neurol. 6 (1979) 197
479 Zastrow, F.: Warnung vor dem Münchhausen-Syndrom. Med. Welt (Stuttg.) 31 (1980) 45
480 Zastrow, F.: Vorgetäuschte Krankheiten. Versicher.-Med. 41 (1989) 191
481 Zeh, W.: Die Amnesien. Thieme, Stuttgart 1961
482 Zeidler, U., S. Kottke, H. Hundeshagen: Hirnszintigraphie, 2. Aufl. Springer, Berlin 1975
483 Zeitler, E., B. Holik, D. Raithel: Posttraumatische Befunde an Hirnarterien im Halsbereich. Fortschr. Röntgenstr. 129 (1978) 571
484 Zepf, S.: Klinik der psychosomatischen Erkrankungen. In Kisker, K. P., H. Lauter, J.-E. Meyer, C. Müller; E. Strömgren: Psychiatrie der Gegenwart, Bd. I. Springer, Berlin 1986
485 Zülch, K. J.: Trauma und Hirngeschwulst (Traumatische Entstehung von Tumoren des zentralen Nervensystems). In Rauschelbach, H.-H., K.-A. Jochheim: Das neurologische Gutachten. Thieme, Stuttgart 1984
486 Zülch, K. J.: Die traumatische Spätapoplexie. Fortschr. Neurol. Psychiat. 53 (1985) 1

31 Begutachtungsfragen bei Kindern und Jugendlichen

H. Remschmidt und M. Martin

Die Rechtsstellung von Kindern und Jugendlichen auf verschiedenen Altersstufen

Der Begriff „Kind" wird in der Rechtsordnung nicht einheitlich verwandt. Ohne obere Altersgrenze wird er für Abkömmlinge ersten Grades der Eltern, z. B. in Teilen des Bürgerlichen Gesetzbuches (BGB § 1599 ff., § 1616 ff.) verwandt, im Grundgesetz (GG Art. 6) und in § 1 des am 1. 1. 1991 an Stelle des Jugendwohlfahrtsgesetzes (JWG) in Kraft getretenen Kinder- und Jugendhilfegesetzes (KJHG).

Im folgenden werden als Kinder Personen unter 14 Jahren bezeichnet. „Jugendlicher" ist, wer über 14, aber noch nicht 18 Jahre alt ist; mit Vollendung des 18. Lebensjahres tritt, seit der Herabsetzung des Volljährigkeitsalters, die am 1. 1. 75 gesetzlich fixiert wurde, die Volljährigkeit ein. Bis zu diesem Zeitpunkt wurden die 18- bis 21jährigen als „Heranwachsende" bezeichnet. Wenngleich diese Kennzeichnung inzwischen weggefallen ist, so hat sie doch in strafrechtlicher Hinsicht noch eine besondere Bedeutung (§ 105 JGG). Entsprechend dieser Bestimmung können 18- bis 21jährige noch nach Jugendstrafrecht beurteilt werden, wenn der Täter in seiner Persönlichkeit zum Zeitpunkt der Tat noch einem Jugendlichen gleichstand oder es sich nach Art und Umständen der Tat noch um eine Jugendverfehlung handelte.

§ 7 KJHG bezeichnet als „jungen Volljährigen", wer 18, aber noch nicht 27 Jahre alt ist. „Junger Mensch" heißt, wer noch nicht 27 Jahre alt ist (§ 7, Abs. 1 Nr. 3 und Nr. 4).

Das Kind ist „mit Vollendung der Geburt" (§ 1 BGB) rechtsfähig; es besitzt z. B. die Fähigkeit zu klagen. Bis zur Volljährigkeit steht das Kind unter dem Recht der elterlichen Sorge (§ 1626 BGB). Gleichwohl besteht bereits vor dem 18. Lebensjahr eine Reihe von Teilmündigkeiten, die ein kontinuierliches Hineinwachsen des Kindes bzw. Jugendlichen in die Rechtsordnung festlegen.

In Tab. 31.1 ist eine Übersicht über die Rechtsstellung von Kindern und Jugendlichen nach Altersstufen wiedergegeben. Die rechte Spalte der Tabelle weist auf die entsprechenden gesetzlichen Bestimmungen hin (34).

Die wichtigsten Altersmarken sind die Vollendung des 6. Lebensjahres (Schulpflicht), die Vollendung des 14. Lebensjahres (strafrechtliche Verantwortlichkeit) und die Vollendung des 18. Lebensjahres (Volljährigkeit). Bis zum 7. Lebensjahr ist das Kind geschäftsunfähig (§ 104 BGB) und nicht deliktfähig, d. h. nicht verantwortlich für die Schadenszufügung gegenüber einem anderen. Von diesem Alter an sind Geschäfts- und Deliktfähigkeit des Minderjährigen auf bestimmte Rechtsgeschäfte beschränkt bzw. an bestimmte Reifekriterien gebunden (§ 106 ff., § 828 BGB).

Kinder, die jünger sind als 14 Jahre, sind strafrechtlich nicht verantwortlich. Bei Begehen inkriminierter Handlungen werden sie nach den Bestimmungen des KJHG und nicht nach denen des JGG behandelt.

Wesentlich ist der Schutz- und Erziehungsanspruch, der in § 1 des KJHG wie folgt definiert ist: „Jeder junge Mensch hat ein Recht auf Förderung seiner Entwicklung und auf Erziehung zu einer eigenverantwortlichen und gemeinschaftsfähigen Persönlichkeit."

Unbestimmte Rechtsbegriffe im Kindes- und Jugendrecht

Fast alle gesetzlichen Bestimmungen enthalten sogenannte unbestimmte Rechtsbegriffe, die durch Kommentare, wissenschaftliche Diskussionen und die höchstrichterliche Rechtspre-

Tabelle 31.1 Rechtsstellung nach Altersstufen (aus: *Schuler-Springorum, H.:* Rechtswissenschaften. In *Remschmidt, H., Schmidt, M. H.* (Hrsg.): Kinder- und Jugendpsychiatrie in Klinik und Praxis, Thieme, Stuttgart Bd. I, 1988

Alter	Bedeutung	§§
Vollendung der Geburt	Rechtsfähigkeit Grundrechtsfähigkeit (zivilprozessuale) Parteifähigkeit	1 BGB Art. 1 ff GG 50 ZPO
6 Jahre	Schulpflicht	Landesschulgesetze
7 Jahre	beschränkte Geschäftsfähigkeit beschränkte (zivilrechtliche) Deliktsfähigkeit	106 BGB 828 II BGB
12 Jahre	beschränkte Religionsmündigkeit	5 (vgl. 2 III) RelKErzG
14 Jahre	volle Religionsmündigkeit bedingte Strafmündigkeit Ende des strafrechtlichen Kinderschutzes bes. Mitbestimmungs- u. Anhörungsrechte Beschwerderecht im FGG-Verfahren	5 RelKErzG 1, 3 JGG 176 StGB 1746, 1765, 1671, 1778 BGB; 55 b, 55 c, 59 FGG 59 FGG
15 Jahre	Ende der allg. Schulpflicht; BerufsSchPfl. Landesschulgesetze	
16 Jahre	bedingte Ehemündigkeit Testierfähigkeit Eidesmündigkeit, (ziv.pr.) Parteivernehmung teilw. Ende des strafrechtl. Jugendschutzes	1 EheG 2229 BGB 60 StPO, 393, 455 ZPO 170 d, 174, 180, 182, 235, 236 StGB
18 Jahre	Volljährigkeit, Heranwachsendenalter	2 BGB pp, 1, 105 JGG
21 Jahre	Ende der Anwendbarkeit des JugendStrR	1, 105 JGG
24 Jahre	Ende des Jugendstrafvollzuges	92 JGG

chung ausgelegt und präzisiert worden sind. Ihr rechtlicher Bedeutungsgehalt deckt sich häufig nicht mit dem allgemeinen Sprachgebrauch oder der medizinischen Terminologie. Beispiele aus dem Kindes- und Jugendrecht sind: Gefährdung, Wohl des Kindes, (drohende) Verwahrlosung, schädliche Neigungen, Einsichtsfähigkeit, sittlich-geistige Reife, Geistesschwäche, (körperliche, geistige, seelische usw.) Behinderung, Erwerbsminderung.

Diese Termini beinhalten meist eine von der Zielsetzung des jeweiligen Gesetzes bestimmte, spezifische Bedeutung. Es empfiehlt sich, vor Abgabe von Gutachten sich jeweils der rechtlichen Bedeutung dieser Begriffe zu vergewissern. Meist werden hierzu juristische Kommentare benötigt.

Klassifikation und Systematik verschiedener Begutachtungsfragen

Die einzelnen gutachterlichen Fragestellungen, die Kinder und Jugendliche betreffen, sind sehr unterschiedlich. Sie berühren einerseits eine Vielzahl von Rechtsbestimmungen und beziehen sich andererseits auf ebensoviele und z. T. sehr unterschiedliche menschliche Situationen, Gefahren, Erkrankungen und Beeinträchtigungen. Diese Komplexität erlaubt verschiedene Vorgehensweisen der Einteilung der gutachterlichen Fragestellungen.

Wir haben im folgenden eine Einteilung gewählt, die sich schwerpunktmäßig nach der *rechtlichen* Fragestellung ausrichtet und gutachterliche Fragen im Zivilrecht solchen im Strafrecht gegenüberstellt. Aber auch bei dieser Einteilung gibt es häufig Überschneidungen, die sich jedoch nicht vermeiden lassen.

Als dritte Kategorie könnte man noch das öffentliche Recht einführen, das z. B. die öffentliche Erziehung, den Schutz der Jugend in der Öffentlichkeit und staatliche bzw. kommunale Sozialleistungen regelt. Dies wird im folgenden mit dem Zivilrecht zusammengefaßt.

Gutachterliche Fragestellungen im Zivilrecht und öffentlichen Recht

Begutachtung bei entschädigungspflichtigen Ereignissen

Unfallschäden

Gesetzliche Bestimmungen

Je nach Lebensalter, Unfallart und Unfallhergang sind bei der Begutachtung verschiedene gesetzliche Bestimmungen zu beachten. Für *häusliche* Unfälle jüngerer Kinder treten die Krankenkassen ein, für Unfälle von Kindergartenkindern und von Schülern die gesetzliche Unfallversicherung (Gesetz über die Unfallversicherung für Schüler und Studenten sowie Kinder in Kindergärten vom 1. 4. 1971). Dieses Gesetz umfaßt sowohl Unfälle im Kindergarten, in der Schule oder der Universität als auch die Unfälle auf dem Wege dorthin und zurück.

Für dauerhafte Behinderungen bei Kindern und Jugendlichen ist das Bundessozialhilfegesetz zuständig. Grundsätzlich gelten auch für Kinderunfälle, sofern sie unter den gesetzlichen Unfallschutz fallen, die Bestimmungen der Reichsversicherungsordnung (Unfallversicherung).

Im dritten Buch der RVO ist die Einschätzung der Unfallfolgen für Erwachsene festgelegt. Durch die Einbeziehung der Schülerunfallversicherung sind die dortigen Richtlinien sinngemäß auf Kinder und Jugendliche übertragen worden.

Lediglich vom Begriff der Arbeitsunfähigkeit ist bei Kindern abzusehen, da sie vor dem Unfall keine Arbeit ausgeübt haben. In vollem Umfang berücksichtigt wird jedoch die Minderung der Erwerbsfähigkeit (MdE). Dieser Begriff hat auch in die Schülerunfallversicherung Eingang gefunden. Für den Gutachter bedeutet dies, daß er die MdE auch bei einem hirntraumatisch geschädigten Kind festzulegen hat, wobei Maßstäbe wie für Erwachsene zugrunde gelegt werden. Da dies jedoch z. T. nicht möglich ist, muß die Einschätzung so erfolgen, als ob der Betreffende dem Arbeitsmarkt bereits zur Verfügung gestanden hätte. Der Grad der MdE ist auf den Zeitpunkt des Tages nach dem Unfall festzulegen.

Allerdings muß bei Kindern und Jugendlichen in kürzeren Abständen eine Begutachtung durchgeführt werden, da im Schulalter der Heilungsverlauf häufig schneller erfolgt und somit eine bessere Anpassungsfähigkeit resultiert.

Auch im Kindesalter kann eine Unfallrente beansprucht werden (entsprechend § 580, Abs. 4 RVO). Eine Rente wird gewährt, wenn mindestens eine 20%ige MdE vorliegt und diese die 13. Woche nach dem Unfallereignis überdauert. Von entscheidender Bedeutung ist die Rehabilitationsphase.

Durch das Rehabilitationsangleichungsgesetz vom 7. 8. 1974 sind die zuständigen Träger zur Aufstellung eines Gesamtplanes verpflichtet. Diese Aufgabe ist sehr verantwortungsvoll und erfordert vom Gutachter viel Erfahrung und eine gute Übersicht über die schadensrechtliche Literatur. Über die Grundzüge des Rehabilitationsrechtes informiert die Monographie von Mrozynski (24).

Das Gesetz über die Angleichung von Rehabilitationsleistungen von 1974 unterscheidet medizinische Leistungen der Rehabilitation von beruflichen und ergänzenden Leistungen. Die medizinischen Leistungen sind in § 10 des Gesetzes festgelegt und umfassen ärztliche und zahnärztliche Behandlungen, die Versorgung mit Arznei- und Verbandsmitteln, Heilmitteln, insbesondere Krankengymnastik, Bewegungstherapie, Sprach- und Beschäftigungstherapie, die Ausstattung mit Körperersatzstücken, orthopädischen und anderen Hilfsmitteln einschließlich der notwendigen Änderungen, Ersatzbeschaffung sowie der Ausbildung im Gebrauch der Hilfsmittel. Auch Arbeitstherapie und Belastungserprobung gehören zu den medizinischen Leistungen.

Die beruflichen Leistungen sind in § 11 des Gesetzes angeführt, wobei es sich um Maßnahmen der Arbeitserprobung, der Berufsfindung, um Grundausbildung, Umschulung oder Fortbildung handelt.

Die in § 12 geregelten ergänzenden Leistungen umfassen vor allem finanzielle Hilfen für den Rehabilitanden, Leistungen zur Sozialversicherung und den Behindertensport.

In Tab. 31.**2** ist eine schematische Übersicht über die Zuständigkeit für die drei Gruppen von Rehabilitationsmaßnahmen gemäß dem Rehabilitationsangleichungsgesetz wiedergegeben.

Tabelle 31.**2** Zuständigkeit für Rehabilitationsleistungen (aus: *W. Arns, K. A. Jochheim, H. Remschmidt:* Neurologie und Psychiatrie für Krankenpflegeberufe. Thieme, Stuttgart 1983)

	Medizinische Leistungen der Rehabilitation	Berufliche Leistungen	Ergänzende Leistungen
Kriegsopferversorgung	x	x	x
Gesetzliche Unfallversicherung	x	x	x
Gesetzliche Krankenversicherung	x		x
Gesetzliche Rentenversicherung	x	x	x
Arbeitsverwaltung		x	x
BSHG (örtlicher und überörtlicher Träger der Sozialhilfe)	x	x	x

Vorgehen bei der Begutachtung

Bei der Begutachtung müssen die prätraumatischen Bedingungen (Entwicklungsstand, eventuelle Vorschädigungen), der Unfallhergang, die Folgen des Traumas und die posttraumatischen Bedingungen beachtet werden.

Die Unfallschäden werden, soweit Knochen- und Gliedmaßenverletzungen betroffen sind, meist von Chirurgen, Orthopäden oder Neurochirurgen beurteilt. Die Weichteilverletzungen oder Schädigungen innerer Organe hat im allgemeinen der Pädiater zu beurteilen. Die Begutachtung der Schädel-Hirn-Verletzungen fällt überwiegend in das Gebiet der Neuropädiatrie und der Neuropsychiatrie des Kindes- und Jugendalters.

Zur Festlegung der MdE muß auf die einschlägigen Richtlinien bzw. Spezialpublikationen hingewiesen werden (Anhaltspunkte für die Begutachtung 1983). Über Begutachtungsfragen nach Schädel-Hirn-Traumen finden sich Hinweise, einschließlich entsprechender Tabellen, bei Remschmidt u. Stutte (30), Lange-Cosack u. Tepfer (17) und Seite 621 ff.

Impfschäden (s. S. 300 u. 621)

Mit der Aufhebung der Verpflichtung zur Pokkenschutzimpfung, die für die höchste Zahl von Komplikationen verantwortlich war, haben gutachterliche Fragestellungen im Hinblick auf Impfschäden deutlich abgenommen. Außer bei der Pockenschutzimpfung können nach der Pertussis-Schutzimpfung, der Masern-Lebendimpfung und der Poliomyelitis-Schutzimpfung Akut- und Spätfolgen auftreten (meist Enzephalitiden), die jedoch aufs Ganze gesehen sehr selten sind.

Nach der Poliomyelitis-Schutzimpfung kann es zu poliomyelitisähnlichen Krankheitsbildern im Abstand von 9–15 Tagen kommen. Eine derartige Schädigung findet sich etwa auf 1 Million Poliomyelitis-Schutzimpfungen.

Gesetzliche Bestimmungen

Nach der zweiten Gesetzesänderung des Bundesseuchengesetzes vom 25. 8. 1971 hat, gemäß §§ 51–55, jeder, der durch eine gesetzlich vorgeschriebene, angeordnete, von der Behörde öffentlich empfohlene oder aufgrund von Verordnungen zur Ausführung der internationalen Gesundheitsvorschriften durchgeführte Impfung einen Impfschaden erleidet, wegen möglicher gesundheitlicher oder wirtschaftlicher Folgen des Impfschadens einen Anspruch auf Versorgung nach den Vorschriften des Bundesversorgungsgesetzes.

Dieser Anspruch muß beantragt werden. Derartige Anträge werden in der Regel erst nach einer Begutachtung entschieden.

Nach dem Gutachten des Bundesgesundheitsamtes wird als Impfschaden „jede der nach Dauer und Schwere über das übliche Maß hinausgehende Beeinträchtigung der Gesundheit des Impflings angesehen, die infolge der Impfung auftritt und ohne die Impfung nicht oder nicht in dieser Form entstanden wäre. Sinngemäß gilt dies für alle Schädigungen nach öffentlich empfohlenen Impfungen" (12).

Über Inkubationszeiten, Art und Ausmaß der Folgen von Schutzimpfungen existiert eine umfangreiche Literatur, auf die hier verwiesen wird (8).

Körperliche und seelische Schäden nach Gewalttaten und Verfolgung

Nach § 847, 1 BGB kann im Falle der Verletzung des Körpers oder der Gesundheit der Verletzte ggf. auch eine Geldentschädigung verlangen (Schmerzensgeld), womit nicht nur die durch den Schaden hervorgerufenen körperlichen Schmerzen, sondern auch die Auswirkungen von Entstellungen (etwa bei Verbrennungen oder bei Verunstaltungen, vor allem im Gesichtsbereich), der Verlust an Lebensfreude, die Beeinträchtigung der sozialen Rolle u. ä. gemeint sind. Der ärztliche Sachverständige hat hierbei die Aufgabe, für das juristische Urteil sachliche Informationen über den Umfang der Gesundheitsstörung unter Einbeziehung auch ihrer psychischen, beruflichen und sozialen Auswirkungen zu liefern.

Nach dem Gesetz über Entschädigung von Opfern von Gewalttaten vom 11. 5. 1976 können auch den Opfern inkriminierter Handlungen (z. B. bei sexuellem Mißbrauch) geldliche oder sonstige Entschädigungs- bzw. Wiedergutmachungsansprüche zuerkannt werden (35) (s. S. 141).

In der Häufigkeit seltener geworden sind auch Begutachtungen nach dem Bundesentschädigungsgesetz (BEG) wegen Schadens an Körper und Gesundheit nach nationalsozialistischer Verfolgung. Derartige Gutachten wurden früher häufiger angefordert. Der Gutachtenauftrag wird in der Regel von der Landesrentenbehörde, vom Landesamt für Entschädigung oder von Land- bzw. Oberlandesgerichten gestellt.

Meist handelt es sich um die Beurteilung von Spätfolgen bei derzeit Erwachsenen, die in frühester Kindheit nationalsozialistischen Verfolgungen (körperlichen Züchtigungen, Leben in der Illegalität) ausgesetzt waren. Es besteht kein Zweifel daran, daß derartige Verfolgungen langfristige Auswirkungen haben, die sich in schwerwiegenden neurotischen Störungen und Angstzuständen, Persönlichkeitsstörungen, psychosomatischen Beschwerden, depressiven Syndromen, apathischem Verhalten und Einschränkung in allen Lebensbereichen zeigen können (1, 14, 21).

In der Begutachtung, die ja nur retrospektiv erfolgen kann, kommt es darauf an, anhand der inzwischen wissenschaftlich bekannten Zusammenhänge nachzuweisen, ob das derzeitige Zustandsbild, unter Berücksichtigung aller Umstände, mit dem Tatbestand der Verfolgung in einen kausalen Zusammenhang gebracht werden kann. Ein solcher gilt als erwiesen, wenn mehr Gründe für als gegen diesen Zusammenhang sprechen.

Über Details der Begutachtung orientiert die Monographie von Paul u. Herberg (26). Besonders erschwerend wirkt sich auf die Begutachtung aus, daß häufig der Betroffene nicht untersucht werden kann und die Begutachtung nur nach Aktenlage durchgeführt wird.

Schadensersatzpflicht und Deliktfähigkeit gemäß §§ 827 und 828 BGB

Fragestellungen nach § 827 BGB beziehen sich auf die Schadensersatzpflicht.

Der § 827 BGB lautet: „Wer im Zustande der Bewußtlosigkeit oder in einem die freie Willensbestimmung ausschließenden Zustande krankhafter Störung der Geistestätigkeit einem anderen Schaden zufügt, ist für den Schaden nicht verantwortlich. Hat er sich durch geistige Getränke oder ähnliche Mittel in einen vorübergehenden Zustand dieser Art versetzt, so ist er für den Schaden, den er in diesem Zustand widerrechtlich verursacht, in gleicher Weise verantwortlich, wie wenn ihm die Fahrlässigkeit zur Last fiele; die Verantwortlichkeit tritt nicht ein, wenn er ohne Verschulden in den Zustand geraten ist."

Gutachten gemäß § 827 BGB sind selten. Sie kommen vor, wenn durch Kinder oder Jugendliche anderen materielle oder gesundheitliche Schäden zugefügt worden sind und Zweifel an ihrer Verantwortlichkeit auftauchen.

Häufiger sind Gutachten zur Frage der Verantwortlichkeit (Deliktfähigkeit) gemäß § 828 BGB:

Dieser Paragraph lautet:
„1. Wer nicht das 7. Lebensjahr vollendet hat, ist für den Schaden, den er einem anderen zufügt, nicht verantwortlich.
2. Wer das 7., aber nicht das 18. Lebensjahr vollendet hat, ist für einen Schaden, den er einem andern zufügt, nicht verantwortlich, wenn er bei der Begehung der schädigenden Handlung nicht die zur Erkenntnis der Verantwortlichkeit erforderliche Einsicht hat. Das gleiche gilt von einem Taubstummen."

Begutachtungen sind meist zu § 828 Abs. 2 zu erstatten. Es handelt sich dabei in den häufigsten Fällen um körperliche Schäden (fahrlässige Körperverletzungen, häufig beim Spielen) oder um materielle Schäden (meist Brandstiftungen), die durch über 7jährige Kinder verursacht werden, wobei sich die Frage erhebt, ob das Kind zum Zeitpunkt der Tat „die zur Erkenntnis der Verantwortlichkeit erforderliche Einsicht" hatte.

Diese Frage ist oft schwer zu entscheiden und erfordert ausführliche entwicklungspsychologische Erhebungen zur Einsichtsfähigkeit, moralischen Entwicklung und zur Persönlichkeit bzw. Handlungsbereitschaft. Es geht *nicht* um eine allgemeine Feststellung des Entwicklungsstandes und um den Vergleich des Kindes, das die Tat begangen hat, mit einem durchschnittlichen Siebenjährigen, sondern um die Einsicht in die Verantwortlichkeit im konkreten Einzelfall. Besonders schwierig sind diese Fragen zu entscheiden, wenn es um Körperverletzungen geht, die sich aus dem Spiel heraus ergeben oder auch um Brandstiftungen bei jüngeren Kindern (5).

Begutachtungen im Familien- und Vormundschaftsrecht

Kindeswohl und Elternrecht

In der Verfassung sind die Grundrechte des Kindes (Artikel 2 GG) und der Eltern (Artikel 6, Abs. 2 GG) festgelegt.

In Artikel 6, Abs. 1 GG werden Eltern und Familie als Gemeinschaft unter besonderen staatlichen Schutz gestellt. Einheit und Eigenständigkeit der Familie als der immer noch besten und effektivsten Sozialisationsinstanz sind auch i. S. einer Wertentscheidung allgemein anerkannt.

Von diesen Prämissen her muß davon ausgegangen werden, daß Kindeswohl und Elternrecht bzw. -pflicht nicht als Gegensätze zu sehen sind, sondern als konvergierende, gemeinsame Interessenausrichtung.

Das *Kindeswohl* gehört zu den unbestimmten Rechtsbegriffen und kann nicht allgemein gültig festgelegt werden. Vielmehr muß es jeweils im Hinblick auf den konkreten Fall und seine Bedingungen definiert und präzisiert werden.

Definitorisch kann man unterscheiden zwischen dem globalen Begriff des Kindeswohls, dem der Rechte des Kindes, des Kindesinteresses und dem des Kindeswillens.

Das *Kindeswohl* kann als Summe der Kindesrechte und der Kindesinteressen unter angemessener Berücksichtigung des jeweiligen Kindeswillens angesehen werden. Ziel der Erziehung ist es, dem Kind im Laufe seiner Entwicklung in zunehmend stärkerem Maße die Fähigkeit zu vermitteln bzw. zu wecken, seine Rechte und Interessen und seinen Willen selbst vertreten zu können (27).

Kindeswohl und Elternrecht bzw. Elternwille können in verschiedener Weise in Kollision geraten. Derartige Konflikte werden in der Regel unter dem Begriff der Gefährdung des Kindeswohles beschrieben. Am häufigsten wird das Kindeswohl gefährdet durch Kindesmißhandlung, Deprivation und Vernachlässigung, gravierende Erziehungsmängel sowie durch Trennung und Scheidung der Eltern mit all ihren Folgen.

In diesen Fällen ist ein staatlicher Eingriff möglich und vielfach notwendig, indem den Eltern oder anderen Betreuungspersonen gemäß § 1666 BGB das Aufenthaltsbestimmungs- und Sorgerecht aberkannt werden kann.

Gutachterliche Fragestellungen erstrecken sich meist auf die Regelung des Sorgerechts und des Umgangsrechtes.

Regelung des Sorgerechtes

Gesetzliche Bestimmungen

Die einschlägigen Fragestellungen sind in den §§ 1671, 1672, 1680 und 1681 BGB geregelt.

Im § 1671 BGB war zunächst vom Gesetzgeber festgelegt worden, daß das Familiengericht die elterliche Sorge nach der Scheidung nur einem Elternteil übertragen kann. Diese Bestimmung wurde durch das Urteil vom 3. 11. 1982 aufgehoben, so daß jetzt nach Scheidung der Eltern das Sorgerecht auch beiden Eltern zur gemeinsamen Ausübung übertragen werden kann. Die §§ 1672, 1680 und 1681 regeln verschiedene Details, u. a. Vermögensfragen, Vorgehensweisen nach dem Tode eines Elternteils.

Durch das am 1. 7. 1977 in Kraft getretene neue Ehescheidungsrecht wurden Familiengerichte geschaffen, die sowohl für Sorgerechts- und Umgangsregelung als auch für Vermögensfragen zuständig sind. Mit der Änderung des Rechts der elterlichen Sorge (in Kraft getreten am 1. 1. 1980) sind ebenfalls verschiedene Änderungen eingetreten, u. a. die Ablösung des Schuldprinzips durch das Zerrüttungsprinzip und die neue Bezeichnung *„Recht der elterlichen Sorge“*, das an die Stelle der „elterlichen Gewalt“ getreten ist. Hierin zeigt sich nicht nur eine terminologische Veränderung, vielmehr hat die Rechtsentwicklung der zunehmend stärker werdenden Einsicht Rechnung getragen, daß die Rechtsstellung des Kindes und seine Willensbekundungen stärker und in einem früheren Alter zu berücksichtigen sind. Diese Haltung ist im Grundsatz zu begrüßen, sie ist in anderer Weise aber auch problematisch, da aufgrund der Komplexität gesellschaftlicher Anforderungen eine immer größere Diskrepanz zwischen der angestrebten Erziehung zur Verantwortlichkeit und Selbstbestimmung auf der einen Seite und der Möglichkeit, Verantwortung real zu übernehmen auf der anderen Seite entsteht.

Die Entwicklung des Familienrechts geht immer stärker in Richtung einer weiteren *Verselbständigung der Kinder*. Andererseits ist unser gesellschaftliches System so konstruiert, daß Verantwortung im breiteren Rahmen, die ja stets auch an wirtschaftliche Selbständigkeit gekoppelt ist, erst relativ spät erlangt werden kann. Insofern muß ein Konflikt entstehen, wenn Kinder zur frühen Übernahme von Verantwortung erzogen werden sollen, die sie dann realiter erst sehr spät (nicht einmal als junge Volljährige) wahrnehmen können (28).

Vorgehensweise bei der Begutachtung

Ausgehend vom Wohl des Kindes muß im Rahmen der Begutachtung geklärt werden, welchem Elternteil das Sorgerecht vom Gericht zuerkannt werden soll, oder ob das Sorgerecht beiden Eltern zur gemeinsamen Ausübung übertragen werden kann. Letzteres ist nur möglich, wenn die streitigen Auseinandersetzungen zu einem gewissen Stillstand gekommen sind, so daß nicht befürchtet werden muß, daß die gemeinsame Ausübung des Sorgerechts eine Fortsetzung der früheren Konflikte mit anderen Mitteln bedeutet.

Für die Entscheidung der Fragestellung sind eine Reihe von Kriterien genannt worden (vgl. 23):

1. Wille des Kindes.
   Nach Vollendung des 14. Lebensjahres ist das Kind vom Familiengericht stets zu hören. Das Familiengericht kann aber auch jüngere Kinder anhören.
2. Bindungs- und Beziehungsqualität des Kindes zu einem oder beiden Elternteilen.
3. Beziehungskontinuität.
4. Persönlichkeit, Erziehungsfähigkeit und wirtschaftliche bzw. soziale Situation der Eltern.
5. Zusammenbleiben oder Trennung der Kinder im Rahmen einer Sorgerechtsentscheidung.

LEMPP (23) hat zehn allgemeine Grundsätze für die Übertragung des Rechtes der elterlichen Sorge gemäß § 1671 BGB angegeben, auf die hier verwiesen wird. Der gleiche Autor hat auch einen Ratgeber für Eltern verfaßt (20), der sehr empfohlen werden kann (s. unten).

In den letzten Jahren wurde eine heftige Diskussion um zwei Fragen geführt: die gemeinsame Ausübung des Rechtes der elterlichen Sorge durch beide Eltern nach der Scheidung und um die Übertragung des Rechtes der elterlichen Sorge an Väter.

Während früher jüngere Kinder gewissermaßen automatisch in die Obhut der Mütter gegeben wurden, hat sich dies, auch in der zunehmenden Erkenntnis hinsichtlich der Bedeutung des Vaters für die Entwicklung von Kindern, verändert. Über diese Fragen orientieren Arbeiten von FTHENAKIS (10).

Regelung des Umgangsrechtes

Gesetzliche Bestimmungen

Die für die Begutachtung relevanten Fragestellungen ergeben sich aus § 1634 BGB, der auch dem Elternteil, dem die Personensorge nicht zusteht, das Recht zum persönlichen Umgang mit dem Kinde gibt. Laut § 1634 BGB entscheidet das Familienrecht über den Umfang der Befugnis im persönlichen Umgang mit dem Kind: „Das Familiengericht kann die Befugnis einschränken oder ausschließen, wenn dies zum Wohle des Kindes erforderlich ist.“

Wenn beiden Eltern das Personensorgerecht zusteht, so gelten sinngemäß die gleichen Bestimmungen.

Richtlinien zur Regelung der Umgangsbefugnis

Nach Lempp (23) lassen sich folgende Richtlinien zur Regelung der Umgangsbefugnis formulieren:

1. Ein regelmäßiger Kontakt zwischen einem Kind und seinem nicht sorgeberechtigten Elternteil kann nur dann ohne Belastung möglich sein, „wenn die geschiedenen Ehepartner zu einer sachlichen Neutralität gegeneinander zurückgefunden haben".
2. Wer eine vollkommene Scheidung von seinem früheren Ehepartner anstrebt, muß ggf. auf den Kontakt mit dem Kind verzichten können.
3. Jeder Besuchskontakt gegen Willen und Wunsch des Kindes widerspricht dem Sinn der Umgangsbefugnis.
   Im Hinblick auf diese Problematik ergibt sich immer wieder die Frage, inwieweit der sorgeberechtigte Elternteil das Kind gegenüber dem nicht sorgeberechtigte Elternteil beeinflußt.
4. Der sorgeberechtigte Elternteil hat immer den größeren Einfluß auf das Kind, was der nicht sorgeberechtigten Elternteil akzeptieren oder zumindest tolerieren muß.
5. Bewußte oder unbewußte negative Beeinflussung des Kindes durch den sorgeberechtigten Elternteil kann Veranlassung geben, die Sorgerechtsentscheidung zu überprüfen.
6. Das Kindeswohl kann mit dem Elternrecht kollidieren. Insofern kann eine Regelung der Umgangsbefugnis manchmal auch ein schweres Unrecht für einen Elternteil bedeuten.
   Sie kann sich aber, wenn dem Kindeswohl Priorität eingeräumt wird, manchmal nicht vermeiden lassen.
7. Bei Kindern bis zum Grundschulalter kann eine Regelung der Umgangsbefugnis nur vertreten werden, „wenn die Eltern zu einer Minimalform gegenseitiger Höflichkeit in der Lage sind".
8. Bei Schwierigkeiten im Kontakt der geschiedenen Eheleute sollte ggf. eine dem Kind gut bekannte neutrale Person eingeschaltet werden.
9. Häufiger Wechsel der Bezugspersonen belastet Kinder besonders. Daher sind seltenere, aber längere Besuche häufigen und sehr kurzen eher vorzuziehen.
10. Kinder unter 4 Jahren sollten beim nicht sorgeberechtigten Elternteil nur dann übernachten, wenn sie ihn schon lange und gut kennen.

Trotz aller Regeln bleibt die Begutachtung zur Frage des Umgangsrechtes für den Gutachter stets eine sehr schwierige und auch vom Ergebnis her oft unbefriedigende Aufgabe. Es geht fast immer um die „am wenigsten schädliche Alternative".

Adoption

Gesetzliche Bestimmungen

Sie sind in den §§ 1741–1772 BGB formuliert. Das adoptierte Kind hat heute die gleichen Rechte wie ein leibliches Kind und verliert mit der Adoption die Verwandtschaft zu seiner bisherigen Familie.

Die Adoption selbst erfolgt nach dem Adoptionsvermittlungsgesetz, Adoptionsstellen befinden sich in der Regel bei den Landesjugendämtern.

Fragestellungen

Im Zusammenhang mit dem Adoptionsrecht existieren im wesentlichen drei gutachterliche Fragestellungen:

- die Adoptionseignung des Kindes,
- die Adoptionseignung der Eltern und
- die Frage der Ersetzung der Einwilligung eines Elternteils gemäß § 1748 BGB.

1. *Adoptionseignung des Kindes.* Sie orientiert sich an einer Reihe von Individualfaktoren. Neben der Bedeutung des körperlichen Entwicklungszustandes und möglicher Krankheiten bereitet die Stellungnahme zur geistig-seelischen Entwicklung deshalb öfters Schwierigkeiten, weil diese durch Hospitalismusfolgen oftmals schwer festgestellt werden kann.

Bekanntlich sind die Hospitalismusfolgen gerade bei den zu adoptierenden Kindern durch vorausgegangene Heimaufenthalte nicht selten. Nicht zuletzt wird aus diesen Gründen eine Art Probezeit durch vorübergehende Schaffung eines Pflegekindverhältnisses nach § 44 KJHG sowie § 33 KJHG geschaffen, um so die Kenntnis über die Anpassung der beiden Partner zu vertiefen.

Grundsätzlich ist die Frühadoption anzustreben. Sie hat aber in verschiedener Hinsicht Grenzen. Denn einerseits kann die Einwilligung der leiblichen Eltern des Kindes gemäß § 1777, Abs. 3 BGB erst im Alter von 8 Wochen des Kindes erteilt werden, andererseits soll auch den Adoptiveltern die Möglichkeit gegeben werden, ihre Entscheidung zu überprüfen (§ 1744).

2. *Adoptionseignung der Eltern.* Bei der Beurteilung dieser Frage muß der Gutachter versuchen, ein genaues Bild von den Adoptiveltern zu bekommen. Er muß sich ein Urteil über ihre erzieherischen Fähigkeiten, über ihre erzieherische Einstellung und über ihre

Motivation zur Adoption bilden. Durch die Adoptionsrechtsnovelle vom 1. 1. 1977 wurde nicht nur die rechtliche Situation des adoptierten Kindes verbessert, sondern auch realistischere Regelungen bezüglich der Adoptiveltern herbeigeführt. So wurde die Altersgrenze für Adoptiveltern auf 25 Jahre festgesetzt. Bei der Annahme durch ein Elternpaar genügt es, wenn ein Ehepartner 25 Jahre alt ist, wobei der andere Ehepartner jedoch 21 Jahre alt sein muß.

Bei den Adoptiveltern ist vor allem auf eine realistische und ausgewogene Einstellung zum Adoptionsvorgang zu achten. Trotz insgesamt guter Erfolge der Adoption für die weitere Entwicklung vieler Adoptivkinder muß von einer Überschätzung und Überbewertung der Möglichkeiten der Adoption gewarnt werden.

Die Aufklärung eines Adoptionskindes über seine Herkunft sollte unbedingt vor dem Schulbeginn erfolgen. Die heutigen gesetzlichen Bestimmungen machen die Adoptionsauflösungen zu Recht sehr schwer. Um so sorgfältiger muß die Adoptionseignung von Eltern und Kind bedacht werden. Denn eine Adoptionsauflösung gehört zu den bedrückendsten Erfahrungen für Eltern und Kinder.

3. *Ersetzung der Einwilligung eines Elternteils gemäß § 1748 BGB.* Im Falle schwerer und über längere Zeit beobachteter gröblicher Verletzung des Rechtes der elterlichen Sorge und einer Gefährdung des Kindeswohles kann das Vormundschaftsgericht die Einwilligung der Eltern zur Adoption eines Kindes ersetzen. Dies ist natürlich ein schwerwiegender Eingriff in das Elternrecht, der deshalb nur bei sehr eindeutigen Verletzungen der elterlichen Pflichten vorgenommen wird. In der Praxis wird in solchen Fällen zunächst so vorgegangen, daß den Eltern gemäß § 1666 BGB das Recht der elterlichen Sorge aberkannt wird und das Kind in eine Pflegefamilie kommt. Erst im zweiten Schritt wird dann die Adoption eingeleitet.

Die gutachterliche Stellungnahme zum § 1748 BGB ist außerordentlich verantwortungsvoll und muß sich stets auf sehr genaue Fakten stützen, um nicht den Eltern oder dem Kind Unrecht zu tun.

Begutachtung bei Gefährdung des Kindeswohls gemäß § 1666 BGB

Gesetzliche Bestimmungen

Der § 1666 BGB lautet wie folgt:

1. „Wird das körperliche, geistige oder seelische Wohl des Kindes durch mißbräuchliche Ausübung der elterlichen Sorge, durch Vernachlässigung des Kindes, durch unverschuldetes Versagen der Eltern oder durch das Verhalten eines Dritten gefährdet, so hat das Vormundschaftsgericht, wenn die Eltern nicht gewillt oder nicht in der Lage sind, die Gefahr abzuwenden, die zur Abwendung der Gefahr erforderlichen Maßnahmen zu treffen. Das Gericht kann auch Maßnahmen mit Wirkung gegen einen Dritten treffen.

2. Das Gericht kann Erklärungen der Eltern oder eines Elternteils ersetzen.

3. Das Gericht kann einem Elternteil auch die Vermögenssorge entziehen, wenn er das Recht des Kindes auf Gewährung des Unterhalts verletzt hat und für die Zukunft eine Gefährdung des Unterhaltes zu besorgen ist."

Durch die Neuregelung des Rechtes der elterlichen Sorge vom 1. 1. 1980 kann nunmehr auch bei „unverschuldetem Versagen der Eltern" den Eltern das Recht der Personensorge für das Kind entzogen werden.

Gutachterliche Fragestellungen

Die häufigsten gutachterlichen Fragestellungen sind folgende:

1. Entzug des Rechtes der elterlichen Sorge aufgrund verschuldeter oder unverschuldeter Gefährdung des Kindeswohls. Eine verschuldete Gefährdung des Kindeswohls liegt z. B. bei Mißhandlung und Vernachlässigung des Kindes vor. Unverschuldet kann sie eintreten durch schwerwiegende Erkrankung des sorgeberechtigten Elternteils (z. B. bei einer alleinerziehenden Mutter oder einem alleinerziehenden Vater, die sich durch die Erkrankung nicht mehr um das Kind kümmern können).
2. Entzug des Rechtes der Personensorge, weil das Kindeswohl dadurch gefährdet ist, daß leibliche Eltern die Herausgabe ihres Kindes aus einer Pflegefamilie beantragen. Meist geht es dabei um Fälle, in denen sich der antragstellende Elternteil (verschuldet oder unverschuldet) für lange Zeit nicht um sein Kind gekümmert hat, welches sich in einer Pflegefamilie befindet und zu den Pflegeeltern nunmehr eine intensive Bin-

dung und Beziehung aufgebaut hat, die beim Zurückverbringen zum leiblichen Elternteil erhebliche psychische Folgen für das Kind nach sich zöge. Derartige Fälle sind manchmal für die leiblichen Eltern sehr tragisch. In der heutigen Rechtsprechung und Begutachtungspraxis wird jedoch häufig bei einer Rechtsgüterabwägung das Kindeswohl höher eingeschätzt als das Elternrecht. Anders ausgedrückt, bedeutet dies, daß in derartigen Konfliktfällen die psychologisch begründete Elternschaft vor der biologischen Elternschaft rangiert.

Begutachtung zur Sterilisation geistig behinderter Jugendlicher

Aus Angst vor einer Schwangerschaft regen oft die Eltern geistig behinderter Mädchen deren Sterilisation an. Immer wieder werden auch derartige Sterilisationen ohne weitergehende Überlegungen durchgeführt. Dabei bewegt sich der die Sterilisation durchführende Frauenarzt oder Chirurg allerdings in einem weitgehend rechtlich ungeklärten Raum. Es ist ganz und gar die Frage, ob Eltern im Hinblick auf eine derartige Maßnahme überhaupt für ihr geistig behindertes Kind entscheiden können. Auch ist die Frage offen, ob die Einwilligung eines geistig behinderten Mädchens bezüglich einer derartigen Maßnahme, wenn sie überhaupt erfolgt, aufgrund der möglicherweise sehr eingeschränkten Einsichtsfähigkeit rechtliche Gültigkeit besitzt. Die Rechtslage ist durch das am 1. 1. 1992 in Kraft gesetzte *Betreuungsgesetz* (§ 1905 BGB) wie folgt geregelt:

(2) Sterilisation (§ 1905 BGB)

„Besteht der ärztliche Eingriff in einer Sterilisation des Betreuten, in die dieser nicht einwilligen kann, so kann der Betreuer nur einwilligen, wenn

1. Sterilisation dem Willen des Betreuten nicht widerspricht,
2. der Betreute auf Dauer einwilligungsunfähig bleiben wird.
3. anzunehmen ist, daß es ohne die Sterilisation zu einer Schwangerschaft kommen würde,
4. infolge dieser Schwangerschaft eine Gefahr für das Leben oder die Gefahr einer schwerwiegenden Beeinträchtigung des körperlichen oder seelischen Gesundheitszustandes der Schwangeren zu erwarten wäre, die nicht auf zumutbare Weise abgewendet werden könnte, und
5. die Schwangerschaft nicht durch andere zumutbare Mittel verhindert werden kann.

Als schwerwiegende Gefahr für den seelischen Gesundheitszustand der Schwangeren gilt auch die Gefahr eines schweren und nachhaltigen Leidens, das ihr drohen würde, weil vormundschaftsgerichtliche Maßnahmen, die mit ihrer Trennung vom Kind verbunden wären (§§ 1666, 1666a), gegen sie ergriffen werden müßten“.

Begutachtungen im Rahmen des Kinder- und Jugendhilfegesetzes und nach dem Bundessozialhilfegesetz

Die früher üblichen Begutachtungen nach § 66 JWG, die vom Vormundschaftsgericht angeordnet wurden im Verfahren nach § 64 JWG (Voraussetzungen der Fürsorgeerziehung) zur Beurteilung der Persönlichkeit des Minderjährigen, entfallen nach dem neuen Kinder- und Jugendhilfegesetz.

Trotzdem ist zu erwarten, daß ärztlicherseits Stellungnahmen und Begutachtungen im Rahmen der Unterbringung von Minderjährigen erstellt werden müssen.

§ 27 KJHG nennt als Hilfen zur Erziehung:

1. Ein Personensorgeberechtigter hat bei der Erziehung eines Kindes oder eines Jugendlichen Anspruch auf Hilfe (Hilfe zur Erziehung), wenn eine dem Wohl des Kindes oder des Jugendlichen entsprechende Erziehung nicht gewährleistet ist und die Hilfe für seine Entwicklung geeignet und notwendig ist.
2. Hilfe zur Erziehung wird insbesondere nach Maßgabe der §§ 28 bis 35 KJHG gewährt. Art und Umfang der Hilfe richten sich nach dem erzieherischen Bedarf im Einzelfall; dabei soll das engere soziale Umfeld des Kindes oder des Jugendlichen einbezogen werden.
3. Hilfe zur Erziehung umfaßt insbesondere die Gewährung pädagogischer und damit verbundener therapeutischer Leistungen. Sie soll bei Bedarf Ausbildungs- und Beschäftigungsmaßnahmen im Sinne von § 13 Abs. 2 einschließen.
4. Hilfe zur Erziehung umfaßt auch die Maßnahmen der Eingliederungshilfe nach Maßgabe des § 40 des Bundessozialhilfegesetzes und der Verordnung nach § 47 des Bundessozialhilfegesetzes.

KJHG § 27 enthält die Grundnorm für den Leistungsanspruch auf Hilfen zur Erziehung. Negative Anspruchsvoraussetzungen wie „Gefährdung" oder „Verwahrlosung" werden im Gesetz nicht mehr genannt.

Abs. 4 regelt das Verhältnis zwischen dem Kinder- und Jugendhilfegesetz und dem Bundessozialhilfegesetz bei den Hilfen zur Erziehung, die auch Maßnahmen der Eingliederungshilfe umfassen. Die Grundsatzentscheidung, wonach künftig die Zuordnung seelisch behinderter Kinder und Jugendlicher zur Jugendhilfe vorgenommen wird (§ 9 Abs. 2), ist ein Kompromiß zwischen der Beibehaltung des unbefriedigenden früheren Zustandes und weitergehenden Forderungen. Nach der Übergangsvorschrift gehen bis zum 31. Dezember 1994 die Maßnahmen der Eingliederungshilfe des BSHG den Leistungen der Jugendhilfe vor (13 a).

In § 30 KJHG ist die Erziehungsbeistandsschaft geregelt (früher § 55 JWG). § 30 KJHG lautet: „Der Erziehungsbeistand und der Betreuungshelfer sollen das Kind oder den Jugendlichen bei der Bewältigung von Entwicklungsproblemen möglichst unter Einbeziehung des sozialen Umfelds unterstützen und unter Erhaltung des Lebensbezugs zur Familie seine Verselbständigung fördern".

§ 30 faßt zwei Hilfearten, die in unterschiedlichen Rechtsbereichen geregelt sind, zusammen. Die Erziehungsbeistandsschaft als Hilfe zur Erziehung war bereits im JWG enthalten. Sie konnte freiwillig in Anspruch genommen oder vom Vormundschaftsrichter angeordnet werden. Da das KJHG auf angeordnete Hilfe zur Erziehung völlig verzichtet, ist die Erziehungsbeistandsschaft jetzt als Hilfeangebot ausgestaltet.

Die Aufgaben des Betreuungshelfers als Hilfe zur Erziehung hängen mit dem Maßnahmenkatalog des JGG zusammen (Weisungen gemäß § 10 JGG). Der Richter kann anordnen, daß sich der Jugendliche der Betreuung und Aufsicht einer bestimmten Person (Betreuungshelfer) zu unterstellen hat.

Mit § 32 – Erziehung in einer Tagesgruppe – hat der Gesetzgeber eine Entwicklung in der Jugendhilfe nachvollzogen, nämlich die Entstehung von Tagesgruppen, häufig angegliedert an eine vollstationär arbeitende Heimeinrichtung.

§ 32 KJHG lautet: Hilfe zur Erziehung in einer Tagesgruppe soll die Entwicklung des Kindes oder des Jugendlichen durch soziales Lernen in der Gruppe, Begleitung der schulischen Förderung und Elternarbeit unterstützen und dadurch den Verbleib des Kindes oder des Jugendlichen in seiner Familie sichern. Die Hilfe kann auch in geeigneten Formen der Familienpflege geleistet werden.

§ 34 regelt die Heimerziehung und die sonstigen betreuten Wohnformen.

Der § 34 KJHG lautet: „Hilfe zur Erziehung in einer Einrichtung über Tag und Nacht (Heimerziehung) oder in einer sonstigen betreuten Wohnform soll durch eine Verbindung von Alltagserleben und pädagogischen und therapeutischen Angeboten Kinder und Jugendliche in ihrer Entwicklung fördern und entsprechend ihrem Alter und Entwicklungsstand sowie den Möglichkeiten der Verbesserung der Erziehungsbedingungen in der Herkunftsfamilie

1. eine Rückkehr des Kindes oder des Jugendlichen in die Familie zu erreichen versuchen oder
2. die Erziehung in einer anderen Familie oder familienähnlichen Lebensform vorbereiten oder
3. die Verselbständigung des Jugendlichen fördern und begleiten.

Die Jugendlichen sollen auf ein selbständiges Leben vorbereitet und in Fragen der Lebensführung, der Ausbildung und Beschäftigung beraten und unterstützt werden."

Als eine weitere neue Art der Hilfe zur Erziehung führt der § 35 KJHG die intensive sozialpädagogische Einzelbetreuung ein. Sie soll Jugendlichen gewährt werden, die sich allen anderen Hilfeangeboten entziehen und daher einer Einzelbetreuung bedürfen.

§ 35 KJHG: „Intensive sozialpädagogische Einzelbetreuung soll Jugendlichen gewährt werden, die einer intensiven Unterstützung zur sozialen Integration und zu einer eigenverantwortlichen Lebensführung bedürfen. Die Hilfe ist in der Regel auf längere Zeit angelegt und soll den individuellen Bedürfnissen der Jugendlichen Rechnung tragen."

Gemäß § 36 KJHG sollen die Personensorgeberechtigten an den Erziehungsmaßnahmen mitwirken, und es soll ein Hilfeplan aufgestellt werden.

§ 36 Abs. 3 enthält eine Sonderregelung bezüglich der Aufstellung des Hilfeplanes für den

Personenkreis der seelisch behinderten jungen Menschen. § 36 Abs. 3 KJHG lautet: „Erscheinen Hilfen nach § 27 Abs. 4 erforderlich, so sind bei der Aufstellung und Änderung des Hilfeplanes sowie bei der Durchführung der Hilfe auch der behandelnde Arzt, das Gesundheitsamt, der Landesarzt nach § 126 a des Bundessozialhilfegesetzes, der Träger der Sozialhilfe und die Bundesanstalt für Arbeit zu beteiligen."

§ 27 Abs. 4 KJHG lautet: „Hilfe zur Erziehung umfaßt auch die Maßnahmen der Eingliederungshilfe nach Maßgabe des § 40 des Bundessozialhilfegesetzes und der Verordnung nach § 47 des Bundessozialhilfegesetzes."

§§ 42 und 43 KJHG regeln die vorläufigen Maßnahmen zum Schutz von Kindern und Jugendlichen, § 42 KJHG die Inobhutnahme von Kindern und Jugendlichen, § 43 KJHG die Herausnahme des Kindes oder des Jugendlichen ohne Zustimmung des Personensorgeberechtigten. Unter Inobhutnahme eines Kindes versteht der Gesetzgeber die Unterbringung des Kindes oder des Jugendlichen bei einer geeigneten Person oder in einer Einrichtung oder in einer sonstigen betreuten Wohnform. Gemäß § 42 Abs. 2 ist das Jugendamt verpflichtet, ein Kind oder einen Jugendlichen in seine Obhut zu nehmen, wenn das Kind oder der Jugendliche um Obhut bittet oder nach Abs. 3, wenn eine dringende Gefahr für das Wohl des Kindes oder des Jugendlichen die Inobhutnahme erfordert. Die Herausnahme des Kindes nach § 43 KJHG ist dann gerechtfertigt, wenn Tatsachen bekannt werden, die die Annahme rechtfertigen, daß die Voraussetzungen des § 1666 BGB vorliegen.

Begutachtungen zur Frage der Eingliederungshilfe gemäß §§ 39 ff. BSHG

Gesetzliche Bestimmungen

Vom § 39 BSHG sind Personenkreis und Aufgabe bezüglich der Eingliederungshilfe für Behinderte wie folgt geregelt:

„(1) Personen, die nicht nur vorübergehend körperlich, geistig oder seelisch wesentlich behindert sind, ist Eingliederungshilfe zu gewähren. Personen mit einer anderen körperlichen, geistigen oder seelischen Behinderung kann sie gewährt werden.

(2) Den Behinderten stehen die von einer Behinderung Bedrohten gleich. Dies gilt bei Personen, bei denen Maßnahmen der in den §§ 36 und 37 genannten Art erforderlich sind, nur, wenn auch bei Durchführung dieser Maßnahmen eine Behinderung einzutreten droht.

(Anmerkung: Im § 36 BSHG ist die vorbeugende Gesundheitshilfe, in § 37 die Krankenhilfe apostrophiert, die beide in die Leistungspflicht der Krankenkassen gehören.)

(3) Aufgabe der Eingliederungshilfe ist es, eine drohende Behinderung zu verhüten oder eine vorhandene Behinderung oder deren Folgen zu beseitigen oder zu mildern und den Behinderten in die Gesellschaft einzugliedern …

(4) Eingliederungshilfe wird gewährt, wenn und solange bei der Besonderheit des Einzelfalles, vor allem nach Art und Schwere der Behinderung, Aussicht besteht, daß die Aufgabe der Eingliederungshilfe erfüllt werden kann."

Im § 40 BSHG sind die einzelnen Maßnahmen der Eingliederungshilfe genannt (z. B. ambulante oder stationäre Behandlung, heilpädagogische Maßnahmen, Hilfe zur angemessenen Schulbildung, Hilfe zur Erlangung eines Arbeitsplatzes usw.).

Gutachterliche Fragestellungen

Der im § 39 BSHG festgelegte Sachverhalt, wonach körperlich, geistig oder seelisch wesentliche Behinderungen, die „nicht nur vorübergehend" sind, vorliegen müssen, weist auf die gutachterlichen Fragestellungen hin: betroffen sind geistig behinderte Kinder und Jugendliche, Kinder und Jugendliche mit frühkindlichem Autismus, aber auch mit schweren, chronifizierten neurotischen Störungen, psychotische Kinder und Jugendliche, kurzum die meisten schwerwiegenden chronischen Erkrankungen und Behinderungen in der Kinder- und Jugendpsychiatrie. Für die akute Behandlung sind die Krankenkassen zuständig; entsteht ein chronifizierter Dauerzustand, so liegt die Zuständigkeit beim Bundessozialhilfegesetz.

Es gibt eine Reihe von Streitfragen im Grenzbereich zwischen Leistungspflicht der Krankenkassen und des Bundessozialhilfegesetzes.

„Die derzeitigen Bestimmungen lassen unklare Interpretationen zu und führen häufig zu willkürlichen Entscheidungen zum Nachteil der Patienten und ihrer Eltern. Dadurch werden teilweise notwendige Behandlungsmaßnahmen verhindert und auch die Aufenthaltsdauern in den Kliniken verlängert. Die Krankenkassen und die Kostenträger von Rehabilitations- und Sozialhilfe- sowie Jugendhilfemaßnahmen werden aufgefordert, die derzeitige Grauzone durch klar definierte Regelungen zu ersetzen" (Denkschrift der Deutschen Gesellschaft für Kinder- und Jugendpsychiatrie, 1984).

Besondere Auseinandersetzungen im Hinblick auf die Frage der Eingliederungshilfe gemäß § 39 BSHG hat es um die *Legasthenie* gegeben. Die Kosten der Untersuchung und der Behandlung bei Vorliegen zusätzlicher neurotischer Fehlentwicklungen fallen in die Leistungspflicht der Krankenkassen. Im Bereich der pädagogischen Förderung, die sich aus den Richtlinien der jeweiligen Kultusverwaltungen ergibt, sind die Schulverwaltungen zuständig (spezielle Förderkurse). Soweit schulische Maßnahmen nicht zur Verfügung stehen oder nicht ausreichen und die Leistungspflicht der Krankenkassen nicht mehr berührt ist, steht den Betroffenen Eingliederungshilfe i. S. des BSHG zu. Hierzu liegen auch gerichtliche Entscheidungen vor. So heißt es in einem Urteil des Verwaltungsgerichtes Köln vom 31. 7. 1974 (Az.: V L 477/74): „Die von ihr (gemeint ist die Legasthenie) betroffenen Personen leiden an einer Hirnfunktionsschwäche im Wahrnehmungsbereich und sind in ihrer seelischen Entfaltung wesentlich beeinträchtigt."

Gutachterliche Fragestellungen im Strafrecht

Allgemeine Gesichtspunkte, Rolle des Gutachters

Bei der Begutachtung von Kindern, Jugendlichen und Heranwachsenden (Altersgruppe der 18- bis 21jährigen) in einem Strafverfahren sind nicht nur Aussagen darüber zu machen, ob bei dem zu begutachtenden Probanden eine *krankhafte* psychische Störung vorgelegen hat. Vielmehr stellt sich immer gleichzeitig die Frage, ob die *psychische Entwicklung* norm- und zeitgerecht verlaufen ist oder ob z. B. unter entwicklungspsychologischen Kriterien die Entwicklung der Persönlichkeit des Jugendlichen so weit retardiert ist, daß dies forensisch berücksichtigt werden muß. Die Rechtsvorschriften, die dies berücksichtigen, sind die §§ 3 und 105 JGG.

Weiterhin sind die Besonderheiten des *Jugendstrafrechts* im Unterschied zum *Erwachsenenstrafrecht* zu berücksichtigen. Mit der Verkündung des Jugendgerichtsgesetzes vom 16. 2. 1923 war eine rechtsgeschichtliche Entwicklung zum Abschluß gekommen, die den Besonderheiten des Kindes- und Jugendalters Rechnung trägt. Das Jugendstrafrecht ist nicht nur „Täterstrafrecht", sondern auch „Erziehungsstrafrecht". Das Jugendstrafrecht ist *„Täterstrafrecht"*, weil und soweit in ihm Art und Gewicht der strafrechtlichen Reaktion nicht so sehr durch die Tat, als vielmehr durch die Persönlichkeit des Täters bestimmt werden. Es ist *„Erziehungsstrafrecht"*, weil in ihm Erziehungsmaßregeln und Zuchtmittel die Strafe in weitem Umfang ersetzen und weil auch die Sühne der Strafe selbst, soweit für sie noch Raum bleibt, in Voraussetzungen, Dauer und Inhalt wesentlich stärker als im allgemeinen Strafrecht auf den Zweck einer erzieherischen Resozialisierung des Täters ausgerichtet ist (32). Der im JGG durch den Gesetzgeber niedergelegte Erziehungsgedanke bedingt, daß der forensisch tätige Arzt auch in der Lage sein muß, dem Gericht die Entwicklungsprognose zu verdeutlichen. Dies betrifft auch die Beratung des Gerichtes bei der Festlegung von Maßnahmen, die pädagogische Wirkung erzielen sollen. Für die Begutachtung ist die Untersuchung durch einen erfahrenen klinischen Psychologen notwendig. Die *psychologische* Untersuchung erstreckt sich zumeist einerseits auf den kognitiven Bereich (Feststellung der Intelligenz, Diagnostik von Teilleistungsstörungen wie Legasthenie oder Dyskalkulie, aber auch auf die psychologische Persönlichkeitsbeurteilung mittels standardisierter Fragebogenverfahren, z. B. den MMPI oder den HSPQ) und andererseits auf die Erfassung von Persönlichkeitsdimensionen mit projektiven Testverfahren, z. B. dem Rorschach-Test. Die Ergebnisse der psychologischen Untersuchung müssen vom ärztlichen Gutachter interpretiert werden und in einen Zusammenhang gestellt werden können.

Begutachtung zur Frage der Verantwortlichkeit gemäß § 3 JGG

Die gesetzliche Grundlage des geltenden Jugendstrafrechts ist das Jugendgerichtsgesetz vom 4. 8. 1953, das in der Fassung vom Dezember 1974 geringfügig modifiziert wurde. Es enthält nicht nur das materielle Jugendstrafrecht, sondern auch das formelle Jugendstrafrecht, wie z. B. Zusammensetzung und Kompetenz der Jugendgerichte, strafprozessuale Regelungen und Richtlinien über die Strafvollstreckung und den Strafvollzug. In § 1 Absatz 2 JGG ist der persönliche Anwendungsbereich definiert:

„Jugendlicher ist, wer zur Zeit der Tat 14, aber noch nicht 18, Heranwachsender, wer zur Zeit der Tat 18, aber noch nicht 21 Jahre alt ist."

Mit der Bestimmung des § 3 JGG wird ein spezieller Schuldausschließungsgrund für Jugendliche anerkannt. Sie können als „relativ" strafmündig bezeichnet werden.

§ 3 JGG lautet:

„Ein Jugendlicher ist strafrechtlich verantwortlich, wenn er zur Zeit der Tat nach seiner sittlichen und geistigen Entwicklung reif genug ist, das Unrecht der Tat einzusehen und nach dieser Einsicht zu handeln. Zur Erziehung eines Jugendlichen, der mangels Reife strafrechtlich nicht verantwortlich ist, kann der Richter dieselben Maßnahmen anordnen wie der Vormundschaftsrichter.

Die strafrechtliche Verantwortlichkeit gemäß § 3 JGG ist für jeden anhängigen Fall sorgfältig zu prüfen und muß in jedem Fall positiv vom Gericht festgestellt werden. Es muß geprüft werden, ob zum Zeitpunkt der Tat die Reife zur Einsicht vorhanden war und auch die Reife, gemäß dieser Einsicht zu handeln."

Die *Einsichtsfähigkeit* nach § 3 JGG setzt einen Entwicklungsstand voraus, der den Jugendlichen zu der Erkenntnis befähigt, daß seine Handlung mit einem friedlichen Zusammenleben der Menschen unvereinbar ist und deshalb von der Rechtsordnung nicht geduldet werden kann. Dazu gehört nicht nur ein intellektuelles Vermögen (Verstandesreife), sondern auch eine Ausbildung der sittlichen Wertvorstellungen (ethische Reife). Vom Jugendlichen muß der Unrechtscharakter der konkreten Handlung zutreffend beurteilt werden. Es muß die Erkenntnis ausgebildet sein, daß die Handlung vom Recht mißbilligt wird, nicht verlangt wird die Kenntnis der Strafgesetze. Bei der Beurteilung der Einsichtsfähigkeit geht es ausdrücklich nicht darum festzustellen, ob der straffällige Jugendliche zur Zeit der Tat einem körperlich und geistig durchschnittlich entwickelten Jugendlichen entsprach, sondern es geht darum, ob er bei der ihm konkret vorgeworfenen Handlung reif genug zur Einsicht war und auch reif genug, entsprechend dieser Einsicht zu handeln. Für die häufigsten inkriminierten Straftaten Jugendlicher wie Eigentumsdelikte oder aggressive Handlungen wird man in der Regel die Einsichtsfähigkeit bejahen können, wenn die verstandesmäßigen Voraussetzungen bezüglich der Erkenntnisfähigkeit in dem Unrechtsgehalt der Tat vorhanden sind. Nur bei für jüngere Jugendliche schwerer durchschaubare Deliktformen, wie z. B. Hehlerei, wird man im Einzelfall auch zu einer negativen Beurteilung kommen.

§ 3 JGG erfordert aber auch eine Aussage darüber, ob der Jugendliche nach erfolgter Einsicht in das Unrecht der Tat auch in der Lage war, danach zu handeln *(Handlungsfähigkeit)*.

Nicht wenige Jugendliche sind in ihrer sozialen Reife noch nicht so weit entwickelt, daß sie auch in der Lage wären, trotz vorhandener Einsicht in das Unrecht ihres Tuns entsprechend zu handeln, bzw. inkriminierte Handlung zu unterlassen. Es geht hierbei weniger um psychopathologische Zustandsbilder als vielmehr darum, zu beurteilen, ob zum Zeitpunkt der Tat Einflüsse auf den Jugendlichen einwirkten, die es ihm unmöglich machten, gemäß seiner Einsicht auch zu handeln. Konfliktsituationen, die ein Jugendlicher nicht lösen kann und die seine Handlungsfähigkeit in Frage stellen, entstehen z. B. bei der Delinquenz in einer Gruppe, aus der der Jugendliche sich nicht lösen kann oder in der er wichtige emotionale Bindungen hat, oder bei Delikten, die Jugendliche zusammen mit Autoritätspersonen verüben (Vater, älterer Bruder). Solche speziellen Tatumstände können dazu führen, daß der Gutachter zu dem Urteil kommt, daß zwar die Einsichtsfähigkeit gemäß § 3 JGG vorhanden war, daß aber die Handlungsfähigkeit verneint werden muß.

Eine generelle Schwierigkeit bei der Beurteilung nach § 3 JGG ist bezüglich der *Reifebeurteilung* zu bewältigen: Untersuchungszeit und Tatzeit sind nicht miteinander identisch. Es fehlen objektive, allgemein verbindliche diagnostische Kriterien zur Erfassung der Reife. Schließlich ist die Konkurrenz zwischen § 3 JGG und § 20 StGB zu berücksichtigen. Beide Bestimmungen gleichen sich insofern, als sie die strafrechtliche Verantwortlichkeit an die Voraussetzung der Einsichtsfähigkeit und der

Handlungsfähigkeit knüpfen. Handelt es sich um ein psychisches Zurückbleiben, das als Folge eines noch nicht abgeschlossenen Entwicklungsprozesses verstanden werden kann und ist eine Nachreifung zu erwarten, so ist § 3 JGG anwendbar. Hingegen soll § 20 StGB angewendet werden, wenn das Zurückbleiben pathologischer Art ist (z. B. Schwachsinn). Es handelt sich dann um eine strukturelle, bleibende oder nur mangelhaft ausgleichbare Unreife.

Schließlich muß der Gutachter vor Augen haben, daß die Verneinung des § 3 JGG immer auch eine pädagogische Wirkung hat. Die Feststellung, ein Jugendlicher sei strafrechtlich nicht verantwortlich, kann von diesem einerseits als Freibrief für weitere strafbare Handlungen verstanden werden, andererseits aber auch zu einer erheblichen Verletzung des Selbstwertgefühls führen.

Begutachtung zur Frage der Anwendung von Jugendstrafrecht auf Heranwachsende (§ 105 JGG)

Der § 105 JGG lautet:

(1) „Begeht ein Heranwachsender eine Verfehlung, die nach den allgemeinen Vorschriften mit Strafe bedroht ist, so wendet der Richter die für einen Jugendlichen geltenden Vorschriften der §§ 4–8, 9 Nr. 1, §§ 10, 11 und 13 bis 32 entsprechend an, wenn

1. die Gesamtwürdigung der Persönlichkeit des Täters bei Berücksichtigung auch der Umweltbedingungen ergibt, daß er zur Zeit der Tat nach seiner sittlichen und geistigen Entwicklung noch einem Jugendlichen gleich stand oder,
2. es sich nach der Art, den Umständen oder den Beweggründen der Tat um eine Jugendverfehlung handelt.

(2) § 31 Absatz 2, Satz 1, Absatz 3 ist auch dann anzuwenden, wenn der Heranwachsende wegen eines Teiles der Straftaten bereits rechtskräftig nach allgemeinem Strafrecht verurteilt worden ist.

(3) Das Höchstmaß der Jugendstrafe für einen Heranwachsenden beträgt zehn Jahre."

Ob ein Heranwachsender nach allgemeinem Strafrecht oder nach Jugendstrafrecht beurteilt wird, muß nach § 105 Absatz 1, Ziffer 1 u. 2 JGG entschieden werden. Dies hat für die Betroffenen oft einschneidende Folgen, etwa bei der Höhe der Festsetzung des Strafmaßes, insbesondere bei schwerwiegenden Delikten (Höchststrafe nach dem JGG zehn Jahre Freiheitsentzug).

In der Regel bezieht sich die Begutachtung auf § 105 Absatz 1, Ziffer 1, nämlich die „Gesamtwürdigung der Persönlichkeit des Täters". Sie bezieht sich auf den *„sittlichen und geistigen Entwicklungsstand"*. Zu beurteilen ist, ob zum Zeitpunkt der Tat dieser Entwicklungsstand dem Entwicklungsstand eines Jugendlichen gleichzusetzen ist. Auch bezüglich des § 105 JGG besteht das Dilemma, daß es keine objektiven psychiatrischen oder psychologischen Kriterien gibt, mit denen man feststellen könnte, ob ein Heranwachsender zum Tatzeitpunkt einem Jugendlichen gleichzustellen wäre. Nach Einführung des § 105 JGG wurden 1954 auf der Marburger Tagung der Deutschen Vereinigung für Jugendpsychiatrie „jugendpsychologische Richtlinien zu § 105 JGG" erarbeitet („Marburger Richtlinien"). Nach diesen Richtlinien wird ein Heranwachsender einem Jugendlichen in seiner geistigen und sittlichen Entwicklung dann gleichzustellen sein, wenn seine Persönlichkeit insbesondere folgende für die Erwachsenenreife charakteristischen Züge vermissen läßt: eine gewisse Lebensplanung, Fähigkeit zu selbständigem Urteilen und Entscheiden, Fähigkeit zu zeitlich überschauendem Denken; Fähigkeit, Gefühlsurteile rational zu unterbauen, ernsthafte Einstellung zur Arbeit, eine gewisse Eigenständigkeit zu anderen Menschen.

Umgekehrt können nach den „Richtlinien" charakteristisch jugendtümliche Züge u. a. sein: ungenügende Ausformung der Persönlichkeit, Hilflosigkeit (die sich nicht selten hinter Trotz und Arroganz versteckt), naiv vertrauensseliges Verhalten, dem Augenblick leben, starke Anlehnungsbedürftigkeit, spielerische Einstellung zur Arbeit, Neigung zum Tagträumen, Hang zu abenteuerlichem Handeln, Hineinleben in selbstwerterhöhende Rollen, mangelnder Anschluß an Altersgenossen.

Schmitz und Villinger haben ergänzend u. a. noch auf folgende jugendtümliche Züge hingewiesen:

Impulsives, unmittelbar aus der Situation vorschießendes Handeln, Neigung zu kindlich-jugendlichem Stimmungswechsel ohne rechten Anlaß, Fehlen einer Integration von Eros und Sexus (wichtig besonders bei Sittlichkeitsdelikten), jugendliche Übersteigerung des

Abenteuerdranges, des Wanderdranges, der Geltungssucht u. a. „verhaltensspezifischer" Tendenzen (zit. nach 32). Die Feststellung puberaler Persönlichkeitszüge und Reaktionseigentümlichkeiten, wie persistierende emotionale Abhängigkeit von den Eltern oder auch ausgeprägter Elternprotest mit einer damit verbundenen sozialen Unreife, rechtfertigt die Anwendung des § 105 JGG im Sinne der Anwendung eines Erziehungsstrafrechts (23). Auch die mögliche Prognose wird man bei der Beurteilung der sittlichen und geistigen Entwicklung eines Heranwachsenden mitberücksichtigen müssen. Kann man davon ausgehen, daß die weitere Entwicklung mehr innere Stabilität, Selbständigkeit und Reife mit sich bringen wird, so ist dies ebenfalls ein Argument, § 105 JGG anzuwenden.

Ziffer 2 des § 105 JGG, nämlich die Feststellung, ob es sich um eine typische Jugendverfehlung handelt, obliegt zunächst der Beweiswürdigung des Richters.

Typische Jugendverfehlungen sind zum Beispiel unfugartige Streiche, die Entwendung von Kraftfahrzeugen zum vorübergehenden eigenen Gebrauch, wenn sie aus jugendlichem Geltungsbedürfnis heraus geschehen, oder auch jugendliche Rauflust.

In solchen Fällen wird ein Gutachter selten bemüht.

In anderen Fällen aber ist eine Prüfung der Beweggründe ausschlaggebend, ob es sich noch um jugendtümliche Verfehlungen handelt. Hierbei soll beurteilt werden, ob „aus den Antriebskräften der Entwicklung entspringende Entgleisungen" vorgelegen haben. Als Beispiel hierfür gilt die Brandstiftung aus pubertätsbedingten sexuellen Motiven. Eine solche Tat muß als Ausfluß der körperlichen oder seelischen Pubertät angesehen werden, auch schwere Taten gelten dann als Jugendverfehlungen.

Begutachtung zur Frage der Schuldfähigkeit und der verminderten Schuldfähigkeit (§§ 20 und 21 StGB)

Der § 20 StGB lautet:

„Ohne Schuld handelt, wer bei Begehung der Tat wegen einer krankhaften seelischen Störung, wegen einer tiefgreifenden Bewußtseinsstörung oder wegen Schwachsinns oder einer schweren anderen seelischen Abartigkeit unfähig ist, das Unrecht der Tat einzusehen oder nach dieser Einsicht zu handeln."

Der § 21 StGB lautet:

„Ist die Fähigkeit des Täters, das Unrecht der Tat einzusehen oder nach dieser Einsicht zu handeln, aus einem der im § 20 bezeichneten Gründe bei Begehung der Tat erheblich vermindert, so kann die Strafe nach § 49 Absatz 1 gemildert werden."

Bei der Beurteilung nach §§ 20/21 StGB sind an den Gutachter zwei verschiedene Fragen gestellt. Zunächst muß darüber befunden werden, ob die sogenannten „biologischen" Voraussetzungen gegeben sind, §§ 20/21 StGB anzuwenden. Hierunter versteht man die Feststellung, ob einer der vier im Gesetz genannten Sachverhalte, nämlich krankhafte seelische Störung, tiefgreifende Bewußtseinsstörung, Schwachsinn oder schwere andere seelische Abartigkeit, diagnostiziert werden können. Ist diese Feststellung getroffen, so muß der Gutachter darüber befinden, ob aufgrund einer dieser biologischen Voraussetzungen der Täter unfähig war, das Unrecht der Tat einzusehen und nach dieser Einsicht zu handeln (sogenannter „psychologischer" Teil der Begutachtung). Bei dieser Urteilsbildung muß sich der Sachverständige ausdrücklich darüber im klaren sein, daß vom Gesetzgeber grundsätzlich unterstellt wird, daß dem Menschen eine Willensfreiheit gegeben ist. Für die Feststellung der Tatsache, ob durch einen vom Gutachter diagnostizierten psychopathologischen Sachverhalt Einsichtsfähigkeit oder die Handlungsfähigkeit gemäß § 21 StGB erheblich vermindert war, fehlen objektive Kriterien. Oft entsteht die Notwendigkeit, sich auf allgemeine Erfahrungsgrundsätze zu berufen bzw. sich an allgemeine Konventionen zu halten.

Bresser (1976) meint sogar, daß der forensisch tätige Gutachter das Schwergewicht seiner Betrachtung bei der Frage belassen müsse, ob einer der im § 20 StGB bezeichneten Tatbestände festzustellen sei. Auf der zweiten Ebene der Betrachtung sei dann vom Sachverständigen meist nicht mehr viel zu sagen, hier liege der eigentliche Spielraum für eine richterliche Ermessensentscheidung. Die Beurteilung von Einsichts- oder Steuerungsfähigkeit entspreche mehr einer wertenden Würdigung als einer mit Sachverstand zu gewinnenden Erkenntnis.

Zusätzlich erschwert wird die Begutachtungssituation dadurch, daß die vier Kriterien, die im Gesetz genannt sind, in der jugendpsychiatrischen Diagnostik keine eindeutige Entsprechung finden. Die gesetzlichen Begriffe bedürfen deswegen einer näheren Erläuterung. Unter *krankhafter seelischer Störung* wird zunächst der Formenkreis der endogenen und exogenen Psychosen erfaßt. Die Feststellung einer Psychose führt regelmäßig zur Schuldunfähigkeit gemäß § 20 StGB. Die Folgezustände nach leichten hirnorganischen Schädigungen, wie z. B. das frühkindlich exogene Psychosyndrom soll nach LEMPP (23) ebenfalls den krankhaften seelischen Störungen zugeordnet werden.

Strittig ist die Zuordnung des *Alkoholrausches*. BRESSER (1976) sieht die Alkoholeinwirkung als eine Form der exogenen Psychose und rechnet sie somit den krankhaften Störungen der Geistestätigkeit zu. LENKNER (1972) faßt die Alkoholeinwirkung unter die tiefgreifenden Bewußtseinsstörungen. Bezüglich der forensischen Beurteilung des Alkoholgenusses bzw. der Berechnung der Blutalkoholkonzentration sei auf die Spezialliteratur verwiesen (18).

Der gesetzliche Terminus *„tiefgreifende Bewußtseinsstörung“* hat mit dem psychiatrischen Begriff der Bewußtseinsstörung nichts gemein, die (psychiatrisch sogenannte) Bewußtseinsstörung fällt juristisch unter die krankhaften seelischen Störungen. Vielmehr sind hiermit affektive Ausnahmezustände gemeint.

Bezüglich der tiefgreifenden Bewußtseinsstörung ergeben sich bei der forensischen Beurteilung außerordentliche Probleme, da bei den meisten – insbesondere Gewaltdelikten – Affekte immer eine Rolle spielen. Schwachsinn wird man üblicherweise bei einem Gesamt-IQ von weniger als 70 annehmen. Zu überprüfen ist aber auch hier Täterpersönlichkeit und Art des Delikts in Beziehung zu der vorhandenen Intelligenz.

Unter die *„anderen schweren seelischen Abartigkeiten“* fallen die schweren neurotischen Fehlentwicklungen einschließlich der Abweichungen der psychosexuellen Entwicklung. Unter jugendpsychiatrischen Gesichtspunkten wird sich aber die Mehrzahl solcher Fehlhaltungen noch als entwicklungsbedingte, passagere Durchgangsphase verstehen lassen, insofern kann zumindest bezüglich der Prognose eine günstigere Aussage gemacht werden als bei fixierten Fehlhaltungen im Erwachsenenalter.

Auf die evtl. Konkurrenz der §§ 3 JGG und den §§ 20 und 21 StGB sei ausdrücklich hingewiesen (ausführlich hierzu 23, 32).

Gutachterliche Stellungnahmen zur Maßnahmenwahl

Die vom Gericht erbetene psychiatrisch-psychologische Persönlichkeitsbeurteilung soll die Grundlage für die optimale Maßnahmenwahl liefern. Dieser Zweck wird nur erreicht, wenn das Sachverständigenurteil über die Persönlichkeitsdiagnose hinaus auch Aussagen über die Prognose sowie über pädagogische und therapeutische „Ansprechbarkeit“ des Probanden enthält, aus denen abzuleiten ist, welche ambulanten oder stationären Maßnahmen dem Ziel der Resozialisierung am effektivsten dienen (9). Das Jugendrecht läßt folgende verschiedene Reaktionen auf eine Jugendstraftat zu:

1. *Erziehungsmaßregeln*, nämlich Weisungen, Erziehungsbeistandschaft, Erziehungshilfe durch den Disziplinarvorgesetzten.
2. *Zuchtmittel*, nämlich Verwarnung, Auflagen, Jugendarrest (als Dauerarrest, Freizeitarrest oder Kurzarrest).
3. *Jugendstrafe*, nämlich als Freiheitsentzug von bestimmter Dauer ohne oder mit Strafaussetzung zur Bewährung oder als Freiheitsentziehung von unbestimmter Dauer (32).

Der jugendpsychiatrische Sachverständige wird in vielen Fällen in der Lage sein, aus psychiatrisch-psychologischer Sicht Befunde beizutragen, die für die Maßnahmenentscheidung von Bedeutung sind, hier wiederum insbesondere durch Auskunft zur Entwicklungs- und Sozialprognose des Täters (9). Eine besondere Aufgabe wächst dem Sachverständigen durch § 10 Absatz 2 JGG zu.

§ 10 Absatz 2 JGG lautet:

„Der Richter kann dem Jugendlichen auch mit Zustimmung des Erziehungsberechtigten und des gesetzlichen Vertreters auferlegen, sich einer heilerzieherischen Behandlung durch einen Sachverständigen oder einer Entziehungskur zu unterziehen. Hat der Jugendliche das 16. Lebensjahr vollendet, so soll dies nur mit seinem Einverständnis geschehen.“

Nach einer Empfehlung der Deutschen Vereinigung für Jugendgerichte und Jugendgerichtshilfe und der Deutschen Vereinigung für Kinder- und Jugendpsychiatrie sollte insbesondere bei folgenden Sachverhalten geprüft werden, ob eine heilerzieherische Behandlung nach § 10 Absatz 2 JGG nicht sinnvoller ist als eine Jugendstrafe:

a) Im familiären Bereich:
fehlende Familienbeziehungen oder vorangegangene Änderungen der Familiensituation;
erzieherische Diskontinuität (Verwaisung, Scheidung, Adoption usw.);
chronische Spannungen in der Familie.

b) Im Bereich der Persönlichkeitsentwicklung und des Verhaltens:
auffallende Ängstlichkeit in der Kindheit;
Störungen der sprachlichen und motorischen Entwicklung;
auffälliges Einzelgängertum;
isolierte Leistungsschwäche in einzelnen Schulfächern, z. B. im Lesen und Schreiben, oder allgemeines anhaltendes Schul- und Leistungsversagen;
gesteigertes aggressives Verhalten aus inadäquatem Anlaß;
dissoziale Entwicklung bei äußerlich intaktem Milieu;
auffallende Symptome, wie z. B. Stottern, Einnässen, Einkoten und Tics;
Fehlreaktionen auf objektive oder vermeintliche Körpermängel (9).

Die Voraussetzungen des § 10 Absatz 2 JGG sollten außerdem geprüft werden bei

- Diskrepanz zwischen Tat und bisheriger Persönlichkeitsentwicklung,
- sexueller Delinquenz,
- scheinbar sinnloser Bereicherungsdelinquenz,
- Brandstiftung.

Die heilerzieherische Behandlung ist nicht auf Heilpädagogik i. e. S. beschränkt, sondern umschließt vor allen Dingen auch die speziellen psychotherapeutischen Maßnahmen. Für die Durchführung kommen Fachkräfte verschiedener Disziplinen (Ärzte, Psychologen, Heil- und Sonderpädagogen) in Frage.

Weitere Hilfsmöglichkeiten ergeben sich durch den § 41 KJHG, der die Hilfe für junge Volljährige und die Nachbetreuung regelt.

§ 41 KJHG lautet:

1. Einem jungen Volljährigen soll Hilfe für die Persönlichkeitsentwicklung und zu einer eigenverantwortlichen Lebensführung gewährt werden, wenn und solange die Hilfe aufgrund der individuellen Situation des jungen Menschen notwendig ist. Die Hilfe wird in der Regel nur bis zur Vollendung des 21. Lebensjahres gewährt; in begründeten Einzelfällen soll sie für einen begrenzten Zeitraum darüber hinaus fortgesetzt werden.
2. Können durch die Hilfe nach Abs. 1 die Voraussetzungen,
   1. für ein Absehen von der Verfolgung (§ 45 des Jugendgerichtsgesetzes) oder
   2. für die Einstellung des Verfahrens (§ 47 des Jugendgerichtsgesetzes) geschaffen werden, so setzt die Gewährung der Hilfe in den Fällen der Nr. 1 die Zustimmung des Staatsanwalts, in den Fällen der Nr. 2 die Zustimmung des Richters und des Staatsanwalts voraus.
3. Für die Ausgestaltung der Hilfe gelten § 27 Abs. 3 und 4 sowie die §§ 28, 29, 30, 33, 34, 35, 36, 39 und 40 entsprechend mit der Maßgabe, daß an die Stelle des Personensorgeberechtigten oder des Kindes oder des Jugendlichen der junge Volljährige tritt.
4. Der junge Volljährige soll auch nach Beendigung der Hilfe bei der Verselbständigung in notwendigem Umfang beraten und unterstützt werden.

§ 41 Abs. 2 sieht also die Hilfe für junge Volljährige als Kann-Leistung für jugendliche Straftäter mit Zustimmung des Staatsanwaltes und des Richters vor. Nach Abs. 3 kommen als Hilfe für junge Volljährige die verschiedenen Arten der Erziehungshilfe mit Ausnahme der sozialpädagogischen Familienhilfe und der Erziehung in einer Tagesgruppe in Frage. Gemäß Abs. 4 soll der junge Volljährige auch nach Beendigung der Hilfe Beratung und Unterstützung in dem notwendigen Umfang erhalten.

Begutachtung zur Glaubwürdigkeit Jugendlicher und jugendlicher Zeugen

Es gibt keinerlei psychiatrische oder psychologische „Beweise“, anhand derer man mit Sicherheit feststellen könnte, ob die Aussage eines Kindes oder eines Jugendlichen im speziellen Falle glaubwürdig oder unglaubwürdig ist. Das Sachverständigengutachten zur Frage der Glaubwürdigkeit sollte deswegen mit der Feststellung schließen, daß aus kinder- und jugendpsychiatrischer bzw. psychologischer Sicht sich keine Hinweise finden, die die Glaubwürdigkeit der Aussage in Frage stellen. Im negativen Falle wird man die Gründe benennen, die dafür sprechen, daß es sich um eine Falschaussage handelt.

Im einzelnen wird zunächst eine Feststellung getroffen über die *allgemeine* Glaubwürdigkeit, sodann wird die spezielle Glaubwürdigkeit beurteilt. Bei der Überprüfung der allgemeinen Glaubwürdigkeit ist darauf einzugehen, ob die intellektuellen Voraussetzungen vorliegen, um eine entsprechende Aussage zu machen. Weiter werden Aussagen getroffen über Tendenzen zu Konfabulation und Suggestibilität. Die Prüfung der allgemeinen Glaubwürdigkeit liefert den gesamtpsychologischen Hintergrund zur Beurteilung der speziellen Glaubwürdigkeit.

Die Prüfung der *speziellen* Glaubwürdigkeit erfolgt unter folgenden Gesichtspunkten:

1. Aussagekonstanz:
   Hierbei ist zu berücksichtigen, daß eine starre stereotype Aussage im Laufe vieler Vernehmungen ebenso fragwürdig ist wie eine sich allmählich ausdehnende und immer weitere Details miteinbeziehende Schilderung der Vorfälle.
2. Situation bei der Erstaussage:
   Berücksichtigt wird die emotionale Situation des Kindes, seine Motivlage, seine damalige familiäre Situation sowie seine Beziehung zum evtl. Täter zum Zeitpunkt der Erstaussage.
3. Fremdsuggestion:
   Insbesondere kleinere Kinder haben gegenüber Personen, an die sie emotional stark gebunden sind, ein hohes Maß an Suggestibilität. Es ist zu überprüfen, ob von dritter (erwachsener) Seite ein Motiv für eine solche Fremdsuggestion besteht.
4. Autosuggestion:
   Sie findet sich – insbesondere bei sexuell getönten Ereignissen – häufig bei Jugendlichen in der präpuberalen Phase, bei denen eine unvollkommene Abgrenzung des real Erlebten von dem nur in der Phantasie Vorhandenen möglich ist.

Belasten mehrere kindliche oder jugendliche Zeugen im gleichen Sinne einen Angeklagten, so besteht die Möglichkeit einer bewußten Falschaussage als Ergebnis eines Gruppengeschehens.

Die Sicherheit des Urteils des Sachverständigen wird dadurch erhöht, daß er neben der Analyse der Motive der Zeugen auch die Angehörigen in die Untersuchung miteinbezieht. Die Analyse der emotionellen Beziehung zu den Angehörigen und auch evtl. zum Angeschuldigten können bei der Beurteilung der Glaubwürdigkeit helfen. Zu warnen ist vor dem Fehler, sozusagen in Identifikation mit dem kindlichen Zeugen, dessen Glaubwürdigkeit beweisen zu wollen.

Literatur

1 von Baeyer, W., H. Häfner, K. P. Kisker: Psychiatrie der Verfolgten. Springer, Berlin 1964
2 Böhm, A.: Einführung in das Jugendstrafrecht. Beck, München 1985
3 Bohmann, M.: Alternativen zur biologischen Elternschaft: Ergebnisse früherer und gegenwärtiger Adoptionsforschung. In H. Remschmidt: Psychopathologie der Familie und kinderpsychiatrische Erkrankungen. Huber, Bern 1980
4 Bundesarbeitsgemeinschaft für Rehabilitation: Die Rehabilitation Behinderter. Wegweiser für Ärzte. Deutscher Ärzteverlag, Köln 1984
5 Dauner, I.: Brandstiftung für Kinder. Huber, Bern 1980
6 Deutsche Gesellschaft für Kinder- und Jugendpsychiatrie: Denkschrift zur Lage der Kinder- und Jugendpsychiatrie in der Bundesrepublik Deutschland. Marburg 1984
7 Deutsche Vereinigung für Jugendgerichte und Jugendgerichtshilfen e. V. und Deutsche Gesellschaft für Kinder- und Jugendpsychiatrie: Empfehlungen zur „Weisung nach § 10 II JGG". Z. Kinder-Jugendpsychiat. 1 (1973) 88–92
8 Ehrengut, W., J. Ehrengut-Lange, D. Seitz, G. Weber: Die postvaccinale Encephalopathie. Schattauer, Stuttgart 1972
9 Focken, A., C. Pfeiffer: Thesen zur Zusammenarbeit des Jugendrichters mit dem jugendpsychiatrisch-psychologischen Sachverständigen. Z. Kinder-Jugendpsychiat. 8 (1980) 93–103
10 Fthenakis, W. E.: Der Vater als sorge- und umgangsberechtigter Elternteil. In H. Remschmidt: Kinderpsychiatrie und Familienrecht. Enke, Stuttgart 1984
11 Haffter, C.: Kinder aus geschiedener Ehe. Huber, Bern 1979
12 Harbauer, H.: Kinderpsychiatrische Aspekte bei der Begutachtung von Impfschäden. In H. Remschmidt H. Schüler-Springorum: Jugendpsychiatrie und Recht. Heymanns, Köln 1979
13 Harbauer, H.: Gutachterliche Probleme beim Kind und Jugendlichen. In H. H. Marx: Medizinische Begutachtung. Grundlagen und Praxis. 4. Aufl. Thieme, Stuttgart 1981 S. 500
13 a Junge, H., H. B. Lendermann: Das Kinder- und Jugendhilfegesetz (KJHG). Einführende Erläuterungen. Lambertus, Freiburg 1990
14 Keilson, H.: Sequentielle Traumatisierung. Enke, Stuttgart 1979

15 Klar, W.: Entscheidungsrelevante psychologisch-pädagogische Faktoren im Sorgerechtsverfahren von Scheidungskindern. Z. Kinder-Jugendpsychiat. 1 (1973) 37–42
16 Klussmann, R. W.: Das Kind im Rechtsstreit der Erwachsenen. Reinhardt, München 1981
17 Lange-Cosack, H., G. Tepfer: Das Hirntrauma im Kindes- und Jugendalter. Springer, Berlin 1973
18 Langelüddeke, A., P. H. Bresser: Gerichtliche Psychiatrie. de Gruyter, Berlin 1976
19 Lenkner, Th.: Die rechtlichen Grundlagen. In: Handbuch der forensischen Psychiatrie I, Teil A, hrsg. von H. Göppinger, H. Witter. Springer, Berlin 1972
20 Lempp, R.: Die Ehescheidung und das Kind. Kösel, München 1976
21 Lempp, R.: Extrembelastung im Kindes- und Jugendalter. Huber, Bern 1979
22 Lempp, R.: Zur Anwendbarkeit projektiver Testuntersuchungen im Rahmen der Begutachtung für Familiengerichte. Z. Kinder-Jugendpsychiat. 8 (1980) 220–227
23 Lempp, R.: Gerichtliche Kinder- und Jugendpsychiatrie. Huber, Bern 1983
24 Mrozynski, P.: Rehabilitationsrecht. Beck, München 1979
25 Pampus, I., I. Seidenfaden: Rehabilitation Hirnverletzter. Kohlhammer, Stuttgart 1974
26 Paul, H., H. J. Herberg: Psychische Schäden nach politischer Verfolgung. Karger, Basel 1963
27 Remschmidt, H.: Das Wohl des Kindes aus ärztlicher Sicht. Z. Kinder-Jugendpsychiat. 6 (1978) 409–428
28 Remschmidt, H.: Junge Volljährige im Kriminalrecht. Mschr. Krim. 61 (1978) 79–94
29 Remschmidt, H., H. Schüler-Springorum: Jugendpsychiatrie und Recht. Festschrift für Hermann Stutte. Heymanns, Köln 1979
30 Remschmidt, H., H. Stutte: Neuropsychiatrische Folgen nach Schädel-Hirn-Traumen bei Kindern und Jugendlichen. Huber, Bern 1980
31 Remschmidt, H.: Kinderpsychiatrie und Familienrecht. Enke, Stuttgart 1984
32 Schaffstein, F.: Jugendstrafrecht. Kohlhammer, Stuttgart 1983
33 Schönfelder, Th.: Zur Identität des jugendpsychiatrischen Sachverständigen. In M. Müller-Küppers, F. Specht: Recht, Behörde, Kind. Huber, Bern 1979
34 Schüler-Springorum, H.: Rechtswissenschaften. In H. Remschmidt, M. H. Schmidt: Kinder- und Jugendpsychiatrie in Klinik und Praxis, Bd. I. Thieme, Stuttgart 1987
35 Schulze-Lüke, G., M. Wolf: Gewalttaten und Opfer-Entschädigung. Kommentar zum Gesetz über die Entschädigung für Opfer von Gewalttaten vom 11. 5. 1976. de Gruyter, Berlin 1977
36 Stutte, H., H. Remschmidt: Rechtsfragen. In K. D. Bachmann, H. Ewerbeck, G. Joppich, E. Kleihauer, E. Rossi, G. R. Stalder: Pädiatrie in Klinik und Praxis, Bd. I–III. Thieme-Fischer, Stuttgart 1978–1980
37 Wegener, H.: Einführung in die forensische Psychologie. Wissenschaftliche Buchgesellschaft, Darmstadt 1981
38 Wolf, G.: Strafe und Erziehung nach dem Jugendgerichtsgesetz. Elwert, Marburg 1984

32 Rechtsmedizin – Gutachterfragen aus allgemeinärztlicher Sicht

R. Penning, W. Spann und J. Rauschke (†)

Die Rechtsmedizin (früher „Gerichtliche Medizin“) hat sich als eine eigenständige Disziplin aus der Rechtspflege entwickelt. Sie unterstützt die Rechtsfindung in allen Bereichen der Rechtsprechung (Strafrecht, Zivilrecht, Sozialrecht, Versicherungsrecht) und empfängt von ihr Fragestellungen, auf denen sich medizinische und naturwissenschaftliche Grundlagenforschung aufbaut. Das Ziel, den Juristen bei der Lösung rechtlich-medizinischer Probleme möglichst erschöpfend sachverständig zu beraten, bringt zahlreiche enge Berührungsgebiete mit anderen medizinischen Fächern.

Der der Rechtsmedizin eigene Denkvorgang in umgekehrter Richtung ist den klinischen und anderen Fachdisziplinen im allgemeinen fremd. Während der Arzt gewohnt ist, von der Anamnese auszugehen und mit Hilfe von Untersuchungsbefunden zur Diagnose, Therapie und Prognose zu gelangen, wird in der Rechtsmedizin der Endzustand eines Falles zum Ausgangspunkt, um die vorausgegangenen und ursächlichen Vorgänge („Anamnese“) zu erforschen und sie und die Kausalkette bis zum Endergebnis zu rekonstruieren.

Nirgendwo im ärztlichen Tätigkeitsbereich nimmt das Gutachten einen so breiten Raum ein wie in der Rechtsmedizin. Die gesamte rechtsmedizinische Literatur ist auf Gutachtenfragen zugeschnitten. Der rechtsmedizinische Teil dieses Buches wendet sich daher in erster Linie an den Nicht-Rechtsmediziner und beschränkt sich auf Teilgebiete und Einzelfragen, mit denen der Arzt im Rahmen seiner gutachterlichen Pflichten, die ihm durch Gesetz oder Rechtsordnung auferlegt sind, konfrontiert werden kann.

Der vorliegende Abschnitt muß neben rein ärztlichen Fragen auch kriminalistische Gesichtspunkte (z. B. Leichenfund, Tatortsituation, Sexualdelikte) berücksichtigen. Der praktizierende Arzt kann von Polizei oder Justizbehörde unvorhergesehen zugezogen und zur (vorläufigen) Beantwortung rechtsmedizinischer Fragen aufgefordert werden. Aus der Beantwortung können sich dabei gravierende Konsequenzen für Ermittlungstätigkeit oder Gerichtsverfahren ergeben.

Die endgültige rechtsmedizinische Beurteilung jedoch erfordert Fachkenntnisse und sollte daher dem Rechtsmediziner vorbehalten bleiben.

Befundbericht über Gesundheitszustände

Ärztliche Bescheinigung zur Vorlage bei Gericht und Ermittlungsbehörden

Die Mindestanforderungen an das Attest des behandelnden Arztes sind an anderer Stelle abgehandelt (s. S. 10f). Die Erfahrung lehrt, daß gegen den Grundsatz der Objektivität beim Abfassen der ärztlichen Bescheinigung allzu häufig verstoßen wird. So verständlich es auch sein mag, daß der Arzt seinem Patienten helfen oder dessen Rechtsposition doch wenigstens nicht schaden möchte: Der Gewissenskonflikt zwischen den Belangen von Patient und Behörde darf aber nicht zu Befundentstellungen führen wie Überbetonung, Weglassung oder gar unrichtigen Angaben.

Das in verständlicher Formulierung und unter Vermeidung von Fremdwörtern ausgestellte Attest soll außer der klaren Krankheitsbezeichnung *in deutlicher Abgrenzung subjektive Beschwerden und objektive Befunde wiedergeben.* Die Angabe auch derjenigen Einzelbefunde, die der Richter als ärztlicher Laie nicht versteht, ist unerläßlich, weil das Gericht die Möglichkeit haben muß, im Zweifel einen anderen Arzt mit der Nachprüfung zu beauftragen. Reine Diagnosebestätigungen sind in der Regel unbrauchbar.

Gefälligkeits- und Falschgutachten

Die Ausstellung eines unrichtigen Gesundheitszeugnisses zur Vorlage bei einer Behörde oder Versicherungsgesellschaft „wider besseres Wissen" ist nach § 278 StGB strafbar.

So führte 1990 in München eine lediglich aufgrund einer „Telefondiagnose" ausgestellte Verhandlungsunfähigkeitsbescheinigung zu einer Geldstrafe von 30 000,– DM gegen den Arzt. Die Strafbarkeit des Arztes ist unabhängig von dem Zweck, den der Patient mit der Bescheinigung verfolgt.

Gesundheitszeugnisse sind dabei auch z. B. Krankenscheine, Bestätigungen über durchgemachte Krankheiten oder über die Prognose bekannter Krankheiten. Unrichtig sind solche Zeugnisse auch, wenn sie zwar im Endergebnis zutreffen, aber falsche Einzelheiten enthalten. Unrichtig sind sie ferner nach ständiger Rechtsprechung bereits dann, wenn Befunde bestätigt werden, die nicht persönlich erhoben wurden. Dies liegt generell bei einer „Telefondiagnose" vor, wie das OLG Frankfurt am 4. 5. 1977 urteilte (Bestätigung der Bettlägerigkeit während eines Gerichtstermins infolge Brechdurchfalls). Befunde, die nur auf den Angaben des Patienten beruhen, *müssen* als solche gekennzeichnet sein!

Bestätigungen über Ausnahmen von der Gurtanlege- und Helmpflicht

Nicht zufällig nach den Gefälligkeitsgutachten stehen Bestätigungen nach § 46 I, III StVO, daß das Anlegen des Sitzgurtes oder das Tragen des Schutzhelmes einem Patienten aus gesundheitlichen Gründen (evtl. befristet) nicht möglich ist. Der Arzt, der eine solche Bestätigung leichtfertig ausstellt, riskiert viel, evtl. seine Existenz. Er kann u. U. für schwerste Folgeschäden haften, die bei einem Verkehrsunfall ohne Gurt oder Helm entstehen; die Einstandspflicht der Haftpflichtversicherung ist bei Vorsatz oder grober Fahrlässigkeit fraglich.

Einzige generelle Ausnahme von der Gurtanlegepflicht ist die Körpergröße unter 150 cm (Gefährdung der A. carotis – kann aber durch Umbauten vermieden werden). Andere denkbare Ausnahmen sind fragwürdig und stellen vielfach die Fahrtauglichkeit generell in Frage, so schwere Invalidität der Arme mit Schwierigkeiten beim Gurtlösen, schwere Herzkrankheiten, Phobien oder Wirbelsäulenleiden. Bei frischen Verletzungen oder Gürtelrose sind befristete Ausnahmen denkbar. Bei künstlichem Darm- oder Blasenausgang kommen z. B. Hosenträgergurte in Frage. Herzschrittmacher rechtfertigen keine Ausnahme. Auch Schwangere profitieren erwiesenermaßen ggf. vom Gurt. Die Angst vor typischen Gurtverletzungen wie Rippenfrakturen ist unbegründet. Diese Verletzungen entstehen nur bei Aufprallgeschwindigkeiten, die ohne Gurt zu schwersten Verletzungen oder zum Tod führen.

Gutachten, inwieweit bestimmte Verletzungen durch Anlegen des Gurtes oder Helmes vermieden worden wären, sollten dem Spezialisten mit unfallmechanischen Kenntnissen vorbehalten bleiben.

Befund über Verletzungen und ihre Folgen

In Verfahren wegen fahrlässiger und vorsätzlicher Körperverletzung benötigen Ermittlungsbehörden und Gericht schriftliche Angaben des behandelnden Arztes über Anzahl, Art, Beschaffenheit, Ausdehnung, Richtungsverlauf und genaue Lokalisation der Verletzungen sowie über (Lebens-)Gefährlichkeit und Dauerfolgen. Bei Fällen einer Mitbeteiligung des Schädels und Verdacht auf Schädel-Hirn-Trauma sollte der ärztliche Befundbericht auch Angaben darüber enthalten, welche Symptome dem Verdacht auf Hirnbeteiligung zugrunde liegen, ob und welche (glaubhaften) Gedächtnislücken vom Verletzten vorgebracht worden sind, und was er zum Hergang des die Verletzung verursachenden Ereignisses angegeben hat. Die exakteste Dokumentation von Verletzungen sind Farbphotos.

Während ärztliche Befundberichte über Verletzungen in Fällen von Vergehen vor Gericht verlesbar sind, schreibt die Strafprozeßordnung (StPO) für Verbrechenstatbestände wie versuchten Mord, versuchten Totschlag, schwere und gefährliche Körperverletzung die Vernehmung des behandelnden Arztes als sachverständigen Zeugen in der Hauptverhandlung vor. Daher muß das Gericht dem ärztlichen Gutachten eines Krankenhauses entnehmen können, welcher Arzt die Verletzungen befundet und (operativ) versorgt hat und ob er mit dem Unterzeichner des Gutachtens identisch ist oder nicht.

Haftfähigkeit

(41)

Nach § 455 Abs. 2 StPO ist im Krankheitsfall die Strafhaft aufzuschieben, „wenn von der Vollstreckung eine nahe Lebensgefahr für den Verurteilten zu besorgen ist". Zur Bejahung der Haftunfähigkeit genügt aber nicht die abstrakte Möglichkeit, daß beispielsweise ein Hypertoniker in der Strafhaft eine Apoplexie erleiden oder ein Patient mit EKG-Veränderungen einen Herzinfarkt bekommen könnte. Wer im Berufsleben steht, wird durch eine Strafhaft in der Regel nicht so sehr belastet, daß die Gefahr eines lebensbedrohlichen Zwischenfalls insbesondere bei chronischen Erkrankungen größer wäre als im Alltag. Bei wirklich ernsten Erkrankungen ist maßgeblich, wie weit sich die spezielle Lebenssituation durch die Bedingungen der Haft ändert.

„Die Gefahr der Verschlimmerung einer Krankheit durch die mit der Haft verbundenen seelischen Belastungen begründet für sich allein ebensowenig Haftunfähigkeit wie eine durch andere Maßnahmen herabzumindernde Selbsttötungsgefahr" (Kammergericht Berlin, NStZ 1990, 142).

„Die Strafvollstreckung kann auch dann aufgeschoben werden, wenn sich der Verurteilte in einem körperlichen Zustand befindet, bei dem eine sofortige Vollstreckung mit der Einrichtung der Strafanstalt unverträglich ist" (§ 455 Abs. 3 StPO). Diese Vorschrift bezieht sich auf Krankheiten, die einer ständigen ärztlichen und pflegerischen Betreuung bedürfen und die Einhaltung einer Diät erfordern. Die ärztliche Beurteilung hat neben den Besonderheiten der Krankheit die Einrichtungen der jeweiligen Strafanstalt zu berücksichtigen. Da die Justiz heute in allen Bundesländern Krankenanstalten des Strafvollzuges unterhält, ist eine Haftunfähigkeit nach § 455 Abs. 3 StPO fast nie mehr zu bejahen, es sei denn, daß beispielsweise bei einem Allergiker nicht vorausgesagt werden kann, ob er nicht auch in einer Krankenstrafanstalt mit den ihm gefährlichen Noxen in Berührung kommt. Unheilbare Kranke mit geringer Lebenserwartung erreichen meist Strafverschonung im Gnadenweg.

Haftfähigkeit ist nicht vorhanden, „wenn der Verurteilte in Geisteskrankheit verfällt" (§ 455 Abs. 1 StPO). Im Sinne dieser Bestimmung gelten nur echte *Psychosen*, dagegen nicht reaktive Störungen und sogenannte Haftpsychosen. Reaktive psychische Zustandsbilder können jedoch den Vollzug in einem Gefängniskrankenhaus mit psychiatrischer Fachabteilung erforderlich machen.

Zu großzügige Attestierung von Haftunfähigkeit kann den Tatbestand der Strafvereitelung (§ 258 StGB) wie der Ausstellung eines falschen Gesundheitszeugnisses (§ 278 StGB) erfüllen.

Verhandlungs- und Vernehmungsfähigkeit

Terminfähigkeit setzt voraus, daß der Angeklagte den Weg zum Gericht bzw. die Reise zum Gerichtsort – womöglich mit Taxi oder ähnlichem – zurücklegen kann. Er muß außerdem in der Lage sein, sich vernünftig zu verteidigen, d. h. „in der Verhandlung seine Interessen vernünftig wahrzunehmen, die Verteidigung in verständiger und verständlicher Weise zu führen, Prozeßerklärungen abzugeben und entgegenzunehmen". Im Vergleich zur Haftfähigkeit werden also zusätzlich Anforderungen an die geistige Leistungsfähigkeit gestellt. Hat der Angeklagte einen Verteidiger zur Seite, so ist die *Verhandlungsfähigkeit* eher zu bejahen, als wenn er auf sich allein gestellt ist. Man kann deshalb im Zweifel bei der Justizbehörde anregen, daß eine Pflichtverteidigung angeordnet wird. Herzkranke und Hypertoniker machen bisweilen geltend, durch die Aufregungen einer Gerichtsverhandlung (oder Ablegung der eidesstattlichen Versicherung) lebensgefährdet zu sein. Dieser Einwand ist nur sehr selten berechtigt. Denn eine Gerichtsverhandlung verursacht nicht sehr viel größere Spannungen als diejenigen, denen der Mensch alltäglich im Beruf, Geschäftsleben und Zusammenleben ausgesetzt ist. Der Arzt hat die Möglichkeit, das Gericht zu veranlassen, auf ruhige und von Emotionen freie Verhandlungsführung bedacht zu sein und Überbeanspruchungen des Angeklagten durch das Einlegen von Pausen und die Ermöglichung eines bequemen Sitzens zu vermeiden. Das Gericht kann auch die Anwesenheit eines praktizierenden Arztes zulassen oder anordnen.

Wenn sich ein Angeklagter „vorsätzlich und schuldhaft in einen seine Verhandlungsfähigkeit ausschließenden Zustand versetzt", kann nach den Bestimmungen von § 231 a StPO gleichwohl gegen ihn verhandelt werden. Die Hauptverhandlung wird in seiner Abwesenheit durchgeführt bzw. fortgesetzt. Die Feststellung der Verhandlungsunfähigkeit einschließlich der Verursachungsart gehört ebenso zur Aufgabe des Arztes wie die Erkennung des Zeitpunkts, an dem der Zustand der Verhandlungsunfähigkeit wieder behoben ist.

Aus der Erfahrung muß betont werden, daß einem Angeklagten nicht gedient ist, wenn eine Verhandlung immer wieder hinausgeschoben wird. Die Ungewißheit vor der Zukunft hat deutlich negativen Einfluß auf Beschwerden und Krankheitsverlauf. Viel sinnvoller ist es, dem Patienten zu raten, das Gerichtsverfahren so bald wie möglich hinter sich zu bringen.

Im Falle der Erkrankung eines Zeugen kommt die Vernehmung durch einen Richter am Krankenbett in Betracht.

Körperliche Untersuchung

Ein Beschuldigter ist nach § 81 a StPO verpflichtet, eine körperliche Untersuchung zu dulden, wenn sie zur Feststellung von Tatsachen angeordnet wird, die für das Verfahren von Bedeutung sind. „Zu diesem Zweck sind körperliche Eingriffe, die von einem Arzt nach den Regeln der ärztlichen Kunst zu Untersuchungszwecken vorgenommen werden, sowie die Entnahme von Blutproben ohne Einwilligung des Beschuldigten zulässig, wenn kein Nachteil für seine Gesundheit zu besorgen ist." Die Anordnung steht dem Richter zu. Droht Verzögerung den Untersuchungserfolg zu gefährden, können auch die Staatsanwaltschaft und Polizeibeamte als deren Hilfsbeamte entsprechende Anordnungen treffen. Bei Weigerung haben die Behörden das Recht zur Anwendung von Zwang. Die Bestimmung des § 81 a StPO umfaßt Untersuchungen der Körperoberfläche, der natürlichen Körperhöhlen oder -öffnungen, die Untersuchung der Kleider, die Blutentnahme und andere ungefährliche und nicht mit stärkeren Schmerzen einhergehende Eingriffe.

Bei Blutern ist durch die Blutentnahme ein Nachteil für die Gesundheit nicht zu befürchten. Auch sonst sind gesundheitliche Gegebenheiten, die eine Blutentnahme unzumutbar machen, schwer vorstellbar. Eine eventuelle Gefährdung durch die Aufregung, z. B. durch eine gewaltsame Blutentnahme bei Herzkranken, fällt in den Risikobereich des Probanden.

Liquorpunktion und Harnkatheterung sind dagegen nach überwiegender Meinung wegen ihrer Gefährlichkeit unzulässig. Da alle Eingriffe nur von einem Arzt nach den Regeln der ärztlichen Kunst vorgenommen werden dürfen, können Medizinalpersonen nicht vertretungsweise beauftragt werden.

Andere Personen als der Beschuldigte müssen, sofern sie als Zeugen in Betracht kommen, in eine körperliche Untersuchung „zur Erforschung der Wahrheit" ebenfalls einwilligen, wenn die Untersuchung bei Würdigung aller Umstände zugemutet werden kann. Sie haben das Recht zur Weigerung stets dann, wenn ihnen als Zeugen auch ein Aussageverweigerungsrecht zusteht.

Im Zivilrecht besteht eine ähnliche Vorschrift zur Duldung körperlicher Untersuchungen nach § 372 a ZPO im Zusammenhang mit der Feststellung der Abstammung. Sie umfaßt „insbesondere die Entnahme von Blutproben zum Zwecke der Blutgruppenuntersuchung" sowie die anthropologische Untersuchung für ein erbbiologisches Gutachten.

Die Durchführung von Polizei oder Staatsanwaltschaft angeordneter Untersuchungen kann der Arzt verweigern. Wird er dagegen vom Richter als Sachverständiger bestimmt, muß er die Untersuchung/Blutentnahme durchführen.

Nach der Berufsordnung muß der Arzt den Untersuchten darauf hinweisen, daß die ärztliche Schweigepflicht bei angeordneten körperlichen Untersuchungen wie Begutachtungen nicht gilt.

Forensische Psychopathologie (Grundzüge der Begutachtung)

(24, 28)

Strafrecht

Grundlage des deutschen Strafrechts ist das *Schuldprinzip*. Ohne Schuld entfällt die strafbare Handlung. Das Kind ist bis zum vollendeten 14. Lebensjahr noch nicht schuldfähig (strafunmündig). Die strafrechtliche Verantwortung beginnt mit der Vollendung des 14. Lebensjahres. Für den Jugendlichen zwischen 14 und 18 Jahren gelten grundsätzlich die Bestimmungen des Jugendgerichtsgesetzes (JGG), für den Erwachsenen über 21 Jahre grundsätzlich das allgemeine Strafrecht. Der zwischen beiden Gruppen stehende Heranwachsende in der Altersstufe von 18 bis noch nicht 21 Jahren wird nach § 105 JGG strafrechtlich als Jugendlicher behandelt, sofern er zur Tatzeit nach seiner sittlichen und geistigen Entwicklung noch einem Jugendlichen gleich stand oder es sich um eine typische Jugendverfehlung handelte. Anderenfalls wird er nach dem für Erwachsene geltenden allgemeinen Strafrecht abgeurteilt. Begutachtungsfragen nach dem Jugendgerichtsgesetz (Strafmündigkeit, Zurechnungsfähigkeit des Jugendlichen, Beurteilung Heranwachsender) sind auf Seite 656 u. 658 abgehandelt. Der Erwachsene bleibt auf Lebenszeit strafrechtlich verantwortlich; er wird nicht bei irgendeiner Altersgrenze im Greisenalter wieder strafunmündig.

Die Schuldfähigkeit Heranwachsender und Erwachsener regeln die §§ 20 und 21 StGB.

§ 20 StGB: Ohne Schuld handelt, wer bei Begehung der Tat wegen einer krankhaften seelischen Störung, wegen einer tiefgreifenden Bewußtseinsstörung oder wegen Schwachsinns oder einer anderen seelischen Abartigkeit unfähig ist, das Unrecht der Tat einzusehen oder* nach dieser Einsicht zu handeln.

§ 21 StGB: Ist die Fähigkeit des Täters, das Unrecht der Tat einzusehen oder nach dieser Einsicht zu handeln, aus einem der in § 20 bezeichneten Gründe bei Begehung der Tat erheblich vermindert, so kann* die Strafe nach § 49 Abs. 1 gemildert werden.

Der Gesetzgeber versteht unter „krankhafter seelischer Störung“ körperlich begründete psychische Störungen i. S. der endogenen und exogenen Psychosen, also Geisteskrankheiten, die unter den medizinisch definierten Krankheitsbegriff fallen, ferner Fieberdelirien und Intoxikationspsychosen, so daß Rauschzustände durch Alkohol und andere Rauschgifte nach herrschender Auffassung der „krankhaften seelischen Störung“ zuzuzählen sind. „Tiefgreifende Bewußtseinsstörung“ ist die Bewußtseinsstörung nichtkrankhafter Natur wie Schlaf, Schlaftrunkenheit, Hypnose, Erschöpfung oder Affekt. Unter den Begriff „Schwachsinn“ fallen alle Intelligenzdefekte, also sowohl die anlagemäßige Geistesschwäche als auch der erworbene Defektzustand. Die „schwere seelische Abartigkeit“ betrifft Variationen des menschlichen Wesens – Psychopathien, Neurosen, sexuelle Triebstörungen – vom Grad der Krankheitswertigkeit, wobei § 20 StGB nur sehr selten zur Anwendung kommen wird.

Schuldunfähigkeit (§ 20 StGB) liegt vor, wenn die Störung das seelische Gefüge „zerstört“ hat. Da es am Verschulden fehlt, ist eine Bestrafung nicht möglich, wohl aber die Unterbringung des Schuldunfähigen. Von *erheblich verminderter Schuldfähigkeit* (§ 21 StGB) wird ausgegangen, wenn die Störung das seelische Gefüge erheblich „erschüttert“ hat. Dann kann die Strafe gemildert werden, ohne daß das Gericht von der Milderungsmöglichkeit Gebrauch machen muß. Eine verbindliche Definition des Schweregrades „erheblich“ existiert nicht.

Die Beurteilung der strafrechtlichen Verantwortung erfolgt gewissermaßen in zwei Phasen. Zunächst gilt es zu prüfen, ob überhaupt einer der im Gesetz genannten Zustände zu bejahen ist (biologischer Bereich).

Erst die zweite Frage lautet, ob und wieweit sich diese Störung auf die Fähigkeiten ausgewirkt hat, das Unrechtmäßige des Verhaltens einzusehen oder einsichtsgemäß zu handeln (psychologischer Bereich).

Einer Einschränkung der Fähigkeit, das Unerlaubte der Tat einzusehen, begegnet man in erster Linie bei Schwachsinn und Demenz. Doch muß der Grad der Geistesschwäche zur Art der strafbaren Handlung in Beziehung gesetzt werden. Es bedarf beispielsweise einer erheblichen Verstandesschwächung, um den

---

* gesperrt vom Verf.

Unrechtsgehalt des Stehlens nicht einsehen zu können. Viel häufiger steht die Fähigkeit zum einsichtsgemäßen Handeln, die *Steuerungsfähigkeit*, zur Diskussion. Sie zu werten, ist weitaus schwieriger als die Beurteilung der Einsichtsfähigkeit, weil es weitgehend an objektiven Nachweismöglichkeiten fehlt. Hinzu kommt, daß nicht jede Einschränkung des Hemmungsvermögens von strafrechtlicher Relevanz ist.

Der gerichtspsychiatrische Gutachter hat meist die undankbare Aufgabe, auf der Basis der später erschlossenen psychischen Verfassung des Täters den Geisteszustand zum Zeitpunkt einer mehr oder weniger weit zurückliegenden bestimmten Tat zu analysieren. Er unterliegt der Verpflichtung, alle erreichbaren Erkenntnisquellen und Unterlagen heranzuziehen und die diagnostischen Aufklärungsmöglichkeiten auszuschöpfen. Im Mittelpunkt steht die *Exploration*. Da sie – angeordnet nach § 81 a StPO – im Rahmen eines Vertragsverhältnisses zwischen auftraggebender Justizbehörde und Gutachter erfolgt, sind Gericht bzw. Staatsanwaltschaft Geheimnisherr, der Arzt Geheimnisträger und der zu Begutachtende lediglich Untersuchungsobjekt. Der Explorierte genießt daher gegenüber dem Gericht keinen Geheimnisschutz. Der Gutachter ist vielmehr verpflichtet, gegenüber dem Auftraggeber sämtliche bei der Exploration in Erfahrung gebrachten *und* für die Gesamtbeurteilung des Falles wichtigen Details zu offenbaren. Schon um nicht in Gewissenskonflikte zu geraten, sollte er jeden Eindruck vermeiden, als könne sich der Proband dem ärztlichen Untersucher im Vertrauen auf dessen Verschwiegenheit vorbehaltlos anvertrauen. Als Gehilfe des Gerichts hat der Gutachter möglichst vollständig die medizinischen Grundlagen und Tatsachen zu vermitteln, ohne eine Schuldwertung vorzunehmen. Nur das Gericht ist – nach eigener Meinungsbildung – berufen, die endgültige Entscheidung zur Frage der Zurechnungsfähigkeit und des Schuldgehalts auszusprechen, ohne an die Sachverständigenmeinung gebunden zu sein. Ergibt eine ambulante Untersuchung lediglich den Verdacht auf eine Psychose oder einen hirnorganischen Prozeß, so kann der Justizbehörde die klinische Beobachtung empfohlen werden, wobei die Dauer der Anstaltsbeobachtung kaum je die gesetzlich möglichen 6 Wochen ausschöpfen muß. Als Gutachter sollten sich nur Ärzte mit gründlichen psychiatrischen und psychopathologischen Kenntnissen berufen fühlen.

Die **Schizophrenien**, die nach der herrschenden Auffassung körperlich bedingt sind und auf vererbbarer Anlage beruhen, sind im akuten Schub leicht zu diagnostizieren und bedingen bei entsprechender Tat grundsätzlich Schuldunfähigkeit. Viel schwieriger ist die Beurteilung der Residualzustände. Der durch affektive Verödung, Abflachung, Kontaktverlust und sozialen Abstieg gekennzeichnete Defekt der Persönlichkeit läßt sich gegen primär-charakterliche Abnormitäten bisweilen so schwer abgrenzen, daß gegensätzliche Auffassungen verschiedener Gutachter keine Seltenheit sind. In diesen Fällen rechtfertigt sich am ehesten die Annahme einer erheblichen Verminderung der Schuldfähigkeit und nicht die grundsätzliche Exkulpierung. Defektschizophrene begehen allerdings meist nur Bagatelldelikte wie Landstreicherei, Betteln, kleine Diebstähle u. ä. Die modernen Behandlungsmethoden bewirken oft, daß Defektsymptome nach einem früheren Schub auch bei genauester Untersuchung nicht nachweisbar sind. Dann sollte man keine Bedenken haben, eine Einschränkung der Schuldfähigkeit abzulehnen.

Bei der **Zyklothymie** – dem manisch-depressiven „Irresein" – werden in der selteneren manischen Phase häufiger Strafdelikte begangen als in der depressiven Phase. Der überschwenglich-betriebsame und antriebsgesteigerte Maniker benimmt sich wie ein Hochstapler und fällt beispielsweise durch Betrügereien auf, weil er sich in Geschäfte einläßt, die er nicht übersieht. Auch im sexuellen Bereich und mit kleineren Delikten wie Ruhestörung, Unfug u. ä. verstößt er gegen die Ordnung. Der endogen Depressive setzt sich z. B. dem Vorwurf der vorsätzlichen Tötung aus, wenn eine erweiterte Suizidplanung für seine eigene Person mißlingt und Familienmitglieder zu Tode oder zu Schaden kommen, die er vor den „Unbilden des Lebens" bewahren wollte.

Solche Fälle stehen unter dem Schutz des § 20 StGB.

Unter den Formen des *Schwachsinns* ist der als Imbezillität und Idiotie bezeichnete schwere Grad von geringer strafrechtlicher Bedeutung, weil der hochgradig Schwachsinnige in der Regel pflegebedürftig und in einer Anstalt untergebracht ist. Bei weniger ausgeprägtem

Schwachsinn beruht die kriminelle Gefährdung auf beträchtlich gesteigerter Verführbarkeit und Triebhaftigkeit und nicht eigentlich auf verbrecherischem Willen. Diebstähle, Betteln, Landstreicherei und sexuelle Aggressionen sind häufige Delikte, oft liegt Anstiftung durch andere oder Mitläufertum vor. Der Grad des Schwachsinns läßt sich testpsychologisch zuverlässig ermitteln. Im Einzelfall ist es erforderlich, den Schweregrad der Verstandesschwäche und des Mangels an höheren Willensfunktionen zur Deliktsart und ihren Besonderheiten in Beziehung zu setzen. Häufig sind die Voraussetzungen des § 21 StGB gegeben. Doch bedenke man, daß sich manch Minderbegabter gut der sozialen Ordnung anpaßt und unauffällig bleibt. **Senile Demenz** ist eine abbaubedingte Geistesstörung, die den Gutachter recht häufig im Zusammenhang mit sexuellen Vergehen an Kindern beschäftigt. Der greise Mann mit nur noch schwacher Geschlechtskraft wendet sich dem Kind als einem Sexualziel zu, das leicht erreichbar ist und die Schwäche nicht erkennt.

Verändern **hirnorganische Leiden** den Geisteszustand, so spricht man von **organischen Psychosen**. Zu ihnen zählt die **Epilepsie**, die genuine wie die symptomatische. Für eine im Dämmerzustand unmittelbar nach einem Anfall oder im Zustand der Verstimmung vor dem Anfall oder im Verlauf eines epileptischen Äquivalents ausgeführte Tat ist der Kranke nicht verantwortlich. Epileptische Wesensänderung bedeutet erhebliche Verminderung der Schuldfähigkeit nur dann, wenn ein Zusammenhang besteht zwischen Dauerzustand und Deliktsart, beispielsweise bei Körperverletzung aufgrund gesteigerter Reizbarkeit. Für Delikte ohne ersichtlichen Zusammenhang ist der Grad von Wesensänderung und Demenz maßgeblich. Persönlichkeitsveränderungen mit Niveausenkung, Reizbarkeit, Verlangsamung, Verflachung und affektiver Instabilität treten im Gefolge auch verschiedener anderer hirnorganischer Prozesse auf, so bei Arteriosklerose, altersbedingtem Hirnschwund, Tumoren, entzündlichen Hirnerkrankungen und auch als Folge einer **Hirnverletzung**, besonders des Stirnhirns. Die Beurteilung hängt ab vom Grad eines etwaigen Hirnschadens (EEG, CT, Testpsychologie), von der Schwere der Wesensveränderungen in Abgrenzung zur ursprünglichen Persönlichkeitsstruktur und von der Deliktsart. Ein leichtes Schädel-Hirn-Trauma nach Art der **Kommotio** ist schon bald nach Abklingen der Bewußtseinseinengung ohne Einfluß auf Geisteszustand und strafrechtliche Verantwortlichkeit.

Bei der Beurteilung der Zuverlässigkeit von (Zeugen-)Aussagen über den der Gewalteinwirkung auf den Kopf vorausgegangenen Geschehensablauf ist eine retrograde Amnesie in Betracht zu ziehen und zu bedenken, daß der Verletzte bisweilen Gedächtnislücken mit Gehörtem und Erdachtem ausfüllt und subjektiv von der Richtigkeit seines unechten Erinnerungsbildes überzeugt ist. Die Abgrenzung zwischen wiedergekehrtem Gedächtnis und Erinnerungstäuschung ist manchmal selbst dann nicht möglich, wenn man anfängliche und spätere Aussagen vergleicht und zum tatsächlichen Geschehensablauf in Beziehung setzt.

Neben Geisteskrankheiten, Schwachsinn und hirnorganisch bedingten Geistesstörungen haben sich Gutachter und Rechtsprechung mit seelischen Zuständen auseinanderzusetzen, die möglicherweise als „seelische Abartigkeit" zu bewerten sind.

Unter **Psychopathie** wird eine abnorme Charakteranlage als angeborene Spielart des menschlichen Wesens, unter **Neurose** die abnorme erlebnisbedingte Entwicklung verstanden. Wenn der Gutachter bereit ist, aufgrund von Charaktermängeln die Schuldfähigkeit regelmäßig in Zweifel zu ziehen, so gerät man mit der Exkulpierung ins Uferlose. Charakterliche Abweichungen bedingen – auch nach der Rechtsprechung – für sich allein keine Einschränkung der Schuldfähigkeit. Erst wenn verschiedene Momente zusammenkommen und sich kreuzen, die Variationsmöglichkeit des Handelns verlorengeht und das Tun nicht mehr wandelbar ist, gerät die Persönlichkeit in den Bereich der Krankhaftigkeit. Der Spielraum ist aber noch weitaus größer als bei psychotischen Zuständen. In diesen sicherlich seltenen Fällen besteht Berechtigung zur Bejahung einer erheblichen Verminderung der Schuldfähigkeit. Besonders in Fällen sexueller Perversion ist zu prüfen, ob eine Störung vorgelegen hat, die nach Ausbildung und Auswirkung einer Krankheit entspricht.

Rauschgiftsucht ist nach der Definition der WHO (World Health Organization) „ein Zustand periodischer und chronischer Intoxikation, der für das Individuum und/oder für die Gemeinschaft schädlich ist und der durch den wiederholten Gebrauch von Drogen natürlicher oder synthetischer Herkunft erzeugt wird". Kennzeichnende Merkmale der Giftsucht sind 1. ein übermächtiger Wunsch oder Zwang, die Drogen einzunehmen und auf jede Art und Weise zu beschaffen; 2. eine Tendenz, die Dosis zu steigern; 3. eine psychische und im allgemeinen auch physische Abhängigkeit von der Wirkung der Droge; 4. eine schädliche (zerstörende) Wirkung auf Individuum und Gesellschaft.

Die gebräuchlichsten Rauschgifte und „Ersatzmittel" sind heute Cannabis (Haschisch/Marihuana), LSD, Morphin bzw. sein Abkömmling Heroin und die dem Betäubungsmittelgesetz unterliegenden therapeutisch verwendeten Derivate, Kokain (zunehmend!), Codein in sämtlichen Zubereitungen, Captagon, Pervitin und andere Amphetamine inklusive der sogenannten Designerdrogen, Distraneurin, Barbiturate, Benzodiazepine und andere, die häufig auch kombiniert oder in Verbindung mit Alkohol Verwendung finden. Die Zahl der Rauschgifttodesfälle ist stark angestiegen und lag zuletzt bei mehr als 2000 für 1991! Es handelt sich ganz überwiegend – wohl repräsentativ für alle Drogenabhängigen – um Polytoxikomane. Die Zahl der i. v. Drogenabhängigen in der Bundesrepublik wird auf knapp 100 000 geschätzt.

Der ärztliche *Nachweis* einer Suchtkrankheit kann sehr schwierig sein. Von größter Bedeutung und Beweiskraft ist der chemisch-toxikologische Nachweis im Harn und Blut. Der Nachweis im Blut zielt mehr auf die akute, der Nachweis im Harn auch auf die zurückliegende Aufnahme (bei Cannabis Wochen!). Da der Süchtige alle Kniffe beherrscht, die Suchtstoffabhängigkeit zu verbergen, gilt in der Überwachung das Prinzip, eine Kontrolle unvermittelt durchzuführen und die Harnprobe unter Aufsicht abzunehmen, ferner nach Injektionseinstichspuren zu fahnden, wobei dem Einfallsreichtum keinerlei Grenzen gesetzt sind (Zungenwurzel usw.). Strafrechtlich tritt der Rauschgiftsüchtige vorwiegend im Zusammenhang mit dem Erwerb von Rauschmitteln in Erscheinung durch Diebstahl, Betrügereien, Rezeptfälschung und Schwarzhandel mit Drogen (Dealertum). Die Beurteilung der Schuldfähigkeit hat einmal die Persönlichkeit in ihrer Grundstruktur und etwaige chronisch-toxische Persönlichkeitsveränderungen zu erfassen und ferner zu prüfen, ob zur Tatzeit akute Rauschwirkung oder Abstinenzerscheinungen herrschten. Sind diese Voraussetzungen erfüllt, wird die Bejahung einer erheblichen Verminderung der Schuldfähigkeit in Betracht kommen, sofern die Deliktsart zur Sucht unmittelbaren Zusammenhang hat. In seltenen Fällen kann eine Exkulpierung berechtigt sein, wenn die Symptomatik eines akuten Rausches durch deutlich psychotische Züge gekennzeichnet war oder der chronische Abusus zu schwersten Persönlichkeitsveränderungen geführt hat.

Was den **Affekt** betrifft, so lehnt die Rechtsprechung einen Einfluß auf die Schuldfähigkeit nicht ab. Die affektive Erregung bei Wut, Schreck und Angst kann zur Einengung des Bewußtseins und der Beziehung zur Umwelt führen; doch erreicht nicht jede affektbetonte Erregung diesen Grad. Ging der Tat schon eine längere Affektspannung mit qualitativ einer geistigen Störung ähnelnden Zügen voraus, dann ist eine erhebliche Verminderung der Schuldfähigkeit in Betracht zu ziehen. Ein unvermittelt die Persönlichkeit überfallender Affekt vom Grade eines Ausnahmezustands, der in der Regel kurzstreckige Gedächtnislükken hinterläßt, kann das Bewußtsein in seltenen Fällen so tiefgreifend stören, daß er eine Exkulpierung bedingt. Stets ist aber zu prüfen, ob die Erregung auch wirklich Ursache und nicht Ergebnis der Tat war.

Vollrausch ist ein Rechtsbegriff, der sich nicht auf Trunkenheit beschränkt, sondern die Wirkung aller zu rauschähnlichen Zuständen führenden zentral wirksamen Mittel einbezieht unter der Voraussetzung, daß sie die Schuldfähigkeit aufheben:

§ 323 a StGB: (1) Wer sich vorsätzlich oder fahrlässig durch alkoholische Getränke oder andere berauschende Mittel in einen Rausch versetzt, wird mit Freiheitsstrafe bis zu fünf Jahren oder mit Geldstrafe bestraft, wenn er in diesem Zustand eine rechtswidrige Tat begeht und ihretwegen nicht bestraft werden kann, weil er infolge des Rausches schuldunfähig war oder weil dies nicht auszuschließen ist.

Der Täter wird nicht zur Rechenschaft gezogen wegen der im Rausch begangenen Straftat, sondern dafür, daß er sich schuldhaft (vorsätzlich oder fahrlässig) in einen schließlich seine Schuldunfähigkeit bewirkenden Zustand versetzt hat. Daß er in diesem Zustand eine rechtswidrige Tat begehen würde, braucht für ihn nicht voraussehbar gewesen zu sein. Die Rechtsprechung geht vom Wissen eines jeden aus, daß es im Trunkenheitszustand zu Entgleisungen kommen kann. Werden Rausch und rauschbedingte Schuldunfähigkeit bewußt mit direktem oder indirektem Vorsatz herbeigeführt, um einer bestimmten Tat (beispielsweise eines Tötungsdelikts) fähig zu sein, dann wird der Täter nicht wegen Vollrausches, sondern unter dem Gesichtspunkt der „vorverlegten Schuld" (actio libera in causa) nach den strafrechtlichen Vorschriften des Grunddelikts abgeurteilt. Ähnliches gilt bei Trunkenheitsfahrten, wenn das Auto in der Nähe z. B. der Gastwirtschaft abgestellt war.

Volltrunkenheit setzt wenigstens den Rest eines „natürlichen Handlungswillens" voraus. Fehlt auch er, dann ist die (oft irreführend benutzte) Bezeichnung „sinnlose Trunkenheit" am Platze. Der Volltrunkene hat in der Regel einen Blutalkoholwert in der Größenordnung über 3‰. Doch ist der auf die Tatzeit korrigierte Analysenwert nicht das entscheidende Kriterium, weil – je nach der individuellen oder temporären Alkoholtoleranz – auch über 3‰ noch keineswegs Volltrunkenheit zu herrschen braucht und andererseits bei geringeren Werten Vollrausch eintreten kann. Die Anerkennungsfrage entscheidet sich an der Trunkenheitssymptomatologie und an der Analyse der Motivation in Beziehung zu den Erlebnisberichten des Täters. Da Vollrausch der stärkste aller die Handlungsfähigkeit noch einschließenden Trunkenheitsgrade ist, müssen prägnante motorische Ausfallserscheinungen als eine der Voraussetzungen für die Anerkennung des Vollrauschs gefordert werden. Als zweite Bedingung gilt teilweise eine längere und zudem glaubhafte Gedächtnislücke. So wichtig die Amnesie als diagnostischer Hinweis sein kann, so problematisch ist ihre Überbewertung. Die Frage der Vortäuschung ist trotz aller Beurteilungskriterien (z. B. die vorgetäuschte Amnesie nimmt im weiteren Zeitablauf an Umfang zu; sie beschränkt sich wie ausgestanzt auf gerade die wichtigsten Tataugenblicke; sie beginnt schon vor Einsetzen eines relevanten Rausches. Alkoholbedingte Erinnerungsmängel betreffen meist weniger wichtige Einzelheiten oder beziehen sich auf den zeitlichen Ablauf) selten sicher zu klären. Erinnerungslükken entstehen oft mit „Ausschlafen" des Rausches. Hinzu kommt die Problematik einer inzwischen vielleicht vollzogenen Erinnerungstäuschung und der nachträglichen Verdrängung. Im übrigen kann die „Gedächtnislücke" schon deshalb nicht das entscheidende Beurteilungskriterium sein, weil erwiesen ist, daß bereits Stadien weit diesseits des Vollrauschs mehr oder weniger langstreckige Lücken in der Erinnerung hinterlassen können. Man sollte daher ebensoviel Gewicht darauf legen, ob sich die Tat im ursprünglichen Erlebnisbereich abspielte und die Trunkenheit lediglich (womöglich als eine nicht wegzudenkende Bedingung, was Bejahung einer erheblichen Verminderung der Schuldfähigkeit erfordert) die Tat auslöste oder ob sie völlig unvermittelt und zusammenhangslos nach Art eines Ausnahmezustandes aus der Trunkenheit erwuchs. Daß ein Volltrunkener in der Lage ist, nach einem Verkehrsunfall eine nicht nur banale Fahrstrecke zurückzulegen, die nicht seiner täglichen Fahrstrecke entspricht, muß mit voller Berechtigung bezweifelt werden. Der Behauptung, der Unfallflüchtige sei volltrunken gewesen, ist also stets mit Skepsis zu begegnen. Fehlt es an den Voraussetzungen zur Anerkennung einer Volltrunkenheit, so kommt die Anwendung von § 21 StGB in Betracht. Ab 2‰ Blutalkohol wird sich oft nicht sicher ausschließen lassen, daß die Steuerungsfähigkeit in erheblichem Grade eingeschränkt war. Ganz allgemein richtet sich aber die Beurteilung nach der Deliktsart. Der schuldhaft in einen Unfall verwickelte Fahrer z. B. sieht sich schon nüchtern in Versuchung, einer Art instinktivem Fluchttrieb nachzugeben. Das Vermögen, diese Wunschvorstellung zu bremsen, wird sicherlich bisweilen schon bei Blutalkoholwerten unter 2‰ in erheblichem Grade abgeschwächt.

Bei der **Strafrechtlichen Unterbringung** (§ 63 StGB) in einem psychiatrischen Krankenhaus stellt der Gesetzgeber den Gedanken der Besserung vor den der Sicherung. Ob ein schuldunfähiger oder erheblich vermindert schuldfähiger Täter besserungsfähig ist und ob er für die Allgemeinheit wegen erneuter Taten gefährlich wäre, entscheidet allein das Gericht. Aufgabe des Gutachters ist es, auf der Grundlage der Krankheitssymptome, der Täterpersönlichkeit und seiner speziellen auf ihn einwirkenden Umgebung die Wahrscheinlichkeit eines Rückfalls zu analysieren. *Vorübergehende Schuldunfähigkeitszustände* rechtfertigen dessen Annahme nicht. Beim durch ein schwerwiegendes Delikt in Erscheinung getretenen Schizophrenen ist dagegen die Rückfallgefahr stets zu bejahen, wenn noch Krankheitssymptome bestehen.

Für Rauschgiftsüchtige und Alkoholiker sieht das Gesetz Besserungsmaßnahmen mit dem Ziel der Entwöhnung vor:

§ 64 StGB: (1) Hat jemand den Hang, alkoholische Getränke oder andere berauschende Mittel im Übermaß zu sich zu nehmen, und wird er wegen einer rechtswidrigen Tat, die er im Rausch begangen hat oder die auf seinen Hang zurückgeht, verurteilt oder nur deshalb nicht verurteilt, weil seine Schuldunfähigkeit erwiesen oder nicht auszuschließen ist, so ordnet das Gericht die Unterbringung in einer Entziehungsanstalt an, wenn die Gefahr besteht, daß er infolge seines Hanges erhebliche rechtswidrige Taten begehen wird.

(2) Die Anordnung unterbleibt, wenn eine Entziehungskur von vornherein aussichtslos erscheint.

Die *Unterbringung Süchtiger* kann also unabhängig von der Schuldfähigkeit zur Tatzeit erfolgen. Für die Entscheidung einer Unterbringung müssen jedoch die Erfolgschancen maßgeblich sein. Aufgabe des ärztlichen Gutachters ist es, nach einer Persönlichkeitsanalyse die Beurteilung abzugeben, ob der Alkohol- oder Drogenabhängige nach seiner Charakterstruktur, Einstellung zur Suchtkrankheit und Familien- und Lebenssituation die Aussicht bietet, entwöhnt und an ein gesetzmäßiges und geordnetes Leben gewöhnt zu werden.

Wieder entfallen ist ein Kernstück der Strafrechtsreform, der ehemalige § 65 StGB (Unterbringung in einer sozialtherapeutischen Anstalt) noch vor seinem zuletzt für 1. 1. 1985 in Aussicht genommenen Inkrafttreten.

Zivilrecht

§ 6 BGB: (1) **Entmündigt** werden kann:

1. wer infolge von Geisteskrankheit oder von Geistesschwäche seine Angelegenheiten nicht zu besorgen vermag;
2. wer durch Verschwendung sich oder seine Familie der Gefahr des Notstandes aussetzt;
3. wer infolge von Trunksucht oder Rauschgiftsucht seine Angelegenheiten nicht zu besorgen vermag oder sich oder seine Familie der Gefahr des Notstandes aussetzt oder die Sicherheit anderer gefährdet.

(2) Die Entmündigung ist wieder aufzuheben, wenn der Grund der Entmündigung wegfällt.

Die vom Strafrecht bekannten Begriffe *„Geistesschwäche"* und *„Geisteskrankheit"* kehren hier wieder, sind aber im Bürgerlichen Gesetzbuch – was Verwirrung stiftet – ganz anders gemeint. Jeder der beiden Begriffe umfaßt psychische Krankheiten, Schwachsinnsformen, ferner geistige Abnormitäten in Form von Psychopathie und Neurose. Zwischen „Geistesschwäche" und „Geisteskrankheit" bestehen im BGB lediglich graduelle Unterschiede in dem Sinne, daß unter Geistesschwäche der geringere und unter Geisteskrankheit der höhere Grad verstanden wird. Geisteskrankheit entspricht hierbei der geistigen Leistungsstärke eines Kindes unter 7 Jahren. So kann ein Schizophrener unter die Rubrik der „Geistesschwäche" und ein Schwachsinniger unter die der „Geisteskrankheit" fallen. Wer wegen Geistesschwäche entmündigt wird, ist noch beschränkt geschäftsfähig; der wegen Geisteskrankheit Entmündigte ist es nicht mehr. Berechtigte Antragsteller sind Verwandte, Ehegatte und Staatsanwalt, ferner bei Verdacht auf Verschwendung und Rauschgiftsucht Gemeindebehörde und Sozialhilfeträger. Ob der Kranke seine „Angelegenheiten besorgen" kann, hängt von seinem psychischen Zustand und von Art und Umfang seiner Angelegenheiten ab. Die Überlegung, daß der geistig erheblich defekte Arbeiter seine finanziellen usw. Angelegenheiten besser regeln und überblicken kann als der geistig weniger gestörte Besitzer eines weitreichenden Vermögens, zeigt als Beispiel, daß neben der geistigen Störung die soziale Situation weitgehend mitberücksichtigt werden muß. Die Begutachtung im Entmündigungsverfahren sollte dem wirklich Fachkundigen vorbehalten bleiben. Aus praktischen Erwägungen empfiehlt sich auch die Prüfung, ob nicht eine **Pflegschaft** ausreicht.

§ 1910 BGB: (2) Vermag ein Volljähriger, der nicht unter Vormundschaft steht, infolge geistiger oder körperlicher Gebrechen einzelne seiner Angelegenheiten oder einen bestimmten Kreis seiner Angelegenheiten, insbesondere seine Vermögensangelegenheiten, nicht zu besorgen, so kann er für diese Angelegenheiten einen Pfleger erhalten.

(3) Die Pflegschaft darf nur mit Einwilligung des Gebrechlichen angeordnet werden, es sei denn, daß eine Verständigung mit ihm nicht möglich ist.

Mit der Verständigungsmöglichkeit ist in erster Linie gemeint, ob der Pflegling die Fähigkeit besitzt, die beabsichtigte Maßnahme dem Sinne nach zu verstehen. Außerdem sind Abgabe und Widerruf der Einwilligung zur Pflegschaft im Gegensatz zur Beschwerde gegen die Errichtung einer Pflegschaft an die Geschäftsfähigkeit des Pfleglings gebunden. Fehlt sie, so ist der Antrag des Pfleglings auf Aufhebung der Maßnahme unwirksam.

§ 104 BGB: Geschäftsunfähig ist:

1. wer nicht das 7. Lebensjahr vollendet hat;
3. wer wegen Geisteskrankheit entmündigt ist.

Der Gesetzeswortlaut zeigt, daß der Geschäftsunfähige und der wegen Geisteskrankheit Entmündigte einem Kind unter 7 Jahren gleichgestellt werden kann. Die Begutachtung setzt große Kenntnisse und Erfahrungen in der Psychiatrie voraus. Es gibt geschäftsunfähig machende geistige Zustände, die nur sehr schwer diagnostizierbar sind. Noch schwieriger ist es, die Testierfähigkeit zu beurteilen, wenn die Geschäftsfähigkeit des Testamenterrichters erst nach seinem Tode angezweifelt und sein damaliger Geisteszustand zur Diskussion gestellt wird.

Die zitierten Vorschriften werden ab 1. 1. 1992 durch das sogenannte **Betreuungsgesetz** ersetzt. Welche gutachterlichen Probleme danach auf Ärzte zukommen werden, ist noch schwer absehbar. Klar ist aber, daß entsprechende Gutachten dann nicht mehr durch behandelnde Ärzte ausgestellt werden dürfen. Es wird nicht mehr die generelle Entmündigung geben, sondern die Betreuung wird sich differenzierter auf einzelne Wirkungskreise beschränken. Statt genereller Vermögenspflegschaft könnten z. B. tägliche Einkäufe gestattet sein, nicht jedoch Bankgeschäfte o. ä. Die ärztliche Begutachtung wird sich auf die Feststellung und Umschreibung der geistigen Defizite beschränken. Hieraus die rechtlichen Konsequenzen abzugrenzen, wird rein richterliche Aufgabe sein.

Durch das neue Betreuungsgesetz (BtG) werden neben zahlreichen anderen Vorschriften die §§ 1896–1908 i BGB neu formuliert (49). Anstelle der bisherigen *Entmündigung* tritt die *Betreuung*. Diese betrifft Volljährige beim Vorliegen einer psychischen Erkrankung oder einer körperlichen, geistigen oder seelischen Behinderung, als deren Folge der Betroffene seine Angelegenheiten ganz oder teilweise nicht mehr besorgen kann. Im Gegensatz zur Entmündigung erlaubt die Betreuung grundsätzlich den Betroffenen, geringfügige Angelegenheiten des täglichen Lebens selbständig zu erledigen. Eine Betreuung darf erst angeordnet werden, wenn das Gutachten eines Sachverständigen über die Notwendigkeit der Maßnahme eingeholt worden ist; dies gilt auch in offenkundigen Fällen. Der Gutachter muß zumindest ein in der Psychiatrie erfahrener Arzt sein. Er *muß* den Betroffenen vor Erstattung des Gutachtens persönlich untersuchen und befragen; ein Gutachten nach Aktenlage oder ein einfaches ärztliches Attest genügen nicht. Der Gutachter hat sich zur Notwendigkeit der Betreuung zu äußern, ferner zum Umfang des Aufgabenkreises und zur voraussichtlichen Dauer der Betreuungsbedürftigkeit. Das Gutachten kann vom Betroffenen jederzeit eingesehen werden; eine Vertraulichkeit besteht insoweit nicht.

Auch beim Bestehen einer Betreuung dürfen ärztliche Untersuchungen, Behandlungen und Eingriffe nur mit Einwilligung des Betroffenen vorgenommen werden. Für die Wirksamkeit der Einwilligung kommt es dabei auf die natürliche Einsichts- und Steuerungsfähigkeit des Betroffenen an, nicht auf seine Geschäftsfähigkeit. Ist der Betreute einwilligungsfähig, kann sein Betreuer nicht rechtswirksam für ihn in einen Eingriff einwilligen. Bei schwerwiegenden ärztlichen Maßnahmen wie Untersuchungen oder Eingriffen, bei denen die begründete Gefahr besteht, daß der Betreute aufgrund der Maßnahme stirbt oder einen schweren und längerdauernden (Anhaltspunkt: über 1 Jahr Dauer) gesundheitlichen Schaden erleidet, bedarf die entsprechende ärztliche Maßnahme beim einwilligungs*un*fähigen Betreuten der Genehmigung des Vormundschaftsrichters. Dies gilt nicht, wenn durch den verfahrensbedingten Aufschub eine besondere Gefährdung entsteht. Die Frage, inwieweit der Betreute selbst einwilligungsfähig ist, hat im Zweifelsfall der Vormundschaftsrichter zu entscheiden. Muß beim Einwilligungsunfähigen der Richter über die Maßnahme entscheiden, hat er vorher ein Sachverständigen-Gutachten über die Notwendigkeit des Eingriffes, alternative Behandlungsmethoden und die Wahrscheinlichkeit eines eingriffsbedingten Schadenseintrittes einzuholen. Der Sachverständige darf dabei mit dem eingriffsausführenden Arzt nicht personengleich sein.

Darüber hinaus enthält das Betreuungsgesetz erstmals dezidierte Richtlinien über die **Sterilisation geistig Behinderter.** Danach ist die Sterilisation Minderjähriger grundsätzlich unzulässig. Bei volljährigen Betreuten ist die Sterilisation zulässig, wenn der Betreute aufgrund seiner natürlichen Einsichtsfähigkeit rechtswirksam einwilligt. Beim einwilligungsunfähigen volljährigen Betreuten kann ein besonders für diesen Fall zu bestellender Betreuer an dessen Stelle einwilligen, wenn der Betreute auf Dauer einwilligungsunfähig bleiben wird und der Sterilisation nicht durch einen irgendwie geäußerten natürlichen Willen widerspricht. Darüber hinaus muß die Sterilisation das einzige Mittel zur Verhinderung einer Schwangerschaft sein. Nach dem Betreuungsgesetz sind für die Bestellung des gesonderten Betreuers für die Sterilisation mindestens 2 Sachverständigen-Gutachten erforderlich: Diese müssen insgesamt 5 Gesichtspunkte, nämlich die medizinische, psychologische, soziale, sonderpädagogische und sexualpädagogische Seite des Einzelfalles untersuchen. Die entsprechend zu bestellenden Sachverständigen dürfen mit den die Sterilisation ausführenden Ärzten nicht personengleich sein.

Sog. *„unterbringungsähnliche Maßnahmen“*, wie das Festbinden eines volljährigen Betroffenen oder andere Maßnahmen zur Fixierung, ferner die gezielte Eingabe von Schlafmitteln u. ä. bedürfen künftig der Genehmigung des Vormundschaftsgerichtes, es sei denn, daß der Betroffene mit der Maßnahme einverstanden ist. Diese Sonderregelung gilt lediglich für Krankenhäuser, Anstalten, Heime oder vergleichbare Einrichtungen. Diese angesprochenen Einschränkungen gelten nicht, wenn der Betroffene nicht nach dem Betreuungsgesetz, sondern nach dem bisherigen Landes-Unterbringungsrecht untergebracht ist. Grundsätzlich ist nach dem Betreuungsgesetz vor jeder Unterbringung ein ärztliches Sachverständigen-Gutachten einzuholen, wobei bei den sog. „unterbringungsähnlichen Maßnahmen“ ein ärztliches Zeugnis genügt.

Ansonsten gelten für die Sachverständigen-Gutachten in Unterbringungssachen dieselben Richtlinien wie für die Gutachten in Betreuungssachen: Das Gutachten eines Sachverständigen über die Notwendigkeit der Maßnahmen ist einzuholen, auch in offenkundigen Fällen. Der Gutachter muß zumindest ein in der Psychiatrie erfahrener Arzt sein, der den Betroffenen vor Erstattung des Gutachtens persönlich untersuchen und befragen muß. Auch hier ist ein Gutachten nach Aktenlage nicht zulässig. Untergebracht werden kann ein Volljähriger, wenn diese Maßnahme zum Wohl des Betroffenen erforderlich ist, weil aufgrund einer psychischen Krankheit oder geistigen oder seelischen Behinderung des Betreuten die Gefahr besteht, daß er sich selbst tötet oder erheblichen gesundheitlichen Schaden zufügt, oder weil eine Untersuchung des Geisteszustandes, eine Heilbehandlung oder ein ärztlicher Eingriff notwendig ist und ohne die Unterbringung nicht durchgeführt werden kann. Erforderlich ist ferner, daß der Betreute (nur für diese gilt die Unterbringung) aufgrund des vorgenannten Zustandes die Notwendigkeit der Unterbringung nicht erkennen kann oder nicht nach dieser Einsicht handeln kann. Eine Unterbringung ist nur mit Genehmigung des Vormundschaftsgerichtes zulässig, es sei denn, daß mit dem Aufschub eine Gefahr verbunden wäre; in diesen Fällen ist die Genehmigung nachzuholen.

Bezüglich der Auswirkungen des Betreuungsgesetzes herrschen auch unter den Juristen noch erhebliche Unklarheiten. Zu erwarten ist jedoch, daß eine Fülle neuartiger Gutachtensfragen an ärztliche, insbesondere psychiatrisch vorgebildete Sachverständige herangetragen werden wird.

Sexualdelikte

Das Strafgesetzbuch behandelt im 13. Abschnitt (§§ 174–184 c) „Straftaten gegen die sexuelle Selbstbestimmung“. Strafbar sind sexueller Mißbrauch von Schutzbefohlenen (§ 174), von Gefangenen, behördlich Verwahrten oder Kranken in Anstalten (§ 174 a), unter Ausnützung einer Amtsstellung (§ 174 b), von Kindern unter 14 Jahren, wozu auch das Vorzeigen von Abbildungen und Abspielen von Tonträgern pornographischen Inhalts zählt (§ 176), und von infolge Geisteskrankheit, Schwachsinn oder körperlicher Gebrechen Widerstandsunfähigen (§ 179). Nach § 182 wird die Verführung eines Mädchens zwischen 14 und 16 Jahren nur auf Antrag verfolgt. Verbotener heterosexueller Verkehr ist nach § 173 der Beischlaf zwischen leiblichen Verwandten auf- und absteigender Linie und Geschwistern. Exhibitionistische Handlungen und Erregung öffentlichen Ärgernisses bleiben nach §§ 183, 183 a strafbar. Nach § 175 ist die homosexuelle Betätigung mit Männern unter 18 Jahren strafbar. Bei homosexuellen Handlungen eines Mannes über 18 Jahren mit einem Mann unter 18 Jahren kann von Bestrafung abgesehen werden, wenn der Täter noch nicht 21 Jahre war oder wenn das Unrecht der Tat gering ist, z. B. bei Verführung durch den Jüngeren. Homosexuelle Beziehungen zwischen Frauen waren nie strafbar. Sodomie ist allenfalls Sachbeschädigung. Als Verbrechen bestraft werden Vergewaltigung (§ 177 StGB) und sexuelle Nötigung (§ 178 StGB).

§ 177 StGB: (1) Wer eine Frau mit Gewalt oder durch Drohung mit gegenwärtiger Gefahr für Leib oder Leben zum außerehelichen Beischlaf mit ihm oder einem Dritten nötigt, wird mit Freiheitsstrafe nicht unter zwei Jahren bestraft.

(2) In minder schweren Fällen ist die Strafe Freiheitsstrafe von sechs Monaten bis fünf Jahren.

§ 178 StGB gilt für alle anderen (außerehelichen!) sexuellen Handlungen außer dem Vaginalverkehr.

Die **Notzucht** ist das häufigste und zugleich – in der Abgrenzung gegen schamvolles Sträuben – problematischste Vorkommnis. Die Vergewaltigung stellt aufgrund des hohen Strafmaßes einen schwerwiegenden Vorwurf dar. Nach der Rechtsprechung bedarf es für die Verwirklichung des „Beischlafs" weder der vollständigen Immissio penis noch der Ejakulation; das Eindringen des Penis in den Scheidenvorhof erfüllt bereits den Tatbestand. Die Nachweismöglichkeiten der Notzucht beruhen auf 1. Gewaltanwendung und Abwehr, 2. Ejakulation des Angreifers und 3. Defloration im Falle der Virginität des Opfers.

Die instinktive Abwehr der Frau besteht darin, daß sie die Oberschenkel kräftig zusammenpreßt. Um diesen Widerstand zu brechen, muß der Angreifer Gewalt anwenden, indem er sich mit den Knien zwischen die Oberschenkel der Frau drängt oder die Schenkel mit den Händen spreizt. Beides kann zu Hauthämatomen oder Kratzspuren an der Innenfläche der Oberschenkel führen, auf die bei der ärztlichen Untersuchung besonders geachtet werden muß. An den Schamlippen können gleichfalls Kratzspuren entstehen, ferner an der Bauchhaut und am Gesäß beim Herunterstreifen des Schlüpfers und Hochstreifen des Hemdes. Da der gewalttätige Angreifer Abwehr und Hilferufe des Opfers oft durch Würgegriffe und Zuhalten des Mundes zu unterbinden trachtet, ist an Hals und Gesicht mit Gewalteinwirkungen zu rechnen, teilweise auch mit petechialen Stauungsblutungen in Augenbindehäuten, Mundschleimhäuten und Gesichtshaut. Ferner muß auf Bißspuren geachtet werden, namentlich an den Brüsten. Die Gewalteinwirkungsspuren sind im allgemeinen 24 Stunden später deutlicher zu sehen als unmittelbar nach dem Geschehen. Grobe Verletzungen durch Faustschläge mit Brillenhämatom, Lippenverletzungen und ausgedehnten Hauthämatomen sind für die Notzucht ebenso kennzeichnend wie Zerreißungen der Kleider. Die sich wehrende Frau fügt dem Täter Kratzwunden und Bißverletzungen zu, besonders im Gesicht und an den Händen.

Das Fehlen jeglicher relevanter Verletzungen kann allerdings keinesfalls als Beweis gegen ein stattgehabtes Sexualdelikt gewertet werden. Es kommt gar nicht selten vor und macht lediglich die Beweislage schwieriger.

Nach erfolgter Ejakulation sind oft Samenspuren an der Wäsche von Opfer und Angreifer zu finden. In der Scheide lassen sich Spermien noch nach bis zu 48 Stunden nachweisen. Nach gut 12 Stunden, häufig länger, sollte der Nachweis regelmäßig gelingen. Die Nachweischancen sind am günstigsten, wenn die Entnahme mittels Platinöse oder Watteträger aus dem hinteren Scheidengewölbe erfolgt. Ist der untersuchende Arzt auf die Darstellung der Spermatozoen nicht eingerichtet, so leitet er Ausstrichpräparate, Watteträger (unbedingt gut trocknen lassen!) und Wäsche über die Polizei an ein Institut für Rechtsmedizin weiter. Ausreichendes Material vom Scheideninhalt auf Watteträger ermöglicht es noch beliebig später, die Blutgruppe des Täters am Sperma nachzuweisen oder den Täter mittels „DNA-Fingerprinting" positiv zu identifizieren. Auch beim Spermanachweis im Nativabstrich sollten luftgetrocknete Ausstriche zur Färbung und Beweissicherung asserviert werden.

Desgleichen können Blutspuren vom Opfer an den Kleidern des Täters oder umgekehrt identifiziert und zugeordnet werden. Schließlich stehen Untersuchungsmethoden zur Verfügung, um (gekreuzte) Textilfaserübertragungen an den Kleidern des Opfers und Täters nachzuweisen. Die Ergebnisse sind nur verwertbar, wenn die Kleider von beiden nie miteinander in Berührung gekommen waren. Auf peinliches Auseinanderhalten und getrennte Verpackung ist dringend zu achten.

Eine frische, noch blutende oder in Heilung begriffene Deflorationsverletzung, die meist an der hinteren Hymenhälfte liegt, ist bei Spreizung der Schamlippen leicht zu erkennen. Nach Ausheilung ist sie nur beweisbar, wenn der Hymen eine bis an den Ansatzrand reichende klaffende Einkerbung aufweist. Da der Hymen dehnbar sein kann, schließt das Fehlen eines Einrisses die Einführung eines erigierten Gliedes nicht aus, sofern sich die Dehnbarkeit bei vorsichtigem Einführen von 2 Fingern bestätigt. Abwegig sind Einwände, daß eine Defloration durch Beinspreizen beim Sport oder durch Selbstbefriedigung entstanden sein könnte.

Bei fraglicher **Unzucht mit Kindern** kommt es im wesentlichen auf die Virginitätsverhältnisse an, wobei hier in der gerichtlichen Praxis erstaunliche Fehlbegutachtungen angetroffen werden, insbesondere beim Ausschluß eines stattgehabten Verkehrs.

Verbotene Geschlechtsbetätigungen anderer Art erfordern nur selten eine ärztliche Untersuchung und Begutachtung. Im Rahmen **homosexueller Handlungen** ist der Afterverkehr beweisbar, wenn sich im Rektum des passiven Mannes Spermien nachweisen lassen. Frühere Vorstellungen, daß ein habituell passiver Homosexueller kennzeichnende Analbefunde aufweist, sind längst überholt. An mißbrauchten Kindern müssen jedoch radiär gerichtete Dehnungsrisse des Epithels in der Umgebung der Analöffnung und an der Übergangshaut als Hinweis für die Deliktsvollendung angesehen werden; ihr Fehlen hat dagegen keine Beweiskraft.

Verkehrsmedizinische Begutachtungsfragen

(7, 14, 33)

Fahruntauglichkeit

Unter Fahruntauglichkeit versteht man Einschränkung oder Aufhebung der Fahrsicherheit durch mangelndes psychophysisches Leistungsvermögen infolge Krankheit oder Geistesschwäche einschließlich charakterlicher Unzulänglichkeit.

§ 2 StVZO: (1) Wer sich infolge körperlicher oder geistiger Mängel nicht sicher in dem Verkehr bewegen kann, darf am Verkehr nur teilnehmen, wenn in geeigneter Weise Vorsorge getroffen ist, daß er andere nicht gefährdet …

§ 3 StVZO: (2) Besteht Anlaß zur der Annahme, daß der Führer eines Fahrzeugs … zum Führen von Fahrzeugen … ungeeignet ist, so kann die Verwaltungsbehörde zur Vorbereitung einer Entscheidung … (über die Entziehung der Fahrerlaubnis) je nach den Umständen die Beibringung 1. eines amts- oder fachärztlichen Zeugnisses oder 2. des Gutachtens einer amtlich anerkannten medizinisch-psychologischen Untersuchungsstelle oder 3. des Gutachtens eines amtlich anerkannten Sachverständigen oder Prüfers für den Kraftfahrzeugverkehr über die geistige oder körperliche Eignung anordnen.

§ 315 c StGB: (1) Wer im Straßenverkehr 1. ein Fahrzeug führt, obwohl er … (b) infolge geistiger oder körperlicher Mängel nicht in der Lage ist, das Fahrzeug sicher zu führen … und dadurch Leib oder Leben eines anderen oder fremde Sachen von bedeutendem Wert gefährdet, wird mit Freiheitsstrafe bis zu fünf Jahren oder mit Geldstrafe bestraft.

Zu beachten ist, daß diese Vorschriften für alle Arten von Fahrzeugen, nicht nur für Kraftfahrzeuge gelten.

Außer fieberhaften Erkältungskrankheiten sind es namentlich Diabetes mellitus, Hochdruckkrankheit, Herzinfarkt, Niereninsuffizienz, Anfallsleiden, Psychosen, Schwachsinn, senile Hirnerkrankungen, Folge von Schädelhirntraumen und Sehfehler sowie orthopädisch definierte Körperbehinderungen wie Gliedmaßenverlust, die eine Fahruntauglichkeit bedingen. Für die Begutachtung der Verkehrseignung sind die entsprechenden medizinischen Fachgebiete zuständig, daneben die Medizinisch-Psychologischen Institute beim Technischen Überwachungsverein.

Verbindliche Richtlinien bietet das Gutachten „Krankheit und Kraftverkehr“ des Bundesgesundheitsamtes (25). In den rechtsmedizinischen Beurteilungsbereich fallen akute Zustände der Fahruntüchtigkeit.

Zur Fahrtauglichkeit Herzkranker s. S. 176

Alkoholeinfluß

(3, 4, 11, 17)

Der Häufigkeit von Alkoholdelikten im Straßenverkehr entsprechend nimmt die Beurteilung von Alkoholbeeinflussungszuständen im Tätigkeitsbereich des Rechtsmediziners einen sehr breiten Raum ein. Trotz verschärfter Gesetze und umfassender Aufklärung des Kraftfahrers über die besonderen Gefahren durch Alkohol geht der Anteil der Alkoholdelikte im Straßenverkehr nicht merkbar zurück. Er liegt zwischen 25% und 40% je nach Schweregrad der Unfälle, für tödliche Verkehrsunfälle laut

Statistik mindestens in der durchschnittlichen Größenordnung von 25%. Mindestens 2000 der zuletzt jährlich 8500 Verkehrstoten in der alten Bundesrepublik sind Opfer des Alkohols im Straßenverkehr. Folgende Gesetze sollen diese Zahlen eindämmen:

§ 316 StGB: (1) Wer im Verkehr ... ein *Fahrzeug* führt, obwohl er infolge des Genusses alkoholischer Getränke oder anderer berauschender Mittel nicht in der Lage ist, das Fahrzeug sicher zu führen, wird mit Freiheitsstrafe bis zu einem Jahr oder mit Geldstrafe bestraft ...

§ 315 c StGB: (1) Wer im Straßenverkehr 1. ein *Fahrzeug* führt, obwohl er a) infolge des Genusses alkoholischer Getränke oder anderer berauschender Mittel ... nicht in der Lage ist, das Fahrzeug sicher zu führen, ... und dadurch Leib oder Leben eines anderen oder fremde Sachen von bedeutendem Wert gefährdet, wird mit Freiheitsstrafe bis zu fünf Jahren oder mit Geldstrafe bestraft.

Nach § 69 StGB haben Taten nach §§ 315 c und 316 den Entzug der Fahrerlaubnis zur Folge. Bei Ersttätern beträgt der Entzug in der Regel ca. 1 Jahr.

§ 24 a StVG: (1) Ordnungswidrig handelt, wer im Straßenverkehr ein *Kraftfahrzeug* führt, obwohl er 0,8 Promille oder mehr Alkohol im Blut oder eine Alkoholmenge im Körper hat, die zu einer solchen Blutalkoholkonzentration führt.

(3) Die Ordnungswidrigkeit kann mit einer Geldbuße bis zu 3000 Deutsche Mark geahndet werden.

§ 25 StVG: (1) ... Wird gegen den Betroffenen wegen einer Ordnungswidrigkeit nach § 24 a eine Geldbuße festgesetzt, so ist in der Regel auch ein Fahrverbot anzuordnen.

Die als Vorbeugung gedachte Bestimmung des § 24 a StVG unterscheidet sich von den anderen Gesetzen in zweierlei Hinsicht.

1. Im Gesetz wird ein bestimmter Promille-Grenzwert genannt, nämlich 0,8 Promille.

2. Es ist gleichgültig, ob der Betroffene bei diesem Blutalkoholgehalt fahruntüchtig war oder nicht.

Ausgegangen wird davon, daß nach gesicherter Erkenntnis mit 0,65‰ die meisten Kraftfahrer fahruntauglich sind (26). Es kommt dabei nicht an auf den Blutalkoholwert zur Zeit der Fahrt, sondern darauf, ob sich im Körper eine Alkoholmenge befand, die geeignet war, eine Blutalkoholkonzentration (BAK) von 0,8 Promille hervorzurufen. Wer kurz vor Antritt der Fahrt noch reichlich Alkohol nach Art eines Sturztrunks zu sich nahm und im Verlauf der Alkoholresorption erst nach der Fahrt den Grenzwert von 0,8 Promille erreichte, hat sich gleichwohl einer Ordnungswidrigkeit im Sinne des Gesetzes schuldig gemacht. Im Gegensatz dazu kann nach den §§ 315 c StGB (Trunkenheit am Steuer mit Gefährdung von Leib, Leben und bedeutenden Sachwerten) und 316 StGB (folgenlose Trunkenheitsfahrt) eine Bestrafung nur erfolgen, wenn Fahruntüchtigkeit erwiesen ist.

Mit Gesetzeskraft hat hier der Bundesgerichtshof (BGH) für Kraftfahrzeugführer einen Grenzwert in der Höhe von derzeit 1,1‰ statuiert. Dieser Wert setzt sich zusammen aus einem Grenzwert von 1,0‰, von dem ab jeder, auch der Trinkgewohnteste, aus medizinischer Sicht unfähig ist, ein Kfz sicher zu führen, sowie einem Sicherheitszuschlag von 0,1‰ für eventuelle Meßungenauigkeiten. War er erreicht oder überschritten, so steht Fahruntüchtigkeit unwiderlegbar fest, wobei es in Anlehnung an den Wortlaut des § 24 a StVG genügt, wenn der Körper bei Fahrtantritt eine Alkoholmenge enthielt, die zu irgendeinem Zeitpunkt eine BAK von 1,1 Promille hervorgerufen haben mußte. Auch bei Werten unter 1,1 Promille (ab 0,3‰!) kann Fahruntüchtigkeit festgestellt werden und eine Verurteilung erfolgen, sofern „zusätzliche Beweisanzeichen" im Sinne eines relevanten Alkoholeinflusses nachweisbar sind, die sich aus dem körperlichen Erscheinungsbild und dem Fahrverhalten ergeben („relative Fahruntüchtigkeit"). Wer im Zustand der Volltrunkenheit ein Fahrzeug steuert, obgleich er vor dem Sichbetrinken damit rechnen mußte, daß er später noch fahren würde, macht sich nicht wegen Rauschtat nach § 323 a StGB, sondern nach § 315 c bzw. § 316 StGB strafbar, und zwar nach der Rechtskonstruktion der Actio libera in causa („vorverlegte Schuld"); vor dem Trinken hätte er den weiteren Ablauf voraussehen können und müssen, und hätte z. B. sein Kfz nicht in der Nähe der Gaststätte parken dürfen oder aber seinen Kfz-Schlüssel so abgeben müssen, daß ein späterer Zugriff unmöglich ist.

Der *Alkohol im Straßenverkehr* ist seit Jahrzehnten Gegenstand einer kaum noch zu überblickenden Forschung; und doch tauchen immer wieder neue Probleme auf. Eine simplifiziert-vereinfachende Begutachtung des Einzelfalls nach schematischen Regeln ist unter dem Gesichtspunkt der Rechtsgleichheit gefährlich. Die Erstattung von Gutachten auf diesem Gebiet setzt ein hohes Maß an Kenntnissen der speziellen Stoffwechselvorgänge und der buntschillernden Formen der Alkoholwirkung auf Psyche, Charakter, Sinnesorgane und Reaktionsverhalten in der weitesten Bedeutung voraus. Im Rahmen dieses Buches können daher nur einige Grundregeln aufgezeigt werden, die in erster Linie das Verständnis für die Probleme wecken, Irrtümer richtigstellen, aber nicht als Patentrezept für die Alkoholbegutachtung verstanden werden sollen.

Die dem praktizierenden Arzt zufallende Aufgabe ist in erster Linie ein Beitrag zur Beschaffung der für den Alkoholgutachter wichtigen Grundlagen, nämlich die Fixierung flüchtiger Symptome der Alkoholeinwirkung.

Die **Blutentnahme** wird von der Polizei angeordnet. Diese betraut mit der Aufgabe einen praktischen Arzt oder einen Krankenhausarzt. Da es sich um eine ärztliche Tätigkeit handelt, dürfen Krankenhäuser für diese Funktion nur approbierte Ärzte einsetzen (auch AiP nach Einweisung).

Im Falle der nichtgewaltsamen Blutentnahme durch einen Nicht-Arzt wird die Blutprobe nach der Rechtsprechung dadurch nicht unverwertbar, allenfalls die „ärztlichen Feststellungen“. Der von der Polizei ersuchte Arzt kann die Entnahme ablehnen (das geschieht am ehesten bei Gewissenskonflikten, beispielsweise als Hausarzt, Freund oder Verwandter), es sei denn, diese Tätigkeit zählt zu seinen Dienstaufgaben wie bei Polizeiärzten oder Ärzten an kommunalen Krankenhäusern mit entsprechendem Vertragsinhalt. Auch die richterliche Ernennung zum Sachverständigen **(§ 75 StPO)** zwingt zur Erfüllung des Auftrags. Die Durchführung von Blutentnahme und Untersuchung erfordert die Erledigung einer ganzen Reihe von Formalitäten, die dem Arzt oft lästig sind, zumal er aus seiner Warte ihre Berechtigung oft nicht einsieht. Sie haben sich aber nach langen Erfahrungen der Begutachtung und Rechtsprechung als unumgänglich erwiesen. Es ist selbstverständlich, daß eine Blutprobe zur Vermeidung jeden Zweifels an der Identität ordnungsgemäß beschriftet werden muß, am besten unter den Augen anwesender Zeugen und des Untersuchten. Da der Alkoholgehalt der Blutprobe für den Augenblick der Blutentnahme Gültigkeit hat, muß die Entnahmezeit unbedingt zuverlässig festgehalten und aufgezeichnet werden. Gleiches gilt für das Körpergewicht, das Grundlage für Bilanzrechnungen ist und das sich womöglich bis zur späteren Begutachtung ändert. Unter den Bedingungen der Blutentnahmeuntersuchung sind empfindlichere Funktionsprüfungen nicht möglich. Man begnügt sich daher entsprechend den vorgedruckten Fragen im Entnahmeprotokoll mit der Prüfung grobmuskulärer Funktionen, deren Störung in Form von Ataxie, Unsicherheit, Gleichgewichtsverlust usw. einen mit sicherem Fahrzeuglenken unvereinbaren Beeinflussungsgrad beweist. Man sollte gerade diese Untersuchungen mit aller Akribie ausführen und auf Änderungen der Sprachmotorik achten.

Die Fragen nach psychischen Auffälligkeiten dienen nicht allein der Feststellung des Trunkenheitsgrades, sondern auch dem Nachweis oder Ausschluß eines etwaigen leichten Schädel-Hirn-Traumas und anderer Abweichungen in der psychischen Verfassung. Daher sind auch alle Verletzungen zu vermerken und die Frage zu beantworten, ob Hinweise für eine Commotio cerebri gegeben sind. Die Verlängerung des Drehnachnystagmus ist ein wichtiges Indiz für den Grad der Alkoholeinwirkung. Sie läßt sich jedoch nur verwerten bei Befolgung der im Protokoll wiedergegebenen Prüfungsanleitung. Ausfallserscheinungen ohne Alkoholsymptome (z. B. fehlender Alkoholgeruch der Atemluft) müssen den Verdacht des Einflusses von Medikamenten oder Suchtmitteln (oder einer akuten Erkrankung) erwecken. Dann ist, ebenso wie bei entsprechenden Angaben des Untersuchten, die (nicht erzwingbare) Sicherung einer Urinprobe angezeigt, die den qualitativen Nachweis pharmakologischer Substanzen besser als die allerdings für die Wirkstoffspiegelbestimmung dennoch unerläßliche Blutprobe ermöglicht. *An der Leiche* hat die Blutentnahme aus der unterhalb des Leistenbandes durch Schnitt freigelegten und eröffneten Oberschenkelvene zu erfolgen (evtl. aus der Subklavikularvene). Ist wegen Ausblutung kein Leichenblut zu gewinnen, so eignet sich die Glaskörperflüssigkeit beider Augäpfel ebenso wie Muskelgewebe zur Blutalkoholbestimmung. Dagegen ist eine Blutentnahme aus dem Herzen nicht verwertbar. Infolge postmortaler Diffusionsvorgänge kann das Herzblut zusätzliche Alkoholanteile aus dem Magen enthalten. Der Alkoholgehalt des Leichenbluts ist die fixierte Konzentrationshöhe zur Zeit des Todes. Erst spät verändern Fäulnis und bakterielle Einflüsse den Alkoholgehalt des Leichenblutes.

Auf die Methoden zur quantitativen **Blutalkoholbestimmung** (40) braucht hier nicht näher eingegangen zu werden, da diese Untersuchungen grundsätzlich von Instituten für Rechtsmedizin und anderen behördlich zugelassenen Untersuchungsstellen durchgeführt werden.

Neben der nicht völlig alkoholspezifischen Widmark-Methode und der alkoholspezifischen fermentativen ADH-Methode stehen heute an erster Stelle die gaschromatographischen Verfahren, die außer größerer Genauigkeit den Vorzug haben, auch sogenannte Begleitstoffe und im Leichenblut Fäulnisalkohole anzuzeigen.

Gegen Fehlbestimmungen schützen die Mitführung von Kontrollösungen und die Einhaltung von Untersuchungsanweisungen, wie sie den Untersuchungsstellen durch Richtlinien des Bundesgesundheitsamtes auferlegt sind. Die Fehlerbreite der Bestimmungsmethoden beträgt ± 5% des wahren Werts, bei Alkoholkonzentrationen von 1 Promille und weniger ± 0,05 Promille. In Fällen einer behaupteten Blutprobenverwechslung gelingt es fast stets, durch (teuren) Blutgruppenvergleich unter Einbeziehung aller in der Blutprobe noch nachweisbaren Blutgruppenmerkmale die Identität einer Blutprobe zu beweisen oder den Verdacht auf Vertauschung zu bestätigen (was so gut wie nie vorkommt).

Der **Alkoholstoffwechsel** umfaßt Alkoholresorption, Verteilung im Körper und Abbau bzw. Ausscheidung. Die *Resorption* getrunkenen Alkohols, deren Ausdruck der ansteigende Teil der Blutalkoholkurve ist, vollzieht sich vorwiegend im oberen Dünndarm und zu nur geringem Anteil im Magen. Ausmaß und zeitlicher Ablauf hängen von mehreren Faktoren ab, nämlich vom Füllungsgrad des Magens und Darms, von der Art, Menge und Alkoholkonzentration der Getränke und vor allem von der Dauer des Alkoholgenusses.

Je nach Konzentration des genossenen Getränks bleiben zwischen 10% und 30% des Alkohols unresorbiert, was man als „Resorptionsdefizit" bezeichnet. Dieses ist bei Vorhandensein reichlicher Nahrung größer. Der Wirkungsmechanismus ist noch nicht völlig geklärt. Während die Resorptionsdauer im Einmaltrink-Versuch 40–60–90 Minuten betragen kann, liegt sie unter alltäglichen Bedingungen nach meist mehr oder weniger protrahierter Alkoholaufnahme wesentlich niedriger, gerechnet ab letztem Schluck. Nach einer Trinkzeit von mehreren Stunden tritt das Maximum der Blutalkoholkurve zu etwa 30% der Fälle bereits im Zeitpunkt des Trinkabschlusses ein.

Die *Verteilung* beruht auf der Abgabe des Alkohols vom Blut an die Organe und Gewebe. Auch nach Abschluß des Verteilungsgleichgewichts bestehen Unterschiede in der Alkoholkonzentration des Blutes und der verschiedenen Gewebe. Sie hängen ab vom unterschiedlichen Wassergehalt der einzelnen Körpergewebe. Entsprechend einem durchschnittlichen Wassergehalt des Körpers von 70% beim Mann und 60% bei der Frau (mit höheren Fettgewebsanteilen) muß das Körpergewicht mit dem Faktor 0,7 bzw. 0,6 (bei schlanken jungen Männern meist 0,8) reduziert werden, damit rechnerisch für alle Organe und Gewebe ein mit der Alkoholkonzentration des Blutes übereinstimmender Alkoholgehalt unterstellt werden kann (Reduktionsfaktor „r" von Widmark). Bei rascher Alkoholanflutung im Blut hinkt der trägere Vorgang der Alkoholdiffusion in die Gewebe nach. Dann kann es gelegentlich nach Überschreitung des Resorptionsgipfels zu einem beschleunigten Sturz der Blutalkoholkurve kommen, der die Summe von Alkoholabbau und Alkoholabwanderung in die Gewebe darstellt und als „Diffusionssturz" bezeichnet wird. Das seltene „Kurvenplateau" tritt in Erscheinung, wenn sich die ausklingende Resorption und der Alkoholabbau im Gleichgewicht befinden.

Der *Abbau* des Alkohols vollzieht sich zu etwa 90% als biologische Alkoholverbrennung (vorwiegend in der Leber). Sie beruht auf der Leistung des Systems der Alkoholdehydrogenase und weiterer angeschlossener Fermentsysteme. Da schon geringe Alkoholmengen die fermentative Abbauleistung voll auslasten, ist die Abbaugeschwindigkeit von der Höhe der BAK unabhängig. Nur bei hohem Blutalkohol mit Werten mehr oder minder weit über 2 Promille tritt zusätzlich das Katalasesystem in Aktion, was den Alkoholabbau geringfügig beschleunigt. Zu etwa 10% wird der Alkohol unverändert mit Urin, Atemluft und Schweiß ausgeschieden. Durch Abbau und Ausscheidung verlassen stündlich etwa 0,1 g/kg Alkohol den Körper. In der Eliminationsphase liegt der stündliche Rückgang des Blutalkoholspiegels zwischen 0,1‰ und 0,2‰ (im Mittel 0,14‰ bis 0,16‰). In der forensischen Praxis wird deshalb zur Berechnung der Mindest-BAK bis zum Resorptionsende mit 0,1‰/h, bei der Berechnung der Maximal-BAK zur Frage der Schuldfähigkeit mit 0,2‰/h bei zusätzlicher Einrechnung eines empirisch ermittelten einmaligen Sicherheitszuschlages von 0,2‰ zurückgerechnet, jeweils nach dem Grundsatz „in dubio pro reo".

Die **Alkoholwirkung** beruht auf toxischer Schädigung der Geistes-, Nerven- und Sinnesfunktionen. Sie beginnt schon bei weniger als 0,5‰. Niedrige Blutalkoholkonzentrationen können sich wegen des Mißverhältnisses zwischen Wollen und Können bisweilen verhängnisvoller auswirken als hohe Blutalkoholwerte. Der alkoholbedingt Fahruntüchtige wirkt oft nicht betrunken oder auch nur angetrunken, lediglich angeregt oder beschwipst, was besonders die Blutalkoholkonzentrationsbereiche zwischen 0,5 und 1,5‰ betrifft. Das Spektrum der Leistungsausfälle läßt sich bei mittelgradiger Beeinflussung mit allgemeinen ärztlich-diagnostischen Methoden, wie sie anläßlich der Blutentnahme angestellt werden müssen, nicht nachweisen. Es handelt sich um Veränderungen der Gesamtpersönlichkeit mit Enthemmung, Kritikschwäche gegenüber den eigenen Leistungen, Ichbezogenheit, Wagnisbereitschaft, Risikofreude und Mangel an sozialer Einordnungswilligkeit. Im psychologischen Bereich bestehen Konzentrations- und Aufmerksamkeitsschwäche und Verzögerung der Reflexabläufe mit der Folge eines verlangsamten und unkoordinierten Reagierens. Unter den Sinnesfunktionen stehen Sehleistungsstörungen im Vordergrund mit Einschränkung der Sehschärfe, Einengung des peripheren Gesichtsfelds, Abnahme des Fusionsvermögens und des Räumlichsehens sowie der Dunkeladaptation bei vermehrter Blendempfindlichkeit und Verlängerung der Nachblendphase. Ein meist horizontal verlaufender Spontannystagmus bewirkt, daß die Augen ein unruhiges und unscharfes Bild aufnehmen. Abstände und Entfernungen können nicht mehr zuverlässig eingeschätzt werden, die eigene Fahrgeschwindigkeit wird unterschätzt. Die aufgefangenen Bilder werden nicht mehr richtig verarbeitet. Dunkelheit ist eine starke zusätzliche Belastung. Da das harmonische Ineinandergreifen aller Leistungs- und Sinnesfunktionen zusammen die Fahrtüchtigkeit eines Kraftfahrers ausmacht, bringen Störungen in verschiedenen Bereichen das Leistungsgefüge rasch zum Zusammenbruch, besonders wenn unerwartete Situationsveränderungen im Straßenverkehr eintreten und komplexe Anforderungen an einen Fahrer gestellt werden.

Das **Alkoholgutachten** hat (von der Schuldfähigkeit abgesehen – s. S. 677) im wesentlichen die Fragen nach aufgenommener Alkoholmenge, Blutalkoholgehalt zur Tatzeit (auch bei behauptetem Nachtrunk) und im Falle einer unterbliebenen Blutentnahme die Frage nach der zu erwartenden BAK nach Genuß einer bestimmten Alkoholmenge zu beantworten und ferner anzugeben, welche Ausfallserscheinungen für eine bestimmte Alkoholwirkung in Betracht kommen. Ob Fahruntüchtigkeit anzunehmen und Kausalität zwischen Unfall und Alkoholwirkung zu bejahen ist, unterliegt der richterlichen Wertung. Für stoffwechselphysiologische Berechnungen bedient man sich der Berechnungsformeln von Widmark, die noch heute Gültigkeit haben. In den Widmark-Formeln bedeuten

A = Alkoholmenge in Gramm
C = Blutalkoholkonzentration in Promille
p = Körpergewicht in Kilogramm
r = Verteilungsfaktor (beim Mann 0,7 bis 0,8; bei der Frau 0,6)
β_{60} = Stündlicher Alkoholabbau

Die im Körper befindliche Alkoholmenge wird berechnet mit der Formel

$$A = C \times p \times r.$$

Für die Ermittlung der gesamten aufgenommenen Alkoholmenge sind die Abbauanteile zwischen Trinkbeginn und Blutentnahme zusätzlich zu berücksichtigen und der festgestellten BAK zuzuzählen.

Wenn kein Blutanalysenwert vorliegt und die BAK aus einer bestimmten Alkoholmenge berechnet werden muß, geschieht dies nach der Formel

$$C = \frac{A}{p \times r}$$

Diese Formel darf nicht schematisch angewendet werden. Von der rechnerisch ermittelten BAK sind diejenigen Anteile abzuziehen, die zwischen Trinkbeginn und Tatzeit entsprechend der Stundenzahl abgebaut wurden.

Nach dem Grundsatz „in dubio pro reo“ muß bei der Berechnung von Maximal- und Mindest-BAK ein Resorptionsdefizit von 10% bzw. bis zu 30% nach den derzeitigen Vorgaben des Bundesgerichtshofes (nach der rechtsmedizinischen Literatur auch 0% bis 50% je nach Getränk) als nicht ausschließbar eingerechnet werden.

Bei behauptetem *Nachtrunk* sind die Nachtrunkanteile gleichfalls nach dieser Formel zu ermitteln. Bei der weiteren Berechnung ist von der festgestellten BAK auszugehen, der Alkoholabbau zwischen Tat und Blutentnahme zu berücksichtigen und von diesem Endwert der Nachtrunkanteil, ebenfalls unter entsprechender Einrechnung eines Resorptionsdefizits, in Abzug zu bringen.

Alle Berechnungen dieser Art müssen sich auf konkrete Alkoholmengen stützen. Sie ergeben sich aus den aufgezählten bzw. geltend gemachten alkoholischen Getränken. Der Alkoholgehalt der Getränke wird von Hersteller und Handel in Volumenprozenten angegeben (Tab. 32.**1**). Da die Berechnungsformeln von Widmark Gewichtsprozente berücksichtigen, ist eine Umrechnung erforderlich (Multiplikation mit 0,8).

Tabelle 32.**1** Alkoholgehalte in Gewichtsprozenten der gängigsten alkoholischen Getränke

Lagerbier	3,2– 4,5%
Exportbier	3,6– 4,8%
Pils	3,3– 4,4%
Bockbier u. Doppelbock	4,6– 6,7%
Märzenbier	4,1– 4,9%
Diätbier	4,7– 4,9%
Weizenbier	3,8– 4,6%
Obergäriges Bier	2,4– 3,2%
Nährbier	0,4– 1,5%
Weißwein	8,5– 9,5%
Rotwein	9,5–10,5%
Spitzenweine	13,0%
Portwein, Madeira	16,0%
Malaga, Tokayer	12,0–13,0%
Sherry	17,4%
Obstweine	8,8%
Sekt	7,6–11,3%
Liköre	16,3–20,4%
Spezialliköre	24,7–31,6%
Branntweine	31,6–33,4%
Obstschnaps	33,4–42,5%
Rum, Original	62,5–73,5%
Melissengeist	73,5%

Die *Begleitstoffuntersuchung* dient meist der Überprüfung sogenannter Nachtrunkbehauptungen. Viele Getränkesorten weisen ein charakteristisches Spektrum (absolute und relative Menge) sogenannter Fuselalkohole je nach ihrer Herstellungsart auf (sehr hoch z. B. bei Obstler oder Whisky, im mittleren Bereich bei Bier oder Wein, fast fehlend bei Likören usw.). Durch gaschromatographische Aufschlüsselung von Art und Menge der Begleitstoffe gelingt häufig eine Getränkebestimmung oder zumindest der Beweis, daß eine angegebene Getränkesorte gar nicht oder nicht in der behaupteten Menge aufgenommen wurde. Ein erhöhter Methanolspiegel (durch Kumulation endogenen Methanols infolge Methanolabbaublockade durch das Äthanol) spricht in der Regel für langfristige Alkoholaufnahme, sehr stark erhöhtes Methanol für Alkoholmißbrauch bzw. Spiegeltrinken.

Die neuen Geräte zur *Atemalkoholbestimmung* (13) werden von der Polizei bisher nur zur Vorprobe eingesetzt. Zwar zeigen die Meßwerte in ca. 90% der Fälle nur minimale Abweichung von der BAK. Es kann jedoch nicht ganz selten, z. B. durch Hypo- oder Hyperventilation, Fieber, Mundrestalkohol o. ä., zu Abweichungen von bis zu ± 30% von der tatsächlichen BAK kommen, außerdem in Einzelfällen zu extremen, theoretisch nicht begründbaren Fehlbestimmungen. Als forensisches Beweismittel ist die Atemalkoholkonzentration z. Zt. aus rechtsmedizinischer Sicht nicht geeignet.

Da Schuldvorwürfe zu Widersprüchen herausfordern, hat man bei der Alkoholbegutachtung regelmäßig mit Einwänden zu rechnen. Auf die Rückrechnung bezogen wird oft geltend gemacht, krankhafte Zustände wie Leberfunktionsstörung, Stoffwechselleiden, traumatische Hirnschäden u. a. könnten den Alkoholabbau verzögern, und gesteigerte Stoffwechselvorgänge wie Muskelarbeit, Fieber u. a. könnten ihn beschleunigen. Arzneimittel könnten womöglich zur Entstehung oder auch Vortäuschung von Alkohol führen.

Auch die Inhalation von Alkoholen oder Lösungsmitteln wird häufig geltend gemacht. Dem heutigen Stand der Forschungen nach kann jedoch eine Beeinflussung des Alkoholstoffwechsels in forensisch bedeutungsvollem Umfang kaum je eintreten. Das gilt besonders für Leberfunktionsstörungen, soweit sie überhaupt noch mit einer Teilnahme am Straßenverkehr vereinbar sind. Es gibt auch keine brauchbaren Ernüchterungsmittel.

Im besonderen Einzelfall gehört zur Beurteilung wirkliche Fachkunde, insbesondere beim Vorliegen schwerer Verletzungen mit Volumenmangelschock.

Verkehrsunfallflucht bei Schock und Schädel-Hirn-Trauma

Mit der gesetzlichen Novellierung vom 13. 6. 75 wurde der frühere Begriff „Unfallflucht" ersetzt durch die Formulierung „Unerlaubtes Entfernen vom Unfallort".

§ 142 StGB: (1) Ein Unfallbeteiligter, der sich nach einem Unfall im Straßenverkehr vom Unfallort entfernt, bevor er

1. zugunsten der anderen Unfallbeteiligten und der Geschädigten die Feststellung seiner Person, seines Fahrzeugs und der Art seiner Beteiligung durch seine Anwesenheit und durch die Angabe, daß er an dem Unfall beteiligt ist, ermöglicht hat oder
2. eine nach den Umständen angemessene Zeit gewartet hat, ohne daß jemand bereit war, die Feststellungen zu treffen,

wird mit Freiheitsstrafe bis zu drei Jahren oder mit Geldstrafe bestraft.

(3) Der Verpflichtung, die Feststellungen nachträglich zu ermöglichen, genügt der Unfallbeteiligte, wenn er dem Berechtigten (Abs. 1 Nr. 1) oder einer nahe gelegenen Polizeidienststelle mitteilt, daß er an dem Unfall beteiligt gewesen ist …

Alkoholisierte Unfallverursacher begehen häufiger Fahrerflucht als nüchterne. Da sie meist erkennen, daß für sie mit Beschlagnahmung des Führerscheins, harter Bestrafung und möglicherweise Bedrohung der Existenz mehr auf dem Spiele steht als wenn sie nüchtern wären, gilt es sorgfältig zu prüfen, ob der Alkohol die Willensbildung in erheblichem Maße gehemmt und den instinktiven Fluchttrieb gefördert hat (§ 21 StGB).

Der nüchterne Unfallflüchtige macht oft geltend, bei der Verwirklichung der Unfallflucht seiner Sinne nicht mehr mächtig gewesen zu sein. Zur Umschreibung des psychischen Zustandes bedient man sich der Bezeichnung „Schock". Daß Panik, Schreck und Angst bei sensitiven Persönlichkeiten einen psychischen Ausnahmezustand mit kurzfristiger Bewußtseinseinengung hervorrufen können, erscheint unbestritten. Die vollständige Einbuße der Willensfunktionen ist aber so flüchtig, daß die Auswirkung allenfalls bei demjenigen Unfallverursacher diskutiert werden kann, der im Anschluß an den Unfall die Fahrt nahtlos fortsetzt, nach einer Fahrtstrecke von einigen hundert Metern das Fahrzeug anhält und an den Unfallort zurückkehrt. Längere Auswirkungen, womöglich mit Schwund des Erinnerungsvermögens, sind abzulehnen. Zielgerichtetes planvolles Handeln widerspricht einer die Zurechnungsfähigkeit einschränkenden Panikreaktion.

Was das **Schädel-Hirn-Trauma** (23, 45) betrifft, so schließen Hirnkontusion und klinisch behandlungsbedürftige Gehirnerschütterung mit längerer Bewußtlosigkeit und Handlungsunfähigkeit ein Entfernen vom Unfallort aus.

Zur Begutachtung kommen lediglich Fälle einer fraglichen Bagatellkommotio. Das *banale Schädel-Hirn-Trauma* hat eine spärliche und sehr flüchtige Symptomatik. Bis auf die kennzeichnende wenigstens kurzfristige Bewußtlosigkeit können die von der ausgeprägten Gehirnerschütterung bekannten Symptome wie Erbrechen, retrograde Amnesie u. a. weitgehend fehlen. Da es zur Auslösung auch einer nur banalen Gehirnerschütterung einer nicht unwuchtigen Gewalteinwirkung auf den Kopf bedarf, sind neben kurzer Bewußtlosigkeit mit vorübergehender Handlungsunfähigkeit Spuren der Gewalteinwirkung am Kopf wie Platzwunde, Beule oder Hautabschürfung Voraussetzung für die Anerkennung eines banalen Schädel-Hirn-Traumas. Ebenso flüchtig wie die Symptomatik sind die funktionellen Auswirkungen des Bagatellhirntraumas. Sie dürften nach etwa 15 bis 20 Minuten abgeklungen sein und sind durch eine spätere ärztliche Untersuchung einschließlich EEG nicht mehr nachweisbar. Posthirntraumatische (geordnete) Dämmerzustände werden gelegentlich behauptet, kommen jedoch so gut wie nie vor. Die Abgrenzung zwischen hirntraumatischer Bewußtseinsstörung und Alkoholintoxikation kann erhebliche Schwierigkeiten machen. Häufig wird die Behauptung vorgebracht, der Unfallverursacher habe vom Unfall an keine Erinnerung; er müsse planlos in der Gegend umhergeirrt sein und sei erst Stunden später oder am Tag darauf irgendwo im Gelände wieder zu sich gekommen. Derartiges läßt sich medizinisch nicht als Folge eines Hirntraumas, einer Alkoholintoxikation oder eines psychischen Ausnahmezustands einordnen (s. S. 670).

Müdigkeit und Einschlafen am Steuer

Von den sehr verschiedenen Müdigkeitsgraden ist keiner für das Führen eines Fahrzeugs unbedenklich. Schon der Tagesablauf bzw. lange Fahrstrecken ermüden. Die Folge akuten Schlafentzugs wird als Müdigkeit bezeichnet, die Anhäufung eines ständig sich summierenden Schlafdefizits von mehr als 36 Stunden als Übermüdung. Der Zustand nach durchwachter Nacht entspricht etwa einer Alkoholwirkung von 1‰. Aufmerksamkeit und Konzentration lassen nach, die eingebahnten Automatismen laufen langsamer ab; Sauerstoffabnahme in Blut und Gehirn – Folge mangelnder Zirkulation bei eintöniger Dauerhaltung – führen zu Störungen und Täuschungen des Sehens und deshalb zu Fehlreaktionen. Der mißgestimmte Fahrer nickt schließlich kurzfristig ein, bemerkt gleich anschließend Situation und Gefahr und erzielt aus diesem Schreckerlebnis einen Weckreiz, der – je nach dem Müdigkeitsgrad – nur mehr oder weniger kurz vorhält.

Die die Müdigkeit fördernden Einflüsse sind den Autofahrern bekannt: Eintönigkeit der womöglich bekannten Strecke, Regen oder Hitze, Nachtfahrt, unbequemes und unveränderbares Sitzen, Motorengeräusch, eingeschaltete Heizung bei ungenügender Lüftung und geschlossenen Fenstern, Alleinfahrt, Hunger, Alkohol u. a.

Die entscheidende Frage des Gerichts geht dahin, ob ein Einschlafen sich ankündigt und daher voraussehbar ist oder ganz überraschend eintreten kann. Die Möglichkeit eines unvermittelten Einschlafens kann verneint werden. Die einem Einschlafen vorausgehenden subjektiven Müdigkeitszeichen entwickeln sich allmählich, um sich zu steigern und schließlich mit dem Zufallen der Augenlider in das Einschlafen zu münden. Zu den Warnzeichen gehören besonders Gähnen, Lidschwere, Fremdkörpergefühl unter den Augenlidern, Juckreiz an Kopf, Nase und Gesäß, Handschweiß, Gedankenflucht, Nervosität, Unlustgefühl, Bewegungsträgheit.

Arzneimittel und Verkehrstüchtigkeit

(2, 8)

Obgleich sich Verkehrsmedizin, Ärzteorganisationen und auch pharmazeutische Industrie seit Jahren um eine Aufklärung bemühen, sind im Gegensatz zum Alkohol die Gefahren einer Beeinträchtigung der Fahrtüchtigkeit und Fahrsicherheit durch Arzneimittel dem Kraftfahrer, dem Juristen und manchen Ärzten keineswegs hinreichend bekannt. Das Problem geht aber ganz besonders den täglich Arzneimittel verschreibenden Arzt an. Zu seiner Verpflichtung, den Patienten von der Wirkungsweise eines Medikaments und den nicht beabsichtigten Nebenwirkungen zu unterrichten, gehört selbstverständlich die Belehrung über etwaigen Einfluß auf die Sicherheit des Autofahrens. Unterbleibt diese Belehrung aus Nachlässigkeit oder Unkenntnis, so kann der verschreibende Arzt für Folgezustände im Straßenverkehr regreßpflichtig gemacht und auch strafrechtlich herangezogen werden. Es sollte daher selbstverständlich sein, daß der Arzt mit aller Sorgfalt auf die Belehrung des Patienten bedacht ist und sich zur eigenen Sicherung entsprechende Aufzeichnungen macht, evtl. so verfährt, daß er sich die Belehrung durch Unterschrift bestätigen läßt. Bedacht werden sollte, daß mancher Patient, wenn es erst um den Führerschein geht, mit – evtl. berechtigten – Vorwürfen gegen den Arzt nicht sparen wird.

Der Anteil der Arzneimittelwirkung an Unfällen ist mit mehr als 10% beträchtlich und darf bei dem hohen Arzneimittelkonsum der Bevölkerung auch nicht verwundern.

Nach der Anwendung von Kurznarkotika kann es postnarkotisch zu Orientierungs- und Konzentrationsschwäche kommen, von Affektstörungen ganz abgesehen. Hypnotika und Sedativa, die sehr langsam ausgeschieden werden, führen zu euphorischen Zuständen und Enthemmungserscheinungen und mindern Aufmerksamkeit und Schnelligkeit wie Sicherheit des Reagierens. Stark wirkende Analgetika wie Dolantin und Polamidon rufen rauschartige Zustände hervor. Neuroleptika, Thymoleptika und Tranquilizer beeinträchtigen bei kurzfristiger Aufnahme schon in geringerer Dosis die psychophysischen Funktionsabläufe und führen zu Blutdruckabfall, Tachykardie, Müdigkeit, Schläfrigkeit u. a. Bereits die Grundkrankheit kann Fahrtauglichkeit ausschließen. Barbiturate und Tranquilizer, aber auch andere zentral wirksame Pharmaka setzen überdies die Alkoholverträglichkeit z. T. erheblich herab. Antihistaminika und Antiemetika machen häufig müde und schläfrig.

Weckamine wie Captagon und Pervitin werden gefährlich durch Wirkungen im Sinne einer Euphorie, ängstlichen Unruhe u. a. Antikonvulsiva sind schon deshalb äußerst bedenklich, weil die Verschreibung in der Regel aufgrund eines organischen Anfallsleidens erfolgt, das für sich allein Zweifel an der Fahrtauglichkeit aufwirft. Bei 2jähriger Anfallsfreiheit und guter Einstellung kann Fahrtauglichkeit gegeben sein (25).

Bei Barbituraten, von denen viele sehr langsam abgebaut werden, steht das Ermüden im Vordergrund.

Es gibt Erscheinungsformen des (überdosierten) Arzneimitteleinflusses, die vom medizinischen Laien mit hohen Trunkenheitsgraden verwechselt werden. Die Aufklärung selbst dieser Fälle scheitert oft an der Beweiserhebung, weil niemand an die Entnahme einer Urin- und Blutprobe denkt. Der Gutachter hat es schwer, auf der Grundlage der von Zeugen lückenhaft wiedergegebenen Beobachtungen und der bagatellisierenden und entstellenden Angaben eines beschuldigten Kraftfahrers den Nachweis des geistig-körperlichen Mangels schlüssig zu führen und ein Gericht zu überzeugen, wenn der chemisch-toxikologische Nachweis nicht erbracht ist.

Kausalitätsbeurteilung und Unfallrekonstruktion

(7, 33, 47)

Beim tödlichen Verkehrsunfall ist es neben der Feststellung von Todesursache und Kausalität dringlichste ärztliche Aufgabe, die Verletzungen zur Grundlage einer Rekonstruktion des Unfallhergangs zu machen, wobei das Schwergewicht auf bestimmten Fragestellungen liegt. Wenn die Person des Fahrers strittig ist, weil beispielsweise der überlebende Fahrer behauptet, der getötete Mitfahrer habe am Steuer gesessen, muß die Sitzverteilung anhand der Verletzungen der Fahrzeuginsassen (und der Anordnung von Blut-, Haar- und Textilspuren) beurteilt werden. Der nicht angeschnallte Fahrer erleidet oft neben Platzwunden an behaartem Kopf und Stirn und Schnittwunden im Gesicht durch Aufprall an die Windschutzscheibe eine Thoraximpression mit Brüchen des Brustbeins und der Rippen durch Aufschlag auf das Lenkrad, Frakturen an den Armen infolge Versuchs einer Abstützung am Lenkrad, Knie- und Beckenverletzungen durch Aufprall an das Armaturenbrett und Mittelfußbrüche am rechten Bein durch Stauchung am Bremspedal. Für den Beifahrer, bei dem Thoraxverletzungen im allgemeinen fehlen, stehen Schädel- und Gesichtsverletzungen durch Aufprall an Windschutzscheibe und deren obere Begrenzung sowie Bauchtraumen durch Aufprall auf das Armaturenbrett im Vordergrund. Der Beifahrer wird häufiger aus dem Fahrzeug geschleudert als der Fahrer. Angeschnallte Fahrer und Beifahrer werden wesentlich geringfügiger verletzt. Hier sind in erster Linie die Anordnung der jeweiligen Druckspur durch den Sicherheitsgurt, ferner die Lokalisation eventueller Rippenbrüche das wichtigste Unterscheidungsmerkmal. Mitfahrer auf dem Rücksitz, die seltener angeschnallt sind, haben vielseitigere Verletzungen als die Insassen des Fahrzeugvorderraumes.

Werden Personen außerhalb eines Fahrzeugs, vor allem Fußgänger (47) verletzt oder getötet, so erheben sich vorwiegend zwei Fragestellungen. Im Falle der Flucht des Unfallverursachers müssen Beschaffenheit und Typ des flüchtigen Fahrzeugs aufgrund der Aufprallverletzungen ausfindig gemacht werden. Hierzu ist die Kenntnis des Aufprallablaufs erforderlich. Der Körper des Fußgängers wird primär durch den am weitesten vorragenden Fahrzeugteil erfaßt. Ist es die Stoßstange, dann werden am Anfang einer oder beide Unterschenkel abgeknickt, je nach Schrittphase des Fußgängers. Ragen Scheinwerfer oder Kühlergrill am weitesten vor, dann entstehen dadurch geformte Haut- und Weichteilverletzungen in entsprechender Höhe, die am Körper des Betroffenen sehr sorgfältig ausgemessen werden müssen, auch hinsichtlich des Höhenabstands von der Fußsohle. Schließlich wird der Körper vom Kühlerdeckel aufgenommen. Der Kopf schlägt an die Windschutzscheibe oder das vordere Wagendach. Dementsprechend kommt es zu Verletzungen an Becken, Wirbelsäule, Thorax und Schädel. In der nächsten Phase des Abbremsens und der Tempoverlangsamung löst sich der Körper vom Fahrzeug, fällt auf die Straße und erleidet zusätzliche Verletzungen, die meist geringfügiger sind als die durch den Aufprall des Fahrzeugs.

Die weitere und oft sehr wichtige Frage läuft darauf hinaus, ob ein vom Kraftfahrzeug angefahrener Fußgänger die Straße von links nach rechts oder umgekehrt überquerte oder ob er auf der Fahrbahn lief und von hinten angefahren wurde. Der Aufprall der Stoßstange führt beim Fußgänger zur Abknickung eines oder beider Unterschenkel. Dabei kommt es zu gesetzmäßiger Tibiafraktur. Im typischen Fall entsteht ein Stückbruch in Form eines Keils, dessen Basis den Aufschlagpunkt und dessen Spitze die Gewalteinwirkungsrichtung anzeigen. Die Keilform ist auch beim unvollständigen Stückbruch zu erkennen.

Meist kommt es an der Anstoßstelle zu Hautablederungen und darunterliegenden Weichteilzertrümmerungen mit Taschenbildung. Eine Überrollung des menschlichen Körpers erkennt man an Reifenprofilspuren auf Kleidern oder nicht bekleideten Hautpartien, breitstreifig eingetrockneter Hautquetschung als Überrollspur, großen Hautablederungen und besonders schweren Organzerreißungen sowie Knochenzertrümmerungen des Schädels, der Rippen, der Wirbelsäule und des Beckens (die bei Jugendlichen fehlen können).

Die Kausalitätsbeurteilung macht hauptsächlich dann Schwierigkeiten, wenn alte Menschen erst mehrere Tage, Wochen oder gar Monate nach einem Unfall sterben. Rechtlich steht die Frage zur Diskussion, ob der Tod zum gleichen Zeitpunkt auch ohne Unfall hätte eintreten können oder ob die Frage mit an Sicherheit grenzender Wahrscheinlichkeit zu verneinen ist. Da bei Todesfällen nach zeitlichem Intervall meist Bronchopneumonie oder Lungenembolie unmittelbare Todesursachen sind, läuft die Beurteilung auf das Alter von bronchopneumonischen Herden bzw. Thromben und darauf hinaus, ob die Bedingungen für die Entstehung des tödlichen Krankheitsprozesses schon vorher gegeben waren oder nicht. Die Beurteilung erfordert in aller Regel die Beiziehung der Krankenunterlagen.

Körperverletzungen und Verletzungsformen

Strafrechtsgrundlagen

§ **230 StGB** (Fahrlässige Körperverletzung):

Wer durch Fahrlässigkeit die Körperverletzung eines anderen verursacht, wird mit Freiheitsstrafe bis zu drei Jahren oder mit Geldstrafe bestraft.

§ **222 StGB** (Fahrlässige Tötung):

Wer durch Fahrlässigkeit den Tod eines Menschen verursacht, wird mit Freiheitsstrafe bis zu fünf Jahren oder mit Geldstrafe bestraft.

Der im Gesetz nicht erläuterte Begriff *Fahrlässigkeit* hat seine Definition durch die Rechtsprechung erfahren. Fahrlässig handelt, wer die Sorgfalt, zu der er nach den Umständen und nach seinen persönlichen Fähigkeiten und Kenntnissen verpflichtet und imstande ist, außer acht läßt und infolgedessen die Tatbestandsverwirklichung nicht voraussieht. Fahrlässigkeit allein ist ohne den Eintritt eines Erfolges nicht strafbar. Eine Verurteilung setzt also voraus 1. die Bejahung der Fahrlässigkeit und 2. einen mit Sicherheit oder mit an Sicherheit grenzender Wahrscheinlichkeit erwiesenen Kausalzusammenhang zwischen dem Erfolg und der Fahrlässigkeit.

„Ärztlicher Kunstfehler“ (s. auch S. 709ff) (besser: Behandlungsfehler) ist kein Rechtsbegriff, sondern eine im juristischen Sprachgebrauch entwickelte Umschreibung von (strafrechtlichen und zivilrechtlichen) Fahrlässigkeitstatbeständen bei der Ausübung des ärztlichen Berufs. In der für ihn fremden Materie ist der Jurist stets auf ärztliche Gutachten angewiesen. Als Gutachter sind vorwiegend Ärzte des gleichen Fachgebiets berufen. Sie müssen zur Vermeidung von Vorwürfen einer Bevorteilung des eigenen Berufsstandes auf strenge Objektivität bedacht sein. Das medizinische Gutachten im Zusammenhang mit dem Strafvorwurf des ärztlichen Kunstfehlers darf den *Fahrlässigkeitsbegriff nicht verwenden;* Bejahung und Verneinung sind reine Rechtsfragen. Aufgabe des Gutachters ist es zu erläutern, ob, wo und wie Verstöße gegen die von Wissenschaft und Praxis anerkannten und *zur Zeit des Eingriffs* gültigen Regeln und Erkenntnisse der ärztlichen Kunst in Diagnose und Behandlung vorgekommen sind. Der Gutachter hat ferner die Beweisbarkeit der Kausalität zu beurteilen.

§ **223 StGB:** (Vorsätzliche Körperverletzung):

(1) Wer einen anderen körperlich mißhandelt oder an der Gesundheit beschädigt, wird mit Freiheitsstrafe bis zu drei Jahren oder mit Geldstrafe bestraft.

§ **223 a StGB** (Gefährliche Körperverletzung):

(1) Ist die Körperverletzung mittels einer Waffe, insbesondere eines Messers oder eines anderen gefährlichen Werkzeugs oder mittels eines hinterlistigen Überfalls oder von mehreren gemeinschaftlich

oder mittels einer das Leben gefährdenden Behandlung begangen, so ist die Strafe Freiheitsstrafe bis zu fünf Jahren oder Geldstrafe.

§ 224 StGB (Schwere Körperverletzung):

(1) Hat die Körperverletzung zur Folge, daß der Verletzte ein wichtiges Glied des Körpers, das Sehvermögen auf einem oder beiden Augen, das Gehör, die Sprache oder die Zeugungsfähigkeit verliert oder in erheblicher Weise dauernd entstellt wird oder in Siechtum, Lähmung oder Geisteskrankheit verfällt, so ist auf Freiheitsstrafe von einem Jahr bis zu fünf Jahren zu erkennen.

Verletzungsformen an Haut und Geweben

Der Zustand der Wunde im weitesten Sinne ist Ausdruck der Art der Verursachung und der seit ihrem Entstehen abgelaufenen Zeit. Bei der ärztlichen Untersuchung von Verletzungen nach Schädigung durch Dritte müssen alle Kennzeichen einschließlich Abmessungen und exakter Lokalisation durch sorgfältige Beschreibung auf Karteikarte oder Krankenblatt festgehalten werden. Wird die Wunde exzidiert, so empfiehlt es sich, sie in Formalin aufzubewahren. Im Zeitpunkt der Untersuchung ist meist nicht vorauszusehen, unter welcher späteren Fragestellung der Wundzustand Bedeutung haben wird.

Schnitt- und Stichwunden entstehen in der Mehrzahl durch Messer, ferner durch Schere, Dolch, Nadel, Glasscherbe u. a. Die Schnittwunde ist länger als tief, die Stichwunde tiefer als lang. Durch scharfe Gewalt verursachte Wunden sind glattrandig; die eine Platzwunde kennzeichnenden Gewebsbrücken fehlen. Auch die tieferen Weichteilschichten einschließlich Muskeln sind glatt durchtrennt. An Messerstichverletzungen kann man bisweilen den dem Klingenrücken entsprechenden Wundwinkel von dem durch die Schneidekante verursachten unterscheiden. Die Schneidekante hinterläßt einen spitzeren Winkel, von dem manchmal noch ein kleiner schräger Ausläufer abgeht. Eine nicht geradlinige Wundform und eine Gabelung sprechen für Veränderung der Messerhaltung zwischen Einstechen und Herausziehen meist infolge Positionsänderung von Opfer und/oder Angreifer. Im übrigen richtet sich die Verlaufsform der Wunde nach der Spaltbarkeitsrichtung der Haut. Zwischen Wundlänge und Klingenbreite gibt es keine gesetzmäßige Relation, weil die Haut elastisch ist und sich die Wunde in Richtung der Schneidekante der Klinge unkontrollierbar verlängern kann. Nur Stichdefekte an Knochen (Schädel, Sternum, z. T. Rippen) ermöglichen verwertbare Rückschlüsse auf die Klingenbreite, sofern die Klinge bis zur gesamten Breite eingedrungen ist. Die Tiefe des Wundkanals wird am Lebenden meist nicht exakt zu messen sein. Verletzungen durch Gegenstände mit schmaler Kante können so glattrandig sein wie Schnittwunden, klaffen aber mehr und haben Dreiecksquerschnitt. Umgekehrt rufen schartige Messer Abstufungen oder gar Zerfetzungen des Wundrands hervor. Im Hinblick auf eine spätere Rekonstruktion des Tathergangs empfiehlt es sich stets, die Wunde nicht nur genau abzumessen und zu lokalisieren, sondern auch die Entfernung von der Fußsohle festzuhalten. Fotos können das Aussehen einer Wunde in idealer Weise dokumentieren.

Für **stumpfe Gewalteinwirkungen** ist eine Vielzahl von Einwirkungsmechanismen möglich. Hierzu zählt die geformte Verletzung durch ein bestimmtes Werkzeug (z. B. Hammer) ebenso wie die Hautveränderung durch Schlag mit Hand, Faust, Stein und ähnlichem, wie die Strieme durch Stock oder Peitsche und die Bißverletzung sowie großflächige Beschädigungen und Zerreißungen durch Unfälle aller Art, besonders im Straßenverkehr, auch durch Überrollung des Körpers. An der Haut entstehen Abschürfung, Blutunterlaufung, Prellung, Ablederung und Wunde. An Abschürfungen (Exkoriationen) ermöglicht die Richtung einer seidenpapierähnlichen Abhebung der Epidermis meist Rückschlüsse auf die Richtung der Gewalteinwirkung. Eine Unterscheidung zwischen Platz-, Riß- und Quetschwunde ist meist entbehrlich. Im Mittelpunkt steht die **Platzwunde**. Sie ist gekennzeichnet durch unregelmäßige und oft gezackte Wundränder und vor allem durch sogenannte Gewebsbrücken, die beim Spreizen der Wunde vorwiegend in Nähe der Wundwinkel sichtbar werden und darauf beruhen, daß an der geplatzten Hautstelle Nerven, Gefäße und Bindegewebsstränge dem Druck standgehalten haben. Verletzungen durch Sturz, Tritt oder Werkzeug zeigen im Gegensatz zu Faustverletzungen öfter geschürfte Wundränder. Die Ränder der Platzwunde sind oft unterminiert. Auch ausgedehnte geschlossene **Hautablederungen** (Décollement traumatique) können leicht übersehen werden. Für starke Dehnung der Haut sprechen parallel verlaufende Einrisse der Epidermis, wie man sie namentlich nach Überrollung des Körpers zu sehen bekommt. Der Stockschlag verursacht einen charakteristischen Doppelstriemen, der sich dadurch erklärt, daß das Blut aus der Schlagrinne verdrängt und in der Unterhaut beiderseits neben der Rinne extravasal punktförmig abgelagert wird.

Schußverletzungen (43) bereiten auch dem Fachkundigen in Einordnung und Beurteilung oft größte Schwierigkeiten. Da der Schußverletzte, sofern er mit dem Leben davonkommt oder die Verletzungen eine gewisse Zeit überlebt, dem Rechtsmediziner vor Einleitung heilender Maßnahmen fast nie zugänglich ist, scheinen Beurteilungsfehler des behandelnden Arztes leider unvermeidlich zu sein. Sie wirken sich sehr negativ auf die Rechtsfindung aus und machen eine spätere exakte Beurteilung oft unmöglich.

Der behandelnde Arzt sollte neben dem ersten Gebot der Lebenserhaltung und Heilung auch den Belangen der Rechtsprechung Aufmerksamkeit schenken. Das beginnt bei der Sicherstellung der durchschossenen Kleidung. Diese kann Einschußzeichen aufweisen und im Fall des Nahschusses abgefilterten Pulverschmauch enthalten. Eine Aushändigung der Kleidung und Reinigung durch die Angehörigen vernichtet unwiederbringlich entscheidende Schußbefunde. Eine Dokumentation von Anzahl und Lage etwaiger Steckgeschosse durch Röntgenbilder in verschiedenen Ebenen ist unerläßlich. Exzidierte Schußöffnungen der Haut sind getrennt (trocken und nicht in Formalin, möglichst tiefgefroren) aufzuheben und die Behältnisse hinsichtlich der Entnahmestelle am Körper genau zu beschriften.

Ideal wäre auch hier Fotodokumentation vor der Wundversorgung. Der Chirurg sollte über die Merkmale des Einschusses und Ausschusses und über Nahschußzeichen die nötigen Grundkenntnisse haben. Die Schußverletzung ist meist klein und hat einen Durchmesser von wenigen Millimetern. Sie erscheint größer, wenn die Wundränder eingetrocknet sind, und noch größer, wenn die umgebende Haut mit Pulverschmauch bedeckt ist. Der *Einschuß* hat gewöhnlich runde Form; ovale Lochformen entstehen, wenn das Geschoß aus schräger Richtung auf die Hautoberfläche auftrifft.

Der Einschuß ist bei unbekleideter Haut gekennzeichnet durch den 1–2 mm breiten schwärzlich-schmutzigen Abstreifring (Schmutzsaum). Es handelt sich um die am Rand des Schußlochs abgestreiften öligen Schmutzauflagerungen des Projektils; der Abstreifring ist beim ersten die Waffe verlassenden Schuß am kräftigsten ausgeprägt. Fast nur bei Leichen schließt sich nach außen der 2–4 mm breite, bräunlich-lederartige Vertrocknungssaum (Kontusionsring) an. Der Unkundige verwechselt Vertrocknungssaum und Abstreifring oft mit Pulverschmauch.

Der Pulverschmauchsaum – ein *Nahschußzeichen* – ist wesentlich breiter als der Schmutzsaum, sieht schwarzgrau aus und schließt sich nach außen an den Kontusionsring an. Auch er kann fehlen oder abgeschwächt sein, wenn die Hautstelle bekleidet war. Die Grenze zwischen Nahschuß und *Fernschuß* liegt je nach Waffe und Kaliber etwa zwischen 30 und 50 cm. Bei absolutem Nahschuß mit aufgesetzter Mündung entstehen besonders am Schädel sternförmige Wunden, die an Platzwunden erinnern und unter Umständen mit ihnen verwechselt werden können. Sie beruhen darauf, daß sich die Pulvergase unter der Haut ausbreiten, sie vorwölben und von innen her zum Platzen bringen. Schließlich ist daran zu erinnern, daß ein in den Mund abgefeuertes Geschoß („Wasserschuß" nach Einfüllen von Wasser in den Lauf) den gesamten Hirnschädel zum Bersten bringen und wegreißen kann. Dann besteht die Gefahr, daß der Unkundige eine Schußverletzung überhaupt nicht in Betracht zieht und einen Verkehrsunfall oder ähnliches annimmt. Jedes Hautschußloch am Beginn des Schußkanals eines Steckschusses ist naturgemäß eindeutiges Einschußzeichen. Steckgeschosse liegen am Ende des Schußkanals oft unter der Hautoberfläche und sind dort tastbar oder gar an einer Vorwölbung sichtbar. Der *Ausschuß* ist im allgemeinen größer als der Einschuß, weil die vom Projektil mitgeschleppten Gewebs- und Knochenteile als „Sekundärprojektil" das Ausschußloch vergrößern. Nicht ganz selten kehren sich die Größenverhältnisse um, nämlich wenn ein mattes Geschoß mit geringer Rasanz ins Pendeln gerät, die Hautoberfläche in Schrägstellung durchschlägt und damit ein vergrößertes Einschußloch hervorruft, und wenn ein im Körper abgebremstes Geschoß mit dem letzten Rest an Durchschlagskraft auf der Gegenseite aus der Haut herausschlüpft und ein sehr kleines, möglicherweise schlitzförmiges Loch hinterläßt, das mit einer Stichverletzung verwechselt werden kann. Ausnahmsweise kann die Ausschußstelle infolge Vorwölbung und Druck auf die Kleider auch etwas Ähnliches wie einen Vertrocknungssaum aufweisen. Bei der Unterscheidung zwischen Einschuß und Ausschuß ist daher strenge Kritik geboten. Am Schädelknochen ist der Einschuß durch trichterförmige Erweiterung nach innen, der Ausschuß durch trichterförmige Erweiterung nach außen gekennzeichnet. Schußgeräte *(Tierschußapparate)* verursachen kreisrunde ausgestanzte Defekte an Haut und Schädelknochen mit zwei runden schwarzen Punkten neben dem Wundrand, bei denen es sich um Pulverschmauch aus den neben dem Bolzen gelegenen Pulvergasabzugslöchern handelt.

Die **Strommarke** (21) der Haut ist eine dellenförmige bzw. kraterförmige, oft gelbbraun verfärbte und manchmal schwärzlich verkohlte Einsenkung der Oberfläche, umgeben von einer porzellanartig weißen wallartigen Erhöhung mit charakteristischem histologischem Aufbau. Die Strommarke hat runde oder unregelmäßig geformte Gestalt. Bisweilen gibt sie die Form des stromleitenden Metallteils (z. B. Schraubenkopf, Drahtwickelung) wieder. Strommarken sind oft klein und haben einen Querdurchmesser von 1 bis 5 Millimeter, selten mehr. Da sie überdies meist an nicht ohne weiteres sichtbaren Stellen wie Fingerbeere, Fingerbeugeseite und Handinnenfläche liegen, werden sie oft übersehen oder mit Warzen und Schrunden verwechselt. Der praktizierende Arzt – besonders im Notarzt-Einsatz – sollte bei plötzlichen Todesfällen im Haushalt und am Arbeitsplatz stets die Möglichkeit einer Stromeinwirkung in Betracht ziehen. Werden Strommarken übersehen und ein Stromunfall nicht erkannt, sondern ein plötzlicher natürlicher Tod angenommen, so hat dies für die Hinterbliebenen oft schlimmste existentielle Folgen, weil ihnen die Unfallrente entgeht. Außerdem bleibt die Gefahr weiterer Unfälle.

Man bedenke auch, daß Strommarken in etwa der Hälfte aller Elektrounfälle *fehlen*. Sie können nur entstehen, wenn der Strom auf kleiner Fläche den zwischen 40000 und 100000 Ohm liegenden Hautwiderstand überwindet und Wärme entwickelt. Die Hitzeentwicklung kann so groß sein, daß Metall von der Oberfläche des stromführenden Metalleiters verdampft und sich an und in der Haut niederschlägt. Die mit Schweiß und stromleitenden Salzlösungen befeuchtete Haut hat einen wesentlich niedrigeren Widerstand als die trockene Haut, so daß der Stromdurchtritt zu geringerer Wärmeentwicklung führt. Dann können Strommarken fehlen. Nach Stromdurchtritt auf großer Hautfläche fehlen sie fast immer. Für jeden Stromfluß durch den Körper muß es zwei Kontaktstellen geben. Von Eintrittsstelle und Austrittsstelle kann nur bei Einwirkung von Gleichstrom gesprochen werden. Unser Stromnetz liefert jedoch nahezu ausnahmslos Wechselstrom mit einer Frequenz von 50 Hz und einer Spannung zwischen 110 und 380 Volt, meist 220 Volt. Hochgespannte Ströme (zum Beispiel an Transformatoren und Hochspannungsleitungen) verursachen die größte Wärmeentwicklung und können zur Verkohlung von Extremitäten führen, auch schon bei Annäherung an den Stromleiter und ohne Berührung (Spannungsüberschlag). Blitzschlag, der an der Haut zu farnkrautartig verzweigten Blitzfiguren und zu Verbrennungen und Verkohlungen der Kleider und zu Schmelzwirkungen an Metallteilen der Kleidung führt, spielt gutachterlich kaum eine Rolle.

Hohe und niedrige Temperaturen verursachen lokal an der Haut (den bekannten Stadien entsprechend) Erythem, Blasenbildung und Nekrose. Eine Unterscheidung zwischen lokaler **Verbrennung/Verbrühung** und lokaler **Erfrierung** – z. B. bei unbeaufsichtigten und mißhandelten Kindern – kann Schwierigkeiten machen. Sicheres Zeichen einer Flammenwirkung sind angesengte Hauthaare.

Verletzungsformen an anderen Geweben, an inneren Organen und am Knochensystem sind Beurteilungsgegenstand der klinischen Fächer und brauchen hier nicht erörtert zu werden, mit Ausnahme der **Knochenbrucharten**, die Rückschlüsse auf die Verursachungsmechanik der Gewalteinwirkung ermöglichen können. Am Schädel (und auch an Röhrenknochen) wird unterschieden zwischen Biegungsbruch und Berstungsbruch. Der Biegungs- oder direkte Bruch entsteht durch lokal auftreffende Gewalteinwirkung, beispielsweise durch Schlag mittels Hammer oder anderem Werkzeug. Es kommt zur Impression oder zum Lochbruch mit äquatorialen Bruchlinien in der Umgebung und meridional abzweigenden radiären Bruchlinien, die zusammen etwa die Form eines Spinnennetzes zeigen. Der Berstungs- oder indirekte Bruch entsteht meist nicht an der Stelle der Gewalteinwirkung, sondern anderswo, häufig im Bereich der schwächeren Schädelbasis, infolge Verformung des Schädels über die Elastizitätsgrenze hinaus. Diese Bruchlinien verlaufen meridional.

Wundalter

(20)

Die **Hautabschürfung** trocknet ein, erhält nach 1 bis 2 Tagen einen zunehmend breiter werdenden, unscharf begrenzten roten Reaktionshof und bedeckt sich mit einer Borke, bis schließlich der Schorf nach 7 bis 10 Tagen abgestoßen wird und eine neue frisch-rote Epithelschicht zum Vorschein kommt. Das **Hauthämatom** sieht in frischem Zustand bei Lokalisation unterhalb der Hautoberfläche rot oder violett aus, in tieferen Lagen blaurot („blauer Fleck"). Mit der Alterung treten entsprechend den Umwandlungsstadien des Hämoglobins Farbänderungen ein. Nach wenigen Tagen kommt es zur Grünfärbung und nach 5 bis 8 Tagen zur Farbumwandlung in Gelb und schließlich Braun bei gleichzeitiger Farbabblassung. Eine verwertbare Zeitschätzung ist dennoch nur mit Vorbehalten möglich, weil sich Schichtdicke, Entfernung von der Hautoberfläche, Vaskularisation, Fettanteil der betroffenen Hautpartie, Elastizität und Art der Unterlage ganz unterschiedlich auswirken können. Die Heilungsstadien der **offenen Hautverletzung** sind hinsichtlich des Alters makroskopisch am wenigsten genau zu beurteilen, schon wegen breitgefächerter bakterieller Verunreinigungen. Verwertbare Altersschätzungen einer Wunde müßten sich auf die Gesamtheit histologischer Merkmale – Zell- und Bindegewebsreaktionen, histochemisches und histoenzymatisches Verhalten – stützen, auf die hier nicht näher eingegangen werden kann.

Leichenwesen, Todeszeit, Tatort

(30)

Die Vorschriften über **Leichenschau** und Bestattung sind nicht bundeseinheitlich geregelt, sondern nach Landesrecht. Inhaltlich besteht aber weitgehende Ähnlichkeit. Die Leichenschau wird grundsätzlich von einem Arzt durchgeführt. Der *Leichenschauarzt* hat zwei Aufgaben. In dem für das Standesamt bestimmten offenen Teil des Leichenschauscheins muß er urkundlich bescheinigen, daß, wann und wo der Tod eingetreten ist. Im verschlossenen Teil sind Todesart und Todesursache anzugeben. Dieser „vertrauliche Teil" des Totenscheins wird vom Gesundheitsamt ausgewertet und bildet die Grundlage für alle Todesursachenstatistiken der Statistischen Landesämter und des Statistischen Bundesamts. Diese müssen zwangsläufig grobe Fehler enthalten, weil der Leichenschauer in der Mehrzahl der Fälle zu präzisen Angaben der (unmittelbaren) Todesursache nicht in der Lage sein kann. Der behandelnde Arzt muß dem Leichenschauer Auskunft erteilen. Als Leiche gelten auch Totgeborene mit einem Gewicht von mindestens 1000 g und Neugeborene ohne Rücksicht auf die Körpergröße, sofern nach der Scheidung vom Mutterleib das Herz geschlagen, die Nabelschnur pulsiert oder die natürliche Lungenatmung eingesetzt hat. Für Leichenschauer besteht unverzügliche Meldepflicht an die zuständige Polizeistelle, wenn der Verdacht eines nichtnatürlichen Todes gegeben ist und/oder wenn es sich um die Leiche eines Unbekannten handelt. 5 von 6 Morden sollen angeblich bereits bei der Leichenschau übersehen werden.

Für die Durchführung der **Obduktion** gibt es bisher keine rechtliche Regelung. Ein entsprechendes Gesetz – „Transplantations-Sektions-Gesetz" – ist seit Jahren „in Vorbereitung" als Novellierung des § 168 StGB, der in der derzeitigen Fassung lediglich besagt, daß sich strafbar macht, „wer unbefugt aus dem Gewahrsam des Berechtigten eine Leiche, Leichenteile oder die Asche eines Verstorbenen wegnimmt …".

Zunehmend weniger Obduktionen werden als „klinische Sektion" in Krankenhäusern durchgeführt. Einzige Rechtsgrundlage ist ein postuliertes Gewohnheitsrecht, aus den Grundrechten abgeleitet, wonach der Wunsch des Verstorbenen und Widersprüche der Angehörigen beachtet werden müssen. Sektionsverpflichtung besteht nur bei der strafprozessualen Obduktion nach § 87 StPO, durchgeführt vom (ernannten) Gerichtsarzt und einem weiteren Obduzenten, ferner nach dem Bundesseuchengesetz und, wo dieses gilt, nach dem Feuerbestattungsgesetz. Die sogenannte Verwaltungssektion ist begrifflich nicht klar umgrenzt und hat keine gesetzlich definierte Rechtsgrundlage.

Der **Tod** bereitet einige Definitionsschwierigkeiten, weil er den Endzustand verschiedener Absterbevorgänge darstellt und weil sich die *Grenze zwischen Leben und Tod* nicht exakt bestimmen läßt. Den Individualtod dann anzunehmen, wenn der Kreislauf irreversibel zum Stillstand gekommen ist und dieses mithin zum endgültigen Funktionsverlust des zentralen Nervensystems geführt haben muß, läßt sich nicht mehr vereinbaren mit den Leistungen einer modernen Reanimation, die das Fortbestehen der Kreislauffunktionen und vegetativen Lebensvorgänge auch nach Eintritt des Hirntodes noch für lange Zeit möglich macht. Da Leben nur auf der Funktion des Gehirns beruhen kann, bezeichnet das *Ende der Hirnfunktionen* den Tod, auch wenn die somatischen Lebensvorgänge noch durch apparative Maßnahmen in Gang gehalten werden können. Dies ist Grundlage für Organentnahmen zum Zwecke der Transplantation. Der Leichenschauer wird mit dieser Problematik nicht konfrontiert. Er registriert lediglich die Folgen des Individualtodes, nämlich Totenflekke und Totenstarre (oder gar Fäulnis) als **sichere Todeszeichen** und eventuell ergänzend Atemstillstand, Puls- und Reflexlosigkeit, Leichenblässe und Abkühlung als (oft sehr!) **unsichere Todeszeichen.**

Die **Todeszeitbestimmung** (16) stützt sich auf den Ablauf von Leichenerscheinungen und Leichenveränderungen, beginnend mit der Ausbildung von Totenflecken und Totenstarre über Auskühlung und Fäulnis bis zur Skelettierung bzw. Fettwachsbildung. Da der Ablauf dieser Veränderungen in Abhängigkeit steht von Umgebungstemperatur, Luftfeuchtigkeit, Sonneneinstrahlung, Bekleidung und Zudekkung, Körperradius, Bakterienflora, Insekten- und Tierfraß und vielen anderen Einflüssen, können die angegebenen Zeitwerte keine starren Regeln darstellen. Warme Temperaturen verkürzen die Zeitabläufe, was besonders für die im Bett zugedeckte Leiche gilt. Umgekehrt führt kalte Umgebung zu beträchtlicher Verzögerung bei der Entwicklung der Leichenerscheinungen. Einigermaßen verläßliche Todeszeitbestimmungen sind nur in den ersten Stunden nach dem Tode möglich.

Dem praktischen Arzt stehen in der Regel nur begrenzte Möglichkeiten einer Befunderhebung zur Ermittlung der Todeszeit zur Verfügung, wobei die folgenden Zahlen lediglich als Richtwerte gelten können: *Totenflecke* werden nach etwa 20 bis 30 (bis 60) Minuten post mortem sichtbar und konfluieren nach 2 bis 6 Stunden. Auf Fingerdruck schwinden sie vollständig bis zu 8, 10 und 12 Stunden p. m., unvollständig bis zu etwa 36 Stunden (auf Druck mit scharfen Kanten auch noch später). Die Umlagerung der Leiche bewirkt 2 bis 6 Stunden p. m. ein vollständiges Wandern der Totenflecke zu den abhängenden Körperpartien; bis etwa 12 Stunden p. m. wandern sie nur teilweise bei Erhaltenbleiben eines Teils der ursprünglichen Totenflecke. Die *Totenstarre* tritt am Kiefergelenk 1/2 bis 3 Stunden p. m. ein (selten auch früher) und dehnt sich innerhalb 6 bis 9 Stunden (oder mehr) über alle Gelenke aus. Innerhalb dieses Zeitraums tritt sie nach gewaltsamer Lösung erneut ein. Sie beginnt sich 48 Stunden p. m. spontan wieder zu lösen. Der Lösungsprozeß ist ab etwa 3 Tage p. m. beendet. Bis zu 2 bis 6 Stunden p. m. läßt sich bei kräftigem Beklopfen großer Muskeln mit einem kantigen Gegenstand als *idiomuskulärer Wulst* eine umschriebene Muskelteilkontraktion auslösen. Der *Auskühlungsgrad* der Leiche ist oft ein brauchbares Indiz für die Todeszeit, aber nur bei exakter Messung der Rektaltemperatur (mit einem von der Kriminalpolizei zur Verfügung gestellten Spezial-Leichenthermometer) unter gleichzeitiger Feststellung der Umgebungstemperatur (wichtig!). Nach einer Faustregel nimmt die Leichentemperatur während der ersten 2 Stunden nicht ab, danach etwa um 1° C/h. Individuell exaktere Angaben sind möglich, wenn die Leiche in unveränderter Lage belassen und die Temperaturabnahme an Ort und Stelle über 2 bis 3 Stunden kontrolliert wird.

Die Kenntnis der ursprünglichen Kleidung/Bedeckung ist von erheblicher Bedeutung, da der stündliche Temperaturabfall bei starker Bekleidung auf unter 0,5° C sinken kann.

Ist die Leichentemperatur der Umgebung angeglichen, so verbieten sich jegliche Rückschlüsse. *Fäulnis* tritt in Form von grüner Hautfärbung, Abzeichnung der Hautvenen, Blasenbildung der Haut, Dunstung durch Fäulnisgase und Austritt von Fäulnisflüssigkeit aus Mund und Nase in der Regel nicht vor 2

Tagen in Erscheinung, bei Sepsis oder hohen Umgebungstemperaturen aber eventuell auch schon nach Stunden. Die sehr unterschiedlichen, die Fäulnis fördernden oder hemmenden Bedingungen lassen nur selten eine sichere Todeszeitschätzung zu. Die klassische Caspersche Regel – 1 Woche Luft = 2 Wochen Wasser = 8 Wochen Erdgrab – zeigt, daß die Geschwindigkeit im Ablauf der Leichenveränderungen überwiegend von Luftzutritt, Temperatur und Feuchtigkeit abhängt.

Das Vorhandensein von Fliegeneiern ohne Maden berechtigt zu der Vermutung, daß die Eiablage nicht länger als 24 Stunden zurückliegt. Nach Ablauf dieser Zeit schlüpfen Maden aus. Sie wachsen am Tag 1 mm (oder 0,5 bis 2 mm je nach Insektenspezies, die womöglich ein Zoologe feststellen kann). Die Maden verpuppen sich nach 8 bis 14 Tagen. Etwa 1 bis 2 Wochen später schlüpfen Fliegen aus, so daß das Vorhandensein von Puppenhülsen für eine Todeszeit von wenigstens 2–3 Wochen spricht. Fettwachs entsteht frühestens 6 Wochen nach dem Tode. Die Leiche skelettiert im Erdgrab nach 3 bis 4 Jahren, im Freien unter dem Einfluß von Tier- und Madenfraß je nach Jahreszeit nach wenigen Wochen bis vielen Monaten.

Der in rechtsmedizinischen Fragen nicht bewanderte Arzt neigt, wenn er an den Auffindeplatz einer Leiche oder an einen **Tatort** gerufen wird, erfahrungsgemäß dazu, der Polizei, um sich keine Blöße zu geben, Fragen nach der Todeszeit aus dem Stegreif zu beantworten. So läuft er Gefahr, eine unrichtige Beurteilung der Todeszeit mit allen Folgen abzugeben. Die polizeilichen Ermittlungen werden in völlig falsche Richtungen gelenkt, und das Versäumte ist nicht mehr nachzuholen. Niemand kann erwarten, daß der Arzt das ganze für die Todeszeitangabe erforderliche Zahlenwissen parat hat. Der Sache ist am besten gedient, wenn man die Leichenbefunde sorgfältig aufzeichnet und die Schlußfolgerungen anschließend unter Zuhilfenahme der Literatur vornimmt oder einem Rechtsmediziner überläßt.

Der Rechtsmediziner verfügt über noch weitere Methoden zur Todeszeitfeststellung, wie Prüfung der elektrischen Muskelerregbarkeit, Beeinflussung der Pupillengröße durch erweiternde oder verengende Pharmaka, Erregbarkeit der glatten Hautmuskulatur, Nachweis lebender Spermien u. a.

Medizinische Tatspuren wie Blutspuren, Sekretspuren, Ausscheidungen, Spermaflecke und ähnliches sind am Tatort sofort sicherzustellen, ehe sie durch Witterungseinflüsse alsbald unsichtbar und für weitere Untersuchungen unbrauchbar werden. Eine gutgeschulte Mordkommission erledigt diese Aufgaben selbst. Auf dem Lande fällt sie dem Arzt zu, der an die Notwendigkeit dieser Maßnahmen denken muß. Anschließende Laboratoriumsuntersuchungen besorgt ein Institut für Rechtsmedizin oder ein Kriminalamt.

Blutspritzer am Tatort in Fällen von Tötung durch stumpfe Gewalt beweisen, daß eine wenigstens zweifache Gewalteinwirkung stattgefunden hat, die erste zur Blutung führende und eine zweite, die auf blutige Flächen aufschlug. Schräg auftreffende Blutspritzer sehen uhrzeigerförmig aus und geben die Richtung des Aufspritzens wieder. Die Verteilung von Blutspuren am Tatort trägt viel zur Rekonstruktion der Tatausführung bei und läßt auch voraussagen, ob man an der Kleidung des Täters Blutspuren zu erwarten hat oder nicht.

Die **Identifizierung** *unbekannter Toter* ist eine gemeinsame Aufgabe von Kriminalpolizei und (rechtsmedizinisch vorgebildetem) Arzt. Unbekannte Leichen werden, besonders wenn sie noch unverändert sind, in der Mehrzahl durch erkennungsdienstliche Maßnahmen der Polizei (Anerkennung des Toten oder seiner Kleidung durch Zeugen, Fingerabdrücke, Lichtbildvergleich, Narben, Tätowierungen u. a.) identifiziert. Führen diese Maßnahmen nicht zum Ziel oder handelt es sich gar um Leichen, die durch Verletzungen, Fäulnis, Mumifikation, Fettwachsbildung und Skelettierung weitgehend verändert sind, dann kommt es auf eine Vielzahl ärztlicher Befunde an wie Zahnstatus, Verletzungsfolgen einschließlich Narben, Krankheiten, Blutgruppenmerkmale und verschiedene Individualzeichen. Das Thoraxröntgenbild selbst der faulen Leiche ermöglicht manchmal eine Identifizierung bei Vergleich mit Schirmbildaufnahmen vermißter Personen. Bei verheilten Frakturen liegen oft alte Röntgenbilder vor (31). Auch die Stirnhöhlenkontur kann eine Identifizierung erlauben.

Grundlage jeder Identifizierung einer veränderten Leiche ist der Nachweis von Alter, Größe, Geschlecht und Individualmerkmalen. Schätzungen des *Lebensalters* berücksichtigen in erster Linie Faltenbildungen der Haut, Behaarungsmuster, Skelettbeschaffenheit und Zahnentwicklung bzw. Abnutzungsgrad der

Zähne sowie Greisenring der Hornhaut und Alterserscheinungen an den inneren Organen und Arterien. Stirnrunzeln, Krähenfüße neben den äußeren Augenwinkeln und Nasolabialfalte entwickeln sich beim Mann zwischen dem 25. und 30. Lebensjahr, bei der Frau weniger konstant. Brauchbarer für die Altersschätzung sind Furchen an der Hautzone vor dem Ohrtragus, die beim Mann im 3. Lebensjahrzehnt als Einzelfurche auftreten und im 4. Lebensjahrzehnt als Doppelfurche in Erscheinung treten.

Etwa mit fünfzig Jahren zeigt sich bei Männern verstärkter Haarwuchs an Ohrmuscheln, Tragus, Naseneingang, Nasenspitze und Augenbrauen und bei Frauen Behaarung der Bartgegend. In der gleichen Altersphase wird die Behaarung des Stammes, der Gliedmaßen und der Achseln spärlicher. Am Skelettsystem geben Verschmelzung der Knochenkerne, Epiphysenlinien und Kalzinisierungsgrad Auskunft über das Lebensalter. Die Spezialliteratur enthält darüber (und über die fetale Knochenentwicklung) sehr zahlreiche Einzelheiten, die hier nicht wiedergegeben werden können. Sie lassen sich an der Leiche darstellen und im Röntgenbild nachweisen.

Bei Kindern und Jugendlichen (auch zur Frage der Strafmündigkeit ab dem 14. Lebensjahr) erfolgt die Beurteilung anhand der Knochenkerne und meist durch den Pädiater.

Am Humerus verschmilzt die proximale Epiphyse mit der Diaphyse im 19. und 20. Lebensjahr. Die Markhöhle wird mit zunehmendem Alter größer. Um das 30. Lebensjahr erreicht sie das Collum chirurgicum und um das 40. Lebensjahr bei der Frau bzw. 60. Lebensjahr beim Mann die Metaphysenlinie. Die Knochenbälkchen der Diaphyse zeigen vom 17. bis 26. Lebensjahr radiäre Strukturen, vom 30. Lebensjahr an mehr Säulenform, später Unregelmäßigkeiten und nach dem 60. Lebensjahr weitgehende Strukturlosigkeit. Altersmerkmale der Zähne sind Zementanlagerung und Resorptionserscheinungen im Wurzelbereich, Einengung der Pulpahöhle durch Sekundärdentin und als sichtbarste Erscheinung der Abnutzungsgrad der Kauflächen. Bis zum 30. Lebensjahr geht lediglich der Schmelz verloren. Gegen des Ende des 4. Jahrzehnts ist das Zahnbein erreicht, da es sich mit seiner gelblichen Farbe deutlich vom Schmelz abhebt. Im folgenden Jahrzehnt wird der Dentinsaum breiter und dunkler. Bis zum 60. Lebensjahr erstreckt sich die Abkauung auf den gesamten Zahnquerschnitt. Mit Ende des 7. Jahrzehnts erreicht der Abnutzungsschliff die Pulpahöhle der Zahnkrone. Daß die Altersschätzung eine oft erhebliche Fehlerbreite hat, sollte in einschlägigen Fällen stets hervorgehoben werden.

Die Lebensaltersbestimmung beim lebenden Erwachsenen, z. B. zur Abklärung der Rentenberechtigung bei Ausländern ohne sicheres Geburtsdatum, ist sehr problematisch. Neue Techniken über die Bestimmung des Asparaginsäure-Racemisierungsgrades am Primärdentin sind vielversprechend, erfordern jedoch die Aufarbeitung eines gut erhaltenen Zahnes (37).

Die Feststellung des Geschlechts (5, 19) wird zum Problem, wenn lediglich Leichenstücke, ein Torso oder Skeletteile zur Verfügung stehen. Mann und Frau unterscheiden sich vorwiegend in der Form des Schädels, Beckens, Femurhalses, Brustbeins und Schulterblattes. An frischeren Leichenteilen kann es gelingen, die Geschlechtszugehörigkeit durch den Nachweis von Geschlechtschromatin, Barrschen Körperchen und Granulozytendrumsticks zu ermitteln, außerdem durch DNA-Analyse.

Die *Körpergröße* muß an unvollständigen Leichen, Leichenteilen und Skeletten indirekt festgestellt werden, und zwar auf der Grundlage der Länge einzelner Röhrenknochen. Für die Feststellung der Körperlänge stehen neuere Berechnungsformeln zur Verfügung, wobei aber Abweichungen bis zu 10 cm oder mehr bei extremen „Sitzriesen" oder „Sitzzwergen" nicht sicher auszuschließen sind (Tab. 32.**2**; Standardschätzfehler um ± 4 cm); kann das Skelettalter eingegrenzt werden, stehen differenziertere und damit exaktere Formeln zur Verfügung. Beinknochen liefern bessere Ergebnisse als Armknochen.

Gewaltsamer Tod

§ 211 StGB: (1) Der Mörder wird mit lebenslanger Freiheitsstrafe bestraft. (2) Mörder ist, wer aus Mordlust, zur Befriedigung des Geschlechtstriebs, aus Habgier oder sonst aus niedrigen Beweggründen, heimtückisch oder grausam oder mit gemeingefährlichen Mitteln oder um eine andere Straftat

Tabelle 32.2 Berechnungsformeln zur Feststellung der Körperlänge (R. PENNING)

Männer:	
2,65 * Femurlänge	+ 54,9 cm
2,75 * Tibialänge	+ 67,2 cm
2,93 * Fibulalänge	+ 61,0 cm
1,46 * (Femur + Tibia)	+ 51,8 cm
1,50 * (Femur + Fibula)	+ 48,6 cm
2,98 * Humeruslänge	+ 73,4 cm
4,24 * Radiuslänge	+ 69,0 cm
4,03 * Ulnalänge	+ 66,6 cm
1,98 * (Humerus + Radius)	+ 58,2 cm
1,96 * (Humerus + Ulna)	+ 55,3 cm
Frauen:	
2,59 * Femurlänge	+ 54,4 cm
2,69 * Tibialänge	+ 65,9 cm
2,82 * Fibulalänge	+ 62,3 cm
1,41 * (Femur + Tibia)	+ 52,9 cm
1,43 * (Femur + Fibula)	+ 52,1 cm
3,26 * Humeruslänge	+ 62,1 cm
3,86 * Radiuslänge	+ 75,8 cm
4,05 * Ulnalänge	+ 64,4 cm
2,00 * (Humerus + Radius)	+ 56,1 cm
2,01 * (Humerus + Ulna)	+ 52,1 cm

Anmerkung: Beim Femur gilt die Länge Trochanter major/Condylus lateralis, bei den anderen Knochen kann die Maximallänge verwendet werden (Knochen ohne Knorpel).

zu ermöglichen oder zu verdecken, einen Menschen tötet.

§ 212 StGB: (1) Wer einen Menschen tötet, ohne Mörder zu sein, wird als Totschläger mit Freiheitsstrafe nicht unter 5 Jahren bestraft.

Am Beispiel der Tötungsdelikte läßt sich der **Vorsatz-Begriff** am besten erklären und definieren. Sind Vorstellung und Wille unmittelbar auf die Tat gerichtet, so spricht man von direktem Vorsatz (Dolus directus). Absicht wäre noch eine Steigerung des direkten Vorsatzes. Die Rechtsprechung verwendet daneben den Begriff des indirekten Vorsatzes (Dolus eventualis): Der Täter beabsichtigt zwar nicht einen bestimmten qualifizierten Erfolg; er nimmt ihn aber, sollte er eintreten, billigend in Kauf. Der flüchtige Gewalttäter schießt sich z. B. seinen Rückzugsweg frei, ohne denjenigen, der ihn an der Flucht hindern will, töten zu wollen; er weiß dennoch, daß er die Tötung des anderen riskiert.

§ 226 StGB: (1) Ist durch die Körperverletzung der Tod des Verletzten verursacht worden, so ist auf Freiheitsstrafe nicht unter drei Jahren zu erkennen.

(2) In minder schweren Fällen ist die Strafe Freiheitsstrafe von drei Monaten bis zu fünf Jahren.

In § 226 StGB handelt es sich um die vorsätzliche Körperverletzung mit Todesfolge. Der Täter will anders als oben zwar verletzen, nicht aber töten. Ihm muß allerdings im Rahmen des vorsätzlichen Handelns und Verletzens der tödliche Ausgang wenigstens als Fahrlässigkeit zur Last fallen, was erfordert, daß er die Ablaufkette der Ereignisse überblicken und die Möglichkeit des tödlichen Ausgangs voraussehen konnte, während bei fahrlässiger Tötung (§ 222 StGB) jeder Vorsatz fehlt.

Eine zum Tod führende Gewalt hinterläßt am Körper Spuren. Von großer kriminalistischer Bedeutung ist, daß die Gewalteinwirkung nach Eintritt des Individualtodes fortgesetzt werden kann (auch im Straßenverkehr, wenn beispielsweise – eine häufige Sektionsfrage – ein Unfalltoter von einem weiteren Fahrzeug überrollt wird). Unterscheidungskriterium für die Entstehungsphase von Gewalteinwirkungsspuren ist die **vitale Reaktion**. Man unterscheidet lokale und allgemeine vitale Reaktionen. Die wichtigste vitale Reaktion zur Unterscheidung zwischen vitaler und postmortaler Entstehung ist die (nicht auswischbare) Einblutung des Gewebes, sofern sie nicht im Bereich der Hypostasen liegt. Da jedoch an der Wende zwischen Leben und Tod und in der ersten postmortalen Phase noch Blutungen auftreten können, sind bei der Bewertung Kritik und Vorsicht geboten. Als allgemeine vitale Reaktionen haben Aspiration und Verschlukkung von Blut, Aspiration von Mageninhalt (wenn keine Wiederbelebung stattgefunden hat), Ausblutung, Fettembolie, Embolie von Gewebsteilchen, Luftembolie, Hautemphysem, Schockzeichen, CO-Gehalt des Blutes, Rußeinatmung u. a. zu gelten.

Mancher gewaltsame Tod erfordert eine **Unterscheidung** zwischen *Tötungsverbrechen, Selbsttötung* und *Unfall*. Diese kann äußerst schwierig und ohne Mitberücksichtigung kriminalistischer Feststellungen und Gesichtspunkte hin und wieder unlösbar sein. Leitlinie ist vor allem die Frage der Möglichkeit einer Selbstverursachung von Verletzungen, Erstikkungssituationen, Sturz aus der Höhe, Stromeinwirkung, Ertrinken u. a. Zu den Grundregeln gehört, daß der Selbstmörder die Kleidung schont, vor der Gewalteinwirkung von eigener Hand die entsprechenden Körperteile entblößt und oft das Handeln mit zaghaften

Versuchen beginnt, die zu „Probierverletzungen" führen. Man bedenke jedoch, daß es in allen Bereichen Ausnahmen geben kann. Die Unterscheidungsmerkmale im einzelnen werden bei den verschiedenen **Tötungsarten** besprochen.

Bei **Stich** und **Schnitt** sind Verblutung (und Herzbeuteltamponade) aus Stichverletzungen des Herzens, der Aorta, der Pulmonalarterie, der Leber, Lunge usw. häufigste Todesursache, ferner Luftembolie nach Eröffnung herznaher Venen und Pneumothorax. Macht der Täter Notwehr geltend, so stellt sich die Dauer der Handlungsfähigkeit des Opfers zur Diskussion. Sie richtet sich bei Kammerwandverletzung des Herzens nach der Größe der Perforation. Bei Öffnungen ab 2 bis 3,5 cm Länge oder Verletzungen des Reizleitungssystems besteht wohl keine Handlungsfähigkeit mehr. Ist die Kammerperforation nur 1 cm lang oder ein Vorhof verletzt, bleibt die Handlungsfähigkeit wesentlich länger erhalten. Bei Zweifeln über Beibringung von fremder oder eigener Hand stützt sich die Entscheidung für den Suizid oft auf den Nachweis sogenannter Probierschnitte in Form von feinen, gleichmäßigen, zusätzlichen Schnittansätzen (z. B. an Hals und Handgelenken) und von Probestichen in der Herzgegend, außerdem darauf, daß die Kleider geschont wurden. Da der Suizid durch Halsschnitt meist in aufrechter Körperhaltung (z. B. im Bad vor dem Spiegel) ausgeführt wird, sind auch ausgedehnte vertikal verlaufende Blutstraßen ein Suizidzeichen.

Nach **stumpfer Gewalteinwirkung** sind die Folgen von Kopfverletzungen und Schädelbrüchen – epidurales Hämatom infolge Risses der A. meningea media, subdurales Hämatom bei Hirnrindenwunden, Hirnkontusion mit Hirnschwellung, Aspiration des aus Basisbrüchen in den Rachenraum abgeronnenen Blutes – häufigste Todesursache. Die ärztliche Verkennung des freien Intervalls beim epiduralen Hämatom und das Übersehen einer Schädelverletzung beim Betrunkenen haben schon oft Verfahren gegen den Arzt wegen fahrlässiger Tötung nach sich gezogen.

Für die Unterscheidung zwischen Unfall und vorsätzlicher Einwirkung von fremder Hand gilt, daß Schlageinwirkungen den Höhenbereich des Kopfes treffen, während Verletzungen durch Sturz im Bereich der Hutkrempenlinie liegen. Diese Regel kann sich je nach der örtlichen Situation verschieben. Ein Schlag kann zum Beispiel eine banale, womöglich unentdeckt bleibende Beule, der anschließende Sturz aber eine Verletzung in der Hutkrempenlinie hervorrufen und als Unfall gedeutet werden.

Contre-coup-Verletzungen des Gehirns sprechen für Sturz, während ganz massive Einwirkungen durch ein Schlagwerkzeug meist zu Impressionsfrakturen führen.

Der **Sturz** *aus der Höhe* führt zu Berstungsbrüchen des Schädels mit Hirnkontusion, Brüchen der Wirbelsäule, der Rippen, des Bekkens (auch zentraler Luxation), der Röhrenknochen und der Fußgelenke und Fersenbeine und zu schweren Zerreißungen der Brust- und Bauchorgane einschließlich Herz und Aorta. Aus dem Querschnittsmuster der Verletzungen läßt sich die Körperhaltung beim Aufschlag auf den Boden rekonstruieren. Wichtig ist der Nachweis solcher Verletzungen, die nicht mit dem Aufschlag des Körpers in Zusammenhang zu bringen sind und deshalb vorher entstanden sein müssen, entweder bei einer vorausgegangenen tätlichen Auseinandersetzung oder durch Berührung des Körpers mit Hauswand, Balkon oder ähnlichem während des Fallens. Der Suizidant springt ab und vollzieht damit einen Schritt ins Leere. Der Körper erreicht dadurch soviel Elan, daß der Stürzende mehr oder minder weit von der Hauswand entfernt in Richtung zur Straßenmitte aufschlägt. Sämtliche Verletzungen entstehen durch den Aufschlag. Wer von fremder Hand aus dem Fenster befördert wird oder (z. B. beim Fensterputzen) das Gleichgewicht verliert, versucht sich noch festzuhalten. Er streift an der Hauswand entlang und schlägt nahe der Hauswand auf. Zwischen Tötungsverbrechen und Unglücksfall wird also oft nach kriminalistischen Gesichtspunkten unterschieden unter Berücksichtigung der Spuren an der Absturzstelle. Sturz aus großer Höhe von Kirch- und Aussichtstürmen (auch Hochbrücken) ist fast immer Suizid, abgesehen vom Berufsunfall des Dachdeckers und Maurers. Für den Sturz aus fahrendem Zug gelten ähnliche Kriterien. Im Suizidfall wird ein Schritt ins Leere getan, so daß im Gegensatz zum Sturz aus Versehen Verletzungen durch Entlangstreifen an der Waggonwand fehlen werden.

Bahnleichen sind meist sehr schwierig zu beurteilen, weil vitale Reaktionen fast regelmäßig fehlen (mit Ausnahme einer Blutaspiration nach Überrollen des Halses oder Kopfes), so daß vitale Blutungen für vorausgegangene Gewalteinwirkung sprechen. Meist handelt es sich um Suizid, dessen Kennzeichen Bauchlage, quere Abtrennung des Kopfes (bei möglicherweise erhaltenem Hautschlauch) und hin und wieder auch Abtrennung der Hände bzw. Quetschung der Finger sind, weil der Selbstmörder öfter die Hände zwischen Schienenstrang und Hals legt. Bei der Untersuchung von Bahnleichen besteht stets die große Gefahr, daß unter den ausgedehnten zermalmenden Verletzungen Spuren eines vorausgegangenen Tötungsdelikts durch Schuß, Strangulation u. a. übersehen werden, von einer tödlichen Vergiftung ganz zu schweigen.

Verkehrsunfall als Tod durch stumpfe Gewalt s. S. 694.

Strenggenommen liegt **gewaltsamer Erstikkungstod** bei anoxischen Vorgängen ohne CO_2-Anhäufung wie Vergiftung mit CO, Zyaniden, Methämoglobinbildnern ebenso vor wie bei Asphyxie mit Kohlensäureanhäufung im Organismus durch mechanische Verlegung der Atemwege (Strangulation, Aspiration, Ertrinken, Thoraxkompression u. a.). Unter gewaltsamer Erstickung im engeren Sinn werden die drei Arten der *Strangulation* des Halses verstanden, nämlich Erwürgen unter Verwendung einer oder beider Hände, Erdrosseln unter Zuziehen eines Drosselwerkzeugs wie Schnur, Draht, Tuch, Strumpf, Krawatte u. a. mit den Händen und schließlich Erhängen mit ähnlichem Werkzeug wie beim Erdrosseln, jedoch unter Anspannung und Belastung der Schlinge durch das eigene Körpergewicht. Bei der Strangulation lösen zwei verschiedene Mechanismen Sauerstoffmangel aus. Die Einengung der Luftwege bewirkt Atembehinderung. Weit wichtiger ist jedoch die Kompression der den Kopf versorgenden Schlagadern und/oder Venen. Sie ruft eine Mangeldurchblutung des Gehirns hervor, deren Wirkung der Atembehinderung vorauseilt. Der Erstickungstod durch Atmungsbehinderung vollzieht sich in vier verschiedenen *Stadien*, deren Reihenfolge und zeitlicher Ablauf für die Beurteilung von großer Wichtigkeit ist. Die erste als Dyspnoe bezeichnete Phase dauert 90–120 Sek. und ist gekennzeichnet durch angestrengte Inspirationsversuche. Das zweite Stadium beginnt mit Verlust des Bewußtseins und ist durch tonischklonische Krämpfe als Ausdruck eines Hirnsauerstoffmangels und durch Bradykardie sowie evtl. Kot- und Urinabgang gekennzeichnet; es dauert wieder etwa 90 bis 120 Sekunden. Bis zum Ende dieser Phase muß eine spontane Wiederherstellung der Organfunktionen für möglich gehalten werden. Endet der Erstickungsvorgang tödlich, dann hat er eine Zeitdauer gehabt, die über die zweite Erstikkungsphase hinausging. Im dritten Stadium, das 1 bis 2 Minuten dauert, herrscht Atemstillstand, so daß das Opfer meist für tot gehalten wird. Dann aber setzt mit dem vierten Stadium eine Schnappatmung ein, die vom Täter oft für das Wiedererwachen der Lebensfunktionen gehalten wird, so daß er zusätzliche und andersartige auf Tötung gerichtete Maßnahmen ergreift. Die terminalen Atembewegungen schwinden nach wenigen Minuten. Die Herztätigkeit kann aber noch 10 bis 20 Minuten oder länger fortdauern.

Bei vollständiger Unterbindung der zerebralen Blutzirkulation wird die Bewußtlosigkeit anders als bei der Atmungsbehinderung schon nach 10 Sekunden einsetzen. Die Diagnose des gewaltsamen Erstickungstodes stützt sich 1. auf sogenannte innere Erstikkungszeichen (petechiale Blutungen in Augenbindehäuten, Augenlidern, Mundschleimhäuten und Gesichtshaut; blutentspeicherte Milz, flüssiges Blut in Herz und Gefäßsystem) und 2. auf den Nachweis von Spuren des erstickenden Vorgangs.

Auftreten von petechialen Blutungen belegt eine strangulierende Gewalteinwirkung von über 20 Sekunden, massives Auftreten entsprechend längere Einwirkungszeit.

Beim **Erwürgen** kann die Halshaut Würgemale aufweisen in Form von unregelmäßig angeordneten braunroten Hauteintrocknungen beiderseits vom Kehlkopf (seltener auch im Nacken), ferner Kratzer, gebogene Fingernageleindrücke und Blutunterlaufungen. Weitere Befunde sind meist seitenungleiche Blutungen in den Halsmuskeln und in den Weichteilen an Zungenbeinhörnern und Schildknorpelfortsätzen, Kehlkopf- und Zungenbeinbrüche, Blutungen in den Kehlkopfschleimhäuten und in der Zungenmuskulatur sowie Gesichtszyanose infolge Kompression der Halsvenen. Im Falle des Überlebens sind außer Würgemalen petechiale Blutungen in den Mundschleimhäuten, Augenbindehäuten, Augenlidern und der Gesichtshaut sowie fortbestehende Schluckbeschwerden kennzeichnend. Eine Selbsttötung durch Würgen kann nicht möglich sein, weil mit Eintritt der Bewußtlosigkeit der Druck auf den Hals aufhören muß. Der Karotissinustod ist selten, ausgeprägte anatomische Erstikkungszeichen fehlen. Beim **Erdrosseln** verläuft die (bräunlich eingetrocknete) Drosselfurche ringförmig-horizontal um den Hals. Sie kann bei Verwendung eines weichen Drosselwerkzeugs wie Tuch sehr unscheinbar sein, besonders wenn mehrere Strangtouren um den Hals verlaufen. Meist handelt es sich um Tötung von fremder Hand. Da auch eine Selbsttötung möglich ist, müssen Anzahl der Umschlingungen und Knotenbildung unter allen Umständen erhalten bleiben (wenn erforderlich, Durchtrennung der Umschlingung nach Sicherung außerhalb des Knotens, keine Entknotung). Im Suizidfall werden häufig elastische Gewebe verwendet, beispielsweise ein Damenperlonstrumpf. **Erhängen** spricht für Selbsttötung, sofern feststeht, daß eine Leiche nicht nachträglich zur Vortäuschung eines Suizids aufgehängt wurde. Eine vitale Erhängung von fremder Hand kommt extrem selten vor. Freies Hängen des Körpers ist für den Todeseintritt keineswegs erforderlich: vielmehr reicht schon das Eigengewicht des Kopfes aus, um die Halsgefäße zu komprimieren. Der Blutfluß in den Karotiden wird bereits ab einer Strangbelastung von 3,5 kg unterbunden.

Nach sofortiger Abbindung der Kopfarterien (typisches Erhängen) fehlen petechiale Blutungen.

Etwaige Faserrückstände an den Händen des Toten geben Auskunft, ob er mit dem Erhängungsstrang hantiert hat. Atypische Erhängungsformen müssen vom Fachkundigen sorgfältig auf die Möglichkeit einer Beteiligung von fremder Hand überprüft werden.

Von vorrangig versicherungsrechtlichem Interesse ist der **Ertrinkungstod**, weil er einen Unfall darstellt im Gegensatz zum **Badetod**, dem natürlichen Tod unter den Temperatur- und Druckbedingungen des Aufenthalts im Wasser. An der frischen Leiche beweisen eine bei keiner anderen Todesart zu beobachtende trockene Lungenblähung (nicht Durchwässerung der Lunge, wie oft fälschlich angenommen wird), Paltaufsche Flecken an der Lungenoberfläche (durch Hämolyse verwaschene Ekchymosen), oft reichliche Wassermengen in Magen und oberem Dünndarm sowie gelegentlich Magenschleimhautrisse den Ertrinkungstod. Faule Wasserleichen sind meist sehr schwer zu beurteilen, sowohl hinsichtlich etwaiger vorausgegangener Gewalteinwirkungen als auch der Merkmale des Ertrinkungstodes, dessen Nachweis sich dann auf die Auffindung verschleppter Kieselalgen (Diatomeen) in den Organen des großen Kreislaufs stützen muß. Noch schwieriger ist die Einschätzung der Leichenliegezeit im Wasser, die von Jahreszeit, Temperatur, Tiefe und Strömung des Wassers, bakteriellen Einflüssen u. a. abhängt.

Beim **Schuß** sind Hämatothorax, Hämaskos, Verblutung nach außen und Hirnverletzung sowie Blutaspiration häufigste unmittelbare Todesursachen. Der Schußtodesfall wirft Fragen auf nach der Art der Waffe und nach Schußentfernung, Überlebenszeit und Handlungsfähigkeit. Schließlich erfordert er die Unterscheidung zwischen Beibringung von fremder oder eigener Hand und in letzterem Fall die Abgrenzung zwischen Suizid und Unfall (z. B. bei Schußtodesfällen auf der Jagd). Manche dieser Fragen fallen in die Zuständigkeit des Schußtechnikers. Der kriminalistisch definierte Bereich des Nahschusses mit sichtbarem Pulverschmauchsaum ist mit einer Distanz von etwa 30–40 cm, höchstens etwa 50 cm – je nach Art der Handfeuerwaffe und Munition – viel kürzer, als der Unerfahrene gemeinhin annimmt. Steckgeschosse sind wertvoll für die Identifizierung von Waffe und Munition und müssen in der Leiche unter allen Umständen – nötigenfalls mit Hilfe von Durchleuchtung und Röntgenbildern – gefunden werden. Der Durchmesser von Schädelknochendurchschüssen ermöglicht gewisse Rückschlüsse auf das Kaliber. Überdies zeigt die trichterförmige Erweiterung zum Ausschuß hin am Schädelknochen die Richtung des Geschoßverlaufs an. Der Schuß von eigener Hand ist (von raffiniert ausgeklügelten Situationen abgesehen) stets ein Nahschuß, meist mit aufgesetzter Mündung. Auf die Schußhand treffen oft Blutspritzer und Knochenstückchen auf. An der Hand lassen sich chemisch auch Niederschläge des Treibsatzes nachweisen.

Die Diagnose des **Stromtodes** bereitet bei Vorhandensein eindeutiger Strommarken keine Mühe. Die Differentialdiagnose zwischen Hautschwiele und Strommarke gelingt histologisch (spindelige Kernausziehung der Hautbasalzellen und Wabenbildung) und histochemisch (Kupfer- und Eisennachweis). Strommarken können allerdings auch postmortal entstehen. Im Falle des Fehlens von Strommarken kann nur der Ausschluß einer anderen Todesursache versucht werden.

Der tödlichen Einwirkung hoher Temperaturen begegnet man als **Verbrühung** oder **Verbrennung**. Während die Verbrühung (meist des Kleinkindes, das in heißes Wasser fällt) zum Spättod führt, in ihrem Verlauf klar zu überblicken ist und meist keine schwierigen (Kausalitäts-)Fragen aufwirft, ist der Nachweis eines Todes in den Flammen problematischer. Zur Hitze und direkten Flammeneinwirkung kommen Sauerstoffmangel und Rauchvergiftung. Der im Brandherd Eingeschlossene kann unter Umständen wohl der Flamme ausweichen, weniger der Temperatur. Der Raucheinatmung kann er sich nicht erwehren. Die Diagnose der vitalen Verbrennung stützt sich auf Rußniederschläge in Trachea und Bronchien, auf eventuelle Aussparung der zusammengekniffenen Augenwinkel und auf einen meist bemerkenswerten CO-Gehalt des Herzblutes (bis zu 50 und 70% CO-Hb).

Bei Verbrennung von Kunststoffen können jedoch Cyanvergiftung o. ä. zum schnellen Tod mit dann niedrigen CO-Werten führen. Die meisten weiteren Leichenbefunde sind Folge der Einwirkung von Hitze und Flamme auf den toten Körper. Die Kenntnis davon, daß der Dampfdruck im Körper den Schädel zum Bersten bringen kann und Fett in die Lungenkapillaren treibt und daß sich ein dem epiduralen ähnliches sogenanntes Brandhämatom entwickelt, schützt vor Fehldiagnosen. Diese sind in der Auswirkung verheerend; denn der Unfall wird zum Mordfall.

Forensische Toxikologie

(29, 34)

Das Gebiet der gerichtlichen Vergiftungslehre ist so groß, daß sich eine detaillierte Besprechung schon aus Platzgründen verbietet. Zudem fallen Fragen der Begutachtung ausschließlich dem toxikologisch ausgebildeten Arzt oder chemischen Toxikologen zu. Beide bedürfen jedoch der optimalen Unterstützung des behandelnden Arztes, dem die Aufgabe zufällt, die Symptomatologie des Vergiftungsverlaufs möglichst vollständig zu erfassen, das Untersuchungsmaterial zu sammeln und die richtige Auswahl zu treffen.

Wenn auch der in Deutschland nicht strafbare Suizidversuch der häufigste Anlaß zu Vergiftungen ist, so sind doch Strafbestände in Betracht zu ziehen und womöglich gegen einen Suizid abzugrenzen. Fahrlässigkeitsdelikte unterliegen als fahrlässige Körperverletzung dem § 230 und als fahrlässige Tötung dem § 222 StGB. Die Vergiftung mit der Absicht zu töten ist (in Anbetracht der Heimtücke) Mord. Nur für die vorsätzliche Giftbeibringung ohne Tötungsabsicht gibt es besondere strafrechtliche Regelungen.

Da etwa 4% aller Krankenhauseinweisungen Vergiftungsfälle sind, sollte der Arzt bei jedem unklaren Krankheitsbild und jedem unklaren Todesfall eine **Vergiftung** in Betracht ziehen. Man denke nicht nur an Giftmord (der für den Täter durchaus auch am Schwerkranken „sinnvoll" sein kann), sondern auch an fahrlässige, zufällige, gewerbliche, medizinale oder im Haushalt geschehene Vergiftung, ferner an eine Vergiftung durch Suchtmittel und an eine Gifteinnahme zur Selbstbeschädigung. Manche als zufällig bezeichnete Vergiftung beruht bei näherer Betrachtung auf Fahrlässigkeit. Die Erfahrung lehrt, daß eine Vergiftung nur als solche erkannt wird, wenn es sich um ein gebräuchliches Gift handelt und die Symptomatologie dafür kennzeichnend ist. Atypische Verläufe und Intoxikationen durch ungebräuchliche Gifte werden fast regelmäßig verkannt. Die Literatur enthält zu diesem Thema grotesk anmutende Einzelfälle. Der Kliniker kann schon bei Erhebung der Anamnese in falsche Bahnen geraten.

Bei *Vergiftungsverdacht* sind von Interesse das Bewußtsein bzw. der Grad einer Bewußtlosigkeit, etwaige psychotische Zeichen, neurologische Symptome, Krampferscheinungen, Erbrechen und Durchfall, Reaktionszustand der Pupillen, Hautverfärbungen, Ekchymosen an Haut und Schleimhäuten, Ödeme. Schweißsekretion, Atmungszeichen, Kreislauf, Ausmaß der Speichelsekretion, Ätzspuren und Schorfe und nicht zuletzt geruchliche Auffälligkeiten. Der Toxikologe führt den Giftnachweis mit einer Reihe analytischer Methoden (Papierchromatographie, Dünnschichtchromatographie, Gaschromatographie, Spektrophotometrie, biologische Tests u. a.). Er benötigt dazu grundsätzlich *reichlich* **Untersuchungsmaterial,** das möglichst sofort und vor Therapiebeginn abgenommen werden sollte. Je nach Giftverdacht ist die Sicherstellung des vollständigen ausgeheberten Mageninhalts, der Magenspülflüssigkeit, des Erbrochenen, des Harns in einer Menge von mindestens 100 ml, besser 200 ml, von Blut (20–50 ml), von Kot, Nägeln oder Haaren erforderlich. Rücksprache mit dem untersuchenden Toxikologen kann hier Klarheit bringen. Der Nachweis von Barbituraten und Betäubungsmitteln erfolgt im Harn oder Blut. Urin ist das wichtigste Untersuchungsmaterial, weil die meisten Gifte oder ihre Metaboliten durch die Nieren ausgeschieden werden. Stets sollte die Tagesharnmenge gemessen und dem Toxikologen (mit Angabe des Körpergewichts) bekanntgegeben werden; denn nur mit Hilfe dieser Zahlen kann man die Tagesausscheidung des Gifts ermitteln und eine verwertbare Bilanzrechnung durchführen. Bei der Gewinnung des Untersuchungsmaterials ist Vorsorge zu treffen, daß die Entnahmeinstrumente und Aufbewahrungsgefäße nicht zur Verunreinigung des Untersuchungsguts führen können. Auch die Leibwäsche des Vergifteten kann, da sie Schweißfänger ist, als Untersuchungsmaterial in Betracht kommen; manche organischen und anorganischen Gifte werden mit dem Schweiß ausgeschieden.

Aufgedeckte *Giftmorde* sind eher selten. Nach statistischen Erhebungen beträgt der Anteil an allen tödlichen Vergiftungen nur etwa 0,23%. Bedenkt man jedoch, daß eine vorsätzliche Tötung durch Gift meist nur zufällig entdeckt wird, ist eine ganz erhebliche Dunkelziffer zu vermuten. Bei Mord wird ein Gift ausgewählt, das sich mangels Geruchs, Geschmacks und Farbe unauffällig beibringen läßt und zu einem uncharakteristischen, möglichst einer natürlichen Krankheit ähnelnden Vergiftungsbild führt. Im Suizidfall kommt es dagegen auf rasche und schmerzlose Wirkung an. Nach einer Faustregel spricht hohe Giftdosis für Suizid und niedrige, eben ausreichende Dosierung für Beibringung von fremder Hand.

Kindestötung

§ 217 StGB: (1) Eine Mutter, welche ihr nichteheliches Kind in oder gleich nach der Geburt tötet, wird mit Freiheitsstrafe nicht unter drei Jahren bestraft.

(2) In minder schweren Fällen ist die Strafe Freiheitsstrafe von sechs Monaten bis zu fünf Jahren.

Tatbestandsmerkmale sind vorsätzliche Tötung, Unehelichkeit (bzw. Außerehelichkeit) und Tatausführung in nahem zeitlichem Zusammenhang mit der Geburt. Täter kann nach § 217 StGB nur die Mutter des getöteten Kindes sein. Mittäter machen sich wegen Mordes oder Totschlags strafbar. Fehlt es an beweisbarem Tötungsvorsatz, so kommt fahrlässige Tötung nach § 222 StGB in Betracht.

Da es sich um ein Delikt der schweren Kriminalität handelt, fällt die Begutachtung ausschließlich dem Fachgerichtsmediziner zu.

Häufig hängt es aber vom Allgemeinarzt ab, ob die Kindestötung bekannt wird. Eine lange Reihe von Einzelfällen zeigt, daß der Arzt, der nach einem als Totgeburt bezeichneten Ereignis konsultiert wird, die Möglichkeit einer Tötung des neugeborenen Kindes viel zu wenig in Betracht zieht und mit oft großer Sorglosigkeit den Totenschein ausstellt. Das getötete Kind weist nur selten Verletzungen oder grob sichtbare Befunde auf. In vielen Fällen verhält sich die Kindesmutter (die ihre Schwangerschaft vorher verheimlicht oder abgestritten und für die Geburt keine Vorbereitungen getroffen hat) rein passiv. Sie bringt das Kind ohne Hilfe anderer und ohne eine Hebamme zur Welt und läßt es achtlos zwischen den Beinen liegen in der Hoffnung, daß es ohne Hilfeleistung nicht überleben wird. Dann erstickt es oft mit dem Gesicht auf dem Bettuch in Blut und Fruchtwasser. Später gibt die Kindesmutter an, eine Totgeburt gehabt zu haben. Oder sie behauptet, ohnmächtig geworden und so entkräftet gewesen zu sein, daß ihr die Hilfeleistung für das Neugeborene nicht möglich war und sie sogar zu schwach war, Hilfe herbeizurufen.

Ist es nicht im Laufe der Geburt zu starken Blutverlusten mit Bewußtseinsverlust infolge Zervixruptur, Uterusatonie o. ä. gekommen (Hb-Kontrolle!), ist dies in der Regel als Schutzbehauptung zu werten. Häufig wird auch das Kind in der Toilette ertränkt und eine Sturzgeburt bei der Defäkation behauptet.

Die Negierung der Schwangerschaft mit anschließender Kindstötung kommt auch heute noch bei durchaus differenzierten und gebildeten Frauen vor. Von einer Verurteilung wird nicht ganz selten abgesehen, psychische Hilfen sollten im Vordergrund stehen.

Der *Nachweis* des Tatbestands einer Kindestötung ist geknüpft an Feststellung von Neugeborenenstatus (Käseschmiere, Blutbeschmierung des Körpers, frische Nabelschnur, etwaiges Vorhandensein der Plazenta, Geburtsgeschwulst), ausreichendem Reifegrad, Lebensfähigkeit (Ausschluß von angeborenen Krankheiten, Mißbildungen, intrauteriner Asphyxie und Geburtsverletzungen), vorangegangenem Leben mit Lungenbeatmung und Luftverschluckung (Lungenschwimmproben, histologisch Entfaltung der Lungenalveolen, Magenschwimmprobe) und Todesursache (oft Fruchtwasseraspiration). Die Dauer des Lebens ergibt sich aus dem Luftgehalt des Magens (etwa 10 Minuten), des oberen Dünndarms (etwa 15 bis 20 Minuten), des gesamten Dünndarms (etwa 6 Stunden) oder des gesamten Dickdarms (mehr als 12 Stunden).

Schwangerschaftsabbruch

(15) s. auch S. 574ff

Der viel umstrittene Abtreibungsparagraph erlangte mit dem fünfzehnten Strafrechtsänderungsgesetz vom 18. 5. 1976 folgende Fassung,

§ 218 StGB: (1) Wer eine Schwangerschaft abbricht, wird mit Freiheitsstrafe bis zu drei Jahren oder mit Geldstrafe bestraft.

(3) Begeht die Schwangere die Tat, so ist die Strafe Freiheitsstrafe bis zu einem Jahr oder Geldstrafe. Die Schwangere ist nicht nach Satz 1 strafbar, wenn der Schwangerschaftsabbruch nach Beratung (§ 218 b Abs. 1 Nr. 1, 2) von einem Arzt vorgenommen worden ist und seit der Empfängnis nicht mehr als zweiundzwanzig Wochen verstrichen sind. Das Gericht kann von einer Bestrafung der Schwangeren nach Satz 1 absehen, wenn sie sich zur Zeit des Eingriffs in besonderer Bedrängnis befunden hat.

(4) Der Versuch ist strafbar. Die Frau wird nicht wegen Versuchs bestraft.

§ 218 a StGB: (1) Der Abbruch der Schwangerschaft durch einen Arzt ist nicht nach § 218 strafbar, wenn

1. die Schwangere einwilligt und
2. der Abbruch der Schwangerschaft unter Berücksichtigung der gegenwärtigen und zukünftigen Lebensverhältnisse der Schwangeren nach ärztlicher Erkenntnis angezeigt ist, um eine Gefahr für das Leben oder die Gefahr einer schwerwiegenden Beeinträchtigung des körperlichen oder seelischen Gesundheitszustandes der Schwangeren abzuwenden, und die Gefahr nicht auf eine andere für sie zumutbare Weise abgewendet werden kann.

(2) Die Voraussetzungen des Absatzes 1 Nr. 2 gelten auch als erfüllt, wenn nach ärztlicher Erkenntnis

1. dringende Gründe für die Annahme sprechen, daß das Kind infolge einer Erbanlage oder schädlicher Einflüsse vor der Geburt an einer nicht behebbaren Schädigung seines Gesundheitszustands leiden würde, die so schwer wiegt, daß von der Schwangeren die Fortsetzung der Schwangerschaft nicht verlangt werden kann,
2. an der Schwangeren eine rechtswidrige Tat nach den §§ 176 bis 179 begangen worden ist und dringende Gründe für die Annahme sprechen, daß die Schwangerschaft auf der Tat beruht, oder
3. der Abbruch der Schwangerschaft sonst angezeigt ist, um von der Schwangeren die Gefahr einer Notlage abzuwenden, die a) so schwer wiegt, daß von der Schwangeren die Fortsetzung der Schwangerschaft nicht verlangt werden kann, und b) nicht auf andere für die Schwangere zumutbare Weise abgewendet werden kann.

(3) In den Fällen des Absatzes 2 Nr. 1 dürfen seit der Empfängnis nicht mehr als zweiundzwanzig Wochen, in den Fällen des Absatzes 2 Nr. 2 und 3 nicht mehr als zwölf Wochen verstrichen sein.

§ 218 b StGB: (1) Wer eine Schwangerschaft abbricht, ohne daß die Schwangere

1. sich mindestens drei Tage vor dem Eingriff wegen der Frage des Abbruchs ihrer Schwangerschaft an einen Berater (2) gewandt hat und dort über die zur Verfügung stehenden öffentlichen und privaten Hilfen für Schwangere, Mütter und Kinder beraten worden ist, insbesondere über solche Hilfen, die die Fortsetzung der Schwangerschaft und die Lage von Mutter und Kind erleichtern, und
2. von einem Arzt über die ärztlich bedeutsamen Gesichtspunkte beraten worden ist,

wird mit Freiheitsstrafe bis zu einem Jahr oder mit Geldstrafe bestraft, wenn die Tat nicht in § 218 mit Strafe bedroht ist. Die Schwangere ist nicht nach Satz 1 strafbar.

(3) Absatz 1 Nr. 1 ist nicht anzuwenden, wenn der Schwangerschaftsabbruch angezeigt ist, um von der Schwangeren eine durch körperliche Krankheit oder Körperschaden begründete Gefahr für ihr Leben oder ihre Gesundheit abzuwenden

§ 219 StGB: (1) Wer eine Schwangerschaft abbricht, ohne daß ihm die schriftliche Feststellung eines Arztes, der nicht selbst den Schwangerschaftsabbruch vornimmt, darüber vorgelegen hat, ob die Voraussetzungen des § 218 a Abs. 1 Nr. 2, Abs. 2, 3 gegeben sind, wird mit Freiheitsstrafe bis zu einem Jahr oder mit Geldstrafe bestraft, wenn die Tat nicht in § 218 mit Strafe bedroht ist. Die Schwangere ist nicht nach Satz 1 strafbar.

§ 219 a StGB: (1) Wer als Arzt wider besseres Wissen eine unrichtige Feststellung über die Voraussetzungen des § 218 a Abs. 1 Nr. 2, Abs. 2, 3 zur Vorlage nach § 219 Abs. 1 trifft, wird mit Freiheitsstrafe bis zu 2 Jahren oder mit Geldstrafe bestraft, wenn die Tat nicht in § 218 mit Strafe bedroht ist.

§ 219 d StGB: Handlungen, deren Wirkung vor Abschluß der Einnistung des befruchteten Eies in der Gebärmutter eintritt, gelten nicht als Schwangerschaftsabbruch im Sinne des Gesetzes.

Seit der Gesetzesnovellierung gibt es neben der medizinischen Indikation wegen einer ernsten Erkrankung der Schwangeren drei weitere Rechtfertigungsgründe für den nicht strafbaren Schwangerschaftsabbruch. Die *eugenische* Indikation berücksichtigt die Befürchtung einer ernsten Erkrankung des zu erwartenden Kindes, die *kriminologische* Indikation eine Schwangerschaft als Folge von Vergewaltigung oder ähnlichen Verbrechen und die *soziale* Indikation die Gefahr einer schweren Notlage der Schwangeren. Die Indikationsstellung ist ausschließlich die Sache des (behandelnden) Arztes. Ob der Schwangerschaftsabbruch vorgenommen wird oder nicht, entscheidet endgültig der um den Eingriff ersuchte Frauenarzt, der an die vorausgegangene ärztliche Indikationsstellung nicht gebunden ist. In der Gruppe der eugenischen, kriminologischen und sozialen Indikation werden vom Gesetzgeber für die Straffreiheit zwei weitere Voraussetzungen gefordert, nämlich die zeitliche Begrenzung von 22 Wochen nach Empfängnis bei der eugenischen Indikation, bzw. 12 Wochen nach Empfängnis bei der kriminologischen und sozialen Indikation und ferner der Nachweis der Schwangeren über eine wenigstens drei Tage vor dem Abbruch erfolgte soziale Beratung durch eine zugelassene Beratungsstelle. In Fällen der medizinischen Indikation sind weder zeitliche Begrenzung noch soziale Beratung vorgeschrieben.

Für den Arzt ergeben sich folgende Empfehlungen:

1. Er muß zunächst feststellen, ob eine Schwangerschaft besteht.
2. Danach muß er die Schwangerschaftswoche bestimmen.
3. Bei der Beratung mit der Schwangeren muß für den Arzt erkennbar sein, ob ein Schwangerschaftsabbruch indiziert ist und wie die Schwangere dazu steht. Sie muß ihr Einverständnis erklären.
4. Vom Gesetz *nicht* vorgeschrieben, aber unabdingbar aus ärztlicher Sicht ist eine gutachterliche Stellungnahme aus dem Fachgebiet, aus dem die Indikation gestellt wird.
5. Eine ausführliche Beratung über ärztlich bedeutsame Gesichtspunkte beim Schwangerschaftsabbruch muß bescheinigt werden.
6. Eine Beratung der Schwangeren über die zur Verfügung stehenden öffentlichen und privaten Hilfen für Schwangere, Mütter und Kinder muß wenigstens 3 Tage vor dem Eingriff erfolgt sein, und zwar durch eine behördlich anerkannte Beratungsstelle oder einen hierfür anerkannten Arzt, der selbst den Schwangerschaftsabbruch nicht vornimmt.
   Diese Sozialberatung kann bei medizinischen Indikationen entfallen.
7. Der ausführende Arzt läßt eine Einverständniserklärung ausfüllen.

Seit der De-facto-Legalisierung der Abtreibung 1976 wird sich die Beurteilung krimineller Aborte auf Einzelfälle beschränken.

Bei *fraglicher Abtreibung* stellen sich drei Hauptfragen, nämlich 1. ob eine Schwangerschaft überhaupt vorgelegen hat, 2. ob die Maßnahme(n) zur Herbeiführung eines Fruchtabgangs geeignet war(en), und 3. ob zwischen einem erfolgten Fruchtabgang und der/den zur Rede stehenden Maßnahme(n) Kausalzusammenhang besteht.

Eine vorausgegangene, aber nicht beendete Schwangerschaft zu diagnostizieren, kann schwer oder unmöglich sein. Liegt der fragliche Zustand nicht lange zurück, so können Schwangerschaftstests noch positiv ausfallen.

Die Brauchbarkeit einer bestimmten Maßnahme läßt sich nicht abstrakt beurteilen, da die Frage der Tauglichkeit des Mittels stets von der individuellen Abortbereitschaft abhängig ist. Die Wirksamkeit eines bestimmten Mittels für sich allein muß anders beurteilt werden als in der Kombination mit anderen Maßnahmen.

Grundsätzlich gilt, daß die im Ruf eines Abtreibungsmittels stehenden Substanzen oder Manipulationen für sich allein oft allenfalls bedingt taugliche Mittel sind, wenn sie nicht überhaupt unwirksam sind.

Die Beurteilung der Kausalität zwischen Einwirkung(en) und Fruchtabgang kann auf beträchtliche Hindernisse stoßen.

Steht ein intrauteriner Eingriff zur Diskussion, so muß berücksichtigt werden, daß es der

Frau an der Fähigkeit des intragenitalen Lokalisationsvermögens fehlt. Ein beschuldigter Arzt erhebt meist den Einwand, lediglich einen schon in Gang befindlichen Abort ausgeräumt zu haben. Hat aber die Schwangere bis dahin weder Beschwerden noch Blutungen gehabt, wird man den Einwand des Arztes nicht gelten lassen können. Die Kausalität zwischen Eingriff und Fruchtabgang liegt bei unmittelbarem zeitlichem Zusammenhang auf der Hand. Längere Zeitabstände – von einigen Tagen, einer oder zwei Wochen – erfordern zur Bejahung des Kausalzusammenhangs den Nachweis von Brückensymptomen, etwa in Form von wiederkehrenden Blutungen.

Abtreibungsfolgen, die den Zusammenhang auch ohne nähere Aufklärung der Einzelumstände zumindest äußerst nahelegen, sind Genitalverletzungen und Uterusperforation (in tödlichen Fällen natürlich auch die Luftembolie), ferner die Sepsis post abortum und das Shwartzman-Sanarelli-Phänomen, desgleichen die Symptome einer generalisierten Seifenvergiftung.

Kindesmißhandlung

(6, 44)

§ 223 b StGB: (1) Wer Personen unter 18 Jahren oder wegen Gebrechlichkeit oder Krankheit Wehrlose, die seiner Fürsorge oder Obhut unterstehen oder seinem Haushalt angehören oder die von dem Fürsorgepflichtigen seiner Gewalt überlassen worden oder durch ein Dienst- oder Arbeitsverhältnis von ihm abhängig sind, quält oder roh mißhandelt, oder wer durch böswillige Vernachlässigung seiner Pflicht, für sie zu sorgen, sie an der Gesundheit schädigt, wird mit Freiheitsstrafe von 3 Monaten bis zu 5 Jahren bestraft.

In der Praxis kommt nur selten der Fall einer Kindesmißhandlung zur Anzeige und rechtsmedizinischen Begutachtung. Das liegt einerseits daran, daß das wehrlose Kind sich aus Furcht vor Strafe und weiteren Mißhandlungen einem anderen Erwachsenen nicht anvertraut und daß sich Nachbarn über die Behandlung des Kindes zwar empören, aber etwaigen Unannehmlichkeiten oder Feindschaften aus dem Wege gehen wollen und keine Anzeige erstatten. Der behandelnde Arzt ist andererseits grundsätzlich nicht meldepflichtig (ganz allgemein besteht nach § 138 StGB nur Anzeigepflicht bei Kenntnis geplanter schwerer Verbrechen).

Häufig wird auf eine Anzeige verzichtet, gesetzt wird auf familientherapeutische Maßnahmen. Wenn dies keinen Erfolg hat oder abgelehnt wird, so muß der Arzt nach seinem ärztlichen Gewissen entscheiden, ob er Jugendamt, Kriminalpolizei oder Staatsanwaltschaft von den Vorgängen in Kenntnis setzt.

Ist der Entschluß zur Offenbarung begründet, ist die Verletzung der ärztlichen Schweigepflicht gerechtfertigt und nicht strafbar.

In jedem Fall – auch wenn der Arzt zunächst von einer Anzeige absehen will – sind frische und ältere Mißhandlungsspuren am vollständig entkleideten Kinderkörper genau zu untersuchen, auszumessen und detailliert aufzuzeichnen, nach Möglichkeit auch farbfotografisch zu dokumentieren. Werden nämlich die Mißhandlungen fortgesetzt, so ist später auf frühere Befunde zurückzugreifen.

Da die Schuldigen fast immer vorbringen, es handele sich um ein lebhaftes Kind, die Verletzungen und Gewalteinwirkungsspuren seien beim Stürzen und Anschlagen entstanden oder bei Streit mit Geschwistern, ist es oft schwierig, Mißhandlungsspuren beweisbar von anderen Verletzungen abzugrenzen. Hier sind lokalisatorische Gesichtspunkte maßgeblich, außerdem die Summe der oft mehrzeitigen Verletzungen. Verletzungen durch Sturz und Anstoß liegen an vorragenden Körperteilen wie Kinn, Nase, Stirn, Gesäß, Knie, Ellenbogen, Streckseite der Gliedmaßen und am Kopf in der sogenannten Hutkrempenlinie. Spuren an geschützten Körperstellen wie Hals, Rücken, Kniekehlen u. a. sprechen für vorsätzliche Gewalteinwirkung. Stockschläge führen zu doppelstreifigen Striemen, die durch einen gleichmäßigen Abstand der parallelen Streifen gekennzeichnet sind. Fingernageleindrücke sind an ihrer Wölbung zu erkennen. Am Hals müssen sie als Würgemale gewertet werden. Bißverletzungen sind an der der Zahnstellung eigenen Aneinanderreihung von geformten Hauteindrücken zu erkennen. Ebenso wichtig sind ungeformte Gewalteinwirkungsspuren wie Hauthämatome, Platz-, Riß- und Quetschwunden. Auch mit Verbrennungen und Verbrühungen ist zu rechnen. Rohes Zupacken führt zu runden blauen Flecken. Altersunterschiede erkennt man bei Vergleich der Farbtönung verschiedener Mißhandlungsspuren.

Todesfälle *infolge Kindesmißhandlung* sind strafrechtlich Körperverletzung mit Todesfolge, Totschlag oder Mord. Die Beurteilung fällt dem Rechtsmediziner zu, der aber nur tätig werden kann, wenn im Totenschein wenigstens der Verdacht auf Tod als Mißhandlungsfolge oder auf ungeklärte Todesursache geäußert wird. Hier nimmt der praktizierende Arzt in seiner Funktion als Leichenschauer eine äußerst wichtige Schlüsselstellung ein. Anläßlich des Todes von Kindern sollte grundsätzlich an die Möglichkeit einer Mißhandlung mit Todesfolge gedacht werden. Der Verdacht drängt sich ganz besonders auf, wenn der zur Leichenschau geholte Arzt nicht der behandelnde Arzt ist oder gar die Familie bis da gar nicht kannte. Bei ausgezehrten Kindern ist zu bedenken, daß ungeliebte Kinder auch durch Nahrungsentzug gequält und zu Tode gebracht werden können.

Vaterschaftsbegutachtung

(1)

Rechtsgrundlagen

Es gibt zwei verschiedene zivilrechtliche Tatbestände für die gerichtliche Anordnung der Vaterschaftsfeststellung, nämlich die nichteheliche Geburt eines Kindes und die Anfechtung der Ehelichkeit eines Kindes durch den männlichen Ehepartner (wesentlich seltener sind Vaterschaftsfeststellungen auf Anordnung des Vormundschaftsgerichts oder aus strafrechtlichem Anlaß bei Verletzung der Unterhaltspflicht oder Verdacht auf Blutschande).

§ 1600 o BGB: (1) Als Vater ist der Mann festzustellen, der das Kind gezeugt hat.

(2) Es wird vermutet, daß das Kind von dem Manne gezeugt ist, welcher der Mutter während der Empfängniszeit beigewohnt hat. Die Vermutung gilt nicht, wenn nach Würdigung aller Umstände schwerwiegende Zweifel an der Vaterschaft verbleiben. Die Empfängniszeit bestimmt sich nach § 1592.

§ 1591 BGB: (1) Ein Kind, das nach der Eheschließung geboren wird, ist ehelich, wenn die Frau es vor oder während der Ehe empfangen und der Mann innerhalb der Empfängniszeit der Frau beigewohnt hat. Dies gilt auch, wenn die Ehe für nichtig erklärt wird. Das Kind ist nichtehelich, wenn es den Umständen nach offenbar unmöglich ist, daß die Frau das Kind von dem Manne empfangen hat.

(2) Es wird vermutet, daß der Mann innerhalb der Empfängniszeit der Frau beigewohnt habe. Soweit die Empfängniszeit in die Zeit vor der Ehe fällt, gilt die Vermutung nur, wenn der Mann gestorben ist, ohne die Ehelichkeit des Kindes angefochten zu haben.

§ 1594 BGB: (1) Die Ehelichkeit eines Kindes kann von dem Mann binnen 2 Jahren angefochten werden.

(2) Die Frist beginnt mit dem Zeitpunkt, in dem der Mann Kenntnis von den Umständen erlangt, die für die Nichtehelichkeit des Kindes sprechen. Sie beginnt frühestens mit der Geburt des Kindes …

Im Nichtehelichen-Recht ersetzt § 1600 o BGB den früheren § 1717 BGB, nach dem lediglich ein „Zahl-Vater" gefunden werden sollte. Das neue Nichtehelichen-Recht enthält (seit 1970) zwei entscheidende Änderungen. Zwischen dem nichtehelich geborenen Kind und dem Erzeuger besteht familienrechtliches Verwandtschaftsverhältnis einschließlich Erbberechtigung. Die Bestimmung, daß der Mann festzustellen ist, der das Kind gezeugt hat, verpflichtet das Gericht, den biologischen Vater ausfindig zu machen, auch im Interesse des Kindes (Recht auf Kenntnis der eigenen Abstammung).

Im Gesetz kommen drei Begriffe vor, die zum besseren Verständnis erläutert werden müssen: Die vom Gesetzgeber genannte „Empfängniszeit" vom 181. bis 302. Tage vor der Geburt des Kindes bleibt maßgeblich, obgleich wissenschaftlich längere Tragzeiten beobachtet worden sind. „Den Umständen nach offenbar unmöglich" ist ein Begriff, der im Zusammenhang mit der Anfechtung der Ehelichkeit beachtet werden muß und der an einen Vaterschaftsausschluß die Anforderungen einer mit an Sicherheit grenzenden Wahrscheinlichkeit (99,8% bzw. 99,73%) knüpft. Der in § 1600 o BGB auftauchende Begriff „schwerwiegende Zweifel" ist weniger eindeutig umrissen. Abgesehen von naturwissenschaftlichen Vaterschaftsausschlüssen ermöglicht er es dem Gericht, nach dem Ergebnis von Beweiserhebungen bei Unglaubwürdigkeit von Zeugen, insbesondere der Kindesmutter, zur Bejahung schwerwiegender Zweifel zu kommen.

Die nichteheliche Geburt eines Kindes führt nur zu einem Zivilprozeß, wenn der von der Kindesmutter als Vater benannte Mann die Vaterschaft bestreitet. Dann ist das Kind (meist vertreten vom Jugendamt) Kläger und der Mann Beklagter. Bei Anfechtung der Ehelichkeit durch den Ehemann ist das Kind Beklagter.

Zeugungsfähigkeitsgutachten

(38)

Die forensische Begutachtung der Zeugungsfähigkeit unterscheidet sich in 3 Punkten von der andrologischen im Zusammenhang mit der ehelichen Sterilität:

1. Von rechtlichem Wert ist der Nachweis einer Zeugungsunfähigkeit, weniger die Feststellung von Einschränkungen der Fertilität.
2. Das für die Zeit der Untersuchung gültige Ergebnis ist auf einen mehr oder weniger zurückliegenden Zeitpunkt zu übertragen und nicht prognostisch zu beurteilen.
3. Der Gutachter muß sich gegen Betrugsmanöver absichern.

Die forensische Zeugungsunfähigkeitsuntersuchung hat noch eine weitere in den Rechtsverhältnissen begründete Besonderheit: der Beklagte ist beweispflichtig. Bietet er mit der Behauptung der Zeugungsunfähigkeit Beweis durch ärztliches Gutachten an, so bleibt sein Einwand außer Betracht, wenn der Beweis nicht zu erbringen ist, aus welchen Gründen auch immer. Gelingt es ihm nicht, während der Untersuchung das für die Beurteilung unumgängliche Ejakulat zu produzieren, so gilt er für das weitere Verfahren als zeugungsfähig, selbst wenn er in Wirklichkeit zeugungsunfähig ist. Diese Rechtslage ist fast keinem der zu untersuchenden Männer bekannt. Mancher glaubt, im Falle eines Versagens der Masturbation als möglicherweise zeugungsunfähig bezeichnet zu werden und daraus prozessualen Nutzen ziehen zu können. Der Gutachter erreicht nach Belehrung über die Rechtslage nicht selten das Gelingen der Ejakulatgewinnung.

Zeugungsfähigkeit setzt Begattungsfähigkeit voraus. Beischlafunfähigkeit hat Störungen der Libido oder der Erektion, anatomische Hindernisse, Größenmißverhältnisse oder Ejaculatio praecox zur Ursache.

Die Beischlafunfähigkeit ist heute teilweise methodisch objektivierbar, wobei die Beurteilung dem spezialisierten Urologen obliegt. Sie wird wesentlich häufiger behauptet, als sie tatsächlich besteht. Bei einer Induratio penis plastica kann bei Abknickung deutlich unter 90% durchaus Immissionsfähigkeit (auch bei Vergewaltigung!) angenommen werden.

Bezüglich der Untersuchung auf Erektionsfähigkeit siehe Beitrag Urologie (Penisverletzungen) S. 440 und Andrologie S. 558.

Für die Beurteilung der Potentia generandi steht eine Reihe andrologisch bewährter diagnostischer Verfahren zur Verfügung. Das ergiebigste ist die Untersuchung des Ejakulats auf seine Menge, auf Zahl und Motilität sowie Morphologie der Spermien, auf Zellen der Spermiogenese und auf den Fruktosegehalt.

Weitergehende Untersuchungen wie etwa eine Hodenbiopsie sollten dem erfahrenen Facharzt überlassen bleiben, sie sind auch keinesfalls erzwingbar.

Um Betrugsmanövern zu entgehen, ist zunächst die Feststellung der Identität des untersuchten Mannes erforderlich (z. B. durch Polaroidphoto, Ausweis und Fingerabdruck), damit nicht ein erwiesen zeugungsunfähiger Mann vorgeschoben wird. In der Phase der Ejakulatgewinnung, die grundsätzlich in den Räumen des Untersuchers – in seiner Abwesenheit natürlich – zu erfolgen hat, muß der Gutachter mit weiteren Täuschungen rechnen wie der Unterschiebung eines fremden Ejakulats, dem Zusatz spermiozider oder spermienlähmender Mittel, dem Einschmuggeln vorbehandelten eigenen oder fremden Ejakulats, einer Erschöpfungsazoospermie, einem vorbereiteten medikamentösen Einfluß, einer künstlichen Wärmeerzeugung und der Verwendung moderner Antikonzipientia. Zur Vorbeugung gegen Täuschungen werden Untersuchungen des Samenbläschen- und Prostataexprimats vor und nach der Masturbation, pH-Messung, Beachtung der (bei Erschöpfungsazoospermie stark herabgesetzten) Samenmenge, Bestimmung der 17-Ketosteroide und nötigenfalls die Biopsie empfohlen. Bewährt hat sich ein einfacheres Vorgehen; unmittelbar nach Übergabe des Ejakulats wird die Harnröhre ausgedrückt. War eine Ejakulation tatsächlich erfolgt, so weisen die Reste aus der Harnröhre annähernd gleiche Merkmale auf wie die Hauptmenge des Ejakulats.

An der Hauptmenge wird die Spermienkonzentration nach Verdünnung 1 : 20 in der Leukozytenpipette mit 1%iger Salzsäure in der

Zählkammer ausgezählt. Die Spermiensumme von 16 × 16 Feldern (Z) wird nach folgender Formel auf die Zahl je 1 ml berechnet:

$$\frac{Z \cdot 20 \cdot 4}{256} = \times \text{ Millionen/ml}$$

Die einfachste Vitalitätsbestimmung erfolgt mit dem Eosin-Test (1 Tropfen Sperma + 1 Tropfen wäßriges Eosin 1%, Vermischung, Ausstrich, vitale Spermien farblos, avitale rot angefärbt). Für die Auffindung morphologischer Abweichungen und ihre Auszählung reicht Hämatoxylin-Eosin-Färbung im Ausstrichpräparat aus.

Als untere Grenzwerte der Norm werden angegeben:

Spermamenge 2,0 ml, Spermienzahl 20 Millionen/ml, quantitative Motilität 60%, Normalformen 60%, Zellen der Spermiogenese 3–6%, Fruktose 1,0 mg/ml.

An die erhobenen Befunde knüpft sich zunächst die Frage, ob zur Zeit der Untersuchung Zeugungsunfähigkeit besteht. Bejahendenfalls folgt dann die zweite Frage, ob für die zurückliegende Empfängniszeit Zeugungsunfähigkeit beweisbar ist und in welchem Grade. Umgekehrt kann auch die Frage zu beantworten sein, ob ein ursprünglich Zeugungsunfähiger inzwischen wieder zeugungsfähig geworden ist. Früher galt der uneingeschränkte Grundsatz, daß der Nachweis auch nur eines Spermiums nicht mehr zur Bejahung einer Zeugungsunfähigkeit im Sinne des „offenbar unmöglich" berechtigt, weil nicht abzuschätzen ist, ob die Spermienmenge nicht in der einrechnungsfähigen Zeit größer war. Inzwischen hat die andrologische Forschung Zustandsbilder aufgedeckt, die in Einzelfällen ein Abrücken von der klassischen Auffassung erfordern. Bei konstanten, in mehrfachen Untersuchungen bestätigten Oligo-Astheno-Terato-Spermien (mit Spermienzahlen unter 1 Mill.), die durch hochgradige Tubulusatrophie oder durch eine präpuberale Störung ausgelöst wurden, ist die Wahrscheinlichkeit der Zeugungsfähigkeit nicht größer als 1 zu 100 000. Bei einem echten *Klinefelter*-Syndrom ist Zeugungsfähigkeit zu allen zurückliegenden Zeiten zu verneinen, ebenso bei allen präpuberalen primären und sekundären Schäden, bei Hodenatrophie mit positiv-chromosomalem Geschlecht und bei den meisten nach dem 10. Lebensjahr operierten postpuberalen Hodenfehllagerungen.

Blutgruppengutachten

(18, 27, 36, 39)

Der forensische Blutgruppensachverständige muß als Gutachter zugelassen sein und auf einer Sachverständigenliste geführt werden. Über die Zulassung entscheiden die Justizministerien der Bundesländer im Einvernehmen mit den Gesundheitsressorts und dem Bundesgesundheitsamt, das die Qualifikation überprüft und an die wissenschaftlichen Kenntnisse eines Bewerbers und seine Erfahrungen in der Blutgruppenserologie hohe Anforderungen stellt. Da nur wenige Ärzte als Blutgruppengutachter in Betracht kommen, erübrigt sich die Erörterung von Einzelheiten der Vaterschaftsbegutachtung. Der praktizierende Arzt sollte aber Kenntnis von den Grundprinzipien der Blutgruppenbegutachtung haben, weil er nicht selten von Patienten zu einer Beratung über Erfolgschancen und Beweiswert eines Vaterschafts-Blutgruppengutachtens aufgefordert wird.

Das Blutgruppengutachten war bis zur Einführung der DNA-Analyse allen anderen die Vererbung berücksichtigenden biologischen Methoden zur Vaterschaftsfeststellung überlegen, weil für nahezu jedes Blutgruppenmerkmal ein gesondertes Gen existiert und die Blutgruppenmerkmale zeitlebens konstant bleiben. Hinzu kommt, daß in Vaterschafts-Blutgruppengutachten nur solche Merkmale berücksichtigt werden, deren Erbgang als gesichert gilt. Die Zuverlässigkeit eines Blutgruppengutachtens hängt ab vom fehlerfreien Nachweis der Einzelmerkmale. Fehlerquellen sind Verwechslungen, unzulängliche Testseren und Biochemika und Irrtümer beim Ablesen der Ergebnisse der zum Teil sehr komplizierten serologischen Untersuchungen. Zur Vermeidung von Fehlern wird dem Blutgruppengutachter die Einhaltung von „Richtlinien des Bundesgesundheitsamtes" zur Pflicht gemacht.

Benötigt werden für die Untersuchung je 10 ml Nativblut von Mutter, mindestens 6 Monate altem Kind und fraglichem Vater, für eine HLA-Untersuchung nochmals je 10 ml heparinisiertes Blut. Einfrieren des Blutes zerstört zahlreiche Blutgruppensysteme. Die Blutentnahme ist nach § 372 a ZPO erzwingbar. Identitätssicherung aller Beteiligten sollte durch Ausweis und Fingerabdruck erfolgen, evtl. auch durch Anfertigen einer Polaroidfotografie. Auch mehrere Tage nach dem Tod, z. B. eines tödlich verunglückten potentiellen Vaters, kann eine Blutentnahme noch sinnvoll sein.

Die moderne Blutgruppenserologie kennt eine Vielzahl von Blutgruppensystemen mit wissenschaftlich gesichertem gesetzmäßigem Erbgang. Die Forschung entdeckt ständig neue genetisch gesteuerte Blutgruppensysteme. Man unterscheidet in vier großen Gruppen die Merkmalsysteme der Erythrozyten, der Serumeiweißkörper, der Enzyme und der Leukozyten/Lymphozyten. Das HL-A-System (Human Leucocyte, Locus-A-System) wurde im Zusammenhang mit den Forschungen über Gewebsverträglichkeit bei Transplantationen entdeckt.

Die Blutgruppen werden nach den Mendelschen Regeln vererbt. Jedes Blutgruppenmerkmal existiert in paariger Erbanlage. Gleiche Anlagen bedeuten Homozygotie (Reinerbigkeit), unterschiedliche Anlagen Heterozygotie (Mischerbigkeit).

Jeder mischerbige Merkmalstyp offenbart beide geerbten Merkmale (Genotyp). Ein homozygotes Merkmal läßt nur den Phänotyp (Erscheinungsbild) erkennen; die Blutgruppenserologie ist wegen vorkommender stummer Gene nur bei einem Teil der Blutgruppenmerkmale in der Lage, an reinerbigen Merkmalen auch den Genotyp nachzuweisen.

Nach den Erbgesetzen gibt es zwei Formen des Vaterschaftsausschlusses. Wenn das Kind ein Merkmal besitzt, das weder bei der Mutter noch beim Eventual-Vater vorkommt, spricht man vom „klassischen Ausschluß", der in der Regel volle Beweiskraft hat. Anders verhält es sich mit der „gegensätzlichen Reinerbigkeit", wenn beim Kind ein bestimmtes reinerbiges Merkmal vorliegt und der Eventual-Vater das gegensätzliche reinerbige Merkmal aufweist (z. B. MM, Eventual-Vater NN). Bei gegensätzlicher Reinerbigkeit ist mit der Möglichkeit des Vorhandenseins eines stummen Gens u. a. zu rechnen. Es gibt Gutachtenfälle, in denen das Erbbild eines Blutgruppensystems der Kindesmutter oder eines Eventual-Vaters durch Einbeziehung der leiblichen Eltern ermittelt und auf diesem Umweg eine Ausschlußkonstellation festgestellt werden kann, vorwiegend im AB0-, MNS/s- und Rhesus-System (indirekter Ausschluß). Ferner können die leiblichen Eltern herangezogen werden, wenn Kindesmutter oder Eventual-Vater verstorben oder unauffindbar sind.

Die einzelnen Blutgruppensysteme haben sehr unterschiedliche Ausschlußquoten. Einzelheiten ergeben sich aus Tab. 32.**3**.

Die grundsätzlich hohe Ausschlußquote bei Berücksichtigung aller verwertbaren Blutgruppensysteme bedeutet umgekehrt, daß sich möglicherweise ein positiver Vaterschaftsnachweis realisieren läßt und daß der wahre Vater mit mehr oder minder hoher Wahrscheinlichkeit statistisch ausfindig gemacht werden kann. Es gibt verschiedene biostatistische Verfahren zur Berechnung der Vaterschaftswahrscheinlichkeit. Verwendung finden am häufigsten die Wahrscheinlichkeitsberechnung auf der Grundlage der konkreten Ausschlußchance für Nicht-Väter (unter Berücksichtigung nur der Merkmale von Kind und Kindesmutter) und die Berechnungsmethoden nach dem Essen-Möller-Prinzip (beispielsweise von Hummel), die eine Beziehung herstellen zwischen den alleinigen Merkmalsübereinstimmungen zwischen Kind und Eventual-Vater einerseits und der Häufigkeit des jeweils übereinstimmenden Blutgruppenmerkmals in der Population andererseits.

Mit Wahrscheinlichkeitsziffern von 99,75% ist die Vaterschaft „praktisch erwiesen" und von 0,2% „praktisch ausgeschlossen". Das Gericht kann auch Zwischenstufen wie „Vaterschaft höchst (un)wahrscheinlich", „sehr wahrscheinlich" usw. verwerten.

Eine andere „Indikation für Blutgruppengutachten sind behauptete Verwechslungen von Alkoholblutproben. Diese Untersuchungen kosten mehrere Tausend D-Mark; eine Verwechslung oder Vertauschung kann praktisch immer ausgeschlossen werden.

Erbbiologisches Gutachten

Die Erstattung erbbiologischer Gutachten ist einem kleinen Kreis forensisch tätiger Anthropologen vorbehalten, die wie Blutgruppensachverständige einer Zulassung mit strengen Anforderungen bedürfen.

Indiziert sind erbbiologische Gutachten vor allem, wenn das Blutgruppengutachten bei speziellen Konstellationen nicht zu einer hinreichend sicheren Aussage gelangen kann.

Mit Einführung der DNA-Analyse werden sie wohl weiter an Bedeutung verlieren.

Tabelle 32.**3** Allgemeine Vaterschaftsausschlußchancen (einzeln und kombiniert) unter Berücksichtigung aller Ausschlußkonstellationen sowie der Situationen, bei denen das Kind ein Merkmal besitzt, welches der Mutter und dem Präsumptivvater fehlt („klassischer Ausschluß") (aus: *W. R. Mayr*, Z. Rechtsmed. 75 [1975] 91)

System	Allgemeine Vaterschaftsausschlußchance (AVACH)			
	alle Ausschlüsse AVACH (%)		nur klassische Ausschlüsse AVACH (%)	
	einzeln	kombiniert	einzeln	kombiniert
AB0	20		16	
MNSs	32	45,6	13	26,9
Rh	29	61,4	16	38,6
K	4	62,9	4	41,1
P	3	64,0	3	42,9
Fy	18	70,5	6	46,3
Jk	19	76,1	6	49,5
Lu	3	76,8	3	51,0
Xg	5	78,0	1	51,5
Se	2	78,4	2	52,5
SEP	25	83,8	13	58,7
AK	3	84,3	3	59,9
PGM_1	16	86,8	8	63,1
ADA	5	87,5	5	64,9
GPT	19	89,9	6	67,0
Hp	18	91,7	7	69,3
Gc	16	93,0	8	71,8
Gm	20	94,4	11	74,9
Inv	6	94,7	6	76,4
Pt	14	95,4	8	78,3
HL-A	91	99,6	82	96,1

DNA-Analyse („genetischer Fingerabdruck")

Die DNA-Analyse als Ersatz oder Ergänzung der konventionellen Serologie ist erst seit wenigen Jahren bekannt. 1990 wurde die Methode als Beweismittel vom Bundesgerichtshof anerkannt. Die Einsatzmöglichkeiten insbesondere in der Rechtsmedizin sind noch kaum überblickbar und teilweise auch rechtspolitisch umstritten. Sind die technischen Schwierigkeiten einmal überwunden, wird es nach Sicherstellung auch geringster Mengen hochmolekularer menschlicher DNA (DNA-Gehalt eines Zellkernes) gelingen, das zugehörige Individuum mit beliebig großer Sicherheit zu identifizieren. Heute wird allerdings noch mehr Untersuchungsmaterial benötigt.

Der Methodik liegt die Erkenntnis zugrunde, daß zwar die codierenden Anteile (nur ca. 3–5% codieren Proteine) der menschlichen DNA strengen Reparaturmechanismen nach Mutationen usw. unterliegen. Die nichtcodierenden Anteile, die teilweise aus endlosen Wiederholungen kürzerer Basenfolgen bestehen, haben dagegen im Laufe der Generationen vielfältige Veränderungen erfahren, die jeweils weitergegeben werden und in der ererbten Gesamtsumme für jedes Individuum mit Ausnahme eineiiger Mehrlinge einzigartig sind wie ein Fingerabdruck (daher der Name!). Untersucht wird also nichtcodierende DNA. Das von Laien vielfach befürchtete Ablesen von Erbkrankheiten, Charaktereigenschaften oder sonstigen erblichen Merkmalen (Stichwort: „gläserner Mensch") ist demnach zwar mit anderer Methodik, aber nicht mittels „Fingerprinting" möglich und würde sogar dem Ziel dieser speziellen Methodik zuwiderlaufen.

Ist menschliches Material, in der Regel Blut, zu untersuchen, wird zunächst die darin enthaltene DNA extrahiert. Diese wird mit sog. Restriktionsenzymen an genau definierten Basenfolgen geschnitten. Im Bereich der hochrepetitiven Sequenzen (s. o.) resultieren daraus je nach Repetitionszahl Einzelfragmente sehr unterschiedlicher Länge. Alle DNA-Fragmente werden sodann mittels Gelelektrophorese nach ihrer Länge (diese liegt im Kilobasenbereich) aufgetrennt. Radioaktiv markierte sog. „Probes" oder „Sonden" (das sind empirisch als verwertbar erkannte, genau definierte DNA-Stücke) werden an gegensinnig identische Stücke der untersuchten Einzelstrang-DNA angelagert (Hybridisierung). Es können danach am Radiogramm die Längen der DNA-Fragmente bestimmt werden, in denen sich die Ziel-Basensequenz beim untersuchten Individuum bzw. Material unbekannter Herkunft befindet. Beim klassischen „Fingerprint" ergibt sich ein ganzes Muster von Banden, bei den praktisch überwiegend angewendeten „Single-Locus-Sonden" dagegen meist zwei Banden. Durch Untersuchung mit mehreren „Single-Locus-Sonden" erreicht das Bandenmuster dann zunehmende Individualität; die Verwechslungswahrscheinlichkeit liegt mit 4 Sonden bei ca. 1 : 1 Milliarde. Die Untersuchungskosten liegen ähnlich wie bei der klassischen Vaterschaftsserologie bei einigen Tausend D-Mark.

Untersucht werden kann jedes zellhaltige Material, solange die DNA hochmolekular erhalten ist. Bei Frischblut ist die Einsendung von 1 ml ausreichend, mehr Material erleichtert die Untersuchung. Bei Postversand im Sommer droht Fäulnis die DNA zu degradieren. Hier kann das Blut auf Filterpapier oder Baumwolläppchen aufgetrocknet werden, 200 Mikroliter (Fingerbeere!) genügen. Ebenso kann Speichel, am besten nach kräftiger Schleimhautmassage mit der Zunge, aufgetrocknet und eingesandt werden. Postmortal ist Muskelgewebe mehrere Wochen verwertbar. Haarwurzeln enthalten ebenfalls reichlich DNA.

Nach Vergewaltigung usw. reichen die asservierten (vollständig getrockneten!) Wattetupfer des (zumeist Vaginal-)Abstriches nebst Vergleichsblutprobe o. ä. aus. Je mehr Material an die Tupfer adsorbiert ist, desto sicherer gelingt die Untersuchung. Sperma- und Vaginalepithel-DNA können getrennt extrahiert werden. Das Sperma kann einem bestimmten Mann hier mit Sicherheit zugeordnet werden, während früher nur die AB0-Blutgruppenmerkmale bestimmt werden konnten. Das ganze Spektrum weiterer Einsatzmöglichkeiten ist derzeit noch nicht überschaubar.

Literatur

* Werke mit Übersichtscharakter

1 Beitzke, G., H. Hosemann, P. Dahr, H Schade: Vaterschaftsbegutachtung für die gerichtliche Praxis, 3. Aufl Schwartz, Göttingen 1978

2 Benkert, O., H. Hippius: Psychiatrische Pharmakotherapie, 3. Aufl. Springer, Berlin 1980

3 Borkenstein, R.: The role of the drinking driver in traffic accidents (the Grand Rapics study). Blutalkohol, Suppl. 1 (1974)

4 Brettel, H.: Blutalkohol und Blutwassergehalt. Schmidt-Römhild, Lübeck 1972

5 Breul, D.: Methoden der Geschlechts-, Körperlängen- und Lebensaltersbestimmung von Skelettfunden. Schmidt-Römhild, Lübeck 1974

6 Bundesfamilienministerium: Kindesmißhandlung – Erkennen und Helfen. Bonn 1984

7 Burg, H., H. Rau: Handbuch der Verkehrsunfallrekonstruktion. Ambs, Kippenheim 1981

8 Dotzauer, G., J. Hirschmann: Fehldiagnose Trunkenheit. Schattauer, Stuttgart 1968

*9 Eisen, G.: Handwörterbuch der Rechtsmedizin für Sachverständige und Juristen, Bd. I–III. Enke, Stuttgart 1977

*10 Endris, R.: Praktische forensische Odontostomatologie. Kriminalistik, Heidelberg 1979

11 Forster, B., H. Joachim: Blutalkohol und Straftat. Thieme, Stuttgart 1975

*12 Forster, B., D. Ropohl: Rechtsmedizin, 5. Aufl. Enke, Stuttgart (in Vorbereitung)

13 Grüner, O.: Die Atemalkoholprobe. Heymanns, Köln 1985

14 Hartmann, H.: Der Kranke als Fahrzeuglenker. Springer, Berlin 1980

15 Heiss, H.: Die künstliche Schwangerschaftsunterbrechung und der kriminelle Abort. Enke, Stuttgart 1967

16 Henßge, C., B. Madea, E. Gallenkemper: Todeszeitbestimmung – Integration verschiedener Teilmethoden. Z. Rechtsmed. 95 (1985) 185–196

17 Hentschel, P., R. Born: Trunkenheit im Straßenverkehr, 3. Aufl. Werner, Düsseldorf 1984

18 Hummel, K.: Biostatische Abstammungsbegutachtung. Fischer, Stuttgart 1971

*19 Hunger, H., D. Leopold: Identifikation. Springer, Berlin 1978

*20 Janssen, W.: Forensische Histologie. Schmidt-Römhild, Lübeck 1977
21 Jellinek, St.: Atlas der Spurenkunde der Elektrizität. Springer, Berlin 1955
*22 Jessnitzer, K.: Der gerichtliche Sachverständige, 8. Aufl. Heymanns, Köln 1980
23 Lang, G., R. Reding: Schädel-Hirn- und Mehrfachverletzungen. Barth, Leipzig 1985
*24 Langelüddecke, A., P. Bresser: Gerichtliche Psychiatrie, 4. Aufl. De Gruyter, Berlin 1976
25 Lewrenz, H., B. Friedel: Krankheit und Kraftverkehr. Gutachten des gemeinsamen Beirats für Verkehrsmedizin. Bundesministerium für Verkehr, Bonn 1985 (Heft 67)
26 Lundt, P. V., E. Jahn: Gutachten des Bundesgesundheitsamts zur Frage Alkohol bei Verkehrsstraftaten. Kirschbaum, Bad Godesberg 1966
27 Mayr, W. R.: Leukozytäre Isoantigene des Menschen mit ausführlicher Beschreibung des HL-A-Systems. In: Fortschritte der Hämatologie. Barth, Leipzig 1974
*28 Mende, W.: Gerichtliche Psychiatrie. In Bleuler, E.: Lehrbuch der Psychiatrie, 15. Aufl. Springer, Berlin 1983
29 Moeschlin, S.: Klinik und Therapie der Vergiftungen, 7. Aufl. Thieme, Stuttgart 1986
*30 Mueller, B.: Gerichtliche Medizin, 2. Aufl. Springer, Berlin 1975
31 Neiss, A.: Röntgenidentifikation. Thieme, Stuttgart 1968
*32 Oepen, I.: An den Grenzen der Schulmedizin. Eine Analyse umstrittener Methoden. Deutscher Ärzteverlag, Köln 1985
33 Otte, D., E. Suren: Der Fahrradunfall. H. Unfallheilk. (1986)
34 Pohl, H.: Forensische Toxikologie. Kriminalistik, Heidelberg 1984
*35 Prokop, O., W. Göhler: Forensische Medizin, 3. Aufl. Fischer, Stuttgart 1976
36 Prokop, O., W. Göhler: Die menschlichen Blutgruppen, 5. Aufl. Fischer, Stuttgart 1986
37 Ritz, S., H. W. Schütz, B. Schwarzer: The extent of aspartic acid racemization in dentin: a possible method for a more accurate determination of age at death. Z. Rechtsmed. 103 (1990) 457–462
38 Schirren, C.: Die andrologische Begutachtung vor Gericht zur Beurteilung der Zeugungsfähigkeit des Mannes in Vaterschaftsprozessen. Z. Hautkrankh. 53 (1978) 834–845
39 Schleyer, F., I. Oepen: Leitfaden der Gerichtlich-Medizinischen Blutspuren-Untersuchung. Schmidt-Römhild, Lübeck 1977
40 Schütz, H.: Alkohol im Blut. VCH, Weinheim 1983
41 Schulte, R. M., H. R. Quillmann: Haftfähigkeit. Z. Allg.-Med. 64 (1988) 299–303
*42 Schwerd, W.: Rechtsmedizin, 4. Aufl. Deutscher Ärzteverlag, Köln 1986
43 Sellier, K.: Schußwaffen und Schußwirkungen, 2. Aufl. Schmidt-Römhild, Lübeck 1982
44 Trube-Becker, E.: Gewalt gegen das Kind. Kriminalistik, Heidelberg 1982
45 Unterharnscheidt, F.: Traumatische Hirnschäden – Spezielle Nosologie. In Rauschelbach, H.-H., K.-A. Jochheim: Das neurologische Gutachten. Thieme, Stuttgart 1984
46 Wagner, K., H.-J. Wagner: Verkehrsmedizin. Springer, Berlin 1984
47 Weinreich, M.: Der Verkehrsunfall des Fußgängers. H. Unfallheilk. (1979)
*48 Wilske, J.: Der plötzliche Säuglingstod. Springer, Berlin 1984
49 Zimmermann, W., I. Damrau: Das neue Betreuungs- und Unterbringungsrecht. NJW (1991) 538–546

33 Der ärztliche Behandlungsfehler

W. SPANN und R. PENNING

Der sich über die Zunahme der Prozesse gegen Ärzte beklagende Ärztestand sollte wissen, daß ein nicht geringer Teil von Verfahren mit dem Vorwurf eines Behandlungsfehlers deshalb zustande kommt, weil ein anderer Arzt, meist der nachbehandelnde, dem Patienten gegenüber sich kritisch über die ärztliche Tätigkeit des Vorbehandlers geäußert hat oder gar die Meinung vertrat, daß ein besseres Ergebnis erzielt worden wäre, wenn der Patient gleich zu ihm zur Behandlung gekommen wäre.

Das Sprichwort: „Wo kein Kläger, da kein Richter" gilt auch beim Behandlungsfehlervorwurf; es werden nur die Fälle rechtsrelevant, die Polizei und Staatsanwaltschaft zur Kenntnis gelangen. Anders als z. B. im Straßenverkehr, wo die Polizeiorgane laufend das Einhalten der Vorschriften überwachen und kontrollieren, wird der Verdacht eines Behandlungsfehlers in der Regel der Behörde erst durch eine Anzeige bekannt.

Nicht zu unterschätzen ist auch die Zahl der Fälle, in denen der Patient oder – im Todesfalle – dessen Angehörige sich nur deshalb zur Anzeige entschließen, weil der Arzt, dem der Vorwurf gemacht wird, nicht gesprächsbereit war oder das Gespräch von vorneherein nach dem Motto der Vorwärtsverteidigung geführt hat.

Kommt es bei der ärztlichen Tätigkeit – gleich ob im Rahmen von Diagnostik und Therapie, ob bei vorbeugenden ärztlichen Maßnahmen wie z. B. Impfungen oder auch bei einer Zwangsbehandlung wie z. B. der Blutentnahme zur Alkoholbestimmung – zu einer Fehlleistung durch den Arzt mit für den Patienten nachteiligen Folgen, so hat der Arzt ganz allgemein hierfür einzustehen. Die rechtlichen Konsequenzen für den Arzt ergeben sich, wie auch in jedem anderen Beruf, aus den allgemein gültigen gesetzlichen Vorschriften und betreffen sowohl die straf- als auch die zivilrechtliche Haftung des Arztes. Dies ist logisch, für jedermann verständlich und grundsätzlich auch von ärztlicher Seite nicht strittig. Es gibt also in diesem Bereich keine für den Arzt spezielle Gesetzgebung.

Die Beurteilung von Fehlern und Folgen im Rahmen ärztlichen Handelns läßt sich, selbstverständlich mit Einschränkung, mit Regelverstößen im Straßenverkehr vergleichen. Bei langjähriger Fahrpraxis wie langjähriger ärztlicher Tätigkeit wird es irgendwann zu Fehlhandlungen kommen, der perfekte Arzt dürfte nicht existieren. Ein wesentlicher Unterschied liegt allerdings darin, daß im Straßenverkehr die Verletzung der Vorschrift allein, wie z. B. Überschreitung der zulässigen Geschwindigkeit oder Fahren unter Alkoholeinfluß, auch ohne Folgen zu einer Bestrafung führen kann. Anderes gilt beim Vorwurf ärztlichen Fehlverhaltens: benutzt der Arzt z. B. aus Unachtsamkeit (also fahrlässig) nichtsterilisiertes Instrumentarium, ohne daß es zu Folgen kommt, so ist die Handlung als solche strafrechtlich ohne Bedeutung. (Wenn der Arzt hier vorsätzlich handeln würde, dann bliebe allerdings immer noch der Versuch einer Straftat.) Was also die Schuldform anbelangt, sind Regelverstöße im Straßenverkehr und bei ärztlichem Handeln, die in beiden Fällen praktisch immer fahrlässig erfolgen, durchaus wieder vergleichbar. Auch können das Tatgeschehen und seine Folgen bei Verkehrsdelikten wie bei Behandlungsfehlern sowohl straf- als auch zivilrechtliche Konsequenzen nach sich ziehen.

Beispiele: a) Ein PKW-Fahrer überfährt fahrlässig das Rotlicht und verletzt einen Fußgänger. Strafrechtlich sind dies zwei Delikte: Überfahren des Rotlichtes und Körperverletzung. Zivilrechtlich führt dies zu Ersatz des Schadens, ggf. auch Schmerzensgeld.

b) Ein Arzt amputiert unachtsam, fahrlässig nicht die erkrankte Seite, z. B. Brust, sondern die gesunde. Strafrechtlich ist der Tatbestand der fahrlässigen Körperverletzung (§ 230 StGB) erfüllt.

Zivilrechtlich folgt Ersatz des entstandenen Schadens, ggf. Schmerzensgeld.

Ebenfalls vergleichbar ist, daß bei fahrlässiger Körperverletzung oder fahrlässiger Tötung des Unfallgegners wie des Patienten der Beurteilung des *Ursachenzusammenhanges*, die im Straf- und Zivilrecht nach unterschiedlichen Regeln zu erfolgen hat, eine besondere, nicht selten prozeßentscheidende Bedeutung, zukommt. Nach Straßenverkehrsunfällen ist dabei der Nachweis eines Fehlverhaltens aufgrund von Veränderungen auf der Straße, am Fahrzeug und an der Person leichter zu führen. Beiden Verfahren gemeinsam ist aber insbesondere bei zeitlichen Differenzen zwischen Ereignis und Folge (z. B. Todeseintritt) die Problematik des Nachweises des Ursachenzusammenhanges.

Im Strafrecht ist jeder noch so kleine ärztliche Eingriff in die Integrität des Patienten, und das sollte beim Gutachtenaufbau berücksichtigt werden, nur dann rechtmäßig, wenn 1. eine Indikation für den Eingriff besteht, 2. bei der Durchführung des Eingriffes nicht gegen die Regeln der ärztlichen Kunst verstoßen wird bzw. die erforderliche Sorgfalt nicht verletzt wird und wenn 3. der Patient in den Eingriff eingewilligt hat. Die Einwilligung des Patienten ist aber nur dann rechtswirksam, wenn sie aus klarer Einsicht in die Situation erfolgte. Diese klare Einsicht in die Situation hinwiederum kann der Patient nur durch die *Aufklärung durch den Arzt* erhalten. Im Zivilrecht beinhaltet die korrekte Vertragserfüllung die Verpflichtung zur Aufklärung des Patienten. Fehlt die Aufklärung oder war sie nicht ausreichend, so stellt dies eine Vertragsverletzung dar.

Ärztliches Handeln im Rechtssinne kann zwei Formen zeigen: Aktives Tun, wie z. B. die Vornahme eines Eingriffs, und geistige Tätigkeit, wie z. B. das Ausstellen eines Rezeptes, die Beratung ganz allgemein oder auch die Verordnung eines Medikamentes, das durch eine andere Person dem Patienten verabreicht wird. Es liegt aber in der Natur der Sache, daß der Vorwurf an den Arzt von seiten des Patienten oder seiner Angehörigen, einen Fehler begangen zu haben, wesentlich häufiger im Zusammenhang mit operativem Handeln als bei der ärztlichen Beratung erfolgt. Operatives Handeln ist hier alles, was eine Verletzung des Körpers zur Folge hat, also vom Einstich in die Haut bis hin zur Eröffnung einer Körperhöhle.

Im Strafrecht haftet jeder „Täter" höchstpersönlich für sein Handeln. Im Zivilrecht haftet für den entstandenen Schaden dagegen keineswegs immer der, der den Schaden unmittelbar verursacht hat. So haftet hier der Arzt für Vertragsverletzungen einer Person seines Hilfspersonals, juristisch seines Erfüllungsgehilfen (z. B. Sprechstundenhilfe bei Anwendung einer Lichtbogentherapie) ebenso wie für eigenes Verschulden.

Im Rahmen ärztlichen Handelns kommt der Arzt außerdem durch Übernahme einer Behandlung oder eines Notdienstes in die sogenannte Garantenstellung, was zur Folge hat, daß der Arzt nicht nur für aktives Tun, sondern auch für *Unterlassen* haftet, wenn dies zu negativen Folgen für den Patienten geführt hat. Ein Beispiel ist das Nichtfolgen eines Rufes, z. B. bei Appendizitis, mit dem Verlauf Perforation – Peritonitis – Exitus. Eine Verurteilung wegen fahrlässiger Tötung könnte allerdings nur dann erfolgen, wenn mit an Sicherheit grenzender Wahrscheinlichkeit erwiesen werden kann, daß der Tod nicht eingetreten wäre, wenn der Arzt dem Ruf Folge geleistet hätte. Gelingt dies nicht, so bleibt evtl. eine fahrlässige Körperverletzung oder u. U. „nur" die unterlassene Hilfeleistung.

Das Einstehenmüssen für einen Behandlungsfehler bezieht sich sowohl auf das Strafrecht als auch auf das Zivilrecht; u. U. ist sogar mit berufsgerichtlichen Maßnahmen zu rechnen. Alle drei Verfahren laufen getrennt und im wesentlichen unabhängig voneinander. Das Strafrecht beinhaltet den Strafanspruch des Staates wegen Verletzung einer gesetzlichen Vorschrift des Strafgesetzbuches (StGB), z. B. Körperverletzung oder Tötung. Im Zivilrecht betrifft die Haftung in erster Linie den entstandenen Schaden, u. U. auch Schmerzensgeld. Das berufsgerichtliche Verfahren dient vor allem der Wahrung des Ansehens des Ärztestandes in der Öffentlichkeit.

Im Gegensatz zur Verletzungsentstehung im Straßenverkehr oder auch bei anderen Gewalteinwirkungen gegen den menschlichen Körper kommt es bei allen operativen ärztlichen Eingriffen zu beabsichtigten, gleichwohl im Interesse des Patienten vorgenommenen Verletzungen des Körpers. Eröffnet der Arzt mit dem Skalpell die Bauchhöhle, so geschieht dies mit Wissen und Wollen, also vorsätzlich. Erfolgt diese Körperverletzung allerdings lege artis und mit rechtswirksamer Einwilligung des Patienten, so erfüllt sie deshalb nicht den Tatbestand einer strafwürdigen Körperverletzung, weil die Einwilligung als sog. Rechtfertigungsgrund dem Handeln des Arztes die Rechtswidrigkeit nimmt. Kommt es dagegen bei der Laparotomie im Zuge der Durchtrennung des Bauchfelles zu einer nicht beabsichtigten Perforation der Dünndarmwand, so ist diese Verletzung durch die Einwilligung nicht gedeckt und deshalb u. U. (keineswegs immer – z. B. bei Unvermeidbarkeit) als fahrlässige Körperverletzung zu beurteilen. Im Zivilrecht kommt hierbei eine Haftung aus Vertragsverletzung oder aus unerlaubter Handlung in Betracht.

Was den Behandlungsfehlervorwurf betrifft, sind zwei Fallgruppen zu unterscheiden: erstens die wesentlich kleinere Gruppe der Fälle, in denen das Fehlverhalten des Arztes unstrittig ist, wie z. B. bei einer Seitenverwechslung, und zweitens der große Rest, bei dem vom Arzt ein Fehler bestritten oder zumindest der Ursachenzusammenhang angezweifelt wird.

Während im Strafverfahren der Staatsanwaltschaft die Aufgabe zufällt, den Beweis zu führen, daß ein Behandlungsfehler vorliegt, hat dies im Zivilrecht der Patient zu tun. Die Tatsache, daß der Patient im Zivilrecht mit der Beweislast in einer schwierigen Lage ist, hat dazu geführt, daß während der letzten Jahrzehnte zunehmend mehr der zivilrechtliche Arzthaftungsprozeß über den Vorwurf einer *fehlenden bzw. nicht ausreichenden Aufklärung* in Gang gebracht wurde. Wird im Zivilrecht vom Kläger (= Patient) der Vorwurf erhoben, daß er nicht bzw. nicht hinreichend aufgeklärt wurde, trifft die Beweislast darüber, daß und wie tatsächlich aufgeklärt wurde, den Arzt.

Anders ist die Beweislage beim Vorwurf eines fehlerhaften Vorgehens: Grundsätzlich gilt hier, daß ein negativer Ausgang allein weder im Zivilrecht noch insbesondere im Strafrecht geeignet ist, einen ärztlichen Fehler zu beweisen. So reicht z. B. das Auftreten einer Bauchfellentzündung nach einer Laparotomie für sich allein nicht aus, um einen Fehler des Operateurs zu beweisen, wenngleich oft manches dafür spricht. Vielmehr müssen bei der Beweisführung alle anderen Umstände, wie z. B. die Tatsache, daß zum Zeitpunkt der Bauchhöhleneröffnung der Wurmfortsatz bereits durchgebrochen war, auch Berücksichtigung finden. In Fällen mit schlechtem Ausgang wird dennoch vom Kläger, dem Patienten, beinahe regelhaft, aber keineswegs in jedem Fall berechtigt, vom negativen Erfolg allein auf eine Fehlhandlung geschlossen. Bei Vorwürfen dieser Art sollte der Arzt keinesfalls nach der Konfrontation den Fehler einräumen. In praxi hat es sich hier vielmehr bewährt, zur Klärung der Situation den Patienten an eine *Schlichtungsstelle* zu verweisen. Vielfach führt ein Vorschlag in dieser Richtung auch zu einer Versachlichung der nicht selten emotionsgeladenen Situation. Die Schlichtungsstellen bzw. Gutachterkommissionen haben die Aufgabe, durch objektive Begutachtung ärztlichen Handelns dem durch einen möglichen Behandlungsfehler in seiner Gesundheit Geschädigten die Durchsetzung begründeter Ansprüche zu erleichtern, ebenso auch dem Arzt die Zurückweisung unbegründeter Ansprüche. Die Kommission bzw. Schlichtungsstelle wird auf schriftlichen Antrag des Patienten oder des betroffenen Arztes tätig, sofern nicht der Antragsgegner innerhalb eines Monats widerspricht. Im allgemeinen schließen aber bereits anhängige oder abgeschlossene Gerichtsverfahren die Tätigkeit ebenso aus wie ein Zeitintervall von mehr als 5 Jahren. Die Aufgabenstellung ist aber in den Ländern unterschiedlich. Keinesfalls sollte der Arzt in solchen Fällen zu seiner Verteidigung vorbringen, daß diese Folgen aus dem allgemeinen Risiko, das jeder ärztlichen Handlung innewohnt, resultieren würden. Dieser Einwand wird in der Regel mit dem Hinweis beantwortet, daß, wenn dem so sei, der Patient darüber hätte aufgeklärt werden müssen. Deshalb ist also Vorsicht geboten mit dieser Strategie der Verteidigung, es sei denn, daß über das, was später eingetreten ist, tatsächlich aufgeklärt wurde und (!) die Tatsache der Aufklärung belegt werden kann.

Weit verbreitet ist die Meinung, daß die Aufklärung schriftlich erfolgen müsse. Dem ist keineswegs so, allerdings ist der Arzt bei schriftlicher Bestätigung über eine erfolgte Aufklärung in einer besseren Beweislage.

Wird der Arzt im Strafverfahren beschuldigt oder kommt eine zivilrechtliche Klage auf ihn zu, so sollte er als erstes die Frage zu klären oder zumindest in Zweifel zu ziehen versuchen, ob zwischen einem behaupteten oder erwiesenen Behandlungsfehler und der anschließenden Verschlechterung überhaupt ein ursächlicher Zusammenhang besteht. Ist ein solcher im Strafrecht nicht mit an Sicherheit grenzender Wahrscheinlichkeit, im Zivilrecht nicht mit der verlangten Wahrscheinlichkeit beweisbar, so hat der Staatsanwalt bzw. der Kläger keine Aussicht, eine Verurteilung zu erreichen. Das strafrechtliche „mit an Sicherheit grenzender Wahrscheinlichkeit" bedeutet dabei einen so hohen Grad an Sicherheit, daß jeder vernünftige Zweifel schweigen muß. Bei Krankheiten mit primär deutlicher Letalitätsrate (z. B. Herzinfarkt, Epiduralblutung) wird ein solcher strafrechtlicher Kausalitätsnachweis deshalb selbst bei eher grotesken Behandlungsfehlern bezüglich des tödlichen Verlaufes nicht gelingen. Zivilrechtlich werden schwere Behandlungsfehler dagegen zur sog. Beweislastumkehr führen: Der Arzt müßte dann das Fehlen der Kausalität beweisen, was kaum jemals gelingt und regelmäßig das Unterliegen im Prozeß bedeutet.

In der täglichen Praxis lassen der Patient oder im Falle des Todes seine Angehörigen vielfach schon bei der ersten Kontaktaufnahme mit dem Arzt erkennen, daß kein Interesse an einer strafrechtlichen Verurteilung des Arztes besteht, sondern daß lediglich der Ersatz des entstandenen Schadens interessiert. Nicht selten läßt sich hier der Arzt, dem der Vorwurf in dieser Phase meist noch in aller Form und höflich vorgetragen wird, gar nicht auf eine Diskussion ein, oder er reagiert gar ärgerlich und abweisend. Dem Patienten bleibt dann oft keine andere Wahl, als sich an einen Anwalt zu wenden. Ist dieser aber erst eingeschaltet, so folgt in aller Regel eine Strafanzeige, da dies dem Anwalt viel Mühe erspart und gerade die mühselige und nicht selten auch kostspielige Beweissicherung zur Pflicht des Staatsanwaltes macht.

Nach erfolgter Strafanzeige kommt ein Ermittlungsverfahren in Gang, das dazu dient, das Material für den Strafprozeß zu beschaffen. Im Rahmen des Ermittlungsverfahrens kommt es auch zur Vernehmung des Arztes, in der Regel (zumindest zunächst) durch einen Beamten der Kriminalpolizei. Der Polizeibeamte ist nach den Vorschriften der Strafprozeßordnung verpflichtet, den zu Vernehmenden darauf hinzuweisen, daß er als Beschuldigter vernommen wird und daß er nicht verpflichtet ist, eine Aussage zu machen, ferner, daß er bereits in diesem Stadium des Verfahrens einen Anwalt seiner Wahl beiziehen kann. Es gibt keine verbindlichen Regeln für den Arzt, wie er sich in dieser Situation verhalten soll, ob er eine Aussage machen sollte oder nicht. Ist er zur Aussage bereit, so sollte er bedenken, daß seine Aussage schriftlich festgehalten wird und ihm im Laufe des Verfahrens, insbesondere in einer Hauptverhandlung vor Gericht, vorgehalten werden kann. Nur das, was er nicht gesagt hat, kann ihm nicht vorgehalten werden. Alles, was er nicht zugestanden hat, muß dem Arzt erst bewiesen werden.

Zur rechtlichen Systematik des Behandlungsfehlervorwurfes

A. Strafrechtliche Haftung

Strafrechtlich kann der Arzt für einen Gesundheitsschaden oder den Tod des Patienten wegen fahrlässiger Körperverletzung (§ 230 StGB) oder fahrlässiger Tötung (§ 222 StGB) zur Verantwortung gezogen werden, wenn die folgenden Voraussetzungen erfüllt sind:

a) Der Arzt hat gegen die Regeln der ärztlichen Kunst verstoßen bzw. ärztliche Sorgfaltspflichten verletzt.
b) Dem Patienten ist im Rahmen der Behandlung bzw. der unterlassenen Behandlung ein Schaden, i. d. R. eine Gesundheitsverschlechterung oder fehlende Heilung, entstanden.
c) Das fehlerhafte Handeln des Arztes muß für den Eintritt des negativen Erfolges ursächlich sein. Schicksalhafte Krankheitsverläufe fallen allenfalls bei Fehldiagnose oder unterlassener Behandlung in die rechtliche Verantwortung des Arztes.
d) Dem Arzt muß aus seinem objektiv sorgfaltswidrigen Verhalten subjektiv, insbesondere auch aus der damaligen Sicht, ein Schuldvorwurf gemacht werden können. Den Arzt trifft ein Schuldvorwurf dann, wenn er nach seinen persönlichen Kenntnissen und Fähigkeiten den tatbestandsmäßigen Erfolg hätte voraussehen können, dies aber nicht tat (unbewußte Fahrlässigkeit), oder wenn er die Möglichkeit des schädlichen Erfolges zwar vorausgesehen hat, aber pflichtwidrig darauf vertraut hat, dieser werde nicht eintreten (bewußte Fahrlässigkeit). Selbstverständlich gilt der Schuldvorwurf auch bei Vorsatz.

Während der Richter die unter (a) bis (c) genannten Voraussetzungen in der Regel nicht ohne die Mitwirkung eines Sachverständigen entscheiden kann, fällt die Entscheidung über die Schuldfrage ausschließlich in die Kompetenz des Richters. *Der ärztliche Sachverständige sollte sich deshalb hüten, in seinem Gutach-*

ten zu der Frage Stellung zu nehmen, ob ein bestimmtes Handeln etwa fahrlässig gewesen ist. Er sollte nur die Frage beantworten, ob das Handeln gegen die Regeln der ärztlichen Kunst oder gegen die Sorgfaltspflicht verstoßen hat und hierbei eventuelle entlastende oder belastende Besonderheiten des Einzelfalles darlegen.

Für den **Aufbau des strafrechtlichen Gutachtens** gilt deshalb folgendes:

1. Zunächst ist zu prüfen, ob ein bestimmter Eingriff überhaupt und in dieser Form indiziert war.
2. Dann ist zu prüfen, ob der Eingriff sorgfältig durchgeführt wurde.

In beiden Fällen ist vom Wissensstand zum Zeitpunkt der Behandlung auszugehen. Bei mehreren möglichen Methoden kann es im Strafrecht nicht darauf ankommen, welche die bessere ist; hier zählt nur, ob die gewählte Methode zumindest vertretbar war.

3. Als nächstes wäre zu prüfen, ob der Patient nach Aufklärung über mögliche Komplikationen in den Eingriff wirksam eingewilligt hat. Diese Prüfung ist aber in aller Regel eine Beweiswürdigung und damit Sache des Juristen. Der Gutachter sollte lediglich ggf. zur Häufigkeit eventueller Komplikationen Stellung nehmen, ferner dazu, ob diese Komplikationen für einen bestimmten Eingriff typisch sind oder eher ungewöhnlich. Ausführungen zur Dringlichkeit und Eilbedürftigkeit des Eingriffes könnten hier ebenfalls vom Gutachter gefordert sein.
4. Die dem Patienten entstandenen Schäden sind darzulegen, wenn ein Behandlungsfehler bis jetzt noch im Raume steht.
5. Zuletzt ist zu prüfen, ob ein sicherer Kausalzusammenhang besteht zwischen ärztlichem Fehler und später nachgewiesener Schädigung. Hierbei ist – insbesondere bei tödlichen Verläufen – darzulegen, ob es möglicherweise auch bei sorgfältiger Behandlung infolge schicksalhaften Verlaufes zu dem Schaden hätte kommen können oder ob der Endzustand des Patienten alleine durch den Behandlungsfehler erklärt werden kann. Dieser Punkt ist in der Praxis der wichtigste, denn selbst beim nachgewiesenen Behandlungsfehler kann dessen Kausalität für den entstandenen Gesundheitsschaden in der Mehrzahl der Fälle nicht mit der im Strafprozeß erforderlichen Sicherheit belegt werden.

B. Zivilrechtliche Haftung

Hier geht es nur um die Ersatzpflicht für verursachten Schaden, ggf. auch um Schmerzensgeld. Keineswegs geht es im Zivilprozeß um die Bestrafung des Arztes. Allein dies sollte den in eine kritische Situation geratenen Arzt zum Nachdenken veranlassen, ob er nicht das vom Patienten oder dessen Angehörigen gesuchte Gespräch annehmen und über den beanspruchten Schadensausgleich verhandeln sollte. Er sollte ferner bedenken, daß er seine Haftpflichtversicherung informieren kann, auch ohne dem Patienten gegenüber eine Schuld eingeräumt zu haben. Die Versicherung wird dann, im eigenen Interesse wie im Interesse des Arztes, die Rechtsposition abklären, wobei sie mit solchen Vorgängen in der Regel besser vertraut ist als ein Arzt.

Arzt und Patient sind im Zivilprozeß gleichgeordnete Rechtssubjekte. Haftungsgrundlage ist in aller Regel der Arzt-Patienten-Vertrag in Verbindung mit den Regelungen zur Schlechterfüllung bzw. den Regelungen zur erlaubten Handlung. Statt dessen kommt auch eine Geschäftsführung ohne Auftrag in Betracht, wenn infolge raschen ärztlichen Eingreifenmüssens ein Arzt-Patienten-Vertrag nicht zustande kommt, z. B. bei Bewußtlosen am Unfallort.

Bei zivilrechtlichen Arzthaftungsprozessen trägt die Rechtsprechung (nicht der Gesetzgeber!) seit längerem der Tatsache Rechnung, daß einerseits der Patient die volle Beweislast trägt und andererseits der Arzt regelmäßig die bessere Position innehat. Der Arzt hat in aller Regel die bessere Fachkunde, die ihm hilft, selbst nach vorangegangener Fehlhandlung seine Schilderung des Vorfalles geschönt, quasi „gutachtergerecht" abzufassen, und andererseits hat der Arzt zunächst seine Hand auf der Dokumentation und könnte diese sogar korrigieren oder verschwinden lassen. Unter dem bemerkenswerten Stichwort „Waffengleichheit" hat die Rechtssprechung deshalb dem Patienten in bestimmten Fällen Beweiserleichterungen zugebilligt. So könnten besonders typische Folgeschäden als Anscheinsbeweis für einen vorausgegangenen ärztlichen Fehler gewertet werden. Nach sog. „schweren Behandlungsfehlern" (das Attribut „schwer" steht bei Behandlungsfehlern also niemals dem Gutachter, nur dem Richter zu!) kommt es zur Beweislastumkehr, ebenso bei erheblichen Dokumentationsmängeln. Der unparteiische

Gutachter ist also durchaus aufgerufen, Dokumentationsmängel oder -auffälligkeiten anzusprechen, z. B. wenn gerade das entscheidende OP- oder Narkoseprotokoll fehlt oder wenn Verlaufsberichte offenbar seitenweise in einem Zug durchgeschrieben wurden. Im Zivilprozeß gehen solche Mängel zu Lasten des Arztes, dem dafür umgekehrt im Strafprozeß oft ein Fehler kaum noch mit der nötigen Sicherheit nachgewiesen werden kann.

Für den **Aufbau des zivilrechtlichen Gutachtens,** das sich im übrigen eng an den Wortlaut der Beweisfragen zu halten hat, hat dies folgende Konsequenzen:

1. Auch hier ist zu prüfen, ob ein bestimmter Eingriff überhaupt in dieser Form indiziert war und ob er
2. sorgfältig durchgeführt wurde. Auch zivilrechtlich ist vom Stand der Kenntnis zum Zeitpunkt der Behandlung auszugehen. Zugrundezulegen ist grundsätzlich der Standard eines mit der erforderlichen (nicht mit der „üblichen"!) Sorgfalt vorgehenden Gebietsarztes des entsprechenden Fachgebietes. Kann dieser Standard vom beklagten Arzt nicht erreicht werden, liegt zumindest ein sog. *Übernahmeverschulden* vor. Standen aus der Sicht ex ante mehrere gleichwertige oder auch unterschiedliche Behandlungsmethoden zur Diskussion, so können Ausführungen über die unterschiedlichen Risiken und Erfolgsaussichten, auch über die Akzeptanz der Methoden durch die sog. Schulmedizin, durchaus gefordert sein.
3. Bezüglich der Einwilligung nach Aufklärung ist gerade die Frage der unterschiedlichen Risiken mehrerer grundsätzlich in Frage kommender Methoden wichtig. So muß z. B. für die Entscheidung zwischen Sectio und Saugglocke die Mutter begriffen haben, daß die eine Methode für sie selbst, die andere für das Neugeborene gefährlicher ist. Die Entscheidung für eine Methode mit besseren Erfolgsaussichten, aber auch höherem Risiko einer Verschlechterung kann nur der Patient selbst nach entsprechender Aufklärung treffen. Auch müßte der Patient über die Erfolgsaussichten einer invasiven Therapie gegenüber z. B. einfachem Zuwarten Bescheid wissen.
4. Während im Strafrecht vorrangig interessiert, ob überhaupt ein Gesundheitsschaden entstanden ist, ist dessen Eingrenzung und penible Abgrenzung gegen typische Krankheitsfolgen im Zivilrecht ganz entscheidend, da sich hiernach ja die Höhe von Schadensersatz und Schmerzensgeld, also dem eigentlichen Prozeßziel, bemißt.
5. Auch im Zivilrecht ist zunächst ein sicherer Nachweis des Kausalzusammenhanges gefordert. Darüber hinaus kann aber auch die Frage der Wahrscheinlichkeit eines Kausalzusammenhanges gestellt werden, ferner die Frage der Typizität des Schadens für einen bestimmten Behandlungsfehler. Kann ein Kausalzusammenhang aufgrund fehlender Angaben nicht geklärt werden, sollte dies angesprochen werden.

Zu beurteilen ist die *Kausalität* im Zivilrecht nach der *Adäquanztheorie,* und zwar in zwei Stufen: Zum einen muß feststehen, daß ein Fehler überhaupt begangen wurde, zum anderen muß dieser Fehler geeignet sein, den aufgetretenen Schaden zu verursachen. Ein gesicherter Zusammenhang zwischen einem Fehler und einem Schaden, der über so ungewöhnliche Zwischenschritte verläuft, daß damit nach der Lebenserfahrung nicht gerechnet werden konnte, begründet in der Regel noch keine zivilrechtliche Haftung. Der Fehler muß ganz allgemein geeignet sein, den entstandenen Schaden herbeizuführen. Zu beurteilen ist dies aus objektiver nachträglicher Sicht, nicht wie bei der strafrechtlichen Schuldfrage ex ante.

Literatur

1 Baur, U.: Der ärztliche Kunstfehler. Krankenhausarzt 48 (1975) 419
2 Carstensen, G., H. Kuhlendahl: Die Behandlungsfehler in medizinischer Sicht. Internist 24 (1983) 202
3 Deutsch, E.: Zur zivilrechtlichen Berufshaftung des Arztes. Internist 24 (1983) 196
4 Gramberg-Danielsen, B.: Die Haftung des Arztes. Enke, Stuttgart 1978
5 Laufs, A.: Zur Beweislast im Arzthaftpflichtprozeß. Med. Sachverst. 73 (1877) 2

34 Die Entschädigung des Sachverständigen

G. Hennies

Das Gesetz über die Entschädigung von Zeugen und Sachverständigen – ZSEG – i. d. F. vom 9. Dezember 1986 gilt nach § 1 für Sachverständige, die von Gerichten – also nicht von Behörden und Versicherungsträgern – zu Beweiszwecken herangezogen werden. Auf Privatgutachten ist es nicht anwendbar, mögen sie auch zur Vorlage bei Gericht bestimmt sein; sie sind nach zivilrechtlichen Grundsätzen zu vergüten (§ 632 BGB: entweder nach freier Vereinbarung oder mangels einer Taxe nach der üblichen Vergütung; hierzu ausführlich: S. 114).

Die Vergütung der Ärzte, die sog. externe Gutachten für Versicherungsträger und Sozialbehörden erstatten, richtet sich gemäß § 21 Abs. 3 SGB X nach dem ZSEG oder nach den vereinbarten Regeln (hierzu im einzelnen S. 730).

Die nicht nur ehrenamtlichen Angehörigen einer Behörde oder sonstigen öffentlichen Stelle, die Gutachten für Gerichte *in Erfüllung ihrer Dienstaufgaben* erstatten, haben keinen Anspruch auf Vergütung nach dem ZSEG (§ 1 Abs. 3). Entscheidend ist, ob die Erstattung von gerichtlichen Gutachten zu den dienstlichen Aufgaben gehört, was z. B. bei Krankenhausärzten und bei beamteten Ärzten, die sich der Tätigkeit als Sachverständige für Gerichte neben ihren Dienstaufgaben widmen, in aller Regel nicht der Fall sein wird.

Entschädigungsgrundsätze

Einleitend muß auf etwas Selbstverständliches aufmerksam gemacht werden, das in der Gutachtenpraxis nicht so selbstverständlich zu sein scheint, wie es ist: *Anspruch auf Entschädigung hat, wer vom Gericht zum Sachverständigen bestellt worden ist.* Wer dies ist, richtet sich nach dem gerichtlichen Beweisbeschluß. Grundlage für den Entschädigungsanspruch ist der *Gutachtenauftrag.*

In der Rechtsprechung haben sich Grundsätze darüber entwickelt, wie sich *„Leistungsstörungen"* auf den Entschädigungsanspruch auswirken. Solche Störungen können ärgerliche Verluste nach sich ziehen, wenn der Sachverständige bestimmte Grundregeln nicht beachtet hat (Einzelheiten ausführlich; 3). *Beispiele*, in denen u. U. ein Entschädigungsanspruch nicht entsteht: In Wirklichkeit hat nicht der zum Sachverständigen bestellte, d. h. im Beweisbeschluß benannte, sondern ein anderer Arzt das Gutachten erstattet. Das Gutachten entspricht seinem Inhalt nach nicht dem Auftrag des Gerichts und ist schlechthin unverwertbar (12, 62). Der Sachverständige hat schuldhaft, d. h. vorsätzlich oder grobfahrlässig, einen *Ablehnungsgrund* gegeben und ist deshalb auch mit Erfolg abgelehnt worden (22, 24, 51, 57, 61); *Beispiel:* Er hat in grober Weise gegen seine Pflicht zur Unparteilichkeit verstoßen, mit einer Partei persönlich Kontakt aufgenommen und mündliche Informationen eingeholt, ohne den Gegner zu verständigen (27, 62, 63). Wird dagegen der Sachverständige ohne oder nur aus leichtem Verschulden erfolgreich abgelehnt, so ist er für die Tätigkeit zu entschädigen, die er bereits geleistet hat; entsprechendes gilt bei sonstigen Gründen, die der Sachverständige nicht zu vertreten hat (15, 63). Es ist wichtig, Gutachten in einer dem medizinischen Laien *verständlichen Sprache* abzufassen; denn ein Gutachten, das es dem Gericht nicht ermöglicht, den Gedankengängen des Sachverständigen nachzugehen, sie zu prüfen und sich ihnen anzuschließen oder sie abzulehnen, ist für den Rechtsstreit wertlos und löst keinen Entschädigungsanspruch aus (28, 63, 64).

Maßstäbe für die Entschädigung sind die erforderliche Zeit und der Stundensatz (§§ 3, 4), die Pauschalsätze für besondere Verrichtungen (§ 5) und der Aufwendungsersatz (§§ 8–11). Ein Beispiel für das Formular der ärztlichen Kostenrechnung findet sich auf Seite 732.

Zeitansatz (§ 3 Abs. 2)

Die Entschädigung wird nach der Zeit bemessen, die zur Erstattung des Gutachtens, „erforderlich" ist. *Was erforderlich ist, richtet sich danach, „welche Zeit ein mit der Materie vertrauter Sachverständiger von durchschnittlichen*

Fachkenntnissen bei durchschnittlicher Arbeitsintensität benötigen würde" (so 5 S. 232; auch 7 unter RdNr. 725–733).

Zur *„erforderlichen Zeit" gehören:* Vorbereitung und sonstige Vorarbeiten; Studium der *Gerichtsakten* nebst Beiakten und deren Unterlagen, soweit notwendig; *Exploration und Untersuchung*, u. U. erforderliche Wegezeiten; *Ausarbeitung* des Gutachtens; *Diktat und Durchsicht*; Wahrnehmung eines *Gerichtstermins* einschließlich Reise- und Wartezeiten; sonstige Zeiteinbußen auf Kosten der gewöhnlichen Beschäftigung (§ 4); *Literaturstudium*, wenn und soweit ein durchschnittlich befähigter und erfahrener Sachverständiger die Beweisfragen sachgemäß und gewissenhaft nicht beantworten kann, ohne sich mit der Fachliteratur befaßt zu haben; jedoch scheidet ein Literaturstudium aus, das nur dazu dient, Fachkenntnisse aufzufrischen oder sich weiterzubilden (26).

In der Rechtsprechung sind Entschädigungsansprüche zuerkannt worden für: *Vorprüfung* durch den Sachverständigen, ob er das ihm übertragene Gutachten erstatten könne (23, 25); *Durchsicht der Akten* im gerichtlichen Auftrag zum Zweck, die Kosten eines Gutachtens zu schätzen. Auch der Sachverständige, der Akten zurückreicht, weil er sich nicht für hinreichend sachkundig hält und deshalb den Arzt einer anderen Fachrichtung vorschlägt, wird für die zur kursorischen Aktendurchsicht aufgewendete Zeit entschädigt (29).

Jedoch ist *Vorsicht geboten*, denn der BGH (65) hat einen Entschädigungsanspruch abgelehnt, wenn der Sachverständige ohne Schwierigkeit und nähere Untersuchungen bereits aus den ihm überlassenen Unterlagen ersehen kann, daß das von ihm erwartete Gutachten Fragen betrifft, die außerhalb seines Fachgebietes liegen. Ein zeitlicher Mehraufwand für *Alter und Krankheit* des Sachverständigen wird nicht zugestanden.

Beim *Ansatz* der für die Begutachtung aufgewendeten Zeit sollte der Sachverständige nicht *zu großzügig*, die Festsetzungsstelle *nicht zu kleinlich* verfahren. Grundsätzlich ist dem Sachverständigen die Berechnung überlassen, welche Zeit er benötigt hat, das Gutachten ordnungsgemäß und gewissenhaft anzufertigen. *Die letzte, bereits begonnene Stunde* der erforderlichen Gesamtzeit wird voll angerechnet.

Der Zeitansatz ist grundsätzlich gerichtlich überprüfbar. Bewegt sich der Ansatz innerhalb eines Toleranzwertes, darf das Gericht nicht korrigieren. Eine Korrektur ist jedoch gerechtfertigt, sofern die Diskrepanz zwischen dem berechneten Zeitansatz und dem, der objektiv gerechtfertigt erscheint, ungewöhnlich groß ist (19). Grundsätzlich ist maßgebend, welche Arbeiten der Sachverständige für erforderlich halten durfte, um die Beweisfragen zu beantworten, sofern das Gericht im Gutachtenauftrag nicht ausdrücklich Beschränkungen vorgeschrieben hat (16); *Überflüssiges muß unterbleiben* (17). Entschädigung kann insoweit versagt werden, *als Untersuchungen unnötig* ausgedehnt worden sind. Will der Sachverständige *außergewöhnlich umfangreiche Untersuchungen* einleiten, die einen beträchtlichen Kostenaufwand verursachen, hat er aber Zweifel, ob sie vom Gutachtenauftrag gedeckt sind, so empfiehlt sich eine vorherige Rückfrage beim Gericht, um später unliebsame Rechnungskürzungen zu vermeiden. Falls sich das Gericht dann nicht äußert, darf er davon ausgehen, daß es ihm überlassen bleibt, das nach seiner fachkundigen Meinung Notwendige auszuführen. *Im Zweifel lieber eine Rückfrage zuviel als zu wenig!*

Merkwürdig oft entbrennt Streit über die zur *Aktendurchsicht* und zum Aktenlesen erforderliche Zeit. Allerdings entscheiden darüber die Gerichte auch sehr unterschiedlich. So werden für die Aktendurchsicht pro Stunde angesetzt: vom BayLSG ca. 40 bis 60 Blätter (77), jedoch je nach Schwierigkeitsgrad nach oben oder unten variiert, vom LSG Berlin ca. 100 Blätter (76), vom LSG BadWürtt sogar 150 bis 200 Blätter (79). Diese unterschiedliche Rechtsprechung zeigt, daß es wohl kaum allgemeingültige Maßstäbe geben wird. Aufgabe des Sachverständigen ist es, den für die medizinische Beurteilung beweiserheblichen Tatsachenstoff herauszusuchen und zu erfassen, soweit dies zur Antwort auf die Beweisfragen notwendig ist (80). Dabei wird es auf die Umstände des Einzelfalles ankommen, wieviel Aktenblätter als offensichtlich unwichtig ausschieden und welchen Umfang der Teil der Akten ausmachte, der für den Sachverständigen bedeutsam war. Für die *Auswertung von Röntgenaufnahmen* kann, angelehnt an eine bei der Bayr. Ärztekammer erarbeiteten Zeittafel, pro Aufnahme ein Zeitaufwand von 5 bis 10 Minuten angesetzt werden. Für die *Ausarbeitung des Gutachtens* besteht beim BayLSG (77) eine feste Rechtsprechung, daß im Regelfall für eine Seite Beurteilung eine Stunde benötigt wird; doch wird der Zeitaufwand nicht schematisch nach der Seitenzahl ermittelt, sondern Schreibweise und Schwierigkeit des Gutachtens berücksichtigt; dabei wird „von einem Seitenumfang von 28 Zeilen zu je 15 Silben ausgegangen" (s. S. 728).

Stundensatz (§ 3 Abs. 2)

Jede Stunde der „erforderlichen Zeit" wird mit einem bestimmten, gesetzlich begrenzten Satz abgegolten. Das BVerfG (44) hat diese Begrenzung als verfassungsgemäß bestätigt, auch wenn sie bei Spitzenverdienern einen vollen Ausgleich verhindert. Die Stundensätze, die früher bei 20,– bis 50,– DM lagen, sind durch Gesetz vom 9.12. 1986 (BGBl S. 2326, 2334) *auf 40,– bis 70,– DM erhöht* worden. Nach § 3 Abs. 2 S. 2 ZSEG sind für den im Einzelfall angemessenen Stundensatz folgende vier Merkmale maßgebend:

1. Der Grad der erforderlichen Fachkenntnisse

Er wird bestimmt durch Ausbildung, berufliche Qualifikation und Erfahrungsschatz. Da das ZSEG für Sachverständige jeder Art geschaffen ist, reicht die Spanne vom Handwerker bis zum hochqualifizierten Wissenschaftler. Jedoch kommt es immer nur darauf an, welche Fachkenntnisse zur Erfüllung des Gutachtenauftrages *objektiv erforderlich* sind.

2. Die Schwierigkeit der Leistung

Der Stundensatz darf um so höher bemessen werden, je umfangreicher und verwickelter sich der Tatsachenstoff darstellt, je mehr Vorbefunde und Vorgutachten zu würdigen, je eingehendere und mühevollere Untersuchungsmethoden anzuwenden, je verwickeltere diagnostische Erwägungen anzustellen sind und je schwieriger die Schlußbeurteilung zu gewinnen ist.

3. Besondere Umstände, unter denen das Gutachten zu erarbeiten war

Hierzu rechnen nicht allgemeine Umstände, die für alle Sachverständigen gleichermaßen gelten, z. B. der sinkende Geldwert als Folge der allgemeinen wirtschaftlichen Entwicklung. Gemeint sind vor allem erschwerende Umstände, unter denen das Gutachten erstattet werden mußte. Bezogen auf Mediziner können dies sein: ein ungewöhnliches Maß an Geduld, das bei der Exploration aufzubringen war (18); mit besonderen Gefahren oder Belästigungen verbundene Untersuchungen; Anfertigung des Gutachtens unter ungewöhnlichem Zeitdruck wegen Eilbedürftigkeit usw.

4. Der nicht anderweitig abzugeltende Aufwand für die notwendige Benutzung technischer Vorrichtungen

Mit diesem gegenüber dem früheren Rechtszustand neuen Bemessungsmerkmal hat der Gesetzgeber Neuland betreten. In der Abrechnungspraxis scheint es noch keine rechte Bedeutung erlangt zu haben. Der Neuregelung liegen folgende Gedanken zugrunde: Veranlaßt ein Sachverständiger zusätzlich Leistungen durch einen Dritten, so kann er nach § 8 Abs. 1 Nr. 1 ZSEG Aufwendungsersatz fordern (s. S. 726ff). Setzt der Sachverständige eigene Apparate und sonstige technische Einrichtungen ein, hatte er nach früher geltendem Recht keinen Anspruch auf Kostenersatz. Diesem Mangel soll das neue Bemessungsmerkmal abhelfen. Wie der Gesetzeswortlaut zeigt, genügt es nicht, daß der Sachverständige wertvolle Apparate und Geräte besitzt, sondern deren Benutzung muß *notwendig* sein, um das Gutachten auftragsgemäß zu erstatten. Da *Gemeinkosten* einer Arztpraxis *nicht ersetzt* werden (s. S. 726), kann nur ein höherwertiger apparativer Aufwand zu einer Erhöhung des Stundensatzes führen. Deshalb dürfte ausschlaggebend sein, ob der apparative Aufwand in seinem *Wert über eine Standardausrüstung* hinaus reicht und den Sachverständigen in die Lage versetzt, durch den Einsatz eigener medizinischer Apparate, Geräte und sonstiger Einrichtungen darauf zu verzichten, andere Fachärzte zur Mithilfe bei der diagnostischen Klärung zu bemühen. Technische Einrichtungen von besonderem Wert sind z. B.: Röntgeneinrichtungen, ergometrische und spiroergometrische Meßplätze, teil- oder vollautomatisierte Laboreinrichtungen, Elektromyogramme, wohl auch EEG, Phonokardiogramme. Ob das normale EKG darunter fällt, kann zweifelhaft sein, weil es zur Standardausrüstung einer modernen internistischen oder allgemeinärztlichen Praxis gehört. Weitere Voraussetzung zur Erhöhung des Stundensatzes ist, daß der Aufwand für die technischen *Vorrichtungen nicht anderweitig abgegolten* wird. Es kann also nicht zusätzlich noch ein Aufwendungsersatz nach § 8 verlangt werden. Wird ein höherer Stundensatz abgerechnet, dürfte zur Begründung ein kurzer Hinweis auf den besonderen Wert der benutzten medizinischen Geräte oder Einrichtungen und die Dauer des Einsatzes zur Begutachtung zweckmäßig sein.

Über die **Höhe des Stundensatzes** entbrennt am häufigsten Streit, zumal § 3 ZSEG einen weiten Spielraum pflichtgemäßen Ermessens läßt, die Rechtsprechung nicht einheitlich ist und wegen der Vielzahl der im Einzelfall zu berücksichtigenden Umstände auch gar nicht sein kann. In der Praxis spielen die beiden ersten Kriterien die größte Rolle, ausschlaggebend sind also zu allermeist

- das zur Begutachtung erforderliche Ausmaß an Fachkenntnissen und
- der Schwierigkeitsgrad.

Zum 1. Kriterium: Fachkenntnisse: In der Sozialgerichtsbarkeit ist es zu einer bedenklichen Entwicklung gekommen, die auf der Auffassung basiert, auch bei medizinischen Sachverständigen liege für einfache Gutachten die Einsatzschwelle beim untersten Stundensatz von 40,– DM, daraus wird für Gutachten von durchschnittlicher Schwierigkeit ein Satz von

55,– DM abgeleitet (vgl. z. B. mit Zitaten: 11, 83, 84). Bei solcher Einstufung wird das erste der gesetzlichen Kriterien übersehen (52, 53). Fachkenntnisse von Sachverständigen sind schon ihrer Qualifikation nach sehr unterschiedlich. Bekanntlich werden Gutachten von Gerichten anderer Gerichtszweige nicht wie in der Sozialgerichtsbarkeit fast ausnahmslos von Ärzten, sondern häufig von Fachleuten anderer Art, z. B. von Handwerkern eingeholt. In diesem Zusammenhang hat das LSG Berlin in früherer Rechtsprechung (78) auf die im Rechtsleben übliche Dreiteilung in betriebsbezogene Ausbildung (Lehre), Fachschulausbildung und Hochschulausbildung aufmerksam gemacht. Maßgebend ist an erster Stelle, welche Ausbildung und welche Erfahrungen „notwendig waren, um die für die Erstattung des Gutachtens erforderlichen Kenntnisse zu erlangen“ (7 RdNr 734). Ein hoher Grad von Fachkenntnissen wird z. B. erreicht: durch langes, breit angelegtes wissenschaftliches Studium, erfolgreiche Abschlußprüfungen, langjährige Erfahrung, durch Arbeit in der Praxis, Forschung und sonstige wissenschaftliche Tätigkeit, Zusammenarbeit mit qualifizierten Mitarbeitern u. dergl. (5 S. 238). Bei Ärzten sind zahlreiche solcher Qualifikationsmerkmale zu berücksichtigen: die lange wissenschaftliche Ausbildung, in deren Verlauf mehrere Prüfungen abgelegt werden mußten, eine umfangreiche Weiterbildung zur Anerkennung als Arzt auf einem bestimmten Fachgebiet (früher Facharzt), darunter u. U. die Anerkennung als „Arzt für Arbeitsmedizin“, Erwerb der Zusatzbezeichnung „Sozialmedizin“, die berufsrechtlich vorgeschriebene ständige Fortbildung, durch praktische Tätigkeit in Klinik und Praxis gewonnene ärztliche Erfahrungen, u. U. der auf wissenschaftlicher Arbeit beruhende spezielle Erfahrungsschatz und schließlich auch der hohe Grad ärztlicher Verantwortung.

Bei der Festsetzung des Stundensatzes innerhalb des gesetzlichen Entschädigungsrahmens von 40,– bis 70,– DM werden zwar nicht die Fachkenntnisse zum Maßstab genommen, über die der Sachverständige als Arzt insgesamt verfügt, sondern nur diejenigen, welche im konkreten Einzelfall eingesetzt werden müssen, um den Gutachtenauftrag zu erfüllen. Doch erfordern selbst einfache medizinische Gutachten den Einsatz zumindest allgemeiner ärztlicher Kenntnisse und Erfahrungen, demnach von Fachkenntnissen, die auf einer umfangreichen wissenschaftlichen Ausbildung, Weiterbildung zum Arzt auf einem Fachgebiet, berufsbegleitender Fortbildung und praktischer Tätigkeit beruhen. Folglich ist bei Ärzten schon wegen der Qualität ihrer Fachkenntnisse ein höherer Stundensatz als 40,– DM angemessen. Der auf diesen Betrag gesetzlich begrenzte Mindestsatz kommt nur für einfachste Gutachten in Betracht, die geringe Fachkenntnisse erfordern und geringe Schwierigkeiten bereiten (6 RdNr 144). Wegen des weit höheren Grades der zur Begutachtung erforderlichen ärztlichen Fachkenntnisse sollte daher ein Stundensatz von 50,– DM nicht unterschritten werden. Würde man für einfache Gutachten von Sachverständigen aller möglichen Berufsgruppen ungeachtet ihrer sehr unterschiedlichen beruflichen Qualifikation den Mindestsatz festsetzen, gäbe es, den gesetzlichen Bemessungskriterien zuwider, keine Abstufung nach dem Grad der Fachkenntnisse.

Zum 2. Kriterium: Schwierigkeitsgrad: Der weite Rahmen der in Gerichtsverfahren vorkommenden Beweisthemen reicht über die verschiedenen Gerichtsbarkeiten hinweg von einfachsten handwerklichen oder landwirtschaftlichen Fragen bis zu schwierigsten wissenschaftlichen Spezialfragen. Innerhalb dieses Rahmens müssen höhere Schwierigkeitsgrade zu höheren Stundensätzen als zu dem für einfache medizinische Gutachten angemessenen Betrag von 50,– DM führen. Errechnet man, 50,– DM zugrundelegend, den Mittelwert zum Höchstsatz von 70,– DM, gelangt man für ein medizinisches Gutachten von durchschnittlicher Schwierigkeit zu einem Betrag von 60,– DM. Das Ergebnis ist nicht anders, wenn man die Methode von Meyer/Höver anwendet und von der Mitte des gesetzlichen Entschädigungsrahmens von 40,– bis 70,– DM = 55,– DM ausgeht, weil auch bei solcher Berechnung „die im Einzelfall angemessene Entschädigung nach den Bemessungsmerkmalen des § 3 Abs. 2 höher oder niedriger festzusetzen sein“ wird (6 RdNr. 143); eine Erhöhung auf 60,– DM ist für ärztliche Sachverständige aber schon nach dem gegenüber anderen, weniger qualifizierten Berufsgruppen höheren Grad von Fachkenntnissen gerechtfertigt. Die berufliche Qualifikation von Ärzten allein sagt allerdings noch nichts über den Schwierigkeitsgrad von Gutachten aus.

Aus Gründen der Praktikabilität ist bei der Festsetzung des Stundensatzes eine Schematisierung hilfreich, weil sich auf diese Weise am einfachsten abschätzen läßt, welche Entschädigung für das einzelne Gutachten angemessen erscheint. Solche allgemeinen Regeln können jedoch nicht mehr als einen ungefähren Anhalt bieten, da ein starres Schema mit dem Sinn und Zweck des Gesetzes unvereinbar ist. Dies klarstellend vorausgeschickt, soll die folgende Richtschnur zeigen, wie der gesetzliche Entschädigungsrahmen bei medizinischen Gutachten ausgefüllt werden kann.

Die Orientierung am Durchschnittssatz führt zu einer Bewertung nach drei Schwierigkeitsgraden: einfache, durchschnittlich schwierige und außergewöhnlich schwierige Gutachten mit dementsprechend dreistufigen Stundensätzen: um 50,– DM, um 60,– DM und bis zu 70,– DM.

Die Festsetzung solcher Stundensätze ist mit dem Willen des Gesetzgebers vereinbar, die Sätze, die früher galten, um jeweils 20,– DM, also im Mittelwert um rd. 43% zu erhöhen (67; BT-Drucks 10/5113 S. 19). Erstmalig vom LSG Baden-Württemberg entwickelt und vom LSG Rheinland-Pfalz (46, 47) übernommen, war in der Praxis zunächst eine an vier Schwierigkeitsgraden orientierte Skala üblich: einfache, mittelschwierige, schwierige, außergewöhnlich schwierige Gutachten (so auch in der Vorauflage dieses Buches S. 91). Im Laufe der Zeit ersetzte das LSG Schleswig (82) aus Praktikabilitätsgründen das Vier-Stufen-Schema durch ein dreistufiges. Für eine solche Vereinfachung spricht die Tatsache, daß die Unterscheidungsmerkmale zwischen „mittelschwierigen" und „schwierigen" Gutachten ziemlich verschwommen sind. Auch haben Sachverständige sich mit Recht beklagt, nicht zu wissen, welches ihrer Gutachten denn nun in die eine oder andere Kategorie falle. Die Beschränkung auf drei Schwierigkeitsgrade vereinfacht die Einstufung und macht sie klarer. Die Bandbreite um die jeweiligen Sätze einer Gruppe läßt auch mehr Raum, Besonderheiten des Einzelfalles nach oben oder unten hin zu berücksichtigen (11).

Die folgende Skala hat den Sinn, besonders in der Sozialgerichtsbarkeit *als Orientierungshilfe* zu dienen, innerhalb des gesetzlichen Rahmens den für den Einzelfall angemessenen Stundensatz zu finden:

Einfache Gutachten zum Satz um 50,– DM: leichte, routinemäßig anzufertigende Gutachten, die keine oder nur geringe Schwierigkeiten bereiten und deren Beweisfragen mühelos zu beantworten sind, darunter z. B. medizinisch einfache Aussagen zur Arbeitsunfähigkeit oder zu einem Einzelgrad der Behinderung oder MdE in klaren Fällen, auch bloße Aktengutachten einfacher Art.

Gutachten mit durchschnittlichem Schwierigkeitsgrad zum Satz um 60,– DM: Vorbefunde und Vorgutachten zu würdigen, diagnostische oder ätiologische Probleme, gewisse Schwierigkeiten bei Exploration, Anamnese, Befunderhebung oder Beurteilungen, z. B. bei der Feststellung des individuellen Funktions- und Leistungsbildes im Streit um Erwerbs- oder Berufsunfähigkeit, Ermittlung einer Gesamt-MdE oder Gesamt-GdB, Kausalitätsbeurteilungen; darunter also sog. „Zustandsgutachten" und „Zusammenhangsgutachten" ohne besonders große Schwierigkeiten. In dieser Gruppe wird es Fälle geben, in denen eine Differenzierung dahin angemessen erscheint, vom Durchschnittswert nach unten oder nach oben abzuweichen.

Beispiele von Gutachten, deren *Schwierigkeitsgrad unterdurchschnittlich* ist; Stundensatz deshalb 55,– DM: klare Befunde, ohne besondere Schwierigkeiten zu ermittelndes Leistungsbild; medizinisch nicht einfache, aber auch nicht sonderlich schwierige Aussage zur Arbeitsunfähigkeit oder zur MdE oder GdB; kurz: klare, aber nicht ganz einfache Fälle.

Beispiele von Gutachten mit *überdurchschnittlichem Schwierigkeitsgrad*, aber noch keinen außergewöhnlichen Schwierigkeiten; Stundensatz deshalb 65,– DM: komplizierte Krankengeschichte, Würdigung zahlreicher Vorbefunde anhand von Befundberichten oder Krankengeschichten von Kliniken, schwierige Würdigung von Vorgutachten; unklare oder widerspruchsvolle anamnestische Angaben oder Befunde; umfassende und vielseitige, vielschichtige oder verwickelte Überlegungen bei Befunderhebung, Diagnose oder Epikrise, komplizierte Kausalitäts- oder Leistungsbeurteilung

Außergewöhnlich schwierige Gutachten zum Höchstsatz von 70,– DM: Schwierigkeiten in weit überdurchschnittlichem Maß bei der Erhebung von Befunden oder Lösung diagnostischer Probleme, Anwendung vielfältiger und komplizierter Untersuchungsmethoden, eingehende Auseinandersetzung mit einander widersprechenden Vorgutachten, Kausalitäts- oder Leistungsbeurteilung mit besonderen Schwierigkeiten verbunden; kurz: ungewöhnlich schwierige Tätigkeiten, die ein hervorragendes Maß an fachlichen Kenntnissen erfordert, ohne daß es sich aber um sog. „Spitzenleistungen", also um seltene Ausnahmen handeln muß (so zutreffend OLG Stuttgart gegen engere Auffassungen: 30, 50, 58).

Wichtig ist der abschließende Hinweis, daß *der für das einzelne Gutachten maßgebende Schwierigkeitsgrad nach objektiven Merkmalen* beurteilt werden muß, also nicht danach, „ob das Gutachten für den Sachverständigen subjektiv schwierig ist" (6 RdNr 148). Außer dem auf der Qualifikation als Arzt beruhenden Grad von Fachkenntnissen und dem Schwierigkeitsgrad der Leistung kann die Höhe des Stundensatzes je nach den Besonderheiten des Falles u. U. durch die beiden weiteren Bemessungskriterien zu 3 und 4 beeinflußt werden (s. S. 717). Doch spielen sie in der Praxis besonders der Sozialgerichtsbarkeit eine untergeordnete Rolle.

Noch immer unverändert, haben sich die Entschädigungspraxis und die Rechtsprechung zur Höhe der Stundensätze in den verschiedenen Gerichtszweigen, Gerichten und über die Bundesländer hinweg bedauerlich uneinheitlich entwickelt. Es wird beim einzelnen Sachverständigen auf wenig Verständnis stoßen und als ungerecht empfunden, wenn aus unerklärlichen Gründen in dem einen Land nur 40,–, höchstens 45,– DM, in einem anderen aber nicht unter 60,– oder gar 62,– DM zugebilligt werden (8 S. 50). Daher bleibt wünschenswert, daß Festsetzungsstellen und Gerichte mehr und mehr dazu übergehen, sich an einheitlichen Maßstäben zu orientieren.

Der Stundensatz wird aus den einzelnen Bemessungsmerkmalen *einheitlich für die gesamte erforderliche Zeit* gebildet; der Sachverständige wird also nicht für verschiedene Zeiten unterschiedlich entschädigt. Daher gibt auch nicht der jeweils höchste Einzelansatz, sondern das *Ergebnis einer Gesamtschau* den Ausschlag, d. h. die einzelnen Kriterien müssen nach ihrer Bedeutung für das Gutachten gewertet werden.

Beispiele aus der Gesetzesbegründung: Der Sachverständige hat eine teure technische Apparatur eingesetzt, aber nur für einen im Verhältnis zur gesamten erforderlichen Zeit geringen Zeitraum; dann ist dieser Einsatz für die Höhe des Stundensatzes nicht mehr bestimmend. Sinn dieser Regelung ist es, unangemessene Ergebnisse zu vermeiden, wenn ein hoher Stundensatz aus einem einzigen Bemessungsmerkmal zu errechnen wäre, obwohl die dementsprechende Tätigkeit verhältnismäßig kurz war. Wie in der Gesetzesbegründung ausdrücklich betont, ist zu beachten, daß der *Grad der erforderlichen Fachkenntnisse* „der Ausführung des Gutachtens *vorgegeben* und es unerheblich ist, ob der Sachverständige seine Fachkenntnisse während der gesamten erforderlichen Zeit einsetzen mußte oder nur während eines Teils". Ähnlich wird die Frage nach dem *Schwierigkeitsgrad* eines medizinischen Gutachtens zu beantworten sein: Schwierigkeiten bei Untersuchungen, Auswertung der Befunde, beim Diagnostizieren, bei der Gesamtbeurteilung und Abfassung des Gutachtens haben qualitativ ein weit stärkeres Gewicht als problemlosere einfachere Arbeiten anderer Art, wie Durchsicht von Akten, Diktat und Korrektur der Reinschrift; die Höhe des einheitlichen Stundensatzes richtet sich also nach dem schwierigen Teil.

Ausnahmsweise kann der *höchste Stundensatz bis zu 50% überschritten* werden:

a) für ein Gutachten, in dem der Sachverständige sich für den Einzelfall eingehend mit der *wissenschaftlichen* Lehre auseinanderzusetzen hat.

Es genügt nicht, daß das Gutachten wissenschaftlich begründet worden ist und Hinweise auf das Schrifttum enthält, gründlichere Kenntnis der wissenschaftlichen Lehre erforderlich waren oder eine besondere wissenschaftliche Methode angewendet werden mußte. Vielmehr muß der Gutachtenauftrag eine *Auseinandersetzung mit der wissenschaftlichen Lehre* notwendig machen; das bedeutet: der Sachverständige muß, dem Gutachtenauftrag entsprechend, wissenschaftliche Literatur durchgearbeitet und ausgewertet, zu fremden Meinungen kritisch Stellung genommen und seine eigenen Schlüsse auf den konkreten Fall gezogen haben. Sind Probleme zu behandeln, die in der Wissenschaft noch wenig geklärt sind, reicht es u. U. aus, wenn dies erläutert wird, der Sachverständige eigene Forschungen angestellt und deren Ergebnisse im Gutachten verwertet hat.

b) nach billigem Ermessen, „wenn der Sachverständige durch die Dauer oder die Häufigkeit seiner Heranziehung" einen „nicht zumutbaren Erwerbsverlust erleiden würde oder wenn er seine *Berufseinkünfte* im wesentlichen als gerichtlicher oder außergerichtlicher Sachverständiger erzielt" (§ 3 Abs. 3).

Wer *Berufssachverständiger* in diesem Sinne ist, wird danach bestimmt, ob Gutachtenaufträge nur gelegentlich angenommen werden oder ob das Ausmaß einer hauptberuflichen Berufsausübung entspricht; u. U. auch bei früherem Beamten oder Angestellten, der Pension oder Rente bezieht (31; Einzelheiten zur Regelung des § 3 Abs. 3 b: 6 RdNr. 158–166).

Besondere Leistungen (§ 5)

Bei bestimmten Leistungen des Sachverständigen oder sachverständigen Zeugen richtet sich die Entschädigung nach Pauschsätzen. Welche Leistungen dies sind, ist in § 5 Abs. 2 (Strahlendiagnostik) und in der Anlage zu § 5 im einzelnen bezeichnet. Die umfangreiche

Tabelle reicht von Befundberichten behandelnder Ärzte – sei es in freier Praxis oder im Krankenhaus – und kurzen Formblattgutachten über Blutgruppenbestimmungen, Blutentnahmen, erbbiologische Abstammungsgutachten bis zur Leichenschau und Obduktion. Einzelheiten müssen der Tab. 34.1 entnommen werden.

Tabelle 34.1 Entschädigung für besondere Leistungen gem. § 5 ZSEG i. d. F. vom 9. 12. 86, BGBl. 2326

Nr.	Bezeichnung der Leistung	Entschädigung in DM
1	Der Arzt, der eine Leiche, Teile einer Leiche oder eine Leibesfrucht besichtigt oder bei einer gerichtlichen Leichenschau mitwirkt, erhält hierfür und für seinen zur Niederschrift gegebenen Bericht	60
	Für mehrere solcher Verrichtungen bei derselben Gelegenheit erhält der Arzt höchstens	145
	Sind Berichte schriftlich zu erstatten oder nachträglich zur Niederschrift zu geben, so erhält der Arzt für jeden Bericht	30
	höchstens	100
2	Jeder Obduzent erhält	
	a) für die Leichenöffnung	240
	Bei einer Obduktion unter besonders ungünstigen äußeren Bedingungen beträgt die Entschädigung	335
	War die Leiche schon beerdigt oder ist sie nach längerer Zeit aufgefunden, so beträgt die Entschädigung	485
	b) für die Sektion von Teilen einer Leiche oder die Öffnung einer nicht lebensfähigen Leibesfrucht	100
	Bei einer Sektion oder Obduktion unter besonders ungünstigen äußeren Bedingungen beträgt die Entschädigung	145
	Die Entschädigung umfaßt auch den zur Niederschrift gegebenen Bericht einschließlich des vorläufigen Gutachtens.	
3	Der Arzt erhält für die Ausstellung des Befundscheins oder die Erteilung einer schriftlichen Auskunft ohne nähere gutachtliche Äußerung	10 bis 30
	Bei einer außergewöhnlich umfangreichen Tätigkeit erhält der Arzt bis zu	60
4	Der Arzt erhält für das Zeugnis über einen ärztlichen Befund mit kurzer gutachterlicher Äußerung oder für ein Formbogengutachten, wenn sich die Fragen auf Vorgeschichte, Angaben und Befund beschränken und nur ein kurzes Gutachten erfordern	45
	Bei einer außergewöhnlich umfangreichen Tätigkeit erhält der Arzt bis zu	90
5	Für die Untersuchung eines Lebensmittels oder eines Bedarfsgegenstandes, Arzneimittels und dgl. oder von Wässern oder Abwässern und eine kurze schriftliche, gutachterliche Äußerung beträgt die Entschädigung für jede Probe	8 bis 70
	Bei außergewöhnlich umfangreichen Untersuchungen beträgt die Entschädigung bis zu	250
6	Für die mikroskopische, physikalische, chemische, toxikologische, bakteriologische, serologische Untersuchung, wenn das Untersuchungsmaterial von Menschen oder Tieren stammt, und eine kurze gutachterliche Äußerung, einschließlich des verbrauchten Materials an Farbstoffen und anderen geringwertigen Stoffen, beträgt die Entschädigung je Organ oder Körperflüssigkeit	8 bis 70
	Bei außergewöhnlich umfangreichen Untersuchungen beträgt die Entschädigung bis zu	250
7	Die Entschädigung beträgt	
	a) für jede elektrophysiologische Untersuchung eines Menschen	15 bis 145
	b) für die raster-elektronische Untersuchung eines Menschen oder einer Leiche, auch mit Analysenzusatz	15 bis 365
	Die Entschädigung umfaßt auch eine kurze gutachtliche Äußerung und den mit der Untersuchung verbundenen Aufwand.	

Tabelle 34.**1** (Fortsetzung)

Nr.	Bezeichnung der Leistung	Entschädigung in DM
8	Bei Blutgruppenbestimmungen beträgt die Entschädigung für jede zu untersuchende Person	
	a) für die Bestimmung der ABO-Blutgruppe	20
	für die Bestimmung der Untergruppe	15
	b) für die MN-Bestimmung	15
	c) für die Bestimmung der Merkmale des Rh-Komplexes (C, C^W, c, D, E, e und weitere) je Merkmal	20
	insgesamt höchstens	110
	d) für die Bestimmung der Blutgruppenmerkmale P, K, S und weitere, falls direkt bestimmbar, je Merkmal	20
	insgesamt höchstens	110
	e) für die Bestimmung nur indirekt nachweisbarer Merkmale (D^U, s, Fy und weitere) je Merkmal	30
	insgesamt höchstens	115
	f) für die Bestimmung von Merkmalen des HLA-Systems:	
	20 bis 29 Merkmale	145
	30 und mehr Merkmale	215
	g) für den zusätzlich erforderlichen Titrationsversuch	30
	h) für den zusätzlich erforderlichen Spezialversuch (Absättigung, Bestimmung des Dosiseffekts usw.)	45
	i) für die Bestimmung der Typen der sauren Erythrozyten-Phosphatase, die Bestimmung der Phosphorglucomutase, der Adenylatkinase, der Adenosindesaminase oder der Glutamatpyruvattransaminase	45
	k) für die Bestimmung der Merkmale des Gm-Systems oder des Inv-Systems je Merkmal	45
	insgesamt höchstens	145
	l) für die Bestimmung des Haptoglobintyps	45
	m) für die Bestimmung der Gruppe Gc	45
	n) für eine in den Buchstaben a bis m nicht genannte Blutgruppenbestimmung wird wie für eine an Arbeitsaufwand vergleichbare Bestimmung entschädigt.	
	o) für das schriftliche Gutachten beträgt die Entschädigung je untersuchte Person	20
	Die Entschädigung umfaßt das verbrauchte Material, soweit es sich um geringwertige Stoffe handelt.	
9	Für jede Blutentnahme beträgt die Entschädigung	10
	Die Entschädigung umfaßt auch eine Niederschrift über die Feststellung der Identität.	
10	Bei erbbiologischen Abstammungsgutachten nach den anerkannten erbbiologischen Methoden beträgt die Entschädigung	
	a) für die Leistung des Sachverständigen	
	aa) wenn bis zu drei Personen untersucht werden	870
	bb) für die Untersuchung jeder weiteren Person	215
	b) für die bei der Vorbereitung und Erstattung des Gutachtens aufgewendeten Kosten	
	aa) wenn bis zu drei Personen untersucht werden	260
	bb) für die Untersuchung jeder weiteren Person	65

Tabelle 34.1 (Fortsetzung)

Nr.	Bezeichnung der Leistung	Entschädigung in DM
10	Hat der Sachverständige Einrichtungen einer Körperschaft, Anstalt oder Stiftung des öffentlichen Rechts benutzt, so erhält er die Entschädigung nach Buchstabe b nur bis zur Hälfte der tatsächlich aufgewendeten Kosten, höchstens jedoch die Beträge nach Buchstabe b. Die Entschädigung nach den Buchstaben a und b umfaßt die gesamte Tätigkeit des Sachverständigen und etwaiger Hilfspersonen, insbesondere die Untersuchung, die Herstellung der Lichtbilder einschließlich der erforderlichen Abzüge, die Herstellung von Abdrücken, etwa notwendige Abformungen und dgl. sowie die Auswertung und Beurteilung des gesamten Materials; sie umfaßt ferner die Post- und Fernsprechgebühren sowie die Kosten für die Anfertigung des schriftlichen Gutachtens in drei Stücken und für einen Durchschlag für die Handakten des Sachverständigen. Die Entschädigung umfaßt nicht die Leistungen nach den Nummern 6, 7, 8 und 9 dieser Anlage, dem Abschnitt O des Gebührenverzeichnisses für ärztliche Leistungen (Anlage zur Gebührenordnung für Ärzte) und die Begutachtung etwa vorhandener erbpathologischer Befunde durch Fachärzte.	

Die Entschädigungssätze des § 5 und seiner Anlage sind nur anwendbar auf Leistungen, die der Sachverständige selbst ausführt oder von Hilfskräften unter eigener Verantwortung ausführen läßt, nicht aber, wenn er zu Untersuchungen andere Ärzte als sog. Zusatzgutachter zugezogen hat (z. B. Röntgenologen, Laborärzte u. ä.); insoweit besteht ein Anspruch auf Aufwendungsersatz nach § 8.

Hat ein Sachverständiger ein *umfassendes Gutachten* erstattet und dabei Leistungen erbracht, die unter § 5 fallen, war früher zweifelhaft, welcher Zeitaufwand zu entschädigen war. Nunmehr ergibt sich aus Abs. 3 § 5: Die Zeit, die der Sachverständige gebraucht hat, um diese Leistungen auszuführen, wird von der Pauschale mit abgegolten. Nur eine *„zusätzlich erforderliche Zeit"* wird zu dem nach § 3 zu entschädigenden Zeitraum gezählt, jedoch gesetzlich in der Höhe begrenzt auf einen Beitrag von 40,– DM pro Stunde; dazu gehört z. B. eine Zeit, die durch eine zur Ausführung der Leistung notwendige Fahrt entstanden ist. Der Sachverständige erhält demnach in einem solchen Fall neben der nach der Anlage zu § 5 zu gewährenden Pauschalentschädigung Fahrtkostenersatz (§ 9), Aufwandsentschädigung (§ 10) und eine Leistungsentschädigung von 40,– DM je Stunde für die Fahrtzeit (6 RdNr. 194). Wird die Tätigkeit, wie es in § 5 Abs. 3 S. 2 heißt „zu außergewöhnlicher Zeit oder unter außergewöhnlichen Umständen" notwendig, kann die Gesamtentschädigung, die nach der Anlage zu § 5 oder nach dessen Abs. 2 zusteht, um bis zu 50,– DM erhöht werden (Beispiel: Blutentnahme des Nachts).

Die Entschädigungssätze nach § 5, einschließlich der Anlage, stehen dem Sachverständigen auch zu, wenn er sich zur Vorbereitung seines Gutachtens *nichtärztlicher Hilfskräfte* bedient hat; die Hilfskräfte müssen allerdings unter verantwortlicher ärztlicher Leitung gearbeitet haben. *Aufwendungen* im Sinne der §§ 8, 11 werden neben den Pauschsätzen ersetzt, soweit in der Anlage zu § 5 nichts anderes bestimmt ist; mit dieser Einschränkung werden z. B. auch Schreibauslagen erstattet (zu Pos 3 u. 4: 69).

Aus dem *Leistungskatalog* können nur die in der Praxis ärztlicher Begutachtung häufigsten und wichtigsten herausgegriffen werden.

Pos. 3 und 4 befassen sich mit *Befundberichten*, kurzen *gutachtlichen Äußerungen* und Formbogengutachten. Sie sehen Pauschbeträge vor für

- *Befundberichte und schriftliche Auskünfte* „ohne nähere gutachtliche Äußerung" (Nr. 3) von 10 bis 30 DM
- *Kurzgutachten* in Form eines
- Zeugnisses über einen ärztlichen Befund mit kurzer gutachtlicher Äußerung oder eines
- Formbogengutachtens (Nr. 4) von 45 DM

mit einer Erhöhung bei *„außergewöhnlich umfangreicher Tätigkeit"* für

- Befundberichte (Nr. 3) bis zu 60 DM
- Kurzgutachten (Nr. 4) bis zu 90 DM

Welcher Pauschbetrag dem Arzt zusteht, richtet sich an erster Stelle danach, welchen Auftrag das

Gericht erteilt, welche Leistung es also von ihm gefordert hat. Die in Pos. 3 und 4 verwendeten Begriffe bedeuten, kurz erläutert:

Befundschein: Ohne nähere Erläuterung oder Auswertung werden lediglich anhand der Krankenunterlagen Angaben über die Krankheitsgeschichte, die vom Patienten geäußerten Beschwerden, medizinische Befunde und Diagnosen, u. U. auch Zeiten von Arbeitsunfähigkeit und Krankenhausbehandlungen mitgeteilt, besonders in der Sozialgerichtsbarkeit wichtig, „Befundberichte" genannt.

Schriftliche Auskunft: Mitteilung sonstiger Tatsachen medizinischer Art, die dem Arzt kraft seiner medizinischen Sachkunde bekannt geworden sind.

Gibt der Arzt einen Befundbericht ab oder erteilt er eine schriftliche Auskunft, wird er verfahrensrechtlich als *sachverständiger Zeuge* tätig (s. S. 31); fügt er eine kurze gutachtliche Äußerung hinzu, wird er insoweit zum *Sachverständigen*, wird nun aber je nach deren Umfang nicht mehr nach Pos. 3, sondern Pos. 4 pauschal entschädigt.

Kurze gutachtliche Äußerung: Stellungnahme zu Ursachen oder Auswirkungen der ärztlich festgestellten Befunde, z. B. über das Ausmaß eingeschränkter Leistungsfähigkeit, zum Grad der Behinderung, zur Höhe der MdE oder zur AU, jedoch ohne eingehende Beurteilung und nähere Begründung (6 RdNr. 494).

Formbogengutachten: Kurzgutachten mit entsprechendem Inhalt wie eine kurze gutachtliche Äußerung, aber auf Formular, das Beweisfragen enthält, die ohne Schwierigkeiten zu beantworten sind und sich auf Vorgeschichte, Angaben der untersuchten Person, Befunde und Diagnosen beschränken, verbunden mit einfachen medizinischen Schlußfolgerungen (7 RdNr. 755).

Außergewöhnlich umfangreiche Tätigkeit: Zusätzliches, den Pauschbetrag erhöhendes Kriterium, das sich eigentlich nur auf Mitteilungen in Befundberichten beziehen kann, die ihrem Umfang nach vom üblichen erheblich abweichen. Erfordert eine gutachtliche Äußerung oder ein Formbogengutachten eine außergewöhnlich umfangreiche Tätigkeit, könnte es sich schon um ein Gutachten handeln, auf das nicht mehr die Pos. 4 anwendbar ist, sondern Entschädigung im Rahmen des § 3 ZSEG zusteht. Einen groben Anhalt kann die aufgewendete Zeit geben (die Höchstpauschale der Pos. 4 von 90 DM entspricht einem Zeitaufwand von nicht mehr als 2 Stunden, s. S. 718).

Wenn sich ein Arzt außerstande sieht, eine Beweisfrage, wie vom Gericht angefordert, durch Kurzgutachten zu beantworten, so sollte er dies mitteilen und eine ausführlichere Begutachtung anregen; auf keinen Fall sollte er aber eigenmächtig handeln. Geht er eigenmächtig über den gerichtlichen Auftrag hinaus, kann er keine Entschädigung nach § 3 verlangen, sondern nur in Höhe des Pauschbetrages nach Pos. 4 der Anlage zu § 5 (33). Verwertet das Gericht allerdings das ausführlichere Gutachten bei der Beweiswürdigung, so würde es gegen Treu und Glauben verstoßen, wenn es die höhere Leistungsentschädigung des § 3 versagen würde (6 RdNr. 495).

In der Praxis bereitete früher die Abgrenzung, was nach der Anlage zu § 5 und was zusätzlich als Aufwendungsersatz nach §§ 8, 11 entschädigt wird, immer wieder Schwierigkeiten, besonders bei Röntgenleistungen. Der Gesetzgeber hat deshalb die Regelungen für Leistungen der **Strahlendiagnostik** aus der Anlage zu § 5 (früher Pos. 7) herausgenommen und im § 5 Abs. 2 bestimmt, daß die Entschädigung nach dem 1,1fachen Satz der Gebührenordnung für Ärzte – GOÄ –, Abschnitt O des Gebührenverzeichnisses bemessen wird. Auf diese Weise wird eine sehr differenzierte Entschädigung vornehmlich der vielfältigen röntgenologischen Leistungen erreicht (vgl. zu dem erst durch Gesetz vom 9. 12. 1986 neu eingeführten Satz 1 Abs. 2 § 5: die amtl. Gesetzesbegründung BT-Drucks 10/5113 S. 19). Durch die gesetzliche Verweisung auf die GOÄ, Abschnitt O, gelten auch die den Gebührenskalen vorangestellten allgemeinen Vorschriften (abgedruckt z. B. in: 6 S. 316 ff., wo auch die Beträge für die 1,1fache Gebühr angegeben sind).

Die Entschädigung für **Laboruntersuchungen nach Pos. 6** ist bei einem der Höhe nach unveränderten Rahmensatz von 8,– bis 70,– DM geblieben; bei außergewöhnlich umfangreichen Untersuchungen kann sie bis zu 250,– DM erhöht werden.

Der Gesetzgeber hat die sonstigen Entschädigungssätze der Anlage zu § 5 grundsätzlich um rd. 45% erhöht, bei der wichtigen Pos. 6 für Laborleistungen aber den bisherigen Rahmen beibehalten. Nach seiner Ansicht gewährleistet dieser Rahmen, wie es in der Gesetzesbegründung heißt, „– auch unter Berücksichtigung der wirtschaftlichen Entwicklung – eine angemessene Entschädigung. Es kann hierbei nicht außer acht gelassen werden, daß im medizinischen Laborbereich der anhaltende Trend zur Rationalisierung erhebliche Kosteneinsparungen bewirkt hat" (BT-Drucks 10/5113 S. 19).

Die Entschädigung wird für die Untersuchung je eines Organs oder einer Körperflüssigkeit gewährt, mithin *unabhängig von der Zahl der einzelnen Untersuchungsgänge* nur einmal; doch kann die Anzahl der notwendigen Untersuchungsgänge oder Probeuntersuchungen maßgebend sein, innerhalb des Pauschrahmens die Höhe zu bestimmen; dabei können auch der Zeitaufwand und Kosten des Geräteeinsatzes eine Rolle spielen (6 RdNr. 509, 513).

Scheint in Einzelfällen der *Höchstbetrag von 70,– DM* keine dem Arbeits- und Zeitaufwand angemessene Entschädigung zu sein, ist es dennoch nicht gerechtfertigt, ihn allein deshalb zu überschreiten. Gesetzlich reicht der Entschädigungsrahmen *nur bei außergewöhnlich umfangreichen Untersuchungen* über die Obergrenze des Pauschbetrages von 70,– DM hinaus bis zu 250,– DM. Die Überschreitung ist nach dem klaren Gesetzeswortlaut nicht für besondere Schwierigkeitsgrade vorgesehen, sondern für Untersuchungen, die außergewöhnlich zeitraubend und von weit über dem üblichen liegenden Umfang sind (6 RdNr. 506, 507).

Der Pauschbetrag – gleichgültig welcher Höhe innerhalb des gesetzlichen Rahmens – umfaßt eine *kurze gutachterliche Äußerung*, in welcher die Untersuchungsergebnisse erläutert und die Befunde kurz bewertet werden; folglich wird die dafür aufgewendete Zeit nicht gesondert entschädigt. Ebenso sind die Kosten für das verbrauchte Material an Farbstoffen und anderen geringwertigen Stoffen mit abgegolten; für höherwertige Materialien, die größere Aufwendungen erfordern, wird Ersatz nach § 8 geleistet (S. 726).

Anders verhält es sich mit *Blutentnahmen*. Jede zur Untersuchung erforderliche Entnahme von Blut wird *nach Pos. 9* gesondert entschädigt (hierzu eingehender 6 RdNr. 526 ff.). Bei der Untersuchung von Blut auf Alkoholgehalt sind die einzelnen nach der üblichen Methode erforderlichen Analysen als einheitlicher Untersuchungsgang zu werten, d. h. die Entschädigung fällt nur einmal an; die Zahl der Einzelanalysen hat nur Einfluß auf die Höhe innerhalb des Pauschrahmens. Werden allerdings von einer Person mehrere Blutproben entnommen und untersucht, wird jede Untersuchung für sich entschädigt (7 RdNr. 757 a).

Pos. 7 enthält Rahmensätze für

a) *jede elektrophysiologische Untersuchung* eines Menschen von 15,– bis 145,– DM,
b) *die rasterelektronische Untersuchung* eines Menschen oder einer Leiche, auch mit Analysenzusatz, von 15,– bis 365,– DM.

Ebenso wie nach Pos. 6 umfaßt die Entschädigung eine kurze gutachterliche Äußerung und den mit der Untersuchung verbundenen Aufwand; dazu zählen insbes. die verbrauchten Stoffe. Ersatz für Aufwendungen kann demnach nicht gesondert geltend gemacht werden.

Pos. 8 enthält für *Blutgruppenbestimmungen* einen detaillierten Katalog von Einzelleistungen für jede zu untersuchende Person mit unterschiedlich hohen Entschädigungssätzen. **Pos. 10** sieht für *erbbiologische Abstammungsgutachten*, die nach anerkannten erbbiologischen Methoden erstattet worden sind, Pauschalen vor.

Einzelheiten zu Pos. 8: 6 RdNr. 519–525; 7 RdNr. 760–762; zu Pos. 10 6 RdNr. 531–541; 7 RdNr. 764–768.

Pos. 9 setzt für jede *Blutentnahme* den Betrag von 10,– DM fest, der zusätzlich zu einer nach anderen Positionen zustehenden Entschädigung gewährt wird, z. B. zusätzlich zu der für Laboruntersuchungen oder für Blutgruppenbestimmungen. Die Kosten der Venüle werden nach § 8 gesondert ersetzt.

Wird die Blutentnahme zu außergewöhnlicher Zeit oder unter ungewöhnlichen Umständen ausgeführt, kann nach § 5 Abs. 3 die Gesamtentschädigung um bis zu 50,– DM erhöht werden (Beispiele: nächtlicher Verkehrsunfall, Blutentnahme von Kleinstkindern). Wichtig ist, daß für Blutentnahmen, die von der Polizei veranlaßt werden, nicht die Anlage zu § 5, sondern die GOÄ anzuwenden ist, weil nach dem ZSEG nur Sachverständige entschädigt werden, die von einem Gericht oder einem Staatsanwalt herangezogen worden sind (§ 1 Abs. 1).

Die Entschädigungssätze der Anlage zu § 5 sind *nur anwendbar, soweit der Sachverständige die Untersuchungen selbst durchgeführt hat oder von Hilfskräften hat durchführen lassen*. Die für diese Untersuchungen benötigte Zeit wird durch die in den einzelnen Positionen festgesetzte Pauschale abgegolten; ein gesonderter *Zeitansatz* nach § 3 ist daher ausgeschlossen. Wertet der Sachverständige hingegen anderweit erhobene Befunde aus, richtet sich seine Entschädigung nach § 3, also nach seiner dafür aufgewendeten Zeit (z. B. im Falle einer Computertomographie: 66).

Wie § 5 Abs. 2 Satz 2 klarstellt, müssen bei allen Positionen der Anlage 5 *allgemeine Abrechnungsregeln der GOÄ* aus § 4 Abs. 2, 3, 4 Satz 1 und § 10 eingehalten werden (der außerdem genannte § 1 Abs. 2 ist inzwischen aufgehoben). Kurz zusammengefaßt, darf danach der Sachverständige nur selbständige ärztliche Leistungen abrechnen, die er selbst erbracht hat oder die unter seiner Aufsicht nach fachlicher Weisung erbracht worden sind. Soweit nichts anderes bestimmt, sind Praxiskosten einschließlich der Kosten von Hilfskräften und für die Anwendung von Instrumenten und Apparaten mit abgegolten. Was davon abweichend als Auslagen berechnet werden darf, zählt § 10 GOÄ im einzelnen auf. Im übrigen bleiben die Bestimmungen des ZSEG in §§ 8 und 11 zum Ersatz von Aufwendungen unberührt (s. S. 726 f); anders ausgedrückt: *Regelun-*

gen in der Anlage zu § 5, die einen Aufwendungsersatz einschränken oder ausschließen, gehen vor.

Die GOÄ hat in der Praxis eine Bedeutung, die sich nicht unmittelbar aus dem Wortlaut des § 5 entnehmen läßt. Besonders die für medizinische Begutachtungen wichtigen Positionen 6 und 7 enthalten weitgestreckte Rahmensätze. *Zur Ausfüllung dieser Rahmensätze* bieten sich als Bewertungsmaßstäbe bei freipraktizierenden Ärzten die dazu passenden einfachen Gebührensätze der GOÄ an.

Beispiel: Erbringt ein freipraktizierender Arzt in eigener Praxis Laborleistungen, werden die Rahmensätze der Pos. 6 durch die entsprechenden Einfachsätze der GOÄ ausgefüllt. Dabei muß beachtet werden, daß mit diesen Gebühren, wie im § 4 Abs. 3 GOÄ bestimmt, „die Praxiskosten einschließlich der durch die Anwendung von Instrumenten und Apparate entstehenden Kosten abgegolten" sind. Folglich lassen die Gebührensätze sich nicht je zur Hälfte (oder anderweit) in einen Arztkosten- und einen Sachkostenanteil trennen, wie es in der Rechtsprechung gelegentlich geschehen ist (98). Greift man aber auf die einfachen Gebührensätze der GOÄ für Laborleistungen zurück, so wird – ohne eine Aufteilung in Arzt- und Sachkosten – einheitlich die Höchstwertbegrenzung der Nr. 3749 eingehalten werden müssen (umstritten; so wie hier: 102; a. M.: 98). Diese Auffassung läßt sich nicht nur auf den Sinn der Regelungen über Höchstwerte für Laborleistungen stützen, sondern auch daraus herleiten, daß in Fällen, in denen der Sachverständige kein eigenes Labor besitzt, Kosten einer laborärztlichen Tätigkeit nach § 8 ZSEG nur bis zur Höhe der in der GOÄ enthaltenen Begrenzungen ersetzt werden können (vgl. z. B. die weiteren Höchstwerte GOÄ Nr. 4441).

Bei Krankenhausärzten wird in der Praxis der „Tarif der Deutschen Krankenhausgesellschaft für die Abrechnung der stationären Nebenleistungen und der ambulanten Leistungen in den Krankenhäusern" – DKG-NT – angewendet, davon die eine Hälfte als ärztlicher Leistungsanteil, die andere Hälfte als Sachkostenanteil (folgendermaßen errechnet: ärztlicher Leistungsanteil = Vollkosten abzüglich Sachkostenanteil).

Soweit die Rahmensätze der Anlage zu § 5 Raum lassen, wird demnach die Entschädigung für den Krankenhausarzt nach der Höhe des Unterschieds zwischen den Vollkosten und den Sachkosten des DKG-NT berechnet; außerdem werden die Sachkosten ersetzt, die das Krankenhaus in Rechnung stellt (55, 72), immer vorausgesetzt, daß sich der Gesamtbetrag innerhalb des Rahmens der Anlage zu § 5 hält.

Um Mißverständnisse auszuschalten, soll an dieser Stelle wiederholt werden: *Zur Entschädigung röntgenologischer und anderer Leistungen der Strahlendiagnostik* verweist § 5 Abs. 2 für alle ärztlichen Sachverständigen – seien sie Ärzte in freier Praxis oder im Krankenhaus – einheitlich auf die Gebührensätze der GOÄ, Abschnitt O, mit dem Wert 1,1 – eine Regelung, die für Krankenhausärzte problematisch wird, falls der an das Krankenhaus abzuführende Sachkostenanteil so hoch ist, daß der ärztliche Leistungsanteil auf einen unzumutbar niedrigen Betrag sinkt.

Das LSG Niedersachsen hat sich für solche Fälle in einer Kompromißlösung dahin ausgesprochen, dem Sachverständigen neben den nachgewiesenen Sachkosten mindestens eine Entschädigung in Höhe von 40 v. H. des 1,1fachen GOÄ-Satzes zu belassen (75). Dagegen wird mit Recht eingewandt, daß diese Auffassung – so sinnvoll sie sein mag – im Gesetz nirgends eine Stütze finde (6 RdNr. 196 a).

Aufwendungsersatz (§§ 8–11)

Kosten und Auslagen, die der Sachverständige zur Vorbereitung und Erstattung seines Gutachtens aufwendet, werden ersetzt. Leitend für die Rechtsauslegung muß der *Grundgedanke des § 8* sein, ihn von notwendigen Kosten freizustellen, die für ihn unvermeidbar mit der Abwicklung des Gutachtenauftrags verbunden gewesen sind; vom Aufwendungsersatz ausgeschlossen ist dagegen alles, was ihm auch sonst unabhängig vom Gutachtenauftrag an Kosten zur Last fällt, darunter alles, was zu den allgemeinen Praxisunkosten gerechnet wird (39), zusammenfassend als *„Gemeinkosten"* bezeichnet.

Dazu gehören sämtliche Aufwendungen, die auch entstanden wären, wenn der Sachverständige das Gutachten nicht erstattet hätte. z. B. für Miete, Heizung, Beleuchtung, Instandhaltung, Reinigung, Ausstattung mit notwendigen technischen Einrichtungen, auch für Arbeitslöhne der in der Praxis beschäftigten Hilfskräfte (6 RdNr. 225; 7 RdNr. 799–801; speziell zu Lohnkosten: s. S. 727). Welche *Portokosten* ersetzt werden, ist neuerdings umstritten (6 RdNr. 226); dabei zu differenzieren und Ersatzansprüche zu kürzen, wirkt allzu kleinlich, ist nach dem Gesetzeswortlaut nicht unbedingt zwingend und führt zu unnötiger Verärgerung (Beispiel: große Aktenpakete als Anlage zum Gutachten; vgl. 8 S. 51).

Den Umfang vorbereitender Arbeiten bestimmt der Sachverständige in aller Regel kraft seiner Sachkunde selbst, jedoch muß er *Grenzen des Notwendigen* einhalten. Auch darf er nur solche Kosten verursachen, die vom Gutachtenauftrag gedeckt sind und der Bedeutung der Sache entsprechen.

Außergewöhnliches Beispiel für Anspruch auf Kostenersatz: Informiert sich ein Sachverständiger zu einer Beweisfrage des Gerichts bei einem medizinischen Informationsdienst, so sind ihm die dadurch entstandenen Kosten zu erstatten, wenn schwierige medizinische Probleme zu behandeln waren und in dem Beweisbeschluß ausdrücklich darum gebeten worden war, sich mit den zu dieser Frage derzeit vorliegenden Forschungsergebnissen auseinanderzusetzen (103).

Der Kostenersatz erstreckt sich vor allem auf *Aufwendungen für Hilfskräfte.* Damit sind Mitarbeiter und Gehilfen gemeint, aber auch Ärzte, die notwendige Maßnahmen diagnostischer Art ausführen, ohne selbst zum Sachverständigen bestellt zu sein (hierzu ausführlich: S. 38ff). Zu den Aufwendungen, die ersetzt werden, rechnen besonders die Kosten der vom Sachverständigen veranlaßten Laboratoriums- und Röntgendiagnostik einschließlich Befundauswertung (4).

Hilfskraft in diesem Sinne muß nicht etwa eine weniger als der Sachverständige qualifizierte Kraft sein; sie kann vielmehr Kenntnisse und Erfahrungen besitzen, die ihm fehlen (S. 40). Der wesentliche Unterschied liegt darin, daß die Hilfskraft nicht vom Gericht zum Sachverständigen ernannt, sondern von ihm zur Vorbereitung und Erstattung seines Gutachtens herangezogen worden ist. Daher hat sie auch keinen eigenen, originären Anspruch auf Entschädigung nach dem ZSEG gegen die Staatskasse, sondern auf Vergütung gegen den Sachverständigen, der wiederum den Ersatz seiner Aufwendungen verlangen kann (1). Reicht die Hilfskraft für ihre Leistungen beim Gericht eine Rechnung ein, wird in der Praxis aus Vereinfachungsgründen in aller Regel davon ausgegangen, daß der Sachverständige insoweit seinen Ersatzanspruch abgetreten hat; die Hilfskraft erhält ihre Vergütung dann unmittelbar aus der Staatskasse.

Selbstverständlich kann der Sachverständige sich auch der Hilfskräfte bedienen, die zu ihm im *festen Arbeitsverhältnis* stehen. Dann rechnet ein angemessener Teil des Lohns oder Gehalts zu den Aufwendungen, die er ersetzt verlangen kann (ausführlich hierzu: 7 RdNr. 802–807). Dabei ist von den Gesamtaufwendungen für den Mitarbeiter auszugehen, die sich aus Bruttogehalt, Arbeitgeberanteil zur Sozialversicherung, Beiträgen zur Vermögensbildung, Urlaub und Weihnachtsgratifikation zusammensetzen (41). Was angemessen ist, richtet sich nach dem Umfang der Mitarbeit am Gutachten. Nach den jeweiligen Umständen kann dieser Anteil wie folgt berechnet werden: Jahresgehalt: Arbeitstage im Jahr (ohne gesetzliche Feiertage und Tarifurlaub) = Tagesgehalt der Hilfskraft; daraus ermittelte Kosten einer Arbeitsstunde × Arbeitszeit am Gutachten = Höhe des Aufwendungssatzes. Halten sich die vom Sachverständigen geltend gemachten Aufwendungen für Hilfskräfte ersichtlich in angemessenem Rahmen, so bedarf es aus Vereinfachungsgründen keines Einzelnachweises (42). In Abs. 2 des § 8 ist vorgesehen, daß zu dem Betrag, der als Aufwendungssatz für Hilfskräfte errechnet wird, zum Ausgleich von *Gemeinkosten ein Zuschlag bis zu 15 v. H.* gefordert werden kann. Weitere Gemeinkosten werden nicht ersetzt; so darf ein freipraktizierender Arzt seine *üblichen Praxiskosten nicht abwälzen* (s. S. 726; auch 39).

Die Vergütung von Hilfskräften, die *nicht beim Sachverständigen angestellt* sind, richtet sich nicht nach dem ZSEG, sondern nach den jeweiligen vertraglichen Beziehungen. Veranlaßt der Sachverständige zur Vorbereitung und Erstattung des Gutachtens *Nebenleistungen bei einem freipraktizierenden Arzt,* besonders zur Labor- und Röntgendiagnostik, so wird seinem Anspruch auf Aufwendungsersatz die GOÄ zugrundegelegt.

Ist ein *Krankenhausarzt* zum Sachverständigen bestellt und werden die erforderlichen Untersuchungen im Krankenhaus vorgenommen, so kann er die Sätze des „Tarifs der Deutschen Krankenhausgesellschaft für die Abrechnung der stationären Leistungen in den Krankenhäusern" – DKG-NT – berechnen. Erbringt er die Nebenleistungen selbst, so hat er Anspruch auf die Vollkosten nach Spalte 6; veranlaßt er die Leistungen nur, so sind maßgebend die Sätze der Spalte 7 nach Abzug der in Spalte 6 enthaltenen Sachleistungen (40, 55, 59). *Sachkosten,* die das Krankenhaus dem Sachverständigen in Rechnung stellt, kann er als Aufwendungen ersetzt verlangen.

Das sog. **Nutzungsentgelt**, das Krankenhausärzte für die Beschäftigung von Personal und Benutzung von Einrichtungen des Krankenhauses abzuführen verpflichtet sind, kann nach einer inzwischen weithin verbreiteten Ansicht nicht ohne weiteres in den Aufwendungsersatz des § 8 einbezogen werden. Das Problem ist umstritten (u. a. 34–38, 43). Die eine Meinung stellt es darauf ab, daß das Nutzungsentgelt einen bestimmten Prozentsatz der Entschädigung für das einzelne Gutachten ausmache, dem Sachverständigen ohne den Gutachtenauftrag nicht in Rechnung gestellt worden wäre und daß es deshalb zu unvermeidbar verursachten, erstattungsfähigen Kosten zähle. Die entgegengesetzte Meinung rückt den Gedanken in den Vordergrund, daß Krankenhausärzte nicht besser gestellt werden dürften als andere Ärzte, die zur Vorbereitung und Erstattung des Gutachtens eigene Räume und Geräte benutzen, aber weder für allgemeine Praxisunkosten noch für normale Abnutzung von Geräten einen Aufwendungsersatz nach § 8 erhielten (zum Meinungsstand ausführlich: 6 RdNr. 233). Sofern das Nutzungsentgelt sich aber z. B. dahin aufspalten läßt, welcher Anteil auf die Inanspruchnahme von Hilfskräften entfällt, ist dem Sachverständigen jedenfalls ein Betrag in Höhe dieses Anteils zu ersetzen, weil auch ein freipraktizierender Arzt einen entsprechenden Aufwendungsersatz beanspruchen könnte (7 RdNr. 807 a); gleiches gilt für den Anteil des Nutzungsentgelts, der dazu bestimmt ist, als Sachkostenpauschale den Verbrauch von Stoffen abzugelten, und der deshalb bei freipraktizierenden Ärzten nach § 8 Abs. 1 Nr. 1 ZSEG erstattungsfähig wäre (RdNr. 816). Kurz: Für alles, was vom Nutzungsentgelt unter allgemeine Praxisunkosten fiele, erhält auch ein Krankenhausarzt keinen Aufwendungsersatz; für darüber hinausreichende abspaltbare, der Höhe nach berechenbare Anteile hingegen steht ein Ersatzanspruch zu. Krankenhausärzte und freipraktizierende Ärzte müssen beim Aufwendungsersatz gleich behandelt werden.

Nach ständiger Rechtsprechung des BVerwG ist das Nutzungsentgelt *seinem Wesen nach Vorteilsausgleich*. Es handelt sich um einen Ausgleich der Vorteile, die dem Krankenhausarzt wirtschaftlich dadurch zugute kommen, daß er eigene Aufwendung insoweit erspart, als er Personal und Einrichtungen des Krankenhauses, in dem er beschäftigt ist, in Anspruch nimmt. Das Nutzungsentgelt darf daher nicht höher als diese Ersparnis sein (hierzu eingehend mit Hinweisen auf die Rechtsprechung: 10).

Bei stationärer Begutachtung hat der Sachverständige Anspruch auf Entschädigung für die zur Begutachtung aufgewendete Zeit nach § 3 ZSEG. Insoweit besteht kein Unterschied zu „ambulanten“ Begutachtungen. Problematisch ist der Umfang des Aufwendungsersatzes für die zur Begutachtung stationär erbrachten Leistungen, vor allem für Kosten des Krankenhausaufenthaltes, also für Unterkunft und Verpflegung, sowie für diagnostische Leistungen besonders von Laborärzten, Röntgenologen und Radiologen, die der Sachverständige veranlaßt hat. Die Bundespflegesatz-Verordnung – BPflV – kennt seit ihrer Fassung vom 21. 8. 1985 (BGBl I S. 1666) nicht mehr den Begriff „Aufnahme zur Begutachtung“. Früher wurde aus diesem Begriff abgeleitet, daß Aufwendungsersatz einschließlich sämtlicher Nebenleistungen in aller Regel lediglich in Höhe des allgemeinen Pflegesatzes geleistet werde. Nunmehr enthält die BPflV in ihrem § 2 Abs. 2 eine Definition der „allgemeinen Krankenhausleistungen“; das sind diejenigen, die „für eine nach Art und Schwere der Erkrankung des Patienten medizinisch zweckmäßige und ausreichende Versorgung notwendig sind“. Diesem Begriff lassen sich stationäre Begutachtungen nicht unterordnen; dementsprechend rechnen deren Kosten nach § 13 Abs. 3 Nr. 7 auch nicht zu den pflegesatzfähigen Kosten (amtliche Begründung, Bundesrats-Drucks. 224/85, S. 47 zu § 2; S. 79 zu § 12 Abs. 3 Nr. 7). Folgerichtig legt § 11 Abs. 4 insoweit den Ärzten dem Krankenhausträger gegenüber eine Erstattungspflicht auf. Wie in der amtlichen Begründung (S. 73 zu Abs. 4) bemerkt, regelt die Vorschrift die Kostenerstattung für Fälle, „in denen Ärzte stationäre oder teilstationäre ärztliche Leistungen berechnen können, z. B. für ärztliche Gutachterleistungen bei Patienten, die zur Begutachtung aufgenommen werden“. *In Höhe dieser Aufwendungen* kann der Sachverständige nach § 8 ZSEG *Ersatz* verlangen.

Zur Klarstellung muß hinzugefügt werden: War der Gutachtenpatient nicht zur stationären Begutachtung aufgenommen, hat der Sachverständige demnach sein *Gutachten „ambulant“* erstattet und nur einzelne Nebenleistungen in Einrichtungen eines Krankenhauses erbringen lassen, so steht ihm gleichfalls nach § 8 Abs. 1 Nr. 1 der Ersatz der für die Vorbereitung und Erstattung aufgewendeten notwendigen Kosten zu.

Aufwendungen für **Schreibkräfte,** die der Sachverständige zur Anfertigung des Gutachtens und der erforderlichen Durchschläge einsetzt, fallen nicht unter die Vorschrift über den allgemeinen Aufwendungsersatz. Für sie gilt die *Pauschalierung* des § 8 Abs. 1 Nr. 2.

Danach werden dem Sachverständigen *Schreibauslagen* – unabhängig von den tatsächlichen Kosten – wie folgt ersetzt:

a) für das schriftliche Gutachten je angefangene Seite in Höhe von 4,– DM,
b) für Abschriften und Ablichtungen, die auf gerichtliche (oder anderweitige amtliche) Anforderung gefertigt worden sind, sowie für eine Abschrift oder Ablichtung für die Handakten des Sachverständigen je angefangene Seite in Höhe von 0,30 DM.

Auf die Höhe der Schreibauslagen hat weder die Zahl der Zeilen und Buchstaben noch die Art Einfluß, wie die Durchschriften hergestellt worden sind, ob im Durchschreibverfahren, durch Fotokopien oder Schreibautomaten. Auch kommt es nicht darauf an, welche Kosten dem Sachverständigen für die Schreibarbeiten tatsächlich entstanden sind. Jedoch werden durch den Pauschalsatz des § 8 Nr. 2 Schreibauslagen nur in den Grenzen des Notwendigen ersetzt. Ohne Zweifel unnötig ist es, die Seiten des Gutachtens, wie gelegentlich zu beobachten, mit sehr breitem linksseitigem Rand und überproportionalem Zeilenabstand zu gestalten. Bei solcher Schreibweise können die Schreibauslagen auf das Maß des Notwendigen gekürzt werden, nach einer Entscheidung des BayLSG (77) auf einen Seitenumfang von ungefähr 28 Zeilen zu je 15 Silben.

Sonstige Vorbereitungskosten, insbesondere für ein mündliches Gutachten, werden wie Aufwendungen für Hilfskräfte in Höhe der tatsächlichen Kosten ersetzt; Beispiele: Schriftwechsel mit Gericht, Parteien oder sonstigen Stellen; Benachrichtigung von Terminen, auch von Untersuchungsterminen; schriftliche Fixierung von Untersuchungsergebnissen u. dergl.

Zusätzliche Bestimmungen des ZSEG befassen sich mit *Fahrtkosten* und Wegegeld (§ 9), dem Aufwand, der bei mündlicher Begutachtung durch *Teilnahme an Gerichtsterminen* verursacht worden ist, wie Reise- und Übernachtungsgelder (§ 10), *Auslagen* für Porto, Ferngespräche, Kosten einer Vertretung u. ä. (§ 11). Schließlich kann die *Umsatzsteuer* (s. S. 731), die auf die Entschädigung entfällt, in Rechnung gestellt werden. *Weitere Einzelheiten zum Aufwendungsersatz der §§ 8–11: 6 RdNr. 224–348 a.*

Vorschüsse

Es ist zu unterscheiden zwischen dem Vorschuß, den das Gericht von einer Partei vor Erstattung eines Gutachtens verlangt, und dem Vorschuß, der dem Sachverständigen auf Antrag z. B. für bare Aufwendungen und Reisen bewilligt werden kann (vgl. hierzu im einzelnen § 14 ZSEG).

Probleme können auftreten, falls der *Vorschuß*, den das Gericht *gegenüber der Prozeßpartei festsetzt*, letzten Endes dann doch nicht ausreicht, die Gesamtkosten des Gutachtens zu decken. Es ist vom Grundsatz auszugehen, daß die Entschädigung des Sachverständigen sich nicht nach dem Vorschuß richtet, sondern nach dem ZSEG. Das gilt auch, wenn das Gericht vorher nach den voraussichtlichen Kosten gefragt und der Sachverständige sich in seiner Antwort verschätzt hat. Hat er einen ungefähren Betrag genannt, so ist er nicht gehindert, eine den Vorschuß übersteigende Entschädigung zu verlangen. Gelegentlich pflegen Gerichte den Gutachtenauftrag mit der Auflage zu versehen, die durch den Vorschuß nicht mehr gedeckten Kosten vorher anzuzeigen. Eine solche Auflage kann u. U. als eine Begrenzung des Gutachtenauftrags bis zur Höhe des Kostenvorschusses verstanden werden mit der Folge, daß eine höhere Entschädigung nicht gewährt wird (48, 54, 70). Vorsicht ist also geboten, um unnötigen Ärger zu ersparen; lieber eine *Rückfrage beim Gericht* zu viel als zu wenig!

Zu diesem Problemkreis eingehend: 7 RdNr. 844–878.

Sachverständige im Ausland (§ 6)

Sie können nach billigem Ermessen höhere Entschädigung erhalten, als sie im Inland nach dem ZSEG gewährt wird; ihre persönlichen Verhältnisse, besonders ihre regelmäßige Erwerbstätigkeit, sind zu berücksichtigen.

Maßgebend sind an erster Stelle die örtlichen Verhältnisse des Landes, in dem sich der Sachverständige aufhält. Entscheidend ist nicht seine Nationalität, sondern sein *gewöhnlicher Aufenthaltsort*. Regelmäßig wird die Entschädigung so bemessen, daß sie in etwa der Vergütung entspricht, die er dort für gleiche Leistungen erhalten würde. Erhöht werden darf aber nur die sog. Leistungsentschädigung i. S. der §§ 3–5; Aufwendungsersatz wird in Höhe dessen geleistet, was der Sachverständige notwendig aufwenden mußte, um den Gutachtenauftrag zu erfüllen.

Vereinbarung der Entschädigung

Mit Sachverständigen, die häufiger herangezogen werden, kann die oberste Landesbehörde oder die von ihr bestimmte Stelle aus Vereinfachungsgründen die Entschädigung vereinbaren (§ 13).

Das zuständige Ministerium (in der Regel das Justizministerium) kann auch einen Gerichtspräsidenten dazu bestimmen, eine Vereinbarung zu treffen. Die vereinbarte Entschädigung muß sich im Rahmen des ZSEG halten: *Beispiel:* Ohne Rücksicht auf die Schwierigkeit des Einzelfalles wird ein bestimmter Stundensatz vertraglich fixiert; oder es wird unabhängig von dem im Einzelfall erforderlichen Zeitaufwand eine Pauschalentschädigung vereinbart; oder Aufwendungen für Hilfskräfte u. ä. werden pauschal abgegolten. Unwirksam sind jedoch Vereinbarungen zwischen dem Sachverständigen und dem im Einzelfall zuständigen Gericht.

Festsetzungsverfahren (§ 16)

Die Entschädigung wird *nur auf Antrag* gewährt; der Anspruch darauf verjährt in zwei

Jahren. Das Beispiel einer Rechnung nach dem ZSEG findet sich auf S. 732.

Das Gericht kann den Sachverständigen auffordern, innerhalb einer bestimmten *Frist*, die mindestens zwei Monate betragen muß, seinen Anspruch auf Entschädigung zu beziffern. Eine solche Aufforderung muß der Sachverständige beachten, weil sonst sein Anspruch erlischt, allerdings nur dann, wenn er vorher auf diese Folge hingewiesen worden ist; Wiedereinsetzung in den vorigen Stand ist möglich (§ 15 Abs. 3).

Setzt der Sachverständige in seine Rechnung einen im Endergebnis zu geringen Betrag ein, als er gesetzlich fordern könnte, so darf ihm eine höhere Entschädigung nicht gewährt werden. Jedoch reicht es aus, wenn die *Gesamtforderung* die gesetzlich zustehende Gesamtentschädigung erreicht, mögen auch in der Rechnung für einzelne Posten zu hohe, für andere zu niedrige Beiträge enthalten sein; ein Ausgleich zwischen einzelnen Rechnungsposten ist also möglich (49).

Ist der Sachverständige mit der Entschädigung, die der Kostenbeamte zugebilligt hat, nicht zufrieden, so steht es ihm frei, die *gerichtliche Festsetzung* zu beantragen (§ 16); die Staatskasse ist ebenfalls antragsberechtigt. Über den Antrag wird durch Beschluß entschieden. Zuständig ist das Gericht oder der Richter, von dem der Sachverständige herangezogen worden ist.

Das Gericht überprüft nicht nur einzelne Rechnungsposten, sondern setzt *die Gesamtentschädigung* des Sachverständigen fest; es darf dabei die Endsumme unterschreiten, die der Kostenbeamte errechnet hat. Letzten Endes ist entscheidend, welcher Betrag dem Sachverständigen nach der Summe der Rechnungsposten als Gesamtentschädigung gesetzlich zusteht. Gegen die richterliche Festsetzung können der Sachverständige und die Staatskasse *Beschwerde* einlegen, jedoch nur bei einem Beschwerdewert von über 100,– DM. Das Beschwerdenverfahren ist gebührenfrei; außergerichtliche Kosten werden selbst dann nicht erstattet, wenn die Beschwerde Erfolg hat.

Zu unberechtigten und berechtigten Kürzungen: 7 RdNr. 923–927.

Vergütung für Gutachten im Verwaltungsverfahren

Nach § 21 Abs. 3 SGB X richtet sich auch die Vergütung von externen Gutachten, die im Auftrag von Versicherungsträgern oder Sozialbehörden erstattet werden, auf Antrag nach dem ZSEG, jedoch kann mit den Sachverständigen eine anderweitige Entschädigung vereinbart werden. Das bisherige, nach dieser Regelung weiter bestehende Vertragsrecht ist vielgestaltig. Um so mehr ist es zu begrüßen, daß sich Ärzte und Versicherungsträger für die besonders wichtigen Bereiche der UV und RV bemüht haben, möglichst umfassende einheitliche Regelungen auf vertraglicher Basis zu schaffen. Die in den Vereinbarungen festgesetzten Vergütungssätze werden der allgemeinen wirtschaftlichen Entwicklung folgend von Zeit zu Zeit durch Änderungsverträge erhöht. Deshalb muß hier darauf verzichtet werden, die jeweils geltenden Beträge anzugeben; sie können nach Lage des Falles unter den Sätzen des ZSEG liegen, weil sie vom Zeitaufwand unabhängig sind. Jedoch besteht der unbestreitbare Vorteil, daß die dem Sachverständigen zustehende Vergütung nach den vertraglichen Regelungen erheblich einfacher berechnet werden kann als nach dem ZSEG; auch wird nicht nur von den einfachen Sätzen der GOÄ ausgegangen, vielmehr ein Zuschlag gewährt.

In der **UV** haben die Spitzenverbände der Berufsgenossenschaften und Versicherungsträger der öffentlichen Hand einerseits, der Kassenärztlichen Bundesvereinigung andererseits ein Abkommen geschlossen, das 1956 in Kraft getreten und im Laufe der Zeit mehrfach geändert worden ist. Darin ist u. a. auch die Vergütung für Auskünfte, Berichte und Gutachten nach Mustervordrucken und für sog. freie Gutachten festgesetzt (Leit-Nr. 85 ff. des Abkommens).

Die Höhe der Vergütung ist für *Formulargutachten* (Nr. 85) und für freie Gutachten (Nr. 86) unterschiedlich festgesetzt. Für *freie Gutachten* besteht ein Gebührenrahmen, der einen weiten Spielraum je nach Schwierigkeit, Umfang usw. läßt; der Rahmen ist für eingehend begründete wissenschaftliche Gutachten beträchtlich erhöht (Nr. 86, 87). Innerhalb dieser Grenzen setzt grundsätzlich der Arzt seine Gebühr selbst fest. Liegen besondere Gründe vor, so können die Höchstsätze mit vorheriger Zustimmung des Versicherungsträgers überschritten werden (Nr. 87 a). Die im Zusammenhang mit der Begutachtung erbrachten ärztlichen *Sonderleistungen* werden mit den einfachen Sätzen der GOÄ zuzüglich eines Zuschlages abgegolten (Nr. 92). Für den Streit über die Höhe der Vergütung ist ein besonderes Schiedsverfahren vorgesehen. Einzelheiten können hier nicht dargestellt, sondern müssen aus dem Abkommen entnommen werden (kommentiert von F. Haep in Ärztliches Gebühren- und Vertragsrecht, Teil 7 a, Verlag Haarfeld).

In der **RV** sind zwischen dem Verband Deutscher Rentenversicherungsträger und der Bundesärztekammer Vereinbarungen über die Vergütung ärztlicher Leistungen bei der medizinischen Begutachtung getroffen worden und zwar für Formulargutachten und für formfreie Gutachten. Da diese Vereinbarungen nur Empfehlungen für die Verbandsmitglieder enthalten, sind die einzelnen Versicherungsträger nicht gehindert, für ihren Bereich die Vergütung anders festzusetzen. Im wesentlichen werden sie sich aber an die Empfehlungen halten.

Bei *Formblattgutachten* richtet sich die Höhe der Vergütung danach, ob sie aus Anlaß von medizinischen oder berufsfördernden Maßnahmen zur Rehabilitation oder im Rentenverfahren erstattet worden sind. Bei *formfreien Gutachten* ist die Höhe der Vergütung unterschiedlich für fachärztliche Gutachten zu Reha-Anträgen, für fachärztliche Gutachten im Rentenverfahren, aufgrund mehrtägiger stationärer Beobachtung, für neurologisch-psychiatrische Gutachten im Rehabilitations- oder im Rentenverfahren oder auch aufgrund mehrtägiger Beobachtung. *Ärztliche Sonderleistungen*, die für die Begutachtung erforderlich sind, werden nach Sätzen der GOÄ vergütet; bestimmte Leistungen sind allerdings schon mit der Vergütung für das Gutachten abgegolten. Zur Kostenersparnis legen die Versicherungsträger darauf Wert, daß bei ambulanter Begutachtung möglichst alle medizinisch-technischen Untersuchungen (Röntgen-, Laboruntersuchungen, EKG, Lungenfunktionsprüfungen u. dgl.) in ihren eigenen Untersuchungsstellen durchgeführt werden. Die Vereinbarungen enthalten viele weitere Einzelheiten. Wer darüber mehr zu erfahren wünscht, sollte sich nach dem jeweiligen Stand erkundigen (derzeit vom 13. 2. 1991, DÄrzteBl 88 4.11.C-499).

Auch die **Arbeitsämter** holen externe Gutachten ein, meist in Form von Formblattgutachten. Die Vergütung richtet sich gleichfalls nach vertraglichen Vereinbarungen, deren Inhalt beim Ärztlichen Dienst des örtlich zuständigen Arbeitsamtes oder des Landesarbeitsamtes erfragt werden kann.

Es empfiehlt sich, Zweifel und Unklarheiten über die Vergütung zwischen dem Versicherungsträger oder der Sozialbehörde und dem beauftragten Arzt *vor Beginn der Begutachtung* möglichst schriftlich zu klären. Wird eine dem wirklichen Schwierigkeitsgrad angemessene Vergütung nicht angeboten, kann u. U. eine freie Vereinbarung getroffen werden. Wenn es zu keiner Vereinbarung gekommen ist, kann der Sachverständige auf Antrag Entschädigung entsprechend dem ZSEG verlangen (§ 21 Abs. 3 SGB X). Was zur Entschädigung von gerichtlichen Sachverständigen erläutert worden ist, gilt dann entsprechend auch hier. Es bestehen keine Unterschiede, nur das Festsetzungsverfahren verläuft formell anders.

Die Entschädigung wird auf Antrag von dem Sozialleistungsträger gewährt, der den Gutachtenauftrag erteilt hat. Ist der Sachverständige damit nicht einverstanden, kann er nicht gerichtliche Festsetzung nach § 16 ZSEG beantragen. Er muß sich mit dem gegen Verwaltungsakte vorgesehenen Rechtsbehelf gegen die Festsetzung wenden, also zunächst Widerspruch einlegen (5), bevor er mit einer Klage das Gericht anrufen kann.

Steuerfragen

Einkünfte aus einer Tätigkeit als Sachverständiger unterliegen der *Einkommensteuer*. Der ermäßigte Steuersatz des § 34 Abs. 4 EStG für Nebeneinkünfte aus wissenschaftlicher Tätigkeit, darunter aus Tätigkeiten als Sachverständiger, ist dem Subventionsabbaugesetz vom 26. 6. 1981 zum Opfer gefallen. Damit ist frühere Rechtsprechung zu der schwierigen Abgrenzung von Einkünften aus der Haupttätigkeit und aus wissenschaftlicher Nebentätigkeit überholt.

Die auf die Entschädigung fallende **Umsatzsteuer** kann der Sachverständige nach § 8 Abs. 1 Nr. 3 als Aufwendungsersatz in Rechnung stellen. Zwar sind Umsätze aus heilberuflicher Tätigkeit nach § 4 Nr. 14 UStG umsatzsteuerfrei. Darunter fallen jedoch nur persönliche Leistungen des Arztes, die dem einzelnen Kranken unmittelbar zugute kommen, nicht aber Gutachten, die im Auftrag anderer, z. B. eines Sozialleistungsträgers oder Gerichts, erstattet werden (45).

Soweit der Sachverständige verpflichtet ist, Umsatzsteuer abzuführen, ist er berechtigt, *sie auf seinen Auftraggeber abzuwälzen*. Wer allerdings von der Umsatzsteuer befreit ist, kann selbstverständlich keinen Ersatz eines fiktiv errechneten Betrags verlangen. Dieser Gedanke gilt generell, nicht nur für die in § 8 Abs. 1 Nr. 3 erwähnte Befreiung für Unternehmer mit geringen Umsätzen in Höhe der in § 19 Abs. 1 UStG genannten relativ niedrigen

Grenzbeträge. Auch *Nutzungsentgelte*, die von ärztlichen Sachverständigen als Beamte oder Angestellte an Krankenhäusern zum Ausgleich für die Inanspruchnahme von Personal und Einrichtungen abgeführt werden, sind nach § 4 Nr. 16 UStG umsatzsteuerfrei. Bei Zweifeln jeder Art empfiehlt es sich, fachkundigen Rat einzuholen.

Umstritten ist die Frage, wie steuerrechtlich zu verfahren ist, wenn der Ersatz von Umsatzsteuer geltend gemacht werden kann, zur Erledigung des Gutachtenauftrags aber *umsatzsteuerpflichtige Fremdleistungen* (z. B. Labor- oder Röntgenleistungen) erbracht worden sind. Die einfachste, dem Wortlaut des § 8 Abs. 1 Nr. 3 entsprechende Lösung ist die, den gesamten Rechnungsbetrag unter Einschluß der für Fremdleistungen in Rechnung gestellten Umsatzsteuer als eigene Aufwendungen anzusetzen und aus diesem Bruttobetrag die dem Sachverständigen zu erstattende Umsatzsteuer zu berechnen (7 RdNr. 820 a–c, wo mit überzeugenden Gründen eine von der dort wiedergegebenen Ministerialverfügung abweichende Meinung vertreten wird). Auch hier gilt: Bei Zweifeln fachkundigen Rat einholen!

Beispiel einer Kostenrechnung

Name, Anschrift

gem. §§ 3 ff. des Gesetzes über die Entschädigung von Zeugen und Sachverständigen – ZSEG – i. d. F. vom 17. 12. 1986 (BGBl I S. 2334)
Bei der Begutachtung

. . . .

Gesch.-Nr.: . . . .

handelt es sich um ein einfaches – durchschnittlich schwieriges – außergewöhnlich schwieriges Gutachten, weshalb ein Stundensatz von DM . . . . . geboten war.
Meine Entschädigung beziffert sich wie folgt:

1. Aktenstudium (ca. Seiten) und vorbereitende Arbeiten	. . . . Std.		
2. Literaturstudium	. . . . Std.		
3. Erhebung der Vorgeschichte und Untersuchung – eigene Befunderhebung –	. . . . Std.		
4. Auswertung spezieller Untersuchungsverfahren, Funktionsprüfungen, EKG, Röntgen, Ergometrie u. a.	. . . . Std.		
5. Abfassung des schriftlichen Gutachtens	. . . . Std.		
6. Diktat und Durchsicht der Reinschrift einschl. Korrektur	. . . . Std.		
insgesamt	. . . . Std.		
gem. § 3 Abs. 2 ZSEG aufgerundet	. . . . Std.		
zu je DM		=	DM . . . .
7. Besondere Leistungen gem. Anl. zu § 5 ZSEG		=	DM . . . .
8. Schreibauslagen . . . . Seiten zu je DM 4,–		=	DM . . . .
. . . . Durchschläge zu je DM 0,30		=	DM . . . .
9. Portoauslagen		=	DM . . . .
insgesamt			DM . . . .

Den Betrag bitte ich zu überweisen auf mein Konto . . . . bei Kasse/Bank usw.
Ort, den . . . .

Unterschrift

Literatur

1 Bleutge, P.: Die Hilfskräfte des Sachverständigen – Mitarbeiter ohne Verantwortung. NJW 38 (1985) 1185

2 Bleutge, P.: Gesetz über die Entschädigung von Zeugen und Sachverständigen. Wirtschaft und Verwaltung, H. Wingen, Essen 1987

3 Hesse, H. G.: Verlust des Entschädigungsanspruchs des gerichtlichen Sachverständigen. NJW 22 (1969) 2263

4 Jessnitzer, K.: Ersatz der Aufwendungen gerichtlicher Sachverständiger für Zusatzgutachter. Der Sachverständige 1 (1974) 164

5 Jessnitzer, K.: Der gerichtliche Sachverständige, 9. Aufl. Heymann, Köln 1988, S. 227–277

6 Meyer, P., A. Höver: Gesetz über die Entschädigung von Zeugen und Sachverständigen, 17. Aufl., Heymann, Köln 1990

7 Müller, K.: Der Sachverständige im gerichtlichen Verfahren, Handbuch des Sachverständigenrechts, 3. Aufl. C. F. Müller, Heidelberg 1988, S. 449–627

8 Rompe, G.: Probleme des Zusammenwirkens zwischen Juristen und ärztl. Sachverständigen. Med. Sach. 87 (1991) 48, 50

9 Sasse, H.: Die Entschädigung des Sachverständigen. SGb 34 (1987) 386

10 Siegmund-Schulze, G.: Vorteilsausgleich und Nutzungsentgelt i. d. Krankenhausreform. Arztrecht 25 (1990) 9

11 Wiegandt, R.: Erste Erfahrungen mit den Änderungen über die Entschädigung von Zeugen und Sachverständigen. MedSach 84 (1988) 133

Kostenrechtsprechung ZSEG (§, Gericht, Nr. d. Entscheidung) Loseblattsammlung

§ 3

12	LSG Saarland	48
13	LSG Baden-Württ.	85
14	OLG Celle	99
15	OLG München	107
16	KG Berlin	114
17	OLG Hamm	115
18	OLG München	119
19	LAG Berlin	125
20	Bay. Ob. LG	129
21	OLG Köln	133
22	OLG Hamm	139
23	OLG München	143
24	KG Berlin	164
25	OLG München	168
26	OLG Zweibrücken	172
27	LG Offenburg	175
28	OLG Frankfurt	195
29	OLG Hamburg	196
30	OLG Stuttgart	221
31	OLG Braunschweig	227

§ 5

32	LSG Saarland	12
33	LSG Baden-Württ.	52

§ 8

34	LSG Berlin	28
35	OLG Düsseldorf	33
36	KG Berlin	34
37	KG Berlin	36
38	KG Berlin	38
39	OLG Hamm	39
40	OVG Berlin	46
41	OLG Braunschweig	52
42	LSG Nordr.-Westf.	56
43	LSG Baden-Württ.	57

Amtl. Entscheidungssammlung

44	BVertG	Bd. 33, 240
45	BFH	Bd. 99, 276

NJW (Jahr u. Seite)

46	LSG BadWürtt	1968, 1208
47	LSG Rheinl. Pf.	1970, 1255
48	OLG Düsseldf.	1970, 1980
49	OLG München	1971, 252
50	BayObLG	1971, 252
51	OLG München	1971, 258
52	LG Konstanz	1971, 259
53	OLG Zweibrücken	1971, 259
54	OLG München	1972, 2053
55	BayVGH	1973, 1429
56	OLG Zweibrücken	1977, 1501
57	OLG Frankfurt	1977, 1502
58	OLG Stuttgart	1977, 1502
59	LSG Niedersachsen	1978, 606
60	OLG Hamm	1987, 419

MDR (Jahr u. Seite)

61	OLG Hamburg	1965, 755
62	OLG Hamm	1970, 167
63	LG Bielefeld	1975, 238
64	OLG Frankfurt	1977, 761
65	BGH	1979, 754
66	OLG München	1984, 325
67	OLG Zweibrücken	1987, 872

SGb (Jahr u. Seite)

68	LSG Nordr.Westf.	1978, 450
69	BSG (Anm. Müller)	1985, 561

***Med.Sach.* (Jahr u. Seite)**

70	LSG Berlin	1977, 42
71	LSG Berlin	1978, 103
72	LSG Hessen	1979, 79
73	SG Mannheim	1991, 63

***Medizinrecht* (Jahr u. Seite)**

74	OLG Koblenz	1987, 46

Sonstige Entscheidungen

75 LSG Niedersachsen, NdS Rechtspfleger 1988, 283
76 LSG Berlin, Beschl. v. 6. 8. 82 L 16/11 Z-Fs 6/81
77 BayLSG Beschl. v. 12. 7.82 L 7/B 40/81
78 LSG Berlin, Beschl. v. 27. 9. 84 L 16 Z-F 3/84
79 LSG BadWürtt. Beschl. v. 13. 12. 84 L 10 KoB 162/84
80 LSG BadWürtt., Beschl. v. 6. 2. 85 L 10 KoB 141/84
81 LSG Rheinl.Pf., Beschl. v. 7. 8.85 L 3 U 20/85
82 Schlesw.Holst. LSG, Beschl. v. 1. 8. 85 L 1 Sb 14/85
83 LSG BadWürtt., Beschl. v. 14. 1. 88 L 10 KoB 147/87; so schon Beschl. v. 1. 9. 87 – L 10 KoB 123/87
84 LSG Berlin Beschl. v. 13. 10. 87 L 12 Z-Fs 6/87

Sachverzeichnis

B

I

L

O

Q

R

S

U

V

W